脑肿瘤

Brain Tumors

An Encyclopedic Approach

第 3 版

主　　编　Andrew H. Kaye

　　　　　Edward R. Laws Jr

主　　译　张力伟

译者名单（按姓氏笔画排序）

于　洮	万伟庆	王　宇	王　昊	王　亮	王　博	王永刚
王江飞	王艳红	石广志	叶　迅	田永吉	毕智勇	任　同
任晓辉	刘　巍	刘伟明	刘相名	齐　巍	汤　劼	孙　涛
李　欢	李　智	李　鑫	李春德	李桂林	李德岭	肖新如
邱佳冀	邱晓光	汪　雷	初君盛	张　扬	张　伟	张　凯
张　鹏	张俊平	张鹏飞	陈思源	陈晓霖	季　楠	周大彪
单广良	孟国路	赵　澎	郝淑煜	侯宗刚	姜　涛	宫　剑
耿素民	桂松柏	贾　旺	夏　寅	钱　珂	钱海燕	高培毅
郭安臣	黄　磊	菅敏玉	曹晓昱	戚　继	崔　勇	康　鹏
韩如泉	韩利江	曾　春	薛　湛			

审校名单（按姓氏笔画排序）

王　宇	孔　鲁	李德岭	邱佳冀	张　扬	张　鹏	欧云尉
祝　平	康　鹏					

学术秘书

　　康　鹏　王　宇　孔　鲁

人民卫生出版社

图书在版编目（CIP）数据

脑肿瘤 /（澳）安德鲁·H·凯耶（Andrew H. Kaye）
主编；张力伟主译 . —北京：人民卫生出版社，2019
ISBN 978-7-117-28748-7

I.①脑… Ⅱ.①安…②张… Ⅲ.①脑肿瘤 – 诊疗
Ⅳ.①R739.41

中国版本图书馆 CIP 数据核字（2019）第 152989 号

| 人卫智网 | www.ipmph.com | 医学教育、学术、考试、健康，购书智慧智能综合服务平台 |
| 人卫官网 | www.pmph.com | 人卫官方资讯发布平台 |

图字：01–2015–2105

脑　肿　瘤

主　　译：张力伟
出版发行：人民卫生出版社（中继线 010-59780011）
地　　址：北京市朝阳区潘家园南里 19 号
邮　　编：100021
E - mail：pmph @ pmph.com
购书热线：010-59787592　010-59787584　010-65264830
印　　刷：人卫印务（北京）有限公司
经　　销：新华书店
开　　本：889×1194　1/16　　印张：61
字　　数：1804 千字
版　　次：2019 年 12 月第 1 版　2019 年 12 月第 1 版第 1 次印刷
标准书号：ISBN 978-7-117-28748-7
定　　价：589.00 元

打击盗版举报电话：010-59787491　E-mail：WQ @ pmph.com
质量问题联系电话：010-59787234　E-mail：zhiliang @ pmph.com

ELSEVIER

Elsevier (Singapore) Pte Ltd.

3 Killiney Road

#08-01 Winsland House I

Singapore 239519

Tel:(65)6349-0200

Fax:(65)6733-1817

This translation of Brain Tumors: An Encyclopedic Approach, 3/E by Andrew H. Kaye and Edward R. Laws Jr was undertaken by People's Medical Publishing House and is published by arrangement with Elsevier (Singapore) Pte Ltd.

Brain Tumors: An Encyclopedic Approach, 3/E by Andrew H. Kaye and Edward R. Laws Jr 由人民卫生出版社进行翻译，并根据人民卫生出版社与爱思唯尔（新加坡）私人有限公司的协议约定出版。

《脑肿瘤》（第 3 版）（张力伟 主译）

ISBN:978-7-117-28748-7

Preface

It is both an honor and a great pleasure to know that our encyclopedic textbook on brain tumors has been translated into Chinese. Hopefully, it will now provide knowledge and wisdom to a worldwide audience. All of us who fight the challenge of diagnosing and treating brain tumors are constantly working to improve our knowledge and the outcomes for patients with these often difficult lesions. This book provides a state-of-the-art record with regard to clinical diagnosis, imaging, and surgical management, along with assessments of current outcomes and future possibilities. We hope that it will stimulate more advancements in the management of brain tumors, and the encouragement of further research regarding their pathobiology and treatment. Ultimately, we will continue to seek improved outcomes for our brain tumor patients and their families.

My co-editor Andrew Kaye and I are grateful to Professor Liwei Zhang and all of the colleagues who had the idea of translating and publishing this book, and we hope that it will be part of a continuing collegial global educational relationship.

Sincerely,

Edward R. Laws, MD, FACS
Professor of Neurosurgery
Harvard Medical School, Boston, USA

现代神经外科学已发展逾百年，作为医学中最年轻但又是发展最快的一门学科，神经外科学给现代医学各专业所带来的机遇与挑战也是前所未有的。现代神经外科第一例手术是 MacEwen 于 1879 年在英国格拉斯哥进行的一例脑膜瘤切除术。19 世纪末的那段岁月是神经外科史上充满忧伤的一页，手术器械的短缺、经验的不足、围手术期处理的不严密、脑水肿及颅内感染等问题使这个年轻的学科举步维艰。

20 世纪初，神经外科史上最杰出的代表人物之一 Harvey Cushing 教授将神经外科手术理念和技巧不断提升，大幅度降低了手术的死亡率和致残率。后期随着影像技术、显微手术、内镜手术操作的不断引进，日趋完善的手术器械，国家地区间密切频繁的学术交流使得神经外科飞速发展。时至今日，神经外科手术已不再仅关注提高手术切除率和降低死亡率，而是更加注重改善患者术后生活质量，使病人尽快回归社会。基因组学、影像组学及创新性生物医学技术的应用与发展，给神经外科学、尤其是脑肿瘤的诊治带来了革命性的改变。基于传统手术切除方法，加之当前倡导的精准医学理念，将肿瘤的无进展生存期不断延长，为无数病人带来了福音。

《脑肿瘤》是 Andrew Kaye 教授与 Edward Laws 教授合作的一部涵盖神经外科脑部肿瘤的巨著。其内容囊括了脑肿瘤从基础研究到最新临床治疗的方方面面，内容深邃，范围广泛，是一部水平很高的神经外科专著。其英文原著一经发表，就受到全世界神经外科及相关专业学科人士的青睐。非常高兴地看到在张力伟教授的带领下，本书翻译为中文，为我国神经外科及相关学科从业人士提供了经典的百科全书式的学术知识，更为全面了解脑肿瘤疾病的理论知识及治疗方法提供了宝贵的一手资料，对于培养和造就新一代神经外科医师也提供了坚实的学科指南。希望我国的学者在阅读本书时能够得到启发，不断思考，为脑肿瘤的诊治做出我们的贡献，造福于广大病人。

赵继宗

中国科学院院士
国家神经系统疾病临床医学研究中心主任
首都医科大学神经外科学院院长
2019 年 6 月

脑肿瘤生长在颅脑内，位于人体司令部——脑内，因此，不论肿瘤良性还是恶性，引发病人病残和死亡率在人体肿瘤中是最高的。近来，随着医学的发展，脑肿瘤诊断和治疗取得飞跃性发展，外科手术死亡率和并发症较前明显下降，患者生活质量明显提高。可是，令人遗憾的是，最常见的脑恶性胶质瘤的治疗没有取得突破性进展，经联合治疗（外科手术＋同步放化疗＋化疗），5年总生存率（OS）没有超过15年前的9.8%（Stupp 2005）。其他良性肿瘤，如垂体瘤和脑膜瘤的侵袭性生长，也未能得到有效的控制。外科手术和放射治疗的精准性、化疗的有效性还有提高空间。免疫治疗和靶向治疗在黑色素瘤和肺癌等肿瘤中取得令人瞩目的疗效，但是在脑肿瘤中却令人失望。例如，寄予厚望的表皮生长因子受体变异（EGFRvⅢ）疫苗，治疗胶母细胞瘤的Ⅲ期临床研究，因OS不如对照组而中断试验。种种迹象显示脑肿瘤研究面临瓶颈，我们正面临巨大的挑战。正在"山穷水尽疑无路"之际，Kaye和Laws主编的《脑肿瘤》新版问世。Kaye和Laws两位教授是长期从事脑肿瘤临床和基础研究的学者型医生。记得1985年我访问明尼苏达州的Mayo Clinic时，在手术室看到Laws利用手术间隙时间，打开随身携带的文件箱，审阅文稿（当时他是 Neurosurgery 杂志主编）或撰写论文。《脑肿瘤》第1版到现在的第3版历经15年，内容不断充实和更新；既有脑肿瘤的基础，又有各种脑肿瘤的临床，力求反映当今肿瘤的新理论、新知识、新手术、新技术和新成果。更难能可贵的是，提出存在的问题，指出未来研究的方向和模式。因此，本书被称为百科全书式的参考书。

本书中文版由张力伟教授率领的团队，经过2年多辛勤的翻译，将书中内容完整、详尽、准确地呈献给我国读者。我相信，本书在中国出版是我国脑肿瘤基础和临床研究的喜事，它不仅适用于从事脑肿瘤临床工作的神经外科医师，而且可供神经内科、神经影像、麻醉、基础科研等相关专业的人士参考，并从中受益。我衷心希望《脑肿瘤》能给我们"柳暗花明又一村"的启发，并借此能够协调各个学科，形成合力，争取早日攻克脑肿瘤这个医学难题，造福于广大患者。

周良辅

中国工程院院士
复旦大学神经外科研究所所长
复旦大学附属华山医院神经外科主任
上海神经外科临床医学中心主任
2019年6月

时光荏苒，转眼间 2019 年已经到来。非常高兴地看到张力伟教授所率领的天坛医院神经外科专业团队翻译的大作《脑肿瘤》第 3 版即将出版，也很荣幸应邀为本书做序。这本书的英文版本是由 Edward Laws 教授和 Andrew Kaye 教授以及世界各国神经外科专家通力合作而成，详尽介绍了现今人们对于各类型脑肿瘤的探索与认识，自第 1 版出版以来就受到了极大的赞誉，现在已是第 3 版。

众所周知，脑肿瘤种类繁多，机制复杂，加之生长在人类最重要的器官大脑之中，其治疗效果往往受到极大限制。某些脑肿瘤，如胶质母细胞瘤，致死致残率都很高；生长于垂体的功能性腺瘤，除本身的占位效应，还可通过改变全身的激素水平，直接影响患者的生活质量，如侵入海绵窦，残存肿瘤也易复发；即使诸如脑膜瘤等相对良性的肿瘤，若生长位置深，包裹血管及神经，

也会给手术带来极大困难。此外，最新的统计显示，儿童颅内肿瘤的患病率仅次于白血病居第二位。可见脑肿瘤这类疾病对于全人类健康所带来的挑战极为严峻。

现代科学研究理论不断积累与更新，为了攻克脑肿瘤这个难题，人们进行了许多尝试与创新，这些治疗的理念均源于我们对于脑肿瘤的认识与了解。孔子曰："温故而知新"；《大学》说："物格而后知至"，在医学中体现在对每一种疾病深入认识后所能迸发出的创造力，进而推动临床治疗，造福广大患者。《脑肿瘤》这本书之所以被称为百科全书式的指南，盖因其总结了人们对于脑肿瘤研究所得到的既有知识，又吸收了当今前沿的研究成果，不仅仅对于临床医生，对于流行病学、病理学等各个领域及有志于推动脑肿瘤研究的相关专业的学生学者也是大有裨益的。

周定标

中华医学会神经外科学分会名誉主任委员
中国人民解放军总医院神经外科一级教授
2019 年 2 月

有一种职业，只要你选择了它，终身都要不断地学习，这就是医生。医学科学技术的迅猛发展，知识更新之快是今天医生面临的最大挑战。人的一生很短暂，医生的职业寿命同样转瞬即逝，所以我们一生都在不停地学习——跟老师学，跟同行学，从书本上学，从文献杂志上学，学习国外的，学习跨专业的，只有终生学习，不断挑战自我，才能延长医生的职业寿命，才能有资格成为一名优秀的医生。

医学史上能够令我们痴迷之至的学科之一，当属神经外科，因为这是唯一能够直接触摸到人类大脑的学科。在大脑的未知和已知之间，神经功能的研究和保护是我们永恒的主题。现代神经外科有一百多年的历史，在它发展的时间轴线上，科学技术进步的时代特点影响着神经外科的发展和理念。CT、磁共振等新的影像设备的出现，使脑肿瘤的诊治和功能判定更为精准；基因检测等多组学技术的临床应用，使脑肿瘤的分子病理分型和靶向治疗成为可能；手术显微镜、神经内镜、神经导航等术中多模态技术的融合应用，使脑肿瘤的手术更为精准和安全有效，使最大限度安全切除肿瘤和神经功能的最佳保护从理念变为现实。每一次科学技术的革命性成果都让神经外科发展更为迅速。脑肿瘤的诊疗最能够诠释今日精准医学的理念，显微外科手术最能够体现科学与艺术的完美结合。

如果能有一本书把神经外科发展的历史和脑肿瘤的治疗，从基本理论到临床实践，从外科手术技术的演变到科研成果转化为综合治疗的模式进行系统性的阐述，对有不同临床经验的医生和进行脑肿瘤研究的科研人员有所帮助，那么由国际著名神经外科专家 Edward Laws 教授和 Andrew Kaye 教授组织编写的"《脑肿瘤》——教科书级的百科全书"则完美地回答了这个问题。该书是神经外科领域中鲜有的经典专业巨著，也是国际上较为全面阐述脑肿瘤的著名参考书。它汇聚了世界上近百位著名的从事脑肿瘤临床和基础研究领域的专家参与编撰，内容涵盖从脑肿瘤发生发展变化、诊疗技术和方法的历史沿革到基础研究

以及新技术、新方法的应用；从脑肿瘤规范化的诊疗原则，到其个性化的论述；从手术治疗的基本原则、手术方法的变革和手术技能的提高，到术中麻醉管理和术后 ICU 监护等围手术期管理；从新的治疗方法如靶向治疗、生物学治疗、基因治疗、免疫治疗等研究进展和临床应用，到科学地研究如何建立动物模型，如何进行临床试验等；从常见的原发性脑肿瘤如胶质瘤、脑膜瘤、垂体瘤、神经鞘瘤的基本知识和诊疗标准，到特殊解剖部位的颅底肿瘤，松果体区、脑干肿瘤以及近年来发病率逐渐增加的其他肿瘤，譬如原发性中枢神经系统淋巴瘤，脑转移瘤等诊治过程中所面临的挑战，从脑肿瘤领域宏观到微观都进行了系统的论述。

自 1995 年第一次出版，2001 年再版，到 2012 年第 3 版，《脑肿瘤》一书已经被认为是本领域中的经典巨著。本书之所以成为经典，就是它具有学术的典范性，围绕着脑肿瘤的诊疗模式和治疗手段，聚集了一代又一代专家学者倾注他们的临床经验和研究成果，随着科学技术的历史变化不断在更新、完善和丰富本书的知识内容和学术内涵；本书之所以成为经典，就是这本书在脑肿瘤临床与基础研究领域中具有权威性，广受读者欢迎不断再版，让它流传后世。本书既具有学科发展的时代特点，也有现代最先进的技术和知识的交叉融合，成为目前脑肿瘤领域完整的知识汇聚体，不可多得的教科书级的百科全书。

我们有幸组织翻译本书，首先是带着对所有为脑肿瘤一生拼搏的前辈们的尊敬和敬仰，希望让中国的学者更全面的了解当今世界上脑肿瘤领域中目前的知识体系和发展现状，希望中国学者们从科学思维方法、诊疗指南，到临床研究转化过程中有更深入的思考，更好的借鉴，对未来工作有所帮助；其次希望本书能够成为神经外科住院医师和专科医师培养的必备工具，神经外科医师的成长过程中既需要好的团队，好的老师，也需要伴随自己成长的一本经典的专业书籍，也希望此书成为有志从事脑肿瘤及围绕脑肿瘤进行临床和科学研究的专业人员系统掌握此类疾病必不

可少的工具书；最后，现在脑肿瘤发病率越来越高，很多病人或者亲属不能通过专业性权威性的书籍了解脑肿瘤发生发展变化的原因，不知道治疗方案的选择、新治疗手段和预后的效果等，希望本书从专业科普角度使他们有所受益。

本书经过两年多的翻译，终于与读者见面了。在此我要特别感谢周良辅院士、赵继宗院士、周定标主任为本书做的序言，他们严谨求实的学风，一丝不苟的科学态度使本书序言生动而完整；特别感谢本书的原文主编之一 Edward Laws 教授，当他听说要将这部原著翻译成中文，将来会有更多的中国医生和研究人员能够从中获益时，热情地为《脑肿瘤》中文翻译版写下序言；衷心感谢北京天坛医院神经外科这个优秀团队，翻译此书是一个巨大的工程，45 个章节，近 100 万字，参与此次翻译任务有 80 多人，他们绝大部分是神经外科的中青年医生，他们来自临床第一线，每天要手术，要出门诊、急诊，要管理病人，还要做科研，写专业论文。在天坛医院最后离开手术室的是他们，最后离开医院的是他们，正是这些最辛苦的神经外科人，利用下班后仅有的一点休息时间，利用各种节假日，进行翻译工作，专业翻译是一种挑战，我也看到了他们扎实的基础理论知识和语言功底；感谢本书学术秘书康鹏和王宇两

位医生，他们为此付出了大量的时间和精力，放弃了与家人与孩子在一起的幸福时光投入到这项工作中，进行了大量细致而复杂的多次校对，与出版社编辑不断沟通，协调各个章节之间的统一等等。感谢人民卫生出版社，让我们这个团队承担如此重要的工作，给予足够的信任和鼓励。由于版面所限不能一一列举为此默默付出的幕后工作人员，再次感谢他们。我从事神经外科专业已经 34 年了，绝大部分时间是在从事脑肿瘤的临床和研究工作，在翻译这本书的过程中，我重新梳理和认识了脑肿瘤，也是一次难得的系统学习机会，在不断学习中充实自己。虽然我们很努力，希望把这部经典的巨著原汁原味地呈现给广大读者，但是因水平和时间有限，可能还会存在着这样和那样的问题，请广大读者不吝赐教。

现代科学和技术的进步使学科的发展出现新的融合——人工智能，大数据，互联网+，这些不仅在改变着我们的生活，也在改变着医学的模式。跨学科、多学科的不断交叉融合，传统学科的围墙逐渐打开，以疾病为中心，整合多元化的医疗资源是未来我们面临的更大挑战。今天科技发展变化的周期越来越短，知识更新的速度也越来越快，只有不断学习，不断更新，不断思考，才能有所准备，更好地迎接未来的挑战。

张力伟

首都医科大学附属北京天坛医院副院长，神经外科教授
国家神经系统疾病医学临床研究中心副主任
中国医师协会神经外科分会会长
2019 年 7 月于北京

原著序

当我刚刚开始从事神经肿瘤专业工作时，我选择了《脑肿瘤》作为教科书，因为它全面涵盖了该领域的相关知识。随着对肿瘤发生学及肿瘤生物学认识的不断深入，由 Edward Laws 和 Andrew Kaye 两位杰出的神经外科医师组织编写了第 3 版，并针对近年来脑肿瘤诊疗方面的进展进行了更新。在我的职业生涯中，非常有幸能与 Laws 医师合作。自 20 世纪 70 年代以来，他就一直身处于脑肿瘤治疗和研究的前沿，他不仅仅是一位出色的医师，还是一位慷慨的教育家和受人尊敬的学者。

与之前版本一样，第 3 版延续了精美的插图，以及对中枢神经系统肿瘤清晰、连贯的描述，其中也涉及非常罕见的肿瘤。值得一提的是，第 3 版中最重要的变化是关注脑肿瘤细胞学起源的研究热点，以及对异常生物通路的认识和靶向治疗的合理使用。了解这些治疗策略对于推进个性化医疗是至关重要的。

自《脑肿瘤》第 1 版问世以来已经过去了 15 年，时间证明了其是一部优秀的、综合性的百科全书式的指南。对于所有研究和治疗脑肿瘤的医学工作者，尤其是那些刚进入该领域的低年资医师来说，本书的价值绝对是无法估量的。

Susan M.CHANG MD

神经肿瘤专业组主任

加州大学旧金山分校神经外科

脑肿瘤的诊治是当今神经外科医师一项最为重要的工作。当被诊断为脑肿瘤后，患者以及他们的亲人和朋友都会为此担忧。对他们而言，这意味着身心上将要承受极大的痛苦，甚至要面临死亡的威胁。对脑肿瘤规范地诊断及治疗不仅需要神经外科医师娴熟的专业技能，也需要从踏入医学院第一天起在临床工作中对相关知识和经验的持续积累，还要对人之本性与脆弱有着深刻的领悟。可以说脑肿瘤治疗既要应用专业知识和技能，也要对患者进行人文关怀。在整个漫长的诊治过程中，神经外科医师必须不断努力地学习，将最新的科研进展应用到临床上来，同时怀有一颗怜悯之心对患者和家庭进行治疗指导。

脑肿瘤的治疗在过去几十年内有了突飞猛进的发展。1838 年和 1839 年 Schleiden 和 Schwann 提出了细胞学说，1846 年 Virchow 对神经胶质细胞进行了详细描述，这些理论构成了脑肿瘤神经病理的基础。随着 19 世纪神经功能定位概念的提出和发展，Rickman Godlee 于 1884 年 11 月 25 日在伦敦进行了第一例符合科学原则的脑肿瘤手术，不幸的是该脑胶质瘤患者于手术后第 25 天死亡。此后，脑肿瘤手术的先驱者们，包括 Cushing、Dandy、Keen、MacEwen 和 Horsley 在证实了手术治疗的可能性的同时，也指出在施行有效并安全的手术时可能会碰到看似无法逾越的困难。特别是最近 20 年来，技术的发展为研究脑肿瘤的各个方面提供了必要的支持，包括其复杂的生物学、肿瘤发展的分子机制和有效治疗所需的设备。我们已经意识到，只有充分利用医院和社区全部最好的人力和物力资源，并运用广泛的技术手段，方能达到对脑肿瘤理想的诊疗效果。

过去，脑肿瘤的神秘性有时会无意中限制人们对这些病变的充分理解。本书的初衷则正是在于提供涵盖脑肿瘤各方面的知识，包括生物学基础、诊断和治疗技术。本书旨在充分介绍脑肿瘤诊治的所有相关技术，详尽阐述目前所有脑肿瘤的诊治概念。尽管如此，我们意识到不同地域的经济水平不同，许多国家的医疗设施仍乏善可陈。总的来说，我们选择的参考文献更贴近主题、简单易查并具有历史代表性，在某些情况下，它们还具有抛砖引玉的作用，促使人们从不同的角度看待问题。很遗憾的是，我们无法列出并一一致谢所有对本书的编写提供帮助的人，他们或许直接参与编写，亦或对神经外科的发展产生潜移默化的影响。在此我们特别感谢许多过去和现在的同事，正是他们的影响力和以身作则使得此类书籍的编撰成为了可能。此外，感谢 Churchill Livingstone 出版社的 Peter Richardson 以及他的同事 Michael Parkinson、Dilys Jones 和 Janice Urquhart，在本书的出版过程中付出的心血。最后，还要感谢我（Andrew Kaye）的妻子 Judy 和 Edward Laws 的妻子 Peggy 对本书编写的鼓励和耐心。

ANDREW H. KAYE
EDWARD R. LAWS JR
1995

非常高兴能够看到这本关于脑肿瘤的百科全书式指南已经出版第 3 版。科学家、内科医师和外科医师甚至民众已经越来越多地认识到脑肿瘤的诊断、治疗和发病机制所带来的问题。随着医疗服务和专业知识的不断提高，因特网的广泛普及，越来越多的脑肿瘤能够得到及时确诊，并且其治疗也一直在改善，尤其在如何保持和提高患者的生活质量方面。本书依然分为脑肿瘤基础原则和各个肿瘤的详细介绍两大部分。每一章节都进行全面的更新，强调要点，并突出相关的参考文献。许多新章节和新作者的加入，都反映了目前治疗理念、技术和成果的不断变化。分子病理学的新发现，肿瘤干细胞的作用，肿瘤分类的变化，脑肿瘤的新模型，甚至未来的发展模式都涵盖在本书内。我们力求做到每一章都具备权威性和全面性，以及对各领域读者的吸引力，希望能够得到广泛的肯定。一如既往，我们感谢所有人的奉献和努力，Elsevier 出版社的编辑和制作人员亲眼目睹了如何将每一章组合到一起成为成书出版。感谢我们的同事、学生、患者，感谢我们的家人和所有支持这项工作的人们。

ANDREW H. KAYE

EDWARD R. LAWS JR.

Ossama Al-Mefty, MD, FACS
Department of Neurosurgery, Brigham & Women's Hospital,
Harvard Medical School, Boston, MA, USA
31 Meningiomas
33 Meningeal Sarcomas

Ashok R. Asthagiri, MD
Staff Neurosurgeon, National Institutes of Health,
Bethesda, MD, USA
30 Brain Tumors Associated with Neurofibromatosis

Samer Ayoubi, MD
Consultant Neurosurgeon, Damascus, Syria
31 Meningiomas

Mitchel S. Berger, MD
Professor and Chairman, Department of Neurological Surgery;
Director of the Brain Tumor Research Center, UCSF,
San Francisco, CA, USA
20 Low-Grade Astrocytomas

Rajesh K. Bindal, MD
Clinical Assistant Professor, Department of Neurosurgery,
Baylor College of Medicine, Houston, TX, USA
45 Metastatic brain tumors

Robert J. S. Briggs, MBBS, FRACS
Clinical Associate Professor,
Department of Otolaryngology,
The University of Melbourne,
Melbourne, VIC, Australia
28 Acoustic Neurinoma (Vestibular Schwannoma)

Jeffrey N. Bruce, MD
Edgar M. Housepian Professor of Neurological Surgery;
Vice-Chairman of Neurosurgery,
Columbia University College of Physicians and Surgeons;
Attending Neurosurgeon,
Neurological Institute of New York,
New York Presbyterian Medical Center,
New York, NY, USA
34 Pineal Cell and Germ Cell Tumors

Jan C. Buckner, MD
Professor of Oncology,
Mayo Clinic,
Rochester, MN, USA
40 Esthesioneuroblastoma: Management and Outcome

Ronil V. Chandra, MBBS (Hon), FRANZCR
Department of Radiology, The Royal Melbourne Hospital,
University of Melbourne, Melbourne, VIC, Australia
10 Advanced Imaging of Brain Tumors

Susan M. Chang, MD
Director, Division of Neuro-Oncology, Department of
Neurological Surgery, University of California,
San Francisco, CA, USA
6 Biologic Therapy for Malignant Glioma

Nikki Charles, PhD
Department of Cancer Biology & Genetics and the Brain
Tumor Center; Memorial Sloan-Kettering Cancer Center,
New York, NY, USA
17 Mouse Models for Brain Tumor Therapy

Thomas C. Chen, MD, PhD
Director, Neuro-Oncology Program;
Associate Professor of Neurosurgery and Pathology,
University of Southern California,
Los Angeles, CA, USA
26 Uncommon Glial Tumors

Antonio Chiocca, MD, PhD
Professor and Chairman, Dardinger Center for
Neuro-oncology and Neurosciences,
and Department of Neurological Surgery, James Cancer
Hospital/Solove Research Institute,
The Ohio State University Medical Center,
Columbus, OH, USA
21 Glioblastoma and Malignant Astrocytoma

Christopher P. Cifarelli, MD, PhD
Department of Neurosurgery,
University of Arkansas for Medical Sciences,
Little Rock, AR, USA
16 Clinical Trials and Chemotherapy

David A. Clump, MD, PhD
University of Pittsburgh, and the Center for
Image-Guided Neurosurgery,
UPMC Presbyterian, Pittsburgh, PA, USA
15 Radiosurgery and Radiotherapy for Brain Tumors

Charles S. Cobbs, MD
Attending Neurosurgeon, California Pacific Medical Center,
San Francisco, CA, USA
32 Meningeal Hemangiopericytomas

E. Sander Connolly Jr, MD, FACS
Professor of Neurological Surgery;
Vice Chairman of Neurosurgery;
Director, Cerebrovascular Research Laboratory,
Surgical Director, Neuro-Intensive Care Unit,
Neurological Institute, Columbia University Medical Center,
New York, NY, USA
34 Pineal Cell and Germ Cell Tumors

Shlomi Constantini, MD, MSc
Director, Department of Pediatric Neurosurgery;
Director, The Gilbert Neurofibromatosis Center,
Dana Children's Hospital,
Tel-Aviv Medical Center, Tel Aviv University,
Tel Aviv, Israel
18 *Management of Brain Tumors in the Pediatric Patient*

Douglas J. Cook, MD, PhD
Division of Neurosurgery, Department of Surgery,
Faculty of Medicine, Toronto Western Hospital,
University of Toronto, Toronto, ON, Canada
7 *Gene Therapy for Human Brain Tumors*

Helen V. Danesh-Meyer, MBChB, MD, FRANZCO
Sir William and Lady Stevenson Professor of Ophthalmology,
NZ National Eye Centre, Department of Ophthalmology,
University of Auckland, New Zealand
11 *Neuro-ophthalmology of Brain Tumors*

R. Andrew Danks, MD
Department of Neurosurgery, Monash Medical Center, Clayton,
VIC, Australia
39 *Carcinoma of the Paranasal Sinuses*

Ryan DeMarchi, BSc, MD
Division of Neurosurgery, Department of Surgery,
University of Toronto,
University Hospital Network Toronto Western Hospital,
Division of Neurosurgery, Toronto, ON, Canada
27 *Medulloblastoma and Primitive Neuroectodermal Tumors*

Katharine J. Drummond, MD, FRACS
Department of Surgery, University of Melbourne;
Department of Neurosurgery, The Royal Melbourne Hospital,
Melbourne, VIC, Australia
14 *Surgical Principles in the Management of Brain Tumors*
22 *Oligodendroglioma*

Ian F. Dunn, MD
Attending Neurosurgeon, Department of Neurosurgery,
Brigham & Women's Hospital,
Harvard Medical School, Boston, MA, USA
31 *Meningiomas*
33 *Meningeal Sarcomas*

James B. Elder, MD
Assistant Professor, Department of Neurological Surgery,
The Ohio State University Medical Center, Columbus, OH, USA
26 *Uncommon Glial Tumors*

Richard G. Ellenbogen, MD, FACS
Professor and Chairman, Department of Neurological Surgery,
Theodore S. Roberts Endowed Chair, University of
Washington, School of Medicine Seattle, Washington,
Seattle, WA, USA
25 *Choroid Plexus Tumors*

Michael Ellis, MD
Division of Neurosurgery, Department of Surgery,
The Hospital for Sick Children, The University of Toronto,
Toronto, ON, Canada
27 *Medulloblastoma and Primitive Neuroectodermal Tumors*

Rudolf Fahlbusch, MD, PhD
Director, Endocrine Neurosurgery,
International Neuroscience Institute, Hannover, Germany
35 *Non-functional Pituitary Tumors*

John C. Flickinger, MD, FACR
Departments of Neurological Surgery and Radiation Oncology,
University of Pittsburgh, and the Center for Image-Guided
Neurosurgery, UPMC Presbyterian, Pittsburgh, PA, USA
15 *Radiosurgery and Radiotherapy for Brain Tumors*

Jeremy L. Fogelson, MD
Department of Neurosurgery,
Mayo Clinic, Rochester, MN, USA
40 *Esthesioneuroblastoma: Management and Outcome*

Robert L. Foote, MD
Professor of Radiation Oncology, Mayo Clinic,
Rochester, MN, USA
40 *Esthesioneuroblastoma: Management and Outcome*

Venelin M. Gerganov, MD, PhD
Associate Neurosurgeon, Department of Neurosurgery,
International Neuroscience Institute, Hannover, Germany
35 *Non-Functional Pituitary Tumors*

Caterina Giannini, MD, PhD
Professor of Laboratory Medicine and Pathology, Mayo Clinic,
Rochester, MN, USA
40 *Esthesioneuroblastoma: Management and Outcome*

Graham G. Giles, BSc, MSc, PhD
Professor, School of Population Health, University of
Melbourne; Director, Cancer Epidemiology Centre,
Cancer Council Victoria, Carlton, VIC, Australia
4 *Epidemiology of Brain Tumors*

Michael Gonzales, MBBS, FRCPA
Associate Professor, Department of Pathology;
University of Melbourne; Senior Pathologist,
Department of Anatomical Pathology,
The Royal Melbourne Hospital, Melbourne, Australia
3 *Classification and Pathogenesis of Brain Tumors*

Ignacio Gonzalez-Gomez, MD
Department of Pathology and Laboratory Medicine,
All Children's Hospital, Saint Petersburg, FL, USA
26 *Uncommon Glial Tumors*

Abhijit Guha, MSc, MD, FRCS(C), FACS
Professor, Surgery (Neurosurgery), Western Hospital,
University of Toronto, Co- Dir. & Sr. Scientist: Arthur & Sonia
Labatt Brain Tumor Center, Hospital for Sick Children,
University of Toronto, Alan & Susan Hudson Chair in
Neurooncology, Toronto, ON, Canada
5 *Neurogenetics and the Molecular Biology of Human Brain Tumors*

Barton L. Guthrie, MD
Professor of Neurosurgery,
University of Alabama at Birmingham (UAB),
Birmingham, AL, USA
32 *Meningeal Hemangiopericytomas*

Georges F. Haddad, MD, FRCS(C)

Clinical Associate Professor of Neurosurgery, Department of Surgery, American University of Beirut, Beirut, Lebanon

33 Meningeal Sarcomas

Griffith R. Harsh IV, MD, MA, MBA

Professor and Vice-Chairman, Department of Neurosurgery, Stanford University School of Medicine, Stanford, CA, USA

19 Management of Recurrent Gliomas and Menigiomas
37 Chordomas and Chondrosarcomas of the Skull Base

Cynthia Hawkins, MD

Division of Neurosurgery, Department of Surgery, The Hospital for Sick Children, The University of Toronto, Toronto, ON, Canada

27 Medulloblastoma and Primitive Neuroectodermal Tumors

Eric C. Holland, MD, PhD

Attending Surgeon, Memorial Sloan Kettering Cancer Center, New York, NY, USA

17 Mouse Models for Brain Tumor Therapy

Lewis Hou, MD

Stanford Medical School, Stanford, CA, USA

19 Management of Recurrent Gliomas and Meningiomas

Kathryn Howe, MD, PhD

Division of Neurosurgery, Department of Surgery, University of Toronto, Division of Neurosurgery, University Hospital Network, Toronto Western Hospital, University of Toronto, Toronto, ON, Canada

7 Gene Therapy for Human Brain Tumors

Samar Issa, FRACP, FRCPA

Consultant Haematologist, Clinical Head, Lymphoma Service, Middlemore Hospital, Auckland, New Zealand

41 Primary Central Nervous System Lymphoma

John A. Jane, JR, MD

Associate Professor of Neurosurgery and Pediatrics, Department of Neurosurgery, University of Virginia Health System, Charlottesville, VA, USA

36 Diagnostic Considerations and Surgical Results for Hyperfunctioning Pituitary Adenomas

Rashid M. Janjua, MD

Fellow Skull Base/Cerebrovascular Neurosurgery, University of South Florida, Tampa, FL, USA

38 Glomus Jugulare Tumors

Derek R. Johnson, MD

Neuro-oncologist, Department of Neurology, Mayo Clinic, Rochester, MN, USA

6 Biologic Therapy for Malignant Glioma

Bhadrakant Kavar, MBChB, FCS, FRACS

Neurosurgeon, The Royal Melbourne Hospital, Melbourne, VIC, Australia

43 Dermoid, Epidermoid and Neurenteric Cysts

Andrew H. Kaye, MB BS, MD, FRACS

Head of Department and James Stewart Professor of Surgery, Department of Surgery, The University of Melbourne; Director, Department of Neurosurgery, The Royal Melbourne Hospital, VIC, Australia

1 Historical Perspective
28 Acoustic Neurinoma (Vestibular Schwannoma)
39 Carcinoma of the Paranasal Sinuses
42 Craniopharyngioma
43 Dermoid, Epidermoid and Neurenteric Cysts
44 Colloid Cysts

James A. J. King, MB BS, PhD, FRACS

Neurosurgeon, The Royal Melbourne Hospital; Neurosurgeon, The Royal Children's Hospital; Senior Lecturer, Department of Surgery, The University of Melbourne, Melbourne, VIC, Australia

10 Advanced Imaging of Brain Tumors
24 Intracranial Ependymomas

Douglas Kondziolka, MD, MSc, FRCSC, FACS

Peter J. Jannetta Professor and Vice-Chairman of Neurological Surgery; Professor of Radiation Oncology; Director, Center for Brain Function and Behavior; Co-Director, Center for Image-Guided Neurosurgery, University of Pittsburgh, Pittsburgh, PA, USA

15 Radiosurgery and Radiotherapy for Brain Tumors

Abhaya V. Kulkarni, MD, PhD, FRCS(C)

Division of Neurosurgery, Hospital for Sick Children, Toronto, ON, Canada

24 Intracranial Ependymomas

John Laidlaw, MBBS, FRACS

Deputy Director, Department of Neurosurgery; Director Cerebrovascular Neurosurgery The Royal Melbourne Hospital, Melbourne, VIC, Australia

44 Colloid Cysts

Frederick F. Lang, MD

Professor and Director of Clinical Research, Department of Neurosurgery, The University of Texas M. D. Anderson Cancer Center, Houston, TX, USA

45 Metastatic Brain Tumors

Andrew B. Lassman, MD

Director, Fellowship Program in Neuro-oncology, Memorial Sloan-Kettering Cancer Center; Assistant Attending Neurologist, Memorial Hospital for Cancer & Allied Diseases, New York, NY, USA

17 Mouse Models for Brain Tumor Therapy

Edward R. Laws JR, MD, FACS

Professor of Surgery, Harvard Medical School; Director, Pituitary and Neuroendocrine Center, Brigham and Women's Hospital, Boston, MA, USA

1 Historical Perspective
36 Diagnostic Considerations and Surgical Results for Hyperfunctioning Pituitary Adenomas

Michael J. Link, MD
Professor of Neurologic Surgery, Mayo Clinic,
Rochester, MN, USA
40 *Esthesioneuroblastoma - Management and Outcome*

Russell R. Lonser, MD
Chief, Surgical Neurology Branch,
National Institute of Neurological Disorders and Stroke,
National Institutes of Health, Bethesda, MD, USA
23 *Brainstem Tumors*
30 *Brain Tumors Associated with Neurofibromatosis*

M. Beatriz S. Lopes, MD, PhD
Professor of Pathology and Neurological Surgery,
University of Virginia School of Medicine;
Director of Neuropathology, University of Virginia Health
Systems, Charlottesville, VA, USA
9 *Histopathology of Brain Tumors*

L. Dade Lunsford, MD, FACS
Department of Neurological Surgery,
University of Pittsburgh, and the Center for Image-Guided
Neurosurgery, UPMC Presbyterian, Pittsburgh, PA, USA
15 *Radiosurgery and Radiotherapy for Brain Tumors*

Nicholas F. Maartens, MBChB, FRACS, FRCS, FRCS
Neurosurgeon, The Royal Melbourne Hospital, Parkville, VIC,
Australia
42 *Craniopharyngiomas*

J. Gordon McComb, MD
Professor and Chief, Division of Neurosurgery,
Children's Hospital of Los Angeles;
Department of Neurological Surgery, Keck School of Medicine,
University of Southern California, Los Angeles, CA, USA
26 *Uncommon Glial Tumors*

Scott A. Meyer, MD
Atlantic Neurosurgery Group,
Overlook Hospital, Summit,
NJ, USA
29 *Other Schwannomas of Cranial Nerves*

Eric J. Moore, MD
Associate Professor of Otorhinolaryngology,
Mayo Clinic, Rochester, MN, USA
40 *Esthesioneuroblastoma: Management and Outcome*

Andrew P. Morokoff, MBBS, PhD, FRACS
Senior Lecturer/Neurosurgeon, Department of Surgery,
The Royal Melbourne Hospital, The University of Melbourne,
Parkville, VIC, Australia
12 *Epilepsy Associated with Brain Tumors*
28 *Acoustic Neurinoma (Vestibular Schwannoma)*
39 *Carcinoma of the Paranasal Sinuses*

Edward C. Nemergut, MD
Associate Professor of Anesthesiology and Neurosurgery,
University of Virginia, Charlottesville, VA, USA
13 *Anesthesia and Intensive Care Management of Patients with
Brain Tumors*

Ajay Niranjan, MCh, MBA
Departments of Neurological Surgery and Radiation Oncology,
University of Pittsburgh, and the Center for Image-Guided
Neurosurgery, UPMC Presbyterian, Pittsburgh, PA, USA
15 *Radiosurgery and Radiotherapy for Brain Tumors*

Terence J. O'Brien, MBBS, MD, FRACP
James Stewart Professor of Medicine and Head of Department,
Department of Medicine, The Royal Melbourne Hospital;
University of Melbourne, Parkville, VIC, Australia
12 *Epilepsy Associated with Brain Tumors*

Kerry D. Olsen, MD
Professor of Otolaryngology,
Mayo Clinic, Rochester, MN, USA
40 *Esthesioneuroblastoma: Management and Outcome*

Robert G. Ojemann, MD
(Deceased), Professor of Surgery (Neurosurgery),
Harvard Medical School,
Senior Attending Neurosurgeon, Massachusetts General
Hospital, Boston, MA, USA
14 *Surgical Principles in the Management of Brain Tumors*

Claudia Petritsch, PhD
Assistant Adjunct Professor of Neurological Surgery,
University of California, San Francisco, CA, USA
2 *Stem Cells and Progenitor Cell Lineages as Targets for Neoplastic
Transformation in the Central Nervous System*

Kalmon D. Post, MD
Professor and Chairman Emeritus, Department of
Neurosurgery, Mount Sinai School of Medicine,
New York, NY, USA
29 *Other Schwannomas of Cranial Nerves*

Nader Pouratian, MD, PhD
Neurosurgeon, University of California, Los Angeles, CA, USA
16 *Clinical Trials and Chemotherapy*

Ivan Radovanovic, MD, PhD
Division of Neurosurgery, University Hospitals of Geneva,
Geneva, Switzerland
5 *Neurogenetics and the Molecular Biology of Human Brain Tumors*

Jesse Raiten, MD
Assistant Professor,
Department of Anesthesiology and Critical Care,
University of Pennsylvania, Philadelphia, PA, USA
13 *Anesthesia and Intensive Care Management of Patients with
Brain Tumors*

Jeffrey V. Rosenfeld, MD, MS, FRACS, FRCS(Ed), FACS
Professor and Head, Department of Surgery,
Monash University;
Director, Department of Neurosurgery,
The Alfred Hospital,
Melbourne, VIC, Australia
18 *Management of Brain Tumors in the Pediatric Patient*

Mark A. Rosenthal, MD, PhD
Director, Department of Medical Oncology,
The Royal Melbourne Hospital, Parkville, VIC, Australia
41 *Primary Central Nervous System Lymphoma*

Jonathan Roth, MD
Department of Pediatric Neurosurgery,
Dana Children's Hospital,
Tel-Aviv Medical Center, Tel Aviv, Israel
18 *Management of Brain Tumors in the Pediatric Patient*

James T. Rutka, MD, PhD, FRCSC
RS McLaughlin Professor and Chair of Surgery, University of
Toronto, Toronto, ON, Canada
7 *Gene Therapy for Human Brain Tumors*
27 *Medulloblastoma and Primitive Neuroectodermal Tumors*

Nader Sanai, MD
Department of Neurological Surgery,
University of California at San Francisco,
San Francisco, CA, USA
20 *Low-Grade Astrocytomas*

Atom Sarkar, MD, PhD
Department of Neurological Surgery,
The Ohio State University Medical Center, Columbus, OH, USA
21 *Glioblastoma and Malignant Astrocytoma*

Raymond Sawaya, MD
Professor and Chairman, Department of Neurosurgery,
Baylor College of Medicine;
Professor and Chairman, Department of Neurosurgery,
The University of Texas M.D. Anderson Cancer Center,
Houston, TX, USA
45 *Metastatic Brain Tumors*

Bernd W. Scheithauer, MD
Consultant in Pathology, Professor of Pathology,
Mayo Clinic, Rochester, MN, USA
9 *Histopathology of Brain Tumors*

David Schiff, MD
Harrison Distinguished Professor, Neuro-Oncology Center,
Departments of Neurology, Neurological Surgery and
Medicine, University of Virginia, Charlottesville, VA, USA
16 *Clinical Trials and Chemotherapy*

R. Michael Scott, MD
Director of Clinical Pediatric Neurosurgery,
Children's Hospital; Professor of Neurosurgery,
Harvard Medical School, Boston, MA, USA
25 *Choroid Plexus Tumors*

Mark E. Shaffrey, MD
David D. Weaver Professor and Chairman, Department of
Neurological Surgery, University of Virginia Health System,
Charlottesville, VA, USA
16 *Clinical Trials and Chemotherapy*

Adam M. Sonabend, MD
Neurological Surgery, Columbia University Medical Center,
New York, NY, USA
34 *Pineal Cell and Germ Cell Tumors*

Dima Suki, PhD
Associate Professor, Department of Neurosurgery,
The University of Texas M. D. Anderson Cancer Center,
Houston, TX, USA
45 *Metastatic Brain Tumors*

Kamal Thapar, MD, PhD, FRCSC
Neurosurgeon, Marshfield Clinic;
Medical Director, Department of Neurosurgery;
Chairman, Tertiary Care Services,
Sacred Heart Hospital, Eau Claire, WI, USA
36 *Diagnostic Considerations and Surgical Results for
Hyperfunctioning Pituitary Adenomas*

Robert H. Thiele, MD, FRCSC
Department of Anesthesiology,
University of Virginia, Charlottesville, VA, USA
13 *Anesthesia and Intensive Care Management of Patients with
Brain Tumors*

Harry R. van Loveren, MD
David W. Cahill Professor and Chairman of Neurosurgery,
Department of Neurosurgery and Brain Repair,
University of South Florida, Tampa, FL, USA
38 *Glomus Jugulare Tumors*

Scott R. VandenBerg, MD, PhD
Professor of Pathology; Director, Division of Neuropathology,
Department of Pathology, School of Medicine,
University of California, San Diego, La Jolla, CA, USA
2 *Stem Cells and Progenitor Cell Lineages as Targets for Neoplastic
Transformation in the Central Nervous System*

David G. Walker, MBBS(Hon), PhD, FRACS
Associate Professor, University of Queensland,
Briz Brain and Spine Neurosurgery, Brisbane, QLD, Australia
8 *Immunology of Brain Tumors and Implications for Immunotherapy*

Katherine E. Warren, MD
Head, Neuro-Oncology Section, Pediatric Oncology Branch,
National Cancer Institute, Bethesda, MD, USA
23 *Brainstem Tumors*
30 *Brain Tumors Associated with Neurofibromatosis*

Tanya Yuen, MBBS
Department of Neurosurgery, The Royal Melbourne Hospital;
Department of Surgery, The University of Melbourne,
Melbourne, VIC, Australia
12 *Epilepsy Associated with Brain Tumors*

目　录

历史回顾　第1章

Andrew H. Kaye，Edward R. Laws Jr

在大多数人，甚至一些医师看来，脑肿瘤都属于人类最严重的疾病之一。实际上，几乎所有人都会或多或少地接触到脑肿瘤患者，这些患者可以是家人、亲戚或熟识的朋友。脑肿瘤占儿童恶性肿瘤发病率的第2位，对患者家庭造成了极大的影响。在成年人当中，原发性脑肿瘤在所有肿瘤的发病率中可以排到第6~8位，随着对全身各种原发性肿瘤治疗方法的不断进步，肿瘤的脑部转移对个体的影响越来越突出。此外，在艾滋病患者和接受免疫抑制剂治疗的器官移植患者中，罹患中枢系统淋巴瘤的风险也在不断增加。

因原发性脑肿瘤而死亡的患者占全部癌症死亡患者的2%，但却占到70岁以下癌症患者年死亡率的7%。在15岁以下的恶性肿瘤患者中，脑肿瘤患者占20%。西方国家中，大约30%患者的死亡原因与癌症有关，其中25%的死亡患者在尸检中发现了肿瘤脑部转移。

随着诊断技术的革新，脑肿瘤的检出率也在不断地提高，针对肿瘤的手术治疗也有了很大的飞跃。这些都可以归功于现代影像学技术的进步，能够精细地展现肿瘤周围的解剖结构。此外，流行病学调查显示，脑肿瘤的发病率在不断上升，特别是在人口老龄化后变得尤为明显，而这种增长率无法单纯的用诊断技术提高肿瘤检出率来解释。

在神经科学的范畴中，脑肿瘤相关的分子生物学与基因学的知识呈爆炸式增长，这些知识进而促进了神经肿瘤学的发展。多发性神经纤维瘤病相关基因和基因产物的发现就是一项重大进步。在脑肿瘤发病机制中发挥促进和抑制作用的活性基因的确认，为阐明肿瘤的发生做出了巨大贡献，基因治疗成为令人兴奋的治疗前沿。另一个研究的热点是不同类型肿瘤的特异性单克隆抗体和受体，可用于肿瘤的诊断和治疗。

公认的现代脑肿瘤手术的开端是1884年11月25日伦敦一位叫做Rickman Godlee的外科医师为一位25岁的患者进行的开颅手术。该患者有癫痫局限发作和进行性的轻度偏瘫。手术在伦敦Regent's Park的癫痫和偏瘫专科医院完成（图1.1）。不幸的是，患者在术后第28天死于脑膜炎。对于这位患者的名字仍存在争议，之前认为是一个叫做Alexander Henderson的25岁苏格兰农民，但现在更倾向于是一名死于1884年12月23日的名为John Mitchell的患者。这名患者此前由神经内科Hughes Bennett医师诊治，他诊断这名患者的中央沟1/3处长了一个局限的、累及皮质的肿瘤。该肿瘤大概有胡桃大小，在组织学上类似少突胶质细胞瘤。Hughlings Jackson，David Ferrier，Victor Horsley和Joseph Lister几位医师都参加了此次手术。Rickman Godlee是Joseph Lister的侄子，Hughes Bennett的父亲也是爱丁堡一位很有名气的医学教授，于1875年死于膀胱切开取石术，尸检时，发现他的顶叶有一个良性肿瘤。在自己父亲身上发现的肿瘤是否影响了Hughes Bennett医师推荐他的患者进行脑外科手术治疗，这就不得而知了。

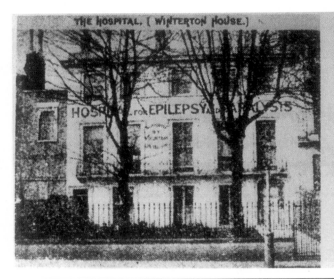

图 1.1　1884 第一例脑肿瘤手术的旧址，Regent's Park 的癫痫和偏瘫专科医院（引自 Spillane J，Doctrine of the Nerves：Chapters in the History of Neurology.Oxford University Press.）

　　现代脑肿瘤手术的开展主要得益于 19 世纪的三大发明：麻醉术、无菌术和神经定位技术。Ricman Godlee 于 1884 年进行的手术并非第一例脑肿瘤切除术，但却是第一次将神经定位和无菌术应用到此类手术中。在此之前，脑肿瘤一般是长大到使颅骨变型、癫痫发作或难治性头痛而行颅骨钻孔，或因外伤导致颅骨缺损时才能偶然发现。考古学家发现，中石器时代和新石器时代都存在带孔的颅骨（图 1.2）。由于在颅骨骨孔附近有新生骨组织的迹象，提示接受颅骨钻孔的人很有可能活了下来。远古人很可能掌握了与 20 世纪初同样水平的颅骨钻孔术。黑山和阿尔巴尼亚的塞尔维亚人为神经性头痛、精神病和其他一些疾病的患者进行颅骨钻孔术，使用的工具是相对简单和粗糙的线锯。在太平洋上的南海岛，颅骨环钻术相对常见，是岛上重要的风俗之一。在俾斯麦群岛上，用于环钻术的工具常由鲨鱼的牙齿和锋利的贝类制成。从上述情况来看，虽然古人对颅骨环钻术有一些基本的医学依据和目的，但更主要的是一些宗教和迷信的原因。

　　希波克拉底详尽地描述了颅骨环钻术，并建议将这项技术应用于治疗头痛、癫痫、颅骨骨折和失明（图 1.3）。在公元 2 世纪，中国著名医师华佗已经开始使用了颅骨环钻术。华佗曾为三国史上著名的将军关云长实施刮骨疗毒术（图 1.4）；曹操也因剧烈的头痛向华佗求医，华佗诊断后准备为其实施开颅手术，但曹操疑心华佗是受人指示来刺杀他，将其投入监狱后杀害。

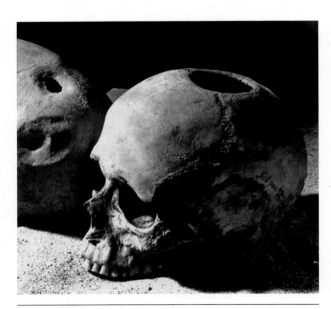

图 1.2　出土的新石器时代的颅骨钻孔周围有新生组织，提示患者在钻孔术后存活下来（引自澳大利亚 Abradale 出版的医学类历史插图）

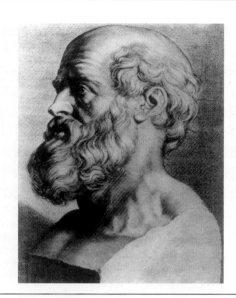

图1.3 希波克拉底，描述了环钻术（引自 K.Haeger, The Illustrated History of Surgery.Harold Starke Publishers.）

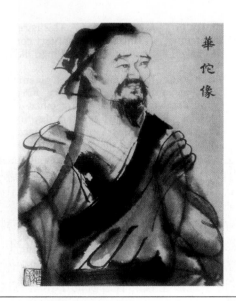

图1.4 公元2世纪的中国外科医师华佗，实施颅骨环钻术

Galen，Vasalius 和 Willis 三位先贤的成就构成了现代神经科学的基础，在此基础上又发展出神经外科，特别是脑肿瘤的手术。Galen（公元130—200）出生于小亚细亚海岸边的一个名叫帕加玛的古国。这个国家以首先使用羊皮纸和拥有医神 Asklepios 的神庙而闻名。Galen 不但是罗马皇帝 Marcus Aurelius 的私人医生，还被誉为第一个实验生理学家。Galen 所创的医疗知识体系中最有价值的便是关于神经病学的部分。主要贡献包括 De usu partium，De anatomicis administrationibus，

De locis affectis 和 De facultatibus naturabilus 这些著作。Galen 描述了胼胝体、脑室、交感神经、垂体、漏斗和七对脑神经。他所处的时代是禁止尸检的，所以其解剖知识均来源于动物模型。Galen 的学说统治了欧洲医学长达1 500年。尽管人们认为 Galen 的学说在某种程度上禁锢了医学的发展，但批判他的学说无依据则有失公允，只不过他的学说被拔高到了神学的高度，以至于一些内容会被认为是异端邪说。

Andreas Vesalius（1514—1564，图1.5）被认为是"解剖学的奠基人"，在帕多瓦担任手术与解剖学教授。他著名的著作 De Fabrica（De Humani Corporis fabrica libri septem）于1543年在瑞士巴塞尔出版，当时他年仅28岁。这本书的插图出自 Jan Stephan Van Calcar 之手，他是意大利著名画家提香的弟子。该书第7章对颅脑部分的描述，超过了之前出版的所有著作，并为现代神经解剖学奠定了基础。Harvey Cushing 在一次严重心绞痛时手中正拿着 Vesalius 一本很重要的著作，因其后转危为安，所以 Cushing 认为 Vesalius 是自己的"守护神"。

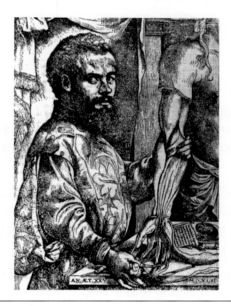

图1.5 Andreas Vesalius，Harvey Cushing 的守护神（引自 Lyons A S, Petrucelli J R II, Petrucelli R J, Medicine：An Illustrated History.Abradale Press）

Thomas Willis（1621—1675，图1.6）是使用"神经系统"这个名词的第一人，并且第一次提出了神经病学。他常被描述为"神经系统的哈维（Harvey of the Nervous System）"。Willis 出生于英国威尔特郡一个叫做 Great Bedwyn 的村庄，早

年在牛津大学学习医学，毕业于 1646 年，取得了牛津大学自然哲学教授的职位，其著作 *Cerebri Anatomi* 于 1664 年出版。Willis 对于大脑解剖学的贡献受到广泛认可，提出了如大脑半球、脑叶、锥体系、纹状体和大脑脚等概念，并且大家公认他的一个贡献是发现了神经功能主要依靠大脑自身，而与其内部的空洞无关。

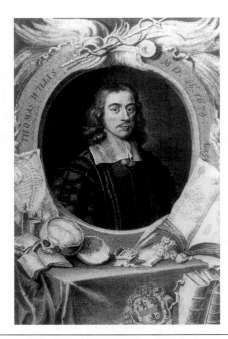

图 1.6　Thomas Willis，肖像画出自 Vertue，1742，根据 1666 年的一个雕塑所画（引自 Thomas Willis，Anatomy of the Brain and Nerves.Classics of Neurology & Neurosurgery，Gryphon Editions.）

大脑定位构成了脑肿瘤手术的理论基础，围绕这个话题的争论直到 19 世纪中叶才逐渐平息。尽管有很多医学大师都提出了大脑区域划分的概念，但是其中最完善和科学的当首推 Brown-sequard。

Broca 描述了两例单纯运动性失语症患者的特点。他在这两例患者身上所发现的病理变化，在 1870 年被德国的 Fritsch 和 Hitzig 两位学者利用动物实验证实。1873 年，伦敦的学者 Ferrier 得出同样的结果。1874 年，再次得到美国辛辛那提 Bartholow 医师的证实，其接诊的患者由于佩戴不合适的假发而导致皮肤和颅骨受损，进而发展为颅骨骨髓炎，破坏了顶骨。Bartholow 利用电极穿透硬膜刺激大脑的中央区，诱发了对侧肢体局部的收缩，甚至抽搐。

在 19 世纪，化脓、腐烂和细菌感染困惑着所有外科医师。这使颅内，特别是硬膜下的脑肿瘤手术变得毫无可能。随着 Pasteur 和 Koch 证实腐败和感染是由细菌引起的，而且 Semmelweiss 发现通过卫生手段可以控制败血症，医院逐渐改善其不卫生的操作而有效地降低了感染率。Lister（图 1.7）发明了消毒技术，降低了手术切口发生细菌感染的概率。他首次利用石炭酸进行手术切口的消毒，并将结果发表在 1867 年出版的《柳叶刀》杂志，这被视为无菌术的开端，自此在进行颅内手术时不用担心极高的感染风险了。

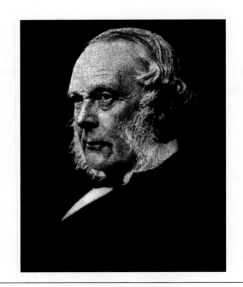

图 1.7　Lord Joseph Lister，1867 年发明无菌术

麻醉术的引入对于普通手术和神经外科手术都有巨大的影响。William Morton 在 1846 年 10 月 16 日首次利用乙醚进行麻醉，为纪念这一伟大时刻，其诞生地波士顿麻省总院的手术室将这一天命名为"乙醚日"。由于患者进入麻醉状态，因此神经外科长时间的精细手术成为可能。

只有对脑肿瘤的病理有很好地认识，脑肿瘤的手术技术才有可能进步。每一次知识的飞跃都来自新方法的发现和新器械的发明。Amici 在 1827 年改进了令人难以忍受的镜头，直接促进了显微镜技术的进步，能够将细胞作为独立的生命单位来观察。之后很短的时间内，Schleiden 和 Schwann 提出了细胞理论，Virchow 提出了任何人类疾病变化的基础都源自细胞的病变。Virchow 本人是他所处时代的"医学教皇"，他首次描述了神经胶质细胞，并将胶质瘤作为脑肿瘤的一个独立病种（图 1.8）。

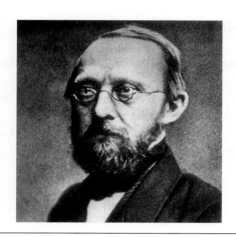

图 1.8　Rudolph Virchow（引自 The World Health Organization, Geneva.）

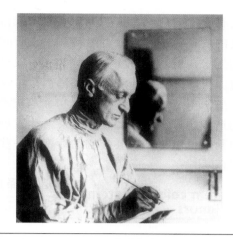

图 1.9　Harvey Cushing（引自 A Bibliography of the Writings of Harvey Cushing, 1939.Kessinger Publishing.）

19 世纪末，神经病学的发展、脑肿瘤定位技术的进步、麻醉术与无菌术的发明以及脑肿瘤组织学特点的基本认识，这些都为成功进行脑肿瘤手术奠定了坚实的基础。然而，在 20 世纪初，对颅脑手术最初的热情已经逐渐消退，甚至在世纪之交时，手术成为治疗颅脑肿瘤最后才选择的手段。直到 20 世纪 20 年代，人们对不同组织类型的大脑胶质瘤及其相关的临床表现知之甚少。为提高手术治疗脑肿瘤的效果，明确不同类型的肿瘤是否需要不同的治疗方法，Bailey 和 Cushing 研究了胶质瘤的组织学特点，并按照不同的组织发生学进行了分类。Harvey Cushing（图 1.9，图 1.10）引入了一系列系统的、严谨的神经外科手术技术。William Macewen 医师于 1879 年第一次成功地切除了一例侵犯额骨的脑膜瘤。在美国，第一例成功的脑膜瘤切除术在 1887 年 12 月由 William W.Keen 医师主刀完成。Cushing 在 1922 年定义了脑膜瘤，该类肿瘤早在 1854 年就由 Virchow 发现，但他当时认为这类肿瘤是由硬膜真菌感染所致，并将其命名为肉瘤。

自 Godlee 在 1884 年 11 月开始进行颅脑肿瘤手术，脑肿瘤的治疗取得了长足的进步。这些进步来自手术技术的发展，辅助治疗技术的引入，影像技术的革命性飞跃和对脑肿瘤生物学特点认识的深入。目前，脑肿瘤的研究热点主要集中在对肿瘤发病机制的探究，了解肿瘤各个角度的生物学特点，并找出新的治疗方法。研究机构利用分子生物学和细胞生物学技术来探索在正常细胞当中发生的复杂变化，明晰何种机制产生了肿瘤细胞。

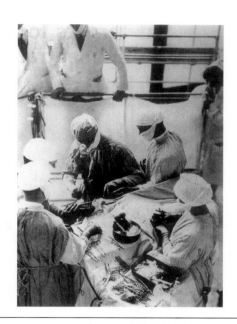

图 1.10　Cushing 的第 2 000 例脑肿瘤手术（引自 ABibliography of the Writings of Harvey Cushing, 1939.Kessinger Publishing.）

手术技术的进步使得安全和无创的切除脑肿瘤成为可能。标准的神经外科器械包括超声吸引器和不同波长的激光，这些设备可以根据不同的肿瘤类型进行调整。立体定位技术能够更安全、更精准地暴露深部脑肿瘤，当联合应用激光时，可以对危险位置的脑肿瘤进行精确切除。1920 年，放疗开始应用于大脑胶质瘤的治疗中。作为第一种辅助治疗方法，至今仍为治疗大脑胶质瘤的主要辅助治疗手段。在 20 世纪中叶，许多辅助治疗手段得到了开展，例如化疗、免疫治疗、高温治疗、还有光动力疗法，这些治疗手段均取得了不同程度的成功。虽然治疗可能会在一段时间内控制肿瘤生长，但是没有任何一种治疗手段可以达到治愈。目前，对脑肿瘤的发病机制及生物学特点有了更深入的了解，影像技术和手术技术也在不断的进步，特别是基因疗法也在快速发展，这些都使我们可以对于脑肿瘤的治疗抱有一些谨慎的乐观态度。

（汤劼 译）

延伸阅读

Greenblatt, S.H., 1997. A history of neurosurgery. American Association of Neurological Surgeons, Park Ridge, IL.

Walker, A.E., 1951. A history of neurological surgery. Williams & Wilkins, Baltimore, MD.

Walker, A.E., 1998. The genesis of neuroscience. American Association of Neurological Surgeons, Park Ridge, IL

中枢神经系统干细胞和祖细胞谱系及向肿瘤的转化

Claudia Petritsch，Scott R. VandenBerg

第 2 章

1 简介

75 年前 Bailey 和 Cushing 提出了神经胶质瘤组织发生的分类依据，并认为"在发育过程中产生的未成熟神经细胞和中枢神经系统实质瘤之间可能存在某种联系"是一个模糊的假说（Bailey & Cushing 1926；Bailey 1948）。他们认为源于中枢神经系统神经上皮组织的实质肿瘤是由形成瘤体的组织细胞构成，将这些细胞群仍按照大脑发育过程中的细胞名称命名。大约 25 年前 Rubinstein 提出多种因素造成了中枢神经系统肿瘤的发生和发展，这些因素包括：①存在一个保守的神经干细胞群；②分化的神经细胞有增殖的能力；③增殖的细胞在"易致瘤时间窗"内存在转化风险；④这些细胞处于已分化阶段和具备分化潜能；⑤连续的细胞传代表明细胞分化的可塑性（Rubinstein 1987）。神经干细胞和祖细胞谱系在成年中枢神经系统肿瘤发育和发生过程中的作用目前仍存在争议。

对于中枢神经系统原发性或胚胎源性肿瘤，Rubinstein 认为应以细胞遗传学规律作为参考标准对其进行分类，这些遗传学规律包括具有不同分化能力的神经干细胞和多能祖细胞谱系，形成发育过程中未成熟的神经系统，这样可以解释组织以及它们分化能力的范围和局限性（Rubinstein 1972，1985）。从那些富有远见的，但大部分是假说性的概念性框架至更深度理解发育和成熟的大脑内干细胞生物学，以及增殖中的祖细胞谱系的分化等研究进展来看，这项工作取得了巨大的进展。最近，类似的技术已用于实验小鼠肿瘤和人类中枢神经系统肿瘤：生长因子广泛地应用于非黏附性神经球培养；基于更精准的生物标记和细胞谱系追踪的高分辨率形态学技术已经用于完整的组织；而使用小鼠模型进行细胞特异性条件基因表达在这些实验进展发挥了重要作用。

2 神经干细胞和中枢神经系统肿瘤干细胞

概述

神经干细胞的特定属性，包括增殖活性、细胞数量和位置等时空模式，在整个神经轴中的分布都受到高度控制（Corbin et al 2008；Emmenegger & Wechsler-Reya 2008）。此外，神经干细胞还具备一系列的基因特征：①有自我更新（对称细胞分裂）能力，可进行谱系演变并产生祖细胞群（非对称细胞分裂），从而具有不同的分化潜能，能够分化成神经元、星形胶质细胞、少突胶质细胞，甚至具有室管膜表型的细胞；②表达特定的神经生物标志物（表 2.1）；③不同的体外生长条件，包括非黏附条件等。这些通用特点的背后也反映出：①不同的内在信号通路依据神经干细胞或祖细胞群的特性调控它们的属性；②神经干细胞受它们的微生态或微环境高度调控（Kim & Dirks 2008）；③可能以一个较长的细胞周期缓慢增殖，这些属性依赖它们所处的位置和生长时间。从中枢神经系统肿瘤干细胞的角度来分析，可总结为下面几个异同点：首先，脑肿瘤干细胞可以进行自我更新和不同的非对称细胞分裂，进而产生新的细胞群，这些细胞群包括特定肿瘤类型的特定表型。此外，脑肿瘤干细胞和成人神经干细胞在特定的微生态环境中一样，虽然具有自我更新能力，但可能不是肿瘤内增殖最迅速的细胞群。需要注意的是，启动肿瘤发生的干细胞和促进肿瘤扩散的干细胞之间仍有明显的区别。启动肿瘤发生的肿瘤干细胞只可用于实验动物，而在肿瘤组织中分离的具有自我更新能力的干细胞则可以用于实验模型和人体肿瘤研究。这些增殖性的肿瘤干细胞会因为其从多能干细胞定向更局限的祖细胞的分化程度而有所区别。在人脑肿瘤中启动肿瘤发生的干细胞特性则只能通过实验动物模型或从人肿瘤组织中原代分离的具有自我

更新能力的细胞进行推断。因此，在本章中，脑肿瘤干细胞是指肿瘤发生细胞和肿瘤增殖干细胞，而且这些细胞在不同的体内脑肿瘤中会有所不同。

（1）脑肿瘤组织中肿瘤干细胞的分离

　　首次得到脑肿瘤干细胞是因为它们能够在非黏附条件下生长成为"肿瘤球"的球状结构。最初这种分离方法用于从发育和成熟的大脑中分离神经干细胞，这种干细胞在非黏附培养基中能够生成大的黏附性克隆，或非黏附性"神经球"样结构。在无血清但存在表皮生长因子（epidermal growth factor，EGF）和碱性成纤维生长因子（basic fibroblastic growth factor，bFGF）的条件下，胚胎或成体神经干细胞可以生成神经球，并保持自我更新且能再次分化为多种神经细胞的能力。针对儿童星形细胞瘤、胶质母细胞瘤以及成人星形细胞瘤、胶质母细胞瘤和少突胶质细胞瘤的回顾性研究表明，克隆性神经球方法在分离和验证脑肿瘤干细胞有极高的应用价值。

　　从高级别胶质瘤中分离的一个细胞亚群能够形成肿瘤细胞球，而其余大部分细胞则贴壁生长，失去增殖能力，进而在形成神经球的条件下开始分化。重要的是，和正常的神经球相比，肿瘤球表现出更强的自我更新和增殖能力（Singh et al 2003），并生成足够数量的子代细胞，这些子代细胞在去除生长因子的情况下会分化为星形胶质细胞、少突胶质细胞和神经元（Galli et al 2004）。高级别星形胶质细胞肿瘤主要表达胶质祖细胞、神经祖细胞和成熟星形胶质细胞的特异性标志物，而成熟神经元和少突胶质细胞在高级别胶质瘤中极少出现（Liu et al 2004；Rebetz et al 2008）。来源于人星形细胞肿瘤的肿瘤球在体外会分化成为 GFAP 阳性的星形胶质细胞样细胞，还有较少的 β- Ⅲ微管蛋白阳性未成熟的神经元和 GalC 阳性的少突胶质细胞（Galli et al 2004；Singh et al 2003）。尽管具有多能性，人胶质母细胞瘤来源的肿瘤球在体外依然保留了异质性，以及某种程度的限制性和不正常的分化潜能。从 S100 beta- verbB p53-/- 小鼠高级别少突胶质细胞瘤得到的肿瘤球（Weiss et al 2003），主要分化为 NG2 阳性的少突胶质细胞前体细胞样细胞，最终失去分化为成熟少突胶质细胞的能力。尽管不同高级别肿瘤

表 2.1　中枢神经细胞的特异性标志物

细胞类型	表达的标志物
多能神经干细胞	Nestin、GFAP、LeX/CD15、MSI1&2、Hes1&5、PDGFRα、CD133/PROM1、SOX2、MCM2、OLIG2
过度放大细胞	LeX/CD15、OLIG2、DLX2、EGFR++、NG2（?），不表达 GFAP
放射状胶质细胞	GLAST、RC2、PAX6、BLBP
室管膜细胞	CD24
少突胶质祖细胞	OLIG2、NG2、PDGFRα、O4（晚期祖细胞，在 NG2 后）、GT3 神经节苷脂 /A2B5（双潜能胶质祖细胞）
神经母细胞 /神经元祖细胞	PSA-NCAM（迁移的神经母细胞）、DCX（A 型细胞和迁移的神经母细胞）、β- Ⅲ微管蛋白和 MAP2（责任祖细胞）
成熟星形胶质细胞	GLAST、GFAP
成熟少突胶质细胞	MBP、GalC、Rip/CNP、PLP
成熟神经元	NeuN、NFP H/M（SMI-31/33）、NSE

　　BLBP，脑脂质结合蛋白；DCX，微管相关蛋白；DLX2，远端缺失同源盒 2；EGFR，表皮生长因子受体；GalC，半乳糖神经酰胺酶；GFAP，胶质纤维酸性蛋白；GLAST，谷氨酸星形胶质细胞特异性转运蛋白；LeX/CD15，鞘糖脂 /3-岩藻糖基 -N- 乙酰氨基乳糖；MAP2，微管相关蛋白 2；MBP，髓鞘碱性蛋白；MCM2，微型染色体维持复合物成分 2；MSI1&2，Musashi 同源蛋白 1 和 2；NFP H/M，神经纤维蛋白；NG2，神经胶质抗原 2，亦称 CSPG，硫酸软骨素蛋白多糖；NSE，神经特异性烯醇酶；OLIG2，少突胶质细胞谱系转录因子 2；PAX6，配对盒基因 6；PDGFR，血小板源性生长因子；PLP，蛋白脂质蛋白 1；PSA-NCAM，神经细胞黏附分子；RC2，中间丝结合蛋白；Rip/CNP，环核苷酸磷酸二酯酶；SOX2，性别决定区 Y 框蛋白 2

有不同的分化潜能，但从一个特定肿瘤得到的肿瘤球会分化成同样比例的胶质细胞和神经元。这些研究结果表明，从一个脑肿瘤来源的干细胞是同源性的。总之，肿瘤球形成保留了肿瘤诱导细胞统一的恶性特征，以及起源于不同肿瘤的肿瘤发生细胞的异质性，因此这也是一个从人脑肿瘤，甚至小鼠脑肿瘤中分离和增殖肿瘤发生细胞非常有效的方法。

（2）脑肿瘤干细胞表面标志物

表型细胞的分离方法是基于荧光标记细胞表面蛋白，这个已经用于分离肿瘤细胞的亚细胞群。人胶质瘤和胶质瘤诱导的肿瘤球表达不同的干细胞相关基因。其中，细胞表面标志物 CD133，是进化保守蛋白 prominin-1（PROM-1）的人类同源基因。大多数 PROM-1/CD133 突变表达广泛，少数几个 prominin-1 的拼接突变在大脑细胞中的表达有差异（Corbeil et al 2009）。PROM-1/CD133 的表达突变，可以被 AC133 抗体识别，主要是在未成熟的细胞中表达，一直用于从脑室区和出生后小脑中分离神经上皮祖细胞和胚胎神经干细胞（Corbeil et al 1998；Corbeil et al 2000；Lee et al 2005；Uchida et al 2000），还有从成人胶质细胞瘤中分离肿瘤干细胞（Singh et al 2003，2004a，b）。用 *Patched* 突变诱导小鼠中生长髓母细胞瘤，不是来源于 CD133 阳性的神经干细胞，而是能够表达 Math1 和 CD15/LeX 这些祖细胞标志物的细胞。CD15/LeX 和 Math1 阳性的细胞具有更强的增殖能力和较少的凋亡及分化现象。一些人髓母细胞瘤中也存在单一 CD15/LeX 阳性的细胞，不过这些细胞的增殖能力较弱（Read et al 2009）。这些数据表明，PROM-1/CD133 阳性癌症干细胞群和肿瘤增殖细胞可能是不同的，一些人类肿瘤可能由祖细胞样细胞增殖而成。并非所有的癌症干细胞都是 PROM-1/CD133 阳性的，而 PROM-1/CD133 在成人脑室下区的神经干细胞中的表达则是下调的（Corti et al 2007；Pfenninger et al 2007）。PROM-1/CD133 阳性细胞在人类胶质母细胞瘤的起源还有待确定。一种可能性是它们源自因致癌基因突变而引起的 PROM-1/CD133 表达上调表达的神经干细胞。

3　脑肿瘤干细胞和异源性肿瘤细胞群

目前有两种模型可以解释肿瘤的发生、细胞的异质性以及脑肿瘤细胞的耐药性。第一种是"随机模型"，它概括了关于脑肿瘤的发生的传统观点，认为肿瘤内的每一个细胞都是恶性的，并都具有通过自我克隆启动和维持肿瘤生长的能力，这两种能力对肿瘤治疗后的复发具有同等重要的作用（图 2.1）。肿瘤细胞有不同的增殖潜能并随机增殖。这种异质性是由于最初致癌基因的突变导致的基因组不稳定性以及细胞最好地适应肿瘤微环境的选择性。通常来讲，肿瘤化疗后复发的最初反应是对多种药物有耐药性（多重耐药）。传统观点认为，肿瘤发生是因为肿瘤内的一个或多个细胞出现基因变突，进而产生耐药性。这些细胞具有选择性的优势，使它们能够在数量上取代那些较少有突变的肿瘤细胞。

第二种是肿瘤发生的层次模型或癌症干细胞模型（图 2.1B）。这种模型假设是有一群子细胞群，即癌症干细胞，可以特异地发起和维持肿瘤生长，并使肿瘤复发。癌症干细胞池生长的肿瘤是以一系列层次细胞分裂的方式产生类似于正常大脑细胞谱系的表型异质性的细胞。典型的肿瘤干细胞以相对缓慢的自我更新的分裂方式维持着自身，同时生成高增殖的祖细胞样细胞和表型不同的具有有限增殖潜能的非肿瘤发生细胞（Vescovi et al 2006）。癌症干细胞群中的基因组不稳定性很可能会导致额外的突变积累，从而进一步增加肿瘤的异质性。在这个模型中，癌症干细胞对那些仅针对高增殖性细胞群的治疗方法，如放疗和细胞毒性药物等表现出了更强的抵抗性，从而存活下来，并促使肿瘤再度生长（Bao et al 2006；Sakariassen et al 2007）。此外，像非肿瘤性的神经干细胞一样，脑肿瘤干细胞也可能表达高水平的 ABC 转运蛋白从而产生多重耐药性（Vescovi et al 2006）。

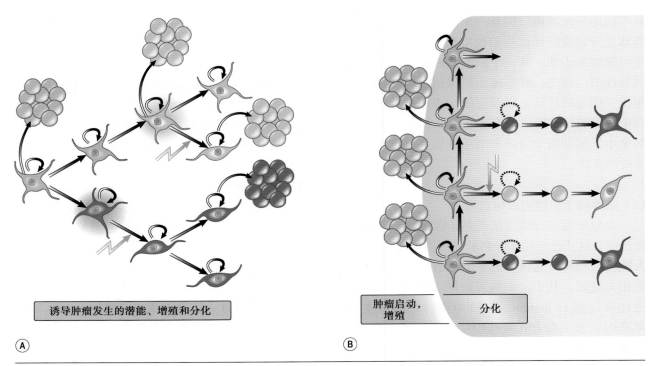

图 2.1 肿瘤发生的随机和分层的细胞模型。（A）传统的随机模型认为所有肿瘤细胞都具备增殖能力（曲线箭头）和启动肿瘤生长的能力（克隆）。并不是所有的细胞同时分裂但是会以随机的速度增殖。肿瘤起源细胞是发生致癌突变的大脑成熟细胞（红色箭头）。发生突变的细胞基因不稳定，进而分裂产生子代，这会产生更多的突变（红色箭头）。这些明显的基因突变再加上微环境中的信号（阴影圆圈）导致出现某些肿瘤细胞类型，从而诱导肿瘤细胞的异质性。（B）分层模型表明只有具有干细胞特性的肿瘤细胞亚群可以增殖，从而诱导和维持肿瘤的生长。肿瘤起始细胞（黄色）是干细胞或祖细胞之类的未成熟细胞，发生致癌突变，已经具备过度增殖和自我更新能力（曲线箭头），并通过分层分裂方式诱导和维持异构肿瘤。与正常神经干细胞类似，肿瘤起始干细胞可能位于一个微环境中（粉色阴影区域），这个微环境会提供合适的条件使得这些细胞发生过度自我更新和增殖。首先，这些细胞会自我更新并生成增殖能力有限的祖细胞样细胞（曲线，虚线箭头）。同样，这些祖细胞生成的表型多样性的分化细胞，并最终停止分裂。当肿瘤细胞沿着这一方向发展和分化时，它们会失去肿瘤起源潜能（蓝色三角形阴影）

4 癌症干细胞假说

　　两个实验明显支持癌症干细胞假说。首先，不管是从原发肿瘤组织直接获取或通过常规贴壁、血清培养技术从细胞系中得到的细胞，进行异种移植时其数量必须要超过 200 000 个才能在免疫抑制小鼠身上诱发肿瘤。这种生物行为表现与传统的随机模型不一致（Bruce & Van Der Gaag 1963；Hamburger & Salmon 1977）。其次，从高级别人源胶质瘤获得的需血清培养的细胞系不能表现出人类肿瘤所有的表型特点和众多的基因畸变（Lee et al 2006）。其中的一种解释可能是贴壁，有血清的培养条件是建立人肿瘤细胞系的基础，但实际上是对抗肿瘤起始细胞，不可逆地改变其恶性潜能。或许，只有某些肿瘤细胞亚群可能具有足够的增殖能

力生成移植性肿瘤，有血清培养条件会选择性地对抗这些恶性细胞亚群。和正常的神经干细胞系不同，肿瘤细胞的表型异质性以及不同的增殖能力对肿瘤发生的层次模型提供了更多的支持。

5 人脑发育过程中的神经干细胞 / 祖细胞

　　在哺乳动物的中枢神经系统发育早期，有神经板和发育上皮的轴突限制，因此这些不同的拓扑结构发育成视网膜、前脑、中脑和后脑（Nowakowski & Hayes 2005）。确定这个轴向地图的遗传和表观遗传事件与多种转录因子（transcriptional factors，TF）的表达有关，后者来自于所有主要的超家族，包括同源结构域、配对结构域、碱性螺旋 – 环 – 螺旋（basic helixloop-helix，bHLH）、翼状螺旋、孤儿核受体、Ets、锌指结构以及 T- 结构域家族的成员。这些转录因子经常通过相互作用决定神经干细胞自我更新和增殖的能力，转向放射状胶质细胞（第二代神经干细胞）和基于区域和微环境特异性方式进行祖细胞的终极谱系分化（Alvarez-Buylla et al 2008；Boncinelli et al 1988；Gilbertson & Gutmann 2007；Hevner 2006；Toth et al 1987；Tropepe et al 2001；Wright et al 1989；Westerman et al 2003）。一个 bHLH 家族的 OLIG2 因子在正常和肿瘤干细胞中表现出调节活性。OLIG2 通过下调发育过程中和成熟后的中枢神经系统 Wnt 信号，在调节腹侧神经上皮细胞命运和祖细胞少突胶质细胞发生过程中起着重要作用（Ahn et al 2008；Dimou et al 2008；Ligon et al 2006）。同时，OLIG2 在成人胶质瘤广泛表达，而且可能在决定正常和肿瘤发生的中枢神经系统干细胞群增殖能力谱系中发挥关键作用（Ligon et al 2007）。重要的是，转录因子对发育的调控可能在灵长类动物和非灵长类哺乳动物之间存在差异（Mo & Zecevic 2008）。许多转录因子和其他生物分子一样，可以作为神经干细胞、祖细胞和已分化神经细胞的标志物（表 2.1）。

研究发现在实验动物和人脑肿瘤中存在干细胞样的神经细胞，这就使研究的焦点聚集于发育中大脑内的生发区和成人脑内的神经干细胞微生态环境。这些与人类原始 / 胚胎样肿瘤关系极其密切的发育区域主要有视网膜神经上皮、小脑的脑室区以及其附近更靠近背侧的菱唇生发区（Wechsler-Reya & Scott 2001），此外还包括前脑中的脑室区或生发基质。在前脑内，这种基质最终发育成相对于神经干细胞的数量和祖细胞群的类型具有时空异质性的侧脑室下区（Alvarez-Buylla et al 2008），并深入海马齿状回的颗粒下层（Li et al 2009）。

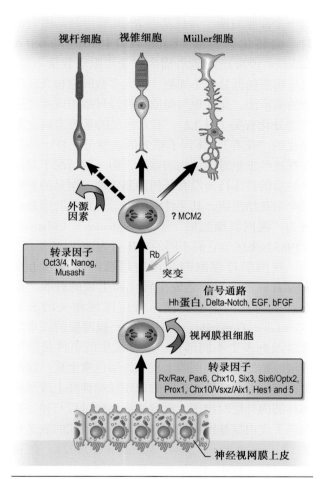

图 2.3　视网膜母细胞瘤细胞发生模型。不同的表型限制通常发生在神经视网膜祖细胞群发育晚期（有丝分裂周期之后）。可能发生 Rb 基因突变的靶细胞是那些还没进入最后分裂周期的多能神经视网膜细胞。增生性视网膜祖细胞受许多信号通路和转录因子的调控。视网膜母细胞瘤干细胞表达多种干细胞转录因子，包括 Oct3/4、Nanog 和 Musashi 等。转化祖细胞可以生成两组内在神经视网膜细胞（表达 IRBP/ 视蛋白的感觉神经元和表达 CRA1BP 的 Muller 神经胶质细胞）。视锥细胞表型是最可能的感觉神经元表型，因为它似乎并不依赖于外在的信号。另外，视杆细胞的表达依赖于正常的外在信号，而这些信号在肿瘤环境中会受到频繁干扰（这个简图中忽略了转化祖细胞生成的其他神经元表型）

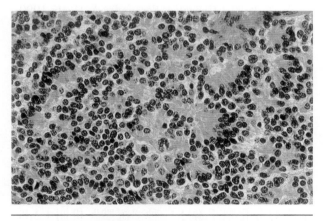

图 2.2　视网膜母细胞瘤。这些肿瘤的镜下病理表现通常是无规律层状原始细胞混杂典型的花结结构。尽管这些结构的形成意味着细胞分化的早期阶段，但这些结构还没有表现出感光表型或神经元中间纤维的表达（HE 染色）

6　发育大脑中的肿瘤发生

6.1　视网膜的发育和视网膜母细胞瘤

视网膜母细胞瘤作为最常见的小儿眼内肿瘤，是中枢神经系统内唯一的多能干细胞肿瘤，启动肿瘤转化的遗传基础非常明确。不成熟的视网膜内一个细胞的两个等位基因 *Rb* 肿瘤抑制基因失活时，会转化为肿瘤（Gallie et al 1990；Gennett & Cavenee 1990）。尽管肿瘤内普遍细胞质数量不足，且呈病态的低分化小细胞，但大多数肿瘤包含较典型的菊形团，此表现与向原始神经母细胞或神经感觉的分化有关（图2.2）。不太常见的是更多高度差异化的"花卉"，体现了感光的表型分化性。尽管存在这些细胞骨架结构的差异，但一般情况下对这些肿瘤的临床行为没有任何预测价值，罕见的肿瘤完全由花结组成，其恶性潜能降低。这些肿瘤被命名为"视网膜细胞瘤"（retinocytomas）（Margo et al 1983）来区分它们不同的临床行为。

视网膜母细胞瘤是由内层视网膜神经上皮未发育成熟的祖细胞发生转化而生成的肿瘤，能够产生与视网膜细胞谱系特定区域相关的表型（Gonzalez-Fernandez et al 1992）。视网膜的正常发育涉及到多个不同部位。最早发生的事件是形成内层原始的神经视网膜上皮和外层色素上皮。这两个祖细胞发育区域在前脑的原始胚胎神经上皮形成视杯的内外层时出现，而且这一出现过程与神经视网膜上皮内框基因和同源框基因不同模式的表达相关（Levine & Green 2004；Martin et al 1992）。在视网膜早期发育中，原始神经视网膜细胞开始对外层色素细胞的发育产生诱导性控制（Buse et al 1993），视网膜色素细胞生成因子影响视网膜祖细胞的生存、增殖和成熟（Sheedlo & Turner 1996）。

虽然离体培养研究表明肿瘤性和非肿瘤性视神经盘（Buse & de Groot 1991；Buse et al 1993）和视网膜色素上皮细胞（Gonzalez-Fernandez et al 1992）的形成过程中存在不同程度的可塑性。视网膜母细胞瘤的原位检查表明，这些肿瘤由原始视神经盘细胞中 *Rb* 基因正常功能的缺失引起，而不是来源于通常认为的多能神经上皮细胞。作为致瘤性转化的假定靶点，未成熟视盘细胞，通常会继续保持选择性多向分化的潜能（图2.3）（Holt et al 1988；Turner & Cepko 1987；Wetts & Fraser

1988）。利用人视网膜母细胞瘤原代组织培养和细胞系进行的研究表明，视网膜母细胞瘤具备神经视网膜干细胞的特征，包括能够表达微染色体维持因子2（minichromosome maintenance factor 2，Mcm2）和形成肿瘤球等。视网膜祖细胞的细胞增殖受许多信号通路调控，包括 Hedgehog、Delta、EGF 及 bFGF 等因子激活的受体。进一步调控细胞分化的机制与细胞分裂次数和细胞周期的退出密切相关（Giordano et al 2007；Levine & Green 2004；Wallace 2008）。虽然放射状排列的祖细胞在原始视网膜中存在相对较小的水平分布（Price 1989），但不存在产生不同胶质和神经元/感觉神经克隆的祖细胞差异。相对于前脑其他的生发基质区域，一系列不同表型的细胞（感光细胞，神经元和穆勒细胞）由视网膜祖细胞有丝分裂终末期产生（Turner & Cepko 1987；Holt et al 1988；Wetts & Fraser 1988）。

视网膜母细胞瘤中光感受器细胞（图2.4~图2.6）和 Müller 细胞（视网膜神经胶质细胞）相关蛋白（图2.7，图2.8）的表达清楚地表明了这些肿瘤独特的部位差异（Gonzalez-Fernandez et al 1992；Holt et al 1988；Turner & Cepko 1987；Wetts & Fraser 1988），并对研究视网膜母细胞瘤中特殊细胞类型有着特殊意义。光感受器内视黄酸结合蛋白（interphotoreceptor retinoid binding protein，IRBP）、视锥蛋白和视杆蛋白在正常的视网膜分化期间具有严格的时限模式表达。IRBP 的表达发生在视盘发育的极早期，通常先于视蛋白表达上调（Gonzalez-Fernandez & Healy 1990；Hauswirthet al 1992；Liou et al 1991）。在一系列包括22例视网膜母细胞瘤研究中（Gonzalez-Fernandezet al 1992），超过50%的肿瘤样本检测出了 IRBP（图2.4），而近70%含有免疫反应性视锥（图2.5）或视杆蛋白的肿瘤也表达 IRBP（图2.6）。总之，与 IRBP 或视锥蛋白相比，视杆蛋白的表达更加严格地限定在肿瘤细胞中。视锥和视杆肿瘤细胞表型的差异表达，与正常情况下视锥细胞表型多于视杆细胞表型相符，其中视锥细胞的分化似乎源于一种"沉默"机制（Adler & Hatlee 1989；Raymond 1991）。这表明决定特定细胞谱系的早期自我更新即使在致瘤性转化发生以后仍然存在（图2.3）。此外，微环境效应的程度和差异性似乎也受到细胞位置和分化阶段的显著影响（Reh & Kljavin 1989；Sparrow et al 1990；

Watanabe & Raff 1990）。来自肿瘤和非肿瘤细胞群的体内外研究数据提示，以上不同也明确强调了这种差异性以及潜在的风险性。

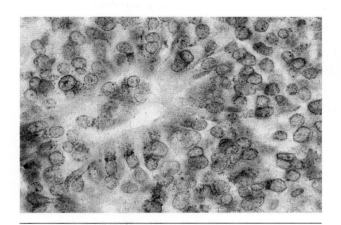

图 2.4　视网膜母细胞瘤。光感受器内视黄酸结合蛋白（interphotoreceptor retinoid binding protein，IRBP）是视网膜母细胞瘤最早表达光受体的相关蛋白。细胞质在细胞中趋向于极化分布。IRBP 明显出现在顶端细胞边界［IRBP（RB504）亲和素 - 生物素免疫过氧化物酶染色］

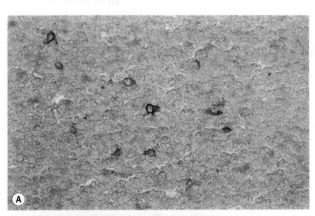

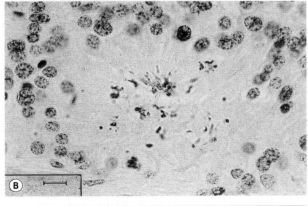

图 2.5　视网膜母细胞瘤。（A）视网膜母细胞瘤中更多的不规则细胞表达视锥蛋白。（B）视锥蛋白最特殊的分布是其细胞质突起伸入花卉样结构的管腔中［视锥蛋白（CERN 874）亲和素 - 生物素免疫过氧化物酶染色］

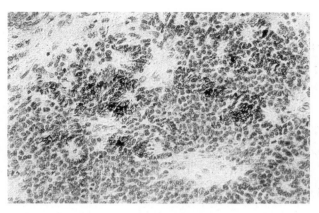

图 2.6　视网膜母细胞瘤。视网膜母细胞瘤较少表达视杆蛋白。视杆蛋白在形成花结的细胞和肿瘤内无规则的细胞中均有表达［视杆蛋白（CERN JS85）亲和素 - 生物素免疫过氧化物酶染色］

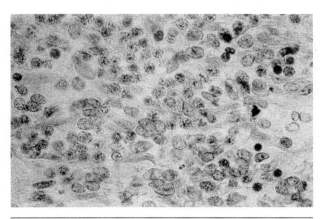

图 2.7　视网膜母细胞瘤。视网膜细胞瘤内神经胶质细胞（Müller 细胞）的分化与肿瘤细胞表达视黄醛结合蛋白（CRA1BP）相关联。与光感受器相关蛋白（IRBP、视锥蛋白、视杆蛋白）不同，肿瘤内感光结构中从来不表达 CRA1BP（CRA1BP 亲和素 - 生物素免疫过氧化物酶染色）

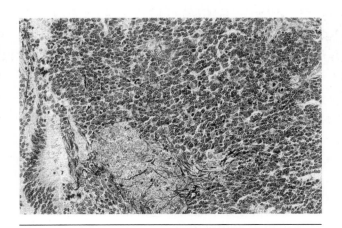

图 2.8　视网膜母细胞瘤。视网膜母细胞瘤中的星形胶质细胞主要是毗邻血管或残余包裹的视网膜内的反应性间充质细胞（GFAP 亲和素 - 生物素免疫过氧化物酶染色）

6.2 小脑的发育和髓母细胞瘤

在中枢神经系统发育的早期，两个主要生发区的小脑祖细胞生成不同的神经细胞群，从而共同发育为成熟的小脑（Nowakowski & Hayes 2005）。第一个细胞群位于第四脑室上的小脑蚓部的脑室周围生发基质，在小脑发育的第3~8周形成典型的脑室、中间层和边缘层。胚胎小脑的脑室区（ventricular zone，VZ）是一群表达GFAP和OLIG2的多功能干细胞，这些干细胞可发育成浦肯野神经元、高尔基Ⅱ型神经元以及该部位的大神经胶质细胞（Bergmann胶质细胞、星形胶质细胞、少突胶质细胞）以及菱形层的颗粒神经元细胞前体细胞（granule neuron precursors，GNP）（图2.9A，图2.9B）。

除了这些常规分类的神经元外，此区还出现了由发育过程中室周祖细胞分化而来的浦肯野细胞系的旁矢状窦的区室划分（Leclerc et al 1992）。尽管神经元和神经胶质细胞的分化开始较早（妊娠第8~10周）（Yachnis et al 1993），但基于啮齿类动物的实验研究表明，与浦肯野细胞的分化不同，双极的神经胶质祖细胞在室周生发区广泛存在（而不是外部颗粒层），并且在新生儿期以后仍持续存在。虽然这些胶质细胞祖细胞中的绝大多数会向少突胶质细胞分化，但体外研究实验证明了这些细胞也具有分化成2型星形胶质细胞亚群的潜力（Levine et al 1993），由此人们推测成熟小脑的胶质祖细胞池和小脑纤维性星形细胞瘤之间可能存在相关性（见下文）。

从妊娠第10~14周开始（Rakic & Sidman 1970），GNP逐渐从外表面迁移到小脑第二个主要的"生发层"，即外颗粒层（external granular layer，EGL）。此胚胎生发层（图2.10）于围生期仍清晰存在，而一岁以后会消失（Kadin et al 1970）。源于颗粒细胞、星状细胞和篮状细胞等的神经组织发生已有详细描述，而且实验研究也表明，来源于新生儿外颗粒层的细胞具有发育成Bergmann胶质细胞的潜能（见下文）。外颗粒层细胞短暂分裂后，开始向内迁移并分化成内颗粒细胞层（internal granule cell layer，IGL）的小神经元细胞。多条信号分子通路，包括在小脑发育和GNP增殖中发挥作用的Hedgehog、Wnt和Notch信号通路也可能在髓母细胞瘤的生长和发育中发挥作用（图2.9C-E）（Schuller et al 2008；Yang et al

2008）。虽然EGL被认为是视网膜母细胞瘤的来源，并会持续12个月之久（Stevenson & Echlin 1934），但目前尚不清楚这些少量的细胞是否和胚胎或新生儿EGL一样具备必要的发育可塑性。一项由Kadin等（1970）报告的关于胚胎中EGL致癌性的重要观察指出，EGL在新生儿视网膜母细胞瘤中显著持续性的表达。在这个病例中，当EGL无规律扩散至正常EGL与肿瘤的交接区域即丛状层时，EGL发生了多灶性增殖扩散（Kadin et al 1970）。

研究显示人小脑在出生后第一年还存在其他亚群的原始细胞，其组织遗传学功能完全未知。第一个细胞亚群由位于后髓帆毗邻区的胚胎细胞组成（Raaf & Kernohan 1944）。第二个细胞亚群是位于小脑深处神经核团的原始基质细胞群，这个细胞亚群出生后会持续存在4个月（Jellinger 1972）。基于尸检结果的描述，这两个细胞亚群似乎来源于室周生发基质而非外颗粒层。因此可以推测，作为致瘤性转化的靶标，这些细胞可能具有一种类似于小脑室周基质细胞一样的差异分化的潜能（包括神经元和神经胶质细胞）。

小脑是中枢神经系统最常见的原发性肿瘤即髓母细胞瘤的好发部位。髓母细胞瘤大约占儿童颅内肿瘤的1/4，10岁以前是其发病高峰期（Lopes & VandenBerg 2007；Giangaspero et al 2007）。世界卫生组织根据组织病理学的差异把髓母细胞瘤分成以下类型。①经典髓母细胞瘤：由原始细胞非定型排列组成，或由夹杂神经母细胞环样结构的未分化细胞带组成（Homer Wright）；②结缔组织/结节型髓母细胞瘤，占总病例的10%~12%，由双极神经肿瘤细胞囊状排列组成；③多结节型髓母细胞瘤，以广泛的神经元细胞分化为显著特点；④未分化型髓母细胞瘤，由巨型多形性有核细胞组成，并常常伴有大量的细胞凋亡；⑤大细胞型髓母细胞瘤，主要由低分化肿瘤细胞组成，具有大泡状细胞核和明显的细胞凋亡。此外，罕见的髓母细胞瘤的细胞组成中可见肌细胞和黑色素分化细胞。尽管免疫组织化学表明所有肿瘤内均存在变异的神经元性细胞分化（图2.11），促结缔组织增生型/结节型髓母细胞瘤和多结节型髓母细胞瘤的结节内还存在大量明显的神经元分化。典型的肿瘤细胞表现有明显的呈层状和小梁状的核分裂，具有较低的细胞密度和细纤维丝样结节或岛屿结构（图2.12，图2.13）。这种细胞架构仅仅在外周细胞区尤其是网状蛋白沉积部位存在。免疫组织化学染色显示，无网状蛋白沉积部位主要表达神经元标志物Ⅲ类 β– 微管蛋白及神经丝。典型的结节构造不存在于治疗后的复发性肿瘤样本中，这表明治疗可能改变、消除肿瘤细胞或其所需要的基质成分。

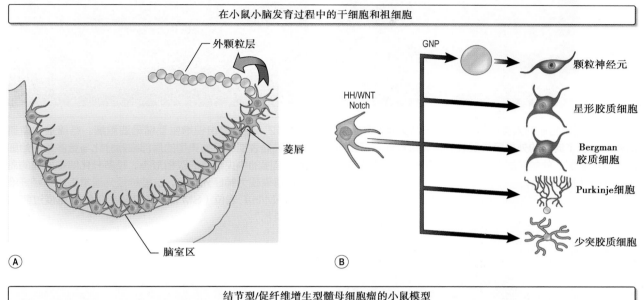

图 2.9　小鼠小脑发育过程中的干细胞和祖细胞是髓母细胞瘤的起始细胞。（A，B）小鼠小脑发育过程中的干细胞和祖细胞谱系。（A）脑室区和外部生发层是啮齿类动物和人类的两个主要生发区。在啮齿动物中，胎儿小脑脑室区存在能表达 GFAP 或 Olig2 的多能干细胞（黄色）。它们产生菱唇中的颗粒神经元前体细胞（GNP；蓝色的圆圈），这些细胞迁移到小脑表面形成外胚层。（B）多能小脑干细胞生成 GNP，这些 GNP 能分化成颗粒神经元、星形胶质细胞、伯格曼神经胶质细胞、浦肯野神经元和少突胶质细胞。最近的研究表明，Wingless/WNT 信号通路、Hedgehog（HH）信号通路和 NOTCH 信号通路分别调节小鼠小脑发育的不同方面。例如，HH 刺激 GNP 在外部颗粒层的增殖，而 WNT 和 Notch 信号通路调节脑室区干细胞的生长。而对 SHH、WNT 和 Notch 信号通路在人小脑发育过程中的作用了解很少。（C-E）干细胞和祖细胞是结节型 / 促结缔组织增生型髓母细胞瘤的细胞起源。（C）HH 信号突变可以导致小鼠产生结节型 / 促结缔组织增生型髓母细胞瘤。针对脑室区多功能干细胞（黄色）或外部生发层 GNP 的异位 HH 信号（蓝圈）可以诱导小鼠产生髓母细胞瘤。虽然干细胞数量有所增加，但异位 HH 信号诱发的肿瘤主要是由于 GNP 细胞的增殖。这些数据表明，这种肿瘤细胞的起源，在某些情况下可能是多功能干细胞，而不是增殖的肿瘤细胞群。（D）无论是多功能干细胞，还是 GNP 的异位 HH 信号都会造成 GNP 的强烈增殖，而对其他细胞谱系无效。（E）在异位 HH 信号诱发的髓母细胞瘤模型中，肿瘤增殖细胞群不表达 CD133，但表达 Math1 和 CD15

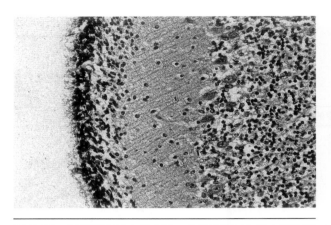

图 2.10 妊娠后期的人类小脑。妊娠 35 周人类小脑皮层清晰地展示了典型的外部颗粒层表面，浦肯野细胞层和内部颗粒细胞层。外颗粒层以单纯的软膜下细胞层持续到出生后 1 岁（HE 染色）

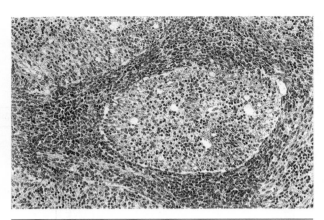

图 2.12 促结缔组织增生型髓母细胞瘤。结缔组织型髓母细胞瘤表现出更为典型的局部细胞分化与更多的原始细胞所包围的中央结节的双相形态。较多分化细胞形成的岛域通常表现为神经元分化，这些神经元通常表达神经纤维（NF-M/H）表位（SM133 亲和素 – 生物素免疫过氧化物酶染色）

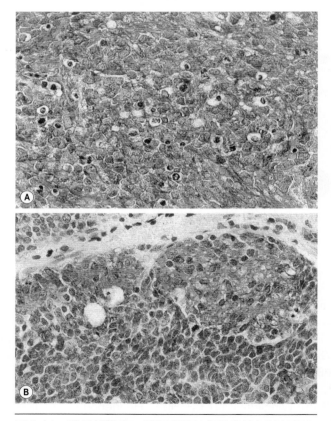

图 2.11 髓母细胞瘤。用免疫组织化学方法标记神经元相关蛋白，如 β- Ⅲ 微管蛋白，表明髓母细胞瘤内有神经母细胞群。这种原始细胞群的分化类型可以是广泛的（A）或高度集中的（B）（TUJ1 亲和素 – 生物素免疫过氧化物酶染色）

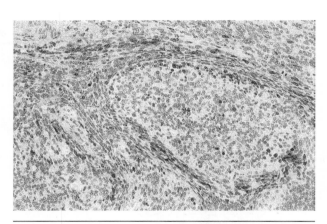

图 2.13 促结缔组织增生型髓母细胞瘤。和神经元分化的区域相比，呈现细胞分化岛域的肿瘤细胞的高度细胞骨小梁具有更强的 Ki-67 染色（MIB1 亲和素 – 生物素免疫过氧化物酶染色）

当前的肿瘤模型实验表明，多能干细胞或谱系限制性祖细胞是髓母细胞瘤的细胞来源。敲除抑制性受体 Patched 的转基因小鼠内，GNP 细胞大量增殖并发展成髓母细胞瘤，表明肿瘤来源于谱系限制性祖细胞。然而，髓母细胞瘤也表现出多向分化的潜能，即同时表达胶质细胞标志物和神经元细胞标志物，说明肿瘤也可能是干细胞来源。当然，必须指明的一点是，这些表达 GFAP

的胶质细胞并不典型，通常可能是表达 GFAP 的多能祖细胞而非已分化的星形胶质细胞（图 2.14A，图 2.14B）。最近，Yang 和 Wechsler-Reya（2007）及 Ligon 团队（2008）通过制备小脑神经干细胞或颗粒细胞祖细胞 Sonic Hedgehog 信号突变的小鼠模型已经成功地解决了这个争议性问题（Schuller et al 2008；Yang et al 2008）。通过使用 Cre-Lox 系统敲除颗粒细胞祖细胞（Math-Cre）或多功能干细胞（GFAP-Cre）中 Sonic Hedgehog 信号通路负调节因子，即 Patched，一组研究人员证明了这两种细胞在 Patched 缺失时均能生成髓母细胞瘤。然而，肿瘤发生和形成是因为刺激颗粒细胞祖细胞而非干细胞的增殖，和 Patched 突变的细胞起源无关。另一组研究人员则利用祖细胞特异性 Cre 系统制备了一种 SHH 信号通路的正调控因子，即 Smoothened 的致癌基因突变，得出了同样类

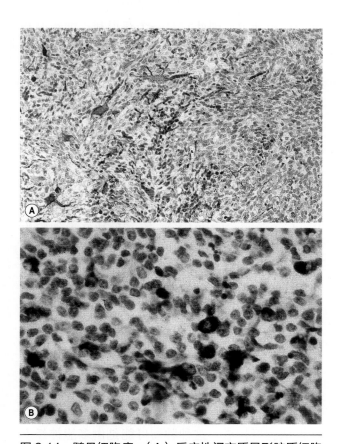

图 2.14 髓母细胞瘤。（A）反应性间充质星形胶质细胞通常代表着髓母细胞瘤的典型细胞结构。发现在这些成神经管细胞瘤典型的细胞结构。（B）髓母细胞瘤的软脑膜转移瘤中 GFAP 免疫活性确切表明肿瘤细胞，而不是反应性间充质星形胶质细胞具有 GFAP 免疫活性（GFAP 亲和素-生物素免疫过氧化物酶染色）

似的结论（Schuller 2008）。综上所述，这些数据提出了一个新概念，即肿瘤起源细胞和肿瘤增殖细胞代表一个细胞群的不同分化阶段（图 2.9C~E）。更重要的是需要分析这两个细胞群是否存在于人类髓母细胞瘤中，它们是否表现出不同的治疗反应，是否存在其他针对髓母细胞瘤多功能干细胞和祖细胞的致癌突变。值得注意的是，结缔组织/结节型和多结节型变异与 SHH 信号通路变化，包括 PTCH 的丧失相关联。扩增 MYC 基因的动物模型（MYCC 或 MYCN）可能与获得未分化细胞的特性更加相关，而在人类，它与大细胞变异相关（Fan & Eberhart 2008）。

6.3 前脑的发育和具有原始细胞成分的儿童肿瘤

人类早期神经管壁的生发区是假纹状脑室层并受外游离边缘区所界定。所有脑室层细胞跨度从近腔表面向软膜表面扩展（图 2.15）。这种原始神经上皮的细胞增殖由极化对称细胞分裂引起，在此期间有丝分裂只发生在脑室（顶）表面，并伴随细胞内的核运动（分裂间期核移动）。当大脑发育进行到早期神经发生时，开始围绕侧脑室腔形成两个生发层：脑室和脑室下区。脑室区的神经上皮细胞开始表达放射状胶质细胞的标志物（表 2.1），而最初保留的顶层-基底极性和沿神经管的延伸会在神经发生时加强。这些放射状胶质细胞（radial glial cells，RG）可能会因此被视为继发性神经干细胞。在此期间，大多数增殖性脑室区细胞表达放射状胶质细胞标志物（RG），如波形蛋白（Vimentin）、胶质纤维酸性蛋白（glial fibrillary acidic protein，GFAP）和谷氨酸星形胶质细胞特异性转运蛋白（glutamate astrocyte-specific transporter，GLAST）。中间丝蛋白包括 GFAP 和 Vimentin，同样在人类神经发育初期的放射状胶质细胞中表达（Cameron & Rakic 1991；Howard et al 2006；Zecevic 2004）。这些 RG 细胞的一个亚群中也表达神经元标记 β-Ⅲ微管蛋白，MAP-2 和磷酸化神经丝肽（图 2.16A~C）。脑室区的一个小的细胞群只表达神经元标志物，表明了限制神经祖细胞的早期出现。基底祖细胞是由神经干细胞的不对称分裂所产生，侧脑室的神经上皮细胞和脑室的放射状胶质细胞形成基底脑区，并进一步形成脑室下区。

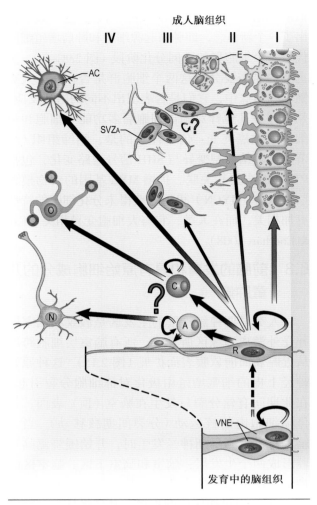

图2.15 发育中成人前脑的脑室下区示意图。在底部,早期人类神经管壁部的生发区是假纹状脑室层(VNE),所有细胞从近管腔到软脑膜表面广泛分布。随着大脑发育到早期的神经发生期,脑室区的神经上皮细胞开始表达放射状胶质细胞的标志物(R),而且保持顶部-基底极性,并随着神经发生过程中神经管的增厚而延伸。这些放射神经胶质细胞(RG)被认为是继发性神经干细胞。这些细胞在后期可能为成神经细胞的迁移指引方向(黄色)。在此期间,大多数增殖性脑室区细胞都可表达 RG 细胞标志物。脑室下区通过这些迁移细胞对称及非对称性分裂来构建不同的祖细胞谱系,从而增加细胞种类与数量。和小鼠 SVZ 不同,成人脑室下区(SVZ_A)位于侧脑室外侧壁,形成一个清晰的低细胞带,并由不同细胞表型聚集成更明确的细胞层(改编自 Quinones-Hinojosa, A., Sanai, N., Soriano-Navarro, M., et al.Cellular composition and cytoarchitecture of the adult human subventricular zone:a niche of neural stem cells.J Comp Neurol 2006;494, 415-434;2.Chaichana, K.L., Capilla-Gonzalez, V., Gonzalez-Perez, O., et al.Preservation of glial cytoarchitecture from ex vivo human tumor and non-tumor cerebral cortical explants:A human model to study neurological diseases.J Neurosci Methods 2007;164,261-270.)

脑室下区通过这些细胞的对称分裂和非对称分裂构成不同的祖细胞谱系,从而增加细胞特征。这些谱系可能是双能的,可分化为神经胶质和成神经细胞表型,或分化为多个神经胶质表型(少突胶质细胞或星形胶质细胞),抑或单一潜能发育成神经细胞或胶质表型。许多祖细胞群开始表现为早期神经元或神经胶质的特征。脑室区的多能祖细胞的数量逐渐减少,而受限制的祖细胞数量在皮层发生的前三个月内却有系统地增加。在人类端脑的初始神经发育过程中,多能祖细胞似乎与限制神经祖细胞及脑室放射状胶质细胞有共存现象,和脑室和脑室下区细胞的多样化开始出现在较早的时候,这一点比啮齿动物表现得更明显(Howard et al 2006;Zecevic 2004)。需要注意的是,不同亚型的放射状胶质细胞会在特定的发展阶段共存,并呈现区域异质性(Howard et al 2008)。在神经发育过程中,放射状胶质细胞有较强的增殖能力,因此它是一个获得和扩增致癌基因突变的潜在目标,这些在人类儿童肿瘤形成过程中的作用还有待更详细的研究。

6.4 髓上皮瘤

小鼠畸胎瘤动物模型(OTT-6050)的体内研究结果证实,脑室层的多能神经上皮干细胞和基底脑室区及脑室下区的多能神经祖细胞存在区别,在动物模型中可分离出两种不同类型且可供移植的原代神经干细胞(VandenBerg et al 1981a;VandenBerg et al 1981 b)。第一种神经干细胞生成原始的神经上皮并形成类似脑室生发基质,这些细胞会分化成神经元或胶质细胞。而室管膜分化发生在更为成熟的神经上皮中。相比之下,第二种类型的神经干细胞失去了构成极化神经上皮的能力,只是形成各种没有神经上皮结构的非组织形态细胞。尽管仍保存分化为神经元或胶质细胞的发育潜能,但在体内不能分化为室管膜。

第一类肿瘤在前脑部位相对少见,主要由原发性细胞群构成。这种肿瘤可能是由多能神经上皮祖细胞转化而来,或是能够更加特异地向胶质细胞或神经元分化的祖细胞构成。这一类肿瘤包括髓上皮瘤/室管膜瘤、大脑神经母细胞瘤、胶质母细胞瘤和室管膜母细胞瘤等。髓上皮瘤一般含有多能性细胞谱系,而室管膜母细胞瘤则更局限于室管膜细胞谱系。此外,和小脑髓母细胞瘤类似，表型极其原始的肿瘤可能表现出不同的神经元或神经胶质分化趋势，被认为是幕上 PNET（McLendon et al 2007）。这些肿瘤表现出前脑具有能够分化为神经元和神经胶质细胞生物潜能的原始神经祖细胞。因此，前脑位置的肿瘤似乎通常表现出类似大脑发育过程中出现的各种类型祖细胞和分化谱系的生物潜能。

在某种程度上，髓上皮瘤细胞显示出类似于脑室神经上皮干细胞的潜能。这种非常罕见的肿瘤通常发生在儿童早期的大脑半球。其组织病理标志特征是分裂活跃、假复层柱状上皮，通常排列成带状小管或掺入不同的易损基质成分和更多的形态不一致的原发细胞的乳头状结构。这种上皮结构和脑室生发基质的原始神经上皮一致

（图 2.17）。与这种正常发育的神经上皮类似，许多细胞表达波形蛋白（图 2.18）。神经母细胞 / 神经元（图 2.19）、放射状神经胶质 / 星形细胞（图 2.20）和 / 或室管膜细胞群要么密切混合成小管状结构，要么界限清晰地出现在大约 50% 的肿瘤中（Russell & Rubinstein 1989）。这些神经上皮在早期就会向室管膜进行分化并和大量增殖的细胞一起形成与室管膜母细胞瘤类似的菊形团结构。与小鼠卵巢畸胎瘤原始的神经上皮成分中神经调节因子类似（Caccamo et al 1989），在中枢神经系统祖细胞中发挥生物活性的生长因子，如胰岛素样生长因子 I 和碱性成纤维生长因子，在原始上皮中也丰富表达（Shiurba et al 1991）。

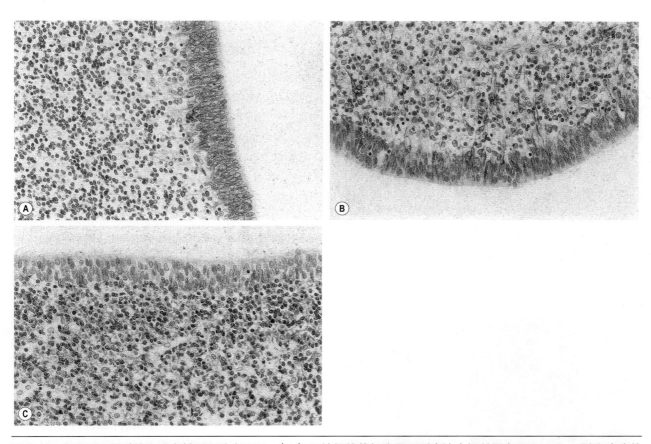

图 2.16　妊娠 26 周时的人脑室基质和脑室下区。（A）原始假纹状细胞层强烈表达中间丝蛋白 Vimentin。髓上皮瘤的上皮形成时有类似的免疫反应模式（图 2.17）。Vimentin 亲和素－生物素免疫过氧化物酶染色。（B）GFAP 免疫组织化学显示假纹状神经上皮内的放射状胶质细胞，室管膜下区祖细胞的突起。GFAP 亲和素－生物素免疫过氧化物酶染色。（C）β- Ⅲ 微管蛋白在脑室下区内神经母细胞和祖细胞中有丰富的表达，而假纹状细胞层没有细胞表达 β- Ⅲ 微管蛋白（TUJ1 亲和素－生物素免疫过氧化物酶染色）

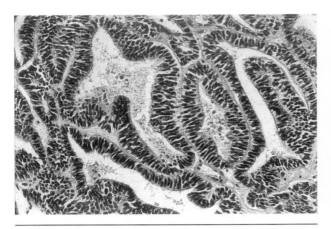

图 2.17 髓上皮瘤。由于髓上皮瘤内处于分裂期的假纹状细胞形成管状和带状结构，重现了原始神经上皮结构。肿瘤其他区域则表现为原代分化中无规则聚集的神经细胞（HE 染色）

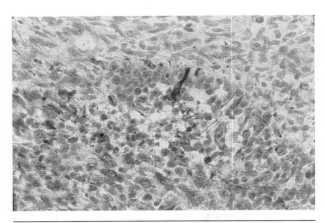

图 2.20 髓上皮瘤。多数原代细胞表达 GFAP，这些细胞与含有少数 GFAP 阳性细长细胞的神经上皮结构相毗邻（GFAP 亲和素 - 生物素免疫过氧化物酶染色）

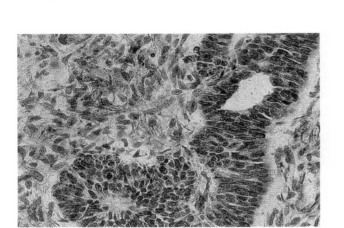

图 2.18 髓上皮瘤。绝大多数肿瘤细胞组成神经上皮和相邻区域，伴随高表达的波形蛋白（波形蛋白亲和素 - 生物素免疫过氧化物酶染色）

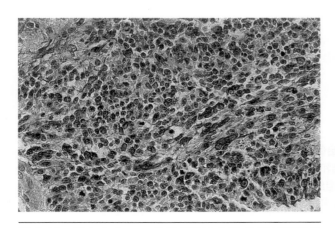

图 2.19 髓上皮瘤。β- Ⅲ微管蛋白阳性的祖细胞混杂在远离管状神经上皮排列的无规则区域，与波形蛋白和 GFAP 相比，这种抗原很少存在于神经上皮结构（TUJ1 亲和素 - 生物素免疫过氧化物酶染色）

6.5 婴儿促纤维增生型星形细胞瘤 / 神经节细胞瘤

另外一种肿瘤有明显的但不是占绝对多数的原始细胞群，是促结缔组织型低分化星形细胞瘤（婴儿促纤维增生型星形细胞瘤）/ 神经节细胞瘤（图 2.21A）（VandenBerg 1993）。这些肿瘤是出生后到两岁之间在大脑半球中出现的罕见肿瘤。前者主要表现为分化成神经母细胞（图 2.21B，图 2.22）和胶质细胞祖细胞（图 2.23，图 2.24）的组织学潜能，而后者则表现非常相似的病理特征，即被局限于星形胶质细胞系。两种肿瘤中星形胶质细胞系的一个共同特征是基底层的生成，并且常与正常的软膜下星形胶质细胞相关联。第二个特征是神经节瘤中的神经细胞很少能和正常成熟大脑一样达到细胞骨架结构成熟。因此这些祖细胞群，作为肿瘤内转化的目标，最有可能和软膜下星形胶质细胞共享一个共同的谱系，并可能与围生期和产后早期存在于大脑软膜下区的神经发生有关（Brun 1965）。源于大鼠永生化幕上祖细胞系的实验数据表明，区域特殊性外在因子对未分化细胞向胶质细胞和神经元谱系的等级分化，以及胶质细胞或神经元的特殊表型表达有重要作用（Mehler et al 1993；Renfranz et al 1991）。这些研究可以解释同组祖细胞的单能或双能分化能力，也解释了两种类型的婴儿促纤维增生型星形细胞瘤的共同特征：其主要区别在于细胞发生分化的程度的不同。

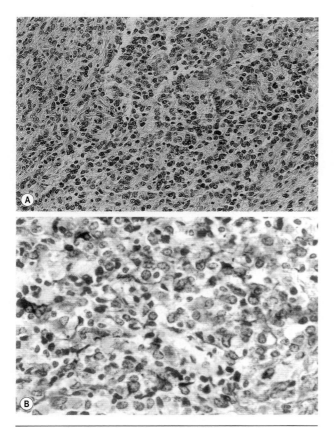

图 2.21 婴儿促纤维增生性星形细胞瘤 / 神经节细胞瘤（DIG）。（A）DIG 包含不同的原始神经细胞（H & E 染色）。（B）这些原始神经细胞不同程度地表达 MAP2（a/b/c）。（AP18 亲和素 – 生物素免疫过氧化物酶染色）

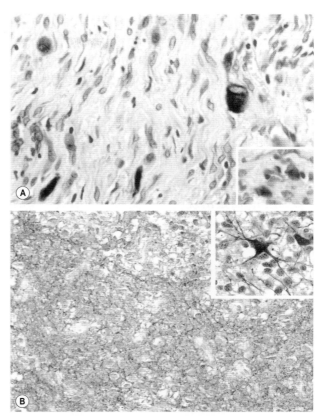

图 2.22 婴儿促纤维增生型星形细胞瘤 / 神经节细胞瘤（DIG）。（A）DIG 内神经母细胞群中的原始细胞和较大的多角细胞均表达 β- Ⅲ 微管蛋白。（B）原始细胞群也表达突触素。小图显示成熟的神经元非常少见，但可以用 Bielschowsky 银染法检测到（SY38 亲和素 – 生物素免疫过氧化物酶染色）

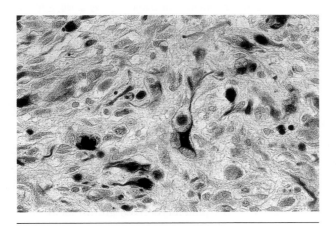

图 2.23 婴儿促纤维增生型星形细胞瘤 / 神经节细胞瘤（DIG）。GFAP（黑紫色）和神经丝蛋白（红棕色）双染表明胶质细胞和神经元是不同的细胞群。尽管原始细胞群中的双能祖细胞能够同时表达胶质细胞和分化后神经元标志物，但在 DIG 中并未检测到（GFAP/NFTP1A3 免疫双染色）

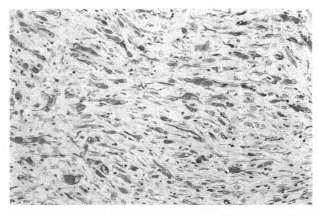

图 2.24 婴儿促纤维增生型星形细胞瘤 / 神经节细胞瘤（DIG）。肿瘤中突起发育完好的星形胶质细胞表达 GFAP（GFAP 亲和素 – 生物素免疫过氧化物酶染色）

7　成熟前脑的神经干细胞

成人大脑最大的生发部位位于侧脑室侧壁的脑室下区（图2.15），但仅有少数研究曾详细地描述了该部位（Kukekov et al 1999；Quinones-Hinojosa et al 2006；Sanai et al 2005；Bernier et al 2000）。胚胎的脑室下区位于侧脑室侧壁。它与成年啮齿类动物脑室下区（sub-ventricular zone，SVZ）的不同点在于缺少一个清晰的亚细胞带（第二层），而是出现一个明显的多种细胞类型的多细胞层。第一细胞层，室管膜细胞（绿色）形成一个具有顶端微绒毛和基底扩展层的简单立方上皮，并与相互交联的胶质细胞突起网络密切关联（棕色所示）。第三细胞层，主要是由不同的具有星形细胞表型细胞的细胞体组成。这些脑室下区星形胶质细胞的亚群有增殖能力，并形成包含多能性和具有自我更新能力的神经球，有可能对应于小鼠SVZ的B1细胞。在这一层也有超微结构特征的少突胶质细胞和扩散的室管膜细胞，只是数量较少。这些少突胶质细胞似乎没有形成髓鞘的突起，扩散的室管膜细胞群落也没有移向脑室的趋势。第四细胞层，包含髓鞘化的突起，是SVZ星形胶质细胞和邻近的脑实质之间的过渡区。示意图的底部假设了一个从胚胎脑室区到一个中间细胞脑室下区的可能过程，这一过程由具有继发性多能干细胞的放射状星形胶质细胞、生成神经母细胞（黄色）和胶质细胞祖细胞（红色）的过渡扩增细胞通过聚集而形成。放射状星形胶质细胞可以分化成各种星形胶质细胞，包括成年SVZ第三层的SVZ细胞和脑实质内星形胶质细胞（Chaichana et al 2007；Quinones-Hinojosa et al 2006）。成年人脑SVZ的增殖程度要弱于其他哺乳动物，而且细胞结构也是不同的。磁共振成像（magnetic resonance imaging，MRI）显示与脑室下相关的胶质母细胞瘤是多发的，而且会在原发肿瘤较远的部位复发（Lim et al 2007）。这些数据间接地表明，一种多功能干细胞样细胞或祖细胞是某些胶质母细胞瘤的起始细胞，而且这些肿瘤预后均不良。成人SVZ确实存在具有增殖能力的神经干细胞（Quinones-Hinojosa et al 2006）。一个可能的解释是多病灶胶质母细胞瘤起源于突变的干细胞，这些突变的干细胞产生了突变的祖细胞，而突变的祖细胞会迁移到远离生发区的部位，一旦这些细胞到达适宜的微环境，就开始异常增殖

并形成肿瘤。综合分析成人神经干细胞及其分化细胞，对于确定它们是否通过生成大脑癌症干细胞而诱发胶质母细胞瘤是必要的。

出生后啮齿类动物SVZ的放射状胶质细胞会变成实质和生发区星形胶质细胞，这些细胞是多功能神经干细胞或B型细胞（Merkle et al 2004）。成人神经干细胞会根据它们的位置和时间模式进行自我更新，生成更多的干细胞，或分化成神经元和神经胶质细胞。成年啮齿动物的主要生发区是侧脑室头端的室管膜下区或脑室下区（SVZ）（Doetsch et al 1999；Gritti et al 1996）。神经元生发也会在海马齿状回的颗粒下层持续存在，其细胞层次结构和SVZ类似（Vescovi et al 2006）。

在成年小鼠的SVZ区，多能的干细胞是极化细胞（Mirzadeh et al 2008），这些细胞位于干细胞基质，这种基质紧邻包括基底层的细胞外基质和血管组成的室管膜层（Kokovay et al 2008；Tavazoie et al 2008）。多功能干细胞是慢速分裂细胞，能够自我更新，受刺激后可转化为过渡快速分裂的C型细胞。这种过渡扩增的细胞可以产生A型神经母细胞和神经胶质祖细胞（Doetsch et al 2002；Jackson et al 2006；Menn et al 2006）（图2.25）。

多能干细胞有较长的寿命和较强的增殖能力，使它们可以成为初始突变转化的目标。它们与胶质瘤肿瘤干细胞的相似性显示，恶性肿瘤细胞群有可能是来自于转化后的神经干细胞（Dirks 2005；Galli et al 2004；Hemmati et al 2003；Singh et al 2003；Singh et al 2004a；Singh et al 2004 b）。为了确定星形细胞瘤的细胞起源，Holland等（2000）分别对成熟的去分化后星形胶质细胞、未成熟的多能干细胞或胶质祖细胞进行了致癌基因的细胞活化实验，通过制作禽类白血病病毒的RCAS（Replication-Competent ALV Splice acceptor）病毒载体为基础的RCAS/tva系统，向细胞转染了特定基因后，转基因小鼠表达以巢蛋白或GFAP作为启动子的RCAS受体TVA。与星形胶质细胞表达GFAP相比，神经祖细胞和胶质祖细胞分别受到血小板源性生长因子B（platelet-derived growth factor-B，PDGF-B）、表皮生长因子受体（epidermal growth factor receptor，EGFR），或Ras和Akt联合作用时似乎更容易表达中间丝蛋白-巢蛋白（Dai et al 2001；Holland et al 2000；Holland et al 1998）。这些数据表明，祖细胞，或许还有多功能干细胞，不是成熟的星形胶质细胞，是星形细胞瘤的细胞

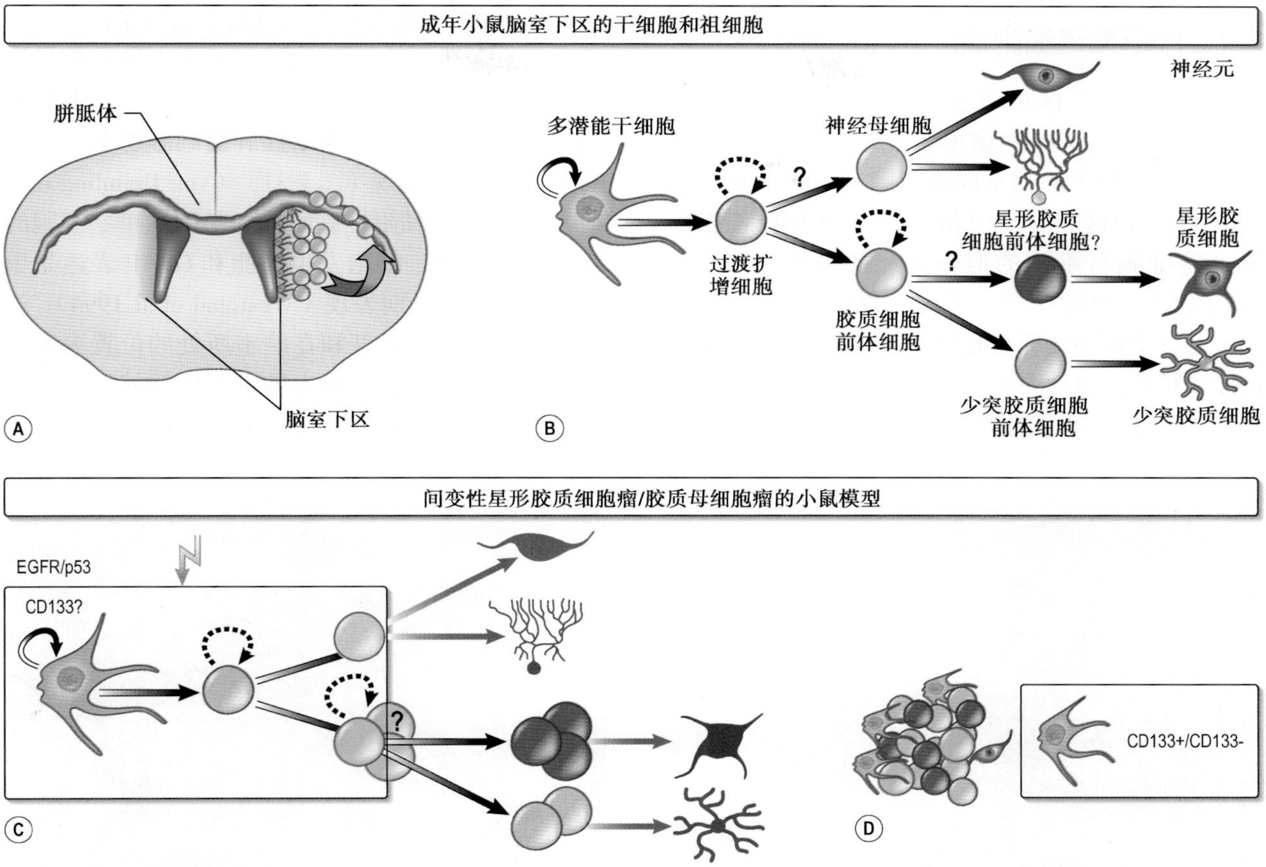

成年小鼠脑室下区的干细胞和祖细胞

间变性星形胶质细胞瘤/胶质母细胞瘤的小鼠模型

图 2.25 在小鼠大脑半球发育过程中发挥作用的干细胞和祖细胞是星形胶质细胞瘤的起源。（A，B）成年小鼠脑室下区的干细胞和祖细胞通过不同的细胞谱系生成不同的脑细胞。（A）脑室下区是啮齿动物成熟大脑区域的主要生发区，存在具备自我更新能力的多功能干细胞（黄色），过渡扩增细胞（粉红色），神经母细胞（蓝色）和胶质祖细胞（绿色）。干细胞和过渡扩增细胞仅存在于脑室下区，而祖细胞则沿头侧迁移到其他大脑区域进一步分化成其他细胞（箭头）。（B）多功能干细胞可能以一种不对称细胞分裂成另一个干细胞（自我更新）和一个过渡扩增细胞，过渡扩增细胞分化成神经祖细胞（神经母细胞）和胶质祖细胞。神经母细胞产生成熟的嗅觉神经元，胶质祖细胞则分化成星形胶质祖细胞和少突细胞祖细胞，这些细胞分别进一步生成星形胶质细胞和少突胶质细胞。（C，D）小鼠间变性星形细胞瘤和胶质母细胞瘤模型。（C）非成熟干细胞谱系中致癌基因 EGFR 信号的激活、p53 和 NF1 肿瘤抑制因子的缺失导致胶质祖细胞异常增生，并丧失了进一步分化的能力。这些异常的祖细胞最终生成肿瘤细胞和潜在的肿瘤干细胞的前体细胞。（D）星形细胞瘤和胶质母细胞瘤中的肿瘤干细胞表达细胞表面蛋白 CD133，并生成缺失分化能力的胶质祖细胞，这些细胞最终大部分成为肿瘤细胞，小部分生成分化后的星形胶质细胞

起源。但这个解释又因 GFAP 不仅在分化的星形胶质细胞，而且也在多功能干细胞中表达显得比较复杂（Doetsch et al 1999）。

最新的数据表明，不成熟的细胞是大脑肿瘤干细胞的起源，向成年小鼠侧脑室内融合 PDGF 可以诱导 B 型细胞增殖为具有胶质瘤特征的增生型细胞（Jackson et al 2006）。Alcantara Llaguno 和同事（2009）在巢蛋白阳性的神经干/祖细胞中通过诱导性位点特异的分别敲除了三个抑癌基因——neurofibromin-1、PTEN 和 p53。三倍体突变小鼠 SVZ 中的巢蛋白阳性出现包括生长和分化在内的癌前病变，最终生长为完全的星形细胞瘤。这些数据极有说服力地证明了针对神经干细胞/祖细胞的致癌突变可以导致星形细胞瘤（图 2.25）。

8 单一分化潜能的前脑肿瘤

前脑肿瘤通常发病于儿童后期或青年期，显示相对单一的发育潜能，主要由独特的神经元或胶质细胞组成，这种肿瘤一般发生在靠近或位于侧脑室或第三脑室的脑室下区神经中轴的地方。

8.1　中枢神经细胞瘤

　　源于脑室下区祖细胞的中枢神经细胞瘤有几个重要特征：这些肿瘤不常见；主要在 20 岁前发病；主要位于侧脑室或第三脑室（Leenstra et al 2007）。尽管这些肿瘤由相对均一的小细胞组成，而这些细胞有不同的但不明显的减数分裂活动（图 2.26）。免疫组织化学和超微结构研究清楚地表明大部分中枢神经细胞瘤具有一些中间神经细胞的神经元特征，包括突触末梢，清晰密集的囊泡，丰富的微管平行排列的细胞突起等（图 2.27）。其中

的 GFAP 阳性细胞是典型的具有丰富纤维性突起的间质星形胶质细胞（图 2.28），部分少见病例具有更多原始神经干细胞（OLIG2 Musashi 1）（图 2.29，图 2.30），其中的 GFAP 阳性肿瘤细胞群会有更强的恶性生物学表现（图 2.31）（von Deimling et al 1990）。使用非黏附性肿瘤球和黏附性单层细胞的体外研究表明，细胞发生潜能和 GFAP 表达是单层细胞培养的早期表现（Westphal et al 1994）。这些肿瘤的特征性表型和在脑室所处的位置表明神经细胞瘤可能由位于成人脑室下区的神经元倾向的过渡扩增祖细胞引起（Sim et al 2006）。

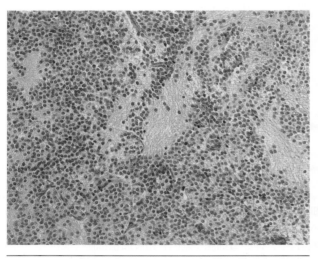

图 2.26　中枢神经细胞瘤。中枢神经细胞瘤通常是由具有点状染色质、圆形细胞核的同类细胞构成，这些细胞排列在由细胞和原纤维性的非细胞区相互交叉构成的一个精细的微脉管系统中（HE 染色）

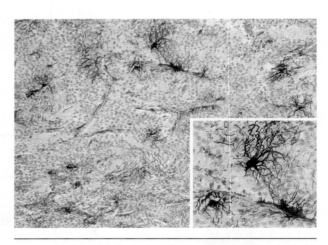

图 2.28　中枢神经细胞瘤。典型细胞瘤中表达 GFAP 的基质细胞有着丰富的纤维性突起并常常和精细的微血管基质有密切联系（GFAP 及 Ventana Ultraview 免疫过氧化物酶染色）

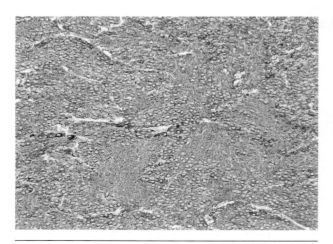

图 2.27　中枢神经细胞瘤。神经细胞瘤通常在细胞和原纤维性的非细胞区域表达 β- Ⅲ 微管蛋白。（TUJ1 及 Ventana Ultraview 免疫过氧化物酶染色）

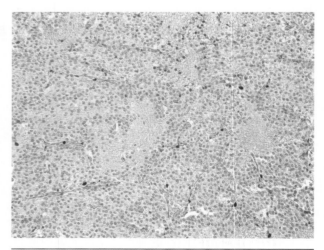

图 2.29　中枢神经细胞瘤。仅有邻近微脉管系统的少量肿瘤细胞表达神经干细胞生物标志物 OLIG2（OLIG2 及 Ventana Ultraview 免疫过氧化物酶染色）

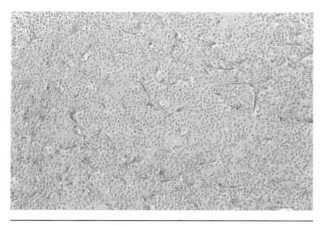

图 2.30　中枢神经细胞瘤。中枢神经细胞瘤不表达 CD133（CD133 免疫过氧化物酶染色）

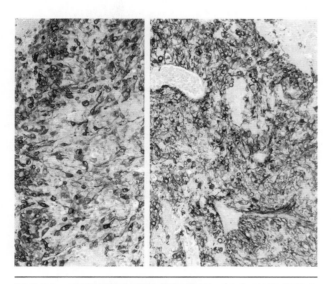

图 2.31　非典型性中枢神经细胞瘤。（左）在非典型中枢神经细胞瘤中，β- Ⅲ 微管蛋白并不广泛表达而仅仅存在于有突起的小细胞中（TUJ1 及 Ventana Ultraview 免疫过氧化物酶染色）。（右）在同一非典型神经细胞瘤中，GFAP 和 β- Ⅲ 微管蛋白在含有相似细胞结构的细胞中表达水平明显增高。注：这种肿瘤缺乏富含丰富纤维突起并且成熟分化良好的基质星形胶质细胞（GFAP 和 Ventana Ultraview 免疫过氧化物酶染色）

8.2　毛细胞型星形细胞瘤

病理学和分子特征、好发位置（Scheithauer et al 2007）以及最近动物模型的实验结果均表明，纤维性星形细胞瘤由成熟或成熟过程中的中枢神经系统中局部特异性放射状神经胶质细胞或祖细胞群发生恶变形成的。毛细胞型星形细胞瘤是最常见的儿童神经胶质瘤，20 岁前发病率最高。即便在成人，毛细胞型星形细胞瘤发病也要比低级

别弥漫型星形细胞瘤早 10 年左右，这种星形胶质细胞肿瘤的发病率比较低（约占所有级别星形胶质细胞瘤的 5%）。尽管毛细胞型星形细胞瘤最常见于儿童小脑幕下部位，其他发病部位则往往涉及邻近或毗邻神经中轴，包括视神经、视交叉 / 下丘脑、丘脑、基底神经核和脑干等。视觉系统肿瘤常与 NF1 突变相关，儿童最易发生幕上肿瘤的位置是视觉通路和下丘脑，其次是丘脑 / 基底神经核。肿瘤通常有一个相对较小的增殖细胞群，侵袭相邻部位的能力有限。

相比有限的大脑侵袭能力，这些肿瘤是相对可迁移的，可以自由地沿白质束移动进入软脑膜表面，而高等级弥漫型星形细胞瘤表达的蛋白水解活性并不是扩散所必需的。

肿瘤细胞通常排列成双相模式，有双极的，纤维状的细长（毛样的）细胞，还有一些放射状胶质细胞，部分区域掺杂有少量类似原浆性星形胶质细胞，长有短突起的卫星细胞。毛样细胞往往存在于神经束中，通常聚集在血管周围。数量较少的卫星细胞呈现为花边状，并常伴随微囊样变化（图 2.32A，2.33A）。这种弥散性的细胞，OLIG2（Tanaka et al 2008）、DBX、GFAP 和波形蛋白免疫反应阳性，但 β- Ⅲ 微管蛋白、NeuN（Preusser et al 2006）或 NFP H/M 免疫反应阴性，表明这些细胞是缓慢增殖的放射状胶质细胞或双能的神经胶质祖细胞，但神经分化潜能有限（图 2.32B，图 2.34，图 2.35）。临床病理特征也表明肿瘤起始的细胞最易出现在放射状胶质细胞或祖细胞密集的时期。毛细胞型星形细胞瘤的分离和分析也表明，在肿瘤球中可以培养非克隆性 CD133 阳性的细胞（Singh et al 2003）。用免疫组织化学方法可在人类肿瘤中检测到 CD133+ 细胞（图 2.33B）。

通过对散发的纤维性星形细胞瘤的基因表达进行比对分析后发现，这些肿瘤起源于非瘤性白质和其他低级别胶质瘤，与胚胎星形胶质细胞和少突胶质细胞类似，能够表达 SOX10、PEN5、PLP、PMP-22、MBP 及 OMG（Bannykh et al 2006；Colin et al 2006；Gutmann et al 2002）。和少突胶质祖细胞一样，毛细胞型星形细胞瘤，尤其是视神经肿瘤，含有大量的 O4 免疫反应性细胞，而颅后窝的毛细胞型星形细胞瘤存在大量 A2B5 阳性胶质祖细胞。21 例儿童毛细胞型星形细胞瘤的表达分析证明，此肿瘤和放射状胶质细胞或早期

祖细胞有关。这些肿瘤有 18 个基因下调，4 个神经发生相关的基因上调，表明神经发生是一个重要的生物过程（Wong et al 2005）。最近对散发和 NF1- 相关的肿瘤分析表明细胞谱系特异性基因特征和区域祖细胞群有关（Sharma et al 2005）。小鼠 NF1 模型数据表明 BLBP 阳性细胞 RAS 信号通路的过度活化与神经纤维瘤蛋白的缺失，导致胶质祖细胞的扩散和视神经胶质瘤的发生（Hegedus et al 2007；Zhu et al 2005）。新的研究显示大多数散发性纤维性星形胶质细胞瘤存在 BRAF 融合基因与 BRAF 激酶活性，表明敏感性祖细胞只需要激活 MAPK 途径就可以诱发纤维性星形胶质细胞瘤（Jones et al 2008；Pfister et al 2008）。因此，不同的基因改变，作用于区域特异性祖细胞中同一下游的信号通路，可以诱发具有相同组织学特性的散发性或 NF-1 相关的纤维性星形胶质细胞瘤。

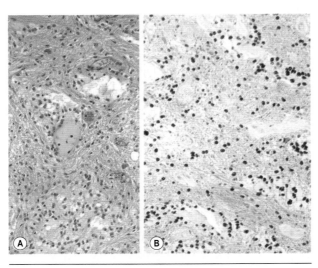

图 2.32　儿童毛细胞型星形细胞瘤。（A）后颅窝毛细胞型星形细胞瘤的肿瘤细胞具有典型的两相模式（HE 染色）。（B）肿瘤内 OLIG2 表达水平高于正常，而在星形细胞的表达水平尤其明显（OLIG2 及 Ventana Ultraview 免疫过氧化物酶染色）

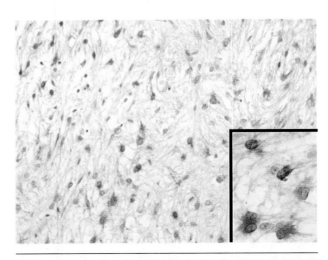

图 2.34　儿童毛细胞型星形细胞瘤。多突起细胞的胞体和突起中表达高水平的 DCX（DCX 亲和素 – 生物素免疫过氧化物酶染色）

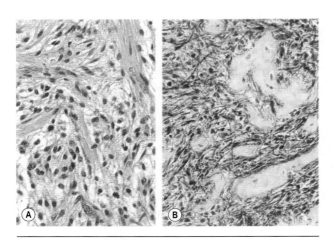

图 2.33　儿童毛细胞型星形细胞瘤。（A）肿瘤的主要细胞是突起直径大小不一的细长形肿瘤细胞（HE 染色）。（B）这些细胞会局部表达 CD133（CD133 Abcam#19898 与 Ventana Ultraview 免疫过氧化物酶染色）

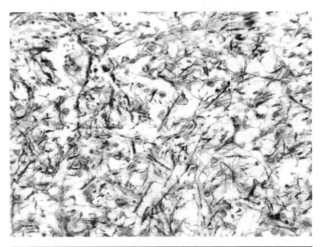

图 2.35　儿童毛细胞型星形细胞瘤。与图 2.34 相同区域的细胞及突起中表达高水平的 GFAP（GFAP 亲和素 – 生物素免疫过氧化物酶染色）

8.3 室管膜下巨细胞星形细胞瘤

室管膜下巨细胞星形细胞瘤（subependymal giant cell astrocytoma，SEGA）几乎总在 20 岁前发病，患者通常伴有结节性硬化综合征（Lopes et al 2007）。这种肿瘤有微弱的侵袭能力，常伴结节及多囊性钙化。它们一般发病于基底神经核的侧脑室壁上，较少毗邻第三脑室。肿瘤细胞呈现多种细胞结构：具有原纤维基质的小细长细胞，多边形的中等细胞，不同数量的巨大神经节样细胞。大多数肿瘤细胞含有不同的 GFAP 和 S-100 免疫阳性染色，表达神经元相关抗原，如类 β-Ⅲ 微管蛋白和 NF-H/M（图 2.36，图 2.37），并且具备与神经元分化和罕见的突触形成有关的不同超微结构特征的神经递质（Lopes & Vanden Berg 2007）。

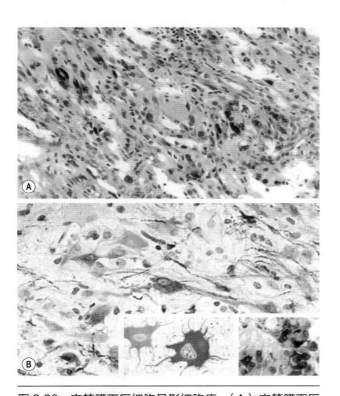

图 2.36 室管膜下巨细胞星形细胞瘤。（A）室管膜下巨细胞星形细胞瘤的肿瘤细胞群表现多种细胞结构。典型的细胞形态包括富含玻璃细胞质的多角形细胞到基质中随机分布的细长形小细胞。肿瘤内广泛存在巨细胞形态高度变异（HE 染色）。（B）小图中表明这些细胞表达 GFAP（小图）（GFAP 亲和素 - 生物素免疫过氧化物酶染色）

结节性硬化症（tuberous sclerosis complex，TSC）是一种不同表型的多系统遗传性疾病，其发病原因是由于 TSC1 和 TSC2 两个基因其中之一发生突变，进而过度活化下游的 mTOR 通路，促进了某些特定细胞的生长和增殖（Napolioni et al 2009）。在中枢神经系统中，这些潜在的细胞可能是放射状胶质细胞或脑室下区中有限增殖能力的双能祖细胞。最近一项关于先天性室管膜下巨细胞星形胶质细胞瘤的研究表明，肿瘤细胞的巨细胞亚群能表达 NESTIN、SOX2、GLAST、Vimentin 和 BLBP 等蛋白（Phi et al 2008）。

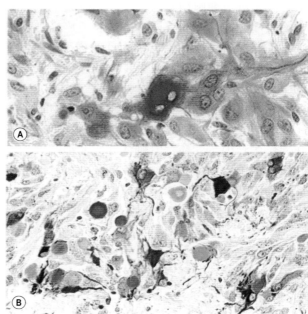

图 2.37 室管膜下巨细胞星形细胞瘤。（A）长有精细突起的多角形细胞表达 β-Ⅲ 微管蛋白。TUJ1 亲和素 - 生物素免疫过氧化物酶染色。（B）这些多角形细胞同样表达神经纤维表型（H/M NFP）（SMI 33 亲和素 - 生物素免疫过氧化物酶染色）

9 浸润性胶质瘤和脑肿瘤干细胞

9.1 少突胶质细胞瘤

少突胶质细胞瘤的分子发病机制还不是很清楚：是起源于一个多功能干细胞，还是一种胶质祖细胞，抑或一种分化的胶质细胞，一直存在争议。正常少突胶质细胞神经发生和少突胶质细胞瘤会分别激活 PDGFR 和表皮生长因子受体（EGFR）信号。PDGF 能够诱导星形胶质细胞的去分化，这种理论支持成熟的神经胶质细胞是少突胶质细胞瘤的细胞起源学说（Dai et al 2001）。

调节少突胶质细胞发生、少突胶质祖细胞增殖和少突胶质瘤信号通路之间的相似性，表明少突胶质细胞瘤起源于谱系限制性胶质祖细胞（Persson et al 2010）。例如，异位表皮生长因子受体刺激白质内的少突细胞祖细胞增殖，而抑制分化。相应地，少突细胞祖细胞样细胞出现肥大性增生（Ivkovic et al 2008）。此外，脑室下区 PDGFRα 阳性的成人神经干细胞在体内可以分化成少突胶质细胞。在成年小鼠脑室内注射 PDGF 可以诱导 SVZ 区大量干细胞增殖，表达星形胶质细胞而非少突胶质细胞标志物，同时伴随胶质瘤样细胞肥大（Jackson et al 2006）。人类和小鼠模型中的少突胶质细胞瘤主要表达未成熟少突胶质细胞或少突细胞祖细胞的标志物如 NG2、PDGFRα 和 OLIG2，而不表达星形胶质细胞或神经元的标志物（Ligon et al 2004）。这些研究表明，胶质细胞源的祖细胞在异位生长因子受体信号刺激和肿瘤抑制因子的缺失情况下会发生恶变而生成肿瘤。突变的胶质细胞局限性的祖细胞通过生成过多的少突胶质祖细胞样的细胞而生成肿瘤（图2.38）。

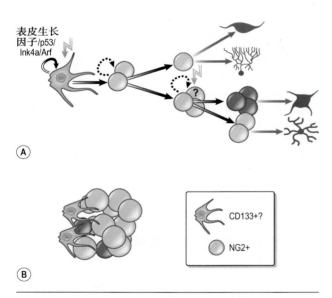

图 2.38　高级别少突胶质细胞瘤小鼠模型。（A）向少突胶质细胞转入 verbB 致癌基因，异位激活 EGFR 信号，再分别敲除 p53 或 Ink4a/Arf，可以诱导胶质祖细胞从不对称分裂转向对称分裂。而对称分裂的细胞失去正确区别细胞命运的标志物和分化因子，导致出现异常细胞定向分化和增殖，甚至可能出现基因的不稳定性。细胞对称分裂需要更多的突变并最终失去分化为正常细胞的可能。（B）源于少突胶质细胞瘤的肿瘤球中可能存在多功能干细胞（黄色），也可能混有正常的神经干细胞。表达 NG2 的对称性分裂祖细胞（绿色），更有可能启动和发生少突胶质细胞瘤

一项小规模研究确定了高级别少突胶质瘤中含有 CD133 阳性肿瘤球（Beier et al 2008），这些肿瘤球究竟是来源于表达 NG2 的胶质细胞局限性祖细胞，还是多能干细胞，这个问题仍处于争论之中。可以通过小鼠动物模型来研究，但却无法在人类患者中验证（图2.38，图2.39）。表达致癌基因 verB 同时敲除 p53 的小鼠模型中，少突胶质细胞瘤可以最终发展成高级别少突胶质细胞瘤（图2.39）（Weiss et al 2003）。verbB 致癌基因在出生后早期阶段的小鼠大脑 SVZ 区域和白质中的 S100β 阳性细胞中异位激活 EGFR 信号，此异位 EGFR 可诱发癌前病变，如异常的自我更新、影响胶质细胞系的分化和 verbB 阳性神经球的高度增殖。根据形成肿瘤球的能力，从 S100β-verbB p53 基因敲除小鼠中分离出的胶质瘤干细胞表现出类似但更为严重的变化（图2.39）。胶质瘤肿瘤球符合脑肿瘤干细胞的标准，包括干细胞标志物的表达（图2.39），体外异常的自我更新和分化，原位注射后生成大量高级别少突胶质瘤的能力等（Harris et al 2008）。从注射肿瘤球得到的原位肿瘤具备内源性高级别少突胶质瘤样肿瘤的特征（Galli et al 2004），如细胞性高，细胞有丝分裂指数高，环神经元卫星化，"煎蛋样"的细胞外观和微血管增生等（图2.40）。癌前病变，如增强的自我更新、受损的分化、高度增生和恶性发展都伴随着非对称细胞分裂转向对称细胞分裂模式（图2.40）。因此，正常的不对称细胞分裂有可能阻止癌前病变，甚至肿瘤发展。细胞不对称分裂令人联想起无脊椎动物的神经母细胞（Morrison & Kimble 2006），而哺乳动物的神经胶质祖细胞出现不对称分裂的缺陷，可以导致遗传不稳定，因此倾向于获得额外的突变和发生恶性转化（图2.41）。一些癌基因和肿瘤抑制基因是已知细胞不对称分裂的调节因子也支持这个假设（Morrison & Kimble 2006）。不对称细胞分裂的缺陷和胶质瘤发生之间的潜在联系应做进一步的研究。

9.2　大脑胶质瘤病

脑胶质瘤病是一种罕见的由胶质细胞引起的高度侵袭性的肿瘤性病变，一般累及至少三个脑叶，并且明显保留了脑细胞结构的特点，包括神经元的胞体和轴突结构等。

脑胶质瘤病的浸润方式可类似少突胶质细胞瘤和胶质母细胞瘤等浸润性肿瘤，由边缘向软膜下蔓延，出现神经元的卫星化及肿瘤边缘的围血管定

位（Scherer 的次级结构），或类似低级别星形细胞瘤进行更加弥散性的扩散。尽管肿瘤细胞在大脑内广泛扩散，但高分辨率影像学无法检测到散在的细胞团。浸润肿瘤细胞的存在通常伴随着肿瘤体积的增大，相关脑区在 T_2 加权 MRI 中显示低密度或等密度影，而在 FLAIR 像中呈现高密度影。最常受累的区域是大脑半球，其次是中脑、丘脑和基底神经核；受影响较小的是小脑和脑干。下丘脑、视神经和视交叉、脊髓的病例数不到 10%。年龄跨度从新生儿期到九十多岁，平均诊断年龄大约是 12 岁，发病高峰出现在 40~50 岁（Fuller & Kro 2007）。

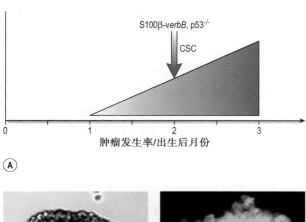

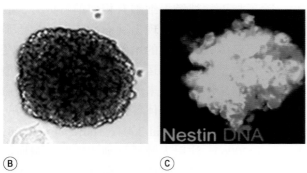

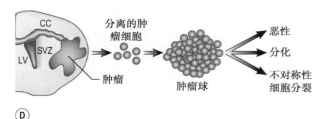

图 2.39 从小鼠高级别少突胶质细胞瘤中分离出的肿瘤细胞能够形成自我更新的肿瘤球。（A）S100β–verbB 转基因同时敲除 p53 的小鼠在出生 2~3 个月后因致癌基因表达出现高级别少突胶质细胞瘤。（B）肿瘤细胞形成自我更新的肿瘤球。（C）肿瘤球表达高水平的干细胞和祖细胞标志物——巢蛋白。（D）有关肿瘤细胞分离、肿瘤球培养、恶性程度分析、肿瘤分化和对称与不对称分裂方式的示意图

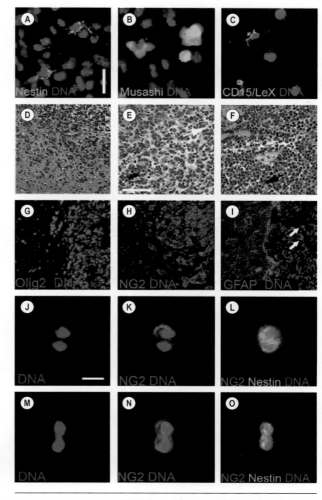

图 2.40 源于肿瘤球的细胞表达干细胞和过渡扩增细胞标志物，通过对称分裂生成原位少突胶质细胞瘤。（A~C）肿瘤球表达干细胞和过渡扩增细胞标志物。（A）分离肿瘤球表达巢蛋白（B）干细胞标志物 Musashi 和（C）干细胞和过渡扩增细胞标志物 CD15/LeX。比例尺为 20μm。（D~F）肿瘤球可以生长出和原生肿瘤相似的原位高级别少突胶质细胞瘤。（D）原位肿瘤具有高度浸润性（E）和内源性肿瘤类似的形态（F）典型"煎蛋样"的少突胶质祖细胞形态和高分裂指数。比例尺为 100μm。（G，H）原位肿瘤主要由少突胶质细胞祖细胞样细胞组成。（G）与内源性肿瘤相似，原位肿瘤主要表达 Olig2（H），NG2（I）而不是星形胶质细胞标志物 GFAP。（J~O）野生型 SVZ 中的 NG2 阳性祖细胞非对称分裂与肿瘤球中的 NG2 阳性细胞的对称性细胞分裂。（J~L）配对方法描述了 NG2 细胞的单一非对称细胞分裂。NG2 可以非对称性区别两个子代细胞中一个，而巢蛋白则能标记对称分裂后产生一个 NG2 阳性和一个 NG2 阴性的子代细胞。（M~O）肿瘤球中的 NG2 阳性细胞主要通过对称性分裂生成两个 NG2/ 巢蛋白阳性子细胞。（M，J）合并后图像中的 DNA 经 DAPI 染成蓝色，（K，N）NG2 显示成红色，（L，O）巢蛋白显示为绿色。比例尺为 10μm

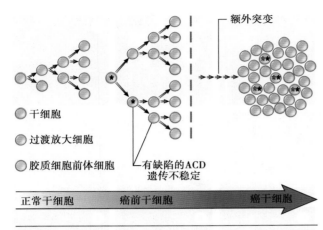

额外突变

干细胞
过渡放大细胞
胶质细胞前体细胞
有缺陷的ACD遗传不稳定

正常干细胞　　　癌前干细胞　　　癌干细胞

图 2.41　祖细胞经非对称分裂缺失发生肿瘤转化的模型图。正常干细胞和祖细胞经不对称分裂并产生更多的正常细胞。而致癌突变如异位激活 EGFR 信号（黑色星号）会破坏不对称细胞分裂，从而诱发癌变前的缺陷和产生异常的自我更新和分化细胞。癌变前的祖细胞基因不稳定，倾向于获得额外的突变（白色星号），从而将其转化为恶性肿瘤增殖细胞

胶质瘤细胞的表型特征一般是星形胶质细胞样，少数病例也会有少突胶质细胞的特点（Balko et al 1992；Pal et al 2008）或胶质细胞的混合。肿瘤细胞通常体积较小，细胞核呈细长梭形或多形性，着色过深，很少发生坏死和微血管增生，更符合低级别胶质瘤的特点。

血管定量研究解释了胶质瘤病所在脑区微血管的免疫组织化学特点，并且证实在这些病变部位不存在血管再生（Bernsen et al 2005）。有丝分裂指数高度不同（MIB ≤ 1~30），但通常较低。然而，部分病例提示肿瘤细胞存在更高程度的间变特性（Vates et al 2003）。有类似的研究表明，胶质瘤病患者无论是否存在远处转移，它也许会进展成为高级别肿瘤（Kong et al 2008；Inoue et al 2008）。

与低级别浸润性胶质瘤类似，大部分胶质瘤病的病变存在不同程度的 S100、GFAP 和 MAP2 免疫反应活性（Fuller & Kro 2007；Romeike & Mawrin 2009）。来源于活检病例中的肿瘤细胞分布弥散，密度较低，因此脑胶质瘤病确切的分子机制仍不明确，但类似于浸润性低级别胶质瘤一样，肿瘤细胞似乎是来源于同一克隆，而且有共同的分子变异（Romeike & Mawrin 2008）。胶质瘤病细胞表达各级别浸润性胶质瘤的标记蛋白，如 CD44（透明质酸受体）和基质金属蛋白酶（Kunishio et al 2003；Mawrin et al 2005）。然而，有两项研究明

确指出了浸润性低级别胶质瘤和胶质瘤病之间的根本区别。一名 29 岁男性胶质瘤病患者的活检表明，在貌似典型的低级别胶质瘤肿瘤细胞中，FGFR1 mRNA（β 型）则高度表达（Yamada et al 2001）。FGFR1 表达通常发生在恶性胶质瘤中，其在胶质瘤病中的异常表达表明可能存在一种高度迁移性的神经干细胞/祖细胞，这些干细胞呈现出异常增殖的基因表型。在发育过程中，中线附近的放射状神经胶质细胞的转位和胼胝体的形成需要 FGFR1 信号（Smith et al 2006），它在促进细胞增殖的同时，抑制了成人神经干细胞通过活化 MAPK 和 Erk1/2 而进行的自然分化（Ma et al 2009）。GFAP 免疫反应阴性的胶质瘤病的肿瘤细胞表达丰富的巢蛋白，表明其起源于迁移的神经干细胞/早期的祖细胞（Hilbig et al 2006）。最近一项 4 例原发性胶质瘤病的研究表明，干细胞相关标志物 Sox2 和 Mushahi-1 表达有不同程度的升高（Kong et al 2008）。与胶质母细胞瘤不同，这些胶质瘤病细胞没有显著地表达 CD133。

9.3　胶质母细胞瘤

除了与正常神经干细胞有相似的特征外，胶质母细胞瘤肿瘤球还表现出肿瘤的特性，如更强的自我更新能力，异常的增殖和分化能力，突变的染色体核型，细胞命运标志物的表达，还有最重要的肿瘤恶性变化。来源于人类和小鼠脑肿瘤球的肿瘤干细胞经过异体移植后能够生长出新一代的原发肿瘤（Galli et al 2004；Harris et al 2008；Lee et al 2006）。注射人胶质母细胞瘤肿瘤球所产生的肿瘤具备高级别胶质瘤的典型特征，如生长缓慢，坏死区周围有典型的伪栅栏样结构，微血管增生明显和高度的有丝分裂。令人关注的是，高级别胶质瘤的典型特点是植入的肿瘤球具有高度迁移性，与植入血清培养的肿瘤细胞系相比，前者可以有效地浸润到脑实质内。大规模表达谱结合核型分析肿瘤异种移植所得到的数据显示，相比传统胶质瘤细胞系的血清培养方案，无血清条件下培养的肿瘤球能够更加真实地保留肿瘤全基因表达谱和亲代肿瘤的基因型特征（Galli et al 2004；Lee et al 2006；Tunici et al 2004）。

在一个创新性的研究中，Dirks 实验室证实了从成人胶质母细胞瘤得到的 CD133 阳性细胞具有癌症干细胞特性，而 CD133 阴性的细胞则没有。非常震惊的是，很少量的 CD133 阳性细胞（100~

1 000 个）在异种移植后能够有效地诱导肿瘤形成，并可行持续的传代移植，而大量的 CD133 阴性细胞（100 000 个）则无法成瘤。异种移植 CD133 阳性细胞所得到的胶质母细胞瘤中，发现其含有少量的 CD133 阳性细胞和大量的 CD133 阴性细胞，提示肿瘤存在阶梯差异，即一部分 CD133 阳性的肿瘤干细胞增殖产生了 CD133 阴性的非干性肿瘤细胞（Singh et al 2003；Singh et al 2004a；Singh et al 2004 b）。虽然大部分的人类原发性恶性胶质瘤和肿瘤球不同程度地表达 CD133（20%~60%）（图 2.42）（Beier et al 2008；Galli et al 2004；Gunther et al 2008），但流式细胞术和免疫组织化学分析表明一些肿瘤中 CD133 阳性细胞的比例非常低（<1%）。这也有可能受祖细胞群分裂快慢、异质性的影响（图 2.43~ 图 2.45）。值得注意的是，一些原发胶质母细胞瘤可有 CD133 阴性的细胞，这些细胞有干细胞特性及有限的体内成瘤性，可生长成为浸润性低、增长较慢的肿瘤（Gunther et al 2008）。未来研究的一个重要问题是，CD133 阳性细胞不同的状态及在体内形成肿瘤能力的差异，仅仅是因为实验的差异还是与肿瘤实际发生的细胞起源不同有关。由于胶质瘤是

由各种突变和携带多个遗传缺陷所诱发的，我们预计胶质瘤患者的脑肿瘤干细胞标志物也会有所不同，反映了肿瘤起源突变的异质性和个体肿瘤的细胞演化过程。如何定义单个脑肿瘤患者的肿瘤干细胞特征将会是个体化治疗的挑战。我们设想，未来会选择使用各种阳性和阴性的细胞表面标志物，加之特殊的信号通路和代谢状态，常规的从患者组织中分离出脑肿瘤干细胞。

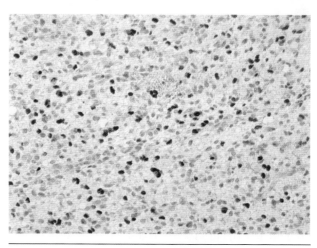

图 2.43　胶质母细胞瘤。恶性胶质瘤通常有明显 OLIG2 阳性细胞群，其中一大部分细胞也是 MIB-1 阳性（没有显示）（OLIG2 及 Ventana Ultraview 免疫过氧化物酶染色）

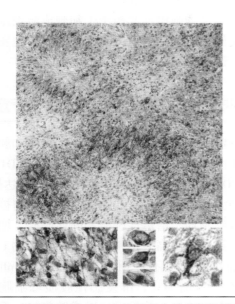

图 2.42　胶质母细胞瘤。个体肿瘤内肿瘤细胞群表达不同的 CD133 表型。经流式细胞仪检测发现这种肿瘤有非常高比例的 CD133 阳性细胞（56/62% 抗原表位 1/2）。大多数免疫反应阳性细胞主要分布在显眼的区域。高倍数图像显示了 CD133⁺ 细胞没有突起或仅有短纤维状的突起。（CD133 Abcam#19898 与 Ventana Ultraview 免疫过氧化物酶染色）

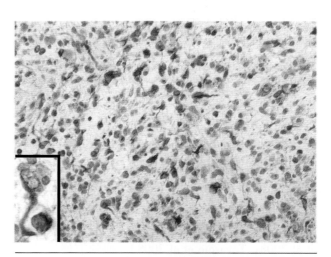

图 2.44　胶质母细胞瘤。胶质母细胞瘤有不同的 DBX 免疫反应细胞群，这个细胞群由含有精细的单极或双极突起的细胞组成（DCX（C-18 domain：sc-8066）亲和素 - 生物素免疫过氧化物酶染色）

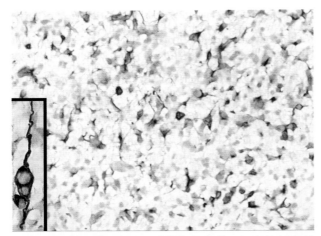

图2.45 胶质母细胞瘤。除多角细胞外，还有细长突起的肿瘤细胞，会表达不同的β-Ⅲ微管蛋白表达（TUJ1及亲和素－生物素免疫过氧化物酶染色）

10 癌症干细胞假说的一个重要观点

尽管最近在人脑胶质瘤肿瘤起始细胞的研究中取得了一些进展，但实际上我们才刚刚开始了解它们的特点。一个需要解决的基本问题：肿瘤球中和异种移植过程中的脑肿瘤干细胞是否为患者的肿瘤起始细胞。通过谱系追踪突变细胞的命运以及改进脑肿瘤干细胞检测方法，将有利于解小鼠肿瘤起源细胞和大脑肿瘤干细胞的关系。

涉及治疗方案的一个重要问题：脑肿瘤干细胞是和SVZ多能干细胞一样缓慢分裂，还是属于快速增殖的过渡细胞或双能祖细胞？和正常肿瘤球相比，肿瘤细胞高速增殖，一般情况下也不依赖生长因子而独立生长。肿瘤球像神经球一样是异构性的，组成中也有祖细胞。尚不清楚脑肿瘤干细胞或祖细胞是否对体外肿瘤球的增殖发挥作用。我们预测，脑肿瘤干细胞在体内可能与过渡扩增细胞和谱系限制的祖细胞类似，能经常增殖并产生分化子代。

脑室下区的成人神经干细胞和内皮细胞密切接触形成血管基质（Mirzadeh et al 2008；Shen et al 2008；Tavazoie et al 2008）。脑肿瘤研究中的一个关键问题是对调节肿瘤干细胞增殖和自我更新的肿瘤微血管基质的影响。最近的数据的确表明，髓母细胞瘤肿瘤干细胞和肿瘤血管周微基质有关联（Yang & Wechsler-Reya 2007）。因此，很有必要将微环境和肿瘤干细胞之间双向信号的影响掺入任何模型系统来阐明肿瘤的发生和维持的机制。

癌症生物学的一个基本问题是个体肿瘤的致瘤细胞的数量。基于白血病分级模型的实验结果表明肿瘤干细胞是罕见的。但是对黑色素瘤肿瘤干细胞的研究表明，异体移植的条件决定肿瘤起始细胞的检出率（Qintana et al 2008）。有人提出单一干细胞可以生长成为一个神经球，神经球数量基本反映一个培养体系中大致的干细胞数量（Doetsch et al 2002）。然而，神经干细胞/肿瘤球的一对一的关系很难证明，非干性细胞，如过渡扩增细胞也能在体外形成神经球（Reynolds & Rietze 2005；Capela 2002）。因此，肿瘤球实验可能会低估肿瘤中干细胞的数量（Reynolds & Rietze 2005）。采用标准化的细胞分离方式，肿瘤球形成和异种移植试验才有可能正确地评估脑肿瘤干细胞的数量，对脑瘤患者和肿瘤干细胞之间进行比对，以便准确地评估肿瘤预后和预测大脑癌症干细胞的实际意义。

由于脑肿瘤干细胞和成人神经干细胞和未成熟祖细胞相似，有人认为脑肿瘤干细胞来自于成人神经干细胞或未成熟祖细胞而不是分化的细胞。最近小鼠模型的数据表明，星形细胞瘤、少突胶质瘤和髓母细胞瘤均起源于干细胞或祖细胞。然而，我们目前不完全理解干细胞和祖细胞发生基因突变到发展成为肿瘤的潜在机制。

11 神经胶质瘤肿瘤干细胞的治疗意义

一些小规模研究表明CD133的表达和肿瘤球形成能力具有预后价值，胶质母细胞瘤CD133阴性和CD133阳性干细胞具有不同的基因表达模式。在一项大规模研究中，人类胶质母细胞瘤被分成神经母细胞瘤、增殖性肿瘤和间质瘤。增殖性胶质母细胞瘤中高表达神经干细胞标志物CD133和肿瘤球性，与不良预后直接相关（Phillips et al 2006）。目前为止，继发恶性胶质母细胞瘤中CD133表达缺失，并且无法形成肿瘤球，虽然这些组织学特点和原发性胶质母细胞瘤类似，但两者分子特征显著不同（Kleihues & Ohgaki 1999）。

具有少突胶质细胞成分的未分化少突胶质瘤、少突星形胶质瘤和含有少突成分的胶质母细胞瘤都是高级别少突胶质细胞瘤。由于肿瘤内的多样性以及缺乏明确的组织学标志物，这些肿瘤很难被分类。因为少突胶质瘤和胶质母细胞瘤对治疗的反应不同，明确的诊断显得尤为重要。一项小规模研究证实，高级别少突胶质瘤肿瘤球的增长率和 CD133 阳性细胞群与肿瘤预后相关（Beier et al 2008）。总之，存在 CD133 阳性的干细胞或者表达其他干细胞标志物的细胞群，以及多发肿瘤球成为预测治疗效果和建立新的胶质瘤诊断分类的可能标准。根据胶质瘤的不同亚型，进行全面、大规模的研究去评价 CD133 阳性干细胞，

或其他干细胞生物标志物的细胞群的诊断和预后是十分必要的。最近的一项研究表明，相对于非干细胞肿瘤细胞，大脑肿瘤干细胞对常规治疗有更强的抵抗力（Bao et al 2006）。更多的证据证明胶质瘤干细胞能抵抗放疗或化疗，并产生复发性肿瘤。开展新的以干细胞为导向的治疗方法来清除脑肿瘤干细胞，也许会和阻止肿瘤生长和复发的非干细胞导向的细胞毒性疗法变的同样重要。

关键点

- 神经干细胞及祖细胞谱系的生物学特性在整个神经轴中是受时间和空间两种方式高度调节的。

- 中枢神经系统神经肿瘤干细胞与神经干细胞都具备以下特征：①自我更新能力（对称细胞分裂）和以非对称细胞分裂产生的祖细胞群，这些祖细胞群具有不同的分化潜能；②表达特定的神经生物标志物（CD133，巢蛋白等）；③受微环境，包括血管周的基质影响；④增强的 DNA 修复机制和 ABC 转运体介导的药物扩散从而降低对放疗和化疗的敏感性；⑤不同的生长条件，包括非黏附条件下的球体形成。

- 和肿瘤起始干细胞具备分裂慢，依赖基质不同，肿瘤增殖干细胞有较强的增殖潜能，可以促进肿瘤的生长和维持肿瘤的存在。

- 一个基本问题是肿瘤球有无癌症干细胞？异种移植证明患者确实存在肿瘤起源细胞。

- 发育大脑中的生发区和成人大脑中的神经干细胞基质是主要的细胞来源，这些细胞可以进行肿瘤转化，并迁移到非生发区启动肿瘤发生。

- 未成熟神经系统中神经干细胞和相关祖细胞谱系的区域特点，影响其暂时形成肿瘤的能力及肿瘤组织病理。然而，具备相似组织病理的可能没有相同的神经干细胞起源。

- 这些与人类原始/胚胎样肿瘤关系极其密切的发育区域主要有视网膜神经上皮、小脑的脑室区以及其附近更靠近背侧的菱唇生发区，此外还包括前脑中的脑室区或生发基质。

- 成人大脑干细胞和祖细胞谱系的基质主要是在脑室下区外侧（时间和地区异质性）和海马齿状回的颗粒下层。

- 虽然人类和小鼠脑室下区具有不同的细胞架构，但似乎平均由类型相似的细胞组成，包括室管膜细胞、慢分裂多能神经干细胞（B 型星形胶质细胞），快速分裂、生长因子激活干细胞（过渡扩增细胞），以及神经胶质和神经元祖细胞。

- 位于特定区域基质的放射状胶质细胞，双能祖细胞或过渡扩增祖细胞形成的儿童和年轻人前脑肿瘤只具备单一分化潜能。

- 具备相似的病理特点的儿童和成人神经胶质瘤可能源自肿瘤起始干细胞，并可能在不同的分化阶段生成肿瘤增殖干细胞。

- 恶性神经胶质瘤高度增生性细胞群更像是生长因子受体激活的干细胞，过渡扩增细胞或谱系限制性祖细胞，这些细胞快速增殖和产生差异化的后代。

- 对于预防肿瘤的生长和复发，通过新的干细胞靶向疗法来成功消除大脑肿瘤干细胞与直接针对非干细胞肿瘤细胞的细胞毒性疗法相比可能效果相近，或者更为有效。

- 理解神经干细胞和祖细胞应对致癌突变和诱发肿瘤的机制对于提高治疗细胞靶向是十分重要的。

- 为了正确地评估脑肿瘤干细胞的数量，准确地评估它们对治疗方案的诊断和预后价值，从手术标本分离细胞，肿瘤球形成，以及异种移植都要采用标准化操作。

（郭安臣　译）

参考文献

Adler, R., Hatlee, M., 1989. Plasticity and differentiation of embryonic retinal cells after terminal mitosis. Science 243, 391–393.

Ahn, S.M., Byun, K., Kim, D., et al., 2008. Olig2-induced neural stem cell differentiation involves downregulation of Wnt signaling and induction of Dickkopf-1 expression. PLoS One 3, e3917.

Alcantara Llaguno, S., Chen, J., Kwon, C.H., et al., 2009. Malignant astrocytomas originate from neural stem/progenitor cells in a somatic tumor suppressor mouse model. Cancer Cell 15, 45–56.

Alvarez-Buylla, A., Kohwi, M., Nguyen, T.M., et al., 2008. The heterogeneity of adult neural stem cells and the emerging complexity of their niche. Cold Spring Harb. Symp. Quant. Biol. 73, 357–365.

Bailey, P., Cushing, H.A., 1926. Classification of the tumors of the glioma group on a histogenetic basis with a correlated study of prognosis. Lippincott, Philadelphia, PA.

Bailey, P., 1948. Intracranial tumors, second ed. Thomas, Springfield, IL.

Balko, M.G., Blisard, K.S., Smamha, J., 1992. Oligodendroglial gliomatosis cerebri. Human Pathol. 23, 706–707.

Bannykh, S.I., Stolt, C.C., Kim, J., et al., 2006. Oligodendroglial-specific transcriptional factor SOX10 is ubiquitously expressed in human gliomas. J. Neurooncol. 76, 115–127.

Bao, S., Wu, Q., McLendon, R.E., et al., 2006. Glioma stem cells promote radioresistance by preferential activation of the DNA damage response. Nature 444, 756–760.

Beier, D., Wischhusen, J., Dietmaier, W., et al., 2008. CD133 expression and cancer stem cells predict prognosis in high-grade oligodendroglial tumors. Brain Pathol. 18, 370–377.

Bernier, P.J., Vinet, J., Cossette, M., Parent, A., 2000. Characterization of the subventricular zone of the adult human brain: evidence for the involvement of Bcl-2. Neurosci. Res. 37 (1), 67–78.

Bernsen, H., Van der Laak, J., Küsters, B., et al., 2005. Gliomatosis cerebri: quantitative proof of vessel recruitment by cooptation instead of angiogenesis. J. Neurosurg. 103, 702–706.

Boncinelli, E., Somma, R., Acampora, D., et al., 1988. Organization of human homeobox genes. Hum. Reprod. 3, 880–886.

Bruce, W.R., Van Der Gaag, H.A., 1963. Quantitative assay for the number of murine lymphoma cells capable of proliferation in vivo. Nature 199, 79–80.

Brun, A., 1965. The subpial granular layer of the foetal cerebral cortex in man. Its ontogeny and significance in congenital cortical malformations. Acta Pathol. Microbiol. Scand Suppl. 179, 173–198.

Buse, E., de Groot, H., 1991. Generation of developmental patterns in the neuroepithelium of the developing mammalian eye: the pigment epithelium of the eye. Neurosci. Lett. 126, 63–66.

Buse, E., Eichmann, T., deGroot, H., et al., 1993. Differentiation of the mammalian retinal pigment epithelium in vitro: influence of presumptive retinal neuroepithelium and head mesenchyme. Anat. Embryol. (Berl.) 187, 259–268.

Caccamo, D.V., Herman, M.M., Frankfurter, A., et al., 1989. An immunohistochemical study of neuropeptides and neuronal cytoskeletal proteins in the neuroepithelial component of a spontaneous murine ovarian teratoma. Primitive neuroepithelium displays immunoreactivity for neuropeptides and neuron-associated beta-tubulin isotype. Am. J. Pathol. 135, 801–813.

Cameron, R.S., Rakic, P., 1991. Glial cell lineage in the cerebral cortex: a review and synthesis. Glia 4, 124–137.

Capela, A., Temple, S., 2002. LeX/ssea-1 is expressed by adult mouse CNS stem cells, identifying them as nonependymal. Neuron 35, 865–875.

Chaichana, K.L., Capilla-Gonzalez, V., Gonzalez-Perez, O., et al., 2007. Preservation of glial cytoarchitecture from ex vivo human tumor and non-tumor cerebral cortical explants: A human model to study neurological diseases. J. Neurosci. Methods 164, 261–270.

Colin, C., Baeza, N., Bartoli, C., et al., 2006. Identification of genes differentially expressed in glioblastoma versus pilocytic astrocytoma using suppression subtractive hybridization. Oncogene 25, 2818–2826.

Corbeil, D., Joester, A., Fargeas, C.A., et al., 2009. Expression of distinct splice variants of the stem cell marker prominin-1 (CD133) in glial cells. Glia 57, 860–874.

Corbeil, D., Roper, K., Hellwig, A., et al., 2000 The human AC133 hematopoietic stem cell antigen is also expressed in epithelial cells and targeted to plasma membrane protrusions. J. Biol. Chem. 275, 5512–5520.

Corbeil, D., Roper, K., Weigmann, A., et al., 1998. AC133 hematopoietic stem cell antigen: human homologue of mouse kidney prominin or distinct member of a novel protein family? Blood 91, 2625–2626.

Corbin, J.G., Gaiano, N., Juliano, S.L., et al., 2008. Regulation of neural progenitor cell development in the nervous system. J.

Neurochem. 106, 2272–2287.

Corti, S., Nizzardo, M., Nardini, M., et al., 2007. Isolation and characterization of murine neural stem/progenitor cells based on Prominin-1 expression. Exp. Neurol. 205, 547–562.

Dai, C., Celestino, J.C., Okada, Y., et al., 2001. PDGF autocrine stimulation dedifferentiates cultured astrocytes and induces oligodendrogliomas and oligoastrocytomas from neural progenitors and astrocytes in vivo. Genes Dev. 15, 1913–1925.

Dimou, L., Simon, C., Kirchhoff, F., et al., 2008. Progeny of Olig2-expressing progenitors in the gray and white matter of the adult mouse cerebral cortex. J. Neurosci. 28, 10434–10442.

Dirks, P.B., 2005. Brain tumor stem cells. Biol. Blood Marrow. Transplant. 11, 12–13.

Doetsch, F., Caille, I., Lim, D.A., et al., 1999, Subventricular zone astrocytes are neural stem cells in the adult mammalian brain. Cell 97, 703–716.

Doetsch, F., Petreanu, L., Caille, I., et al., 2002. EGF converts transit-amplifying neurogenic precursors in the adult brain into multipotent stem cells. Neuron 36, 1021–1034.

Emmenegger, B.A., Wechsler-Reya, R.J., 2008. Stem cells and the origin and propagation of brain tumors. J. Child Neurol. 23, 1172–1178.

Fan, X., Eberhart, C.G., 2008. Medulloblastoma stem cells. J. Clin. Oncol. 26, 2821–2827.

Fuller, G.N., Kros, J.M., 2007. Gliomatosis cerebri. In: Louis, D.N., Ohgaki, H., Wiestler, O.D., et al. (Eds.), WHO classification of tumours of the central nervous system, fourth ed. IARC, Lyon, pp. 218–221.

Galli, R., Binda, E., Orfanelli, U., et al., 2004. Isolation and characterization of tumorigenic, stem-like neural precursors from human glioblastoma. Cancer Res. 64, 7011–7021.

Gallie, B.L., Squire, J.A., Goddard, A., et al., 1990. Mechanism of oncogenesis in retinoblastoma. Lab. Invest. 62, 394–408.

Giangaspero, F., Eberhart, C.G., Haapasalo, H., et al., 2007. Medulloblastoma. In: Louis, D.N., Ohgaki, H., Wiestler, O.D., et al. (Eds.), WHO classification of tumours of the central nervous system, fourth ed. IARC, Lyon, pp. 131–140.

Gennett, I.N., Cavenee, W.K., 1990. Molecular genetics in the pathology and diagnosis of retinoblastoma. Brain Pathol. 1, 25–32.

Gilbertson, R.J., Gutmann, D.H., 2007. Tumorigenesis in the brain: location, location, location. Cancer Res. 67, 5579–5582.

Giordano, F., De Marzo, A., Vetrini, F., et al., 2007. Fibroblast growth factor and epidermal growth factor differently affect differentiation of murine retinal stem cells in vitro. Mol. Vis. 13, 1842–1850.

Gonzalez-Fernandez, F., Healy, J.I., 1990. Early expression of the gene for interphotoreceptor retinol-binding protein during photoreceptor differentiation suggests a critical role for the interphotoreceptor matrix in retinal development. J. Cell Biol. 111, 2775–2784.

Gonzalez-Fernandez, F., Lopes, M.B., Garcia-Fernandez, J.M., et al., 1992. Expression of developmentally defined retinal phenotypes in the histogenesis of retinoblastoma. Am. J. Pathol. 141, 363–375.

Gritti, A., Parati, E.A., Cova, L., et al., 1996. Multipotential stem cells from the adult mouse brain proliferate and self-renew in response to basic fibroblast growth factor. J. Neurosci. 16, 1091–1100.

Gunther, H.S., Schmidt, N.O., Phillips, H.S., et al., 2008. Glioblastoma-derived stem cell-enriched cultures form distinct subgroups according to molecular and phenotypic criteria. Oncogene 27, 2897–2909.

Gutmann, D.H., Hedrick, N.M., Li, J., et al., 2002. Comparative gene expression profile analysis of neurofibromatosis 1-associated and sporadic pilocytic astrocytomas. Cancer Res. 62, 2085–2091.

Hamburger, A.W., Salmon, S.E., 1977. Primary bioassay of human tumor stem cells. Science 197, 461–463.

Harris, M.A., Yang, H., Low, B.E., et al., 2008. Cancer stem cells are enriched in the side population cells in a mouse model of glioma. Cancer Res. 68, 10051–10059.

Hauswirth, W.W., Langerijt, A.V., Timmers, A.M., et al., 1992. Early expression and localization of rhodopsin and interphotoreceptor retinoid-binding protein (IRBP) in the developing fetal bovine retina. Exp. Eye. Res. 54, 661–670.

Hegedus, B., Dasgupta, B., Shin, J.E., et al., 2007. Neurofibromatosis-1 regulates neuronal and glial cell differentiation from neuroglial progenitors in vivo by both cAMP- and Ras-dependent mechanisms. Cell Stem. Cell 1, 443–457.

Hemmati, H.D., Nakano, I., Lazareff, J.A., et al., 2003. Cancerous stem cells can arise from pediatric brain tumors. Proc. Natl. Acad. Sci. USA 100, 15178–15183.

Hevner, R.F., 2006. From radial glia to pyramidal-projection neuron: transcription factor cascades in cerebral cortex development. Mol. Neurobiol. 33, 33–50.

Hilbig, A., Barbosa-Coutinho, L.M., Toscani, N., et al., 2006. Expression of nestin and vimentin in gliomatosis cerebri. Arq. Neuropsiquiatr. 64, 781–786.

Holland, E.C., Celestino, J., Dai, C., et al., 2000. Combined activation of Ras and Akt in neural progenitors induces glioblastoma formation in mice. Nat. Genet. 25, 55–57.

Holland, E.C., Hively, W.P., DePinho, R.A., et al., 1998. A constitutively active epidermal growth factor receptor cooperates with disruption of G1 cell-cycle arrest pathways to induce glioma-like lesions in mice. Genes Dev. 12, 3675–3685.

Holt, C.E., Bertsch, T.W., Ellis, H.M., et al, 1988. Cellular determination in the Xenopus retina is independent of lineage and birth date. Neuron 1, 15–26.

Howard, B., Chen, Y., Zecevic, N., 2006. Cortical progenitor cells in the developing human telencephalon. Glia 53, 57–66.

Howard, B.M., Zhicheng, M., Filipovic, R., et al., 2008. Radial glia cells in the developing human brain. Neuroscientist 14, 459–473.

Inoue, T., Kanamori, M., Sonoda, Y., et al., 2008. [Glioblastoma multiforme developing separately from the initial lesion 9 years after successful treatment for gliomatosis cerebri: a case report] No Shinkei Geka 36, 709–715.

Ivkovic, S., Canoll, P., Goldman, J.E., 2008. Constitutive EGFR signaling in oligodendrocyte progenitors leads to diffuse hyperplasia in postnatal white matter. J. Neurosci. 28, 914–922.

Jackson, E.L., Garcia-Verdugo, J.M., Gil-Perotin, S., et al., 2006. PDGFR alpha-positive B cells are neural stem cells in the adult SVZ that form glioma-like growths in response to increased PDGF signaling. Neuron 51, 187–199.

Jellinger, K., 1972. Embryonal cell nests in human cerebellar nuclei. Z. Anat. Entwicklungsgesch 138, 145–154.

Jones, D.T., Kocialkowski, S., Liu, L., et al., 2008. Tandem duplication producing a novel oncogenic B R A F fusion gene defines the majority of pilocytic astrocytomas. Cancer Res. 68, 8673–8677.

Kadin, M.E., Rubinstein, L.J., Nelson, J.S., 1970. Neonatal cerebellar medulloblastoma originating from the fetal external granular layer. J. Neuropathol. Exp. Neurol. 29, 583–600.

Kim, C.F., Dirks, P.B., 2008. Cancer and stem cell biology: how tightly intertwined? Cell Stem Cell 3, 147–150.

Kleihues, P., Ohgaki, H., 1999. Primary and secondary glioblastomas: from concept to clinical diagnosis. Neuro. Oncol. 1, 44–51.

Kokovay, E., Shen, Q., Temple, S., 2008. The incredible elastic brain: how neural stem cells expand our minds. Neuron 60, 420–429.

Kong, D.S., Kim, M.H., Park, W.Y., et al., 2008. The progression of gliomas is associated with cancer stem cell phenotype. Oncol. Rep. 19, 639–643.

Kukekov, V.G., Laywell, E.D., Suslov, O., et al., 1999. Multipotent stem/progenitor cells with similar properties arise from two neurogenic regions of adult human brain. Exp. Neurol. 156, 333–344.

Kunishio, K., Okada, M., Matsumoto, Y., Nagao, S., 2003. Matrix metalloproteinase-2 and -9 expression in astrocytic tumors. Brain Tumor Pathol. 20, 39–45.

Leclerc, N., Schwarting, G.A., Herrup, K., et al., 1992. Compartmentation in mammalian cerebellum: Zebrin II and P-path antibodies define three classes of sagittally organized bands of Purkinje cells. Proc. Natl. Acad. Sci. USA 89, 5006–5010.

Lee, A., Kessler, J.D., Read, T.A., et al., 2005. Isolation of neural stem cells from the postnatal cerebellum. Nat. Neurosci. 8, 723–729.

Lee, J., Kotliarova, S., Kotliarov, Y., et al., 2006. Tumor stem cells derived from glioblastomas cultured in bFGF and EGF more closely mirror the phenotype and genotype of primary tumors than do serum-cultured cell lines. Cancer Cell 9, 391–403.

Leenstra, J.L., Rodriguez, F.J., Frechette, C.M., et al., 2007. Central neurocytoma: management recommendations based on a 35-year experience. Int. J. Radiat. Oncol. Biol. Phys. 67, 1145–1154.

Levine, E.M., Green, E.S., 2004. Cell-intrinsic regulators of proliferation in vertebrate retinal progenitors. Semin Cell Dev. Biol. 15, 63–74.

Levine, J.M., Stincone, F., Lee, Y.S., 1993. Development and differentiation of glial precursor cells in the rat cerebellum. Glia 7, 307–321.

Li, G., Kataoka, H., Coughlin, S.R., et al., 2009. Identification of a transient subpial neurogenic zone in the developing dentate gyrus and its regulation by Cxcl12 and reelin signaling. Development 136, 327–335.

Ligon, K.L., Alberta, J.A., Kho, A.T. et al., 2004. The oligodendroglial lineage marker OLIG2 is universally expressed in diffuse gliomas. J. Neuropathol. Exp. Neurol. 63, 499–509.

Ligon, K.L., Fancy, S.P., Franklin, R.J., et al., 2006. Olig gene function in CNS development and disease. Glia 54, 1–10.

Ligon, K.L., Huillard, E., Mehta, S., et al., 2007. Olig2-regulated lineage-restricted pathway controls replication competence in neural stem cells and malignant glioma. Neuron 53, 503–517.

Lim, D.A., Cha, S., Mayo, M.C., et al., 2007. Relationship of glioblastoma multiforme to neural stem cell regions predicts invasive and multifocal tumor phenotype. Neuro. Oncol. 9, 424–429.

Liou, G.I., Geng, L., Baehr, W., 1991. Interphotoreceptor retinoid-binding protein: biochemistry and molecular biology. Prog. Clin. Biol. Res. 362, 115–137.

Liu, Y., Han, S.S., Wu, Y., et al., 2004. CD44 expression identifies astrocyte-restricted precursor cells. Dev. Biol. 276, 31–46.

Lopes, M.B.L., VandenBerg, S.R., 2007. Tumors of the central nervous system. In: Fletcher, C.D.M. (Ed.), Diagnostic histopathology of tumors, third ed. Elsevier, Philadelphia, PA, pp. 1653–1732.

Lopes, M.B.S., Wiestler, O.D., Stemmer-Rachamimov, A.O., et al., 2007. Tuberous sclerosis complex and subependymal giant cell astrocytoma. In: Louis, D.N., Ohgaki, H., Wiestler, O.D., et al. (Eds.), WHO classification of tumours of the central nervous system, fourth ed. IARC, Lyon, pp. 218–221.

McLendon, R.E., Judkins, A.R., Eberhart, C.G., et al., 2007. Central nervous system primitive neuroectodermal tumours. In: Louis, D.N., Ohgaki, H., Wiestler, O.D., et al. (Eds.), WHO classification of tumours of the central nervous system, fourth ed. IARC, Lyon, pp. 141–146.

Ma, D.K., Ponnusamy, K., Song, M.R., et al., 2009. Molecular genetic analysis of FGFR1 signalling reveals distinct roles of MAPK and PLCgamma1 activation for self-renewal of adult neural stem cells. Mol. Brain 2, 16–29.

Margo, C., Hidayat, A., Kopelman, J., et al., 1983. Retinocytoma. A benign variant of retinoblastoma. Arch. Ophthalmol. 101, 1519–1531.

Martin, P., Carriere, C., Dozier, C., et al., 1992. Characterization of a paired box- and homeobox-containing quail gene (Pax-QNR) expressed in the neuroretina. Oncogene 7, 1721–1728.

Mawrin, C., Schneider, T., Firsching, R., et al., 2005. Assessment of tumor cell invasion factors in gliomatosis cerebri. J. Neurooncol. 73, 109–115.

Mehler, M.F., Rozental, R., Dougherty, M., et al., 1993. Cytokine regulation of neuronal differentiation of hippocampal progenitor cells. Nature 362, 62–65.

Menn, B., Garcia-Verdugo, J.M., Yaschine, C., et al., 2006. Origin of oligodendrocytes in the subventricular zone of the adult brain. J. Neurosci. 26, 7907–7918.

Merkle, F.T., Tramontin, A.D., Garcia-Verdugo, J.M., et al., 2004. Radial glia give rise to adult neural stem cells in the subventricular zone. Proc. Natl. Acad. Sci. USA 101, 17528–17532.

Mirzadeh, Z., Merkle, F.T., Soriano-Navarro, M., et al., 2008. Neural stem cells confer unique pinwheel architecture to the ventricular surface in neurogenic regions of the adult brain. Cell Stem Cell 3, 265–278.

Mo, Z., Zecevic, N., 2008. Is Pax6 critical for neurogenesis in the human fetal brain? Cereb. Cortex 18, 1455–1465.

Morrison, S.J., Kimble, J., 2006. Asymmetric and symmetric stem-cell divisions in development and cancer. Nature 441, 1068–1074.

Napolioni, V., Moavero, R., Curatolo, P., 2009. Recent advances in neurobiology of tuberous sclerosis complex. Brain Dev. 31, 104–113.

Nowakowski, R.S., Hayes, N.L., 2005. Cell proliferation in the developing mammalian brain. In: Rao, M.S., Jacobson, M. (Eds.), Developmental biology, fourth ed. Kluwer Academic/Plenum, New York, pp. 21–39.

Pal, L., Behari, S., Kumar, S., et al., 2008. Gliomatosis cerebri – an uncommon neuroepithelial tumor in children with oligodendroglial phenotype. Pediatr. Neurosurg. 44, 212–215.

Persson, A., Petritsch, C., Itsara, M., et al., 2010. Non-stem cell origin of oligodendondrogliomas. Cancer Cell. 18, 669–682.

Pfenninger, C.V., Roschupkina, T., Hertwig, F., et al., 2007. CD133 is not present on neurogenic astrocytes in the adult subventricular zone, but on embryonic neural stem cells, ependymal cells, and glioblastoma cells. Cancer Res. 67, 5727–5736.

Pfister, S., Janzarik, W.G., Remke, M., et al., 2008. BRAF gene duplication constitutes a mechanism of M A P K pathway activation in low-grade astrocytomas. J. Clin. Invest. 118, 1739–1749.

Phi, J.H., Park, S.H., Chae, J.H., et al., 2008. Congenital subependymal giant cell astrocytoma: clinical considerations and expression of radial glial cell markers in giant cells. Childs Nerv. Syst. 24, 1499–1503.

Phillips, H.S., Kharbanda, S., Chen, R., et al., 2006. Molecular subclasses of high-grade glioma predict prognosis, delineate a pattern of disease progression, and resemble stages in neurogenesis. Cancer Cell 9, 157–173.

Preusser, M., Laggner, U., Haberler, C., et al., 2006. Comparative analysis of NeuN immunoreactivity in primary brain tumours: conclusions for rational use in diagnostic histopathology. Histopathology 48, 438–444.

Price, J., 1989. Cell lineage and lineage markers. Curr. Opin. Cell Biol. 1, 1071–1074.

Quinones-Hinojosa, A., Sanai, N., Soriano-Navarro, M., et al., 2006. Cellular composition and cytoarchitecture of the adult human subventricular zone: a niche of neural stem cells. J. Comp. Neurol. 494, 415–434.

Quiñones-Hinojosa, A., Chaichana, K., 2007. The human subventricular zone: A source of new cells and a potential source of brain tumors. Exp. Neurol. 205, 313–324.

Quintana, E., Shackleton, M., Sabel, M.S., et al., 2008. Efficient tumour formation by single human melanoma cells. Nature 456, 593–598.

Raaf, J., Kernohan, J., 1944. Relation of abnormal collections of cells in posterior medullary velum of cerebellum to origin of medulloblastoma. Arch. Neurol. Psychiatry 52, 163–169.

Rakic, P., Sidman, R.L., 1970. Histogenesis of cortical layers in human cerebellum, particularly the lamina dissecans. J. Comp. Neurol. 139, 473–500.

Raymond, P.A., 1991. Retinal regeneration in teleost fish. Ciba. Found Symp. 160, 171–186; discussion 186–191.

Read, T.A., Fogarty, M.P., Markant, S.L., et al., 2009. Identification of CD15 as a marker for tumor-propagating cells in a mouse model of medulloblastoma. Cancer Cell 15, 135–147.

Rebetz, J., Tian, D., Persson, A., et al., 2008. Glial progenitor-like phenotype in low-grade glioma and enhanced CD133-expression and neuronal lineage differentiation potential in high-grade glioma. PLoS one 3, e1936.

Reh, T.A., Kljavin, I.J., 1989. Age of differentiation determines rat retinal germinal cell phenotype: induction of differentiation by dissociation. J. Neurosci. 9, 4179–4189.

Renfranz, P.J., Cunningham, M.G., McKay, R.D., 1991. Region-specific differentiation of the hippocampal stem cell line HiB5 upon implantation into the developing mammalian brain. Cell 66, 713–729.

Reynolds, B.A., Rietze, R.L., 2005. Neural stem cells and neurospheres–re-evaluating the relationship. Nat. Methods 2, 333–336.

Reynolds, B.A., Weiss, S., 1992. Generation of neurons and astrocytes from isolated cells of the adult mammalian central nervous system. Science 255, 1707–1710.

Reynolds, B.A., Weiss, S., 1996. Clonal and population analyses demonstrate that an EGF-responsive mammalian embryonic C N S precursor is a stem cell. Dev. Biol. 175, 1–13.

Romeike, B.F., Mawrin, C., 2008. Gliomatosis cerebri: growing evidence for diffuse gliomas with wide invasion. Expert Rev. Neurother. 8, 587–597.

Romeike, B.F., Mawrin, C., 2009. MAP-2 immunoexpression in gliomatosis cerebri. Histopathology 54, 504–505.

Rubinstein, L.J., 1972. Presidential address. Cytogenesis and differentiation of primitive central neuroepithelial tumors. J. Neuropathol. Exp. Neurol. 31, 7–26.

Rubinstein, L.J., 1985. Embryonal central neuroepithelial tumors and their differentiating potential. A cytogenetic view of a complex neuro-oncological problem. J. Neurosurg. 62, 795–805.

Rubinstein, L.J., 1987. The correlation of neoplastic vulnerability with central neuroepithelial cytogeny and glioma differentiation. J. Neurooncol. 5, 11–27.

Russell, D.S., Rubinstein, L.J., 1989. Pathology of tumours of the nervous system, fifth ed. Edward Arnold, London, pp. 105, 171–172, 247–251.

Sakariassen, P.O., Immervoll, H., Chekenya, M., 2007. Cancer stem cells as mediators of treatment resistance in brain tumors: status and controversies. Neoplasia 9, 882–892.

Sanai, N., Alvarez-Buylla, A., Berger, M.S., 2005. Neural stem cells and the origin of gliomas. N. Engl. J. Med. 353, 811–822.

Scheithauer, B.W., Hawkins, C., Tihan, T., et al., 2007. Pilocytic astrocytoma. In: Louis, D.N., Ohgaki, H., Wiestler, O.D., et al. (Eds.), WHO classification of tumours of the central nervous system, fourth ed. IARC, Lyon, pp. 14–20.

Schuller, U., Heine, V.M., Mao, J., et al., 2008. Acquisition of granule neuron precursor identity is a critical determinant of progenitor cell competence to form Shh-induced medulloblastoma. Cancer Cell 14, 123–134.

Seigel, G.M., Hackam, A.S., Ganguly, A., et al., 2007. Human embryonic and neuronal stem cell markers in retinoblastoma. Mol. Vis. 13, 823–832.

Sharma, M.K., Zehnbauer, B.A., Watson, M.A., et al., 2005. RAS pathway activation and an oncogenic R A S mutation in sporadic pilocytic astrocytoma. Neurology 65, 1335–1336.

Sheedlo, H.J., Turner, J.E., 1996. Influence of a retinal pigment epithelial cell factor(s) on rat retinal progenitor cells. Brain Res. Dev. Brain Res. 93, 88–99.

Shen, Q., Wang, Y., Kokovay, E., et al., 2008. Adult S V Z stem cells lie in a vascular niche: a quantitative analysis of niche cell-cell interactions. Cell Stem Cell 3, 289–300.

Shiurba, R.A., Buffinger, N.S., Spencer, E.M., et al., 1991. Basic fibroblast growth factor and somatomedin C in human medulloepithelioma. Cancer 68, 798–808.

Sim, F.J., Keyoung, H.M., Goldman, J.E., et al., 2006. Neurocytoma is a tumor of adult neuronal progenitor cells. J. Neurosci. 26, 12544–12555.

Singh, S.K., Clarke, I.D., Terasaki, M., et al., 2003. Identification of a cancer stem cell in human brain tumors. Cancer Res. 63, 5821–5828.

Singh, S.K., Clarke, I.D., Hide, T., et al., 2004a. Cancer stem cells in nervous system tumors. Oncogene 23, 7267–7273.

Singh, S.K., Hawkins, C., Clarke, I.D., et al., 2004b. Identification of human brain tumour initiating cells. Nature 432, 396–401.

Smith, K.M., Ohkubo, Y., Maragnoli, M.E., et al., 2006. Midline radial glia translocation and corpus callosum formation require F G F signaling. Nat. Neurosci. 9, 787–797.

Sparrow, J.R., Hicks, D., Barnstable, C.J., 1990. Cell commitment and differentiation in explants of embryonic rat neural retina. Comparison with the developmental potential of dissociated retina. Brain Res. Dev. Brain Res. 51, 69–84.

Stevenson, L., Echlin, R., 1934. The nature and origin of some tumors of the cerebellum (medulloblastoma). Neurol. Psychiatry 31, 93–109.

Tanaka, Y., Sasaki, A., Ishiuchi, S., et al., 2008. Diversity of glial cell components in pilocytic astrocytoma. Neuropathology 28, 399–407.

Tavazoie, M., Van der Veken, L., Silva-Vargas, V., et al., 2008. A specialized vascular niche for adult neural stem cells. Cell Stem Cell 3, 279–288.

Toth, L.E., Slawin, K.L., Pintar, J.E., et al., 1987. Region-specific expression of mouse homeobox genes in the embryonic mesoderm and central nervous system. Proc. Natl. Acad. Sci. USA 84, 6790–6794.

Tropepe, V., Hitoshi, S., Sirard, C., et al., 2001. Direct neural fate specification from embryonic stem cells: a primitive mammalian neural stem cell stage acquired through a default mechanism. Neuron 30, 65–78.

Tunici, P., Bissola, L., Lualdi, E., et al., 2004. Genetic alterations and in vivo tumorigenicity of neurospheres derived from an adult glioblastoma. Mol. Cancer 3, 25.

Turner, D.L., Cepko, C.L., 1987. A common progenitor for neurons and glia persists in rat retina late in development. Nature 328, 131–136.

Uchida, N., Buck, D.W., He, D., et al., 2000. Direct isolation of human central nervous system stem cells. Proc. Natl. Acad. Sci. USA 97, 14720–14725.

VandenBerg, S.R., 1993. Desmoplastic infantile ganglioglioma and desmoplastic cerebral astrocytoma of infancy. Brain Pathol. 3, 275–281.

VandenBerg, S.R., Chatel, M., Griffiths, O.M., et al., 1981a. Neural differentiation in the OTT-6050 mouse teratoma. Production of a tumor fraction restricted to stem cells and neural cells after centrifugal elutriation. Virchows Arch. A Pathol. Anat. Histol. 392, 281–294.

VandenBerg, S.R., Hess, J.R., Herman, M.M., et al., 1981b. Neural differentiation in the OTT-6050 mouse teratoma. Production of a tumor fraction showing melanogenesis in neuroepithelial cells after centrifugal elutriation. Virchows Arch. A Pathol. Anat. Histol. 392, 295–308.

Vates, G.E., Chang, S., Lamborn, K.R., et al., 2003. Gliomatosis cerebri: a review of 22 cases. Neurosurgery 53, 261–271.

Vescovi, A.L., Galli, R., Reynolds, B.A., 2006. Brain tumour stem cells. Nat. Rev. Cancer 6, 425–436.

Vescovi, A.L., Reynolds, B.A., Fraser, D.D., et al., 1993. bFGF regulates the proliferative fate of unipotent (neuronal) and bipotent (neuronal/astroglial) EGF-generated CNS progenitor cells. Neuron 11, 951–966.

von Deimling, A., Janzer, R., Kleihues, P., et al., 1990. Patterns of differentiation in central neurocytoma. An immunohistochemical study of eleven biopsies. Acta Neuropathol. 79, 473–479.

Wallace, V.A., 2008. Proliferative and cell fate effects of Hedgehog signaling in the vertebrate retina. Brain Res. 1192, 61–75.

Watanabe, T., Raff, M.C., 1990. Rod photoreceptor development in vitro: intrinsic properties of proliferating neuroepithelial cells change as development proceeds in the rat retina. Neuron 4, 461–467.

Wechsler-Reya, R., Scott, M.P., 2001. The developmental biology of brain tumors. Annu. Rev. Neurosci. 24, 385–428.

Weiss, W.A., Burns, M.J., Hackett, C., et al., 2003. Genetic determinants of malignancy in a mouse model for oligodendroglioma. Cancer Res. 63, 1589–1595.

Westermann, B.A., Murre, C., Oudejans, C.B.M., 2003. The cellular Pax-Hox-Helix connection. Biochim. Biophys. Acta 1629, 1–7.

Westphal, M., Stavrou, D., Nausch, H., et al., 1994. Human neurocytoma cells in culture show characteristics of astroglial differentiation. J. Neurosci. Res. 38, 698–704.

Wetts, R., Fraser, S.E., 1988. Multipotent precursors can give rise to all major cell types of the frog retina. Science 239, 1142–1145.

Wong, K.K., Chang, Y.M., Tsang, Y.T., et al., 2005. Expression analysis of juvenile pilocytic astrocytomas by oligonucleotide microarray reveals two potential subgroups. Cancer Res. 65, 76–84.

Wright, C.V., Cho, K.W., Oliver, G., et al., 1989. Vertebrate homeo-domain proteins: families of region-specific transcription factors. Trends Biochem. Sci. 14, 52–56.

Yachnis, A.T., Rorke, L.B., Lee, V.M., et al., 1993. Expression of neuronal and glial polypeptides during histogenesis of the human cerebellar cortex including observations on the dentate nucleus. J. Comp. Neurol. 334, 356–369.

Yamada, S.M., Hayashi, Y., Takahashi, H., et al., 2001. Histological and genetic diagnosis of gliomatosis cerebri: case report. J. Neurooncol. 52, 237–240.

Yang, Z.J., Ellis, T., Markant, S.L., et al., 2008. Medulloblastoma can be initiated by deletion of Patched in lineage-restricted progenitors or stem cells. Cancer Cell 14, 135–145.

Yang, Z.J., Wechsler-Reya, R.J., 2007. Hit 'em where they live: targeting the cancer stem cell niche. Cancer Cell 11, 3–5.

Zecevic, N., 2004. Specific characteristic of radial glia in the human fetal telencephalon. Glia 48, 27–35.

Zhu, Y., Harada, T., Liu, L., et al., 2005. Inactivation of NF1 in C N S causes increased glial progenitor proliferation and optic glioma formation. Development 132, 5577–5588.

第 3 章

脑肿瘤分类与发病机制

Michael Gonzales

1 简介

中枢神经系统肿瘤，包括新分类标准中具有特殊形态学和生物学特征的新亚型，其分类主要以组织病理学特征为依据。20 世纪中期至今的十年间，主要研究成果是揭示脑肿瘤的分子基因改变如何导致脑肿瘤的发生及影响其生物学行为。同生物学特征一样，这些分子基因学数据被加入肿瘤形态学分类方法中，给一些肿瘤的辅助治疗提供了依据。

2 中枢神经系统肿瘤的分类与分级 – 历史回顾

1829 年，Cruveilhier 最先出版了脑肿瘤的大体描述。1836 年，Bressler 描述了大量脑肿瘤，并从大体角度分为脂肪肿瘤、肉瘤及骨肿瘤、髓样肉瘤、黑变病、囊性肿瘤和包虫病（1980 年被 Leestma 引用）。1860 年，Virchow 描述了神经胶质（字面意思"神经胶"）为大脑的间质成分，单个细胞悬浮其中。19 世纪后期大多数关于脑肿瘤病理的研究应归功于 Virchow，他是第一个尝试解释大体特征及微观特征关系的人，也是第一个使用"胶质瘤"名称的人。胶质瘤被描述为生长缓慢、边界不清的肿瘤，广泛浸润，但不破坏脑实质。相反，肉瘤为边界清楚，生长迅速的肿瘤，对邻近结构占位效应明显，常伴出血和坏死。1884 年，Golgi 提出了胶质瘤的狭义定义：由纤维性细胞组成的良性肿瘤。1890 年，Virchow 重述了硬脑膜肿瘤，即现在的脑膜瘤，并称同心层状排列的钙化结构为砂砾，即现在的砂砾体，将脑膜瘤同硬脑膜肉瘤进行区分。

1913 年，Cajal 及 1919 年 del Rio-Hortega 分别用重金属灌注技术证实了大脑不同细胞的形态学特征。1926 年，Bailey 和 Cushing 出版了胶质瘤的分类标准。

建立在以下假设的基础上，中枢神经系统发生于原始髓上皮，即现在的原始神经外胚层，向胶质和神经元前体细胞分化。这个分类标准提出了 14 种肿瘤（图 3.1），每一种肿瘤都是由神经元 – 胶质发生的特定阶段发育抑制所导致的（Ribber 1918）。肿瘤根据其组成细胞与特定发育阶段正常细胞的形态学特征的关系进行分类。

关注分化的过程虽然有益，但 Bailey 和 Cushing 分类标准实质上是建立在假设的基础上，每个特定发育阶段的细胞从形态学上进行区分是很困难的。Cox 在 1933 年做出了重要贡献，建议将 Bailey 和 Cushing 提出的不同发育阶段的细胞形态学相似的非肿瘤细胞进行合并。由于这些原因，神经病理学家发现用统一的标准进行分类是非常困难的。

无论如何，直到 1949 年 Bailey 和 Cushing 分类标准在胶质瘤分类中一直占据主导地位。1949 年，James Kernohan 和同事在 Mayo 临床中心提出了更为简单的分类标准。Kernohan 深信胶质瘤由终末分化细胞发展而来，不同的组织病理学特征并不代表不同的肿瘤类型，而是代表一种肿瘤类型的不同去分化程度。他分配了 Bailey 和 Cushing 混乱的组织发生术语，将胶质瘤的种类减少到五类：星形细胞瘤、室管膜瘤、少突胶质细胞瘤、神经星形细胞瘤和髓母细胞瘤。他也认识到混合性胶质瘤的发生，尤其是少突星形细胞瘤，但是并未将其列为一个单独的种类。最重要的是，虽然 Kernohan 再次介绍了这一想法，但 1912 年

Tooth 最先提出肿瘤的生物学行为可由组织病理学特征来评估，并提出星形细胞瘤和室管膜瘤的四级分类标准。间变程度越高，分化越差，肿瘤的级别越高，这与 Broders 在 1925 年最先提出的癌的分类原则相似。

Kernohan 分类方法标志着关注制定合理分级标准的时代的开启，以代替组织发生学为基础的不同分类方法的细化。关注点发生转移的主要原因是神经病理学家、神经外科医生和神经肿瘤科医生提高了认识，他们认为一个有意义的中枢神经系统肿瘤分类标准应该能提示肿瘤的生物学行为，并能作为制订有效治疗方案的依据。

Kernohan 方法存在几个问题。一些特征具有主观性，尤其对于间变和细胞结构的评估，不同观测者之间存在主观差异。主观差异产生了无意义的、不确定的分级，例如 I ～ II 级和 II ～ III 级。另一个问题是坏死作为星形细胞瘤 III 级和 IV 级的特征，这两个级别由细胞密度来区分，IV 级与 III 级相比，具有更明显的间变性和更多的核分裂象。随着该分类标准的出版，一项研究报道了 161 例患者的术后存活数据（Svien et al 1949），表明 III 级与 IV 级相比，平均存活时间更长，3 年存活率更高（分别为 14.3% 和 3.8%）。II 级和 III 级相比，3 年存活率无明显差异（分别为 15.8% 和 14.3%）。这些数据表明一个三级的分级标准可能会更准确的反映肿瘤的生物学特征。

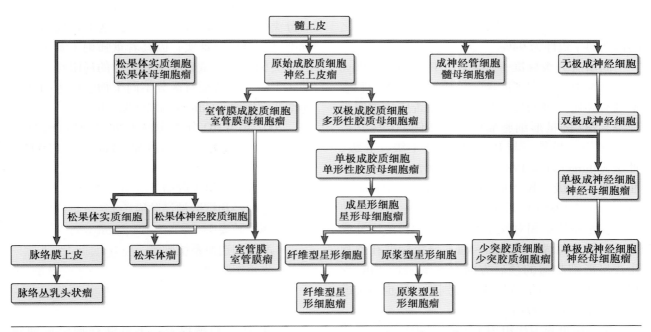

图 3.1　Bailey 和 Cushing 胶质瘤分类标准（引自 Bailey P & Cushing H（1926）A Classification of Tumours of the Glioma Group on a Histogenetic Basis.Philadelphia：J B Lippincott；pp146-167.）

1950 年，Ringertz 提出了一个三级分类标准：星形细胞瘤、伴间变灶的星形细胞瘤和多形性胶质母细胞瘤。在这一分类标准中，肿瘤组织学分级更为精确，坏死可出现在多形性胶质母细胞瘤的任何一个亚型中。由于过于简单，直到 20 世纪 80 年代中期，这个三级分类标准仍未被广泛采用，并且当时再次提出了一个优化的四级分类标准，这推动了室管膜瘤、少突胶质细胞瘤和星形细胞瘤的分级。

20 世纪 80 年代大量报道提出以三级分类标准分级的星形细胞瘤中，坏死的出现与恶性生物学行为和术后低存活率有关（Burger & Vollmer 1980；Nelson et al 1983；Burger et al 1985；Fulling & Garcia 1985；Garcia et al 1985）。但存活数据提示伴间变灶的间变性星形细胞瘤，即现在的间变性星形细胞瘤患者术后存活期范围很广（Fulling & Garcia 1985）。因此，建立分级标准应更为审慎，并着眼于以特殊组织学特征为依据建立分类标准，发现哪些特征是生物学行为和生存率独立的预测因素。这些进展包含在 St Anne-Mayo 分级标准中，1981 年由 Daumas-Duport 和 Szikla 进一步完善，随后的生存数据分析也支持这一分级标准（Daumas-Duport et al 1988a）。在这个分类标准中，肿瘤根据四种形态学特征进行分级：细胞核不典型性、核分裂象、内皮细胞增生和坏死。I 级肿瘤没有上述特征；II 级肿瘤有一项上述特征（通常为核不典型性）；III 级有两项上述特征（核不典型性、核分裂象）；IV 级肿瘤有三项或四项上述特征（核不典型性、核分裂象、内皮细胞增生 ± 坏死）。在 1988 年的刊物中，Daumas-Duport 及其同事报道了运用 St Anne-Mayo 标准对 287 例星形细胞瘤进行分类的结果（Daumas-Duport et al 1988a），数据表明恶性程度不同的四级肿瘤平均生存期存在明显差异，II 级、III 级、IV 级分别为 4 年、1.6 年和 0.7 年，同时表明不同病理学家之间诊断的一致性为 94%。

同所有分级标准一样，在运用 St Anne-Mayo 分级标准时也遇到了问题。被质疑的是 I 级肿瘤不具有肿瘤分级的形态学特征，是否应该被定为肿瘤。287 例星形细胞瘤中只有 2 例（0.7%）被定为 I 级。另外，与 Ringertz 标准 I 级、II 级、III 级（Burger et al 1985）相比，St Anne-Mayo 标准 II 级、III 级、IV 级肿瘤 3 年存活率（Daumas-Duport et al 1988a）无明显差异。这一结论促使星形细胞瘤依据相对发生率和生物学行为应分成三级，而非四级。St Anne-Mayo 分级标准在预测儿童星形细胞瘤的预后方面存在局限性（Brown et al 1998），增殖指数与肿瘤级别不一致也被报道（Giannini et al 1999a）。

第一版世界卫生组织（WHO）中枢神经系统肿瘤分类于 1979 年出版（Zulch 1979），这并非只是胶质瘤的分类标准，而是所有中枢神经系统肿瘤的分类标准，包含的肿瘤种类由杰出的病理学家 Klaus Zulch、Lucien Rubinstein、Kenneth Earle、John Hume Adams 和 John Kepes 对之前十多年的 230 例肿瘤的回顾性研究来决定。这一分类标准在 1988 年和 1990 年被修订，修订后的分类标准在 1993 年出版（Kleihues et al 1993）。如最初 1973 年的分类标准，每一种肿瘤都被归为良性（I 级）至恶性（IV 级）的一个级别中。这个分类标准建立在生存数据和组织病理学特征相结合的基础上。1993 年进行分类标准修订的作者提醒大家，并

非所有中枢神经系统肿瘤都出现 I ~ IV 级的恶性范围。在 2000 年（Kleihues & Cavenee 2000）和 2007 年（Louis et al 2007a）出版了进一步修订的 WHO 分类及分级标准。2000 年修订版最先增加了每种肿瘤的分子基因学内容，2007 年修订版中继续加入了这部分内容（框 3.1）。

北美和欧洲神经肿瘤中心已经形成了数个其他的分级标准，每一个都被当地的生存数据支持（DeArmond et al 1987），个别中心坚持使用 St Anne-Mayo 和 Ringertz 分类标准。无论如何，WHO 分类标准是最被广泛使用的，尤其是那些参与神经肿瘤临床试验合作的神经病理学家。

Ringertz，Kernohan，WHO 和 St Anne-Mayo 分类标准的比较见图 3.2。

1985 年 Rorke 等提出了一个单独的儿童脑肿瘤分类标准（Rorke et al 1985）。这个替代的分类标准之后被研究证实，因其着重强调了源于成人的分类标准在儿童脑肿瘤分类中的局限性，以及证实了组织学特征对区分不同生物学行为的肿瘤亚型非常重要（Gilles et al 2000a，b）。

2007 年 WHO 分类分级标准以细胞或组织起源为依据分为七大类肿瘤（Louis et al 2007a；Appendix）。

- 神经上皮组织肿瘤
- 脑神经和椎旁神经肿瘤
- 脑膜肿瘤
- 淋巴和造血系统肿瘤
- 生殖细胞肿瘤
- 鞍区肿瘤
- 转移性肿瘤

一些新亚型被提及：毛黏液样型星形细胞瘤、不典型脉络丛乳头状瘤、血管中心性胶质瘤、乳头状胶质神经元肿瘤、第四脑室形成菊形团的胶质神经元肿瘤、松果体区乳头状肿瘤、腺垂体梭形细胞嗜酸细胞瘤。新亚型增加的依据包括不同的年龄分布、部位、基因表达谱或临床行为（Louis et al 2007b）。

2.1 神经上皮组织肿瘤

神经上皮起源的肿瘤分为九类：星形细胞肿瘤、少突胶质细胞肿瘤、少突星形细胞肿瘤、室管膜肿瘤、脉络丛肿瘤、其他神经上皮肿瘤（组织起源不定）、神经元和混合性神经元 – 胶质肿瘤、松

果体区肿瘤和胚胎性肿瘤。神经上皮肿瘤，作为一个大类，在美国的发病率为男性每年 7.67/100 000，女性每年 5.35/100 000（CBTRUS 2005）。

2.1.1 星形细胞肿瘤
- 毛细胞型星形细胞瘤 WHO Ⅰ级
  - 毛黏液样型星形细胞瘤 WHO Ⅱ级
- 室管膜下巨细胞星形细胞瘤 WHO Ⅰ级
- 多形性黄色星形细胞瘤 WHO Ⅱ级
- 弥漫型星形细胞瘤 WHO Ⅱ级
  - 纤维型星形细胞瘤
  - 肥胖细胞型星形细胞瘤
  - 原浆型星形细胞瘤
- 间变性星形细胞瘤 WHO Ⅲ级
- 胶质母细胞瘤 WHO Ⅳ级
  - 巨细胞胶质母细胞瘤
  - 胶质肉瘤
- 大脑胶质瘤病 WHO Ⅲ/Ⅳ级

星形细胞肿瘤依据 WHO 分类标准（2000）进行分类，依据恶性程度从最低级别到最高级别进行排列。典型的毛细胞型星形细胞瘤、多形性黄色星形细胞瘤（PXA）和室管膜下巨细胞星形细胞瘤（SEGCA）从常见的弥漫型星形细胞瘤、间变性星形细胞瘤和多形性胶质母细胞瘤中分离出来。每一种肿瘤各具有不同的组织病理学特征。

毛细胞型星形细胞瘤常见于儿童和年轻人，生长缓慢，边界相对清楚，好发于中线结构 - 视神经、视交叉、下丘脑和脑干背侧。成人也可见于小脑半球，罕见于大脑半球（Palma & Guidetti 1985）。完全或不完全手术切除后，大多数患者病程无恶性进展，符合 WHO Ⅰ级。成人毛细胞型星形细胞瘤可复发及恶性进展（Stüer et al 2007）。不完全切除患者无进展生存期与少突胶质分化标志物 Olig-1、Olig-2、MBP、PDGFR-α 的表达水平相关（Wong et al 2005；Takei et al 2008）。

毛黏液样型星形细胞瘤是一个新亚型。在 20 世纪 90 年代后期，最初被认为是毛细胞型星形细胞瘤的变异型（Tihan et al 1999），主要发生于儿童。因具有相对恶性的生物学行为，被定为 WHO Ⅱ 级（Chikai et al 2004；Fernandez et al 2003；Komotar et al 2004）。

室管膜下巨细胞星形细胞瘤多数发生于结节性硬化复合症患者（Ahlsén et al 1994；Ess et

al 2005），虽然可见间变性特征（核分裂象、血管内皮细胞增生、坏死），但生物学行为常为良性（Cuccia et al 2003；Kim et al 2001），被定为 WHO Ⅰ级。

多形性黄色星形细胞瘤（PXA）主要见于儿童和年轻人，常发生于大脑表面，偶见侵及脑膜。

1979 年第一例 PXA 被报道（Kepes et al 1979），呈无侵犯性的生长方式。随后的病例研究发现肿瘤进展和术后短存活期与间变性特征有关（Weldon-Linne et al 1983；Whittle et al 1989；Mclean et al 1998）。伴间变特征的 PXA 被用来命名这些变异的肿瘤类型（Giannini et al 1999b），但是这个特殊名称并未被 WHO 分类标准（2007）所采用。PXAs 被定为 WHO Ⅱ级。PXA 中坏死的出现与无进展生存期缩短明显相关（Pahapill et al 1996）。PXA 几乎不形成节细胞胶质瘤的胶质成分（Kordek et al 1995），混合性 PXA 和节细胞胶质瘤作为单独的混合性肿瘤被报道（Perry et al 1997a）。PXA 的组织起源存在争议，Kepes 和同事提出 PXA 起源于室管膜下星形细胞，因为二者超微结构相似，但是 PXA 表达神经元标志物（Powell et al 1996）和造血祖细胞抗原 CD34（Reifenberger et al 2003）。罕见皮质发育不良相关性 PXA 提示 PXA 可能起源于预先存在的错构瘤性或发育不良性病变（Lach et al 1996；Im et al 2004）。

框 3.1 中枢神经系统肿瘤 WHO 分类标准（2007）

神经上皮组织肿瘤

星形细胞肿瘤
- 毛细胞型星形细胞瘤
  - 毛黏液样型星形细胞瘤
- 室管膜下巨细胞星形细胞瘤
- 多形性黄色星形细胞瘤
- 弥漫型星形细胞瘤
  - 纤维型星形细胞瘤
  - 肥胖细胞型星形细胞瘤
  - 原浆型星形细胞瘤
- 间变性星形细胞瘤
- 胶质母细胞瘤
  - 巨细胞胶质母细胞瘤
  - 胶质肉瘤
- 大脑胶质瘤病

少突胶质细胞肿瘤
- 少突胶质细胞瘤
- 间变性少突胶质细胞瘤

少突星形细胞肿瘤
- 少突星形细胞瘤
- 间变性少突星形细胞瘤

室管膜肿瘤
- 室管膜下瘤
- 黏液乳头型室管膜瘤
- 室管膜瘤
  - 细胞型
  - 乳头状
  - 透明细胞型
  - 伸长细胞型
- 间变性室管膜瘤

脉络丛肿瘤
- 脉络丛乳头状瘤
- 不典型脉络丛乳头状瘤
- 脉络丛癌

其他神经上皮肿瘤
- 星形母细胞瘤
- 第三脑室脊索样胶质瘤
- 血管中心性胶质瘤

神经元和混合性神经元－胶质肿瘤
- 小脑发育不良性节细胞瘤（Lhermitte-Duclos）
- 婴儿促纤维增生型星形细胞瘤／节细胞胶质瘤
- 胚胎发育不良性神经上皮肿瘤
- 节细胞瘤
- 节细胞胶质瘤
- 间变性节细胞胶质瘤
- 中枢神经细胞瘤
- 脑室外神经细胞瘤
- 小脑脂肪神经细胞瘤
- 乳头状胶质神经元肿瘤
- 第四脑室形成菊形团的胶质神经元肿瘤
- 副神经节瘤（脊髓）

松果体区肿瘤
- 松果体细胞瘤
- 中分化松果体实质瘤
- 松果体母细胞瘤
- 松果体区乳头状肿瘤

胚胎性肿瘤
- 髓母细胞瘤
  - 促纤维增生／结节型髓母细胞瘤
  - 伴有广泛结节的髓母细胞瘤
  - 间变型髓母细胞瘤
  - 大细胞髓母细胞瘤
- 中枢神经系统原始神经外胚层肿瘤
  - CNS 神经母细胞瘤
  - CNS 节细胞神经母细胞瘤
  - 髓上皮瘤
  - 室管膜母细胞瘤
- 非典型畸胎样／横纹肌样肿瘤

脑神经和椎旁神经肿瘤

- 神经鞘瘤
  - 细胞性
  - 丛状
  - 黑色素性
- 神经纤维瘤
  - 丛状
- 神经束膜瘤
  - 神经束膜瘤 NOS
  - 恶性神经束膜瘤
- 恶性外周神经鞘瘤（MPNST）
  - 上皮样 MPNST
  - 伴间质分化的 MPNST
  - 黑色素性 MPNST
  - 伴腺管分化的 MPNST

脑膜肿瘤

脑膜皮细胞肿瘤
- 脑膜瘤
  - 脑膜皮细胞型
  - 纤维型（纤维母细胞型）
  - 过渡型（混合型）
  - 砂砾体型
  - 血管瘤型
  - 微囊型
  - 分泌型
  - 富于淋巴浆细胞型
  - 化生型
  - 脊索样型
  - 透明细胞型
  - 非典型
  - 乳头状
  - 横纹肌样型
  - 间变性（恶性）

间叶性、非脑膜皮细胞肿瘤

- 脂肪瘤
- 血管脂肪瘤
- 冬眠瘤
- 脂肪肉瘤
- 孤立性神经纤维瘤
- 纤维肉瘤
- 恶性纤维组织细胞瘤
- 平滑肌瘤
- 平滑肌肉瘤
- 横纹肌瘤
- 横纹肌肉瘤
- 软骨瘤
- 软骨肉瘤
- 骨瘤
- 骨肉瘤
- 骨软骨瘤
- 血管瘤
- 上皮样血管内皮瘤
- 血管周细胞瘤
- 间变性血管周细胞瘤
- 血管肉瘤
- 卡波西肉瘤
- 尤文肉瘤－外周原始神经外胚层肿瘤

原发黑色素细胞病变

- 弥漫性黑色素细胞增多症
- 黑色素细胞瘤
- 恶性黑色素细胞瘤
- 脑膜黑色素瘤病

其他脑膜相关肿瘤

- 血管母细胞瘤

淋巴和造血系统肿瘤

- 恶性淋巴瘤
- 浆细胞瘤
- 粒细胞肉瘤

生殖细胞肿瘤

- 生殖细胞瘤
- 胚胎性癌
- 卵黄囊瘤
- 绒毛膜癌
- 畸胎瘤
  - 成熟型
  - 未成熟型
  - 畸胎瘤恶变
- 混合性生殖细胞肿瘤

鞍区肿瘤

- 颅咽管瘤
  - 造釉细胞型
  - 乳头型
- 颗粒细胞瘤
- 垂体细胞瘤
- 腺垂体梭形细胞嗜酸细胞瘤

转移性肿瘤

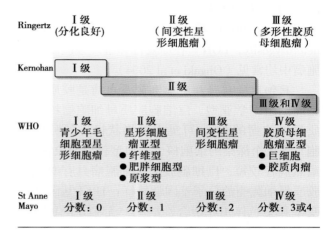

图 3.2　四种常见的以组织学为基础的分类标准的比较。图框表示 Kernohan 四级分类标准与 Ringertz 三级分类标准的重叠。Kernohan 和 St Anne Mayo 分类标准未对毛细胞型星形细胞瘤进行定级，而在 WHO 分类标准中被定为 I 级（引自 Gonzales M F（1997）Grading of gliomas.J Clin Neurosci 4：16–18.）

　　弥漫型星形细胞瘤、间变性星形细胞瘤和多形性胶质母细胞瘤占星形细胞肿瘤的大部分。组织病理学上，与明确分型的毛细胞型星形细胞瘤、室管膜下巨细胞星形细胞瘤和多形性黄色星形细胞瘤相比，常出现形态学和生物学行为的重叠。弥漫型星形细胞瘤依据组织学特征分为三种亚型：纤维型、肥胖细胞型和原浆型。尽管肥胖细胞型星形细胞瘤倾向于发展成间变性星形细胞瘤和胶质母细胞瘤（Krouwer et al 1991；Schiffer et al 1988），但弥散型星形细胞瘤仍被定为 WHO II 级。与弥散型星形细胞瘤相比，间变性星形细胞瘤（WHO III 级）和多形性胶质母细胞瘤（WHO IV 级）细胞密度更高，细胞异型性和细胞核异型性更明显，核分裂象增加，可见内皮细胞增生和坏死。按照 WHO 标准，出现最后两个特征之一［内皮细胞增生和（或）坏死］即可诊断胶质母细胞瘤。虽然 WHO 分类标准（2007）并未提到原发性和继发性胶质母细胞瘤，但二者肿瘤细胞 DNA 的分子基因学改变不同。原发性胶质母细胞瘤常发生于年龄较大的成年人（平均年龄为 62 岁），病程较短，通常为 3 个月。继发性胶质母细胞瘤病程较长，可达数年，常发生于较年轻的成人（平均年龄为 45 岁），继发于低级别的胶质瘤。TP53 基因突变在肿瘤发生的早期出现，是继发性胶质母细胞瘤的特点。EGFR 基因扩增和重组是原发性胶质母细胞瘤的特点（Ohgaki et al 2004；Ohgaki & Kleihues 2007）。染色体 10q 杂合性缺失（loss of heterozygosity，LOH）在原发性和继发性胶质母细胞瘤中均常见（Ohgaki et al 2004）。

巨细胞胶质母细胞瘤和胶质肉瘤是胶质母细胞瘤的组织学亚型。巨细胞胶质母细胞瘤约占胶质母细胞瘤的 5%，可见大的形状怪异的肿瘤细胞，含多个深染的细胞核，不典型核分裂象常见。虽然病程较短，巨细胞胶质母细胞瘤具有继发性胶质母细胞瘤的分子基因学特征：TP53 基因高突变率和染色体 10q 杂合性缺失，无 EGFR 基因扩增（Meyer-Puttlitz et al 1997）。

胶质肉瘤约占胶质母细胞瘤的 2%，肿瘤性间质成分和星形细胞成分混合存在。虽然胶质成分和间质成分非常明显，但细胞遗传学和分子遗传学研究表明两种成分均为肿瘤性胶质成分，尤其是 TP53 和 PTEN 基因突变的发现（Paulus et al 1994；Biernat et al 1995）。

大脑胶质瘤病是指肿瘤性胶质细胞，通常为星形细胞，弥漫性浸润大脑皮层的三个或三个以上脑叶（Nevin 1938）。大脑半球受累最常见，也可见于视交叉和视神经、下丘脑、中脑、丘脑、基底节、小脑半球和脊髓（Vates et al 2003）。不典型细胞聚集在白质纤维束之间。少突胶质细胞瘤性大脑胶质瘤病较罕见（Balko et al 1992）。由于存在内皮细胞增生和坏死，大多数大脑胶质瘤病符合 WHO Ⅲ级或Ⅳ级（Vates et al 2003）。

2.1.2　少突胶质细胞肿瘤和少突星形细胞肿瘤

- 少突胶质细胞肿瘤
  - 少突胶质细胞瘤 WHO Ⅱ级
  - 间变性少突胶质细胞瘤 WHO Ⅲ级
- 少突星形细胞肿瘤
  - 少突星形细胞瘤 WHO Ⅱ级
  - 间变性少突星形细胞瘤 WHO Ⅲ级

少突胶质细胞肿瘤和少突星形细胞肿瘤的分类分级与 2000 年分类标准一致，分为两个级别：少突胶质细胞瘤 / 少突星形细胞瘤（WHO Ⅱ级）和间变性少突胶质细胞瘤 / 少突星形细胞瘤（WHO Ⅲ级）。间变性肿瘤细胞密度增加、核分裂象增多，血管内皮细胞增生。类似于肥胖细胞的小细胞，核圆形，可见于间变性少突胶质细胞瘤和间变性少突星形细胞瘤，细胞质 GFAP 阳性，被称为小肥胖细胞和胶质纤维型少突胶质细胞（Kros et al 1996；Matyja et al 2001）。少突星形细胞肿瘤中星形细胞成分在数量上差异很大，可能与少突胶质细胞成分混合存在（弥散型），也可能与少突胶质细胞成分分开存在（双相型或致密型）（Hart et al 1974），后者在小的活检标本中无法被诊断。间变性肿瘤中坏死的解释目前还存在一些问题。典型的间变性少突胶质细胞瘤中坏死的出现并不提示生存期缩短（Miller et al 2006）。WHO 分类标准（2007）建议将伴坏死的间变性少突星形细胞瘤更名为"胶质母细胞瘤，含少突胶质细胞瘤成分"，并指出与典型的胶质母细胞瘤相比，其预后更好（He et al 2001；Kraus et al 2001），尤其是染色体 1p 缺失的病例（Kraus et al 2001；Eoli et al 2006）。

少突胶质细胞肿瘤 WHO 两级分类标准与先前提出的四级标准（Smith et al 1983；Mörk et al 1986）进行了对比。Daumas-Duport 和同事提出了以组织病理学特征和影像学特征为基础的两级分类标准：A 级无血管内皮细胞增生，增强扫描示肿瘤不强化；B 级血管内皮细胞增生，或增强扫描示肿瘤强化（Daumas-Duport et al 1997）。79 例患者（59 例 A 级，20 例 B 级）的随访资料表明 A 级的平均生存期为 11 年，B 级的平均生存期为 3.5 年（Daumas-Duport et al 1997）。

染色体 1p 单独缺失，或 1p/19q 联合缺失被认为是少突胶质细胞肿瘤的分子基因学特征。80% 以上的少突胶质细胞瘤存在 1p/19q 联合缺失（Jeuken et al 2004；Gonzales et al 2006），少突星形细胞瘤 1p/19q 联合缺失较少见。1p/19q 联合缺失是甲基化化疗药物敏感（Cairncross et al 1998）和术后无进展生存期延长（Cairncross et al 1998；Ino et al 2000、2001）的预测指标。在现今的 WHO 分类标准中，并未正式推荐用这一分子基因学特征来证实中枢神经系统肿瘤的少突胶质细胞谱系。

2.1.3 室管膜肿瘤
- 室管膜下瘤 WHO Ⅰ级
- 黏液乳头型室管膜瘤 WHO Ⅰ级
- 室管膜瘤 WHO Ⅱ级
  - 细胞型
  - 乳头状
  - 透明细胞型
  - 伸长细胞型
- 间变性室管膜瘤 WHO Ⅲ级

同 2000 年分类标准一样，室管膜肿瘤分为四类：室管膜下瘤、黏液乳头型室管膜瘤、室管膜瘤（细胞型、乳头状、透明细胞型和伸长细胞型）和间变性室管膜瘤。黏液乳头型室管膜瘤和室管膜下瘤被定为 WHO Ⅰ级，室管膜瘤及亚型被定为 WHO Ⅱ级，间变性室管膜瘤为 WHO Ⅲ级。与之前的分类标准一样，由于特殊的组织病理学特征和特异的解剖部位，室管膜下瘤和黏液乳头型室管膜瘤被从室管膜瘤中分离出来。肿瘤中出现大量核分裂象，血管内皮细胞增生和（或）坏死，应诊断为间变性室管膜瘤。只出现坏死，无活跃的核分裂象或血管内皮细胞增生，不应诊断为间变性室管膜瘤（Kurt et al 2006）。这样的病例常见于后颅凹，增殖指数常较低（Korshunov et al 2000）。

2.1.4 脉络丛肿瘤
- 脉络丛乳头状瘤 WHO Ⅰ级
- 不典型脉络丛乳头状瘤 WHO Ⅱ级
- 脉络丛癌 WHO Ⅲ级

脉络丛肿瘤分类中的三个亚型代表了从良性到恶性的不同恶性程度。不典型脉络丛乳头状瘤在 2000 年被加入 WHO 分类标准中，与脉络丛乳头状瘤鉴别的要点是核分裂象增加。基于一项 164 例脉络丛肿瘤的研究（Jeibmann et al 2006），不典型脉络丛乳头状瘤于 2007 年被正式加入 WHO 分类标准中。在肿瘤中每 10 个高倍镜视野出现两个或两个以上核分裂象应诊断为不典型脉络丛乳头状瘤。脉络丛癌的诊断标准是以下五项间变性特征中至少出现四项：核分裂象多见（>5/10HPF）、细胞密度增加、核多形性、模糊的乳头状结构伴肿瘤细胞结构不清及坏死（Paulus & Brandner 2007）。脑实质浸润常见。在免疫组织化学上脉络丛上皮的甲状腺素运载蛋白（Paulus & Janisch 1990）和 SYN（Kepes & Collins 1999）阳性，有

助于同其他乳头状肿瘤鉴别，尤其是转移性乳头状癌。

2.1.5 其他神经上皮肿瘤
- 星形母细胞瘤
- 第三脑室脊索样胶质瘤 WHO Ⅱ级
- 血管中心性胶质瘤 WHO Ⅰ级

这一分类取代了 2000 年分类标准中的"起源不定的胶质瘤"。

1930 年，Bailey 和 Bucy 最先提出了星形母细胞瘤，用来指一类由星形细胞放射状排列在血管周围形成血管周围假菊形团的胶质肿瘤。神经病理学家对星形母细胞是否作为一个单独的种类从星形细胞瘤中分离出来，或作为星形细胞瘤的一个亚型，尚未达成一致意见，因为星形母细胞瘤的形态学特征也可出现在间变性星形细胞瘤和胶质母细胞瘤中。由于缺乏足够的临床病理资料，2007 年分类标准未对星形母细胞瘤进行定级。星形母细胞瘤边界清楚，肿瘤全切除，预后较好（Bonnin & Rubinstein 1989；Brat et al 1999a）。

第三脑室脊索样胶质瘤报道的病例不足 50 例，组织起源尚不明确。第一例是作为罕见的脑膜瘤变异型被报道的，表达胶质纤维酸性蛋白（GFAP）（Wanschitz et al 1995）。近期的研究对超微结构特征进行分析，认为其起源于室管膜细胞（Leeds et al 2006；Jain et al 2008）。脊索样胶质瘤可在原位发生恶性进展（Kurian et al 2005），被定为 WHO Ⅱ级。

血管中心性胶质瘤是一种低级别（WHO Ⅰ级），无恶性进展的肿瘤，可能但不确定是否为胶质起源，最常见于大脑半球。报道的病例少于 30 例，通常发生于儿童和年轻人（Lellouch-Tubiana et al 2005；Wang et al 2005；Preusser et al 2006）。大多数患者有复杂部分性发作癫痫病史。

2.1.6 神经元和混合性神经元 - 胶质肿瘤
- 小脑发育不良性节细胞瘤（Lhermitte-Duclos）WHO Ⅰ级
- 婴儿促纤维增生型星形细胞瘤 / 节细胞胶质瘤 WHO Ⅰ级
- 胚胎发育不良性神经上皮肿瘤 WHO Ⅰ级
- 节细胞瘤 WHO Ⅰ级
- 节细胞胶质瘤 WHO Ⅰ级
- 间变性节细胞胶质瘤 WHO Ⅲ级

- 中枢神经细胞瘤 WHO Ⅱ级
- 脑室外神经细胞瘤 WHO Ⅱ级
- 小脑脂肪神经细胞瘤 WHO Ⅱ级
- 乳头状胶质神经元肿瘤 WHO Ⅰ级
- 第四脑室形成菊形团的胶质神经元肿瘤 WHO Ⅰ级
- 副神经节瘤（脊髓）WHO Ⅰ级

除了间变性节细胞胶质瘤和少部分神经细胞瘤，神经元和混合性神经元 – 胶质肿瘤呈无进展性生物学行为。两个新亚型被加入：乳头状胶质神经元肿瘤和第四脑室形成菊形团的胶质神经元肿瘤。

小脑发育不良性节细胞瘤究竟是肿瘤还是错构瘤，仍存在争议。1920 年，第一例病例被报道（Lhermitte & Duclos 1920），这一病变与 Cowden 综合征有关（Padberg et al 1991）。

1984 年，Taratuto 和同事将发生于大脑表面的具有明显结缔组织增生的星形细胞肿瘤命名为脑膜大脑星形细胞瘤。1987 年，VandenBerg 和同事报道了一组幕上多向分化的结缔组织增生性神经上皮肿瘤，并命名为婴儿促纤维增生性节细胞胶质瘤（DIG）。这一亚型被加入 1993 年 WHO 分类标准中。2000 年和 2007 年的分类标准使用了婴儿促纤维增生性星形细胞瘤 / 节细胞胶质瘤这一名称，这类肿瘤主要表现为星形细胞或混合性星形细胞 / 节细胞的形态学特征，且无恶性进展，被定为 WHO Ⅰ级。

胚胎发育不良性神经上皮肿瘤（dysembryoplastic neuroepithelial tumor，DNET）在 1998 年由 Daumas-Duport 和她的同事最先报道（Daumas-Duport et al 1988b）。尽管最初认为 DNET 是发育不良的错构瘤性病变，但它们仍被认为是一种肿瘤。DNET 呈惰性的临床表现，年轻人早期可表现为复杂部分性癫痫发作，且对药物耐受。大体标本上呈多结节病变，局限于皮质，或累及皮质和白质。大多数发生于颞叶，常累及中线结构（Daumas-Duport 1993），也可发生于尾状核（Cervera-Pierot et al 1997）、小脑（Daumas-Duport et al 1988b；Kuchelmeister et al 1995）和脑桥（Leung et al 1994）。组织学特征是特殊的胶质神经元成分，小神经元分布在与皮质表面垂直的束状结构之间，间隙内充满黏液样 / 黏液物质，并可见成熟神经元。小细胞最初被认为具有少突胶质细胞特征，但免疫组织化学 SYN 和 NSE 阳性（Leung et al 1994），提示为神经源性。电镜发现其含有致密的核心神经内分泌颗粒和微管，在与其他细胞接触的过程中，电子致密膜增厚，突触典型，可证实为神经源性（Leung et al 1994）。

DNET 分为三个亚型：单纯型、复杂型和非特异型（Daumas-Duport 1993）。单纯型只包含胶质神经元成分，复杂型包含一个或一个以上的胶质结节及胶质神经元成分，胶质结节可为星形胞或少突胶质细胞，邻近大脑皮质发育不良，呈异常纹理样排列及神经元错构。非特异型存在争议，因缺乏胶质神经元成分和多结节结构，临床及放射学特征与低级别胶质瘤重叠，尤其是毛细胞型星形细胞瘤和少突胶质细胞瘤。随访研究证实大多数 DNET 呈良性生长（Daumas-Duport et al 1988b；Daumas-Duport 1993；Taratuto et al 1995），但少数 DNET 可能演变为少突胶质细胞瘤或与少突胶质细胞瘤并存（Gonzales et al 2007）。

节细胞瘤和节细胞胶质瘤代表一类神经上皮性肿瘤的组织学特点。节细胞瘤主要包含或仅包含成熟的神经节细胞成分，节细胞胶质瘤包含神经节细胞和胶质细胞两种成分。这类肿瘤可发生在中枢神经系统的任何部位，但大多数节细胞胶质瘤发生在颞叶，常与颞叶癫痫发作有关（Wolf & Wiestler 1995；Luyken et al 2003）。节细胞瘤和节细胞胶质瘤都被定为 WHO Ⅰ级。

间变性节细胞胶质瘤（WHO Ⅲ级）的间变性是指胶质成分出现类似间变性星形细胞瘤和胶质母细胞瘤的特征，如核分裂象增多、血管内皮细胞增生、坏死及增殖指数增高。可见恶性转化，如良性的节细胞胶质瘤复发后出现间变性特征（Mittelbronn et al 2007）。一项研究认为，大于 5% 的胶质细胞出现抗凋亡蛋白 survivin 的表达，与术后复发及间变性进展有关（Rousseau et al 2006）。

中枢神经细胞瘤是一类具有明显组织学特征的肿瘤，由小细胞组成，具有神经细胞的免疫组织化学和超微结构特征（Hassoun et al 1982；Townsend & Seaman 1986）。这类肿瘤最常发生于侧脑室近 Monro 孔处。在其是神经细胞源性的首次报道之前，这类肿瘤被认为是室管膜瘤或脑室内少突胶质细胞瘤。一些病例中肿瘤细胞既表达神经细胞标志物，也表达星形细胞标志物（Tsuchida et al 1996），因此被命名为胶质神经细胞瘤（Min et al 1995）。另外一些成熟的神经节细胞和神经细胞混合性病例被命名为神经节细胞神经细胞瘤（Funato et al 1997）。一类发生于小脑半球白质，组织学、免疫组织化学和超微结构特征与中枢神经细胞瘤相似的肿瘤，被命名为大脑或脑室外神经细胞瘤（Nishio et al 1992）。神经细胞瘤也可发生在脊髓（Coca et al 1994；Tatter et al 1994）。大多数中枢神经细胞瘤呈无进展性生长，被定为WHO Ⅱ级。颅内和脊髓播散的病例较罕见（Yamamoto et al 1996；Eng et al 1997）。局部复发的可能性与Ki-67/MIB-1增殖指数有关（Soylemezoglu et al 1997）。一些小脑神经细胞肿瘤可出现明显的成熟性脂肪组织成分，被命名为小脑脂肪神经细胞瘤，由于能局部复发（Jenkinson et al 2003），被定为WHO Ⅱ级。2000年之前的WHO分类标准将其归为髓母细胞瘤的一个亚型（Bechtel et al 1978；Budka & Chimelli 1994；Soylemezoglu et al 1996）。分子遗传学研究证实小脑脂肪神经细胞瘤和髓母细胞瘤明显不同（Horstmann et al 2004）。

乳头状胶质神经元肿瘤是神经元和混合性神经元–胶质肿瘤分类中的两个新亚型之一。1996年以假乳头状神经节细胞神经细胞瘤的名称最先被报道（Komori et al 1996），后来被称为乳头状胶质神经元肿瘤（Komori et al 1998），是低级别（WHO Ⅰ级），无进展性肿瘤，最常发生于颞叶（Komori et al 1998）。最明显的组织学特征是以血管为中心的乳头状结构，围以一层或多层小胶质细胞，其中含有Olig2阳性的少突胶质细胞（Tanaka et al 2005）。小或中等大小的神经细胞，以及大的成熟的神经节细胞可出现在乳头之间，这些细胞表达神经抗原：SYN、NSE、Ⅲ类微管蛋白和NeuN（Komori et al 1998；Chen et al 2006）。

第四脑室形成菊形团的胶质神经元肿瘤是神经元和混合性神经元–胶质肿瘤分类中的第二个新亚型，被定为WHO Ⅰ级。第一例以小脑胚胎发育不良性神经上皮肿瘤被报道（Kuchelmeister et al 1995）。随后更多的病例证实这类肿瘤具有不同的特征（Komori et al 2002），最常发生于第四脑室，局限性累及小脑蚓部、脑干及大脑导水管（Komori et al 2002）。组织学特征是小神经细胞形成Homer-Wright菊形团和血管周围假菊形团，免疫组织化学SYN强阳性（Komori et al 2002）。菊形团和假菊形团分布在大量梭形和星形细胞之间，也可见到小的少突胶质样细胞。

第四脑室内菊形团的胶质神经元肿瘤不应与具有神经毡结构的胶质神经元肿瘤相混淆。后者为侵袭性肿瘤，可见SYN强阳性的神经毡或神经毡样物质，散在分布于典型的间变性星形细胞瘤或胶质母细胞瘤之间（Teo et al 1999）。神经毡周围围以小的少突胶质样细胞，偶见表达神经标志物（NeuN，Hu）的大细胞（Teo et al 1999；Prayson & Abramovich 2000）。肿瘤呈进展性生长，与高级别的胶质成分保持一致（Teo et al 1999；Varlet et al 2004）。具有神经毡结构的胶质神经元肿瘤在2007年的分类标准中未被列为单独的亚型，但被加入间变性星形细胞瘤和多形性胶质母细胞瘤组织学异型的讨论中（Kleihues et al 2007）。

副神经节瘤起源于神经嵴，发生于髓外硬膜内，常见于马尾（Gelabert-Gonzalez 2005），被定为WHO Ⅰ级，具有与中枢神经系统外的副神经节瘤相同的组织病理学特征。

2.1.7 松果体区肿瘤

- 松果体细胞瘤 WHO Ⅰ级
- 中分化松果体实质瘤 WHO Ⅱ/Ⅲ级
- 松果体母细胞瘤 WHO Ⅳ级
- 松果体区乳头状肿瘤 WHO Ⅱ/Ⅲ级

2000年分类标准对松果体区肿瘤进行了分类。松果体区乳头状肿瘤是一个新亚型。松果体细胞瘤是低级别（WHO Ⅰ级），生长缓慢的肿瘤，不累及松果体外的组织，不发生脑脊液播散（Fauchon et al 2000）。肿瘤细胞的形态学特征似松果体主质细胞，形成菊形团或弥散排列，一致性表达SYN，也表达其他神经元标志物NSE、NF、tau蛋白和Ⅲ类β微管蛋白（Yamane et al 2002），以及感光蛋白视网膜S抗原和视紫红质（Perentes et al 1986；Illum et al 1992）。

中分化松果体实质瘤由SYN阳性的小神经细胞弥漫排列而成，与松果体细胞瘤相比，典型的Homer-Wright菊形团更少见。依据核分裂象、有无坏死以及NF蛋白表达程度，被定为WHO Ⅱ或Ⅲ级（Jouvet et al 2000；Fauchon et al 2000）。

松果体母细胞瘤是一类恶性的松果体实质细胞肿瘤（WHO Ⅳ级），可发生脑脊液播散，也可发生中枢神经系统外转移，尤其是骨转移（Constantine et al 2005）。脑室腹腔分流术可引起肿瘤发生腹膜播散（Gururangan et al 1994），立体定向活检也可引起肿瘤播散（Rosenfeld et al 1990）。组织学上，松果体母细胞瘤类似于原始神经外胚层肿瘤，含弥漫分布的未分化小细胞，核深染，Homer-Wright 菊形团和 Flexner-Wintersteiner 菊形团散在分布，核分裂象和坏死常见。松果体母细胞瘤可能是三边视网膜母细胞瘤综合征（双侧视网膜母细胞瘤和松果体母细胞瘤）的一个组成部分（De Potter et al 1994）。

2003 年，Jouvet 和同事首次将松果体区乳头状肿瘤作为一种不同的肿瘤进行描述，其细胞起源不清，依据免疫组织化学和超微结构特征，认为可能起源于松果体中残存的联合下器的特定室管膜细胞。与松果体实质细胞肿瘤鉴别的要点是角蛋白阳性（Fèvre-Montange et al 2006），SYN 局灶弱阳性（Jouvet et al 2003）。报道的病例不足 50 例，生物学行为不定，相当于 WHO Ⅱ级和Ⅲ级（Fèvre-Montange et al 2006）。

2.1.8　胚胎性肿瘤

- 髓母细胞瘤 WHO Ⅳ级
  - 促纤维增生 / 结节型髓母细胞瘤
  - 伴有广泛结节的髓母细胞瘤
  - 间变型髓母细胞瘤
  - 大细胞髓母细胞瘤
- 中枢神经系统原始神经外胚层肿瘤 WHO Ⅳ级
  - CNS 神经母细胞瘤
  - CNS 节细胞神经母细胞瘤
  - 髓上皮瘤
  - 室管膜母细胞瘤
- 非典型畸胎样 / 横纹肌样肿瘤 WHO Ⅳ级

胚胎性肿瘤包括髓母细胞瘤、原始神经外胚层肿瘤（primitive neuroectodermal tumor，PNET）和非典型畸胎样 / 横纹肌样肿瘤。

在 WHO 分类标准（2000）中，髓母细胞瘤作为单独的一类肿瘤从中枢神经系统 PNET 中分离出来。最初，所有中枢神经系统胚胎性肿瘤，无论发生在任何部位，都被认为是 PNET（Rorke 1983）。由于认识到髓母细胞瘤起源于小脑皮质外颗粒层，而非原始神经上皮，并具有与幕上 PNET 不同的基因学特征（Russo et al 1999；Cenacchi & Giangaspero 2004），因此 2000 年分类标准对其进行了细化。与 PNET 相比，髓母细胞瘤对放疗和化疗更敏感（McNeill et al 2002）。

髓母细胞瘤的亚型也已被逐渐认识。促纤维增生 / 结节型髓母细胞瘤中可见局限的无网状纤维区，称为白岛，由具有神经元表型的细胞组成，分散在高密度细胞之间。与经典型髓母细胞瘤相同，这些高密度细胞体积小，呈多角形，核深染，可见细胞核重叠及核周空晕（McManamy et al 2007）。白岛可仅在局部出现。伴有广泛结节的髓母细胞瘤是指白岛较大，占肿瘤绝大部分的一类髓母细胞瘤。促纤维增生和结节并不影响存活率（Verma et al 2008）。与经典型髓母细胞瘤相比，间变型髓母细胞瘤核异型性更明显，核分裂象和凋亡更多见。从经典型髓母细胞瘤进展为间变型髓母细胞瘤的病例已有报道，经典型髓母细胞瘤和间变型髓母细胞瘤的混合性肿瘤也可见到。间变型髓母细胞瘤也可与大细胞髓母细胞瘤相重叠。大细胞髓母细胞瘤由大的上皮样细胞组成，核大，核分裂象、核凋亡及坏死多见（Giangaspero et al 1992；Verma et al 2008）。

中枢神经系统（CNS）原始神经外胚层肿瘤（cPNET）在 2007 年分类标准中被保留下来。这是一类复杂的胚胎性肿瘤，发生于幕上，组成细胞与神经系统发育过程中的原始神经上皮相似。新生儿大脑中残存的原始神经上皮被认为是脑室周生发基质。这类肿瘤常见于儿童，只有少数发生于成人（Ohba et al 2008）。胶质瘤颅内放疗数年后可继发 cPNET（Barasch et al 1988；Baborie et al 2007）。免疫组织化学证实 cPNET 可向神经元或胶质方向分化。肿瘤主要或只向神经元方向分化，且无成熟的节细胞形成时，被称为 CNS 神经母细胞瘤。而 CNS 节细胞神经母细胞瘤既含有成熟的节细胞，也具有神经母细胞瘤的特征。cPNET 虽然与髓母细胞瘤具有重叠的组织学特征，但 cPNET 可通过 RAS 相关家族 1（RASSF1A）基因（Chang et al 2005）和 p14/ARF 基因（Inda et al 2006）启动子甲基化予以鉴别。

与 2000 年和 2000 年以前的 WHO 分类标准相同，髓上皮瘤和室管膜母细胞瘤是 cPNET 的亚型，不是单独的胚胎性肿瘤。这两种罕见的肿瘤都发生于新生儿和年龄较小的儿童。

非典型畸胎样 / 横纹肌样肿瘤（atypical teratoid/rhabdoid tumor，ATRT）是另一种罕见的恶性混合性胚胎性肿瘤，由横纹肌样（类似于横纹肌瘤或横纹肌肉瘤）、原始神经上皮、间质和上皮成分组成（Rorke et al 1996）。这类肿瘤几乎全部发生于 3 岁以下的儿童，已有少数几例成人 ATRT 被报道（Makuria et al 2008）。最常见于大脑半球的白质、小脑、小脑脑桥角和脑干。通过脑脊液发生脊髓播散是 ATRT 的常见并发症（Hilden et al 2004）。染色体 22q11.2 INI-1 基因缺失 / 突变或表达减少有利于 ATRT 的诊断（Biegel 2006）。BAF47（INI-1 基因的蛋白产物）免疫组织化学染色也被加入到分子学分析中（Haberler et al 2006）。

2.2 脑神经和椎旁神经肿瘤

- 神经鞘瘤 WHO Ⅰ级
  - 细胞性
  - 丛状
  - 黑色素性
- 神经纤维瘤 WHO Ⅰ级
  - 丛状
- 神经束膜瘤
  - 神经束膜瘤 NOS WHO Ⅰ / Ⅱ级
  - 恶性神经束膜瘤 WHO Ⅲ级
- 恶性外周神经鞘瘤（malignant peripheral nerve sheath tumor，MPNST）WHO Ⅱ / Ⅲ / Ⅳ级
  - 上皮样 MPNST
  - 伴间质分化的 MPNST
  - 黑色素性 MPNST
  - 伴腺管分化的 MPNST

除加入恶性神经束膜瘤外，脑神经和椎旁神经肿瘤分类在 2000 年分类标准的基础上未进行改进。

经典神经鞘瘤具有双相组织学特点：致密 Antoni A 区与疏松 Antoni B 区混合存在。Antoni A 区可见 Verocay 小体，细胞核呈栅栏状排列。脑膜细胞成分见于神经纤维瘤病 2 型相关的神经鞘瘤（Ludeman et al 2000）。在小脑脑桥角和内听道，神经鞘瘤最常累及第Ⅷ对脑神经，也可累及三叉神经和面神经（Akimoto et al 2000；Ugokwe et al 2005）。发生于大脑实质的神经鞘瘤非常罕见，与脑神经无关（Casadei et al 1993）。

细胞性神经鞘瘤主要由 Antoni A 区组成，缺乏 Verocay 小体，可见散在核分裂象，增殖指数较高，具有局部复发的倾向（Casadei et al 1995）。

丛状神经鞘瘤好发于皮肤和皮下组织的神经，与神经纤维瘤病 2 型和神经鞘瘤病有低度相关性（Reith & Goldblum 1996）。

黑色素性神经鞘瘤最常发生于脊神经，需与黑色素肿瘤鉴别（Er et al 2007）。电镜证实单个肿瘤细胞围以基底膜物质，有助于鉴别。黑色素性神经鞘瘤中可见到黑色素小体，也可见到砂砾体，尤其在 Carney 复合症的肿瘤中（Kurtkaya-Yapicier et al 2003）。

神经纤维瘤由施万细胞和成纤维细胞混合而成。小的轴突结构可被标记，免疫组织化学 NFP 阳性，也可见到少量神经束膜细胞，免疫组织化学 EMA 阳性。丛状神经纤维瘤是神经纤维瘤病 1 型的特征性病变。

1978 年，神经束膜瘤首次作为软组织肿瘤被报道，根据超微结构特点，神经束膜细胞被证实（Lazarus et al 1978）。2000 年，神经束膜瘤被加入 WHO 中枢神经系统肿瘤分类中。所有报道的病例均累及外周神经，尤其是手指和手掌的神经（Fetsch & Miettinen 1997）。免疫组织化学特异表达上皮膜抗原 EMA 和葡萄糖转运蛋白 Glut-1（Hirose et al 2003）。染色体 22q 部分或整条臂缺失也是神经束膜瘤的特征（Giannini et al 1997）。大多数神经束膜瘤为良性（WHO Ⅰ级），但可局部复发和远处转移（Fukunaga 2001）。

恶性外周神经鞘瘤（malignant peripheral nerve sheath tumor，MPNST）包含一系列的组织病理学特征，除了常见的梭形细胞异型外，还包括上皮样、腺管型和伴间质分化的亚型（恶性蝾螈瘤）。MPNST 本质上呈间变性或恶性特征，这些特征不存在于良性神经鞘瘤中。恶性特征包括：弥漫或局灶细胞密度增高、交叉簇状排列的多形性梭形细胞、核大且不典型，核分裂象多见（每 10 个高倍镜视野大于 4 个核分裂象），浸润邻近软组织。具有以上特征的 MPNST 被定为 WHO Ⅲ级。出现坏死提示 WHO Ⅳ级。大部分 MPNST 与神经纤维瘤病 1 型相关，最常累及椎旁软组织、臀部和大腿软组织及臂丛神经。MPNST 罕见累及脑神经（Kudo et al 1983；McLean et al 1990）。

2.3 脑膜肿瘤

2.3.1 脑膜皮细胞肿瘤
- 脑膜瘤
  - 脑膜皮细胞型 WHO Ⅰ级
  - 纤维型（纤维母细胞型）WHO Ⅰ级
  - 过渡型（混合型）WHO Ⅰ级
  - 砂砾体型 WHO Ⅰ级

- 血管瘤型 WHO I级
- 微囊型 WHO I级
- 分泌型 WHO I级
- 富于淋巴浆细胞型 WHO I级
- 化生型 WHO I级
- 脊索样型 WHO II级
- 透明细胞型 WHO II级
- 非典型 WHO II级
- 乳头状 WHO III级
- 横纹肌样型 WHO III级
- 间变性（恶性）WHO III级

脑膜瘤仍然是令人困惑的一组肿瘤，在肿瘤分级以及组织病理学特征和生物学行为相关性方面存在挑战。在 2007 年分类标准中，I级脑膜瘤被认为具有低潜能的局部复发和恶性进展，而II级和III级具有更高的潜能。

与 WHO 分类标准（2000）一样，WHO I级脑膜瘤共有九种亚型。

脊索样型和透明细胞型脑膜瘤局部复发率高，被定为 WHO II级（Couce et al 2000；Zorludemir et al 1995）。

非典型脑膜瘤和间变性（恶性）脑膜瘤的组织学诊断标准包含在 2000 年和 2007 年 WHO 分类标准中，是依据 Perry 和同事在 Mayo 临床中心进行的两项大的研究制订的（Perry et al 1997b，1999）。在这些研究中，非典型脑膜瘤被定义为每 10 个高倍镜视野含有 4 个或 4 个以上核分裂象；或含有 3 个或 3 个以上下列特征：细胞密度高，小细胞大核，核浆比例增高，核仁明显，无定型或片状生长方式和局部"海绵状"或"地图样"坏死。具备以上特征的脑膜瘤复发率是普通 I级脑膜瘤的 8 倍。另一项早期的研究关注将坏死作为局部复发的预测因素（McLean et al 1993）。

在 Mayo 临床研究中，间变性（恶性）脑膜瘤（WHO III级）表现的组织学恶性特点远比非典型脑膜瘤多。显著的恶性特点：癌样、黑色素瘤或肉瘤，和（或）高核分裂指数（每 10 个高倍镜视野 20 个或 20 个以上核分裂象）。

尽管 WHO I级、非典型（WHO II级）和间变性（恶性；WHO III级）脑膜瘤组织学上存在差别，但 12% 以上的 I级脑膜瘤 5 年内可复发（Perry et al 1997b）。I级脑膜瘤预测复发潜能的组织学特征还未确定。1997 年，Perry 和同事研究

发现大脑浸润是肿瘤复发的重要预测因素。但浸润性 I级脑膜瘤与浸润性非典型脑膜瘤（WHO II级）相比，平均生存期无明显差异。2007 年，WHO 分类标准未将脑浸润作为非典型脑膜瘤和恶性脑膜瘤的诊断标准。

几项分子基因学研究发现，无论脑浸润与否，WHO I级脑膜瘤染色体 1p 和 14q 缺失与局部复发率增高有关（Cai et al 2001；Maillo et al 2007；Pfisterer et al 2008）。另一项研究发现，染色体 1p 和 14q 缺失与高 MIB-1 标记指数密切相关（Pfisterer et al 2008）。位于染色体 9p.21 的 p16 缺失或 9 号染色体多倍体与非典型脑膜瘤进展为间变性脑膜瘤高度相关，患者生存期更短（Perry et al 2002；Lopez-Gines et al 2004）。

乳头状脑膜瘤和横纹肌样型脑膜瘤是进展性脑膜瘤，被定为 WHO III级。乳头状脑膜瘤可见脑膜瘤成分中混有乳头状或假乳头状结构，纤维血管轴心周围被覆层状排列的非典型肿瘤细胞，及肿瘤细胞浸润纤维血管轴心形成实性乳头状结构。大多数乳头状脑膜瘤浸润脑实质（Ludwin et al 1975）。罕见病例可发生脑脊髓外转移，尤其是肺（Ludwin et al 1975；Pasquier et al 1986；Kros et al 2000）。

像其他横纹肌样型肿瘤一样，横纹肌样型脑膜瘤由大细胞组成，核偏位，细胞质丰富，嗜酸性，含散在透明核包涵体，较脑膜皮细胞易辨认。横纹肌样型细胞不表现骨骼肌分化的特点，免疫组织化学表达 EMA 和 vimentin，表现脑膜皮细胞的特点。电镜检查发现了一系列含丝状包涵体的细胞、典型横纹肌样型细胞和具脑膜皮细胞特征的细胞。这些细胞特征是由细胞膜内陷，与细胞内的紧密连接交叉而形成的（Perry et al 1998）。

2.3.2 间叶性、非脑膜皮细胞肿瘤

- 脂肪瘤
- 血管脂肪瘤
- 冬眠瘤
- 脂肪肉瘤
- 孤立性神经纤维瘤
- 纤维肉瘤
- 恶性纤维组织细胞瘤
- 平滑肌瘤
- 平滑肌肉瘤

- 横纹肌瘤
- 横纹肌肉瘤
- 软骨瘤
- 软骨肉瘤
- 骨瘤
- 骨肉瘤
- 骨软骨瘤
- 血管瘤
- 上皮样血管内皮瘤
- 血管周细胞瘤 WHO Ⅱ级
- 间变性血管周细胞瘤 WHO Ⅲ级
- 血管肉瘤
- 卡波西肉瘤
- 尤文肉瘤-外周原始神经外胚层肿瘤

由于对发生于脑膜的间叶性肿瘤认识加深，2000年分类标准明显增加了这类肿瘤的种类。在2000年分类标准中，良性和恶性肿瘤被放在一起，分级是从 WHO Ⅰ级的良性肿瘤到 WHO Ⅳ级的高度恶性肉瘤进行划分。最重要的是并非所有这类肿瘤，与发生于中枢神经系统外软组织和骨组织的相应肿瘤，在组织病理学特征和生物学行为方面保持一致。特殊的种类包括：孤立性纤维瘤、血管周细胞瘤和尤文肉瘤/外周原始神经外胚层肿瘤（Ewing's sarcoma/peripheral primitive neuroectodermal tumor，EWS-pPNET）。

孤立性纤维瘤（solitary fibrous tumor，SFT）最常见于胸膜腔和胸腔（Klemperer & Rabin 1931；Suster et al 1995），但也可见于软组织、实性器官、胃肠道和泌尿生殖道的多个部位。SFT 组织起源不清，超微结构具有成纤维细胞和肌纤维母细胞的分化特点（El-Naggar et al 1989；Hasegawa et al 1996）。1996年原发性脑膜 SFT 首次被报道（Caniero et al 1996）。所有部位 SFT 均由交叉束状排列的梭形细胞组成，类似于纤维肉瘤，免疫组织化学 CD34、vimentin 和 bcl-2 阳性，EMA 阴性、S-100、角蛋白和黑色素细胞标志物也阴性（Caniero et al 1996）。大多数颅内 SFT 无恶性进展，但也有恶性进展的罕见病例（Ogawa et al 2004）。与脑膜瘤不同的是 SFT 含有大量染色体异常，染色体 3p21-p26 缺失见于颅内 SFT，可与颅外 SFT 鉴别（Martin et al 2002）。

尽管 WHO 软组织肿瘤分类标准整合了血管周细胞瘤和 SFT（Gillou et al 2002），但在2007年中枢神经系统肿瘤分类标准中，脑膜血管周细胞瘤仍与 SFT 分开，单独分类。脑膜血管周细胞瘤分为两级：血管周细胞瘤（WHO Ⅱ级）和间变性血管周细胞瘤（WHO Ⅲ级）。血管周细胞分类的难点在于其与 SFT 和低表达 EMA 的纤维性脑膜瘤组织学特征存在重叠（Perry et al 1997c）。脑膜血管周细胞瘤的组织起源存在争议，同 SFT 一样，成纤维细胞起源而非血管周细胞起源已被提出（Fletcher 2006）。

中枢神经系统原始神经外胚层肿瘤（cPNET）和外周原始神经外胚层肿瘤（pPNET；尤文肉瘤/pPNET）易混淆。后者最常发生于中枢神经系统外，可累及软组织、外周神经和实性器官，如肾上腺、子宫、卵巢和肾脏。发生于骨的 pPNET 组织病理学特征与尤文肉瘤家族的肿瘤（Ewing's sarcoma family of tumors，ESft）重叠。pPNET 表达 MIC2 糖蛋白（CD99），可与 cPNET 鉴别，说明 pPNET 存在特别的嵌合基因，被称为 EWS-FLI1（Ishii et al 2001；Cenacchi & Giangaspero 2004）。虽然大多数 pPNET 发生在中枢神经系统外，但也有发生于颅内和脊髓的罕见病例（Kampan et al 2006）。

2.3.3 原发黑色素细胞病变

- 弥漫性黑色素细胞增多症
- 黑色素细胞瘤
- 恶性黑色素细胞瘤
- 脑膜黑色素瘤病

软脑膜黑色素细胞起源于神经嵴，可形成良性、中间级别到高度恶性的一系列肿瘤。这类肿瘤不常见，约占中枢神经系统原发肿瘤的1%以下。弥漫性黑色素细胞增多症和黑色素瘤病常为 OTA 综合征神经皮肤黑变病和色素痣的一部分（Kadonaga & Frieden 1991；Balmaceda et al 1993；Piercecchi-Marti et al 2002）。恶性黑色素细胞瘤与黑色素细胞瘤的区别在于：细胞密度增加；细胞核和细胞多形性；不典型核分裂象多见，和高 Ki-67 标记指数（≥8%）（Brat et al 1999b）。恶性黑色素细胞瘤可侵及脑或脊髓实质。脑膜黑色素瘤病可见多灶恶性黑色素细胞瘤，是由生发或蛛网膜下腔播散形成的。黑色素细胞瘤可偶发软脑膜播散（Bydon et al 2003）。原发脑膜黑色素细胞肿瘤需要与其他发生黑化作用的肿瘤鉴别，尤其是黑色素性神经鞘瘤和罕见的婴儿黑色素性神经上皮肿瘤（视网膜原基瘤）（Pierre-Kahn et al 1992）。

2.3.4 其他脑膜相关肿瘤

· 血管母细胞瘤

血管母细胞瘤，也称毛细血管母细胞瘤，约占颅内原发肿瘤的2%，既可散发，也可是von Hippel Lindau（VHL）综合征的一部分（Hussein 2007）。40%以上的血管母细胞瘤与VHL综合征相关，可见染色体3p25-26突变（Catapano et al 2005）。散发肿瘤常为实性，最常发生于小脑。除小脑外，VHL相关肿瘤常累及脊髓和脑干，可发生软脑膜播散（Reyns et al 2003）。大脑血管母细胞瘤散发病例也可发生软脑膜播散（Sherman et al 2007）。

组织学特征是间质细胞围绕毛细血管或大的薄壁窦状血管，形成大小不一的小叶。血管母细胞瘤分为细胞型和网织纤维型两种亚型，细胞型含更多的间质细胞成分，更倾向于局部复发。多种染色体改变可用于区分这两种亚型（Rickert et al 2006）。间质细胞的起源存在争议，先前的免疫组织化学研究提示起源于神经上皮（Theunissen et al 1990），后来的研究提示起源于造血祖细胞（Gläsker et al 2006）。免疫组织化学有助于与转移性肾细胞癌鉴别，血管母细胞瘤间质细胞抑制素A阳性，肾细胞癌CD10阳性（Jung & Kuo 2005）。散发性和VHL相关性血管母细胞瘤都被定为WHO I级。

2.3.5 淋巴和造血系统肿瘤

· 恶性淋巴瘤
· 浆细胞瘤
· 粒细胞肉瘤

原发中枢神经系统淋巴瘤（primary central nervous system lymphoma，PCNSL）是一种不常见的结外非霍奇金淋巴瘤，可侵犯大脑实质、脑膜和眼（Commins et al 2006）。约90%为CD20阳性的弥漫性大B细胞淋巴瘤。Burkitt和Burkitt样淋巴瘤、淋巴母细胞性B细胞淋巴瘤和T细胞淋巴瘤约占淋巴瘤的10%（Kadoch et al 2006）。PCNSL发生于免疫功能低下的患者，常与潜在的EB病毒感染有关（Forsyth & DeAngelis 1996）。原癌基因MYC和PIM表达增加及突变，B淋巴细胞生长因子IL-4异位表达，影响p14ARF/p53/MDM2信号通路的基因缺失和启动子甲基化是PCNSL最常见的分子基因学改变（Montesinos-Rongen et al 2004；Rubenstein et al 2006；Kadoch et al 2006）。中枢神经系统不常见的淋巴瘤类型包括间变性大细胞淋巴瘤、大脑淋巴瘤病和血管内淋巴瘤（Gonzales 2003；Rollins et al 2005；Fonzoni & Ferreri 2006）。血管内淋巴瘤发生在PCNSL的最早期，随后可出现占位性病变（Imai et al 2004）。

PCNSL发病率在1973年为每年2.5例/100万人（占所有中枢神经系统原发肿瘤的1%以上），在1992年为每年30例/100万人（占所有中枢神经系统原发肿瘤的7%）。PCNSL发病率波动在上述范围之间（Corn et al 1997），在20世纪80年代后期到20世纪90年代早期达到峰值，反映出获得性免疫缺陷综合征（acquired immunodeficiency syndrome，AIDS）患者PCNSL的发病率高（Camilleri-Broet et al 1997）。20世纪90年代高度有效的抗病毒治疗（highly effective antiretroviral therapy，HAART）的发展明显降低了HIV相关中枢神经系统疾病的发病率，包括PCNSL（Sacktor et al 2001）。PCNSL是恶性肿瘤，但放化疗方案的改进已将平均生存期从小于12个月提高到了50~60个月（Abrey et al 2000；Pels et al 2003）。

大多数颅内浆细胞瘤累及颅骨，罕见发生于脑膜、海绵窦和垂体窝的病例。颅内浆细胞瘤可作为多发性骨髓瘤的早期表现（Wavre et al 2007）。

粒细胞肉瘤，也称为绿色瘤，指白血病细胞集合，常为髓系，可发生于多种器官。一些发生于脑和脊髓实质的病例已有报道（Yoon et al 1987；Fujii et al 2002；Colovi et al 2004）。这些病变可先于白血病相出现，并与白血病相相符，或在白血病相之后出现。

许多组织细胞肿瘤在WHO分类标准（2007）中未被提及。WHO分类标准包括以下肿瘤：朗格汉斯细胞组织细胞增生症、Rosai-Dorfman病、Erdheim-Chester病、嗜血性淋巴组织细胞增生症和幼年性黄色肉芽肿。

WHO中枢神经系统肿瘤分类（2007）的蓝皮书里详细介绍了这些肿瘤。

2.4 生殖细胞肿瘤

· 生殖细胞瘤
· 胚胎性癌
· 卵黄囊瘤
· 绒毛膜癌
· 畸胎瘤

- 成熟型
- 未成熟型
- 畸胎瘤恶变
- 混合性生殖细胞肿瘤

中枢神经系统生殖细胞肿瘤与泌尿生殖道和纵隔的生殖细胞肿瘤具有相似，但不完全相同的组织学特征，并以中枢神经系统外生殖细胞肿瘤同样的方法进行分类。最常见的颅内生殖细胞肿瘤是松果体生殖细胞瘤。其他部位包括鞍区和三脑室前（生殖细胞瘤）（Matsutam et al 1997），脉络丛（胚胎性癌和卵黄囊瘤）（Burger & Scheithauer 1994）和基底核（生殖细胞瘤和畸胎瘤）（Kobayashi et al 1989；Ng et al 1992）。OCT4蛋白核阳性逐渐取代PLAP来证实生殖细胞瘤的诊断，OCT4核阳性也可见于中枢神经系统胚胎性癌（Hattab et al 2005）。大多数中枢神经系统生殖细胞瘤c-kit（CD117）也呈强阳性（Hattab et al 2004）。这对生殖细胞瘤与非典型畸胎样/横纹肌样型肿瘤的鉴别非常有用（Edgar & Rosenblum 2008）。

2.5 鞍区肿瘤

- 颅咽管瘤 WHO Ⅰ级
  - 造釉细胞型
  - 乳头型
- 颗粒细胞瘤 WHO Ⅰ级
- 垂体细胞瘤 WHO Ⅰ级
- 腺垂体梭形细胞嗜酸细胞瘤 WHO Ⅰ级

在鞍区肿瘤分类中保留了颅咽管瘤和颗粒细胞瘤。垂体细胞瘤和腺垂体梭形细胞嗜酸细胞瘤是新增的亚型。

颅咽管瘤可能起源于颅咽管残余的上皮细胞（Goldberg & Eshbaught 1960）或由腺垂体细胞化生而来（Hunter 1955；Asa et al 1983）。一些也可能起源于Rathke囊残余上皮（Prabhu & Brown 2005）。1902年起源于颅咽管残余上皮的肿瘤首次被描述（Saxer 1902，cited in Karavitaki & Wass 2008）。1932年Cushing提出了颅咽管瘤的名称。

造釉细胞型亚型典型的组织学特征是细胞岛周围可见基底细胞样上皮，中间为松散的星形网状细胞过渡区，中央为成熟的角化鳞状上皮。钙化和角蛋白变性形成湿角化物，镜下呈油性黏性液体样，在造釉细胞型亚型中常见（Petito et

al 1976）。乳头型亚型几乎毫无例外地发生于成人，只有分化良好的鳞状上皮组成，罕见囊肿形成及钙化，也不形成湿角化物（Crotty et al 1995）。

颅咽管瘤是良性肿瘤，定为WHO Ⅰ级。恶性转化的罕见病例已有报道（Nelson et al 1988；Kristopaitis et al 2000）。术后发生颅内播散的特罕见病例也有报道，生存期短（Nomura et al 2002）。

在之前的WHO和其他中枢神经系统肿瘤分类中，多个名称用于颗粒细胞瘤，包括迷离瘤、颗粒细胞肌母细胞瘤、颗粒细胞神经瘤、垂体细胞瘤和Abrikossoff瘤。垂体细胞瘤现在被认为是一种胶质肿瘤，发生于神经垂体或漏斗。虽然颗粒细胞瘤和垂体细胞瘤都起源于神经垂体和漏斗的胶质成分，但不同亚群发生了不同的肿瘤类型（Takei et al 1980）。鞍区颗粒细胞瘤的组织病理学特征与发生于中枢神经系统外的颗粒细胞瘤一致，由弥散的多角形细胞组成，细胞质丰富，细颗粒状，嗜酸性，免疫组织化学S-100、CD68、α1-抗胰蛋白酶、α1-抗糜蛋白酶阳性。

鞍区颗粒细胞瘤被认为是良性肿瘤，WHO Ⅰ级。所谓不典型颗粒细胞瘤，核分裂象 ≥ 5/10HPF及Ki-67/MIB-1标记指数 ≥ 7%，已有报道（Kasashima et al 2000）。

垂体细胞瘤作为神经垂体和漏斗的一种特殊肿瘤首次在20世纪60年代早期被报道（Jenevein 1964）。组织病理学上，肿瘤由松散成束或散在分布的梭形细胞组成，免疫组织化学S-100和vimentin阳性，GFAP免疫反应不定（Brat et al 2000）。垂体细胞瘤本质上被认为是低级别（WHO Ⅰ级）胶质瘤，需与其他低级别胶质瘤鉴别，尤其是毛细胞型星形细胞瘤。

腺垂体梭形细胞嗜酸细胞瘤可能起源于腺垂体的滤泡星状细胞（Roncaroli et al 2002）。正常滤泡星状细胞认为能调节功能性腺垂体细胞的分泌活性，并作为抗原呈递细胞（Allaerts & Vankelecom 2005）。梭形细胞嗜酸细胞瘤的大体标本和影像学表现与垂体腺瘤相似，组织学上，由梭形细胞和上皮样细胞组成，免疫组织化学S-100、EMA和galactin 3阳性，垂体激素阴性。梭形细胞嗜酸细胞瘤SYN阴性可与无功能性垂体腺瘤鉴别。梭形细胞嗜酸细胞瘤报道的例数较少，大多数呈无恶性进展的生物学行为，在2007

年分类标准中被定为 WHO Ⅰ 级。两例高 Ki-67/MIB-1 标记指数的病例发生了局部复发（Kloub et al 2005）。

2.6 转移性肿瘤

转移性脑肿瘤的发生率是原发性脑肿瘤的 10 倍（Arnold & Patchell 2001）。经血源性播散，转移性肿瘤可发生于脑实质和脑膜。脑转移瘤的原发部位，按发病率降序排列，依次为肺、乳腺、结肠直肠、皮肤（黑色素瘤）、肾脏（肾细胞）和甲状腺（Nussbaum et al 1996）。10% 以上患者最初临床表现与原发部位不一致（Khan & DeAngelis 2003）。转移性黑色素瘤多见于额叶和颞叶，原发于乳腺的转移性癌常累及小脑和基底核，非小细胞肺癌最常转移至枕叶（Graf et al 1988）。脊髓的转移性肿瘤常累及硬膜外，或从受累的脊髓向外扩展。这些肿瘤最常由乳腺、前列腺、肺和肾脏的原发肿瘤转移而来（Mut et al 2005）。

免疫组织化学对确定转移性肿瘤的性质和原发肿瘤的可能部位非常重要，应该包括以下抗体：角蛋白、黑色素细胞标志物、甲状腺转录因子（TTF-1）、神经内分泌标志物和激素受体（reviewed by Becher et al 2006）。病理学家也需对转移到脑膜的罕见病例引起重视，这类肿瘤最常见的原发部位是乳腺（Aghi et al 2005）。

3　儿童脑肿瘤分类

尽管 1993、2000 和 2007 年 WHO 分类标准对儿童脑肿瘤的名称达成了共识，但仍存在一些特殊的问题。儿科神经病理学家常会遇到一些复杂的中枢神经系统肿瘤，没有特定的类别看起来是恰当的，且儿童胶质瘤与成人胶质瘤相比，特殊组织病理学特征与生物学行为的相关性更不明显（Gilles et al 2000a）。目前的分类标准，是以成人肿瘤组织病理学特征研究为基础的，用于儿童脑肿瘤存在困难（Brown et al 1998）。解剖部位似乎是儿童胶质瘤生物学行为的重要影响因素，例如小脑星形细胞瘤与大脑半球组织学相似的肿瘤相比，预后更好。Rorke 和同事（1985）提出的儿童脑肿瘤分类标准强调了胶质和神经元 – 胶质细胞瘤的混合性质，以及解剖部位对肿瘤生物学行为的影响。原始神经外胚层肿瘤（PNET）存在

的疾病分类学问题已解决，可分为以下亚型：未指定的 PNET（PNET-NOS）、含星形细胞、室管膜细胞、少突胶质细胞、神经细胞、黑色素细胞、间质细胞或混合性细胞成分的 PNET 和髓上皮瘤。小脑髓母细胞瘤和松果体母细胞瘤被认为是 PNET-NOS 的原型。髓上皮瘤被进一步分成以下亚型：未指定（NOS）的髓上皮瘤和含星形细胞、少突胶质细胞、神经细胞、黑色素细胞、间质细胞或混合性细胞成分的髓上皮瘤。未指定（NOS）的髓上皮瘤具有独特的组织学特征，颇似原始神经管。

4　中枢神经系统肿瘤的发病机制

中枢神经系统肿瘤，尤其是胶质瘤的发病机制本质上包括介导肿瘤细胞启动、分化和增殖基因的改变。这些基因编码生长因子及其受体、第二信使蛋白（影响细胞周期调控、凋亡和坏死）、转录因子和介导血管生成以及肿瘤细胞与胞外间质相互作用的蛋白质。癌基因改变（增加基因拷贝数、过表达）导致功能获得，而抑癌基因失活（缺失、易位）导致功能缺失。另外，表观遗传现象，尤其是启动子甲基化影响蛋白表达。祖细胞和胶质瘤干细胞的基因改变形成了耐受辅助治疗和促使肿瘤复发与进展的细胞群（Singh et al 2004）。家族性肿瘤综合征与胚系突变有关。与肿瘤发生相关的环境因素通过诱导体细胞突变发挥作用。除了在肿瘤发生中的作用，一些基因改变能影响肿瘤对辅助治疗的反应和肿瘤的生物学行为。

过去强调化学物质和病毒是中枢神经系统肿瘤发病的主要环境因素。使用移动电话导致的射频电磁辐射是否具有潜在的致病作用，最近引起了激烈的争论，这一争论是由临床和流行病学研究结果互相冲突引起的。

虽然化工原料与中枢神经系统肿瘤相关被一些早期的流行病学研究提出（Selikoff & Hammond 1982），但未被后来的调查证实，也无动物实验能证实化学物质可直接诱导肿瘤发生。在人类，病毒诱导中枢神经系统肿瘤发生的证据更具迫切性。实验动物研究已有力的证实在某些敏感的物种，一些病毒与中枢神经系统肿瘤密切相关。

4.1 化学物质诱导中枢神经系统肿瘤

4.1.1 流行病学研究

在 20 世纪 70 年代后期和 20 世纪 80 年代早期，流行病学研究发现石油和橡胶行业的工人中枢神经系统肿瘤的发生率高于预期，尤其是在北美和瑞典（Selikoff & Hammond 1982）。这些行业工人暴露的化学物质，可诱发实验动物发生中枢神经系统肿瘤。这些物质包括：芳香烃、肼、双（氯甲基）醚、氯乙烯和丙烯腈。这些行业工人同时也暴露于电离辐射中。但瑞典的随访研究并未证实化学基团的工业暴露能提高中枢神经系统肿瘤发生的危险性（McLaughlin et al 1987）。

4.1.2 动物中枢神经系统肿瘤的化学诱导

在小的实验动物模型中，化学物质对中枢神经系统肿瘤的诱导作用最先由 Seligman 和 Shear（1939）报道，从那时起，这成为研究高级别神经胶质肿瘤生物学特征的有用范例。常用的化合物包括：N- 亚硝基脲、三氮烯、肼和芳香烃，以及其衍生物。这些化学制剂可以通过多种途径进入中枢神经系统，甚至包括直接注入大脑和脑室。亚硝基脲也可以经胎盘来诱导出肿瘤。由于对神经组织的亲和性，这些基团成为中枢神经系统肿瘤特别有效的诱发因素。经乙基亚硝基脲的胎盘诱导作用，高级别胶质瘤 300 天出现在后代中。亚硝基脲和其他甲基化基团的作用机制是诱导 DNA 发生不可逆性损伤，导致点突变。分子基因学进一步研究了亚硝基脲化合物诱导的中枢神经系统肿瘤的基因改变，使癌基因 c-erbB2 得以识别（Schechter et al 1984），支持诱导点突变是其可能的作用机制。尽管已有大量的流行病学和动物实验数据，但某些化合物与人类脑肿瘤的发生是否有关仍存争议。

4.2 致癌病毒与脑肿瘤

致癌病毒诱导人类中枢神经系统肿瘤的证据比化学物质诱导的证据更充分。对少突胶质细胞和星形细胞注射人类乳多空病毒 JC 亚型可引起一种脱髓鞘病变（Sima et al 1983）。已有数篇文章报道进行性多灶性白质脑病患者可发生高级别星形细胞瘤。EB 病毒被发现存在于原发性中枢神经系统淋巴瘤患者的肿瘤细胞中，这些患者可

合并或不合并人类免疫缺陷病毒感染（Geddes et al 1992）。致癌病毒直接诱导中枢神经系统肿瘤发生的数据全部来源于动物实验。脑内接种到易感的实验动物物种后，DNA 和 RNA 病毒都能够诱发肿瘤。在 DNA 病毒中，腺病毒和 SV40（另一种乳多空病毒）是肿瘤特别有效的诱发因素。人类腺病毒 12 型对原始神经上皮具有特别的亲和力，人工接种后可诱导肿瘤发生，如脑内的神经母细胞瘤、髓母细胞瘤和髓上皮瘤，以及视网膜母细胞瘤。SV40 可诱发高度恶性肉瘤，而 JC 病毒接种可引起多发性小脑髓母细胞瘤的发生。最近几年，这些技术已经被提炼，通过转基因技术将 SV 病毒的早期序列和腺病毒导入大鼠基因组，可诱导肿瘤发生（Kelly et al 1986；Danks et al 1995）。

一些禽流感病毒和鼠类反转录病毒也能诱发中枢神经系统肿瘤（Bigner & Pegram 1976）。这些病毒诱发肿瘤的机制可由癌基因的识别来阐明。大多数被证实的癌基因与从动物肿瘤中分离的反转录病毒具有序列同源性（Varmus 1984），表明逆转录病毒序列的插入可引起癌基因的活化。但从数据上，这还没被转基因实验所证实。

4.3 其他因素

一些中枢神经系统肿瘤，尤其是脑膜瘤，生长和进展可能与激素有关。女性脑膜瘤发生率高，妊娠期鞍结节和蝶骨嵴脑膜瘤增大及生长迅速（Bickerstaff et al 1958）。脑膜瘤活检标本中雌激素、黄体激素和雄激素（Donnell et al 1979；Schnegg et al 1981）证实了激素可促进肿瘤生长，因此希望应用激素治疗能够控制恶性脑膜瘤的生长，但并未明显改变脑膜瘤的生物学行为。

射频 / 微波辐射，尤其是移动电话的使用，是否导致一些脑肿瘤的发生，尚存在很多争议。大多数研究规模较小，潜伏期较短。一项 meta 分析发现在 10 项病例对照研究中，移动电话的使用与同侧胶质瘤和听神经瘤的高发生率存在相关性，这些研究采用 10 年以上的潜伏期（Hardell et al 2008）。另一项 meta 分析发现移动电话的使用与所有脑肿瘤相关，该研究也采用 10 年以上的潜伏期（Kan et al 2008）。

多种其他因素，如酒精、烟草、电离辐射和

外伤，在不同时期可引起中枢神经系统肿瘤的发生。大多数数据来源于流行病学研究。

关键点

- 2007 年 WHO 分类标准包含六种新亚型：
  - 毛黏液样型星形细胞瘤
  - 不典型脉络丛乳头状瘤
  - 血管中心性胶质瘤
  - 乳头状胶质神经元肿瘤
  - 第四脑室形成菊形团的胶质神经元肿瘤
  - 松果体区乳头状肿瘤
  - 垂体细胞瘤
  - 腺垂体梭形细胞嗜酸细胞瘤
- 混合性少突星形细胞肿瘤伴坏死现在被认为是胶质母细胞瘤，含少突胶质细胞瘤成分，WHO Ⅳ级。
- WHO 分类标准是以生存数据结合组织病理学特征为基础，是一种恶性程度的分类标准。
- 所谓胶质干细胞的存在证据是积累起来的。胶质干细胞群的数量与肿瘤级别呈反比。这些细胞对放疗耐受，可能导致肿瘤复发。
- 一些分子基因学改变可提高放疗的敏感性，延长无进展生存期，如少突胶质细胞瘤染色体 1p 和 19q 缺失，少突胶质细胞和星形细胞肿瘤 MGMT 甲基化。
- 不断发展的分类分级标准将纳入新兴的分子遗传学内容。

（李桂林　陈慧媛　徐丽　译）

参考文献

Abrey, L.E., Yahalom, J., DeAngelis, L.M., 2000. Treatment of primary CNS lymphoma: the next step. J. Clin. Oncol. 18, 3144–3150.

Aghi, M., Kiehl, T.-R., Brisman, J.L., 2005. Breast carcinoma metastatic to epidural cervical spine meningioma: case report and review of the literature. J. Neurooncol. 75, 149–155.

Ahlsén, G., Gillberg, I.C., Lindblom, R., et al., 1994. Tuberous sclerosis in Western Sweden. A population study of cases with early childhood onset. Arch. Neurol. 51, 76–81.

Akimoto, J., Ito H., Kudo M., 2000. Primary intracranial malignant schwannoma of trigeminal nerve. A case report with review of the literature. Acta Neurochir. (Wien) 142, 591–595.

Allaerts, W., Vankelecom, H., 2005. History and perspective of pituitary folliculo-stellate cell research. Eur. J. Endocrinol. 153, 1–12.

Arnold, S.M., Patchell, R.A., 2001. Diagnosis and management of brain metastases. Hematol. Oncol. Clin. North Am. 15, 1085–1107.

Asa, S.L., Kovacs, K., Bilbao, J.M., 1983. The pars tuberalis of the human pituitary: a histologic, immunohistochemical, ultrastructural and immunoelectron microscopic analysis. Virchows Arch. Anat. Histopathol. 399, 49–59.

Bailey, P., Cushing, H., 1926. A Classification of Tumors of the Glioma Group on a Histogenetic Basis. Lippincott, Philadelphia, PA, pp. 146–167.

Bailey, P., Bucy, P.C., 1930. Astroblastomas of the brain. Acta. Psychiat. et. Neurol. 5, 439–461.

Balko, M.G., Blisard, K.S., Samaha, F.J., 1992. Oligodendroglial gliomatosis cerebri. Hum. Pathol. 23, 706–707.

Balmaceda, C.M., Fetell, M.R., Powers, J., et al., 1993. Nevus of Ota and leptomeningeal melanocytic lesions. Neurology 43, 381–386.

Barasch, E.S., Altieri, D., Decker, R.E., et al., 1988. Primitive neuroectodermal tumor presenting as delayed sequela to cranial irradiation and intrathecal methotrexate. Pediatr. Neurol. 4, 375–378.

Baborie, A., Chakrabarty, A., Kuruvath, S., et al., 2007. 40 year old male with history of brain tumor 10 years ago. Brain Pathol. 17, 337–338.

Becher, M.W., Abel, T.W., Thompson, R.C., et al., 2006. Immunohistochemical analysis of metastatic neoplasms of the central nervous system. J. Neuropathol. Exp. Neurol. 65, 935–944.

Bechtel, J.T., Patton, J.M., Takei, Y., 1978. Mixed mesenchymal and neuroectodermal tumor of the cerebellum. Acta. Neuropathol. 41, 261–263.

Bickerstaff, E.R., Small, J.M., Guest, I.A., 1958. The relapsing course of certain meningiomas in relation to pregnancy and menstruation. J. Neurol. Neurosurg. Psychiatry 21, 89–91.

Biegel, J.A., 2006. Molecular genetics of atypical teratoid/rhabdoid tumor. Neurosurg. Focus 20, E11.

Biernat, W., Aguzzi, A., Sure, U., et al., 1995. Identical mutations of the p53 tumor suppressor gene in the gliomatous and sarcomatous components of gliosarcomas suggest a common origin from glial cells. J. Neuropathol. Exp. Neurol. 54, 651–656.

Bigner, D.D., Pegram, C.N., 1976. Virus-induced experimental brain tumors and putative associations of viruses with human brain tumors: a review. Adv. Neurol. 15, 57–83.

Bonnin, J.M., Rubinstein, L.J., 1989. Astroblastomas: a pathological study of 23 tumors with post-operative follow up in 13 patients. Neurosurgery 25, 6–13.

Brat, D.J., Cohen, K.J., Sanders, J.M., et al., 1999a. Clinicopathologic features of astroblastoma. J. Neuropathol. Exp. Neurol. 58, 509.

Brat, D.J., Giannini, C., Scheithauer, B.W., et al., 1999b. Primary melanocytic neoplasms of the central nervous system. Am. J. Surg. Pathol. 23, 745–758.

Brat, D.J., Scheithauer, B.W., Staugaitis, S.M., et al., 2000. Pituicytoma: a distinctive low grade glioma of the neurohypophysis. Am. J. Surg. Pathol. 24, 362–368.

Broders, A.C., 1925. The grading of carcinoma. Minn. Medicine 8, 726–730.

Brown, W.D., Gilles, F.H., Tavare, C.J., et al., 1998. Prognostic limitations of the Daumas-Duport grading scheme in childhood supratentorial astroglial tumors. J. Neuropathol. Exp. Neurol. 57, 1035–1040.

Budka, H., Chimelli, L., 1994. Lipomatous medulloblastoma in adults: a new tumor type with possible favorable prognosis. Hum. Pathol. 25, 730–731.

Burger, P.C., Vollmer, R.T., 1980. Histologic factors of prognostic significance in glioblastoma multiforme. Cancer 46, 1179–1186.

Burger, P.C., Vogel, F.S., Green, S.B., et al., 1985. Glioblastoma multiforme and anaplastic astrocytoma. Pathologic criteria and prognostic implications. Cancer 56, 1106–1111.

Burger, P.C., Scheithauer, B.W., 1994. Tumors of the Central Nervous System. Atlas of Tumor Pathology. Fascicle 10. Armed Forces Institute of Pathology, Washington DC, p. 142.

Bydon, A., Guitierrez, J.A., Mahmood, A., 2003. Meningeal melanocytoma: an aggressive course for a benign tumor. J. Neurooncol. 64, 259–263.

Cai, D.X., Banerjee, R., Scheithauer, B.W., et al., 2001. Chromosome 1p and 14q FISH analysis in clinicopathologic subsets of meningioma: diagnostic and prognostic implications. J. Neuropathol. Exp. Neurol. 60, 628–636.

Camilleri-Broet, S., Davi, F., Feuillard, J., et al., 1997. AIDS-related primary brain lymphomas: histopathologic and immunohistochemical study of 51 cases: The French Study Group for HIV-Associated Tumors. Hum. Pathol. 28, 367–374.

Caniero, S.S., Scheithauer, B.W., Nascimento, A.G., et al., 1996. Solitary fibrous tumor of the meninges. A lesion distinct from fibrous meningioma. A clinicopathological and immunohistochemical study. Am. J. Clin. Pathol. 106, 217–224.

Casadei, G.P., Komori, T., Scheithauer, B.W., et al., 1993. Intracranial parenchymal schwannoma. A clinicopathological and neuroimaging study of nine cases. J. Neurosurg. 79, 217–222.

Casadei, G.P., Scheithauer, B.W., Hirose, T., et al., 1995. Cellular schwannoma. A clinicopathological, DNA flow cytometric, and proliferation marker study of 70 patients. Cancer 75, 1109–1119.

Catapano, D., Muscarella, L.A., Guarnieri, V., et al., 2005. Hemangioblastomas of central nervous system: molecular genetic analysis and clinical management. Neurosurg. 56, 1215–1221.

Cairncross, G., Ueki, K., Zlatescu, M.C., et al., 1998. Specific chromosomal losses predict chemotherapeutic response and survival in patients with anaplastic oligodendrogliomas. J. Natl. Cancer Inst. 90, 1473–1479.

CBTRUS, 2005. Statistical report: Primary Brain Tumors in the United States, 1998–2002. CBTRUS, Chicago, IL.

● Cenacchi, G., Giangaspero, F., 2004. Emerging tumor entities and variants of CNS neoplasms. J. Neuropathol. Exp. Neurol. 63, 185–192.

Cervera-Pierot, P., Varlet, P., Chodkiewicz, J.-P., et al., 1997. Dysembryoplastic neuroepithelial tumors located in the caudate nucleus area; report of four cases. Neurosurgery 40, 1065–1070.

Chang, Q., Pang, J.C., Li, K.K., et al., 2005. Promoter hypermethylation profile of RASSF1A, FHIT and sFRP1 in intracranial primitive neuroectodermal tumors. Hum. Pathol. 36, 1265–1272.

Chen, L., Piao, Y.S., Xu, Q.Z., et al., 2006. Papillary glioneuronal tumor: a clinicopathological and immunohistochemical study of two cases. Neuropathology 26, 243–248.

● Chikai, K., Ohnishi, A., Kato, T., et al., 2004. Clinico-pathological features of pilomyxoid astrocytoma of the optic pathway. Acta. Neuropathol. (Berl.) 108, 109–114.

Coca, S., Moreno, M., Martos, J.A., 1994. Neurocytoma of the spinal cord. Acta Neuropathol. 87, 537–540.

Colovi , N., Colovi , M., Cemerikie, V., et al., 2004. Granulocytic sarcoma of the brain in a patient with acute myeloid leukemia. Acta Chir. Iugosl. 51, 129–131.

Commins, D.L., 2006. Pathology of primary central nervous system lymphoma. Neurosurg. Focus 21, E2.

Constantine, C., Miller, D.C., Gardner, S., et al., 2005. Osseous metastasis of pineoblastoma: a case report and review of the literature. J. Neurooncol. 74, 53–57.

Corn, B.W., Marcus, S.M., Topham, A., et al., 1997. Will primary central nervous system lymphoma be the most frequent brain tumor diagnosed in the year 2000. Cancer 79, 2409–2413.

Couce, M.E., Aker, F.V., Scheithauer, B.W., et al., 2000. Chordoid meningioma: a clinicopathological study of 42 cases. Am. J. Surg. Pathol. 24, 899–905.

Cox, L.B., 1933. The cytology of the glioma group; with special reference to the inclusion of cells derived from the invaded tissue. Am. J. Pathol. 9, 839–898.

Crotty, T.B., Scheithauer, B.W., Young, W.F. Jr., et al., 1995. Papillary craniopharyngioma: a clinicopathological study of 48 cases. J. Neurosurg. 83, 206–214.

Cuccia, V., Zuccaro, G., Sosa, F., et al., 2003. Subependymal giant cell astrocytoma in children with tuberous sclerosis. Childs Nerv. Syst. 19, 232–243.

Cushing, H., 1932. The craniopharyngioma. In: Intracranial tumors. Bailliere, Tindall & Cox, London, pp. 93–98.

● Danks, R.A., Orian, J.M., Gonzales, M.F., et al., 1995. Transformation of astrocytes in transgenic mice expressing SV40 T antigen under the transcriptional control of the glial fibrillary acidic protein promoter. Cancer Res. 55, 4302–4310.

Daumas-Duport, C., Szikla, G., 1981. Delimitation et configuration spatiale des gliomas cerebraux: Donnees histologiques, incidences therapeutiques. Neurochirurgie 27, 273–284.

● Daumas-Duport, C., Scheithauer, B.W., O'Fallon, J., et al., 1988a. Grading of astrocytomas. A simple and reproducible method. Cancer 62, 2152–2165.

● Daumas-Duport, C., 1993. Dysembryoplastic neuroepithelial tumors. Brain Pathol. 3, 283–295.

● Daumas-Duport, C., Scheithauer, B.W., Chodkiewicz, J.-P., et al., 1988b. Dysembryoplastic neuroepithelial tumor (DNET): A surgically curable tumor of young subjects with intractable partial seizures. Report of 39 cases. Neurosurgery 23, 545–556.

● Daumas-Duport, C., Tucker, M.L., Kolles, H., et al., 1997. Oligodendrogliomas. Part II: A new grading system based on morphological and imaging criteria. J. Neurooncol. 34, 61–78.

DeArmond, S.J., Nagashima, T., Cho, K.G., et al., 1987. Correlation of cell kinetics and degree of anaplasia in human brain tumors. In: Chatel, M., Darcel, M., Pecker, J. (Eds.), Brain oncology. Martinus Nijhof, Dordrecht, pp. 67–74.

De Potter, P., Shields, C.L., Shields, J.A., et al., 1994. Clinical variations of trilateral retinoblastoma: a report of 13 cases. J. Pediatr. Ophthalmol. Strabismus 31, 26–31.

Donnell, M.S., Meyer, G.A., Donegan, W.L., 1979. Estrogen-receptor protein in intracranial meningiomas. J. Neurosurg. 50, 499–502.

● Edgar, M., Rosenblum, M.K., 2008. The differential diagnosis of central nervous system tumors. A critical examination of some recent immunohistochemical applications. Arch. Pathol. Lab. Med. 132, 500–509.

El-Naggar, A.K., Ro, J.Y., Ayala, A.G., et al., 1989. Localized fibrous tumor of the serosal cavities. Immunohistochemical, electron-microscopic, and flow-cytometric DNA study. Am. J. Clin. Pathol. 92, 561–565.

Eng, D.Y., DeMonte, F., Ginsberg, L., et al., 1997. Craniospinal dissemination of central neurocytoma – report of two cases. J. Neurosurg. 86, 547–552.

● Eoli, M., Bissola, L., Bruzzone, M.G., et al., 2006. Reclassification of oligoastrocytomas by loss of heterozygosity studies. Int. J. Cancer 119, 84–90.

Er, U., Kazanci, A., Eyiparmak, T., et al., 2007. Melanotic Schwannonma. J. Clin. Neurosci. 4, 676–678.

Ess, K.C., Kamp, C.A., Tu, B.P., et al., 2005. Developmental origin of subependymal giant cell astrocytoma in tuberous sclerosis complex. Neurology 64, 1446–1449.

Fauchon, F., Jouvet, A., Paquis, P., et al., 2000. Parenchymal pineal tumors: a clinicopathological study of 76 cases. Int. J. Radiat. Oncol. Biol. Phys. 46, 959–968.

Fetsch, J.F., Miettinen, M., 1997. Sclerosing perineurioma: a clinicopathological study of 19 cases of a distinctive soft tissue lesion with a predilection for the fingers and palms of young adults. Am. J. Surg. Pathol. 21, 1433–1442.

Fèvre-Montange, M., Hasselblatt, M., Figarella-Branger, D., et al., 2006. Prognosis and histopathologic features in papillary tumors of the pineal region: a retrospective multi-center study of 31 cases. J. Neuropathol. Exp. Neurol. 65, 1004–1011.

Fernandez, Z., Figarella-Branger, D., Girard, N., et al., 2003. Pilocytic astrocytomas in children: prognostic factors – a retrospective study of 80 cases. Neurosurgery 53, 544–553.

Fletcher, C.D., 2006. The evolving classification of soft tissue tumors: an update based on the new WHO classification. Histopathology 48, 3–12.

Forsyth, P.A., DeAngelis, L.M., 1996. Biology and management of AIDS-associated primary CNS lymphoma. Hematol. Oncol. Clin. North Am. 10, 1125–1134.

Fujii, N., Ikeda, K., Takahashi, N., et al., 2002. Multilineage involvement in hypereosinophilic syndrome terminating in granulocytic sarcoma and leukaemic transformation with trisomy 8. Br. J. Haematol. 119, 716–719.

Fukunaga, M., 2001. Unusual malignant perineurioma of soft tissue. Virchows Arch. 439, 212–214.

Fulling, K.H., Garcia, D.M., 1985. Anaplastic astrocytomas of the adult cerebrum. Prognostic value of histologic features. Cancer 55, 928–931.

Funato, H., Inoshita, N., Okeda, R., et al., 1997. Cystic ganglioneurocytoma outside the ventricular region. Acta. Neuropathol. 94, 95–98.

Garcia, D.M., Fulling, K.H., Marks, J.E., 1985. The value of radiation therapy in addition to surgery for astrocytomas of the adult cerebrum. Cancer 55, 919–927.

Geddes, J.F., Bhattacharjee, M.B., Savage, F., et al., 1992. Primary cerebral lymphoma: a study of 47 cases probed for Epstein–Barr virus genome. J. Clin. Pathol. 45, 587–590.

Gelabert-Gonzalez, M., 2005. Paragangliomas of the lumbar region. Report of two cases and review of the literature. J. Neurosurg. Spine 2, 354–365.

Giangaspero, F., Rigobello, L., Badiali, M., et al., 1992. Large-cell medulloblastomas. A distinct variant with highly aggressive behavior. Am. J. Surg. Pathol. 16, 687–693.

Giannini, C., Scheithauer, B.W., Jenkins, R.B., et al., 1997. Soft tissue perineurioma: Evidence of abnormality of chromosome 22, criteria for diagnosis, and review of the literature. Am. J. Surg. Pathol. 21, 164–173.

Giannini, C., Scheithauer, B.W., Burger, P.C., et al., 1999a. Cellular proliferation in pilocytic and diffuse astrocytomas. J. Neuropathol. Exp. Neurol. 58, 46–53.

● Giannini, C., Scheithauer, B.W., Burger, P.C., et al., 1999b. Pleomorphic xanthoastrocytoma: what do we really know about it? Cancer 85, 2033–2045.

● Gilles, F.H., Brown, W.D., Leviton, A., et al., 2000a. Limitations of the World Health Organization classification of childhood supratentorial astrocytic tumors. Children Brain Tumor Consortium. Cancer 88 (6), 1477–1483.

● Gilles, F.H., Leviton, A., Tavare, C.J., et al., 2000b. Definitive classes of childhood supratentorial neuroglial tumors. The Childhood Brain Tumor Consortium. Cancer 3 (2), 126–139.

Gillou, L., Fletcher, J.A., Fletcher, C.D.M., et al., 2002. Extrapleural solitary fibrous tumor and hemangiopericytoma. In: Fletcher, C.D., Unni, K.K., Mertens, F. (Eds.) World Health Organization Classification of Tumors. Pathology and genetics of tumors of soft tissue and bone. IARC Press, Lyon, pp. 86–90.

Gläsker, S., Li, J., Xia, J.B., et al., 2006. Hemangioblastomas share protein expression with embryonal hemangioblast progenitor cell. Cancer Res. 66, 4167–4172.

Goldberg, G.M., Eshbaught, D.E., 1960. Squamous cell nests of the pituitary gland as related to the origin of craniopharyngiomas: a study of their presence in the newborn and infants up to age four. Arch. Pathol. 70, 293–299.

Golgi, C., 1884. Uber die glioma des gehirns (Untersuchungen uber den feineren bau des nervensustems). Fisscher, Jena.

Gonzales, M.F., 1997. Grading of gliomas. J. Clin. Neurosci. 4, 16–18.

Gonzales, M.F., 2003. Primary meningeal anaplastic large cell lymphoma. Pathology 35, 451–452.

● Gonzales, M.F., Dale, S., Susman, M., et al., 2006. Quantitation of chromosome 1p and 19q deletions in glial tumors by interphase FISH on formalin-fixed paraffin-embedded tissue. J. Clin. Neurosci. 13, 96–101.

● Gonzales, M.F., Dale, S., Susman, M., et al., 2007. DNT-like oligodendrogliomas or DNTs evolving into oligodendrogliomas: two illustrative cases. Neuropathology 27, 324–330.

Graf, A.H., Buchberger, W., Langmayr, H., et al., 1988. Site preference of metastatic tumors of the brain. Virchows Arch. A Pathol. Anat. Histopathol. 412, 493–498.

Gururangan, S., Heidemann, R.L., Kovnar, E.H., et al., 1994. Peritoneal metastases in two patients with pineoblastoma and ventriculo-peritoneal shunts. Med. Pediatr. Oncol. 22, 417–420.

● Haberler, C., Laggner, U., Slavc, I., et al., 2006. Immunohistochemical analysis of INI1 protein in malignant pediatric CNS tumors: lack of INI1 in atypical teratoid/rhabdoid tumors and in a fraction of primitive neuroectodermal tumors without rhabdoid phenotype. Am. J. Surg. Pathol. 30, 1462–1468.

Hart, M.N., Petito, C.K., Earle, K.M., 1974. Mixed gliomas. Cancer 33, 134–140.

Hardell, L., Carlberg, M., Söderqvist, F., et al., 2008. Meta-analysis of long-term mobile phone use and the association with brain tumors. Int. J. Oncol. 32, 1097–1103.

Hasegawa, T., Hirose, T., Seki, K., et al., 1996. Solitary fibrous tumor of the soft tissue. An immunohistochemical and ultrastructural study. Am. J. Clin. Pathol. 106, 325–331.

Hassoun, J., Gambarelli, D., Grisoli, F., et al., 1982. Central neurocytoma: An electron microscopic study of two cases. Acta. Neuropathol. 56, 151–156.

Hattab, E.M., Tu, P., Wilson, J.D., et al., 2004. C-kit and HER2/NEU expression in primary intracranial germinoma. J. Neuropathol. Exp. Neurol. 63, 547.

Hattab, E.M., Tu, P., Wilson, J.D., et al., 2005. OCT4 immunohistochemistry is superior to placental alkaline phosphatase (PLAP) in the diagnosis of central nervous system germinoma. Am. J. Surg. Pathol. 29, 368–371.

● He, J., Mokhtari, K., Sanson, M., et al., 2001. Glioblastomas with an oligodendroglial component: a pathological and molecular study. J. Neuropathol. Exp. Neurol. 60, 863–871.

Hilden, J.M., Meerbaum, S., Burger, P., et al., 2004. Central nervous system atypical teratoid/rhabdoid tumor: results of therapy in children enrolled in a registry. J. Clin. Oncol. 22, 2877–2884.

Hirose, T., Tani, T., Shimada, T., et al., 2003. Immunohistochemical demonstration of EMA/Glut1-positive perineurial cells and CD-34 positive fibroblastic cells in peripheral nerve sheath tumors. Mod. Pathol. 16, 293–298.

Horstmann, S., Perry, A., Reifenberger, G., et al., 2004. Genetic and expression profiles of cerebellar liponeurocytomas. Brain Pathol. 14, 281–289.

Hunter, I.J., 1955. Squamous metaplasia of cells of the anterior pituitary gland. J. Pathol. Bacteriol. 69, 141–145.

Hussein, M.R., 2007. Central nervous system capillary hemangioblastoma: the pathologist's viewpoint. Int. J. Exp. Pathol. 88, 311–324.

Illum, N., Korf, H.W., Julian, K., et al., 1992. Concurrent uveoretinitis and pineocytoma in a child suggests a causal relationship. Br. J. Ophthalmol. 76, 574–576.

Im, S.H., Chung, C.K., Kim, S.K., et al., 2004. Pleomorphic xanthoastrocytoma: a developmental glioneuronal tumor with prominent glioproliferative changes. J. Neurooncol. 66, 17–27.

Imai, H., Kajimoto, K., Taniwaki, M., et al., 2004. Intravascular large B cell lymphoma presenting with mass lesions in the central nervous system: a report of five cases. Pathol. Int. 54, 231–236.

● Inda, M.M., Minoz, J., Coullin, P., et al., 2006. High promoter hypermethylation frequency of p14/ARF in supratentorial PNET but not medulloblastoma. Histopathology 48, 579–587.

● Ino, Y., Zlatescu, M.C., Sasaki, H., et al., 2000. Long patient survival and therapeutic responses in histologically disparate high grade gliomas with chromosome 1p loss. J. Neurosurg. 92, 983–990.

● Ino, Y., Betensky, R.A., Zlatescu, M.C., et al., 2001. Molecular subtypes of anaplastic oligodendroglioma: implications for patient management at diagnosis. Clin. Cancer Res. 7, 839–845.

Jain, D., Sharma, M.C., Sarkar, C., et al., 2008. Chordoid glioma: report of two rare examples with unusual features. Acta. Neurochir. (Wien) 150 (3), 295–300.

Jeibmann, A., Haselblatt, M., Gerss, J., et al., 2006. Prognostic implications of atypical histologic features in choroid plexus papilloma. J. Neuropathol. Exp. Neurol. 65, 1069–1073.

Jenevein, E.P., 1964. A neurohypophyseal tumor originating from pituicytes. Am. J. Clin. Pathol. 41, 522–526.

Jenkinson, M.D., Bosma, J.J., Du, P.D., et al., 2003. Cerebellar liponeurocytoma with an unusually aggressive clinical course; case report. Neurosurgery 53, 1425–1427.

Jouvet, A., Saint-Pierre, G., Fauchon, F., et al., 2000. Pineal parenchymal tumors: a correlation of histologic features with prognosis in 66 cases. Brain Pathol. 10, 49–60.

● Jouvet, A., Fauchon, K., Liberski, P., et al., 2003. Papillary tumor of the pineal region. Am. J. Surg. Pathol. 27, 505–512.

● Jeuken, J.W., von Deimling, A., Wesseling, P., 2004. Molecular pathogenesis of oligodendroglial tumors. J. Neurooncol. 70, 161–181.

Jung, S.H., Kuo, T.T., 2005. Immunoreactivity of CD10 and inhibin alpha in differentiating hemangioblastoma of the central nervous system from metastatic clear cell renal cell carcinoma. Mod. Pathol. 2005, 788–794.

● Kadoch, C., Treseler, P., Rubenstein, J.L., 2006. Molecular pathogenesis of primary central nervous system lymphoma. Neurosurg. Focus 21, E1.

Kadonaga, J.N., Frieden, I.J., 1991. Neurocutaneous melanosis. Definition and review of the literature. J. Am. Acad. Dermatol. 24, 747–755.

Kampan, W.A., Kros, J.M., De Jong, T.H.R., et al., 2006. Primitive neuroectodermal tumors (PNETs) located in the spinal canal; relevance of classification as central or peripheral PNET. J. Neurooncol. 77, 65–72.

Kan, P., Simonsen, S.E., Lyon, J.L., et al., 2008. Cellular phone use and brain tumor: a meta-analysis. J. Neurooncol. 86, 71–78.

Karavitaki, N., Wass, J., 2008. Craniopharyngiomas. Endocrinol. Metab. Clin. North Am. 37, 173–193.

Kasashima, S., Oda, Y., Nozaki, J., et al., 2000. A case of atypical granular cell tumor of the neurohypophysis. Pathol. Int. 50, 568–573.

Kelly, F., Kellerman, O., Mechali, F., et al., 1986. Expression of SV40 oncogenes in F9 embryonal carcinoma cells, in transgenic mice and transgenic embryos. In: Botchan, M., Grodicker, T.C., Sharp, P.A. (Eds.), DNA tumor viruses. Control of gene expression and replication. Cold Spring Harbor Laboratory, New York, pp. 363–372.

● Kepes, J.J., Rubinstein, L.J., Eng, L.F., 1979. Pleomorphic xanthoastrocytoma: A distinctive meningocerebral glioma in young subjects with a relatively favorable prognosis. A study of 12 cases. Cancer 44, 1839–1852.

Kepes, J.J., Collins, J., 1999. Choroid plexus epithelium (normal and neoplastic) express synaptophysin. A potentially useful aid in differentiating carcinoma of the choroid plexus from metastatic papillary carcinoma. J. Neuropathol. Exp. Neurol. 58, 398–401.

● Kernohan, J.W., Mabon, R.F., Svien, H.J., et al., 1949. A simple classification of gliomas. Proc. Staff Meetings Mayo Clinic 24, 71–74.

Khan, R.B., DeAngelis, L.M., 2003. Brain metastases. In: Schiff, D., Wen, P.Y. (Eds.), Cancer neurology in clinical practice. Humana Press, Totowa, NJ.

Kim, S.K., Wang, K.C., Cho, B.K., et al., 2001. Biologic behavior and tumorigenesis of subependymal giant cell astrocytomas. J. Neurooncol. 52, 217–225.

● Kleihues, P., Burger, P.C., Scheithauer, B.W., et al., 1993. Histologic typing of tumors of the central nervous system, 2nd edn. WHO International Classification of Tumors. Springer-Verlag, New York.

● Kleihues, P., Cavenee, W., 2000. World Health Organization Classification of Tumors. Pathology and genetics of tumors of the nervous system. IARC Press, Lyon.

● Kleihues, P., Burger, P.C., Rosenblum, M., et al., 2007. Anaplastic astrocytoma. In: Louis, D.N., Ohgaki, H., Cavenee, W.K. (Eds.), WHO Classification of Tumors of the Central Nervous System. IARC Press, Lyon, p. 31.

Klemperer, P., Rabin, C.B., 1931. Primary neoplasms of the pleura. A report of five cases. Arch. Pathol. 11, 385–412.

Kloub, O., Perry, A., Tu, P.H., et al., 2005. Spindle cell oncocytoma of the adenohypophysis: report of two recurrent cases. Am. J. Surg. Pathol. 29, 247–253.

Kobayashi, T., Yoshida, J., Kida, Y., 1989. Bilateral germ cell tumors involving the basal ganglia and thalamus. Neurosurgery 24, 579–583.

Komotar, R.J., Burger, P.C., Carson, B.S., et al., 2004. Pilocytic and pilomyxoid hypothalamic/chiasmatic astrocytomas. Neurosurgery 54, 72–79.

Komori, T., Scheithauer, B.W., Anthony, D.C., et al. 1996. Pseudopapillary ganglioneurocytoma. J. Neuropathol Exp. Neurol. 55, 654.

Komori, T., Scheithauer, B.W., Anthony, D.C., et al., 1998. Papillary glioneuronal tumor; a new variant of mixed neuronal-glial neoplasm. Am. J. Surg. Pathol. 22, 1171–1183.

- Komori, T., Scheithauer, B.W., Hirose, T., 2002. A rosette-forming glioneuronal tumor of the fourth ventricle: infratentorial form of dysembryoplastic neuroepithelial tumor? Am. J. Surg. Pathol. 26, 582–591.
- Kordek, R., Biernat, W., Sapieja, W., et al., 1995. Pleomorphic xanthoastrocytoma with a gangliogliomatous component; an immunocytochemical and ultrastructural study. Acta Neuropathol. 89, 194–197.
- Korshunov, A., Golanov, A., Timirgaz, V., 2000. Immunohistochemical markers for intracranial ependymoma recurrence. An analysis of 88 cases. J. Neurol. Sci. 177, 72–82.
- Kraus, J.A., Lanszus, K., Glesmann, N., et al., 2001. Molecular genetic alterations in glioblastomas with oligodendroglial component. Acta Neuropathol. 101, 311–320.
- Kristopaitis, T., Thomas, C., Petruzelli, G.J., et al., 2000. Malignant craniopharyngioma. Arch. Pathol. Lab. Med. 124, 1356–1360.
- Kros, J.M., Schouten, W.C., Janssen, P.J., et al., 1996. Proliferation of gemistocytic cells and glial fibrillary acidic protein (GFAP)-positive oligodendroglial cells in gliomas: a MIB-1/GFAP double labelling study. Acta Neuropathol. 91, 99–103.
- Kros, J.M., Cella, F., Bakker, S.L., et al., 2000. Papillary meningioma with pleural metastasis: case report and literature review. Acta Neurol. Scand 102, 200–202.
- Krouwer, H.G., Davis, R.L., Silver, P., et al., 1991. Gemistocytic astrocytomas; a reappraisal. J. Neurosurg. 74, 399–406.
- Kuchelmeister, K., Demirel, T., Schlorer, E., et al., 1995. Dysembryoplastic neuroepithelial tumor of the cerebellum. Acta Neuropathol. (Berl.) 89, 385–390.
- Kudo, M., Matsumoto, M., Terao, H., 1983. Malignant peripheral nerve sheath tumor of acoustic nerve. Arch. Pathol. Lab. Med. 107, 293–297.
- Kurian, K.M., Summers, D.M., Statham, P.F., et al., 2005. Third ventricular chordoid glioma: clinicopathological study of two cases with evidence of poor clinical outcome despite low grade histologic features. Neuropathol. Appl. Neurobiol. 31, 354–361.
- Kurt, E., Zheng, P.P., Hop, W.C., et al., 2006. Identification of relevant prognostic histopathological features in 69 intracranial ependymomas, excluding myxopapillary ependymomas and subependymomas. Cancer 106, 388–395.
- Kurtkaya-Yapicier, O., Scheithauer, B., Woodruff, J.M., 2003. The pathobiologic spectrum of schwannomas. Histol. Histopathol. 18, 925–934.
- Lach, B., Duggal, N., DaSilva, V.F., et al., 1996. Association of pleomorphic xanthoastrocytoma with cortical dysplasia and neuronal tumors. A report of three cases. Cancer 78, 2551–2563.
- Lazarus, S.S., Med, S.M., Trombetta, L.D., 1978. Ultrastructural identification of a benign perineurial cell tumor. Cancer 41, 1823–1829.
- Leeds, N.E., Lang, F.F., Ribalta, T., et al., 2006. Origin of chordoid glioma of the third ventricle. Arch. Pathol. Lab. Med. 130, 460–464.
- Leestma, J.E., 1980. Brain tumors. American Journal of Pathology Teaching Monograph Series. American Association of Pathologists, Maryland, p. 243.
- Lellouch-Tubiana, A., Boddaert, N., Bourgeois, M., et al., 2005. Angiocentric neuroepithelial tumor (ANET): a new epilepsy-related clinicopathological entity within distinctive MRI. Brain Pathol. 15, 281–286.
- Leung, S.Y., Gwi, E., Ng, H.K., et al., 1994. Dysembryoplastic neuroepithelial tumor. A tumor with small neuronal cells resembling oligodendroglioma. Am. J. Surg. Pathol. 18, 604–614.
- Lhermitte, J., Duclos, P., 1920. Sur un ganglioneurome diffuse du coertex du cervelet. Bull Assoc. Fran. Etude Cancer 9, 99–107.
- Lopez-Gines, C., Cerda-Nicolas, M., Gil-Benso, et al., 2004. Association of loss of chromosome 14 in meningioma progression. Cancer Genet. Cytogenet. 15, 123–128.
- Louis, D.N., Ohgaki, H., Wiestler, O.D., et al., 2007a. WHO Classification of Tumors of the Central Nervous System. IARC, Lyon.
- Louis, D.N., Ohgaki, H., Wiestler, O.D., et al., 2007b. The 2007 WHO Classification of Tumors of the Central Nervous System. Acta Neuropathol. 114, 97–110.
- Ludeman, W., Stan, A.C., Tatagiba, M., et al., 2000. Sporadic unilateral vestibular schwannoma with islets of meningioma: case report. Neurosurgery 47, 451–452.
- Ludwin, S.K., Rubinstein, L.J., Russell, D.S., 1975. Papillary meningioma: a malignant variant of meningioma. Cancer 36, 1363–1373.
- Maillo, A., Orfao, A., Espinosa, A.B., et al., 2007. Early recurrences in histologically benign/grade I meningiomas are associated with large tumors and coexistence of monosomy 14 and del(1p36) in the ancestral tumor cell clone. Neuro. Oncol. 9, 438–446.
- Makuria, A.T., Rushing, E.J., McGrail, K.M., et al., 2008. Atypical teratoid rhabdoid tumor (AT/RT) in adults: review of four cases. J. Neurooncol. 88, 321–330.
- Matsutani, M., Sano, K., Takakura, K., et al., 1997. Primary intracranial germ cell tumors: a clinical analysis of 153 histologically verified cases. J. Neurosurg. 86, 446–455.
- Martin, A.J., Summersgill, B.M., Fisher, C., et al., 2002. Chromosomal imbalances in meningeal solitary fibrous tumors. Cancer Genet. Cytogenet. 135, 160–164.
- Matyja, E., Taraszewska, A., Zabek, M., 2001. Phenotypic characteristics of GFAP-immunopositive oligodendroglial tumors Part I: Immunohistochemical study. Folia Neuropathol. 39, 19–26.
- McLaughlin, J.K., Malker, H.S., Blot, W.J., et al., 1987. Occupational risks of intracranial gliomas in Sweden. J. Natl. Cancer Inst. 78, 253–257.
- McLean, C.A., Laidlaw, J.D., Brownbill, D.S., et al., 1990. Recurrence of acoustic neurilemmoma as a malignant spindle-cell neoplasm. Case report. J. Neurosurg. 73, 946–950.
- McLean, C.A., Jolley, D., Cukier, E., et al., 1993. Atypical and malignant meningiomas: importance of micronecrosis as a prognostic indicator. Histopathology 23, 349–353.
- McLean, C.A., Jellinek, D.A., Gonzales, M.F., 1998. Diffuse leptomeningeal spread of pleomorphic xanthoastrocytoma. J. Clin. Neurosci. 5, 230–233.
- McManamy, C.S., Pears, J., Weston, C.L., et al., 2007. Nodule formation and desmoplasia in medulloblastomas – defining the nodular/desmoplastic variant and its biologic behavior. Brain Pathol. 17, 151–164.
- McNeill, D.E., Cote, T.R., Clegg, L., et al., 2002. Incidence and trends in pediatric malignancies medulloblastoma/primitive neuroectodermal tumor: a SEER update. Surveillance epidemiology and end results. Med. Pediatr. Oncol. 39, 190–194.
- Meyer-Puttlitz, B., Hayashi, Y., Waha, A., et al., 1997. Molecular genetic analysis of giant cell glioblastomas. Am. J. Pathol. 151, 853–857.
- Miller, C.R., Dunham, C.P., Scheithauer, B.W., et al., 2006. Significance of necrosis in grading of oligodendroglial neoplasm. A clinicopathological and genetic study of 1093 newly-diagnosed high-grade gliomas. J. Clin. Oncol. 24, 5419–5426.
- Min, K.W., Cashman, R.E., Brumback, R.A., 1995. Glioneurocytoma: tumor with glial and neuronal differentiation. J. Child Neurol. 10 (3), 219–226.
- Mittelbronn, M., Schittenhelm, J., Lemke, D., et al., 2007. Low grade ganglioglioma rapidly progressing to a WHO IV tumor showing malignant transformation in both astroglial and neuronal cell components. Neuropathology 27, 463–467.
- Montesinos-Rongen, M., Van Roost, D., Schaller, C., et al., 2004. Primary diffuse large B cell lymphomas of the central nervous system are targeted by aberrant somatic hypermutation. Blood 103, 1869–1875.
- Mörk, S.J., Halvorsen, T.B., Lindegaard, K.-F., et al., 1986. Oligodendrogliomas. Histologic evaluation and prognosis. J. Neuropathol. Exp. Neurol. 45, 65–78.
- Mut, M., Schiff, D., Shaffrey, M.E., 2005. Metastasis to nervous system: spinal epidural and intramedullary metastases. J. Neurooncol. 75, 43–56.
- Nelson, J.S., Tsukada, Y., Schoenfeld, D., 1983. Necrosis as a prognosis criteria in malignant supratentorial astrocytic gliomas. Cancer 52, 550–554.
- Nelson, G.A., Bastian, F.O., Schlitt, M., et al., 1988. Malignant transformation of craniopharyngioma. Neurosurgery 22, 427–429.
- Nevin, S., 1938., Gliomatosis cerebri. Brain 61, 170–191.
- Ng, H.K., Poon, W.S., Chan, Y.L., 1992. Basal ganglia teratomas: report of three cases. Aust. NZ J. Surg. 62, 436–440.
- Nishio, S., Takeshita, I., Kaneko, Y., et al., 1992. Cerebral neurocytoma. A new subset of benign neuronal tumors of the cerebrum. Cancer 70, 529–537.
- Nomura, A., Kurimoto, M., Nagi, S., et al., 2002. Multiple intracranial seeding of craniopharyngioma after repeated surgery: case report. Neurol. Med. Chir. (Tokyo) 42, 268–271.
- Nussbaum, E.S., Djalilian, H.R., Cho, K.H., et al., 1996. Brain metastases. Histology, multiplicity, surgery, and survival. Cancer 78, 1781–1788.
- Ogawa, K., Tada, T., Takahashi, S., et al., 2004. Malignant solitary fibrous tumor of the meninges. Virchows Arch. 444, 459–464.
- Ohba, S., Yoshida, K., Hirose, Y., et al., 2008. A supratentorial primitive neuroectodermal tumor in an adult: a case report and review of the literature. J. Neuroncol. 86, 217–224.
- Ohgaki, H., Dessen, P., Jourde, B., et al., 2004. Genetic pathways to glioblastoma: a population-based study. Cancer Res. 64, 6892–6899.
- Ohgaki, H., Kleihues, P., 2007. Genetic pathways to primary and secondary glioblastomas. Am. J. Pathol. 170, 1445–1453.

Padberg, G.W., Schot, J.D., Vielvoye, G.J., et al., 1991. Lhermitte-Duclos disease and Cowden disease: a single phakomatosis. Ann. Neurol. 29, 517–523.

● Pahapill, P.A., Ramsay, D.A., Del Maestro, R.F., 1996. Pleomorphic xanthoastrocytoma: Case report and analysis of the literature concerning the efficacy of resection and the significance of necrosis. Neurosurgery 38, 822–829.

Palma, L., Guidetti, B., 1985. Cystic pilocytic astrocytomas of the cerebral hemispheres. Surgical experience with 51 cases and long-term results. J. Neurosurg. 62, 811–815.

Pasquier, B., Gasnier, F., Pasquier, D., et al., 1986. Papillary meningioma. Clinicopathologic study of seven cases and review of literature. Cancer 58, 299–305.

Paulus, W., Janisch, W., 1990. Clinicopathological correlations in epithelial choroid plexus neoplasms; a study of 52 cases. Acta. Neuropathol. (Berl.) 80, 635–641.

Paulus, W., Batas, A., Ott, G., et al., 1994. Interphase cytogenetics of glioblastoma and gliosarcoma. Acta Neuropathol. 88, 420–425.

Paulus, W., Brandner, S., 2007. Choroid plexus tumors. In: Louis, D.N., Ohgaki, H., Wiestler, O.D., et al. (Eds.), WHO Classification of Tumors of the Central Nervous System. IARC, Lyon, pp. 82–85.

● Paulus, W., Perry, A., 2007. Histiocytic tumors. In: Louis, D.N., Ohgaki, H., Wiestler, O.D., et al. (Eds.), WHO Classification of Tumors of the Central Nervous System. IARC, Lyon, pp. 193–196.

Pels, H., Schmidt-Wolf, I.G., Glasmacher, A., et al., 2003. Primary central nervous system lymphoma: results of a pilot and phase II study of systemic and intraventricular chemotherapy with deferred radiotherapy. J. Clin. Oncol. 21, 4489–4495.

Perentes, E., Rubinstein, L.J., Hermann, M.M., et al., 1986. S-antigen immunoreactivity in human pineal glands and pineal parenchymal tumors. A monoclonal antibody study. Acta Neuropathol. (Berl.) 71, 224–227.

Perry, A., Giannini, C., Scheithauer, B.W., et al., 1997a. Composite pleomorphic xanthoastrocytoma and ganglioglioma. Report of four cases and review of the literature. Am. J. Surg. Pathol. 21, 763–771.

● Perry, A., Stafford, S.L., Scheithauer, B.W., et al., 1997b. Meningioma grading: an analysis of histologic parameters. Am. J. Surg. Pathol. 21, 1455–1465.

● Perry, A., Scheithauer, B.W., Nascimento, A.G., 1997c. The immunophenotypic spectrum of meningeal hemangiopericytoma: a comparison with fibrous meningioma and solitary fibrous tumor of meninges. Am. J. Surg. Pathol. 21, 1354–1360.

Perry, A., Scheithauer, B.W., Stafford, S.L., et al., 1998. 'Rhabdoid' meningioma: An aggressive variant. Am. J. Surg. Pathol. 22, 1482–1490.

● Perry, A., Scheithauer, B.W., Stafford, S.L., et al., 1999. 'Malignancy' in meningiomas: a clinicopathologic study of 116 patients, with grading implications. Cancer 85, 2046–2056.

● Perry, A., Banerjee, R., Lohse, C.M., et al., 2002. A role for chromosome 9p21 deletions in the malignant progression of meningiomas and the prognosis of anaplastic meningiomas. Brain Pathol. 12, 183–190.

Petito, C.K., De Girolami, U., Earle, K., 1976. Craniopharyngiomas. A clinical and pathological review. Cancer 37, 1944–1952.

● Pfisterer, W.K., Coons, S.W., Aboul-Enein, F., et al., 2008. Implicating chromosomal aberrations with meningioma growth and recurrence: results from FISH and MIB-1 analysis of grades I and II meningiomas. J. Neurooncol. 87, 43–50.

Piercecchi-Marti, M.D., Mohamed, H., Liprandi, A., et al., 2002. Intracranial meningeal melanocytoma associated with ipsilateral nevus of Ota. Case report. J. Neurosurg. 96, 619–623.

Pierre-Kahn, A., Cinalli, G., Lellouch-Tubiana, A., et al. 1992. Melanotic neuroectodermal tumor of skull and meninges in infancy. Pediatr. Neurosurg. 18, 6–15.

Ponzoni, M., Ferreri, A.J., 2006. Intravascular lymphoma: a neoplasm of 'homeless' lymphocytes? Hematol. Oncol. 24, 105–112.

● Powell, S.J., Yachnis, A.T., Rorke, L.B., et al., 1996. Divergent differentiation in pleomorphic xanthoastrocytoma. Evidence for neuronal differentiation and possible relationship to ganglion cell tumors. Am. J. Surg. Pathol. 20, 80–85.

● Prayson, R.A., Abramovich, C.M., 2000. Glioneuronal tumor with neuropil-like islands. Human Pathol. 31, 1435–1438.

● Preusser, M., Novak, K., Czech, T., et al., 2006. Angiocentric glioma: report of eight cases (Abstract P1064). Acta Neuropathol. 112, 382–383.

● Reifenberger, G., Kaulich, K., Wiestler, O.D., et al., 2003. Expression of the CD34 antigen in pleomorphic xanthoastrocytomas. Acta Neuropathol. 105, 358–364.

Reith, J.D., Goldblum, J.R., 1996. Multiple cutaneous plexiform schwannomas. Report of a case and review of the literature with particular reference to the association with types 1 and 2 neurofibromatosis and schwannomatosis. Arch. Pathol. Lab. Med. 120, 399–401.

Reyns, N., Assaker, R., Louis, E., et al., 2003. Leptomeningeal hemangioblastomatosis in a case of von Hippel-Lindau disease: case report. Neurosurgery 52, 1212–1215.

Ribbert, H., 1918. Uber das spongioblastoma und das gliom. Virchows Arch. 225, 195–213.

Rickert, C.H., Hasselblatt, M., Jeibmann, A., et al., 2006. Cellular and reticular variants of hemangioblastoma differ in their cytogenetic profiles. Hum. Pathol. 37, 1452–1457.

● Ringertz, N., 1950. Grading of gliomas. Acta. Pathol. Microbiol. Scand 27, 51–65.

Rollins, K.E., Kleinschmidt-DeMasters, B.K., Corboy, J.R., et al., 2005. Lymphomatosis cerebri as a cause of white matter dementia. Hum. Pathol. 36, 282–290.

Roncaroli, F., Scheithauer, B.W., Cenacchi, G., et al., 2002. Spindle cell oncocytoma of the adenohypophysis: a tumor of folliculostellate cells? Am. J. Surg. Pathol. 26, 1048–1055.

Rorke, L.B., 1983. The cerebellar medulloblastoma and its relationship to primitive neuroectodermal tumors. J. Neuropathol. Exp. Neurol. 42, 1–15.

● Rorke, L.B., Gilles, F.H., Davis, R.L., et al., 1985. Revision of the World Health Organization classification of brain tumors for childhood brain tumors. Cancer 56, 1869–1886.

Rorke, L.B., Packer, R.J., Biegel, J.A., 1996. Central nervous system atypical teratoid/rhabdoid tumors of infancy and childhood: definition of an entity. J. Neurosurg. 85, 56–65.

Rosenfeld, J.V., Murphy, M.A., Chow, C.W., 1990. Implantation metastasis of pineoblastoma after stereotactic biopsy. A case report. J. Neurosurg. 73, 287–290.

Rousseau, A., Kujas, M., Bergemer-Fouquet, A.M., et al., 2006. Survivin expression in ganglioglioma. J. Neurooncol. 77, 153–159.

Rubenstein, J.L., Fridlyand, J., Shen, A., et al., 2006. Gene expression and angiotropism in primary CNS lymphoma. Blood 107, 3716–3723.

Russo, C., Pellarin, M., Tingby, O., et al., 1999. Comparative genomic hybridization in patients with supratentorial and infratentorial primitive neuroectodermal tumors. Cancer 86, 331–339.

Sacktor, N., Lyles, R.H., Skolasky, R., et al., 2001. HIV-associated neurological disease incidence changes: Multicenter AIDS Cohort Study 1990–1998. Neurology 56, 257–260.

Schechter, A.L., Stern, D.F., Vaidyanathan, L., et al., 1984. The neu oncogene: an erb-B-related gene encoding a 185,000-Mr, tumour antigen. Nature 312, 513–516.

Schiffer, D., Chio, A., Giordana, M.T., et al., 1988. Prognostic value of histologic factors in adult cerebral astrocytoma. Cancer 61, 1386–1393.

Schnegg, J.F., Gomez, F., LeMarchand-Beraud, T., et al., 1981. Presence of sex steroid hormone receptors in meningioma tissue. Surg. Neurol. 15, 415–418.

Seligman, A.M., Shear, M.J., 1939. Studies in carcinogenesis. VIII. Experimental production of brain tumors in mice with methylcholanthrene. Am. J. Cancer 37, 364–399.

Selikoff, I.J., Hammond, E.C., 1982. Brain tumors in the chemical industry. Ann. N. Acad. Sci. 381, 1–363.

Sherman, J.H., Le, B.H., Okonkwo, D.O., et al., 2007. Supratentorial dural-based hemangioblastoma not associated with von Hippel Lindau complex. Acta Neurochir. (Wien) 149, 969–972.

Sima, A.A.F., Finklestein, S.D., McLachlan, D.R., 1983. Multiple malignant astrocytomas in a patient with spontaneous progressive multifocal leukoencephalopathy. Ann. Neurol. 14, 183–188.

● Singh, S.K., Hawkins, C., Clark, I.D., et al., 2004. Identification of human brain tumor initiating cells. Nature 432, 396–401.

Smith, M.T., Ludwig, C.L., Godfrey, A.D., et al., 1983. Grading of oligodendrogliomas. Cancer 52, 2107–2114.

Soylemezoglu, F., Soffer, D., Onol, B., et al., 1996. Lipomatous medulloblastoma in adults: a distinctive clinicopathological entity. Am. J. Surg. Pathol. 20, 413–418.

Soylemezoglu, F., Scheithauer, B.W., Esteve, J., et al., 1997. Atypical central neurocytoma. J. Neuropathol. Exp. Neurol. 56, 551–556.

Stüer, C., Vilz, B., Majores, M., et al. 2007. Frequent recurrence and progression in pilocytic astrocytoma in adults. Cancer 110, 2799–2808.

Suster, S., Nascimento, A.G., Miettinen, M., et al., 1995. Solitary fibrous tumors of soft tissue. A clinicopathological and immunohistochemical study of 12 cases. Am. J. Surg. Pathol. 19, 1257–1266.

Svien, H.J., Mabon, R.F., Kernohan, J.W., et al., 1949. Astrocytomas. Proc. Staff Mayo Clin. 24, 54–63.

● Takei, H., Yogeswaren, S.T., Wong, K.-K., et al., 2008. Expression of oligodendroglial differentiation markers in pilocytic astrocytomas identifies two clinical subsets and shows a significant correlation with proliferation index and progression free survival. J. Neurooncol. 86, 183–190.

Takei, Y., Seyama, S., Pearl, G.S., et al., 1980. Ultrastructural study of human neurohypophysis. II. Cellular elements of neural parenchyma, the pituicytes. Cell Tissue Res. 205, 273–287.

Tanaka, Y., Yokoo, H., Komori, T., et al., 2005. A distinct pattern of Olig2-positive cellular distribution in papillary glioneuronal tumors: a manifestation of oligodendroglial phenotype? Acta Neuropathol. (Berl.) 110, 39–47.

Taratuto, A.L., Monges, J., Lylyk, P., et al., 1984. Superficial cerebral astrocytoma attached to dura. Report of six cases. Cancer 54, 2505–2512.

Taratuto, A.L., Pomata, H., Seviever, G., et al., 1995. Dysembryoplastic neuroepithelial tumor: morphological, immunocytochemical, and deoxyribonucleic acid analysis in a pediatric series. Neurosurgery 36, 474–481.

Tatter, S.B., Borges, L.F., Louis, S.N., 1994. Central neurocytomas of the cervical spinal cord. Report of two cases. J. Neurosurg. 81, 288–293.

Teo, J.G., Gultekin, S.H., Bilsky, M., et al., 1999. A distinctive glioneuronal tumor of the adult cerebrum with neuropil-like (including 'rosetted') islands: report of 4 cases. Am. J. Surg. Pathol. 23, 501–510.

Theunissen, P.H., Debets-Te Baerts, M., Blaauw, G., 1990. Histogenesis of intracranial hemangiopericytoma and hemangioblastoma. An immunohistochemical study. Acta. Neuropathol. 80, 68–71.

Tihan, T., Fisher, P.G., Kepner, J.L., et al., 1999. Pediatric astrocytomas with monomorphous pilomyxoid features and a less favorable outcome. J. Neuropathol. Exp. Neurol. 58, 1061–1068.

Townsend, J.J., Seaman, J.P., 1986. Central neurocytoma – a rare benign intraventricular tumor. Acta Neuropathol. 71, 167–170.

Tsuchida, T., Matsumoto, M., Shirayama, Y., et al., 1996. Neuronal and glial characteristics of central neurocytoma: an electron microscopical analysis of two cases. Acta Neuropathol. (Berl.) 91, 573–577.

Ugokwe, K., Nathoo, N., Prayson, R., et al., 2005. Trigeminal nerve schwannoma with ancient change. Case report and review of the literature. J. Neurosurg. 102, 1163–1165.

● VandenBerg, S.R., May, E.E., Rubinstein, L.J., et al., 1987. Desmoplastic supratentorial neuroepithelial tumors of infancy with divergent differentiation potential ('desmoplastic infantile gangliogliomas'). Report of 11 cases of a distinctive embryonal tumor with favorable prognosis. J. Neurosurg. 66, 58–71.

● Varlet, P., Soni, D., Miquel, C., et al., 2004. New variants of malignant glioneuronal tumors: a clinicopathological study of 40 cases. Neurosurgery 55, 1377–1391.

● Varmus, H.E., 1984. The molecular genetics of cellular oncogenes. Annu. Rev. Genet. 18, 553–612.

● Vates, G.E., Chang, S., Lamborn, K.R., 2003. Gliomatosis cerebri: a review of 22 cases. Neurosurgery 53, 261–271.

Verma, S., Tavare, C., Gilles, F., 2008. Histologic features and prognosis in pediatric medulloblastoma. Pediatr. Dev. Pathol. 11 (5), 337–343.

Virchow, R., 1860. Cellular pathology. Translated from the second German edition. A. Hirschwald (trans). Chance, London.

Virchow, R., 1890. Das Psamom. Virchow Arch. Anat. Pathol. 160, 32.

● Wang, M., Tihan, T., Rojiani, A.M., et al., 2005. Monomorphous angiocentric glioma: a distinctive epileptogenic neoplasm with features of infiltrating astrocytoma and ependymoma. J. Neuropathol. Exp. Neurol. 64, 875–881.

Wanschitz, J., Schmidbauer, M., Maier, H., et al., 1995. Suprasellar meningioma with expression of glial fibrillary acidic protein: a peculiar variant. Acta Neuropathol. 90, 539–544.

Wavre, A., Baur, A., Betz, M., et al., 2007. Case study of intracerebral plasmacytoma as initial presentation of multiple myeloma. Neuro. Oncol. 9, 370–372.

Weldon-Linne, G.M., Victor, T.A., Groothuis, D.R., et al., 1983. Pleomorphic xanthoastrocytoma: ultrastructural and immunohistochemical study of a case with a rapidly fatal outcome following surgery. Cancer 52, 2055–2063.

Whittle, I.R., Gordon, A., Misra, B.K., et al., 1989. Pleomorphic xanthoastrocytoma: report of four cases. J. Neurosurg. 70, 463–468.

● Wong, K.K., Chang, Y.M., Tsang, Y.T., et al., 2005. Expression analysis of juvenile pilocytic astrocytomas by oligonucleotide microarray reveals two potential subgroups. Cancer Res. 65, 76–84.

Yamamoto, T., Komori, T., Shibata, N., et al., 1996. Multifocal neurocytoma/ganglioneurocytoma with extensive leptomeningeal dissemination in the brain and spinal cord. Am. J. Surg. Pathol. 20, 363–370.

● Yamane, Y., Mena, H., Nakazato, Y., 2002. Immunohistochemical characterization of pineal parenchymal tumors using novel monoclonal antibodies to the pineal body. Neuropathology 22, 66–76.

Yoon, D.H., Cho, K.J., Suh, Y.L., 1987. Intracranial granulocytic sarcoma (chloroma) in a nonleukemic patient. J. Korean Med. Sci. 2, 173–178.

Zorludemir, S., Scheithauer, B.W., Hirose, T., et al., 1995. Clear cell meningioma. A clinicopathologic study of a potentially aggressive variant of meningioma. Am. J. Surg. Pathol. 19, 493–505.

Zulch, K.J., 1979. Histologic typing of tumors of the central nervous system. International Histologic Classification of Tumors, No. 21. World Health Organization, Geneva.

第 4 章　脑肿瘤流行病学

Graham G. Giles

1　简介

原发性脑和脊髓肿瘤（中枢神经系统肿瘤）的流行病学研究比较复杂。从流行趋势的角度来看，新发病例的确认及分类方面仍存在问题。发病率的预估受医疗服务的可及性和癌症登记制度的影响。影像检测技术的提高也可在特定人群中呈现出较高的发病率。癌症登记系统中如果包含未经病理诊断的原发性肿瘤和（或）非典型表现的肿瘤，也会导致发病率的上升。因此，人们很难对不同登记地点间发病率的差异做出解释。

从病因学的角度来看，一些缺乏组织学特异性的病例研究可能会掩盖流行病学中可以识别与组织学类型相关的致病因素。中枢神经系统肿瘤在组织学上的异质性表明了多种病因学机制在发病过程中所起的作用，所以在未来的流行病学研究中需要增加诊断上的特异性。（Armstrong et al 1990；Davis et al 2008）。表 4.1 展示了以国际肿瘤学分类标准（第三版 Fritz et al 2000）为依据，按主要组织学类型分类的中枢神经系统肿瘤发病率。

尽管一些研究发布了不同肿瘤亚型的年龄及性别专率，这些数据需要在前述背景下进行重新校验。医院流行病研究受益于病理学检查，但也受到了选择偏倚的影响。人群流行病学研究样本虽然可能完整，但却无法提供全部的病理诊断。在评估此类数据时，获得确切的组织学数据是非常重要的。特异组织学亚型的肿瘤流行病学研究一般不多见。中枢神经系统肿瘤的流行病研究通常被归为同一类，即使最好的情况下也仅仅分为胶质瘤和脑膜瘤两类进行研究。

关于准确地采集暴露信息同样存在困难。三类研究用来探讨中枢神经系统肿瘤的危险因素。其中最弱的设计是用肿瘤在暴露人群的新发或死亡病例数与其在一般人群发病率估算的预期死亡人数相比较。获得的这个测量指标称为标化死亡比（standardized mortality ratio，SMR）或标化发病比（standardized incidence ratio，SIR）。标化死亡比等于 1 表明尚未发现该人群的死亡风险与一般人群有差别。第二种设计，也是中枢神经系统肿瘤流行病学病因研究较常用的方法，即病例对照研究。这类研究本质上是回顾性研究，通过回顾性的方法，在中枢神经系统肿瘤患者样本和未受累对照组样本中对感兴趣的暴露因素（如饮食、吸烟、X 线暴露、职业暴露史等）进行比较。病例对照研究通过计算优势比（odds ratio，OR）进行风险估计，OR 需要在括号内标明 95% 置信区间。这种实验设计的问题是，中枢神经系统肿瘤患者对于易感因素的回忆可能存在偏差。病情的进展及治疗可能影响患者回忆的准确性，患者健康情况的迅速恶化可能使调查者必须通过患者的代理人来获得这部分信息。回忆及代理人提供信息的偏差导致信息偏倚，可能会过高估计风险（例如 OR 由 1.1 增加到 2.0）。而中枢神经系统肿瘤相对罕见，这导致缺乏统计效能的小样本病例对照研究的大量蓄积。信息偏倚和统计效能低下的共同作用将使很多"研究发现"不可能被重现。第三种设计，也是最强有力的设计，即前瞻性队列研究。队列研究不易受到偏倚的影响，对研究对象通过一段时间的随访收集个体信息和暴露模式，探讨暴露与疾病发病率的关联。队列研究提供相对风险度（relative risk，RR）的估计值。但是如果队列中仅有很少的样本发病，其有效性也

表4.1 不同组织类型的神经系统肿瘤比较，来自于CBTRUS，维多利亚州及澳大利亚*

组织学类型	全部类型肿瘤						仅包括恶性肿瘤				
	维多利亚州发病率计数			每100 000发病率			维多利亚州发病率计数			发病率	
	所有年龄	0–19岁	>20岁	CBTRUS[US]	Vic[WS]	Vic[US]	所有年龄	0–19岁	>20岁	Vic[WS]	Vic[US]
神经上皮来源肿瘤	3 451	271	3 180	6.45	5.86	6.95	3 088	146	2 942	4.87	6.10
毛细胞星形细胞瘤	148	78	70	0.34	0.41	0.32	0	0	0	0.00	0.00
原浆型及纤维型星形细胞瘤	34	2	32	0.09	0.06	0.07	34	2	32	0.06	0.07
间变星形细胞瘤	379	10	369	0.44	0.62	0.76	379	10	369	0.62	0.76
星形细胞瘤独特变种	44	11	33	0.09	0.10	0.09	10	3	7	0.02	0.02
星形细胞瘤	142	17	125	0.43	0.26	0.29	142	17	125	0.26	0.29
胶质母细胞瘤	1 927	22	1 905	3.09	2.83	3.83	1 927	22	1 905	2.83	3.83
少枝胶质细胞瘤	51	0	51	0.32	0.09	0.11	51	0	51	0.09	0.11
间变少枝胶质细胞瘤	41	0	41	0.17	0.06	0.08	41	0	41	0.06	0.08
间变室管膜瘤	121	31	90	0.26	0.27	0.25	121	31	90	0.27	0.25
室管膜瘤变体	33	1	32	0.08	0.06	0.07	0	0	0		
胶质瘤，混合型	210	6	204	0.18	0.36	0.42	210	6	204	0.36	0.42
胶质瘤，恶性	50	13	37	0.41	0.10	0.10	50	13	37	0.10	0.10
脉络丛肿瘤	15	5	10	0.04	0.03	0.03	4	2	2	0.01	0.01
神经上皮瘤	8	0	8	0.02	0.01	0.02	8	0	8	0.01	0.02
非恶性及恶性神经元/胶质及混合型肿瘤	130	31	99	0.22	0.27	0.27	18	0	18	0.03	0.04
松果体实质肿瘤	15	2	13	0.03	0.03	0.03	7	1	6		
原始胚胎类肿瘤/髓母细胞瘤	103	42	61	0.23	0.29	0.22	86	39	47	0.14	0.12
脑神经及脊神经肿瘤	577	8	569	1.46	0.95	1.16	6	1	5	0.13	0.09
神经鞘瘤，恶性及非恶性	577	8	569	1.46	0.95	1.16	6	1	5	0.13	0.09
脑膜相关肿瘤	1 922	24	1 898	5.55	2.93	3.85	51	3	48	0.09	0.11
脑膜瘤	1 838	16	1 822	5.35	2.78	3.68	42	2	40	0.03	0.04
其他间叶细胞肿瘤，恶性及非恶性	17	4	13	0.06	0.04	0.04	9	1	8	0.05	0.06
血管母细胞瘤	67	4	63	0.14	0.12	0.14	0	0	0	0.00	0.00
淋巴瘤及造血系统来源肿瘤	194	1	193	0.47	0.27	0.39	194	1	193	0.16	0.22
淋巴瘤	194	1	193	0.47	0.27	0.39	194	1	193	0.16	0.22
生殖细胞肿瘤及囊肿	35	19	16	0.08	0.09	0.07	28	15	13	0.17	0.22
生殖细胞肿瘤，囊肿和异位	35	19	16	0.08	0.09	0.07	28	15	13	0.17	0.22
鞍区肿瘤	97	19	78	1.49	0.18	0.20	17	1	16	0.04	0.05
垂体瘤	17	1	16	1.37	0.02	0.03	12	0	12	0.03	0.03
颅咽管瘤	80	18	62	0.12	0.17	0.17	5	1	4	0.01	0.01
局限生长型肿瘤	1	0	1	0.02	0.00	0.00	1	0	1	0.00	0.00
脊索瘤/软骨肉瘤	1	0	1	0.02	0.00	0.00	1	0	1	0.00	0.00
未分类肿瘤	15	0	15	1.00	0.03	0.03	6	0	6	0.01	0.01
血管瘤	6	0	6	0.11	0.01	0.01	0	0	0	0.00	0.00
非特异性肿瘤	6	0	6	0.88	0.01	0.01	3	0	3	0.01	0.01
其他肿瘤	3	0	3		0.01	0.01	3	0	3	0.01	0.01
无病理肿瘤	1 152	66	1 086	–	1.50	2.38	584	48	536	0.76	1.21
总计（仅C70–C72）	7 094	376	6 718	–	11.20	14.30	3 715	202	3 513	5.70	7.50
总计（包括C751–C753–C300）	7 444	408	7 036	16.52	11.80	15.00	3 975	215	3 760	6.23	8.01

备注：附加组CBTRUS中的无病理肿瘤可能在美国数据中归为非特异性肿瘤类别中。
1997—2006年十年病例。CBTRUS[US]，美国中部脑肿瘤注册（Central Brain Tumor Registry of the USA，CBTRUS）2000—2004年；Vic[US]，1997—2006年维多利亚州与美国2000标准人口发病比；Vic[WS]，维多利亚州与世界标准人口发病比
*包括全部恶性，未明确诊断肿瘤C751–C753–C300根据ICD0–3形态学指南分组。

要大打折扣。中枢神经系统肿瘤的罕见性导致很少有前瞻性队列研究报告实质性的结果。肿瘤病因学研究的局限性导致除了已经明确的一小部分知识外，病因方面仍有很多未知。

接下来的讨论中，我们尝试整合来自于大量质量参差不齐的文献和报告中的重要信息及证据。在这个过程中，需要判断哪些研究能入选（感兴趣的读者可以参考以下几篇综述，Baldwin & Preston-Martin 2004；Connelly & Malkin 2007；Fisher et al 2007；Ohgaki 2009 以及更多的文献）。此章大部分内容已在脑肿瘤流行病学联盟所发表的共识中陈述。

2 描述性流行病学

中枢神经系统肿瘤占澳大利亚全部恶性肿瘤发病率的 1.5%（AIHW et al 2008a），以 2.8% 的死亡率在全部肿瘤中排第 12 位，占 75 岁以下肿瘤致死人群的 6.1%。在儿童中中枢神经系统肿瘤发病所占比较高，占 15 岁以下恶性肿瘤患者总数的 25%（Parkin et al 1998）。中枢神经系统肿瘤的发病率受年龄、性别、种族和国籍等因素的影响，并随时间的推移有所变化。上述这些变异在多大程度上由人为因素或病因差异所导致，一直处于持续的争论当中。21 世纪以来，影像学技术的发

展极大地推动了中枢神经系统肿瘤诊断的进步。因此，医疗技术的可及性能够部分解释观察到的不同群体间和同一群体内发病率的差异。部分影像学诊断的肿瘤由于无法手术而很少通过病理证实诊断。因此，这部分肿瘤患者的纳入明显影响发病率，降低人群间的可比性。

2.1 年龄别和性别趋势

以人群为基础的发病率统计数据通常来源于肿瘤登记系统。一些肿瘤登记有意地将良性肿瘤和未确定的肿瘤发病同样登记入库，其中最突出的是美国中部脑肿瘤登记项目（Central Brain Tumor Registry of the USA，CBTRUS）（McCarthy et al 2005）。仍有大部分的肿瘤登记仅限于收集恶性原发性肿瘤的发病信息，但这些信息获取随组织学确诊及病理报告的特异性变化而变化。世界上不同地区的中枢神经系统侵袭性肿瘤发病率差异可能达到10倍以上，按世界人口标准化后，男性发病率最低为阿尔及利亚（0.6/10万），最高为克罗地亚（10.2/10万），亚洲国家发病率通常低于欧美国家，女性发病率通常低于男性。

图4.1是中枢神经系统恶性肿瘤的标化年龄发病率的实例。表4.1比较了来源于CBTRUS研究与Victorian肿瘤注册研究中不同病理类型的中

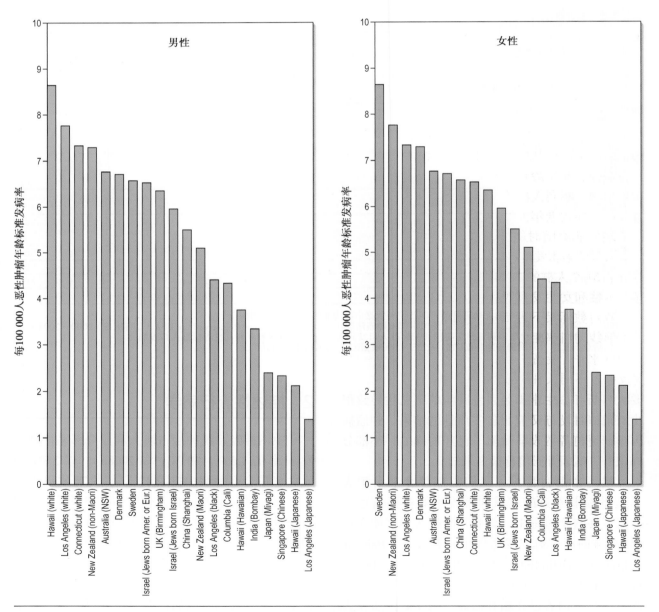

图4.1　世界人口男性与女性（全年龄）恶性中枢神经系统肿瘤标准发病率（数据来自五大洲癌症发病统计）

枢神经系统肿瘤（良性肿瘤及未确定的肿瘤也涵盖在内）的标准化年龄发病率。Victorian 的发病率同时采用了美国 2000 年普查数据和世界标准人口（Segi）进行标化。与国际上其他国家数据比较时，Victorian 发病数据剔除了非恶性肿瘤，并且采用世界人口标化。表 4.1 显示了不同来源数据比较时遇到的问题，以及是否包含中枢神经系统非恶性肿瘤对结果的影响。例如，Victoria 研究中，少突胶质细胞瘤的发病率较低，这是因为在此研究中少突星形细胞瘤是被归为"混合型胶质瘤"这一类中，如果这部分数据加入其他两组少突胶质瘤，其比较结果才有意义。此外，Victoria 研究包含几乎全部的中枢神经系统肿瘤，却不包括内分泌肿瘤（绝大多数都是良性的），这也是该研究中垂体瘤发病率偏低的原因。

中枢神经系统肿瘤发病率的分布特点为儿童期有个小峰值，从 20 岁开始呈现指数增长直到 70 岁，随后随年龄增加呈现下降。在各年龄组中，男性的发病率均高于女性。

图 4.2 所展示的是来自于五大洲癌症发病数据集（第九卷）中几个国家男性和女性人群中枢神经系统肿瘤年龄别发病曲线。尽管存在人为因素的影响，不同人群的发病曲线基本一致。由于人为因素导致老年人群的发病率变异性最大，因此阐述发病率随时间变动的趋势时，使用 65 岁以下人群的累积发病率。Velema & Walker（1987）分析了 51 个人群的 35~65 岁组的年龄和性别发病率，男性和女性发病率的年龄曲线模型估计的斜率在双对数标尺下为 2.60，无明显偏倚。尽管年龄别曲线的斜率相似，但在不同人群中曲线处于不同的水平（最高的是以色列，最低的是亚洲），这反映了不同人种对致病因素的暴露率和易感性不同。既有恶性肿瘤同时包括良性及未确定肿瘤的发病率曲线与仅包括恶性肿瘤的研究相比斜率相同，而前者的发病率数字更高。该斜率（2.6）水平，略低于上皮细胞肿瘤的斜率（4.5），但与软组织肉瘤相接近（2.7）。根据多阶段的癌变理论，这表明与上皮细胞相比，神经胶质细胞的恶性化需要的条件更少。在 Moolgavkar 两阶段模型中（Moolgavkar et al 1980），发病率曲线的斜率与细胞增生的特点相关，而曲线的水平主要与细胞恶变的概率有关。该模型上斜率的差别反映了神经胶质细胞和上皮细胞生长特征的差异。

不同组织学来源的肿瘤在年龄和性别发病率上也存在不同（图 4.3）。男性的发病率多高于女性。儿童期（0~14 岁）中枢神经系统肿瘤不同于成人，尤其是肿瘤组织学分型的分布及颅内肿瘤的发病位置。在儿童患者中，髓母细胞瘤及星形细胞瘤的发病率要高于其他肿瘤，而成人则是胶质瘤与脑膜瘤更为多见。在儿童患者中，70% 的肿瘤在小脑幕下，而成人只有 30%。表 4.3 统计了来自于选定的肿瘤登记点中几种主要儿童期中枢神经系统肿瘤的发病率，可以见到不同人群发病率存在显著的不同。其中最突出的是在毛利人及夏威夷人中，原始神经外胚层肿瘤的发病率较高，这可能提示这类人群具有此类肿瘤的易感体质。在美国，白色和黑色人种的儿童间组织学差别主要是受到组织学确诊和非特异性肿瘤差异性趋势的影响（Bunin 1987）。

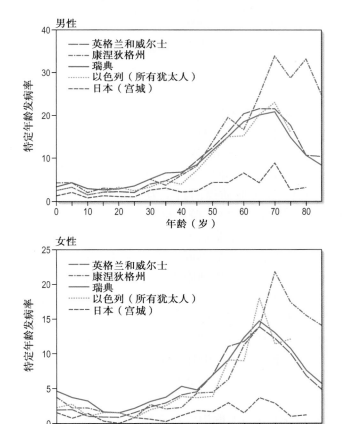

图 4.2 特定年龄及性别人口中枢神经系统恶性肿瘤发病率（内容来自选定的癌症注册）

表 4.2　65岁人口的中枢神经系统肿瘤发病百分比（数据来自五大洲癌症发病统计第一卷至第九卷）

	Vol I	Vol II	Vol III	Vol IV	Vol V	Vol VI	Vol VII	Vol VIII	Vol IX
男性									
澳大利亚(新南威尔士州)	n/a	n/a	n/a	0.40	0.46	0.43	0.44	0.42	0.42
中国(上海)	n/a	n/a	n/a	0.30	0.27	0.31	0.36	0.35	0.35
哥伦比亚(卡利)	0.32	0.34	0.33	0.20	0.28	0.25	0.31	0.32	0.34
康涅狄格州(白)	0.40	0.43	0.42	0.50	0.46	0.45	0.47	0.44	0.43
丹麦	0.53	0.60	0.54	0.50	0.60	0.37	0.47	0.48	0.41
夏威夷(夏威夷人)	0.21	0.19	0.30	0.20	0.24	0.24	0.25	0.23	0.33
夏威夷(日本)	0.18	0.24	0.24	0.10	0.17	0.24	0.12	0.20	0.22
夏威夷(白)	0.28	0.40	0.37	0.50	0.43	0.54	0.51	0.41	0.44
印度(孟买)	n/a	0.08	0.10	0.10	0.14	0.15	0.21	0.23	0.24
日本(宫城县)	0.02	0.20	0.09	0.10	0.15	0.15	0.17	0.18	0.17
洛杉矶(黑)	n/a	n/a	n/a	0.30	0.42	0.31	0.30	0.29	0.24
洛杉矶(白)	n/a	n/a	n/a	0.40	0.62	0.39	0.50	0.45	0.47
新加坡(华裔)	0.10	0.15	0.10	0.10	0.12	0.15	0.14	0.15	0.12
瑞典	0.54	0.62	0.64	0.60	0.63	0.72	0.46	0.45	0.40
英国(伯明翰)	0.44	0.45	0.46	0.50	0.44	0.38	0.44	0.39	0.38
女性									
澳大利亚(新南威尔士州)	n/a	n/a	n/a	0.30	0.30	0.30	0.32	0.30	0.29
中国(上海)	n/a	n/a	n/a	0.20	0.21	0.31	0.34	0.39	0.41
哥伦比亚(卡利)	0.12	0.15	0.13	0.20	0.14	0.19	0.24	0.26	0.27
康涅狄格州(白)	0.28	0.34	0.27	0.30	0.32	0.32	0.28	0.32	0.29
丹麦	0.44	0.50	0.50	0.50	0.40	0.56	0.64	0.33	0.32
夏威夷(夏威夷人)	0.34	0.32	0.16	0.30	0.32	0.14	0.17	0.25	0.35
夏威夷(日本)	0.06	0.07	0.11	0.10	0.11	0.12	0.09	0.15	0.21
夏威夷(白)	0.18	0.20	0.46	0.20	0.23	0.34	0.29	0.28	0.33
印度(孟买)	n/a	0.07	0.10	0.10	0.10	0.11	0.15	0.16	0.19
日本(宫城县)	0.03	0.18	0.05	0.1	0.12	0.11	0.12	0.13	0.12
洛杉矶(黑)	n/a	n/a	n/a	0.20	0.40	0.21	0.30	0.20	0.22
洛杉矶(白)	n/a	n/a	n/a	.030	0.55	0.28	0.31	0.34	0.32
新加坡(华裔)	0.07	0.12	0.10	0.10	0.06	0.12	0.10	0.10	0.10
瑞典	0.52	0.61	0.62	0.60	0.63	0.71	0.36	0.32	0.28
英国(伯明翰)	0.31	0.34	0.33	0.40	0.36	0.24	0.31	0.28	0.31

From 1. Muir C, Waterhouse J, Mack T et al. (1987) Cancer Incidence in Five Continents, vol V No. 88. Lyon: IARC Scientific Publications, and 2. Stukonis, M. Cancer incidence cumulative rates – international comparison. Lyon: IARC, Internal technical report, 1978.

　　成年人中不同组织学类型恶性中枢神经系统肿瘤的年龄曲线与整体的地区曲线近似。Velema 及 Percy 发现 35~65 岁的患者在不同病理类型发病率斜率明显不同。如室管膜瘤的发病曲线斜率为 0.4，少突胶质瘤的斜率为 1.0，星形细胞瘤为 1.7，脑膜瘤为 2.8，胶质母细胞瘤为 3.9。这些数据说明胶质母细胞瘤的癌变机制与其他中枢神经系统肿瘤存在明显不同。陡峭的斜率说明相比于低级别肿瘤，胶质细胞恶变为胶质母细胞瘤需要更多的细胞事件。

　　社会经济情况（Socioeconomic status，SES）也可以解释部分人种间中枢神经系统肿瘤发病率及死亡率的差异。相对于社会经济条件不好的人，条件好的人更加容易获得医疗服务，也更加频繁地进行身体检查。英格兰和威尔士的调查显示，在 15~64 岁的人群中，社会等级 I 标化死亡比分别为男性 1.08，女性 1.37；而社会等级 V 的人群中，男性标化死亡比为 0.92，女性为 1.0。55 岁以上人群中，社会等级 I 人群的死亡比例高于社会等级 V。在 55 岁以下的人群中，不同社会阶层人群死亡比例基本相同。美国的一些研究也报道了死亡率与 SES 正相关的结论（Demers et al 1991；Inskip et al 2003；Chakrabarti et al 2005）。相比进展迅速的肿瘤，进展缓慢的肿瘤与社会经济情况更加相关。

2.2　时间趋势

　　关于中枢神经系统肿瘤发病率上升趋势的真实性一直富有争议。死亡率的长期趋势易受已知的死亡证明局限性的影响。一些以老年人为基础的癌症登记点（如康涅狄格州）已经能够模拟发病率的年龄 – 时期 – 队列趋势。已有报道老年人的发病率增加，但解释为与应用 CT 扫描等诊断工具有关，因为老年人中病理诊断率很低。上述现象并未出现在其他地区中长期的癌症登记系统（如丹麦和瑞典）。同样，年轻人群中发病率的提高也归结为诊断水平的提高。诊断水平对发病率的影响也同样存在于美国的发病率研究中（Walker et al 1985）。自 1973 年至 1994 年间，儿童中枢神经系统肿瘤发病率提高了 35%，考虑由 CT 和 MRI 使用率的增加所导致。尽管可能性较小，但仍不能排除环境致病因素。近期美国的多项研究显示，中枢神经系统淋巴瘤对发病率的增加有贡献，而排除淋巴瘤以外的其他中枢神经系统肿瘤发病率呈总的下降趋势。特定亚型的中枢神经系统肿瘤发病率的增加受更为细致的肿瘤分型所影响，而某些亚型随着非特异性胶质瘤发病率的下降而增加，但脑膜瘤与神经鞘瘤发病率趋势的变化则无法解释（Hoffman et al 2006；McCarthy et al 2008）

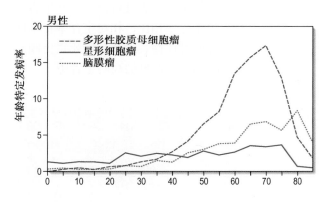

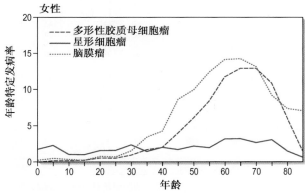

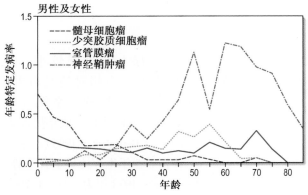

图 4.3　主要中枢神经系统肿瘤的年龄及性别特定发病率（来自于维多利亚州癌症登记）

表4.2列举了来自于癌症登记系统中五大洲的癌症发病率卷Ⅰ~Ⅸ（vols Ⅰ~Ⅸ of cancer incidence in five continents），囊括了20世纪50年代至2004年间35~65岁人群的肿瘤累积风险（发病率%）

（Stukonis 1978；Curado et al 2007）。累计发病风险是直接年龄标化率，与实际风险估计相接近（Day 1987）。发病风险年龄节点为65岁，此举是为了避免过度研究老年人的情况（Peto 1981）。该表中观察到的总体风险低于1%，尽管有一些波动（比如Scandinavia呈现下降趋势，日本和印度人群呈现上升趋势），但随着时间出现总体风险的明显变化仍缺乏证据。

表4.3　0~14岁儿童常见中枢神经系统肿瘤			
	星形细胞瘤	室管膜瘤	原始神经外胚层肿瘤	总计
美国白种人口	16.0	3.2	6.5	31.8
美国黑种人口	13.5	3.6	3.9	27.4
夏威夷人口	10.7	3.2	11.8	28.5
哥斯达黎加	8.3	1.8	3.9	17.4
以色列（犹太人）	9.5	2.3	7.9	29.9
中国（天津）	6.9	1.5	3.2	17.3
新加坡（华人）	6.8	2.3	6.1	19.1
泰国	2.7		2.4	10.1
印度（孟买）	3.3	0.6	3.0	11.2
丹麦	15.1	2.3	7.0	38.8
瑞典	22.2	4.3	7.1	41.0
英格兰及威尔士	10.3	3.0	5.8	27.0
澳大利亚	13.0	2.8	5.5	29.6
新西兰（毛利人）	9.1	2.0	12.0	31.6
新西兰（非毛利人）	15.8	1.9	6.6	32.0

备注：每100万人口儿童标准发病率数据分别来自于1.国际儿童癌症发病统计 第2卷；2.国际癌症研究中心，1998年发表内容

2.3　地域及民族趋势

中枢神经系统肿瘤的发病率在人种之间存在差异，这种变化认为是环境风险因素在肿瘤发病过程中起重要作用的生态学证据。图4.1分别列出了男性和女性按世界人口的标化发病率。本图中一些发病率的差异是由于检测水平的差异所导致，而检测水平则与医疗技术的可利用性和可及性有关。有趣的是，在日本，尽管其医学技术水平基本等同于西方国家，但其中枢神经系统肿瘤发病率仅为美国的1/3或更低。其他亚洲国家的中枢神经系统肿瘤发病率也较低。正如表4.2显示的，剔除65岁及以上病例后也没有消除这种种族的差异。从历史上看，地域间的儿童中枢神经系统肿瘤发病率差异要大于其他种类的儿童恶性肿瘤（Breslow & Langholz 1983）。这说明不同人种间在环境及遗传因素的影响下存在着区别。表4.3为儿童期中枢神经系统肿瘤的发病率（来自国际儿童癌症发病报告，vol Ⅱ，Parkin et al 1998）。这些数据显示儿童中枢神经系统肿瘤总体发病率在地域间无明显差异，但在肿瘤亚型中则存在不同，如星形细胞瘤。

不同种族中枢神经系统肿瘤发病率的差异也给寻找可能存在的遗传因素提供了线索。表4.2展示了不同种族65岁以下人群的累积发病率百分比（来自于五大洲癌症发病率报告，vol Ⅰ~Ⅸ，Gurado et al 2007）。历史上看，生活在以色列的犹太人与生活在美国的犹太人发病率均称上升趋势（MacMahon 1960；Newill 1961；Muir et al 1987；Steinitz et al 1989），而亚洲人发病率较低。从欧洲、美洲、非洲及亚洲移居到以色列的犹太人发病率要高于以色列本地出生的犹太人（Steinitz et al 1989），但升高主要发生在老年患者中，可能是由于以色列筛检的增加所导致的。

从低发病率的国家移居至高发病率国家的移民人群中，出现的癌症发病率及死亡率的变化从广义上是可以支持环境因素与肿瘤发病存在因果联系的观点。1961年至1972年澳大利亚死亡数据早期分析显示，来自于波兰及非洲的成年男性以及来自奥地利及南斯拉夫的成年女性的中枢神经系统肿瘤发病率升高，但似乎与定居时间长短无明显关系，同时儿童的死亡率与澳大利亚原住民也没有明显差异（Armstrong et al 1983）。McCredie等（1990）整理了新南威尔士州的不同种族中枢神经系统肿瘤发病率，发现成年男性之间无明显差异，而亚裔女性移民的发病率明显较低。加拿大1970—1973年死亡数据分析显示，来自英国、德国、意大利及荷兰移民的死亡率较高。死亡风险男性高于女性，但二代移民中并没有看到差别。不同于其他已被确证与环境存在很强关联的癌症，种族和移民数据不足以支持中枢神经系统肿瘤与环境因素存在关联。

部分研究显示农村居民的胶质瘤发病风险升高（Choi et al 1970a；Musicco et al 1982；Mills et al 1989b；Burch et al 1987），可能与农业暴露因素如动物源性病毒或杀虫剂（Sanderson et al 1997）有关。农村儿童居民中枢神经系统肿瘤发病率也存在这个特点（Gold et al 1979；Gordier et al 1994）。一篇综述分析了发表于1979—1998年的病例对照研究，认为胎儿或儿童与农业致病因素接触可能与肿瘤发病有关（Yeni-Komshian & Holly 2000），孕期接触因素的 *OR* 范围为0.9~2.5，儿童期接触因素 *OR* 范围为0.6~6.7。在有组织学证据的研究中，仅有原始神经外胚层肿瘤发病率升高与农业接触有关，产前接触 *OR* 为3.7（0.8，24），儿童期接触 *OR* 为5.0（1.1，4.7）。然而，较低的统计

效能以及所采用的病例对照分析设计使上述结论缺乏说服力。

2.4 生存趋势

从历史上看，特定组织学亚型中枢神经系统肿瘤的生存分析通常来自于专科医院或临床研究中，而这种情况在近期发生了变化，出现了越来越多以人群为基础的生存率估算。以人群为基础的生存率估算经常可以使用寿命表进行修正，并报告为相对生存率。与粗生存率相比，相对生存率在不同人群比较时有更好的可比性，尤其是当死亡更倾向于发生在那些风险因素较常见的高龄患者中。

表4.4　不同年龄组（<15岁及全年龄）恶性中枢神经系统肿瘤的相对生存率百分比（1973—2004，CBTRUS2008）

生存率	1年		5年		10年	
年龄（岁）	<15	全年龄	<15	全年龄	<15	全年龄
病理类型						
毛细胞星形细胞瘤	98	96	95	92	94	90
原浆型及纤维型星形细胞瘤	92	74	80	47	79	38
间变星形细胞瘤	71	60	49	33	46	22
星形细胞瘤NOS	87	60	78	38	74	31
胶质母细胞瘤	48	30	18	3	15	2
少枝胶质细胞瘤	95	91	89	72	83	56
间变少枝胶质细胞瘤		77		45		34
室管膜瘤	86	89	53	73	47	65
混合型胶质瘤	89	86	72	58	65	45
恶性胶质瘤NOS	70	51	46	32	43	29
神经上皮样肿瘤	85	59	60	40	57	33
恶性神经元/神经胶质肿瘤，神经元/混合型	76	84	56	63	56	56
原始胚胎类髓母细胞瘤	79	80	56	57	49	48
淋巴瘤	n/a	38	n/a	18	n/a	11
全部恶性中枢神经系统肿瘤	n/a	52	n/a	30	n/a	26

备注：数据来源——美国原发脑肿瘤统计2000—2004，美国中部脑肿瘤登记，CBTRUS2008

近几十年由于在治疗上的进展较小，中枢神经系统肿瘤的整体生存率相对还是较差。EUROCARE对1983—1985年中枢神经系统肿瘤患者5年相对生存率进行了加权估计，成年男性为15%，而成年女性为18%（Berrino et al 1995）。芬兰的全部年龄胶质瘤患者相对5年生存比呈上升趋势：1953—1968年为21%，1969—1978年为31%，1979—1988年为36%（Kallio et al 1991）。在美国，中枢神经系统肿瘤的整体5年生存率由1960—1963年的18%上升至1981—1986年的24%（Boring et al 1991）。基于美国国家医疗照护的调查数据给出了1980年至1985年5年间根据年龄与Karnofsky评分划分的5年生存率（Mahaley et al 1989）。在1980年进行的患者调查中发现，胶质母细胞瘤的

5 年生存率为 5.7%，星形细胞瘤为 33.5%，脑膜瘤为 91.6%，髓母细胞瘤为 60.9%。在 Davis 等的研究中，利用美国癌症监测数据，估算了 1986—1991 的美国恶性中枢神经细胞肿瘤的 5 年生存率为 20%（该研究排除了病理诊断为良性肿瘤的患者）（Davis et al 1998）。据估计，多形性胶质母细胞瘤的 5 年生存率为 1%，星形细胞瘤为 34%，髓母细胞瘤为 60%，少枝胶质瘤为 65%，室管膜瘤为 60%。同胶质母细胞瘤相比，低级别胶质瘤的预后和生活质量尚可（Claus & Black 2006）。美国 1973—2001 年癌症监测数据显示，幕上低级别胶质瘤的 5、10、15、20 年生存率分别为 60%、43%、32%、26%。Ohgaki 比较了来自于苏黎世的 CBTRUS 1992—1997 年调查结果，报道了瑞士人群中毛细胞星形细胞瘤 5 年生存率为 100%，低级别侵袭性星形细胞瘤为 58%，间变星形细胞瘤为 11%，胶质母细胞瘤为 1%，少枝胶质瘤为 78%，间变少枝胶质瘤为 30%（Ohgaki et al 2009）。表 4.4 为近期的 CBTRUS 统计 1973—2004 年 15 岁及以下人群和全年龄组人群中枢神经系统肿瘤和不同组织学类型肿瘤的相对生存率。1、5、10 年的恶性中枢神经系统肿瘤生存率分别为 52%、30%、26%（CBTRUS 2008），而澳大利亚人口 1982—2004 年的上述数据分别为 41%、19%、15%，随时间未见明显变化（AIHW et al 2008b）。通过 2000—2004 年澳大利亚 AIHW 的恶性肿瘤的统计数据，估算胶质瘤不同亚型 5 年生存率为：Ⅰ级星形细胞瘤 93%，Ⅱ级星形细胞瘤 40%，Ⅲ级星形细胞瘤 27%，Ⅳ级星形细胞瘤或胶质母细胞瘤 3%，Ⅱ级少枝胶质瘤 71%，Ⅲ级少枝胶质瘤 33%，混合型胶质瘤 48%（AIHW 与 AACR，未发表数据）。

不同年龄组患者的生存率也存在不同，儿童的预后通常要好于成人。Eurocare 研究统计了 1983—1985 年患者的 5 年加权生存率，男性儿童为 51%，女性儿童为 58%（Berrino et al 1995）。澳大利亚 1978—1982 年的患者中，15 岁以下儿童的 5 年生存率为：星形细胞瘤为 73%，髓母细胞瘤为 43%，室管膜瘤为 44%（Australian Paediatric Cancer Registry，1989）。维多利亚州（此处指澳大利亚的一个州）的小儿中枢神经系统肿瘤患者生存率在 1970—1979 年和 1980—1989 年两个十年间均有所改善（Giles et al 1993）。这两个时期中，星形细胞瘤 5 年生存率由 70% 升至 80%，髓母细

胞瘤由 50% 升至 53%，但只有室管膜瘤由 37% 上升至 59% 是有统计学差异的。英格兰和威尔士 1971—1974 年儿童患者中，星形细胞瘤 5 年生存率为 56%，髓母细胞瘤为 24%，室管膜瘤为 36%（Office of Population Censuses and Surveys 1981）。儿童星形细胞瘤与成年期患者级别通常较低，预后较好。一项来自于曼彻斯特儿童肿瘤注册的星形细胞瘤回顾分析发现，儿童期星形细胞瘤患者的 5 年生存率为 75%，而儿童高级别和成年患者中仅为 15%（Kibirige et al 1989）。EUROCARE 研究比较了 1978—1992 年的欧洲国家的儿童期中枢神经系统恶性肿瘤预后差异，其中发现：北欧、意大利及波兰总体中枢神经系统肿瘤的 5 年生存率超过 60%，英国、德国、瑞士和斯洛文尼亚为 50%~60%，法国及爱沙尼亚为低于 50%（Magnani et al 2001）。Eurocare 与来自于美国癌症监测、加拿大及维多利亚州的 1980 年代儿童中枢神经系统肿瘤的数据相比较后，报告了相似的结果：室管膜瘤的 5 年生存率为 55%~64%，星形细胞瘤为 71%~80%，PNET 为 48%~55%（Magnani et al 2001）。相比之下，1998—2004 年被诊断的澳大利亚 15 岁以下儿童恶性脑肿瘤患者 1、5、10 年相对生存率分别为 73%、56%、53%，自 1982 年以来没有变化（AIHW et al 2008b）。表 4.4 为最新的 15 岁以下中枢神经系统肿瘤患者 CBTRUS 生存率统计数据（2008 年）。

3 宿主因素

个人特征、医疗史（包括免疫状态）、家族史及遗传因素被认为同中枢神经系统肿瘤发病相关。在大多数情况下，这些联系均较弱并且不一致，这是因为数据来源于过多的小样本研究探讨了多个危险因素所导致的。最强的宿主因素包括罕见的遗传综合征、中枢神经系统肿瘤家族史和先天性发育不良等几个方面。

一些小型研究所得出的关于肿瘤发病与怀孕及繁殖生育因素之间的联系仍需要证据来证明。有研究认为流产史（Choi et al 1970a）和高龄孕产（Selvin & Garfinkel 1972）与肿瘤发病有关。Roelvink 在 1987 年分析了孕期中枢神经系统肿瘤的发病率后得出结论，一些肿瘤具有激素敏感性，并会对孕期患者的激素水平变化出现应答（Roelvink et al 1987）。很多中枢神经系统肿瘤具

有激素受体（Romić Stojković et al 1990），但这种因果关系目前是有争议的。有趣的是，脑膜瘤的发病（通常女性多于男性）已被证明与乳腺癌病史（一种激素依赖型恶性肿瘤）有关（Schoenberg et al 1975；Smith et al 1978）。Scnlehofer 及其同事（Scnlehofer et al 1992）报道了绝经期妇女脑膜瘤发病风险下降，而在绝经前接受双侧卵巢切除术的妇女这种风险则下降的更多。排除了外科手术所导致的绝经，其他绝经期妇女的胶质瘤及听神经瘤的发病率有所上升。这些发现支持了女性激素在中枢神经系统肿瘤形成中具有重要的作用。一项以人群为基础的瑞典女性人群生育史调查显示，经产妇相比未产妇的胶质瘤发病风险下降了 24%，但脑膜瘤发病风险相同（Lambe et al 1997）。

月经初潮的年龄越晚（>14 岁与 <12 岁相比），胶质瘤发病风险越高，其 OR 为 1.90（1.09，3.32）（Hatch et al 2005）。Huang（2004）等也报道了月经初潮迟的女性罹患胶质瘤风险高，但这仅限于绝经后的妇女，而另一项研究却没有得到同样结论（Lee et al 2006）。此外也有研究认为绝经状态和绝经的年龄与胶质瘤或脑膜瘤发病无明显联系（Wigertz et al 2008）。20 岁前生育的妇女与从未生育的妇女相比，胶质瘤及脑膜瘤发病风险降低，其 OR 为 0.43（0.23，0.83），但与生育的次数无关（Hatch et al 2005）。另一项研究也证明了经产妇与从未生育的妇女相比，胶质瘤发病风险降低，OR 为 0.8（0.6，1.0）（Wigertz et al 2008）。首次怀孕的年龄和怀孕次数也影响脑膜瘤发病率，与从未生育的妇女相比，怀孕 3 次或 3 次以上的妇女罹患脑膜瘤的发病风险为 OR 0.3（0.2，0.6）（Lee et al 2006）。在另一项研究中，50 岁以下女性脑膜瘤发病风险随分娩次数增加而增加，生育 3 次或以上的妇女相比从未生育的妇女，脑膜瘤发病率优势比为 1.8（1.1，2.8）。

母乳喂养与胶质瘤发病风险有关，母乳喂养 3 年以上的妇女胶质瘤发病风险高于母乳喂养 3 个月或以下的妇女，OR 为 2.2（1.3，3.9）。另一项研究，与未母乳喂养的妇女相比，母乳喂养 18 个月以上的妇女，OR 为 1.8（1.1，2.9）。口服避孕药或激素替代治疗与脑膜瘤发病的关联结论尚不一致（Lee et al 2006；Claus et el.2007；Wigertz et al 2006），服用外源性激素可能降低胶质瘤发病风险（Hatch et al 2005；Huang et al 2004），也可能

没有影响（Wigertz et al 2006）。

关于生育的特点还有，是否为第一胎和出生体重较重与肿瘤发病间存在联系（Gold et al 1979；Emerson et al 1991；Kuijten & Bunin 1993）。澳大利亚的一项大样本病例对照研究显示，是否为第一胎成为肿瘤发病的显著性因素，OR 为 2.0（1.4，2.9）（Cicuttini et al 1997）。挪威的一项儿童中枢神经系统肿瘤的回顾性研究中，髓母细胞瘤与出生季节相关（冬季出生风险更高），与出生体重也相关，而与父亲的年龄成负相关（Heuch et al 1998）。美国的一项病例对照研究中，出生季节与胶质瘤及脑膜瘤的发病风险相关，1 月及 2 月出生的人群发病风险最高，而 7 月及 8 月出生者最低，这表明在成年期脑瘤形成过程中，围生期的季节性变动有重要的作用（Brenner et al 2004）。

儿童星形细胞瘤发病与母亲是否为高龄产妇及母体先前流产史有关（Emerson et al 1991）。澳大利亚的一项连锁研究显示，先天性畸形与中枢神经系统肿瘤发病风险存在很强的联系，尤其是中枢神经系统畸形，其优势比达到 27.8（6.1，127），而畸形位于眼、面部及颈部时，其优势比为 16.8（2.7，103）（Altmann et al 1998）。挪威和瑞典一项包含 520 万儿童的研究也报道了神经系统畸形与中枢神经系统肿瘤发病风险增高有关，其标化发病比挪威为 58（41，80）；瑞典为 8.3（4.0，15）（Bjørge et al 2008）。

有学者开展了一些间断发病和慢性疾病（包括高血压、脑卒中、糖尿病、癫痫、脑外伤等）对中枢神经系统肿瘤的发病是否存在潜在影响的研究。高血压与脑膜瘤及胶质瘤发病无关（Mills et al 1989b）。脑卒中与女性脑膜瘤发病相关（OR 为 6.26）（Mills et al 1989b），与星形细胞瘤也相关（Dobkin 1985；Schwartzbaum et al 2005）。糖尿病与胶质瘤发病风险存在正负相关（Mills et al 1989b；Schwartzbaum et al 2005；Aronson & Aronson 1965），与胶质瘤及脑膜瘤的发病风险成正相关（Schwartzbaum et al 2005）。癫痫（或癫痫的治疗）与中枢神经系统肿瘤的发病相关（Clemmesen et al 1974；Schwartzbaum et al 2005），但这两点容易混淆。近期研究证实癫痫不导致肿瘤发病，而是肿瘤导致癫痫发生（Singh et al 2005）。脑外伤与肿瘤的关系存在争议，不过近来公认的观点是其与胶质瘤发病无关（Hochberg et al 1990；Schlehofer et al 1992a）。一些研究也报道了

脑外伤史可导致脑膜瘤发病风险上升（Schoenberg 1991；Phillips et al 2002）。丹麦的一项 228 055 例脑外伤住院患者随访显示，脑外伤导致 15% 的中枢神经系统肿瘤发病率增长，但无统计学显著性，总体标化发病比为 1.15（0.9，1.3）；胶质瘤的标化发病比（SIR）为 1.0，脑膜瘤 SIR 为 1.2，神经鞘瘤 SIR 为 0.8，也均无统计学显著性。一项 15 例患者的研究报道血管瘤标化发病比为 2.6（1.4，4.2）（Inskip et al 1998）。但近期的共识认为脑外伤可能并不是中枢神经系统肿瘤发病的高危因素（Bondy et al 2008）。扁桃体切除术在一项研究中被报道与胶质瘤发病相关（Mills et al 1989b），而在其他两项研究中则报道与胶质瘤发病不相关或成负相关（Gold et al 1979；Preston-Martin et al 1982）。一项关于病例对照研究的汇总分析显示，医疗史与脑膜瘤发病率无关，但胶质瘤发病风险与癫痫正相关，而与感染性疾病、过敏及特异性皮炎成负相关（Schlehofer et al 1999）。

很早就有人注意到过敏与肿瘤发病的关系（Vena et al 1985；McWhorter 1988），有些研究认为过敏可以降低中枢神经系统肿瘤发病风险（Hochberg et al 1990；Ryan et al 1992；Schlehofer et al 1992a，1999），尤其是胶质瘤（Cicuttini et al 1997）。与病例对照研究相比，队列研究的偏倚相对较少，但队列研究中中枢神经系统病例数很少，一些来自于早期队列研究并没有强有力的证据表明过敏能降低胶质瘤的发病风险（Schwartzbaum et al 2003）。由于这些研究提供了一些病因学方面的线索，引发了进一步的研究并证实过敏导致胶质瘤发病风险降低（OR 为 0.6~0.7）（Brenner et al 2002；Wigertz et al 2007；Linos et al 2007），而过敏对脑膜瘤的影响比较弱（Linos et al 2007；Schoemaker et al 2007）。一些文献也报道了脑肿瘤发病风险的升高（Hagströmer et al 2005）与降低均与过敏性皮炎相关（Wang & Diepgen 2006；Linos et al 2007）。有文献报道血清免疫球蛋白 E 聚集（一项过敏及特异性皮炎的指标）与成人胶质瘤发病率下降相关（Wiemels et al 2004）。哮喘及湿疹与儿童脑肿瘤尤其是 PNET 发病率降低有关（Harding et al 2008）。一些研究发现抗组胺药物的应用与成人胶质瘤及儿童脑肿瘤发病率升高有关（Scheurer et al 2008；Cordier 1994），其机制可能是对于过敏的治疗抑制了人体的自我保护功能。由于过敏及特异性皮炎增强了免疫及感染

应答，一些学者探索应用阿司匹林及非甾体类抗炎药物（non-steroidal anti-inflammatory drugs，NSAIDS）预防成人胶质瘤，取得了 33%~50% 的保护率（Scheurer et al 2008；Sivak-Sears et al 2004）。通过对于分子水平的免疫及感染应答通路的研究，发现与哮喘有关的特定的细胞因子（IL4R 及 IL13）的多态性与胶质母细胞瘤发病成负相关（Schwartzbaum et al 2005）。但进一步的研究证明，特定的单倍型 IL4R 及 IL13 因子存在这个现象，而并不是存在于所有多态性中（Wiemels et al 2007）。对两个独立细胞因子单核苷酸多态性的病例对照研究（超过 756 例病例及 1190 例对照）的结果进行汇总，发现 IL4（rs2243248，21098T>G）及 IL6（rs1800795，2174G>C）多态性与胶质瘤发病风险强相关，但由于样本量的影响，统计效能仍旧是个问题（Brenner et al 2007）。

有研究使用康涅狄格州及丹麦癌症登记数据分析了继发于原发颅内肿瘤及其他部位肿瘤之间的关系。康涅狄格州在 1935—1982 年诊断中枢神经系统肿瘤患者中，同时患有其他部位肿瘤最多的是黑色素瘤及急性非淋巴性白血病（Tucker et al 1985）。在丹麦 1943—1984 年间患者中，继发于中枢神经系统肿瘤的肾癌相对风险比（RR）为 3.2，骨癌 RR 为 6.9，结缔组织癌 RR 为 4.9，黑色素瘤（仅女性）RR 为 2.5，继发脑肿瘤 RR 为 2.0，慢性淋巴细胞性白血病（仅男性）RR 为 3.2（Osterlind et al 1985）。早有研究指出乳腺癌与继发脑膜瘤之间的关系（Schoenberg et al 1975）。在美国及瑞典的研究发现，继发于髓母细胞瘤的其他部位肿瘤多见的主要是唾液腺、子宫颈、中枢神经系统、甲状腺和急性淋巴细胞性白血病（Goldstein et al 1997）。50% 的上述器官所发生的肿瘤考虑是由放疗所引起。有文献报道继发于脑膜瘤的乳腺癌病例（Helseth et al 1989；Custer et al 2002）。膀胱癌、肉瘤、白血病、结直肠癌和子宫内膜癌可以导致继发性脑肿瘤发病风险的增加（Ahsan et al 1995）。原发性脑肿瘤可以导致中枢神经系统及非中枢神经系统恶性肿瘤发病率升高，尤其是非霍奇金淋巴瘤和黑色素瘤（Salminen et al 1999）。有文献报道，结直肠癌患者和乳腺癌患者脑膜瘤发病风险显著升高（Malmer et al 2000）。在首发为中枢神经系统恶性肿瘤的患者中，标化发病比（SIR）明显增加的有骨癌（SIR 14.4），软组织癌（SIR 4.6），脑及中枢神经系统肿瘤（SIR

5.9)，唾液腺癌（SIR 5.1），甲状腺癌（SIR 2.7），急性粒细胞性白血病（SIR 4.1），皮肤黑色素瘤（SIR：1.7）（Inskip 2003）。对于儿童中枢神经系统肿瘤患者，在接下来的 15 年随访中约有 1/180 会发生非中枢神经系统系统原发性肿瘤；甲状腺癌 SIR 为 10.6，白血病为 2.75，淋巴瘤为 2.47（Maule et al 2008）。

家族聚集性及遗传因素

同其他恶性肿瘤一样，家族聚集性与中枢神经系统肿瘤发病也存在联系。与无家族史患者相比，有家族病史的患者其发病风险增加 2~3 倍（Wrensch et al 1997a）。这类文献多为病例报道，很难判断这种病例的出现是否由于家庭成员间共享遗传因素或生活环境所导致的。Tijssen（1985）的综述中指出 8 对同卵双胞胎患者的组织学类型及诊断年龄相近；子女中会有相似的中枢性肿瘤出现；当父母及子女均患有神经 - 胶质肿瘤时，发病年龄降低；有家族病史的患者好发髓母细胞瘤和胶质母细胞瘤；而在多代家庭成员患有脑膜瘤病史的家族中，发病率可能与神经纤维瘤相关（Sorensen et al 1985）。病例对照研究也阐明中枢神经系统和其他恶性肿瘤有家族聚集性，但是无法识别关联大小（Circuttini et al 1997），或者即使识别了关联大小（如 *RR* 为 1.6~3.0），但由于是小样本研究，通常缺乏统计效能（Hill et al 2003；Hill et al 2004）。其他分别以人群和医院为基础的家族病史研究也报道了不同的研究结果：有的研究发现家族聚集性与胶质瘤发病级别无关（Oneill et al 2002），而有的研究显示在低级别胶质瘤和发病年龄越早的患者中，胶质瘤的标化发病比也越高（SIR 9.0）（Malmer et al 2002）。家族史研究还发现除了中枢神经系统肿瘤发病率升高以外，黑色素瘤、肉瘤及胰腺癌的发病率也同样升高（Scheurer et al 2007b）。对于 Utah 人群数据库（包含 1 401 例至少 3 代家庭成员患有星形细胞瘤或胶母细胞瘤）分析显示，其一级家族亲属的星形细胞瘤（*RR* 3.2）和胶质母细胞瘤（*RR* 2.3）的发病风险显著提高，而二级亲属星形细胞瘤的相对发病比为 1.9（Blumenthal & Cannon-Albright 2008）。当分析目标仅限于年轻（<20 岁）患者（尤其是星形细胞瘤患者）时，其发病风险明显提高，*RR* 为 9.7，*P*=0.004（BLUmenthal & Cannon-Albright 2008）。

Hirayama 报道了在 168 例日本儿童中枢神经系统肿瘤患者中，8 例具有家族史（预期发病例数为 3.6）（Hirayama 1989）。Mahaley 及其同事报道了在照护调查中，16% 的患者具有中枢神经系统肿瘤家族史。Farwell 及其同事报道了有中枢神经系统肿瘤病史的家族中儿童肿瘤发病率上升，兄弟姐妹患有肿瘤的其相对危险比为 8，父母患有肿瘤的其相对危险比为 5。如果仅分析髓母细胞瘤，与未患有中枢神经系统肿瘤兄弟姐妹其肿瘤的相对危险比升至 30。

特定的遗传及先天性疾病可以导致中枢神经系统肿瘤发病风险升高（Farrell & Plotkin 2007）。其中包括神经纤维瘤病（Blatt et al 1986）、结节性硬化症、Li-Fraumeni 肿瘤综合征（Lynch et al 1989）、共济失调血管扩张症（Swift et al 1986）、Gorlin 综合征和胶质瘤息肉病综合征（Bolande 1989）。A 型血的人群中，中枢神经系统肿瘤的超额风险尚未被证实（Yates & Pearce 1960；Choi et al 1970b）。一些分子生物学研究发现，染色体突变尤其是位于染色体 22 的异位突变可以导致家族性脑膜瘤和听神经瘤的发病，7 号染色体的插入突变及 9 或 10 号染色体的缺失突变可以导致胶质瘤发病，1、6、17、19 号染色体的突变在其他中枢神经系统肿瘤中也可以见到（Zang & Singer 1967；Bigner et al 1984；Bolger et al 1985；Seizinger et al 1986；Black 1991a，1991b；Sehgal 1998；Ohgaki & Kleihues 2007；Ney & Lassman 2009）。抑癌基因的缺失可以解释一些中枢神经系统肿瘤的发病机制（Bansal et al 2006；Tomkova et al 2008）。近几十年，关于肿瘤的分子生物学研究取得一定进展，例如表皮生长因子受体，血小板源性生长因子受体信号通路，及 p53、p16、PTEN 等抑癌基因的失活导致正常神经胶质细胞内的特殊酶类蛋白失活，进而可以促使肿瘤生长（Rao & James 2004；Koul 2008）。关于其他生长因子相关的中枢神经系统肿瘤发病机制还有待于进一步的研究（Ohgaki & Kleihues 2007；Hlobilkova et al 2007；Luwor et al 2008；Trojan et al 2007）。

流行病学研究在识别哪些个体特征和环境暴露能增加有害基因突变的易感性和可能性方面发挥着越来越重要的作用（Li, et al 1998；Ohgaki & Kleihues 2007）。更重要的是，与病因假说相关的生物通路中探讨常规基因突变和环境因素的交互作用（例如亚硝胺暴露的案例）采用流行病学研究设计更具有优势。遗传关联的流行病学研究，病例组和对照组比较时，主要受限于统计效能和可能由于种族因素引入的选择偏倚。已发表的大量有关多种恶性肿瘤相关的候选基因遗传关联研究都是基于小样本的病例对照研究。同样，这些研究中也存在很多假阳性结果。一项对 2008 年 3 月 15 日之前所发表的文献进行 Meta 分析，有 500 多例胶质瘤病例与 31 项基因突变相关（其中的 18 项有显著统计学意义），有 1 项基因突变与脑膜瘤发病存在统计学关联（Dong et al 2008）。与脑膜瘤相关的是 BRIP 基因的单核苷酸突变，*OR* 为 1.61（1.26，2.6）。18 个与胶质瘤相关的基因突变分别位于 11 个基因上，1 项位于 ATR，*OR* 为 1.4；4 个位于 CHAF1，*OR* 为 1.25~1.47；2 个位于 DCLRE1B *OR* 为 0.36；两项位于 ERCC1，*OR* 为 0.76 和 0.79；1 项位于 IL4，*OR* 为 1.44；1 项位于 IL6，*OR* 为 0.7；1 项位于 NEIL3，*OR* 为 1.29，1 项位于 MSH5，*OR* 为 0.67；1 项位于 POLD1，*OR* 为 0.53；3 项位于 RPA3，*OR* 为 143~1.47；一项位于 TP53，*OR* 为 1.34（Dong et al 2008）。也有一些小型研究提出了一些基因突变与肿瘤的联系，但结果并不可信。现代基因测序技术可以同时对数千个碱基进行突变检测，而不是仅仅局限于几个，其准确性及吞吐速度不断提高，费用也不断降低，预示了一个基因突变关联研究的新时代（Dong et al 2008）。这些需要多中心和多部门间的合作来对数千例病例组及对照组的 DNA 数据汇总，目前正在推动的全基因组关联研究正朝着这方面努力（Malmer et al 2007；Bondy et al 2008）。尽管这个方向是令人振奋的，但如果不考虑中枢神经系统肿瘤异质性以及仍存在的单个候选基因与特定组织学类型关联的策略争论，研究的进展可能易会被混淆（Bondy et al 2008）。

考虑到常见基因突变与中枢神经系统肿瘤关联的效应值都很小（*OR* 为 1.1~1.6），探讨基因－环境交互作用的研究需要较前更大的样本量。尽管集中多个研究的数据可以提高统计效能，但却达不到探讨基因－环境交互作用的目的，这主要是因为不同研究环境暴露的测量标准不统一。当把病例对照研究汇总的时候，由于采用回顾性方法采集暴露信息，易于产生回忆偏倚，所以更难达到这个目的。还有一种方法是汇集前瞻性队列研究的病例及对照的数据，但这种策略的局限性在于很少的新发病例数和缺乏评价暴露的普遍性。

4 环境因素

目前已有很多报道神经系统肿瘤患病风险与环境因素有关。尽管大量的研究受限于较低的统计效能和较少数量的多重比较，这些研究的结果预示着具有关联存在的可能性（Ahlbom 1990）。因此，要用质疑的态度来看待一些零星的报道和自相矛盾的结果。许多公开发表的研究存在方法学的问题，很少有不同研究得出一致的结论。总之，已明确的能诱发中枢神经系统肿瘤的因素中，环境因素仅仅占一小部分。已被证实能够引起中枢神经系统肿瘤的最强危险因素是电离辐射，尤其是对小儿。本文中将用大量篇幅针对特定的危险因素进行阐述，根据报道文献的数量，而并不是根据其实际的重要性。

4.1 放射线

电离辐射是引起中枢神经系统肿瘤十分确定的因素之一。然而，它们之间的关系并未像白血病和其他一些肿瘤那样得到广泛关注，因为在一段时间内大脑被认为是相对耐辐射致癌作用的（National Research Council 1980）。越来越多的证据表明，胎儿（Bithell & Stewart 1975；Monson & MacMahon 1984）、儿童（Ron et al 1988）和成人（Preston-Martin et al 1983）在高剂量辐射暴露下会增加中枢神经系统罹患肿瘤的风险。低剂量辐射暴露是否使胎儿罹患神经系统肿瘤则更难确定（Bunin 2000；Gurney & van Wijngaarden 1999；Linet et al 2003），且具体肿瘤类型也不能确定。例如，在瑞典的全国出生队列研究中，在产检中记录孕期的 X 线暴露相关信息，对于那些在产前有腹部 X 线暴露史的孕妇来说，孩子在儿童期脑瘤发病率并没有明显提高，校正 *OR* 为 1.02（0.64，1.62）；但是原始神经外胚层肿瘤发病风险则明显增高，*OR* 为 1.88（0.92，3.83）（Stalberg et al 2007）。罕见结局（如中枢神经系统肿瘤中某一特定组织）与低剂量辐射暴露间的联合作用使得流行病学统计受到极大限制，无法精确地测量风险。

因为头癣接受放射治疗的儿童中，中枢神经系统肿瘤发病率增高，尤其以脑膜瘤（*RR* 为 9.5）、胶质瘤（*RR* 为 2.6）和神经鞘瘤（*RR* 为 18.8）为著（Ron et al 1988）。此研究包含了约 11 000 名被放射照射的患儿，中位随访时间 40 年，统计了每剂量单位的超额相对风险（ERR）对于良性脑膜瘤为 4.63（2.43，9.12），恶性脑肿瘤为 1.98（0.73，4.69）。对于恶性脑肿瘤每剂量 ERR 随着年龄增大从 3.56 下降到 0.4，而脑膜瘤与年龄变化则没有关系。两种肿瘤的 ERR 在暴露 30 多年后依旧增加（Sadetzki et al 2005）。射线暴露 1~2Gy 发病风险增高，表明儿童期低剂量暴露可能存在滞后效应。一项 28 000 多名瑞典儿童皮肤血管瘤照射治疗的队列随访研究显示，每 Gy 相对风险比为 2.7（1.0，5.6），年龄越小风险越高，小于 5 个月的患儿如果射线暴露，相对危险比为 4.5（Karlsson et al 1998）。

从原子弹爆炸幸存者得来的早期数据并不一致（Darby et al 1985），但截至 1995 年的随访结果已观察到幸存者队列研究中，与中枢神经系统肿瘤统计学显著相关的剂量差异，ERRSv（每希沃特超额相对风险）为 1.2（0.6，2.1）。ERRSv 最高的为神经鞘瘤，为 4.5（1.9，9.2）。其余无统计学差异，如脑膜瘤为 0.6（-0.01，1.8），胶质瘤为 0.6（-0.2，2.0），其他神经系统肿瘤为 0.5（-0.2，2.2）。除神经鞘瘤外，男性神经系统肿瘤 ERRSv 高于女性，儿童高于成人（Preston et al 2002，2007，2008）。切尔诺贝利核电站清理工人的随访研究中有 11 例脑癌患者，脑癌的标化发病比（SIR）为 2.14（3.83，1.07）（Rahu et al 2006），但因没有剂量 - 反应的相关证据，肿瘤发生与辐射的关系仍有待建立。

对灵长类动物进行大剂量辐射下可以诱导出 GBM 和室管膜瘤（Kent & Pickering 1958；Traynor & Casey 1971；Haymaker et al 1972；Krupp 1976）。Salvati 等在 1991 年汇总了人类的相关病例报道。对于成年人，高剂量头部射线辐射可以增加脑膜瘤发病的风险（Munk et al 1969）。低剂量电离辐射的作用尚不明确。研究显示牙科 X 线的照射能够提高脑膜瘤的发病风险，特别对于女性患者（Preston-Martin et al 1980，1983；Preston-Martin 1985；Ryan et al 1992），但对于胶质瘤发病风险则无相关作用，其 OR 为 0.42（Ryan et al 1992）。已有研究显示牙科 X 线的照射能增加牙科医生和护士的发病风险（Ahlbom et al 1986）。其他研究报道了牙科 X 线与脑膜瘤发病风险有临界 OR，为 2.1（1.0，4.3），与其余中枢神经系统肿瘤风险相近（Rodvall et al 1998）。Longstreth 及其同事指出，15~40 年前接受了 6 次及以上全口腔 X 线照射与脑膜瘤发病相关，OR 为 2.06（1.03，4.17），但与目前所使用的 X 线照射剂量无关。一些涉及射线

职业暴露的研究并未报道其罹患脑肿瘤的风险有所提高（Sont et al 2001；Mohan et al 2003；Cardis et al 2005）。一项近期发表的脑膜瘤与电离辐射关系的病例对照研究表明，脑膜瘤与其诊断或职业暴露并无明显相关（Phillips et al 2005）。Blettner 等在 2007 年发表的德国 INTERPHONE 研究中指出，医用电离辐射并不能增加中枢神经系统肿瘤的患病风险（差异无统计学显著性），其中包括胶质瘤 [OR 0.63（0.48，0.83）]，脑膜瘤 [OR 1.08（0.80，1.45）] 和听神经瘤 [OR 0.97（0.54，1.75）]。同一研究中，头部和颈部区域放疗与脑肿瘤发病无相关性，如脑膜瘤 [OR 2.32（0.90，5.96）]，听神经瘤 [OR 6.45（0.62，67.16）]，特别注意的是，置信区间跨度大反映其样本量小。

非电离辐射在人类中枢神经系统肿瘤的作用至今仍有争议。这种形式的辐射并不能诱发肿瘤，但如果有的话，可能对肿瘤有促进作用（Poole & Trichopoulos 1991）。有作者提出，儿童神经系统肿瘤的发展可能与住宅磁场有关（Wertheimer & Leeper 1979）。一些关于住宅与职业磁场暴露的研究正在继续（Easterly 1981；Ahlbom 1988；Coleman & Beral 1988；Savitz et al 1988）。国家辐射防护委员会的综述中，根据已有的研究汇总估计了非电离辐射与中枢神经系统肿瘤的关系，从测量领域研究 OR 1.85（0.91，3.77）；从距离研究为 1.09（0.50，2.37）和用于有线编码研究为 2.04（1.11，3.76）（National Radiation Protection Board 1992）。Feychting & Ahlbom（1993）没有发现电磁场暴露与儿童中枢神经系统肿瘤有任何明显关系。大多数关于电磁场与儿童肿瘤关系的研究存在选择和回忆偏倚，缺乏对混杂因素的控制以及统计效能低的问题。Feychting & Ahlbom（1993）的研究在去除偏倚方面取得了一定的进展，能够发现一些潜在的混杂因素（社会经济情况和交通污染没有影响）。随后的研究也没有进一步发现对于脑肿瘤的支持证据（Preston-Martin et al 1996；Miller et al 1997；Dockerty et al 1998）。关于电磁场与儿童中枢神经系统肿瘤关系的综述得出结论，很少或没有证据支持电磁场暴露和儿童脑恶性肿瘤发展之间存在联系（Kheifets 2001；IARC 2002；Ahlbom et al 2001；NIEHS 1999）。一项最近发表的 meta 分析给出汇总的结果：距离电磁场小于 50m，OR 为 0.88（0.57，1.37），磁场强度大于 0.2µT，OR 为 1.14（0.78，1.67）。磁场强度大于 0.3~0.4µT，

汇总的 OR 为 1.68（0.83，3.43），其结果未因暴露评估方法改变而改变，所以不能排除高场强暴露而引起风险适度提高的可能性（Mezei et al 2008）。对 1993—2007 年电磁场与中枢神经系统肿瘤的职业暴露的文献进行 meta 分析后指出，尽管脑恶性肿瘤发病风险汇总估计增加了 10%，但缺少一种明确的电磁场暴露形式，其风险也并不支持一种假设，即单纯电磁暴露会导致已观察到的超额风险（Kheifets et al 2008）。这样的结果同样报道于一项最近发表的关于胶质瘤和脑膜瘤的病例对照研究（Coble et al 2009）。

移动电话的使用与中枢神经系统肿瘤发生风险之间的关系在过去十年中引起了激烈的讨论。专家们针对关于移动电话可能产生的健康效应（包括脑肿瘤）进行了大量文献综述，没有发现大幅增加的风险，但因为当前可用的随访数据有限，并不能排除大量使用移动电话伴随而来的长期风险（Krewski 2001；Boice & McLaughlin 2006）。各种各样已发表的研究得出了不一致的结果，那些接受二者间具有相关性结论的人呼吁要坚持预防的原则，尤其是在可能存在的长期风险以及儿童移动电话使用率增加的情况中（Hardell 2007；Krewski et al 2007；Carpenter & Sage 2008）。最近一项研究的荟萃分析发现，使用移动电话 10 年及以上的用户，胶质瘤发病风险升高 OR 为 1.5（1.2，1.8），听神经瘤 OR 为 1.3（0.95，1.9），脑膜瘤 OR 为 1.1（0.8，1.4）（Kundi 2009）。关于这个主题的研究具有些许挑战性，原因本章前面已经给出。通常针对该问题的挑战在于如何衡量移动电话暴露的程度，即如何将其转化成射频辐射对颅内组织作用的有效评价数据（Cardis et al 2007）。目前针对该问题的最常用的研究设计是病例对照研究，但这种研究设计很容易产生偏倚，因为研究者中患中枢神经系统肿瘤相对罕见，病例数量规模较小，在现有队列研究中缺乏合适的暴露评价指标，所以不得已才采用这种设计。对该问题目前最好的办法是国际联合的病例对照研究（international consortium of case-control studies），即 INTERPHONE，这由国际癌症联合会组织协调（Cardis et al 2007）。为了方便数据的汇集，在不同的国家 INTERPHONE 中心采用相同的研究方案。但这些并没有改变 INTERPHONE 是病例对照研究的本质，尽管他们很注重解释暴露评价和偏倚可能产生的潜在问题，但这个项目产生的任何

中等程度的风险估计值都会受到一些质疑（Berg et al 2005；Vrijheid et al 2006a，b）。尽管统计效能有限，许多 INTERPHONE 分中心已经发布了他们的分析结果（Lonn et al 2005；Schoemaker et al 2005；Schüz et al 2006；Hours et al 2007）。主要的研究结果仍有待发表，但就个分中心已发布的结果来看，很可能与分中心的相接近或从亚组分析中反映存在中等程度的风险，特别是时间在 10 年以上和同侧肿瘤的位置（Kundi 2009）。针对后者，有资料显示 97%~99% 的电话发出的电磁能量在打电话时会被同侧的脑组织吸收（Cardis et al 2008）。无论什么结果，这都不可能动摇一位审稿人的意见：基于现有的流行病学证据，主要的公共卫生安全问题集中在机动车碰撞和行为效应，而不是射频暴露问题。即使在研究进程中发现对脑恶性肿瘤有相对明显的影响，其风险的绝对增加值仍比机动车碰撞所带来的风险要小得多（Rothman 2000）。

4.2 感染

感染在中枢神经系统肿瘤病因中的作用尚不完全清楚。零星的报道通常缺乏其他研究的印证。结核与胶质瘤的关系已经被报道（Ward et al 1973；MacPherson 1976）。这表明结核和神经胶质瘤的形成可能与免疫系统受损有关。结核菌素实验阳性反应的患者患脑瘤的发病风险增加，但无统计学显著性，胶质瘤的 OR 为 1.46，脑膜瘤的 OR 为 1.49（Mills et al 1989b）。弓形体感染好发于神经组织，一项研究表明其与星形细胞瘤发生有关（Schuman et al 1967）。然而，最近一项澳大利亚的研究表明弓形体抗体与胶质瘤没有关系，相反，与脑膜瘤有关，OR 为 2.06（Ryan et al 1993）。Bithell 等报道产妇水痘病毒感染与髓母细胞瘤发生有关（Bithell et al 1973），但这一研究结果并没有被其他研究重复（Adelstein & Donovan 1972；Gold 1980）。有作者报道多发性硬化患者易发生星形细胞瘤（Reagan & Freiman 1973）。中枢神经系统肿瘤的发生也有报道与生病的宠物和在农场居住有关（Bunin et al 1994a）。

对于孕产妇时期出现的早年感染暴露与中枢神经系统肿瘤关系的证据经常是间接和（或）微弱关联，且结论不一致（Baldwin & Preston-Martin 2004；Shaw et al 2006）。关于出生季节模式与肿瘤的生态学研究中，感染性病因也用于作为一种解释因素（Brenner et al 2004；Koch et al 2006）。研

究者一直对妊娠期母体的水痘-带状疱疹病毒感染与中枢神经系统肿瘤的关系持有兴趣（Bithell et al 1973），在旧金山，水痘-带状疱疹病毒感染已证明能够对成人胶质瘤起到保护作用，*OR* 为 0.4（95%*CI*：0.3，0.6）（Wrensch et al 1997b），在进一步的分析中重现了这个结果，其他病毒（EB 病毒、巨细胞病毒、单纯疱疹病毒）都无类似作用（Wrensch et al 2001，2005；Polterman et al 2006；Scheurer et al 2007a）。类似动物白血病/肉瘤病毒的 C 型病毒已经在人类中枢神经系统肿瘤中检测到（Yohn 1972），也包括 BK 病毒、人类乳头状瘤病毒的 DNA（Corallini et al，1987）。有报道一例与 JC 病毒感染相关的进行性多灶性白质脑病患者中发生了多灶性高级别星形细胞瘤（Sima et al 1983）。猴病毒 40 印记（在 1962 年和 1955 年的数以百万计的研究者中应用了污染的脊髓灰质炎疫苗）在中枢神经系统肿瘤中被发现，但是随访研究中表明，该病毒与其尚无关联（Strickler et al 1998；Brenner et al 2003；Engels 2002）。

在动物体内，一些致癌病毒（包括劳斯肉瘤病毒，腺病毒 12 型，鸡胚致死孤儿病毒，猿猴病毒 40，JC 乳头瘤病毒，小鼠和鸡肉瘤病毒）可以诱导中枢神经系统肿瘤的发生，特别是肉瘤（Pitts et al 1983；Tracy et al 1985；Kornbluth et al 1986）。病毒在中枢神经系统癌变过程中起作用的证据越来越多，其通过对正常原癌基因的基因重组和扩增起作用（Charman et al 1988；Del Valle et al 2008）。

4.3 职业

胶质瘤患者中男性比例较多提示职业暴露可能与其发生有关（Moss 1985；Kessler & Brandt-Rauf 1987）。与其他肿瘤一样，研究职业与中枢神经系统肿瘤的关系也存在问题。Thomas & Waxweiler（1986）在关于脑肿瘤和职业风险因素研究的综述中提及诊断非特异性、缺乏病例对照研究、死亡率研究的可靠性、涉及多重比较的研究中关联结果的统计学必然性，这些情况至今尚未改变。自 20 世纪 80 年代中期开始，开展了越来越多的病例对照研究，但因为这些研究并不特别适合评估职业暴露，因为这些研究主要是靠回忆采集暴露信息，并且样本量太小无法提供有用的信息。因此，最近一项比较大的病例对照研究，纳入 879 例病例，但并不足以检出已经确定的职业名称和暴露风险（Krishnan et al 2003）。作者对

这个大样本资料按照性别和组织学进行分层，但一些研究结果仍旧基于很小的病例数，由于研究的职业众多，一些有统计学差异的结果可能是由于误差所导致的（Krishnan et al 2003）。职业暴露与疾病的关联研究最好的方法，是对那些已知暴露于某种感兴趣的暴露因素（尤其是可以精确测量的暴露）的大样本人群进行前瞻性随访。

然而，持续发表的关于中枢神经系统肿瘤与职业的关联研究都是以相同的惯例，倾向于采集职业名称而不是特定的暴露因素。电气、电子、石油炼制、橡胶、飞机制造、机械加工、农业、医药和化学工业等行业已经与中枢神经系统肿瘤发病风险增加有关（Waxweiler et al 1976）。可能的暴露致癌因素包括苯等有机溶剂、润滑油、丙烯腈、乙烯基氯化物、甲醛、多环芳烃、酚和酚化合物，以及电离和非电离辐射（Thomas et al 1987a）。在尸体防腐工作者中因患脑肿瘤所致死亡增加使得人们开始怀疑甲醛的潜在致癌作用（Walrath & Fraumeni 1983），随后解剖学家和病理学家中的发病率升高也支持这一猜测（Harrington & Oakes 1984；Stroup et al 1986）。最近的一篇关于癌症的职业致病因素的综述中强调非电离辐射可能是脑恶性肿瘤的病因（Clapp et al 2008）。一些文献报道增加发病风险，但无统计学差异（Buffler et al 2007；Wesseling et al 2002；Krishnan et al 2003；De Roos et al 2003）。其他文献报告明显增加发病风险的职业，包括消防员（Kang et al 2008）、半导体工业工人（Beall et al 2005）、沥青工（Pan et al 2005）和牙医（Simning & van Wijngaarden 2007）。研究强调铅暴露可能作为一种危险因素，特别是引起脑膜瘤，但其风险可能仅限于有特殊基因遗传易感性的人群（Cocco et al 1998；van Wijngaarden & Dosemeci 2006；Rajaraman et al 2006）。

有大量的研究着重于电厂工人和他们的电磁场暴露（Lin et al 1985；Thomas et al 1987b；Speers et al 1988；Loomis & Savitz 1990；Schlehofer et al 1990）。在关于电磁场和中枢神经系统肿瘤的综述中，Poole & Trichopoulos（1991）指出，由 Thomas & Waxweiler（1986）发表的所有研究都存在类似的不足，关于检验电磁场的职业暴露的 17 个病例对照研究中，只有 5 个研究有足够多的样本量和完善的设计来采集电磁场的暴露信息，并不是完全使用常规的肿瘤登记或死因数据。已有的队列研究倾向于不能表明电磁场的职业暴露与中枢神

经系统肿瘤相关。职业环境中的电磁场暴露已经在综述中被讨论。因此，由于缺乏电磁场暴露模式和风险相关的证据，目前并不支持关于职业暴露能增加超额风险的假说（Kheifets et al 2008）。

关于炼油厂工作与罹患肿瘤的关系存在不同的看法。对美国的 10 个炼油厂的队列研究的综述中，国际癌症研究机构（1989）得出结论，对于已经报道的增加发病风险的因素中仅有一个因素具有统计学差异，而且它仅限于短期就业的工人。最近的一项在石油开采提炼厂开展的有 15 例中枢神经系统肿瘤和 150 例对照的巢式病例对照研究报道了每一种分析的暴露因素 OR 接近或低于 1.0，均无统计学差异（Buffler et al 2007）。

从事农业和在农场居住的人罹患中枢神经系统肿瘤的风险会有所增加。农民会接触到各种各样的化学制剂和动物携带的病毒，但是并没有确凿的证据将其归咎于任一特定的因素暴露（Blair et al 1985）。在新西兰，据报道农业风险最强针对于畜牧业农民（OR 2.59）。一项关于农业和中枢神经系统肿瘤的荟萃分析估计 RR 为 1.3（1.09，1.56）（Khuder et al 1998）。一项大型国际间的针对全体农业工作人员的病例对照研究报道，动物与胶质瘤或脑膜瘤之间没有关系，OR 为 0.66（0.5，0.9）（Menegoz et al 2002）。法国的一项病例对照研究报道，杀虫剂暴露与罹患胶质瘤和脑膜瘤的风险增加之间没有统计学意义（Provost et al 2007）。一项来自内布拉斯加州的病例对照研究中，发现一些特殊的农业杀虫剂暴露会增加男性农业工作人员胶质瘤的风险，但不增加女性的风险。然而，绝大多数的阳性关系结果受限于从代理受访者中采集信息（Lee et al 2005）。来自美国的一项病例对照研究并没有证明胶质瘤或脑膜瘤与杀虫剂之间有任何关系，但是女性使用除草剂却会使脑膜瘤的风险增加，OR 为 2.4（1.4，4.3）（Samanic et al 2008）。

一项在胶质母细胞瘤患者的脂肪组织中发现高水平有机氯化合物的病例对照研究，表明杀虫剂可能为一种致癌物（Unger & Olsen 1980）。罹患胶质瘤的木工中有机氯浓度较对照组要高（Cordier et al 1988）。在美国癌症协会防治 2 期研究对男性患者随访中发现，男性从事木材相关职业者发生致死性中枢神经系统肿瘤的 RR 为 2（1.25，3.27）（Stellman et al 1998）。在密苏里州从事农作物生产的男性罹患各种类型的中枢神

系统肿瘤的 OR 为 1.5（Brownson et al 1990）。另外，法国农民中枢神经系统肿瘤 SIR 为 1.25，生态学分析表明这可能是与在葡萄园中使用农药有关（Viel et al 1998）。

多种化学致癌物质，包括 N- 亚硝基化合物、多环芳烃、丙烯腈和氯乙烯，已被证明可以导致实验动物发生脑肿瘤（Maltoni et al 1977，1982；Swenburg 1982；Ward & Rice 1982；Zeller et al 1982；Zimmerman 1982）。Rice 和 Ward（1982）指出，在实验动物中，化学诱导形成的脑肿瘤具有年龄依赖性，其在出生前影响最为严重。经胎盘中枢神经系统致癌因素是存在的，特别是亚硝基脲类的暴露（Druckrey 1973）。这些观察结果提示，父母（通常是父亲的）的职业暴露导致儿童肿瘤的危险性是存在的（Arundel & Kinnier-Wilson 1986；Savitz & Chen 1990）。一些研究特异地针对中枢神经系统肿瘤（Peters et al 1981；Olshan et al 1986；Johnson et al 1987；Nasca et al 1988；Wilkins & Koutras 1988；Johnson & Spitz 1989），而一些研究也纳入了神经母细胞瘤（Wilkins & Hundley 1990）。Savitz & Chen（1990）总结了这些研究的结果：与机动车相关的职业相关性不一致；机修工 OR 为 4.4，但结果不能重现；在 4 项研究中 3 项提示画家罹患风险提高；一致认为对化学、石油工业、电气相关的职业 OR 提高。职业和工业暴露于电离辐射的结果一致，OR 为 2.0。对于金属相关职业、农场、建筑、航空工业和印刷业零星的报道认为有相关性。在美国的一项病例对照研究发现，对于父亲职业为电工的脑肿瘤 OR 为 2.3（1.3，4.0），对于父亲职业为化学工业的星形胶质细胞瘤的 OR 为 2.1（1.1，3.9）（McKean-Cowdin et al 1998）。母亲职业为化学工业的相关星形胶质细胞瘤的 OR 为 3.3（1.4，7.7）。欧洲的一项病例对照研究关注在孩子出生前 5 年内父母接触过溶剂和多环芳香碳氢化合物，发现从事农业和汽车相关职业的父母中，儿童罹患星形胶质细胞瘤的 OR 增高。父母暴露多环芳香碳氢化合物，与原始神经外胚层肿瘤风险增加相关（OR 为 2），父母暴露于高浓度溶剂与星形胶质细胞瘤的 OR 为 2.3（0.9，5.8），原始神经外胚层肿瘤的 OR 为 3.2（1.0，10.3）。一项关于父母职业的综述认为，有证据表明儿童脑肿瘤与父母暴露于油漆有关，但是在得出确定结论或采取行动之前需要更好的研究来证实（Colt & Blair 1998）。一项国际性关于

儿童期脑肿瘤的病例对照研究报道了一些父母和儿童的农场暴露风险与罹患肿瘤风险提高相关，包括各种动物和农场化学品（Efird et al 2003）。来自台湾的一项研究没有发现父母职业与其孩子肿瘤发病有关联（Mazumdar et al 2008）。

4.4 膳食

对于膳食和人类中枢神经系统肿瘤之间的关系研究依然很少且结果不一致。国家间肿瘤与总脂肪、动物性蛋白、脂肪和油脂单位消耗量存在相关性，但这些相关性容易由于技术发展的国际不同和民族易感性的差异所导致。大多数脑肿瘤的膳食流行病学研究是回顾性病例对照研究，采用的膳食摄入评价方法很差，样本量太小以至于不能检测到中等程度的风险。探讨膳食与脑肿瘤的关联问题最好采用前瞻性的队列研究，已有将几个大型国际队列的数据汇总来开展这方面研究的计划（Smith-Warner et al 2006）。

一种长期存在的假说认为，N-亚硝基化合物及其前体作为消耗内生产物，可能增加罹患脑肿瘤的风险（Preston-Martin & Correa 1989），但是病例对照研究的结论尚不一致，一项前瞻性研究结果认为其与膳食因素无统计学关联（Mills et al 1989a）。病例对照研究仍持续提供更多关于中枢神经系统发病风险的低质量信息。Burch 等报道了水果有保护作用，但蔬菜没有（Burch et al 1987）。Preston-Martin（1989）报道了柑橘类水果对脑膜瘤有不明显的保护作用。德国的一项病例对照研究提示胶质瘤与火腿、加工猪肉、油炸咸肉的消耗量有关，但与内源性亚硝化和维生素 C、水果和蔬菜的摄入量无关。澳大利亚的一项病例对照研究报道，常规摄入富含 N-亚硝基前驱物的食物并不会增加胶质瘤或脑膜瘤的风险，常规摄入包含内源性亚硝化抑制剂的食品及添加剂也不会降低罹患风险（Ryan et al 1992）。以色列的一项病例对照研究也没有找到摄入亚硝胺增加罹患风险的直接关联（Kaplan et al 1997），来自内布拉斯加州的病例对照研究也没有发现其关联，相反却发现了水果、蔬菜和相关营养素具有保护作用（Chen et al 2002）。后者获得了旧金山的一项病例对照研究的证据支持，该研究观察到摄入抗氧化剂与植物雌激素与罹患胶质瘤的风险成负相关（Tedeschi-Blok et al 2006）。针对肉类摄入量与胶质瘤罹患风险的一项荟萃分析认为，现有资料并

不能提供关联的证据支持（Huncharek et al 2003）。另外，来自美国的三项前瞻性队列研究的汇总分析显示水果、蔬菜或类胡萝卜素的消耗与脑肿瘤发生尚无关联（Holick et al 2007b）。

有研究者试图研究亚硝基饮食与儿童中枢神经系统肿瘤的关系。食用橘汁和维生素补充剂（含有抗氧化剂物质抑制内源性亚硝化活性，如抗坏血酸）已经证实会减少儿童期脑肿瘤的发病风险（Preston-Martin & Henderson 1983；Howe et al 1989）。在一项研究 6 岁以下儿童原始神经外胚层肿瘤的研究中报道，孕期食用蔬菜果汁和维生素补充剂具有保护作用，但在食物中的亚硝胺与肿瘤没有关系（Bunin et al 1993）。一项关于儿童期脑肿瘤的国际合作研究的汇总分析也为孕期母亲食用维生素补充剂具有非特异的保护作用提供了有力的证据，OR 为 0.5（95%CI：0.3~0.8）（Preston-Martin et al 1998）。关于腌制肉类与儿童癌症的综述认为，目前并不能得出吃腌制肉类会提高儿童脑癌发病风险的结论，队列研究的实施可能为该假说提供无偏倚的评价（Blot et al 1999）。该综述的关注点是基于诸多研究存在潜在的偏倚，特别是回忆偏倚和（或）混杂偏倚，关联强度相对较弱，研究结果之间的不一致性。这项假说仍旧有一些研究者继续关注，特别是关于相关膳食成分在母体内的消耗（Pogoda et al 2001；Dietrich et al 2005）。一项国际间的关于母亲膳食与儿童脑肿瘤风险的病例对照研究报道，特定组织学风险与腌制肉类之间的关系仅限于星形细胞瘤，在星形细胞瘤各种亚型间 OR 为 1.8~2.5（Pogoda et al 2009）。

4.5 酒精

关于酒精饮料与中枢神经系统肿瘤之间关系的证据很少，其结果也不一致，大多数是阴性结果。Choi（1970b）报道，相对于对照组少数脑肿瘤患者曾经饮酒。一项研究表明脑肿瘤风险与葡萄酒消费量增加有关（Burch et al 1987）。该发现并没有得到 Preston-Martin 的支持，他认为与酒精摄入没有关系（Preston-Martin et al 1989a）。Ryan 报道了所有形式的酒精消费均能降低胶质瘤和脑膜瘤的风险，他观察到饮酒能够明显降低胶质瘤的风险（OR 为 0.58）（Ryan et al 1992）。终生酒精饮料（无论是总酒精摄入量，还是单一饮品的摄入量）的消耗量与中枢神经系统肿瘤发病都没有关联（Boeing et al 1993）。儿童神经系统肿瘤与母亲孕期饮用啤

酒明显正相关（Howe et al 1989）。另一针对儿童星形细胞胶质瘤和原始神经外胚层肿瘤的研究也同样发现，母亲饮用啤酒能增加两种肿瘤的发病风险，*OR* 为 4.0（1.1，22.1）（Bunin et al 1994b）。一项大型管理式队列研究前瞻性分析报道，胶质瘤风险和酒精没有关系（Efird et al 2004）。

4.6　烟草

被动吸烟与儿童神经系统肿瘤之间的关系已得到证明（Gold et al 1979；Preston-Martin et al 1982）。日本的一项队列研究中，丈夫每天吸烟大于 20 支，尽管妻子不吸烟，但其患脑肿瘤的概率是嫁给不吸烟丈夫的妻子 5 倍（95%*CI*：1.72，14.11）（Hirayama 1985）。主动或被动吸烟与胶质瘤没有关系，但能够提高脑膜瘤的发病风险（特别是女性）（Ryan et al 1992）。脑肿瘤发病风险随着平装香烟的消费增高而增高（Burch et al 1987）。一项队列研究中未发现香烟与脑瘤的关系（Mills et al 1989a）。两项研究均没有发现吸烟与中枢神经系统肿瘤有关系（Choi et al 1970b；Brownson et al 1990）。在缺乏吸烟与脑肿瘤直接关联证据的情况下，被动吸烟的结果很难解释（Hirayama 1985）。一项针对前瞻性队列研究的汇总分析指出，无论男性还是女性胶质瘤的发生风险与基线吸烟情况或吸烟状态变化、吸烟数量、时间、吸烟起始年龄均没有关系（Holick et al 2007）。一个前瞻性的大型管理式护理队列报告，每月至少吸食一次大麻的个体，在控制吸烟和其他混杂因素影响后，胶质瘤的发病风险增加了 2.8 倍（1.3，6.2）（Efird et al 2004）。

4.7　药物

Clemmesen 首次提出癫痫病患者长期服用抗惊厥药物能够诱发脑肿瘤的问题（Clemmesen et al 1974）。母亲在孕期曾经用过巴比妥类药物，儿童罹患脑肿瘤的风险则增加（Gold et al 1979），但此结论并未被之后的研究证实（Preston-Martin et al 1982）。一项对既往研究结果的综述认为，在药物对人类的脑肿瘤的发生没有作用。最近的一项丹麦癫痫患者的研究指出，癫痫确诊后脑肿瘤发病风险增加，但这一结论后来被随后开展的随访研究所否定，随访研究的结果提示，不是由于治疗使用的巴比妥药与脑肿瘤发病相关，而是癫痫本身与脑肿瘤有关系（Olsen et al 1989）。一篇综述表明经典的抗癫痫药对人类具有致癌性的结论是

不一致的，而仅是可能具有致癌性，而现代的抗癫痫药更不可能有致癌风险（Singh et al 2005）。

Mills 报道，长期服用止痛药和镇静剂存在诱发脑膜瘤的风险，长期服用镇静剂诱发胶质瘤风险，但差异无统计学意义（Mills et al 1989b）。Preston-Martin & Henderson（1983）报道，母亲在孕期服用抗组胺药或利尿剂会提高儿童脑肿瘤的风险（Preston-Martin & Henderson et al 1983）。这些结论在后来的成人脑肿瘤的研究中并未得到确认（Ryan et al 1992）。长期规律服用抗组胺药治疗哮喘或过敏的患者罹患胶质瘤的风险会明显增加 3.5 倍。据报道规律服用非甾体类抗炎药的患者罹患胶质瘤的风险降低 33%（Scheurer et al 2008）。

4.8　其他诱因

一些研究已经报道了血清胆固醇与中枢神经系统肿瘤发病风险提高有关（Smith & Shipley 1989）。此结论已经被芬兰的一项大型队列研究所否定（Knekt et al 1991）。极大的噪音是听神经瘤的一项危险因素（Preston-Martin et al 1989b），住宅附近每天大于 500 辆车的交通密度可导致儿童脑肿瘤罹患相对危险为 1.7（Savitz & Feingold 1989），汽车排放的尾气中的苯是可疑的致病因素。Zahm 和 Ward 等综述了杀虫剂暴露与儿童脑肿瘤发病风险的关系（Zahm & Ward 1998），但那时没有足够的证据认定杀虫剂是儿童脑肿瘤原因之一，大多数资料来自于个案报道和小规模的病例对照研究，暴露的测量质量很差。最新新增了 21 项研究，其中 15 项报道不论是儿童期杀虫剂暴露还是父母职业暴露均会明显增加儿童脑肿瘤的发病风险（Infante-Rivard & Weichenthal 2007）。虽然关于杀虫剂暴露与脑肿瘤风险增加的证据越来越多，研究中也存在一些问题（上文已经提到），包括暴露的测量和难以控制混杂因素（Infante-Rivard & Weichenthal 2007）。

4.9　非神经上皮肿瘤

长期以来认为肾移植患者罹患脑肿瘤的风险增加（Hoover & Fraumeni 1973）。因为 HIV/AIDS 患者会有严重的免疫抑制，所以其中枢神经系统淋巴瘤发病风险得以提高。有证据表明，在免疫抑制之前淋巴瘤的发病风险就有提高，但在器官移植患者中发病风险增加与免疫抑制并没有关系（Eby et al 1988）。HIV 流行以来，脑卡波西肉瘤

的病例不断被报道（Charman et al 1988），脑淋巴瘤发病率也增高（Biggar et al 1987）。自从联合反转录病毒治疗以来，脑淋巴瘤发病率和 AIDS 确诊感染病例在平行下降（Bonnet & Chêne 2008）。

垂体腺瘤年发病率约为 1/10 万（Schoenberg 1991）。很少有人知道垂体瘤的流行病学特点。在美国似乎黑人发病率较白人高（Heshmat et al 1976）。在松果体区出现不同的肿瘤组织类型，松果体瘤非常罕见。日本松果体瘤发病率比其他国家高 9 倍，日本国内松果体瘤的地区分布差异也十分明显（Hirayama 1985）。这种明显的地区差异说明在致病因素中涉及环境因素，或特定地理区域的人群具有特异的遗传因素。

4.10　转移瘤

大多数关于脑肿瘤的流行病学研究集中在原发性脑肿瘤上，关于转移瘤的资料很有限。北美 1973—1974 年的转移瘤发病率为 8.3/10 万（Walker et al 1985），而此前另一项北美的研究报道发病率为 11/10 万（Percy et al 1972），英国研究报道发病率为 5.4/10 万（Brewis et al 1966）。Walker et al（1985）的研究发现，转移瘤中男性发病较女性更普遍（9.7/10 万 vs 7.1/10 万）。35 岁之前其发病率小于 1/10 万，60 岁之后发病率大于 30/10 万。肺是最常见的原发灶。对女性来讲，来自乳腺的转移瘤发病率与来自肺的基本相等。来自皮肤的恶性黑色素瘤转移是第三位的继发肿瘤。转移到脑真正的程度现在还不清楚，可能要远高于之前的估计（Sul & Posner 2007）。

5　流行病学的未来展望

尽管中枢神经系统肿瘤的流行病学仍旧知之甚少，但没有必要开展在最近几十年已经开展过的相类似的研究，尤其是病例对照研究。国际癌症研究机构开展的 SEARCH 项目，汇集多中心病例对照研究，其结果已经发布，但遗憾的是这对于我们理解脑肿瘤流行病学的贡献并不多；单个的研究通常规模较小，暴露因素难以测量，关联强度较弱。这些结果汇总分析可能代表了使用常规病例对照研究设计最大程度上可能获得的结果。

未来中枢神经系统肿瘤流行病学的研究，将针对特异的脑肿瘤组织学亚型，通过分子生物学方法寻找遗传易感性中精确且特异性的标志物，准确

测量与致癌因素相关的环境暴露因素（Bondy et al 2008）。这些最好能够在大型前瞻性队列研究中进行开展，现在全球已有几项这样的研究正在实施，这些队列研究也许能够通过严谨的汇总数据来验证研究假说，探讨基因环境间的相互作用。

（孙涛　李鑫　单广良　王艳红　译）

参考文献

Adelstein, A.M., Donovan, J.W., 1972. Malignant disease in children whose mothers had chickenpox, mumps, or rubella in pregnancy. BMJ 4 (5841), 629–631.

Ahlbom, A., 1988. A review of the epidemiologic literature on magnetic fields and cancer. Scand. J. Work Environ. Health 14 (6), 337–343.

Ahlbom, A., 1990. Some notes on brain tumor epidemiology. Ann. N. Y. Acad. Sci. 609, 179–190.

Ahlbom, A., Norell, S., Rodvall, Y., et al., 1986. Dentists, dental nurses, and brain tumours. BMJ. (Clin. Res. Ed.) 292 (6521), 662.

Ahlbom, A., Rodvall, Y., 1989. Brain tumour trends. Lancet. (letter) ii, 1272.

Ahlbom, I.C., Cardis, E., Green, A., et al., 2001. Review of the epidemiologic literature on EMF and Health. Environ. Health Perspect 109 (Suppl. 6), 911–933.

Ahsan, H., Neugut, A.I., Bruce, J.N., 1995. Association of malignant brain tumors and cancers of other sites. J. Clin. Oncol. 13 (12), 2931–2935.

AIHW (Australian Institute of Health and Welfare) and AACR (Australasian Association of Cancer Registries), 2008a. Cancer in Australia: an overview, Vol. CAN 46. AIHW, Canberra.

AIHW (Australian Institute of Health and Welfare) and AACR (Australasian Association of Cancer Registries), 2008b. Cancer survival and prevalence in Australia: cancers diagnosed from 1982 to 2004, Vol. 42. AIHW, Canberra.

Altmann, A.E., Halliday, J.L., Giles, G.G., 1998. Associations between congenital malformations and childhood cancer. A register-based case–control study. Br. J. Cancer 78 (9), 1244–1249.

Armitage, P., Doll, R., 1954. The age distribution of cancer and a multi-stage theory of carcinogenesis. Br. J. Cancer 8 (1), 1–12.

Armstrong, B., Almes, M., Buffler, P., et al., 1990. A cluster classification for histologic diagnoses on CNS tumors in an epidemiological study. Neuroepidemiology 9, 2–16.

Armstrong, B., Doll, R., 1975. Environmental factors and cancer incidence and mortality in different countries, with special reference to dietary practices. Int. J. Cancer 15 (4), 617–631.

Armstrong, B.K., Woodings, T.L., Stenhouse, N.S., et al., 1983. Mortality from cancer in migrants to Australia 1962–1971. University of Western Australia, Perth.

Aronson, S.M., Aronson, B.E., 1965. Central nervous system in diabetes mellitus: lowered frequency of certain intracranial neoplasms. Arch. Neurol. 12, 390–398.

Arundel, S.E., Kinnier-Wilson, L.M., 1986. Parental occupations and cancer: a review of the literature. J. Epidemiol. Community Health 40 (1), 30–36.

Australian Paediatric Cancer Registry, 1989. Childhood cancer incidence and survival, Australia 1978 to 1984. Australian Paediatric Cancer Registry, Brisbane.

Bahemuka, M., Massey, E.W., Schoenberg, B.S., 1988. International mortality from primary nervous system neoplasms: distribution and trends. Int. J. Epidemiol. 17 (1), 33–38.

Baldwin, R.T., Preston-Martin, S., 2004. Epidemiology of brain tumors in childhood – a review. Toxicol. Appl. Pharmacol. 199 (2), 118–131.

Bansal, K., Liang, M.L., Rutka, J.T., 2006. Molecular biology of human gliomas. Technol. Cancer Res. Treat. 5 (3), 185–194.

Beall, C., Bender, T., Cheng, H., et al., 2005. Mortality among semiconductor and storage device-manufacturing workers. J. Occup. Environ. Med. 47 (10), 996–1014.

Berg, G., Schuz, J., Samkange-Zeeb, F., et al., 2005. Assessment of radiofrequency exposure from cellular telephone daily use in an epidemiological study: German Validation study of the international case–control study of cancers of the brain – INTERPHONE-Study. J. Expo. Anal. Environ. Epidemiol. 15 (3), 217–224.

Berrino, F., Esteve, J., Coleman, M.P., 1995. Basic issues in the estimation and comparison of cancer patient survival. In: **Berrino, F.,**

Sant, M., Verdecchia, A., et al., (Eds.), IARC Sci. Lyon, No. 132. pp. 1–14.

Biggar, R.J., Horm, J., Goedert, J.J., et al., 1987. Cancer in a group at risk of acquired immunodeficiency syndrome (AIDS) through 1984. Am. J. Epidemiol. 126 (4), 578–586.

Bigner, S.H., Mark, J., Mahaley, M.S., et al., 1984. Patterns of the early, gross chromosomal changes in malignant human gliomas. Hereditas. 101 (1), 103–113.

Bithell, J.F., Draper, G.J., Gorbach, P.D., 1973. Association between malignant disease in children and maternal virus infections. BMJ 1 (5855), 706–708.

Bithell, J.F., Stewart, A.M., 1975. Pre-natal irradiation and childhood malignancy: a review of British data from the Oxford Survey. Br. J. Cancer 31 (3), 271–287.

Bjørge, T., Cnattingius, S., Lie, R.T., et al., 2008. Cancer risk in children with birth defects and in their families: a population based cohort study of 5.2 million children from Norway and Sweden. Cancer Epidemiol. Biomarkers Prev. 17 (3), 500–506.

Black, P.M., 1991a. Brain tumors. Part 1. N. Engl. J. Med. 324 (21), 1471–1476.

Black, P.M., 1991b. Brain tumors. Part 2. N. Engl. J. Med. 324 (22), 1555–1564.

Black, W.C., 1998. Increasing incidence of childhood primary malignant brain tumors – enigma or no-brainer? J. Natl. Cancer Inst. 90 (17), 1249–1251.

Blair, A., Malker, H., Cantor, K.P., et al., 1985. Cancer among farmers. A review. Scand. J. Work. Environ. Health 11 (6), 397–407.

Blatt, J., Jaffe, R., Deutsch, M., et al., 1986. Neurofibromatosis and childhood tumors. Cancer 57 (6), 1225–1229.

Blettner, M., Schlehofer, B., Samkange-Zeeb, F., et al., 2007. Medical exposure to ionising radiation and the risk of brain tumours: INTERPHONE study group, Germany. Eur. J. Cancer 43 (13), 1990–1998.

Blot, W.J., Henderson, B.E., Boice, J.D. Jr, 1999. Childhood cancer in relation to cured meat intake: review of the epidemiological evidence. Nutr. Cancer 34 (1), 111–118.

Blumenthal, D.T., Cannon-Albright, L.A., 2008. Familiality in brain tumors. Neurology. 71 (13), 1015–1020.

Boeing, H., Schlehofer, B., Blettner, M., et al., 1993. Dietary carcinogens and the risk for glioma and meningioma in Germany. Int. J. Cancer 53 (4), 561–565.

Boice, J.D., McLaughlin, J.K., 2006. Concerning mobile phone use and risk of acousticneuroma. Br. J. Cancer 95 (1), 130.

Bolande, R., 1989. Teratogenesis and oncogenesis: a developmental spectrum. In: Lynch, H.T. (Ed.), Genetic epidemiology of cancer. CRC Press, Boca Raton, FL, pp. 58–68.

Bolger, G.B., Stamberg, J., Kirsch, I.R., et al., 1985. Chromosome translocation t(14:22) and oncogene (c-sis) variant in a pedigree with familial meningioma. N. Engl. J. Med. 312 (9), 564–567.

Bondy, M.L., Scheurer, M.E., Malmer, B., et al., 2008. Brain tumor epidemiology: consensus from the Brain Tumor Epidemiology Consortium. Cancer 113 (Suppl. 7), 1953–1968.

Bonnet, F., Chêne, G., 2008. Evolving epidemiology of malignancies in HIV. Curr. Opin. Oncol. 20 (5), 534–540.

Boring, C.C., Squires, T.S., Tong, T., 1991. Cancer statistics, 1991. CA. Cancer J. Clin. 41 (1), 19–36.

Boyle, P., Maisonneuve, P., Saracci, R., et al., 1990. Is the increased incidence of primary malignant brain tumors in the elderly real? J. Natl. Cancer Inst. 82 (20), 1594–1596.

Brenner, A., Linet, M., Fine, H., et al., 2002. History of allergies and autoimmune diseases and risk of brain tumors in adults. Int. J. Cancer 99 (2), 252–259.

Brenner, A.V., Butler, M.A., Wang, S.S., et al., 2007. Single-nucleotide polymorphisms in selected cytokine genes and risk of adult glioma. Carcinogenesis 28 (12), 2543–2547.

Brenner, A.V., Linet, M.S., Selker, R.G., et al., 2003. Polio vaccination and risk of brain tumors in adults: no apparent association. Cancer Epidemiol. Biomarkers Prev. 12 (2), 177–178.

Brenner, A.V., Linet, M.S., Shapiro, W.R., et al., 2004. Season of birth and risk of brain tumors in adults. Neurology 63 (2), 276–281.

Breslow, N.E., Langholz, B., 1983. Childhood cancer incidence: geographical and temporal variations. Int. J. Cancer 32 (6), 703–716.

Brewis, M., Poskanzer, D.C., Rolland, C., et al., 1966. Neurological disease in an English city. Acta. Neurol. Scand. 42 (Suppl. 24), 1–89.

Brownson, R.C., Reif, J.S., Chang, J.C., et al., 1990. An analysis of occupational risks for brain cancer. Am. J. Public Health 80 (2), 169–172.

Buffler, P., Kelsh, M., Kalmes, R., et al., 2007. A nested case–control study of brain tumors among employees at a petroleum exploration and extraction research facility. J. Occup. Environ. Med. 49 (7), 791–802.

Bunin, G., 1987. Racial patterns of childhood brain cancer by histo-

logic type. J. Natl. Cancer Inst. 78 (5), 875–880.

Bunin, G., 2000. What causes childhood brain tumors? Limited knowledge, many clues. Pediatr. Neurosurg. 32 (6), 321–326.

Bunin, G.R., Buckley, J.D., Boesel, C.P., et al., 1994a. Risk factors for astrocytic glioma and primitive neuroectodermal tumor of the brain in young children: a report from the Children's Cancer Group. Cancer Epidemiol. Biomarkers Prev. 3 (3), 197–204.

Bunin, G.R., Kuijten, R.R., Boesel, C.P., et al., 1994b. Maternal diet and risk of astrocytic glioma in children: a report from the Children's Cancer Group (United States and Canada). Cancer Causes Control 5 (2), 177–187.

Bunin, G.R., Kuijten, R.R., Buckley, J.D., et al., 1993. Relation between maternal diet and subsequent primitive neuroectodermal brain tumors in young children. N. Engl. J. Med. 329 (8), 536–541.

Burch, J.D., Craib, K.J., Choi, B.C., et al., 1987. An exploratory case–control study of brain tumors in adults. J. Natl. Cancer Inst. 78 (4), 601–609.

Cardis, E., 2007. Commentary: Low dose-rate exposures to ionizing radiation. Int. J. Epidemiol. 36 (5), 1046–1047.

Cardis, E., Deltour, I., Mann, S., et al., 2008. Distribution of RF energy emitted by mobile phones in anatomical structures of the brain. Phys. Med. Biol. 53 (11), 2771–2783.

Cardis, E., Vrijheid, M., Blettner, M., et al., 2005. Risk of cancer after low doses of ionising radiation: retrospective cohort study in 15 countries. BMJ 331 (7508), 77.

Carpenter, D.O., Sage, C., 2008. Setting prudent public health policy for electromagnetic field exposures. Rev. Environ. Health 23 (2), 91–117.

CBTRUS, 2008. Primary brain tumors in the United States, 2000–2004. Central Brain Tumor Registry of the United States, Hinsdale, IL.

Chakrabarti, I., Cockburn, M., Cozen, W., et al., 2005. A population-based description of glioblastoma multiforme in Los Angeles County, 1974–1999. Cancer 104 (12), 2798–2806.

Charman, H.P., Lowenstein, D.H., Cho, K.G., et al., 1988. Primary cerebral angiosarcoma. Case report. J. Neurosurg. 68 (5), 806–810.

Chen, H., Ward, M.H., Tucker, K.L., et al., 2002. Diet and risk of adult glioma in eastern Nebraska, United States. Cancer Causes Control 13 (7), 647–655.

Choi, N.W., Schuman, L.M., Gullen, W.H., 1970a. Epidemiology of primary central nervous system neoplasms. I. Mortality from primary central nervous system neoplasms in Minnesota. Am. J. Epidemiol. 91 (3), 238–259.

Choi, N.W., Schuman, L.M., Gullen, W.H., 1970b. Epidemiology of primary central nervous system neoplasms. II. Case–control study. Am. J. Epidemiol. 91 (5), 467–485.

Cicuttini, F.M., Hurley, S.F., Forbes, A., et al., 1997. Association of adult glioma with medical conditions, family and reproductive history. Int. J. Cancer 71 (2), 203–207.

Clapp, R.W., Jacobs, M.M., Loechler, E.L., 2008. Environmental and occupational causes of cancer: new evidence 2005–2007. Rev. Environ. Health 23 (1), 1–37.

Claus, E.B., Black, P.M., 2006. Survival rates and patterns of care for patients diagnosed with supratentorial low-grade gliomas: data from the SEER program, 1973–2001. Cancer 106 (6), 1358–1363.

Claus, E.B., Black, P.M., Bondy, M.L., et al., 2007. Exogenous hormone use and meningioma risk: what do we tell our patients? Cancer 110 (3), 471–476.

Clemmesen, J., Fuglsang-Frederiksen, V., Plum, C.M., 1974. Are anticonvulsants oncogenic? Lancet 1 (7860), 705–707.

Coble, J.B., Dosemeci, M., Stewart, P.A., et al., 2009. Occupational exposure to magnetic fields and the risk of brain tumors. Neuro. Oncol. 11 (3), 242–249.

Cocco, P., Dosemeci, M., Heineman, E.F., 1998. Brain cancer and occupational exposure to lead. J. Occup. Environ. Med. 40 (11), 937–942.

Coleman, M., Beral, V., 1988. A review of epidemiological studies of the health effects of living near or working with electricity generation and transmission equipment. Int. J. Epidemiol. 17 (1), 1–13.

Colt, J.S., Blair, A., 1998. Parental occupational exposures and risk of childhood cancer. Environ. Health Perspect 106 (Suppl. 3), 909–925.

Connelly, J.M., Malkin, M.G., 2007. Environmental risk factors for brain tumors. Curr. Neurol. Neurosci. Rep. 7 (3), 208–214.

Cook, P.J., Doll, R., Fellingham, S.A., 1969. A mathematical model for the age distribution of cancer in man. Int. J. Cancer 4 (1), 93–112.

Corallini, A., Pagnani, M., Viadana, P., et al., 1987. Association of BK virus with human brain tumors and tumors of pancreatic islets. Int. J. Cancer 39 (1), 60–67.

Cordier, S., Iglesias, M.J., Le Goaster, C., et al., 1994. Incidence and risk factors for childhood brain tumors in the Ile de France. Int. J. Cancer 59 (6), 776–782.

Cordier, S., Lefeuvre, B., Filippini, G., et al., 1997. Parental occupation, occupational exposure to solvents and polycyclic aromatic hydrocarbons and risk of childhood brain tumors (Italy, France, Spain). Cancer Causes Control 8 (5), 688–697.

Cordier, S., Poisson, M., Gerin, M., et al., 1988. Gliomas and exposure to wood preservatives. Br. J. Ind. Med. 45 (10), 705–709.

Curado, M.P., Edwards, B.S.H., et al., 2007. Cancer incidence in five continents, Vol. 9. IARC, Lyon.

Custer, B.S., Koepsell, T.D., Mueller, B.A., 2002. The association between breast carcinoma and meningioma in women. Cancer 94 (6), 1626–1635.

Darby, S.C., Nakashima, E., Kato, H., 1985. A parallel analysis of cancer mortality among atomic bomb survivors and patients with ankylosing spondylitis given X-ray therapy. J. Natl. Cancer Inst. 75 (1), 1–21.

Davis, F.G., Freels, S., Grutsch, J., et al., 1998. Survival rates in patients with primary malignant brain tumors stratified by patient age and tumor histological type: an analysis based on Surveillance, Epidemiology, and End Results (SEER) data, 1973–1991. J. Neurosurg. 88 (1), 1–10.

Davis, F.G., Malmer, B.S., Aldape, K., et al., 2008. Issues of diagnostic review in brain tumor studies: From the Brain Tumor Epidemiology Consortium. Cancer Epidemiol. Biomarkers Prev. 17 (3), 484–489.

Day, N., 1987. Cumulative rate and cumulative risk. In: Muir, C., Mack, T., Powell, J., et al. (Eds.), Cancer incidence in five continents, Vol 5. IARC, Lyon, pp. 787–789.

De Roos, A.J., Stewart, P.A., Linet, M.S., et al., 2003. Occupation and the risk of adult glioma in the United States. Cancer Causes Control 14 (2), 139–150.

Del Valle, L., White, M.K., Khalili, K., 2008. Potential mechanisms of the human polyomavirus JC in neural oncogenesis. J. Neuropathol. Exp. Neurol. 67 (8), 729–740.

Demers, P.A., Vaughan, T.L., Schommer, R.R., 1991. Occupation, socioeconomic status, and brain tumor mortality: a death certificate-based case–control study. J. Occup. Med. 33 (9), 1001–1006.

Desmeules, M., Mikkelsen, T., Mao, Y., 1992. Increasing incidence of primary malignant brain tumors: influence of diagnostic methods. J. Natl. Cancer Inst. 84 (6), 442–445.

Dietrich, M., Block, G., Pogoda, J.M., et al., 2005. A review: dietary and endogenously formed N-nitroso compounds and risk of childhood brain tumors. Cancer Causes Control 16 (6), 619–635.

Dobkin, B.H., 1985. Stroke associated with glioblastoma. Bull. Clin. Neurosci. 50, 111–118.

Dockerty, J.D., Elwood, J.M., Skegg, D.C., et al., 1998. Electromagnetic field exposures and childhood cancers in New Zealand. Cancer Causes Control 9 (3), 299–309.

Dong, L.M., Potter, J.D., White, E., et al., 2008. Genetic susceptibility to cancer: the role of polymorphisms in candidate genes. JAMA 299 (20), 2423–2436.

Druckrey, H., 1973. Chemical structure and action in transplacental carcinogenesis and teratogenesis. In: Tomatis, L.M. (Ed.), Transplacental carcinogenesis, Vol 4. IARC, Lyon, pp. 29–44.

Easterly, C.E., 1981. Cancer link to magnetic field exposure: a hypothesis. Am. J. Epidemiol. 114 (2), 169–174.

Eby, N.L., Grufferman, S., Flannelly, C.M., et al., 1988. Increasing incidence of primary brain lymphoma in the US. Cancer 62 (11), 2461–2465.

Efird, J.T., Friedman, G.D., Sidney, S., et al., 2004. The risk for malignant primary adult-onset glioma in a large, multiethnic, managed-care cohort: cigarette smoking and other lifestyle behaviors. J. Neurooncol. 68 (1), 57–69.

Efird, J.T., Holly, E.A., Preston-Martin, S., et al., 2003. Farm-related exposures and childhood brain tumours in seven countries: results from the SEARCH International Brain Tumour Study. Paediatr. Perinat. Epidemiol. 17 (2), 201–211.

Emerson, J.C., Malone, K.E., Daling, J.R., et al., 1991. Childhood brain tumor risk in relation to birth characteristics. J. Clin. Epidemiol. 44 (11), 1159–1166.

Engels, E.A., Sarkar, C., Daniel, R.W., et al., 2002. Absence of simian virus 40 in human brain tumors from northern India. Int. J. Cancer 101 (4), 348–352.

Farrell, C.J., Plotkin, S.R., 2007. Genetic causes of brain tumors: neurofibromatosis, tuberous sclerosis, von Hippel-Lindau, and other syndromes. Neurol. Clin. 25 (4), 925–946, viii.

Farwell, J., Flannery, J.T., 1984. Cancer in relatives of children with central-nervous-system neoplasms. N. Engl. J. Med. 311 (12), 749–753.

Feychting, M., Ahlbom, A., 1993. Magnetic fields and cancer in children residing near Swedish high-voltage power lines. Am. J. Epidemiol. 138 (7), 467–481.

Fisher, J., Schwartzbaum, J., Wrensch, M., et al., 2007. Epidemiology of brain tumors. Neurologic clinics 25 (4), 867–890.

Fritz, A., Percy, C., Jack, A., et al., 2000. International classification of diseases for oncology, third ed. WHO, Geneva.

Garfinkel, L., Sarokhan, B., 1982. Trends in brain cancer tumor mortality and morbidity in the United States. Ann. N. Y. Acad. Sci. 381, 1–5.

Giles, G., Thursfield, V., Staples, M., et al., 1993. Incidence and survival from childhood cancers in Victoria 1970–1979 and 1980–1989. Anti-Cancer Council Victoria, Melbourne.

Gold, E., Gordis, L., Tonascia, J., et al., 1979. Risk factors for brain tumors in children. Am. J. Epidemiol. 109 (3), 309–319.

Gold, E.B., 1980. Epidemiology of brain tumors. In: Lilienfield, A.M. (Ed.), Reviews in Cancer epidemiology, Vol 1. Elsevier, North Holland, New York, pp. 245–292.

Goldstein, A.M., Yuen, J., Tucker, M.A., 1997. Second cancers after medulloblastoma: population-based results from the United States and Sweden. Cancer Causes Control 8 (6), 865–871.

Greig, N.H., Ries, L.G., Yancik, R., et al., 1990. Increasing annual incidence of primary malignant brain tumors in the elderly. J. Natl. Cancer Inst. 82 (20), 1621–1624.

Gurney, J.G., van Wijngaarden, E., 1999. Extremely low frequency electromagnetic fields (EMF) and brain cancer in adults and children: review and comment. Neuro. Oncol. 1 (3), 212–220.

Hagströmer, L., Ye, W., Nyren, O., et al., 2005. Incidence of cancer among patients with atopic dermatitis. Arch. Dermatol. 141 (9), 1123–1127.

Hardell, L., Carlberg, M., Soderqvist, F., et al., 2007. Long-term use of cellular phones and brain tumors: increased risk associated with use for > or = 10 years. Occup. Environ. Med. 64 (9), 626–632.

Harding, N.J., Birch, J.M., Hepworth, S.J., et al., 2008. Atopic dysfunction and risk of central nervous system tumours in children. Eur. J. Cancer 44 (1), 92–99.

Harrington, J.M., Oakes, D., 1984. Mortality study of British pathologists 1974–1980. Br. J. Ind. Med. 41 (2), 188–191.

Hatch, E.E., Linet, M.S., Zhang, J., et al., 2005. Reproductive and hormonal factors and risk of brain tumors in adult females. Int. J. Cancer 114 (5), 797–805.

Haymaker, W., Rubinstein, L.J., Miquel, J., 1972. Brain tumors in irradiated monkeys. Acta. Neuropathol. 20 (4), 267–277.

Helseth, A., Mørk, S.J., Glattre, E., 1989. Neoplasms of the central nervous system in Norway. V. Meningioma and cancer of other sites. An analysis of the occurrence of multiple primary neoplasms in meningioma patients in Norway from 1955 through 1986. APMIS 97 (8), 738–744.

Heshmat, M.Y., Kovi, J., Simpson, C., et al., 1976. Neoplasms of the central nervous system. incidence and population selectivity in the Washington D C, metropolitan area. Cancer 38 (5), 2135–2142.

Heuch, J.M., Heuch, I., Akslen, L.A., et al., 1998. Risk of primary childhood brain tumors related to birth characteristics: a Norwegian prospective study. Int. J. Cancer 77 (4), 498–503.

Hill, D.A., Inskip, P.D., Shapiro, W.R., et al., 2003. Cancer in first-degree relatives and risk of glioma in adults. Cancer Epidemiol. Biomarkers Prev. 12 (12), 1443–1448.

Hill, D.A., Linet, M.S., Black, P.M., et al., 2004. Meningioma and schwannoma risk in adults in relation to family history of cancer. Neuro. Oncol. 6 (4), 274–280.

Hirayama, T., 1985. Passive smoking–a new target of epidemiology. Tokai J. Exp. Clin. Med. 10 (4), 287–293.

Hirayama, T., 1989. Family history and childhood malignancies with special reference to genetic environmental interaction. In: Lynch, H.T. (Ed.), Genetic epidemiology and cancer. CRC Press, Boca Raton, FL, pp. 111–118.

Hlobilkova, A., Ehrmann, J., Sedlakova, E., et al., 2007. Could changes in the regulation of the PI3K/PKB/Akt signaling pathway and cell cycle be involved in astrocytic tumor pathogenesis and progression? Neoplasma 54 (4), 334–341.

Hochberg, F., Toniolo, P., Cole, P., et al., 1990. Nonoccupational risk indicators of glioblastoma in adults. J. Neurooncol. 8 (1), 55–60.

Hoffman, S., Propp, J.M., McCarthy, B.J., 2006. Temporal trends in incidence of primary brain tumors in the United States, 1985–1999. Neuro. Oncol. 8 (1), 27–37.

Holick, C.N., Giovannucci, E.L., Rosner, B., et al., 2007a. Prospective study of intake of fruit, vegetables, and carotenoids and the risk of adult glioma. Am. J. Clin. Nutr. 85 (3), 877–886.

Holick, C.N., Giovannucci, E.L., Rosner, B., et al., 2007b. Prospective study of cigarette smoking and adult glioma: dosage, duration, and latency. Neuro. Oncol. 9 (3), 326–334.

Hoover, R., Fraumeni, J.F. Jr, 1973. Risk of cancer in renal-transplant recipients. Lancet 2 (7820), 55–57.

Hours, M., Bernard, M., Montestrucq, L., et al., 2007. [Cell phones and risk of brain and acoustic nerve tumours: the French INTER-PHONE case–control study]. Rev. Epidemiol. Sante Publique 55 (5), 321–332.

Howe, G.R., Burch, J.D., Chiarelli, A.M., et al., 1989. An exploratory case–control study of brain tumors in children. Cancer Res. 49 (15), 4349–4352.

Huang, K., Whelan, E.A., Ruder, A.M., et al., 2004. Reproductive factors and risk of glioma in women. Cancer Epidemiol. Biomarkers Prev. 13 (10), 1583–1588.

Huncharek, M., Kupelnick, B., Wheeler, L., 2003. Dietary cured meat and the risk of adult glioma: a meta-analysis of nine observational studies. J. Environ. Pathol. Toxicol. Oncol. 22 (2), 129–137.

IARC Working Group on Evaluation of Carcinogenic Risks to Humans, 2002. Non-ionizing radiation. Part 1, Static and extremely low frequency (ELF) electric and magnetic fields, Vol. 80. IARC, Lyon. [IARC monographs on the evaluation of carcinogenic risks to humans.]

Infante-Rivard, C., Weichenthal, S., 2007. Pesticides and childhood cancer: an update of Zahm and Ward's 1998 review. J. Toxicol. Environ. Health B. Crit. Rev. 10 (1–2), 81–99.

Inskip, P.D., 2003. Multiple primary tumors involving cancer of the brain and central nervous system as the first or subsequent cancer. Cancer 98 (3), 562–570.

Inskip, P.D., Mellemkjaer, L., Gridley, G., et al., 1998. Incidence of intracranial tumors following hospitalization for head injuries (Denmark). Cancer Causes Control 9 (1), 109–116.

Inskip, P.D., Tarone, R.E., Hatch, E.E., et al., 2003. Sociodemographic indicators and risk of brain tumors. Int. J. Epidemiol. 32 (2), 225–233.

International Agency for Research on Cancer, 1989. Occupational exposures in petroleum refining: crude oil and major petroleum fuels. IARC, Lyon. [IARC Monographs Evaluation Carcinogenic Risks Humans, IARC Working Group on the Evaluation of Carcinogenic Risks to Humans.]

Johnson, C.C., Annegers, J.F., Frankowski, R.F., et al., 1987. Childhood nervous system tumors – an evaluation of the association with paternal occupational exposure to hydrocarbons. Am. J. Epidemiol. 126 (4), 605–613.

Johnson, C.C., Spitz, M.R., 1989. Childhood nervous system tumors: an assessment of risk associated with paternal occupations involving use, repair or manufacture of electrical and electronic equipment. Int. J. Epidemiol. 18 (4), 756–762.

Kallio, M., Sankila, R., Jaaskelainen, J., et al., 1991. A population-based study on the incidence and survival rates of 3857 glioma patients diagnosed from 1953 to 1984. Cancer 68 (6), 1394–1400.

Kang, D., Davis, L.K., Hunt, P., et al., 2008. Cancer incidence among male Massachusetts firefighters, 1987–2003. Am. J. Ind. Med. 51 (5), 329–335.

Kaplan, S., Novikov, I., Modan, B., 1997. Nutritional factors in the etiology of brain tumors: potential role of nitrosamines, fat, and cholesterol. Am. J. Epidemiol. 146 (10), 832–841.

Karlsson, P., Holmberg, E., Lundell, M., et al., 1998. Intracranial tumors after exposure to ionizing radiation during infancy: a pooled analysis of two Swedish cohorts of 28,008 infants with skin hemangioma. Radiat. Res. 150 (3), 357–364.

Kent, S.P., Pickering, J.E., 1958. Neoplasms in monkeys (Macaca mulatta): spontaneous and irradiation induced. Cancer 11 (1), 138–147.

Kessler, E., Brandt-Rauf, P.W., 1987. Occupational cancers of the brain and bone. Occup. Med. 2 (1), 155–163.

Kheifets, L., Monroe, J., Vergara, X., et al., 2008. Occupational electromagnetic fields and leukemia and brain cancer: an update to two meta-analyses. J. Occup. Environ. Med. 50 (6), 677–688.

Kheifets, L.I., 2001. Electric and magnetic field exposure and brain cancer: a review. Bioelectromagnetics 5, S120–S131.

Khuder, S.A., Mutgi, A.B., Schaub, E.A., 1998. Meta-analyses of brain cancer and farming. Am. J. Ind. Med. 34 (3), 252–260.

Kibirige, M.S., Birch, J.M., Campbell, R.H., et al., 1989. A review of astrocytoma in childhood. Pediatr. Hematol. Oncol. 6 (4), 319–329.

Knekt, P., Reunanen, A., Teppo, L., 1991. Serum cholesterol concentration and risk of primary brain tumours. BMJ 302 (6768), 90.

Koch, H.J., Klinkhammer-Schalke, M., Hofstadter, F., et al., 2006. Seasonal patterns of birth in patients with glioblastoma. Chronobiol. Int. 23 (5), 1047–1052.

Kornbluth, S., Cross, F.R., Harbison, M., et al., 1986. Transformation of chicken embryo fibroblasts and tumor induction by the middle T antigen of polyomavirus carried in an avian retroviral vector. Mol. Cell. Biol. 6 (5), 1545–1551.

Koul, D., 2008. PTEN signaling pathways in glioblastoma. Cancer Biol. Ther. 7 (9), 1321–1325.

Krewski, D., Byus, C.V., Glickman, B.W., et al., 2001. Recent advances in research on radiofrequency fields and health. J. Toxicol. Environ. Health B. Crit. Rev. 4 (1), 145–159.

Krewski, D., Yokel, R.A., Nieboer, E., et al., 2007. Human health risk assessment for aluminium, aluminium oxide, and aluminium hydroxide. J. Toxicol. Environ. Health B. Crit. Rev. 10 (Suppl. 1), 1–269.

Krishnan, G., Felini, M., Carozza, S.E., et al., 2003. Occupation and adult gliomas in the San Francisco Bay Area. J. Occup. Environ. Med. 45 (6), 639–647.

Krupp, J.H., 1976. Nine-year mortality experience in proton-exposed Macaca mulatta. Radiat. Res. 67 (2), 244–251.

Kuijten, R.R., Bunin, G.R., 1993. Risk factors for childhood brain tumors. Cancer Epidemiol. Biomarkers Prev. 2 (3), 277–288.

Kundi, M., 2009. The controversy about a possible relationship between mobile phone use and cancer. Environ. Health Perspect 117 (3), 316–324.

Lacayo, A., Farmer, P.M., 1991. Brain tumors in children: a review. Ann. Clin. Lab. Sci. 21 (1), 26–35.

Lambe, M., Coogan, P., Baron, J., 1997. Reproductive factors and the risk of brain tumors: a population-based study in Sweden. Int. J. Cancer 72 (3), 389–393.

Lee, E., Grutsch, J., Persky, V., et al., 2006. Association of meningioma with reproductive factors. Int. J. Cancer 119 (5), 1152–1157.

Lee, W.J., Colt, J.S., Heineman, E.F., et al., 2005. Agricultural pesticide use and risk of glioma in Nebraska, United States. Occup. Environ. Med. 62 (11), 786–792.

Li, Y., Millikan, R.C., Carozza, S., et al., 1998. p53 mutations in malignant gliomas. Cancer Epidemiol. Biomarkers Prev. 7 (4), 303–308.

Lin, R.S., Dischinger, P.C., Conde, J., et al., 1985. Occupational exposure to electromagnetic fields and the occurrence of brain tumors. An analysis of possible associations. J. Occup. Med. 27 (6), 413–419.

Linet, M.S., Wacholder, S., Zahm, S.H., 2003. Interpreting epidemiologic research: lessons from studies of childhood cancer. Pediatrics 112 (1 Pt 2), 218–232.

Linos, E., Raine, T., Alonso, A., et al., 2007. Atopy and risk of brain tumors: a meta-analysis. J. Natl. Cancer Inst. 99 (20), 1544–1550.

Logan, W., 1982. Cancer mortality by occupation and social class 1851–1971. IARC, Lyon.

Longstreth, W.T. Jr, Phillips, L.E., Drangsholt, M., et al., 2004. Dental X-rays and the risk of intracranial meningioma: a population-based case–control study. Cancer 100 (5), 1026–1034.

Lonn, S., Ahlbom, A., Hall, P., et al., 2005. Long-term mobile phone use and brain tumor risk. Am. J. Epidemiol. 161 (6), 526–535.

Loomis, D.P., Savitz, D.A., 1990. Mortality from brain cancer and leukaemia among electrical workers. Br. J. Ind. Med. 47 (9), 633–638.

Luwor, R.B., Kaye, A.H., Zhu, H.J., 2008. Transforming growth factor-beta (TGF-beta) and brain tumors. J. Clin. Neurosci. 15 (8), 845–855.

Lynch, H.T., Marcus, J.M., Watson, P., 1989. Genetic epidemiology of breast cancer. In: Lynch, H.T., Hirayama, T. (Eds.), Genetic epidemiology of cancer. CRC Press, Boca Raton, pp. 289–332.

MacMahon, B., 1960. The ethnic distribution of cancer mortality in New York City, 1955. Acta. Unio. Int. Contra. Cancrum. 16, 53–57.

MacMahon, B., 1985. Phenobarbital: epidemiological evidence. In: Wald, N.J., Doll, R. (Eds.), Interpretation of negative epidemiological evidence for carcinogenicity, Vol 65. IARC, Lyon, pp. 153–158.

Macpherson, P., 1976. Association between previous tuberculous infection and glioma. BMJ 2 (6044), 1112.

Magnani, C., Aareleid, T., Viscomi, S., et al., 2001. Variation in survival of children with central nervous system (CNS) malignancies diagnosed in Europe between 1978 and 1992: the EUROCARE study. Eur. J. Cancer 37 (6), 711–721.

Mahaley, M.S. Jr, Mettlin, C., Natarajan, N., et al., 1989. National survey of patterns of care for brain-tumor patients. J. Neurosurg. 71 (6), 826–836.

Malmer, B., Henriksson, R., Gronberg, H., 2002. Different aetiology of familial low-grade and high-grade glioma? A nationwide cohort study of familial glioma. Neuroepidemiology 21 (6), 279–286.

Malmer, B., Tavelin, B., Henriksson, R., et al., 2000. Primary brain tumors as second primary: a novel association between meningioma and colorectal cancer. Int. J. Cancer 85 (1), 78–81.

Malmer, B.S., Feychting, M., Lonn, S., et al., 2007. Genetic variation in p53 and ATM haplotypes and risk of glioma and meningioma. J. Neurooncol. 82 (3), 229–237.

Maltoni, C., Ciliberti, A., Carretti, D., 1982. Experimental contributions in identifying brain potential carcinogens in the petrochemical industry. Ann. N. Y. Acad. Sci. 381, 216–249.

Maltoni, C., Ciliberti, A., Di Maio, V., 1977. Carcinogenicity bioassays on rats of acrylonitrile administered by inhalation and by ingestion. Med. Lav. 68 (6), 401–411.

Maule, M., Scélo, G., Pastore, G., et al., 2008. Risk of second malignant neoplasms after childhood central nervous system malignant tumours: An international study. Eur. J. Cancer 44 (6), 830–839.

Mazumdar, M., Liu, C.Y., Wang, S.F., et al., 2008. No association between parental or subject occupation and brain tumor risk. Cancer Epidemiol. Biomarkers Prev. 17 (7), 1835–1837.

McCarthy, B.J., Kruchko, C., 2005. Consensus conference on cancer registration of brain and central nervous system tumors. Neuro. Oncol. 7 (2), 196–201.

McCarthy, B.J., Propp, J.M., Davis, F.G., et al., 2008. Time trends in oligodendroglial and astrocytic tumor incidence. Neuroepidemiology 30 (1), 34–44.

McCredie, M., Coates, M.S., Ford, J.M., 1990. Cancer incidence in European migrants to New South Wales. Ann. Oncol. 1 (3), 219–225.

McKean-Cowdin, R., Preston-Martin, S., Pogoda, J.M., et al., 1998. Parental occupation and childhood brain tumors: astroglial and primitive neuroectodermal tumors. J. Occup. Environ. Med. 40 (4), 332–340.

McWhorter, W.P., 1988. Allergy and risk of cancer. A prospective study using NHANESI followup data. Cancer 62 (2), 451–455.

Menegoz, F., Little, J., Colonna, M., et al., 2002. Contacts with animals and humans as risk factors for adult brain tumours. An international case–control study. Eur. J. Cancer 38 (5), 696–704.

Mezei, G., Gadallah, M., Kheifets, L., 2008. Residential magnetic field exposure and childhood brain cancer: a meta-analysis. Epidemiology 19 (3), 424–430.

Miller, R.D., Neuberger, J.S., Gerald, K.B., 1997. Brain cancer and leukemia and exposure to power-frequency (50- to 60-Hz) electric and magnetic fields. Epidemiol. Rev. 19 (2), 273–293.

Mills, P.K., Beeson, W.L., Phillips, R.L., et al., 1989a. Dietary habits and breast cancer incidence among Seventh-Day Adventists. Cancer 64 (3), 582–590.

Mills, P.K., Preston-Martin, S., Annegers, J.F., et al., 1989b. Risk factors for tumors of the brain and cranial meninges in Seventh-Day Adventists. Neuroepidemiology 8 (5), 266–275.

Modan, B., Wagener, D.K., Feldman, J.J., et al., 1992. Increased mortality from brain tumors: a combined outcome of diagnostic technology and change of attitude toward the elderly. Am. J. Epidemiol. 135 (12), 1349–1357.

Mohan, A.K., Hauptmann, M., Freedman, D.M., et al., 2003. Cancer and other causes of mortality among radiologic technologists in the United States. Int. J. Cancer 103 (2), 259–267.

Monson, R.R., MacMahon, B., 1984. Pre-natal X-ray exposure and cancer in children. In: Boice, J.D., Fraumeni, J.F. (Eds.), Radiation carcinogenesis: epidemiology and biological significance. Raven Press, New York, pp. 97–105.

Moolgavkar, S.H., Day, N.E., Stevens, R.G., 1980. Two-stage model for carcinogenesis: Epidemiology of breast cancer in females. J. Natl. Cancer Inst. 65 (3), 559–569.

Moss, A.R., 1985. Occupational exposure and brain tumors. J. Toxicol. Environ. Health 16 (5), 703–711.

Muir, C., Waterhouse, J., Mack, T., et al., 1987. Cancer incidence in five continents, Vol. 5. IARC, Lyon.

Munk, J., Peyser, E., Gruszkiewicz, J., 1969. Radiation induced intracranial meningiomas. Clin. Radiol. 20 (1), 90–94.

Musicco, M., Filippini, G., Bordo, B.M., et al., 1982. Gliomas and occupational exposure to carcinogens: case–control study. Am. J. Epidemiol. 116 (5), 782–790.

Nasca, P.C., Baptiste, M.S., MacCubbin, P.A., et al., 1988. An epidemiologic case–control study of central nervous system tumors in children and parental occupational exposures. Am. J. Epidemiol. 128 (6), 1256–1265.

NIEHS (National Institute of Environmental Health Sciences), 1999. Report on health effects from exposure to power line frequency electric and magnetic fields. Report No. 99-4493. NIEHS, Research Triangle Park, NC.

National Radiation Protection Board, 1992. Electromagnetic fields and the risk of cancer. National Radiological Protection Board. Report of an advisory group on non-ionising radiation, pp. 1–138.

National Research Council, 1980. The effects on populations of exposure to low levels of ionizing radiation. National Academy of Sciences, Washington DC.

Neutel, C.I., Quinn, A., Brancker, A., 1989. Brain tumor mortality in immigrants. Int. J. Epidemiol. 18 (1), 60–66.

Newill, V.A., 1961. Distribution of cancer mortality among etimic subgroups of the white population of New York City, 1953–1958. J. Natl. Cancer Inst. 26, 405–417.

Ney, D.E., Lassman, A.B., 2009. Molecular profiling of oligodendrogliomas: impact on prognosis, treatment, and future directions. Curr. Oncol. Rep. 11 (1), 62–67.

Office of Population Censuses and Surveys, 1981. Cancer statistics: Incidence, survival and mortality in England and Wales. Studies on medical and population subjects. HMSO, London.

Ohgaki, H., 2009. Epidemiology of brain tumors. Methods. Mol. Biol. 472, 323–342.

Ohgaki, H., Kleihues, P., 2007. Genetic pathways to primary and secondary glioblastoma. Am. J. Pathol. 170 (5), 1445–1453.

Olsen, J.H., Boice, J.D. Jr, Jensen, J.P., et al., 1989. Cancer among epileptic patients exposed to anticonvulsant drugs. J. Natl. Cancer Inst. 81 (10), 803–808.

Olshan, A.F., Breslow, N.E., Daling, J.R., et al., 1986. Childhood brain tumors and paternal occupation in the aerospace industry. J. Natl. Cancer Inst. 77 (1), 17–19.

O'Neill, B.P., Blondal, H., Yang, P., et al., 2002. Risk of cancer among relatives of patients with glioma. Cancer Epidemiol. Biomarkers Prev. 11 (9), 921–924.

Osterlind, A., Olsen, J.H., Lynge, E., et al., 1985. Second cancer following cutaneous melanoma and cancers of the brain, thyroid, connective tissue, bone, and eye in Denmark, 1943–1980. Natl. Cancer Inst. Monogr. 68, 361–388.

Pan, S.Y., Ugnat, A.M., Mao, Y., 2005. Occupational risk factors for brain cancer in Canada. J. Occup. Environ. Med. 47 (7), 704–717.

Parkin, D., Kramarova, E., Draper, G., et al., 1998. International incidence of childhood cancer, Vol. 2. IARC, Lyon.

Percy, A.K., Elveback, L.R., Okazaki, H., et al., 1972. Neoplasms of the central nervous system. Epidemiologic considerations. Neurology 22 (1), 40–48.

Peters, F.M., Preston-Martin, S., Yu, M.C., 1981. Brain tumors in children and occupational exposure of parents. Science 213 (4504), 235–237.

Peto, R., 1981. Trends in U.S. cancer. In: Peto, R., Schneiderman, M. (Eds.), Quantification of occupational cancer. Banbury Report 9. Cold Spring Harbor, NY, pp. 269–284.

Phillips, L.E., Frankenfeld, C.L., Drangsholt, M., et al., 2005. Intracranial meningioma and ionizing radiation in medical and occupational settings. Neurology 64 (2), 350–352.

Phillips, L.E., Koepsell, T.D., van Belle, G., et al., 2002. History of head trauma and risk of intracranial meningioma: population-based case–control study. Neurology 58, 1849–1852.

Pitts, O.M., Powers, J.M., Hoffman, P.M., 1983. Vascular neoplasms induced in rodent central nervous system by murine sarcoma viruses. Lab. Invest. 49 (2), 171–182.

Pogoda, J.M., Preston-Martin, S., 2001. Maternal cured meat consumption during pregnancy and risk of pediatric brain tumor in offspring: potentially harmful levels of intake. Public Health Nutr. 4 (2), 183–189.

Pogoda, J.M., Preston-Martin, S., Howe, G., et al., 2009. An international case–control study of maternal diet during pregnancy and childhood brain tumor risk: a histology-specific analysis by food group. Ann. Epidemiol. 19 (3), 148–160.

Poltermann, S., Schlehofer, B., Steindorf, K., et al., 2006. Lack of association of herpes viruses with brain tumors. J. Neurovirol. 12 (2), 90–99.

Poole, C., Trichopoulos, D., 1991. Extremely low-frequency electric and magnetic fields and cancer. Cancer Causes Control 2 (4), 267–276.

Preston, D.L., Cullings, H., Suyama, A., et al., 2008. Solid cancer incidence in atomic bomb survivors exposed in utero or as young children. J. Natl. Cancer Inst. 100 (6), 428–436.

Preston, D.L., Ron, E., Tokuoka, S., et al., 2007. Solid cancer incidence in atomic bomb survivors: 1958–1998. Radiat. Res. 168 (1), 1–64.

Preston, D.L., Ron, E., Yonehara, S., et al., 2002. Tumors of the nervous system and pituitary gland associated with atomic bomb radiation exposure. J. Natl. Cancer Inst. 94 (20), 1555–1563.

Preston-Martin, S., 1985. The epidemiology of primary nervous system tumors in children. Ital. J. Neurol. Sci. 6 (4), 403–409.

Preston-Martin, S., Correa, P., 1989. Epidemiological evidence for the role of nitroso compounds in human cancer. Cancer Surv. 8 (2), 459–473.

Preston-Martin, S., Henderson, B.E., Pike, M.C., 1982. Descriptive epidemiology of cancers of the upper respiratory tract in Los Angeles. Cancer 49 (10), 2201–2207.

Preston-Martin, S., Mack, W., Henderson, B.E., 1989a. Risk factors for gliomas and meningiomas in males in Los Angeles County. Cancer Res. 49 (21), 6137–6143.

Preston-Martin, S., Paganini-Hill, A., Henderson, B.E., et al., 1980. Case–control study of intracranial meningiomas in women in Los Angeles County, California. J. Natl. Cancer Inst. 65 (1), 67–73.

Preston-Martin, S., Pogoda, J.M., Mueller, B.A., et al., 1996. Maternal consumption of cured meats and vitamins in relation to pediatric brain tumors. Cancer Epidemiol. Biomarkers Prev. 5 (8), 599–605.

Preston-Martin, S., Pogoda, J.M., Mueller, B.A., et al., 1998. Results from an international case–control study of childhood brain tumors: the role of prenatal vitamin supplementation. Environ. Health Perspect 106 (Suppl. 3), 887–892.

Preston-Martin, S., Thomas, D.C., Wright, W.E., et al., 1989b. Noise trauma in the aetiology of acoustic neuromas in men in Los Angeles County, 1978–1985. Br. J. Cancer 59 (5), 783–786.

Preston-Martin, S., Yu, M.C., Henderson, B.E., et al., 1983. Risk factors for meningiomas in men in Los Angeles County. J. Natl. Cancer Inst. 70 (5), 863–866.

Provost, D., Cantagrel, A., Lebailly, P., et al., 2007. Brain tumors and exposure to pesticides: a case–control study in south western France. Occup. Environ. Med. 64 (8), 509–514.

Rahu, M., Rahu, K., Auvinen, A., et al., 2006. Cancer risk among Chernobyl cleanup workers in Estonia and Latvia, 1986–1998. Int. J. Cancer 119 (1), 162–168.

Rajaraman, P., Stewart, P.A., Samet, J.M., et al., 2006. Lead, genetic susceptibility, and risk of adult brain tumors. Cancer Epidemiol. Biomarkers Prev. 15 (12), 2514–2520.

Rao, R.D., James, C.D., 2004. Altered molecular pathways in gliomas: an overview of clinically relevant issues. Semin. Oncol. 31 (5), 595–604.

Reagan, T.J., Freiman, I.S., 1973. Multiple cerebral gliomas in multiple sclerosis. J. Neurol. Neurosurg Psychiatry 36 (4), 523–528.

Reif, J.S., Pearce, N., Fraser, J., 1989. Occupational risks for brain cancer: a New Zealand Cancer Registry-based study. J. Occup. Med. 31 (10), 863–867.

Rice, J.M., Ward, J.M., 1982. Age dependence of susceptibility to carcinogenesis in the nervous system. Ann. N. Y. Acad. Sci. 381, 274–289.

Rodvall, Y., Ahlbom, A., Pershagen, G., et al., 1998. Dental radiography after age 25 years, amalgam fillings and tumors of the central nervous system. Oral. Oncol. 34 (4), 265–269.

Roelvink, N.C., Kamphorst, W., van Alphen, H.A., et al., 1987. Pregnancy-related primary brain and spinal tumors. Arch. Neurol. 44 (2), 209–215.

Romić Stojković, R., Jovancević, M., Santel, D.J., et al., 1990. Sex steroid receptors in intracranial tumors. Cancer 65 (9), 1968–1970.

Ron, E., Modan, B., Boice, J.D. Jr, et al., 1988. Tumors of the brain and nervous system after radiotherapy in childhood. N. Engl. J. Med. 319 (16), 1033–1039.

Rothman, K.J., 2000. Epidemiological evidence on health risks of cellular telephones. Lancet 356 (9244), 1837–1840.

Rousch, G., Holford, T., Schymurra, M., et al., 1987. Cancer risk and incidence trends: the Connecticut Perspective. Hemisphere, Washington, pp. 335–359.

Rubinstein, L., 1972. Tumors of the central nervous system, Vol. 2. Atlas of tumor pathology. Armed Forces Institute of Pathology, Washington DC.

Ryan, P., Hurley, S.F., Johnson, A.M., et al., 1993. Tumors of the brain and presence of antibodies to Toxoplasma gondii. Int. J. Epidemiol. 22 (3), 412–419.

Ryan, P., Lee, M.W., North, B., et al., 1992. Risk factors for tumors of the brain and meninges: results from the Adelaide Adult Brain Tumor Study. Int. J. Cancer 51 (1), 20–27.

Sadetzki, S., Chetrit, A., Freedman, L., et al., 2005. Long-term follow-up for brain tumor development after childhood exposure to ionizing radiation for tinea capitis. Radiat. Res. 163 (4), 424–432.

Salminen, E., Pukkala, E., Teppo, L., 1999. Second cancers in patients with brain tumours – impact of treatment. Eur. J. Cancer 35 (1), 102–105.

Salvati, M., Artico, M., Caruso, R., et al., 1991. A report on radiation-induced gliomas. Cancer 67 (2), 392–397.

Samanic, C.M., De Roos, A.J., Stewart, P.A., et al., 2008. Occupational exposure to pesticides and risk of adult brain tumors. Am. J. Epidemiol. 167 (8), 976–985.

Sanderson, W.T., Talaska, G., Zaebst, D., et al., 1997. Pesticide prioritization for a brain cancer case–control study. Environ. Res. 74 (2), 133–144.

Savitz, D.A., Chen, J.H., 1990. Parental occupation and childhood cancer: review of epidemiologic studies. Environ. Health Perspect 88, 325–337.

Savitz, D.A., Feingold, L., 1989. Association of childhood cancer with residential traffic density. Scand. J. Work. Environ. Health 15 (5), 360–363.

Savitz, D.A., Wachtel, H., Barnes, F.A., et al., 1988. Case–control study of childhood cancer and exposure to 60-Hz magnetic fields. Am. J. Epidemiol. 128 (1), 21–38.

Scheurer, M.E., El-Zein, R., Bondy, M.L., et al., 2007a. RE: Lack of association of herpes viruses with brain tumors. J. Neurovirol. 13 (1), 85–87.

Scheurer, M.E., Etzel, C.J., Liu, M., et al., 2007b. Aggregation of cancer in first-degree relatives of patients with glioma. Cancer Epidemiol. Biomarkers Prev. 16 (11), 2491–2495.

Scheurer, M.E., El-Zein, R., Thompson, P.A., et al., 2008. Long-term anti-inflammatory and antihistamine medication use and adult glioma risk. Cancer Epidemiol. Biomarkers Prev. 17 (5), 1277–1281.

Schlehofer, B., Blettner, M., Becker, N., et al., 1992a. Medical risk factors and the development of brain tumors. Cancer 69 (10), 2541–2547.

Schlehofer, B., Blettner, M., Preston-Martin, S., et al., 1999. Role of medical history in brain tumor development. Results from the international adult brain tumor study. Int. J. Cancer 82 (2), 155–160.

Schlehofer, B., Blettner, M., Wahrendorf, J., 1992b. Association between brain tumors and menopausal status. J. Natl. Cancer Inst. 84 (17), 1346–1349.

Schlehofer, B., Kunze, S., Sachsenheimer, W., et al., 1990. Occupational risk factors for brain tumors: results from a population-based case–control study in Germany. Cancer Causes Control 1 (3), 209–215.

Schoemaker, M.J., Swerdlow, A.J., Ahlbom, A., et al., 2005. Mobile phone use and risk of acoustic neuroma: results of the INTERPHONE case–control study in five North European countries. Br. J. Cancer 93 (7), 842–848.

Schoemaker, M.J., Swerdlow, A.J., Auvinen, A., et al., 2007. Medical history, cigarette smoking and risk of acoustic neuroma: an international case–control study. Int. J. Cancer 120 (1), 103–110.

Schoenberg, B.S., 1991. Epidemiology of primary intracranial neoplasms: disease distribution and risk factors. In: Salcman, M. (Ed.), Neurobiology of brain tumors. Williams & Wilkins, Baltimore, pp. 3–18.

Schoenberg, B.S., Christine, B.W., Whisnant, J.P., 1975. Nervous system neoplasms and primary malignancies of other sites. The unique association between meningiomas and breast cancer. Neurology 25 (8), 705–712.

Schuman, L.M., Choi, N.W., Gullen, W.H., 1967. Relationship of central nervous system neoplasms to Toxoplasma gondii infection. Am. J. Public Health Nations Health 57 (5), 848–856.

Schüz, J., Bohler, E., Berg, G., et al., 2006. Cellular phones, cordless phones, and the risks of glioma and meningioma (INTERPHONE Study Group, Germany). Am. J. Epidemiol. 163 (6), 512–520.

Schwartzbaum, J., Jonsson, F., Ahlbom, A., et al., 2003. Cohort studies of association between self-reported allergic conditions, immune-related diagnoses and glioma and meningioma risk. Int. J. Cancer 106 (3), 423–428.

Schwartzbaum, J., Jonsson, F., Ahlbom, A., et al., 2005. Prior hospitalization for epilepsy, diabetes, and stroke and subsequent glioma and meningioma risk. Cancer Epidemiol. Biomarkers Prev. 14 (3), 643–650.

Sehgal, A., 1998. Molecular changes during the genesis of human gliomas. Semin. Surg. Oncol. 14 (1), 3–12.

Seizinger, B.R., Martuza, R.L., Gusella, J.F., 1986. Loss of genes on chromosome 22 in tumorigenesis of human acoustic neuroma. Nature. 322 (6080), 644–647.

Selvin, S., Garfinkel, J., 1972. The relationship between parental age and birth order with the percentage of low birth-weight infants. Hum. Biol. 44 (3), 501–509.

Shaw, A.K., Li, P., Infante-Rivard, C., 2006. Early infection and risk of childhood brain tumors (Canada). Cancer Causes Control 17 (10), 1267–1274.

Sima, A.A., Finkelstein, S.D., McLachlan, D.R., 1983. Multiple malignant astrocytomas in a patient with spontaneous progressive multifocal leukoencephalopathy. Ann. Neurol. 14 (2), 183–188.

Simning, A., van Wijngaarden, E., 2007. Literature review of cancer mortality and incidence among dentists. Occup. Environ. Med. 64 (7), 432–438.

Singh, G., Driever, P.H., Sander, J.W., 2005. Cancer risk in people with epilepsy: the role of antiepileptic drugs. Brain 128 (Pt 1), 7–17.

Sivak-Sears, N.R., Schwartzbaum, J.A., Miike, R., et al., 2004. Case–control study of use of nonsteroidal antiinflammatory drugs and glioblastoma multiforme. Am. J. Epidemiol. 159 (12), 1131–1139.

Smith, F.P., Slavik, M., MacDonald, J.S., 1978. Association of breast cancer with meningioma: report of two cases and review of the literature. Cancer 42 (4), 1992–1994.

Smith, G.D., Shipley, M.J., 1989. Plasma cholesterol concentration and primary brain tumours. BMJ 299 (6690), 26–27.

Smith, M.A., Freidlin, B., Ries, L.A., et al., 1998. Trends in reported incidence of primary malignant brain tumors in children in the United States. J. Natl. Cancer Inst. 90 (17), 1269–1277.

Smith-Warner, S.A., Spiegelman, D., Ritz, J., et al., 2006. Methods for pooling results of epidemiologic studies: the Pooling Project of Prospective Studies of Diet and Cancer. Am. J. Epidemiol. 163 (11), 1053–1064.

Sont, W.N., Zielinski, J.M., Ashmore, J.P., et al., 2001. First analysis of cancer incidence and occupational radiation exposure based on the National Dose Registry of Canada. Am. J. Epidemiol. 153 (4), 309–318.

Sorensen, S.A., Mulvhill, J.J., Nielsen, A., 1985. Malignancy in neurofibromatosis. In: Muller, H., Weber, W. (Eds.), Familial cancer. Karger, Basel, pp. 119–120.

Speers, M.A., Dobbins, J.G., Miller, V.S., 1988. Occupational exposures and brain cancer mortality: a preliminary study of east Texas residents. Am. J. Ind. Med. 13 (6), 629–638.

Stalberg, K., Haglund, B., Axelsson, O., et al., 2007. Prenatal X-ray exposure and childhood brain tumours: a population-based case–control study on tumour subtypes. Br. J. Cancer 97 (11), 1583–1587.

Steinitz, R., Parkin, D.M., Young, J.L., et al., 1989. Cancer incidence in Jewish migrants to Israel, 1961–1981. IARC Sci. Publ. 98, 1–311.

Stellman, S.D., Demers, P.A., Colin, D., et al., 1998. Cancer mortality and wood dust exposure among participants in the American Cancer Society Cancer Prevention Study-II (CPS-II). Am. J. Ind. Med. 34 (3), 229–237.

Strickler, H.D., Rosenberg, P.S., Devesa, S.S., et al., 1998. Contamination of poliovirus vaccines with simian virus 40 (1955–1963) and subsequent cancer rates. JAMA 279 (4), 292–295.

Stroup, N.E., Blair, A., Erikson, G.E., 1986. Brain cancer and other causes of death in anatomists. J. Natl. Cancer Inst. 77 (6), 1217–1224.

Stukonis, M., 1978. Cancer incidence cumulative rates – international comparison. IARC, Internal technical report, Lyon.

Sul, J., Posner, J.B., 2007. Brain metastases: epidemiology and pathophysiology. Cancer Treat. Res. 136, 1–21.

Swenburg, J.A., 1982. Current approaches to the experimental investigation of chemicals in relation to cancer of the brain. Ann. N. Y. Acad. Sci. 381, 43–49.

Swift, M., Morrell, D., Cromartie, E., et al., 1986. The incidence and gene frequency of ataxia-telangiectasia in the United States. Am. J. Hum. Genet 39 (5), 573–583.

Tedeschi-Blok, N., Lee, M., Sison, J.D., et al., 2006. Inverse association of antioxidant and phytoestrogen nutrient intake with adult glioma in the San Francisco Bay Area: a case–control study. BMC Cancer 6, 148.

Thomas, T.L., Stewart, P.A., Stemhagen, A., et al., 1987a. Risk of astrocytic brain tumors associated with occupational chemical exposures. A case-referent study. Scand. J. Work Environ. Health 13 (5), 417–423.

Thomas, T.L., Stolley, P.D., Stemhagen, A., et al., 1987b. Brain tumor mortality risk among men with electrical and electronics jobs: a case–control study. J. Natl. Cancer Inst. 79 (2), 233–238.

Thomas, T.L., Waxweiler, R.J., 1986. Brain tumors and occupational risk factors. Scand. J. Work. Environ. Health 12, 1–15.

Tijssen, C.C., 1985. Genetic aspects of brain tumours – tumours of neuroepithelial and meningeal tissue. In: Muller, H., Weber, W. (Eds.), Familial cancer. Karger, Basel, pp. 98–102.

Tomkova, K., Tomka, M., Zajac, V., 2008. Contribution of p53, p63, and p73 to the developmental diseases and cancer. Neoplasma 55 (3), 177–181.

Tracy, S.E., Woda, B.A., Robinson, H.L., 1985. Induction of angiosarcoma by a c-erbB transducing virus. J. Virol. 54 (2), 304–310.

Traynor, J.E., Casey, H.W., 1971. Five-year follow-up of primates exposed to 55 MeV protons. Radiat. Res. 47 (1), 143–148.

Trojan, J., Cloix, J.F., Ardourel, M.Y., et al., 2007. Insulin-like growth factor type I biology and targeting in malignant gliomas. Neuroscience 145 (3), 795–811.

Tucker, M.A., Boice, J.D. Jr, Hoffman, D.A., 1985. Second cancer following cutaneous melanoma and cancers of the brain, thyroid, connective tissue, bone, and eye in Connecticut, 1935–1982. Natl. Cancer Inst. Monogr. 68, 161–189.

Unger, M., Olsen, J., 1980. Organochlorine compounds in the adipose tissue of deceased people with and without cancer. Environ. Res. 23 (2), 257–263.

van Wijngaarden, E., Dosemeci, M., 2006. Brain cancer mortality and potential occupational exposure to lead: findings from the National Longitudinal Mortality Study, 1979–1989. Int. J. Cancer 119 (5), 1136–1144.

Velema, J.P., Percy, C.L., 1987. Age curves of central nervous system tumor incidence in adults: variation of shape by histologic type. J. Natl. Cancer Inst. 79 (4), 623–629.

Velema, J.P., Walker, A.M., 1987. The age curve of nervous system tumor incidence in adults: common shape but changing levels by sex, race and geographical location. Int. J. Epidemiol. 16 (2), 177–183.

Vena, J.E., Bona, J.R., Byers, T.E., et al., 1985. Allergy-related diseases and cancer: an inverse association. Am. J. Epidemiol. 122 (1), 66–74.

Viel, J.F., Challier, B., Pitard, A., et al., 1998. Brain cancer mortality among French farmers: the vineyard pesticide hypothesis. Arch. Environ. Health 53 (1), 65–70.

Vrijheid, M., Cardis, E., Armstrong, B.K., et al., 2006a. Validation of short term recall of mobile phone use for the INTERPHONE study. Occup. Environ. Med. 63 (4), 237–243.

Vrijheid, M., Deltour, I., Krewski, D., et al., 2006b. The effects of recall errors and of selection bias in epidemiologic studies of mobile phone use and cancer risk. J. Expo. Sci. Environ. Epidemiol. 16 (4), 371–384.

Walker, A.E., Robins, M., Weinfeld, F.D., 1985. Epidemiology of brain tumors: the national survey of intracranial neoplasms. Neurology 35 (2), 219–226.

Walrath, J., Fraumeni, J.F. Jr, 1983. Mortality patterns among embalmers. Int. J. Cancer 31 (4), 407–411.

Wang, H., Diepgen, T.L., 2006. Atopic dermatitis and cancer risk. Br. J. Dermatol. 154 (2), 205–210.

Ward, D., Mattison, M.L., Finn, R., 1973. Association between previous tuberculosis infection and cerebral glioma. BMJ (1), 83–84.

Ward, D., Rice, J.M., 1982. Review of naturally occurring and chemically induced tumors of the central and peripheral nervous systems in mice and rats in the national Toxicology Program/NCI Carcinogenesis Testing Program. Ann. N. Y. Acad. Sci. 381, 265–273.

Waxweiler, R.G., Stringer, W., Wagner, J.K., 1976. Neoplastic risk among workers exposed to vinyl chloride. Ann. N. Y. Acad. Sci. 271, 40–48.

Wertheimer, N., Leeper, E., 1979. Electrical wiring configurations and childhood cancer. Am. J. Epidemiol. 109 (3), 273–284.

Wesseling, C., Pukkala, E., Neuvonen, K., et al., 2002. Cancer of the brain and nervous system and occupational exposures in Finnish women. J. Occup. Environ. Med. 44 (7), 663–668.

Wiemels, J.L., Wiencke, J.K., Kelsey, K.T., et al., 2007. Allergy-related polymorphisms influence glioma status and serum IgE levels. Cancer Epidemiol. Biomarkers Prev. 16 (6), 1229–1235.

Wiemels, J.L., Wiencke, J.K., Patoka, J., et al., 2004. Reduced immunoglobulin E and allergy among adults with glioma compared with controls. Cancer Res. 64 (22), 8468–8473.

Wigertz, A., Lönn, S., Hall, P., et al., 2008. Reproductive factors and risk of meningioma and glioma. Cancer Epidemiol. Biomarkers Prev. 17 (10), 2663–2670.

Wigertz, A., Lönn, S., Mathiesen, T., et al., 2006. Risk of brain tumors associated with exposure to exogenous female sex hormones. Am. J. Epidemiol. 164 (7), 629–636.

Wigertz, A., Lönn, S., Schwartzbaum, J., et al., 2007. Allergic conditions and brain tumor risk. Am. J. Epidemiol. 166 (8), 941–950.

Wilkins, J.R. 3rd, Hundley, V.D., 1990. Paternal occupational exposure to electromagnetic fields and neuroblastoma in offspring. Am. J. Epidemiol. 131 (6), 995–1008.

Wilkins, J.R. 3rd, Koutras, R.A., 1988. Paternal occupation and brain cancer in offspring: a mortality-based case–control study. Am. J. Ind. Med. 14 (3), 299–318.

Wrensch, M., Fisher, J.L., Schwartzbaum, J.A., et al., 2005. The molecular epidemiology of gliomas in adults. Neurosurg. Focus 19 (5):E5.

Wrensch, M., Lee, M., Miike, R., et al., 1997a. Familial and personal medical history of cancer and nervous system conditions among adults with glioma and controls. Am. J. Epidemiol. 145 (7), 581–593.

Wrensch, M., Weinberg, A., Wiencke, J., et al., 1997b. Does prior infection with varicella-zoster virus influence risk of adult glioma? Am. J. Epidemiol. 145 (7), 594–597.

Wrensch, M., Weinberg, A., Wiencke, J., et al., 2001. Prevalence of antibodies to four herpesviruses among adults with glioma and controls. Am. J. Epidemiol. 154 (2), 161–165.

Yates, P.O., Pearce, K.M., 1960. Recent change in blood-group distribution of astrocytomas. Lancet 1 (7117), 194–195.

Yeni-Komshian, H., Holly, E.A., 2000. Childhood brain tumours and exposure to animals and farm life: a review. Paediatr. Perinat. Epidemiol. 14 (3), 248–256.

Yohn, D.S., 1972. Oncogenic viruses: expectations and applications in neuropathology. Prog. Exp. Tumor. Res. 17, 74–92.

Zahm, S.H., Ward, M.H., 1998. Pesticides and childhood cancer. Environ. Health Perspect 106 (Suppl. 3), 893–908.

Zang, K.D., Singer, H., 1967. Chromosomal constitution of meningiomas. Nature 216 (5110), 84–85.

Zeller, W.J., Ivankovic, S., Habs, M., et al., 1982. Experimental chem- ical production of brain tumors. Ann. N. Y. Acad. Sci. 381, 250–263.

Zimmerman, H.M., 1982. Production of brain tumors with aromatic hydrocarbons. Ann. N. Y. Acad. Sci. 381, 320–324.

第5章 脑肿瘤神经遗传学和分子生物学

Ivan Radovanovic, Abhijit Guha

1 脑肿瘤生物特性概况

　　脑肿瘤大多是散发性的，但少数脑肿瘤的确存在环境易感性或与遗传性肿瘤综合征相关。在环境易感因素方面，放射线辐射致脑肿瘤作用较为确切，其他如过度使用手机等尚存较大争议（Bondy et al 2008；Croft et al 2008）。遗传性肿瘤综合征与脑良恶性肿瘤均相关，好发于儿童，相关内容将在本章后面部分介绍。与其他恶性肿瘤相似，无论脑肿瘤是否散发，在实质上仍然是个基因病（图5.1）。一些调控细胞增殖、凋亡和迁移的关键基因的功能变化或调节异常导致了脑肿瘤的发生和发展。概括地说，这些基因变化包括癌基因发生功能获得性突变或基因扩增（癌基因具有加速细胞生长的作用）和抑癌基因发生功能缺失性突变或基因缺失（抑癌基因具有限制肿瘤的生长的作用）（图5.1）。另外一个重要方面，这些肿瘤细胞内部变化的基因与肿瘤间质中的内皮细胞、免疫细胞以及外界表观遗传修饰相互作用也推动了脑肿瘤的生长，并影响脑肿瘤的治疗效果（图5.2）。因此，这些遗传因素之间的复杂的交互作用导致了同一个脑肿瘤内不同部位具有不同的分子发病机制和不同的组织形态。当控制细胞生长的关键基因的突变积累到一定程度时，可破坏正常细胞死亡机制（凋亡），并最终导致肿瘤的发生。分子肿瘤学的任务就是在基因水平、转录水平乃至最终在蛋白水平（遗传功能的最终执行者）认识这些遗传改变。当然，从基因组到转录组再到最终蛋白组，认识难度也呈指数式上升（图5.2）。尽管这个过程极为缓慢，但是只要我们还想发现新的靶向治疗方法（图5.1和表5.5），以

改善目前尚无法治愈的脑肿瘤如胶质母细胞瘤患者的预后，临床医师与基础研究人员仍然需要通力合作。

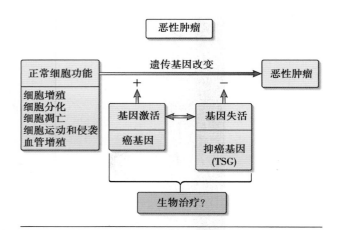

图5.1　显示的是癌变过程中的主要分子事件。正常细胞调控基因由于基因失活或活化导致恶性肿瘤的发生。分子肿瘤学研究力求发现这些分子改变，并阐明这些分子之间的相互关系和生物学意义，为将来的生物治疗建立基础

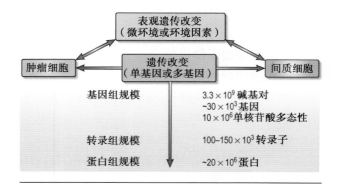

图5.2　显示在恶性肿瘤发生、发展过程中在肿瘤细胞和间质细胞中发生遗传和表观遗传改变及所涉及的各个组学的规模

2 单细胞、多细胞和肿瘤干细胞起源假说

关于脑肿瘤如星形细胞瘤起源于单个细胞还是多个细胞，目前尚有争议。如图 5.3 所示，在获得原发遗传突变后，单个肿瘤细胞或多个肿瘤细胞发生继发性的遗传改变，可导致肿瘤的发展和变化。多中心星形细胞瘤和大脑胶质瘤病（Romeike & Mawrin 2008）的存在提示，至少在一些脑肿瘤中，存在多中心起源。然而，目前尚没有明确的证据支持脑肿瘤多中心起源学说，因为对于如星形细胞瘤这样具有明显侵袭性的肿瘤来说，我们无法排除这样的可能：多中心肿瘤的发生是由于肿瘤细胞的迁徙所致。

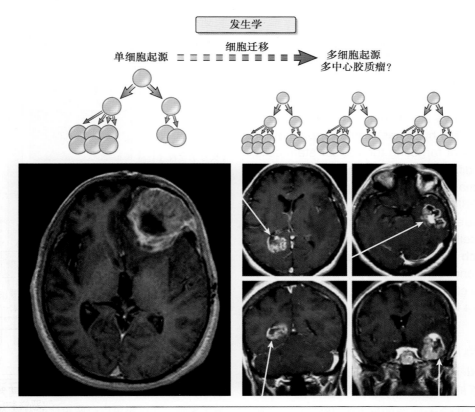

图 5.3　胶质瘤单细胞起源和多细胞起源（红圈）。多中心胶质瘤提示在一些星形细胞肿瘤中存在多细胞起源的可能性，但是多中心胶质瘤也有可能是单中心胶质瘤发生细胞迁徙所致

另外，最近的研究显示，脑肿瘤的形成很可能起源于"肿瘤干细胞"，而不是已经分化的肿瘤细胞。肿瘤干细胞假说在多年前已在白血病的发病机制中得到很好的阐明。这些肿瘤干细胞具有无限增殖潜能（这是所有肿瘤转化细胞的特点）和向多种细胞分化的能力（图 5.4）（Singh et al 2004；Sanai et al 2004）。事实上，神经干细胞的许多生长特点和表面分子特征与转化后的肿瘤细胞如胶质瘤细胞相似，这使我们推测胶质瘤干细胞起源于神经干细胞或其早期分化细胞，这些胶质瘤干细胞再次突变可产生不同级别的胶质瘤（Cavenee & Kleihues 2000）。肿瘤干细胞假说在治疗上吸引人之处在于：我们只需针对这些少量的肿瘤干细胞中的遗传突变设计靶向治疗，即可完全清除肿瘤而避免肿瘤复发。Singh 在 2004 年分离了胶质母细胞瘤疑似干细胞，发现其分子特征以及对放疗和抗血管生成治疗的敏感性与一般的胶质瘤细胞明显不同（Singh et al 2004）。然而，现有的技术尚无法完全分离出正常胶质干细胞，更不用说胶质瘤干细胞了，同时我们也不能将肿瘤干细胞特征与肿瘤细胞去分化现象很好地鉴别。因此，在肿瘤干细胞领域尚有多项重要工作亟待完成。

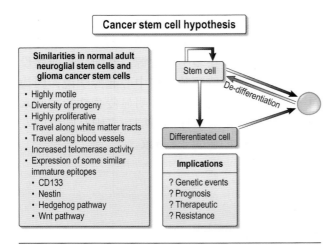

Figure 5.4　Cancer stem cells hypothesis is where the tumor is induced in a self-replicating multi-potent cell vs a well-differentiated cell. The implications of this hypothesis on therapy may be critical in terms of targeting the cancer stem cells, rather than a differentiated offspring. However, this hypothesis remains to be proven, since differentiated transformed GBM cells do replicate and can express many epitopes suggestive of several neural-glial lineage cells as a result of de-differentiation. Much research is required on this very important hypothesis in oncogenesis.（Adapted from Singh et al 2004; Sanai et al 2005）.

注：中文版图 5.4 请见附录第 943 页。

星形细胞肿瘤在 WHO 分级中可分为 4 级（Cavenee & Kleihues 2000），其中第 4 级为最恶性的多形性胶质母细胞瘤（简称胶母）。即使手术切除较为彻底，并给予标准的同步放化疗方案，胶母患者中位生存时间也不超过 16 个月。胶母可分为原发型和继发型两种类型，从一开始就发现为胶母的，为原发型胶母；由低级别胶质瘤转变而来的胶母，为继发型胶母（图 5.5）。该分类方法尚有争议，因为存在这个可能：由于临床未观察到低级别胶质瘤转变为胶母的过程，有可能将继发型胶母错归为原发型胶母。分子肿瘤研究发现这一组织病理表现多样的肿瘤，分子特征也多种多样。研究表明，至少有两种以上分子信号通路参与胶母的发生发展（图 5.5）。美国国家癌症研究所支持的癌症基因图谱计划（The Cancer Genome Atlas，TCGA）早期研究结果显示，胶母存在大量的原发基因突变（Cancer Genome Atlas Research Network 2008）。此外，胶母中还存在许多继发的表观遗传改变，这导致胶母后续的转录和最终蛋白表达的异常，从而使胶母的分子发病机制更为复杂。尽管胶母分子发病机制的复杂多样性导致单一治疗无法治愈该肿瘤，但其也提供了一系列的分子或信号通路靶点。利用现有的生物靶向药物或开发新的生物靶向药物，将可能寻找到延缓胶母肿瘤生长的综合治疗方案。

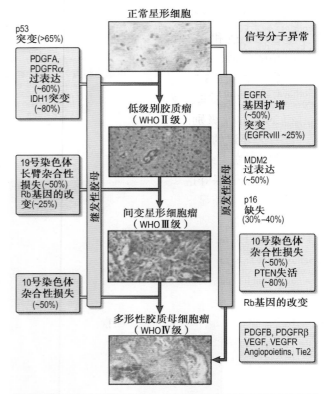

图 5.5　图中显示的是星形细胞肿瘤发展为胶母所经历的分子事件。在这里至少有两条途径发展为胶母：原发性胶母由正常星形细胞直接发生，发病年龄较晚，主要出现 EGFR 的突变和功能异常；继发性胶母是由低级别星形细胞瘤一步步发展而来，主要出现 p53 突变、IDH 突变和 PDGFRa 的异常活化。同许多恶性肿瘤一样，在星形细胞肿瘤的发生和恶性进展过程中，出现多个基因的改变，包括抑癌基因的失活和癌基因的活化

同其他恶性肿瘤类似，大多数胶质瘤是散发的，没有明显的遗传和环境诱发因素。只有少部分胶质瘤（<5%）患者伴发遗传病，如神经纤维瘤病 -1 或神经纤维瘤病 -2（NF-1 或 NF-2）、Li-Fraumeni，Turcot 和结节性硬化等。尽管这些遗传性胶质瘤患者数量较少，但是其对了解散发性胶质瘤的分子发病机制具有重要作用，因为散发性胶质瘤与遗传性胶质瘤在很多方面具有相似的分子发病机制。

2.1 细胞周期调节途径异常

同大多数其他肿瘤一样，脑肿瘤如胶质瘤也出现 p53 和 Rb 介导的细胞周期调节途径异常（图5.6）。在细胞应激或 DNA 损伤的情况下，p53 蛋白作为转录因子，可抑制细胞周期进展并诱导细胞凋亡。第 17 号染色体短臂丢失导致的 p53 基因位点杂合性损失（30%~40% 的各种级别的星形细胞肿瘤存在该类型突变）（el-Azouzi et al 1989）、MDM2 过表达和 p19 蛋白功能缺失均可导致 p53 蛋白功能失活，进而引起这两个关键细胞调节途径功能异常（图5.5）。大约 1/3 的星形细胞瘤——包括 25% 的胶质母细胞瘤，34% 的间变星形细胞瘤和 30% 的低级别胶质瘤，存在第 17 号染色体短臂丢失导致的 p53 基因突变（Fulci et al 1998）。P53 基因突变大多数是错义突变，主要发生在第 5 到第 8 外显子保守区域。除了一项研究发现胶母患者易在第 4 外显子出现突变，大多数研究均未发现脑肿瘤特异性 p53 基因突变（Li et al 1998）。值得指出的是，第 17 号染色体短臂丢失或 p53 突变在 EGFR 基因发生扩增的胶母［即上文中讨论的原发胶母（图5.5）］中较为罕见。然而，在这些所谓的原发胶母中，由于存在 p53 调节蛋白如 MDM2（图5.5 和图5.6）蛋白功能异常，同样也导致了 p53 功能异常。MDM2 蛋白通过抑制 p53 反式激活活性和促进 p53 的降解来负反馈调节 p53 的功能（Haupt et al 1997）。尽管 50% 的胶母过表达 MDM2，但这些患者均不存在 MDM2 基因扩增，仅有小于 5% 的星形细胞瘤出现 MDM2 基因扩增（这些患者均未出现 p53 突变）（Rasheed et al 1999）。在正常生理状态，p19 通过抑制 MDM2 的表达来调控 MDM2 对 p53 的负调节作用。大约 30% 的胶母存在 p19 功能缺失，这导致 MDM2 功能异常激活，进而 p53 功能失活，这成为星形细胞瘤另一 p53 功能异常发生机制（图5.6）。

除了 p53 信号途径，星形细胞肿瘤另一重要基因突变是 p16/cdk4/cyclinD/pRb 功能缺失，这些基因表达细胞周期调控蛋白，推动细胞从 G_1 期向 S 期转变（图5.6）。Rb 基因原发缺失或点突变出现在 30%~40% 的胶母中，而 cdk4 基因扩增或过表达在胶母中的发生率为 10%~20%（Reifenberger et al 1994）。24% 的间变星形细胞瘤和 33% 的胶母出现 CDKN2A 基因纯合缺失，导致其编码蛋白 p16 功能丧失（Rasheed et al 1999）。CDKN2A 基因点突变（较

为罕见）或该基因启动子甲基化导致转录沉默（较为常见）也是一些胶母 p16 蛋白功能缺失或下降的常见原因。p16 蛋白的功能缺失或下降与 Ki67 高阳性比例 = 肿瘤高增殖指数相关（Ono et al 1996）。值得指出的是，原发胶母比继发胶母出现更高比例的 p16 蛋白功能缺失，而两者在 Rb 基因缺失和 CDK4 基因扩增的发生频率上则无明显差别。

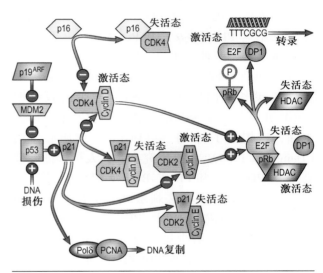

图 5.6　显示 p53 和 RB 介导的细胞周期调节信号通路。直接或间接调控这两个信号通路的蛋白参与了人大多数恶性肿瘤包括星形细胞肿瘤的发生、发展。具体在人星形细胞瘤中，p53 功能失活可原发于该基因的突变或缺失，也可继发于上游 MDM2 蛋白的过表达或 p19 蛋白功能失活。同样，对于 Rb 蛋白功能失活，一方面可通过 Rb 基因直接突变或缺失来产生，另一方面也可继发于 CDK4 过表达或 CDK 抑制分子如 p16 失活而出现

尽管这些细胞周期调控关键蛋白的功能异常在胶母中较为常见，但动物实验显示，它们尚不足以促进胶质瘤的发生（Holland 2001）。例如，仅仅敲除 p16^Ink4a 和 p19^ARF 或 p53 的小鼠并不能形成胶质瘤（Holland 2001），只有增加其他细胞信号转导分子或凋亡相关分子的基因突变才能胶质瘤。这些需要新增加的基因突变包括 NF-1 突变（导致 p21-Ras 信号途径异常）或 EGFR 激活突变（EGFRv Ⅲ），这两个基因均是胶母常见突变基因。

2.2 生长因子及相关受体功能异常

如图 5.5 所示，受体型酪氨酸蛋白激酶和其下游的信号分子异常与星形细胞肿瘤的发展明确

相关。在这一组受体型酪氨酸蛋白激酶中，血小板源性生长因子受体（PDGFR）和表皮生长因子受体（EGFR）在星形细胞肿瘤中研究较多。

2.2.1　PDGFR

PDGFR 存在两种异构体：PDGFR-α 和 PDGFR-β，分别由第 4 染色体 PDGFR-α 基因和第 5 染色体 PDGFR-β 基因编码（Hart et al 1988）。PDGF 是一种二聚体生长因子，由 PDGF-A（位于第 7 染色体，只结合 PDGFR-α）和 PDGF-B（位于第 22 染色体，能与两种 PDGFR 结合，但与 PDGFR-β 亲和性更强）同源或异源聚合形成（Hart et al 1988）。灵长类肉瘤病毒（SSV）携带的致癌型 PDGF-B 可使感染 SSV 的灵长类动物发生星形细胞瘤，这揭示了 PDGF 和 PDGFR 致胶质瘤作用（Deinhardt 1980）。已有研究表明，人星形细胞瘤高表达 PDGF-A 和 PDGF-B 以及相应受体，通过旁分泌或自分泌方法刺激肿瘤生长（Nister et al 1988）。与 EGFRs 不同，PDGFs 和 PDGFRs 基因发生重排或扩增少见，仅在 8% 的胶母出现 PDGFR-α 基因扩增，而 PDGFR-β 则未见相关报道（Fleming et al 1992）。然而，24% 的人星形细胞肿瘤出现 PDGFR-α 高表达，且在所有级别的星形细胞肿瘤均出现高表达，这提示 PDGFR-α 高表达是星形细胞肿瘤的早期发生机制（图 5.5）。PDGFs 只在高级别胶质瘤高表达，提示自分泌机制促进胶质瘤的恶性进展。PDGFR-β 在高级别星形细胞肿瘤中高表达，与其他促血管生成细胞因子如促血管生成因子和促血管生成素一起诱导胶母丰富的血管形成。一些临床前研究利用中和抗体、小分子抑制剂和功能缺失突变体等方式以抑制 PDGF 刺激星形细胞肿瘤生长（Shamah et al 1993）。上述研究结果较为鼓舞人心，因此针对 PDGF 途径治疗星形细胞瘤的临床研究正得以开展（Rao & James 2004）。

2.2.2　EGFR

与 PDGFR-α 基因相反，EGFR 或 ErbB1（第 7 染色体短臂 11–12）过表达发生较晚，可促进胶质瘤向胶母转化，且常发生基因扩增并伴有激活突变。EGFR 基因扩增仅在 3% 的低级别星形细胞瘤和 7% 的间变星形细胞瘤中出现，但有 40%~50% 的胶母发生 EGFR 基因扩增（Collins 1995）。正常 EGFR 为 170KD 蛋白，可与 EGF、转化生长因子 -α（TGF-α）、牛痘病毒生长因子和双调蛋白结合，导致受体二聚化并激活下游信号途径（Heldin 1995）。EGFR 可本身同源二聚化，也可与 ErbB2、ErbB3 和 ErbB4 发生异源二聚化（Heldin 1995）。最近研究表明，EGF 基因 5′ 端未翻译区域的多态性与胶质瘤发生相关（Bhowmick et al 2004）：具有 GA 或 GG 基因型的胶母患者肿瘤内具有较高的 EGF 水平，该水平与 EGFR 表达水平无关。与通常的 AA 基因型胶母患者相比，这些患者的无进展生存时间明显缩短。

致癌突变型 EGFR= 通常称为 verb-B，发生在多种人类恶性肿瘤。比如致癌突变型 ErbB2（v-neu）常常发生在乳腺癌中。大量的胶母患者存在 EGFR 基因扩增或者出现致癌突变。胶母最常见的致癌突变是 EGFR 缺失突变，产生分子量为 140kD 的 EGFRvⅢ 或 ΔEGFR。EGFRvⅢ 的缺失突变发生在第 2~7 外显子，累及 801 个碱基，导致相应 EGFR 蛋白在第 6~273 位氨基酸缺失。这部分缺失的肽段位于 EGFR 细胞外结构域，导致 EGFR 受体持续磷酸化（持续激活）（Ekstrand et al 1994）。另外，EGFRvⅢ 降解也存在异常而导致的 EGFR 信号途径持续激活，可能也是 EGFRvⅢ 具有强烈转化能力的另一重要机制（Moscatello et al 1996）。

体内和体外实验均表明 EGFRvⅢ 具有促进胶母细胞生长的作用。存在 EGFRvⅢ 的胶母是否预后更差，目前尚有争议。我们对一组胶母患者的近期研究显示，存在 EGFRvⅢ 提示不良预后，这在小于 50 岁的胶母患者中更为明显（Feldkamp et al 1999b）。值得注意的是，存在 EGFRvⅢ 蛋白分子的胶母比例高于在基因水平上预计的比例，提示 EGFRvⅢ 的形成除了基因水平的缺失突变外，还可能是由于在 RNA 水平异常剪切所致。后一种机制常见于乳腺癌、卵巢癌和非小细胞肺癌，而基因水平的缺失突变则仅见于胶母（Moscatello et al 1995）。鉴于 EGF 和 EGFRs 异常广泛发生在人胶母中，并发挥重要作用。因此，EGF 和 EGFRs 也成为胶母生物治疗的热点。针对 EGF 和 EGFRs 的中和抗体、小分子抑制剂和免疫毒素纷纷得以开展。

上面主要讨论了 PDGFR 和 EGFR 在星形细胞瘤中的作用，在星形细胞瘤中也发现了其他受体型酪氨酸蛋白激酶。这包括胰岛素样生长因子（insulin-like growth factors，IGFs）或生长调节素、肝细胞生长因子 / 离散因子（HGF/SCF）以及相应受体。IGFs 和相应受体在胶母患者的肿瘤组织、肿瘤囊液和脑脊液中发现明显增高（Prisell et al 1987）。HGF/SCF 和相应受体 c-Met 与胶质瘤发生相关，与低级别星形细胞瘤相比，在胶母中共表达比例明显增高（Koochekpour et al 1997；Laterra et al 1997）。

2.3 信号转导途径异常

由于信号分子的本身突变或继发于上游受体的持续激活，导致各种信号转导途径异常，进而引起星形细胞瘤在细胞增殖、血管增生、侵袭和凋亡等方面的变化，最终导致肿瘤的生长。下面将详细介绍与星形细胞瘤密切相关的信号转导途径。

2.3.1 p21-Ras

人有三个 p21-Ras 基因，编码 4 个蛋白，分别为 Ha、N、K4A 和 K4B，它们属于小 G 蛋白信号分子蛋白家族。有超过 30% 的人恶性肿瘤出现 p21-Ras 蛋白激活（分别在第 12、第 13 和第 61 氨基酸位点），因此 P21-Ras 基因是人恶性肿瘤最常见的癌基因（Bos 1989）。目前已有较多研究显示，受体型酪氨酸蛋白激酶和其下游的信号分子的异常激活可以活化 p21-Ras 蛋白，进而改变细胞的行为。p21-Ras 蛋白通过蛋白修饰来激活，并结合到细胞内表面。在细胞内表面由核苷酸转化因子如 mSos 催化 p21-Ras 蛋白发生 GDP 和 GTP 交换（James et al 1993；Pelicci et al 1992）。激活型的 p21-Ras：GTP 转变为失活型的 p21-Ras：GDP 依赖于一组酶，该酶被称为 Ras-GAPs，是一种 GTP 酶激活蛋白，它们包括 p120GAP 和神经纤维瘤蛋白（在 NF-1 相关肿瘤中失活）。因此，除了 p21-Ras 蛋白本身的激活突变外，这些酶的功能下降在理论上也可以导致 p21-Ras 蛋白过度活化。我们组在 NF-1 相关的外周神经肿瘤和星形细胞肿瘤中的研究结果也支持上述观点（Feldkamp et al 1999a）。

p21-Ras 蛋白激活导致下游信号分子的活化，最终引起核内基因转录，从而引起细胞的变化。这包括激活 Raf 基因，随后活化 MAP 激酶（ERK1，2），导致该酶转位到核内，引起细胞增殖反应。另外，其也可导致 PI3 激酶信号途径（后面详细讨论）、PLCγ 和 PKC 的激活。

p21-Ras 基因原发突变在胶母中并不常见。

然而，我们的研究结果（该结果也已经被其他研究者所验证）显示，胶母中的 p21-Ras 蛋白活化水平增高，这与胶母中上游分子如 PDGFR 和 EGFR 过表达或激活突变相关。进一步体内（包括转基因胶质瘤小鼠模型）和体外研究显示，p21-Ras 蛋白活化在胶母细胞增殖、血管增生和肿瘤生长中发挥至关重要的作用。目前，我们尝试应用基因工程方法调整 p21-Ras 蛋白活性，来观察 p21-Ras 对胶质瘤的治疗意义。更重要的是，目前已有临床试验开始观察 p21-Ras 的小分子抑制剂对胶质瘤的治疗作用（Feldkamp et al 1999c）。

2.3.2 PI3K-PTEN-AKT

PI3K 激酶途径是另一条在胶质瘤发生中发挥重要作用的信号途径。PI3K 激酶活化依赖两种机制：一是依赖 p21-Ras 机制；另一个是不依赖 p21-Ras 机制。PI3K 激酶活化后，可通过激活 AKT/PKB 和 mTOR，以活化下游一系列效应分子，从而产生抗凋亡、促细胞增殖和促细胞骨架重组的作用（Stambolic et al 1998）。胶母肿瘤的 PI3K 激酶途径除了可以通过上游受体型酪氨酸蛋白激酶的激活而活化外，还可通过 PTEN/MMAC=PI3K 的主要抑制分子（位于 10q23）的失活来激活（图 5.5）。PTEN 基因的突变、缺失或失活导致的 PTEN 表达缺失是胶母主要的遗传改变，该改变一般不出现在低级别星形细胞瘤中（Stambolic et al 1998；Steck et al 1997）。PTEN 基因突变在原发胶母中较为常见（约 32%），且与 EGFR 基因扩增或突变相关，但在继发胶母较为少见（约 4%）（Stambolic et al 1998）。PTEN 蛋白表达缺失在胶母中发生的比例接近 70%~95%，高于 PTEN 基因突变的比例。这提示基因失活等其他机制参与了 PTEN 蛋白表达缺失（Maher et al 2001）。

恢复 PI3K 激酶正常活性可以使胶母细胞停止在 G_1 期，这显示 PI3K 激酶途径异常在胶母的发生发展中具有极为重要的作用。PTEN 基因缺失的小鼠胶质瘤模型也证明了 PTEN 在星形细胞瘤的发生发展中具有重要意义。AKT/PKB 的活化导致下游一些信号分子和促细胞存活信号通路的激活（Maher et al 2001）。这些下游分子包括 mTOR 及其作用分子 S6=参与 mRNA 的翻译。由于 PI3K：AKT：mTOR 信号途径的活化好发于胶母，因此针对这些分子设计的靶向药物治疗得以广泛关注，但是这类药物的生物利用度和毒性问题也引起研究者的重视，并可能限制了它们的临床应用。AKT/PKB 分子抑制剂的开发目前尚处于临床前状态，而针对 mTOR 的抑制剂如雷帕霉素以及它的类似物如 CCI-779 和 RAD001 目前已在早期临床试验中观察他们对复发胶母的治疗效果（Huang & Houghton 2003）。

2.3.3 JAK-STAT

细胞因子受体激活的 JAK-STAT 信号途径在细胞调节中发挥重要作用（Schaefer et al 2002）。JAK 蛋白家族由 4 个胞内蛋白 JAK1、JAK2、JAK3 和 TYK2 组成。这四个蛋白有 7 个高度同源的区域，称为 JAK 同源区（JH1-7）。JH1 位于 C 末端，与酶活性相关；JH3-7 位于 N 末端，与受体结合相关。在哺乳动物已发现 7 种 STAT 蛋白，分别为 STAT1~4、STAT5a、STAT5b 和 STAT6（Kisseleva et al 2002）。在一些受体，特别是干扰素受体活化后，JAK 蛋白被招募到这些受体的胞内段，随后发生自身磷酸化而活化。活化后的 JAK 蛋白磷酸化下游底物，主要是 STAT 蛋白。STAT 蛋白是潜在的胞内转录因子，通过磷酸化而激活，并形成同源或异源二聚体，然后转位到核内以调节基因的转录。除了 STAT 蛋白，JAK 蛋白还可以招募其他分子至受体，进而激活如 MAPK 和 PI3K 信号途径。

JAK-STATs 信号途径在脑肿瘤中的意义尚不十分明确。某一研究发现 JAK1 和 STAT3 在低级别胶质瘤表达水平高于高级别胶质瘤。另一项研究发现 STAT3 基因在胶质瘤和髓母细胞瘤中出现组成性激活（Schaefer et al 2002）；该研究发现 STAT3 主要表达于内皮细胞，可能通过促进 VEGF 转录，而与胶质瘤血管增生相关。临床前研究显示，抑制 JAK-STAT 途径的分子对胶质瘤可能具有潜在的治疗价值。

2.3.4 PKC

蛋白激酶 C（protein kinase C，PKC）是一种磷脂依赖性丝/苏氨酸蛋白激酶家族，参与各种信号转导途径（Blumberg 1991）。PKC 有许多同工酶，它们在酶的特性、组织分布和胞内定位有所不同。所有 PKC 同工酶包括一个 N 端负向调节结构域和一个 C 端激酶结构域。N 端的负向调节功能可以被钙离子、阴离子磷脂、甘油二酯（diacylglycerol，DAG）和促肿瘤佛波酯（tumor promoting phorbol esters，TPA）所抑制，从而激活

蛋白激酶 C 的活性。不同同工酶可由上述不同分子所激活。基于能否被钙离子或 DAG 激活，PKC 同工酶可分为 3 类（Nishizuka 1992）。第一类为传统的 PKC 同工酶（α、β_1、β_2 和 γ），可以被钙离子所激活；第二类为新型 PKC 同工酶（δ、ε、η、θ 和 μ），其激活则不依赖于钙离子。上述两类同工酶均可以被 DAG 所激活。第三类为非典型同工酶（ζ 和 λ），其激活既不依赖于钙离子，也不依赖于 DAG。细胞的不同时期如生长时期、转化时期、分化时期和死亡时，表达不同类型的同工酶（Nishizuka 1992）。

蛋白激酶 C 在正常发育脑中高表达，是胶质细胞重要的丝裂原和成熟因子（Clark et al 1991；Honegger 1986）。通过促肿瘤佛波酯激活蛋白激酶 C 可以诱导肿瘤发生，并促进胚胎期和新生儿期中枢神经系统蛋白表达。该现象引起人们的广泛关注，促使人探讨其在星形细胞肿瘤发生中的作用。恶性星形细胞肿瘤细胞系和组织高表达蛋白激酶 C，这与胚胎期星形细胞相似，提示去分化作用可能参与了星形细胞肿瘤的发生（Couldwell & Antel 1992）。另外，GBM 细胞表面异常受体如 EGFR 激活，除了可以激活 p21-Ras 和 PI3 激酶外，也可以激活 PKC 信号途径（Couldwell & Antel 1992）。但是，关于哪一类型 PKC 在哪一级星形细胞肿瘤表达增高，目前尚有争论。一些研究者发现 PKCα 可以在胶母中表达增高，抑制 PKCα 表达可以抑制肿瘤的生长（Couldwell & Antel 1992）。目前，针对 GBM 的临床前研究显示，抑制 PKC 的药物具有临床应用价值。然而，临床试验显示，PKC 非特异性抑制药物 = 他莫昔芬（乳腺癌广泛应用的治疗药物，副作用小）并没有显示对胶母有治疗作用（Couldwell & Antel 1992）。开发作用更特异、效果更强的 PKC 抑制药物可能具有较好的临床应用前景。

2.4 星形细胞肿瘤血管生成的调控

在人所有恶性肿瘤中，恶性星形细胞肿瘤是血管增生最为明显的肿瘤之一。星形细胞肿瘤内大量异常的血管增生破坏了原有的血-脑屏障，导致瘤周水肿。由于增生的血管间缺乏正常毛细血管床，易出现动静脉短路，这导致星形细胞肿瘤易出现瘤内出血。近年来，与其他部位肿瘤一样，单用抗血管生成药物或与放化疗合用治疗星形细胞肿瘤获得广泛关注。许多细胞因子参

与肿瘤的新生血管生成，但是大多数细胞因子如 PDGF、FGFs 和 TGFβ 除了促血管生成作用外，还具有其他作用。促血管生成因子（VEGF）和血管生成素是两类特异的促血管生成细胞因子家族，它们在星形细胞肿瘤中表达异常。VEGF 可在胶母细胞中高表达，其主要是由肿瘤内的缺氧环境诱导表达，星形细胞肿瘤表达的其他细胞因子如 PDGF 和 EGF 也可以诱发 VEGF 的表达。另外，缺氧还可以诱导 VEGF 的受体（VEGFRs）的高表达。因此，VEGF 和 VEGFRs 成为胶母重要的治疗靶点。针对上述靶点的药物如 Avastin 目前正临床试验以观察对胶母的治疗效果。

血管生成素是另一个特异性的促血管生成细胞因子，通过结合血管内皮细胞上的受体 Tie2 发挥作用。我们发现在胶母中 Tie2 过表达并过磷酸化。活化的 Tie2 在胶母血管生成中的作用尚有待研究，但我们的初步研究结果显示，Tie2 有希望成为第二个抗肿瘤血管生成治疗靶点。除了 VEGF 和血管生成素及其相应受体外，另有一些基因直接或间接参与肿瘤血管生成。这些血管生成相关基因的差异表达谱在星形细胞肿瘤的分级和分型中具有意义（Godard et al 2003）。

2.5 星形细胞肿瘤的代谢调节

目前发现肿瘤细胞具有异常的代谢途径，如糖代谢异常。由于糖代谢为参与细胞增殖和抗细胞的凋亡的脂质、核酸和蛋白提供分子骨架，因此糖代谢异常在肿瘤的发生中发挥重要作用（Vander Heiden et al 2009）。事实上，即使在有氧环境下，肿瘤细胞或快速增殖细胞的糖代谢都由正常有氧糖代谢转变为无氧糖酵解。特别在恶性胶质瘤中，我们发现肿瘤细胞的无氧糖酵解很大程度依赖于己糖激酶由正常的 1 型转变为 2 型（Wolf et al 2011）。己糖激酶是肿瘤内糖代谢的第一个限速酶。另外，从 TCGA 数据（Parsons et al 2008；Wolf et al 2011）中发现的（异柠檬酸脱氢酶 1）IDH1 突变在低级别胶质瘤和继发性胶母中发生比例较高（图 5.5）。IDH1 参与细胞代谢，其如何引起胶质瘤的发生尚在研究中。

2.6 星形细胞肿瘤的侵袭和细胞骨架的调节

胶质瘤局部治疗如手术或放疗的最大障碍是胶质瘤的内在侵袭性。即使在低级别胶质瘤也存在侵袭性。肿瘤的侵袭依赖其分泌的酶以促进细胞外基质的（extra-cellular matrix，ECM）的降解。基质金属蛋白酶（matrix metalloproteinase，MMPs，包括胶原蛋白酶、基质分解酶和明胶酶）和丝氨酸蛋白酶（包括尿激酶型纤溶酶原激活物—uPA 和它的受体—uPAR）在肿瘤侵袭中发挥重要作用。MMPs 和其内源性抑制物（TIMPs）活性的失衡是导致肿瘤细胞侵袭的部分原因。这与肿瘤血管生成过程中的促血管生成因子和抑制血管生成因子的失衡类似（Folkman 1992）。实际上，参与调控肿瘤侵袭的因子是血管生成过程的一个有机组成部分。

MMP-2/9/12 的表达水平与星形细胞肿瘤的级别成正相关（Kachra et al 1999）。MMP-2/9 还共定位在增殖血管内，提示它们同时参与肿瘤的侵袭和血管生成（Kachra et al 1999）。促血管生成细胞因子可直接调控 MMPs 的表达，如 VEGF 可以诱导 MMP-1/3/9 在血管平滑肌细胞中表达（Webb et al 1997）。这提示 MMPs 降解 ECM 不仅参与了肿瘤细胞侵袭，也参与了肿瘤新生血管的发芽。MMPs 内源性抑制物 -TIMPs 也参与星形细胞肿瘤的侵袭和血管生成。关于 TIMP-1 和 2 在星形细胞肿瘤的表达水平目前尚有争议。大多数较早期研究表明随着胶质瘤的级别增高，TIMP-1/2 表达逐渐下降，然而近来研究却发现胶母的 TIMP-1 的表达水平高于低级别星形细胞肿瘤和正常脑组织（Kachra et al 1999）。观察 TIMPs 表达过量或减低后的细胞和转基因动物的变化有助于揭示 TIMPs 对星形细胞肿瘤侵袭性的影响。应用 MMPs 抑制剂治疗胶质瘤未获得预期治疗效果，这提示胶质瘤的侵袭和血管生成过程具有复杂的调控机制。

2.7 凋亡的异常调节

肿瘤的转化不仅仅依赖增殖和分化信号途径异常，还需要细胞死亡机制或凋亡发生改变。在星形细胞肿瘤中最常见的细胞凋亡机制异常是 PI$_3$K：Akt：mTOR 途径介导的抗细胞凋亡异常激活。星形细胞肿瘤其他细胞凋亡调节机制异常包括死亡受体异常，如 FAS 的异常。人胶质瘤高表达 Fas 配体（FasL）、Bcl-2 和 TGF-β$_2$，它们均与肿瘤细胞凋亡和免疫相关，但是这些分子的表达与患者的预后无明显相关（Choi et al 2004）。对 Fas 介导的凋亡的抵抗促进肿瘤生长并逃脱抗肿瘤免疫反应。通过研究 33 个 Fas 信号途径相关的基因表达，Choi 等揭示了在星形细胞肿瘤中 Fas 介导的细胞凋亡的抵抗和活化（通过干扰素 γ 诱导）分子机制（Choi et al 2004）。干扰素 γ 以时间和剂量依赖的方式诱导 Fas、TRAIL、caspase-1、caspase-4 和 caspase-7 的基因转录。随后采用 caspase 特异性抑制剂研究 Fas 介导的细胞凋亡，发现胶母细胞中 Fas 介导的细胞凋亡活化是由 caspase-1、caspase-3 和 caspase-8 参与的。有趣的是，干扰素 γ 可以在 Fas 细胞凋亡敏感的 CRT-J 细胞中诱导 caspase-1 上调（不能诱导 caspase-3 和 8 上调），但是不能在 Fas 细胞凋亡抵抗的 U373-MG 细胞中诱导 caspase-1 上调（Song et al 2003）。胶母一个主要的治疗难点在于对放化疗介导的细胞凋亡不敏感。已有研究显示抑制凋亡的相关分子（inhibitors of apoptosis，IAP）如 Survivin、XIAP、cIAP1 和 cIAP2 在胶母细胞中发生基因扩增或过表达，而这些分子非肿瘤细胞中应该是低表达或不表达。IAP 的抗凋亡作用是通过直接或间接抑制 caspase 活性以及通过 NF-κB 诱导的下游分子转录来实现的。近来研究发现，腺病毒包装的针对 XIAP 的反义 RNA 在感染恶性胶质瘤后，可去除肿瘤内 XIAP 的内源性表达，随后可以大范围地激活 caspase 并促进肿瘤发生凋亡。基于该策略的基因治疗可以促进裸鼠颅内种植的胶质瘤发生细胞凋亡，并延长裸鼠的生存时间和降低种植肿瘤的致瘤性。因此，该基因治疗策略具有潜在的临床应用前景。

3 与脑肿瘤相关的癌易感综合征

不足 5% 的脑肿瘤具有明显的易感综合征（pre-disposition syndrome），特指的是脑肿瘤在一个家族内出现高发的现象。这种集中高发的现象可能由于一个家族性遗传因子变异的结果，包括从脑内到外周神经肿瘤，或可能是由于从头胚系突变，然后家族性遗传给子孙后代。散发的胶质瘤患者的直系亲属再次罹患胶质瘤的风险稍高，然而，这种风险不像乳腺癌那样达到显著水平。虽然例数较小，易感综合征（pre-disposition syndrome）对于研究和剖析临床流行病学，病理和分子水平的研究非常重要，因为它们增加了很多我们对于该疾病的了解，从而能够为更多散发肿瘤患者提供潜在的治疗方案。这也可以使我们研究疾病队列中表观遗传因素的影响和疾病模式，共享散发患者中的分子变化规律，并可以通过改变易感基因来制作临床前期动物模型，最终能够开发出新型药物和生物疗法等。之后的内容将突出介绍一些易感综合征和它们与脑肿瘤的联系。

3.1 神经纤维瘤病 1 型

NF-1 是一个相对常见的常染色体显性遗传疾病，发病率为 1/（3 000~4 000）人（Friedman 1999）。对于一个新发 NF-1 患者而言，其父母一方遗传到常染色体显性缺陷基因的概率为 50%，而另外 50% 的突变则在此患者身上成为一个新的遗传种系（通常为精子）（Thomson et al，2002）。NF-1（又称为 Von Recklinghausen 病）在 19 世纪末被 Von Recklinghausen 首次确认为是一种临床疾病，大宗临床病例显示肿瘤性与非肿瘤性的 NF-1 可在疾病程度和发生率（McClatchey 2007）上具有巨大差异。其中一个明显的疾病就是有多种外周神经混合细胞的良性神经纤维瘤的发展。这种神经纤维瘤可以在表浅皮下和皮肤上生长并保持良性特性，虽不引起显著的临床死亡率，但足可以毁容。在大约 30% 的 NF-1 患者中，一些更大周围神经或神经根处通常可以出现丛状神经纤维瘤（McClatchey 2007）。丛状神经纤维瘤可引起神经功能障碍和疼痛，约 10% 的患者中往往发生恶性周围神经鞘瘤（malignant peripheral nerve sheath tumors，MPNST）（McClatchey 2007）。其他肿瘤类型，包括神经胶质瘤，其主要在儿童中以低级别形式存在的视路胶质瘤（主要是 WHO I 级毛细胞型星形细胞瘤）（Gutmann 2008），粒细胞白血病和嗜铬细胞瘤也均属于 NF-1 疾病谱中。非肿瘤性 NF-1 的表现包括异常皮肤色素沉着，如咖啡牛乳斑、认知困难、虹膜错构瘤（Lisch 结节）、纤维异常增生症，典型的蝶骨翼、椎骨和胫骨的病变。虽然具有年龄依赖性，NF-1 疾病的严重程度和表现方式在不同患者甚至同一家庭内都是不可预测的。基于临床症状的多样性和重叠性，美国国立卫生研究院制定了相应的标准的 NF-1 临床诊断标准（Viskochil et al，Cawthon et al 1990a 的诊断 1990 年）（表 5.1），如需要的话，可补充分子检测。

NF-1 基因在 1990 年通过定位克隆技术被鉴定出来，它位于染色体 17q11.21 上，是一个具有 350KB 碱基对的大型基因，编码一个同等大小的神经纤维瘤蛋白（220~280kDa）（Viskochil et al 1990；Cawthon et al 1990b；Wallace et al 1990）。NF-1 基因在进化中是高度保守的，在大多数真核生物，例如果蝇和酵母中都存在。NF-1 基因在遗传学上可归类为 TSG，影响患者接纳无论是遗传或新种系杂合失活的 NF-1 基因。野生型基因的体细胞突变导致杂合性缺失能够触发肿瘤生成。NF-1 基因突变也存在于散发性的其他 NF-1 肿瘤谱中，如 MPNST、髓细胞白血病和最近 TCGA 中的 GBM（癌症基因组图谱研究网络 2008 年），这些都支持 NF-1 的组织特异性并具有抑癌功能。

Table 5.1 Diagnostic criteria for NF-1 and NF-2

Neurofibromatosis type 1 Two or more of the following:	Neurofibromatosis type 2 Any of the following:
Six or more café-au-lait macules >5 mm diameter in prepubertal and >15 mm in post-pubertal individuals	Bilateral vestibular Schwannoma (vS), seen on CT or MRI
Two or more neurofibromas of any type or one plexiform neurofibroma	A family history of NF-2 (1st-degree relative) and either:
Freckling in the axillary or inguinal region	(a) unilateral vS diagnosed at <30 years of age OR
Optic glioma	(b) two of the following: meningioma, glioma, Schwannoma, juvenile posterior subcapsular lenticular opacities/juvenile cortical cataracts
Two or more Lisch nodules (iris hamartomas)	Individuals with the following clinical features should be evaluated for NF-2:
A distinct osseous lesion such as a sphenoid dysplasia or thinning of the long bone cortex with or without pseudoarthrosis	Unilateral vS at <30 years of age PLUS one of the following: meningioma, glioma, Schwannoma, juvenile posterior subcapsular lenticular opacities/juvenile cortical cataracts
A 1st-degree relative (parent, sibling or offspring) with NF-1 by the above criteria	Multiple meningiomas plus unilateral vS diagnosed at <30 years of age OR one of the following: meningioma, glioma, Schwannoma, juvenile posterior subcapsular lenticular opacities/juvenile cortical cataracts

Based on Stumpf et al (1988).

注：中文版表 5.1 见附录第 943 页。

由新发突变所致的 NF-1 散发病例并不少见，其原因可能是 NF-1 基因很大并且 NF-1 位点的突变率特别高。其突变类型涵盖了小缺失或截短突变，还有一些其他机制如位于其他染色体上的 NF-1 假基因转换，以及 NF-1 基因内重复序列之间的基因的重组（Thomson et al 2002；Dorschner et al 2000）。虽然遗传改变似乎能够影响 NF-1 患者表型的多样性，但相对多变的 NF-1 表达并不能够反映出一个显著的基因型-表型的关系（Szudek et al 2002，2003）。零星的 NF-1 患者可以发生在由未受生殖系嵌合体 NF-1 突变影响的父母传代，或新生突变发生在一个父胚芽细胞并随后参与受精，或受精发生后早期在卵子内发育，结果导

致在患者中出现症状（Kehrer-Sawatzki & Cooper 2008）。最后一种情况能够解释 NF-1 大量多变表型的现象。

NF-1 抑制肿瘤及其生理功能已经在小鼠模型中被广泛研究。在 NF-1−/− 纯合子缺失小鼠的突变中，持续失活的 NF-1 基因可导致小鼠胚胎心脏在第 13.5 天出现发育异常而死亡，这反映出 NF-1 在小鼠发育中的心脏内皮细胞的重要作用（Gitler et al 2003；Jack et al 1994）。尽管 NF-1+/− 杂合子缺失小鼠也有类似于 NF-1 患者的肿瘤易感性，如髓细胞型白血病和嗜铬细胞瘤，但它们还是无法完全复制出完整的 NF-1 临床疾病谱。通过对 NF-1 小鼠模型的进一步细化可以研究它在特定组织细胞以及 NF-1 特异性肿瘤发展中的作用。例如，在大脑神经元细胞中将 NF-1 特异性敲除后能够导致大脑皮层的发育异常，与人类 NF-1 患者中认知异常保持一致（Zhu et al 2001）。由部分 NF-1−/− 缺失细胞培养的嵌合体小鼠可以发育出真正的神经纤维瘤，表示野生型 NF-1 的杂合丧失是神经纤维瘤发展的必需条件（Cichowski et al 1999）。将 NF-1+/− 杂合小鼠与其他肿瘤抑制缺陷的小鼠杂交揭示了 NF-1 基因在肿瘤发生中的基因联合关系。NF-1+/−；P53+/− 小鼠可以发展出 MPNSTs 和恶性神经胶质瘤。在这些小鼠中大部分所能看到的肿瘤都已经同时缺失了 p53 和 NF-1 的野生等位基因（O' Reilly et al 2000）。因为 NF-1 和 p53 等位基因在人类和小鼠中都位于同一条染色体上（人类 17 号染色体；小鼠 11 号染色体），所以这很可能源于在 11 号野生型染色体的缺失（Cichowski et al 1999；O' Reilly et al 2000；Vogel et al 1999）。有趣的是，外显率和表型的严重程度取决于遗传背景和小鼠 11 号染色体上的印记位置，这个与人类疾病不同的表现程度和遗传修饰保持了一致（O' Reilly et al 2000；Richards et al 1995）。此外，有证据显示 NF-1 与 p53 的早期联合失活对恶性星形细胞瘤的形成很重要（Zhu et al 2005）。

NF-1+/−P53+/− 小鼠中主要产生了恶性胶质瘤，虽然只是偶尔出现在 NF-1 神经胶质瘤患者和非低级别视路胶质瘤中，但两者均为 NF-1 的标志性疾病，约见于 15% 的患者之中。这与 p53 继发性胶质瘤中所扮演的重要作用一致（McClatchey 2007）。如相邻细胞仍表达 NF-1（即 NF-1lox/lox），肿瘤在 NF-1 特异性缺失的小鼠星形胶质细胞中

（NF-1lox/lox 失活；GFAP-Cre 小鼠）是无法形成的（Bajenaru et al 2002）。但 *NF-1⁻/⁻* 纯合缺失的神经胶质细胞在杂合的背景条件下，如周边细胞尤其是神经元为 NF-1 杂合表达的话，就会产生视路胶质瘤。同样，最近的研究表明，神经纤维瘤的形成不仅需要 NF-1 基因缺失的施万细胞，还需要 NF-1 杂合的骨髓细胞（Yang et al 2008），显示出微环境在 NF-1 疾病中的重要性。这些结果都表明了微环境在 NF-1 相关肿瘤发生中的重要作用。

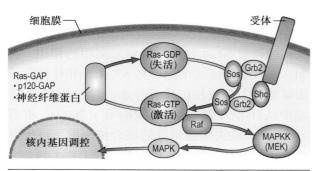

图 5.7　Ras/Raf/MAPK 通路激活示意图。活化的受体提供了细胞内信号接头蛋白 Grb2 的磷酸酪氨酸残基等，其本身是与鸟嘌呤交换因子的酶如 SOS 相连，可以将非激活状态的 Ras-GDP 活化为激活的 Ras-GTP。活化的 Ras-GTP 可以激活多种信号分子或感受器如 Raf 将信号转导下去并在细胞核水平调节转录过程。上述信号通路联级可以被多个层面进行负调控，包括 RAS-GAPs 能够将活性 Ras-GTP 转到非活性的 RAS-GDP。其中一个非常著名的人类 Ras-GAP 蛋白是神经纤维瘤蛋白，其基因产物在 NF-1 中缺失，致使活化的 Ras-GTP 促进细胞内持续的生长信号。突变导致 Ras-GAPs 的功能缺失是人类癌症中最常见的致癌作用

在细胞水平，神经纤维瘤蛋白是作为 Ras 信号通路的负性调节器。它有一个与 GTP 酶激活蛋白的同源域（RAS- 间隙），其作用是通过去磷酸化 Ras-GTP 从而抑制 Ras 的激活（Bernards & Settleman 2004）（图 5.7）。因 NF-1 缺失所致的 Ras 水平增高似乎说明其在 NF-1 肿瘤发生中起关键作用（Basu et al 1992），并且发现在 NF-1 缺失的细胞和肿瘤中，之前被证实的 Ras 依赖的 Ras/MEK、PI3-K/AKT 以及 Rac 都有所升高（Cichowski & Jacks 2001；Basu et al 1992；Guha et al 1996；Lau et al 2000；Woods et al 2002）。此外，在果蝇中 NF-1 已显示出能够调节腺苷酸环化酶（AC）活性和 cAMP 的表达水平，从

而导致 NF-1 缺陷果蝇的学习障碍（Guo et al 1997；Guo et al 2000），并且在哺乳动物细胞如星形胶质细胞和施万细胞中也是如此（Dasgupta et al 2003；Kim et al 2001；Tong et al 2002）。近日，在 NF-1 缺失的细胞中 mTOR 已成为一个可以被上调的关键因素（Dasgupta et al 2005；Johannessen et al 2005），这种作用是依赖 Ras 介导的信号通路完成的。mTOR 对肿瘤的形成作用似乎是由 CyclinD1 所介导，而非经典的 mTOR 靶向基因 HIF1（Johannessen et al 2008）。Rapamycin 和其他 mTOR 相关抑制剂因此被认为是治疗 NF-1 相关肿瘤很有前途的化学制剂。

3.2　神经纤维瘤病 2 型

NF-2 为 NF-1 发病率的 1/10，约为 1/40 000，也是一种常染色体显性遗传疾病，其 50% 的新发患者由父母一方遗传而来，而另外的 50% 是一个新种系的突变（McClatchey 2007；Evans et al 1992；Rouleau et al 1993；Trofatter et al 1993）。类似于 *NF-1*，第二对正常 NF-2 等位基因的杂合性缺失是形成神经鞘瘤的起始步骤。虽然 95% 的外周和颅内神经鞘瘤发生在散发患者中，但其散发的双 NF-2 基因的体细胞性突变及其产物 Merlin 的缺失表达在几乎所有的非 NF-2 神经鞘瘤（Stemmer-Rachamimov et al 1997）都被发现。与 NF-1 的诊断类似，美国国立卫生研究院所制定的临床诊断标准适用于大多数 NF-2 疾病（表 5.1）。如果需要，目前 NF-2 基因的克隆可以对无症状患者正常的细胞做出分子诊断。

在动物模型中，NF-2 的 TSG 功能已被广泛和深入研究。在小鼠中，NF-2 等位基因破坏导致胚胎死亡，其 *NF-2* 杂合小鼠出现各种恶性和转移性肿瘤。*NF-2* 特异性灭活的转基因小鼠出现了类似于人类的施万细胞神经鞘瘤（Giovannini et al 2000）。在小鼠胚胎发育中，*NF-2* 启动子的活性研究发现其突出表达于胚胎外胚层以及脑发育中。在神经管闭合过程中，*NF-2* 启动子主要是在细胞迁移处激活，与之对应的 NF-2 患者的解剖位置倾向如听神经与三叉神经节（Akhmametyeva et al 2006）。进一步研究证实了 Merlin 在胚胎发育期的组织融合和细胞迁移，以及在成人外周神经系统中正常施万细胞和轴突之间的联系发挥了重要作用，表明 Merlin 在细胞 - 细胞作用和细胞 - 基质黏附中所扮演的角色（McLaughlin et al 2007；

Nakai et al 2006）。这与 Merlin 的蛋白结构完全一致（膜突蛋白–埃兹蛋白–根蛋白样蛋白），这个结构能够密切结合 ERM 蛋白（埃兹蛋白，根蛋白和膜突蛋白）和其定位的膜–细胞骨架接口位点（Trofatter et al 1993）。Merlin 蛋白的黏合作用是通过与粘连复合体如桩蛋白和黏着斑激酶所完成的（Fernandez-Valle et al 2002），以及其他黏附分子如 β_1 整合素和 lyillin（Bono et al 2005）。此外，Merlin 通过调节肌动蛋白聚合来参与细胞骨架的形成（Muranen et al 2007；Manchanda et al 2005），并作为小 GTP 酶分子 Rac 与 Cdc42 的下游基因 P21 激活激酶（PAK）的磷酸化靶点来参与细胞迁移、黏附和细胞骨架的形成（Hirokawa et al 2004；Kaempchen et al 2003；Kissil et al 2003；Shaw et al 2001）。因此，Merlin 的 TSG 功能是通过其 518 位点的丝氨酸去磷酸化而激活，进而能诱导细胞周期停滞和阻断细胞增殖，最有可能是接触生长抑制（Morrison et al 2001）和不同信号通路相互作用而间接完成的。例如，去磷酸化的 Merlin 能够结合乙酰透明质酸受体 CD44 导致生长抑制。除了其接触和黏附功能，Merlin 还能直接影响参与细胞增殖的多种信号通路，包括 RAF/RAS/MABK/MEK/ERK 和 PI3-Kinase-Akt（Tikoo et al 1994），这些都是主要的生长因子酪氨酸激酶受体（growth factor tyrosine kinase receptors，RPTKs）的下行通路。另一个例子表明 Merlin 参与 RPTK 信号是它能与 Magicin 和 Grb2 形成三级复核体，作为衔接蛋白来协调 RPTK 和 Ras 信号（Wiederhold et al，2004）（图 5.7）。Merlin 所抑制的 Ras 和 Rac 是 RPTK 通路中下游信号的两个主要组成部分（Nakai et al 2006；Morrison et al 2007）。其他研究提示 Merlin 通过控制和协调在细胞膜上 RPTK 的有效性来调控 RPTK 的活动（McClatchey & Giovannini 2005）。最后，无论 RPTK 下的成员如 PDGF-R，或其他的 EGFR 和 TGFR-β 的成员是否参与 Merlin 的直接相互作用，这些蛋白家族成员的表达水平在神经鞘瘤中均有上升（Cole et al 2008；Curto et al 2007；Doherty et al 2008；Fraenzer et al 2003）。因此，即使大规模组学数据无法完全阐明与 Merlin 相互作用的信号通路，目前已经识别并开发了一些药物靶点。在临床一期实验中，这些药物靶点包括表皮生长因子受体 EGFR（Herceptin 赫赛汀），Ras/Raf/Mek（Sorafenib 索拉非尼），PI3-K-AKT（OSU3013，

Rapamycin 雷帕霉素），PDGFR（Sorafenib）以及我们研究小组关于 Gleevec 一些很有前途的临床前期研究（Mukherjee et al 2009）。

3.3 结节性硬化症（TSC）

结节性硬化症是一种因 TSC1 和 TSC2 基因突变所累及多系统、家族性常染色体显性或偶发的遗传性疾病。它的临床疾病谱包括错构瘤和各种器官的良性肿瘤，主要在脑、心、皮肤、眼、肾脏、肺和肝脏中。结节性硬化症的各种临床表现可以将其诊断分为主要或次要标准，见表 5.2。符合两个主要诊断标准或一个主要和两个次要诊断标准，就可以确诊为结节性硬化症（Curatolo et al 2008）。

表 5.2 结节硬化症的诊断标准

TSC：主要诊断标准	TSC：次要诊断标准
• 面部血管纤维瘤或牙釉质上的额斑 • 非创伤性甲或甲周纤维瘤色素脱失斑（3个或3个以上） • 鲨鱼皮斑（结缔组织痣）迁移线 • 多发视网膜结节错构瘤 • 皮质结节 • 室管膜下结节 • 室管膜下巨细胞性星形细胞瘤 • 心脏横纹肌瘤 • 淋巴管肌瘤病 • 肾血管平滑肌脂肪瘤	• 错构瘤性直肠息肉 • 骨囊肿 • 脑白质异常增生 • 牙龈纤维瘤 • 非肾性错构瘤 • 视网膜色素缺乏斑 • 纸屑样皮肤病变 • 多发肾囊肿

近 90% 的结节性硬化症患者出现脑部异常并包括皮质结节（术语"结节"在这里是指类似于马铃薯状肥大和硬化的皮质脑回）和室管膜下结节，这两种都可被视为错构瘤以及室管膜下巨细胞星形细胞瘤（subependymal giant cell astrocytoma，SEGA）。虽然均属良性，但后者确是从室管膜下产生的结节增生性肿瘤。大多数脑部异常出现在胚胎期，可在产前通过 B 超或 MRI 来确诊（Curatolo & Brinchi，1993 年）。临床上，结节性硬化症的神经系统表现是癫痫发作，不同程度的心理障碍、行为问题以及孤独症（Curatolo et al 1991）。

在组织学水平，结节的特征在于皮质发育不良，呈现出杂乱无章的神经元和胶质细胞结构，在细胞学水平上来说就是大神经元与畸形的星形细胞。室管膜下结节是主要表现在侧脑室室管膜下壁的错构瘤。室管膜下结节可能发展成 SEGA（Nabbout et al 1999），SEGA 通常是良性的，其肿瘤中神经胶质细胞系无序混杂，生长缓慢。大多数情况下，SEGA 出现临床症状是因为肿瘤阻塞脑脊液通路的 Monroe 孔而引起的脑积水。

结节性硬化症的遗传学基础是 TCS1 和 TCS2 基因的突变，这是由最早的基因连锁分析发现的（Fryer et al 1987；Kandt et al 1992）。TCS1 位于染色体 9q34（Van Slegtenhorst et al 1997），TCS2 位于染色体 16p13.3（欧洲染色体 16 结节性硬化症联盟，1993 年）。在大多数（70%~85%）散发性和家族性患者中，TCS2 突变具有更严重的疾病表型。突变类型包括大片段缺失或小截短（非编码突变和小缺失），但没有发现 TCS1 或 TCS2 上的保留性突变位点。有趣的是，TSC2 基因毗邻多囊肾病 1 型基因（PKD1），TCS2 基因的大片缺失可能删除 PKD1，在 3% 的临床患者中出现 TSC 和多囊肾的并发表型。在 TSC，只有 TSC1 或 TSC2 一个等位基因的失活（单倍体不足）就足以诱导结节的形成和显著的 SEGA 出现比例，然而，因体突变而导致的杂合性缺失是常常引发肾错构瘤形成的主因（Chan et al 2004；Henske et al 1997）。

TCS1 的基因产物称为 hamartin（错构瘤）蛋白（1164 氨基酸，130 kDa），TCS2 的基因产物为 tuburin（马铃薯球）蛋白（1807 氨基酸，180kDa），这两种蛋白在细胞内相互连接成为复合体并共享相同的信号通路（Tee et al 2002）。虽然已发现许多其他的蛋白质与 hamartin 蛋白和 tuburin 蛋白能够相互结合，在 TSC 中 hamartin/tuburin 蛋白复合物的主要功能是拮抗 mTOR 所介导的下游信号通路（Tee et al 2002；Gao et al 2002；Inoki et al 2002）。该 hamartin/tuburin 蛋白复合体可以激活 GTP 酶，将 GTP 从脑中富集的 Ras 蛋白上移除（RHEB），从而抑制 mTOR（Astrinidis & Henske 2005；Kwiatkowski & Manning 2005）。由于 Akt 是 hamartin/tuburin 蛋白复合体的主要上游抑制剂，所以 Akt 可以通过激活 mTOR 来抑制 hamartin/tuburin 蛋白复合体来介导此信号通路。mTOR 是一个磷酸肌醇 3- 激酶（phosphoinositide-3-kinase-related kinase，PI3-K）激酶家族成员，主要参与多项细胞功能如细胞

生长、增殖调控和肿瘤细胞的新陈代谢。异常的 mTOR 信号通路主要或辅助地参与一些其他遗传综合征，例如黑斑息肉综合征（Peutz-Jeghers syndrome）（LKB1 突变），PTEN 突变综合征，如 Lhermitte-Duclos 和 Cowden 综合征，Von Hippel-Lindau 病或 NF-1 疾病。在探索 TSC 发展的过程中，mTOR 通过磷酸化和失活 4E-BPs 来抑制翻译起始因子 eIF4E，进而控制 cap- 介导的 RNA 翻译过程（Jozwiak et al 2005）。另一种 mTOR 调控翻译的机制是通过磷酸化 S6K1——一种激活核糖体亚基蛋白 S6 的蛋白来介导蛋白质翻译过程中的核糖体聚合（Jozwiak et al 2005）。除了 mTOR 的调控，hamartin/tuburin 蛋白复合体通过与埃兹蛋白 - 根蛋白 - 膜突蛋白和小 GTP- 结合蛋白的 Rho 相互作用来调控细胞黏附和迁移（Carbonara et al 1996）。一些研究也表明良性 TSC 相关病变具有潜在的转移性，如肾的血管肌脂瘤（Karbowniczek et al 2003；Marcotte & Crino 2006）。

3.4 Von Hippel-Lindau 病

Von Hippel-Lindau 病（VHL）是一种累及多系统的常染色体显性遗传性疾病，特征是在不同器官中出现的血管性肿瘤（血管瘤）（表 5.3）。该病是由 VHL 基因突变所引起，VHL 基因是一个 TSG 编码的蛋白质，其功能是参与组成一个泛素化和降解转录因子——缺氧诱导因子（HIF）的多蛋白复合物。在临床上，Von Hippel-Lindau 病表现为广泛生长在视网膜和中枢神经系统的血管瘤，以及肾透明细胞癌，嗜铬细胞瘤，胰腺癌，胰岛细胞瘤，女性阔韧带和男性附睾囊腺瘤。在

表 5.3 VHL 病的诊断标准

VHL 病中的肿瘤类型
视网膜血管瘤
小脑血管母细胞瘤
脊髓血管母细胞瘤
肾透明细胞癌
淋巴囊瘤
胰岛细胞癌
嗜铬细胞瘤
子宫阔韧带和附睾囊腺瘤

中枢神经系统，VHL 主要是导致小脑和脊髓血管母细胞瘤的生长。血管母细胞瘤是由原始血管的基质细胞构成的良性高度血管性肿瘤，这些原始血管表达红细胞生成素受体但已失去了 VHL 的杂合性等位基因，并且夹杂着非肿瘤血管（Chan et al 2005；Chan et al 1999；Vortmeyer et al 2003；Vortmeyer et al 1997）。

VHL 基因最初是由连锁研究定位在染色体 3p25，一个参与了散发性肾癌的区域（Seizinger et al 1988；Seizinger et al 1991），并确定为一个 6 kb 的转录子（Latif et al 1993）。该 VHL 基因包含 3 个外显子，合成一个 4.5 kb 的 mRNA。*VHL* 的启动子包含了 PAX、核呼吸因子 1（Kuzmin et al 1995）和 TCF4（Giles et al 2006）的结合位点，并且可通过超甲基化来抑制表达（Herman et al 1994）。VHL 蛋白（pVHL）有两个功能相似的亚型，这两个亚型均具有抑癌功能，亚型 1 含有 213 个氨基酸组成的 28~30kDa 蛋白质，亚型 2 缺少亚型 1 起始部分编码 N 端 53 个氨基酸，仅组成一个较短的 18kDa 蛋白。磷酸化的 pVHL 蛋白能够通过结合 elongin C、elongin B、Cul2 和 RBX1 形成泛素 - 连接酶多蛋白复合物。这个复合物可以将靶蛋白通过蛋白酶降解。pVHL 泛素 - 连接酶复合物的基本组成物质是三个 HIFα-小体。在常氧条件下，VHL 蛋白复合物可以通过蛋白酶稳定地针对 HIF 进行分解。然而，当氧气浓度下降或 pVHL 蛋白不能正常行使功能时，HIF-α 的状态稳定，并与 HIF-β（也称为芳基烃受体核转 1，ARNT1）形成二联体。这种复合二联体能够转移到细胞核并激活适应低氧环境所包含的低氧应答元件（HRE）的启动子，从而表达相关基因来适应低氧环境。这些基因包括血管生成诱导因子，例如血管内皮生长因子（vascular endothelial growth factor，VEGF），血小板衍生的生长因子（platelet derived growth factor，PDGF）以及参与无氧糖酵解和红细胞生成因子（促红细胞生成素，EPO）。HIF-α 对氧气的敏感性是通过 EglN 蛋白介导，在含氧量正常的条件它能羟基化 HIF-α 上一个保守的脯氨酸残基，使 HIF 结合 pVHL 并最终引发泛素化处理。缺氧以及其他因素，如低氧条件下线粒体所产生的活性氧（ROS）和一氧化氮（NO）能够抑制 EglN 功能来防止 HIF-α 的降解。总之，VHL 基因突变相关的血管母细胞瘤能够导致变异的 HIF 调控和过度产生 HIF 依赖性生长因子，如 VEGF，PDGF，TGF-α 和促红细胞生成素，这些都能够诱导血管瘤细胞的增殖。

Von Hippel-Lindau 病是一种对于 VHL 基因种系杂合的常染色体显性遗传性疾病（Stolle et al 1998），然而，VHL 在大多数遗传性癌症综合征中的实际突变是隐性的，因为这需要野生型 VHL 等位基因的体细胞失活（Pack et al 1999）。虽然之前有个别 VHL 新生突变的患者（Richards et al 1995），但大多数患者是有 VHL 家族史的。在大约 20% 的患者中整个 VHL 基因座出现了被删除的现象（Pack et al 1999）。越来越多的证据表明，VHL 的基因突变类型与相关的临床表型和疾病生化谱之间存在非常显著的相关性（Chen et al 1995；Crossey et al 1994）。例如，1 型 VHL 疾病是没有 VHL 等位基因的缺失，包括敲除、无义或错义突变，这种类型与较低的嗜铬细胞瘤的发病率、高表达的 HIF 以及 EgIN3 相关联；2 型 VHL 包括错义突变，因此在大多数嗜铬细胞瘤的患者中发现：2 型 VHL 可以进一步细分为：2A（低风险的肾癌，中度 HIF 的表达，低 EgIN3），2B（高风险的肾癌，相对低的 HIF 表达，低 EgIN3）和 2C（非中枢神经系统的嗜铬细胞瘤，视网膜血管母细胞瘤，非常低的 HIF 表达，低 EgIN3）。

3.5 Gorlin-Goltz 综合征

Gorlin-Goltz 综合征（又称为基底细胞癌综合征）是由 Robert Gorlin 和 Robert Goltz 在 1960 年进行命名并描述（Gorlin & Goltz，1960）的一种常染色体显性遗传性疾病，患病率为 1/（50 000~150 000）（Gorlin 1999）。基底细胞痣综合征（basal cell nevus syndrome，BCNS）或 Gorlin-Goltz（GS）综合征有高外显率，但表达性则可变（Lo Muzio 2008）。关于该综合征的第一份报道是关联了基底细胞瘤、颌骨囊肿和分叉肋（Gorlin & Goltz 1960）。从那时起，许多不同的临床特征扩大了此综合征的范围。目前，GS 综合征的诊断是基于一些主要和次要的诊断标准（Kimonis et al 1997）。其大多数的临床特征都与肌肉骨骼畸形并累及肋骨、四肢、脊柱和头骨有关（Epstein 2008；High & Zedan 2005）。其他系统异常，如眼、心血管、生殖泌尿和胃肠病变也可能与 GS 综合征相关。在 GS 综合征中发现的肿瘤为基底细胞癌是该疾病的标志。此外，还有一组特殊的髓母细胞瘤暨促纤维增生性髓母细胞瘤（Lo Muzio 2008；Amlashi et al 2003；Herzberg & Wiskemann，1963）以及卵巢纤维瘤。脑膜瘤、颅咽管瘤、胶质母细胞瘤、横纹肌肉瘤也已在 GS 综合征患者中出现。GS 综合征的不同临床表现可以对患者产生不同程度的影响，同时在白人和非裔美国人（黑人）中也有显著差异性（Goldstein et al 1994）。

GS 综合征的致病基因在 20 世纪 90 年代初即被连锁分析定位在染色体 9q22 上（Gailani et al 1992）。几年后，分子克隆技术确定该基因属于与人类同源的果蝇"修补（Patched）"基因（Hahn et al 1996；Johnson et al 1996）。该 PTCH1 基因有 23 个外显子涵盖 34KB，编码一个 1447 个氨基酸并具有 12 个跨膜结构域的跨膜蛋白。在 BCNS 患者中，已有超过 50 个 PTCH 的突变被报道，包括缺失、无义或错义突变和插入（Boutet et al 2003；Chidambaram & Dean 1996；Lench et al 1997；Unden et al 1996）。PTHC1 的突变似乎是主要集中在此蛋白质的两个细胞外环区域中（Wicking et al 1997），并且 PTCH1 的重排会导致截短蛋白质也是极为常见的（Epstein 2008）。虽然 PTCH1 基因具有许多不同的突变，但目前在 GS 综合征中并没有一个明确的基因型－表型相关性结论（Lindstrom et al 2006）

PTCH 作为调控因子在果蝇极性分化和哺乳动物发育（包括中枢神经系统）模式的建立已得到广泛研究。PTCH 是经典 Hedgehog-Gli（HH）发育通路中的一个重要组成元件。在生理过程中，HH 信号通路参与了胚胎和成年个体调节细胞和组织平衡的多项活动。此外，HH-Gli 调控细胞结局和细胞数量，以及器官模式的建立。该通路的激活剂 HH 为胞外分泌的配体，其作用主要表现为形态形成因子并随浓度梯度来调节组织器官。在发育的神经管中，HH 作为促细胞分裂剂来促进细胞增殖，以及提高神经前体细胞生存和建立脊髓腹侧的具体发育模式（Jiang & Hui 2008；Rui I Altaba et al 2003）。HH-Gli 通路在再生和保持成人个体组织完整性中起重要作用，包括上皮器官如肺、前列腺、胰腺以及中枢神经系统，其中 HH-Gli 调控前体细胞和干细胞的完整性（Beachy et al 2004b；Fendrich et al 2008；Karhadkar et al 2004；Watkins et al 2003）。因此，激活的 SHH-GLI 通路的生物学效应依赖于上下

游关系，可以导致不同组织和不同细胞的生物反应类型。这似乎依赖于 HH-GLI 通路中 GLI 不同的激活与抑制性转录因子的组合，这些组合在转录水平进行调控来发挥最终的生物学效应（Ruiz I Altaba et al 2007）。

从机制上来说，HH-Gli 信号通路主要包括 Hedgehog 配体，2 个跨膜蛋白，HH 受体 PTCH 和 Smoothened（SMO），以及下游的转录因子 GLI。SUFU（fused 的抑制因子）是此细胞通路另外一个重要的成员，在信号转导过程中对 Gli 起抑制作用。在人类中，Hedgehog 家族的三个成员曾被报道过：表达最广泛的基因 Sonic Hedgehog，Indian Hedgehog 和 Desert Hedgehog。Hedgehog 蛋白质是胞外分泌的配体，在剪切为结合胆固醇和棕榈酸盐的物质后被激活。在缺乏胞外分泌的 HH 配体后，这个信号通路则一直被切断。在这种情况下，PTCH 抑制一个 7 个跨膜蛋白 SMO，并且组织激活下游的转录因子 GLI。而当 HH 存在时，激活的 HH 配体可以和 PTCH1 第二个膜外环所结合，阻断 PTCH 所介导的 SMO 抑制。这会启动细胞内信息级联，最终导致锌（zinc）转录因子下的 GLI 家族的活化。目前已知有三种 Gli 蛋白：GLI1 和 Gli2 是该通路的活化剂（GLIA），Gli3 主要具有抑制功能（GLIR）（Jiang & Hui 2008；Ruiz I Altaba et al 2007）。此通路的激活取决于 GLIA 和 GLIR 之间形成的平衡，从而导致各种各样涉及细胞增殖、存活、自我更新、分化、发育模式和血管生成等功能基因的表达变化。因此，PTCH1 丧失功能的主要后果是 HH-Gli 通路过度活化，进而造成发育异常和类似 BCNS 肿瘤疾病谱（Lindstrom et al 2006）。突变的 PTCH 也可导致不依赖于配位的通路激活和促进如 BNCS 的肿瘤发生（Lindstrom et al 2006）。

髓母细胞瘤是儿童中最常见的恶性脑肿瘤。它从发育儿童的小脑颗粒前体细胞中产生，仅有 40%~70% 的 5 年生存率，预后较差。只有少数髓母细胞瘤属于 BNCs，但是这种联系却提示 HH 信号通路的某个遗传缺陷足以诱导脑肿瘤的发生（Guessous et al 2008）。从这方面来说，Gorlin 综合征以及相关的 HH 信号通路能够极大地推进我们对髓母细胞瘤病理机制的认识。同样，转基因小鼠是我们认识基因突变与肿瘤生成联系的重要生物学模型。虽然 PTCH 纯合子小鼠在胚胎发育中就死亡，但 PTCH 的杂合突变（PTCH1+/−）有

超过 10% 的外显率发展为髓母细胞瘤并且表现出 BCNS 的特点（Wetmore et al 2001）。在 PTCH 杂合性的基础加上 p53 纯合缺失（*PTCH1*$^{+/-}$；Trp53$^{-/-}$），几乎 100% 的小鼠形成非功能形式的髓母细胞瘤（Taylor et al 2002），这些提示额外的基因异常可以显著的加速肿瘤的发生。即使 BCNS 相关髓母细胞瘤是所有髓母细胞瘤患者的一小部分，有证据表明 HH-Gli 通路还在零星的髓母细胞瘤中扮演了突出的作用。在 HH-Gli 通路中几个基因的突变，如 PTCH、SUFU、SMO 已经在主要为结缔组织增生型的髓母细胞瘤中多次被报道，这种亚型在髓母细胞瘤中约占 25%，具有鲜明的组织学特征并在老年患者中发病，其预后较其他类型良好（Guessous et al 2008）。SUFU 基因的种系突变已经在一类非 BNCs 儿童髓母细胞瘤亚型中被发现（Taylor et al 2002）。最近的研究提供了一种髓母细胞瘤分子分类的方法并对于预后有指导价值。包括一些显著的基因和信号通路，临床表现如转移的发展、患者群体特征，能够持续作用于小脑颗粒前体细胞发育与维持的 HH-Gli，NOTCH，PDGF 和 WNT 信号通路及基因等，这些都能够影响疾病的转归和结果。参与神经元分化、细胞周期、生物合成，甚至光感受体分化等基因可以用作髓母细胞瘤亚型的分类（Kool et al 2008；Thompson et al 2006）。最后，还有越来越多的证据表明，即使在没有特殊突变的情况下，HH 信号通路仍然能够在很多人类肿瘤中发挥关键性的作用，包括胃肠道癌、前列腺癌、黑色素瘤、血液恶性肿瘤和胶质瘤（Karhadkar et al 2004；Watkins et al 2003；Stecca et al 2007；Lindemann 2008；Clement et al 2007；Berman et al 2003；Beachy et al 2004）。由于这些肿瘤依赖于配体，它们的治疗是适合研制相关的化学抑制剂如酚磺乙胺，一种能够阻断激活 SMO 的天然信号通路抑制剂，或相关的合成化合物（Ruiz I Altaba 2008）。

3.6 Li-Fraumeni 综合征

Li-Fraumeni 综合征是一种早期肿瘤生成的常染色体显性遗传性癌症易感综合征。该综合征是由 Li 和 Fraumeni 在 1969 年描述（最初包括家族中早发性横纹肌肉瘤的孩子）并包含五

种癌症：肉瘤，肾上腺皮质癌（adrenocortical carcinoma，ACC），乳腺癌，白血病，脑肿瘤即主要是神经胶质瘤和脉络丛癌（Garber et al 1991；Li & Fraumeni 1969a，b）。LFS 是高度外显性，具有不同的临床疾病谱，相比男性更常见于女性（主要是由于发生乳腺癌的女性患者），与之相关的是 TP53 基因或与其功能相作用的基因的种系突变（Malkin et al 1990；Bell et al 1999）相关联。目前已有几个标准用来识别具有 TP53 种系突变家族的风险。入选标准随着时间的演变进行完善，由最初 1994 年 Birch 等到 1995 年 Eeles，以及最近由 Chompret 等制定（2000，2001，2002）（表 5.4）。诊断标准可鉴别经典的 LFS，类 LFS 或不完全的 LFS 变体。重要的是，由 Chompret 制定的诊断标准可通过加入无家族史的典型 LFS 患者（早期出现的肉瘤，脑肿瘤，肾上腺皮质癌（ACC），乳腺癌）增加了种系 p53 基因突变的敏感性（Chompret et al 2000，2001；Chompret 2002；Gonzalez et al 2009）。所有 LFS 的基础分子生物学是与 p53 信号通路的功能不足有关。其表现可包括 p53 基因的直接突变约 80% 典型的 LFS 家族中；40% 的类 LF 和 6% 不完全的 LFS（Birch et al 1994；Eeles 1995；Chompret 2002），也可包括 p53 通路相关的基因，如点激酶 2（CHEK2，22q12.2）（Bell et al 1999；Bachinski et al 2005），或染色体 1q23 的基因位点（Bell et al 1999）。CHEK2 是一个涉及 DNA 损伤反应和复制检查点的基因。CHEK2 通过磷酸化 p53 导致有丝分裂停止和开始修复 DNA。与体突变类似，TP53 的种系突变在 p53 基因的 DNA 结合域中所存在的错义突变最为常见，但其发生的突变热点频率分布不同（Varley et al 2001 年）。剪接突变也存在于相当一部分的患者中，似乎较散发患者更常见于家族性的种系突变中（Olivier et al 2003）。

LFS 患者的临床诊疗标准包括全面的家族遗传信息咨询（包括产前或胚胎植入前诊断出患有该症的夫妻），对肿瘤发展进行早期筛查（例如女性患者应定期做双侧乳房 X 线检查，可考虑预防性乳房切除术），并在日常生活中避免电离辐射和 DNA 损伤的日用品（Varley 等 1997）。

表 5.4　Li-Fraumeni 综合征的诊断标准

经典的 Li-Fraumeni 综合征（Li & Fraumeni 1969）	类 Li-Fraumeni 综合征（Birch 等，1994）
45 岁以下诊断为肉瘤的先证者，合并： 45 岁以下诊断为任何一种癌症的一等亲属，合并： 45 岁以下诊断为任何一种癌症的一等亲属，任何年龄诊断为肉瘤的一等亲属或二等亲属	儿童时期罹患任何一种癌症，或 45 岁以下诊断为肉瘤、脑肿瘤或肾上腺皮质瘤的先证者，合并： 任何年龄的一等亲属或二等亲属被诊断为典型的 Li-Fraumeni 综合征（肉瘤、乳腺癌、脑肿瘤、肾上腺皮质瘤或白血病），合并： 60 岁以下诊断为任何一种癌症的一等或二等亲属

不完全 Li-Fraumeni 综合征（Chompret 等，2000）

36 岁以下的肉瘤、脑肿瘤、乳腺癌或肾上腺皮质癌的先证者，并且有至少一个 46 岁以下一等或二等患癌亲属（如果先证者已有乳腺癌则此亲属除外乳腺癌），或一个任何年龄的体内有多种原发肿瘤的亲属

36 岁以下先证者罹患多种原发肿瘤，其中肉瘤、脑肿瘤、乳腺癌和（或）肾上腺皮质癌中的任两种（不考虑家族史）

任何年龄的先证者罹患肾上腺皮质癌（不考虑家族史）

改编自 www.genetests.com and Gonzalez 等（2009）

3.7　Turcot 综合征

1959 年，Turcot 和同事描述了一种与结肠腺癌相关的家族性脑肿瘤综合征，自此以后这种新发患者则不断被报道。1995 年，Turcot 综合征的分子生物学基础被阐明，在大多数发病的患者中经典的结肠癌相关性基因——腺瘤性结肠息肉病（APC，染色体 5q21-22）出现了突变，但也有少数家族有非息肉病相关的错配修复基因 hMLH1（染色体 3p21.3 区）和 hPMS2（染色体 7p22）出现了突变，Hmlh1 和 hPMS2 基因为遗传性非息肉病性结直肠癌综合征（HNPCC 或 Lynch 综合征）（Hamilton et al 1995）的主要致病基因。在 Turcot 综合征患者中所发生的脑肿瘤主要是神经胶质瘤和髓母细胞瘤，然而散发的患者报告也描述了其他一些与此综合征相关的肿瘤，包括室管膜瘤、淋巴瘤、脑膜瘤、颅咽管瘤、垂体腺瘤（Paraf et al 1997）。

携带 APC 基因突变的 Turcot 综合征患者也存在一些与家族性腺瘤息肉综合征（familial adenomatous polyposis syndrome，FAP）一致的症状，诸如眼底病变和腭病变，但结肠息肉通常并不显著。Paraf（Paraf et al 1997）将该综合征划分为两种类型：具有胶质母细胞瘤高风险的脑肿瘤性息肉病 1 型（无 FAP 综合征的个体），具有髓母细胞瘤高风险的脑肿瘤性息肉病 2 型（有 FAP 综合征的个体）。

4　临床转化与未来导向

在过去二十多年中，我们对于星形细胞瘤发病机制的分子生物学知识得到了极大的丰富。这些发现带来的临床成果是一大批目前正在开展的新颖、合理、有针对性的治疗方法（表 5.5）。尽管许多治疗在临床前体外和体内实验中非常有前景，但目前只有少数一些能够在临床试验中有效。出现这种情况的原因有很多，包括尚未能完全阐明的星形细胞瘤的分子生物学基础；能够测试药物的临床前期疾病模型的局限性；携带生物制剂到达治疗目标的有效载体；肿瘤的分子异质性；受毒性限制性的剂量，而且最重要的是大量生物学信号通路的交联与冗余。

这些困难都需要进一步的研究探索才能够最终被攻克，但不太可能出现一种能够完全达到满意治疗效果如"魔术子弹"般的单一制剂。今后，我们要持续地收集每个患者罹患肿瘤的"分子档案"，因为肿瘤的分子基因会由于本身的增长并与基质元素和微环境的相互作用而变化（图 5.2）。当然，在脑肿瘤中进行重复采样是不太可能的，所以一些非侵入性基于生物成像的模态将变得至关重要。虽然血-脑屏障在 GBM 中心被打破，但在周围完全被肿瘤细胞浸润的组织中还是完好的，所以最终易导致复发。解决怎样将药物有效地输送依然是一个很关键的问题。为了克服这一困难，新的传递模式如对流加强输送（convection enhanced delivery，CED）具有一些前景并目前正在进行临床测试。尽管这样，除了当前标准的手术/放疗/化疗治疗方案，我们还需要基于生物靶向治疗的"鸡尾酒"疗法；同时必须警惕这些多模态疗法的毒性作用，因为提高和改善胶质瘤患者的生存时间和生活质量才是我们不断努力的最终目标。

表5.5 目前在胶质瘤中研发的生物靶向制剂

产品	生产商	状态	1线+替莫唑胺2线	审核通过/上市
Enzastaurin	Eli Lilly	临床 I / II 期	−/+	2008
Tarceva（特罗凯）	Genentech	临床 II 期	?	2008
PTK/ZK	Novartis	临床 II 期	+/−	2009
SARASAR	SP	临床 I 期	+/+	2008
Cilengitide	MerckKGaA	临床 II 期	+/−	2008
109881	Sanofi−Aventis	临床 II 期	?	NA
247550	BMS	临床 II 期	−/+	NA

（张扬　康鹏　译）

参考文献

Akhmametyeva, E.M., Mihaylova, M.M., Luo, H., et al., 2006. Regulation of the neurofibromatosis 2 gene promoter expression during embryonic development. Dev. Dyn. 235, 2771–2785.

Amlashi, S.F., Riffaud, L., Brassier, G., et al., 2003. Nevoid basal cell carcinoma syndrome: relation with desmoplastic medulloblastoma in infancy. A population-based study and review of the literature. Cancer 98, 618–624.

Astrinidis, A., Henske, E.P., 2005. Tuberous sclerosis complex: linking growth and energy signaling pathways with human disease. Oncogene. 24, 7475–7481.

Bachinski, L.L., Olufemi, S.E., Zhou, X., et al., 2005. Genetic mapping of a third Li–Fraumeni syndrome predisposition locus to human chromosome 1q23. Cancer Res. 65, 427–431.

Bajenaru, M.L., Zhu, Y., Hedrick, N.M., et al., 2002. Astrocyte-specific inactivation of the neurofibromatosis 1 gene (NF-1) is insufficient for astrocytoma formation. Mol. Cell. Biol. 22, 5100–5113.

Basu, T.N., Gutmann, D.H., Fletcher, J.A., et al., 1992. Aberrant regulation of ras proteins in malignant tumor cells from type 1 neurofibromatosis patients. Nature 356, 713–715.

Beachy, P.A., Karhadkar, S.S., Berman, D.M., 2004a. Mending and malignancy. Nature 431, 402.

Beachy, P.A., Karhadkar, S.S., Berman, D.M., 2004b. Tissue repair and stem cell renewal in carcinogenesis. Nature 432, 324–331.

Bell, D.W., Varley, J.M., Szydlo, T.E., et al., 1999. Heterozygous germ line hCHK2 mutations in Li–Fraumeni syndrome. Science 286, 2528–2531.

Berman, D.M., Karhadkar, S.S., Maitra, A., et al., 2003. Widespread requirement for Hedgehog ligand stimulation in growth of digestive tract tumors. Nature 425, 846–851.

Bernards, A., Settleman, J., 2004. GAP control: regulating the regulators of small GTPases. Trends Cell Biol. 14, 377–385.

Bhowmick, D.A., Zhuang, Z., Wait, S.D., et al., 2004. A functional polymorphism in the EGF gene is found with increased frequency in glioblastoma multiforme patients and is associated with more aggressive disease. Cancer Res. 64, 1220–1223.

Birch, J.M., Hartley, A.L., Tricker, K.J., et al., 1994. Prevalence and diversity of constitutional mutations in the p53 gene among 21 Li–Fraumeni families. Cancer Res. 54, 1298–1304.

Blumberg, P.M., 1991. Complexities of the protein kinase C pathway. Mol. Carcinog. 4, 339–344.

Bondy, M.L., Scheurer, M.E., Malmer, B., et al., 2008. Brain tumor epidemiology: consensus from the Brain Tumor Epidemiology Consortium. Cancer 113 (7 Suppl), 1953–1968.

Bono, P., Cordero, E., Johnson, K., et al., 2005. Layilin, a cell surface hyaluronan receptor, interacts with merlin and radixin. Exp. Cell Res. 308, 177–187.

Bos, J.L., 1989. ras oncogenes in human cancer: a review. Cancer Res. 49, 4682–4689.

Boutet, N., Bignon, Y.J., Drouin-Garraud, V., et al., 2003. Spectrum of PTCH1 mutations in French patients with Gorlin syndrome. J. Invest. Dermatol. 121, 478–481.

Cancer Genome Atlas Research Network, 2008. Comprehensive genomic characterization defines human glioblastoma genes and core pathways. Nature 455, 1061–1068.

Carbonara, C., Longa, L., Grosso, E., et al., 1996. Apparent preferential loss of heterozygosity at TSC2 over TSC1 chromosomal region in tuberous sclerosis hamartomas. Genes Chromosomes Cancer 15, 18–25.

Cavenee, W., Kleihues, P., 2000. Pathology and genetics of tumors of the nervous system, first ed. IARC Press, Lyon.

Cawthon, R.M., O'Connell, P., Buchberg, A.M., et al., 1990a. Identification and characterization of transcripts from the neurofibromatosis 1 region: the sequence and genomic structure of EVI2 and mapping of other transcripts. Genomics 7, 555–565.

Cawthon, R.M., Weiss, R., Xu, G.F., et al., 1990b. A major segment of the neurofibromatosis type 1 gene: cDNA sequence, genomic structure, and point mutations. Cell 62, 193–201.

Chan, C.C., Chew, E.Y., Shen, D., et al., 2005. Expression of stem cells markers in ocular hemangioblastoma associated with von Hippel-Lindau (VHL) disease. Mol. Vis. 11, 697–704.

Chan, C.C., Vortmeyer, A.O., Chew, E.Y., et al., 1999. VHL gene deletion and enhanced V E G F gene expression detected in the stromal cells of retinal angioma. Arch. Ophthalmol. 117, 625–630.

Chan, J.A., Zhang, H., Roberts, P.S., et al., 2004. Pathogenesis of tuberous sclerosis subependymal giant cell astrocytomas: biallelic inactivation of TSC1 or TSC2 leads to mTOR activation. J Neuropathol. Exp. Neurol. 63, 1236–1242.

Chen, F., Kishida, T., Yao, M., et al., 1995. Germline mutations in the von Hippel-Lindau disease tumor suppressor gene: correlations with phenotype. Hum. Mutat. 5, 66–75.

Chidambaram, A., Dean, M., 1996. Genetics of the nevoid basal cell carcinoma syndrome. Adv. Cancer Res. 70, 49–61.

Choi, C., Jeong, E., Benveniste, E.N., 2004. Caspase-1 mediates Fas-induced apoptosis and is up-regulated by interferon-gamma in human astrocytoma cells. J. Neurooncol. 67, 167–176.

Chompret, A., Abel, A., Stoppa-Lyonnet, D., et al., 2001. Sensitivity and predictive value of criteria for p53 germline mutation screening. J. Med. Genet. 38, 43–47.

Chompret, A., Brugieres, L., Ronsin, M., et al., 2000. P53 germline mutations in childhood cancers and cancer risk for carrier individuals. Br. J. Cancer 82, 1932–1937.

Chompret, A., 2002. The Li–Fraumeni syndrome. Biochimie 84, 75–82.

Cichowski, K., Jacks, T., 2001. NF-1 tumor suppressor gene function: narrowing the G A P. Cell 104, 593–604.

Cichowski, K., Shih, T.S., Schmitt, E., et al., 1999. Mouse models of tumor development in neurofibromatosis type 1. Science 286, 2172–2176.

Clark, E.A., Leach, K.L., Trojanowski, J.Q., et al., 1991. Characterization and differential distribution of the three major human protein kinase C isozymes (PKC alpha, P K C beta, and P K C gamma) of the central nervous system in normal and Alzheimer's disease brains. Lab. Invest. 64, 35–44.

Clement, V., Sanchez, P., de Tribolet, N., et al., 2007. HEDGEHOG-GLI1 signaling regulates human glioma growth, cancer stem cell self-renewal, and tumorigenicity. Curr. Biol. 17, 165–172.

Cole, B.K., Curto, M., Chan, A.W., et al., 2008. Localization to the cortical cytoskeleton is necessary for NF-2/merlin-dependent epidermal growth factor receptor silencing. Mol. Cell Biol. 28, 1274–1284.

Collins, V.P., 1995. Gene amplification in human gliomas. Glia. 15, 289–296.

Couldwell, W.T., Antel, J.P., Yong, V.W., 1992. Protein kinase C activity correlates with the growth rate of malignant gliomas: Part II. Effects of glioma mitogens and modulators of protein kinase C. Neurosurgery 31, 717–724; discussion 724.

Croft, R.J., McKenzie, R.J., Inyang, I., et al., 2008. Mobile phones and brain tumors: a review of epidemiological research. Australasia Phys. Eng. Sci. Med. 31 (4), 255–267.

Crossey, P.A., Richards, F.M., Foster, K., et al., 1994. Identification of intragenic mutations in the von Hippel-Lindau disease tumor suppressor gene and correlation with disease phenotype. Hum. Mol. Genet. 3, 1303–1308.

Curatolo, P., Bombardieri, R., Jozwiak, S., 2008. Tuberous sclerosis. Lancet 372, 657–668.

Curatolo, P., Brinchi, V., 1993. Antenatal diagnosis of tuberous sclerosis. Lancet 341, 176–177.

Curatolo, P., Cusmai, R., Cortesi, F., et al., 1991. Neuropsychiatric aspects of tuberous sclerosis. Ann. NY Acad. Sci. 615, 8–16.

Curto, M., Cole, B.K., Lallemand, D., et al., 2007. Contact-dependent inhibition of EGFR signaling by NF-2/Merlin. J. Cell Biol. 177, 893–903.

Dasgupta, B., Dugan, L.L., Gutmann, D.H., 2003. The neurofibromatosis 1 gene product neurofibromin regulates pituitary adenylate cyclase-activating polypeptide-mediated signaling in astrocytes. J. Neurosci. 23, 8949–8954.

Dasgupta, B., Yi, Y., Chen, D.Y., et al., 2005. Proteomic analysis reveals hyperactivation of the mammalian target of rapamycin pathway in neurofibromatosis 1-associated human and mouse brain tumors. Cancer Res. 65, 2755–2760.

Deinhardt, F., 1980. Viral oncology. In: Klein, G. (Ed.), Biology of primate retroviruses. Raven Press, New York, pp. 357–398.

Doherty, J.K., Ongkeko, W., Crawley, B., et al., 2008. ErbB and Nrg: potential molecular targets for vestibular schwannoma pharmacotherapy. Otol. Neurotol. 29, 50–57.

Dorschner, M.O., Sybert, V.P., Weaver, M., et al., 2000. NF-1 microdeletion breakpoints are clustered at flanking repetitive sequences. Hum. Mol. Genet. 9, 35–46.

Eeles, R.A., 1995. Germline mutations in the TP53 gene. Cancer Surv. 25, 101–124.

Ekstrand, A.J., Longo, N., Hamid, M.L., et al., 1994. Functional characterization of an EGF receptor with a truncated extracellular domain expressed in glioblastomas with EGFR gene amplification. Oncogene. 9, 2313–2320.

el-Azouzi, M., Chung, R.Y., Farmer, G.E., et al., 1989. Loss of distinct regions on the short arm of chromosome 17 associated with tumorigenesis of human astrocytomas. Proc. Natl. Acad. Sci. USA 86, 7186–7190.

Epstein, E.H., 2008. Basal cell carcinomas: attack of the hedgehog. Nat. Rev. Cancer 8, 743–754.

European Chromosome 16 Tuberous Sclerosis Consortium., 1993. Identification and characterization of the tuberous sclerosis gene on chromosome 16. Cell 75, 1305–1315.

Evans, D.G., Huson, S.M., Donnai, D., et al., 1992. A genetic study of type 2 neurofibromatosis in the United Kingdom. II. Guidelines for genetic counselling. J. Med. Genet. 29, 847–852.

Feldkamp, M.M., Angelov, L., Guha, A., 1999a. Neurofibromatosis type 1 peripheral nerve tumors: aberrant activation of the Ras pathway. Surg. Neurol. 51, 211–218.

Feldkamp, M.M., Lala, P., Lau, N., et al., 1999b. Expression of activated epidermal growth factor receptors, Ras-guanosine triphosphate, and mitogen-activated protein kinase in human glioblastoma multiforme specimens. Neurosurgery 45, 1442–1453.

Feldkamp, M.M., Lau, N., Guha, A., 1999c. Growth inhibition of astrocytoma cells by farnesyl transferase inhibitors is mediated by a combination of anti-proliferative, pro-apoptotic and anti-angiogenic effects. Oncogene. 18, 7514–7526.

Fendrich, V., Esni, F., Garay, M.V., et al., 2008. Hedgehog signaling is required for effective regeneration of exocrine pancreas. Gastroenterology 135, 621–631.

Fernandez-Valle, C., Tang, Y., Ricard, J., et al., 2002. Paxillin binds schwannomin and regulates its density-dependent localization and effect on cell morphology. Nat. Genet. 31, 354–362.

Fleming, T.P., Saxena, A., Clark, W.C., et al., 1992. Amplification and/or overexpression of platelet-derived growth factor receptors and epidermal growth factor receptor in human glial tumors. Cancer Res. 52, 4550–4553.

Folkman, J., 1992. The role of angiogenesis in tumor growth. Semin. Cancer Biol. 3, 65–71.

Fraenzer, J.T., Pan, H., Minimo, L. Jr., et al., 2003. Overexpression of the NF-2 gene inhibits schwannoma cell proliferation through promoting PDGFR degradation. Int. J. Oncol. 23, 1493–1500.

Friedman, J.M., 1999. Epidemiology of neurofibromatosis type 1. Am. J. Med. Genet. 89, 1–6.

Fryer, A.E., Chalmers, A., Connor, J.M., et al., 1987. Evidence that the gene for tuberous sclerosis is on chromosome 9. Lancet 1, 659–661.

Fulci, G., Ishii, N., Van Meir, E.G., 1998. p53 and brain tumors: from gene mutations to gene therapy. Brain Pathol. 8, 599–613.

Gailani, M.R., Bale, S.J., Leffell, D.J., et al., 1992. Developmental defects in Gorlin syndrome related to a putative tumor suppressor gene on chromosome 9. Cell 69, 111–117.

Gao, X., Zhang, Y., Arrazola, P., et al., 2002. Tsc tumor suppressor proteins antagonize amino-acid-TOR signaling. Nat. Cell Biol. 4, 699–704.

Garber, J.E., Goldstein, A.M., Kantor, A.F., et al., 1991. Follow-up study of twenty-four families with Li–Fraumeni syndrome. Cancer Res. 51, 6094–6097.

Giles, R.H., Lolkema, M.P., Snijckers, C.M., et al., 2006. Interplay between VHL/HIF1alpha and Wnt/beta-catenin pathways during colorectal tumorigenesis. Oncogene. 25, 3065–3070.

Giovannini, M., Robanus-Maandag, E., van der Valk, M., et al., 2000. Conditional biallelic NF-2 mutation in the mouse promotes manifestations of human neurofibromatosis type 2. Genes Dev. 14, 1617–1630.

Gitler, A.D., Zhu, Y., Ismat, F.A., et al., 2003. NF-1 has an essential role in endothelial cells. Nat. Genet. 33, 75–79.

Godard, S., Getz, G., Delorenzi, M., et al., 2003. Classification of human astrocytic gliomas on the basis of gene expression: a correlated group of genes with angiogenic activity emerges as a strong predictor of subtypes. Cancer Res. 63, 6613–6625.

Goldstein, A.M., Pastakia, B., DiGiovanna, J.J., et al., 1994. Clinical findings in two African-American families with the nevoid basal cell carcinoma syndrome (NBCC). Am. J. Med. Genet. 50, 272–281.

Gonzalez, K.D., Noltner, K.A., Buzin, C.H., et al., 2009. Beyond Li–Fraumeni syndrome: clinical characteristics of families with p53 germline mutations. J. Clin. Oncol. 27, 1250–1256.

Gorlin, R.J., Goltz, R.W., 1960. Multiple nevoid basal-cell epithelioma, jaw cysts and bifid rib. A syndrome. N. Engl. J. Med. 262, 908–912.

Gorlin, R.J., 1999. Nevoid basal cell carcinoma (Gorlin) syndrome: unanswered issues. J. Lab. Clin. Med. 134, 551–552.

Guessous, F., Li, Y., Abounader, R., 2008. Signaling pathways in medulloblastoma. J. Cell Physiol. 217, 577–583.

Guha, A., Lau, N., Huvar, I., et al., 1996. Ras-GTP levels are elevated in human NF-1 peripheral nerve tumors. Oncogene. 12, 507–513.

Guo, H.F., The, I., Hannan, F., et al., 1997. Requirement of Drosophila NF-1 for activation of adenylyl cyclase by PACAP38-like neuropeptides. Science 276, 795–798.

Guo, H.F., Tong, J., Hannan, F., et al., 2000. A neurofibromatosis-1-regulated pathway is required for learning in Drosophila. Nature 403, 895–898.

Gutmann, D.H., 2008. Using neurofibromatosis-1 to better understand and treat pediatric low-grade glioma. J. Child Neurol. 23, 1186–1194.

Hahn, H., Wicking, C., Zaphiropoulous, P.G., et al., 1996. Mutations of the human homolog of Drosophila patched in the nevoid basal cell carcinoma syndrome. Cell 85, 841–851.

Hamilton, S.R., Liu, B., Parsons, R.E., et al., 1995. The molecular basis of Turcot's syndrome. N. Engl. J. Med. 332, 839–847.

Hart, C.E., Forstrom, J.W., Kelly, J.D., et al., 1988. Two classes of P D G F receptor recognize different isoforms of PDGF. Science 240, 1529–1531.

Haupt, Y., Maya, R., Kazaz, A., et al., 1997. Mdm2 promotes the rapid degradation of p53. Nature 387, 296–299.

Heldin, C.H., 1995. Dimerization of cell surface receptors in signal transduction. Cell 80, 213–223.

Henske, E.P., Wessner, L.L., Golden, J., et al., 1997. Loss of tuberin in both subependymal giant cell astrocytomas and angiomyolipomas supports a two-hit model for the pathogenesis of tuberous sclerosis tumors. Am. J. Pathol. 151, 1639–1647.

Herman, J.G., Latif, F., Weng, Y., et al., 1994. Silencing of the V H L tumor-suppressor gene by DNA methylation in renal carcinoma. Proc. Natl. Acad. Sci. USA 91, 9700–9704.

Herzberg, J.J., Wiskemann, A., 1963. [The fifth phakomatosis. Basal cell nevus with hereditary malformation and medulloblastoma.]. Dermatologica 126, 106–123.

High, A., Zedan, W., 2005. Basal cell nevus syndrome. Curr. Opin. Oncol. 17, 160–166.

Hirokawa, Y., Tikoo, A., Huynh, J., et al., 2004. A clue to the therapy of neurofibromatosis type 2: NF-2/Merlin is a PAK1 inhibitor. Cancer J. 10, 20–26.

Holland, E.C., 2001. Gliomagenesis: genetic alterations and mouse models. Nat. Rev. Genet. 2, 120–129.

Honegger, P., 1986. Protein kinase C-activating tumor promoters enhance the differentiation of astrocytes in aggregating fetal brain cell cultures. J. Neurochem. 46, 1561–1566.

Huang, S., Houghton, P.J., 2003. Targeting mTOR signaling for cancer therapy. Curr. Opin. Pharmacol. 3, 371–377.

Inoki, K., Li, Y., Zhu, T., et al., 2002. TSC2 is phosphorylated and inhibited by Akt and suppresses mTOR signaling. Nat. Cell Biol. 4, 648–657.

Jacks, T., Shih, T.S., Schmitt, E.M., et al., 1994. Tumor predisposition in mice heterozygous for a targeted mutation in NF-1. Nat. Genet. 7, 353–361.

James, G.L., Goldstein, J.L., Brown, M.S., et al., 1993. Benzodiazepine peptidomimetics: potent inhibitors of Ras farnesylation in animal cells. Science 260, 1937–1942.

Jiang, J., Hui, C.C., 2008. Hedgehog signaling in development and cancer. Dev. Cell 15, 801–812.

Johannessen, C.M., Johnson, B.W., Williams, S.M., et al., 2008. TORC1 is essential for NF-1-associated malignancies. Curr. Biol. 18, 56–62.

Johannessen, C.M., Reczek, E.E., James, M.F., et al., 2005. The NF-1 tumor suppressor critically regulates TSC2 and mTOR. Proc. Natl. Acad. Sci. USA 102, 8573–8578.

Johnson, R.L., Rothman, A.L., Xie, J., et al., 1996. Human homolog of patched, a candidate gene for the basal cell nevus syndrome. Science 272, 1668–1671.

Jozwiak, J., Jozwiak, S., Grzela, T., et al., 2005. Positive and negative regulation of TSC2 activity and its effects on downstream effectors of the mTOR pathway. Neuromolecular Med. 7, 287–296.

Kachra, Z., Beaulieu, E., Delbecchi, L., et al., 1999. Expression of matrix metalloproteinases and their inhibitors in human brain tumors. Clin. Exp. Metastasis 17, 555–566.

Kaempchen, K., Mielke, K., Utermark, T., et al., 2003. Upregulation of the Rac1/JNK signaling pathway in primary human schwannoma cells. Hum. Mol. Genet. 12, 1211–1221.

Kandt, R.S., Haines, J.L., Smith, M., et al., 1992. Linkage of an important gene locus for tuberous sclerosis to a chromosome 16 marker for polycystic kidney disease. Nat. Genet. 2, 37–41.

Karbowniczek, M., Yu, J., Henske, E.P., 2003. Renal angiomyolipomas from patients with sporadic lymphangiomyomatosis contain both neoplastic and non-neoplastic vascular structures. Am. J. Pathol. 162, 491–500.

Karhadkar, S.S., Bova, G.S., Abdallah, N., et al., 2004. Hedgehog signaling in prostate regeneration, neoplasia and metastasis. Nature 431, 707–712.

Kehrer-Sawatzki, H., Cooper, D.N., 2008. Mosaicism in sporadic neurofibromatosis type 1: a variation on a theme common to other hereditary cancer syndromes? J. Med. Genet. 45, 622–631.

Kim, H.A., Ratner, N., Roberts, T.M., et al., 2001. Schwann cell proliferative responses to cAMP and NF-1 are mediated by cyclin D1. J. Neurosci. 21, 1110–1116.

Kimonis, V.E., Goldstein, A.M., Pastakia, B., et al., 1997. Clinical manifestations in 105 persons with nevoid basal cell carcinoma syndrome. Am. J. Med. Genet. 69, 299–308.

Kisseleva, T., Bhattacharya, S., Braunstein, J., et al., 2002. Signaling through the JAK/STAT pathway, recent advances and future challenges. Gene. 285, 1–24.

Kissil, J.L., Wilker, E.W., Johnson, K.C., et al., 2003. Merlin, the product of the NF-2 tumor suppressor gene, is an inhibitor of the p21-activated kinase, Pak1. Mol. Cell. 12, 841–849.

Koochekpour, S., Jeffers, M., Rulong, S., et al., 1997. Met and hepatocyte growth factor/scatter factor expression in human gliomas. Cancer Res. 57, 5391–5398.

Kool, M., Koster, J., Bunt, J., et al., 2008. Integrated genomics identifies five medulloblastoma subtypes with distinct genetic profiles, pathway signatures and clinicopathological features. PLoS One 3, e3088.

Kuzmin, I., Duh, F.M., Latif, F., et al., 1995. Identification of the promoter of the human von Hippel–Lindau disease tumor suppressor gene. Oncogene. 10, 2185–2194.

Kwiatkowski, D.J., Manning, B.D., 2005. Tuberous sclerosis: a G A P at the crossroads of multiple signaling pathways. Hum. Mol. Genet. 14 (Spec No. 2), R251–R258.

Laterra, J., Nam, M., Rosen, E., et al., 1997. Scatter factor/hepatocyte growth factor gene transfer enhances glioma growth and angiogenesis in vivo. Lab. Invest. 76, 565–577.

Latif, F., Tory, K., Gnarra, J., et al., 1993. Identification of the von Hippel-Lindau disease tumor suppressor gene. Science 260, 1317–1320.

Lau, N., Feldkamp, M.M., Roncari, L., et al., 2000. Loss of neurofibromin is associated with activation of RAS/MAPK and PI3-K/AKT signaling in a neurofibromatosis 1 astrocytoma. J. Neuropathol. Exp. Neurol. 59, 759–767.

Lench, N.J., Telford, E.A., High, A.S., et al., 1997. Characterisation of human patched germ line mutations in naevoid basal cell carcinoma syndrome. Hum. Genet. 100, 497–502.

Li, F.P., Fraumeni, J.F. Jr., 1969a. Rhabdomyosarcoma in children: epidemiologic study and identification of a familial cancer syndrome. J. Natl. Cancer Inst. 43, 1365–1373.

Li, F.P., Fraumeni, J.F. Jr., 1969b. Soft-tissue sarcomas, breast cancer, and other neoplasms. A familial syndrome? Ann. Intern. Med. 71, 747–752.

Li, Y., Millikan, R.C., Carozza, S., et al., 1998. p53 mutations in malignant gliomas. Cancer Epidemiol. Biomarkers Prev. 7, 303–308.

Lindemann, R.K., 2008. Stroma-initiated hedgehog signaling takes center stage in B-cell lymphoma. Cancer Res. 68, 961–964.

Lindstrom, E., Shimokawa, T., Toftgard, R., et al., 2006. PTCH mutations: distribution and analyses. Hum. Mutat. 27, 215–219.

Lo Muzio, L., 2008. Nevoid basal cell carcinoma syndrome (Gorlin syndrome). Orphanet J. Rare Dis. 3, 32.

Maher, E.A., Furnari, F.B., Bachoo, R.M., et al., 2001. Malignant glioma: genetics and biology of a grave matter. Genes Dev. 15, 1311–1333.

Malkin, D., Li, F.P., Strong, L.C., et al., 1990. Germ line p53 mutations in a familial syndrome of breast cancer, sarcomas, and other neoplasms. Science 250, 1233–1238.

Manchanda, N., Lyubimova, A., Ho, H.Y., et al., 2005. The NF-2 tumor suppressor Merlin and the ERM proteins interact with N-WASP and regulate its actin polymerization function. J. Biol. Chem. 280, 12517–12522.

Marcotte, L., Crino, P.B., 2006. The neurobiology of the tuberous sclerosis complex. Neuromolecular Med. 8, 531–546.

McClatchey, A.I., Giovannini, M., 2005. Membrane organization and tumorigenesis–the NF-2 tumor suppressor, Merlin. Genes Dev. 19, 2265–2277.

McClatchey, A.I., 2007. Neurofibromatosis. Annu. Rev. Pathol. 2, 191–216.

McLaughlin, M.E., Kruger, G.M., Slocum, K.L., et al., 2007. The NF-2 tumor suppressor regulates cell-cell adhesion during tissue fusion. Proc. Natl. Acad. Sci. USA 104, 3261–3266.

Morrison, H., Sherman, L.S., Legg, J., et al., 2001. The NF-2 tumor suppressor gene product, merlin, mediates contact inhibition of growth through interactions with CD44. Genes Dev. 15, 968–980.

Morrison, H., Sperka, T., Manent, J., et al., 2007. Merlin/neurofibromatosis type 2 suppresses growth by inhibiting the activation of Ras and Rac. Cancer Res. 67, 520–527.

Moscatello, D.K., Holgado-Madruga, M., Godwin, A.K., et al., 1995. Frequent expression of a mutant epidermal growth factor receptor in multiple human tumors. Cancer Res. 55, 5536–5539.

Moscatello, D.K., Montgomery, R.B., Sundaresan, P., et al., 1996. Transformational and altered signal transduction by a naturally occurring mutant EGF receptor. Oncogene. 13, 85–96.

Mukherjee, J., Kamnasaran, D., Balasubramaniam, A., et al., 2009. Human schwannomas express activated platelet-derived growth factor receptors and c-kit and are growth inhibited by Gleevec (Imatinib Mesylate). Cancer Res. 69, 5099–5107.

Muranen, T., Gronholm, M., Lampin, A., et al., 2007. The tumor suppressor merlin interacts with microtubules and modulates Schwann cell microtubule cytoskeleton. Hum. Mol. Genet. 16, 1742–1751.

Nabbout, R., Santos, M., Rolland, Y., et al., 1999. Early diagnosis of subependymal giant cell astrocytoma in children with tuberous sclerosis. J. Neurol. Neurosurg. Psychiatry 66, 370–375.

Nakai, Y., Zheng, Y., MacCollin, M., et al., 2006. Temporal control of Rac in Schwann cell-axon interaction is disrupted in NF-2-mutant schwannoma cells. J. Neurosci. 26, 3390–3395.

Nishizuka, Y., 1992. Intracellular signaling by hydrolysis of phospholipids and activation of protein kinase C. Science 258,

607–614.

Nister, M., Libermann, T.A., Betsholtz, C., et al., 1988. Expression of messenger RNAs for platelet-derived growth factor and transforming growth factor-alpha and their receptors in human malignant glioma cell lines. Cancer Res. 48, 3910–3918.

Olivier, M., Goldgar, D.E., Sodha, N., et al., 2003. Li–Fraumeni and related syndromes: correlation between tumor type, family structure, and TP53 genotype. Cancer Res. 63, 6643–6650.

Ono, Y., Tamiya, T., Ichikawa, T., et al., 1996. Malignant astrocytomas with homozygous CDKN2/p16 gene deletions have higher Ki-67 proliferation indices. J. Neuropathol. Exp. Neurol. 55, 1026–1031.

Pack, S.D., Zbar, B., Pak, E., et al., 1999. Constitutional von Hippel-Lindau (VHL) gene deletions detected in VHL families by fluorescence in situ hybridization. Cancer Res. 59, 5560–5564.

Paraf, F., Jothy, S., Van Meir, E.G., 1997. Brain tumor-polyposis syndrome: two genetic diseases? J. Clin. Oncol. 15, 2744–2758.

Parsons, D.W., Jones, S., Zhang, X., et al., 2008. An integrated genomic analysis of human glioblastoma multiforme. Science 321, 1807–1812.

Pelicci, G., Lanfrancone, L., Grignani, F., et al., 1992. A novel transforming protein (SHC) with an SH2 domain is implicated in mitogenic signal transduction. Cell 70, 93–104.

Prisell, P., Persson, L., Boethius, J., et al., 1987. Somatomedins in tumor cyst fluid, cerebrospinal fluid, and tumor cytosol in patients with glial tumors. Acta Neurochir. (Wien) 89, 48–52.

Rao, R.D., James, C.D., 2004. Altered molecular pathways in gliomas: an overview of clinically relevant issues. Semin. Oncol. 31 (5), 595–604.

Rasheed, B.K., Wiltshire, R.N., Bigner, S.H., et al., 1999. Molecular pathogenesis of malignant gliomas. Curr. Opin. Oncol. 11, 162–167.

Reifenberger, G., Reifenberger, J., Ichimura, K., et al., 1994. Amplification of multiple genes from chromosomal region 12q13–12q14 in human malignant gliomas: preliminary mapping of the amplicons shows preferential involvement of CDK4, SAS, and MDM2. Cancer Res. 54, 4299–4303.

Reilly, K.M., Loisel, D.A., Bronson, R.T., et al., 2000. NF-1; Trp53 mutant mice develop glioblastoma with evidence of strain-specific effects. Nat. Genet. 26, 109–113.

Richards, F.M., Payne, S.J., Zbar, B., et al., 1995. Molecular analysis of de novo germline mutations in the von Hippel-Lindau disease gene. Hum. Mol. Genet. 4, 2139–2143.

Romeike, B.F., Mawrin, C., 2008. Gliomatosis cerebri: growing evidence for diffuse gliomas with wide invasion. Expert Rev. Neurother. 8 (4), 587–597.

Rouleau, G.A., Merel, P., Lutchman, M., et al., 1993. Alteration in a new gene encoding a putative membrane-organizing protein causes neuro-fibromatosis type 2. Nature 363, 515–521.

Ruiz i Altaba, A., Mas, C., Stecca, B., 2007. The Gli code: an information nexus regulating cell fate, stemness and cancer. Trends Cell Biol. 17, 438–447.

Ruiz i Altaba, A., Nguyen, V., Palma, V., 2003. The emergent design of the neural tube: prepattern, SHH morphogen and GLI code. Curr. Opin. Genet. Dev. 13, 513–521.

Ruiz i Altaba, A., 2008. Therapeutic inhibition of Hedgehog-GLI signaling in cancer: epithelial, stromal, or stem cell targets? Cancer Cell. 14, 281–283.

Sanai, N., Alvarez-Buylla, A., Berger, M.S., 2005. Neural stem cells and the origin of gliomas. N. Engl. J. Med. 358 (8), 811–822.

Sanai, N., Tramontin, A.D., Quiñones-Hinojosa, A., et al., 2004. Unique astrocyte ribbon in adult human brain contains neural stem cells but lacks chain migration. Nature 427 (6976), 740–744.

Schaefer, L.K., Ren, Z., Fuller, G.N., et al., 2002. Constitutive activation of Stat3alpha in brain tumors: localization to tumor endothelial cells and activation by the endothelial tyrosine kinase receptor (VEGFR-2). Oncogene. 21, 2058–2065.

Seizinger, B.R., Rouleau, G.A., Ozelius, L.J., et al., 1988. Von Hippel-Lindau disease maps to the region of chromosome 3 associated with renal cell carcinoma. Nature 332, 268–269.

Seizinger, B.R., Smith, D.I., Filling-Katz, M.R., et al., 1991. Genetic flanking markers refine diagnostic criteria and provide insights into the genetics of Von Hippel Lindau disease. Proc. Natl. Acad. Sci. USA 88, 2864–2868.

Shamah, S.M., Stiles, C.D., Guha, A., 1993. Dominant-negative mutants of platelet-derived growth factor revert the transformed phenotype of human astrocytoma cells. Mol. Cell Biol. 13, 7203–7212.

Shaw, R.J., Paez, J.G., Curto, M., et al., 2001. The NF-2 tumor suppressor, merlin, functions in Rac-dependent signaling. Dev. Cell 1, 63–72.

Singh, S.K., Hawkins, C., Clarke, I.D., et al., 2004. Identification of human brain tumor initiating cells. Nature 432 (7015), 396–401.

Song, J.H., Song, D.K., Pyrzynska, B., et al., 2003. TRAIL triggers apoptosis in human malignant glioma cells through extrinsic and intrinsic pathways. Brain Pathol. 13, 539–553.

Stambolic, V., Suzuki, A., de la Pompa, J.L., et al., 1998. Negative regulation of PKB/Akt-dependent cell survival by the tumor suppressor PTEN. Cell 95, 29–39.

Stecca, B., Mas, C., Clement, V., et al., 2007. Melanomas require HEDGEHOG-GLI signaling regulated by interactions between GLI1 and the RAS-MEK/AKT pathways. Proc. Natl. Acad. Sci. USA 104, 5895–5900.

Steck, P.A., Pershouse, M.A., Jasser, S.A., et al., 1997. Identification of a candidate tumor suppressor gene, MMAC1, at chromosome 10q23. 3 that is mutated in multiple advanced cancers. Nat. Genet. 15, 356–362.

Stemmer-Rachamimov, A.O., Xu, L., Gonzalez-Agosti, C., et al., 1997. Universal absence of merlin, but not other E R M family members, in schwannomas. Am. J. Pathol. 151, 1649–1654.

Stolle, C., Glenn, G., Zbar, B., et al., 1998. Improved detection of germline mutations in the von Hippel-Lindau disease tumor suppressor gene. Hum. Mutat. 12, 417–423.

Stumpf, S., Alksne, J.F., Annegers, J.F., et al., 1988. Neurofibromatosis. Conference statement. National Institutes of Health Consensus Development Conference. Arch. Neurol. 45, 575–578.

Szudek, J., Evans, D.G., Friedman, J.M., 2003. Patterns of associations of clinical features in neurofibromatosis 1 (NF-1). Hum. Genet. 112, 289–297.

Szudek, J., Joe, H., Friedman, J.M., 2002. Analysis of intrafamilial phenotypic variation in neurofibromatosis 1 (NF-1). Genet. Epidemiol. 23, 150–164.

Taylor, M.D., Liu, L., Raffel, C., et al., 2002. Mutations in SUFU predispose to medulloblastoma. Nat. Genet. 31, 306–310.

Tee, A.R., Fingar, D.C., Manning, B.D., et al., 2002. Tuberous sclerosis complex-1 and -2 gene products function together to inhibit mammalian target of rapamycin (mTOR)-mediated downstream signaling. Proc. Natl. Acad. Sci. USA 99, 13571–13576.

Thompson, M.C., Fuller, C., Hogg, T.L., et al., 2006. Genomics identifies medulloblastoma subgroups that are enriched for specific genetic alterations. J. Clin. Oncol. 24, 1924–1931.

Thomson, S.A., Fishbein, L., Wallace, M.R., 2002. NF-1 mutations and molecular testing. J. Child Neurol. 17, 555–561; discussion 571–552, 646–531.

Tikoo, A., Varga, M., Ramesh, V., et al., 1994. An anti-Ras function of neurofibromatosis type 2 gene product (NF-2/Merlin). J. Biol. Chem. 269, 23387–23390.

Tong, J., Hannan, F., Zhu, Y., et al., 2002. Neurofibromin regulates G protein-stimulated adenylyl cyclase activity. Nat. Neurosci. 5, 95–96.

Trofatter, J.A., MacCollin, M.M., Rutter, J.L., et al., 1993. A novel moesin-, ezrin-, radixin-like gene is a candidate for the neurofibromatosis 2 tumor suppressor. Cell 72, 791–800.

Turcot, J., Despres, J.P., St Pierre, F., 1959. Malignant tumors of the central nervous system associated with familial polyposis of the colon: report of two cases. Dis. Colon Rectum 2, 465–468.

Unden, A.B., Holmberg, E., Lundh-Rozell, B., et al., 1996. Mutations in the human homologue of Drosophila patched (PTCH) in basal cell carcinomas and the Gorlin syndrome: different in vivo mechanisms of PTCH inactivation. Cancer Res. 56, 4562–4565.

Vander Heiden, M.G., Cantley, L.C., Thompson, C.B., 2009. Understanding the Warburg effect: the metabolic requirements of cell proliferation. Science 324, 1029–1033.

van Slegtenhorst, M., de Hoogt, R., Hermans, C., et al., 1997. Identification of the tuberous sclerosis gene TSC1 on chromosome 9q34. Science 277, 805–808.

Varley, J.M., Evans, D.G., Birch, J.M., 1997. Li–Fraumeni syndrome – a molecular and clinical review. Br. J. Cancer 76, 1–14.

Varley, J.M., McGown, G., Thorncroft, M., et al., 2001. Significance of intron 6 sequence variations in the TP53 gene in Li–Fraumeni syndrome. Cancer Genet. Cytogenet. 129, 85–87.

Viskochil, D., Buchberg, A.M., Xu, G., et al., 1990. Deletions and a translocation interrupt a cloned gene at the neurofibromatosis type 1 locus. Cell 62, 187–192.

Vogel, K.S., Klesse, L.J., Velasco-Miguel, S., et al., 1999. Mouse tumor model for neurofibromatosis type 1. Science 286, 2176–2179.

Vortmeyer, A.O., Frank, S., Jeong, S.Y., et al., 2003. Developmental arrest of angioblastic lineage initiates tumorigenesis in von Hippel-Lindau disease. Cancer Res. 63, 7051–7055.

Vortmeyer, A.O., Gnarra, J.R., Emmert-Buck, M.R., et al., 1997. von Hippel-Lindau gene deletion detected in the stromal cell component of a cerebellar hemangioblastoma associated with von Hippel-Lindau disease. Hum. Pathol. 28, 540–543.

Wallace, M.R., Marchuk, D.A., Andersen, L.B., et al., 1990. Type 1 neurofibromatosis gene: identification of a large transcript disrupted in three NF-1 patients. Science 249, 181–186.

Watkins, D.N., Berman, D.M., Burkholder, S.G., et al., 2003. Hedgehog signaling within airway epithelial progenitors and in small-cell lung cancer. Nature 422, 313–317.

Webb, K.E., Henney, A.M., Anglin, S., et al., 1997. Expression of matrix metalloproteinases and their inhibitor TIMP-1 in the rat carotid artery after balloon injury. Arterioscler Thromb. Vasc. Biol. 17, 1837–1844.

Wetmore, C., Eberhart, D.E., Curran, T., 2001. Loss of p53 but not A R F accelerates medulloblastoma in mice heterozygous for patched. Cancer Res. 61, 513–516.

Wicking, C., Gillies, S., Smyth, I., et al., 1997. De novo mutations of the Patched gene in nevoid basal cell carcinoma syndrome help to define the clinical phenotype. Am. J. Med. Genet. 73, 304–307.

Wiederhold, T., Lee, M.F., James, M., et al., 2004. Magicin, a novel cytoskeletal protein associates with the NF-2 tumor suppressor merlin and Grb2. Oncogene. 23, 8815–8825.

Wolf, A., Agnihotri, S., Micallef, J., et al., 2011. Hexokinase 2 is a key mediator of aerobic glycolysis and promotes tumor growth in human glioblastoma multiforme. J. Exp. Med. 208, 313–326.

Woods, S.A., Marmor, E., Feldkamp, M., et al., 2002. Aberrant G protein signaling in nervous system tumors. J. Neurosurg. 97, 627–642.

Yang, F.C., Ingram, D.A., Chen, S., et al., 2008. NF-1-dependent tumors require a microenvironment containing NF-1$^{+/-}$ and c-kit-dependent bone marrow. Cell 135, 437–448.

Zhu, Y., Guignard, F., Zhao, D., et al., 2005. Early inactivation of p53 tumor suppressor gene cooperating with NF-1 loss induces malignant astrocytoma. Cancer Cell 8, 119–130.

Zhu, Y., Romero, M.I., Ghosh, P., et al., 2001. Ablation of NF-1 function in neurons induces abnormal development of cerebral cortex and reactive gliosis in the brain. Genes Dev. 15, 859–876.

第 6 章

恶性胶质细胞瘤的生物治疗

Susan M. Chang，Derek R. Johnson

1 简介

高级别胶质瘤的传统治疗是结合手术切除、放射治疗和细胞毒性化疗的综合治疗。目前对于多形性胶质母细胞瘤的治疗方案是联合使用放疗和替莫唑胺化疗，后者是一种可口服并具有良好生物利用度的甲基烷化剂。胶质母细胞瘤的标准治疗方案是联合应用放化疗，并且在放疗完成后继续每个月服用替莫唑胺作为辅助治疗（Stupp et al 2005）。其他常用的化疗方法如联合洛莫司汀、丙卡巴肼和长春新碱的治疗方案，目前仍为少突胶质细胞瘤和复发性高级别胶质瘤的治疗方法（Tatter 2002）。尽管化疗药物的给药方式在不断改善，如卡莫司汀片植入术腔（Westphal et al 2003）、通过血－脑屏障破坏（Fortin et al 2005）和增加交换（Lidar et al 2004）等方式使得药物的运输更加直接和高效，但传统化疗药物由于其低效、毒性及细胞耐受，导致其应用仍然受到限制。

近年来，随着深入了解脑肿瘤分子生物的特性，新的治疗方案不断产生。针对肿瘤增长、抗凋亡、新血管生成的一系列通路，出现了具有针对性的低分子量激酶抑制剂和单克隆抗体。较典型的就是酪氨酸激酶抑制剂甲磺酸伊马替尼治疗慢性髓细胞性白血病（Druker 2004）。在任何一个通路中，潜在的靶点包括：配体、配体受体和大量的受体激活的下游信号通路。胶质瘤相关的信号通路包括：血小板源性生长因子（platelet derived growth factor，PDGF）、表皮生长因子（epidermal growth factor，EGF）、肝细胞生长因子／集落因子（hepatocyte growth facto/scatter factor，HGF/SF）、胰岛素样生长因子（insulin-like growth factor，IGF）、血管内皮生长因子（vascular endothelial growth factor，VEGF）、胎盘生长因子（placental growth factor，PlGF），等等。应用分子靶向治疗恶性胶质瘤患者，为提高患者预后提供了广阔的前景。

到目前为止，大多数靶向治疗的分子可分为两类：一类是针对生长因子、细胞外配体结合区的生长因子受体或与配体结合的单克隆抗体；另一类是针对细胞内激酶或其下游效应器的小分子量抑制剂。理论上两种方式都具有可行性。抗体激发宿主免疫系统，导致细胞表面受体下调。以抗体为基础治疗方案的主要缺陷是血－脑屏障通透性差。贝伐单抗是一种抗血管内皮生长因子的抗体，通过和血管内的 VEGF 结合，避免了血－脑屏障通透性差的问题。大多数其他抗体靶向治疗，例如靶点为表皮生长因子的西妥昔单抗，则需要进入脑实质才能与其目标相结合。一些实验曾经尝试通过把抗体直接引入术腔（Reardon et al 2002），但全身给药相对应用更加广泛。一些小分子的激酶抑制剂在通过血－脑屏障方面具有优势。在人类基因编码的 500 种激酶中，到目前为止，临床实验中仅大约有 30 种作为抗癌治疗的靶向受体（Zhang et al 2009）。大多数已知的激酶抑制剂是通过与腺嘌呤核苷三磷酸（adenosine triphosphate，ATP）位点的竞争性结合来实现的，因为这些是激酶基因高度保守的位点（表6.1）。

表6.1　部分针对血管生成药物的临床试验

目标	药物	临床试验	结果
血管内皮生长因子	贝伐单抗	Ⅱ期：贝伐单抗治疗复发恶性胶质瘤	正在进行
		Ⅱ期：贝伐单抗＋依立替康治疗复发胶质母细	6个月无进展生存率为43%，6个月生存率为77%（Vredenburgh et al 2007）
		Ⅱ期：贝伐单抗与贝伐单抗联合伊立替康治疗复发胶质母细胞瘤的疗效对比	贝伐单抗6个月无症状生存率为35%，中位生存期为9.7个月，而联合治疗6个月无症状生存率为50.2%，中位生存期为8.9个月（Cloughesy et al 2008）
		Ⅱ期：贝伐单抗治疗复发胶质母细胞瘤，肿瘤进展后则使用贝伐单抗联合伊立替康的治疗方案	单独贝伐单抗治疗6个月无进展生存率为29%，6个月生存率为57% 联合伊立替康并未改善患者预后（Kreisl et al 2009）
		Ⅱ期：贝伐单抗＋西妥昔单抗＋伊立替康联合治疗复发胶质母细胞瘤	并不优于贝伐单抗＋伊立替康（Lassen et al 2008）
		Ⅱ期：对于新发胶质母细胞首先采用替莫唑胺＋放疗治疗，再采用贝伐单抗＋替莫唑胺联合治疗	正在进行
		Ⅱ期：对于新发胶质母细胞首先采用替莫唑胺＋放疗治疗，再采用贝伐单抗＋埃罗替尼联合治疗	正在进行
		Ⅱ期：对于新发胶质母细胞首先采用贝伐单抗＋替莫唑胺＋放疗治疗，再采用贝伐单抗＋依维莫司联合治疗	正在进行
		Ⅱ期：对于新发胶质母细胞首先采用贝伐单抗＋替莫唑胺＋放疗治疗，再采用贝伐单抗＋替莫唑胺＋依维莫司联合治	正在进行
		Ⅱ期：贝伐单抗＋替莫唑胺＋厄洛替尼片治疗放疗或替莫唑胺治疗后的无进展胶质母细胞瘤	正在进行
		Ⅱ期：贝伐单抗＋依托泊苷治疗复发胶质母细胞瘤	正在进行
		Ⅱ期：贝伐单抗＋节拍性的替莫唑胺治疗复发胶质母细胞瘤	正在进行
		Ⅱ期：贝伐单抗＋卡莫司汀治疗复发恶性胶质瘤	正在进行
		Ⅱ期：贝伐单抗＋厄洛替尼片治疗复发胶质母细胞瘤	正在进行
		Ⅱ期：贝伐单抗＋索拉非尼治疗复发胶质母细胞瘤	正在进行
		Ⅱ期：贝伐单抗＋硼替佐米治疗复发胶质母细胞瘤	正在进行
		Ⅱ期：贝伐单抗＋恩扎托林治疗复发恶性胶质瘤	正在进行

续表

目标	药物	临床试验	结果
血管内皮生长因子	贝伐单抗	Ⅱ期：贝伐单抗 + 坦度替尼治疗复发恶性胶质瘤	正在进行
		Ⅱ期：贝伐单抗 + 坦西莫司治疗复发胶质母细胞瘤	正在进行
		Ⅱ期：贝伐单抗 + 替莫唑胺 + 放疗 vs 贝伐单抗 + 伊立替康 + 放疗治疗复发胶质母细胞瘤	正在进行
		Ⅰ期：伏立诺他 + 替莫唑胺 + 伊立替康治疗复发胶质母细胞瘤	正在进行
		Ⅱ期：首先采用卡氮芥，再用贝伐单抗 / 伊立替康治疗复发胶质母细胞瘤	正在进行
		Ⅱ期：贝伐单抗 + 伊立替康治疗失败的患者采用贝伐单抗 + 替莫唑胺 vs 贝伐单抗 + 依托泊苷的对比	正在进行
	阿柏西普	Ⅰ期：阿柏西普 + 替莫唑胺 + 放疗治疗新发或复发的胶质母细胞瘤	正在进行
		Ⅱ期：阿柏西普治疗复发恶性胶质瘤	正在进行
血管内皮生长因子受体	阿斯利康	Ⅲ期：阿斯利康 vs 洛莫司汀 vs 阿斯利康 + 洛莫司汀治疗复发胶质母细胞瘤的疗效对比	正在进行
		Ⅰ / Ⅱ期：阿斯利康 + 替莫唑胺 + 放疗治疗新发胶质母细胞瘤	正在进行
		Ⅱ期：阿斯利康治疗复发胶质母细胞瘤	中位生存期为 211 天（Batchelor et al 2007）
	CT-322	Ⅰ期：阿斯利康 + 洛莫司汀治疗复发恶性脑肿瘤	正在进行
		Ⅰ期：CT-322 + 替莫唑胺 + 放疗治疗新发胶质母细胞瘤	正在进行
		Ⅱ期：CT-322 ± 伊立替康治疗复发胶质母细胞瘤	正在进行
Notch	MK0752	Ⅰ期：MK0752 治疗儿童复发中枢神经系统肿瘤	正在进行

2 肿瘤生长因子通路

不受控的细胞生长、增殖和生存是恶性肿瘤的特征。这些特点代表在细胞正常成熟和死亡过程的故障。变异和表观遗传变异促进了肿瘤细胞启动子的生长活性，并能够逃避抑制性信号的影响。生长信号受体激酶及相应的细胞内的信号转导通路是这一过程的关键点，并且提供了理性的药物干预目标（表6.2）。

表 6.2　部分针对肿瘤生长试剂的试验研究

目标	试剂	临床试验	结果
表皮生长因子受体		Ⅱ期：贝伐单抗 + 西妥昔单抗 + 伊立替康治疗复发胶质母细胞瘤	不优于贝伐单抗 + 伊立替康（Lassen et al 2008）
		Ⅰ/Ⅱ期：西妥昔单抗 + 替莫唑胺 + 放疗治疗新发胶质母细胞瘤	正在进行
	尼妥珠单抗	Ⅲ期：尼妥珠单抗 + 替莫唑胺 + 放疗 vs 标准治疗方案治疗新发胶质母细胞瘤	正在进行
		Ⅱ期：尼妥珠单抗治疗儿童复发脑桥胶质瘤	正在进行
	埃罗替尼	Ⅰ期：埃罗替尼或者埃罗替尼 + 替莫唑胺治疗恶性胶质瘤	6 个月无进展生存率为 11%（Prados et al 2006）
		Ⅱ期：埃罗替尼 + 替莫唑胺 + 放疗治疗新发胶质母细胞瘤	中位无进展生存期 8.2 个月，中位生存期 19.3 个月 MGMT 状体提示预后（Prados et al 2009）
		Ⅱ期：埃罗替尼治疗复发胶质母细胞瘤	中位无进展生存期 12 周（Raizer et al 2004）
		Ⅰ/Ⅱ期：埃罗替尼 + 放疗治疗新发胶质瘤的青年患者	正在进行
		Ⅱ期：替莫唑胺 + 放疗，并给予贝伐单抗 + 埃罗替尼治疗新发胶质母细胞瘤	正在进行
		Ⅱ期：先给予替莫唑胺 + 放疗，再给予贝伐单抗 + 替莫唑胺 + 埃罗替尼治疗无进展胶质母细胞瘤	正在进行
		Ⅱ期：埃罗替尼 +Erlotinib + 雷帕霉素治疗复发胶质母细胞瘤	正在进行
		Ⅱ期：埃罗替尼 + 坦西莫司治疗复发恶性胶质瘤	正在进行
		Ⅱ期：埃罗替尼 + 贝伐单抗治疗复发恶性胶质瘤	正在进行
		Ⅰ期：埃罗替尼 + 达沙替尼治疗复发恶性胶质瘤	正在进行
		Ⅱ期：埃罗替尼 + 索拉非尼治疗复发胶质母细胞瘤	正在进行
	吉非替尼	Ⅱ期：吉非替尼治疗新复发胶质母细胞瘤	6 个月无进展生存率为 13%（Rich et al 2004）
		Ⅰ期：依维莫司 + 吉非替尼治疗复发胶质母细胞瘤	6 个月无进展生存率为 6%（Kreisl et al 2009）
肝细胞生长因子/集落因子	AMG-102	Ⅱ期：AMG-102 治疗复发恶性胶质瘤	正在进行

3 表皮生长因子

表皮生长因子（EGF）和表皮生长因子受体（epidermal growth factor receptor，EGFR）在肿瘤生长中的作用是一直得到公认的（Cohen 1983）。EGF 有四个跨膜受体：人类表皮生长因子受体 1（human epidermal growth factor receptor 1，HER1）的 EGFR，人类表皮生长因子受体 2（human epidermal growth factor receptor 2，HER2），人类表皮生长因子受体 3（human epidermal growth factor receptor 3，HER3），和人类表皮生长因子受体 4（human epidermal growth factor receptor 4，HER4）。当 EGF 或某个配体与 EGFR 的胞外受体区域相结合，形成二聚体，并激活细胞内酪氨酸激酶域及其自身磷酸化，触发了大量的信号级联反应。和胶质瘤相关的 EGF 触发的两个信号级联反应是 RAS-RAF-MEK-MAPK 信号通路和 PI3K-Akt-mTOR 通路（Scaltriti & Baselga 2006）。虽然许多肿瘤同时表达 EGF 和 EGFR 而形成一个自分泌信号环路，但 EGFR 的临床相关性却高于过量的 EGF（McLendon et al 2007）。在胶质瘤中，EGFR 有多种方式能够被过度活化，例如基因突变所导致的 EGFR 位点多体与扩增，可使正常 EGFR 被过量表达（Ekstrand et al 1991），抑或 EGFR 本身发生的突变。胶质瘤中最常见的 EGFR 突变是表皮生长因子受体Ⅲ型突变体（the epidermal growth factor receptor variant Ⅲ，EGFRvⅢ），它是一种细胞外配体结合区的框内缺失，在没有 EGF 结合的情况下能够活化细胞内酪氨酸（Pelloski et al 2007）。近 50% 的胶质母细胞瘤中可见到 EGFR 的扩增和过量表达（Brandes et al 2008）。在 EGFR 扩增的肿瘤中近 50% 持续表达活化的 EGFRvⅢ 突变。EGFRvⅢ 优先激活 PI3K-Akt-mTOR 途径及其他对于未突变的 EGFR 无反应的第二信使通路（McLendon et al 2007）。

目前正在探索几个基于 EGFR 的靶向疗法能否作为恶性胶质瘤的治疗方法。一些抗体，如西妥昔单抗和帕尼单抗，可通过结合 EGFR 并引发宿主的免疫反应来下调 EGFR。虽然在细胞和动物模型中西妥昔单抗可有效地对抗恶性胶质瘤细胞（Eller et al 2002），但目前还没有发表抗 EGFR 抗体在恶性胶质瘤中有效性的临床试验结果。小分子物质，凭借其持续活化细胞内 EGFR 酪氨酸激酶受体而非细胞外受体区域的功能，能够更好地调节 EGFRvⅢ 的活性。埃罗替尼，一种 EGFR 酪氨酸激酶抑制剂，其最新二期临床试验证实通过联合替莫唑胺和放疗能够提高新发胶质母细胞瘤和胶质肉瘤患者的生存期（Prados et al 2009），但一相似实验未能证实此类患者有所获益（Brown et al 2008）。目前一些确认治疗效果和识别潜在最大受益人群的研究正在进行中。先前埃罗替尼及吉非替尼的研究表明，获益最大的患者是共表达 EGFRvⅢ 和人第 10 号染色体缺失的磷酸酶及张力蛋白同源基因（phosphatase and tensin homolog deleted on chromosome ten，PTEN）的患者（Mellinghoff et al 2005）。这些数据仍有争议，需要未来的研究进一步确认。

抗 -EGFR 治疗最常见的副作用是脓包样丘疹，这与 EGFR 在成熟角化细胞中扮演的角色有关。皮疹通常是自限性的，继续抗 EGFR 疗法往往遗留炎症后的色素过度沉着。出现特征性皮疹与抗 EGFR 的肿瘤反应相关，因此也可作为对肿瘤治疗有效性的一个有用的替代指标（Perez-Soler 2003）。胃肠道副作用包括腹泻、恶心和呕吐。这些症状与破坏 EGFR 在维持黏膜完整性的作用相关，并反映了 EGFR 酪氨酸激酶抑制剂这类治疗一个主要的剂量限制性毒性。致命性的间质性肺疾病（interstitial lung disease，ILD），是一种罕见但严重的 EGFR 酪氨酸激酶抑制剂的毒性反应（Tsuboi & Le Chevalier 2006）（表 6.3）。

4 血小板源性生长因子

血小板源性生长因子（PDGF）通路与 EGFR 通路有许多共同之处。PDGF 家族由四个配体构成，包括：PDGF-A，PDGF-B，PDGF-C 和 PDGF-D，并包括两个酪氨酸激酶受体：血小板源性生长因子受体 α（platelet derived growth factor receptor alpha，PDGFR-α）和血小板源性生长因子受体 β（platelet derived growth factor receptor beta，PDGFR-β）。PDGF 和血小板源性生长因子受体（platelet derived growth factor receptor beta，PDGFR）经常在恶性胶质瘤中过度表达。与 EGF 相同，受体的活化导致二聚体形成、自身磷酸化和启动多个下游信号级联反应，其信号通路包括 PI3K-Akt-mTOR 和 RAS-RAF-MEK-MAPK。

表 6.3　部分针对生长作用试剂的试验研究

目标	试剂	临床试验	结论
RAS	替吡法尼	Ⅰ/Ⅱ期：替吡法尼治疗接受或未接受酶诱导抗癫痫药物的复发恶性胶质瘤患者	未接受：胶质母细胞瘤患者 6 个月无进展生存率为 16.7%　接受：胶质母细胞瘤患者 6 个月无进展生存率为 6.5%（Cloughesy et al 2006）
		Ⅰ期：替吡法尼 + 替莫唑胺 + 放疗治疗新发胶质母细胞瘤	正在进行
		Ⅱ期：替吡法尼 + 放疗治疗新发胶质母细胞瘤	正在进行
	洛那法尼	Ⅰ期：洛那法尼 + 替莫唑胺治疗复发胶质瘤	正在进行
RAF	索拉非尼	Ⅰ/Ⅱ期：索拉非尼 + 替莫唑胺 + 放疗治疗新发胶质母细胞瘤	正在进行
		Ⅱ期：先给予替莫唑胺 + 放疗，再给予索拉非尼 + 替莫唑胺治疗新发胶质母细胞瘤	正在进行
		Ⅱ期：索拉非尼 + 延长的替莫唑胺治疗复发胶质母细胞瘤	正在进行
		Ⅱ期：索拉非尼 + 埃罗替尼治疗复发胶质母细胞瘤	正在进行
		Ⅰ/Ⅱ期：索拉非尼 + 埃罗替尼，替吡法尼，或坦西莫司治疗复发胶质母细胞瘤	正在进行
		Ⅰ/Ⅱ期：索拉非尼 + 替吡法尼治疗复发胶质母细胞瘤	正在进行
		Ⅱ期：索拉非尼 + 贝伐单抗治疗复发胶质母细胞瘤	正在进行
AKT	哌立福辛	Ⅱ期：哌立福辛治疗复发恶性胶质瘤	暂停
mTOR	雷帕霉素	Ⅰ期：雷帕霉素 + 凡德他尼治疗复发胶质母细胞瘤	正在进行
		Ⅱ期：雷帕霉素 + 埃罗替尼治疗复发胶质母细胞瘤	正在进行
	坦西莫司	Ⅱ期：坦西莫司治疗复发胶质母细胞瘤	6 个月无进展生存率为 7.8%（Galanis et al 2005）
		Ⅰ/Ⅱ期：坦西莫司治疗复发胶质母细胞瘤	6 个月无进展生存率为 2.5%（Chang et al 2005）
		Ⅰ期：坦西莫司 + 替莫唑胺 + 放疗治疗新发胶质母细胞瘤	正在进行
		Ⅱ期：坦西莫司 + 贝伐单抗治疗复发胶质母细胞瘤	正在进行
		Ⅰ/Ⅱ期：坦西莫司 + 埃罗替尼治疗复发胶质母细胞瘤	正在进行
		Ⅰ/Ⅱ期：索拉非尼 + 坦西莫司治疗复发胶质母细胞瘤	正在进行
	依维莫司	Ⅱ期：依维莫司治疗复发恶性胶质瘤	正在进行
		Ⅰ期：依维莫司 + 替莫唑胺治疗胶质母细胞瘤	正在进行
		Ⅰ期：依维莫司 + 伊马替尼 + 羟基脲治疗复发胶质母细胞瘤	正在进行
		Ⅰ/Ⅱ期：依维莫司 + AEE788 治疗复发胶质母细胞瘤	正在进行
		Ⅰ期：依维莫司 + 吉非替尼治疗复发胶质母细胞瘤	6 个月无进展生存率为 5%（Kreisl et al 2009）

续表

目标	试剂	临床试验	结论
PKC-β	恩扎托林	Ⅲ期：恩扎托林 vs 洛莫司汀治疗复发胶质母细胞瘤	因无效而停止（Fine et al 2008）
		Ⅰ期：恩扎托林 + 放疗治疗新发胶质母细胞瘤	正在进行
		Ⅰ/Ⅱ期：恩扎托林 + 替莫唑胺 + 放疗治疗新发胶质母细胞瘤	正在进行
		Ⅱ期：恩扎托林 + 贝伐单抗治疗复发恶性胶质瘤	正在进行
		Ⅰ期：恩扎托林 + 卡铂治疗复发脑肿瘤	正在进行

典型的抗-PDGFR治疗的药物是伊马替尼，它是PDGF受体酪氨酸激酶抑制剂，并且对Bcl-abl和c-kit也有作用。曾有分别以伊马替尼单一疗法（Wen et al 2006）和伊马替尼联合羟基脲（Reardon et al 2005）的Ⅱ期临床实验来评价其治疗胶质瘤的效果。尽管两种方法的副作用均良好，但是对于非选择性的复发胶质母细胞瘤患者未显示其有效性。更多研究伊马替尼联合其他药物如替莫唑胺的临床试验正在进行中（表6.4）。

表6.4　部分针对多信号通路作用试剂的试验研究

目标	试剂	临床试验	结论
血小板源性生长因子受体，c-kit, Abl	伊马替尼	Ⅰ/Ⅱ期：伊马替尼治疗复发胶质瘤	胶质母细胞瘤6个月无进展生存率为3% 间变星形6个月无进展生存率为10%（Wen et al 2006）
		Ⅱ期：伊马替尼治疗复发胶质瘤	胶质母细胞瘤6个月无进展生存率16% 间变星形6个月无进展生存率为9%（Raymond et al 2008）
		Ⅲ期：羟基脲 ± 伊马替尼治疗复发胶质母细胞瘤	完成
		Ⅱ/Ⅲ期：伊马替尼 + 羟基脲治疗复发胶质母细胞瘤	完成
		Ⅱ期：伊马替尼 + 依维莫司 + 羟基脲治疗复发恶性胶质瘤	正在进行
		Ⅰ期：伊马替尼 + 羟基脲 + 瓦他拉尼治疗复发恶性胶质瘤	正在进行
		Ⅰ期：伊马替尼 + 替莫唑胺治疗恶性胶质瘤	正在进行
表皮生长因子受体、血管内皮生长因子受体	AEE788	Ⅰ/Ⅱ期：AEE788治疗复发胶质母细胞瘤	完成
		Ⅰ/Ⅱ期：AEE788+ 依维莫司治疗复发胶质瘤	正在进行
	凡德他尼	Ⅰ期：凡德他尼 + 雷帕霉素治疗复发胶质母细胞瘤	正在进行
		Ⅰ/Ⅱ期：凡德他尼 + 替莫唑胺/放疗治疗新发胶质母细胞瘤	正在进行
		Ⅰ期：凡德他尼 + 足叶乙苷治疗复发恶性胶质瘤	正在进行
		Ⅰ期：凡德他尼 + 伊马替尼 + 羟基脲治疗复发恶性胶质瘤	正在进行
		Ⅰ/Ⅱ期：凡德他尼治疗复发恶性胶质瘤	正在进行

续表

目标	试剂	临床试验	结论
表皮生长因子受体，HER2	拉帕替尼	Ⅰ/Ⅱ期：拉帕替尼治疗复发胶质母细胞瘤	正在进行
		Ⅱ期：拉帕替尼 +Lapatinib + 帕唑帕尼治疗复发恶性胶质瘤	正在进行
血小板源性生长因子受体，血管源性生长因子受体，c-kit，Flt-3	舒尼替尼	Ⅱ期：舒尼替尼治疗复发胶质母细胞瘤	正在进行
		Ⅰ期：舒尼替尼 + 伊立替康治疗复发恶性胶质瘤	正在进行
Flt-3，血小板源性生长因子受体，c-kit	坦度替尼	Ⅱ期：坦度替尼 + 贝伐单抗治疗复发恶性胶质瘤	正在进行
		Ⅰ/Ⅱ期：坦度替尼治疗复发恶性胶质瘤	正在进行
Raf，血管内皮生长因子受体，血小板源性生长因子受体，c-kit，Flt-3	索拉非尼	Ⅰ/Ⅱ期：索拉非尼 + 替莫唑胺 / 放疗治疗新发胶质母细胞瘤	正在进行
		Ⅱ期：首先给予替莫唑胺 / 放疗再给予索拉非尼和替莫唑胺治疗新发胶质母细胞瘤	正在进行
		Ⅱ期：索拉非尼 + 延长的替莫唑胺治疗周期治疗复发胶质母细胞瘤	正在进行
		Ⅱ期：索拉替尼 + 埃罗替尼治疗复发胶质母细胞瘤	正在进行
		Ⅰ/Ⅱ期：索拉替尼 + 埃罗替尼 + 替吡法尼 + 坦西莫司治疗复发胶质母细胞瘤	正在进行
		Ⅰ/Ⅱ期：索拉替尼 + 坦西莫司治疗复发胶质母细胞瘤	正在进行
		Ⅱ期：索拉替尼 + 贝伐单抗治疗复发胶质母细胞瘤	正在进行
血管内皮生长因子受体，c-Met，RET	XL184	Ⅱ期：XL84 治疗复发胶质母细胞瘤	正在进行
血管内皮生长因子受体，血小板源性生长因子受体	瓦他拉尼	Ⅰ期：瓦他拉尼 + 伊马替尼 + 羟基脲治疗复发恶性胶质瘤	正在进行
		Ⅰ/Ⅱ期：放疗 + 替莫唑胺 ± 瓦他拉尼治疗新发胶质母细胞瘤	正在进行
		Ⅰ期：瓦他拉尼 + 替莫唑胺 + 放疗治疗服用酶诱导性抗癫痫药物的胶质母细胞瘤患者	正在进行
血管内皮生长因子受体，血小板源性生长因子受体，c-kit	帕唑帕尼	Ⅱ期：帕唑帕尼治疗复发胶质母细胞瘤	正在进行

5　肝细胞生长因子 / 集落因子

肝细胞生长因子（hepatocyte growth factor，HGF），也称为集落因子（scatter factor，SF），作用于酪氨酸激酶受体（tyrosine-protein kinase Met，c-Met）来触发许多细胞功能，包括增殖、生存、迁移和侵袭。与 EGFR 和 PDGFR 一样，c-Met 调控 PI3K-Akt-mTOR 和 RAS-RAF-MEK-MAPK 第二信使系统。c-Met 的主要作用是与浸润增长相关，c-Met 活性对于胚胎发生至关重要，已证实敲除 HGF 和 c-Met 的转基因小鼠可宫内死亡。在成熟的动物中，HGF 和 c-Met 的作用十分有限，主要在组织损伤后愈合中发挥功能。异常 c-Met 信号见于包括胶质瘤的多种肿瘤，促进肿瘤侵袭增长并与不良预后相关（Abounader & Laterra 2005）。与其他受体酪氨酸激酶一样，c-Met 过度表达似乎是导致通路异常激活的主要过程（Migliore & Giordano 2008）。HGF/c-Met 系统也通过其他途径参与肿瘤发生，如 HGF 刺激产生的 EGFR 活化（Reznik et al 2008）和 VEGF 在肿瘤细胞的生成（Abounader & Laterra 2005）。

目前一些评估 HGF/c-Met 抑制剂在治疗恶性肿瘤中的作用的临床试验正在进行之中。AMG102 是抗 HGF 单克隆抗体，能够防止 HGF 和 c-Met 之间的相互作用。AMG102 治疗高级别恶性胶质瘤的多中心 Ⅱ 期临床实验正在进行。一些具有抑制 c-Met 受体酪氨酸激酶活性的小分子制剂也正在开发和测试中。除了抑制 c-Met，XL184 还能抑制血管内皮细胞生长因子受体 2（vascular endothelial growth factor receptor 2，VEGFR-2）和 KDR，这些目前都处于治疗复发胶质母细胞瘤的 Ⅱ 期临床试验中。其他包括 XL880 和 ARQ197 的一些相关制剂也在非神经系统的肿瘤中进行临床检测。

6 胰岛素样生长因子

胰岛素样生长因子系统包括三个配体，两个受体和六个胰岛素样生长因子结合蛋白（insulin-like growth factor-binding protein，IGFBP）。胰岛素样生长因子 1（IGF-I）和胰岛素样生长因子 1 受体（insulin-like growth factor I receptor，IGF-I-R）与肿瘤的形成具有最密切的相关性。IGF-I 通路在胎儿大脑发育期激活而在正常成熟的神经组织中相对静止，但在恶性脑肿瘤中又再次激活促增长（Trojan 2007）。IGFBPs 在胶质瘤形成中的作用尚不明确，它们与 IGF-I 结合延长其半衰期；同时也与 IGF-I-R 竞争与 IGF-I 结合。在几种实体肿瘤患者的体内已证实了血浆 IGFBPs 升高，并且明确了血浆高 IGFBP-2 表达与肿瘤复发成正相关性，而与胶质母细胞瘤患者的无病生存期成负相关（Lin et al 2009）。与上述讨论的生长因子类似，PI3K-Akt-mTOR 和 RAS-RAF-MEK-MAPK 通路参与 IGF-I-R 通路信号转导（Trojan 2007）。

非选择性 IGF 通路抑制剂尚未在治疗中枢神经系统肿瘤的临床实验中进行评估。SCH717454 作为针对 IGF-1-R 的抗体，其治疗结直肠癌、骨肉瘤或尤文肉瘤的 Ⅱ 期临床研究还正在进行之中。多个 IGF-I-R 酪氨酸激酶小分子抑制剂也在研发，如 BMS-754807 和 OSO-754807，处于非中枢神经系统恶性肿瘤的 Ⅰ 期临床试验阶段，并且还有更多的备选制剂处于临床前期的测试阶段。

7 PI3K-Akt-mTOR 第二信使系统

磷脂酰肌醇 -3- 激酶（phosphatidylinositide 3-kinases，PI₃K）第二信使通路是几个生长因子受体（如 EGF）的下游介质。通过激活这个系统，EGF 可以抑制凋亡并促进细胞存活。PI₃K 将磷脂酰肌醇（3，4）- 二磷酸（phosphatidylinositol 4，5-bisphosphate，PIP2）转化为磷脂酰肌醇（3，4，5）- 三磷酸（phosphatidylinositol（3，4，5）-trisphosphate，PIP3），进而移动蛋白激酶 B（Protein kinase B，PKB 或 Akt）到细胞表面而激活。Akt 增加促生存基因的转录，并灭活促凋亡蛋白。Akt 有几个作用靶点，其中包括哺乳动物雷帕霉素靶蛋白（mechanistic target of rapamycin，mTOR）。Akt 激活并增加血管内皮生长因子（VEGF）的生成，从而成为两个重要系统的媒介（Jiang & Liu 2008）。PI₃K-AKT-mTOR 信号通路中主要负调控因子是 PTEN 基因（磷酸酶以及同源张力蛋白），它可将 PIP3 转化为 PIP2 来灭活 Akt。PI₃K-AKT-mTOR 信号通路在胶质母细胞瘤中通过两条主要途径完成过度激活：产生过多的 EGF 受体，以及降低 PTEN 的抑制性反馈。前面所提到 EGFR 中的 EGFRvⅢ突变优先激活 PI₃K-AKT-mTOR 通路（McLendon et al 2007）。PTEN 基因位于 10q 染色体，是多种癌症的常见抑癌基因。在胶质母细胞瘤患者中，70% 的肿瘤组织存在 10q 上的杂合缺失，25% 的肿瘤出现 PTEN 突变（Ohgaki & Kleihues 2007）。原发胶质母细胞瘤的 PTEN 突变比例远高于继发胶质母细胞瘤。PTEN 基因启动子甲基化现象在低级别胶质瘤和继发胶质母细胞瘤中更为常见，代表了另一条 PTEN 基因的失活通路（Wiencke et al 2007）。由于无拮抗的 Akt 激活，PTEN 基因功能丧失可与一侵袭性肿瘤表型相关。

目前研究最多的 PI3K-Akt-mTOR 通路治疗靶点是 mTOR。西罗莫司和依维莫司是雷帕霉素类药物，具有更好的药代动力学特性。临床 Ⅱ 期试验显示，随机选择的复发性胶质母细胞瘤患者中，单药治疗效果最小，且治疗相关的毒性小（Galanis et al 2005）。该研究的随访结果检验了西罗莫司联合其他药物或作为单药治疗在胶质母细胞瘤发展过程中的病理作用。Akt 本身是小分子抑制剂哌立福辛（Perifosine）的治疗靶点（Momota et al 2005），哌立福辛治疗复发性恶性胶质瘤的 II 期临床试验正在进行中。

8　Ras-Raf-MEK-MAPK 第二信使系统

Ras 是 EGFR 以及 PDGFR 的下游信号转导蛋白。法尼基化（也就是异戊烯基化）可激活 Ras，法尼基转移酶将 1 个类异戊二烯基连到 C- 末端半胱氨酸。Ras 激活一系列信号转导通路，但 Ras 作用于有丝分裂原激活蛋白激酶（mitogen-activated protein kinase，MAPK）这对于肿瘤的形成尤为重要。MAPK 属于丝氨酸 / 苏氨酸特异性蛋白激酶家族，该家族调控多种肿瘤增殖以及生存的关键过程，包括有丝分裂、分化、凋亡以及血管生成生长因子的释放。虽然在胶质母细胞瘤中少见 Ras-Raf-MEK-MAPK 通路本身突变（Knoble et al 2004），但该通路经常被前述的上游受体激酶突变以及过表达而激活。

通过法尼基化激活 Ras 这一过程表明抑制 Ras-Raf-MEK-MAPK 通路向下游传递是可能的。法尼基转移酶抑制剂（farnesyltransferase inhibitors，FTIs）是酶作用过程中可间接抑制 Ras 的小分子抑制剂。目前已开始进行临床试验来评价 Tipifarnib（Tipifarnib，之前被称为 R115777）以及 lonafarnib（Sarsa，之前被称为 SCH66336）治疗胶质母细胞瘤多形性变或退行性胶质瘤的疗效。II 期临床试验中，Tipifarnib 对于复发性高级别胶质瘤患者的效果中等但耐受性良好（Choughesy et al 2006）。目前正在进行几项验证 FTI 合并放疗、替莫唑胺以及其他分子靶向疗效的研究。以 FTI 为代表的 Ras-Raf-MEK-MAPK 通路修饰目前还需要一个长期的发展过程，但该通路中其他关键节点的研究也在进行之中。Raf 是小分子药物索拉非尼的治疗靶点（Hahn & Stadler 2006），索拉非尼治疗恶性胶质瘤的几项研究也正在进行中。AAL881 是 Raf 以及血管内皮细胞生长因子受体（vascular endothelial growth factor receptor，VEGFR）的小分子抑制剂，可延长

神经母细胞瘤裸鼠的存活期（Sathornsumetee et al 2006）。

9　血管生成途径抑制物

20 世纪 70 年代早期，人们就认识到肿瘤血管生成在肿瘤生存和生长过程中的关键作用及逻辑合理性，因此抑制肿瘤血管生成成为抗肿瘤治疗的一种潜在方法（Folkman 1971），自此人们逐渐发现大量的抗血管生成通路，然而直到 2004 年，贝伐单抗才成为首个被 FDA 批准的通过抗血管生成治疗实体肿瘤的药物。

10　血管内皮生长因子

肿瘤利用多种不同的促血管生成因子以及途径维持自身血供。血管内皮生长因子（VEGF）系统就是典型的例子，并一直是大多数治疗的靶向途径。VEGF 家族包含多种生长因子以及受体。VEGF 一词通常指 VEGF-A，但是 VEGF-B、VEGF-C、VEGF-D、VEGF-E、VEGF-F 以及胎盘生长因子（PlGF）也作用于 VEGF 受体。VEGFR 通常指 VEGFR-2（VEGF 通路的主要受体），而 VEGFR-1 以及 VEGFR-3 在肿瘤血管生成以及肿瘤生长中的直接作用并不显著（Kerbel 2008）。VEGF 表达水平在包括原发脑肿瘤在内的大多数人类实体肿瘤中均增高。多种因子可触发 VEGF 表达，尤其以低氧血症以及酸中毒为著。高级别肿瘤过度生长导致缺氧环境，稳定表达缺氧诱导转录因子 1α（hypoxia-inducible factor 1 alpha，HIF1α）以及缺氧诱导转录因子 2α（hypoxia-inducible factor 2 alpha，HIF2α），进而增加 VEGF 基因转录和提高 VEGF 配合体的稳定性（Semenza 2003）。在肿瘤细胞产生 VEGF 后，VEGF 就可作用于血管内皮细胞触发血管形成。VEGF-A 激活血管内皮细胞的 VEGFR-2，可触发一系列下游反应。首先，VEGFR-2（一种跨膜酪氨酸激酶）形成二聚体，然后激活 PLCγ-PKC-Raf 激酶 -MEK-MAPK 信号通路，从而引起细胞增殖。同时，活化的 VEGFR-2 激活 PI3K-Akt 通路促进细胞生存（Kerbel 2008）。VEGF 同时激活血管内皮细胞迁移来促进血管网络生长（Jain et al 2007a）。异常 VEFG 信号通路导致血管通透性增加，使肿瘤内间质液压力增高形成肿瘤周围水肿（Jain et al

2007b）。

贝伐单抗是第一个有效地控制恶性胶质瘤的抗血管生成药物，它是一种拮抗血管内皮生长因子的单克隆抗体。贝伐单抗在应用于治疗胶质瘤前已被证实可改善非中枢神经系统（central nervous system，CNS）恶性肿瘤的预后，如合并细胞毒性化疗药物治疗直肠癌（Hurwitz et al 2004）。人们猜测贝伐单抗拮抗 VEGF 有助于形成正常血管，促进抗癌药物进入肿瘤从而改善化疗反应。根据这些特点，最初的贝伐单抗治疗胶质瘤的研究往往是联合使用伊立替康（一种传统化疗药物）。一项 II 期临床试验中，与对照组相比，联合应用贝伐单抗和伊立替康可将无进展生存期提高 6 个月（Vredenburgh et al 2007）。贝伐单抗单药治疗、还是与伊立替康联合应用的抗肿瘤疗效目前仍不清楚。一项企业资助的 II 期临床研究比较了单独应用贝伐单抗或贝伐单抗联合伊立替康的治疗效果，发现联合用药虽可改善患者预后，但没有统计学差异（Cloughesy et al 2008）。在另一项 II 期研究中，复发胶质母细胞瘤患者首先接受贝伐单抗单药治疗，肿瘤进展后再联合应用伊立替康治疗。该研究表明贝伐单抗可延长 6 个月无进展生存期，但联合伊立替康并没有显著延长缓解期（Kreisl et al 2009）。贝伐单抗联用伊立替康的治疗效果及风险需 III 期临床试验进行更深入的评估。数个有关贝伐单抗的研究正在进行中，其中包括联合使用其他药物，例如厄洛替尼。虽然贝伐单抗是 VEGF 通路修饰的最佳药物，目前还有一些其他的类似药物也正在评估之中。阿柏西普（VEGF Trap）为一种连接循环血中 VEFG 以及 PlGF 的可溶性受体，可有效地控制大鼠胶质瘤模型中的肿瘤生物学特性（Gomez-Manzano et al 2008）。应用阿柏西普治疗复发恶性胶质瘤的研究也正在进行之中。其他一些抑制 VEGFR 的小分子治疗药物包括瓦他拉尼（PTK787/ZK22584）、帕唑帕尼、西地尼布（AZD2171 或 Recentin）以及 CT-322（Angiocept）。虽然治疗药物都无法明确改善胶质瘤患者的预后，但西地尼布可促血管正常化，迅速且显著地实现了影像学上的缓解（Batchelor et al 2007）。除了以上这些单独作用于 VEGF 通路的治疗方法，目前尚有作用于 VEGF 通路以及其他靶点的数项药物研究也正在进行之中，如舒尼替尼（Sutent）、凡德他尼（Zactima）、索拉非尼（Nexavar）以及阿西替尼（AG 013736）。

一般来说，抗 VEGF 治疗耐受性较好。一项包括 55 名复发恶性胶质瘤患者接受贝伐单抗及化疗的研究显示，贝伐单抗的副作用包括静脉血栓栓塞症、高血压、胃肠穿孔、出血和伤口愈合缓慢（Norden et al 2008）。疲劳感也是很常见的症状。诸如索拉非尼及舒尼替尼的小分子 VEGFR 抑制剂，除了引起与贝伐单抗相似的副作用，尚可引起黏膜炎、腹泻、手足反应以及皮疹。由于抑制了 c-kit 信号通路，舒尼替尼与可逆性毛发色素沉着有关（Robert et al 2005）。

11 胎盘生长因子

胎盘生长因子（PlGF）是一种血管内皮生长因子受体 1（VEGFR-1）的配体，目前已报道了 4 种 PlGF（PlGF1，PlGF2，PlGF3，PlGF4）。在 VEGF 结合到 VEGFR-1 后，PlGF 也黏附于 VEGFR-1，来表达一组特异性的蛋白（Fischer et al 2007）。病理性血管生成也可见于 PlGF 过表达。在肿瘤血管再生的过程中，PlGF 表达水平与结直肠癌进展以及降低患者生存期相关（Wei et al 2005）。正常成熟的组织仅有极少量的 PlGF 表达，且 PlGF 阻滞剂的临床动物实验模型显示该阻滞剂几乎没有毒性。阿柏西普（VEGF Trap）是一种可同时结合 VEGF 和 PlGF 的可溶性诱导受体，该药目前正在恶性胶质瘤治疗的临床试验评估之中。

12 神经纤毛蛋白（NRP）

神经纤毛蛋白 1（neuropilin 1，NRP1）以及神经纤毛蛋白 2（neuropilin 2，NRP2）是位于细胞膜表面的跨膜糖蛋白，可作为受体结合各种配体参与血管生成。作为 III 级信号蛋白受体，NRP1 以及 NRP2 在神经系统发育中协助引导轴突生长（Pan et al 2007）。在成熟器官里，神经纤毛蛋白是重要的促血管生成的共同受体。NRP-1 可结合 VEGF-A、VEGF-B、VEGF-E、PlGF 以及 HGF/SF，而 NRP-2 结合 VEGF-A、VEGF-C、PlGF 以及 HGF/SF。在结合及激活后，神经纤毛蛋白通过稳定 VEGF/VEGFR 联合体来影响血管生成（Sulpice et al 2008）。神经纤毛蛋白还可直接作用于血管内皮细胞运动，不需要通过上述稳定 VEGF/VEGFR 复合体的机制。临床前实验中，拮抗 NRP1 的胞外配体结合域的单克隆抗体可减少血管生成和血管重塑。更为重要的是，联合使用抗 VEGF 及抗 NRP 抗体可比单用其一更具有抗血管生成能力（Pan et al 2007）。到目前为止，尚无开展针对神经纤毛蛋白抑制剂的临床实验。

13 Notch/delta 样配体 4

Notch 细胞内信号通路通过介导基因转录来调控一系列与细胞生长、分化以及死亡相关的过程。在血管形成中，Notch 及其配体在血管内皮中进行表达，参与正常血管发育以及在肿瘤血管生成中发挥重要作用（Kerbel 2008）。在人体中，有 4 个 notch 受体和 5 个配体，与肿瘤形成最相关的分别是 Notch1 以及 delta 样配体 4（delta-like ligand 4，DLL4）。胶质母细胞瘤细胞和肿瘤内皮细胞中 DLL4 均上调，异体移植胶质母细胞瘤的大鼠实验中，DLL4 激活 Notch，降低血管生成，改善血管结构和功能。反之，DLL4 下调可减少凋亡和降低瘤内低氧环境，导致移植的胶质母细胞瘤生长（Li et al 2007）。Notch1/DLL4 信号与 VEGF 以及 EGFR 通路在功能作用上均相关。在肿瘤中，VEGF 作用于 VEGFR-1 及 VEGFR-2 来激活 PI3K/Akt 通路，并诱导动脉内皮细胞中 Notch1 和 DLL4 的表达（Liu et al 2003）。在其他一些功能活动中，Notch1 激活并上调 EGFR 表达（Purow et al 2008）。

通过调控 Notch 通路治疗肿瘤的临床前数据是令人振奋的（Noguera-Troise et al 2006）。MK0752 是 γ 分泌抑制剂，通过阻止 Notch 受体断裂以及细胞内 domain 释放来抑制 Notch 信号通路（Deangelo et al 2006）。几项用于治疗不同类型肿瘤的 MK0752 Ⅰ 期临床试验正在进行之中。Notch1 及 DLL4 可间接被 VEGF Trap 抑制，从而阻止 VEGF 诱导的两者表达。

14 蛋白激酶 C-β

蛋白激酶 C（protein kinase C，PKC）家族是一组丝氨酸 / 苏氨酸激酶，使细胞信号通路靶点磷酸化。PKC 家族的许多成员同时作为佛波醇酯受体（一组类甘油二酯的肿瘤促进物）。PKC 活性在几种类型的肿瘤中均有增加，其中也包括恶性胶质瘤，PKC 通过作用于 VEGF 系统刺激血管生成（Xia et al 1996）。在内皮细胞中，VEGF 活化 VEGFR 后可激活其下游效应器之一 PKC 活。PKC

活同时激活前述的 PI3K 第二信使级联反应，对细胞存活及调节凋亡起重要作用。

PKC 级的小分子抑制物 Enzastaurin（译者注：该药仍处于 3 期临床试验阶段并未生产）是检验时间最长的抗 PKC 时药物。在临床前评估中，enzastaurin 可抑制 VEGF 激发的血管生成，并抑制人胶质母细胞瘤异体移植生长（Graff et al 2005）。一项 I 期临床研究中，enzastaurin 治疗非中枢神经系统肿瘤的耐受性很好（Carducci et al 2006），另一项单用 enzastaurin 治疗复发性胶质瘤的临床 Ⅱ 期试验结果表明其在影像表现中的效果较好（Fine et al 2005）。然而，由于该药与洛莫司汀相比效果无明显差异而提前终止 Ⅲ 期临床试验（Fine et al 2008）。目前评价 enzastaurin 联合其他治疗方式（如放疗、替莫唑胺以及贝伐单抗）的研究正在进行中。

15 沙利度胺及其类似物

沙利度胺是第一个通过抗血管生成用于治疗肿瘤的药物。沙利度胺在肝脏中代谢产生的物质可抑制碱性成纤维细胞生长因子（basic fibroblast growth factor，bFGF），从而抑制血管生成（Bauer et al 1998）。沙利度胺同时抑制肿瘤坏死因子 α（tumor necrosis factor alpha，TNF-α）（Sampaio et al 1991），而 TNF-α 可上调 bFGF 以及 VEGF。此外，沙利度胺被认为具有与其抗血管生成作用无关的抗肿瘤活性，其机制是通过引起氧化对 DNA 造成损伤并干扰细胞表面黏附分子（Adlard 2000）。沙利度胺单药治疗复发恶性胶质瘤的临床试验结果显示，该药可一过性抑制细胞活性，但其效果并不持久（Fine et al 2000）。效果更好的沙利度胺类似物来那度胺，已有研究评价其治疗复发性胶质母细胞瘤的效果，结果显示，来那度胺有轻度抗肿瘤作用（Fine et al 2007）。鉴于目前单药治疗的阴性结果，正在进行的研究都是联合应用沙利度胺及其类似物或其他治疗方式。

16 整合素治疗

整合素是一组与细胞外基质相互作用的跨膜糖蛋白，也是多个细胞外配体的受体。整合素本身是异源二聚体，由一个 α 域及一个 β 域组成。整合素家族很大，每种整合素的 α 域和 β 域都不相同，但是 αvβ3 和 αvβ5 在胶质瘤中最常见（Nabors et al 2007）。通过与配体结合，整合素在许多细胞过程（包括增殖、迁移、血管生成及生存）中起着重要作用（Parise et al 2000）。整合素信号系统在多个肿瘤中起重要作用，且在胶质母细胞瘤（Gingras et al 1995）和肿瘤相关血管系统中表达增加（Gladson 1996）（表 6.5）。

表 6.5 部分针对整合素试剂的试验研究

目标	试剂	临床实验	结果
整合素	西仑吉肽	Ⅰ/Ⅱ期：对于新发胶质母细胞瘤，先采用西仑吉肽 + 替莫唑胺 + 放疗，再采用西仑吉肽 + 替莫唑胺	6 个月无进展生存期为 65%，MGMT 状态判断预后（Stupp et al 2007）
		Ⅱ期：西仑吉肽治疗复发胶质母细胞瘤	6 个月无进展生存期为 15%，中位生存期为 9.9 个月（Reardon et al 2008）
		Ⅲ期：西仑吉肽 + 替莫唑胺 + 放疗疗新发胶质母细胞瘤并且 MGMT 甲基化患者	正在进行
		Ⅱ期：西仑吉肽 + 替莫唑胺 + 放疗治疗新发胶质母细胞瘤并且 MGMT 非甲基化患者	正在进行

西仑吉肽（EMD 121974）是一种小肽，竞争性结合整合素 α 的是 αvβ3 和 αvβ5，干扰正常的信号通路（Nabors et al 2007）。一项比较两种不同剂量的西仑吉肽单药治疗新发胶质母细胞瘤的 Ⅱ 期临床研究发现，该药的耐受性很好，9% 的患者使用后出现影像学缓解，且高剂量组（2 000mg，每周 2 次）较低剂量组（500mg，每周 2 次）相比，无进展生存期（PFS）和总存活期（overall survival，OS）有延长的趋势（Reardon et al 2008）。一项 Ⅰ/Ⅱa 期研究显示，与之前单用放疗或替莫唑胺相比，放疗、替莫唑胺联合使用西仑吉肽（500mg，每周 2 次）可延长 PFS 及 OS。肿瘤 MGMT 状态与患者预后相关；没有表达 MGMT 的肿瘤患者仍容易达到 6 个月 PFS 终点（Stupp et al 2007）。目前正在进行的有西仑吉肽联合放疗、替莫唑胺，还有部分研究仅使用放疗及替莫唑胺。

17 抗血管生成治疗的肿瘤影像学

评估恶性胶质瘤对抗血管生成药物的作用是极具挑战性的。恶性胶质瘤在钆增强时的影像学变化被人们广泛接受评价肿瘤治疗反应的有效指标（Macdonald et al 1990）。通过防止新生血管生成并维持已有血管的正常化，抗血管生成剂可造成肿瘤生长但强化不明显的假象，可能高估该类药物的抗肿瘤效果或不能识别肿瘤进展。除了改变胶质瘤的强化形式之外，抗血管生成治疗可以缓解水肿，并显著降低 T_2 异常信号的体积（Batchelor et al 2007）。此外，抗血管生成治疗可能强迫肿瘤沿着之前存在的血管生长，从而改变胶质瘤的生长模式，导致肿瘤在远隔复发时才能被发现（Norden et al 2008）。鉴于上述情况，目前需要更好的影像学方法和标志物来评估肿瘤对治疗的反应以及肿瘤的进展情况。现在已有多项磁共振成像（magnetic resonance imaging，MRI）以及正电子发射成像（positron emission tomography，PET）技术可以为人们提供除脑肿瘤形态学之外的生理和代谢信息。然而，这些技术尚未作为常规方法代替增强 MRI（Gerstner et al 2008）。

18 凋亡调控途径

凋亡是细胞的生理性程序性死亡，肿瘤发生及生长过程中避免凋亡是其关键环节。传统化疗以及放疗主要通过引起细胞内损伤来诱导凋亡，从而发挥治疗肿瘤的作用，这就是所谓的"内源性途径"。在内源性途径中，细胞损伤导致 p53 肿瘤抑制蛋白积累，引起多种促凋亡基因转录并抑制抗凋亡基因表达（尤其是 B 淋巴细胞瘤 -2 基因）。这些基因激活级联反应，或半胱氨酸 - 天门冬氨酸蛋白酶，后者隶属一个作为凋亡"执行蛋白"的半胱氨酸蛋白酶家族。除了通过避免细胞生长自检造成生长优势，人们认为 p53 灭活也是肿瘤细胞可抵抗电离辐射的原因，但这种观点目前尚存争议（Cuddihy & Bristow 2004）。肿瘤可能通过几种方法避免凋亡的内源性途径，包括 TP53 基因突变或通过负调节阻碍 p53 信号系统起作用。恶性胶质瘤中 p53 突变灭活很常见，尤其是间变性星形细胞瘤、间变性少突神经胶质瘤以及继发胶质母细胞瘤（Nozaki et al 1999）。在原发性胶质母细胞瘤中，p53 突变较少见，但 p53 功能抑制也可产生相似的效果。鼠双微基因 2（murine doubleminute 2，MDM2），即人 HDM2，是 p53 下调的主要因子。许多人类肿瘤中都存在 MDM2 基因扩增所引发的 MDM2 过度表达（Shangary & Wang 2008）。原发性胶质母细胞瘤中 MDM2 扩增较继发性胶质母细胞瘤更常见，且早期数据显示一些 MDM2 基因多态性与特定患者的预后良好相关（Zawlik et al 2008）。

"外源性途径"也可激发凋亡，且该途径不依赖 p53 信号系统。在外源性通路中，促凋亡配体结合其位于细胞表面的受体，从而激活下游级联反应导致凋亡。这条通路中研究最完善的是，凋亡配体 2/ 肿瘤坏死因子相关凋亡诱导配体（Apo2 ligand/TNF-related apoptosis-inducing ligand，Apo2L/TRAIL）结合到死亡受体 4（death receptor 4，DR4）或死亡受体 5（death receptor 5，DR5）来开启凋亡程序。Apo2L/TARIL 结合 DR4 或 DR5 导致受体聚合，形成包含 Fas 相关死亡域（Fas-associated protein with death domain，FADD）的死亡诱导信号复合体（death-inducing signaling complex，DISC）。其中 FADD 激活外源性通路级联反应。Apo2L/TRAIL 引导的外源性通路可选择性的促使肿瘤细胞凋亡，但甚少累及其他正常细胞，其中的原因尚不清楚（Ashkenazi et al 2008）。

目前利用凋亡机制治疗恶性胶质瘤的方式有数种。在内源性通路中，ABR-737 是 BCL-2 的小分子抑制物，可增加胶质母细胞瘤动物模型的存活率（Tagscherer et al 2008）。近期的临床前研究发现，几种 MDM2 小分子抑制剂有抗肿瘤活性，MDM2 抑制剂治疗全身性恶性肿瘤的临床试验有望在不久的将来正式启动。外源性通路治疗包括静脉注射 rhApo2L/TRAIL、直接抗死亡受体（death receptor，DR）的单克隆抗体、TRAIL 表达干细胞移植物以及基因治疗。目前，静脉注射 rhApo2L/TRAIL 以及抗 DR 抗体治疗全身性恶性肿瘤的临床研究正在进行中，其他几种治疗方法的研究也会很快启动（Ashkenazi et al 2008）。

19　靶向治疗的未来方向

目前正在进行一系列用于治疗恶性胶质瘤、延长患者生存时间的单克隆抗体以及小分子抑制物的研究。到目前为止，这些分子靶向治疗的试验结果均令人失望，研究人员将重新评估这些药物并修改试验设计。北美脑肿瘤协会是一个大型多机构组织，致力于通过临床研究来评价脑肿瘤治疗的新方法。该协会近期回顾了目前的治疗脑肿瘤的问题与困境，提出新的临床研究方案来指导未来研究方向（Chang et al 2008）。

NABTC 发现的一个主要问题是早期研究得来的数据并不充分，包括有关剂量选择、药物渗透中枢神经系统的能力以及药物的生物活性。传统化疗的主要目的在于通过损伤肿瘤细胞诱导凋亡，最佳剂量往往考虑的是最大耐受剂量（maximum tolerated dose，MTD），即指的是患者可以耐受而不出现严重不良反应的剂量。这并非一定针对信号通路；最佳生物学剂量（optimal biological dose，OBD）可能比 MTD 小，也可能 MTD 太低，药物尚未发挥生物学活性。此外，直接检测新鲜胶质瘤内药物浓度的方法很难实施；有关药物渗透入脑组织的数据都来源于间接测定方法。将来早期临床试验可能包括手术切除脑肿瘤组织前给予这部分患者测试药物，从而术后可以直接测定这部分脑肿瘤组织中药物的分布以及药代动力学，包括定量评价这些通路的抑制水平。

另一个评价新药的障碍是识别哪些患者可由该治疗获益。在未来的研究中，很大一部分精力应该放在前瞻性评价治疗前肿瘤组织中的标志物以及信号通路活性上来。理想状态下，活检得到的肿瘤组织以及每次切除得到的肿瘤组织应该被储存并培养，和（或）使用异体抑制物获得自我更新参考样本。当患者进入一个新药治疗研究中，分析其脑组织样本，从而获得个体化分子表型指导临床治疗。此外，一旦建立分子标志物与治疗反应之间的联系，就可利用组织库丰富的人口学信息，进行药物有效性分析的 II 期临床研究。

最后，近年来靶向治疗试验的结果令人失望，人们已经开始质疑在这种高度复杂和冗余系统内调节单个目标的治疗模式。虽然目前的研究方法合乎逻辑，未来工作可能更加注重将靶向疗法与传统治疗方法（如放疗和化疗）联合，可同时针对多个信号目标。正如之前讨论，血管生成抑制剂可能会增加传统化疗的疗效，修改 p53 或 EGFR 信号通路可使肿瘤对放疗更敏感。选择正确的时机以及合适的剂量，联合标准放疗及替莫唑胺治疗比单独进行靶向治疗效果更好。除了评价靶向治疗联合传统治疗方式，同时应用多个靶向治疗或多个治疗靶点的单一治疗似乎更能改善患者的预后。由于胶质瘤利用多个并行、相反以及融合的信号通路，单一靶向治疗的效果往往很有限。目前数个靶向药物正在研发过程中，合理组合治疗方法的可能性几乎是无限的。在单个信号通路中可以定位多个目标，例如将 VEGF 抗体贝伐单抗与 VEGF 受体酪氨酸激酶联合应用。促进同一过程的两个平行通路也可同时成为靶向治疗的方法，例如血管形成有关的 VEGF 以及 PlGF。如果一个信号通路的上调能够克服其他单药治疗的效果，这种方法可能会引起更持久的药物作用。最终，可选择相关性小的作用途径（如联合使用 VEGF 抑制剂以及 EGFR 抑制剂）。可能的组合数量巨大，而且联合应用的药物毒性问题仍然很难解决，但相关研究仍在正在进行中。虽然目前的证据提示可使用多个不同的疗法，但单一治疗可以达到多个目标是可以实现的。小分子受体酪氨酸激酶可高度逆转 ATP 结合位点，往往同时调节多条蛋白激酶通路。其中典型例子是舒尼替尼（Sutent）可作用于 VEGFR、PDGFR 以及 c-kit。

20　结论

　　尽管靶向治疗的第一波研究成果有效，我们有足够的理由相信靶向治疗在恶性神经胶质瘤治疗中的前景十分乐观。目前针对潜在治疗靶点的特异性抑制剂仅开发了一小部分，且其他靶点正在被逐一识别并验证。另外，各种肿瘤的生长和血管生成信号转导途径的相互依存关系表明，合理的联合应用多种治疗方法可比单一方式简单相加的效果更好。许多试验正在研究多靶向药物、靶向药物与细胞毒性化疗，以及多个胶质瘤通路抑制药物。最终，胶质母细胞瘤的病理异质性可能掩盖部分患者靶向治疗的效果。基于肿瘤病理学特征、联合多种常规治疗以及新型治疗方式效

果，以及不同患者基因表达方式的大样本多中心数据库，可促使产生个体化治疗策略。

（侯宗刚　译）

参考文献

Abounader, R., Laterra, J., 2005. Scatter factor/hepatocyte growth factor in brain tumor growth and angiogenesis. Neuro. Oncol. 7 (4), 436–451.

Adlard, J.W., 2000. Thalidomide in the treatment of cancer. Anti-cancer Drugs 11 (10), 787–791.

Ashkenazi, A., Holland, P., Eckhardt, S.G., 2008. Ligand-based targeting of apoptosis in cancer: The potential of recombinant human apoptosis ligand 2/Tumor necrosis factor-related apoptosis-inducing ligand (rhApo2L/TRAIL). J. Clin. Oncol. 26 (21), 3621–3630.

Batchelor, T.T., Sorensen, A.G., di Tomaso E., et al., 2007. AZD2171, a pan-VEGF receptor tyrosine kinase inhibitor, normalizes tumor vasculature and alleviates edema in glioblastoma patients. Cancer Cell 11 (1), 83–95.

Bauer, K.S., Dixon, S.C., Figg, W.D., 1998. Inhibition of angiogenesis by thalidomide requires metabolic activation, which is species-dependent. Biochem. Pharmacol. 55 (11), 1827–1834.

Brandes, A.A., Franceschi, E., Tosoni, A., et al., 2008. Epidermal growth factor receptor inhibitors in neuro-oncology: Hopes and disappointments. Clin. Cancer Res. 14 (4), 957–960.

Brown, P.D., Krishnan, S., Sarkaria, J.N., et al., **North Central Cancer Treatment Group Study N0177**, 2008. Phase I/II trial of erlotinib and temozolomide with radiation therapy in the treatment of newly diagnosed glioblastoma multiforme: North central cancer treatment group study N0177. J. Clin. Oncol. 26 (34), 5603–5609.

Carducci, M.A., Musib, L., Kies, M.S., et al., 2006. Phase I dose escalation and pharmacokinetic study of enzastaurin, an oral protein kinase C beta inhibitor, in patients with advanced cancer. J. Clin. Oncol. 24 (25), 4092–4099.

Chang, S.M., Lamborn, K.R., Kuhn, J.G., et al., **North American Brain Tumor Consortium**, 2008. Neurooncology clinical trial design for targeted therapies: Lessons learned from the North American Brain Tumor Consortium. Neuro. Oncol. 10 (4), 631–642.

Chang, S.M., Wen, P., Cloughesy, T., et al., 2005. North American Brain Tumor Consortium and the National Cancer Institute 2005 Phase II study of CCI-779 in patients with recurrent glioblastoma multiforme. Invest. New Drugs 23 (4), 357–361.

Cloughesy, T.F., Prados, M.D., Wen, P.Y., et al., 2008. A phase II, randomized, non-comparative clinical trial of the effect of bevacizumab (BV) alone or in combination with irinotecan (CPT) on 6-month progression free survival (PFS6) in recurrent, treatment-refractory glioblastoma (GBM) [abstract]. J. Clin. Oncol. 26 (Suppl), Abstract 2010b.

Cloughesy, T.F., Wen, P.Y., Robins, H.I., et al., 2006. Phase II trial of tipifarnib in patients with recurrent malignant glioma either receiving or not receiving enzyme-inducing antiepileptic drugs: A North American Brain Tumor Consortium Study. J. Clin. Oncol. 24 (22), 3651–3656.

Cohen, S., 1983. The epidermal growth factor (EGF). Cancer 51 (10), 1787–1791.

Cuddihy, A.R., Bristow, R.G., 2004. The p53 protein family and radiation sensitivity: Yes or no? Cancer Metastasis Rev. 23 (3–4), 237–257.

Deangelo, D.J., Stone, R.M., Silverman, L.B., et al., 2006. A phase I clinical trial of the notch inhibitor MK-0752 in patients with T-cell acute lymphoblastic leukemia/lymphoma (T-ALL) and other leukemias [abstract]. J. Clin. Oncol. 24 (Suppl), Abstract 6585.

Druker, B.J., 2004. Imatinib as a paradigm of targeted therapies. Adv. Cancer Res. 91, 1–30.

Ekstrand, A.J., James, C.D., Cavenee, W.K., et al., 1991. Genes for epidermal growth factor receptor, transforming growth factor alpha, and epidermal growth factor and their expression in human gliomas in vivo. Cancer Res. 51 (8), 2164–2172.

Eller, J.L., Longo, S.L., Hicklin, D.J., et al., 2002. Activity of anti-epidermal growth factor receptor monoclonal antibody C225 against glioblastoma multiforme. Neurosurgery 51 (4), 1005–1014.

Fine, H.A., Figg, W.D., Jaeckle, K., et al., 2000. Phase II trial of the antiangiogenic agent thalidomide in patients with recurrent high-grade gliomas. J. Clin. Oncol. 18 (4), 708–715.

Fine, H.A., Kim, L., Albert, P.S., et al., 2007. A phase I trial of lenalidomide in patients with recurrent primary central nervous system tumors. Clin. Cancer Res. 13 (23), 7101–7106.

Fine, H.A., Kim, L., Royce, C., et al., 2005. Results from phase II trial of enzastaurin (LY317615) in patients with recurrent high grade gliomas [abstract]. J. Clin. Oncol. 23 (Suppl), Abstract 1504.

Fine, H.A., Puduvalli, V.K., Chamberlain, M.C., et al., 2008. Enzastaurin (ENZ) versus lomustine (CCNU) in the treatment of recurrent, intracranial glioblastoma multiforme (GBM): A phase III study [abstract]. J. Clin. Oncol. 26 (Suppl), Abstract 2005.

Fischer, C., Jonckx, B., Mazzone, M., et al., 2007. Anti-PlGF inhibits growth of VEGF(R)-inhibitor-resistant tumors without affecting healthy vessels. Cell 131 (3), 463–475.

Folkman, J., 1971. Tumor angiogenesis: Therapeutic implications. N. Engl. J. Med. 285 (21), 1182–1186.

Fortin, D., Desjardins, A., Benko, A., et al., 2005. Enhanced chemotherapy delivery by intraarterial infusion and blood–brain barrier disruption in malignant brain tumors: The Sherbrooke experience. Cancer 103 (12), 2606–2615.

Galanis, E., Buckner, J.C., Maurer, M.J., et al., North Central Cancer Treatment Group, 2005. Phase II trial of temsirolimus (CCI-779) in recurrent glioblastoma multiforme: A North Central Cancer Treatment Group Study. J. Clin. Oncol. 23 (23), 5294–5304.

Gerstner, E.R., Sorensen, A.G., Jain, R.K., et al., 2008. Advances in neuroimaging techniques for the evaluation of tumor growth, vascular permeability, and angiogenesis in gliomas. Curr. Opin. Neurol. 21 (6), 728–735.

Gingras, M.C., Roussel, E., Bruner, J.M., et al., 1995. Comparison of cell adhesion molecule expression between glioblastoma multiforme and autologous normal brain tissue. J. Neuroimmunol. 57 (1–2), 143–153.

Gladson, C.L., 1996. Expression of integrin alpha v beta 3 in small blood vessels of glioblastoma tumors. J. Neuropathol. Exp. Neurol. 55 (11), 1143–1149.

Gomez-Manzano, C., Holash, J., Fueyo, J., et al., 2008. VEGF trap induces antiglioma effect at different stages of disease. Neuro. Oncol. 10 (6), 940–945.

Graff, J.R., McNulty, A.M., Hanna, K.R., et al., 2005. The protein kinase Cbeta-selective inhibitor, Enzastaurin (LY317615.HCl), suppresses signaling through the AKT pathway, induces apoptosis, and suppresses growth of human colon cancer and glioblastoma xenografts. Cancer Res. 65 (16), 7462–7469.

Hahn, O., Stadler, W., 2006. Sorafenib. Curr. Opin. Oncol. 18 (6), 615–621.

Hurwitz, H., Fehrenbacher, L., Novotny, W., et al., 2004. Bevacizumab plus irinotecan, fluorouracil, and leucovorin for metastatic colorectal cancer. N. Engl. J. Med. 350 (23), 2335–2342.

Jain, R.K., di Tomaso, E., Duda, D.G., et al., 2007a. Angiogenesis in brain tumors. Nat. Rev. Neurosci. 8 (8), 610–622.

Jain, R.K., Tong, R.T., Munn, L.L., 2007b. Effect of vascular normalization by antiangiogenic therapy on interstitial hypertension, peritumor edema, and lymphatic metastasis: Insights from a mathematical model. Cancer Res. 67 (6), 2729–2735.

Jiang, B.H., Liu, L.Z., 2008. AKT signaling in regulating angiogenesis. Curr. Cancer Drug Targets 8 (1), 19–26.

Kerbel, R.S., 2008. Tumor angiogenesis. N. Engl. J. Med. 358 (19), 2039–2049.

Knobbe, C.B., Reifenberger, J., Reifenberger, G., 2004. Mutation analysis of the ras pathway genes NRAS, HRAS, KRAS and BRAF in glioblastomas. Acta. Neuropathol. 108 (6), 467–470.

Kreisl, T.N., Kim, L., Moore, K., et al., 2009. Phase II trial of single-agent bevacizumab followed by bevacizumab plus irinotecan at tumor progression in recurrent glioblastoma. J. Clin. Oncol. 27 (5), 740–745.

Lassen, U., Hasselbalch, B., Sørensen, M., et al., 2008. A phase II trial with cetuximab, bevacizumab, and irinotecan for patients with primary glioblastomas and progression after radiation therapy and temozolomide [abstract]. J. Clin. Oncol. 26 (Suppl), Abstract 2056.

Li, J.L., Sainson, R.C., Shi, W., et al., 2007. Delta-like 4 notch ligand regulates tumor angiogenesis, improves tumor vascular function, and promotes tumor growth in vivo. Cancer Res. 67 (23), 11244–11253.

Lidar, Z., Mardor, Y., Jonas, T., et al., 2004. Convection-enhanced delivery of paclitaxel for the treatment of recurrent malignant glioma: A phase I/II clinical study. J. Neurosurg. 100 (3), 472–479.

Lin, Y., Jiang, T., Zhou, K., et al., 2009. Plasma IGFBP-2 levels predict clinical outcomes of patients with high-grade gliomas. Neuro. Oncol. 11 (5), 468–476.

Liu, Z.J., Shirakawa, T., Li, Y., et al., 2003. Regulation of Notch1 and Dll4 by vascular endothelial growth factor in arterial endothelial cells: Implications for modulating arteriogenesis and angiogenesis. Mol. Cell Biol. 23 (1), 14–25.

Macdonald, D.R., Cascino, T.L., Schold, S.C., et al., 1990. Response criteria for phase II studies of supratentorial malignant glioma. J. Clin. Oncol. 8 (7), 1277–1280.

McLendon, R.E., Turner, K., Perkinson, K., et al., 2007. Second messenger systems in human gliomas. Arch. Pathol. Lab. Med. 131 (10), 1585–1590.

Mellinghoff, I.K., Wang, M.Y., Vivanco, I., et al., 2005. Molecular determinants of the response of glioblastomas to EGFR kinase inhibitors. N. Engl. J. Med. 353 (19), 2012–2024.

Migliore, C., Giordano, S., 2008. Molecular cancer therapy: Can our expectation be MET? Eur. J. Cancer 44 (5), 641–651.

Momota, H., Nerio, E., Holland, E.C., 2005. Perifosine inhibits multiple signaling pathways in glial progenitors and cooperates with temozolomide to arrest cell proliferation in gliomas in vivo. Cancer Res. 65 (16), 7429–7435.

Nabors, L.B., Mikkelsen, T., Rosenfeld, S.S., et al., 2007. Phase I and correlative biology study of cilengitide in patients with recurrent malignant glioma. J. Clin. Oncol. 25 (13), 1651–1657.

Noguera-Troise, I., Daly, C., Papadopoulos, N.J., et al., 2006. Blockade of Dll4 inhibits tumour growth by promoting non-productive angiogenesis. Nature 444 (7122), 1032–1037.

Norden, A.D., Young, G.S., Setayesh, K., et al., 2008. Bevacizumab for recurrent malignant gliomas: Efficacy, toxicity, and patterns of recurrence. Neurology 70 (10), 779–787.

Nozaki, M., Tada, M., Kobayashi, H., et al., 1999. Roles of the functional loss of p53 and other genes in astrocytoma tumorigenesis and progression. Neuro. Oncol. 1 (2), 124–137.

Ohgaki, H., Kleihues, P., 2007. Genetic pathways to primary and secondary glioblastoma. Am. J. Pathol. 170 (5), 1445–1453.

Pan, Q., Chanthery, Y., Liang, W.C., et al., 2007. Blocking neuropilin-1 function has an additive effect with anti-VEGF to inhibit tumor growth. Cancer Cell 11 (1), 53–67.

Parise, L.V., Lee, J., Juliano, R.L., 2000. New aspects of integrin signaling in cancer. Semin Cancer Biol. 10 (6), 407–414.

Pelloski, C.E., Ballman, K.V., Furth, A.F., et al., 2007. Epidermal growth factor receptor variant III status defines clinically distinct subtypes of glioblastoma. J. Clin. Oncol. 25 (16), 2288–2294.

Perez-Soler, R., 2003. Can rash associated with HER1/EGFR inhibition be used as a marker of treatment outcome? Oncology (Williston Park) 17 (Suppl), 23–28.

Prados, M.D., Chang, S.M., Butowski, N., et al., 2009. Phase II study of erlotinib plus temozolomide during and after radiation therapy in patients with newly diagnosed glioblastoma multiforme or gliosarcoma. J. Clin. Oncol. 27 (4), 579–584.

Prados, M.D., Lamborn, K.R., Chang, S., et al., 2006. Phase 1 study of erlotinib HCl alone and combined with temozolomide in patients with stable or recurrent malignant glioma. Neuro. Oncol. 8 (1), 67–78.

Purow, B.W., Sundaresan, T.K., Burdick, M.J., et al., 2008. Notch-1 regulates transcription of the epidermal growth factor receptor through p53. Carcinogenesis 29 (5), 918–925.

Raizer, J.J., Abrey, L.E., Wen, P., et al., 2004 a phase II trial of erlotinib (OSI-774) in patients (pts) with recurrent malignant gliomas (MG) not on EIAEDs [abstract]. J. Clin. Oncol. 22 (Suppl), Abstract 1502.

Raymond, E., Brandes, A.A., Dittrich, C., et al., 2008. European Organisation for Research and Treatment of Cancer Brain Tumor Group Study 2008 Phase II study of imatinib in patients with recurrent gliomas of various histologies: A European Organisation for Research and Treatment of Cancer Brain Tumor Group Study. J. Clin. Oncol. 26 (28), 4659–4665.

Reardon, D.A., Akabani, G., Coleman, R.E., et al., 2002. Phase II trial of murine (131)I-labeled antitenascin monoclonal antibody 81C6 administered into surgically created resection cavities of patients with newly diagnosed malignant gliomas. J. Clin. Oncol. 20 (5), 1389–1397.

Reardon, D.A., Egorin, M.J., Quinn, J.A., et al., 2005. Phase II study of imatinib mesylate plus hydroxyurea in adults with recurrent glioblastoma multiforme. J. Clin. Oncol. 23 (36), 9359–9368.

Reardon, D.A., Fink, K.L., Mikkelsen, T., et al., 2008. Randomized phase II study of cilengitide, an integrin-targeting arginine-glycine-aspartic acid peptide, in recurrent glioblastoma multiforme. J. Clin. Oncol. 26 (34), 5610–5617.

Reznik, T.E., Sang, Y., Ma, Y., et al., 2008. Transcription-dependent epidermal growth factor receptor activation by hepatocyte growth factor. Mol. Cancer Res. 6 (1), 139–150.

Rich J.N., Reardon D.A., Peery T., et al., 2004. Phase II trial of gefitinib in recurrent glioblastoma. J. Clin. Oncol. 22 (1), 133–142.

Robert, C., Soria, J.C., Spatz, A., et al., 2005. Cutaneous side-effects of kinase inhibitors and blocking antibodies. Lancet Oncol. 6 (7), 491–500.

Sampaio, E.P., Sarno, E.N., Galilly, R., et al., 1991. Thalidomide selectively inhibits tumor necrosis factor alpha production by stimulated human monocytes. J. Exp. Med. 173 (3), 699–703.

Sathornsumetee, S., Hjelmeland, A.B., Keir, S.T., et al., 2006 AAL881, a novel small molecule inhibitor of RAF and vascular endothelial growth factor receptor activities, blocks the growth of malignant glioma. Cancer Res. 66 (17), 8722–8730.

Scaltriti, M., Baselga, J., 2006. The epidermal growth factor receptor pathway: A model for targeted therapy. Clin. Cancer Res. 12 (18), 5268–5272.

Semenza, G.L., 2003. Targeting, HIF-1 for cancer therapy. Nat. Rev. Cancer 3 (10), 721–732.

Shangary, S., Wang, S., 2008. Targeting the MDM2-p53 interaction for cancer therapy. Clin. Cancer Res. 14 (17), 5318–5324.

Stupp, R., Goldbrunner, R., Neyns, B., et al., 2007. Phase I/IIa trial of cilengitide (EMD121974) and temozolomide with concomitant radiotherapy, followed by temozolomide and cilengitide maintenance therapy in patients (pts) with newly diagnosed glioblastoma (GBM) [abstract]. J. Clin. Oncol. 25 (Suppl), Abstract 2000.

Stupp, R., Mason, W.P., van den Bent, M.J., et al., 2005. European Organisation for Research and Treatment of Cancer Brain Tumor and Radiotherapy Groups, National Cancer Institute of Canada Clinical Trials Group 2005 Radiotherapy plus concomitant and adjuvant temozolomide for glioblastoma. N. Engl. J. Med. 352 (10), 987–996.

Sulpice, E., Plouet, J., Berge, M., et al., 2008. Neuropilin-1 and neuropilin-2 act as coreceptors, potentiating proangiogenic activity. Blood 111 (4), 2036–2045.

Tagscherer, K.E., Fassl, A., Campos, B., et al., 2008. Apoptosis-based treatment of glioblastomas with ABT-737, a novel small molecule inhibitor of bcl-2 family proteins. Oncogene. 27 (52), 6646–6656.

Tatter, S.B., 2002. Recurrent malignant glioma in adults. Curr. Treat Options Oncol. 3 (6), 509–524.

Trojan, J., Cloix, J.F., Ardourel, M.Y. et al., 2007. Insulin-like growth factor type I biology and targeting in malignant gliomas. Neuroscience 145 (3), 795–811.

Tsuboi, M., Le Chevalier, T., 2006. Interstitial lung disease in patients with non-small-cell lung cancer treated with epidermal growth factor receptor inhibitors. Med. Oncol. 23 (2), 161–170.

Vredenburgh, J.J., Desjardins, A., Herndon, J.E., et al., 2007. Bevacizumab plus irinotecan in recurrent glioblastoma multiforme. J. Clin. Oncol. 25 (30), 4722–4729.

Wei, S.C., Tsao, P.N., Yu, S.C., et al., 2005. Placenta growth factor expression is correlated with survival of patients with colorectal cancer. Gut. 54 (5), 666–672.

Wen, P.Y., Yung, W.K., Lamborn, K.R., et al., 2006. Phase I/II study of imatinib mesylate for recurrent malignant gliomas: North American Brain Tumor Consortium Study 99–08. Clin. Cancer Res. 12 (16), 4899–4907.

Westphal, M., Hilt, D.C., Bortey, E., et al., 2003. A phase 3 trial of local chemotherapy with biodegradable carmustine (BCNU) wafers (Gliadel wafers) in patients with primary malignant glioma. Neuro. Oncol. 5 (2), 79–88.

Wiencke, J.K., Zheng, S., Jelluma, N., et al., 2007. Methylation of the PTEN promoter defines low-grade gliomas and secondary glioblastoma. Neuro. Oncol. 9 (3), 271–279.

Xia, P., Aiello, L.P., Ishii, H., et al., 1996. Characterization of vascular endothelial growth factor's effect on the activation of protein kinase C, its isoforms, and endothelial cell growth. J. Clin. Invest 98 (9), 2018–2026.

Zawlik, I., Kita, D., Vaccarella, S., et al., 2008 Common polymorphisms in the MDM2 and TP53 genes and the relationship between TP53 mutations and patient outcomes in glioblastomas. Brain Pathol. 19 (2), 188–194.

Zhang, J., Yang, P.L., Gray, N.S., 2009. Targeting cancer with small molecule kinase inhibitors. Nat. Rev. Cancer 9 (1):28–39.

脑肿瘤的基因治疗　第7章

Kathryn Howe，Douglas J. Cook，James T. Rutka

1 简介

　　癌症，一定程度上是基因功能改变所致的细胞无限制生长。经典的肿瘤发生学假说指出：癌基因的激活或抑癌基因的功能缺失使细胞分裂周期不受控制，细胞无限分裂以及细胞的聚集，最终形成肿瘤实体。目前癌症的基因治疗策略包括："直接"干预癌基因、替换缺失的抑癌基因以及通过诱导细胞死亡的内源性机制的"间接"手段（图7.1）。从技术上讲，基因治疗被定义为应用核酸转移，包括 RNA 或 DNA，来完成疾病的治疗或预防（Miller 1992；Mulligan 1993；Crystal 1995）。基因转移的首次应用是鉴定囊性纤维化中出现的缺陷基因——一种氯离子通道，称为囊性纤维化跨膜传导调节蛋白，该蛋白在之后的动物模型和临床试验中得到证实（Engelhardt et al 1994）。目前基因治疗的策略主要有以下几个：靶向溶瘤病毒转染肿瘤、酶原调节细胞毒疗法、靶向调控肿瘤抑制基因或癌基因和刺激局部定向肿瘤的免疫应答，且以上疗法都可与干细胞疗法进行结合。

基因治疗应用的注意事项

　　除了理解疾病的发病机制以确定特异性的治疗靶点，成功的基因治疗策略还需要明确一种或一类有效的治疗基因，特异性与目标组织结合的能力，以及体内实验和亚临床研究所需的合适的动物模型（Robbins & Ghivizzani 1998）。迄今为止，由于载体技术的阻碍及宿主因素，基因转移至靶组织的效率仍限制着基因治疗的进步。目前，开发新的转移载体和优化早期基础治疗载体的研究正在各种疾病动物模型中进行，其中几项已经进展到人类临床试验阶段。但与预期相比，结果却不尽如人意（框7.1）。

框 7.1　目前阻碍脑肿瘤基因治疗成功的主要障碍

分配

- 运送载体，DNA 或 RNA 进入肿瘤实质和所有恶性瘤细胞在神经系统中的迁移

效率

- 进入肿瘤细胞后，载体渗透和杀灭恶性瘤细胞的能力

特异性

- 载体选择性杀死或抑制肿瘤细胞的同时不影响正常细胞的能力

耐久性

- 初始治疗后，抑制细胞生长或杀死恶性瘤细胞的持续时间

　　作为靶组织，大脑被认为是研究基因疗法的重要器官。因为血-脑屏障的存在，不论是生理还是免疫方面，它都与机体其他部分相隔离。跨血-脑和血-瘤屏障进行系统性肿瘤的治疗既是一个挑战，也是一个优势，越来越多的靶向治疗已经发展到进入肿瘤病灶，保护周围正常神经组织，并且不影响机体其他组织的地步。各种脑部肿瘤中（Sanai et al 2005），高级别胶质瘤是肿瘤基因治疗的范例，这是因为高级别胶质瘤侵袭性高，细胞增殖快，并在正常有丝分裂后的神经组织中可广泛地播散（DeAngelis 2001）。基因疗法中的许多靶向疗法特异作用于分裂活跃的细胞，并且为大脑中传播的肿瘤细胞提供一种特异的、内在的靶向系统。基因转染通常直接将基因载体注射进肿瘤实体或肿瘤切除后的切

缘为基础。临床试验中使用的治疗性基因包括前体药物活化基因（自杀基因），细胞因子基因和抑癌基因。关键试验的结果将在本章末进行回顾。

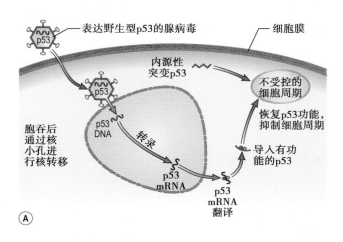

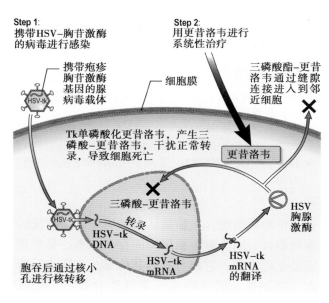

图 7.1　基因治疗的直接方式 vs 间接方式。直接方式（A）：将缺陷型基因的一个正常拷贝引入机体细胞，以取代促瘤形成的功能缺失。在这个案例中，用一种腺病毒载体取代胶质瘤细胞中突变的 p53 基因来抑制细胞周期。间接基因治疗（B）：引入一种额外基因使细胞死亡。在这个案例中，通过腺病毒载体将单纯疱疹病毒胸苷激酶基因引入细胞内，使细胞对更昔洛韦治疗更敏感。一经应用更昔洛韦，胸苷激酶将该药物磷酸化，产生三磷酸盐 - 更昔洛韦，然后与肿瘤细胞 DNA 整合，这个对细胞将是致命的。细胞裂解后，有毒代谢物经由缝隙连接扩散到相邻的细胞，并对相邻肿瘤细胞产生相同的影响

2　传递系统：基因治疗的载体

2.1　病毒载体

2.1.1　病毒载体的合成

病毒已经进化到既可以高效传递核酸到特定细胞，也可以同时逃避机体免疫监视系统的程度，这个特性让它们成为传递遗传物质的合适载体。最早进行的实验室病毒修饰是为了最小化病毒的致病性以确保细胞长期存活，使靶组织中的基因转移物质得以保留和表达足量的拷贝基因。目前，实验室和临床试验中正在使用的病毒载体包括反转录病毒、腺病毒和单纯疱疹病毒。下面简要概述各病毒载体在基因治疗策略中的疗效。

2.1.2　反转录病毒

反转录病毒（retrovirus，RVs）隶属于有包膜的 RNA 病毒家族，即反转录病毒科，其在整合进入宿主细胞前必须首先将其 RNA 基因组反向转录为 DNA，随后利用宿主细胞的机制进行后续复制。RVs 进入宿主细胞依赖于表达在细胞表面的适宜病毒载体受体，以及病毒包膜蛋白与细胞表面受体间特异的相互作用（Coffin 1990）。病毒感染后，依靠 RV *pol* 基因，裸露的反转录病毒 RNA 基因组被反转录为前病毒双链 DNA。所得的双链 DNA 被转移至细胞核，在细胞核内，它能通过一种病毒编码的整合酶稳定地整合进宿主基因组。已整合的前病毒随后转录并产生 RNA，编码 gag（糖胺聚糖），pol（多聚酶）和 envproteins（折叠蛋白），这些蛋白将允许含 psi 序列（ψ 序列）的全长未剪接的病毒 RNA 进行包装。之后，完全感染性病毒颗粒从细胞表面出芽释放。

目前在用的大多数 RV 载体为无法复制型，这型载体的一种安全特性是可以防止病毒初次感染后的播散。通过敲除关键性的基因，研究人员使病毒粒子、反转录酶的活性和折叠蛋白的合成受影响从而成为复制无能型载体，并为目的转基因的插入释放空间。RV 载体保留了 5′ 和 3′ 长末端重复序列（long terminal repeat，LTRs），此序列含有启动子、多聚腺苷酸化、反转录和整合信号，以及 psi（ψ 序列）包装信号，其中每一个都为顺病毒复制所必需。优化基因

疗法一直依赖于包装细胞系和质粒转染的发展，以产生大量的复制缺陷病毒（Pear et al 1993）。gag，pol 和 env 多肽都为病毒复制及包装所必需，其由包装细胞系所提供。RV 载体质粒转染包装细胞系之后，由质粒中的病毒长末端重复序列（LTR）启动子驱动转录。RNA 病毒基因组由病毒结构蛋白（由 env 基因所编码）包裹，且细胞表面以出芽方式产生传染性颗粒。细菌质粒既可以由非整合的质粒分子瞬时转录产生（转录后仅存在几天），也可以由整合质粒分子稳定地转录产生。由于受染的细胞可以稳定地产生病毒且不改变细胞的生长性能，这些稳定的生产系适于持续进行重组病毒的生产，因此可用于基因治疗。

用于基因治疗的原型反转录病毒载体是莫洛尼鼠白血病病毒，它可以通过类似之前所描述的重组策略容纳多达 8kb 的外源 DNA。RV 载体的一个明显优势是其可以稳定地融入有丝分裂活跃细胞的 DNA 中，使接受基因治疗的细胞整个生命周期足量表达治疗性基因。在大脑中，可选择的靶目标包括快速增殖的胶质瘤细胞，肿瘤毛细血管内活化的内皮细胞和反应性星形胶质细胞（Shapiro & Shapiro 1998）。尽管应用包装细胞系克服了这些问题，但目前限制基因治疗发展的仍有感染性颗粒数量太少和肿瘤细胞转染率太低。动物模型建议 10% 的转导率为生存获益所需，而这个转染率远远超过人类样本所报道的转染率，两个独立临床研究中的样本转染率分别低于 0.002% 和 0.03%（Long et al 1999；Puumalainen et al 1998）。已有研究人员认为宿主补体的迅速失活，以及远离注射部位肿瘤细胞的低浸润性导致了基因的低效转导（Barzon et al 2006）。事实上，临床试验中应用的 RV 还没有表现出明显的生存益处及影响肿瘤进展。

2.1.3 腺病毒

作为基因递送载体，腺病毒（adenovirus，AdVs）已被广泛地应用于囊性纤维化的临床试验中，近期在恶性胶质瘤的临床试验中也多次被应用。与 RV 相比，AdVs 可以感染各种类型的肿瘤细胞，无论是分裂型还是非分裂型，并且在更高病毒滴度应用后仍然保持高效（Wilson 1996）。由于全身性高剂量的应用可引起病毒毒性，因此必须关注安全问题。人们仍在继续寻找逃避抗病

毒的免疫反应的方法来优化基因传递（Bangari & Mittal 2006）。

AdVs 由双链线性 DNA 基因组组成，长 30~35kb（Graham & Prevec 1995）。基因转移策略历来需要复制缺陷型病毒，这种病毒通过敲除早期基因 1，2，3 和 4（E1，E2，E3，E4）来实现，如此不仅可以调节关键性病毒基因，还能抑制宿主细胞凋亡（Horwitz 1990）。一般来说，正是 E1 基因的缺失产生了复制缺陷型病毒，因为如此阻滞了 E2，E3 和 E4 启动子的诱导活化，而活化的 E2，E3，E4 启动子又为重要病毒基因产物生成所必需（Graham & Prevec 1995）。经宿主细胞整合蛋白及病毒五邻体基质内的精氨酸 – 甘氨酸 – 天冬氨酸（arginine–glycine–aspatic acid，RGD）序列内化介导，感染由病毒纤维蛋白（knob）的 C 末端组分与细胞表面的柯萨奇 – 腺病毒受体（coxsackie and adenovirus receptor，CAR）之间相互作用形成的高亲和力复合物开始（Leissner et al 2001）。虽然机体的大多组织都表达 CAR，但胶质瘤细胞中 CAR 的低表达对获取足量的腺病毒感染肿瘤细胞带来了挑战。目前，研究的重点在于通过一系列的修饰改善胶质瘤细胞的趋向性，这些修饰包括改变病毒 knob 蛋白，通过 RGD 提高整合蛋白与五邻体基质间的相互作用，以及最近通过开发单独柯萨奇 – 腺病毒受体的感染策略（Van Houdt et al 2007；Kurachi et al 2007）。一个具有前景的策略是携带 HIV–1 TAT 蛋白的纤维修饰腺病毒载体，它绕过了 CAR 途径并且可在多种细胞中显效，包括胶质瘤细胞（Han et al 2007）。目前，人们正在研究如何克服神经干细胞（neural stem cell，NSC）的低感染率的方法（Schmidt et al 2005），如果成功，它将改善已有的权威概念，即应用神经胶质肿瘤干细胞的趋向性来实现靶向治疗（Schmidt et al 2005）。

其他挑战还包括腺病毒感染的免疫原性和抗病毒免疫反应所致的感染后 1~2 周治疗基因的表达缺失的问题（Yang et al 1996）。细胞和体液免疫途径都会对新生的病毒衣壳抗原表位出现反应，这些新抗原表位是由最初抗原负载或缺陷病毒蛋白表达产生（Yang et al 1996）。尽管免疫原性低，腺病毒载体还是被设计成含有 E4 和（或）E2 基因缺失的载体，这些载体也减少了基因表达的时间（Krougliak & Graham 1995；Gao et al 1996；Wang & Finer 1996）。ADVs 可被进一步修饰为

"易分解型"或"辅助依赖型"载体，为了降低病毒的免疫原性，研究人员敲除了这些载体的大部分病毒编码序列（Fisher et al 1996；Kochanek et al 1996）。虽然这些设计可以容纳更大的DNA序列，并提供更高水平的转基因表达，但是易分解型病毒的分离提纯仍然是一个挑战（Segura et al 2008）。尽管有一定困难，腺病毒95%~100%的高转导率和在低滴度时的相对安全性（Lang et al 2003），仍推动着传递工具优化研究的进一步发展。

2.2　自杀基因疗法

应用单纯疱疹病毒1的自杀基因疗法

单纯疱疹病毒（herpes simplex virus，HSV）1是一种大型线性双链DNA病毒，长达152kb，编码84个基因（Frampton et al 2005）。该基因组的优势是有用于载体策略及安全性研究的可靠HSV敏感性动物模型（Varghese & Rabkin 2002），而后者对于嗜神经性病毒尤为重要，如HSV-1对神经元和神经胶质细胞都具有特异性，能够引起坏死性脑炎。HSV-1的特性对肿瘤的治疗很有吸引力，其特性包括广泛的嗜组织性，替换一些不必要的基因（包括许多神经毒性编码）获得强大的基因转移能力，对抗病毒药物的敏感性高，以及作为细胞内游离基因，其稳定性限制了插入突变（Markert 2000a）。

单纯疱疹病毒的生命周期是复杂的，体现了病毒、神经性/非神经宿主细胞和宿主免疫之间一系列相互作用，由此产生了裂解性或隐性感染。在体内，病毒的后代通过裂解感染上皮或黏膜细胞而释放，之后进入局部感觉神经元，病毒成分逆行运输到神经元核，此时病毒可能进入潜伏状态（Frampton et al 2005）。病毒糖蛋白与细胞表面蛋白相互作用使病毒黏附在细胞表面，形成复合物，随后与HveA/HveC同源受体发生联系进入宿主细胞。基因组进入细胞核，使得病毒衣壳也被传输至核孔复合物，启动了"立早基因"（IE gene）的转录且上调了DNA的合成和复制。随着细胞核内大部分病毒组装的开始，晚期反应基因激活结构蛋白的合成，组装完成后从细胞表面出芽生长，之后进行最后的修饰。尽管HSV载体的产生以病毒载体的普适原则为基础，如优化组织嗜性、感染和有效的基因转导，但限制病毒毒力以确保宿主安全及牵

制宿主免疫应答是任何HSV载体系统的关键组成部分。因此，IE基因缺失（例如ICP0，ICP4，ICP22，ICP27，ICP47）不仅使病毒的复制缺陷，而且减弱了病毒的毒性及免疫原性（Krisky et al 1998）。

其中研究最早、最深入的一种单纯疱疹病毒应用已经成为一项间接基因治疗方法，引入"自杀"基因［单纯疱疹病毒胸苷激酶（herpes simlex virus-thymidine kinase，HSV-TK）］提高已知抗病毒治疗［如更昔洛韦（ganciclovir，GCV）］的疗效，以诱导肿瘤细胞死亡。HSV-TK转染进入肿瘤细胞使得全身性应用的前体药物更昔洛韦发生磷酸化改变（一种核苷酸类似物），阻碍DNA的合成，最终使得细胞分解（Hamel & Westphal 2003）。这一治疗策略首次由Moolten提出（Moolten 1986），最初是使用反转录病毒杀灭恶性肿瘤细胞，之后的临床前研究进一步显示动物模型中的实验性脑肿瘤完全消失（Culver et al 1992）。这个系统的一个显著优势在于通过旁观者效应未转染的细胞中发生了肿瘤溶解，其原因是通过摄取由细胞间隙连接扩散的活化GCV增强了非HSV-tk转染细胞对GCV的敏感性（Hamel et al 1996；Dilber et al 1997）。但是，反转录病毒递送HSV-TK/GCV自杀基因疗法尚未在大多Ⅲ期随机对照临床试验（RCT）得到证实，因为接受手术切除+放疗患者与附加接受HSV-TK/GCV基因治疗患者的中位生存期并没有差异（Rainov 2000）。由于RV感染限于分裂细胞和旁观者裂解可能受限于组织扩散距离，那么肿瘤反应仅限于RV应用的区域，这也许并不令人惊奇（无论是瘤内注射还是手术切除空腔内的应用）（Ram et al 1997）。因此，研究人员已将研究重点倾向于腺病毒传递，来试图提高肿瘤细胞的渗透性和基因转导效率，一个随机对照试验显示接受标准治疗加AdV HSV-TK/GCV基因治疗患者与只接受标准治疗的患者相比，前者的中位生存时间明显更长（分别为62.4 VS 37.7周）（Immonen et al 2004）。尽管试验相当成功，但神经胶质瘤CAR的低量表达和作为神经病原体的固有缺陷仍阻碍着腺病毒感染方法的发展。

2.3　溶瘤病毒治疗

溶瘤病毒疗法是一种以应用复制完全型病毒为基础、具有在肿瘤细胞内选择性复制并杀死肿

瘤细胞能力的治疗方法。通过允许复制和病毒诱导的细胞裂解，引发多重连续步骤：病毒颗粒的释放，感染和细胞溶解。肿瘤选择性以调节病毒复制为基础，而复制调节则通过恶性肿瘤细胞的基因特异表达，或将复制表达置于肿瘤特异性启动子控制下来实现（Chiocca 2002）。随着对神经毒力问题的关注，研究人员已开发 HSV 和 AdV 用于这类病毒疗法。

G207 是一种条件复制型 HSV，其神经毒力基因 γ134.5 的两个拷贝发生突变且破坏了核糖核苷酸还原酶代替自杀基因模型中使用的胸苷激酶。这是复制完全突变型单纯疱疹病毒首次应用于临床试验，其 I 期数据表示不存在剂量相关性毒性，初步结果表明其降低了肿瘤体积（Markert 2000b）。同样，伴有 γ134.5 基因缺失的 HSV1716 突变应用于 I 期临床试验并有着类似的结果，目前已经进行 II 期试验，表明瘤内传递已经显示出可喜的结果（Papanastassiou et al 2002）。目前为止，唯一的已在临床试验中进行了测试的其他溶瘤病毒是一种条件复制性腺病毒，ONYX-015。通过敲除 E1B-55K 基因（通常负责灭活宿主细胞 p53 的肿瘤抑制活性），病毒复制则受限于携带非功能性 p53 的肿瘤细胞。但来自一个治疗复发性胶质瘤患者 I 期临床试验的结果是令人沮丧的，有 96% 的患者在应用瘤内传递疗法后出现病情恶化（Chiocca et al 2004）。虽然原则上溶瘤病毒疗法具有独特的设计优势，且早期的临床试验中未出现剂量毒性效应，但这种方法也存在着明显的局限性，表明研究治疗也需要考虑其他抗肿瘤的策略。

3 严格控制：靶向基因表达

随着对肿瘤生物学进展的了解，可用于肿瘤特异治疗靶点的数目也在增加。选择性转基因递送至肿瘤细胞的首要目标是保护周围正常组织，如前面提到的病毒载体的发展；分子靶点已经超越了最初的选择（缺乏相对特异性），如活跃分裂细胞向更特异性的胞内发展的过程。掌握肿瘤特异性启动子的知识以及根据细胞类型、细胞周期状态和外部刺激操纵它们的能力，使得我们对基因表达调节有了更严格的控制，最终达到对细胞的控制。

细胞周期的调控

（1）靶向 p53 的肿瘤抑制基因疗法

肿瘤抑制基因 p53 是最常见的一种遗传改变，文献所述其对 30%~50% 的恶性胶质瘤的发生有影响（Hilton et al 2004）。研究人员已经证明这种"缺失功能"的替代品在早期恶性胶质瘤模型中可以诱导肿瘤细胞生长停滞或凋亡，且腺病毒载体转导的野生型 p53 基因延长了颅内移植胶质瘤裸鼠的生存期（Kock et al 1996）。研究人员已将这个概念应用到一个复发胶质瘤治疗的 I 期临床试验，且已经证明了该试验的安全性，但却遭遇了肿瘤渗透性不足的挑战：在试剂注射部位的 5mm 以外，没有发现该基因的表达（Lang et al 2003）。

（2）靶向表皮生长因子受体（EGFR）的癌基因疗法

表皮生长因子受体是一种酪氨酸激酶受体，在许多细胞类型都有表达并参与细胞生长调控，但在恶性肿瘤中经常发生突变。从结构上讲，表皮生长因子受体在许多肿瘤细胞的活性很强，使细胞的增长不受控制。常见的神经胶质瘤 EFGR 突变，EGFRvⅢ，已被应用于多种靶向基因治疗策略。其中一种方法是将抗 EGFR 的反义寡核苷酸递送至瘤灶以减少过度活跃的酪氨酸激酶受体，这种方法已在实验室被证明有效（Zhang et al 2002）。同样，使用复制缺陷型病毒载体递送超表达的显性抑制基因 EGFR 的方法提高了肿瘤细胞对放疗的敏感性，这在恶性胶质瘤肿瘤细胞系和动物模型中得到证实（Lammering et al 2001）。但是这种方法尚未应用于临床试验。

（3）促凋亡策略

肿瘤细胞中细胞凋亡途径经常改变。作为细胞死亡的调控器，细胞凋亡途径是对靶向治疗很有吸引力的一个靶点。迄今为止，这方面的研究涉及使用腺病毒递送促凋亡基因 Fas 配体或凋亡相关性肿瘤坏死因子诱导配体，以诱导多种胶质瘤细胞系细胞凋亡，其中的一些共转染方法具有协同作用（Rubinchik et al 2003）。这一理念可以扩展为使用腺病毒递送促凋亡基因 BAX 联合放疗进行治疗，该方法明显缩小了胶质瘤裸鼠模型中的肿瘤大小（Arafat et al 2003）。Komata 等提出了更具靶向性的疗法（Komata et al 2001a，b，2002），即使用端粒反转录酶启动子特异靶向恶性胶质瘤细胞以诱导促凋亡蛋白 FADD，caspase-6 和 caspase-8 的表达，这不仅导致肿瘤的凋亡，而且抑制了它的生长。临床应用促凋亡方法将有着明显的局限性，即特异靶向肿瘤细胞的能力及如何避免破坏正常脑组织。虽然这种方法主要停留在临床前研究阶段，但是神经干细胞应用的出现可将该方法推向新的阶段（见下文）。

4 基因治疗：免疫治疗

由于处于免疫豁免区，脑肿瘤细胞仍不易被检测出，因此研究人员将免疫治疗设计为通过一系列机制增强和（或）促进抗瘤免疫反应。这些机制包括以局部细胞因子为基础上调免疫力，激活抗瘤免疫（接种）策略，或通过抗瘤抗体介导的被动免疫为基础增强放化疗的疗效。

4.1 细胞因子治疗

细胞因子是机体免疫应答的关键性介质，由多种免疫细胞接受局部或全身性刺激后所释放。简单来说，该系统含有平衡介质，本身既可促进炎性反应又可抗炎/抑制免疫。肿瘤细胞逃避宿主免疫反应，部分是因为通过保留主要组织相容性复合体（所有正常组织的特性）进行"自我"伪装，部分是因为恶性胶质瘤具有较强的免疫抑制性，可能通过释放免疫抑制细胞因子：转化释放 TGF-β 和 IL-10 来实现（Thomas & Massague 2005；Filaci et al 2007）。基于细胞因子的靶向策略是以提高抗瘤反应为基础，通过 IL-2 频繁诱导激活 T 辅助细胞、B 细胞和自然杀伤细胞或抑制肿瘤驱动的免疫抑制（Selznick et al 2008）。由于具有抗瘤特性，TGF-β 长期被人们特别关注，文献所述体外试验表现出 TGF-β 有明显的细胞毒性且抑制肿瘤浸润淋巴细胞（tumor infiltrating lymphocyte，TIL）的增殖（Kuppner et al 1989）。在体内动物模型中，反义核苷酸抑制 TGFβ 活性及 RNA 沉默技术已被证明分别具有延长生存期、降低神经胶质瘤侵袭和致瘤作用（Fakhrai et al 1996；Friese et al 2004）。

上述现象是否通过调控血管内皮生长因子抑制了 TGF-β 的促血管生成特性所致，这个难题目前尚未得到解决。针对许多细胞因子的全身性给药对机体具有毒害作用。因此，局部给予细胞因子或抗细胞因子疗法仍然面临着一个挑战，即如何从体外直接将药物送至手术切除腔或瘤内注射。然而，一个可行的方法是最近的 I 期临床试验对腺病毒递送抗病毒细胞因子，干扰素 β 进行了研究，与术前对照组相比，术后活检组有着更多的肿瘤细胞凋亡（Chiocca et al 2008）。另外，将人类转基因 IL-2 与 HSV-TK/GCV 传递系统相结合，以试图增强抗肿瘤免疫反应的策略也有着一定程度的疗效，试验观察到接受此疗法的恶性胶质瘤患者有 50% 出现了肿瘤体积缩小（Palu et al 1999；Colombo et al 2005）。

4.2 全身性疫苗免疫治疗

4.2.1 树突状细胞疫苗

虽然脑组织可能位于免疫豁免区，但它与机体免疫系统并不是完全隔离。有证据表明外周的活化 T 细胞可穿过血－脑屏障并在神经系统内发挥作用（Owens et al 1994）。因此，接种肿瘤多肽、肽或呈递肿瘤多肽的抗原呈递细胞，可能驱动全身性 T 细胞破坏恶性胶质瘤。与此相反，T 细胞不但可以从患者体内获取，并且可以针对其抗瘤活性进行选取，在体外培养增殖，然后再输入患者体内发挥治疗作用。

迄今为止的研究中，最有前景的一种抗肿瘤策略与肿瘤抗原诱发专职抗原呈递细胞和树突细胞（dendritic cell，DC）相关。简而言之，摄取的肿瘤抗原无论是呈递给 MHC Ⅰ 类分子还是 Ⅱ 类分子，都会激活机体自身的 CD8+ve 细胞毒性 T 淋巴细胞（CTL）和 CD4+ve 辅助细胞，引起靶向肿瘤细胞的破坏。胶质瘤抗原可与神经胶质瘤细胞 MHC 匹配融合，并被凋亡肿瘤细胞、肿瘤总 RNA、肿瘤裂解物或肿瘤特异性肽激活致敏（Parajuli et al 2004）。颅内恶性胶质瘤动物模型已经建立起肿瘤特异性 CTL 应答，在致敏 DC 治疗后可以促使机体产生保护性免疫（Liau et al 1999；Ni et al 2001）。到目前为止，Ⅰ 期和 Ⅱ 期临床试验进一步支持这一理念，对于应用瘤细胞裂解物致敏的自体 DCs 抗恶性胶质瘤患者，强大的抗瘤 CTL 反应延长了患者的中位生存时间（Yamanaka et al 2005；Yu et al 2004）。

尽管有着多种策略可用于 DC 免疫疗法，但是上述的肿瘤裂解物模型的一个风险是对自身抗原产生免疫反应而攻击正常脑组织。另一种方法是靶向治疗肿瘤特异性抗原，如 EGFRv Ⅲ，一种已知的对恶性胶质瘤具有特异性的基因，并在 20%~25% 的恶性肿瘤表达（Bigner et al 1990）。随着细胞和动物模型的成功，Ⅱ期临床试验的早期数据已经证明，与胶质瘤患者历史对照组相比，接受此治疗的患者其生存期从 7.1 个月延长至 12 个月，有显著的延长（Heimbergeret al 2003）。当时，Sampson 和同事共同进行的研究，ACT Ⅲ，一项 Ⅱ/Ⅲ期随机试验，比较了 EGFRv Ⅲ疫苗加标准化疗法治疗 EGFRv Ⅲ+ 的恶性胶质瘤与单独使用标准化疗法的疗效（Celldex Therapeutics，@www.clinicaltrials.gov）。虽然目前仍在寻找肿瘤特异性靶点，最近的一项研究却从最有希望的候选者（EGFRv ⅢIL-13Ralpha，gp100，TRP-2）中仅仅确定了 IL-13Rα 作为常见恶性胶质瘤的标志物（SCelldex Therapeutics，@www.clinicaltrials.gov）。当时最新的研究方向是采用带有独特 MHC Ⅰ类分子的九氨基酸肽序列结合潜在激活的细胞毒性 T 淋巴细胞进行个体化肽疫苗接种疗法，尽管对于此研究策略能否超越 Ⅰ期临床研究还有待观察（Yamanaka 2008）。

4.2.2 过继转移

过继转移是一种从患者体内获取肿瘤浸润淋巴细胞（TILs），在体外培养增殖，由 IL-2 刺激活化，然后再输入患者体内发挥治疗作用的一种方法。这种设计的理由是，肿瘤浸润淋巴细胞可能具有相对的肿瘤特异性，因而其作为一种已激活的淋巴细胞群再回输入患者体内将增强局部的杀瘤效应。尽管目前用于胶质瘤的研究都相对不成功（Barzon et al 2006），然而应用 TILs 过继转移治疗黑色素瘤的成功范例可能为共同胚胎起源的肿瘤治疗提供新的见解和应用借鉴（Dudley et al 2002）。

4.3 辅助放化疗

抗体介导的药物转移旨在最大限度地减少全身药物或放射的应用与毒性，而靶向和（或）提高药物在瘤内转移的效率是通过药代动力学特性的内在改变来实现的。目前，已用于靶向抗体子代的肿瘤特异性抗原包括 EGFRv Ⅲ突变体，IL-4 受体和腱生蛋白（Dunn & Black 2003）。无论是抗腱生蛋白抗体还是抗 EGFR 抗体都已被证明是可用碘放射性标记的有效载体。研究放射性标记的抗腱生蛋白抗体的 Ⅱ 期临床试验表明，此种抗体将药物运送至术腔治疗后，患者有着明显的生存获益（Reardon et al 2002）。其他抗体轭合物递送典型衍生自植物或真菌蛋白类的免疫毒性化合物，以增强此化合物的肿瘤细胞毒作用。EGFRv Ⅲ的肿瘤特异性表达提供了一个理想的靶点，已被用于设计抗 EGFR 假单胞菌外毒素结合疗法———一种对体外恶性胶质瘤有高亲合性和细胞毒性的治疗方法（Lorimer et al 1996）。研究人员正对这种设计进行进一步研究，即将 EGFR 靶向毒素选择性运载模型用于治疗恶性胶质瘤患者（Sampson et al 2008）。目前可进一步单独用于治疗的化合物是 IL-4 和 IL-13 的假单胞菌外毒素（pseudomonas exotoxin，PE），而最近研究人员已经完成了 IL-13PE 的 Ⅰ 期临床安全试验（Vogelbaum et al 2007）。尽管单一肿瘤特异性靶向疗法治疗恶性胶质瘤有着其固有的优势，但阻碍其转化于临床应用的因素依旧存在，提示设计多学科综合疗法可能是更实际的选择。

4.4 联合免疫疗法

基因治疗、溶瘤病毒疗法以及免疫疗法联合在一起称为综合抗瘤疗法（图 7.2）。考虑到免疫治疗方法相对短暂的发展史，此时的联合疗法仅仅只是刚刚起步。Schneider 等展示了联合疗法的一种应用，它们通过纳米粒子运载反义寡核苷酸下调 TGF-β 的表达，并与抗肿瘤疫苗接种疗法相结合，延长了恶性神经胶质瘤动物模型的生存期（Schneider et al 2008）。其他的思路包括辅助疗法与病毒载体和放疗联合，目前正由 HSV G207 或溶瘤病毒 ONYX-015 联合标准放疗方案治疗复发或进展性胶质瘤患者的临床试验对其疗效进行检测（Selznick et al 2008）。或许最令人兴奋的新进展应是通过神经干细胞进行条件复制型腺病毒溶瘤病毒的运载，即利用神经干细胞独特的肿瘤靶向特性来提高瘤灶内溶瘤病毒的渗透性（Tyler et al 2008）。随着治疗方法的无限可能组合，现在和未来需要解决的关键问题是确定哪些联合策略有成功的最大潜力，从而可以把更多精力集中在可实现的目标上。

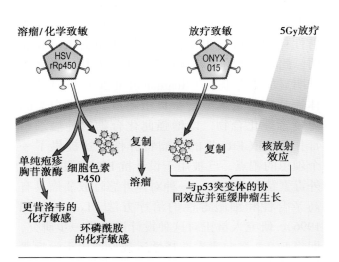

图7.2　联合基因治疗策略是作为一种增强常规疗法的方法出现的。rRp450 单纯疱疹病毒的应用证实了左侧图示的化学致敏理念，该病毒不仅具有溶瘤作用，而且可以将单纯疱疹胸苷激酶和细胞色素 P450 引入肿瘤细胞，分别增强细胞对化疗药物更昔洛韦和环磷酰胺的敏感性。如右侧图示，每一个体外实验都证明了放疗增敏的理念，已经证实腺病毒溶瘤 ONYX-015 病毒与低剂量（5Gy）辐射在治疗胶质瘤细胞系方面具有协同作用。这种效应在 p53 突变胶质瘤细胞中得到增强

5　神经干细胞：未来的希望？

当前恶性胶质瘤治疗的主要困境之一是这些肿瘤异常强大的侵袭性，表现为原肿瘤病灶的颅内远处转移。迄今为止，虽然化疗和放疗为患者提供了一定的生存获益，但其副作用也较为明显，严重影响患者的生活质量。无论是病毒还是非病毒基因治疗策略都已证明，基因治疗的局部应用有明显的渗透局限性，且没有治疗肿瘤远处转移灶的能力。虽然积极地免疫治疗可能有治疗播散肿瘤细胞的潜力，但也面临着内源性肿瘤驱动免疫抑制和抗原靶点异质性的限制（Ehtesham et al 2005）。其结果是，由于神经干细胞具有强大的肿瘤趋向性和追踪迁移细胞的能力，可用于合成将细胞毒性递送至肿瘤转移灶，因此它的发现已受到广泛关注（图7.3）。

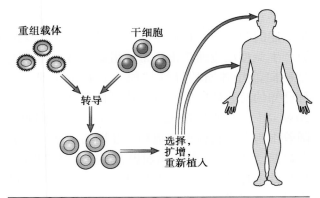

图7.3　示意图示，应用神经干细胞（NSCs）联合载体递送基因治疗。纯化干细胞系可以从胚胎、脐带血或皮肤细胞获取，在体外进行扩增，再以载体为基的基因转导技术将细胞转入体内。基于生理屏障（例如血－脑屏障）的不同，含有治疗基因的细胞被隔离、增殖，后再被植入不同的部位

6　神经干细胞－靶向运载系统

Aboody 等首次明确了神经干细胞的迁移能力和治疗潜力（Aboody et al 2000），他们发现神经干细胞可以不依赖于给药方式（颅内局部注射或静脉注射）而通过细胞追踪到达肿瘤病灶，并可用于设计合成细胞毒性疗法的前体药物，这种药物可以使小鼠胶质瘤模型的肿瘤体积明显缩小。神经干细胞的改良应用包括表达细胞因子的神经干细胞传递系统，尤其是那些已指的可引起杀瘤 T 细胞反应的细胞因子，如 IL-12。事实上，应用腺病毒 IL-12 基因转染神经干细胞，随后将 IL-12- 神经干细胞应用于人体，其不仅靶向到达浸润的肿瘤病灶，而且与非迁移性成纤维细胞分泌的 IL-12 对照组相比，还提高了患者的生存率（Liu et al 2002）。另外，过度表达肿瘤坏死因子相关的凋亡诱导配体基因（TNF-related apoptosis-inducing ligand，TRAIL）可以诱导肿瘤细胞凋亡，目前研究人员正用这种方法开发神经干细胞驱动的抗肿瘤疗法。除了单一疗法，新的研究表明通过神经干细胞或腺病毒过表达的 TRAIL 还可以使肿瘤细胞对广泛应用的抗胶质瘤化疗药替莫唑胺更加敏感（Hingtgen et al 2008）。最后，考虑到干细胞疗法中细胞来源的伦理学问题，非胚胎来源的干细胞，如脐带血的间充质细胞或人皮肤干细胞，正分别通过 TRAIL- 传递或直接的抗肿瘤作用展示各自的治疗潜力（Kim et al 2008；Pisati et al 2007）。

7 临床试验：一步一个脚印

7.1 自杀基因的运载

第一个进入恶性胶质瘤临床试验的基因治疗是基于间接 HCV-TK/GCV "自杀" 基因的模型，其中反转录病毒（RV）载体特异地靶向肿瘤细胞，再由 HCV-TK 转染，使其对更昔洛韦更加敏感（Moolten 1986）。这项技术的 I 期临床试验是在胶质瘤切除后，将 RV 生成细胞直接注射到瘤床（Ram et al 1997）。15 例接受此治疗的患者中，通过增强 MRI 测量肿瘤体积，研究者发现有 5 例患者表现出了抗肿瘤效果。这些治疗仅限于体积

可测量出的最小肿瘤，表明要达到杀瘤效果需要高浓度的反转录病毒。随后，5 个乃至更多的 I 期和 I / II 期临床试验都表现出类似的结果（Packer et al 2000；Harsh et al 2000；Klatzman et al 1998；Prados et al 2003；Shand et al 1999；表 7.1）。之后，这种疗法被纳入一项 III 期临床试验，248 例患者被随机分为接受手术切除 + 放射治疗（标准治疗）组和接受标准治疗 + 手术时植入 RV 生成细胞治疗组（Rainov 2000）。虽然治疗的安全性和耐受性得到了保证，但结果显示两组间的疾病进展时间或生存期并无差异。

总体而言，RV HSK-TK 疗法有明显的局限性，即基因转导效率低及 GCV 至转导细胞的运载效率低，表明这个系统需要其他方法来补充和完

表 7.1 已发表与正进行的治疗脑肿瘤的基因治疗临床试验

类型	技术	期	参考文献
直接基因疗法	Adenoviral-p53	I	Lang et al 2003
间接基因疗法	RV HSV-TK/GCV	I	Germano et al 2003
	RV HSV-TK/GCV	I	Harsh et al 2000
	RV HSV-TK/GCV	I	Packer et al 2000
	RV HSV-TK/GCV	II	Klatzmann et al 1998
	RV HSV-TK/GCV	II	Prados et al 2003
	RV HSV-TK/GCV	II	Shand et al 1999
	RV HSV-TK/GCV	III	Rainov 2000
	Adenoviral HSV-TK/GCV	I	Judy&Eck 2002
	Adenoviral HSV-TK/GCV	I	Germano et al 2003
	Adenoviral HSV-TK/GCV	I	Trask et al 2000
	Adenoviral HSV-TK/GCV	I	Smitt et al 2003
	Adenoviral HSV-TK/GCV	I	Lang et al 2003
	Adenoviral HSV-TK/GCV	III	Immonen et al 2004
	RV HSV-TK/GCV vs Adenoviral HSV-TK/GCV	I / II	Sandmair et al 2000
溶瘤疗法	HSV G207	I	Markert et al 2000
	HSV 1716	I	Rampling et al 2000
	HSV 1716	I	Papanastassiou et al 2002
	HSV 1716	II	Harrow et al 2004
	ONYX-015	I	Chiocca et al 2004
免疫疗法	DC-tumor lysate	I	Yu et al 2004
	DC-tumor lysate	II	Yamanaka et al 2005
免疫基因治疗	RV HSV-TK/GCV + IL-2	I	Colombo et al 2005

善。此外，地塞米松，一种常用于治疗脑肿瘤相关水肿的类固醇激素，可以抑制单纯疱疹病毒胸苷激酶（HSK-tk）旁观者效应（Robe et al 2005）。早期数据表明 RV 递送 IL-2 联合 HSV-TK 可以诱导出一种更有效的抗肿瘤作用（Palu et al 1999）。随后，一项Ⅰ期临床试验招募了 12 例患者，表现出 RV 生成细胞传递 IL-2 联合 HSV-TK 疗法的安全性，没有明显的毒副作用（Colomboet et al 2005）。此外，在之后 12 个月的随访中，有 5 例患者出现了影像学上的肿瘤体积缩小，并且有 1 例出现了非注射区远处瘤灶消失的情况。与 RV 方法类似，腺病毒也被用作载体递送 HSV-TK 转导肿瘤细胞，并且已经进入临床试验阶段（Judy & Eck 2002；Germano et al 2003）。Ⅰ/Ⅱ期临床试验已经有了喜人的结果，显示该方法有良好的安全性，并且连续的影像证据证明其具有抗肿瘤作用（Trask et al 2000；Smitt et al 2003；Lang et al 2003）。应用腺病毒 HSK-TK 疗法的一项Ⅲ期临床试验招募了 36 例患者，其中 17 例患者接受肿瘤切除后腺病毒瘤灶注射治疗，另外 19 例患者接受标准治疗（Immonenet al 2004）。统计学表明接受腺病毒 HSK-TK 治疗后患者的中位生存时间明显延长，由 39 周延长至 71 周，但这个结果仍待进一步的研究加以证实。

一项Ⅰ/Ⅱ期组合临床试验已经对反转率病毒和腺病毒技术进行了比较，每组各 7 例患者分别接受以腺病毒为基础和以反转率病毒为基的 HSV-TK 基因治疗（Sandmair et al 2000）。两种疗法都没有出现严重不良事件。以 RV 为基础与以腺病毒为基础的 HSV-TK 疗法的中位生存期分别是 7.4 个月和 15 个月（统计学上有显著差异），这表明腺病毒可能是传递自杀基因更有效的载体。

直接基因治疗是使用腺病毒载体取代肿瘤细胞中 p53 无功能或缺失的方法，目前已进展到Ⅰ期临床试验阶段（Lang et al 2003）。然而，该方法存在肿瘤中腺病毒低渗透性的问题，且该方法有待进一步的研究。

7.2 溶瘤病毒治疗

在体外试验中，一种胸苷激酶阴性、条件性复制的突变单纯疱疹病毒（dlstk）显示出对永生及短生命周期的恶性胶质瘤细胞系都具有溶瘤作用（Martuza et al 1991）。在体内，该病毒延长了 U87 胶质瘤小鼠的生存期。因此，使用 dlstk 来治

疗恶性胶质瘤的基因设计源自于上述实验。虽然这种载体主要靶向复制活跃的细胞，但关于该病毒对正常脑组织的潜在毒性及对经典抗病毒药不敏感（由于胸苷激酶缺失）的问题，阻碍了这种疗法向临床试验进展。但是，这项先驱性的工作成为一种条件复制型病毒 G207 HSV 治疗胶质瘤的基础，通过将 LacZ 嵌入编码核糖核苷酸还原酶 UL39 基因，从而保留了胸腺激酶和抗病毒药物易感性。G207 有低毒性，并且减少了外界对于继发于 γ₁34.5 神经毒力基因两种拷贝突变诱发 HSV 脑炎的关注。Markert 等发表了一篇关于 G207 的Ⅰ期试验文章，21 例复发恶性胶质瘤患者接受了以梯度递增剂量立体定向接种 G207 到复发胶质瘤增强灶的疗法（Markert et al 2000b）。这个试验证明了 G207 的安全性，未发生单纯疱疹病毒性脑炎及严重不良事件，且梯度剂量定向接种不存在剂量相关毒性。8 例患者的肿瘤增强影体积缩小，并且在论文出版时，有 2 例长期存活患者。对 LacZ 表达的病理分析证实，在接种 G207 后，这 2 例患者的病毒活性分别保持了 56 天和 157 天。

第二种溶瘤病毒也已进入临床试验阶段，即 HSV 1716。这种 HSV 突变体有 γ₁34.5 基因双缺失和低神经毒力。在Ⅰ期试验中，不存在可记录的严重不良事件，并且该病毒可以从病理标本回收（Rampling et al 2000；Papanastassiou et al 2002）。在Ⅱ期临床试验中，将 HSV 1716 注射到切除瘤腔的边缘后，其安全性得到了验证。12 例患者中有 2 例存在影像上的肿瘤反应，3 例存活时间超过了 15 个月（Harrow et al 2004）。这个结果有待进一步的临床研究加以验证。

最后一种进展到恶性胶质瘤临床试验阶段的溶瘤病毒是 ONYX-015（Bischoff et al 1996）。这种腺病毒存在一种 E1B-55K 蛋白缺失，这种蛋白通常可以钝化宿主 p53 基因。因此，尽管存在这种蛋白缺失，p53 阴性的恶性细胞仍支持此病毒的复制。一项应用 ONYX-015 梯度剂量的Ⅰ期临床试验证明该方法无副作用，但对肿瘤进展的影响有限。

7.3 免疫治疗

已有临床试验评估了利用肿瘤裂解物致敏树突状细胞治疗恶性胶质瘤的免疫疗法（Yu et al 2004；Rutkowski et al 2004；Yamanaka et al 2005）。Ⅱ期临床试验获取的外周树突状细胞在体外进行

增殖，并由自体肿瘤裂解物致敏（Yamanaka et al 2005）。然后将这些细胞通过皮内注射或皮内联合瘤内方式持续注射到患者体内。统计学数据显示，接受瘤内注射患者的生存期有了显著地延长。虽然这项研究需要Ⅲ期临床试验验证，但结果仍然是可喜的。对于这项技术的一种担忧在于：树突状细胞可被正常脑蛋白所致敏，随后诱导对正常脑组织的自身免疫反应。因此，研究人员正在研发相应的疫苗，以便更好地特异靶向脑胶质瘤。一个重要的例子是肿瘤特异性EGFRvⅢ，作为疫苗研究的重点，用其对小鼠进行免疫接种后赋予了机体一种抗肿瘤活性（Ni et al 2001）。EGFRvⅢ疫苗治疗恶性胶质瘤患者的Ⅱ期临床试验表现出良好的疫苗安全性，且有证据显示，与历史对照组相比，此疫苗延长了肿瘤进展的时间（Heimberger et al 2003）。

8　结论

在过去的30年中，我们对分子生物学、免疫学以及最近的干细胞生物学有了进一步的理解。这些体系的知识可以从重大基础研究中获取，在许多情况下，可以进入临床阶段以靶向治疗的形式用于疾病的治疗。虽然这种疗法可有效地延长恶性神经胶质瘤患者的生存期，但是几乎所有的患者均发生肿瘤复发，这一事实也反映了恶性胶质瘤细胞的高度侵袭性、分子靶点的失调以及位于血–脑屏障后的免疫豁免区。研究人员正为克服这些障碍努力着，各种基因和免疫治疗策略正向临床试验评估阶段进行。在我们不断改善当前胶质瘤治疗方法的同时，以同样的决心和毅力继续追求其他开创性的新型治疗手段也是非常必要的。

（季楠　译）

参考文献

Aboody, K.S., Brown, A., Rainov, N.G., et al., 2000. Neural stem cells display extensive tropism for pathology in adult brain: evidence from intracranial gliomas. Proc. Natl. Acad. Sci. USA 97, 12846–12851.

Arafat, W.O., Buchsbaum, D.J., Gomez-Navarro, J., et al., 2003. An adenovirus encoding proapoptotic Bax synergistically radiosensitizes malignant glioma. Int. J. Radiat. Oncol. Biol. Phys. 55, 1037–1050.

Bangari, D.S., Mittal, S.K., 2006. Current strategies and future directions for eluding adenoviral vector immunity. Curr. Gene Ther. 6, 215–226.

Barzon, L., Zanusso, M., Colombo, F., et al., 2006. Clinical trials of gene therapy, virotherapy, and immunotherapy for malignant gliomas. Cancer Gene Ther. 13, 539–554.

Bigner, S.H., Humphrey, P.A., Wong, A.J., et al., 1990. Characterization of the epidermal growth factor receptor in human glioma cell lines and xenografts. Cancer Res. 50, 8017–8022.

Bischoff, J.R., Kirn, D.H., Williams, A., et al., 1996. An adenovirus mutant that replicates selectively in p53-deficient human tumor cells. Science 274, 373–376.

Chiocca, E.A., 2002. Oncolytic viruses. Nat. Rev. Cancer 2, 938–950.

Chiocca, E.A., Abbed, K.M., Tatter, S., et al., 2004. A phase I open-label, dose-escalation, multi-institutional trial of injection with an E1B-attenuated adenovirus, ONYX-015, into the peritumoral region of recurrent gliomas, in the adjuvant setting. Mol. Ther. 10, 958–966.

Chiocca, E.A., Smith, K.M., McKinney, B., et al., 2008. A phase I trial of Ad.hIFN-beta gene therapy for glioma. Mol. Ther. 16, 618–626.

Coffin, J., 1990. Retroviridae and their replication. In: Fields, B., Knipe, D. (Eds.), Virology. Raven Press, New York, pp. 1437–1500.

Colleoni, F., Torrente, Y., 2008. The new challenge of stem cell: Brain tumor therapy. Cancer Lett. 272 (1), 1–11.

Colombo, F., Barzon, L., Franchin, E., et al., 2005. Combined HSV-tk/IL-2 gene therapy in patients with recurrent glioblastoma multiforme: biological and clinical results. Cancer Gene Ther. 12, 835–848.

Crystal, R.G., 1995. Transfer of genes to humans: early lessons and obstacles to success. Science 270, 404–410.

Culver, K.W., Ram, Z., Wallbridge, S., et al., 1992. In vivo gene transfer with retroviral vector-producer cells for treatment of experimental brain tumors. Science 256, 1550–1552.

DeAngelis, L.M., 2001. Brain tumors. NEJM 344, 114–123.

Dilber, M.S., Abedi, M.R., Christensson, B., et al., 1997. Gap junctions promote bystander effect of herpes simplex virus thymidine kinase in vivo. Cancer Res. 57, 1523–1528.

Dudley, M.E., Wunderlich, J.R., Robbins, P.F., et al., 2002. Cancer regression and autoimmunity in patients after clonal repopulation with antitumor lymphocytes. Science 298, 850–854.

Dunn, I.F., Black, P.M., 2003. The neurosurgeon as local oncologist: cellular and molecular neurosurgery in malignant glioma therapy. Neurosurgery 52, 1411–1422.

Ehtesham, M., Stevenson, C.B., Thompson, R.C., 2005. Stem cell therapies for malignant glioma. Neurosurg. Focus 19, 1–10.

Engelhardt, J.F., Zepeda, M., Cohen, J.A., et al., 1994. Expression of the cystic fibrosis gene in adult human lung. J. Clin. Invest. 93, 737–749.

Fakhrai, H., Dorigo, O., Shawler, D.L., et al., 1996. Eradication of established intracranial rat gliomas by transforming growth factor beta antisense gene therapy. Proc. Natl. Acad. Sci. USA 93, 2909–2914.

Filaci, G., Fenoglio, D., Fravega, M., et al., 2007. CD8+ CD28– T regulatory lymphocytes inhibiting T cell proliferative and cytotoxic functions infiltrate human cancers. J. Immunol. 179, 4323–4334.

Fisher, K.J., Choi, H., Burda, J., et al., 1996. Recombinant adenovirus deleted of all viral genes for gene therapy of cystic fibrosis. Virology 217, 11–22.

Frampton, A.R., Goins, W.F., Nakano, K., et al., 2005. HSV trafficking and development of gene therapy vectors with applications in the nervous system. Gene Ther. 12, 891–901.

Friese, M.A., Wischhusen, J., Wick, W., et al., 2004. RNA interference targeting transforming growth factor-beta enhances NKG2D-mediated antiglioma immune response, inhibits glioma cell migration and invasiveness, and abrogates tumorigenicity in vivo. Cancer Res. 64, 7596–7603.

Gao, G.P., Yang, Y., Wilson, J.M., 1996. Biology of adenovirus vectors with E1 and E4 deletions for liver-directed gene therapy. J. Virol. 70, 8934–8943.

Germano, I.M., Fable, J., Gultekin, S.H., et al., 2003. Adenovirus/herpes simplex-thymidine kinase/ganciclovir complex: preliminary results of a phase I trial in patients with recurrent malignant gliomas. J. Neurooncol. 65, 279–289.

Graham, F.L., Prevec, L., 1995. Methods for construction of adenovirus vectors. Mol. Biotechnol. 3, 207–220.

Hamel, W., Westphal, M., 2003. Gene therapy of gliomas. Acta Neurochir. 88 (Suppl.), 125–135.

Hamel, W., Magnelli, L., Chiarugi, V.P., et al., 1996. Herpes simplex virus thymidine kinase/ganciclovir-mediated apoptotic death of bystander cells. Cancer Res. 56, 2697–2702.

Han, T., Tang, Y., Ugai, H., et al., 2007. Genetic incorporation of the protein transduction domain of Tat into Ad5 fiber enhances gene transfer efficacy. Virol. J. 4, 103.

Harrow, S., Papanastassiou, V., Harland, J., et al., 2004. HSV1716 injection into the brain adjacent to tumor following surgical resection of high-grade glioma: safety data and long-term survival. Gene Ther. 11, 1648–1658.

Harsh, G.R., Deisboeck, T.S., Louis, D.N., et al., 2000. Thymidine kinase activation of ganciclovir in recurrent malignant gliomas: a gene-marking and neuropathological study. J. Neurosurg. 92, 804–811.

Heimberger, A.B., Crotty, L.E., Archer, G.E., et al., 2003. Epidermal growth factor receptor vIII peptide vaccination is efficacious against established intracerebral tumors. Clin. Cancer Res. 9, 4247–4254.

Hilton, D.A., Penney, M., Pobereskin, L., et al., 2004. Histological indicators of prognosis in glioblastomas: retinoblastoma protein expression and oligodendroglial differentiation indicate improved survival. Histopathology 44, 555–560.

Hingtgen, S., Ren, X., Terwilliger, F., et al., 2008. Targeting multiple pathways in gliomas with stem cell and viral delivered S-TRAIL and temozolomide. Mol. Cancer Ther. 7, 3575–3585.

Horwitz, M., 1990. Adenoviridae and their replication. In: Fields, B., Knipe, D. (Eds.), Virology. Raven Press, New York, pp. 1679–1722.

Immonen, A., Vapalahti, M., Tyynela, K., et al., 2004. AdvHSV-tk gene therapy with intravenous ganciclovir improves survival in human malignant glioma: a randomised, controlled study. Mol. Ther. 10, 967–972.

Judy, K.D., Eck, S.L., 2002. The use of suicide gene therapy for the treatment of malignancies of the brain. In: Lattime, E.C., Stanton, L.G. (Eds.), Gene therapy of cancer. Academic Press, San Diego.

Kim, S.M., Lim, J.Y., Park, S.I., et al., 2008. Gene therapy using TRAIL-secreting human umbilical cord blood-derived mesenchymal stem cells against intracranial glioma. Cancer Res. 68, 9614–9623.

Klatzmann, D., Valery, C.A., Bensimon, G., et al., 1998. A phase I/II study of herpes simplex virus type 1 thymidine kinase 'suicide' gene therapy for recurrent glioblastoma. Study Group on Gene Therapy for Glioblastoma. Hum. Gene Ther. 9, 2595–2604.

Kock, H., Harris, M.P., Anderson, S.C., et al., 1996. Adenovirus-mediated p53 gene transfer suppresses growth of human glioblastoma cells in vitro and in vivo. Int. J. Cancer 67, 808–815.

Komata, T., Koga, S., Hirohata, S., et al., 2001a. A novel treatment of human malignant gliomas in vitro and in vivo: FADD gene transfer under the control of the human telomerase reverse transcriptase gene promoter. Int. J. Oncol. 19, 1015–1020.

Komata, T., Kondo, Y., Kanzawa, T., et al., 2001b. Treatment of malignant glioma cells with the transfer of constitutively active caspase-6 using the human telomerase catalytic subunit (human telomerase reverse transcriptase) gene promoter. Cancer Res. 61, 5796–5802.

Komata, T., Kondo, Y., Kanzawa, T., et al., 2002. Caspase-8 gene therapy using the human telomerase reverse transcriptase promoter for malignant glioma. Hum. Gene Ther. 13, 1015–1025.

Kochanek, S., Clemens, P.R., Mitani, K., et al., 1996. A new adenoviral vector: Replacement of all viral coding sequences with 28kb of DNA independently expressing both full-length dystrophin and beta-galactosidase. Proc. Natl. Acad. Sci. U. S. A. 93, 5731–5736.

Krisky, D.M., Marconi, P.C., Oligino, T.J., 1998. Development of herpes simplex virus replication-defective multigene vectors for combination gene therapy applications. Gene Ther. 5, 1517–1530.

Krougliak, V., Graham, F.L., 1995. Development of cell lines capable of complementing E1, E4, and protein IX defective adenovirus type 5 mutants. Hum. Gene Ther. 6, 1575–1586.

Kuppner, M.C., Hamon, M.F., Sawamura, Y., et al., 1989. Inhibition of lymphocyte function by glioblastoma-derived transforming growth factor beta 2. J. Neurosurg. 71, 211–217.

Kurachi, S., Tashiro, K., Sakurai, F., et al., 2007. Fiber-modified adenovirus vectors containing the TAT peptide derived from HIV-1 in the fiber knob have efficient gene transfer activity. Gene Ther. 14, 1160–1165.

Lammering, G., Valerie, K., Lin, P.S., 2001. Radiosensitization of malignant glioma cells through overexpression of dominant-negative epidermal growth factor receptor. Clin. Cancer Res. 7, 682–690.

Lang, F.F., Bruner, J.M., Fuller, G.N., et al., 2003. Phase I trial of adenovirus-mediated p53 gene therapy for recurrent glioma: biological and clinical results. J. Clin. Oncol. 21, 2508–2518.

Leissner, P., Legrandi, V., Schlesinger, Y., et al., 2001. Influence of adenoviral fiber mutations on viral encapsidation, infectivity and in vivo tropism. Gene Ther. 8, 49–57.

Liau, L.M., Black, K.L., Prins, R.M., et al., 1999. Treatment of intracranial gliomas with bone-marrow derived dendritic cells pulsed with tumor antigens. J. Neurosurg. 90, 1115–1124.

Liu, Y., Ehtesham, M., Samoto, K., et al., 2002. In situ adenoviral interleukin gene transfer confers potent and long-lasting cytotoxic immunity in glioma. Cancer Gene Ther. 9, 9–15.

Long, Z., Lu, P., Grooms, T., et al., 1999. Molecular evaluation of biopsy and autopsy specimens from patients receiving in vivo retroviral gene therapy. Hum. Gene Ther. 10, 733–740.

Lorimer, I.A., Keppler-Hafkemeyer, A., Beers, R.A., et al., 1996. Recombinant immunotoxins specific for a mutant epidermal growth factor receptor: targeting with a single chain antibody variable domain by phage display. Proc. Natl. Acad. Sci. USA 93, 14815–14820.

Markert, J.M., Gillespie, G.Y., Weichselbaum, R.R., et al., 2000a. Genetically engineered HSV in the treatment of glioma: a review. Rev. Med. Virol. 10, 17–30.

Markert, J.M., Medlock, M.D., Rabkin, S.D., et al., 2000b. Conditionally replicating herpes simplex virus mutant, G207 for the treatment of malignant glioma: results of a phase I trial. Gene Ther. 7, 867–874.

Martuza, R.L., Malick, A., Markert, J.M., et al., 1991. Experimental therapy of human glioma by means of a genetically engineered virus mutant. Science 252, 854–856.

Miller, A.D., 1992. Human gene therapy comes of age. Nature 357, 455–460.

Moolten, F.L., 1986. Tumor chemosensitivity conferred by inserted herpes thymidine kinase genes: paradigm for a prospective cancer control strategy. Cancer Res. 46, 5276–5281.

Mulligan, R.C., 1993. The basic science of gene therapy. Science 260, 926–932.

Ni, H.T., Spellman, S.R., Jean, W.C., et al., 2001. Immunization with dendritic cells pulsed with tumor extract increases survival of mice bearing intracranial gliomas. J. Neurooncol. 51, 1–9.

Owens, T., Renno, T., Taupin, V., 1994. Inflammatory cytokines in the brain: does the CNS shape immune responses? Immunol. Today 15, 566–571.

Packer, R.J., Raffel, C., Villablanca, J.G., et al., 2000. Treatment of progressive or recurrent pediatric malignant supratentorial brain tumors with herpes simplex virus thymidine kinase gene vector-producer cells followed by intravenous ganciclovir administration. J. Neurosurg. 92, 249–254.

Palu, G., Cavaggioni, A., Calvi, P., et al., 1999. Gene therapy of glioblastoma multiforme via combined expression of suicide and cytokine genes: a pilot study in humans. Gene Ther. 6, 330–337.

Papanastassiou, V., Rampling, R., Fraser, M., et al., 2002. The potential for efficacy of the modified (ICP 34.5(-)) herpes simplex virus HSV 1716 following intratumoral injection into human malignant glioma: a proof of principle study. Gene Ther. 9, 398–406.

Parajuli, P., Mathupala, S., Sloan, A.E., 2004. Systematic comparison of dendritic cell-based immunotherapeutic strategies for malignant gliomas: in vitro induction of cytolytic and natural killer-like T cells. Neurosurgery 55, 1194–1204.

Pear, W., Nolan, G., Scott, M., et al., 1993. Production of high titer helper-free retroviruses by transient transfection. Proc. Natl. Acad. Sci. USA 90, 8392–8396.

Pisati, F., Belicchi, M., Acerbi, F., et al., 2007. Effect of human skin-derived stem cells on vessel architecture, tumor growth, and tumor invasion in brain tumor animal models. Cancer Res. 67, 3054–3063.

Prados, M.D., McDermott, M., Chang, S.M., et al., 2003. Treatment of progressive or recurrent glioblastoma multiforme in adults with herpes simplex virus thymidine kinase gene vector-producer cells followed by intravenous ganciclovir administration: a phase I/II multi-institutional trial. J. Neurooncol. 65, 269–278.

Puumalainen, A.M., Vapalahti, M., Agrawal, R.S., et al., 1998. Beta-galactosidase gene transfer to human malignant glioma in vivo using replication-deficient retroviruses and adenoviruses. Hum. Gene Ther. 9, 1769–1774.

Ram, Z., Culver, K.W., Oshiro, E.M., et al., 1997. Therapy of malignant brain tumors by intratumoral implantation of retroviral vector-producing cells. Nat. Med. 3, 1354–1361.

Rainov, N.G., 2000. A phase III clinical evaluation of herpes simplex virus type I thymidine kinase and ganciclovir gene therapy as an adjuvant to surgical resection and radiation in adults with previously untreated glioblastoma multiforme. Hum. Gene Ther. 11, 2389–2401.

Rampling, R., Cruickshank, G., Papanastassiou, V., et al., 2000. Toxicity evaluation of replication-competent herpes simplex virus (ICP 34.5 null mutant 1716) in patients with recurrent malignant glioma. Gene Ther. 7, 859–866.

Reardon, D.A., Akabani, G., Coleman, R.E., et al., 2002. Phase II trial of murine (131)I-labeled antitenascin monoclonal antibody 81C6 administered into surgically created resection cavities of patients with newly diagnosed malignant gliomas. J. Clin. Oncol. 20, 1389–1397.

Robbins, P.D., Ghivizzani, S.C., 1998. Viral vectors for gene therapy. Pharmacol. Ther. 80, 35–47.

Robe, P.A., Nguyen-Khac, M., Jolois, O., et al., 2005. Dexamethasone inhibits the HSV-tk/ganciclovir bystander effect in malignant glioma cells. BMC. Cancer 5, 32.

Rubinchik, S., Yu, H., Woraratanadharm, J., et al., 2003. Enhanced apoptosis of glioma cell lines is achieved by co-delivering FasL-GFP and TRAIL with a complex Ad5 vector. Cancer Gene Ther. 10, 814–822.

Rutkowski, S., De Vleeschouwer, S., Kaempgen, E., et al., 2004. Surgery and adjuvant dendritic cell-based tumor vaccination for patients with relapsed malignant glioma, a feasibility study. Br. J. Cancer 91, 1656–1662.

Saikali, S., Avril, T., Collet, B., et al., 2007. Expression of nine tumor antigens in a series of human glioblastoma multiforme: interest of EGFRvIII, IL-13Ralpha, gp100, and TRP-2 for immunotherapy. J. Neurooncol. 81, 139–148.

Sampson, J.H., Archer, G.E., Mitchell, D.A., et al., 2008. Tumor-specific immunotherapy targeting the EGFRvIII mutation in patients with malignant glioma. Semin. Immunol. 20, 267–275.

Sanai, N., Alverez-Buylla, A., Berger, M.S., 2005. Neural stem cells and the origin of gliomas. NEJM. 353, 811–822.

Sandmair, A.M., Loimas, S., Puranen, P., et al., 2000. Thymidine kinase gene therapy for human malignant glioma, using replication-deficient retroviruses or adenoviruses. Hum. Gene Ther. 11, 2197–2205.

Schmidt, A., Bockmann, M., Stoll, A., et al., 2005. Analysis of adenoviral gene transfer into adult neural stem cells. Virus. Res. 114, 45–53.

Schneider, T., Becker, A., Ringe, K., et al., 2008. Brain tumor therapy by combined vaccination and antisense oligonucleotide delivery with nanoparticles. J. Neuroimmunol. 195, 21–27.

Segura, M.M., Alba, R., Bosch, A., 2008. Advances in helper-dependent adenoviral vector research. Curr. Gene Ther. 8, 222–235.

Selznick, L.A., Mohammed, F.S., Fecci, P., et al., 2008. Molecular strategies for the treatment of malignant glioma – genes, viruses, and vaccines. Neurosurg. Rev. 31, 141–155.

Shand, N., Weber, F., Mariani, L., et al., 1999. A phase 1–2 clinical trial of gene therapy for recurrent glioblastoma multiforme by tumor transduction with the herpes simplex thymidine kinase gene followed by ganciclovir. GLI328 European–Canadian Study Group. Hum. Gene Ther. 10, 2325–2335.

Shapiro, W.R., Shapiro, J.R., 1998. Biology and treatment of malignant glioma. Oncology. (Williston Park) 12, 233–240.

Smitt, P.S., Driesse, M., Wolbers, J., et al., 2003. Treatment of relapsed malignant glioma with an adenoviral vector containing the herpes simplex thymidine kinase gene followed by ganciclovir. Mol. Ther. 7, 851–858.

Thomas, D.A., Massague, J., 2005. TGF-beta directly targets cytotoxic T cell functions during tumor evasion of immune surveillance. Cancer Cell 8, 369–380.

Trask, T.W., Trask, R.P., Aguilar-Cordova, E., et al., 2000. Phase I study of adenoviral delivery of the HSV-tk gene and ganciclovir administration in patients with current malignant brain tumors. Mol. Ther. 1, 195–203.

Tyler, M.A., Ulasov, I.V., Sonabend, A.M., et al., 2008. Neural stem cells target intracranial glioma to deliver an oncolytic adenovirus in vivo. Gene Ther. 16, 262–278.

Van Houdt, W.J., Wu, H., Glasgow, J.N., et al., 2007. Gene delivery into malignant glioma by infectivity-enhanced adenovirus: in vivo versus in vitro models. Neuro. Oncol. 9, 280–290.

Varghese, S., Rabkin, S.D., 2002. Oncolytic herpes simplex virus vectors for cancer virotherapy. Cancer Gene Ther. 9, 967–978.

Vogelbaum, M.A., Sampson, J.H., Kunwar, S., et al., 2007. Convection-enhanced delivery of cintredekin besudotox (interleukin-13-PE38QQR) followed by radiation therapy with and without temozolomide in newly diagnosed malignant gliomas: phase I study of final safety results. Neurosurgery 61, 1031–1037.

Wang, Q., Finer, M.H., 1996. Second-generation adenovirus vectors. Nat. Med. 2, 714–716.

Wilson, J.M., 1996. Adenoviruses as gene-delivery vehicles. N. Engl. J. Med. 334, 1185–1187.

Yamanaka, R., 2008. Cell- and peptide-based immunotherapeutic approaches for glioma. Trends. Mol. Med. 14, 228–235.

Yamanaka, R., Homma, J., Yajima, N., et al., 2005. Clinical evaluation of dendritic cell vaccination for patients with recurrent glioma: results of a clinical phase I/II trial. Clin. Cancer Res. 11, 4160–4167.

Yang, Y., Su, Q., Wilson, J.M., 1996. Role of viral antigens in destructive cellular immune responses to adenovirus-transduced cells in mouse lungs. J. Virol. 70, 7209–7212.

Yu, J.S., Liu, G., Ying, H., et al., 2004. Vaccination with tumor lysate-pulsed dendritic cells elicits antigen-specific, cytotoxic T-cells in patients with malignant glioma. Cancer Res. 64, 4973–4979.

Zhang, Y., Zhu, C., Pardridge, W.M., 2002. Antisense gene therapy of brain cancer with an artificial virus gene delivery system. Mol. Ther. 6, 67–72.

第8章 脑肿瘤免疫和免疫治疗

David G.Walker

1 简介

作为颅内最常见的原发性恶性肿瘤——胶质母细胞瘤的临床预后依然很差。因此，这章将主要讨论这类肿瘤。理论上说，只有对恶性胶质瘤生物学行为更深入的理解，包括它们与免疫系统的相互作用，才能制订更加有效的治疗策略，期望能治愈肿瘤。

肿瘤的发生和治疗反应与免疫系统是存在交互作用的，以下三个现象可以提示这一点。

1. 脑肿瘤在免疫缺陷个体中更加常见（Schiff et al 2001）。

2. 存在自身免疫疾病和有过敏史的患者中，脑肿瘤的发生风险反而下降（Linos et al 2007；Wigertz et al 2007）。

3. 恶性脑肿瘤术后出现局部感染，但其预后竟然更好一些（Bowles & Perkins 1999；Walker & Pamphlett 1999）。

进一步讲，目前免疫系统针对脑肿瘤作用的理解存在以下三点。

1. 免疫系统能识别肿瘤。

2. 抗肿瘤免疫经常被压制。

3. 调整免疫系统作为治疗肿瘤的一个工具，是潜在可行的。

恶性胶质瘤难以治愈，其中的一个原因就是胶质肿瘤细胞旺盛生长，浸润正常脑组织，显著地限制了传统疗法的有效性。因此，寄希望于可调控的免疫系统，从而实现找寻并靶向肿瘤细胞，不影响正常细胞。历史上对免疫治疗的热情曾经一度减退，然而最近的一些经验证实了它的有效性，这一点令人鼓舞。

2 免疫系统及免疫反应的介绍

免疫系统用来甄别并清除外来的有（或无）生物活性的物质，限制失调的细胞生长。所有这些有可能会危及机体的完整性。这些外来分子即为抗原，也就是免疫系统的分子靶点。针对抗原的反应涉及多个相互作用的水平，包括先天性免疫和适应性免疫，广义地包括 B 细胞和抗体，T 细胞和细胞介导的免疫，抗原呈递细胞（antigen presenting cell，APC）和免疫记忆的形成。适应性免疫依赖于从先天性免疫系统而来的抗原呈递和信号激活，产生后续完整反应。反之，先天性免疫的效应细胞，如巨噬细胞，需要通过适应性免疫来完全激活。我们对免疫系统全貌进行了说明，见图 8.1。

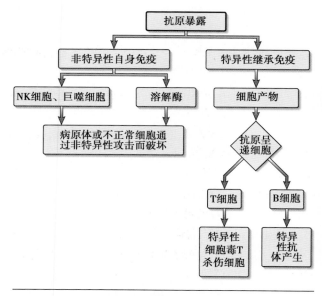

图 8.1　免疫反应简化示意图

先天性免疫包括人体第一道阻隔屏障，如皮肤、黏膜和侦测到威胁后的介导反应。这些介导反应通过非特异性免疫细胞、炎症因子和血浆内蛋白如补体来进行介导。先天性免疫反应包括小吞噬细胞、巨噬细胞、中性粒细胞和自然杀伤细胞。中性粒细胞和巨噬细胞吞噬细菌和其他外来物质。自然杀伤（NK）细胞通过识别特异性的细胞表面改变而破坏细胞。这些反应的常见状态是通过对诸如非甲基化 CpG 寡核苷酸（细菌 DNA）、脂多糖（细菌细胞壁结构）和双链 RNA 起反应的分子，识别危险细胞和物质。经典的先天性免疫反应将对存在的细菌、寄生物的侵袭和肿瘤细胞发生反应。先天性免疫反应释放炎症分子，作用于后续的适应性免疫。

适应性免疫反应（如特异性针对已知抗原的反应）是基于体液和细胞的。这一反应的基础是机体本身能够识别自我和非我，并且是高度特异性的。B 细胞和 T 细胞的循环库，都具备独特的非我受体，通过血液和淋巴系统持续等待对相应抗原的暴露。适应性免疫反应主要通过 T 细胞激活，需要 T 细胞受体通过主要蛋白相容复合物（major histocompatibility complex，MHC）和共激活的第二信号结合抗原。共有两类主要蛋白相容复合物（MHC），MHC Ⅰ 型分子存在于有核细胞的表面，呈递来源于白细胞分化抗原（cluster of differentiation，CD）8（细胞毒）T 细胞细胞内蛋白降解产物。MHC Ⅱ 型分子在抗原呈递细胞（APC）表面表达，呈递来源于抗原呈递细胞之外的抗原到 CD4（辅助细胞）T 细胞。抗原呈递细胞也能够激活 T 细胞，后者能进入克隆扩增的状态，通过细胞因子（如白细胞介素 –2 和干扰素）自分泌和旁分泌效应实现。在扩增过程中，T 细胞效应细胞出现并介导适应性免疫反应发生。

体液反应包括浆细胞（来源于 B 细胞）特异性抗体产生，虽然这可能对中枢神经系统肿瘤的作用轻微。细胞反应包括辅助 T 细胞（CD4 细胞）和细胞毒细胞（CD8 细胞），还包括自然杀伤 T（natural killer T，NKT）细胞。大多数细胞反应与 APC 同步，树突状细胞的生产量最多，它们吞噬抗原，并通过与表面标志物的结合，将它们呈递给效应细胞。在这个过程中的整合还涉及 MHC 分子，这存在于细胞表面。对有效性 T 细胞反应而言，共刺激是必需的。抗原特异性 T 细胞克隆激活需要两个型号，一个是与抗原与 T 细胞受体

MHC 复合体的结合，另一个是共刺激分子提供的 T 细胞激活，进一步引发应答，包括产生细胞因子、细胞增生和细胞毒作用。

树突状细胞不足血循环中白细胞总体的 1%，是一种潜在的抗原呈递细胞（Parajuli et al 2007），是细胞和体液免疫反应调节、成熟和调整的关键因素。树突状细胞通过多种机制获取抗原，继而在细胞表面的 MHC1 和 MHC2 型分子相结合，激活 CD8+ 和 CD4+ 细胞，也包括 NK 细胞和自然杀伤 T 细胞（NKT）。NK 和 NKT 细胞能够清除细胞靶点，而这些靶点可使 MHC 表达下调，否则就允许这些细胞（如胶质瘤细胞）逃避 T 细胞识别。APC 细胞在肿瘤抗原呈递和后续效应 T 细胞反应的激活作用，在图 8.2 和图 8.3 中明确地标示出来了（Dietrich et al 2001）。

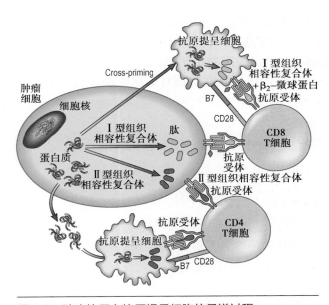

图 8.2　肿瘤抗原向抗原提呈细胞的呈递过程

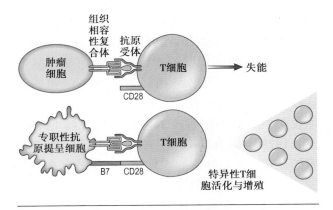

图 8.3　T 细胞激活的共刺激分子的关键作用

一旦非自我的抗原被清除，适应性反应限制程序性细胞死亡，留下长期记忆细胞，确保后续再遇到抗原后，能够产生快速反应。

虽然中枢神经系统不是严格意义上的"免疫豁免"（Yang et al 2006），但是一些学者仍然用"免疫静止"来形容大脑。血－脑屏障的存在限制了抗体和细胞向脑实质内的转运，也使得高浓度免疫调节因子以及淋巴组织和引流不存在，同时中枢神经系统正常脑组织细胞也缺乏了MHC分子的表达，这使得中枢神经系统往往是不能启动免疫反应的。但中枢神经系统免疫环境也可能引起免疫监测，并产生相应的免疫反应（Hickey 2001）。

3　对恶性胶质瘤的免疫反应

肿瘤的出现可以被认为是免疫系统的失败。在这一章中，有一点是比较明确的，在胶质瘤患者中没有建立有效的抗肿瘤细胞介导的免疫反应。多种因素很可能在阻挡有效抗肿瘤免疫中发挥了作用（框8.1）

框8.1　恶性胶质瘤免疫功能的不正常之处

- 周围性淋巴细胞减少
- 肿瘤浸润淋巴细胞的凋亡
- MHC Ⅰ型分子表达被肿瘤细胞下调
- 肿瘤细胞产生免疫调节因子，如TGF-β
- 不正常的树突状细胞功能

在星形胶质细胞瘤患者中，已经发现了一系列的免疫缺陷，包括减退的不正常迟发型高敏性反应和T细胞毒性（Brooks et al 1977；Brooks et al 1976；Dix et al 1999；Elliott et al 1987；Roszman et al 1982；Roszman et al 1985；Young et al 1976）。这一情况在肿瘤切除后得以恢复，而肿瘤复发后，这个缺陷再次出现（Dix et al 1999）。虽然在这些肿瘤中看到了明显的免疫缺陷，但是胶质瘤原位仍然存在不同程度的淋巴细胞浸润（Palma et al 1978；von Hanwehr et al 1984）。抗肿瘤T细胞的存在、浸润肿瘤的寡克隆T细胞的存在、引发特异性免疫反应的胶质瘤抗原的存在，这些都是恶性胶质瘤免疫反应的证据。然而，这些免疫

反应在大多数情况下是无效的。原因之一似乎是胶质瘤浸润的细胞毒T细胞是被失活的（Black et al 1992）。

肿瘤细胞通过很多机制很好地掌握了伪装和逃逸，包括下调MHC的表达、下调肿瘤抗原、缺失肿瘤细胞表面共刺激分子、产生免疫抑制细胞因子、诱导淋巴细胞凋亡和改变树突状细胞功能。特异性地针对胶质瘤患者的T细胞和树突状细胞功能是不正常的，免疫调节细胞的存在阻碍了有效的免疫反应。胶质瘤细胞也倾向于主动逃避免疫监测（Wiendl et al 2003；Wischhusen et al 2005）。此外，衰老在免疫系统中可能也发挥了作用，老年人中的有效免疫反应往往更低。这也许可以解释这些肿瘤的发病率随着年龄而上升的现象（Derhovanessian et al 2008；Wheeler et al 2003）。

以上提到了在中枢神经系统中确实存在免疫反应，胶质瘤也表达肿瘤相关性抗原（Parney et al 2000）。这些抗原提供了抗胶质瘤免疫的潜在激活因子。虽然胶质瘤表达了肿瘤相关抗原，但它们将这些抗原呈递给T细胞的功能是有争议的。这可能与它们的MHC表达相关。胶质瘤可能表达了较低水平的MHC Ⅰ型分子（Miyagi et al 1990；Saito et al 1988）。虽然MHC Ⅰ型分子表达能激活杀伤细胞毒T细胞，但更加有效的免疫反应需要辅助T细胞。与细胞毒T细胞（CD8）不同，辅助（CD4）T细胞需要MHC Ⅱ型分子来呈递抗原。Ⅱ型分子往往在专业的抗原呈递细胞上表达（Ni & O'Neill 1997）。在中枢神经系统中，小胶质细胞是最常见的MHC Ⅱ型分子表达阳性的细胞（Gehrmann et al 1995；Theele & Streit 1993）。小胶质细胞和巨噬细胞在人胶质瘤细胞原位中明显增多（Fischer & Reichmann 2001；Leung et al 1997；Roggendorf et al 1996；Rossi et al 1987）。然而，抗胶质瘤免疫的缺失提示了这些小胶质细胞在有效的免疫刺激细胞方面是没有功能的。它们可能被肿瘤颠覆了，成为支持胶质瘤生长的分泌因素（Mantovani et al 1992）。

胶质瘤细胞本身是较差的抗原呈递细胞（APC），它们下调免疫反应激活所需要的共刺激分子（Wintterle et al 2003），而且分泌如TGF-β、VEGF和白细胞介素-10（interleukin 10，IL-10）这些免疫抑制蛋白（De Vleeschouwer et al 2007；McVicar et al 1992；Naumov et al 2006；

Schneider et al 2006）。已被证实胶质瘤分泌 IL-6 和 IL-8，来刺激小胶质细胞和巨噬细胞。这也许能解释在胶质瘤内部这些细胞数目有所增加。但是由小胶质细胞分泌的 IL-10 能够诱导胶质瘤增生和迁移（Huettner et al 1997）。因此，胶质瘤可能通过激活，将炎症细胞破坏转变成为胶质瘤前功能，这也许能解释为什么具有增多炎症细胞浸润的胶质瘤患者预后更差（Black et al 1992）。

在胶质瘤患者中，T 细胞功能缺陷包括周围 T 细胞凋亡、淋巴细胞减少、T 细胞反应减弱、肿瘤浸润淋巴细胞失活，这可能继发于胶质瘤诱导的免疫抑制因子，包括 TGF-β、前列腺素 E 和肿瘤浸润淋巴细胞凋亡（Walker et al 2006）。目前已知骨髓抑制细胞通过一氧化氮、精氨酸酶来浸润肿瘤，诱导 T 细胞失能（Carpentier & Meng 2006）。前列腺素 E_2（prostaglandin E2，PGE2）的分泌似乎能诱导巨噬细胞，产生精氨酸酶（Rodriguez et al 2005）。已经证实胶质瘤患者中树突状细胞亚群存在变化，具有较差免疫功能的非成熟细胞增多，这可能与恶性胶质瘤患者中发现的免疫抑制相关（Pinzon-Charry et al 2005）。

肿瘤患者，包括恶性胶质瘤患者中，免疫调节 T 细胞（CD4+/CD25+）的比例增加（Fecci et al 2006；Grauer et al 2007；Sakaguchi 2005）。这些细胞能够抑制肿瘤患者的免疫反应，避免自身免疫反应。但是它们也额外地抑制了抗肿瘤免疫反应，它们的清除可能增强肿瘤自然免疫监测（El Andaloussi & Lesniak 2006；Waziri et al 2008）。

最新的证据确定了胶质瘤细胞表达凝集素样转录 1 因子，这一分子激活后能够抑制 NK 细胞功能，也能够被 TGF-β 上调（Roth et al 2007）。此外，一些研究，如 Mitchell 等学者，在大多数但并非全部的恶性胶质瘤中发现了人巨细胞病毒（Mitchell et al 2008b）。人巨细胞病毒是可以通过抑制抗原呈递、下调表面 MHC 分子表达、上调感染细胞产生 TGF-β、病毒 IL-10 类似物（Hengel et al 1998；Kossmann et al 2003；Reddehase 2000），来下调感染细胞的免疫应答。人巨细胞病毒可能作用于恶性胶质瘤细胞的免疫逃逸（Mitchell et al 2008b）。

肿瘤抗原（框 8.2）

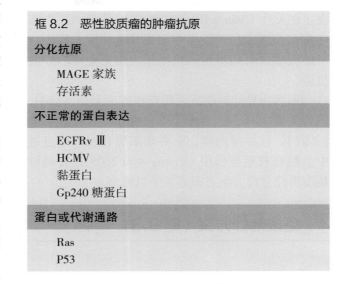

框 8.2　恶性胶质瘤的肿瘤抗原
分化抗原
MAGE 家族
存活素
不正常的蛋白表达
EGFRv Ⅲ
HCMV
黏蛋白
Gp240 糖蛋白
蛋白或代谢通路
Ras
P53

肿瘤细胞表面存在抗原，能够被免疫系统识别，这是可以调节免疫系统区别肿瘤细胞和正常脑实质并最终清除这些肿瘤细胞的关键所在。目前已经发现了很多肿瘤抗原，其中包括星形细胞。这些可能作为免疫治疗的潜在靶点。但是产生的免疫反应不可避免地是无效的，这可能有几个原因，其中之一就是肿瘤抗原经常与正常细胞表面的抗原相似。

在确定很多肿瘤免疫源性肿瘤相关抗原的过程中，目前已经确定了肿瘤特异性反应。免疫源性肿瘤相关抗原可能源于肿瘤细胞内部表达的蛋白，它们可能存在某些突变和表达的变异。肿瘤免疫源性相关抗原可能包括在单一肿瘤类型上的特异抗原（如点突变、染色体异位）、几种肿瘤细胞共享但正常细胞没有的抗原（如 ras、p53 突变或 MAGE 基因）和在正常细胞表面存在但肿瘤表面表达增多的抗原。肿瘤抗原经常分为以下几种：①分化抗原；②病毒、突变、差异拼接或过表达基因；③代谢通路蛋白。

先前确定的胶质瘤抗原包括上皮生长因子受体家族（在恶性胶质瘤中确定的突变体 EGFRvⅢ）、黏蛋白 -C、T 细胞 1（SART-1）、鳞状细胞癌抗原、生存素、gp240 糖蛋白（Kurpad et al 1995）和黑色素瘤相关抗原家族（Skog 2006）。在胶质瘤鉴别抗原中，黑色素瘤抗原编码基因，如 MAGE-1，已经证实了在胶质瘤中表达（Sasaki et al 2001）。

最新证据显示人巨细胞病毒和胶质瘤之间存在正相关性（Mitchell et al 2008b）。不论人巨细胞病毒在胶质瘤病理发生中起到什么作用，其表达可能提供针对病毒编码抗原作为细胞免疫治疗的机会。

虽然特异性肿瘤抗原靶点在理论上是可行的，但胶质瘤的异质性造成了单一抗原作为靶点是有问题的。在肿瘤内部，非肿瘤细胞在胶质瘤进展中的确有着重要作用（Zhang et al 2005），在制订免疫治疗合理方案方面必须予以考虑。

4　免疫治疗方案（框 8.3）

框 8.3　恶性胶质瘤免疫治疗策略

被动免疫疗法

单克隆抗体导入
　毒素或放射性标记单克隆抗体
继承性 T 细胞转运

主动免疫疗法

非特异性
系统性和局灶细胞因子运输
拟态诱导的自身免疫，如 CpG 寡核苷酸
特异性
多肽疫苗
树突状细胞疫苗

直到最近，免疫治疗在许多肿瘤的治疗中才显示出一定的效果。然而，人们希望免疫治疗能够特异性地挑选并去除肿瘤细胞，而不攻击正常细胞。最近临床试验的治疗结果已好于早期的免疫治疗。

被动免疫疗法包括免疫效应的传递，最终引发直接效应。大多数涉及肿瘤特异性抗体或由肿瘤激活的 T 细胞传递。被动措施可能是短效的。然而，主动免疫治疗试图上调对肿瘤的潜在免疫反应。主动措施理论上引发了针对未来肿瘤复发的长期免疫反应。

4.1　被动免疫疗法

单克隆抗体可以针对特异性肿瘤抗原来破坏胶质瘤细胞（Gerber & Laterra 2007）。抗体的结合可通过胞溶作用（抗体依赖细胞毒效应）引起细胞死亡，它们也可以作为与抗体结合的肿瘤杀伤物的转运系统。例如，局部注射 ^{131}I 标记的抗黏蛋白抗体在早期研究中显示出了一定的作用（Reardon et al 2002）。这一措施与标准放疗和替莫唑胺化学治疗相结合，可能更加有效（Bartolomei et al 2004；Reardon et al 2008）。

单克隆抗体已经和白喉或假单胞毒素结合，而且结合蛋白可通过对流加压转运（CED）局部注射（Yang et al 2006）。在已经进行的三期临床试验（PRECISE 和 TRANSMID 试验）中，目前仍没有发现该治疗方案的生存获益。最新研究探索了免疫纳米载体用于靶向性光热疗法（Bernardi et al 2008）。免疫壳载体是一个小颗粒，包含大约 100nm 的硅质核心和能够吸收 800nm 波长的 10nm 金质外壳，可以向外转移，产生热量并损坏邻近细胞。纳米壳能够被针对胶质瘤细胞的抗体包裹。这是一个有趣的概念，但理论上的方法在应用于临床实践中可能遇到一些问题，包括哪个分子靶点最合适、如何将免疫纳米颗粒转运到肿瘤本身。

继承性细胞转运

另外一种被动免疫疗法是继承性细胞转运（adoptive cell transfer，ACT），基于免疫细胞能够从肿瘤患者中分离、离体扩展、再回输体内可引起肿瘤特异性反应的理论。继承性细胞疗法理论上是可行的，因为它旨在转移大量高度特异性细胞，这些细胞可离体经过编程或激活，引发抗肿瘤功能（Schumacher & Restifo 2009）。肿瘤特异性 T 细胞注射前，可以通过化疗或全身放疗清除淋巴细胞，减少或清除免疫抑制因子或细胞，从而创造好 T 细胞注射的条件（Dudley et al 2002）。

虽然 ACT 在治疗一些转移性黑色素瘤的患者中获得了成功（Rosenberg & Dudley 2009），但截至目前在恶性胶质瘤的治疗中尚未发现效果。ACT 已经用于从肿瘤部位注射自体免疫细胞（Young et al 1977）和由 IL-2 刺激的淋巴因子激活的杀伤细胞（Sankhla et al 1996）。这两种方法未

显示出有效性。最新研究显示，暴露在 GM-CSF 的照射细胞在皮下注射后，通过其引流的淋巴管可收获 T 细胞，这些细胞在离体状态下扩增，被细菌超级抗原、抗 CD3 和 IL-2 激活，再重新注射周围组织，取得的早期结果较好（Plautz et al 2000）。在动物模型上的研究提示清除宿主淋巴细胞能够增强 T 细胞反应，CD4+ 和 CD8+ 细胞在这一治疗中有重要作用（Wang et al 2007；Wang et al 2005）。在恶性胶质瘤中人巨细胞病毒的确定（Mitchell et al 2008b）也提示了未来其可能作为 ACT 治疗的靶点。

4.2 非特异性主动免疫疗法

早期非特异性主动免疫疗法旨在引起免疫系统的普遍激活，这可能产生针对肿瘤的免疫反应。在这部分，曾应用过 BCG 和弓形体，但证实是无效的（Conley 1980；Mahaley et al 1983）。也曾经系统应用或局部注射过细胞因子，如 IL-2，也被证实是无效的，但从脑水肿上看确是存在毒性的（Merchant et al 1990；Merchant et al 1992）。最近的临床前研究提示 IL-21 可能比 IL-2 或 IL-12 更加有效（Daga et al 2007）。非特异性主动免疫疗法中，还包括 CpG 寡核苷酸等其他方法（Carpentier et al 2006），目前还没有证实其疗效很好，只是最新的临床前研究在与肿瘤细胞溶解产物作为疫苗共同使用时，发挥了一定的效果（Wu et al 2007）。Chiocca 等学者（Chiocca et al 2008）描述了一项 I 期临床试验，其中应用腺病毒载体作为干扰素 -β 局部注射的载体，在肿瘤内部以剂量依赖的方式出现了细胞凋亡，但目前尚未观察到确切的临床结果。

如之前描述，肿瘤在过敏或自身免疫病患者中发病率降低（Linos et al 2007）、脑肿瘤术后伴有颅内感染的患者预后更好（Bowles & Perkins 1999；Walker & Pamphlett 1999），这些现象强烈提示了免疫系统和恶性胶质瘤之间是存在相关性的。这些结果提出了以下可能，即分子模拟态诱导的自身免疫能够治疗肿瘤，肿瘤的自我耐受可能被机体对外来抗原物质的交叉反应破坏（Stathopoulos et al 2008）。最新的一项动物模型研究使用了免疫基础的同种异体识别和注射协同肿瘤抗原来治疗恶性胶质瘤（Stathopoulos et al 2008）。

一个有趣的方法被应用于神经干细胞，提供免疫系统抗肿瘤刺激（Yu et al 2006）。神经干细胞对中枢神经系统的病理区域具有较强的迁移倾向性，包括脑肿瘤区域。在一项神经干细胞临床前研究中，神经干细胞经过改造来分泌 IL-12，之后再注射到胶质瘤鼠脑中。肿瘤被淋巴细胞浸润，这一现象可改善患者预后（Ehtesham et al 2002）。此外，肿瘤干细胞被认为是肿瘤的生发源泉（Singh et al 2003），也可以作为免疫疗法的一个靶点（Skog 2006）。

4.3 特异性主动免疫疗法：肿瘤疫苗

这一方案基于这样的想法，肿瘤抗原能诱导免疫系统产生针对肿瘤的有效免疫反应。目前已经有一些策略，包括针对已知肿瘤相关抗原的疫苗，针对整个细胞或细胞部分成分的疫苗。肿瘤抗原包括提纯的多肽、整蛋白和表达蛋白的裸露 DNA，所有这些可与免疫复合物或免疫刺激因子，如粒细胞 - 巨噬细胞集落刺激因子（granulocyte-macrophage colony stimulating factor，GM-CSF）一同注射。整细胞策略通过多种机制增加肿瘤细胞的先天性免疫反应（Waldron & Parsa 2005）。目前也应用了免疫基因策略（Glick 2001；Okada et al 2001）。

在过去 10 年内，针对肿瘤的多肽为基础的免疫疗法，已经在多个临床试验中开展，但是早期结果令人失望（Rosenberg et al 2004）。更个体化的多肽疫苗策略可能会更加有效（Yajima et al 2005），尤其是与化学治疗合并使用时（Sampson et al 2008）。

4.3.1 树突状细胞免疫

树突状细胞是血液来源的白细胞，涉及免疫监测、抗原捕获及呈递。简而言之，为产生树突状细胞疫苗，首先从自体血液单核细胞离体分离出树突状细胞，与肿瘤抗体一同短暂处理，暴露于成熟刺激，再回输患者体内。经典的情况下，需要通过皮内注射 100 万至 1 000 万个树突状细胞，以刺激 T 细胞直接针对肿瘤本身。目前已经试验了不同的注射部位，疫苗平均 1~2 周给药 1 次，间隔时间不确定。也进行过树突状细胞直接肿瘤内注射的临床试验（Yamanaka et al 2005）。树突状细胞疫苗直接调控抗原向免疫细胞的呈递。

近些年已经实现了更高效的离体细胞分离、成熟和扩增。有多种方法已用来产生树突状疫苗，包括应用来源于肿瘤培养、肿瘤细胞裂解的多肽，辐射后的肿瘤细胞与树突状细胞融合，树突状细胞被肿瘤 DNA、RNA 或肽转染，树突状细胞与刺激性细胞因子及抗原的共转染（Nestle et al 1998；Rutkowski et al 2004；Yamanaka et al 2003；Yu et al 2004）。多数研究者现在已经相信肿瘤裂解物是制造树突状细胞疫苗中暴露于树突状细胞最有效的抗原来源。

树突状细胞疫苗理论上是全身有效的，但其中的一个限制树突状细胞疫苗效果的因素是肿瘤微环境内的内源性免疫抑制因子（Parajuli et al 2007）。克服该因素的一个方法就是当肿瘤负荷达到最小时，将免疫治疗与其他治疗方式联用。目前已有研究试验了通过抑制 TGF-β 来清除调节性 T 细胞的技术（Friese et al 2004；Jachimczak et al 1993；Liu et al 2007），且已经进入临床试验阶段（Fakhrai et al 2006）。最新的临床前研究证实，清除调节性 T 细胞对有效的树突状细胞疫苗是必须的（Grauer et al 2008）。

目前认为效应因子"衰竭"提示了免疫治疗策略无效背后的重要机制，这个机制诱导肿瘤产生耐药性（Overwijk et al 2003；Staveley-O'Carroll et al 1998）。针对这点，可应用环氧化酶-2 抑制剂来清除胶质瘤细胞产生的 PGE2，因它能诱导骨髓间充质干细胞（mesenchyal stem cells，MSCs）产生精氨酸酶并失活 T 细胞，故可能有潜在的应用价值（Rodriguez et al 2005）。其他学者建议信号转导与转录激活因子 3（signal transducer and activator of transcription 3，STAT3）的小分子抑制剂可能会引起胶质瘤的免疫应答（Hussain et al 2007）。

早期结果

胶质瘤动物模型中已经证实了树突状细胞疫苗的安全性和有效性（Heimberger et al 2000；Liau et al 1999；Yamanaka et al 2001；Zhu et al 2005）。应用暴露于肿瘤抗原而产生的树突状细胞疫苗临床前研究证实了该方法的安全性和生物活性（Yu et al 2001）。一些研究小组发表了他们关于树突状细胞疫苗的早期结果（Kikuchi et al 2004；Kikuchi et al 2001；Liau et al 2005；Okada et al 2001；Rutkowski et al 2004；Wheeler et al 2008；Yamanaka et al 2003；Yu et al 2001）。这项治疗目前证实是安全的，而且副作用的发生几率低。

近期发表了我们自己应用树突状细胞疫苗的结果（Walker et al 2008）。在研究周期中共纳入了 13 例患者，其中 9 例完成了最初设计的 6 次免疫治疗。在 4 例未完成启动治疗（分别接受 2、4、4 和 5 次），3 例患者由于肿瘤早期进展而停止用药，另 1 例患者由于个人原因。9 例患者的肿瘤为胶质母细胞瘤（WHO Ⅳ级）（2/9 复发），4 例患者是间变星形细胞瘤（WHO Ⅲ级）（3/4 复发）。8 例患者是男性，患者的年龄范围为 25~71 岁（平均 51 岁）。总计给出了 90 个免疫疫苗，平均每个患者 2~13 次疫苗给药。未发现与免疫疫苗用药相关的副作用。

在完成免疫治疗全程的 9 例患者中，8 例患者肿瘤切除后存活超过 9 个月；5 例存活了 12 个月，2 例存活超过了 18 个月。总体上说，13 例患者中 9 例存活 9 个月，6 例存活 12 个月，3 例存活超过 18 个月。

对后续化学治疗的肿瘤反应

在完成最初免疫治疗计划的患者群体中，8 例患者后续进行了替莫唑胺化学治疗。在这些患者中，3 例存在疾病进展，5 例存在客观的影像学反应。一个患者出现完全缓解，并持续了 3 个月。在这 8 例患者中，4 例在免疫治疗前应用了替莫唑胺，2 例对疫苗后应用替莫唑胺存在反应（其中 1 例完全反应）。4 例患者中的 3 例在免疫治疗前未进行化学治疗，对免疫治疗后的替莫唑胺治疗存在影像学反应。

案例研究

DG03（图 8.4）

这位 66 岁女性患者是该研究入组的第一例患者，最初的主诉是头痛和左侧肢体力弱。进行了立体定向开颅术，大部切除了右侧顶叶病变（图 8.4A）。该患者术后恢复顺利，症状明显缓解。病理组织学诊断为胶质母细胞瘤（WHO Ⅳ级）。患者选择术后不进行放化疗治疗。术后 3 周开始进行免疫治疗，此后患者完成了最初制订的 12 周免疫治疗流程。第 4 次免疫治疗后，进行了静脉穿刺来方便后续的免疫治疗。第 6 次免疫治疗之后，常规 MRI 复查显示肿瘤局部复发（图 8.4B），再次进行了手术切除。患者拒绝了辅助治疗，并且中断了免疫治疗。2 个月后，复查 MRI 检查显示肿瘤再次局部复发（图 8.4C）。进行了辅助替莫唑胺化疗，采用了 2 周期 5 天流程，给予了标准剂量，用药后残余肿瘤显著萎缩（图 8.4D）。这个患者不希望再进行其他治疗，最终在第一次手术后 1 年死于持续进展的肿瘤。

DG12（图 8.5）

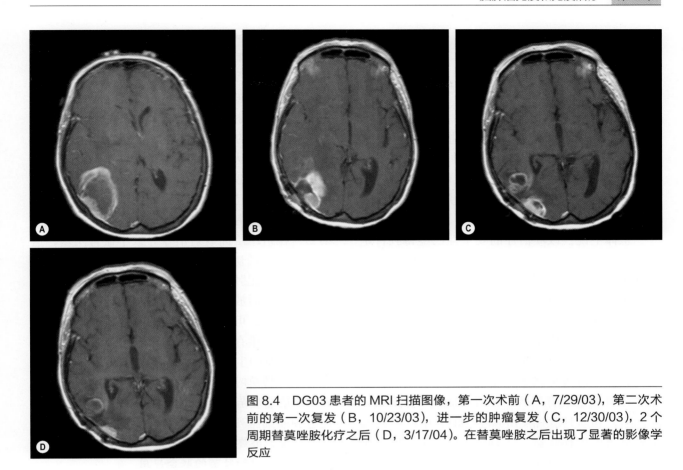

图 8.4　DG03 患者的 MRI 扫描图像，第一次术前（A，7/29/03），第二次术前的第一次复发（B，10/23/03），进一步的肿瘤复发（C，12/30/03），2 个周期替莫唑胺化疗之后（D，3/17/04）。在替莫唑胺之后出现了显著的影像学反应

一位 51 岁女性患者，在入组该项研究前，主诉局灶性神经功能缺损。当时，左枕部病变给予大部切除，病理显示间变星形细胞瘤（WHO Ⅲ级）。手术后给予放疗（总剂量 60Gy）和 12 个周期每月一次的替莫唑胺化疗。之后患者出现进行性的视野缺损，MRI 显示肿瘤局部复发。再次接受肿瘤大部切除后，患者进行了免疫治疗临床试验。总计进行了 9 次免疫治疗。常规 MRI 复查显示局部和区域肿瘤复发，向同侧颞叶进展，第二次手术 9 个月后出现 T_2 信号异常（图 8.5A）。再次给予患者每个月 1 次的替莫唑胺治疗（图 8.5B）。4 次治疗后，看到了完全性的影像学反应，并持续了 3 个月（图 8.5C）。之后出现了肿瘤的广泛进展，患者在进入该项临床试验 25 个月之后死亡，

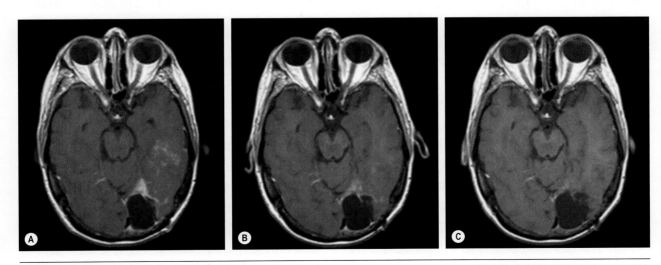

图 8.5　患者 DG12 的 MRI 影像，术后和免疫治疗显示肿瘤复发（A，10/5/05）。后续替莫唑胺化学治疗，且后续 MRI 影像学提示肿瘤缓解（B，11/29/05），完全缓解（C，1/30/06）

也是第二次手术之后的 16 个月

4.3.2 树突状细胞免疫的有效性

De Vleeschouwer 等学者综述了恶性胶质瘤患者的树突状免疫治疗结果（De Vleeschouwer et al 2006）。在 11 个试验或病例汇报中，总计 120 例接受了免疫治疗，应用了多种树突状免疫治疗的制备方法和输入方法。我们研究的 13 例患者系列也已经可以加入更多的研究中（Walker et al 2008）。

总体上说，该项治疗的安全性已经得到肯定（De Vleeschouwer et al 2006），其副作用不明显，目前尚没有报道导致死亡或长期神经功能缺损，且免疫应答较持久（De Vleeschouwer et al 2006；Kikuchi et al 2001；Liau et al 2005）。然而，由于较低的肿瘤客观反应率，肿瘤免疫研究也受到一定质疑（Rosenberg et al 2004）。但传统的肿瘤反应标准也无法评价树突状细胞疫苗的效果。因此，总体生存可能是最有用的。在肾细胞癌（Jocham et al 2004）和前列腺癌（Brower 2005）中已经证实了较显著的生存获益。在 Queensland 医学研究所进行的黑色素瘤早期Ⅲ期临床试验也强烈提示生存获益。

Wheeler 等学者最新发表了胶质母细胞瘤（glioblastoma，GBM）患者接受树突状细胞疫苗的一项大型试验（Wheeler et al 2008）。总体上说，这项Ⅱ期试验证实了这项免疫治疗的安全性，尤其与传统治疗相比。发现了明确的针对免疫疫苗反应，这一反应还与生存呈正相关。De Vleeschouwer 等学者描述了在二次术后肿瘤进展的 56 例复发 GBM 患者进行的临床试验结果（De Vleeschouwer et al 2008）。在一些患者中观察到了生存获益，尤其那些年轻患者，并且也与肿瘤切除程度成正相关。

树突状细胞疫苗也用于树突状细胞与特定抗原的启动中。最新研究证实人巨细胞病毒在大多数但并非全部的恶性胶质瘤中存在，一个研究团队通过将 pp65-RNA（表达人巨细胞病毒蛋白）与树突状细胞结合，从而针对人巨细胞病毒抗原，进而将树突状细胞疫苗输送到 GBM 患者中（Mitchell et al 2008a）。早期试验结果已经在小样本人群中发现了无进展生存期（PFS）超过了 12 个月，总生存期超过了 20 个月。

疫苗治疗和放射治疗的时机

在我们先前的试验中，我们关注了树突状细胞疫苗和手术后放射治疗可能存在负相关。因此，我们决定延期进行术后放射治疗。这是在与患者沟通了术后放射治疗的优势和劣势后，遵从患者个人意愿做出的。

起初我们认为电离辐射对 T 细胞是有杀伤作用的，因此免疫治疗后再进行后续的放射治疗，从理论上是支持的。在脑肿瘤内部局部由疫苗诱导的任何 T 细胞反应可能会被外放射治疗所抵消。第二，在组织层面放射治疗导致小血管闭塞，这与免疫治疗最初的目的相违背，因为疫苗的有效性依赖于侵犯肿瘤和攻击肿瘤细胞的血源性 T 细胞。通过延后放射治疗，我们相信延迟了放疗潜在的副作用，可增加了疫苗的有效机会，从而使患者的最终生存获益。我们第一个患者确实出现了令人惊奇的生存结果，即使没有接受放射治疗，对后续的替莫唑胺化疗也有反应。权衡两者，放疗与胶质瘤疫苗联合应用可确保最少的残余肿瘤，促进肿瘤细胞死亡，最终将肿瘤抗原完全暴露于免疫系统，最终使患者受益。

化学治疗和疫苗的联合应用

最新多中心、随机试验强烈地提示术后放疗期间给予小剂量替莫唑胺，之后每月给予较大剂量的替莫唑胺口服治疗，相比于术后单纯放疗而言预后更佳（Stupp et al 2005）。化学治疗和免疫治疗被认为是互相拮抗的，这是基于以下两种假设（Lake & Robinson 2005）：第一，化学治疗诱导的细胞凋亡对免疫系统是没有刺激反应的，第二，化学治疗最常见的副作用淋巴细胞减少，被认为对抗肿瘤免疫反应有害。然而，这些假设很可能是没有根据的，实际上大量最新研究的数据反而支持化学治疗和免疫治疗在治疗肿瘤中存在协同效应（Lake & Robinson 2005）。

恶性胶质瘤患者化学治疗的优势，也出现在了接受树突状细胞疫苗治疗的患者中。Wheeler 等学者回顾性地比较了均接受化学治疗的 25 例免疫和非免疫治疗的胶质母细胞瘤患者的生存和肿瘤进展时间（Wheeler et al 2004）。相比于接受单独免疫治疗或化学治疗（每一组均存在 8% 的 2 年生存），接受后续化学治疗的疫苗治疗患者存在更长的生存时间（42% 2 年生存）。这一治疗组提示了这一机制可能是疫苗针对了 TRP-2 肿瘤细胞，引起残存肿瘤细胞具有更强的化疗抗药性（Liu et al 2005）。另外一例复发恶性胶质瘤儿童效果很好，联用了替莫唑胺和树突状细胞疫苗（De Vleeschouwer et al 2004）。最新的研究结果显示，在鼠模型中树突状细胞疫苗联合应用替莫唑胺，反应更佳（Kim et al 2007）。

联合应用疫苗和辅助化疗在肿瘤治疗领域是有吸引力的。在其他系统中，化学治疗和免疫疫苗联合应用对肿瘤治疗有效（Casati et al 2005；Dauer et al 2005）。疫苗和传统治疗的结合，在理论上存在以下优势（Emens & Jaffee 2005；Lake & Robinson 2005）。

1. 化学治疗可与手术和放射治疗联合应用，达到最小残余病灶的目的，因此改变疾病负荷和疫苗诱导 T 细胞反应的平衡。最小残余病灶的患者是结合治疗性肿瘤疫苗和传统治疗策略的最佳候选人群。

2. 化学治疗能应用于洗刷局灶肿瘤微环境，以支持持续性的免疫应答。

3. 化学治疗可以整体改变宿主内部的免疫调节。

4. 化学治疗诱导产生可用的较大范围肿瘤抗原。

5. 通过抗原交叉呈递过程，化学治疗促进抗原呈递（Nowak et al 2003a）；树突状细胞的部分激活；抗原呈递细胞（APCs）向 CD40 信号的呈递准备（Nowak et al 2003b），抗原呈递细胞的杀伤（Nowak et al 2002）。

6. 凋亡肿瘤细胞通过耐药性诱导的缺乏，增强 T 细胞反应（Nowak et al 2003a）。淋巴细胞减少相关的增生增加了肿瘤特异性 T 细胞反应（Kaech et al 2003）。

7. 肿瘤细胞对细胞毒性 T 淋巴细胞（cytotoxic lymphocyte，CTL）裂解的部分敏化（BergmannLeitner & Abrams 2001；Yang & Haluska 2004）。

8. 促进长期抗原独立记忆（Wherry et al 2004）。

9. 改进调节，包括增加外源性抗原呈递（Nowak et al 2003a），增加 CD4+ 辅助细胞（Nowak et al 2003b），负向调节细胞功能的弱化（Ghiringhelli et al 2004；Polak & Turk 1974）和稳态增生的诱导（Dudley et al 2002）。

疫苗治疗和辅助化疗的时机选择

在化疗后的疫苗输入相比于化疗前给药更加有效（Lake & Robinson 2005），虽然之前 Wheeler 等学者的研究（Wheeler et al 2004）和我们的研究（Walker et al 2008）中患者都是在疫苗治疗后应用了化疗。此外，化疗之后的延迟疫苗治疗，所有的获益效果却消失了。因此，在理论上，在化学治疗后立即进行免疫治疗，有可能的话进行多个疗程，可能是最有效的（Lake & Robinson 2005）。虽然治疗的最佳时机目前仍不知道，但是影响恶性胶质瘤患者免疫疫苗治疗时机的因素可能包括（Lake & Robinson 2005）：

1. 最小肿瘤负荷时，疫苗治疗可能是有效的，这一时刻更可能是在放射治疗结束时。澳大利亚 Lake 研究组在动物模型上的研究，提示了肿瘤部分切除比全切除的患者对树突状细胞疫苗的反应更好（Broomfield et al 2005）。由于残余肿瘤可以提供抗原激活，而全切除的情况下这是不可能的。

2. 理论上来说，肿瘤细胞在被辅助治疗杀伤时，T 细胞应该是激活的，即在细胞死亡之后肿瘤抗原会暴露出来。这发生在放化疗的过程中。

3. 当口服激素量需要很小时，更倾向于给予树突状细胞疫苗。在正常的病程状态下，在放射治疗结束后，激素的使用量往往是非常小的。

4. 预测认为化学治疗诱导的淋巴细胞减少在肿瘤患者中抑制树突状疫苗的有效性，虽然这一点尚未被完全证实。的确有理由相信，在淋巴细胞减少的恢复过程中应用免疫疫苗是最佳的，因为在脑皮质中针对肿瘤抗原特异性的 T 细胞群体重构（Emens & Jaffee 2005）。

最新的一个病例报告涉及一位接受替莫唑胺和多肽疫苗共同治疗的恶性胶质瘤患者，研究显示这两项治疗能够安全地联合应用，当替莫唑胺诱导的淋巴细胞减少时进行免疫疫苗治疗，增强细胞毒 T 细胞反应，促进调节 T 细胞的恢复（Heimberger et al 2008）。Sampson 等学者最近发表了一项在新诊断 EGFRv Ⅲ 阳性的 GBM 患者中进行替莫唑胺化疗和 EGFRv Ⅲ 特异性多肽疫苗的联合治疗，获得了超过 16 个月的无进展生存期（Sampson et al 2008）。一项Ⅲ期随机研究正在进行中。因此，化学治疗能够增强针对多种免疫疫苗的后续反应。

参考文献

Bartolomei, M., Mazzetta, C., Handkiewicz-Junak, D., et al., 2004. Combined treatment of glioblastoma patients with locoregional pre-targeted 90Y-biotin radioimmunotherapy and temozolomide. Q. J. Nucl. Med. Mol. Imaging 48, 220–228.

Bergmann-Leitner, E.S., Abrams, S.I., 2001. Treatment of human colon carcinoma cell lines with anti-neoplastic agents enhances their lytic sensitivity to antigen-specific CD8+ cytotoxic T lymphocytes. Cancer Immunol. Immunother 50, 445–455.

Bernardi, R.J., Lowery, A.R., Thompson, P.A., et al., 2008. Immuno-nanoshells for targeted photothermal ablation in medulloblastoma and glioma: an in vitro evaluation using human cell lines. J. Neurooncol. 86, 165–172.

Black, K.L., Chen, K., Becker, D.P., et al., 1992. Inflammatory leukocytes associated with increased immunosuppression by glioblastoma. J. Neurosurg. 77, 120–126.

Bowles, A.P. Jr., Perkins, E., 1999. Long-term remission of malignant brain tumors after intracranial infection: a report of four cases. Neurosurgery 44, 636–642; discussion 642–633.

Brooks, W.H., Roszman, T.L., Mahaley, M.S., et al., 1977. Immunobiology of primary intracranial tumors. II. Analysis of lymphocyte subpopulations in patients with primary brain tumors. Clin. Exp. Immunol. 29, 61–66.

Brooks, W.H., Roszman, T.L., Rogers, A.S., 1976. Impairment of rosette-forming T lymphocytes in patients with primary intracranial tumors. Cancer 37, 1869–1873.

Broomfield, S., Currie, A., van der Most, R.G., et al., 2005. Partial, but not complete, tumor-debulking surgery promotes protective antitumor memory when combined with chemotherapy and adjuvant immunotherapy. Cancer Res. 65, 7580–7584.

Brower, V., 2005. Cancer vaccine field gets shot of optimism from positive results. Nat. Med. 11, 360.

Carpentier, A., Laigle-Donadey, F., Zohar, S., et al., 2006. Phase 1 trial of a CpG oligodeoxynucleotide for patients with recurrent glioblastoma. Neuro. Oncol. 8, 60–66.

Carpentier, A.F., Meng, Y., 2006. Recent advances in immunotherapy for human glioma. Curr. Opin. Oncol. 18, 631–636.

Casati, A., Zimmermann, V.S., Benigni, F., et al., 2005. The immunogenicity of dendritic cell-based vaccines is not hampered by doxorubicin and melphalan administration. J. Immunol. 174, 3317–3325.

Chiocca, E.A., Smith, K.M., McKinney, B., et al., 2008. A phase I trial of Ad.hIFN-beta gene therapy for glioma. Mol. Ther. 16, 618–626.

Conley, F.K., 1980. Influence of chronic Toxoplasma infection on ethylnitrosourea-induced central nervous system tumors in rats. Cancer Res. 40, 1240–1244.

Daga, A., Orengo, A.M., Gangemi, R.M., et al., 2007. Glioma immunotherapy by IL-21 gene-modified cells or by recombinant IL-21 involves antibody responses. Int. J. Cancer 121, 1756–1763.

Dauer, M., Herten, J., Bauer, C., et al., 2005. Chemosensitization of pancreatic carcinoma cells to enhance T cell-mediated cytotoxicity induced by tumor lysate-pulsed dendritic cells. J. Immunother 28, 332–342.

De Vleeschouwer, S., Fieuws, S., Rutkowski, S., et al., 2008. Postoperative adjuvant dendritic cell-based immunotherapy in patients with relapsed glioblastoma multiforme. Clin. Cancer Res. 14, 3098–3104.

de Vleeschouwer, S., Rapp, M., Sorg, R.V., et al., 2006. Dendritic cell vaccination in patients with malignant gliomas: current status and future directions. Neurosurgery 59, 988–999; discussion 999–1000.

De Vleeschouwer, S., Spencer Lopes, I., Ceuppens, J.L., et al., 2007. Persistent IL-10 production is required for glioma growth suppressive activity by Th1-directed effector cells after stimulation with tumor lysate-loaded dendritic cells. J. Neurooncol. 84, 131–140.

De Vleeschouwer, S., Van Calenbergh, F., Demaerel, P., et al., 2004. Transient local response and persistent tumor control in a child with recurrent malignant glioma: treatment with combination therapy including dendritic cell therapy. Case report. J. Neurosurg. 100, 492–497.

Derhovanessian, E., Solana, R., Larbi, A., et al., 2008. Immunity, ageing and cancer. Immun. Ageing 5, 11.

Dietrich, P.-Y., Walker, P.R., Calzascia, T., et al., 2001. Immunology of brain tumors and implications for immunotherapy. In: Kaye, A.H., Laws, E.R. Jr. (Eds.), Brain tumors: an encyclopedic approach, second ed. Churchill Livingstone, Edinburgh, pp. 135–150.

Dix, A.R., Brooks, W.H., Roszman, T.L., 1999. Immune defects observed in patients with primary malignant brain tumors. J. Neuroimmunol 100, 216–232.

Dudley, M.E., Wunderlich, J.R., Robbins, P.F., et al., 2002. Cancer regression and autoimmunity in patients after clonal repopulation with antitumor lymphocytes. Science 298, 850–854.

Ehtesham, M., Kabos, P., Kabosova, A., et al., 2002. The use of interleukin 12-secreting neural stem cells for the treatment of intracranial glioma. Cancer Res. 62, 5657–5663.

El Andaloussi, A., Lesniak, M.S., 2006. An increase in CD4+CD25+FOXP3+ regulatory T cells in tumor-infiltrating lymphocytes of human glioblastoma multiforme. Neuro. Oncol. 8, 234–243.

Elliott, L.H., Brooks, W.H., Roszman, T.L., 1987. Activation of immunoregulatory lymphocytes obtained from patients with malignant gliomas. J. Neurosurg. 67, 231–236.

Emens, L.A., Jaffee, E.M., 2005. Leveraging the activity of tumor vaccines with cytotoxic chemotherapy. Cancer Res. 65, 8059–8064.

Fakhrai, H., Mantil, J.C., Liu, L., et al., 2006. Phase I clinical trial of a TGF-beta antisense-modified tumor cell vaccine in patients with advanced glioma. Cancer Gene Ther. 13, 1052–1060.

Fecci, P.E., Mitchell, D.A., Whitesides, J.F., et al., 2006. Increased regulatory T-cell fraction amidst a diminished CD4 compartment explains cellular immune defects in patients with malignant glioma. Cancer Res. 66, 3294–3302.

Fischer, H.G., Reichmann, G., 2001. Brain dendritic cells and macrophages/microglia in central nervous system inflammation. J. Immunol. 166, 2717–2726.

Friese, M.A., Wischhusen, J., Wick, W., et al., 2004. RNA interference targeting transforming growth factor-beta enhances NKG2D-mediated antiglioma immune response, inhibits glioma cell migration and invasiveness, and abrogates tumorigenicity in vivo. Cancer Res. 64, 7596–7603.

Gehrmann, J., Matsumoto, Y., Kreutzberg, G.W., 1995. Microglia: intrinsic immuneffector cell of the brain. Brain. Res. Brain Res. Rev. 20, 269–287.

Gerber, D.E., Laterra, J., 2007. Emerging monoclonal antibody therapies for malignant gliomas. Expert Opin. Investig. Drugs 16, 477–494.

Ghiringhelli, F., Larmonier, N., Schmitt, E., et al., 2004. CD4+CD25+ regulatory T cells suppress tumor immunity but are sensitive to cyclophosphamide which allows immunotherapy of established tumors to be curative. Eur. J. Immunol. 34, 336–344.

Glick, R.P., Lichtor, T., Cohen, E.P., 2001. Cytokine-based immuno-gene therapy for brain tumors. In: Liau, L.M., Becker, D.P., Cloughesy, T.F. et al. (eds). Brain tumor immunotherapy. Human Press, New Jersey, pp. 273–288.

Grauer, O.M., Nierkens, S., Bennink, E., et al., 2007. CD4+FoxP3+ regulatory T cells gradually accumulate in gliomas during tumor growth and efficiently suppress antiglioma immune responses in vivo. Int. J. Cancer 121, 95–105.

Grauer, O.M., Sutmuller, R.P., van Maren, W., et al., 2008. Elimination of regulatory T cells is essential for an effective vaccination with tumor lysate-pulsed dendritic cells in a murine glioma model. Int. J. Cancer 122, 1794–1802.

Heimberger, A.B., Crotty, L.E., Archer, G.E., et al., 2000. Bone marrow-derived dendritic cells pulsed with tumor homogenate induce immunity against syngeneic intracerebral glioma. J. Neuroimmunol 103, 16–25.

Heimberger, A.B., Sun, W., Hussain, S.F., et al., 2008. Immunological responses in a patient with glioblastoma multiforme treated with sequential courses of temozolomide and immunotherapy: case study. Neuro. Oncol. 10, 98–103.

Hengel, H., Brune, W., Koszinowski, U.H., 1998. Immune evasion by cytomegalovirus–survival strategies of a highly adapted opportunist. Trends Microbiol 6, 190–197.

Hickey, W.F., 2001. Basic principles of immunological surveillance of the normal central nervous system. Glia 36, 118–124.

Huettner, C., Czub, S., Kerkau, S., et al., 1997. Interleukin 10 is expressed in human gliomas in vivo and increases glioma cell proliferation and motility in vitro. AntiCancer Res. 17, 3217–3224.

Hussain, S.F., Kong, L.Y., Jordan, J., et al., 2007. A novel small molecule inhibitor of signal transducers and activators of transcription 3 reverses immune tolerance in malignant glioma patients. Cancer Res. 67, 9630–9636.

Jachimczak, P., Bogdahn, U., Schneider, J., et al., 1993. The effect of transforming growth factor-beta 2-specific phosphorothioate-anti-sense oligodeoxynucleotides in reversing cellular immunosuppression in malignant glioma. J. Neurosurg. 78, 944–951.

Jocham, D., Richter, A., Hoffmann, L., et al., 2004. Adjuvant autologous renal tumor cell vaccine and risk of tumor progression in patients with renal-cell carcinoma after radical nephrectomy: phase III, randomised controlled trial. Lancet 363, 594–599.

Kaech, S.M., Tan, J.T., Wherry, E.J., et al., 2003. Selective expression of the interleukin 7 receptor identifies effector CD8 T cells that give rise to long-lived memory cells. Nat. Immunol. 4, 1191–1198.

Kikuchi, T., Akasaki, Y., Abe, T., et al., 2004. Vaccination of glioma patients with fusions of dendritic and glioma cells and recombinant human interleukin 12. J. Immunother 27, 452–459.

Kikuchi, T., Akasaki, Y., Irie, M., et al., 2001. Results of a phase I clinical trial of vaccination of glioma patients with fusions of dendritic and glioma cells. Cancer Immunol. Immunother 50, 337–344.

Kim, C.H., Woo, S.J., Park, J.S., et al., 2007. Enhanced antitumor immunity by combined use of temozolomide and TAT-survivin pulsed dendritic cells in a murine glioma. Immunology 122, 615–622.

Kossmann, T., Morganti-Kossmann, M.C., Orenstein, J.M., et al., 2003. Cytomegalovirus production by infected astrocytes correlates with transforming growth factor-beta release. J. Infect. Dis. 187, 534–541.

Kurpad, S.N., Zhao, X.G., Wikstrand, C.J., et al., 1995. Tumor antigens in astrocytic gliomas. Glia 15, 244–256.

Lake, R.A., Robinson, B.W., 2005. Immunotherapy and chemotherapy – a practical partnership. Nat. Rev. Cancer 5, 397–405.

Leung, S.Y., Wong, M.P., Chung, L.P., et al., 1997. Monocyte chemoattractant protein-1 expression and macrophage infiltration in gliomas. Acta. Neuropathol. (Berl.) 93, 518–527.

Liau, L.M., Black, K.L., Prins, R.M., et al., 1999. Treatment of intracranial gliomas with bone marrow-derived dendritic cells pulsed with tumor antigens. J. Neurosurg. 90, 1115–1124.

Liau, L.M., Prins, R.M., Kiertscher, S.M., et al., 2005. Dendritic cell vaccination in glioblastoma patients induces systemic and intracranial T-cell responses modulated by the local central nervous system tumor microenvironment. Clin. Cancer Res. 11, 5515–5525.

Linos, E., Raine, T., Alonso, A., et al., 2007. Atopy and risk of brain tumors: a meta-analysis. J. Natl. Cancer Inst. 99, 1544–1550.

Liu, G., Akasaki, Y., Khong, H.T., et al., 2005. Cytotoxic T cell targeting of TRP-2 sensitizes human malignant glioma to chemotherapy. Oncogene 24, 5226–5234.

Liu, Y., Wang, Q., Kleinschmidt-DeMasters, B.K., et al., 2007. TGF-beta2 inhibition augments the effect of tumor vaccine and improves the survival of animals with pre-established brain tumors. J. Neurooncol. 81, 149–162.

Mahaley, M.S. Jr., Bigner, D.D., Dudka, L.F., et al., 1983. Immunobiology of primary intracranial tumors. Part 7: Active immunization of patients with anaplastic human glioma cells: a pilot study. J. Neurosurg. 59, 201–207.

Mantovani, A., Bottazzi, B., Colotta, F., et al., 1992. The origin and function of tumor-associated macrophages. Immunol. Today 13, 265–270.

McVicar, D.W., Davis, D.F., Merchant, R.E., 1992. In vitro analysis of the proliferative potential of T cells from patients with brain tumor: glioma-associated immunosuppression unrelated to intrinsic cellular defect. J. Neurosurg. 76, 251–260.

Merchant, R.E., Ellison, M.D., Young, H.F., 1990. Immunotherapy for malignant glioma using human recombinant interleukin-2 and activated autologous lymphocytes. A review of pre-clinical and clinical investigations. J. Neurooncol. 8, 173–188.

Merchant, R.E., McVicar, D.W., Merchant, L.H., et al., 1992. Treatment of recurrent malignant glioma by repeated intracerebral

injections of human recombinant interleukin-2 alone or in combination with systemic interferon-alpha. Results of a phase I clinical trial. J. Neurooncol. 12, 75–83.

Mitchell, D.A., Archer, G.E., Bigner, D.D., et al., 2008a. Efficacy of a phase II vaccine targeting Cytomegalovirus antigens in newly diagnosed GBM. J. Clin. Oncol. 26, abstract 2042.

Mitchell, D.A., Xie, W., Schmittling, R., et al., 2008b. Sensitive detection of human cytomegalovirus in tumors and peripheral blood of patients diagnosed with glioblastoma. Neuro. Oncol. 10, 10–18.

Miyagi, K., Ingram, M., Techy, G.B., et al., 1990. Immunohistochemical detection and correlation between MHC antigen and cell-mediated immune system in recurrent glioma by APAAP method. Neurol. Med. Chir. (Tokyo) 30, 649–655.

Naumov, G.N., Bender, E., Zurakowski, D., et al., 2006. A model of human tumor dormancy: an angiogenic switch from the nonangiogenic phenotype. J. Natl. Cancer Inst. 98, 316–325.

Nestle, F.O., Alijagic, S., Gilliet, M., et al., 1998. Vaccination of melanoma patients with peptide- or tumor lysate-pulsed dendritic cells. Nat. Med. 4, 328–332.

Ni, K., O'Neill, H.C., 1997. The role of dendritic cells in T cell activation. Immunol. Cell. Biol. 75, 223–230.

Nowak, A.K., Lake, R.A., Marzo, A.L., et al., 2003a. Induction of tumor cell apoptosis in vivo increases tumor antigen cross-presentation, cross-priming rather than cross-tolerizing host tumor-specific CD8 T cells. J. Immunol. 170, 4905–4913.

Nowak, A.K., Robinson, B.W., Lake, R.A., 2002. Gemcitabine exerts a selective effect on the humoral immune response: implications for combination chemo-immunotherapy. Cancer Res. 62, 2353–2358.

Nowak, A.K., Robinson, B.W., Lake, R.A., 2003b. Synergy between chemotherapy and immunotherapy in the treatment of established murine solid tumors. Cancer Res. 63, 4490–4496.

Okada, H., Pollack, I.F., Lieberman, F., et al., 2001. Gene therapy of malignant gliomas: a pilot study of vaccination with irradiated autologous glioma and dendritic cells admixed with IL-4 transduced fibroblasts to elicit an immune response. Hum. Gene Ther. 12, 575–595.

Overwijk, W.W., Theoret, M.R., Finkelstein, S.E., et al., 2003. Tumor regression and autoimmunity after reversal of a functionally tolerant state of self-reactive CD8+ T cells. J. Exp. Med. 198, 569–580.

Palma, L., Di Lorenzo, N., Guidetti, B., 1978. Lymphocytic infiltrates in primary glioblastomas and recidivous gliomas. Incidence, fate, and relevance to prognosis in 228 operated cases. J. Neurosurg. 49, 854–861.

Parajuli, P., Mathupala, S., Mittal, S., et al., 2007. Dendritic cell-based active specific immunotherapy for malignant glioma. Expert. Opin. Biol. Ther. 7, 439–448.

Parney, I.F., Hao, C., Petruk, K.C., 2000. Glioma immunology and immunotherapy. Neurosurgery 46, 778–791.

Pinzon-Charry, A., Ho, C.S., Laherty, R., et al., 2005. A population of HLA-DR+ immature cells accumulates in the blood dendritic cell compartment of patients with different types of cancer. Neoplasia 7, 1112–1122.

Plautz, G.E., Miller, D.W., Barnett, G.H., et al., 2000. T cell adoptive immunotherapy of newly diagnosed gliomas. Clin. Cancer Res. 6, 2209–2218.

Polak, L., Turk, J.L., 1974. Reversal of immunological tolerance by cyclophosphamide through inhibition of suppressor cell activity. Nature 249, 654–656.

Reardon, D.A., Akabani, G., Coleman, R.E., et al., 2002. Phase II trial of murine (131)I-labeled antitenascin monoclonal antibody 81C6 administered into surgically created resection cavities of patients with newly diagnosed malignant gliomas. J. Clin. Oncol. 20, 1389–1397.

Reardon, D.A., Zalutsky, M.R., Akabani, G., et al., 2008. A pilot study: 131I-antitenascin monoclonal antibody 81c6 to deliver a 44-Gy resection cavity boost. Neuro. Oncol. 10, 182–189.

Reddehase, M.J., 2000. The immunogenicity of human and murine cytomegaloviruses. Curr. Opin. Immunol. 12, 390–396.

Rodriguez, P.C., Hernandez, C.P., Quiceno, D., et al., 2005. Arginase I in myeloid suppressor cells is induced by COX-2 in lung carcinoma. J. Exp. Med. 202, 931–939.

Roggendorf, W., Strupp, S., Paulus, W., 1996. Distribution and characterization of microglia/macrophages in human brain tumors. Acta. Neuropathol. (Berl.) 92, 288–293.

Rosenberg, S.A., Dudley, M.E., 2009. Adoptive cell therapy for the treatment of patients with metastatic melanoma. Curr. Opin. Immunol. 21, 233–240.

Rosenberg, S.A., Yang, J.C., Restifo, N.P., 2004. Cancer immunotherapy: moving beyond current vaccines. Nat. Med. 10, 909–915.

Rossi, M.L., Hughes, J.T., Esiri, M.M., et al., 1987. Immunohistological study of mononuclear cell infiltrate in malignant gliomas. Acta.

Neuropathol. (Berl.) 74, 269–277.

Roszman, T.L., Brooks, W.H., Elliott, L.H., 1982. Immunobiology of primary intracranial tumors. VI. Suppressor cell function and lectin-binding lymphocyte subpopulations in patients with cerebral tumors. Cancer 50, 1273–1279.

Roszman, T.L., Brooks, W.H., Steele, C., et al., 1985. Pokeweed mitogen-induced immunoglobulin secretion by peripheral blood lymphocytes from patients with primary intracranial tumors. Characterization of T helper and B cell function. J. Immunol. 134, 1545–1550.

Roth, P., Mittelbronn, M., Wick, W., et al., 2007. Malignant glioma cells counteract antitumor immune responses through expression of lectin-like transcript-1. Cancer Res. 67, 3540–3544.

Rutkowski, S., De Vleeschouwer, S., Kaempgen, E., et al., 2004. Surgery and adjuvant dendritic cell-based tumor vaccination for patients with relapsed malignant glioma, a feasibility study. Br. J. Cancer 91, 1656–1662.

Saito, T., Tanaka, R., Yoshida, S., et al., 1988. Immunohistochemical analysis of tumor-infiltrating lymphocytes and major histocompatibility antigens in human gliomas and metastatic brain tumors. Surg. Neurol. 29, 435–442.

Sakaguchi, S., 2005. Naturally arising Foxp3-expressing CD25+CD4+ regulatory T cells in immunological tolerance to self and non-self. Nat. Immunol. 6, 345–352.

Sampson, J.H., Archer, G.E., Bigner, D.D., et al., 2008. Effect of EGFRvIII-targeted vaccine (CDX-110) on immune response and TTP when given with simultaneous standard and continuous temozolomide in patients with GBM. J. Clin. Oncol. 26, abstract 2011.

Sankhla, S.K., Nadkarni, J.S., Bhagwati, S.N., 1996. Adoptive immunotherapy using lymphokine-activated killer (LAK) cells and interleukin-2 for recurrent malignant primary brain tumors. J. Neurooncol. 27, 133–140.

Sasaki, M., Nakahira, K., Kawano, Y., et al., 2001. MAGE-E1, a new member of the melanoma-associated antigen gene family and its expression in human glioma. Cancer Res. 61, 4809–4814.

Schiff, D., O'Neill, B., Wijdicks, E., et al., 2001. Gliomas arising in organ transplant recipients: an unrecognized complication of transplantation? Neurology 57, 1486–1488.

Schneider, T., Sailer, M., Ansorge, S., et al., 2006. Increased concentrations of transforming growth factor beta1 and beta2 in the plasma of patients with glioblastoma. J. Neurooncol. 79, 61–65.

Schumacher, T.N., Restifo, N.P., 2009. Adoptive T cell therapy of cancer. Curr. Opin. Immunol. 21, 187–189.

Singh, S.K., Clarke, I.D., Terasaki, M., et al., 2003. Identification of a cancer stem cell in human brain tumors. Cancer Res. 63, 5821–5828.

Skog, J., 2006. Glioma-specific antigens for immune tumor therapy. Expert Rev. Vaccines 5, 793–802.

Stathopoulos, A., Samuelson, C., Milbouw, G., et al., 2008. Therapeutic vaccination against malignant gliomas based on allorecognition and syngeneic tumor antigens: proof of principle in two strains of rat. Vaccine 26, 1764–1772.

Staveley-O'Carroll, K., Sotomayor, E., Montgomery, J., et al., 1998. Induction of antigen-specific T cell anergy: An early event in the course of tumor progression. Proc. Natl. Acad. Sci. USA 95, 1178–1183.

Stupp, R., Mason, W.P., van den Bent, M.J., et al., 2005. Radiotherapy plus concomitant and adjuvant temozolomide for glioblastoma. National Cancer Institute of Canada Clinical Trials Group. N. Engl. J. Med. 352 (10), 987–996.

Theele, D.P., Streit, W.J., 1993. A chronicle of microglial ontogeny. Glia 7, 5–8.

von Hanwehr, R.I., Hofman, F.M., Taylor, C.R., et al., 1984. Mononuclear lymphoid populations infiltrating the microenvironment of primary CNS tumors. Characterization of cell subsets with monoclonal antibodies. J. Neurosurg. 60, 1138–1147.

Waldron, J., Parsa, A.T., 2005. Immunotherapy. In: Berger, M.S., Prados, M. (Eds.), Textbook of neuro-oncology. Elsevier Saunders, Philadelphia, pp. 87–92.

Walker, D.G., Chuah, T., Rist, M.J., et al., 2006. T-cell apoptosis in human glioblastoma multiforme: implications for immunotherapy. J. Neuroimmunol. 175, 59–68.

Walker, D.G., Laherty, R., Tomlinson, F.H., et al., 2008. Results of a phase I dendritic cell vaccine trial for malignant astrocytoma: potential interaction with adjuvant chemotherapy. J. Clin. Neurosci. 15, 114–121.

Walker, D.G., Pamphlett, R., 1999. Prolonged survival and pulmonary metastasis after local cure of glioblastoma multiforme. J. Clin. Neurosci. 6, 67–68.

Wang, L.X., Shu, S., Disis, M.L., et al., 2007. Adoptive transfer of tumor-primed, in vitro-activated, CD4+ T effector cells (TEs) combined with CD8+ TEs provides intratumoral TE proliferation and synergistic antitumor response. Blood 109, 4865–4876.

Wang, L.X., Shu, S., Plautz, G.E., 2005. Host lymphodepletion augments T cell adoptive immunotherapy through enhanced intratumoral proliferation of effector cells. Cancer Res. 65, 9547–9554.

Waziri, A., Killory, B., Ogden, A.T., 3rd, et al., 2008. Preferential in situ CD4+CD56+ T cell activation and expansion within human glioblastoma. J. Immunol. 180, 7673–7680.

Wheeler, C.J., Black, K.L., Liu, G., et al., 2008. Vaccination elicits correlated immune and clinical responses in glioblastoma multiforme patients. Cancer Res. 68, 5955–5964.

Wheeler, C.J., Black, K.L., Liu, G., et al., 2003. Thymic CD8+ T cell production strongly influences tumor antigen recognition and age-dependent glioma mortality. J. Immunol. 171, 4927–4933.

Wheeler, C.J., Das, A., Liu, G., et al., 2004. Clinical responsiveness of glioblastoma multiforme to chemotherapy after vaccination. Clin. Cancer Res. 10, 5316–5326.

Wherry, E.J., Barber, D.L., Kaech, S.M., et al., 2004. Antigen-independent memory CD8 T cells do not develop during chronic viral infection. Proc. Natl. Acad. Sci. USA 101, 16004–16009.

Wiendl, H., Mitsdoerffer, M., Weller, M., 2003. Hide-and-seek in the brain: a role for HLA-G mediating immune privilege for glioma cells. Semin. Cancer Biol. 13, 343–351.

Wigertz, A., Lonn, S., Schwartzbaum, J., et al., 2007. Allergic conditions and brain tumor risk. Am. J. Epidemiol. 166, 941–950.

Wintterle, S., Schreiner, B., Mitsdoerffer, M., et al., 2003. Expression of the B7-related molecule B7-H1 by glioma cells: a potential mechanism of immune paralysis. Cancer Res. 63, 7462–7467.

Wischhusen, J., Schneider, D., Mittelbronn, M., et al., 2005. Death receptor-mediated apoptosis in human malignant glioma cells: modulation by the CD40/CD40L system. J. Neuroimmunol. 162, 28–42.

Wu, A., Oh, S., Gharagozlou, S., et al., 2007. In vivo vaccination with tumor cell lysate plus CpG oligodeoxynucleotides eradicates murine glioblastoma. J. Immunother. 30, 789–797.

Yajima, N., Yamanaka, R., Mine, T., et al., 2005. Immunologic evaluation of personalized peptide vaccination for patients with advanced malignant glioma. Clin. Cancer Res. 11, 5900–5911.

Yamanaka, R., Abe, T., Yajima, N., et al., 2003. Vaccination of recurrent glioma patients with tumor lysate-pulsed dendritic cells elicits immune responses: results of a clinical phase I/II trial. Br. J. Cancer 89, 1172–1179.

Yamanaka, R., Homma, J., Yajima, N., et al., 2005. Clinical evaluation of dendritic cell vaccination for patients with recurrent glioma: results of a clinical phase I/II trial. Clin. Cancer Res. 11, 4160–4167.

Yamanaka, R., Zullo, S.A., Tanaka, R., et al., 2001. Enhancement of antitumor immune response in glioma models in mice by genetically modified dendritic cells pulsed with Semliki forest virus-mediated complementary DNA. J. Neurosurg. 94, 474–481.

Yang, M.Y., Zetler, P.M., Prins, R.M., et al., 2006. Immunotherapy for patients with malignant glioma: from theoretical principles to clinical applications. Expert Rev. Neurother. 6, 1481–1494.

Yang, S., Haluska, F.G., 2004. Treatment of melanoma with 5-fluorouracil or dacarbazine in vitro sensitizes cells to antigen-specific CTL lysis through perforin/granzyme- and Fas-mediated pathways. J. Immunol. 172, 4599–4608.

Young, H., Kaplan, A., Regelson, W., 1977. Immunotherapy with autologous white cell infusions ('lymphocytes') in the treatment of recurrent glioblastoma multiforme: a preliminary report. Cancer 40, 1037–1044.

Young, H.F., Sakalas, R., Kaplan, A.M., 1976. Inhibition of cell-mediated immunity in patients with brain tumors. Surg. Neurol. 5, 19–23.

Yu, J.J., Sun, X., Yuan, X., et al., 2006. Immunomodulatory neural stem cells for brain tumor therapy. Expert Opin. Biol. Ther. 6, 1255–1262.

Yu, J.S., Liu, G., Ying, H., et al., 2004. Vaccination with tumor lysate-pulsed dendritic cells elicits antigen-specific, cytotoxic T-cells in patients with malignant glioma. Cancer Res. 64, 4973–4979.

Yu, J.S., Wheeler, C.J., Zeltzer, P.M., et al., 2001. Vaccination of malignant glioma patients with peptide-pulsed dendritic cells elicits systemic cytotoxicity and intracranial T-cell infiltration. Cancer Res. 61, 842–847.

Zhang, J., Sarkar, S., Yong, V.W., 2005. The chemokine stromal cell derived factor-1 (CXCL12) promotes glioma invasiveness through MT2-matrix metalloproteinase. Carcinogenesis 26, 2069–2077.

Zhu, X., Lu, C., Xiao, B., et al., 2005. An experimental study of dendritic cells-mediated immunotherapy against intracranial gliomas in rats. J. Neurooncol. 74, 9–17.

脑肿瘤组织病理学

M. Beatriz S. Lopes，Bernd W. Scheithauer

第 9 章

1 前言

过去 20 年来，神经系统肿瘤的组织学诊断很大程度上受到了新兴技术，如免疫组织化学和超微结构方面研究的影响。这些研究不仅包括分子遗传学的方法，还包括一些特定的细胞骨架和膜蛋白，生长因子的检测与癌基因的检测。此外，脑肿瘤的生长动力学为神经肿瘤学家提供了对脑肿瘤生物学特性更为深入的理解。分子遗传学的研究则增强了人们对肿瘤中所涉及的各种信号通路的了解。对特定信号通路的鉴定和研究能帮助我们预测肿瘤的生物学行为，进而指导肿瘤的治疗，将其作为治疗的靶点。

最新的 2007 版中枢神经系统肿瘤世界卫生组织（world health organization，WHO）的分类（Louis et al 2007）已将上述新进展包括在内。神经病理学和肿瘤学的研究都因以上新进展而受益良多。

成人和儿童在 CNS 肿瘤中的组织学亚型和分布区别较大，毫无疑问这反映了神经系统组织发生的复杂性及恶性转化的靶细胞的特殊性。大部分的儿童脑肿瘤发生在后颅窝，而成人则主要发生在幕上。这种位置上的差别主要由髓母细胞瘤和胶质母细胞瘤这两种各自年龄段中最常见的恶性肿瘤统计而来。另一个年龄相关的不同点就是界限较清的、相对良性的星形来源的肿瘤更多分布在青少年和青年患者中。这些脑肿瘤中的年龄和部位相关的差别在缺乏患者临床资料、影像学表现和术中所见的脑肿瘤的组织学诊断中起重要的提示作用。

本章将根据 2007 年 WHO 对中枢神经系统肿瘤的分类做一综述，并主要关注神经上皮来源的肿瘤，包括胶质瘤和胶质神经元肿瘤，脑膜瘤和其他脑膜来源的肿瘤以及新加入的类别。我们将着重于这些肿瘤在细胞学和组织学上的特点、临床特征和分子遗传学的特点。

2 神经上皮组织的肿瘤

2.1 星形细胞肿瘤

星形细胞肿瘤的瘤细胞有正常星形细胞的特征，而又有所变异。WHO 分类（表 9.1）将该类肿瘤分为两大类，其中包含七个亚型：第一大类是弥漫浸润型星形细胞瘤（弥漫型星形细胞瘤、间变型星形细胞瘤和胶质母细胞瘤），第二大类是界限相对较清的肿瘤（毛细胞型及毛黏液样型星形细胞瘤，多形性黄色星形细胞瘤，室管膜下巨细胞星形细胞瘤）。所谓的"大脑胶质瘤病"是临床病理和放射学上的概念，实际上也是弥漫性胶质瘤，通常为星形细胞来源。

除了能够向灰质和白质中广泛侵袭，弥漫型星形细胞瘤的另一特性是其能随时间发展向间变转化。此外，其形态学的异质性也很明显。胶质母细胞瘤，弥漫型星形细胞瘤中的最高级别，拥有最具侵袭性的生长方式和最强的迁移能力。相比之下，界限较清一类肿瘤的浸润周边脑组织的能力有限，并极少发生间变性的转化。

表 9.1　星形细胞肿瘤

肿瘤	WHO 分级
界限较清的肿瘤	
毛细胞星形细胞瘤	I
毛黏液样型星形细胞瘤	II
室管膜下巨细胞星形细胞瘤	I
多形性黄色星形细胞瘤	II
弥漫型	
弥漫型星形细胞瘤	II
纤维型星形细胞瘤	
肥胖细胞型星形细胞瘤	II
原浆型星形细胞瘤	II
间变型星形细胞瘤	III
胶质母细胞瘤	IV
巨细胞胶质母细胞瘤	IV
胶质肉瘤	IV
大脑胶质瘤病	III

2.2　弥漫型星形细胞瘤的分级

　　弥漫型星形细胞瘤依据其间变的程度进行分级，分为 WHO II 级（弥漫型星形细胞瘤），WHO III 级（间变型星形细胞瘤）和 WHO IV 级（胶质母细胞瘤）。尽管过去人们曾使用过多种组织病理学的分级标准（Kleihues et al 2007a），WHO 分类是目前被广泛应用和推荐的可以实现诊断一致性的标准（Kleihues et al 2007a）。根据 WHO 分类，关于组织学分级的标准，仅有核异型的星形细胞瘤为 II 级，在此基础上有核分裂活性的为 III 级，当肿瘤不仅有核异型和核分裂，还有微血管增生或坏死出现时，则考虑为 IV 级。微血管增生是指"内皮细胞"出现多层（实际上是周细胞的增生），或肾小球样的微血管。在标本足够、制片较好的情况下这种简化的评价体系是足够使用的。但当肿瘤标本有限时，特别是立体定向活检时，肿瘤的分级就比较困难。在这种情况下，仅存在核异型和微血管增生，而没有核分裂象和坏死，特别是 MIB-1 标记指数较高时，也可考虑为胶质母细胞瘤。多点取材及与神经影像学参数相结合，可弥补标本的不足和形态上的异质性。

是否有核分裂是区分低级别（WHO II 级）和高级别星形细胞瘤（WHO III ~ IV 级）的关键因素。免疫组织化学可以更准确地评估肿瘤的增殖活性，特别是 Ki-67 的染色（在福尔马林固定和石蜡包埋切片上使用单克隆抗体 MIB-1 染色的结果来判定）。尽管根据目前的标准，MIB-1 标记指数本身单独不足以决定胶质瘤的级别，但在弥漫型星形细胞瘤中其与肿瘤的分级有着很好的相关性（Giannini et al 1999a）。

　　值得注意的是，组织学分级并不是唯一能决定患者生存期的因素。多个因素共同决定患者的生存期，包括年龄、神经系统的症状和体征、肿瘤的部位、手术切除范围和辅助治疗如放疗和化疗的情况等。

2.2.1　弥漫型星形细胞瘤（WHO II 级）

　　弥漫型星形细胞瘤可分为三种不同的细胞类型，包括纤维型、肥胖细胞型和原浆型星形细胞瘤。这三种亚型大致可以使肿瘤性的星形细胞与正常和反应性星形细胞在形态上对应起来。通常这种亚型的分类是由肿瘤的主要的"细胞类型"决定的，因为在同一肿瘤中往往存在多种形态的细胞。在这几种亚型中，纤维型星形细胞瘤最常见，肥胖细胞型次之。当肿瘤中 60% 以上为肥胖细胞时，可认为是肥胖细胞型肿瘤，占星形细胞瘤的 20% 左右（Krouwer et al 1991）。事实上，在各级的星形细胞瘤中，肥胖细胞并不少见（图 9.1A）。原浆型星形细胞瘤是最少见的亚型，占弥漫性星形细胞瘤的不到 1%（Russell & Rubinstein 1989）。

　　大体检查中，肿瘤的质地取决于其主要的细胞成分。原浆型星形细胞瘤因其有富含黏蛋白的微囊，使得大体呈现胶冻样。纤维型星形细胞瘤则由于纤维型星形细胞而质地较硬，其术中涂片常呈现为纤维背景中存在肿瘤性的胞突；对应其细胞类型，其细胞质的形态从几乎不能辨认到梭形或细长形（图 9.1A，B）。肥胖细胞型星形细胞瘤由圆形到轻度成角的细胞构成，含有丰富、清晰的嗜酸性细胞质，以及偏心的细胞核（图 9.1C）。其胞突往往是偏心的、短的和不明显的，与反应性星形细胞的放射状、长的和边界清晰的胞突不同。原浆型星形细胞瘤的星形细胞可见含少量纤维的短且不明显的胞突。

　　弥散型星形细胞瘤的胶质纤维酸性蛋白

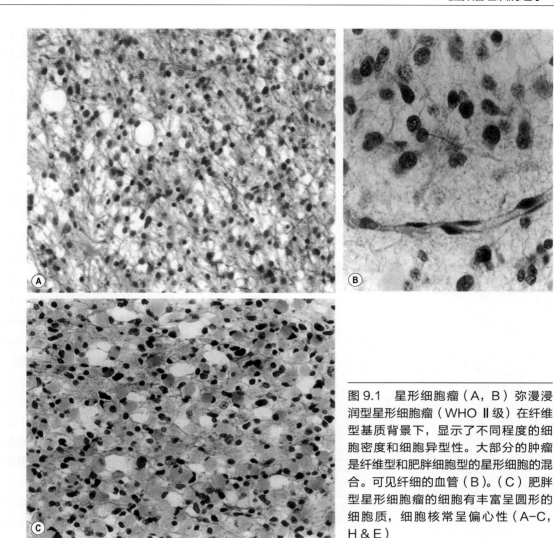

图 9.1　星形细胞瘤（A，B）弥漫浸润型星形细胞瘤（WHO Ⅱ 级）在纤维型基质背景下，显示了不同程度的细胞密度和细胞异型性。大部分的肿瘤是纤维型和肥胖细胞型的星形细胞的混合。可见纤细的血管（B）。（C）肥胖型星形细胞瘤的细胞有丰富呈圆形的细胞质，细胞核常呈偏心性（A-C，H & E）

（glial fibrillary acidic protein，FAP）一般为弥漫阳性。原浆型是一例外，仅见 GFAP 少量表达（Perentes & Rubinstein 1987；Russell & Rubinstein 1989）。GFAP 的表达往往与肿瘤的分化和增殖潜能相关（Rutka & Smith 1993）。波形蛋白（Vimentin），一种中间丝蛋白，广泛地存在于各种细胞中，在正常或肿瘤性的间叶组织含量尤其丰富，其在星形细胞瘤中也普遍表达，虽然不如 GFAP 显著，二者的分布情况是类似的（Schiffer et al 1986）。其他在星形细胞瘤中表达的蛋白有 S-100 和神经特异性烯醇酶（NSE）（Perentes & Rubinstein 1987）。值得注意的是，这些蛋白标记作用有限，特别是在区别星形细胞瘤与其他神经上皮肿瘤时。

除了以上各型肿瘤其细胞的各自特征，弥漫型星形细胞瘤（WHO Ⅱ 级）总体来说，有轻到中度的细胞异型性和细胞密度，核分裂象少见，

MIB-1 指数往往小于 4%（vonDeimling et al 2007）。从定义上讲，不应该存在"内皮增生型"微血管增生和坏死。越来越多的证据表明，即使是在低级别弥漫型星形细胞瘤中，肥胖细胞成分的存在也预示着预后不好（Krouwer et al 1991；Watanabe et al 1997）同时，肥胖细胞型星形细胞瘤更易进展为间变型星形细胞瘤和胶质母细胞瘤（Krouwer et al 1991；Russell & Rubinstein, 1989）。然而，WHO 并没有仅因其肥胖细胞占多数，就将该类型划入间变型星形细胞瘤中。

2.2.2　间变型星形细胞瘤（WHO Ⅲ 级）

各型的弥漫型星形细胞瘤进展为间变型星形细胞瘤的能力不同。50%~70% 的肿瘤可以发生间变（Russell & Rubinstein 1989），进展的间隔时间不等，平均为 4~5 年（Ohgaki et al 2004；Ohgaki et al 2005）。间变型星形细胞瘤可以是新发的，并

没有从低级别肿瘤进展为间变这一过程。

通常间变型星形细胞瘤细胞异型性及核多形性较Ⅱ级星形细胞瘤都有所增加。一般情况下间变型星形细胞瘤的细胞密度也较高，即使后者是一个较为主观性的参数（图9.2）。此外，Ⅲ级星形细胞瘤的纤维性基质密度较Ⅱ级少。分裂活性存在，但在肿瘤的不同部分分布有差异。Ki-67标记指数有所升高，为5%~10%（Kleihues et al 2007b）。微血管增生，即所谓的"内皮细胞增生"和坏死不发生在间变型星形细胞瘤中。

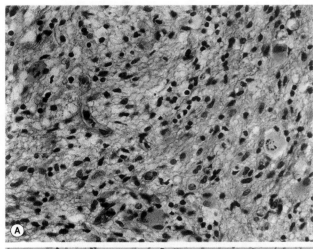
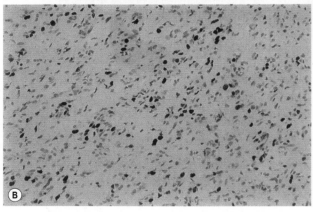

图9.2 间变型星形细胞瘤（A）细胞密度高，细胞异型和高分裂活性是间变型星形细胞瘤（WHO Ⅲ级）的特点（H＆E）。（B）Ki-67免疫组织化学染色显示标记指数的轻度升高［Ki-67（MIB-1）链霉亲和素－生物素－过氧化物酶］

2.2.3 胶质母细胞瘤（WHO Ⅳ级）

胶质母细胞瘤是恶性程度最高的弥漫性星形细胞肿瘤，占所有颅内肿瘤的15%~20%，约占成

人胶质瘤的50%（Burger et al 1991）。基于临床特征和分子遗传学改变的特征，胶质母可细胞瘤分为两个亚型（Kleihues & Ohgaki 1999），即原发性胶质母细胞瘤和继发性胶质母细胞瘤（Kleihues & Ohgaki 1999；Watanabe et al 1996）。原发性胶质母细胞瘤主要发生在老年人（平均62岁），病程相对短（一般<3个月，没有低级别前期病变；而继发性胶质母细胞瘤的患者年龄较轻（平均45岁）并有低级别星形细胞瘤的病史。有人统计继发性胶质母细胞瘤发生率极低，仅占所有胶质母细胞瘤的5%左右。这提示绝大部分低级别星形细胞瘤并不能生存至进展为胶质母细胞瘤（Ohgaki & Kleihues 2005）。原发性和继发性胶质母细胞瘤的组织病理学特征相似，但其分子遗传学机制不同。胶质母细胞瘤还可发生在儿童（Dohrmann et al 1975），或者更罕见的是先天就发生了（Itoh et al 1987），在这些患者中，肿瘤可能是由胚胎性肿瘤分化而来的。

胶质母细胞瘤的神经影像学和大体特征都能反映其侵袭性。其典型特征是CT或MRI上的广泛的对比增强的病灶，而肿瘤中心常无增强，后者常常代表是坏死的区域，前者则为细胞增殖旺盛区和新生血管形成区（Earnest et al 1988）。MRI的T_2加权像上的密度不均的表现则与肿瘤的低细胞密度和水肿相关。除了神经影像和大体的各种特征性的特点，孤立的肿瘤细胞或细胞簇弥漫的浸润周围的脑实质也是其必备的特征。肿瘤映射研究认为，脑实质浸润的范围变化极大（Burger & Kleihues 1989）。肿瘤细胞可沿神经纤维束向脑实质大范围蔓延，其中最常见的是通过胼胝体向对侧大脑半球播散（蝴蝶状胶质瘤）。

组织学上，胶质母细胞瘤显示出显著的细胞异质性。细胞质和细胞核的多形性可小可大。有些肿瘤主要由排列紧密的小细胞构成，这些细胞的特点是细胞质较少，有椭圆至圆形深染的核；有些则是主要由怪异的多核巨细胞构成（图9.3A，B，C，D）。大多肿瘤可见多种异常混合存在。分裂活性，包括细胞异型常常出现，但其出现频率在肿瘤的不同部分差异很大。同样，MIB-1标记指数尽管在胶质母细胞瘤的绝大部分区域都很高（平均15%~20%），也会出现各部分之间的差异（Burger et al 1986；Ellison et al 1995；Wakimoto et al 1996）。

胶质母细胞瘤与WHO Ⅲ级星形细胞瘤的

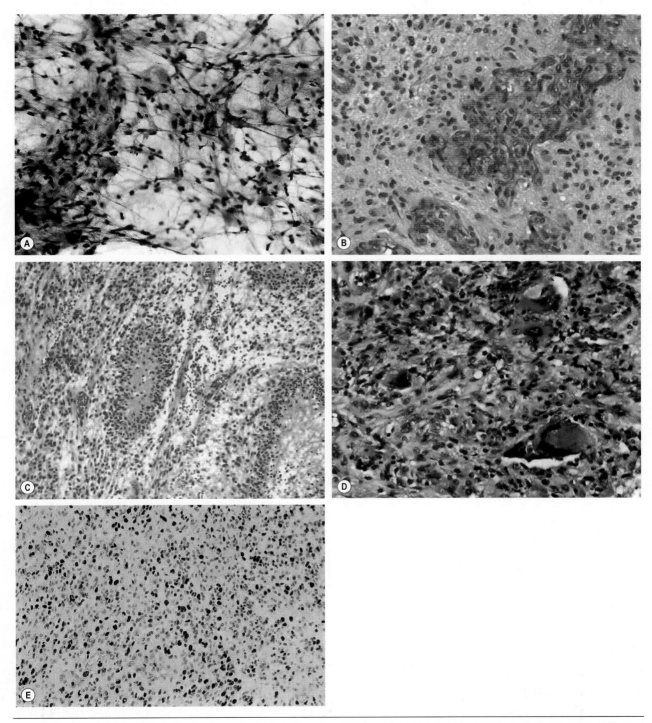

图 9.3 多形性胶质母细胞瘤（A）胶质母细胞瘤涂片可见明显的细胞多形性和异型。星形细胞瘤的特征性的纤维背景在涂片中非常明显。（B，C）细胞异型性，高分裂活性，明显的微血管增生和坏死是胶质母细胞瘤的组织病理学特点。（D）有大量细胞质和怪异核的多核巨细胞是巨细胞胶质母细胞瘤主要特点（A-D，H & E）。（E）Ki-67 标记指数在胶质母细胞瘤中显著升高。请将此图片与间变型星形细胞瘤对比（图 9.2）［Ki-67（MIB-1）链霉亲和素 - 生物素 - 过氧化物酶］。

鉴别点是其有微血管（内皮）增生或坏死的出现（Kleihues et al 2007c）。微小坏死或地图样坏死被高密度的栅栏样排列的肿瘤细胞包围，这样的结构属于肿瘤特征性坏死，而在放射状坏死周围，栅栏样排列的肿瘤细胞少见。在复发肿瘤中，肿瘤自身的坏死通常难以与前期治疗特别是放疗导致的坏死区别。胶质母细胞瘤中其他组织病理学的特点还有细胞质脂化，间质黏蛋白聚集，黏液变，及脑膜组织附近结缔组织形成，特别是硬脑膜被侵袭时（Kepes et al 1984；Russell & Rubinstein 1989）。

和低级别星形细胞瘤一致，胶质母细胞瘤呈现不同程度 GFAP 阳性反应。肥胖细胞和巨细胞通常 GFAP 强阳性，而未分化的小细胞为弱阳性。其他神经胶质的标记如 S-100 和波形蛋白（vimentin）在大多数胶质母细胞瘤中表达也是阳性的。

胶质母细胞瘤的变异型

2007 年 WHO 分类将胶质母细胞瘤的两种组织病理学上的变异亚型分列了出来（Kleihues et al 2007c）。

第一种是巨细胞胶质母细胞瘤，其有特殊的神经放射学和临床特征，部位上稍偏好发生于颞叶（Margets & Kalyan-Raman 1989），并在影像学和大体上都有明显的界限。该类患者生存期常高于有浸润性的普通胶质母细胞瘤的中位生存期（Margetts & Kalyan-Raman 1989；Russell & Rubinstein 1989）。组织学上，巨细胞胶母主要由大的、怪异的多核巨细胞组成，其有丰富的嗜酸性的细胞质和大的怪异核（图 9.3D）。纤维性或小的星形细胞的频繁出现可确定其星形细胞的本质。核分裂活性升高，不典型核分裂象常见。该肿瘤的另一个表现特点是网状纤维不同程度的增多，特别是在血管和坏死的周围更明显。巨细胞的 S-100 表达阳性，而 GFAP 表达则差异很大，其主要在梭形细胞成分中表达。巨细胞胶质母细胞瘤的分子遗传学特征类似继发性胶质母细胞瘤，TP53 和 PTEN 突变常见，EGFR 扩增或 p16 缺失少见（Meyer-Puttlitz et al 1997；Peraud et al 1997；Peraud et al 1999），因此大部分的巨细胞胶质母细胞瘤术前的临床病史较短（Peraud et al 1997）。

第二种主要的亚型是胶质肉瘤，定义为含肉瘤样成分的胶质母细胞瘤，占所有胶质母细胞瘤的 2%~8%（Morantz et al 1976；Albrecht et al 1993；

Meis et al 1991；Kleihues et al 2007c）。其临床特征与普通胶质母细胞瘤类似。组织学上，不管是在单个肿瘤中还是患者之间，胶质成分与肉瘤成分所占的比例差异很大，胶质成分可能占大部分，也可能被肉瘤成分所掩盖。因此，病变可能会主要表现为肉瘤样的改变。两种成分可从组织学特征上辨别，特别是使用网状纤维和胶原染色可标出肉瘤部分，GFAP 染色则标出肿瘤性的胶质成分。大多数患者中，肉瘤成分类似于纤维肉瘤或多形性未分化肉瘤（"恶性纤维组织细胞瘤"）。骨软骨成分，以及横纹肌成分少见（Barnard et al 1986；Hayashi et al 1993）。免疫组织化学和超微结构的研究表明，肉瘤成分可能来源于肿瘤的血管外膜中的未分化的间充质细胞（Grant et al 1989；Ho 1990；Ng & Poon 1990；Haddad et al 1992）。然而，直接认为肉瘤成分是非胶质来源的就过于简单化了，因为肿瘤性的胶质细胞也可以生成基膜和间质分化相关的细胞外基质（Paulus et al 1994a）。分子遗传学研究表明，胶质肉瘤中的胶质和间叶成分有着类似的基因异常（Albrecht et al 1993；Paulus et al 1994a；Biernat et al 1995；Boerman et al 1996），如这两种成分中存在相同的 TP53 和 PTEN 的突变。这提示胶质肉瘤可能是单克隆来源的，其中的肉瘤成分可能是胶质细胞的表型变异或化生而来的（Biernat et al 1995；Reis et al 2000）。

小细胞胶质母细胞瘤是目前胶质母细胞瘤中定义不很明确的一种亚型，在 2007 年 WHO 分类中未被单独列出。然而，在与小细胞组成的其他高级别胶质瘤，特别是成人间变型少突胶质细胞瘤和幕上原始神经外胚层肿瘤（primitive neurotodermal tumour，PNET）鉴别时，对其的认识是很重要的。小细胞胶质母细胞瘤主要成分是小的间变细胞，其有椭圆或短梭形核，及相对较少的细胞质。尽管这些细胞与幕上 PNET 的原始细胞类似，但其能表达胶质细胞的标记，并且通常情况下，缺少神经元的标记。组织病理学上的特征与少突胶质细胞来源的肿瘤类似，包括形态一致的核、微钙化、核周空晕和神经元周卫星现象。该亚型的特点是其大部分有 EGFR 的扩增和 10q 缺失（Burger et al 2001；Perry et al 2004）。最近人们又发现了一种混合 PNET 成分的胶质母细胞瘤，可能成为其新的亚型（Perry et al 2009）。

2.2.4 星形细胞肿瘤的分子遗传学

过去的 20 年中，分子生物学的发展使得人们大大地加深了对弥漫型星形细胞瘤肿瘤发生机制的了解。本段内容将会重点介绍在星形细胞肿瘤中发挥重要作用的分子水平的改变。读者也可通过一些优秀的综述来详细地了解这方面的内容。星形细胞肿瘤的发生和恶性进展体现在几个重要的分子事件中。实际上，许多特异的遗传学改变与各级别的肿瘤，从 WHO Ⅱ 级的星形细胞瘤到 Ⅳ 的胶质母细胞瘤分别相关（Kleihues et al 2007c），其中包括促进生长的信号通路中对细胞周期的逐渐失控。

肿瘤抑制基因 TP53 在细胞多种进程，包括细胞周期停滞、DNA 损伤修复、凋亡和细胞分化中，发挥重要的作用。17p 的杂合性缺失和 TP53 的突变在约 30% 的星形细胞瘤中发生，并与组织学分级无关（Frankel et al 1992；Fults et al 1992；vonDeimling et al 1992a）。TP53 的失活性突变可能是肿瘤最早期的分子事件，发生于约 50% 的弥漫型星形细胞瘤中（WHO Ⅱ 级）（Sidranski et al 1992；von Deimling et al 1992a；Louis et al 1993）。由 Ⅱ 级向 Ⅲ 级进展的过程往往伴随着 19q 的丢失，CDK4 过表达或扩增，RB 基因通路的改变，13q 的杂合性缺失及 11p 的丢失（Kitange et al 2003）。最近的癌症基因组图谱的研究证实，RB、TP53 及 PI3K/PTEN 通路的异常几乎发生在所有的胶质母细胞瘤中（The Cancer Genome Atlas Research Network 2008）。

人们最近发现异柠檬酸脱氢酶（isocitrate dehydrogenase，IDH）基因的突变与胶质瘤发生的潜在机制有关（Parsons 等，2008）。IDH1 和 IDH2 是 NADP 非依赖性的酶，在细胞代谢过程中催化异柠檬酸生成 α- 酮戊二酸。人们发现在胶质母细胞瘤，特别是继发性胶质母细胞瘤中，发现了频繁的 IDH1 突变，IDH2 突变次之（Parsons et al 2008）。接着多项研究也发现，弥漫型星形细胞瘤（WHO Ⅱ 级）、间变型星形细胞瘤（WHO Ⅲ 级），以及低级别和高级别（WHO Ⅱ 和 Ⅲ 级）的少突来源的肿瘤也有 IDH1 的突变（Balss et al 2008；Ichimura et al 2009；Watanabe et al 2009；Yan et al 2009）。在绝大多数胶质瘤中，突变会导致 IDH1 第 123 位氨基酸残基的替换（Arg132His）（Parsons et al 2008）。相反，IDH1 的突变在以下肿瘤中却极其少见：如原发胶质母细胞瘤，界限较清的星形细胞瘤包括毛细胞星形细胞瘤、多形性黄色星形细胞瘤及室管膜瘤（Watanabe et al 2009；Yan et al 2009；Ichimura et al 2009）。大部分的 IDH1 突变都与 TP53 突变或 1p/19q 缺失相伴行，这提示 IDH 突变是浸润性胶质瘤发生过程中最早的事件之一（Yan et al 2009）。

10%~17% 的间变型星形细胞瘤中存在 EGFR 基因扩增（Smith et al 2001；Liu et al 2005），其中 20%~75% 表达 EGFR v Ⅲ 突变体（Liu et al 2005；Aldape et al 2004）。约 18% 的间变型星形细胞瘤有 PTEN 的点突变，其与预后差显著相关（Smith et al 2001）。众所周知，生长因子参与了细胞增殖和肿瘤发生早期的过程，其中的一部分因子，包括一些细胞因子，在星形细胞肿瘤的发生中也都发挥着重要的作用（Van Meir 1995）。星形细胞肿瘤中存在因配体或受体表达异常而导致的生长因子活性的改变，这些生长因子包括 PDGF、bFGF、TGFα、TGFβ、及 IGF-1（Hirano et al 1999；Hu et al 2004）。

正如前面提及的，基于临床特征和不同的分子遗传学特征，胶质母细胞瘤被分为几个分子亚型。除了 IDH1 突变，在继发性胶质母细胞瘤中，最常见的遗传学改变是 TP53 基因的突变（约 65%）和染色体 17p 的缺失。相反，原发性胶质母细胞瘤有 40%~60% 会出现染色体 7p12 上 EGFR 基因的扩增（Collins 1995；Smith et al 2001）。关于这两种亚型的临床和流行病学研究详见参考文献（von Deimling et al 1993a；Watanabe et al 1996）。然而，这两种亚型的分子改变并不能代表所有的胶质母细胞瘤。并不是所有的原发性胶质母细胞瘤都有 EGFR 扩增，一部分的原发性胶质母细胞瘤也存在 TP53 的突变或扩增（Kleihues et al 2007c）。

弥漫型星形细胞瘤恶性进展过程中可见多个细胞周期调控相关的通路改变。如：① p16（CDKN2a）基因的缺失发生在约 30% 的原发性胶质母细胞瘤中，常与 EGFR 基因扩增伴随（Ohgaki et al 2004）。② PTEN 突变发生在约 45% 的原发性胶质母细胞瘤中，其失活与原发性和继发性胶质母细胞瘤都有关（Tohma et al 1998；Zhou et al 1999）。与成人原发性胶质母细胞瘤不同，儿童胶质母细胞瘤中 EGFR 扩增少见，而 TP53 突变是最常见的遗传学改变（Sure et al 1997；Sung et al 2000）。

2.2.5 毛细胞型星形细胞瘤（WHO Ⅰ级）

毛细胞型星形细胞瘤常发生于儿童和年轻患者中，发病高峰集中于 20 岁以前，并没有性别差异。成人中，该肿瘤与弥漫型或浸润型星形细胞瘤相比，发病时间提早 10 年左右（平均年龄 22 岁）（Garcia & Fulling 1985）。毛细胞型星形细胞瘤可以是散发的，也可以与 1 型神经纤维瘤病（neurofibromatosis type 1，NF-1）相关，视觉通路常受累。尽管各级神经都可被累及，中线结构受累是其典型表现，如小脑、第三脑室、视神经和视交叉、脑干及脊髓。尽管幕上毛细胞型星形细胞瘤常累及颞 - 顶区、丘脑、下丘脑及第三脑室，额顶叶在一些患者也曾受累（Forsyth et al 1993）。毛细胞型星形细胞瘤占脊髓星形细胞瘤的一大部分（58%），这一部位的该种肿瘤常发生于年龄较大的患者（Minehan et al 1995）。与前面讨论的弥漫型星形细胞瘤相比，毛细胞型星形细胞瘤：①侵袭性较弱；②预后更好（Clark et al 1985；Forsyth et al 1993）；③相对界限较清，推挤性生长而不是广泛的浸润周围的脑组织；④极少发生恶性转变。但是，浸润邻近的软脑膜或白质神经束，特别是浸润脑干、视神经和视交叉是毛细胞型星形细胞瘤的常见表现（Tomlinson et al 1994）。软脑膜的浸润可能在极少数的有播散性而无恶变的肿瘤中发挥作用（Mishima et al 1992）。即使其有惰性的生物学行为，增殖活性很低，毛细胞型星形细胞瘤依然可能会复发，这种情况常见于肿瘤位置特殊而不能全部切除时（Brown et al 1992）。

毛细胞型星形细胞瘤的大体特征是有囊肿形成，并有实性附壁结节，这一特征在小脑和下丘脑 - 第三脑室区的肿瘤中尤为明显。镜下，毛细胞型星形细胞瘤典型表现为组织的双相性：（a）含 Rosenthal 纤维的双极细胞致密区（图 9.4B）和（b）伴颗粒体或透明蛋白小体，有微囊形成的由原浆形星形细胞构成的疏松区（图 9.4A）。GFAP 在细胞致密区阳性，微囊区的阳性率则可高可低。Vimentin 和 S-100 在两种区域均为阳性（Schiffer et al 1986）。在侵犯视觉通路和脊髓的肿瘤中，则可能不出现组织的双相性。细胞异型性和多核现象常见，并被认为是肿瘤的退行性变。肾小球样毛细血管常见，但并不像弥漫型星形细胞瘤中的微血管内皮细胞增殖那样被认为是恶性转化的标志。核分裂活性相对较低，文献报

道核分裂象为 0~4 个核分裂象 /10 个高倍镜视野，MIB-1 标记指数为 0~4%（平均 1.1%）（Giannini et al 1999a）。

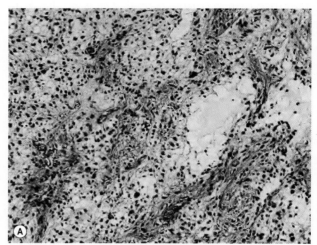

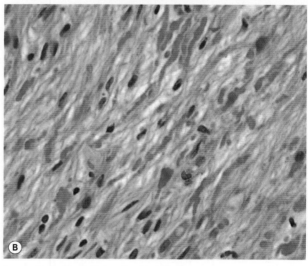

图 9.4　毛细胞型星形细胞瘤（A，B）毛细胞星形细胞瘤显示了典型的双相结构。（A）星状细胞组成疏松的组织，常合并微囊性改变。（B）双极毛细胞排列成束状，常伴 Rosenthal 纤维形成（A，B，H & E）

毛细胞型星形细胞瘤极少发生组织学上的恶变。核分裂活性活跃可能是恶性进展的最有用的标志，其在该肿瘤中很少见（Schwartz & Ghatak 1990）。在一项 107 例小脑毛细胞星形细胞瘤的研究中（Tomlinson et al 1994），仅有 0.9% 发生了间变，这部分肿瘤在 DNA 流式细胞检测中有相对较高比例的 S 期细胞。通常，这些肿瘤与恶性度相当的弥漫型星形细胞瘤比起来，其预后仍然是相

对较好的（Tomlinson et al 1994）。因此，所谓的"非典型毛细胞星形细胞瘤"这一名称并不具有实际意义。

与弥漫型星形细胞瘤不同，IDH1突变和TP53失活在毛细胞星形细胞瘤的发生中似乎并没有起作用（Ohgaki et al 1993；Patt et al 1996；Louis 1997；Ishii et al 1998；Watanabe et al 2009）。免疫组织化学可见p53蛋白的过表达，但没有TP53的突变（Lang et al 1994）。染色体17q的等位缺失在散发毛细胞星形细胞瘤中可见，该区域包含NF-1基因的编码区（von Deimling et al 1993b）。然而，NF-1在毛细胞型星形细胞瘤发生中，作为肿瘤抑制基因的作用还未被证实（von Deimling et al 1993b；Platten et al 1996；Gutmann et al 1996）。区分毛细胞型和弥漫型星形细胞瘤最重要的标志是BRAF融合基因的改变（Jones et al 2008）。由串联重复产生的促癌BRAF融合基因，存在于约66%的毛细胞星形细胞瘤中，该融合基因并未见于高级别的弥漫型星形细胞瘤中。肿瘤的分子表型与其发生的部位也相关，最近的研究显示，散发的毛细胞星形细胞瘤和NF-1的患者在幕上和幕下的病变中分别有着不同的基因表达谱（Sharma et al 2008）。

2.2.6 毛黏液样型星形细胞瘤（WHO Ⅱ级）

毛黏液样型星形细胞瘤是一种毛细胞星形细胞瘤的少见的变异型（Tihan et al 1999；Scheithauer et al 2007a），主要累及婴幼儿（<3岁）的蝶鞍上或下丘脑区。其与典型的毛细胞型星形细胞瘤在发生上的具体关系尚不清楚。

与后者不同，毛黏液样型星形细胞瘤在组织学上的表现更趋单一性，其特征是细长的细胞组成的血管周围假菊形团，显著的黏液样基质，Rosenthal纤维和嗜酸性颗粒小体不明显。该肿瘤比典型毛细胞型星形细胞瘤复发率高，也更易发生脑脊液播散（Scheithauer et al 2007a）。

2.2.7 多形性黄色星形细胞瘤（WHO Ⅱ级）

多形性黄色星形细胞瘤（pleomorphic xanthoastrocytoma，PXA）少见，通常发生在儿童或年轻人，好发于脑的表浅部位，无性别差异（Kepes et al 1979；Pasquier et al 1985；Kawano 1991；Giannini et al 1999b）。绝大部分发生于幕上，特别是颞叶，这是该肿瘤相关癫痫好发（78%）的基础（Kawano 1991）。

多形性黄色星形细胞瘤是界限尚清的肿物，常伴囊肿，有附壁结节。软脑膜侵犯常见，但硬脑膜一般不被累及（Kepes et al 1979；Strom & Skullerud 1983；Kawano 1991）。尽管肉眼常可见其与邻近脑组织的边界，但镜下对脑实质的局部浸润仍可见。血管周围间隙（Virchow-Robin spaces）浸润常见但不影响预后（Vanden Berg 1992）。

对于PXA的组织病理学表现人们已经了解得很明确。大部分肿瘤的细胞密度中等，多形性明显，有梭形细胞、细胞质丰富的多边形细胞及多核巨细胞（图9.5A）。核有多形性，表现为核深染及形状和大小各异。核内包涵体常见，可见细胞质脂化，尤其是在分散的巨细胞中更明显。分裂象少见，MIB-1标记指数低（Giannini et al 1999a）。可见肾小球样血管，但无内皮细胞增生和坏死。局部的慢性炎症反应常见。其中星形细胞成分的特征明显，且可被GFAP标记（巨细胞成分常阴性表达）（图9.5C）。PXA中也存在神经节样细胞，免疫组织化学水平的研究也证实了神经元分化成分的存在（Furuta et al 1992；Lindboe et al 1992；Kordek et al 1995；Perry et al 1997a；Giannini et al 2002）。有报道曾将神经节胶质瘤中的胶质成分划分为PXA肿瘤（Perry et al 1997a）。

PXA的另一特点是其质地的复杂多变，可以是实性，也可以与邻近脑组织质地相近无法分辨，这反映了肿瘤边界在大体上的判断。肿瘤的质地变实，一部分原因是其细胞外基质的变化，可通过网状纤维和胶原的特殊染色看到（图9.5B），可表现为簇状甚至是单个细胞的着色。肿瘤中有不同比例的间质，主要在累及软脑膜的部位。有超微结构方面的研究证实，细胞周围基膜的形成（Weldon-Linne et al 1983；Kepes et al 1989）是软脑膜下星形细胞的特点（Russelldeng & Rubinstein 1989；Whittle et al 1989），实际上基膜也见于与间质紧邻的星形细胞。此外，还有研究提示PXA可能与特殊的软脑膜下的星形细胞是同源的（Kepes et al 1979；Russell & Rubinstein 1989；Whittle et al 1989）。

多形性黄色星形细胞瘤被归为WHO Ⅱ级肿瘤。然而，其生物学行为却变化多端，且有间变的潜能。最初对PXA的研究提示其应是低级别

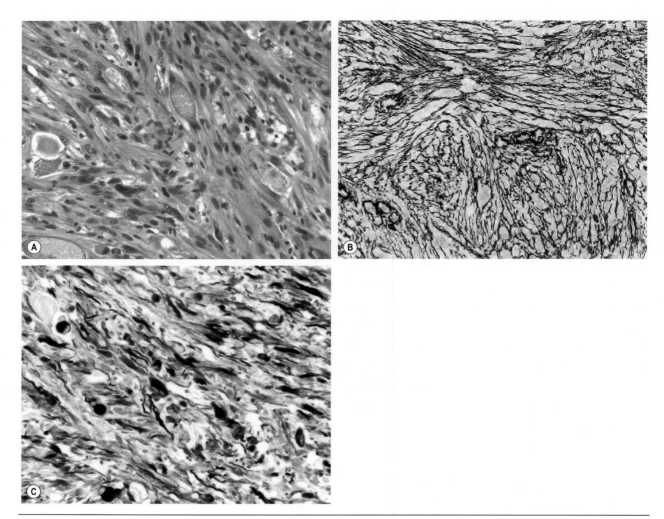

图9.5　多形性黄色星形细胞瘤（A）PXA中有明显的细胞异质性，中等的细胞多形性和黄色瘤样改变（H & E）。（B）特征性的细胞间网织纤维间质显示了束状排列的细胞和单个的肿瘤细胞（Gordon and Sweet's 网织纤维染色）。（C）PXA的星形细胞本质由GFAP的免疫组织化学染色证明，尽管其在肿瘤细胞中可能表达不正常（GFAP 链霉亲和素－生物素－过氧化物酶）

的肿瘤（Kepes et al 1979），但是仍有相当一部分会复发，并有少数进展为间变的肿瘤（Weldon-Linne et al 1983；Kepes et al 1989；Daita et al 1991；Giannini et al 2002）。当然发生间变的比例远远少于弥漫型胶质瘤。尽管如此，与其他预后好的特殊星形细胞瘤（如毛细胞型和室管膜下巨细胞星形细胞瘤）相比，PXA更具恶性倾向。其浸润边缘的组织病理学特点预示其发生复发及恶性转化可能性（Weldon-Linne et al 1983；Kepes et al 1989；Daita et al 1991）。如果肿瘤的核分裂活性显著，即大于5个核分裂象/10个高倍镜视野，和（或）发生坏死，被认为是"有间变特征的多形性黄色星形细胞瘤"（Giannini et al 2007a）。然

而，该命名并未被WHO完全采纳，组织学分级也未定。

人们对PXA发生过程中的分子遗传学改变还了解甚少。弥漫浸润性星形细胞瘤中的遗传学改变，主要是IDH1、TP53突变和EGFR基因的扩增，似乎并不在PXA中发挥主要作用（Giannini et al 2007；Watanabe et al 2009）。仅有个别患者发生TP53突变，少数患者有p53蛋白的过表达。另一方面，PXA的间变转化与其增殖能力的增强和基因突变的增加相关。TP53的突变可见于PXA复发和间变转化的患者（Muñoz et al 1996；Paulus et al 1996）。此外，有研究报道，个别复发并发生间变的PXA患者也发生了EGFR基因的扩增（Paulus et al 1996)。

2.2.8 室管膜下巨细胞星形细胞瘤（WHO Ⅰ级）

室管膜下巨细胞星形细胞瘤（subependymal giant cell astrocytoma，SEGA）是一种良性的、缓慢生长的肿瘤，通常发生于20岁以下的年轻人。几乎所有都合并出现结节性硬化症（TSC）。事实上，尽管观点并不统一（Shepherd et al 1991），极少的组织学类似的肿瘤与该病不相关。经典的SEGA发生在侧脑室的前壁，位于室间孔的水平或覆盖于基底神经核上，很少侵入第三脑室。临床上则主要表现为梗阻性脑积水相关的症状。大体上，SEGA为境界清楚的实性结节，与脑实质的分界线锐利。钙化常见。出血极少见。

组织学上，SEGAs是由有着广泛的星形细胞表型的（图9.6A）异质细胞构成的。在复杂的纤维性基质中可见三个主要的细胞类型：小梭形细胞，中等大小的多边形或"肥胖型"细胞及巨细胞，某些表现为神经节细胞。所有类型细胞的核，染色质为细腻颗粒状，核仁明显。大多数肿瘤细胞都可表达胶质细胞的标记，但GFAP（图9.6B）和S-100蛋白的表达差异很大。以上证实了SEGA的星形胶质细胞的性质。然而，值得注意的是，许多SEGA都能同时表达胶质和神经元标志物：包括Ⅲ类β-tubulin，神经丝蛋白和神经递质的成分（Lopes et al 1996）。Ⅲ类β-tubulin似乎比其他神经元的标记分布较广。更罕见的是神经节细胞能表达大量的神经元标记（Lopes et al 1996；Sharma et al 2004）。电镜下，SEGA的细胞显示了星形细胞和神经元特征的组合，后者包括微管，有时是致密核心颗粒和（或）分泌囊泡，甚至是突触。这些特征类似于结节性硬化症的错构性皮质病变的结节。

不同于弥漫型星形细胞瘤，SEGA的生物学行为与其组织学特点关系不大。分裂活性和MIB-1标记指数普遍偏低，这证实了其良性的性质（Lopes et al 2007）。尽管如此，报道称虽然没有明显的恶性表型的存在，在MIB-1标记指数较高的患者中，也曾发生过复发（Halmagyi et al 1979）和脑及脊髓的播散（Telfeian et al 2004）。在极少数患者中，临床上为良性的SEGA，在镜下为恶性，可见形状一致的梭形或上皮样细胞，有活跃

的分裂活性和坏死（Shepherd et al 1991）。

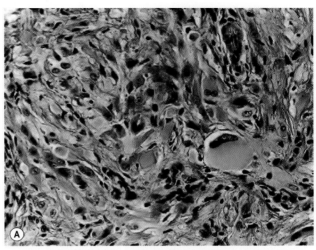

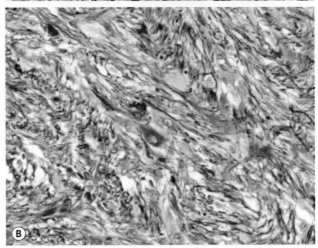

图9.6　室管膜下巨细胞星形细胞瘤。（A）细胞异质性是SEGA的典型表现，有梭形，多边形和节细胞样的细胞（H&E）。（B）大部分肿瘤细胞有不同程度的GFAP阳性表达（GFAP链霉亲和素－生物素－过氧化物酶）

TSC的两个主要的遗传学改变是其染色体9q（TSC1）和16p（TSC2）异常。两者都参与了TSC的发生（Lopes et al 2007）。尽管TSC1或TSC2的等位缺失极少发生于大脑病变，但SEGAs中可以见到这两个基因的杂合性缺失（Henske et al 1996；NILDA et al 2001；Chan et al 2004；Ess et al 2005）。另外的研究显示，tuberin，TSC2基因的表达产物，在一些SEGAs中表达是阴性的，这也证实了该基因的肿瘤抑制功能（Henske et al 1997；Mizuguchi et al 1997）。

2.3 少突胶质细胞肿瘤

2.3.1 少突胶质细胞瘤（WHO Ⅱ级）

少突胶质细胞肿瘤约占所有原发性脑肿瘤的 3%，成人胶质瘤（Ohgaki & Kleihues，2005；CBTRUS 2008）的 9%。在美国的一项大样本量研究中，其年校正的总发病率为（0.31~0.34）/10 万人（CBTRUS 2008）。尽管它们可以发生于任何年龄，其主要累及 35~44 岁的成年人。而在青壮年（20~34 岁），少突胶质细胞瘤占原发性脑肿瘤的近 10%，在儿童组，这个数字大约是 2%。和大多数胶质细胞肿瘤相似，男性发病率稍高，男女之比为 1.16：1（CBTRUS 2008）。

少突胶质细胞瘤最常发生于额颞区，但可发生于神经轴的各部分，并可累及白质。累及一个以上脑叶和双侧大脑的扩散常见。很少发生于大脑深部的灰质、脑干、小脑和脊髓。软脑膜原发的少突胶质细胞瘤也有报道（Bourne et al 2006）。

大体上，少突胶质细胞瘤质软，可呈半透明。点灶状钙化可能存在，只是偶尔有大面积的粗大钙化。由于肿瘤的血管丰富，常出现近期或陈旧性肿瘤出血。

组织学上，大部分肿瘤细胞的细胞质不清，细胞间排列疏松，处于纤维稀疏的基质中或在神经纤维束的间隙中。细胞核通常呈圆形，染色质比星形细胞更加细腻（图 9.7A，B，C）。胞突缺乏，因此，与星形细胞瘤相比，细胞间隙的纤维比较少。肿瘤细胞的排列方式多变。大多数肿瘤是弥漫性的，累及大脑皮层，并与皮层下的白质有较明确的界限，偶尔可见界限清楚的细胞丰富的小结节。其血管呈鸡爪样纤细的分枝状。罕见的生长方式是肿瘤细胞平行排列，细长的核形成栅栏状结构，形成所谓的极性成胶质细胞瘤。由于间质黏蛋白聚集，常见微囊形成，特别是在低级别肿瘤中。肿瘤中常掺杂反应性的星形细胞。在低级别肿瘤中（WHO Ⅱ级），细胞的增殖性较低，仅有少量核分裂象（<5 个核分裂象 /10 个高倍镜视野）。MIB-1 标记指数（LI）通常较低（平均 <2）；MIB-1 LI >5% 的肿瘤通常生存期较短（Coons et al 1997）。毛细血管较多，但微血管的内皮细胞增生则仅见于间变型少突胶质细胞瘤。

肿瘤性少突胶质细胞并不能稳定地表达成熟少突细胞和脑发育过程中少突细胞的标志性蛋白和抗原。此外，这些蛋白和抗原常在人为处理的过程中发生丢失。因此，在常规固定的石蜡包埋的组织中，肿瘤性的少突胶质细胞往往缺乏特异的免疫标志物。尽管 bHLH 转录因子，OLIG1 和 OLIG2 与发育过程中少突胶质细胞的分化有关，但是这两个基因却不在少突胶质细胞瘤中表达（Bouvier et al 2003；Ohnish et al 2003；Ligon et al 2004）。同样，发育中的与成熟的少突胶质细胞的标志物有的在肿瘤中不表达，有的只在少数患者中表达，包括髓鞘碱性蛋白（myelin basic protein，MBP）（Figols et al 1985；Nakagawa et al 1986），髓鞘相关糖蛋白（Perentes & Rubinstein 1987）及蛋白脂质蛋白。正如所有的胶质肿瘤，少突胶质细胞瘤 S-100 蛋白的表达强阳性。同时 Leu-7（CD57）（Perentes & Rubinstein 1986），半乳糖脑苷脂（de la Monte 1989）和 MAP-2（Blümcke et al 2001）也可表达，但这些蛋白并不能用来区分少突胶质细胞瘤和其他胶质瘤。大部分的低级别少突胶质细胞瘤不表达 vimentin（Jagadha et al 1986），但是间变型（WHO Ⅲ级）少突胶质细胞瘤能表达（Cruz-Sanchez et al 1991）。我们可以利用这一特点进行级别的诊断。肿瘤性的少突胶质细胞有着明显的细胞边界，胞突较短，是所谓的胶质纤维型的少突胶质细胞（Herpers & Budka 1984；Wondrusch et al 1991；Kros et al 1992），通常 GFAP 为阳性（图 9.7D）（Kros et al 1990），这样的细胞可能会在少突胶质细胞瘤中占很大的比例（Herpers & Budka 1984；Nakagawa et al 1986）。不要把弥漫性混有 GFAP 阳性"小肥胖细胞"的少突胶质细胞瘤诊断为混合性少突星形细胞瘤。混合性烧汤星形细胞瘤通常有明显的纤维型星形细胞和（或）典型的肥胖型星形细胞细胞的存在。然而，GFAP 阳性的细胞的存在仍然会增加少突胶质细胞瘤间变进展的可能性（Herpers & Budka 1984；Kros et al 1990）。低级别少突胶质细胞瘤（WHO Ⅱ级）核 p53 蛋白表达阴性，这与其 TP53 基因突变率低是符合的。

2.3.2 间变型少突胶质细胞瘤（WHO Ⅲ级）

间变型少突胶质细胞瘤占少突胶质细胞肿瘤的 20%~35%，和占原发的恶性胶质瘤的 <5%（Cairncross et al 1992）。其可以是由低级别少突胶质细胞瘤进展而来，也可以是原发的。大部分见于年龄较大的患者。发病高峰在 45~50 岁

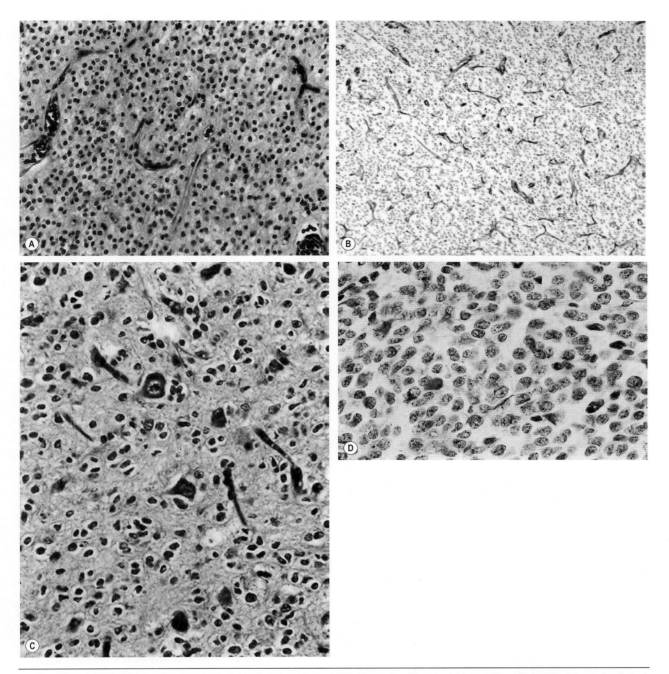

图 9.7 少突胶质细胞瘤。（A）少突胶质细胞瘤由形态一致的细胞组成，核圆，有核周空泡。染色质纤细，和轻微分叶状的核，是少突胶质细胞瘤的典型表现（H & E）。（B）血管纤细为显著的特点（Vimentin 链霉亲和素－生物素－过氧化物酶）。（C）神经周卫星弥漫性浸润大脑皮层在少突胶质细胞瘤中常见（H & E）。（D）GFAP 在胶质原纤维型的少突胶质细胞中表达。这些染色阳性的细胞应该来自间质中反应性的星形细胞（GFAP 链霉亲和素－生物素－过氧化物酶）

（Reifenberger et al 2007）。

间变型少突胶质细胞瘤的组织病理学特征是与间变型星形细胞瘤相似，包括细胞密度增加，显著而广泛的核异型，活跃的核分裂象，微血管内皮的增生和坏死（图 9.8）（Reifenberger et al

2007）。但是对于什么是间变型少突胶质细胞瘤最重要的评判标准，人们并未达成共识。一些研究认为核分裂象和坏死是预后相关的最重要的指标（Burger 1989），而其他学者则发现 MIB-1 指数与预后关系最为密切（Coons et al 1997；Schiffer et al 1997）。如果肿瘤细胞有着少突胶质细胞瘤的特征，同时又存在着胶质母细胞瘤中特有的微血管内皮细胞增生和坏死，则一般被认为是间变型的少突胶质细胞瘤，而不是胶质母细胞瘤。

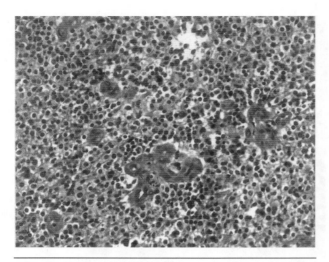

图9.8 间变型少突胶质细胞瘤。细胞密度高，细胞多形性，分裂象和微血管内皮增生是间变型少突胶质细胞瘤的特征。特征性的圆核仍被间变肿瘤所保留（H&E）

2.3.3 少突胶质细胞肿瘤的分子细胞遗传学

少突胶质细胞肿瘤与弥漫型星形细胞瘤有明显不同的分子遗传学特征。大部分（60%~92%）成人的少突胶质细胞瘤在染色体1p（1p34.2–p36.1；1p36.22–p36.31，1p36.3–pter）和19q（19q13.3）的位置都有丢失（Reifenberger & Louis 2003；Jeuken et al 2004）。同时，胶质瘤中如果有1p/19q的同时缺失则通常会提示少突胶质细胞肿瘤（Felsber et al 2004）。儿童中的少突胶质细胞瘤则很少有以上染色体的缺失（Kim et al 2005；Kreiger et al 2005）。1p/19q的共同缺失则在低级别和间变型少突胶质细胞瘤以及间变型少突星形细胞瘤中，都预示着较长的生存期和对治疗更好的反应（Felsberg et al 2004；Smith et al 2000；Kanner et al 2006；Kujas et al 2005；McLendon et al 2005）。

1p/19q的共同缺失的少突胶质细胞肿瘤有着特定的临床和影像学特征。1p缺失的肿瘤在影像学上表现为T_1加权像上模糊的边界和T_1/T_2加权像上混合的信号强度（van den Bent 2004；Megyesi et al 2004）。这种遗传学改变是否与肿瘤在大脑中

的定位相关则尚无定论（Zlatescu et al 2001）。实际上有研究提示，发生于颞叶的少突胶质细胞瘤与发生于额叶、顶叶和枕叶的少突胶质细胞瘤相比，发生1p/19q共同缺失的概率更低（Mueller et al 2002）。

少突胶质细胞瘤（WHO Ⅱ级）、少突星形细胞瘤（WHO Ⅱ级）以及它们的间变型（WHO Ⅲ级）的IDH突变率较高（Ichimura et al 2009；Watanabe et al 2009）。其中大部分的IDH突变与1p/19q共同缺失相关（Ichimura et al 2009）。

少突胶质细胞肿瘤的恶性进展与其他遗传学异常的积累相关。研究发现，细胞周期调控基因特别是定位于9p21的CDKN2A/B/p14ARF的缺失性突变和甲基化常见（Engelhard et al 2002；Reifenberger & Louis 2003）。其他恶性进展相关的改变还包括10q缺失和PTEN突变，但这些仅见于一小部分的肿瘤（Reifenberger et al 2007）。

2.4 混合性少突星形细胞瘤

2.4.1 少突星形细胞瘤（WHO Ⅱ级）

少突星形细胞瘤是由少突胶质细胞和肿瘤性星形细胞构成的肿瘤，主要的成分通常是少突胶质细胞（Rubinstein 1972），但是二者的比例多变。这两种肿瘤细胞可以是弥漫分布，较少的情况是在二者之间有明确的边界。少突星形细胞瘤主要发生于大脑半球，最常累及额叶，颞叶次之（von Deimling et al 2007）。与低级别少突胶质细胞瘤相似，少突星形细胞瘤主要发生在40~50岁的人群中，累及男性稍多（von Deimling et al 2007）。

组织学上，少突星形细胞瘤是弥漫浸润性的肿瘤，含有两种不同的细胞成分：肿瘤性的少突胶质细胞和星形胶质细胞，同时也混有这二者的过渡类型的细胞。注意少突胶质细胞瘤混有大量反应性星形细胞时，不要将其归为少突星形细胞瘤。反应性星形细胞是所有的浸润性胶质瘤共有的成分。正如前面提及，不能把GFAP阳性的胶质纤维型或小肥胖细胞型少突胶质细胞瘤误认为是混合性肿瘤。

2.4.2 间变型少突星形细胞瘤（WHO Ⅲ级）

少突星形细胞瘤发生恶性转化的概率尚未知。尽管少突胶质细胞成分和星形细胞成分均有可能发生恶性转化，人们的普遍认识是星形细胞

成分更易发生间变（Muller et al 1997；Russell & Rubinstein 1989）。间变型少突星形细胞瘤（WHO Ⅲ级）是混合性的胶质瘤，有着间变的特征，包括细胞密度的增加，核异型，活跃的分裂活性，微血管增生和点灶状坏死。与间变型少突胶质细胞瘤类似，有1p的等位缺失或1p/19q缺失的间变型少突星形细胞瘤患者生存期更长（Felsberg et al 2004）。

间变型少突星形细胞瘤中坏死的出现被认为是其向恶性进展，也就是向Ⅳ级少突星形细胞瘤的证据，因此有人将这种情况定义为"胶质母细胞瘤伴少突胶质细胞成分"（von Deimling et al 2007）。然而按照传统的WHO的定义，胶质母细胞瘤一词被认为是单纯星形细胞瘤成分的高级别肿瘤（Scheithauer et al 2008）。WHO Ⅲ级的间变型少突星形细胞瘤与其更高级别肿瘤之间的区别是有临床意义的，因为后者对化疗更加敏感。它们中的一小部分有1p/19q的共同缺失。它们的生存期介于Ⅲ级和Ⅳ级星形细胞肿瘤之间（Miller et al 2006）。为了避免临床上对肿瘤命名的混淆，我们中的一部分人应用了"Ⅳ级少突星形细胞瘤"的名称（Scheithauer et al 2008）。

2.4.3 混合性少突星形细胞瘤的分子遗传学

分子遗传学的研究显示少突星形细胞瘤有着遗传学特征上的异质性（von Deimling et al 2007）。肿瘤的一部分在遗传学上更接近于少突胶质细胞瘤，而另一部分则更接近于弥漫浸润型星形细胞瘤。30%~70%的少突胶质细胞成分和星形细胞成分均有染色体1p和19q的缺失（Reifenberger et al 1994；Kraus et al 1995；Maintz et al 1997）。另外30%的肿瘤则主要有弥漫型星形细胞瘤的遗传学改变，包括*TP53*基因突变和（或）17p缺失（Reifenberger et al 1994；Maintz et al 1997）。有1p/19q共同缺失的少突星形细胞瘤通常少突胶质细胞成分占大多数，而有*TP53*基因突变和（或）17p缺失者通常是星形细胞成分占大多数（Maintz et al 1997）。此外正如前面提及的，一大部分少突星形细胞瘤（WHO Ⅱ级和Ⅲ级）均携带有IDH1基因的突变（Ichimura et al 2009；Watanabe et al 2009）。

混合性少突星形细胞瘤的组织来源尚未清楚。分子生物学研究发现少突胶质细胞成分和星形细胞成分遗传学改变近似，这提示少突星形细胞瘤可能来源于有双相分化潜能的前体细胞。最近的干细胞研究提供证据证明了成人大脑中双向或多向分化潜能的祖细胞的存在，类似于小鼠中的O-2A祖细胞（Nishiyama et al 1999；Rakic 2003；Tramontin et al 2003）。成人神经系统中祖细胞发生恶性转化可能可以解释少突胶质细胞瘤的组织来源和混合性少突星形细胞瘤形态的多样性。

2.5 室管膜肿瘤

2.5.1 室管膜瘤（WHO Ⅱ级）

根据美国脑肿瘤分类（CBTRUS 2008），室管膜瘤占所有中枢神经系统原发肿瘤的2.1%，占胶质瘤的5.8%，但是这些数字在不同的年龄段中差别很大。室管膜瘤在年龄上有明显的双峰分布，第一个高峰处于儿童期，而第二个则是40~50岁。在小于4岁的儿童中，室管膜肿瘤占神经上皮肿瘤的11%。成人室管膜瘤发病的平均年龄为41岁（CBTRUS 2008）。在所有的年龄组中，室管膜肿瘤在性别上都没有差异性分布（McLendon et al 2007b）。

室管膜瘤可以发生在脑室系统和椎管的各个水平，但是其部位与患者的年龄相关。大多数儿童的室管膜瘤发生在后颅窝，特别是第四脑室（Horn et al 1999）。大部分成人室管膜瘤则发生于脊髓，并占脊髓胶质瘤的60%（Salazar et al 1983）。脊髓室管膜瘤通常侵犯颈段脊髓，但是仍有约40%发生于终丝（McCormick & Stein 1990）。幕上的室管膜瘤多见于成人。至少50%的室管膜瘤仅限于一侧半球，这说明这部分肿瘤与脑室系统并无关系（Guyotat et al 2002；Korshunov et al 2004；Roncaroli et al 2005）。多发的脊髓室管膜瘤通常与2型神经纤维瘤病（neurofibromatosis type 2，NF-2）相关。

大体上，室管膜瘤境界清楚，推挤周围的脑实质生长。尽管与脑实质有明确的界限，一小部分的肿瘤可以进入脑室系统或发生蛛网膜下腔的播散，尤其是发生于第四脑室的肿瘤，可通过室间孔向周围的脑室发展，甚至可以包绕脑干生长，囊性变和钙化常见。

组织学上，大部分室管膜瘤由形态一致的细胞构成，有椭圆或圆形核，胡椒盐状染色质，细胞质清楚，细胞常趋于梭形。其特征性的表现为肿瘤细胞围绕血管放射状的排列（血管周围假菊形团）（图9.9A），而有上皮样腔隙的真菊形团较少见。室管膜瘤细胞形态多样，从典型的富有胞突的胶质细胞（图9.9B）到上皮样的细胞都可能出现，这两种细胞都可有vimentin和不同程度的GFAP阳性免疫反应（图9.9D）。更重要的是，室管膜瘤的上皮膜抗原（epithelial membrane antigen,EMA）是核旁分布，点状或线状沿着真菊形团腔面或细胞膜分布。角蛋白表达少见或仅有弱阳性表达（Vege et al 2000）。偶有核分裂象（<5个核分裂象/10个高倍镜视野），核异型，甚至是非栅栏状坏死的出现，但并不意味着间变。

WHO将室管膜瘤分为四个亚型：细胞型、乳头状、透明细胞型和伸长细胞型室管膜瘤（McLendon et al 2007b）。这些亚型在预后上基本没有差别，但是对这些亚型的认识在与其他肿瘤

鉴别时，如间变型胶质瘤、脉络丛肿瘤甚至是少突胶质细胞瘤是很重要的。所有的室管膜瘤都是实质界限清的。细胞型室管膜瘤特点不显著，只有少见的菊形团，当细胞的胞突丰富时可能与弥漫型星形细胞瘤类似。由于乳头状室管膜瘤有明显的乳头形成，因此形态上类似脉络丛肿瘤或转移癌。这些肿瘤的室管膜来源可以通过GFAP阳性表达和角蛋白阴性表达而得以证实（Takeuchi et al 2002）。透明细胞型室管膜瘤（图9.9C）的特点是由多边形高密度的细胞质透明的细胞构成的蜂窝状表现，可有不明显的假菊形团出现，该类型的室管膜瘤主要出现在儿童和年轻患者（Katoh et al 2004）。至少50%的透明细胞型室管膜瘤位于幕上，大部分幕下的室管膜瘤累及小脑而不是第四脑室。该类型较难与少突胶质细胞瘤鉴别，应

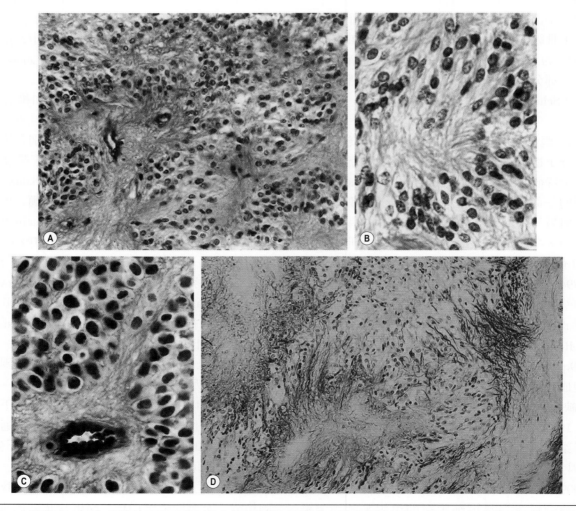

图9.9 室管膜瘤。（A）低倍镜下显示典型的血管周假菊形团结构。注意圆核的均一性。（B）血管周假菊形团结构和室管膜菊形团是室管膜瘤的特点。（C）有透明细胞的室管膜瘤由于有核周空泡和核的一致性，形态类似少突胶质细胞瘤（A-C，H&E）。（D）室管膜瘤细胞的纤维性胞突GFAP强阳性（GFAP链霉亲和素－生物素－过氧化物酶）

借助于其他室管膜瘤的特征如锐利的边界，CT 和 MRI 上的对比增强和（或）囊肿形成等。组织学上，其 GFAP 和 vimentin 的阳性免疫反应也有助于透明细胞型室管膜瘤的鉴别诊断。超微结构下发现腔内微绒毛和纤毛以及连接复合体即可诊断室管膜瘤（Kawano et al 1989）。伸长细胞型室管膜瘤少见，主要累及脊髓。此外报道称其也可发生在幕上并与侧脑室和第三脑室相关（Ragel et al 2005）。这些肿瘤主要由分化相对较好的细胞构成，主要为细长形，其纤细的胞突 GFAP 表达阳性，EMA 微弱阳性。大多数伸长细胞型室管膜瘤有着依稀可见的体积较大的假菊形团，而真菊形团则极少见。

各型室管膜瘤的组织学级别为 WHO Ⅱ级。室管膜瘤中哪些特征能代表肿瘤的恶性进展尚无定论，而且在儿童和成人的室管膜瘤中，传统的病理学级别与患者的预后相关关系并不大。这在很大程度上是由于肿瘤的切除程度、位置和患者年龄更能影响患者的预后，幕下的肿瘤和患者年龄 <4 岁是重要的导致预后不好的因素（Figarella-Branger et al 2000）。形态学上与预后相关的因素，特别是在幕上的室管膜瘤，是肿瘤的增殖活性，即有丝分裂指数（Schiffer et al 1991）和 MIB-1 标记指数，而其他会影响肿瘤分级的因素则并不能影响预后（Schröder et al 1993；Rushing et al 1998；Bennetto et al 1998；Prayson 1999）。以上的研究显示有较高增殖活性的肿瘤与组织学分级和早期复发成正相关。此外，还有研究发现，免疫组织化学 p27/Kip1 低表达、p53 高表达、p14ARF 低表达及 survivin 高表达的室管膜瘤患者，其无进展生存期较短（Korshunov et al 2001；Korshunov et al 2000；Preusser et al 2005）。此外，还有研究发现，儿童颅内室管膜瘤的核仁蛋白，一个视网膜母细胞瘤易患基因相关的核仁磷蛋白，该种蛋白可独立于组织学分级，成为影响室管膜瘤预后的最重要的因素（Ridley et al 2008）。

2.5.2 间变型室管膜瘤（WHO Ⅲ级）

各个部位的室管膜瘤均可能发生间变，但脊髓的患者发生恶性进展则极为少见（Russell & Rubinstein 1989）。总的来说，室管膜瘤随着时间发生间变的概率仍少于弥漫型星形细胞肿瘤（Carter et al 2002）。

辨别间变型室管膜瘤组织学上的特征是：细胞密度的增加，核分裂象活跃，常伴微血管内皮细胞的增生。可见微小的，甚至地图状坏死，但并不是间变的诊断依据，因其在低级别的室管膜瘤中也可见。假栅栏状坏死是间变的标志。间变型室管膜瘤应与室管膜母细胞瘤鉴别，后者是高度恶性的胚胎源性肿瘤，主要发生于小于 5 岁的婴幼儿。与间变型室管膜瘤相比，室管膜母细胞瘤更易侵袭周围组织，也更常发生全脑全脊髓的播散。

2.5.3 黏液乳头型室管膜瘤（WHO Ⅰ级）

黏液乳头型室管膜瘤是一种生长缓慢的室管膜瘤的亚型，主要累及年轻人（平均 36.4 岁）的马尾部分（Morantz et al 1979；Sonneland et al 1985；Pulitzer et al 1988），好发于男性（男女比例为 1.7∶1）（Sonneland et al 1985）。肿瘤为独立的腊肠形，起源于终丝，压迫马尾出的脊神经根。较少情况下黏液乳头型室管膜瘤位于硬膜外的骶骨前或骶骨后的软组织中，这些位置的肿瘤可能来自这些部位的室管膜残余（Morantz et al 1979；Pulitzer et al 1988）。尽管大部分黏液乳头型室管膜瘤是良性的，生长缓慢，但常发生原位复发，脑脊液播散也可出现（Patterson et al 1961；Rubinstein & Logan 1970；Sonneland et al 1985）。该种肿瘤的预后主要与可切除程度有关。手术时仅有一小部分肿瘤是完整的，应尽量完整的切除。活检穿刺或术中肿瘤的撕裂会促进复发和降低治愈的可能性（Sonneland et al 1985）。

组织学上，黏液乳头型室管膜瘤由乳头状排列的细长形纤维丰富的细胞构成，环绕以黏液或透明的血管周围间质。黏液位于肿瘤细胞和血管之间，因此可能是肿瘤细胞的产物也可能是间质反应。电镜能确认该肿瘤的室管膜来源，可见细胞质中间丝，微绒毛和纤毛，膜表面的交叉复合体及丰富的基底膜结构（Rawlinson et al 1973；Specht et al 1986）。GFAP 阳性能将该肿瘤与神经鞘瘤鉴别开，不过后者可能会有灶状 GFAP 表达。副神经节瘤也好发于同样的位置，其特点是 S-100 表达很弱。嗜铬粒蛋白强阳性（Sonneland et al 1986）。

2.5.4 室管膜下瘤（WHO Ⅰ级）

室管膜下瘤是界限清楚，通常位于第四脑室（66%~70%）和侧脑室壁上的无症状结节（Scheithauer 1978；Lombardi et al 1991）。透明隔，室间孔，甚至是脊髓实质也可被累及（Pagni et al 1992）。大部分是死后尸检偶然发现的，也可有症状，常见于年老的患者，症状为梗阻性脑积水和颅内压增高，自发性瘤内出血稍少见。

组织学上，室管膜下瘤呈现室管膜和星形细胞两种细胞的分化。稀疏的细胞位于密集的纤维丰富的胞突中，肿瘤的结构就是簇状分布的细胞围以胞突构成的纤维基质。室管膜的特征——假菊形团在室管膜下瘤中并不明显，真菊形团则更为少见。星形细胞在局灶常见，表现为细长形或卵圆形，甚至有时是肥胖细胞样的。超微结构和组织培养方面的研究已证实了星形细胞和室管膜细胞的相关性（Fu et al 1974；Azzarelli et al 1977）。微囊性变和微小钙化常见。此外，作为亚临床出血的基础和后果，血管透明样变和含铁血黄素沉积也不少见。核异型和少许核分裂象也可见，但无预后意义。MIB-1标记指数也是同样的情况。与其他室管膜瘤相同，室管膜下瘤 vimentin，GFAP 及 S-100 阳性。此外，可见细胞膜和核周的 EMA 点灶状阳性。

肿瘤的位置和手术因素，如切除程度、第四脑室底上黏附肿瘤的切除情况，是影响预后最重要的因素（Lombardi et al 1991）。

2.5.5 室管膜肿瘤的分子遗传学

与星形细胞肿瘤和少突胶质细胞肿瘤相比，人们对室管膜肿瘤的分子病理学特征了解还不够深入。但是，室管膜瘤与以上肿瘤确实有不同的分子生物学异常（Carter et al 2002；Goussia et al 2001）。与弥漫型星形细胞瘤不同，TP53，IDH1，Rb，p16 和 PTEN 的突变或缺失以及 10q 的缺失在室管膜瘤中少见。同样，少突胶质细胞瘤的特征性改变——1p 和 19q 缺失在室管膜肿瘤中也少见。染色体 22q 的缺失在室管膜瘤中是最常见的改变，约 1/3 的室管膜瘤中 22 号染色体是单染色体（Ebert et al 1999）。染色体 6q 的缺失和 1q 的获得也常见，特别是在间变型室管膜瘤中。此外，有研究报道，CISH 发现约 2/3 的成人室管膜瘤中发生了 7 号染色体的多倍体改变（Santi et al 2005），但 EGFR 和 CDK4 的扩增并不常见。

研究显示，肿瘤的位置和患者的年龄与分子遗传学异常改变的方式也有关。肿瘤位置方

面，22 号染色体上的 NF2 基因突变多见于脊髓肿瘤，而颅内肿瘤少见（Ebert et al 1999）。黏液乳头型室管膜瘤有 13 号染色体和 14q/14 的缺失和 9 号和 18 号染色体的获得（Carter et al 2002；Mahler-Araujo et al 2003）。而后颅窝的室管膜瘤则常有 1q 和 9 号染色体的获得，6q 的缺失则是其特征性的改变（Carter et al 2002；Mahler-Araujo et al 2003）。

儿童的室管膜瘤与成人有着不同的分子遗传学特点。染色体 22q 在儿童中较少见（von Haken et al 1996）；形成这种差异的原因之一可能是 22q 的缺失主要发生在脊髓肿瘤中，而儿童极少发生脊髓的室管膜瘤。17p 的缺失在散发的儿童肿瘤中较常见（von Haken et al 1996），7 号染色体的多倍体则更常见（66%vs 25%）（Santi et al 2005）。比较基因组杂交发现儿童室管膜瘤的基因改变较为温和（Carter et al 2002）。儿童室管膜瘤常表达 ERBB2 和 ERBB4（Gilbertson et al 2002）。CDKN2A，CDKN2B 和 p14ARF 的启动子区在儿童中发生甲基化的情况较成人少见（Rousseau et al 2003）。相反，肿瘤抑制基因 HIC-1（染色体 17p13.3）的甲基化在 10 岁以下的室管膜瘤中常见（Waha et al 2004）。

2.6 脉络丛肿瘤

2.6.1 脉络丛乳头状瘤（WHO Ⅰ级）

脉络丛肿瘤较罕见，仅占颅内胶质瘤的 2.0%，占所有脑肿瘤的 0.5%（Paulus & Brandner 2007）。大部分为发生于儿童侧脑室的良性乳头状瘤（Laurence 1979；Russell & Rubinstein 1989）。第四脑室是成人患者中最常见的受累部位（Russell & Rubinstein 1989）。第三脑室的脉络丛肿瘤少见，偶有发生于小脑脑桥角者。临床症状常与颅内压增高有关，源于继发性的脑脊液梗阻或脑脊液生成增多。男性患者稍多于女性。

脉络丛肿瘤为菜花状，界限极为清楚。钙化常见且钙化形态多变。其组织病理学表现是良性的乳头状肿瘤，由单层或假复层柱状上皮围绕纤细的纤维血管轴心构成（图 9.10A）。与正常的脉络丛上皮相比，该肿瘤的细胞密度较高，有不同程度的细胞多形性，细胞多缺少鞋钉样突起。可见嗜酸性变和黄色瘤变（Kepes 1983；Bonnin et al 1987）。核异型及核分裂象不明显，肿瘤结构不复杂，坏死和脑实质浸润极少。当肿瘤出现以上

变化，特别是有大于 2 个核分裂象 /10 个高倍镜视野时，肿瘤就可能发生了恶性转化，复发和全脑全脊髓播散的可能性变大（Paulus & Brandner 2007）。普通脉络丛乳头状瘤的 MIB-1 标记指数平均为 1.9%（Vajtai et al 1996）。不典型脉络丛乳头状瘤定义为脉络丛乳头状瘤伴随分裂活性增高（Paulus & Brandner 2007）。总的来说，这些肿瘤还有其他不典型的特点，如细胞密度增高，核多形性和实性生长，但与癌相比分化好些（Paulus & Brandner 2007）。

脉络丛乳头状瘤能表达与其来源的脑室神经上皮一致的标记蛋白，包括 S-100 和 GFAP。细胞角蛋白也常见（Miettinen et al 1986；Lopes et al 1989）。甲状腺素运载蛋白（白蛋白前体）在脉络丛肿瘤中可持续表达（Herbert et al 1990），不过该蛋白组织特异性不佳，且在转移性癌中也常见（Albrecht et al 1991）。最近人们发现了几种蛋白可能会成为脉络丛肿瘤的特异性标记：（a）斯钙素 -1（stanniocalcin-1），是一种常表达于人类脉

络丛组织的糖蛋白，可能参与脑脊液钙离子水平的调节；（b）Kir7.1，是一种钾离子内流通道蛋白家族成员，在钾离子经上皮细胞的运输中起作用（Hasselblatt et al 2006b）。该蛋白在脉络丛上皮的顶端细胞膜上表达。

2.6.2 脉络丛癌（WHO Ⅲ级）

大部分脉络丛癌都是原发的。由脉络丛乳头状瘤恶变而来的患者不到 20%（Vajtai et al 1996）。约 80% 发生于儿童，其中大部分是小于 2 岁的婴幼儿。该肿瘤的中位发病年龄为 26~32 个月（Packer et al 1992；Pierga et al 1993）。

大部分脉络丛癌位于侧脑室，不同于乳头状瘤，其更容易浸润脑实质。此外，蛛网膜下腔扩散和脑脊液播散较之更是常见（Meyers et al 2004）。向神经轴外的转移少见（Vraa-Jensen 1950），很多脉络丛癌仍有明显的乳头状结构，但细胞排列紊乱（图 9.10B）。细胞密度和异型性均明显增加，有活跃的分裂活性，大范围的坏死常

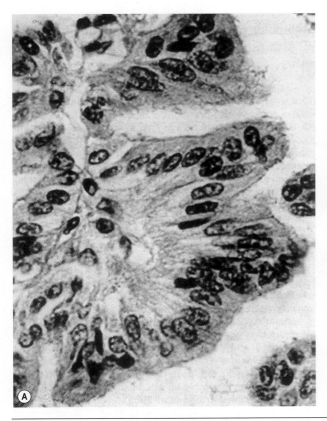
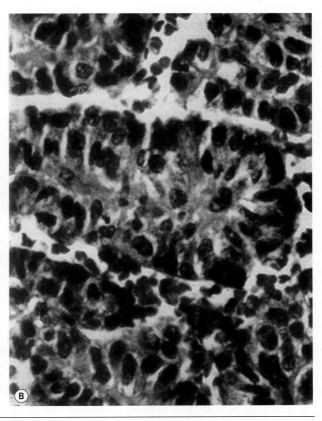

图 9.10　脉络丛肿瘤。（A）乳头状瘤可见乳头状结构，由单层或多层柱状上皮包绕纤细的纤维血管轴心形成。（B）脉络丛癌的乳头状结构仍在，但细胞呈现高度的多形性和活跃的分裂活性（H＆E）

见。MIB-1 标记指数升高（平均 13.8%）（Vajtai et al 1996）。

大部分脉络丛癌发生于儿童，因此与其他儿童恶性肿瘤如生殖细胞肿瘤（恶性畸胎瘤，胚胎性癌）和非典型畸胎样 / 横纹肌样瘤的鉴别就显得十分重要。与 AT/RT 的鉴别可能比较困难，因为少量的脉络丛癌有位于染色体 22q11.2 上的 hSNF5/INI-1 的失活性突变，这一改变是 AT/RT 的典型特征（Gessi et al 2003）。在少量的成人患者，则主要与转移性的腺癌鉴别。Vimentin，S-100 蛋白和 GFAP 阳性，而上皮细胞的标志物阴性有助于鉴别。

3 其他神经上皮性肿瘤

2007 版 WHO 分类目录下有 3 种肿瘤。虽然有明显的胶质细胞的特点，但仍与以上描述的胶质瘤不同。这 3 种肿瘤是：星形母细胞瘤、第三脑室脊索样胶质瘤和血管中心性胶质瘤。由于大部分大脑胶质瘤病有着星形细胞的表型，2007 年 WHO 将其归入星形细胞肿瘤中。但是因其临床病理学特点与弥漫型星形细胞瘤不同，我们将在这个部分讨论大脑胶质瘤病。

3.1 星形母细胞瘤

星形母细胞瘤是发生于年轻人的少见的幕上胶质瘤。至今关于其样本量最大的两项研究显示，患者年龄范围为 3~58 岁，女性患者多见（Bonnin & Rubinstein 1989；Brat et al 2000）。此外，曾有两例先天性的星形母细胞瘤见于报道（Pizer et al 1995）。

星形母细胞瘤通常为幕上肿瘤，但仍有一些患者位于大脑半球深部。脑室内或脑室系统相关的星形母细胞瘤极为少见。神经影像学研究显示其与室管膜瘤表现相似，如分叶状的结构，实性和囊性成分及少量的血管性水肿。MRI 的 T_1 增强像显示肿瘤实性部分不均一性的增强，和囊性部分囊壁边缘的强化（Port et al 2003）。

组织学上，星形母细胞瘤的主要特征包括血管周围紧密排列着多边形细胞，这些细胞有粗大或纤细的胞突，形成血管周围的菊形团。在磷钨酸 - 苏木精染色下，这些胞突的胶质纤维阴性，该现象常见于室管膜瘤。广泛的血管硬化和血管周围胶原沉积是其典型特征。可见微小钙化。鉴

别诊断：弥漫型星形细胞瘤偶尔形成不明显的血管周围的排列方式，与之不同，星形母细胞瘤是界限清楚的胶质瘤，并不发生弥漫性浸润。不同于室管膜瘤的是，星形母细胞瘤一般位于大脑半球的表面，而不是位于深处离脑室系统最近的地方。

星形母细胞瘤 vimentin，S-100 p 及 GFAP 阳性，不过 GFAP 阳性程度不一，在血管周围的菊形团的细胞中表达最强。EMA 可在星形母细胞瘤中表达，这一点同室管膜瘤相似（Brat et al 2000）。

WHO 并未对星形母细胞瘤进行级别的划分，尽管如此该种肿瘤仍被分为低级别和高级别的类型，这两种类型主要依靠胶质肿瘤恶性特征的存在与否来划分：这些特征包括核分裂活性，微血管增生及栅栏状坏死（Aldape & Rosenblum 2007）。高级别星形母细胞瘤的 MIB-1 标记指数高于低级别者（15.5%vs 3.2%）（Brat et al 2000），并与复发和恶性进展相关（Bonnin & Rubinstein 1989；Thiessen et al 1998）。因该肿瘤罕见，有关其的分子遗传学研究非常有限。一些患者中可见染色体 19 和 20q 的获得，而这两种改变在室管膜瘤和弥漫型星形细胞瘤中并不发生（Brat et al 2000）。

3.2 第三脑室脊索样胶质瘤（WHO Ⅱ 级）

第三脑室脊索样胶质瘤是罕见的生长缓慢的胶质瘤，主要发生于成人，在第三脑室形成界限清楚的实性肿物。患者的平均年龄为 46 岁，女性稍多见（女：男 =1.5：1）（Brat et al 1998；Vajtai et al 1999；Pasquier et al 2002；Raizer et al 2003）。仅见文献中报道过 1 例发生于 12 岁男孩的第三脑室脊索样胶质瘤（Castellano-Sanchez et al 2001）。神经影像学特征明显，为界限清楚、大部分实性偶有囊性变的肿瘤，在 T_1、T_2 和 FLAIR 相与灰质密度相同，在 T_1 增强相上为均匀强化灶（Grand et al 2002）。

组织学上，脊索样胶质瘤由密集的上皮样肿瘤细胞构成，细胞排列为条索样、簇状或分叶状，被纤细的网状纤维分隔开来。可见有空泡、黏液丰富、PAS 阳性的细胞外基质，构成脊索样的外观。该肿瘤与邻近脑组织界限清楚，但常有大量的反应性星形细胞增多和 Rosenthal 纤维，并有明显的淋巴浆细胞浸润。肿瘤细胞 vimentin，

GFAP 和 CD34 弥漫强阳性表达（Reifenberger et al 1999）。大部分肿瘤细胞角蛋白，EMA 和 S-100 常为灶状阳性（Brat & Scheithauer 2007）。间变的特征，包括微血管增生和坏死并不出现。核分裂象极少或没有，MIB-1 标记指数较低（0.5%~5%）（Brat et al 1998；Reifenberger et al 1999）。

超微结构研究显示，第三脑室脊索样胶质瘤为胶质细胞，主要是室管膜细胞的分化，包括有大量中间丝，微绒毛和中间连接和局部基板的形成。未见纤毛形成，但可见异常细胞质内的纤毛（Pasquier et al 2002；Raizer et al 2003）。

该肿瘤的分子遗传学研究较少。一项对 4 例患者的比较基因组杂交研究未显示该肿瘤有染色体异常（Reifenberger et al 1999）。另一项纳入 5 例患者的分子遗传学研究显示，星形细胞肿瘤常见的基因异常，如 TP53，CDKN2A，EGFR，CDK4 及 MDM2 并未出现在该肿瘤内中（Reifenberger et al 1999）。

绝大部分脊索样胶质瘤生长缓慢，手术完全切除后是可以治愈的（Raizer et al 2003）。然而，其发病率和死亡率还是相对较高的，这是因为肿瘤较大，一般难以安全的完全切除。

3.3　血管中心性胶质瘤（WHO Ⅰ级）

血管中心性胶质瘤主要发生于儿童和年轻人，是与癫痫有关的幕上肿瘤。目前仅有 30 例见于报道（Burger et al 2007）。患者手术时的平均年龄是 17 岁（2.3~70 岁），无性别差异。

该肿瘤，特别是位于幕上的表浅部位者，常发生于额顶叶，其次是颞叶和海马部。神经影像显示界限清楚的实性病变，无增强。钙化少见（Lellouch-Tubiana et al 2005）。

组织学上，该肿瘤由形态一致的细长形纤维丰富的细胞构成。细胞核为梭形，染色质粗糙。细胞或以血管为中心的排列，或孤立的位于脑实质中。前者为纵向和（或）圆周排列（Wang et al 2005）。肿瘤细胞在软脑膜－蛛网膜下垂直排列也是该肿瘤的特征之一。有些情况下，细胞被挤压形成类似神经鞘瘤的形态，但无 Verocay 小体样的排列。该肿瘤 vimentin，S-100 及 GFAP 强阳性。此外，EMA 可点灶状阳性，与超微结构中该肿瘤的室管膜分化一致（Wang et al 2005）。

血管中心性胶质瘤大部分生长缓慢，手术完全切除后可以治愈（Burger et al 2007）。

3.4　大脑胶质瘤病

大脑胶质瘤病是较罕见的胶质瘤，能广泛而活跃的浸润神经轴的多个部分。该肿瘤累及的患者年龄分布较广（从新生儿到年老者），发病高峰为 50~60 岁（Taillibert et al 2006）。常累及多个，至少 3 个脑叶，整个大脑半球或是双侧大脑半球的大部分，邻近的幕下结构和（或）脊髓。MRI 显示肿瘤在 T₂ 加权像为高信号影（Kandler et al 1991）。大体上，肿瘤存在的唯一证据是受累部位肿胀，体积变大，灰白质分界不清。

镜下大脑胶质瘤病是非破坏性的，由多形的胶质细胞（主要是星形细胞）弥漫性的浸润脑实质。细胞的特点是细胞质极少，核梭形或椭圆形。该肿瘤通常为星形细胞的亚型并不同程度的表达 GFAP。极少的情况下，该肿瘤显示少突胶质细胞或少突星形胶质细胞混合的特征（Vates et al 2003）。一些学者认为，大脑胶质瘤病的少突胶质细胞并不是肿瘤中恶性增殖的部分，而只是肿瘤中一种特殊的成分（Fuller & Kros 2007）。

大脑胶质瘤病是侵袭性的胶质瘤，其恶性行为大致与 WHO Ⅲ级的肿瘤相当（Fuller & Kros 2007）。然而，由于大多数患者中病理只能获得较小的活检标本，我们得到的组织学分级与肿瘤的行为可能不对应。各研究报道的增殖指数不一，MIB-1 标记指数也变化很大（<1%~30%）（Fuller & Kros 2007）。

目前，人们并未发现大脑胶质瘤病有一定的分子遗传学变化特点。目前仅有的一些研究显示，常见于弥漫型星形细胞瘤中的变异，如 TP53 突变，也发生于该肿瘤中，但发生率较低（Fuller & Kros 2007）。

3.5　神经元和混合性神经元－胶质肿瘤

3.5.1　神经元肿瘤
节细胞瘤（WHO Ⅰ级）

节细胞瘤是罕见的、生长缓慢的病变，主要发生于儿童和年轻人。相对界限较清，主要累及颞叶或颈胸部的脊髓（Becker et al 2007；Russo et al 1995）。其由成熟的神经元组成，后者处于细胞稀少的，含非肿瘤性胶质的基质中。大脑的节细胞瘤较节细胞胶质瘤少见，与慢性癫痫有关。其他受累部位包括下丘脑 – 垂体区及松果体区（罕见）（Towfighi et al 1996）。蝶鞍垂体区的肿瘤与内分泌系统紊乱相关（Towfighi et al 1996；Becker et al 2007）。下丘脑的节细胞瘤则与性早熟相关（Boyko et al 1991）。

节细胞瘤的鉴别诊断包括大脑皮层发育不良和下丘脑神经元错构瘤。不同于皮层发育不良，节细胞瘤的神经节细胞多形性明显，体现在奇异核和多核细胞的出现，节细胞瘤无潜在的恶变可能。

小脑发育不良性节细胞瘤（WHO Ⅰ级）

小脑发育不良性节细胞瘤，也称为 Lhermitte-Duclos 病，可认为是节细胞瘤的一种特殊亚型，累及小脑，同时具有错构瘤和肿瘤的特点。该病常发生于 40 岁左右的患者（平均年龄 34.8 岁）（Abel et al 2005）。偶有更早发病的患者，主要症状是颅内压增高和脑体积增大（Tuli et al 1997）。MRI 显示为 T_2 像的清晰影，条纹状或层片状表现，位于狭窄的高信号条带内（Abel et al 2005）。

发育不良性节细胞瘤由异常的肥大的形似浦肯野细胞的神经元构成，伴随粗大的髓鞘纤维平行排列于软脑膜下。颗粒层常变薄，白质常有髓鞘形成的减少。关于肿瘤中的异常神经元，一些研究报道可见浦肯野细胞相关的突触和表面膜蛋白表达（Shiruba et al 1988；Faillot et al 1990），也有研究显示其可能与颗粒细胞神经元相关（Reznik & Schoenen 1983；Yachnis et al 1988）。因此，发育不良性节细胞瘤可能来源于多种细胞成分。

小脑的发育不良性节细胞瘤与 Cowden 病有关，后者是一种常染色体显性遗传疾病，特点是多种错构瘤和肿瘤成分并存（Eberhart et al 2007）。两种成分均与 10 号染色体上 PTEN 基因的胚系突变相关（Padberg et al 1991；Nelen et al 1996；Liaw et al 1997；Zhou et al 2003），但是这种相关的精确关系目前人们还未了解。最近，成年型的发育不良性节细胞瘤由主要的诊断标准修订为 Cowden 病的一个特征性指标（Zhou et al 2003）。儿童型发育不良性节细胞瘤与成人型不同的是，缺少 PTEN 基因的胚系突变及 Cowden 病的表现（Zhou et al 2003）。

Abel 等（Abel et al 2005）最近的研究提示，发育不良性节细胞瘤的发生，与 PTEN 丧失其抑制下游磷脂酰肌醇 –3 激酶（PI_3K）的活性有关，因此在调节神经元迁移和细胞大小时发生异常。作者认

为该病应该是病理性肥大加上发育畸形的结果。

与其他节细胞瘤一致，这种小脑的病变需要切除治疗。如果切除不完全，则常复发（Banerjee & Gleathil 1979；Marano et al 1988），最近的研究中，长期随访的患者有 31% 经历了至少一次复发切除手术（Abel et al 2005）。

中枢神经细胞瘤和脑室外神经细胞瘤（WHO Ⅱ级）

中枢神经细胞瘤是位于幕上脑室内的小神经元肿瘤。主要发生于年轻人，仅经手术切除便能得到很好的预后（von Deimling et al 1990）。中枢神经细胞瘤罕见，占所有颅内肿瘤的 0.25%~0.5%（Hassoun et al 1993）。该肿瘤大多界限清楚，是源于透明隔的有钙化的肿块，在室间孔附近向侧脑室生长。肿瘤较大时会延伸至第三脑室（Hessler et al 1992）。那些类似神经细胞瘤但是位于脑实质内其他部位的肿瘤，称为脑室外神经细胞瘤（Figarella–Branger et al 2007）。

中枢神经细胞瘤的组织病理学特点非常明确（图 9.11）。肿瘤的细胞是形态一致的小神经元，有不明显的细胞质和圆形核，背景是弥漫分布或菊形团形状的神经纤维网。纤细的血管形成类似少突胶质细胞瘤的分枝状的网络。成熟的神经节细胞在中枢神经细胞瘤少见（von Deimling et al 1990）。核分裂活性较低，MIB-1 标记指数一般也较低（Robbins et al 1995）。大多数患者中不出现微血管增生和坏死。

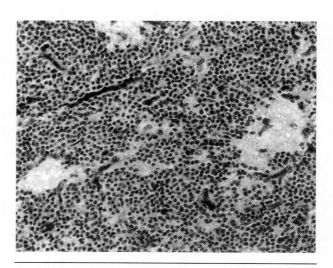

图 9.11　中枢神经细胞瘤。由一致的细胞构成，边界不清，纤维间质明显，无核区是其最易辨认的特征（H & E）

突触素和其他神经元蛋白（如神经微丝蛋白和NeuN）的阳性表达可证实中枢神经细胞瘤的神经元性质（von Deimling et al 1990；Hessler et al 1992；Figarella-Branger et al 2007）。GFAP则主要在反应性的间质星形细胞中表达（Hessler et al 1992），不过成人患者中肿瘤细胞较高的GFAP阳性率与肿瘤较强的侵袭性相关（Söyleme-zoglu et al 1997）。神经细胞瘤的超微结构特点可显示其神经元成熟的程度，包括致密核心颗粒，包含平行排列的微管的胞突和突触的形成（Hassoun et al 1984；Townsend & Seaman 1986；Nishio et al 1988；von Deimling et al 1990；Kubota et al 1991；Hessler et al 1992）。

中枢神经细胞瘤是良性病变，相当于WHO Ⅱ级肿瘤，仅有一小部分有核分裂活性，核异型，内皮细胞增生或小灶状坏死。尽管这些表现与较差的预后，特别是复发相关，但是这种相关性并不像在胶质细胞肿瘤中那么紧密（Louis et al 1990；von Deimling et al 1990；Hessler et al 1992；Yasargil et al 1992；Kim et al 1996；Söylemezoglu et al 1997）。人们认为MIB-1指数较高（>2%）者和血管内皮增生的肿瘤，应命名为"非典型中枢神经细胞瘤"（Söylemezoglu et al 1997）。复发往往与肿瘤的不全切除有关（Robbins et al 1995；Yasargil et al 1992；Kim et al 1996；Eng et al 1997）。

脑室外神经细胞瘤是在组织学上与中枢神经细胞瘤相似的肿瘤。肿瘤由形态一致的小细胞构成，这些细胞有核周空晕，位于纤维丰富的基质中。神经节样细胞可能与神经细胞成分混合。该肿瘤主要的鉴别诊断是少突胶质细胞瘤。与中枢神经细胞瘤相似，脑室外肿瘤的免疫组织化学显示为神经元的分化。大部分的脑室外神经细胞瘤临床表现是良性的。然而，不完全切除、不典型的组织学表现和较高的细胞增殖活性均与复发有关（Brat et al 2001）。

小脑脂肪神经细胞瘤（WHO Ⅱ级）

小脑脂肪神经细胞瘤，是发生于成人小脑的罕见神经元肿瘤。组织学上的特征是有神经元/神经细胞的分化和局限的脂肪化（Kleihues et al 2007d）。相对于中枢神经细胞瘤，发生于年龄更大的患者，大部分为50~60岁，平均年龄是50岁（Kleihues et al 2007d）。

脂肪神经细胞瘤界限清楚，发生于小脑半球和（或）小脑蚓部。影像学上，CT显示为与正常脑组织相比低–等密度病变，可有不均一的中等强度的增强影（Alkadhi et al 2001）。MRI T_1加权像显示为低信号影中局部的高信号影，与局部脂肪化的改变相符（Alkadhi et al 2001；Shin et al 2002）。

该肿瘤组织病理学的特点是具有双相性：相对一致的类似神经细胞的圆形细胞，混有不同比例的脂化细胞。核分裂象少见，微血管增生和（或）坏死不明显或没有。小脑脂肪神经细胞瘤总的增殖活性较低，MIB-1标记指数范围是1%~6%（平均3%）（Kleihues et al 2007d）。

神经细胞和脂化细胞中神经元的标记，即突触素和其他神经元蛋白表达阳性。GFAP，S-100及vimentin的表达阳性率和分布的变化较大（Kleihues et al 2007d）。超微结构的研究显示肿瘤有神经元方向的分化，证据包括含微管的胞突，致密核心颗粒和突触的形成（少见）。这些神经元细胞也可能包含细胞质脂肪，这些脂肪可能会融合形成大的脂滴（Taddei et al 2001）。

小脑脂肪神经细胞瘤的组织来源与其他神经元、神经元–胶质肿瘤的关系目前并不清楚。分子遗传学研究显示，其与髓母细胞瘤有着不同的遗传学特点（Horstmann et al 2004），不同于髓母细胞瘤，该肿瘤缺乏17q等臂染色体，而是在20%患者中发生了TP53的错义突变，这个比例比髓母细胞瘤和中枢神经细胞瘤都要高。

尽管小脑脂肪神经细胞瘤预后较好，仍有将近2/3的肿瘤会复发（Kleihues et al 2007d）。该肿瘤尚无恶性进展的患者见于报道，即使复发的肿瘤也不间变。

3.5.2　混合性神经元–胶质肿瘤

混合性神经元–胶质肿瘤比上述单纯的神经元肿瘤常见。其中一部分肿瘤与癫痫有关，特别是节细胞胶质瘤。过去的几年来，一些报道描述了混合性神经元–胶质肿瘤的特殊的形态学特点。2007年，WHO分类在该类别中新加入两种肿瘤，为乳头状胶质神经元肿瘤和第四脑室形成菊形团的胶质神经元肿瘤。对这两种低级别肿瘤的认识，可避免将其误诊为普通胶质瘤，并避免不必要的辅助治疗。

节细胞胶质瘤（WHO Ⅰ级）

节细胞胶质瘤是最常见的混合性神经元–胶质肿瘤，占所有脑肿瘤的1%（Kalyan-Raman & Olivero 1987），儿童中枢神经系统肿瘤的4%~5%

（Sutton et al 1983）。尽管神经系统的各部位均可受累，绝大部分发生于颞叶（Becker et al 2007）。大部分患者与癫痫相关。实际上，在难治性癫痫的颞叶切除术后，有20%的患者在病理上被诊断为节细胞胶质瘤（Berger et al 1993；Jay et al 1993）。

大体上，节细胞胶质瘤界限相对较清，典型表现是囊壁结节的结构。灶状钙化可见。组织学上表现为肿瘤性神经元和胶质细胞的混合（图9.12A，B）。神经元细胞成分为异形的细胞，大小形状和分布都是多变的，也可见奇异的细胞，但双核细胞少见。胶质成分基本上是星形细胞，但少数情况下可见少突胶质细胞（Allegranza et al 1990）。对GFAP和神经元相关的细胞骨架蛋白，如神经微丝蛋白和MAP2及突触素、嗜铬粒蛋白

和NeuN（图9.12C，D）的免疫组织化学染色有助于区别肿瘤的胶质和神经元成分。肿瘤性神经元所占比例不一。节细胞胶质瘤的间质常包含纤维血管组织和淋巴细胞浸润。有些情况下，肾小球样的毛细血管和（或）透明变的血管等变化类似于血管畸形。

胶质成分通常为星形细胞的性质，且常表现为毛细胞型而不是纤维型，后者有复发和间变转化的潜能，不过纤维型极为少见（Russell & Rubinstein 1989）。如果近期患者的慢性癫痫有恶化，影像学表现提示进展，那么肿瘤极有可能发生了进展。间变型节细胞胶质瘤（WHO Ⅲ级）的胶质成分的表现与间变型星形细胞瘤相似，并可能最终发展为类似胶质母细胞瘤的形态。

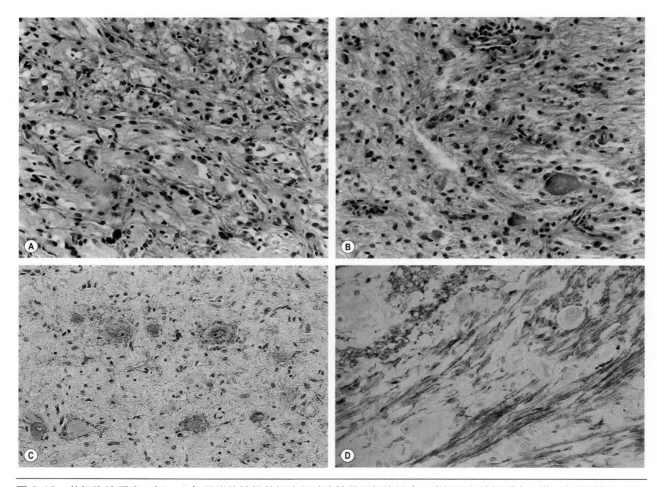

图9.12 节细胞胶质瘤。（A，B）异常的神经节细胞和肿瘤性星形细胞混合，常埋于纤维间质中。淋巴细胞浸润和明显的血管是其常见特征。（A，B）（H＆E）。（C）突触素免疫组织化学染色在纤维胶质间质中能突出神经节成分（突触素链霉亲和素－生物素－过氧化物酶）。（D）肿瘤的胶质成分被GFAP染色突出（GFAP链霉亲和素－生物素－过氧化物酶）

婴儿促纤维增生型节细胞胶质瘤（WHO Ⅰ级）

婴儿促纤维增生型节细胞胶质瘤（desmoplastic infantile ganglioglioma, DIG），是一种混合性神经元–胶质肿瘤罕见的亚型，几乎仅见于婴儿。主要表现为巨大的幕上肿瘤，有实性和囊性成分。大部分情况下发病年龄为 2~24 个月（平均年龄 6 个月，中位年龄为 4 个月），男性稍多（Vanden Berg 1993；Brat et al 2007）。目前有 10 例年龄较大的患者见于文献报道，与 DIG 的临床特征，影像学特征和组织病理学特征均相符，这些患者的年龄为 5~25 岁（Onguru et al 2005；Pommepuy et al 2006）。

大部分 DIGs 发生于额叶和（或）顶叶，大体上界限清楚。然而，在镜下，肿瘤可能在小范围内浸润周围的脑组织。DIGs 最明显的特征是其促纤维增生的间质，反映在大体上是质地坚硬，后者在累及软脑膜和（或）硬脑膜时尤其明显。

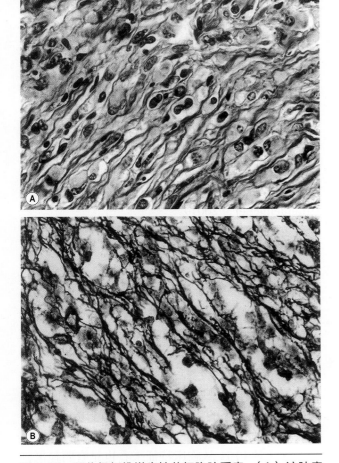

图 9.13 婴儿促纤维增生性节细胞胶质瘤。（A）该肿瘤的特征是异质性的神经上皮排列成小簇状或单个细胞位于明显的间质中（H & E）。（B）网织纤维染色突出促纤维增生的间质（Gordon and Sweet's 网织纤维染色）

组织学上，DIGs 由肿瘤性星形细胞和嗜酸性多边形细胞混合形成，其中的一些嗜酸性多边形细胞，虽然形态类似星形细胞，实际是促纤维间质中的神经元（图 9.13）。此外，少数的 DIGs 含有原始神经外胚层肿瘤样的成分（VandenBerg 1991，1993）。核分裂象和局限的点灶状坏死主要与这种原始的成分相伴随，但并不意味着肿瘤是恶性的或发生了恶性进展。

与 DIGs 临床特征和影像学特点类似，但是仅有星形细胞分化的肿瘤，曾被命名为"婴儿促纤维增生型大脑星形细胞瘤"（Taratuto et al 1984；De Chadarévian et al 1990）。这两种婴儿促纤维增生型肿瘤的组织起源的关系尚有待研究（Brat et al 2007）。

DIG 和促纤维增生型婴儿星形细胞瘤最重要的临床特征是这两种肿瘤在肿瘤全切，甚至是不完全切除后，其临床转归也很好（Gambarelli et al 1982；VandenBerg et al 1987；Ng et al 1990；VandenBerg 1991，1993）。仅有很少的一部分会发生全脑全脊髓的播散，或在肿瘤不完全切除后表现出侵袭性的行为，发生恶性进展（Brat et al 2007）。

胚胎发育不良性神经上皮肿瘤（WHO Ⅰ级）

胚胎发育不良性神经上皮肿瘤（dysembryoplastic neuroepithelial tumor, DNT）是一种通常发生于儿童和年轻人的罕见肿瘤，常伴随长期的复杂部分发作性癫痫。其在所有的脑肿瘤中占 <1%（Daumas–Duport 1993），但在专业进行癫痫手术治疗的医疗中心，该肿瘤所占比例就相应地变高了。

DNTs 是皮质内的多结节病变，除了主要累及颞叶中央部（Daumas–Duport 1993），也可能累及其他脑叶（Nolan et al 2004）。仅有很小一部分 DNTs 发生于非皮质区域，如尾状核，小脑和脑干等部位（Nolan et al 2004；Kuchelmeister et al 1995；Fijumoto et al 2000）。

镜下，DNT 的主要特征是其多结节的结构。结节的构成成分有固定的模式，是由"少突胶质细胞样的细胞"和较少的毛细胞型或纤维型星形细胞构成。结节之间是黏液性的基质，其中嵌有神经元，因此神经元看起来像漂浮于黏液中（图9.14）。DNTs 周围的大脑皮层常表现为皮质发育不良。细胞异型在 DNT 不常见，但可见少量的核分裂，MIB–1 增殖指数一般很低（<1%）（Taratuto et al 1995；Prayson et al 1996）。对神经元和胶质标志物的免疫组织化学染色可以确定该肿瘤的胶质神经元的本质（Hirose et al 1994）。超微结构的研究提示"少突胶质细胞样的细胞"成分可有胶质和神经元的双向分化潜能（Hirose et al 1994）。

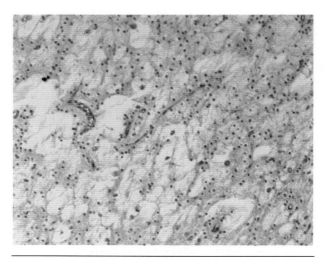

图9.14　胚胎发育不良性神经上皮肿瘤。多发的皮质内结节是 DNT 诊断的主要依据。结节主要由少突胶质细胞样细胞构成，并有少量星形细胞和神经元混合于大量的细胞外黏液样间质中（H＆E）

考虑到该肿瘤的多样化，低倍镜下这些形态学特点最为明显，因此整个标本的完整制片对病理诊断是非常重要的。不具代表性的微小标本常会导致误诊为少突胶质细胞瘤或少突星形细胞瘤。DNT 即使经次全切除，其预后仍然是很好的，因此其与弥漫型胶质瘤的鉴别是非常重要的（Daumas-Duport et al 1988）。DNT 不需要放射治疗和化学治疗。复发极少发生，仅见于不完全切除的患者中（Prayson et al 1996）。

有报道称 DNT 样的病变也发生于大脑皮层外的部位，包括透明隔和尾状核（Cervera-Pierot et al 1997；Baisden et al 2001）。与皮层 DNT 一致，发生于这些部位的病变特点也是结节样的组织结构中有少突胶质样的细胞，黏液丰富的间质和漂浮在黏液中的神经元。结节的细胞组成则可与皮质的 DNT 不同，有些情况下几乎都由星形细胞组成。此外，肿瘤周围的脑组织也会有皮质发育不良。

乳头状胶质神经元肿瘤（WHO Ⅰ级）

该肿瘤罕见，特点是假乳头样结构，由单层的假复层小立方形细胞围绕透明变的血管形成，乳头之间片状或灶状聚集神经元，可以是神经细胞或小神经节细胞（Nakazato et al 2007a）。

该肿瘤最常发生于白质，影像学上为界限清楚的对比增强的肿物，伴囊肿形成。各年龄段均可发生，性别分布无差异（Komori et al 1998；Bouvier-Labit et al 2000；Tsukayama & Arakawa 2002）。

像节细胞胶质瘤一样，乳头状胶质神经元肿瘤的核分裂象很少或没有，MIB-1 标记指数低。根据目前仅有的一些研究报道，该肿瘤基本上是良性的，仅有一例发生过复发（Nakazato et al 2007a）。

第四脑室形成菊形团的胶质神经元肿瘤（WHO Ⅰ级）

该肿瘤位于第四脑室，其特征是结构的双相性，一种成分是小神经细胞形成的小 Home-Wright 菊形团或血管周围假菊形团，另一种成分是毛细胞型的星形细胞成分（Komori et al 2002；Preusser et al 2003）。可见神经节细胞。胶质成分中有时可见 Rosenthal 纤维，嗜酸性颗粒小体或透明脂滴及微小钙化灶。

在影像学上，肿瘤常位于中线位置，可延伸至第四脑室和小脑蚓部。累及小脑蚓部，中脑，脑桥和丘脑的多中心病变曾见于报道（Komori et al 2002；Preusser et al 2003）。尽管术后可见局部缺损和空腔残留，该肿瘤仍像其他混合性神经元胶质肿瘤一样，也表现为惰性和良性的性质（Hainfellner et al 2007）。

3.6　松果体实质肿瘤

松果体实质肿瘤（pineal parenchymal tumor, PPT）罕见，但仍占松果体肿瘤的 15%~30%（Bruce & Stein 1990；Schild et al 1993；Hoffman et al 1994；Jouvet et al 2000；Fauchon et al 2000）。该类肿瘤由松果体细胞构成，WHO 分类将这类肿瘤分为 3 个亚型，包括松果体细胞瘤，中分化的 PPT 及松果体母细胞瘤，代表肿瘤从较好的分化到原始分化状态的过程。在两个极端之间，是中间分化的肿瘤。

这 3 种 PPTs 从临床特征来看也是有明显区别的。松果体细胞瘤主要发生于年老的患者，界限较清，无脑脊液（全脑全脊髓）种植的倾向，患者生存期较长，一项研究中松果体细胞瘤患者的 5

年生存率为 67%（Schild et al 1993）。因此，其被认为是 WHO Ⅰ 级肿瘤（Nakazato et al 2007a）。中间分化的 PPT 缺少松果体细胞瘤性菊形团，行为与其增殖活性和神经微丝蛋白染色相关（Nakazato et al 2007b；Fèvre-Montange et al 2008）。该类肿瘤一般为 WHO Ⅱ 级或 Ⅲ 级肿瘤（Nakazato et al 2007b）。其局部浸润和脑脊液播散的能力明显，临床表现也比松果体细胞瘤更具侵袭性（Schild et al 1993）。原始的松果体母细胞瘤的临床表现同其他中枢神经系统的原始神经外胚层肿瘤，主要发生于儿童和年轻人，是高侵袭性的肿瘤，有通过脑脊液播散的能力，是 Ⅳ 级的恶性肿瘤。松果体母细胞瘤的患者生存期都很短（一项大样本研究认为是 16 个月）（Fauchon et al 2000），5 年无进展生存率也很低（38%）（Reddy et al 2000）。

3.6.1 松果体细胞瘤（WHO Ⅰ级）

松果体细胞瘤占所有松果体实质肿瘤的 7%~30%，主要发生于成人。也有较早的研究采用较为宽松的形态学诊断标准，发现其也可发生于年轻人（年龄范围是 11~78 岁）（Herrick & Rubinstein 1979；Vaquero et al 1992）。

松果体细胞瘤是典型的界限较清的肿瘤，可挤压周围正常的脑实质，发生浸润的倾向很小。镜下，细胞密度中等，有着典型的"松果体细胞瘤性菊形团"，这是由形态一致的细胞环形排列形成，这些细胞的胞突形成大而圆，纤细的纤维区（Borit et al 1980）（图 9.15A）。这种菊形团的体积远远大于 Homer-Wright 菊形团。银染可证实菊形团中央为松果体细胞的胞突（De Girolami & Zvaigzne 1973）。在肿瘤的弥散区也可见类似的胞突，只是稍短，末端有扩张。偶见奇异的巨细胞，有人将含这种细胞的肿瘤称为"多形性松果体细胞瘤"（Jouvet et al 2000），但是这种细胞并没有预后相关的意义（Jouvet et al 2000）。核分裂象罕见，局灶性的梗死样坏死可见，也可见明显的钙化。

松果体细胞瘤可表达神经元相关的蛋白；神经微丝蛋白和突触素几乎在所有的标本中都表达。视网膜 S 抗原（S-Ag）也是阳性表达（Korf et al 1986；Perentes et al 1986；Mena et al 1995），这是发育过程中与松果体细胞一过性的感光器分化相关的标记（Reiter 1981）。松果体细胞瘤的超微结构特点包括紊乱的含微管的胞突，有 9+0 微管排

列的感觉神经纤毛，中间丝状体，中心粒，致密核心颗粒和透明小泡以及环形片层结构（Kline et al 1979；Markesbery et al 1981；Hassoun et al 1983，1984；Hassoun & Gambarelli 1989）——这些都是正常松果体细胞 / 感觉神经细胞的特点。

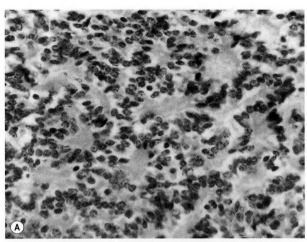

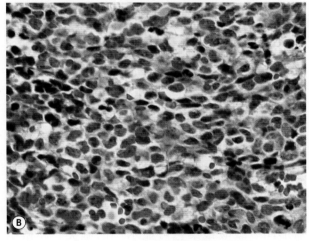

图 9.15 松果体实质肿瘤。（A）松果体细胞瘤为一致的细胞围绕纤细的无核区，形成所谓的"松果体细胞瘤性菊形团"。（B）松果体母细胞瘤由体积较小的原始细胞片状排列，有高分裂活性（H&E）

3.6.2 中分化松果体实质瘤（WHO Ⅱ级或Ⅲ级）

有很大一部分的 PPTs 形态上不能符合松果体细胞瘤的诊断标准，也不符合松果体母细胞瘤，其生物学行为也是介于这两种之间。人们将这种类型的 PPTs 归入中间分化的松果体实质肿瘤，报道称其占所有的 PPTs 的 56%（Jouvet et al 2000）。该肿瘤的特征包括：细胞密度增加和 Homer-

Wright 菊形团（不是松果体细胞瘤性菊形团），缺少松果体母细胞瘤的原始表现——小细胞。有些表现出较小的异型和低分裂活性，也有的表现为中等分裂活性和坏死（Nakazato et al 2007b；Fèvre-Montange et al 2008）。该类肿瘤的分级标准尚未确立，但是目前来看可以将其分为较低和较高的级别（Scheithauer et al 2008）。一项研究认为，细胞的增殖活性和神经微丝蛋白的免疫组织化学反应性在对中分化松果体实质瘤分级时是很重要的标准（Fèvre-Montange et al 2008）。尽管目前 WHO 关于这类肿瘤的分级尚未确定，人们普遍将其认为是 Ⅱ 级或 Ⅲ 级的肿瘤。

3.6.3 松果体母细胞瘤（WHO Ⅳ级）

松果体母细胞瘤是一类最原始的 PPTs。比松果体细胞瘤常见，占松果体区肿瘤的 18%（Bruce & Stein 1990；Hoffman et al 1994），在所有 PPTs 中占 50%~75%（D'Andrea et al 1987；Edwards et al 1988；Schild et al 1993；Hoffman et al 1994；Nakazato et al 2007b）。不同于松果体细胞瘤和中间分化的松果体实质肿瘤，松果体母细胞瘤主要发生于 20 岁以前的年轻人（Nakazato et al 2007b）。

松果体母细胞瘤是界限不清的肿物，倾向于向周围大脑侵袭，并能通过神经轴播散。曾有研究报道，该肿瘤可发生术后的全身转移，一例转移至胸椎，另一例转移至骶骨（Charafe-Jauffret et al 2001）。镜下表现为高细胞密度的肿瘤，由小的分化差的细胞构成；核深染，圆形至椭圆形，染色质粗糙。细胞排列无序，但可见 Homer-Wright 菊形团。碳酸银染色可显示小的胞突。超微结构的特点符合分化差的神经上皮肿瘤，偶尔出现感光细胞的特征（Kline et al 1979；Markesbery et al 1981；Min et al 1994），后者表现为 Flexner-Wintersteiner 菊形团和小花状的结构（Stefanko & Manschot 1979；Sobel et al 1981；Russell & Rubinstein 1989）。感觉神经相关的蛋白——视网膜 S 抗原，在所有的 PPTs 中都表达，包括松果体母细胞瘤（Perentes et al 1986），松果体细胞瘤（Perentes et al 1986；Jouvet et al 2000）和中分化的 PPTs（Jouvet et al 2000）。视黄醇类结合蛋白，是一种光感受器间质蛋白，其功能是在感光细胞和视网膜色素上皮之间运输视黄酸，是表达于中分化的 PPT 中的感光神经的标记（Lopes et al 1993）。

松果体母细胞瘤中感光蛋白的表达，不仅反映了视网膜和松果体之间的生物化学关系，而且提示两种胚胎性肿瘤——视网膜母细胞瘤和松果体母细胞瘤之间的联系，也解释了所谓的视网膜母细胞瘤三联征——双侧视网膜母细胞瘤和松果体母细胞瘤同时出现的发生原因（Johnson et al 1985）。更罕见的情况下，该肿瘤表现为间叶组织（横纹肌，软骨）的分化和黑色素沉积（Schmidbauer et al 1989；McGrogan et al 1992）。

4 松果体区乳头状肿瘤（WHO Ⅱ级或 Ⅲ级）

该类松果体区肿瘤是 2007 年 WHO 分类新列入的（Jouvet et al 2007）。松果体区乳头状肿瘤（PTPR）是一种描述性的命名，反映了我们对这种肿瘤的组织起源认识的不足。PTPR 应该是一种罕见的神经上皮肿瘤。由 Jouvet 和他的同事于 2003 年第一次命名，目前共有约 50 例被报道过（Jouvet et al 2003；Shibahara et al 2004；Fèvre-Montange et al 2006b；Hasselblatt et al 2006a；Kern et al 2006；Kuchelmeister et al 2006；Kawahara et al 2007；Roncaroli & Scheithauer 2007；Dagnew et al 2007）。该肿瘤主要发生于成人，发病中位年龄是 29 岁（年龄范围 5~66 岁），女性稍多见（Fèvre-Montange et al 2006b）。由于脑积水，患者常有头痛的症状。影像学上，PTPR 是界限清楚的肿物，常含囊腔。MRI 在 T_1 加权像为等密度影，T_2 加权像为高信号影，有对比增强（Kawahara et al 2007）。

镜下，PTPR 由有纤维血管轴心的乳头状生长或是实性生长的上皮样细胞构成。细胞一般较大，立方或柱状，胞膜清晰，核圆形或卵圆形，染色质斑点状。有些细胞可见空泡，其中含耐受淀粉酶的 PAS 阳性物质。血管周围假菊形团、真菊形团和管腔结构也可出现。血管常发生透明样变，但血管增生不常见。可见不同程度的坏死和中等核分裂活性（Jouvet et al 2007）。

免疫组织化学染色提示肿瘤有神经上皮和神经内分泌的分化。肿瘤广谱细胞角蛋白普遍阳性，特别是在乳头状突起的部位。灶性 GFAP 染色阳性仅见于血管周围细胞，但 S-100，MAP-2，NCAM，NSE 和 vimentin（Jouvet et al 2007）阳性反应常见。此外，突触素和嗜铬粒蛋白 A 可呈弱阳性。同室管膜瘤相似，可见 EMA 环形或点状阳性（Jouvet et al 2003；Fèvre-Montange 等 2006b；Shibahara et al 2004）。脉络丛肿瘤的标志 Kir7.1 和斯钙素 –1 在 PTRTs 中是阴性的（Hasselblatt et al 2006b）。MIB-1 标记指数不一，<5%，5%~10% 和 >10% 者各占 1/3（Fèvre-Montange et al 2006b）。

电镜下，基于存在微绒毛，拉链样连接，致密核心颗粒，大量的线粒体和充满分泌物的粗面内质网，及终止于血管的室管膜样胞突等结构，可证实该肿瘤有室管膜和神经内分泌的分化，（Jouvet et al 2003；Dagnew et al 2007）。免疫组织化学和超微结构的发现促使人们提出假设，PTRTs 可能来源于下连合器特殊的室管膜细胞（Jouvet et al 2003）。最近对两例 PTRTs 肿瘤基因表达的微阵列分析也支持以上的假设（Fèvre-Montange et al 2006a）。除此之外的遗传学研究有限，不过一项对 5 例该肿瘤的比较基因组杂交研究发现了一系列的染色体异常，其中最常见的是 10 号染色体和 22q 的缺失，以及 4，8，9 和 12 号染色体的获得（Hasselblatt et al 2006b）。

由于 PTPR 很罕见，有关其预后的情况还不确定。一项对 29 例该肿瘤的随访研究（Fèvre-Montange et al 2006b）显示，5 年生存率为 73%，5 年无进展生存率为 27%。肿瘤一般为原位复发，脊髓转移少见。切除程度是唯一与生存期和复发有关的因素，但是这种相关性没有统计学意义。核分裂活性增加并不影响复发和生存期。

4.1 胚胎性肿瘤

胚胎性肿瘤是主要发生于 10 岁以内的侵袭性的肿瘤，与发生于成人的间变型神经上皮肿瘤包括星形细胞，少突胶质细胞及室管膜细胞来源的肿瘤是截然不同的。所有的胚胎性肿瘤，不论哪种类型，在组织学上都有如下特点：高密度的细胞，活跃的核分裂象和至少是局灶性的坏死。大部分均有经脑脊液向软脑膜播散的倾向。该类肿瘤均符合 WHO Ⅳ 级（Louis et al 2007）。

除了以上提及的共有的特点，基于各自的独特的组织病理学特征和不同的组织起源，胚胎性肿瘤还可进一步细分为多种亚型。最常见的是发生于小脑的髓母细胞瘤。与髓母细胞瘤不能区别的，但是发生于神经系统其他部位的胚胎性肿瘤称为 CNS/ 幕上原始神经外胚层肿瘤（CNS-PNET）。

CNS-PNET 的命名反映了人们如下认识：胚胎性肿瘤来源于分布于神经轴的原始神经上皮的祖细胞或者是干细胞，并表现出与之相似的组织病理学特征和生物学行为。根据这个理论，PNET 的多样表型的分化是神经上皮干细胞或未分化细胞发生恶性转化的结果（Gould et al 1990；Fan & Eberhart 2008）。如果恶性转化发生在真的干细胞，或未完全分化的但有分化潜能的细胞，甚至是完全分化的细胞中，那么肿瘤也可能发生多向的分化（Fan & Eberhart 2008）。最近的研究也证实了以往研究（Russell & Rubinstein 1989）的结论，即 CNS-PNET 是异质性很强的肿瘤，有着多种不同的遗传学异常，这也为肿瘤治疗和预后的评估提供了方向。

胚胎性肿瘤的特殊亚型包括大脑神经母细胞瘤 / 节细胞神经母细胞瘤和室管膜母细胞瘤，分别是神经元和室管膜方向的肿瘤。此外，髓上皮瘤是一种罕见的肿瘤，有着特殊的非小细胞的形态学特点，在 2007 年被归入此类。最后，非典型畸胎样 / 横纹肌样瘤也属于这一类，但与髓母细胞瘤和 PNETs 不属于同一亚型。

4.1.1 髓母细胞瘤（WHO Ⅳ 级）

髓母细胞瘤是最常见的胚胎性肿瘤，占该类肿瘤的 90%（Ellison 2002）。大部分发生于 10 岁之前，发病高峰是 7 岁，男性患者稍多见（Giangaspero et al 2007）。成人的髓母细胞瘤则多见于 30~40 岁，发生于 50 岁以上者罕见。

大部分髓母细胞瘤，特别是在儿童患者中，约 75% 发生于小脑蚓部。小脑半球的肿瘤则常见于成人，且常为促纤维增生 / 结节型（Giangaspero et al 2007）。大体上，肿瘤质地软，与周围脑组织界限尚清。坏死为局灶性，互相之间可能融合，但极少有大片坏死发生。促纤维增生型髓母细胞瘤大体上可能与其成分的特点一致，质地较硬。

经典型的髓母细胞瘤是最常见的亚型，表现为典型的胚胎性或原始的肿瘤的特点。肿瘤细胞密度大，由相对较小的细胞组成，细胞质不明显，细胞边界不清（图 9.16A）。细胞核形状和染色质形态变化多端。大部分患者中，核卵圆形至多边形，染色质深染。细胞常为片状排列，偶见细胞核栅栏状排列。肿瘤细胞可弥漫浸润小脑皮质，并覆盖颗粒层和分子层之间的分界。核分裂象和凋亡数量不定，微血管增生少见，大部分肿瘤可看到有小灶坏死的出现。

约40%的经典型髓母细胞瘤可见明显的Homer-Wrigh菊形团，即原始神经母细胞分化（Kleihues et al 1989）。肿瘤性神经节细胞只在7%的原始神经母细胞分化的肿瘤中出现。神经元相关蛋白如神经微丝蛋白，突触素和Ⅲ型β-tubulin一般是广泛表达的。对比之下，星形胶质方向的分化就很罕见了，约占该类肿瘤的10%，可见散发或小簇状GFAP阳性的细胞（Kleihues et al 1989；Giangaspero et al 2007）。

促纤维增生/结节型髓母细胞瘤占所有髓母细胞瘤的10%~12%（Burger et al 1987；Kleihues et al 1989），其特征是结构的双相性（图9.16B），高密度的细胞片和小梁状细胞，被低密度的分化较好的细胞构成的圆形至椭圆形的小岛分隔。这种所谓的"白岛"为泡状或结节状结构，网织纤维染色阴性。网织纤维中是中等密度的小细胞。结节区的肿瘤细胞分化较好，可见明显的染色质和纤细的胞突。神经元的标记蛋白和神经营养因子受体TrkA

和TrkC（Eberhart et al 2001）在结节内为阳性，证实其有更为成熟的神经元分化。无网织纤维的结节内细胞分化的间接证据是其Ki-67指数较低，这提示这些细胞是分裂后期的神经细胞。

另一种罕见的促纤维增生型髓母细胞瘤，称为伴有广泛结节的髓母细胞瘤，常见于婴儿。曾被命名为"小脑神经母细胞瘤"（Katsetos et al 1989），该肿瘤有大量的结节状结构，其中为流水样排列的类似于中枢神经细胞瘤的小圆成熟细胞。

大细胞髓母细胞瘤，也是较罕见的亚型，占所有髓母细胞瘤的2%~4%，有着非常具侵略性的生物学行为（Giangaspero et al 1992；Giangaspero et al 2007）。组织学特点是，细胞圆形体积大，有明显的圆形核和核仁以及相对丰富的细胞质。核分裂象和凋亡多见，坏死明显。此类肿瘤如出现细胞互相包裹，核变性，则可归为间变型髓母细胞瘤（图9.16C），即另一种罕见的髓母细胞瘤亚型（Giangaspero 2007）。

其他髓母细胞瘤的罕见亚型包括髓肌母细胞

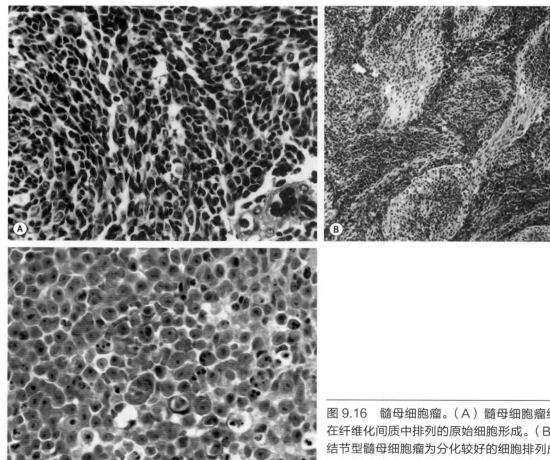

图9.16 髓母细胞瘤。（A）髓母细胞瘤细胞密度高，由在纤维化间质中排列的原始细胞形成。（B）促纤维生成/结节型髓母细胞瘤为分化较好的细胞排列成岛的小叶状结构。（C）间变型为细胞密度高的肿瘤，有细胞包裹现象和铸造形核（A-C，H&E）

瘤，肿瘤有横纹肌分化和类似横纹肌肉瘤的原始细胞（Rao et al 1990）；黑色素细胞髓母细胞瘤，以含色素的细胞乳头状排列为特点（Kubota et al 2009）。

对髓母细胞瘤亚型的鉴定具有重要的临床意义。最近的研究显示，各亚型的临床转归和对治疗的反应是不同的。这不仅与其组织学特征相关，也与其分子生物学的特征相关（Eberhart et al 2002a；Eberhart & Burger 2003；Giangaspero et al 2007）。促纤维增生/结节型髓母细胞瘤比经典型预后好，而大细胞和间变型髓母细胞瘤的预后就非常差。尽管官方尚未出台对髓母细胞瘤的分级标准，根据肿瘤分化或间变的程度进行分级是目前人们广为接受的（Eberhart et al 2002a；Eberhart & Burger 2003；Giangaspero et al 2007）。最近的研究表明，将肿瘤的组织学和分子生物学特征结合起来进行分类是更精确分级的基础（Pomeroy et al 2002；Eberhart et al 2002a，b；Crawford et al 2007；Rossi et al 2008）。

4.1.2 中枢神经系统原始神经外胚层肿瘤（WHO IV级）

中枢神经系统原始神经外胚层肿瘤（CNS PNET）是仅次于髓母细胞瘤的常见的胚胎性肿瘤。组织学上，与小脑髓母细胞瘤难以区别，但是位于 CNS 的其他部位。最常见于大脑，因此可被称为幕上 PNETs，但是也可能发生于脊髓和鞍上。

CNS PNET 是非常罕见的肿瘤，因此其精确的发病率目前未知。在一项美国国家癌症研究所 SEER 的调查研究中，768 例患者被诊断为髓母细胞瘤或 PNET，其中仅 7% 是幕上肿瘤（McNeil et al 2002）。大部分 CNS PNET 发生于 10 岁之前（平均 5.5 岁），男性患者稍多见（McLendon et al 2007a）。

CNS PNETs 的组织病理学特征与髓母细胞瘤相似，如细胞密度高，排列无序，为原始和未分化的细胞。一些患者中有细胞间的胞突形成纤维性的背景。可见特殊的细胞排列如 Homer-Wright 菊形团和类似极性成胶质细胞瘤的栅栏状结构。核分裂象和凋亡及大范围坏死常见。与髓母细胞瘤相同，CNS PNET 也可有多方向的分化，免疫组织化学显示神经元、胶质、上皮和室管膜瘤的标志物均可表达阳性。

CNS 和外周 PNETs 应该被清楚的鉴别开。除了各自发生的部位明显不同，这两种胚胎性肿瘤的亚型的病理生理学特点和分子生物学特点也完全不同。发生于外周神经和软组织的 PNETs 与骨外的尤文肉瘤关系密切。尤文肉瘤家族肿瘤的分子生物学特点是 t（11；22）（q24；q12）染色体异位和 EWS/FLI-1 融合基因（Ushigome et al 2002）。MIC2 基因的产物，CD99 的免疫组织化学阳性反应是 pPNET 肿瘤的典型表现（Ushigome et al 2002）。CNS-PNETs 没有这一基因改变，因此不表达 CD99。原发的硬膜内的外周 PNETs，虽来源于周围神经，仍属于颅内和椎管内的肿瘤（Katayama et al 1999；Isatalo et al 2000）。

4.1.3 室管膜母细胞瘤（WHO IV级）

这是一种罕见的室管膜肿瘤，常发生于婴幼儿，在一项研究中发病的中位年龄是 2 岁（Mørk & Rubinstein 1985）。几乎所有已报道患者均为幕上的体积较大的肿瘤，与脑室系统的关系较难判断。大体上界限尚清，但镜下常可见肿瘤浸润周围脑组织和软脑膜。

镜下，室管膜母细胞瘤细胞密度高，由体积小、分化差的细胞构成，排列无序，其中分布明显的"室管膜母细胞瘤"菊形团和管状结构。与普通的室管膜菊形团相比，"室管膜母细胞瘤"菊形团由较厚的假复层室管膜细胞构成，腔面附近的细胞核分裂象常见。发育良好的假菊形团和室管膜瘤中典型的室管膜菊形团少见。超微结构可见管腔细胞细胞质的特点有微绒毛，9+2 纤毛和黏着连接，这些是室管膜方向分化的证据（Langford 1986）。GFAP 染色可标记胶质细胞，尤其是原始细胞，菊形团和管腔的部分细胞。S-100 和 vimentin 也可表达阳性。

为了治疗和预后方面的评估，室管膜母细胞瘤应与间变型室管膜瘤鉴别。室管膜母细胞瘤发生于幼儿，而间变型室管膜瘤常发生于成人。这两种肿瘤的组织学差异是，室管膜母细胞瘤有着 PNET 样的特点，而间变型室管膜瘤的特点是多层真菊形团，细胞质缺如和（或）核多形性。此外，微血管内皮增生是间变型室管膜瘤的显著特征，但在室管膜母细胞瘤中几乎从不出现。尽管坏死在二者中都可出现，但假栅栏状坏死基本上仅见于间变型室管膜瘤。

4.1.4　大脑神经母细胞瘤（WHO Ⅳ级）

大脑神经母细胞瘤是罕见的胚胎性肿瘤，主要发生于儿童，特别是 10 岁以下的儿童，通常位于额颞叶，也可发生于神经系统的任何部位，包括脑干和脊髓（Horten & Rubinstein 1976；Bennett & Rubinstein 1984）。大部分为体积大的，含多个囊腔的肿瘤，与邻近脑组织界限清楚。在一些患者中，纤维组织增生会导致大体上质地较硬，有时表现为小叶状结构。

组织学上，中枢神经母细胞瘤细胞密度很高，细胞体积小，细胞质不明显，核圆形至椭圆形，染色质深染（图 9.17A）。大部分肿瘤有不同程度的神经元分化，表现为细胞质较丰富，明显的胞突形成和泡状核，可见核仁。细胞排列一致，细胞间含有不同数量的神经元胞突。特征性的 Homer-Wright（神经母细胞）菊形团可见，数量不等。有时可见细胞紧密排列成平行的栅栏状，这一结构与髓母细胞瘤类似。银染（Bodian，Bielschowski 方法）或神经元标志物（如 Ⅲ 型 β-tubulin，神经微丝蛋白和突触素）免疫组织化学可检测到轴突的形成（图 9.17B）。原始神经母细胞的分化的超微结构的表现包括含微管的胞突，神经内分泌颗粒或囊泡及偶见的突触（Russell & Rubinstein 1989）。不同于 CNS-PNETs（见下），大脑神经母细胞瘤和节细胞神经母细胞瘤并没有胶质和神经元的多向分化。因此，除间质的星形细胞外 GFAP 是阴性的。

单个细胞或细胞簇中的神经节分化可在部分患者中出现。在这种情况下，肿瘤可被命名为大脑节细胞神经母细胞瘤（McLendon et al 2007a）。

4.1.5　髓上皮瘤（WHO Ⅳ级）

髓上皮瘤是最少见的胚胎性肿瘤，常累及 5 岁以下的儿童（平均 29 个月），分布无性别差异（Caccamo et al 1989；Molloy et al 1996；McLendon et al 2007a）。颅内髓上皮瘤患者的临床症状和体征常源于颅内压增高。大部分患者确诊后 1 年内死亡，但也有罕见的生存期较长的患者被报道（Scheithauer & Rubinstein 1979；Molloy et al 1996；Norris et al 2005）。

大部分的髓上皮瘤发生于大脑半球（Caccamo et al 1989），但是其他部位如蝶鞍 / 鞍上区域和脊髓也可被累及（McLendon et al 2007a）。

髓上皮瘤的标志性的组织学特征是原始上皮形成类似胚胎性神经管的结构。由分裂活跃的假复层柱状上皮构成，常排列成带状、管状，甚至乳头状结构。外表面为 PAS 染色阳性的外限制膜。免疫组织化学，上皮结构中 nestin 和 vimentin 表达强阳性，而原始神经母细胞和胶质细胞的蛋白，如 Ⅲ 型 β-tubulin 和 GFAP 则偶有表达（Caccamo et al 1989；Tohyama et al 1992；Khoddami & Becker 1997）。然而，在一些肿瘤分化好的部分中，胶质和神经元分化均可见（Caccamo et al 1989）。总的来说，这种罕见的胚胎性肿瘤的形态学特征与胚胎性神经管形成和分化过程中细胞的特征极为相似（Cameron & Rakic 1991）。髓上皮瘤不仅能表现出胶质和神经元的分化，而且还有某些间叶成分的分化。

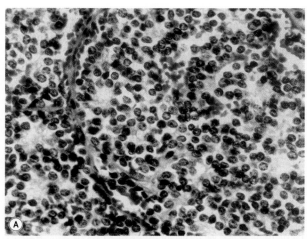
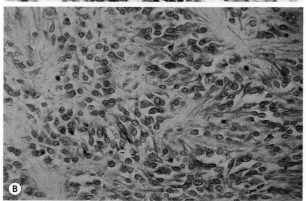

图 9.17　神经母细胞瘤。（A）分化差的小细胞构成的片状结构与典型的 Homer Wright 菊形团（原始神经母细胞的）混合形成（H & E）。（B）纤维化间质中的纤细的胞突（神经突），被神经元相关的神经元 Ⅲ 型 β-tubulin 免疫组织化学染色所突出（TUJ1 链霉亲和素 - 生物素 - 过氧化物酶）

4.1.6 非典型畸胎样 / 横纹肌样肿瘤（WHO Ⅳ 级）

非典型畸胎样 / 横纹肌样肿瘤（atypical teratoid/rhabdoid tumor，AT/RT）是指有横纹肌样特点的儿童脑肿瘤，该肿瘤还含有其他组织成分，如原始神经外胚层、间叶和罕见的成熟上皮细胞（Rorke et al 1996；Burger et al 1998）。大部分 AT/RT 发生于后颅窝，肿瘤发生在幕上时，常同时累及 CNS 的其他多个部位（Judkins et al 2007）。绝大部分患者小于 3 岁。男性患者多于女性。AT/RTs 极具侵袭性，中位生存期和平均生存期分别为 11 和 24 个月（Judkins et al 2007）（图 9.18）。

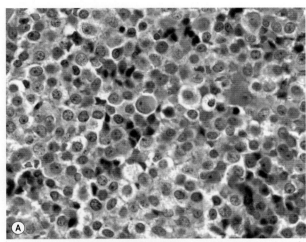

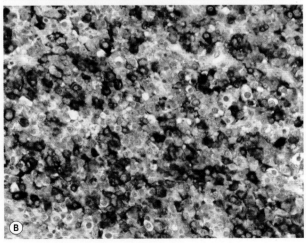

图 9.18 非典型畸胎样 / 横纹肌样肿瘤。（A）横纹肌样细胞的典型表现是嗜酸性的球形细胞质和古怪核（H & E）。（B）绝大部分 AT/RT 中可见 EMA 的表达为强阳性（EMA 链霉亲和素 - 生物素 - 过氧化物酶）

大体上，AT/RTs 体积较大，质软，有大范围的坏死和出血。1/3 的患者在确诊时已出现脑脊液

播散；脑神经常被累及（Judkins et al 2007）。该肿瘤极差的预后可能部分是因为其向全脑全脊髓种植的倾向（Burger et al 1998）。

正如前面提及，该肿瘤的显著特点是其有横纹肌样的细胞。体积大的多边形细胞有丰富的嗜酸性的细胞质，球形含纤维的核旁包涵体，泡状核，有明显的核仁。与之相似的不含包涵体的大细胞（"苍白细胞"）可见。这两种细胞可能是大量存在的，也可以是伴有原始神经上皮形成的复杂和混合成分，这些混合成分包括类似髓母细胞瘤，间叶的梭形细胞和透明细胞以及真正的上皮细胞。横纹肌样细胞和所谓的苍白细胞的 EMA 和 vimentin 表达阳性。尽管它们缺少真正的肌肉分化，它们和伴随的梭形细胞的平滑肌肌动蛋白和肌间线蛋白可能会表达阳性。有些情况下，它们的细胞角蛋白，GFAP，突触素和神经微丝蛋白也会阳性。极少的情况下生殖细胞的标记，如胎盘碱性磷酸酶、甲胎蛋白和人绒毛膜促性腺激素会在 AT/RT 中表达（Wharton et al 2003）。

AT/RT 最重要的免疫组织化学特征是其 INI1 表达阴性，这是 AT/RT 的敏感的标志物（Judkins et al 2004；Haberler et al 2006）。在正常组织和大部分肿瘤中，INI1 作为核蛋白是持续性表达的，但在 AT/RT，一些神经鞘瘤和上皮样肉瘤中，除了正常间质的内皮细胞，INI1 表达为阴性。这是由含 INI1/hSNF5 基因的染色体 22q11.2 的异常引起的（见下文）。

4.2 胚胎性肿瘤的分子遗传学

该类肿瘤的分子遗传学研究大部分是关于最常见的髓母细胞瘤的。关于这部分的讨论有一些非常优秀的综述发表，特别是 2007 年 WHO 出版的关于中枢神经系统肿瘤的分类，其中就有这部分的内容（Giangaspero et al 2007）。

细胞遗传学研究显示，等臂染色体 17q 是髓母细胞瘤中最常发生的异常，见于约 1/3 的肿瘤中（Giangaspero et al 2007）。分子研究证实了以上发现，这实际上是染色体 17p 的杂合性丢失（Steichen-Gersdorf et al 1997）。尽管这一区域含有 TP53 基因，但在髓母细胞瘤中极少发生它的突变（Raffel et al 1993；Steichen-Gersdorf et al 1997；Kraus et al 2002）。17p 丢失是髓母细胞瘤预后较差的标志（Nicholson et al 1999；Lamont et al 2004）。人们还发现几种其他的细胞遗传学改变，包括染

色体 1q，10q，11p/11q，16q 和 9q 的缺失。基底细胞痣综合征（Gorlin syndrome）相关的基因异常 9q22（PTCH）就定位于 9q 上。PTCH 基因的胚系突变使得髓母细胞瘤，特别是促纤维增生／结节型亚型更可能发生（Schofield et al 1995）。该基因的突变还发生于散发性的髓母细胞瘤中（Raffel et al 1997；Zurawel et al 2000）。腺瘤性结肠息肉病基因（adenomatous polyposis coli，APC）的突变及相应的 Wnt 信号通路与 Turcot 综合征（APC 的胚系突变）和髓母细胞瘤相关。然而，仅有一小部分散发性髓母细胞瘤在 APC 或 Wnt 通路发生了体细胞突变（Huang et al 2000）。多项研究显示，myc 癌基因的扩增与肿瘤的侵袭性行为相关（Eberhart & Burger 2003）。c-myc mRNA 表达升高与预后成负相关（Aldosari et al 2002；Eberhart et al 2004），常发生于大细胞／间变型髓母细胞瘤中（Eberhart & Burger 2003；Giangaspero et al 2007）。N-myc 低表达和神经营养因子受体 TrkC 高表达与生存期延长相关（Segal et al 1994；Ellison 2002）。多种大脑发育过程中的神经转录因子在髓母细胞瘤中也是异常的，包括 PAX5，PAX6，ZIC，NEUROD，SOX4，OTX1 和 OTX2。一般来说，这些蛋白表达的异常与基因突变和拷贝数异常关系不大（Giangaspero et al 2007）。

与髓母细胞瘤相比，人们对 CNS-PNETs 的遗传学改变的了解就非常有限了。研究显示，这些肿瘤中的染色体和基因异常与髓母细胞瘤中的异常有很大的差别，特别是等臂染色体 17q 和 17p 杂合性缺失几乎从不发生（Thomas & Raffel 1991；Russo et al 1999；Kraus et al 2002；McCabe et al 2006）。CNS-PNETs 的基因表达谱并没有一致的特点，这可能是其构成的多样性所决定的（Russo et al 1999；McCabe et al 2006）。

AT/RT 的分子遗传学研究对于其诊断和与髓母细胞瘤的鉴别非常重要。研究显示，该类肿瘤有 22 号染色体的异常，为单体或部分区域——22q11.2 的丢失（Rorke et al 1996；Biegel 1999）。这部分区域含 hSNF5/INI1 基因（最近重命名为 SMARCB1/INI 基因），其可编码 BAF47，后者是 SWI/SNF 染色质重塑复合物的成分（Biegel et al 2002）。所有部位的横纹肌样瘤都有类似的分子生物学特点。SMARCB1/INI 的两个拷贝突变或缺失见于约 70% 的该类肿瘤中（Roberts & Biegel 2009）。其他的 20%~25% 的肿瘤该基因的 RNA 或蛋白水平的表达降低，这提示该基因的失活也在这些患者中存在。

5 脑神经和脊神经肿瘤

这类肿瘤包括 3 种主要的病变：神经鞘瘤，神经纤维瘤和神经束膜瘤。神经束膜瘤在神经外科中较少见。施万细胞是神经鞘瘤中独特的成分。神经纤维瘤由施万神经束膜样细胞和成纤维细胞构成。这两种肿瘤都表现出不同的组织病理学特点和临床特点。神经鞘瘤常为累及脑神经和脊神经的孤立的肿物，而神经纤维瘤常为孤立性的，但也可为多发性的，常累及大小外周神经。

神经鞘瘤和神经纤维瘤可以为散发性，也可作为神经纤维瘤病（NF）的一部分出现。NF-1（von Recklinghausen 病或外周神经纤维瘤病）和 NF-2（中枢神经纤维瘤病）均与神经鞘瘤的发生有关。神经鞘瘤是 NF-2 的特征性病变，常为多发性，累及双侧前庭神经。多发性神经鞘瘤，即使没有前庭神经肿瘤，也可诊断为神经鞘瘤病。神经纤维瘤，特别是位于皮肤和神经丛者，是 NF-1 的典型肿瘤。神经束膜瘤没有与之相关的综合征。

在神经鞘瘤的形成过程中，NF2 基因，一种定位于染色体 22q12 肿瘤抑制基因，可能发生了缺失或突变。在 NF2 中该突变是全基因组范围的，在散发性神经鞘瘤中是发生于体细胞中的（Stemmer-Rachamimov et al 2007）。定位于染色体 17q11.2 的 NF1 基因的胚系突变与 NF1 中神经纤维瘤的发生有关。NF1 基因在散发性神经纤维瘤的作用尚不确定，但可能也与其相关（Scheithauer et al 2007b）。

5.1 神经鞘瘤（WHO Ⅰ级）

颅内和椎管内的神经鞘瘤常发生于成人，生长缓慢。颅内肿瘤常多发于女性（Russell & Rubinstein 1989；Scheithauer et al 2007）。典型的神经鞘瘤累及感觉神经，特别是脊髓的后神经根，而运动和自主神经极少受累。颅内肿瘤最常累及前庭神经，其次为三叉神经和迷走神经。颅内的神经鞘瘤，不累及主要的脑神经，较罕见，可能来源于血管旁的小神经束（Casadei et al 1993）。

大体上，神经鞘瘤界限清楚，被神经束膜包绕并取代原有的神经束。不同于小神经纤维瘤，其来源的神经常可分辨。前庭神经鞘瘤可累及小脑脑桥角，在内耳道内乳头样生长，而脊髓的肿瘤则倾向于穿过椎间孔生长，在神经影像上呈现为明显的哑铃状结构。神经鞘瘤的切面常为实性，由于脂质堆积常为黄色。体积大的肿瘤中常可见囊性变和出血性退行性变。

组织病理学上，大部分的神经鞘瘤含有两种形态：Antoni A 区和 Antoni B 区（图 9.19A）。前者由梭形细胞紧密排列形成栅栏状，细胞核细长，偶尔表现为核与胞突交替排列的结构（Verocay 小体）。后者是脊柱神经鞘瘤的常见表现。细胞外网织纤维染色阳性是 Antoni A 区的特征。在超微结构水平，这些网织纤维染色阳性者为细胞外基膜和细胞间基膜样物质（Erlandson 1985），在免疫组织化学中，表现为层粘连蛋白和Ⅳ型胶原的阳性表达（Miettinen et al 1983；Leivo et al 1989）。Antoni B 区为疏松的结构，细胞密度低，由多极

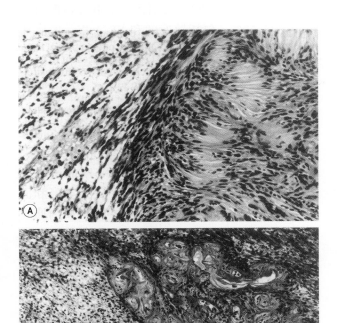

图 9.19 神经鞘瘤（A）梭形细胞排列成束状和 Verocay 小体的形成是 Antoni A 型组织的特点（右），而 Antoni B（左）则为疏松排列的组织。（B）神经鞘瘤常见大量的透明性变的血管（H＆E）

细胞构成，细胞核为圆形。细胞质空泡和核多形性是其特点；网织纤维染色较 Antoni A 区弱，且分布不规则；细胞间胶原纤维在免疫组织化学和超微结构中都是常见的表现（Erlandson 1985）。肿瘤细胞中还可见脂褐素的沉积。

血管透明变性是神经鞘瘤的另一显著特点，一些患者表现为类似空腔的血管扩张（图 9.19B）。血栓，与坏死伴随的自发性出血，血管周围巨噬细胞和含铁血黄素沉积等改变也是常见表现。其他退行性变，如细胞核的增大和深染也常见，但无预后意义，被认为是自然退化的表现（"古老神经鞘瘤"）。

神经鞘瘤可被分为几种临床特点不同的亚型。细胞型神经鞘瘤的特点是细胞密集，主要或全部由 Antoni A 区构成，无 Verocay 小体形成，有不同程度的核分裂活性（Woodruff et al 1981）。该肿瘤常累及骨盆的脊柱旁区域，腹膜后和纵隔区（Woodruff et al 1981）。其预后非常好，应与恶性外周神经鞘瘤（MPNST）鉴别（Woodruff et al 1981；Casadei et al 1995）。与外周性肿瘤相比，骶骨或颅内肿瘤患者有很大一部分（30%~40%）会复发（Casadei et al 1993）。丛状神经鞘瘤的特点是丛状或多结节状生长，可能累及神经丛或多条神经束。大部分发生于皮肤和皮下，镜下表现类似传统的神经鞘瘤。脑神经和大的脊神经一般不发生该亚型的肿瘤（Iwashita & Enjoji 1987；Kao et al 1989）。与 NF2 和神经鞘瘤病相关的患者所占比例不大（分别为 5%）（Berg et al 2008）。黑色素性神经鞘瘤较罕见，该肿瘤中的施万细胞含有黑色素，电镜显示为典型的黑色素小体。黑色素性神经鞘瘤又分为砂粒体型和非砂粒体型。二者的鉴别很重要，因为 50% 的砂粒体型黑色素性神经鞘瘤与 Carney 综合征相关（Carney 1990）。

神经鞘的肿瘤有着一些共同的免疫组织化学特点。这些将会在后面统一讨论。所有的神经鞘瘤 S-100 和Ⅳ型胶原/层粘连蛋白都弥漫阳性表达。神经纤维瘤由于成分复杂，其免疫组织化学结果多变，染色不强。Leu-7 在 50% 的神经鞘肿瘤中表达阳性（Perentes & Rubinstein 1986）。钙结合蛋白在几乎所有的神经鞘瘤中表达，而只在一小部分的神经纤维瘤中表达，因此这一蛋白可用于鉴别神经鞘瘤和神经纤维瘤（Fine et al 2004）。髓鞘碱性蛋白在神经鞘瘤和神经纤维瘤也可表达，

但仅限于一小部分患者中（Mogollon et al 1984；Penneys et al 1984）。

上皮膜抗原是神经束膜细胞的标志物（Pinkus & Kurtin 1985），偶尔可在神经纤维瘤中表达（Perentes et al 1987），也是所谓的"混合"神经鞘肿瘤的重要特征（Hornick et al 2009）。

5.2　神经纤维瘤（WHO Ⅰ级）

神经纤维瘤可分为两种类别，神经内和弥漫浸润型。后者常位于皮肤和（或）皮下，发生于软组织者次之。在弥漫型肿瘤中起源的神经不明显，大肿瘤常缺乏伴随的小神经丛成分。神经内的神经纤维瘤常侵犯大神经，可为孤立的纺锤状肿瘤，较少情况下为丛状肿瘤。后者在体积大时，常可诊断 NF-1。神经内的神经纤维瘤常累及颈段，臂丛和腰骶部的脊神经，极少发生于脑神经（Scheithauer et al 2007）。椎管内的神经纤维瘤常与 NF-1 有关。

与神经鞘瘤相比，神经纤维瘤质软，几乎为胶冻状。孤立的和丛状的神经肿瘤组织病理学特征相似，由体积小的梭形或波浪形施万细胞，在黏液性至胶原丰富的基质中疏松排列，大体上表现为透明至不透明褐色。此外，还可见数量不等的神经束膜样细胞和成纤维细胞。有髓鞘的和无髓鞘的神经纤维的存在是其典型表现。这些神经，特别是其集合于神经束中时，有助于神经纤维瘤和神经鞘瘤的鉴别，神经纤维倾向于在病变的外周被肿瘤细胞代替。轴突的银染，髓鞘和神经微丝蛋白的免疫组织化学可证明神经纤维的存在。超微结构研究显示施万细胞是神经纤维瘤的主要成分，神经束膜样细胞和成纤维细胞次之（Erlandson & Woodruff 1982）。正如前面提及，神经纤维瘤 S-100 阳性，但不明显。EMA 染色阳性证明神经束膜细胞的存在（Perentes et al 1987）。

不同于神经鞘瘤，丛状神经内神经纤维瘤有恶性转化的倾向，恶性转化的概率为 5%~10%（von Deimling & Perry 2007）。当已存在的神经纤维瘤迅速增大，有疼痛或神经系统症状有变化时，就应该怀疑是否发生了恶性转化（Ducatman et al 1986）。从组织病理学的角度，细胞密度高，核深染和体积增大（神经纤维瘤细胞的 3 倍），以上特点出现时就可认为肿瘤发生了间变转化（Scheithauer et al 2007）。核分裂象的出现不是诊断的必要条件，但常出现。恶性转化可以是局部的也可以是大范围的，因此对标本的全面取材是很必要的。

5.3　恶性外周神经鞘瘤（malignant peripheral nerve sheath tumor，MPNST）（WHO Ⅱ～Ⅳ级）

MPNSTs 实际上是神经外胚层肿瘤而不是肉瘤，50% 患者为恶性转化的神经纤维瘤。神经鞘瘤恶性转化者则极为少见。MPNSTs 占软组织恶性肿瘤的 5%，在普通人群中的发病率为 0.001%，在 NF-1 患者中的发病率为 4.6%（Ducatman et al 1986）。大部分成人 MPNSTs 发生于 30~60 岁。在 NF-1 中，可见儿童患者的比例增多（Ducatman et al 1986；Matsui et al 1993；Wanebo et al 1993）。尽管 MPNST 可能是原发的，Mayo Clinic 研究显示约 60% 的 MPNST 与神经纤维瘤的成分同时存在（Ducatman et al 1986）。这种现象在 NF-1 患者中比散发性 MPNST 中更常见（81% vs 60%）（Ducatman et al 1986）。放射诱导的肿瘤占所有的 MPNST 的 10%，包括散发的和 NF-1 相关的肿瘤（Ducatman et al 1986；Wanebo et al 1993）。MPNST 是高度恶性的肿瘤，5 年和 10 年生存率分别为 34% 和 23%（Scheithauer et al 2007b）。

MPNST 的部位与孤立性神经内和丛状神经纤维瘤相似，常见部位是头颈部，躯干和近端肢体。NF-1 相关 MPNST 常位于中线（Ducatman et al 1986）。一项包含 17 例颅内 MPNSTs 的研究显示，该肿瘤大部分累及前庭神经，迷走神经和面神经次之（Scheithauer et al 2009）。脑实质内原发的 MPNST 极为罕见（Stefanko et al 1986；Sharma et al 1998；Scheithauer et al 2009）。

大体上，许多 MPNST 结构类似体积大的纺锤形神经纤维瘤，其他则为球形并与神经无关。这类肿瘤内含有被浸润的软组织。正因如此，大范围或全部切除才能确保切除边缘无肿瘤浸润。肿瘤的质地不一，主要取决于是否存在坏死。组织学上，MPNSTs 细胞学和组织学表现多样。大部分肿瘤由梭形细胞构成，排列成丛状，鱼骨样或席纹状。细胞结构提示施万细胞分化，细胞可呈波浪状。大部分该类肿瘤细胞密度高，核或细胞多形性明显，有活跃的核分裂活性。微血管增生可见，坏死常见。坏死可能为地图状，周围的细胞栅栏状排列。MPNST 可以对应 WHO 分类的 Ⅱ，

Ⅲ或Ⅳ级，分级是根据其细胞密度、间变、核分裂活性和坏死的情况而定的。目前尚无普遍认可的分级标准出台，但倾向于同软组织肉瘤的标准类似（Fletcher et al 2002）。

10%~15%的MPNSTs有多种方向的分化，含间叶（骨骼肌，骨和软骨）和上皮（腺体，鳞状上皮和神经内分泌）成分（Scheithauer et al 2007）。多形的MPNST可同时出现以上两种分化。一小部分MPNST（<5%）可由小叶或成群的细胞构成，这些细胞体积较大，细胞质丰富，有圆形泡状核和明显的核仁。这种上皮样的MPNSTs表面上类似癌或不含黑色素的黑色素瘤。同时，这种肿瘤中也有部分区域表现为典型的MPNSTs。多方向分化的MPNST在生物学行为上与典型的MPNST区别并不很大（Ducatman et al 1986）。

p53蛋白过表达可见于大约50%的MPNSTs中。p53过表达与神经纤维瘤向MPNSTs的恶性进展相关，而且预示患者的预后较差（Halling et al 1996）。

6 脑膜肿瘤

6.1 脑膜皮细胞肿瘤

6.1.1 脑膜瘤

脑膜瘤是常见肿瘤，因为肿瘤中可见大量蛛网膜颗粒，间质中可见脉络丛组织，人们推测可能起源于蛛网膜细胞。该类肿瘤约占所有CNS原发肿瘤的35%（CBTRUS 2008）；占颅内肿瘤的15%；占椎管内肿瘤的25%（Perry et al 2007）。脑膜瘤大多发生于中年人，儿童患者少见。成人中女性脑膜瘤发病率明显比男性高（女：男为3:1），脊膜瘤患者中尤为如此。但在年老的患者中，男女发病率没有明显差异（Perry et al 2007）。儿童中的性别分布表现不一，但有报道称在婴儿和青少年前期的患者中男性患者较多（Al-Habib & Rutka 2008）。已有大量研究报道，激素与脑膜瘤患病风险相关，证据包括：该肿瘤多发生于女性，多发生于孕妇，黄体酮升高者和雌激素受体增加者。多发性脑膜瘤占所有患者的8%（Nakasu et al 1987），特别是在NF-2和有家族性倾向者中多见（Smidt et al 1990；Perry et al 2007）（图9.20）。

大部分脑膜瘤界限清楚，侵及硬膜，为结节样肿物，不伴或仅有很小的囊腔。一个例外是，扁平的地毯样或"斑块型"脑膜瘤，常位于颅底，其上是蝶骨翼。脑膜瘤生长缓慢，可压迫脑组织，并侵蚀周围的结构。可侵袭硬膜和骨，边缘整齐，对骨的侵袭可造成不同程度的骨质增生。对以上两种结构的侵袭并不影响脑膜瘤的分级。但是如果发生了对脑实质的侵袭则会影响分级。（见下）。

由于脑膜瘤的组织学表现多样（表9.2），因此其亚型也很多（Perry et al 2007）。这些不同的分型反映了脑膜皮向间叶组织化生的能力。大部分亚型的生物学行为是相似的，但其中的一部分还与全身的疾病有关（脊索样型脑膜瘤与Castleman病，富于淋巴浆细胞型脑膜瘤与贫血和多克隆丙种球蛋白病）。更重要的是，四种脑膜瘤亚型（透明细胞型，脊索样型，乳头状和横纹肌样型）有恶性侵袭行为，如复发和罕见的转移。

表9.2 脑膜瘤

脑膜瘤的亚型	WHO 级别
脑膜内皮细胞型	I
纤维型（成纤维细胞型）	
过渡型（混合型）	
砂粒体型	
血管瘤型	
微囊型	
分泌型	
富于淋巴浆细胞型	
化生型	
脊索样型	II
透明细胞型	
非典型[1]	
横纹肌样	III
乳头状	
间变型（恶性）	

[1] 任何亚型的脑膜瘤为非典型或间变型时

组织学亚型

脑膜皮细胞型，纤维型和过渡型是最常见的亚型。脑膜皮细胞型脑膜瘤组织学特点是：细胞饱满，边界不易辨认，形成小叶状结构，血管和间质胶原旁的漩涡结构偶见。核的染色质稀薄，核仁不明显。核的细胞质内陷形成（"核内假包涵体"）常见（图 9.20B）。过渡型脑膜瘤不仅含有合体状的瘤细胞，还有梭形细胞成分，后者极易形成漩涡状结构。砂粒体在该亚型中常见。纤维型脑膜瘤由梭形细胞组成，细胞在胶原丰富的基质中束状排列。漩涡状结构和砂粒体在这种亚型中较过渡型少见。

纤维型，化生型和血管瘤型（图 9.20C）是脑膜瘤中偏间叶表型的亚型，含有不同程度的网织纤维，胶原丰富，含多种细胞外基质蛋白，如纤维连接蛋白，层粘连蛋白和Ⅳ型及Ⅴ型胶原（Bellon et al 1985）。

偏上皮表型的脑膜瘤的代表是微囊型，分泌型，透明细胞型，脊索样型和乳头状脑膜瘤。分泌型常见 PAS 阳性的包含物，其细胞质内管腔由微绒毛构成（Radley et al 1989）。透明细胞型脑膜瘤，常发生于后颅窝（小脑脑桥角）或脊髓，常由体积大的，糖原丰富的细胞无序排列而成，仅有模糊的漩涡状结构（图 9.21D）。脊索样型脑膜瘤的特点是嗜酸的含空泡的细胞在黏液丰富的基质中排列成束状或小梁状，形态与脊索瘤相似。透明细胞型和脊索样型脑膜瘤常复发，其生物学行为类似非典型脑膜瘤，因此它们被归为 WHO Ⅱ级肿瘤（Perry et al 2007）。透明细胞型脑膜瘤常发生原位复发，偶尔会发生脊髓种植（Zorludemir et al 1995）。

乳头状脑膜瘤的特征是肿瘤细胞排列形成血管周围乳头状结构。大部分发生于青少年和年轻成人。横纹肌样型脑膜瘤由横纹肌样细胞组成，

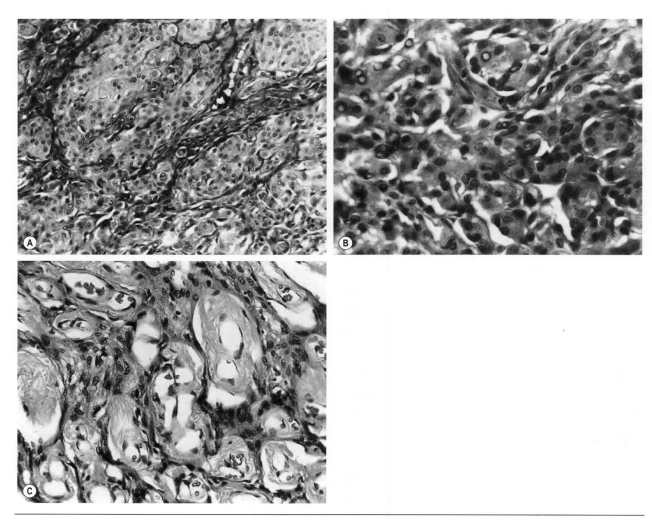

图 9.20 脑膜瘤。（A，B）脑膜内皮细胞型脑膜瘤显示细胞为合胞体样排列和漩涡形成。纤细的染色质和正常的核是脑膜瘤的特征（B）。核内假包涵体常见。（C）血管瘤型脑膜瘤含大量的血管，与巢状脑膜内皮细胞混合（A-C，H＆E）

染色质空，核仁明显，偶有间变的表现，包括高分裂指数和坏死。乳头状和横纹肌样型脑膜瘤坏死都具有恶性行为，有原位复发和转移潜能。这两种亚型都被归入 WHO Ⅲ 级肿瘤（Perry et al 2007）。

　　免疫组织化学中，脑膜瘤既有间叶的特点，也有上皮的特点。几乎在 100% 的脑膜瘤，中间丝的成分都是 vimentin（Schnitt & Vogel 1986；Russell & Rubinstein 1989）。S-100 在 20%~50% 的脑膜瘤中表达，在纤维型中尤其明显（Schnitt & Vogel 1986；Artlich & Schmidt 1990）。上皮膜抗原和细胞角蛋白在大部分脑膜瘤中有不同程度的表达，但在偏上皮表型的亚型中表达最为强烈（Schnitt & Vogel 1986；Meis et al 1986；Theaker et al 1987）。Claudin-1，是紧密连接相关的蛋白，

也在大多数脑膜瘤中表达，可以与其他免疫组织化学的指标结合，用于脑膜瘤和形态相似的肿瘤的鉴别（Hahn et al 2006）。脑膜瘤还可表达甾体类激素受体，特别是孕激素，比雌激素受体更明显（Hsu et al 1997）。孕激素受体缺乏与较差的预后相关（Hsu et al 1997；Pravdenkova et al 2006；Claus et al 2008）。

脑膜瘤的分级

　　根据组织学表现，脑膜瘤可以有 3 种组织学分级：典型（WHO Ⅰ 级），非典型（WHO Ⅱ 级）和间变型（WHO Ⅲ 级）。这些分级反映了肿瘤的恶性倾向，主要是复发和侵袭性行为（Perry et al 2007）。前面所述的特殊的脑膜瘤亚型，易于表现出类似的行为，这些亚型是透明细胞型和脊索样型（WHO Ⅱ 级），以及乳头状和横纹肌样型

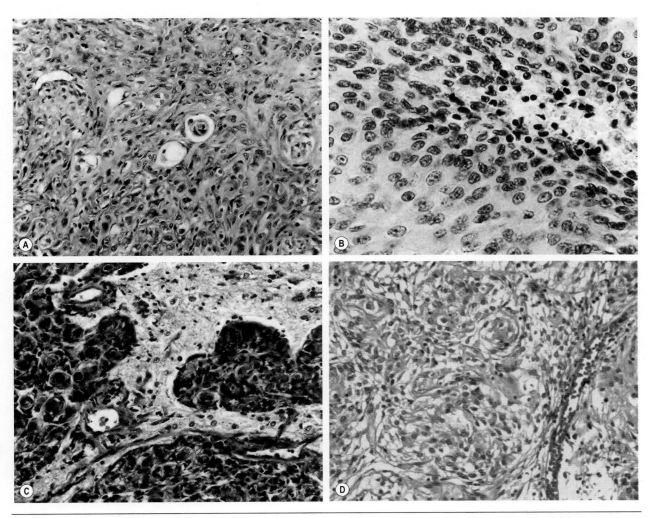

图 9.21　间变型脑膜瘤。（A）细胞密度高，细胞异型，生长无序是间变型脑膜瘤的特点。（B）核多形性和明显的核仁，及坏死可见。（C）对大脑的侵袭是脑膜瘤恶性生物学行为的决定性的证据。（D）透明细胞脑膜瘤的特征是透明和糖原丰富的细胞质。透明细胞脑膜瘤有恶性行为，被归为 Ⅱ 级肿瘤（A-D，H & E）

（WHO Ⅲ级）。WHO Ⅰ级肿瘤是良性肿瘤，增殖活性低，平均 MIB-1 标记指数为 4% 左右（Perry et al 1998）。

6.1.2 非典型脑膜瘤（WHO Ⅲ级）

该类肿瘤的生物学行为介于典型和间变型之间，有一定的复发和局部侵袭的能力（Perry et al 1997b，1998）。非典型脑膜瘤的诊断标准包括升高的核分裂活性（≥ 4 个核分裂象 /10 个高倍镜视野），并符合以下特征中的 3 个：细胞密度高，细胞体积小且核浆比升高，弥漫型或片状生长，核仁明显，以及坏死的出现（图 9.21A，B）。这些特点可在任何一种脑膜瘤亚型中出现，在任何一种肿瘤中也可能在局部出现，因此尽量多取材和仔细的检查很重要。

对细胞增殖活性的评估，有助于肿瘤复发可能性的判断。MIB-1 标记指数为中等至较高时（平均为 7.2% ± 5.8%），被认为比 Ⅰ 级脑膜瘤更有可能会复发（Chen & Liu 1990；Perry et al 1998）。

6.1.3 间变型（恶性）脑膜瘤（WHO Ⅲ级）

这类脑膜瘤有明显的间变特点，细胞和核的多形性常见，表现为大量的核分裂象和明显的坏死。很多肿瘤表现出类似癌和肉瘤的细胞特点。高分裂活性，即核分裂象 ≥ 20 个核分裂象 /10 个高倍镜视野是Ⅲ级肿瘤的重要标志。

对大脑的侵袭

对大脑的侵袭（图 9.21C），定义为脑实质的浸润，是肿瘤恶性行为的有力标志（Perry et al 2007）。有这一特点的肿瘤，不管其异型的程度如何，常易于复发，至少应归入 WHO Ⅱ 级肿瘤（Perry et al 2007）。对肿瘤 – 大脑实质交界处的仔细检查，并辅以 GFAP 免疫组织化学染色，对于确定是否有大脑的侵袭非常重要。这一标准在第一次手术时的标本中最有意义，因为肿瘤 – 大脑实质交界的情况，在很大程度上会被先前的手术操作所影响。

脑膜瘤的分子细胞遗传学

脑膜瘤最常见的细胞遗传学异常是染色体 22q 的等位缺失，发生于 40%~80% 的散发脑膜瘤中。这一异常累及的关键位点是 22q12，是 NF2 基因所在的位置（Perry et al 2007）。这解释了 NF2 中脑膜瘤的高发病率。目前已知 NF2 基因的突变并不限于 NF2 综合征中，它的突变发生率在散发脑膜瘤中高达 60%（Perry et al 2007）。散发脑膜瘤中比 22 号染色体缺失频率稍低的遗传学改变，位于染色体 1p，9p 和 14q 上，这些改变在 Ⅱ 级和 Ⅲ 级肿瘤中更常见。还有一些其他基因与脑膜瘤的发生有关，读者可在以下几篇优秀的综述中进一步了解这方面的内容（Riemenschneider et al 2006；Perry et al 2007；Claus et al 2008）。

6.2 间叶性，非脑膜皮细胞肿瘤

脑膜可发生多种间叶性肿瘤。良性肿瘤少见，包括软骨瘤、骨软骨瘤、骨瘤和脂肪瘤。肉瘤中最常见的是血管周细胞瘤、软骨肉瘤和横纹肌肉瘤。尽管这些肿瘤与 CNS 外各自对应的肿瘤表现相似，但由于血管周细胞瘤特殊的组织学，免疫表型和超微结构的特点，我们认为有必要在此着重讨论该肿瘤。血管周细胞瘤的组织起源问题一直在普通病理学家和神经病理学家中争论。共识是血管周细胞瘤是非脑膜皮细胞肿瘤，与血管瘤型脑膜瘤也不相关。尽管大部分血管周细胞瘤与孤立的纤维性肿瘤并不相似，但是这二者在软组织中各自对应的肿瘤形态学特点却很类似（Guillou et al 2002）。

血管周细胞瘤（WHO Ⅱ ~ Ⅲ级）

脑膜的血管周细胞瘤占所有脑膜肿瘤的 1%~7%，是恶性肿瘤，复发和晚期转移发生率高（Jellinger & Paulus 1991；Mena et al 1991）。大多发生于成人，男性多发且发病年龄（30~50 岁）稍轻于脑膜瘤（Giannini et al 2007b）。

血管周细胞瘤发生于硬膜，常位于小脑幕或在其周围，可压迫或侵袭周围脑组织。当肿瘤累及骨时，会发生溶解性的病变，而不是像脑膜瘤一样引起骨质增生。大体上，血管周细胞瘤常为球形病变，质地较硬而富于血管，这些特点加大了其切除的难度。

组织学上，血管周细胞瘤细胞密度高，由短而饱满的梭形细胞组成，细胞边界不清，核为椭圆形至细长形（图 9.22A）。纤细的裂隙状血管网形成"鹿角样"结构是其典型的表现，但不具诊断意义。网织纤维累积常见（图 9.22B），但并不在所有单个肿瘤细胞周围出现。分裂活性不一。伴或不伴出血的坏死在高级别肿瘤中可见。免疫组织化学方面，vimentin 和不同程度的 CD34 阳性，但不同于脑膜瘤，S-100 和细胞角蛋白大多数情况下是阴性的（Nakamura et al 1987；Winek et al 1989；D'Amore et al 1990；Theunissen et al 1990）。在结构疏松的区域，EMA 点灶状或弱阳性表达，claudin-1 也可为阳性（Rajaram et al 2004）。与孤立性纤维性肿瘤一样，血管周细胞瘤常有 CD99 和 bcl-2 的表达（Rajaram et al 2004）。

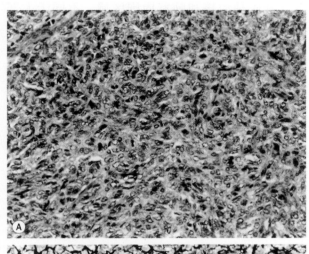

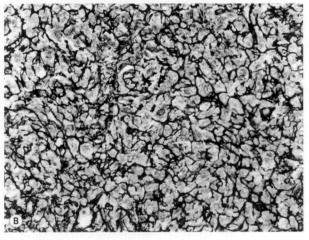

图 9.22　血管周细胞瘤。（A）血管周细胞瘤细胞密度高，由短而饱满的梭形细胞组成，细胞有中等多形性（H & E）。（B）网织纤维染色可显示分枝状血管网（Gordon and Sweet 网织纤维染色）

高分裂活性（≥ 5~6 个核分裂象 /10 个高倍镜视野），加上核的多形性和肿瘤坏死，这三者与较短的生存期相关（Mena et al 1991）。MIB-1 标记指数不一，平均为 5%~10%（Giannini et al 2007b）。

脑膜的血管周细胞瘤对应的组织学分级是 WHO Ⅱ级。即使是完整的切除，其复发率也较高。此外，特别是经过多次切除后，它还有向

CNS 外转移的倾向，因此人们认为它是低级别的肉瘤，15 年复发风险高达 90%（Vuorinen et al 1996）。间变型血管周细胞瘤（WHO Ⅲ级）有间变的特点，包括活跃的核分裂活性（≥ 5 个核分裂象 /10 个高倍镜视野），中至重度的核异型和常伴出血的坏死。Ⅲ级肿瘤常比Ⅱ级肿瘤更快复发（Ecker et al 2003）。

不同于脑膜瘤，22 号染色体异常和 NF2 基因缺失极少见于血管周细胞瘤（Rajaram et al 2004）。染色体 12q13 的重排（Herath et al 1994）和 3 号染色体的异常（Giannini et al 2007b）较常见。其他脑膜瘤中常见的遗传学改变如 1p，14q 和 4.1B（DAL-1）的缺失则并没有在血管周细胞瘤中出现（Rajaram et al 2004）。

6.3　其他与软脑膜相关的肿瘤

血管母细胞瘤（WHO Ⅰ级）

血管母细胞瘤占所有颅内肿瘤 2.5% 以下，可以是散发的或与 von Hippel-Lindau 综合征（VHL）相关（Plate et al 2007）。典型的血管母细胞瘤常发生于小脑，但累及脊髓和脑干的也不少见，特别是于 VHL 的患者中（Conway et al 2001），这种情况下多发的病变具有诊断意义（Plate et al 2007）。幕上肿瘤少见，且仅见于与 VHL 相关的患者中（Neumann et al 1995；Conway et al 2001；Aldape et al 2007）。视网膜血管母细胞瘤发生于 60% 的 VHL 患者。血管母细胞瘤极少累及周围神经（Plate et al 2007）。VHL 患者发病往往早于散发性血管母细胞瘤（Aldape et al 2007）。大体上，肿瘤界限清楚，大部分为囊性病变，含一个或多个囊壁结节。基本上所有的肿瘤都紧邻软脑膜。组织学上的特点是，纤细的血管构成互相吻合的网络，将体积大的多边形的"间质细胞"分隔开，这些细胞的细胞质有脂肪，细胞核深染，偶尔有较大的异型的核。肿瘤常推挤邻近的脑组织或脊髓组织。侵袭周围组织很少见，但星形细胞增生和 Rosenthal 纤维形成常见。标本量小或术中冰冻检查时，后者可能会导致误诊为毛细胞型星形细胞瘤。

间质细胞的来源目前尚不完全清楚。这些细胞可以表达多种免疫组织化学的标记，包括 vimentin，inhibin 和神经特异性烯醇化酶强阳性（Hoang et al 2003），还可以有不同程度的 S-100，Leu 7 和 GFAP 的表达。这些胶质神经元标记的

表达并不意味着这些细胞是神经上皮来源的。而内皮细胞则能表达典型的内皮标记如 CD31 和 CD34，间质细胞则不表达这两者。间质细胞表达 VEGF，而内皮细胞表达 VEGF 的受体（Krieg et al 1998；Zagzag et al 2000），这是靶向 VEGF 信号通路的抗血管生成治疗的理论基础（Madhusudan et al 2004）。

血管母细胞瘤与透明细胞肿瘤相似，特别是转移的肾细胞癌。这两种肿瘤的区别在 VHL 综合征中尤其重要，因为肾细胞癌在该综合征中常见。因此血管母细胞瘤中 EMA 表达的缺失就有了诊断意义（Mills et al 1990）。散发性的和 VHL 相关的血管母细胞瘤中的 inhibin，与 RCC 相比，表达的比例明显升高（Hoang & Amirkhan 2003；Jung & Kuo 2005），因此 inhibin 与 EMA 合并使用是有诊断意义的。

7 造血系统肿瘤

原发性中枢神经系统淋巴瘤

原发性中枢神经系统淋巴瘤（primary central nervous system lymphoma，PCNSL）是淋巴结外的非霍奇金淋巴瘤，与神经系统外的淋巴瘤无关。当被认为是累及 CNS 的罕见肿瘤（约占所有 CNS 肿瘤的 1%）后，其发病率近年来不断上升，占所有 CNS 原发肿瘤的比例在一些研究中能达到 7%（Miller et al 1994）。尽管这种增长很大一部分是在免疫功能不全的患者中，特别是与获得性免疫缺乏综合征（acquired immune deficiency syndrome，AIDS）和器官移植有关（Miller et al 1994），但有证据表明不管免疫功能是否健全，PCNSL 在所有年龄阶段和性别的人群中发病率都在增加（Eby et al 1988；Hao et al 1999；Olson et al 2002）。而在最近的 CBTRUS 调查中，2000—2004 年的资料显示，PCNSL 占所有原发的 CNS 肿瘤的 2.8%，其发病率轻微下降，是由于高度有效的抗病毒治疗（HAART）的引入导致的 AIDS 发病率的下降所引起的（CBTRUS 2008）。

在一般人群中，PCNSL 常发生于 60~80 岁。在免疫功能不全的人群中，发病年龄较低，中位年龄是 30 多岁（Deckert & Paulus 2007）。在这两种人群中，男性患者都较多。几乎所有的 PCNSL 都是高级别肿瘤，中位生存期是 50 个月（Gavrilovic et al 2006）。AIDS 患者的生存期更短，中位生存期为 36 个月（Hoffman et al 2001）。HAART 和标准的淋巴瘤治疗方案的联合运用使得患者的生存期不断地提高（Hoffman et al 2001；Skiest & Crosby 2003）。

PCNSL 常位于幕上，起源于大脑的深部，常累及基底神经核和脑室周围区域。不同于大部分原发性 CNS 肿瘤，它们通常是多病灶的，类似转移的肿瘤。多病灶的肿瘤在 AIDS 和移植后的患者中尤其多见。由于 PCNSL 可以弥漫的浸润周围脑实质，其边界不清并与炎性病变表现类似（Brecher et al 1998）。15%~25% 的患者会出现眼内的累及。国际 PCNSL 协作组织最近报道了 221 例患者发生了眼内的累及（Grimm et al 2008）。

大体上，PCNSL 常为灰白、质软的病变，边界不清。经治疗后或伴 AIDS 时，可能会发生坏死和出血。组织学上，绝大部分为弥漫性大 B 细胞淋巴瘤（Deckert & Paulus 2007），由体积较大的细胞组成，核为圆形或分叶状，有泡状染色质和明显而粗糙的核仁，常混有多少不一的反应性 T 细胞和组织细胞（图 9.23A）。肿瘤的浸润难以确定，常有分布不均，有明显以血管为中心的结构，并常有血管侵袭。常有体积较大的反应性星形细胞出现，成为肿瘤中明显的细胞组分。免疫组织化学中 B 细胞的标记，如 CD20 和 CD79a 表达阳性（图 9.23B），也可见数量不等的反应性 CD3 和 CD5 阳性的 T 细胞。除了 B 细胞的标记，大部分的 PCNSL 还表达生发中心相关的标记，如 BCL-6，BCL-2 和 MUM-1（Montesinos-Rongen et al 1999；Montesinos-Rongen et al 2008）。

原发的 T 细胞 CNS 淋巴瘤罕见，并常累及免疫功能健全的患者（Da Silva et al 2006）。在西方国家，T 细胞 PCNSL 占总 PCNSL 的 2%~5%；在日本，这个比例稍高（1.7%~8.5%）（Da Silva et al 2006；Shibamoto et al 2008）。不同于 B 细胞 PCNSL，T 细胞 PCNSL 定位倾向于浅表位置，常累及软脑膜（Da Silva et al 2006）。

更罕见的是间变型淋巴瘤（Ki-1，常为 T 细胞亚型）和霍奇金病（Paulus et al 1994b；Gerstner et al 2008）。然而，霍奇金病本身也可能播散至 CNS（Gerstner et al 2008）。

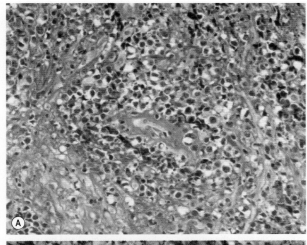

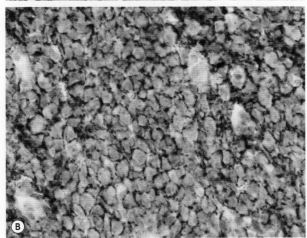

图 9.23　原发性 CNS 淋巴瘤。（A）高度间变的大细胞，有大量的分裂象和广泛的凋亡，这是弥漫性大 B 细胞淋巴瘤的典型特点。可见肿瘤细胞排列于血管周围（H & E）。（B）肿瘤细胞表达 CD20（B 细胞标记）（CD20 链霉亲和素 – 生物素 – 过氧化物酶）

PCNSL 的分子细胞遗传学

　　对 PCNSL 的分子生物学研究提示，绝大部分的肿瘤是生发中心，B 细胞系的。常发生染色体易位，涉及免疫球蛋白 H 基因和 BCL6 基因的位点（Deckert & Paulus 2007；Montesinos-Rongen et al 2008）。EB 病毒感染发生于大部分的 AIDS 和移植后相关的 B 细胞 PCNSL 中，而在免疫功能正常的患者中不出现（Morgello 1995）。

> **关键点**
>
> - 神经病理学的进展继续帮助我们理解脑肿瘤的生物学。
> - 分子生物学更深层次的研究将在脑肿瘤的诊断和治疗中提供更多的帮助。

（李桂林　陈慧媛　徐丽　译）

参考文献

Abel, T.W., Baker, S.J., Fraser, M.M., et al., 2005. Lhermitte–Duclos disease: a report of 31 cases with immunohistochemical analysis of the PTEN/AKT/mTOR pathway. J. Neuropath. Exp. Neurol. 64, 341–349.

Albrecht, S., Connelly, J.H., Bruner, J.M., 1993. Distribution of p53 protein expression in gliosarcomas: an immunohistochemical study. Acta. Neuropathol. 85, 222–226.

Albrecht, S., Rouah, E., Becker, L.E., et al., 1991. Transthyretin immunoreactivity in choroid plexus neoplasms and brain metastases. Mod. Pathol. 4, 610–614.

Aldape, K.D., Ballman, K., Furth, A., et al., 2004. Immunohistochemical detection of EGFRvIII in high malignancy grade astrocytomas and evaluation of prognostic significance. J. Neuropathol. Exp. Neurol. 63, 700–707.

Aldape, K.D., Plate, K.H., Vortmeyer, A.O., et al., 2007. Haemangioblastoma. In: Louis, D.N., Ohgaki, H., Wiestler, O.D., et al. (Eds.), WHO classification of tumours of the central nervous system. IARC, Lyon, pp. 184–186.

Aldape, K.D., Rosenblum, M.K., 2007. Astroblastoma. In: Louis, D.N., Ohgaki, H., Wiestler, O.D., et al. (Eds.), WHO classification of tumours of the central nervous system. IARC, Lyon, pp. 88–89.

Aldosari, N., Bigner, S.H., Burger, P.C., et al., 2002. MYCC and MUCN oncogene amplification in medulloblastoma. A fluorescence in situ hybridization study on paraffin sections from the Children's Oncology Group. Arch. Pathol. Lab. Med. 126, 540–544.

Al-Habib, A., Rutka, J.T., 2008. Pediatric meningiomas. In: Lee, J.H. (Ed.), Meningiomas: diagnosis, treatment, and outcome. Springer-Verlag, London, pp. 543–553.

Alkadhi, H., Keller, M., Brandner, S., et al., 2001. Neuroimaging of cerebellar liponeurocytoma. J. Neurosurg 95, 324–331.

Allegranza, A., Pileri, S., Frank, G., et al., 1990. Cerebral ganglioglioma with anaplastic oligodendroglial component. Histopathology 17, 439–441.

Artlich, A., Schmidt, D., 1990. Immunohistochemical profile of meningiomas and their histological subtypes. Hum. Pathol. 21, 843–849.

Azzarelli, B., Rekate, H.L., Roessman, U., 1977. Subependymoma: a case report with ultrastructural study. Acta. Neuropathol. 40, 279–282.

Baisden, B.L., Brat, D.J., Melhem, E.R., et al., 2001. Dysembryoplastic neuroepithelial tumor-lke neoplasm of the septum pellucidum: a lesion often misdiagnosed as glioma. Report of 10 cases. Am. J. Surg. Pathol. 25, 494–499.

Balss, J., Meyer, J., Mueller, W., et al., 2008. Analysis of the IDH1 codon 132 mutation in brain tumors. Acta Neuropathol. 116, 597–602.

Banerjee, A.K., Gleathill, C.A., 1979. Lhermitte–Duclos disease (diffuse cerebellar hypertrophy): prolonged post-operative survival. Ir. J. Med. Sci. 148, 97–99.

Barnard, R.O., Bradford, R., Scott, T., et al., 1986. Gliomyosarcoma. Report of a case of rhabdomyosarcoma arising in a malignant glioma. Acta. Neuropathol. 69, 23–27.

Becker, A.J., Wiestler, O.D., Figarella-Branger, D., et al., 2007. Ganglioglioma and gangliocytoma. In: Louis, D.N., Ohgaki, H., Wiestler, O.D., et al. (Eds.), WHO classification of tumours of the central nervous system. IARC, Lyon, pp. 103–105.

Bellon, G., Caulet, T., Cam, T., et al., 1985. Immunohistochemical localisation of macromolecules of the basement membrane and extracellular matrix of human gliomas and meningiomas. Acta. Neuropathol. 66, 245–252.

Bennett, J.P. Jr, Rubinstein, L.J., 1984. The biologic behavior of primary cerebral neuroblastoma: a reappraisal of the clinical course in a series of 70 cases. Ann. Neurol. 16, 21–27.

Bennetto, L., Foreman, N., Harding, B., et al., 1998. Ki-67 immunolabelling index is a prognostic indicator in childhood posterior fossa ependymomas. Neuropathol. Appl. Neurobiol. 24, 434–440.

Berg, J.C., Scheithauer, B.W., Spinner, R.J., et al., 2008. Plexiform schwannoma: a clinicopathologic overview with emphasis on the head and neck region. Hum. Pathol. 39, 633–640.

Berger, M.S., Ghatan, S., Haglund, M.M., et al., 1993. Low-grade gliomas associated with intractable epilepsy: seizure outcome utilizing electrocorticography during tumor resection. J. Neurosurg 79, 62–69.

Biegel, J.A., 1999. Cytogenetics and molecular genetics of childhood brain tumors. Neuro. Oncol. 1 (2), 139–151.

Biegel, J.A., Kalpana, G., Knudsen, E.S., et al., 2002. The role of INI1 and the SWI/SNF complex in the development of rhabdoid tumors: meeting summary from the workshop on childhood atypical teratoid/rhabdoid tumors. Cancer Res. 62, 323–328.

Biernat, W., Aguzzi, A., Sure, U., et al., 1995. Identical mutations of the p53 tumor suppressor gene in the glial and sarcomatous part of gliosarcomas suggest a common origin from glial cells. J. Neuropathol. Exp. Neurol. 54, 651–656.

Blümcke, I., Becker, A.J., Normann, S., et al., 2001. Distinct expression pattern of microtubule-associated protein-2 in human oligodendrogliomas and glial precursor cells. J. Neuropath. Exp. Neurol. 60, 984–993.

Boerman, R.H., Anderl, K., Herath, J., et al., 1996. The glial and mesenchymal elements of gliosarcoma share similar genetic alterations. J. Neuropathol. Exp. Neurol. 55, 973–981.

Bonnin, J.M., Colon, L.E., Morawetz, R.B., 1987. Focal glial differentiation and oncocytic transformation in choroid plexus papilloma. Acta. Neuropathol. 72, 277–280.

Bonnin, J.M., Rubinstein, L.J., 1989. Astroblastomas: a pathological study of 23 tumors, with a postoperative follow-up in 13 patients. Neurosurgery 25, 6–13.

Borit, A., Blackwood, W., Mair, W.G.P., 1980. The separation of pineocytoma from pineoblastoma. Cancer 45, 1408–1418.

Bourne, T.D., Mandell, J.W., Matsumoto, J.A., et al., 2006. Primary disseminated leptomeningeal oligodendroglioma with 1p deletion. Case report. J. Neurosurg 105 (Suppl.), 465–469.

Bouvier, C., Bartoli, C., Aguirre-Cruz, L., et al., 2003. Shared oligodendrocyte lineage gene expression in gliomas and oligodendrocyte progenitor cells. J. Neurosurg 99, 344–350.

Bouvier-Labit, C., Daniel, L., Dufour, H., et al., 2000. Papillary glioneuronal tumor: clinicopathological and biochemical study of one case with 7-year follow-up. Acta. Neuropathol. 99, 321–326.

Boyko, O.B., Curnes, J.T., Oakes, W.J., et al., 1991. Hamartomas of the tuber cinereum. CT, MR, and pathologic findings. AJNR. Am. J. Neuroradiol. 12, 309–314.

Brat, D.J., Hirose, Y., Cohen, K.J., et al., 2000. Astroblastoma: clinicopathologic features and chromosomal abnormalities defined by comparative genomic hybridization. Brain Pathol. 10, 342–352.

Brat, D.J., Scheithauer, B.W., Eberhart, C.G., et al., 2001. Extraventricular neurocytomas: pathologic features and clinical outcome. Am. J. Surg. Pathol. 25, 1252–1260.

Brat, D.J., Scheithauer, B.W., Staugaitis, S.M., et al., 1998. Third ventricular chordoid glioma: a distinct clinicopathologic entity. J. Neuropathol. Exp. Neurol. 57, 283–290.

Brat, D.J., Scheithauer, B.W., 2007. Chordoid glioma of the third ventricle. In: Louis, D.N., Ohgaki, H., Wiestler, O.D., et al. (Eds.), WHO classification of tumours of the central nervous system. IARC, Lyon, pp. 90–91.

Brat, D.J., VandenBerg, S.R., Figarella-Branger, D., et al., 2007. Desmoplastic infantile astrocytoma and ganglioglioma. In: Louis, D.N., Ohgaki, H., Wiestler, O.D., et al. (Eds.), WHO classification of tumours of the central nervous system. IARC, Lyon, pp. 96–98.

Brecher, K., Hochberg, F.H., Louis, D.N., et al., 1998. Case report of unusual leukoencephalopathy preceding primary CNS lymphoma. J. Neurol. Neurosurg Psychiatry 65, 917–920.

Brown, M.T., Friedman, H.S., Oakes, J., et al., 1992. Chemotherapy for pilocytic astrocytoma. Cancer 71, 3165–3172.

Bruce, J.N., Stein, B.M., 1990. Pineal tumors. Neurosurg Clin. North Am. 1, 123–138.

Burger, P.C., Scheithauer, B.W., Vogel, F.S., 1991. Surgical pathology of the nervous system and its coverings, third ed. Churchill Livingstone, New York.

Burger, P.C., 1989. The grading of astrocytomas and oligodendrogliomas. In: Field, W.S. (Ed.), Primary brain tumors. A review of histologic classification. Springer Verlag, New York, pp. 171–180.

Burger, P.C., Grahmann, F.C., Bliestle, A., et al., 1987. Differentiation in the medulloblastoma. A histological and immunohistochemical study. Acta. Neuropathol. 73, 115–123.

Burger, P.C., Jouvet, A., Preusser, M., et al., 2007. Angiocentric glioma. In: Louis, D.N., Ohgaki, H., Wiestler, O.D., et al. (Eds.), WHO classification of tumours of the central nervous system. IARC, Lyon, pp. 92–93.

Burger, P.C., Kleihues, P., 1989. Cytologic composition of the untreated glioblastoma with implications for evaluation of needle biopsies. Cancer 63, 2014–2023.

Burger, P.C., Pearl, D.K., Aldape, K.D., et al., 2001. Small cell architecture – a histological equivalent of EGFR amplification in glioblastoma multiforme? J. Neuropathol. Exp. Neurol. 60, 1099–1104.

Burger, P.C., Shibata, T., Kleihues, P., 1986. The use of the monoclonal antibody Ki-67 in the identification of proliferating cells: application to surgical neuropathology. Am. J. Surg. Pathol. 10, 611–617.

Burger, P.C., Yu, I.T., Tihan, T., et al., 1998. Atypical teratoid/rhabdoid tumor of the central nervous system: a highly malignant tumor of infancy and childhood frequently mistaken for medulloblastoma:

a Pediatric Oncology Group study. Am. J. Surg. Pathol. 22, 1083–1092.

Caccamo, D.V., Herman, M.M., Rubinstein, L.J., 1989. An immunohistochemical study of the primitive and maturing elements of human cerebral medulloepitheliomas. Acta. Neuropathol. 79, 248–254.

Cairncross, J.G., Macdonald, D.R., Ramsay, D.A., 1992. Aggressive oligodendroglioma. A chemosensitive tumor. Neurosurgery 31, 78–82.

Cameron, R.S., Rakic, P., 1991. Glial cell lineage in the cerebral cortex: a review and synthesis. Glia 4, 124–137.

Carney, J.A., 1990. Psammomatous melanotic schwannoma. A distinctive, heritable tumor with special associations, including cardiac myxoma and the Cushing syndrome. Am. J. Surg. Pathol. 14, 206–222.

Carter, M., Nicholson, J., Ross, F., et al., 2002. Genetic abnormalities detected in ependymomas by comparative genomic hybridization. Br. J. Cancer 86, 929–939.

Carter, M., Nicholson, J., Ross, F., et al., 2002. Genetic abnormalities detected in ependymomas by comparative genomic hybridization. Br. J. Cancer 86, 929–939.

Casadei, G.P., Komori, T., Scheithauer, B.W., et al., 1993. Intracranial parenchymal schwannoma. A clinicopathological and neuroimaging study of nine cases. J. Neurosurg 79, 217–222.

Casadei, G.P., Scheithauer, B.W., Hirose, T., et al., 1995. Cellular schwannoma. A clinicopathologic, DNA flow cytometric, and proliferation marker study of 70 patients. Cancer 75, 1109–1119.

Castellano-Sanchez, A.A., Schemankewitz, E., Mazewski, C., et al., 2001. Pediatric chordoid glioma with chondroid metaplasia. Pediatr. Dev. Pathol. 4, 564–567.

CBTRUS, 2008. Statistical Report: Primary brain tumors in the United States, 2000–2004. Central Brain Tumor Registry of the United States, Hinsdale, IL.

Cervera-Pierot, P., Varlet, P., Chodkiewicz, J.P., et al., 1997. Dysembryoplastic neuroepithelial tumors located in the caudate nucleus are: report of four cases. Neurosurgery 40, 1065–1070.

Chan, J.A., Zhang, H., Roberts, P.S., et al., 2004. Pathogenesis of tuberous sclerosis subependymal giant cell astrocytomas: biallelic inactivation of TSC1 or TSC2 leads to mTOR activation. J. Neuropathol. Exp. Neurol. 63, 1236–1242.

Charafe-Jauffret, E., Lehmann, G., Fauchon, F., et al., 2001. Vertebral metastases from pineoblastoma. Arch. Pathol. Lab. Med. 125, 939–943.

Chen, W.Y., Liu, H.C., 1990. Atypical (anaplastic) meningioma: relationship between histologic features and recurrence – a clinicopathologic study. Clin. Neuropathol. 9, 74–81.

Clark, G.B., Henry, J.M., McKeever, P.E., 1985. Cerebral pylocytic astrocytoma. Cancer 56, 1128–1133.

Claus, E.B., Park, P.J., Carroll, R., et al., 2008. Specific genes expressed in association with progesterone receptors in meningioma. Cancer Res. 68, 314–322.

Collins, V.P., 1995. Gene amplification in human gliomas. Glia 15, 289–296.

Conway, J.E., Chou, D., Clatterbuck, R.E., et al., 2001. Hemangioblastomas of the central nervous system in von Hippel-Lindau Syndrome and sporadic disease. Neurosurgery 48, 55–63.

Coons, S.W., Johnson, P.C., Pearl, D.K., 1997. The prognostic significance of Ki-67 labeling indices for oligodendrogliomas. Neurosurgery 41, 878–884.

Crawford, J.R., Tobey, M.D., Packer, R.J., 2007. Medulloblastoma in childhood: new biological advances. Lancet Neurol. 6, 1073–1085.

Cruz-Sanchez, F.F., Rossi, M.L., Buller, J.R., et al., 1991. Oligodendrogliomas: a clinical, histological, immunocytochemical and lectin-binding study. Histopathology 19, 361–367.

D'Amore, E.S.G., Manivel, J.C., Sung, J.H., 1990. Soft-tissue and meningeal hemangiopericytomas: An immunohistochemical and ultrastructural study. Hum. Pathol. 21, 414–423.

D'Andrea, A.D., Packer, R.J., Rorke, L.B., et al., 1987. Pineocytomas of childhood: a reappraisal of natural history and response to therapy. Cancer 59, 1353–1357.

Da Silva, A.N., Lopes, M.B., Schiff, D., 2006. Rare pathological variants and presentations of primary central nervous system lymphomas. Neurosurg Focus 21, E7.

Dagnew, E., Langford, L., Lang, F., et al., 2007. Papillary tumors of the pineal region: case report. Neurosurgery 60, E953–E955.

Daita, G., Yonemasu, Y., Muraoka, S., et al., 1991. A case of anaplastic astrocytoma transformed from pleomorphic xanthoastrocytoma. Brain Tumor. Pathol. 8, 63–66.

Daumas-Duport, C., Scheithauer, B.W., Chodkiewicz, J.-P., et al., 1988. Dysembryoplastic neuroepithelial tumor: A surgically curable tumor of young patients with intractable partial seizures: Report of thirty-nine cases. Neurosurgery 23, 545–556.

Daumas-Duport, C., 1993. Dysembryoplastic neuroepithelial tumors. Brain Pathol. 3, 283–295.

De Chadarévian, J.-P., Pattisapu, J.V., Faerber, E.N., 1990. Desmoplastic cerebral astrocytoma of infancy. Light microscopy, immunocytochemistry, and ultrastructure. Cancer 66, 173–179.

De Girolami, U., Zvaigzne, O., 1973. Modification of the Ach'ucarro-Hortega pineal stain for paraffin-embedded formalin-fixed tissue. Stain Technol. 48, 48–50.

de la Monte, S.M., 1989. Uniform lineage of oligodendrogliomas. Am. J. Pathol. 153, 529–540.

Deckert, M., Paulus, W., 2007. Malignant lymphomas. In: Louis, D.N., Ohgaki, H., Wiestler, O.D., et al. (Eds.), WHO classification of tumours of the central nervous system. IARC, Lyon, pp. 188–192.

Dohrmann, G.J., Farwell, J.R., Flannery, J.T., 1975. Glioblastoma in children. J. Neurosurg 44, 442–448.

Ducatman, B.S., Scheithauer, B.W., Piepgras, D.G., et al., 1986. Malignant peripheral nerve sheath tumors. A clinicopathological study of 120 cases. Cancer 57, 2006–2021.

Earnest, F.I.V., Kelly, P.J., Scheithauer, B.W., et al., 1988. Cerebral astrocytomas: histopathologic correlation of MR and CT contrast enhancement with stereotactic biopsy. Radiology 166, 823–827.

Eberhart, C.G., Burger, P.C., 2003. Anaplasia and grading in medulloblastomas. Brain Pathol. 13, 376–385.

Eberhart, C.G., Kaufman, W.E., Tihan, T., et al., 2001. Apoptosis, neuronal maturation, and neurotrophin expression within medulloblastoma nodules. J. Neuropathol. Exp. Neurol. 60, 462–469.

Eberhart, C.G., Kepner, J.L., Goldthwaite, P.T., et al., 2002a. Histopathologic grading of medulloblastomas: a Pediatric Oncology Group study. Cancer 94, 552–560.

Eberhart, C.G., Kratz, J., Wang, Y., et al., 2004. Histopathological and molecular prognostic markers in medulloblastoma: c-myc, N-myc, TrkC, and anaplasia. J. Neuropathol. Exp. Neurol. 63, 441–449.

Eberhart, C.G., Kratz, J.E., Schuster, A., et al., 2002b. Comparative genomic hybridization detects an increased number of chromosomal alterations in large cell/anaplastic medulloblastomas. Brain Pathol. 12, 36–44.

Eberhart, C.G., Wiestler, O.D., Eng, C., 2007. Cowden disease and dysplastic gangliocytoma of the cerebellum/Lhermitte-Duclos disease. In: Louis, D.N., Ohgaki, H., Wiestler, O.D., et al. (Eds.), WHO classification of tumours of the central nervous system. IARC, Lyon, pp. 226–228.

Ebert, C., von Haken, M., Meyer-Puttlitz, B., et al., 1999. Molecular genetic analysis of ependymal tumors. NF-2 mutations and chromosome 22q loss occur preferentially in intramedullary spinal ependymomas. Am. J. Pathol. 155, 627–632.

Eby, N.L., Grufferman, S., Flannelly, C.M., et al., 1988. Increasing incidence of primary brain lymphomas in the U.S. Cancer 62, 2461–2465.

Ecker, R.D., Marsh, W.R., Pollock, B.E., et al., 2003. Hemangiopericytoma in the central nervous system: treatment, pathological features, and long-term follow up in 38 patients. J. Neurosurg 98, 1182–1187.

Edwards, M.S.B., Hudgins, R.J., Wilson, C.B., et al., 1988. Pineal region tumors in children. J. Neurosurg 68, 689–697.

Ellison, D., 2002. Classifying the medulloblastoma: insights from morphology and molecular genetics. Neuropathol. Appl. Neurobiol. 28, 257–282.

Ellison, D.W., Steart, P.V., Bateman, A.C., 1995. Prognostic indicators in a range of astrocytic tumors: an immunohistochemical study with Ki-67 and p53 antibodies. J. Neurol. Neurosurg Psychiatry. 59, 413–419.

Eng, D.Y., DeMonte, F., Ginsberg, L., et al., 1997. Craniospinal dissemination of central neurocytoma. J. Neurosurg 86, 547–552.

Engelhard, H.H., Stelea, A., Cochran, E.J., 2002. Oligodendroglioma: pathology and molecular biology. Surg. Neurol. 58, 111–117.

Erlandson, R.A., Woodruff, J.M., 1982. Peripheral nerve sheath tumors: an electron microscopic study of 43 cases. Cancer 49, 273–287.

Erlandson, R.A., 1985. Peripheral nerve sheath tumors. Ultrastruct. Pathol. 9, 113–122.

Ess, K.C., Kamp, C.A., Tu, B.P., et al., 2005. Developmental origin of subependymal giant cell astrocytoma in tuberous sclerosis complex. Neurology 64, 1446–1449.

Faillot, T., Sichez, J.-P., Brault, J.-L., et al., 1990. Lhermitte–Duclos disease (dysplastic gangliocytoma of the cerebellum). Report of a case and review of the literature. Acta. Neurochir. 105, 44–49.

Fan, X., Eberhart, C.G., 2008. Medulloblastoma stem cells. J. Clin. Oncol. 26, 2821–2827.

Fauchon, F., Jouvet, A., Paquis, P., et al., 2000. Parenchymal pineal tumors: a clinicopathological study of 76 cases. Int. J. Radiat. Oncol. Biol. Phys. 46, 959–968.

Felsberg, J., Erkwoh, A., Sabel, M.C., et al., 2004. Oligodenroglial tumors: refinement of candidate regions on chromosome arm 1p and correlation of 1p/19q status with survival. Brain Pathol. 14, 121–130.

Fèvre-Montange, M., Champier, J., Szathmari, A., et al., 2006a. Microarray analysis reveals differential gene expression patterns in tumors of the pineal region. J. Neuropathol. Exp. Neurol. 65, 675–684.

Fèvre-Montange, M., Hasselblatt, M., Figarella-Branger, D., et al., 2006b. Prognosis and histopathologic features in papillary tumors of the pineal region: a retrospective multicenter study of 31 cases. J. Neuropathol. Exp. Neurol. 65, 1004–1011.

Fèvre-Montange, M., Szathmari, A., Champier, J., et al., 2008. Pineocytoma and pineal parenchymal tumors of intermediate differentiation presenting cytologic pleomorphism: a multicenter study. Brain Pathol. 18, 354–359.

Figarella-Branger, D., Civatte, M., Bouvier-Labit, C., et al., 2000. Prognostic factors in intracranial ependymomas in children. J. Neurosurg 93, 605–613.

Figarella-Branger, D., Söylemezogly, F., Burger, P.C., 2007. Central neurocytoma and extraventricular neurocytoma. In: Louis, D.N., Ohgaki, H., Wiestler, O.D., et al. (Eds.), WHO classification of tumours of the central nervous system. IARC, Lyon, pp. 106–109.

Figols, J., Iglesias-Rozas, J.R., Kazner, E., 1985. Myelin basic protein (MBP) in human gliomas: a study of twenty-five cases. Clin. Neuropathol. 4, 116–120.

Fijumoto, K., Ohnishi, H., Tsujimoto, M., et al., 2000. Dysembryoplastic neuroepithelial tumor of the cerebellum and brainstem. Case report. J. Neurosurg 93, 487–489.

Fine, S.W., McClain, S.A., Li, M., 2004. Immunohistochemical staining for calretinin is useful for differentiating schwannomas from neurofibromas. Am. J. Clin. Pathol. 122, 552–559.

Fletcher, C.D., Rydholm, A., Singer, S., et al., 2002. Soft tissue tymours: Epidemiology, clinical features, histopathological typing and grading. In: Fletcher, C.D., Unni, K.K., Mertens, F. (Eds.), World Health Organization Classification of Tumors. Pathology and genetics of tumours of soft tissue and bone. IARC, Lyon, pp. 12–18.

Forsyth, P.A., Shaw, E.G., Scheithauer, B.W., et al., 1993. Supratentorial pilocytic astrocytomas. A clinicopathologic, prognostic and flow cytometric study of 51 patients. Cancer 72, 1335–1342.

Frankel, R.H., Bayonna, W., Koslow, M., et al., 1992. p53 mutations in human malignant gliomas: comparison of loss of heterozygosity with mutation frequency. Cancer Res. 52, 1427–1433.

Fu, Y.-S., Chen, A.T.L., Kay, S., et al., 1974. Is subependymoma (subependymal glomerate astrocytoma) an astrocytoma or ependymoma? A comparative ultrastructural and tissue culture study. Cancer 34, 1992–2008.

Fuller, G.N., Kros, J.M., 2007. Gliomatosis cerebri. In: Louis, D.N., Ohgaki, H., Wiestler, O.D., et al. (Eds.), WHO classification of tumours of the central nervous system. IARC, Lyon, pp. 50–52.

Fults, D., Brockmeyer, D., Tullous, M.W., et al., 1992. p53 mutation and loss of heterozygosity on chromosome 17 and 10 during human astrocytoma progression. Cancer Res. 52, 674–679.

Furuta, A., Takahashi, H., Ikuta, F., et al., 1992. Temporal lobe tumor demonstrating ganglioglioma and pleomorphic xanthoastrocytoma components. Case report. J. Neurosurg 77, 143–147.

Gambarelli, D., Hassoun, J., Choux, M., et al., 1982. Complex cerebral tumor with evidence of neuronal, glial and Schwann cell differentiation: A histologic immunocytochemical and ultrastructural study. Cancer 49, 1420–1428.

Garcia, D.M., Fulling, K.H., 1985. Juvenile pilocytic astrocytoma of the cerebrum in adults. A distinctive neoplasm with favorable prognosis. J. Neurosurg 63, 382–386.

Gavrilovic, I.T., Hormigo, A., Yahalom, J., et al., 2006. Long-term follow-up of high-dose methotrexate-based therapy with and without whole brain irradiation for newly diagnosed primary CNS lymphoma. J. Clin. Oncol. 24, 4570–4574.

Gerstner, E.R., Abrey, L.E., Schiff, D., et al., 2008. CNS Hodgkin lymphoma. Blood 112, 1658–1661.

Gessi, M., Giangaspero, F., Pietsch, T., 2003. Atypical teratoid/rhabdoid tumors and choroid plexus tumors: when genetics 'surprise' pathology. Brain Pathol. 13, 409–414.

Giangaspero, F., Eberhart, C.G., Haapasalo, H., et al., 2007. Medulloblastoma. In: Louis, D.N., Ohgaki, H., Wiestler, O.D., et al. (Eds.), WHO classification of tumours of the central nervous system. IARC, Lyon, pp. 132–140.

Giangaspero, F., Rigobello, L., Badiali, M., et al., 1992. Large cell medulloblastomas. A distinct variant with highly aggressive behavior. Am. J. Surg. Pathol. 16, 687–693.

Giannini, C., Paulus, W., Louis, D.N., et al., 2007a. Pleomorphic xanthoastrocytoma. In: Louis, D.N., Ohgaki, H., Wiestler, O.D., et al. (Eds.), WHO classification of tumours of the central nervous system. IARC, Lyon, pp. 22–24.

Giannini, C., Rushing, E.J., Hainfellner, J.A., 2007b. Hemangiopericytoma. In: Louis, D.N., Ohgaki, H., Wiestler, O.D., et al. (Eds.), WHO classification of tumours of the central nervous system. IARC, Lyon, pp. 178–180.

Giannini, C., Scheithauer, B.W., Burger, P.C., et al., 1999a. Cellular proliferation in pilocytic and diffuse astrocytomas. J. Neuropathol. Exp. Neurol. 58, 46–53.

Giannini, C., Scheithauer, B.W., Burger, P.C., et al., 1999b. Pleomorphic xanthoastrocytoma. What do we really know about it? Cancer 85, 2033–2045.

Giannini, C., Scheithauer, B.W., Lopes, M.B., et al., 2002. Immunophenotype of pleomorphic xanthoastrocytoma. Am. J. Surg. Pathol. 26, 479–485.

Gilbertson, R.J., Bentley, L., Hernan, R., et al., 2002. ERBB receptor signaling promotes ependymoma cell proliferation and represents a potential novel therapeutic target for this disease. Clin. Cancer Res. 8, 3054–3064.

Gould, V.E., Rorke, L.B., Jansson, D.S., et al., 1990. Primitive neuroectodermal tumors of the central nervous system express neuroendocrine markers and may express all classes of intermediate filaments. Hum. Pathol. 21, 245–252.

Goussia, A.C., Kyritsis, A.P., Mitlianga, P., et al., 2001. Genetic abnormalities in oligodendroglial and ependymal tumors. J. Neurol. 248, 1030–1035.

Grand, S., Pasquier, B., Gay, E., et al., 2002. Chordoid glioma of the third ventricle: CT and MRI, including perfusion data. Neuroradiology 44, 842–846.

Grant, J.W., Steart, P.V., Aguzzi, A., et al., 1989. Gliosarcoma: An immunohistochemical study. Acta Neuropathol 79, 305–309.

Grimm, S.A., McCannel, C.A., Omuro, A.M., et al., 2008. Primary CNS lymphoma with intraocular involvement: International PCNSL Collaborative Group Report. Neurology 71, 1355–1360.

Guillou, L., Fletcher, J.A., Fletcher, C.D.M., et al., 2002. Extrapleural solitary fibrous tumor and haemangiopericytoma. In: Fletcher, C.D.M., Unni, K.K., Mertens, F. (Eds.), World Health Organization Classification of Tumors. Pathology and genetics of tumours of soft tissue and bone. IARC, Lyon, pp. 86–90.

Gutmann, D.H., Giordano, M.J., Mahadeo, D.K., et al., 1996. Increased neurofibromatosis 1 gene expression in astrocytic tumors: positive regulation by p21-ras. Oncogene 12, 2121–2127.

Guyotat, J., Signorelli, F., Desme, S., et al., 2002. Intracranial ependymomas in adult patients: analyses of prognostic factors. J. Neurooncol. 60, 255–268.

Haberler, C., Laggner, U., Slavc, I., et al., 2006. Immunohistochemical analysis of INI1 protein in malignant pediatric CNS tumors: Lack of INI1 in atypical teratoid/rhabdoid tumors and in a fraction of primitive neuroectodermal tumors without rhabdoid phenotype. Am. J. Surg. Pathol. 30, 1462–1468.

Haddad, S.F., Moore, S.A., Schelper, R.L., et al., 1992. Smooth muscle cells can comprise the sarcomatous component of gliosarcomas. J. Neuropathol. Exp. Neurol. 51, 493–498.

Hahn, H.P., Bundock, E.A., Hornick, J.L., 2006. Immunohistochemical staining for claudin-1 can help distinguish meningiomas from histologic mimics. Am. J. Clin. Pathol. 125, 203–208.

Hainfellner, J.A., Scheithauer, B.W., Giangaspero, F., et al., 2007. Rosette-forming glioneuronal tumor of the fourth ventricle. In: Louis, D.N., Ohgaki, H., Wiestler, O.D., et al. (Eds.), WHO classification of tumours of the central nervous system. IARC, Lyon, pp. 115–116.

Halling, K.C., Scheithauer, B.W., Halling, A.C., et al., 1996. p53 expression in neurofibroma and malignant peripheral nerve sheath tumor. An immunohistochemical study of sporadic and NF-1-associated tumors. Am. J. Clin. Pathol. 106, 282–288.

Halmagyi, G.M., Bignold, L.P., Allsop, J.L., 1979. Recurrent subependymal giant-cell astrocytoma in the absence of tuberous sclerosis. J. Neurosurg 50, 106–109.

Hao, D., DiFrancesco, L.M., Brasher, P.M., et al., 1999. Is primary CNS lymphoma really becoming more common? A population-based study of incidence, clinicopathological features and outcome in Alberta from 1975 to 1996. Ann. Oncol. 10, 65–70.

Hasselblatt, M., Blumcke, I., Jeibmann, A., et al., 2006a. Immunohistochemical profile and chromosomal imbalances in papillary tumors of the pineal region. Neuropathol. Appl. Neurobiol. 32, 278–283.

Hasselblatt, M., Bohm, C., Tatenhorst, L., et al., 2006b. Identification of novel diagnostic markers for choroid plexus tumors: a microarray-based approach. Am. J. Surg. Pathol. 30, 66–74.

Hassoun, J., Devictor, B., Gambarelli, D., et al., 1984. Paired twisted filaments: a new ultrastructural marker of human pinealomas? Acta. Neuropathol. 65, 163–165.

Hassoun, J., Gambarelli, D., Peragut, J.C., et al., 1983. Specific ultrastructural markers of human pinealomas: a study of four cases. Acta. Neuropathol. 62, 31–40.

Hassoun, J., Gambarelli, D., 1989. Pinealomas: need for an ultrastructural diagnosis. In: Fields, W.S. (Ed.), Primary brain tumors. A review of histologic classification. Springer Verlag, New York, pp. 82–85.

Hassoun, J., Söylemezoglu, F., Gambarelli, D., et al., 1993. Central neurocytoma: a synopsis of clinical and histological features. Brain Pathol. 3, 297–306.

Hayashi, H., Ohara, N., Jeon, H.J., et al., 1993. Gliosarcoma with features of chondroblastic osteosarcoma. Cancer 72, 850–855.

Henske, E.P., Scheithauer, B.W., Short, M.P., et al., 1996. Allelic loss is frequent in tuberous sclerosis kidney lesions but rare in brain lesions. Am. J. Hum. Genet. 59, 400–406.

Henske, E.P., Wessner, L.L., Golden, J., et al., 1997. Loss of tuberin in both subependymal giant cell astrocytomas and angiomyolipomas supports a two-hit model for the pathogenesis of tuberous sclerosis tumors. Am. J. Pathol. 151, 1639–1647.

Herath, S.E., Stalboerger, P.G., Dahl, R.J., et al., 1994. Cytogenetic studies of four hemangiopericytomas. Cancer Genet. Cytogenet. 72, 137–140.

Herbert, J., Cavallaro, T., Dwork, A.J., 1990. A marker for primary choroid plexus neoplasms. Am. J. Pathol. 136, 1317–1325.

Herpers, M.J., Budka, H., 1984. Glial fibrillary acidic protein (GFAP) in oligodendroglial tumors: gliofibrillary oligodendroglioma and transitional oligoastrocytoma as subtypes of oligodendroglioma. Acta. Neuropathol. 64, 265–272.

Herrick, M.K., Rubinstein, L.J., 1979. The cytological differentiating potential of pineal parenchymal neoplasms (true pinealomas): a clinicopathologic study of 28 tumors. Brain 102, 289–320.

Hessler, R.B., Lopes, M.B., Frankfurter, A., et al., 1992. Cytoskeletal immunohistochemistry of central neurocytomas. Am. J. Surg. Pathol. 16, 1031–1038.

Hirano, H., Lopes, M.B., Carpenter, J., et al., 1999. The IGF-1 content and pattern of expression correlates with histopathologic grade in diffusely infiltrating astrocytomas. Neuro. Oncol. 1, 109–119.

Hirose, T., Scheithauer, B.W., Lopes, M.B., et al., 1994. Dysembryoplastic neuroepithelial tumor (DNT): an immunohistochemical and ultrastructural study. J. Neuropathol. Exp. Neurol. 53, 184–195.

Ho, K.-L., 1990. Histogenesis of sarcomatous component of the gliosarcoma: an ultrastructural study. Acta. Neuropathol. 81, 178–188.

Hoang, M.P., Amirkhan, R.H., 2003. Inhibin alpha distinguishes hemangioblastoma from clear cell renal cell carcinoma. Am. J. Surg. Pathol. 27, 1152–1156.

Hoffman, H.J., Yoshida, M., Becker, L.E., et al., 1994. Pineal region tumors in childhood. Pediatr. Neurosurg 21, 91–104.

Hoffmann, C., Tabrizian, S., Wolf, E., et al., 2001. Survival of AIDS patients with primary central nervous system lymphoma is dramatically improved by HAART-induced immune recovery. AIDS 15, 2119–2127.

Horn, B., Heideman, R., Geyer, R., et al., 1999. A multi-institutional retrospective study of intracranial ependymoma in children: Identification of risk factors. J. Pediatr. Hematol./Oncol. 21, 203–211.

Hornick, J.L., Bundock, E.A., Fletcher, C.D., 2009. Hybrid schwannoma/serineurioma: clinicopathologic analysis of 42 distinctive benign nerve sheath tumors. Am. J. Surg. Pathol. 33, 1554–1561.

Horstmann, S., Perry, A., Reifenberger, G., et al., 2004. Genetic and expression profiles of cerebelar liponeurocytomas. Brain Pathol. 14, 281–289.

Horten, B.C., Rubinstein, L.J., 1976. Primary cerebral neuroblastoma: a clinicopathologic study of 35 cases. Brain 99, 735–756.

Hsu, D.W., Efird, J.T., Hedley-Whyte, E.T., 1997. Progesterone and estrogen receptors in meningiomas: prognostic considerations. J. Neurosurg 86, 113–120.

Hu, Q.D., Cui, X.Y., Ng, Y.K., et al., 2004. Axoglial interaction via the notch receptor in oligodendrocyte differentiation. Ann. Acad. Med. Singapore 33, 581–588.

Huang, H., Mahler-Araujo, B.M., Sankila, A., et al., 2000. APC mutations in sporadic medulloblastomas. Am. J. Pathol. 156, 433–437.

Ichimura, K., Pearson, D.M., Kocialkowski, S., et al., 2009. IDH1 mutations are present in the majority of common adult gliomas but rare in primary glioblastomas. Neuro. Oncol. 11, 341–347.

Isatalo, P.A., Agbi, C., Davidson, B., et al., 2000. Primary primitive neuroectodermal tumor of the cauda equina. Hum. Pathol. 31, 999–1001.

Ishii, N., Sawamura, Y., Tada, M., 1998. Absence of p53 gene mutations in a tumor panel representative of pilocytic astrocytoma diversity using a p53 functional assay. Int. J. Cancer 76,

797–800.

Itoh, Y., Kowada, M., Mineura, K., et al., 1987. Congenital glioblastoma of the cerebellum with cytofluorometric deoxyribonucleic acid analysis. Surg. Neurol. 27, 163–167.

Iwashita, T., Enjoji, M., 1987. Plexiform neurilemmoma: a clinicopathological and immunohistochemical analysis of 23 tumors from 20 patients. Virchows Arch. A. Pathol. Anat. Histopathol 411, 305–309.

Jagadha, V., Halliday, W.C., Becker, L.E., 1986. Glial fibrillary acidic protein (GFAP) in oligodendrogliomas: a reflection of transient GFAP expression by immature oligodendroglia. Can. J. Neurol. Sci. 13, 307–311.

Jay, V., Becker, L.E., Otsubo, H., et al., 1993. Pathology of temporal lobectomy for refractory seizures in children. Review of 20 cases including some unique malformative lesions. J. Neurosurg 79, 53–61.

Jellinger, K., Paulus, W., 1991. Mesenchymal, non-meningothelial tumors of the central nervous system. Brain Pathol. 1, 79–87.

Jeuken, J.W., von Deimling, A., Wesseling, P., 2004. Molecular pathogenesis of oligodendroglial tumors. J. Neurooncol. 70, 161–181.

Johnson, D.L., Chandra, R., Fisher, W.S., et al., 1985. Trilateral retinoblastoma: ocular and pineal retinoblastomas. J. Neurosurg 63, 367–370.

Jones, D.T., Kocailkowski, S., Liu, L., et al., 2008. Tandem duplication producing a novel oncogenic BRAF fusion gene defines the majority of pilocytic astrocytomas. Cancer Res. 68, 8673–8677.

Jouvet, A., Fauchon, F., Liberski, P., et al., 2003. Papillary tumor of the pineal region. Am. J. Surg. Pathol. 27, 505–512.

Jouvet, A., Nakazato, Y., Scheithauer, B.W., et al., 2007. Papillary tumor of the pineal region. In: Louis, D.N., Ohgaki, H., Wiestler, O.D., et al. (Eds.), WHO classification of tumours of the central nervous system. IARC, Lyon, pp. 128–129.

Jouvet, A., Saint-Pierre, G., Fauchon, F., et al., 2000. Pineal parenchymal tumors: a correlation of histological features with prognosis in 66 cases. Brain Pathol. 10, 49–60.

Judkins, A.R., Eberhart, C.G., Wesseling, P., 2007. Atypical teratoid/rhabdoid tumor. In: Louis, D.N., Ohgaki, H., Wiestler, O.D., et al. (Eds.), WHO classification of tumours of the central nervous system. IARC, Lyon, pp. 147–149.

Judkins, A.R., Mauger, J., Ht, A., et al., 2004. Immunohistochemical analysis of hSNF5/INI1 in pediatric CNS neoplasms. Am. J. Surg. Pathol. 28, 644–650.

Jung, S.M., Kuo, T.T., 2005. Immunoreactivity of CD10 and inhibin alpha in differentiating hemangioblastoma of central nervous system from metastatic clear cell renal cell carcinoma. Mod. Pathol. 18, 788–794.

Kalyan-Raman, U.P., Olivero, W.C., 1987. Ganglioglioma: A correlative clinicopathological and radiological study of ten surgically treated cases with follow-up. Neurosurgery 20, 428–433.

Kandler, R.H., Smith, C.M., Broome, J.C., et al., 1991. Gliomatosis cerebri: a clinical, radiological and pathological report of four cases. Br. J. Neurosurg 5, 187–193.

Kanner, A.A., Staugatis, S.M., Castilla, E.A., et al., 2006. The impact of genotype on outcome in oligodendroglioma: validation of the loss of chromosome arm 1p as an important factor in clinical decision making. J. Neurosurg 104, 542–550.

Kao, G.F., Laskin, W.B., Olsen, T.G., 1989. Solitary cutaneous plexiform neurilemmoma (schwannoma): a clinicopathologic, immunohistochemical, and ultrastructural study of 11 cases. Mod. Pathol. 2, 20–26.

Katayama, Y., Kimura, S., Watanabe, T., et al., 1999. Peripheral-type primitive neuroectodermal tumor arising in the tentorium. Case report. J. Neurosurg 90, 141–144.

Katoh, M., Satoh, T., Nishiya, M., et al., 2004. Clear cell ependymoma of the fourth ventricle. Neuropathology 24, 330–335.

Katsetos, C.D., Herman, M.M., Frankfurter, A., et al., 1989. Cerebellar desmoplastic medulloblastomas. A further immunohistochemical characterization of the reticulin-free pale islands. Arch. Pathol. Lab. Med. 113, 1019–1029.

Kawahara, I., Tokunaga, Y., Yagi, N., et al., 2007. Papillary tumor of the pineal region: case report. Neurol. Med. Chir. (Tokyo) 47, 568–571.

Kawano, N., Yada, K., Yagishita, S., 1989. Clear cell ependymoma. A histological variant with diagnostic implications. Virchows Arch. [A] 415, 467–472.

Kawano, N., 1991. Pleomorphic xanthoastrocytoma (PXA) in Japan: its clinico-pathologic features and diagnostic clues. Brain Tumor. Pathol. 8, 5–10.

Kepes, J.J., Rubinstein, L.J., Chiang, H., 1984. The role of astrocytes in the formation of cartilage in gliomas. An immunohistochemical study of four cases. Am. J. Pathol. 117, 471–483.

Kepes, J.J., Rubinstein, L.J., Ansbacher, L., et al., 1989. Histopathological features of recurrent pleomorphic xanthoastrocytomas: Further corroboration of the glial nature of this neoplasm. Acta. Neuropathol. 78, 585–593.

Kepes, J.J., Rubinstein, L.J., Eng, L.F., 1979. Pleomorphic xanthoastrocytoma: A distinctive meningocerebral glioma of young subjects with relatively favorable prognosis; a study of 12 cases. Cancer 44, 1839–1852.

Kepes, J.J., 1983. Oncocytic transformation of choroid plexus epithelium. Acta. Neuropathol. 62, 145–148.

Kern, M., Robbins, P., Lee, G., Watson, P., 2006. Papillary tumor of the pineal region: a new pathological entity. Clin. Neuropathol. 25, 185–192.

Khoddami, M., Becker, L.E., 1997. Immunohistochemistry of medulloepithelioma and neural tube. Pediatr. Pathol. Lab. Med. 17, 913–925.

Kim, D.G., Kim, J.S., Chi, J.G., et al., 1996. Central neurocytoma: proliferative potential and biological behavior. J. Neurosurg 84, 742–747.

Kim, S.H., Kim, H., Kim, T.S., 2005. Clinical, histological, and immunohistochemical features predicting 1p/19q loss of heterozygosity in oligodendroglial tumors. Acta. Neuropathol. 110, 27–38.

Kitange, G.J., Templeton, K.L., Jenkins, R.B., 2003. Recent advances in the molecular genetics of primary gliomas. Curr. Opin. Oncol. 15, 197–203.

Kleihues, P., Aguzzi, A., Shibata, T., et al., 1989. Immunohistochemical assessment of differentiation and DNA replication in human brain tumors. In: Fields, W.S. (Ed.), Primary brain tumors. A review of histologic classification. Springer-Verlag, New York, pp. 123–132.

Kleihues, P., Burger, P.C., Aldape, K.D., et al., 2007c. Glioblastoma. In: Louis, D.N., Ohgaki, H., Wiestler, O.D., et al. (Eds.), WHO classification of tumours of the central nervous system. IARC, Lyon, pp. 33–49.

Kleihues, P., Burger, P.C., Rosenblum, M.K., et al., 2007b. Anaplastic astrocytoma. In: Louis, D.N., Ohgaki, H., Wiestler, O.D., et al. (Eds.), WHO classification of tumours of the central nervous system. IARC, Lyon, pp. 30–32.

Kleihues, P., Chimelli, L., Giangaspero, F., et al., 2007d. Cerebellar liponeurocytoma. In: Louis, D.N., Ohgaki, H., Wiestler, O.D., et al. (Eds.), WHO classification of tumours of the central nervous system. IARC, Lyon, pp. 110–112.

Kleihues, P., Louis, D.N., Weistler, O.D., et al., 2007a. WHO grading of tumors of the central nervous system. In: Louis, D.N., Ohgaki, H., Wiestler, O.D., et al. (Eds.), WHO classification of tumours of the central nervous system. IARC, Lyon, pp. 10–11.

Kleihues, P., Ohgaki, H., 1999. Primary and secondary glioblastoma: from concept to clinical diagnosis. Neuro. Oncol. 1, 45–51.

Kline, K.T., Damjanov, I., Katz, S.M., et al., 1979. Pineoblastoma: an electron microscopic study. Cancer 44, 1692–1699.

Komori, T., Scheithauer, B.W., Anthony, D.C., et al., 1998. Papillary glioneuronal tumor: a new variant of mixed neuronal-glial neoplasm. Am. J. Surg. Pathol. 22, 1171–1183.

Komori, T., Scheithauer, B.W., Hirose, T., 2002. A rosette-forming glioneuronal tumor of the fourth ventricle. Infratentorial form of dysembryoplastic neuropeithelial tumor? Am. J. Surg. Pathol. 26, 582–591.

Kordek, R., Biernat, W., Sapieja, W., et al., 1995. Pleomorphic xanthoastrocytoma with gangliomatous component: an immunohistochemical and ultrastructural study. Acta. Neuropathol. 89, 194–197.

Korf, H.W., Klein, D.C., Zigler, J.S., et al., 1986. S-antigen-like immunoreactivity in a human pineocytoma. Acta. Neuropathol. 69, 165–167.

Korshunov, A., Golanov, A., Sycheva, R., 2004. The histologic grade is a main prognostic factor for patients with intracranial ependymomas treated in the microneurosurgical era: an analysis of 258 patients. Cancer 100, 1230–1237.

Korshunov, A., Golanov, A., Timirgaz, V., 2000. Immunohistochemical markers for intracranial ependymoma recurrence. An analysis of 88 cases. J. Neuro. Sci. 177, 72–82.

Korshunov, A., Golanov, A., Timirgaz, V., 2001. p14ARF protein (FL-132) immunoreactivity in intracranial ependymomas and its prognostic significance: an analysis of 103 cases. Acta. Neuropathol. (Berl.) 102, 271–277.

Kraus, J.A., Koopmann, J., Kaskel, P., et al., 1995. Shared allelic losses on chromosomes 1p and 19q suggest a common origin of oligodendroglioma and oligo-astrocytoma. J. Neuropathol. Exp. Neurol. 54, 91–95.

Kraus, J.A., Felsberg, J., Tonn, J.C., et al., 2002. Molecular genetic analysis of the TP53, PTEN, CDKN2A, EGFR, CDK4 and MDM2 tumor-associated genes in supratentorial primitive neuroectodermal tumors and glioblastomas of childhood. Neuropathol. Appl. Neurobiol. 28, 325–333.

Kreiger, P.A., Okada, Y., Simon, S., et al., 2005. Losses of chromosomes 1p and 19q are rare in pediatric oligodendrogliomas. Acta. Neuropathol. (Berl.) 109, 387–392.

Krieg, M., Marti, H.H., Plate, K.H., 1998. Coexpression of erythropoietin and vascular endothelial growth factor in nervous system tumors associated with von Hippel-Lindau tumor suppressor gene loss of function. Blood 92, 3388–3393.

Kros, J.M., Van Eden, C.G., Stefanko, S.Z., et al., 1992. Prognostic implications of glial fibrillary acidic protein containing cell types in oligodendrogliomas. Cancer 66, 1204–1212.

Kros, J.M., de Jong, A.A., van der Kwast, Th.H., 1990. Ultrastructural characterization of transitional cells in oligodendrogliomas. J. Neuropathol. Exp. Neurol. 51, 186–193.

Krouwer, H.G., Davis, R.L., Silver, R., et al., 1991. Gemistocytic astrocytomas: a reappraisal. J. Neurosurg 74, 399–406.

Kubota, K.C., Itoh, T., Yamada, Y., et al., 2009. Melanocytic medulloblastoma with ganglioneurocytomatous differentiation: a case report. Neuropathology, 29, 72–77.

Kubota, T., Hayashi, M., Kawano, H., et al., 1991. Central neurocytoma: immunohistochemical and ultrastructural study. Acta. Neuropathol. 81, 418–427.

Kuchelmeister, K., Demirel, T., Schlorer, E., et al., 1995. Dysembryoplastic neuroepithelial tumor of the cerebellum. Acta. Neuropathol. 89, 385–390.

Kuchelmeister, K., Hugens-Penzel, M., Jodicke, A., Schachenmayr, W., 2006. Papillary tumor of the pineal region: histodiagnostic considerations. Neuropathol. Appl. Neurobiol. 32, 203–208.

Kujas, M., Lejeune, J., Benouaich-Amiel, A., et al., 2005. Chromosome 1p loss: a favorable prognostic factor in low-grade gliomas. Ann. Neurol. 58, 322–326.

Lamont, J.M., McManamy, C.S., Pearson, A.D., et al., 2004. Combined histopahtological and molecular cytogenetic stratification of medulloblastoma patients. Clin. Cancer Res. 10, 5482–5493.

Lang, F.F., Miller, D.C., Pisharody, S., et al., 1994. High frequency of p53 protein accumulation without p53 gene mutation in human juvenile pilocytic, low grade and anaplastic astrocytomas. Oncogene 9, 949–954.

Langford, L.A., 1986. The ultrastructure of the ependymoblastoma. Acta. Neuropathol. 71, 136–141.

Laurence, K.M., 1979. The biology of choroid plexus papilloma in infancy and childhood. Acta. Neurochir. 50, 79–90.

Leivo, I., Engvall, E., Laurila, P., et al., 1989. Distribution of merosin, a laminin-related tissue-specific basement membrane protein, in human Schwann cell neoplasms. Lab. Invest. 61, 426–432.

Lellouch-Tubiana, A., Boddaert, N., Bourgeois, M., et al., 2005. Angiocentric neuroepithelial tumor (ANET): a new epilepsy-realted clinicopathological entity with distinct MRI. Brain Pathol. 15, 281–286.

Liaw, D., Marsh, D.J., Li, J., et al., 1997. Germline mutations of the PTEN gene in Cowden disease, an inherited breast and thyroid cancer syndrome. Nat. Genet. 16, 64–67.

Ligon, K.L., Alberta, J.A., Kho, A.T., et al., 2004. The oligodendroglial lineage marker OLIG2 is universally expressed in diffuse gliomas. J. Neuropathol. Exp. Neurol. 63, 499–509.

Lindboe, C., Cappelen, J., Kepes, J., 1992. Pleomorphic xanthoastrocytoma as a component of a cerebellar ganglioglioma: case report. Neurosurgery 31, 353–355.

Liu, L., Backlund, L.M., Nilsson, B.R., et al., 2005. Clinical significance of EGFR amplification and the aberrant EGFR vIII transcript in conventionally treated astrocytic gliomas. J. Mol. Med. 83, 917–926.

Lombardi, D., Scheithauer, B.W., Meyer, F.B., et al., 1991. Symptomatic subependymoma: a clinicopathological and flow cytometric study. J. Neurosurg 75, 583–588.

Lopes, M.B.S., Altermatt, H.J., Scheithauer, B.W., et al., 1996. Immunohistochemical characterization of subependymal giant cell astrocytomas. Acta. Neuropathol. 91, 368–375.

Lopes, M.B.S., Gonzalez-Fernandez, F., Scheithauer, B.W., et al., 1993. Differential expression of retinal proteins in a pineal parenchymal tumor. J. Neuropathol. Exp. Neurol. 52, 516–524.

Lopes, M.B.S., Rosemberg, S., Cardoso de Almeida, P.C., et al., 1989. Glial fibrillary acidic protein and cytokeratin in choroid plexus tumors: an immunohistochemical study. Pathol. Res. Pract. 185, 339–341.

Lopes, M.B., Wiestler, O.D., Stemmet-Rachamimov, A.O., et al., 2007. Tuberous sclerosis complex and subependymal giant cell astrocytoma. In: Louis, D.N., Ohgaki, H., Wiestler, O.D., et al. (Eds.), WHO classification of tumours of the central nervous system. IARC, Lyon, pp. 218–221.

Louis, D.N., Ohgaki, H., Wiestler, O.D., et al. (Eds.), 2007. WHO classification of tumours of the central nervous system. IARC, Lyon.

Louis, D.N., Swearingen, B., Linggood, R.M., et al., 1990. Central nervous system neurocytoma and neuroblastoma in adults – report of eight cases. J. Neurooncol. 9, 231–238.

Louis, D.N., von Deimling, A., Chung, R.Y., et al., 1993. Comparative study of p53 gene and protein alterations in human astrocytic tumors. J. Neuropathol. Exp. Neurol. 52, 31–38.

Louis, D.N., 1997. A molecular genetic model of astrocytoma histopathology. Brain Pathol. 7, 755–764.

Madhusudan, S., Deplanque, G., Braybrooke, J.P., et al., 2004. Antiangiogenic therapy for von Hippel-Lindau disease. JAMA 291, 943–944.

Mahler-Araujo, M.B., Sanoudou, D., Tingby, O., et al., 2003. Structural Genomic Abnormalities of Chromosomes 9 and 18 in Myxopapillary Ependymomas. J. Neuropathol. Exp. Neurol. 62, 927–935.

Maintz, D., Fiedler, K., Koopmann, J., et al., 1997. Molecular genetic evidence for subtypes of oligoastrocytomas. J. Neuropathol. Exp. Neurol. 56, 1098–1104.

Marano, S.R., Johnson, P.C., Spetzler, R.F., 1988. Recurrent Lhermitte–Duclos disease in a child. J. Neurosurg 69, 599–603.

Margetts, J.C., Kalyan-Raman, U.P., 1989. Giant-celled glioblastoma of brain: a clinico-pathological and radiological study of ten cases (including immunohistochemistry and ultrastructure). Cancer 63, 524–531.

Markesbery, W.R., Haugh, R.M., Young, A.B., 1981. Ultrastructure of pineal parenchymal neoplasms. Acta. Neuropathol. 55, 143–149.

Matsui, I., Tanimura, M., Kobayashi, N., et al., 1993. Neurofibromatosis type 1 and childhood cancer. Cancer 72, 2746–2754.

McCabe, M.G., Ichimura, K., Liu, L., et al., 2006. High-resolution array-based comparative genomic hybridization of medulloblastomas and supratentorial primitive neuroectodermal tumors. J. Neuropathol. Exp. Neurol. 65, 549–561.

McCormick, P.C., Stein, B.M., 1990. Intramedullary tumors in adults. Neurosurg Clin. N. Am. 1, 609–630.

McGrogan, G., Rivel, J., Vital, C., et al., 1992. A pineal tumor with features of 'pineal anlage tumor'. Acta. Neurochir. 117, 73–77.

McLendon, R.E., Herndon, J.E. 2nd, West, B., et al., 2005. Survival analysis of presumptive prognostic markers among oligodendrogliomas. Cancer 104, 1693–1699.

McLendon, R.E., Judkins, A.R., Eberhart, C.G., et al., 2007a. Central nervous system primitive neuroectodermal tumors. In: Louis, D.N., Ohgaki, H., Wiestler, O.D., et al. (Eds.), WHO classification of tumours of the central nervous system. IARC, Lyon, pp. 141–146.

McLendon, R.E., Wiestler, O.D., Kros, J.M., et al., 2007b. Ependymoma and anaplastic ependymoma. In: Louis, D.N., Ohgaki, H., Wiestler, O.D., et al. (Eds.), WHO classification of tumours of the central nervous system. IARC, Lyon, pp. 74–80.

McNeil, D.E., Coté, T.R., Clegg, L., et al., 2002. Incidence and trends in pediatric malignancies medulloblastoma/primitive neuroectodermal tumor: a SEER update. Med. Pediatr. Oncol. 39, 190–194.

Megyesi, J.F., Kachur, E., Lee, D.H., et al., 2004. Imaging correlates of molecular signatures in oligodendrogliomas. Clin. Cancer Res. 10, 4303–4306.

Meis, J.M., Martz, K.L., Nelson, J.S., 1991. Mixed glioblastoma multiforme and sarcoma. A clinicopathologic study of 26 radiation therapy oncology group cases. Cancer 67, 2342–2349.

Meis, J.M., Ordóñez, N.G., Bruner, J.M., 1986. Meningiomas: An immunohistochemical study of 50 cases. Arch. Pathol. Lab. Med. 110, 934–937.

Mena, H., Ribas, J.L., Pezeshkpur, G.H., et al., 1991. Hemangiopericytoma of the central nervous system: a review of 94 cases. Hum. Pathol. 22, 84–91.

Mena, H., Rushing, E.J., Ribas, J.L., et al., 1995. Tumors of pineal parenchymal cells: a correlation of histological features, including nucleolar organizer regions, with survival in 35 cases. Hum. Pathol. 26, 20–30.

Meyer-Puttlitz, B., Hayashi, Y., Waha, A., et al., 1997. Molecular genetic analysis of giant cell glioblastomas. Am. J. Pathol. 151, 853–857.

Meyers, S.P., Khademian, Z.P., Chaung, S.H., et al., 2004. Choroid plexus carcinomas in children: MRI features and patient outcomes. Neuroradiology 9, 770–780.

Miettinen, M., Clark, Virtanen, I., 1986. Intermediate filament proteins in choroid plexus and ependyma and their tumors. Am. J. Pathol. 123, 231–240.

Miettinen, M., Foidart, J.M., Ekblom, P., 1983. Immunohistochemical demonstration of laminin, the major glycoprotein of basement membranes, as an aid in the diagnosis of soft tissue tumors. Am. J. Clin. Pathol. 79, 306–311.

Miller, C.R., Dunham, C.P., Scheithauer, B.W., et al., 2006. Significance of necrosis in grading of oligodendroglial neoplasms: a clinicopathologic and genetic study of newly diagnosed high-grade gliomas. J. Clin. Oncol. 24, 5419–5426.

Miller, D.C., Hochberg, F.H., Harris, N.L., et al., 1994. Pathology with clinical correlations of primary central nervous system non-Hodgkin's lymphoma. Cancer 74, 1383–1397.

Mills, S.E., Ross, G.W., Perentes, E., et al., 1990. Cerebellar hemangioblastoma: immunohistochemical distinction from metastatic renal cell carcinoma. Surg. Pathol. 3, 121–132.

Min, K.W., Scheithauer, B.W., Bauserman, S.C., 1994. Pineal parenchymal tumors: an ultrastructural study with prognostic implications. Ultrastruct. Pathol. 18, 69–85.

Minehan, K.J., Shaw, E.G., Scheithauer, B.W., et al., 1995. Spinal cord astrocytoma: pathological and treatment considerations. J. Neurosurg 83, 590–595.

Mishima, K., Nakamura, M., Nakamura, H., et al., 1992. Leptomeningeal dissemination of cerebellar pilocytic astrocytoma. J. Neurosurg 77, 788–791.

Mizuguchi, M., Kato, M., Yamanouchi, H., et al., 1997. Tuberin immunohistochemistry in brain, kidneys and heart with or without tuberous sclerosis. Acta. Neuropathol. 94, 525–531.

Mogollon, R., Penneys, N., Albores-Saavedra, J., et al., 1984. Malignant schwannoma presenting as a skin mass: confirmation by the demonstration of myelin basic protein within tumor cells. Cancer 53, 1190–1193.

Molloy, P.T., Hachinis, A.T., Rorke, L.B., et al., 1996. Central nervous system medulloepithelioma: a series of eight cases including two arising in the pons. J. Neurosurg 84, 430–436.

Montesinos-Rongen, M., Brunn, A., Bentink, S., et al., 2008. Gene expression profiling suggests primary central nervous system lymphomas to be derived from a late germinal center B cell. Leukemia 22, 400–405.

Montesinos-Rongen, M., Küppers, R., Schlüter, D., et al., 1999. Primary central nervous system lymphomas are derived from germinal-center B cells and show a preferential usage of the V4–34 gene segment. Am. J. Pathol. 155, 2077–2086.

Morantz, R.A., Feigin, I., Ransohoff, J.III, 1976. Clinical and pathological study of 24 cases of gliosarcoma. J. Neurosurg 45, 398–408.

Morantz, R.A., Kepes, J.J., Batnitzky, S., et al., 1979. Extraspinal ependymomas: report of three cases. J. Neurosurg 51, 383–391.

Morgello, S., 1995. Pathogenesis and classification of primary central nervous system lymphoma: an update. Brain Pathol. 5, 383–393.

Mørk, S.J., Rubinstein, L.J., 1985. Ependymoblastoma. A reappraisal of a rare embryonal tumor. Cancer 55, 1536–1542.

Mueller, W., Hartmann, C., Hoffmann, A., et al., 2002. Genetic signature of oligoastrocytomas correlates with tumor location and denotes distinct molecular subsets. Am. J. Pathol. 161, 313–319.

Muller, W., Afra, D., Schroder, R., 1997. Supratentorial recurrences of gliomas: morphological studies in relation to time intervals with 544 astrocytomas. Acta. Neurochir. 37, 75–91.

Muñoz, E.L., Eberhard, D.A., Lopes, M.B.S., et al., 1996. Proliferative activity and p53 mutation as prognostic indicators in pleomorphic xanthoastrocytoma [abstract]. J. Neuropathol. Exp. Neurol. 55, 606.

Nakagawa, Y., Perentes, E., Rubinstein, L.J., 1986. Immunohistochemical characterization of oligodendrogliomas: an analysis of multiple markers. Acta. Neuropathol. 72, 15–22.

Nakamura, M., Inoue, H.K., Ono, N., et al., 1987. Analysis of hemangiopericytic meningiomas by immunohistochemistry, electron microscopy and cell culture. J. Neuropathol. Exp. Neurol. 46, 57–71.

Nakasu, S., Hirano, A., Shimura, T., et al., 1987. Incidental meningiomas in autopsy study. Surg. Neurol. 27, 319–322.

Nakazato, K., Figarella-Branger, D., Becker, A.J., et al., 2007a. Papillary glioneuronal tumor. In: Louis, D.N., Ohgaki, H., Wiestler, O.D., et al. (Eds.), WHO classification of tumours of the central nervous system. IARC, Lyon, pp. 113–114.

Nakazato, Y., Jouvet, A., Scheithauer, B.W., 2007b. Pineocytoma; Pineal parenchymal tumor of intermediate differentiation; Pineoblastoma. In: Louis, D.N., Ohgaki, H., Wiestler, O.D., et al. (Eds.), WHO classification of tumours of the central nervous system. IARC, Lyon, pp. 122–127.

Nelen, M.R., Padberg, G.W., Peeters, E.A., et al., 1996. Localization of the gene for Cowden disease to chromosome 10q22–10q23. Nat. Genet. 13, 114–116.

Neumann, H.P., Lips, C.J.M., Hsia, Y.E., et al., 1995. Von Hippel-Lindau Syndrome. Brain Pathol. 5, 181–193.

Ng, T.H.K., Poon, W.S., 1990. Gliosarcoma of the posterior fossa with features of a malignant fibrous histiocytoma. Cancer 65, 1161–1166.

Ng, T.H.K., Furg, C.F., Ma, L.T., 1990. The pathological spectrum of desmoplastic infantile gangliogliomas. Histopathology 16, 235–241.

Nicholson, J.C., Ross, F.M., Kohler, J.A., et al., 1999. Comparative genomic hybrisization and histological variation in primitive neuroectodermal tumors. Br. J. Cancer 80, 1322–1331.

Nilda, Y., Stemmer-Rachamimov, A.O., Logrip, M., et al., 2001. Survey of somatic mutations in tuberous sclerosis complex (TSC) hamartomas suggest different genetic mechanisms for pathogenesis of TSC lesions. Am. J. Hum. Genet. 69, 493–503.

Nishio, S., Tashima, T., Takeshita, I., et al., 1988. Intraventricular neurocytoma – clinicopathological features of six cases. J. Neurosurg 68, 665–670.

Nishiyama, A., Chang, A., Trapp, B.D., 1999. NG2+ glial cells: A novel glial cell population in the adult brain. J. Neuropathol. Exp. Neurol. 58, 1113–1124.

Nolan, M.A., Sakuta, R., Chuang, N., et al., 2004. Dysembryoplastic neuroepithelial tumors in childhood. Long-term outcome and prognostic features. Neurology 62, 2270–2276.

Norris, L.S., Snodgrass, S., Miller, D.C., et al., 2005. Recurrent central nervous system medulloepithelioma. J. Pediatr. Hematol. Oncol. 27, 264–266.

Ohgaki, H., Dessen, P., Jourde, B., et al., 2004. Genetic pathways to glioblastoma: a population-based study. Cancer Res. 6892–6899.

Ohgaki, H., Eibl, R.H., Schwab, M., et al., 1993. Mutations of the p53 tumor suppressor gene in neoplasms of the human nervous system. Mol. Carcinog. 8, 74–80.

Ohgaki, H., Kleihues, P., 2005. Population-based studies on incidence, survival rates, and genetic alterations in astrocytic and oligodendroglial gliomas. J. Neuropathol. Exp. Neurol. 64, 479–489.

Ohnishi, A., Sawa, H., Tsuda, M., et al., 2003. Expression of the oligodendroglial lineage-associated markers Olig1 and Olig2 in different types of human gliomas. J. Neuropathol. Exp. Neurol. 62, 1052–1059.

Olson, J.E., Janney, C.A., Rao, R.D., et al., 2002. The continuing increase in the incidence of primary central nervous system non-Hodgkin lymphoma. Cancer 95, 1504–1510.

Onguru, O., Celasun, B., Gunhan, O., 2005. Desmoplastic non-infantile ganglioglioma. Neuropathology 25, 150–152.

Packer, R.J., Perilongo, G., Johnson, D., et al., 1992. Choroid plexus carcinoma of childhood. Cancer 69, 580–585.

Padberg, G.W., Schot, J.D., Vielvoye, G.J., et al., 1991. Lhermitte-Duclos disease and Cowden disease: A single phakomatosis. Ann. Neurol. 29, 517–523.

Pagni, C.A., Canavero, S., Giordana, M.T., et al., 1992. Spinal intramedullary subependymomas: case report and review of the literature. Neurosurgery 30, 115–117.

Parsons, D.W., Jones, S., Zhang, X., et al., 2008. An integrated genomic analysis of human glioblastoma multiforme. Science 321, 1807–1812.

Pasquier, B., Kojder, I., Labat, F., et al., 1985. Le xanthoastrocytome du sujet jeune. Ann. Pathol. 5, 29–43.

Pasquier, B., Péoc'h, M., Morrison, A.L., et al., 2002. Chordoid glioma of the third ventricle: a report of two new cases, with further evidence supporting an ependymal differentiation, and review of the literature. Am. J. Surg. Pathol. 26, 1330–1342.

Patt, S., Gries, H., Giraldo, M., et al., 1996. p53 gene mutations in human astrocytic brain tumors including pilocytic astrocytomas. Hum. Pathol. 27, 586–589.

Patterson, R.H. Jr, Campbell, W.G. Jr, Parsons, H., 1961. Ependymoma of the cauda equina with multiple visceral metastases: report of a case. J. Neurosurg 18, 145–150.

Paulus, W., Bayas, A., Ott, G., et al., 1994a. Interphase cytogenetics of glioblastoma and gliosarcoma. Acta. Neuropathol. 88, 420–423.

Paulus, W., Brandner, S., 2007. Choroid plexus tumors. In: Louis, D.N., Ohgaki, H., Wiestler, O.D., et al. (Eds.), WHO classification of tumours of the central nervous system. IARC, Lyon, pp. 82–85.

Paulus, W., Lisle, D.K., Tonn, J.C., et al., 1996. Molecular genetic alterations in pleomorphic xanthoastrocytoma. Acta. Neuropathol. 91, 293–297.

Paulus, W., Ott, M.M., Strik, H., et al., 1994b. Large cell anaplastic (Ki-1) brain lymphoma of T-cell genotype. Hum. Pathol. 25, 1253–1256.

Penneys, N.S., Mogollon, R., Kowalczyk, A., et al., 1984. A survey of cutaneous neural lesions for the presence of myelin basic protein. An immunohistochemical study. Arch. Dermatol. 120 (2), 210–213.

Peraud, A., Watanabe, K., Plate, K.H., et al., 1997. Mutations versus EGF Receptor expression in giant cell glioblastomas. J. Neuropathol. Exp. Neurol. 56, 1236–1241.

Peraud, A., Watanabe, K., Schwechheimer, K., et al., 1999. Genetic profile of the giant cell glioblastoma. Lab. Invest. 79, 123–129.

Perentes, E., Rubinstein, L.J., 1987. Recent applications of immunoperoxidase histochemistry in human neuro-oncology. Arch. Pathol. Lab. Med. 111, 796–812.

Perentes, E., Nakagawa, Y., Ross, G.W., et al., 1987. Expression of epithelial membrane antigen in perineural cells and their derivatives. An immunohistochemical study with multiple markers. Acta. Neuropathol. 75, 160–165.

Perentes, E., Rubinstein, L.J., Herman, M.M., et al., 1986. S-antigen immunoreactivity in human pineal glands and pineal parenchymal tumors. A monoclonal antibody study. Acta. Neuropathol. 71, 224–227.

Perentes, E., Rubinstein, L.J., 1986. Immunohistochemical recognition of human neuro-epithelial tumors by anti-Leu 7 (HNK-1) monoclonal antibody. Acta. Neuropathol. 69, 227–233.

Perry, A., Aldape, K.D., George, D.H., et al., 2004. Small cell astrocytoma: an aggressive variant that is clinicopathologically and genetically distinct form anaplastic oligodendroglioma. Cancer 101, 2318–2326.

Perry, A., Giannini, C., Scheithauer, B.W., et al., 1997a. Composite pleomorphic xanthoastrocytoma and ganglioglioma: report of four cases and review of the literature. Am. J. Surg. Pathol. 21, 763–771.

Perry, A., Louis, D.N., Scheithauer, B.W., et al., 2007. Meningiomas. In: Louis, D.N., Ohgaki, H., Wiestler, O.D., et al. (Eds.), WHO classification of tumours of the central nervous system. IARC, Lyon, pp. 164–172.

Perry, A., Miller, C.R., Gujrati, M., et al., 2009. Malignant gliomas with primitive neuroectodermal tumor-like components: a clinicopathologic and genetic study of 53 cases. Brain Pathol. 19, 81–90.

Perry, A., Stafford, S.L., Scheithauer, B.W., et al., 1998. The prognostic role of MIB-1, p53 and DNA flow cytometry in completely resected primary meningiomas. Cancer 82, 2262–2269.

Perry, A., Stafford, S.L., Scheitheauer, B.W., et al., 1997b. Meningioma grading. An analysis of histologic parameters. Am. J. Surg. Pathol. 21, 1455–1465.

Pierga, J.Y., Kalifa, C., Terrier-Lacombe, M.J., et al., 1993. Carcinoma of the choroid plexus: a pediatric experience. Med. Pediat. Oncol. 21, 480–487.

Pinkus, G.S., Kurtin, P.J., 1985. Epithelial membrane antigen – a diagnostic discriminant in surgical pathology: immunohistochemical profile in epithelial, mesenchymal, and hematopoietic neoplasms using paraffin sections and monoclonal antibodies. Hum. Pathol. 16, 929–940.

Pizer, B.L., Moss, T., Oakhill, A., et al., 1995. Congenital astroblastoma: an immunohistochemical study. Case report. J. Neurosurg 83, 550–555.

Plate, K.H., Vortmeyer, A.O., Zagzag, D., et al., 2007. von Hippel-Lindau disease and haemangioblastoma. In: Louis, D.N., Ohgaki, H., Wiestler, O.D., et al. (Eds.), WHO classification of tumours of the central nervous system. IARC, Lyon, pp. 215–217.

Platten, M., Giordano, M.J., Dirven, C.M., et al., 1996. Up-regulation of specific NF-1 gene transcripts in sporadic pilocytic astrocytomas. Am. J. Pathol. 149, 621–627.

Pomeroy, S.L., Tamayo, P., Gaasenbeck, M., et al., 2002. Prediction of central nervous system embryonal tumor outcome based on gene expression. Nature 415, 436–442.

Pommepuy, I., Delage-Corre, M., Moreau, J.J., et al., 2006. A report of a desmoplastic ganglioglioma in a 12-year-old girl with review of the literature. J. Neurooncol. 76, 271–275.

Port, J.D., Brat, D.J., Burger, P.C., et al., 2003. Astroblastoma: radiologic-pathologic correlation and distinction from ependymoma. AJNR Am. J. Neuroradiol. 23, 243–247.

Pravdenkova, S., Al-Mefty, O., Sawyer, J., et al., 2006. Progesterone and estrogen receptors: opposing prognostic indicators in meningiomas. J. Neurosurg 105, 163–173.

Prayson, R.A., Morris, H.H., Estes, M.L., et al., 1996. Dysembryoplastic neuroepithelial tumor: a clinicopathologic and immunohistochemical study of 11 tumors including MIB-1 immunoreactivity. Clin. Neuropathol. 15, 47–53.

Prayson, R.A., 1999. Clinicopathologic study of 61 patients with ependymoma including MIB-1 immunohistochemistry. Ann. Diagn. Pathol. 3, 11–18.

Preusser, M., Dietrich, W., Czech, T., et al., 2003. Rosette-forming glioneuronal tumor of the fourth ventricle. Acta. Neuropathol. 106, 506–508.

Preusser, M., Wolfsberger, S., Czech, T., et al., 2005. A survivin expression in intracranial ependymomas and its correlation with tumor cell proliferation and patient outcome. Am. J. Clin. Pathol. 124, 543–549.

Pulitzer, D.R., Martin, P.C., Collins, P.C., et al., 1988. Subcutaneous sacrococcygeal ('myxopapillary') ependymal rests. Am. J. Surg. Pathol. 12, 672–677.

Radley, M.G., Di Sant'Agnese, P.A., Eskin, T.A., et al., 1989. Epithelial differentiation in meningiomas. An immunohistochemical, histochemical and ultrastructural study – with review of literature. Am. J. Clin. Pathol. 92, 266–272.

Raffel, C., Jenkins, R.B., Frederick, L., et al., 1997. Sporadic medulloblastomas contain PTCH mutations. Cancer Res. 57, 842–845.

Raffel, C., Thomas, G.A., Tishler, D.M., et al., 1993. Absence of p53 mutations in childhood central nervous system primitive neuroectodermal tumors. Neurosurgery 33, 103–106.

Ragel, B.T., Townsend, J.J., Arthur, A.S., et al., 2005. Intraventricular tanycytic ependymoma: case report and review of the literature.

J. Neurooncol. 71, 189–193.

Raizer, J.J., Shetty, T., Gutin, P.H., et al., 2003. Chordoid glioma: report of a case with unusual histologic features, ultrastructural study and review of the literature. J. Neurooncol. 63, 39–47.

Rajaram, V., Brat, D.J., Perry, A., 2004. Anaplastic meningioma versus meningeal hemangiopericytoma: immunohistochemical and genetic markers. Hum. Pathol. 35, 1413–1418.

Rakic, P., 2003. Developmental and evolutionary adaptations of cortical radial glia. Cereb. Cortex. 13, 541–549.

Rao, C., Friedlander, M.E., Klein, E., et al., 1990. Medullomyoblastoma in an adult. Cancer 65, 157–163.

Rawlinson, D.G., Herman, M.M., Rubinstein, L.J., 1973. The fine structure of a myxopapillary ependymoma of the filum terminale. Acta. Neuropathol. 25, 1–13.

Reddy, A., Janss, A., Phillips, P., et al., 2000. Outcome for children with supratentorial primitive neuroectodermal tumors treated with surgery, radiation, and chemotherapy. Cancer 88, 2189–2193.

Reifenberger, G., Louis, D.N., 2003. Oligodendroglioma: toward molecular definitions in diagnostic neuro-oncology. J Neuropath Exp. Neurol. 62, 111–126.

Reifenberger, G., Weber, T., Weber, R.G., et al., 1999. Chordoid glioma of the third ventricle: immunohistochemical and molecular genetic characterization of a novel tumor entity. Brain Pathol. 9, 617–626.

Reifenberger, J., Reifenberger, G., Liu, L., et al., 1994. Molecular genetic analysis of oligodendroglial tumors shows preferential allelic deletions on 19q and 1p. Am. J. Pathol. 145, 1175–1190.

Reifenberger, G., Kros, J.M., Louis, D.N., et al., 2007. Anaplastic oligodendroglioma. In: Louis, D.N., Ohgaki, H., Wiestler, O.D., et al. (Eds.), WHO classification of tumours of the central nervous system. IARC, Lyon, pp. 60–62.

Reis, R.M., Konu-Lebleblicioglu, D., Lopes, J.M., et al., 2000. Genetic profile of gliosarcomas. Am. J. Pathol. 156, 425–432.

Reiter, R.J., 1981. The pineal gland. Vol I – Anatomy and biochemistry. CRC Press, New York, pp. 121–154.

Reznik, M., Schoenen, J., 1983. Lhermitte–Duclos disease. Acta. Neuropathol. 59, 88–94.

Ridley, L., Rahman, R., Brundler, M.-A., et al., 2008. Multifactorial analysis of predictors of outcome in intracranial ependymoma. Neuro. Oncol. 10, 675–689.

Riemenschneider, M.J., Perry, A., Reifenberger, G., 2006. Histological classification and molecular genetics of meningiomas. Lancet. Neurol. 5, 1045–1054.

Robbins, P., Segal, A., Narula, S., et al., 1995. Central neurocytoma. A clinicopathological, immunohistochemical and ultrastructural study of 7 cases. Pathol. Res. Pract. 191, 100–111.

Roberts, C.W., Biegel, J.A., 2009. The role of SMARCB1/INI1 in development of rhabdoid tumor. Cancer Biol. Ther. 8, 412–416.

Roncaroli, F., Consales, A., Fioravanti, A., 2005. Supratentorial cortical ependymoma: Report of three cases. Neurosurgery 57, E192.

Roncaroli, F., Scheithauer, B.W., 2007. Papillary tumor of the pineal region and spindle cell oncocytoma of the pituitary: new tumor entities in the 2007 WHO classification. Brain Pathol. 17, 314–318.

Rorke, L.B., Packer, R., Biegel, J.A., 1996. Central nervous system atypical teratoid/rhabdoid tumors of infancy and childhood: definition of an entity. J. Neurosurg 85, 56–65.

Rossi, A., Caracciolo, V., Russo, G., et al., 2008. Medulloblastoma: from molecular pathology to therapy. Clin. Cancer Res. 14, 971–976.

Rousseau, E., Ruchoux, M.-M., Scaravilli, F., et al., 2003. CDKN2A, CDKN2B and p14 ARF are frequently and differentially methylated in ependymal tumors. Neuropathol. Appl. Neurobiol. 29, 574–583.

Rubinstein, L.J., Logan, W.J., 1970. Extraneural metastases in ependymoma of the cauda equina. J. Neurol. Neurosurg Psych. 33, 763–770.

Rubinstein, L.J., 1972. Tumors of the central nervous system. Atlas of tumor pathology, fascicle 6. Armed Forces Institute of Pathology, Washington D.C.

Rushing, E.J., Brown, D.F., Hladik, C.L., et al., 1998. Correlation of bcl-2, p53, and MIB-1 expression with ependymoma grade and subtype. Mod. Pathol. 11, 464–470.

Russell, D.S., Rubinstein, L.J., 1989. Pathology of tumors of the nervous system, fifth ed. Edward Arnold, London.

Russo, C., Pellarin, M., Tingby, O., et al., 1999. Comparative genomic hybridization in patients with supratentorial and infratentorial primitive neuroectodermal tumors. Cancer 86, 331–339.

Russo, C.P., Katz, D.S., Corona, R.J., et al., 1995. Gangliocytoma of the cervicothoracic spinal cord. AJNR. Am. J. Neuroradiol. 16, 889–891.

Rutka, J.T., Smith, S.L., 1993. Transfection of human astrocytoma cells with glial fibrillary acidic protein complementary DNA: analysis of expression, proliferation and tumorigenicity. Cancer

Res. 53, 3624–3631.

Salazar, O.M., Castro-Vita, H., VanHoutte, P., et al., 1983. Improved survival in cases of intracranial ependymoma after radiation therapy: late report and recommendations. J. Neurosurg 59, 652–659.

Santi, M., Quezado, M., Ronchetti, R., et al., 2005. Analysis of chromosome 7 in adult and pediatric ependymomas using chromogenic in situ hybridization. J. Neurooncol. 72, 25–28.

Scheithauer, B.W., Erdogan, S., Rodriguez, F.J., et al., 2009. Malignant peripheral nerve sheath tumors of cranial nerves and intracranial contents: a clinicopathologic study of 17 cases. Am. J. Surg. Pathol. 33, 325–338.

Scheithauer, B.W., Fuller, G.N., VandenBerg, S.R., 2008. The 2007 WHO classification of tumors of the nervous system: controversies in surgical neuropathology. Brain Pathol. 18, 307–316.

Scheithauer, B.W., Hawkins, C., Tihan, T., et al., 2007a. Pilocytic astrocytomas. In: Louis, D.N., Ohgaki, H., Wiestler, O.D., et al. (Eds.), WHO classification of tumours of the central nervous system. IARC, Lyon, pp. 15–21.

Scheithauer, B.W., Louis, D.N., Hunter, S., et al., 2007b. Schwannoma, neurofibroma, and malignant peripheral nervous sheath tumors. In: Louis, D.N., Ohgaki, H., Wiestler, O.D., et al. (Eds.), WHO classification of tumours of the central nervous system. IARC, Lyon, pp 152–157 and 160–162.

Scheithauer, B.W., Rubinstein, L.J., 1979. Cerebral medulloepithelioma. Report of a case with divergent neuroepithelial differentiation. Childs. Brain 5, 62–71.

Scheithauer, B.W., 1978. Symptomatic subependymoma: report of 21 cases with review of the literature. J. Neurosurg 49, 689–696.

Schiffer, D., Chio, A., Giordana, M.T., et al., 1991. Histologic prognostic factors in ependymoma. Childs Nerv. Syst. 7, 177–182.

Schiffer, D., Dutto, A., Cavalla, P., et al., 1997. Prognostic factors in oligodendrogliomas. Can. J. Neurol. Sci. 24, 313–319.

Schiffer, D., Giordana, M.T., Mauro, A., et al., 1986. Immunohistochemical demonstration of vimentin in human cerebral tumors. Acta. Neuropathol. 70, 209–219.

Schild, S.E., Scheithauer, B.W., Schomberg, P.J., et al., 1993. Pineal parenchymal tumors: Clinical, pathological, and therapeutic aspects. Cancer 72, 870–880.

Schmidbauer, M., Budka, H., Pilz, P., 1989. Neuroepithelial and ectomesenchymal differentiation in a primitive pineal tumor ('pineal anlage tumor'). Clin. Neuropathol. 8, 7–10.

Schnitt, S.J., Vogel, H., 1986. Meningiomas: Diagnostic value of immunoperoxidase staining for epithelial membrane antigen. Am. J. Surg. Pathol. 10, 640–649.

Schofield, D., West, D.C., Anthony, D.C., et al., 1995. Correlation of loss of heterozygosity at chromosome 9q with histological subtype in medulloblastomas. Am. J. Pathol. 146, 472–480.

Schröder, R., Ploner, C., Ernestus, R.I., 1993. The growth potential of ependymomas with varying grades of malignancy measured by the Ki-67 labelling index and mitotic index. Neurosurg Rev. 16, 145–150.

Schwartz, A.N., Ghatak, N.R., 1990. Malignant transformation of benign cerebellar astrocytoma. Cancer 56, 333–336.

Segal, R.A., Goumnerova, L.C., Kwon, Y.K., et al., 1994. Expression of the neurotrophin receptor TrkC is linked to a favorable outcome in medulloblastoma. Proc. Natl. Acad. Sci. USA. 91, 12867–12871.

Sharma, M.C., Ralte, A.M., Gaekwad, S., et al., 2004. Subependymal giant cell astrocytoma – a clinicopathological study of 23 cases with special emphasis on histogenesis. Pathol. Oncol. Res. 10, 219–224.

Sharma, M.K., Mansur, D.B., Reifenberger, G., et al., 2008. Distinct genetic signatures among pilocytic astrocytomas relate to their brain region origin. Cancer Res. 67 (3), 890–900.

Sharma, S., Abbott, R.I., Zagzag, D., 1998. Malignant intracerebral nerve sheath tumor: a case report and review of the literature. Cancer 82, 545–552.

Shepherd, C.W., Scheithauer, B.W., Gomez, M.R., et al., 1991. Subependymal giant cell astrocytoma: a clinical, pathological, and flow cytometric study. Neurosurgery 28, 864–868.

Shibahara, J., Todo, T., Morita, A., et al., 2004. Papillary neuroepithelial tumor of the pineal region. A case report. Acta. Neuropathol. 108, 337–340.

Shibamoto, Y., Ogino, H., Suzuki, G., et al., 2008. Primary central nervous system lymphoma in Japan: Changes in clinical features, treatment and prognosis during 1985–2004. Neuro. Oncol. 10, 560–568.

Shin, J.H., Lee, H.K., Khang, S.K., et al., 2002. Neuronal tumors of the central nervous system: radiologic findings and pathologic correlation. Radiographics 22, 1177–1189.

Shiruba, R.A., Gessaga, E.C., Eng, L.F., et al., 1988. Lhermitte–Duclos

disease: An immunohistochemical study of the cerebellar cortex. Acta. Neuropathol. 75, 474–480.

Sidranski, D., Mikkelsen, T., Schwechheimer, K., et al., 1992. Clonal expansion of p53 mutant cells is associated with brain tumor progression. Nature 355, 846–847.

Skiest, D.J., Crosby, C., 2003. Survival is prolonged by highly active antiretroviral therapy in AIDS patients with primary central nervous system lymphoma. AIDS 17, 1787–1793.

Smidt, M., Kirsch, I., Ratner, L., 1990. Deletion of Alu sequences in the fifth c-sis intron in individuals with meningiomas. J. Clin. Invest. 86, 1151–1157.

Smith, J.S., Perry, A., Borell, T.J., et al., 2000. Alterations of chromosome arms 1p and 19q as predictors of survival in oligodendrogliomas, astrocytomas, and mixed oligoastrocytomas. J. Clin. Oncol. 18, 636–645.

Smith, J.S., Tachibana, I., Passe, S.M., et al., 2001. PTEN mutation, EGFR amplification, and outcome in patients with anaplastic astrocytoma and glioblastoma multiforme. J. Natl. Cancer Inst. 93, 1246–1256.

Sobel, R.A., Trice, J.E., Nielsen, S.L., et al., 1981. Pineoblastoma with ganglionic and glial differentiation: report of two cases. Acta. Neuropathol. 55, 243–246.

Sonneland, P.R., Scheithauer, B.W., LeChago, J., et al., 1986. Paraganglioma of the cauda equina region. Clinicopathologic study of 31 cases with special reference to immunocytology and ultrastructure. Cancer 58, 1720–1735.

Sonneland, P.R., Scheithauer, B.W., Onofrio, B.M., 1985. Myxopapillary ependymoma: a clinicopathologic and immunocytochemical study of 77 cases. Cancer 56, 883–893.

Söylemezoglu, F., Scheithauer, B.W., Esteve, J., et al., 1997. Atypical central neurocytoma. J. Neuropathol. Exp. Neurol. 56, 551–556.

Specht, C.S., Smith, T.W., DeGirolami, U., et al., 1986. Myxo-papillary ependymoma of the filum terminale: a light and electron microscopic study. Cancer 58, 310–317.

Stefanko, S.Z., Manschot, W.A., 1979. Pineoblastoma with retinomatous differentiation. Brain 102, 321–332.

Stefanko, S.Z., Vuzevski, V.D., Maas, A.I.R., et al., 1986. Intracerebral malignant schwannoma. Acta. Neuropathol. 71, 321–325.

Steichen-Gersdorf, E., Baumgartner, M., Kreczy, A., et al., 1997. Deletion mapping on chromosome 17p in medulloblastoma. Br. J. of Cancer 76, 1284–1287.

Stemmer-Rachamimov, A.O., Wiestler, O.D., Louis, D.N., 2007. Neurofibromatosis type 2. In: Louis, D.N., Ohgaki, H., Wiestler, O.D., et al. (Eds.), WHO classification of tumours of the central nervous system. IARC, Lyon, pp. 210–214.

Strom, E.H., Skullerud, K., 1983. Pleomorphic xanthoastrocytoma: report of 5 cases. Clin. Neuropathol. 2, 188–191.

Sung, T., Miller, D.C., Hayes, R.L., et al., 2000. Preferential inactivation of the p53 tumor suppressor pathway and lack of EGFR amplification distinguish de novo high grade pediatric astrocytoma from de novo adult astrocytomas. Brain Pathol. 10, 249–259.

Sure, U., Ruedi, D., Tachibana, O., et al., 1997. Determination of p53 mutations, EGFR overexpression, and los of p16 expression in pediatric glioblastomas. J. Neuropathol. Exp. Neurol. 56, 782–789.

Sutton, L.N., Packer, R.J., Rorke, L.B., et al., 1983. Cerebral gangliogliomas during childhood. Neurosurgery 13, 124–128.

Taddei, G.L., Buccoliero, A.M., Caldarella, A., et al., 2001. Cerebellar liponeurocytoma: immunohistochemical and ultrastructural study of a case. Ultrastruct. Pathol. 25, 59–63.

Taillibert, S., Chodkiewicz, C., Laigle-Donadey, F., et al., 2006. Gliomatosis cerebri: a review of 296 cases from the ANOCEF database and the literature. J. Neurooncol. 76, 201–205.

Takeuchi, H., Kubota, T., Sato, K., et al., 2002. Epithelial differentiation and proliferative potential in spinal ependymomas. J. Neurooncol. 58, 13–19.

Taratuto, A.L., Monges, J., Lylyk, P., et al., 1984. Superficial cerebral astrocytoma attached to dura. Report of six cases in infants. Cancer 54, 2505–2512.

Taratuto, A.L., Pomata, H., Sevlever, G., et al., 1995. Dysembryoplastic neuroepithelial tumor: morphological, immunocytochemical, and deoxyribonucleic acid analyses in a pediatric series. Neurosurgery 36, 474–481.

Telfeian, A.E., Judkins, A., Younkin, D., et al., 2004. Crino Subependymal giant cell astrocytoma with cranial and spinal metastases in a patient with tuberous sclerosis. Case report. J. Neurosurg 100 (Suppl.), 498–500.

The Cancer Genome Atlas Research Network, 2008. Comprehensive genomic characterization defines human glioblastoma genes and core pathways. Nature 455, 1061–1068.

Theaker, J.M., Gatter, K.C., Esiri, M.M., et al., 1987. Epithelial membrane antigen and cytokeratin expression by meningiomas: an immunohistological study. J. Clin. Pathol. 39, 435–439.

Theunissen, P.H., Baerts, M.D.-T., Blaauw, G., 1990. Histogenesis of intracranial haemangiopericytoma and haemangioblastoma. An immunohistochemical study. Acta. Neuropathol. 80, 68–71.

Thiessen, B., Finlay, J., Kulkarni, R., et al., 1998. Astroblastoma: does histology predict biologic behavior? J. Neurooncol. 40, 59–65.

Thomas, G.A., Raffel, C., 1991. Loss of heterozygosity on 6q, 16q, and 17p in human central nervous system primitive neuroectodermal tumors. Cancer Res. 51, 639–643.

Tihan, T., Fisher, P.G., Kepner, J.L., et al., 1999. Pediatric astrocytomas with monomorphous pilomyxoid features and a less favorable outcome. J. Neuropathol. Exp. Neurol. 58, 1061–1068.

Tohma, Y., Gratas, C., Biernat, W., et al., 1998. PTEN (MMAC1) mutations are frequent in primary glioblastomas (de novo) but not in secondary glioblastomas. J. Neuropathol. Exp. Neurol. 57, 684–689.

Tohyama, T., Lee, V.M., Rorke, L.B., et al., 1992. Nestin expression in embryonic human neuroepithelium and in human neuroepithelial tumor cells. Lab. Invest. 66, 303–313.

Tomlinson, F.H., Scheithauer, B.W., Hayostek, C., et al., 1994. The significance of atypia and histologic malignancy in pilocytic astrocytoma of the cerebellum: a clinicopathologic and flow cytometric study. J. Child. Neurol. 9, 301–310.

Towfighi, J., Salam, M.M., McLendon, R.E., et al., 1996. Ganglion cell-containing tumors of the pituitary gland. Arch. Pathol. Lab. Med. 120, 369–377.

Townsend, J.J., Seaman, J.P., 1986. Central neurocytoma – a rare benign intraventricular tumor. Acta. Neuropathol. 71, 167–170.

Tramontin, A.D., García-Verdugo, J.M., Lim, D.A., et al., 2003. Postnatal development of radial glia and the ventricular zone (VZ): a continuum of the neural stem cell compartment. Cereb. Cortex 3, 580–587.

Tsukayama, C., Arakawa, Y., 2002. A papillary glioneuronal tumor arising in an elderly woman: a case report. Brain Tumor. Pathol. 19, 35–39.

Tuli, S., Provias, J.P., Bernstein, M., 1997. Lhermitte-Duclos disease. Literature review and novel treatment strategy. Can. J. Neurol. Sci. 24, 155–160.

Ushigome, S., Machinami, R., Sorensen, P.H., 2002. Ewing sarcoma/ primitive neuroectodermal tumor (PNET). In: Fletcher, C.D., Unni, K.K., Mertens, F. (Eds.), World Health Organization Classification of Tumors. Pathology and genetics of soft tissue and bone. IARC, Lyon, pp. 298–300.

Vajtai, I., Varga, Z., Aguzzi, A., 1996. MIB-1 immunoreactivity reveals different labelling in low-grade and in malignant epithelial neoplasms of the choroid plexus. Histopathology 29, 147–151.

Vajtai, I., Varga, Z.X., Scheithauer, B.W., et al., 1999. Chordoid glioma of the third ventricle: confirmatory report of a new entity. Hum. Pathol. 30, 723–726.

van den Bent, M.J., 2004. Advances in the biology and treatment of oligodendrogliomas. Curr. Opin. Neurol. 17, 675–680.

Van Meir, E.G., 1995. Cytokines and tumors of the central nervous system. Glia. 5, 264–288.

VandenBerg, S.R., May, E.E., Rubinstein, L.J., et al., 1987. Desmoplastic supratentorial neuroepithelial tumors of infancy with divergent differentiation potential ('desmoplastic infantile gangliogliomas'). Report on 11 cases of a distinctive embryonal tumor with favorable prognosis. J. Neurosurg 66, 58–71.

VandenBerg, S.R., 1992. Current diagnostic concepts of astrocytic tumors. J. Neuropathol. Exp. Neurol. 51, 644–657.

VandenBerg, S.R., 1993. Desmoplastic infantile ganglioglioma and desmoplastic cerebral astrocytoma of infancy. Brain Pathol. 3, 275–281.

VandenBerg, S.R., 1991. Desmoplastic infantile ganglioglioma: A clinicopathologic review of sixteen cases. Brain Tumor. Pathol. 8, 25–31.

Vaquero, J., Ramiro, J., Martinez, R., et al., 1992. Neurosurgical experience with tumors of the pineal region at Cinica Puerta de Hierro. Acta. Neurochir. 116, 23–32.

Vates, G.E., Chang, S., Lamborn, K.R., et al., 2003. Gliomatosis cerebri: a review of 22 cases. Neurosurgery 53, 261–271.

Vege, K.D., Giannini, C., Scheithauer, B.W., 2000. The immunophenotype of ependymomas. Appl. Immunohistochem Mol. Morphol. 8, 25–31.

von Deimling, A., Burger, P.C., Nakazato, Y., et al., 2007. Diffuse astrocytoma. In: Louis, D.N., Ohgaki, H., Wiestler, O.D., et al. (Eds.), WHO classification of tumours of the central nervous system. IARC, Lyon, pp. 25–29.

von Deimling, A., Eibl, R.H., Ohgaki, H., et al., 1992a. p53 mutations are associated with 17p allelic loss in grade II and grade III astrocytoma. Cancer Res. 52, 2987–2990.

von Deimling, A., Janzer, R., Kleihues, P., et al., 1990. Patterns of differentiation in central neurocytoma: an immunohistochemical study of eleven biopsies. Acta. Neuropathol. 79, 473–479.

von Deimling, A., Louis, D.N., Menon, A.G., 1993b. Deletions on the long arm of chromosome 17 in pilocytic astrocytoma. Acta. Neuropathol. 86, 81–85.

von Deimling, A., Perry, A., 2007. Neurofibromatosis type 1. In: Louis, D.N., Ohgaki, H., Wiestler, O.D., et al. (Eds.), WHO classification of tumours of the central nervous system. IARC, Lyon, pp. 206–209.

von Deimling, A., von Ammon, K., Schoenfeld, A., et al., 1993a. Subsets of glioblastoma multiforme defined by molecular genetic analysis. Brain Pathol. 3, 19–26.

von Haken, M.S., White, E.C., Daneshvar-Shyesther, L., et al., 1996. Molecular genetic analysis of chromosome arm 17p and chromosome arm 22q DNA sequences in sporadic pediatric ependymomas. Genes Chromosomes Cancer 17, 37–44.

Vraa-Jensen, G., 1950. Papilloma of the choroid plexus with pulmonary metastases. Acta. Psych. Neurol. 25, 299–306.

Vuorinen, V., Salinen, P., Haapasalo, H., et al., 1996. Outcome of 31 intracranial hemangiopericytomas. Poor predictive value of cell proliferation indices. Acta. Neurochir. 138, 1399–1408.

Waha, A., Koch, A., Hartmann, W., et al., 2004. Analysis of HIC-1 methylation and transcription in human ependymomas. Int. J. Cancer 110, 542–549.

Wakimoto, H., Aoyagi, M., Nakayama, T., et al., 1996. Prognostic significance of Ki-67 labeling indices obtained using MIB-1 monoclonal antibody in patients with supratentorial astrocytomas. Cancer 77, 373–380.

Wanebo, J.E., Malik, J.M., VandenBerg, S.R., et al., 1993. Malignant peripheral nerve sheath tumors. A clinicopathologic study of 28 cases. Cancer 71, 1247–1253.

Wang, M., Tihan, T., Rojiani, A.M., et al., 2005. Monomorphous angiocentric glioma: a distinctive epileptogenic neoplasm with features of infiltrating astrocytoma and ependymoma. J. Neuropathol. Exp. Neurol. 64, 875–881.

Watanabe, T., Nobusawa, S., Kleihues, P., Ohgaki, H., 2009. IDH1 mutations are early events in the development of astrocytomas and oligodendrogliomas. Am. J. Pathol. 174, 1149–1153.

Watanabe, K., Osamu, T., Yonekawa, Y., 1997. Role of gemistocytes in astrocytoma progression. Lab. Invest. 76, 277–284.

Watanabe, K., Tachibana, O., Sato, K., et al., 1996. Overexpression of the EGF Receptor and p53 mutations are mutually exclusive in the evolution of primary and secondary glioblastomas. Brain Pathol. 6, 217–224.

Weldon-Linne, G.M., Victor, T.A., Groothuis, D.R., et al., 1983. Pleomorphic xanthoastrocytoma: ultrastructural and immunohistochemical study of a case with a rapidly fatal outcome following surgery. Cancer 52, 2055–2063.

Wharton, S.B., Wardle, C., Ironside, J.W., et al., 2003. Comparative genomic hybridization and pathological findings in atypical teratoid/rhabdoid tumor of the central nervous system. Neuropathol. Appl. Neurobiol. 29, 254–261.

Whittle, I.R., Gordon, A., Misra, B.K., et al., 1989. Pleomorphic xanthoastrocytoma: report of four cases. J. Neurosurg 70, 463–468.

Winek, R.R., Scheithauer, B.W., Wick, M.R., 1989. Meningioma, meningeal hemangiopericytoma (angioblastic meningioma), peripheral hemangiopericytoma and acoustic schwannoma. A comparative immunohistochemical study. Am. J. Surg. Pathol. 13, 251–261.

Wondrusch, E., Huemer, M., Budka, H., 1991. Production of glial fibrillary acidic protein (GFAP) by neoplastic oligodendrocytes: gliofibrillary oligodendroglioma and transitional oligoastrocytoma revisited. Brain Tumor. Pathol. 8, 11–15.

Woodruff, J.M., Godwin, T.A., Erlandson, R.A., et al., 1981. Cellular schwannoma. A variety of schwannoma sometimes mistaken for a malignant tumor. Am. J. Surg. Pathol. 5, 733–744.

Yachnis, A.T., Trojanowski, J.Q., Memmo, M., et al., 1988. Expression of neurofilament proteins in the hypertrophic granule cells of Lhermitte–Duclos disease: An explanation for the mass effect and the myelination of parallel fibers in the disease state. J. Neuropathol. Exp. Neurol. 47, 206–216.

Yan, H., Parsons, D.W., Jin, G., et al., 2009. IDH1 and IDH2 mutations in gliomas. N. Engl. J. Med. 360, 765–773.

Yasargil, M.G., von Ammon, K., von Deimling, A., et al., 1992. Central neurocytoma: histopathological variants and therapeutic approaches. J. Neurosurg 76, 32–37.

Zagzag, D., Zhong, H., Scalzitti, J.M., et al., 2000. Expression of hypoxia-inducible factor 1 alpha in brain tumors: Association with angiogenesis, invasion, and progression. Cancer 88, 2606–2618.

Zhou, X.P., Li, Y.J., Hoang-Xuan, K., et al., 1999. Mutational analyses of PTEN gene in gliomas: molecular and pathological correlations. Int. J. Cancer 84, 150–154.

Zhou, X.P., Marsh, D.J., Morrison, C.D., et al., 2003. Germline inactivation of PTEN and dysregulation of the phosphoinositol-3-kinase/Akt pathway cause human Lhermitte-Duclos disease in adults. Am. J. Hum. Genet. 73, 1191–1198.

Zlatescu, M.C., TehraniYazdi, A., Sasaki, H., et al., 2001. Tumor location and growth pattern correlate with genetic signature in oligodendroglial neoplasms. Cancer Res. 61, 6713–6715.

Zorludemir, S., Scheithauer, B.W., Hirose, T., et al., 1995. Clear cell meningioma: a clinicopathologic study of a potentially aggressive variant of meningioma. Am. J. Surg. Pathol. 19, 493–505.

Zurawel, R.H., Allen, C., Chiappa, S., et al., 2000. Analysis of PTCH/SMO/SHH pathway genes in medulloblastoma. Genes Chromosomes Cancer 27, 44–51.

第 10 章

脑肿瘤影像学

Ronil V. Chandra，James A.J.King

1 简介

传统影像学是脑肿瘤成像的主要技术。其中包括术前影像学诊断、肿瘤保守治疗的评估以及治疗效果评估。然而，传统的 CT 和 MR 影像学技术只包括解剖定位和肿瘤的宏观结构，不能评估肿瘤的生理学特征。利用新的影像学技术可以越来越多地将肿瘤的代谢、细胞结构以及超微结构信息应用于临床。

在本章中描述的技术是许多神经肿瘤中心常规应用的技术，这些技术有助于对患者的诊断、术中及术后管理进行全面综合评估。适当地使用可以让患者获得更好的预后，但对这些先进的影像技术得到的结果进行解读时，我们仍需结合患者的病史、实验室检查结果及完善常规的影像检查。此外，这些技术虽然正在逐渐变成常规检查，但在其成为必备检查之前仍需要进一步验证。

2 高级影像检查技术

2.1 弥散加权成像（diffusion-weighted imaging，DWI）

弥散加权成像无需外源性造影剂便可获取组织的微结构。弥散成像技术包括传统一代的 DWI 和 ADC 图（表观弥散系数）以及弥散张量成像和纤维束成像。

当一个水分子的能量被激活时，它就会产生随机运动，这就是所谓的分子扩散。DWI 用于评估组织中水分子的弥散性。初始应用快速平面回波 T_2^* 序列，再将两个磁场强度相等的扩散编码梯度（Gdiff）应用到相反方向。第一梯度场脉冲使水分子去相位，第二梯度场又使之相位重聚。但是，在初始位置的任何运动，在第二脉冲中将产生不同的场力。

如果水分子是自由运动的，并且能够从初始位置（例如，在脑脊液中）移动，当相反的梯度脉冲不能完全使水分子相位重聚时，信号强度将减低。如果水分子保持在同一位置，就会有完整的相位重聚和伴随的高信号强度。水分子运动的距离越远，信号强度的丢失越严重。

弥散加权成像在脑卒中的成像中具有重要的临床应用价值。细胞毒性水肿导致细胞肿胀和细胞内质子运动受限，在 DWI 上呈高信号。同样，组织的细胞密度高时会限制质子运动，从而导致弥散受限和较低的表观弥散系数（apparent diffusion coefficient，ADC）（Cha 2006；Mechtler 2009）。

但是，DWI 应用的其中一个局限性在于扩散是基于 T_2^* 图像。这意味着脑组织，以及比周围组织具有更高的 T_2 信号的肿瘤组织，在 DWI 呈现更高的信号强度，这种现象称为"T_2 透过效应"。此外，基于 T_2^* 的图像对磁场的敏感度很高，所以钙化、出血、金属、骨或空气在 DWI 图像上会产生伪影（Cha 2009）。因此，弥散成像必须与常规影像相结合（Cha 2009）以避免假阳性结果。

通过应用表观弥散系数（ADC）图，可以抵消 T_2 透过效应。此时，一个没有施加梯度场的图像被称为"b0 图像"，第二个则施加了梯度场。ADC 图的计算排除了 T_2 权重，由此代表了真正的扩散能力。ADC 图描述弥散运动的速度单位为平方毫米每秒（mm^2/s）（Cha 2009）。

因此，当脑组织或肿瘤组织在 DWI 上表现为更高信号时，必须结合 ADC 图以确认其是否代表了真正的弥散受限而不是 T_2 透过效应。真正弥散受限的 ADC 图表现为信号强度减低。ADC 图高信号意味着水分子弥散运动不受限（Cha 2009）。

2.2 弥散张量成像（diffusion tensor imaging，DTI）

一杯水里的水分子向各个方向扩散速度相等——这就是所谓的"各向同性扩散"。这与脑脊液在脑室内的扩散相似。但是，脑组织是一个复杂的结构，存在许多白质纤维束。在白质纤维束内水分子的扩散表现为各向异性，即不等于三个正交方向。标准 DWI 需要基于三个正交方向，即 X、Y、Z 轴，从而获得一个体素内水分子扩散能力的信息。然而，为了评估三维的各向异性，方向信息是必不可少的。

扩散过程中其各向异性的程度用分数各向异性（fractional anisotropy，FA）表示。FA 值是一个相对值，介于 0~1 之间。如果 FA 值为 1，代表扩散仅在一个方向上，而在其他所有方向均受限。如果 FA 值为 0，扩散是各向同性的。FA 图像素值代表了一个 FA 值大小。各向同性扩散时，FA 值为 0，在三维上表示为一个球体，而 FA 为 1 在数学上表示为无限的圆柱。各向异性扩散时，FA 值介于 0~1 之间，在数学上接近椭球形，与最大扩散方向的方向矢量平行。

FA 值也具有实际的意义：在儿童中，随着髓鞘形成，白质中的 FA 值也随之变化。同时，在髓鞘形成过程中仍可以发现各向同性——这可能与一个白质纤维束中的几何结构相关（Le Bihan et al 2001）。总的来说，白质 FA 值与纤维束的密度、髓鞘化程度、纤维直径以及相关的神经胶质细胞密度均相关（Pierpaoli et al 1996）。高度组织化的白质纤维束，特别是胼胝体和皮质脊髓束，具有很高的 FA 值，灰质的 FA 值较低（Pierpaoli et al 1996），显微结构中髓鞘的完整性与白质中的 FA 值变化相对应（Toh et al 2008）。

如果用数学来表示扩散，椭球的主要三个径线方向分别为 $\lambda_1\lambda_2\lambda_3$。每个 '$\lambda$' 值称为本征值，它们的方向称为本征向量。然而，在数学上，为了描述其运动，每个体素至少需要 6 个扩散矢量。只有这样才能测量一个体素内水分子扩散的方向变化。这是通过一个 3×3 的矩阵 – 弥散张量——

也就是三维上扩散的数学构造来描述的，称之为"弥散张量成像（DTI）"。

DTI 可以通过计算本征向量的几何加权来代表总体的弥散特性。与标准 DWI、平均弥散系数及 ADC 等相比，纤维束追踪图像是可以计算的。

在一个体素内水分子的扩散特性具有了方向信息。椭球的主要方向即为其主要的本征向量，假设最大扩散沿着白质纤维束走行并加入相邻体素的几个主要本征向量，这样就构建出了白质纤维束追踪图。这基于观察组织结构，如轴突的髓鞘，沿轴突垂直方向的扩散系数减少（Gupta et al 2005；Bae et al 2009；Le Bihan et al 2001）。

按惯例，不同颜色代表不同方向：红色代表右/左，绿色代表前/后，蓝色代表上/下。术前辨别白质纤维束与初级运动和感觉区的连接区，可降低切除术后的并发症（Mechtler 2009）。

值得注意的是，计算一个张量至少需要 6 个扩散方向，评估的方向数越多，计算出张量的准确性就越高。然而，扩散方向的多少仍需权衡扫描采集时间。

2.3 功能磁共振成像（functional magnetic resonance imaging，fMRI）

对于神经肿瘤手术，维持术后生活质量是至关重要的。如果术前能够准确地确定脑功能区域，就能够帮助一些患者进行术前选择、确定手术边界、选择需要术中唤醒开颅手术的患者并进行皮层刺激，从而获得更好的手术效果。

大多数 fMRI 原理为血氧水平依赖（blood oxygen level dependant，BOLD）成像。当局部脑活动被任务激活时，氧合血红蛋白转换为脱氧血红蛋白并利用葡萄糖。局部脑血流量就会增多，以进一步提供更多的葡萄糖和氧合血红蛋白。脱氧血红蛋白是顺磁性的，而氧合血红蛋白是反磁性的，它们的相对浓度变化在 T_2^* 图像上可以被检测到。

虽然这种信号强度的变化仅有百分之几，但仍可被重复检测到，并且可以准确地在初级运动及感觉区中检测到。通常使用的 fMRI 包括通过手指/脚运动和嚼嘴辨别不同运动区域，或通过默读、语言理解辨别语言区域。这些信息可以融合到能显示肿瘤的 T_1WI 或 T_2WI 图像中，从而描绘出肿瘤的侵袭区域。

与术中唤醒开颅术的皮层刺激相比，fMRI 具有非侵袭性、高空间分辨率的特点，使其对侵袭初级运动及感觉区的肿瘤切除大有裨益。

2.4 磁共振波谱（magnetic resonance spectroscopy，MRS）

磁共振波谱可以识别和量化体素内的分子量。然而，值得注意的是，与大脑中的水分子相比，测量分子量的浓度低了 10 000 倍，目前的技术空间分辨率还不足以识别。因此，应用 MRS 必须结合临床及常规的影像学检查。

当质子置于外磁场时会产生磁场，而其产生的磁场会因质子周围的电子云屏蔽作用而减弱。不同分子的质子置于同一外磁场时，其产生的磁场也会有微小的差异。然而，这些差异与整个场强的大小关联不大。因此，与其测量某一分子的磁共振频率，不如与一个标准分子作比较，其单位为百万分之一。所参考的标准分子为 4- 甲基硅烷，将它的化学位移定为 0ppm。

组织定位可以通过单一的体素或化学位移技术。单体素 MRS 检查时间短，但视野较小。然而，化学位移成像提供了更大的覆盖范围，并且多个体素可以同时分析，但需要更长的扫描时间和复杂的数据处理。MRS 可以应用多个回波时间（echo times，TE）。短 TE（通常为 35ms）可以检测更多的代谢物，而长 TE（最大 270ms）有利于抑制大分子，从而更好地显示某些特异的代谢物。

典型的代谢产物包括脂质（lipid，Lip 0.9~1.4ppm），与细胞膜破裂相关；乳酸（lactate，Lac 1.33ppm），是无氧代谢的标志物；N- 乙酰天门冬氨酸（N-acetyl aspartate，NAA 2.02ppm），是神经元的标志物；肌酸（creatine，Cr 3.03ppm），有氧代谢的标志物；胆碱（choline，Cho 3.22ppm），细胞膜更新的标志物；肌醇（myo-inositol，MyoI 3.56ppm），一种位于星形细胞的循环糖（Smith et al 2003；Cha 2009；Mullins 2006）。

如果一个体素中水的浓度过高，意味着水必须被抑制，若水未被充分抑制，将导致基线不稳，出现假性峰值升高。此外，为了确保测量的准确性，磁场必须均匀，需要足够的匀场（shimming）。

值得注意的是，1 个成像体素来自于许多细胞，而 MRS 汇集了所有细胞的代谢反应。因此，在 1 个体素内，会有肿瘤细胞、正常脑组织细胞以及新生组织的反应细胞。将 MRS 的体素置于只有肿瘤的位置，仅探测肿瘤细胞很重要。如果只有 25% 的体素置于肿瘤细胞，则胆碱和 NAA 水平可能无法反映病理。此外，需要注意的是，如果将 MRS 用于立体定向活检术的定位，MRS 最小的体素大小为 $1cm^3$，而活检样本可能小于 $1cm^3$（Cha 2009）。

2.5 灌注加权成像（Perfusion-weighted imaging，PWI）

灌注用于描述脑组织或肿瘤的微血管状态。肿瘤可以诱导血管生成，这些病理血管组织学紊乱、扭曲，比正常血管渗透性高（Hashizume et al 2000；Aronen & Perkiö 2002；Jain et al 2002）。这些变化导致局部血流动力学改变，可以用灌注成像表现。这种成像也是一种间接测量代谢活动的生理学测量方法。灌注成像有不同方法，包括 CT 和 MR 灌注。MR 灌注成像应用最广泛的主要包括 3 种方法，包括动态磁敏感对比（dynamic susceptibility contrast，DSC）、动态对比增强（dynamic contrast enhancement，DCE）和动脉自旋标记。

DSC 的 MR 图用反复快速回波 T_2^* 图像，通过团注磁共振对比剂获得。钆对比剂通过脑血管时，体素内的 T_2^* 信号强度减低。信号强度减弱的程度与对比剂的浓度及组织的血管分布成正比。可以通过计算时间 - 信号强度曲线图得到不同的灌注图，其中脑血容量（cerebral blood volume，CBV）是应用最广泛、能最可靠代表肿瘤血管生成及微血管密度的参数（Barajas et al 2009；Cha 2009；Mechtler 2009）。CBV 的定义为"单位时间内通过单位体积脑组织的脑血容量总体积"，单位 ml/100g/min。值得注意的是，这些参数图并不是绝对值，而给出了相对于标准组织（一般为正常白质）的相对值（Knopp et al 1999）。据此，提出了相对 CBV（relative cerebral blood volume，rCBV），灰质的 rCBV 通常高于白质（Covarrubias et al 2004）。

rCBV 值的大小与血管分布以及血管生成的组织学指标 - 微血管密度、血管内皮生长因子表达密切相关。

DSC 灌注图对磁敏感伪影十分敏感，这些磁敏感伪影来自于血液、钙化、黑色素、金属或靠近颅骨-气体交界处,例如颅底(Lacerda & Law 2009)。

MR 灌注成像的另一种方法是 DCE,基于 T_1 序列重复成像,并且可以提供有关内皮通透性的信息(Cha 2009)。T_1 成像的优点是具有更大的空间分辨率及更小的磁敏感伪影。但目前 DSC 方法应用更普遍,且更成熟(Lacerda & Law 2009;Mechtler 2009)。

动脉自旋标记是较新的 MR 灌注成像方法,完全非侵入性且不需要 MR 对比剂。对某一动脉供血的脑区实施射频脉冲,引起该动脉供血区质子自旋改变。当这些质子进入感兴趣脑区时又反过来引起信号改变。信号微小的变化可测量,但与 DSC 图像相比,信号变化较小,因此 ASL 图像空间分辨率也随之降低。

2.6 核医学

2.6.1 铊-单光子发射计算机断层成像术(thallium single-photon emission computed tomography,Thallium SPECT)

^{201} 铊-氯化物是钾类似物,在正常实验者中,由于血-脑屏障的完整性,基本不被脑实质摄取。但是 ^{201} 铊可以在一些原发或者转移的肿瘤中发现。仅有血-脑屏障的破坏并不能引起高代谢表现,因为在吸收的血肿以及放射性坏死中并没有发现放射性物质摄取。所以,摄取的机制很有可能是脑部血流动力学、血-脑屏障破坏和细胞直接运输的共同作用(Sasaki et al 1998)。

然而,其他病理过程相关的肿瘤对放射性物质的摄取,决定了 SPECT 可以应用于胶质瘤的分级和术后的随访成像。

2.6.2 正电子发射计算机断层显像(positron emission computed tomography,PET)

正常脑组织对 18F-FDG 的高摄取率限制了其对脑肿瘤的检出率,除非肿瘤细胞有葡萄糖代谢的明显减低(Chen 2007;Chen et al 2006)。这是因为跨越血-脑屏障的有效运输和正常脑组织的高生理性摄取,尤其在皮层和灰质,而正常白质摄取相对少(Wong et al 2002)。18F-FDG 在高级别胶质瘤的摄取尤其活跃,这是因为葡萄糖转运和利用的提高(Wong et al 2002;Spence et al 2003;Chen 2007)。但是,FDG 的摄取对于新生

物并没有特异性,也可以存在于非肿瘤过程,例如脓肿(Floeth et al 2006)。如果在已经明确诊断的胶质瘤中,摄取率升高可能预示着向恶性转变(De Witte et al 1996;Chen 2007)。对于鉴别肿瘤复发和放射性坏死也很有帮助(Langleben & Segall 2000;Chen 2007;Spence et al 2003)。

但是,癫痫灶可以产生高代谢活性,临床或亚临床的癫痫发作可以导致假阳性的出现(Wong et al 2002)。其他的成像示踪剂,如 11C-蛋氨酸,也很有发展前景,其在正常脑组织里摄取很少,但肿瘤细胞有 1.2~3.5 倍的摄取,可以更好地显示肿瘤和正常组织的对比(Spence et al 2003;Chen et al 2006;Chen 2007;Wong et al 2002)。18F-DOPA PET 也有很好的对比度,相较于 18F-FDG PET,它在正常脑组织的摄取率更低,并且有报道它在评价低级别和复发肿瘤方面有更高的敏感度和特异度(Chen et al 2006;Chen 2007)。

3 高级成像在术前诊断中的应用

医师在接诊由脑实质异常引起症状的患者时,熟悉症状发生的缓急、症状持续时间和进展的基本概念是非常重要的。通常情况下,梗死和颅内出血为急性起病,但无症状持续进展。而脑肿瘤的起病过程相对缓慢,症状缓慢进展。如果有远处恶性病灶的病史,通常需要考虑颅内转移。

我们已经有了发展成熟的传统 CT 和 MRI,高级成像技术正是基于传统概念的基础上,提供补充信息,从而帮助明确诊断或更进一步的鉴别诊断。虽然脑梗死、脑脓肿或肿瘤样脱髓鞘病变和脑肿瘤相似,但最好不使用有创的诊断性穿刺。

3.1 肿瘤和非肿瘤性疾病的鉴别

3.1.1 梗死和肿瘤的鉴别

临床病史在这两个疾病的诊断过程中非常重要,影像通常能提供较明确的诊断。传统影像学依靠的是典型的血管分布范围、堵塞血管直接显示或卒中的正常图像演变。但是,弥散成像的应用通常能对动脉性卒中做出明确诊断。急性卒中会导致细胞缺氧去极化,Na/K 泵功能丧失,引起被动反流,从而导致细胞毒性水肿(Le Bihan et al 2001）。这会在几分钟内引起受累区域的明显弥散受限（Schaefer et al 2000；Stadnik et al 2003）。在 DWI 上表现为高信号，并且相应的 ADC 值降低，才能去除 T_2 穿透效应。这发生在几分钟内，ADC 值降低通常会持续至少 7~14 天，但是 DWI 信号的升高能持续 72~144 天（Geijer et al 2001；Lansberg et al 2001；Stadnik et al 2003）。静脉性梗死可能没有弥散受限，其通常发生在典型位置，可能伴有出血，通常伴随着静脉阻塞。

肿瘤也可以有弥散受限。水弥散和肿瘤细胞构成相关，细胞密度大的肿瘤的 ADC 值降低（Kono et al 2001；Toh et al 2008b；Mechtler 2009；Sadeghi et al 2008）。这在淋巴瘤中尤其明显，表现为轻度均匀的弥散受限。高级别胶质瘤也有弥散受限，但通常表现为局灶性或小片状的受限，反映肿瘤的组成是非均质的，包括局灶性的高级别肿瘤、局灶出血和坏死。

灌注图像也有帮助，尤其是 CBV 图像。完全性的梗死 CBV 降低，与传统图像的异常表现相符。

在肿瘤中，MRI rCBV 测量结果与血管造影评估肿瘤血管密度和肿瘤血管的组织学延伸相关（Cha 2009；Sadeghi et al 2008）。但是，我们注意到，肿瘤细微血管增多，不仅常常发生在高级别肿瘤，在良性的颅内肿瘤中也可见到，尤其是脑膜瘤和脉络丛乳头状瘤（Cha 2009）。但是，进展性的高级别星形细胞瘤有较高的 rCBV 值，不仅存在于肿瘤内（Sadeghi et al 2008；Cha 2009），还存在于肿瘤周围组织。低级别星形细胞瘤与对侧正常白质对比，很少或没有 rCBV 的升高，而间变星形细胞瘤 rCBV 升高，但是比胶质母细胞瘤低（Cha 2009）。rCBV 的渐进性升高与高级别星形细胞瘤内微血管密度和血管内皮细胞的增殖并行（Sugahara et al 1998；Cha 2009）。

一个新生肿瘤的 MRS 波形中，NAA 的降低与神经元的丧失相关，Cho 的升高与细胞更新增加相关，Cr 的减低与有氧代谢的降低有关，并且在一些高级别胶质瘤中，还有乳酸的升高，是因为无氧酵解的增加，脂质峰的存在是因为坏死和游离脂质的释放（Cianfoni et al 2007；Cha 2009）。

在 MRS 上区分梗死和肿瘤是困难的，主要是依靠脂肪和乳酸显著升高、胆碱轻度增高的特点。肿瘤则相反，通常具有明显的胆碱含量升高；在两种病理类型中 NAA 都会下降（图 10.1）

3.1.2　脓肿和肿瘤的鉴别

脓肿和肿瘤的鉴别诊断，需要依靠临床表现和传统的影像学检查。必须尽早确诊，从而更好地对症处理，必要时紧急行外科引流治疗。脑脓肿的传统 MRI 图像根据所处组织病理时期的不同而表现多样，早期脑炎阶段有局灶性水肿伴斑片样增强，接着有水肿进展，形成边界清楚的囊，呈环形和边界欠清的囊状强化，在 T_2 表现为囊状低信号（Desprechins et al 1999；Stadnik et al 2003；Gupta et al 2005）。

脑脓肿在传统 MRI 图像上表现为环形强化的肿块，并且有线样薄壁且光滑的强化边，其可能在脑室的一侧更薄，肿块周围存在卫星病灶。这些表现使诊断更倾向于脓肿而非肿瘤（Holmes et al 2004；Luthra et al 2007）。但是，肿瘤偶尔也会在传统 T_1、T_2 和 T_1 增强 MRI 上有类似表现。

脓肿中央有弥散受限的典型表现，所以弥散图像通常很有帮助（Bükte et al 2005；Gaviani et al 2005；Gupta et al 2005；Schwartz et al 2006；Cha 2009；Mechtler 2009；Desprechins et al 1999；Lai et al 2002）。通常认为高细胞密度、低黏滞度、脓液中大分子是弥散受限的原因（Bükte et al 2005；Luthra et al 2007；Karaarslan & Arslan 2008；Malhotra et al 2009；Desprechins et al 1999；Cha 2009；Gaviani et al 2005）。肿瘤的囊或坏死核心中有很多复杂的液体，并且没有弥散降低的倾向，其信号通常接近于脑脊液信号（Bükte et al 2005；Schwartz et al 2006）。

真菌或结核脓肿可发生在特定的人群，尤其是免疫缺陷的患者，其在传统图像上的特征表现有助于诊断——真菌脓肿倾向于存在不强化的囊内扩大或锯齿形的壁（Luthra et al 2007）。真菌或结核脓肿也可存在壁和囊内的弥散受限，但是真菌脓肿的核心可能会有 ADC 值升高（Gaviani et al 2005；Luthra et al 2007）。

灌注图像也会有帮助——脓肿通常会有 rCBV 降低，但是高级别胶质瘤和转移瘤会有 rCBV 升高的区域（Holmes et al 2004；Hakyemez et al 2006a）。

MRS 能辨别特定的代谢物，从而对脓肿的诊断有帮助，并且能帮助诊断病因。由于有氧代谢的存在，脓肿往往存在氨基酸峰，还会有醋酸盐和琥珀酸盐峰；结核脓肿倾向于存在脂质和乳酸

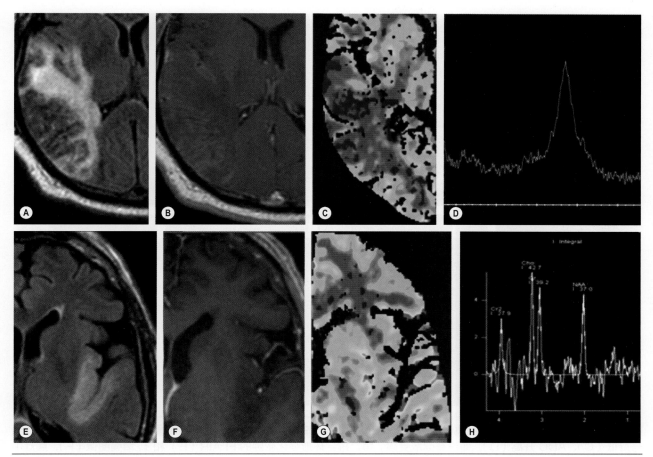

图 10.1　第一排：表现为混杂 FLAIR 信号（A）和轻微强化（B）的梗死灶，和肿瘤表现类似，但是 rCBV 的降低（C），MRS 上明显的乳酸峰（D）可以帮助确诊为梗死。第二排：岛叶后部和颞叶盖部的 FLAIR 高信号（E），没有强化（F），和梗死相似，没有 rCBV（G）的降低，MRS（H）上有轻度的 NAA 降低，Cho 的升高，没有明显的乳酸峰升高，倾向于诊断肿瘤。病理活检证实为弥漫星形细胞瘤（WHO 分级 Ⅱ）

峰，而没有氨基酸峰，真菌脓肿倾向于存在海藻糖峰（Luthra et al 2007）（图 10.2）。

3.1.3　肿瘤样脱髓鞘和肿瘤的鉴别

　　肿瘤样脱髓鞘（tumefactive demyelinating lesion，TDL）通常和脑肿瘤很类似。临床、血清学或脑脊液的参数可能更倾向于诊断脱髓鞘或其他典型的 MRI 白质病变。但是，如果没有这些依据和病理活检，做出一个明确的诊断还是很困难的。

　　就算有病理的评估，细胞增生、非典型的活跃的星形细胞和有丝分裂特征也和高级别肿瘤相似，可能会给予患者不必要的并且可能有害的外科切除或放射治疗（Mujic et al 2002；Lucchinetti et al 2008；Hunter et al 1987；Zagzag et al 1993；Cha et al 2001；Malhotra et al 2009；Tan et al 2004）。

　　如果占位效应轻且水肿少的大病灶，呈环形或弧形强化（环形的强化部分被认为代表进展边缘，因此通常存在于白质侧），这些传统图像的特征通常更倾向于肿瘤样脱髓鞘（Enzinger et al 2005；Nesbit et al 1991；Given et al 2004；Schwartz et al 2006；Kim et al 2009；Malhotra et al 2009；Tan et al 2004）。在有些肿瘤样脱髓鞘病变中还可以发现血管结构穿过肿块的征象（Given et al 2004；Cha et al 2001；Malhotra et al 2009；Kim et al 2009），且皮层很少受累（Kim et al 2009）。如果在平扫 CT、MRI 上的强化区域表现为灰质样的低密度，更倾向于诊断肿瘤样脱髓鞘病变（Kim et al 2009）。

　　但是，肿瘤样脱髓鞘病变和高级别肿瘤的组织病理学的主要鉴别点中，有一点是肿瘤样脱髓鞘病变中新生血管少，而在高级别肿瘤中很常见。因此，肿瘤样脱髓鞘病变的 rCBV 值通常比颅内淋巴瘤、高级别原发肿瘤和转移瘤低很多（Al-

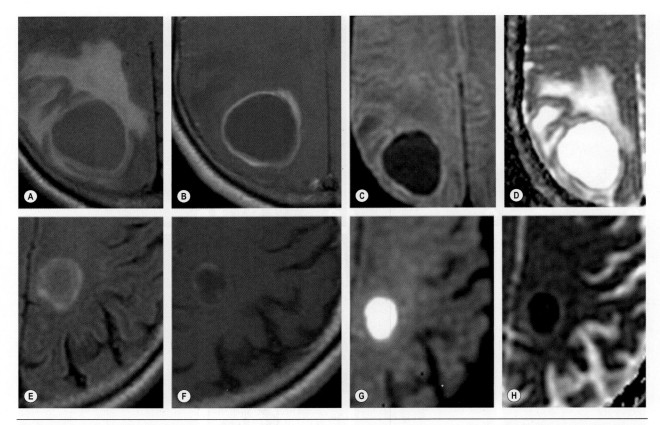

图 10.2 第一排：环形强化的胶质母细胞瘤（WHO 分级IV）的 FLAIR（A）和 T_1 增强图像（B），病灶中央 DWI 信号降低（C）、ADC 升高（D），即没有弥散受限。第二排：环形强化脓肿的 FLAIR（E）和 T_1 增强图像（F），病灶中央 DWI 信号升高（G）、ADC 降低（H），表明有弥散受限

Okaili et al 2007；Cha et al 2001；Cha 2006）。

在肿瘤和肿瘤样脱髓鞘病变的鉴别诊断中，弥散成像通常帮助较少（Kim et al 2009）。MRS 在肿瘤样脱髓鞘病变和高级别胶质瘤中通常表现类似——NAA 降低，胆碱峰升高，平均 Cho/Cr 比值基本无差别（Saindane et al 2002；Malhotra et al 2009）。在肿瘤样脱髓鞘病变中，神经元的丧失可以解释 NAA 峰降低。Cho 升高通常认为是由于星形细胞的反应性增生、脱髓鞘和炎性改变（Cianfoni et al 2007）。乳酸峰的存在是多样性的，通常存在于斑块中，有高度的炎性活性（Bitsch et al 1999；Cianfoni et al 2007）。MyoI 也会有升高（Bitsch et al 1999）。

通常认为肿瘤样脱髓鞘病变中有神经递质谷氨酰胺和谷氨酸峰升高（Cianfoni et al 2007；Malhotra et al 2009）。但是，有报道谷氨酰胺升高也存在于胶质母细胞瘤所在半球对侧看似正常的白质中，可能是因为新生肿瘤的浸润（Kallenberg et al 2009）。因此，谷氨酰胺和谷氨酸对鉴别诊断帮助有限（Kalis et al 2007）。

对肿瘤样脱髓鞘病变进行糖皮质激素治疗，随访过程中的图像上可以证实疗效很好，肿块可能会完全消失（Given et al 2004；Malhotra et al 2009）。因此，有一种可行的临床方案是甲强龙试验性治疗，如果病灶进展，可以进行立体定向活检（Malhotra et al 2009）。

3.1.4 鉴别蛛网膜囊肿与表皮样囊肿

蛛网膜囊肿和表皮样囊肿的鉴别诊断很重要，因为表皮样囊肿需要手术全切。两者在 CT 上均表现为脑脊液样密度影，并且很难通过常规图像精确鉴别。二者典型的磁共振表现均为脑脊液样信号影，不伴强化。表皮样囊肿通常在 T_2 上的信号与蛛网膜囊肿有微小差别，这一点反映了表皮样囊肿似珍珠的宏观本质。表皮样囊肿与蛛网膜囊肿的结构也不相同。

弥散图像具有诊断意义，表皮样囊肿弥散呈高信号（Chen et al 2001；Cha 2009），并且相应

ADC 值比脑脊液 ADC 值低，与脑实质 ADC 值相似（Schaefer et al 2000；Stadnik et al 2003；Cruz & Sorensen 2006；Chen et al 2001）。这可能是表皮样囊肿残留角质具有黏稠性所致（Holodny & Ollenschlager 2002；Cha 2009；Mechtler 2009）。蛛网膜囊肿在弥散图像上的信号仍与脑脊液相似（Holodny & Ollenschlager 2002）（图 10.3）。

3.2 组织学预测

3.2.1 鉴别转移瘤和原发性肿瘤

最常见的恶性肿瘤是胶质瘤和转移瘤，多灶的肿瘤多考虑转移瘤，但多灶性的胶质瘤并

非不常见。多灶性胶质瘤之间通常都有一定的连续性或由脑脊液播散所致，但是多中心胶质瘤并没有微观或宏观的联系，也不伴有脑脊液播散（Barnard & Geddes 1987）。在 241 具尸体的尸检结果中，有 40 例被发现有多个肿瘤病灶，其中 23 例为多中心肿瘤，排除掉伴随斑痣性错构瘤病和脱髓鞘病变的标本，则只剩下 18 例多中心病灶的标本，其中 7 例有不同的组织学特点（Barnard & Geddes 1987）。

不过，胶质瘤和转移瘤可以通过临床病史和颅外疾病的提示进行鉴别。然而，对一些患者而言，鉴别原发性肿瘤和转移瘤仍旧很困难，尤其

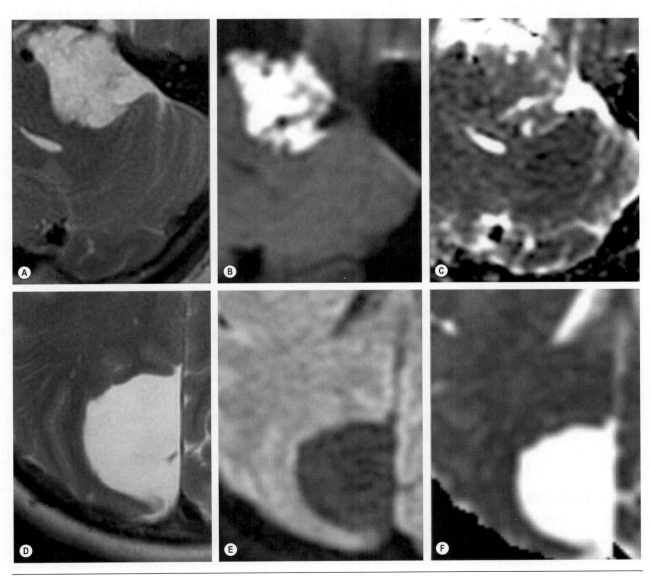

图 10.3 上排：左侧桥小脑角表皮样囊肿，T₂ 高信号（A），DWI 高信号（B），ADC 信号与脑实质相似（C）；下排：蛛网膜囊肿，表现为 T₂ 信号强度相似（D），但是 DWI 低信号（E），ADC 信号与脑脊液相似（F）

是单发病灶。

通常，由于转移瘤增强扫描强化，鉴别难点在于转移瘤和高级别胶质瘤。转移瘤的影像学特点包括位置比较靠近边缘，多在灰-白质交界处，并且小病灶周围也可见显著的水肿（Tang et al 2006；Stuckey & Wijedeera 2008）。原发胶质瘤的典型影像学特点包括 FLAIR 像上皮质呈高信号，但不伴有强化（Tang et al 2006），可见跨越胼胝体的结节样异常信号和皮质延长信号。

高级影响技术可发挥其作用，高级别胶质瘤有局灶性弥散受限的典型表现，而大多数转移瘤的强化部分没有弥散受限，并伴有 ADC 值的升高（Al-Okaili et al 2006；Duygulu et al 2010）。转移瘤的弥散受限可见于细胞显著增多或黏蛋白转移时（Hayashida et al 2006；Karaarslan & Arslan 2008；Stadnik et al 2003）。在转移瘤的坏死中心，最常见 ADC 值的升高，然而有时也可见弥散受限，尤其是坏死的鳞状细胞癌和腺癌转移灶（Stadnik et al 2003；Hartmann et al 2001）。在出血性转移灶中，出血在弥散加权图像中伪迹明显，因此用处不大。

因为高级别胶质瘤和转移瘤的强化部分均伴有 ADC 值降低和 rCBV 值升高（Al-Okaili et al 2007），瘤周评估可能会有一定的意义——如果瘤周异常白质的 ADC 值降低，则更像胶质瘤浸润（Chiang et al 2004；Mechtler 2009）。同样，如果瘤周胆碱和 CBV 升高，高级别星形细胞肿瘤比转移瘤中更常见（Chiang et al 2004；Cha 2003；Hakyemez et al 2006a；Cha 2009；Mechtler 2009）。这是因为在转移瘤中，T_2WI 高信号仅见于毛细血管膜渗漏导致的间质性水含量增高而引起的血管源性水肿。然而，在高级别胶质瘤中，异常 T_2 信号可以是血管源性水肿，也可以是肿瘤细胞浸润（Cha 2009）。在高级别胶质瘤中，肿瘤细胞还可存在于异常 T_2 信号边界以外的区域（Cha 2009）。

3.2.2 鉴别淋巴瘤与原发性肿瘤

原发性中枢神经系统淋巴瘤（primary central nervous system lymphomas，PCNSL）主要是高级别非霍奇金型 B 细胞淋巴瘤（Mechtler 2009）。治疗原则上淋巴瘤和原发性肿瘤完全不同，如果活检确诊为淋巴瘤，化疗是最主要的治疗方法，而高级别原发性胶质瘤常采取手术切除的方法

（DeAngelis 2001；Horger et al 2009）。系统性淋巴瘤或免疫缺陷病的病史是很有价值的——先天性和获得性免疫缺陷均可以增加原发性中枢神经系统淋巴瘤的发生率，尤其是人类免疫缺陷病毒（Corn et al 1997；DeAngelis 2001）。然而，发生于免疫功能不全患者的 PCNSL 磁共振表现与胶质母细胞瘤相似（DeAngelis 2001）。

相比于星形细胞瘤，淋巴瘤在平扫 CT 上表现为高密度，而且在 MR 图像上，淋巴瘤倾向于发生在侧脑室旁，表现为均质的等低 T_1 信号，大多数表现为低 T_2 信号，伴有明显均质强化（Horger et al 2009）。高级别胶质瘤在增强扫描前后常表现为不均质信号，且常表现为 T_2 高信号（Horger et al 2009）。它们均可以累及胼胝体（Horger et al 2009）。

总之，淋巴瘤的 ADC 值比胶质母细胞瘤（Guo et al 2002；Cha 2006；Horger et al 2009；Toh et al 2008b）和转移瘤（Yamasaki et al 2005）低。高级别星形细胞瘤呈不均匀局灶性弥散受限，而均匀且轻微的弥散受限伴有 ADC 值降低是淋巴瘤的典型特征（Mechtler 2009）。虽然关于 FA 和细胞性关系的争论仍存在，相较于胶质母细胞瘤，淋巴瘤表现为 FA 降低（Toh et al 2008b）。rCBV 或许没有很大的价值，在淋巴瘤和原发性肿瘤中 rCBV 均升高，在多形性胶质母细胞瘤更高，（Mechtler 2009；Hakyemez et al 2006a）。淋巴瘤的 MRS 表现与星形细胞瘤相似（Al-Okaili et al 2006；Smith et al 2003）。

3.2.3 鉴别儿童小脑肿瘤

儿童小脑最常见的肿瘤是毛细胞星形细胞瘤、室管膜瘤、髓母细胞瘤和血管母细胞瘤。虽然它们在磁共振上的表现不同，但也有相同之处。弥散成像非常有价值，髓母细胞瘤的 ADC 值比毛细胞星形细胞瘤的 ADC 值低（Yamasaki et al 2005；Rumboldt et al 2006），而室管膜瘤的 ADC 值较为中等（Rumboldt et al 2006）。这或许与髓母细胞瘤有成群的密集的细胞和大的细胞核相关。少数非典型畸胎瘤样/横纹肌样瘤的 ADC 值也与髓母细胞瘤相似（Rumboldt et al 2006）。因此，发生在儿童小脑的肿瘤伴有 ADC 值降低应考虑髓母细胞瘤或非典型畸胎瘤样/横纹肌样瘤，同时应关注脊髓的影像。

MRS 也很有价值，NAA 与 Cho 比值在小脑原

发神经外胚层肿瘤中比星形细胞瘤和室管膜瘤中低（Wang et al 1995）。

3.2.4 鉴别脑膜瘤与硬膜转移性肿瘤或血管外皮细胞瘤

脑膜瘤约占医院内颅内肿瘤的 20%（Bondy & Ligon 1996），颅内的脑外占位多为脑膜瘤。在尸检患者中，晚期的系统性肿瘤患者有 9% 发生了硬脑膜的转移，包括大多数前列腺、乳腺癌和肺癌（Laigle-Donadey et al 2005；Nayak et al 2009）。在对伴有硬脑膜转移瘤的 122 例患者的回顾性研究中发现，61% 来自骨转移，其中血源性扩散占 33%；56% 有单个硬脑膜的转移（Nayak et al 2009）。虽然大多数患者是在已知系统性恶性肿瘤之后才被发现，但还是有 11% 的患者是作为首发肿瘤诊断的（Nayak et al 2009）。血管外皮细胞瘤也是一类不常见的肿瘤，占硬脑膜肿瘤的 2%~4%，不到 1% 发生于脑内（Akiyama et al 2004）。它们比脑膜瘤更具侵袭性，并且具有局部高复发率和转移倾向（Mena et al 1991；Akiyama et al 2004）。

虽然术前对这些疾病进行病理鉴别很有意义，然而它们的磁共振表现却是类似的（Wu et al 2009b；Barba et al 2001；Laigle-Donadey et al 2005）。脑膜尾征，也就是硬脑膜强化，就像肿块伸出的尾巴，曾经被认为是脑膜瘤的高度特异度征象，然而后来的研究表明脑膜尾征也可以在其他的疾病中表现，例如转移瘤和血管外皮细胞瘤（Guermazi et al 2005；Wallace 2004）。血管外皮细胞瘤表现为：分叶状、窄基底、边界不规则、明显不均质强化、不伴有骨质增生或钙化，最重要的是有螺旋动脉分支（Chiechi et al 1996；Akiyama et al 2004）。然而，这些特征也可以发生在脑膜瘤，硬脑膜转移瘤也可以有一些相似的影像学特征。因此，还没有典型的征象可以准确地鉴别这些肿瘤。在 26 例患者中，有 96% 的血管外皮细胞瘤在术前被误诊为脑膜瘤（Wu et al 2009b）。

先进成像目前也不能准确地区分开这些肿瘤。脑膜瘤的典型波谱表现为 NAA 峰缺失、胆碱显著升高和氨基酸峰值在 1.45ppm（Bendszus et al 2001）。一个波谱分析研究了 3 名血管外皮细胞瘤患者，发现相比于脑膜瘤，其 MyoI 水平升高，且两者皆有 Ala 水平的升高（Barba et al 2001）。一项研究中提示 MRS 可见脂质信号时更支持硬脑膜转移瘤的诊断（Bendszus et al 2001），但这与转移瘤的相对大小密切相关，小转移瘤不表现为脂质水平升高（Sijens & Oudkerk 2002）。人们还尝试用 rCBV 的测量来鉴别脑膜瘤和硬脑膜转移瘤，然而，DSC rCBV 的方法是基于血管内示踪剂稀释原理，假设血管内对比剂保持不变（Wintermark et al 2005）。因为脑膜瘤中不存在真的血 - 脑屏障，未修正的 rCBV 测量可能会假性升高（Zhang et al 2008；Yang et al 2003）。实际上，脑膜瘤和血管外皮细胞瘤中实时基线上信号强度和 T_2^* 磁共振灌注曲线信号强之比的升高已均有报道。其原因可能是由于对比剂逐渐在血管周围组织间隙内聚集导致。

3.2.5 星形细胞瘤级别的预测

随着星形细胞肿瘤生物侵犯性的增加，被世界卫生组织划分为不同的种类，进而分为不同的级别。随着级别增高，细胞密度、有丝分裂活性和细胞核的多形性增加，血管上皮增多。胶质母细胞的定义为具有坏死表现，并伴有典型的假栅栏样细胞。80% 的恶性胶质细胞瘤都是胶质母细胞瘤（Radhakrishnan et al 1995）。

然而，面对一个独立的肿瘤，因为它从良性到恶性是一个连续的变化过程，并且级别的划分基于全部肿瘤细胞中的恶性细胞组分而定，所以鉴别起来是很困难的。

通常，随着大片血 - 脑屏障的破坏，增强扫描后强化程度与星形细胞肿瘤级别的增高密切相关（Cha 2009）。然而，边界清楚的星形细胞瘤例外，影像上增强在毛细胞星形细胞瘤、多形性黄色瘤型星形细胞瘤和室管膜下巨细胞星形细胞瘤中都可见。另外，脑膜瘤可明显均匀强化，因此这种对比剂增强与恶性肿瘤并没有必然的联系（Cha 2009）。

在传统图像中，WHO II 级的弥漫性星形细胞瘤的典型表现为不伴有出血和强化的长 T_1 长 T_2 信号（DeAngelis 2001）。肿瘤出血和强化提示间变星形细胞瘤或胶质母细胞瘤，而低级别星形细胞瘤可以有强化表现，并且高级别胶质细胞瘤也可以不强化或轻度强化（Ginsberg et al 1998；Law et al 2003；Knopp et al 1999；Scott et al 2002；Yang et al 2002）。坏死是胶质母细胞瘤的典型特点。

弥散图像中，星形细胞肿瘤的级别越高，ADC 的平均值和最小值越低（Lee et al 2008；Cha

2006；Kono et al 2001；Yamasaki et al 2005；Yang et al 2002；Cruz & Sorensen 2006）。因此，胶质母细胞瘤的 ADC 值比间变星形细胞瘤更低。然而，不同级别的肿瘤之间仍存在重叠的部分，因此并不能完全凭此来区分患者肿瘤的级别（Stadnik et al 2003；Proven-zale et al 2006；Al-Okaili et al 2006）（图 10.4）。

弥散受限的程度反映了高级别胶质瘤的组织病理学本质——表现为伴有坏死和出血的异质性肿瘤（Holodny & Ollenschlager 2002）。因此，常可见片状、局灶性的 ADC 值降低区域（Holodny & Ollenschlager 2002）。此外，由于邻近的异常白质常包含浸润性肿瘤，并混合有血管源性水肿，所以瘤周组织常会发现局灶性 ADC 值降低（Lu et al

2003）。

虽然增强扫描可以描绘出血-脑屏障损伤的区域，但它并不可以评估肿瘤微血管（Lee et al 2008）。T_1 增强扫描反映了通过肿瘤血管通路的建立或正常毛细血管结构的破坏，而导致的血-脑屏障的变化。然而，大脑血容量增加却可以反映肿瘤的微血管形成，与是否存在血-脑屏障的改变无关（Knopp et al 1999）。

因此，通常而言很重要的一点是，相较于间变星形细胞瘤或胶质母细胞瘤，低级别星形细胞肿瘤 rCBV 的平均值或最大值更小（Aronen & Perkiö 2002；Yang et al 2002；Hakyemez et al 2006a；Jain et al 2008；Mechtler 2009；Law et al 2003；Law et al 2004；Lacerda & Law 2009）。高级

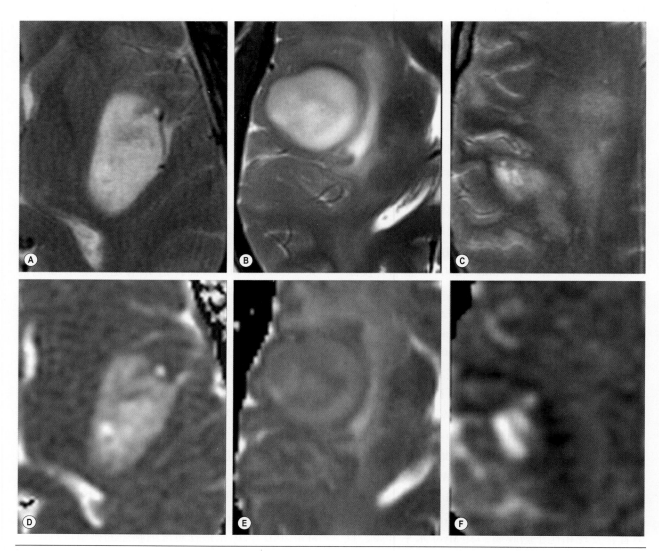

图 10.4　上排为 T_2 加权图（A-C），相应的下排为 ADC 图像（D-F）。从弥漫性星形细胞瘤（WHO II 级）（A）到间变性星形细胞瘤（WHO III 级）（B）到胶质母细胞瘤（WHO IV 级）（C），ADC 值递减。所有患者均经手术证实

别原发肿瘤中 rCBV 升高被认为与血管增生相关
（Gasparetto et al 2009）。然而，值得注意的是，非
星形细胞的胶质瘤是一个更具异质性的群体，并
且低级别少枝胶质细胞肿瘤也可有 rCBV 的升高
（Maia et al 2005；Mechtler 2009；Covarrubias et al
2004）。也有相关文献报道了高级别胶质瘤较低级
别胶质瘤血管通透性增高（Provenzale et al 2002；
Law et al 2004；Jain et al 2008）。

MRS 显示低级别肿瘤的 MyoI 会升高（Castillo
et al 2000），反映了星形细胞的激增，并且随着
肿瘤级别的升高，NAA 下降，胆碱和胆碱 / 尿
酸比值升高，并且坏死部分脂质和乳酸也升
高（Nelson et al 2002；Law et al 2003；Yang et
al 2002）。

PET 扫描显示低级别肿瘤对 18F-FDG 的吸
收通常与正常白质代谢活性相似或更低，但是通
常高级别肿瘤对 FDG 的吸收会增高（Spence et al
2003；Chen 2007；Wong，van der Westhuizen et al
2002）。吸收程度增高会接近或略超过灰质，使皮
层附近的小占位很难被分辨出（Wong et al 2002）。
虽然 C-MET 的吸收与级别密切相关，但也有重叠
之处（Ceyssens et al 2006）。对 ^{201} 铊吸收的增加可
能有一定价值，然而，吸收率在一些 WHO Ⅲ级
的星形细胞肿瘤中与 WHO Ⅱ级的星形细胞肿瘤
并无差别（Sasaki et al 1998）。

3.2.6 脑膜瘤分级的评估

尽管大部分的脑膜瘤都是良性的，但高
达 10% 的脑膜瘤为非典型脑膜瘤或恶性脑膜瘤
（Commin et al 2007；Filippi et al 2001）。这些脑膜
瘤的组织学特点表现为有丝分裂增加，增多且杂
乱排列的细胞核及坏死。它们的生物学特性更具
有侵袭性，可能侵及其覆盖的骨质或脑实质，并
且复发率更高（Commin et al 2007；Filippi et al
2001）。尽管常规的影像学检查能较好地诊断脑膜
瘤，然而非典型或恶性脑膜瘤的组织学分级评估
仍然很困难（Filippi et al 2001），常见的影像学特
点如肿瘤不均质、明显的瘤周水肿、脑表面不规
则及骨破坏都不是非典型 / 恶性脑膜瘤可靠的组
织学区分点。

尽管研究患者的数量较少，但研究发现
ADC 对其分级评估可能有帮助。非典型 / 恶性
脑膜瘤较典型脑膜瘤而言，其平均 ADC 值更低
（Hakyemez et al 2006b；Filippi et al 2001；Nagar et

al 2008；Toh et al 2008a）。这被认为与其丝分裂
增加，核 - 质比增高及小细胞包浆内复杂的蛋白
分子含量增加有关（Nagar et al 2008）。值得注意
的是，Filippi 等（Filippi et al 2001）报道的 4 例经
病理组织学切片证实的非典型 / 恶性脑膜瘤，均
具有常见的良性影像特征：增强扫描前后均表现
为信号均匀，边界清楚光滑，无明显的脑实质侵
袭，但其 ADC 值均降低。Nagar et al（2008）也报
道在一系列良性脑膜瘤患者的随访过程中有两例
ADC 下降的患者最终转变为非典型和恶性脑膜瘤
亚型。血管型脑膜瘤、微囊型脑膜瘤、分泌型脑
膜瘤被报道较其他脑膜瘤的亚型具有更高的 ADC
值（Hakyemez et al 2006b；Filippi et al 2001）。值
得注意的是，钙化由于顺磁性效应能够导致 ADC
值的计算不准确，因此测量应该在 CT 确定的肿瘤
的非钙化区域进行（Hakyemez et al 2006b）。

波谱成像（MRS）在典型和非典型脑膜瘤
的鉴别中没有帮助，两者都表现为显著的胆碱峰
（Cho），乙酰天冬氨酸峰（NAA）及丙氨酸峰值
（ALA）的缺失（Demir et al 2006）。有人尝试用局
部脑血容量（rCBV）去鉴别脑膜瘤的分级，然而
由于没有真正的血 - 脑屏障，这可能会导致计算
结果不正确（Zhang et al 2008；Yang et al 2003），
尽管如此，如果瘤周水肿的 rCBV 升高，可能解
释为大脑皮质和脑实质受侵，从而提示级别较高
（Zhang et al 2008）。应用动态增强磁共振灌注成像
和计算肿瘤渗透率在区分脑膜瘤亚型上可能发挥
更大的作用（Yang et al 2003）。

4 手术规划

4.1 选择一个部位进行活检

习惯上选择 MRI T_1 增强或 CT 上增强显示
的位置深且无法切除的病变实性部分进行活检
（Kelly et al 1987；Greene et al 1989）。活检病变的
中心（特别是如果目标很小没有增强）也被认为
是可能性最大的异常组织的活检区（Greene et al
1989），然而这种方法可能取到病变中央坏死区。
这些方法的诊断性活检率在 64%~99%（Kelly et al
1987；Greene et al 1989；Heper et al 2005），不过
应该考虑抽样误差的影响，并且在一些患者中可
能会导致分级被低估（Brucher 1993）。

新方法可能有利于解决上述问题。已有研究

用来验证波谱成像是否可用于指导在最高级别肿瘤中更为高效的活检。结果表明，将肿瘤内胆碱升高的区域作为目标或测定区域可以提高病变脑组织活检的诊断率，但尚没有随机对照研究予以进一步证实（Hall et al 1999a，b；Hall et al 2001；Chernov et al 2009）。ADC 值最低的区域也可作为立体定向活检的靶区，因为此处与肿瘤高级别和 ki-67 指数有关（Higano et al 2006）。

10 例患者中，通过结合 MRI 的铊 SPECT 引导活检，已被证实是可行的。Ⅳ级的星形细胞来源肿瘤的平均[201]铊指数明显高于Ⅲ级星形细胞瘤。在这 10 例患者中有 4 例患者沿着肿瘤活检的轨迹可观察到肿瘤恶性程度分级的变化（Hemm et al 2004；Hemm et al 2005）。

PET 成像可以提供有价值的信息来指导脑肿瘤的活检，通过突出显示这些部位的最大的代谢活动，从而提高诊断率，减少抽样误差，这在成人和儿童患者中都有有力证据支持（Hanson et al 1991；Levivier et al 1995；Massager et al 2000）。在一组 20 例侵袭性脑干病变的儿童患者中，基于 18F-FDG 和 11C-MET PET 活检诊断率（100%）及在相等或较高级别的恶性肿瘤的采样率都比基于 MRI 的诊断系统更高（Pirotte et al 2007b）。在 PET 指导外科手术中，由于蛋氨酸的高特异度，11C 标记的蛋氨酸 PET 被认为是一个更好的选择（Pirotte et al 2004a，b）。

4.2　确定手术边缘

4.2.1　神经导航

神经导航系统已经广泛应用于脑肿瘤的手术管理并为外科医师提供了许多便利。精确规划小切口、颅骨切开以及识别皮层下病变都是该技术的主要优势。除了解剖信息，现在也可以在外科手术中融合功能磁共振和纤维束成像信息。

为了减小误差，需要强调和理解其重要的技术问题。神经导航最主要的限制是脑移位。可以通过选择开颅术中最主要的手术区域并限制其回缩来减小脑移位，但这不可避免地会导致神经导航系统在术中的应用耗费较长时间。忽略术中固定操作参考系或没有固定好头部都可能导致注册失败，但这些都可以通过在术中术区边缘获得其骨性标志来进行注册弥补。

尽管这项技术应用广泛，但很少有研究证明其优势。一项较小的随机对照研究发现，在颅

内单发强化性肿瘤切除术中，肿瘤的切除程度及患者的生存率并没有随着术中神经导航系统的应用而得到提高（Willems et al 2006）。该研究纳入的患者既包括外科医师认为神经导航系统没有明显优势的患者，也包括在某些情况下毫无疑问具有明显优势的患者，特别是皮层下小病变的手术。

一项神经胶质瘤研究项目的结果（Anderson 1998）证明，在 1997 年至 2001 年间接受影像引导切除（image guided resection，IGR）的患者中，住院时间更短，出院后具备独立生活能力的可能性更大，生存期更长。然而，当考虑了胶质瘤的级别和类别以及患者年龄对结果的影响后，生存期的差异却不再明显（Litofsky et al 2006）。有趣的是，仅有 35%（172/486）的患者接受了影像引导切除（IGR），两组之间有显著差异，IGR 组患者更年轻，肿瘤的体积更小并且级别更低。这使得结果数据的理解变得更加困难。

4.2.2　功能磁共振成像、纤维束成像和 PET 成像的融合

神经系统导航中的功能磁共振成像及纤维束成像已被应用于许多群体和随机对照试验的评估中（Wu et al 2007）。在一项纳入了手术治疗的 238 例脑胶质瘤患者的研究中，试验组术中行基于 DTI 的神经功能导航，与对照组术中行标准神经导航进行对照，高级别神经胶质瘤试验组的术后 6 个月卡氏评分明显更高，中位生存期也更长（21.2 个月 vs 14 个月）（图 10.5）。

许多研究评估了面部、手、腿及语言运动区域功能磁共振成像数据的安全性和可靠性。一项 54 例运动区附近病变的研究表明，功能磁共振激活区距离术前影像显示的病变在 5mm 范围内时，患者的致残率更高（Krishnan et al 2004）。病变在 10mm 以内时，推荐进行术中皮层电刺激。回顾 9 个评估功能磁共振成像准确性的临床研究，重点关注了其与术中皮层电刺激发生不一致的结果，发现目前尚无足够的证据支持功能磁共振结合神经功能导航可以替代术中语言皮层刺激（Giussani et al 2010）。

为了扩展这个应用，最近有更多文献报道了功能磁共振成像可用于术中皮层短期记忆和言语记忆区域（Braun et al 2006）。

一组小样本高级别胶质瘤患者代谢数据与术中功能磁共振神经导航系统的融合的研究显

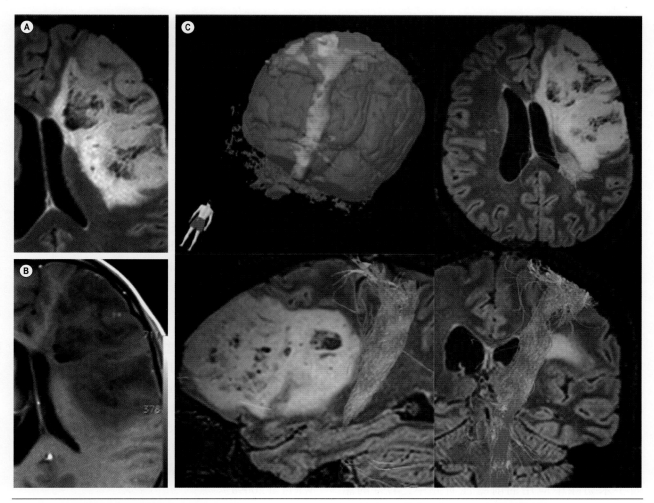

图 10.5 左侧额叶巨大原浆型星形细胞瘤（WHO Ⅱ级）在 FLAIR 上表现为高信号（A）磁共振平扫（B）为手术切除肿瘤做准备。术前功能磁共振和运动功能区纤维束成像的软件整合图像（C）

示（Pirotte et al 2006；Pirotte et al 2009），完全切除 PET 示踪剂（葡萄糖和蛋氨酸）摄取增高区域的高级别神经胶质瘤的患者生存期明显延长，而完全切除 MRI 增强显示的强化区域的患者生存期没有明显延长（Pirotte et al 2009）。通过蛋氨酸作为 PET 检查的示踪剂，已经应用于低级别神经胶质瘤和儿童脑肿瘤的手术中（Pirotte et al 2005；Pirotte et al 2007a）。

4.2.3 术中 CT

术中 CT 在脊髓外科手术、减压术、金属置入物的评估中有着巨大的应用价值。此外，它一直应用于颅骨及颅底骨肿瘤的治疗中。早期的报道已经表明使用 CT 评估颅内脑肿瘤的切除程度（神经胶质瘤）是安全的和有效的。但磁共振成像因其更好的图像质量在很大程度上取代了术中

CT 这种术中形态学成像方法（Broggi et al 2003；Gumprecht & Lumenta 2003）。

术中 CT 可以更新基于 MRI 的术前神经导航系统，从而解决脑移位的问题（Nakao et al 2003）。术中 CT 可以辅助颅底骨肿瘤，如成骨细胞瘤及软骨肉瘤的切除。

4.2.4 术中常规磁共振成像

神经导航系统存在着脑移位的问题，手术完成前对手术切除范围实时显像是有临床需求的，这些都推动了术中磁共振系统的发展。

最早的术中 MRI 在 20 世纪 90 年代问世，至今术中 MRI 已经经历了重大的进化发展。该系统已经发展到允许手术在一个磁场孔道中进行（Black et al 1997），开放式的磁共振被固定在手术台上，并间断地对手术区域进行扫描（Berkenstadt et al 2001；Kanner et al 2002），也可以将封闭的磁共振带进手术区进行术中评估。高场强（1.5T；Sutherland et al 1999；Hall et al 2000；Nimsky et al 2004b）和低场强（0.12~0.5T）（Black et al 1997；Nimsky et al 2002；Senft et al 2008）的磁共振同时纳入了研究，高场强的磁共振一般需要移动患者或扫描仪，但提供图像质量高，采集时间较短，并能提供更广泛的频谱序列包括弥散加权成像、波谱成像和弥散张量成像。

大量的研究已经证实术中磁共振成像系统的有效性和安全性（Black et al 1997；Tronnier et al 1997；Lewin et al 1999；Schwartz et al 1999；Hall et al 2000；Bohinski et al 2001a）。由于术中磁共振应用引起的麻醉时间延长，有学者会担心感染、深静脉血栓形成和肺栓塞等并发症增多，但尚未有报道证明这些并发症的发生频率随着术中磁共振的应用而相应地增加（Hall et al 2000；Archer et al 2002）。

有人认为，术中磁共振成像能够帮助更完整地切除病灶并减少并发症（Nimsky et al 2004b）。Nimsky 在 2004 年报道，在脑胶质瘤切除术中，从首次使用术中磁共振到现在，残余肿瘤体积的百分比显著降低（21.4%~6.9%）（Nimsky et al 2004a）。

在最近一项关于术中磁共振成像在脑胶质瘤手术切除中应用的前瞻性研究中，47% 的患者在最初的术中扫描后都继续做了进一步的切除，作者声称术中磁共振成像的应用已将肿瘤的切除范围最优化，特别是在存在强化的肿瘤中（Hatiboglu et al 2009）。术后立即出现并发症的患者占 28%，伴有永久性神经功能缺损的患者占 9%，死亡率为 0。

在双极电刺激大脑皮层定位和无框架立体定向导航下的术中磁共振有可能在患者清醒状态下进一步最大化安全切除脑瘤，据一组小规模的研究报道这是安全有效的，总切除率为 70% 左右（Weingarten et al 2009）。

只有为数不多的研究评估了接受术中 MRI 引导的神经胶质瘤切除术患者的预后。在一项术中 MRI 引导胶质母细胞瘤切除术的研究中，Schneider 等（Schneider et al 2005）报道了与那些接受次全切除术的患者相比，接受 GTR 治疗的患者平均生存时间显著延长（537 天 vs 237 天）。并提出在这个患有恶性胶质瘤患者的小群体中，术中磁共振的应用提高了病灶全切除率。围术期致残率低至 12.9%。这项研究是一项回顾性研究，作者认为需要大样本随机对照研究来进一步验证。

Claus 等（Claus et al 2005）发现低级别胶质瘤患者行术中磁共振引导的次全切除术的复发风险是行全切除患者的 4 倍，死亡风险为其 4.9 倍。一项关于术中磁共振花费及收益的回顾性研究表明，术中磁共振通过缩短住院时间及降低再切除率，最终可降低治疗费用（Hall et al 2003）。

术中 MRI 的配备受到一定限制，而且费用很高，因此甄选出最有可能获益于该项技术的患者至关重要。目前认为，术中磁共振最适用于良性或低级别胶质瘤的切除，因为上述肿瘤的切除程度会影响患者预后（Schneider et al 2005；Sanai & Berger et al 2008），比如低级别胶质瘤、小儿室管膜细胞瘤等。当然，也可以通过术中磁共振切除高级别胶质瘤。这项技术尤其适用于儿童，术前可于手术体位进行 MRI 扫描，之后进行手术，术后再进行 MRI 扫描，这些过程可以在一次麻醉过程中完成（Lam et al 2001；Nimsky et al 2003；Roth et al 2006；Samdani & Jallo et al 2007）。术中 MRI 还适用于病灶难以与正常脑组织鉴别（如经典的低级别胶质瘤）、术中难以区分复发肿瘤和神经胶质增生，对小肿瘤提供手术定位及确证，或残余肿瘤难以发现等情况（Bohinski et al 2001b；Wu et al 2009a）。

4.2.5　术中超声

超声检查应用于颅脑起源于 20 世纪 50 年代，当时在小儿病患中得到广泛应用。最早的仪器在图像质量方面受限，并且只能检测到中线的移位，以提示存在单侧颅内病变（Leksell 1956）。伴随着科技的进步，图像质量进一步提高，现在全世界颅骨诊断超声普遍应用于新生儿重症监护，是最有用、最轻便、最经济的检查。术中超声常用于婴儿头部肿瘤的诊断，但很少有独立诊断价值（Rennie et al 2008）。

超声成像依靠脉冲回波，即超声射出一个短脉冲，其声音回波从特定的面反射回来被记录下来。由压电晶体制成的传感器能够发射及探测超声波形。二维成像及三维成像与神经外科相关性最大。

1960 年首次报道了超声可作为术中工具辅助脑部肿瘤切除术（Dyck et al 1966）。因为超声不能穿透颅骨，其应用需要利用囟门，骨孔或颅骨切开的部位作为视窗观察颅内容物，超声探头在进入术野前需要用无菌盖布覆盖探头并涂以无菌凝胶。

术中超声的优势包括对解剖组织结构实时评估、多层面成像，可评估脉管系统。该技术安全，成本低，对手术操作影响小。当遇到神经导航中的脑移位及基于术前头部 MRI 进行的导航系统出现不准确时，超声就显得尤其重要（Gronningsaeter et al 2000a；Gronningsaet et al 2000b；Unsgaard et al 2002a；Unsgaard et al 2002b；Lindner et al 2006）。

但是，成像质量是超声最大的局限性。专门应用于神经外科手术室的超声机器已经减小了体积，多种多样的探头（相位型、线型以及圆弧阵）使得超声能更好地经过骨孔、骨窗观察深部及表面的病变。增强剂的应用进一步提高了正常组织与病变组织的分辨率（He et al 2008）。

难点在于浸润性病变切除术中，浸润性肿瘤残腔中正常脑组织与病变组织的鉴别（Rygh et al 2008），比如胶质瘤、术野出血以及由于手术本身引起的信号特征改变等。B 超的成像水平可能会通过增加张力处理实现更强大的辨别正常组织及病变组织的能力（Selbekk et al 2005）。

超声对肿瘤神经外科医师而言仍然是一种十分有价值的工具，通过增强图像质量可能发挥的作用越来越大。

4.2.6 荧光成像

5-ALA（5- 氨基乙酰丙酸）是一种血红蛋白的前体物质，其促进荧光卟啉类化合物在上皮组织以及恶性肿瘤组织内的合成及沉积（Regula et al 1995；Stummer et al 1998）。荧光卟啉可以通过专门的手术显微镜被观察到，因此使恶性胶质瘤的切除更容易。

在一个随机多中心三期对照试验中对荧光辅助的神经外科手术与常规恶性胶质瘤切除术进行了比较，结果表明 MRI 增强肿瘤部分的全切除率得到改善（65% vs 56%），6 个月无进展生存期延长，并且不良事件未增加（Stummer et al 2006），但两组总体生存期并无区别。

进一步分析这项研究，调整偏倚后，其提供了 2B 级水平的证据：通过全部切除恶性胶质瘤中增强区域的肿瘤，生存率有所提高（Stummer et al 2008b）。

该经验已经成功应用于临床中，如颅内转移瘤、室管膜瘤及脑膜瘤的手术中（Morofuji et al 2007；Utsuki et al 2007；Arai et al 2006；Morofuji et al 2008）。

伴随着鼓舞人心的个案报道，有学者提出，这样的术中方案可能可以与光动力疗法（photodynamic therapy，PDT）结合起来以改善患者结局，但尚没有报道该种治疗方案的大样本研究。一个关于胶质瘤的小型单中心三期随机对照试验研究了 ALA 结合光卟啉荧光介导的肿瘤切除术以及PDT（Beck et al 2007；Stummer et al 2008a），结果显示治疗组的平均生存期显著改善（52.8 周 vs 24.6周，P< 0.01）（Eljamel et al 2008）。

5 术后成像

5.1 应用 ADC 预测

胶质瘤的最小 ADC 值与肿瘤分级成负相关，可利用这一特点预测结局（Bulakbasi et al 2004；Kitis et al 2005）。一份关于高级别胶质瘤患者接受术前弥散加权成像的回顾性研究中，发现最小 ADC 值与 Ki-67 分级标记指数表现出现明显的负相关。平均最小 ADC 值在 GBM 患者中较间变星型细胞瘤患者显著降低，并且平均最小 ADC值在进展组中较稳定组中明显降低（Higano et al 2006）。在另一项成人高级别胶质瘤的研究中也发现了这种现象，表明最小 ADC 值低的肿瘤预后比较差（Murakami et al 2007）。同一研究团队提出了最小 ADC 值及 ADC 差值会提高术前神经胶质瘤分级的精确度（Murakami et al 2009）。然而，最近一项关于低级别胶质瘤患者的研究报道认为，肿瘤 6 个月的增长情况可比灌注成像、弥散加权成像更好地预测患者结局（Caseiras et al 2010）。

5.2 切缘的早期评估

1994 年发表的一项研究结果证实了 MRI 较CT 的优越性，手术 48~72 小时内的增强扫描 MRI成为胶质瘤手术早期切缘评估比较传统的方法（Albert et al 1994）。

早期成像避免了混杂术后良性线型对比剂增强，这种线型增强可见于术后 4 天至 6 个月。磁共振明显比外科医师评估切除范围更精细，而且残留灶的增强扫描在恶性胶质瘤中最能提示预后（Albert et al 1994）。非增强肿瘤切除术后评估可能更加难以量化，然而，术后即刻进行的 FLAIR及 T2 加权成像非常有意义。DWI 成像在术后需常规进行，可显示出术后的大脑梗死灶。切除术腔附近可见的弥散受限现象，且在随后的随访过程中表现出了与脑梗死基本相似的增强方式。因此，早期的术后增强 MRI 应该结合术后即刻的 DWI 进行评估，以避免误诊为肿瘤复发（Smith et al 2005）。两项研究表明，经颅超声波检查在早期探测肿瘤残余方面可能比 CT 及 MRI 更精确（Becker et al 1999；Mäurer et al 2000）。

5.3 去分化的早期检测

低级别胶质瘤的传统随访已经包含了增强 MRI，用来评估肿瘤大小、占位效应、对比增强及弥散情况。低级别胶质瘤患者术后 6 个月 MRI 复查，肿瘤体积增加是一项重要的预后指标（Mandonnet et al 2003；Pallud et al 2006；Brasil Caseiras et al 2010；Rees et al 2009）。在一项 21 位

低级别胶质瘤患者组成的前瞻性队列研究中，平均生长速度是每年 3.65mm，而大于每年 3mm 的生长速度与转变为间变星形细胞瘤的风险相关性更大（Hlaihel 2010）。虽然在神经胶质瘤中，磁共振增强是高级别胶质瘤的重要预测指标，但其在低级别胶质瘤中也可出现，并且在一些研究中表现为不随时间进展（Asari et al 1994；Pierallini et al 1997）。

低级别胶质瘤随访

MRS

低级别胶质瘤典型的 MRS 表现为胆碱与肌酸比值轻度升高，NAA 下降，不伴乳酸峰。而高级别肿瘤表现为胆碱与肌酸比值显著升高，NAA 下降，可能存在乳酸峰（Smith et al 2003）（图 10.6）。低级别胶质瘤与高级别胶质瘤相比会表达

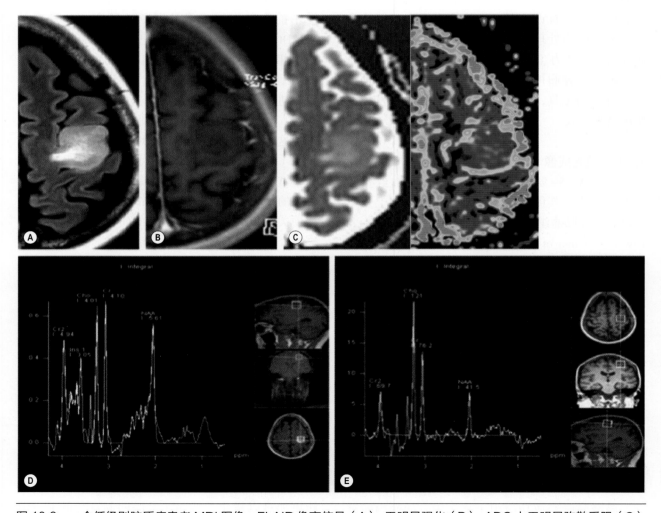

图 10.6 一个低级别胶质瘤患者 MRI 图像。FLAIR 像高信号（A），无明显强化（B），ADC 上无明显弥散受限（C），rCBV 无明显降低（D）。然而，6 个月内 MRS 显示病灶呈恶性（E）。这表明，肿瘤的病理分级可能发生改变。病理显示是间变性胶质瘤（WHO III 级）

更高水平的肌酸。但是，当 CHO/NAA 峰比值比基线下降 20% 时，那么该 MRS 信息在低级别胶质瘤中的可信度降低。乳酸峰的出现预示着组织存在凝固性坏死（Castillo et al 2000）。

MR 灌注

动态磁敏感增强技术是一种可以提供血管密度、血管内皮细胞增生和新生血管生成等信息的技术（Shin et al 2002；Law et al 2003；Law et al 2004）。

灌注参数中的 CBV 是评价胶质瘤恶性程度的重要指标（图 10.7）。据报道，独立于病理分级的神经胶质瘤 rCBV，可以用来预测治疗、进展及预后等一系列临床结果（Law et al 2008）。在另一项类似的研究中显示，rCBV 是一个比磁共振增强更好的预测指标（Lev et al 2004）。在低级别胶质瘤患者中，rCBV<1.75 的患者比 rCBV>1.75 的患者生存时间长（Lev et al 2006）（图 10.8）。

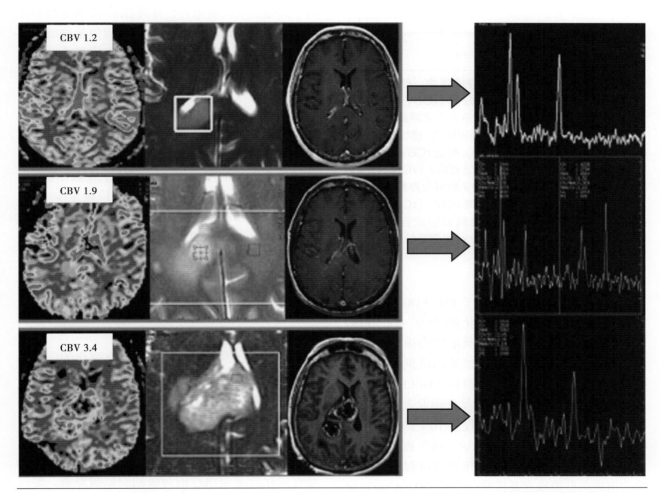

图 10.7　通过 DSC MR 灌注图显示肿瘤进展过程中新生血管生成的过程。顶部箭头：动态磁敏感对比增强灌注成像的梯度回波序列中的 rCBV 图显示病灶区域（rCBV 值 1.2）低灌注，这更符合低级别胶质瘤而非高级别胶质瘤。轴位 FLAIR 图像显示胼胝体压部偏右侧的肿块挤压相邻侧脑室。轴位 T₁WI 增强扫描后未见病灶内部强化。病灶处波谱成像可见 Cho 峰升高，NAA 峰降低。中间的箭头显示：6 个月后随访的 MR 检查：动态磁敏感对比增强灌注成像的梯度回波序列中的 rCBV 图与基线扫描 rCBV 图（rCBV 值 1.2~1.9）比较呈高灌注表现，这更符合高级别胶质瘤而不是低级别胶质瘤（箭头）。然而，此时病灶仍然没有强化，并且波谱图像也没有变化。这种"新生血管生成"可以提示肿瘤早期的恶变趋势。底部的箭头：8 个月后随访 MR 图像，此时可以看到肿瘤明显进展的征象——肿瘤体积明显增大，病灶强化和占位效应出现。可以在 rCBV 图中看到更明显的高灌注（rCBV 值 3.4），其更符合肿瘤的进展过程。rCBV 图高灌注提示我们 rCBV 图优于增强成像，其反映了肿瘤进展过程中新生血管生成的过程（来自 Lacerda & Law 2009）

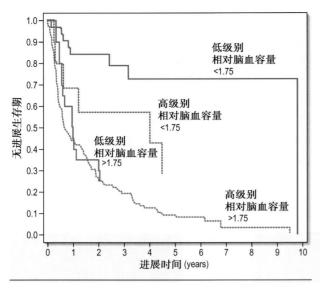

图 10.8 在 Kaplan-Meier 生存曲线中，低级别胶质瘤（实线）单独依据 rCBV 值分为（rCBV<1.75）和（rCBV>1.75）两组，其肿瘤无进展生存期具有显著差异（p <0.000 1）。当比较高级别胶质瘤（虚线），肿瘤进展时间同样在高（rCBV > 1.75）与低 rCBV 之间有显著差异（p<0.000 1）。在表现为低 rCBV（rCBV<1.75）的高、低级别胶质瘤中，肿瘤的无进展生存期有显著差异（P=0.047）。然而，表现为高 rCBV（rCBV>1.75）的高、低级别胶质瘤中肿瘤进展时间没有明显不同（P=0.266 6）。（经允许来自 Law et al 2004）

PET

18F-FDG PET 成像依赖于 18F-FDG 穿过血 - 脑屏障被细胞摄取并磷酸化的能力。18F-FDG PET 成像在浸润性生长的胶质瘤中的摄取情况与肿瘤的间变程度显著相关，成为高级别肿瘤中比磁共振增强扫描更准确的指标（Di Chiro 1987；Law et al 2003）。低级别病灶呈低摄取表现，被周围高摄取的大脑皮层包围，仅有 10% 的患者（Di Chiro 1987）表现为高摄取。这一特性被用于后来低级别胶质瘤的研究中，经历恶变过程的病灶摄取会出现由低摄取变高摄取的变化（De Witte et al 1996；Padma et al 2003）。

18F-FDG PET 成像对于脑肿瘤的诊断也存在很大的局限性（Olivero et al 1995；Ricci et al 1998）。由于正常脑组织本身高摄取葡萄糖，所以很难区别正常脑组织与某些低级别肿瘤和复发的高级别肿瘤。一些肿瘤并不表现为葡萄糖的高摄取，18F-FDG 和葡萄糖的摄取也并不总是同步（Krohn et al 2005）。对于 PET 成像的解读是非常关键的，MRI 能够显示更加精准的解剖位置，因

此区别相对低摄取的肿瘤与正常的脑皮层也需结合定位（Wong et al 2004）。（区别相对低摄取的肿瘤与正常脑皮层，PET 需匹配能够显示精细解剖部位的 MRI）。虽然空间分辨率提高了，但 PET 成像也只能显示直径大于 1cm 的病灶。

可采取延迟扫描以提高诊断准确率（Spence et al 2004）。

5.4 治疗反应的评估

治疗效果是基于临床和影像来进行评估的。对于高级别胶质瘤患者，常规在 8~12 周进行影像学评估。在 MRI 上有许多方法可以测量肿瘤的体积，通过电脑后处理软件测量肿瘤体积是最准确和可信的（Sorensen et al 2001；Warren et al 2001）。自 1990 年后，对高级别胶质瘤治疗效果的评估开始试用 MacDonald 准则。完全有效的标准：CT 或 MRI 增强病灶均完全消失，持续至少 1 个月；未应用皮质类固醇；临床状态稳定或改善。部分有效的标准：与治疗前相比，所有可测量的增强病灶横截面积总和减少大于 50%，持续至少 4 周；皮质类固醇用量不变或减少；临床状态稳定或改善。病情进展的标准：增强病灶的横截面积总和增加大于 25%；临床状态恶化；皮质类固醇用量增加。疾病稳定的标准：临床状态稳定并且不符合完全有效、部分有效或疾病进展的标准。根据该准则的标准，肿瘤大小被定义为肿瘤的最大横截面面积（Macdonald et al 1990）。

由于上述准则并不能判定没有强化的病灶是否进展，尤其对于那些接受抗血管生成治疗的患者。美国临床肿瘤学会的神经肿瘤工作组已经提出要结合 T_2WI 或 FALIR 的图像改变来综合评估（Chang 2009；van den Bent et al 2009）。

此外，DWI 可用于评估治疗反应。分析 18 例经过放化疗常规治疗的高级别胶质瘤患者，经过 1 个月治疗后病情稳定的患者 ADC 平均值高于病情进展的患者（Mardor et al 2003）。

对于患有低级别肿瘤的成年人，增强 MRI 检查用于治疗反应的评估：建议第 1 年每 3 个月复查一次；第 2 年每 4 个月复查一次；第 3 年每 6 个月复查一次；之后每年复查一次。对于儿童小脑低级别星形细胞瘤，作者建议在完全切除或放疗后于 6 个月、1 年、2 年、3.5 年及 5 年进行影像检查，之后每 2 年复查一次（Saunders et al 2005）。

5.5 肿瘤复发的评估

5.5.1 放射性坏死和肿瘤复发

MR

放射性坏死的 MR 表现可以呈弥散状（平扫 T$_2$ 或 FLAIR 呈高信号改变），也可以表现为伴有中央坏死的局灶性强化肿块，故难以与肿瘤复发相鉴别。发生在放疗野内的病灶易与放疗后反应联系在一起，但这也是肿瘤复发风险最高的典型部位。放射性坏死好发于侧脑室周围白质，认为是由于该部位侧支血管较少而血供较少。一项包括 148 例患者的研究报道了经活检证实的放射性坏死的发生率高达 24%（Kumar et al 2000），而在一项 426 例高级别胶质瘤患者的研究中却低至 4.9%，但在 3 年后发现，实际的放射性坏死发生率为 13.3%（Ruben et al 2006）。在某些患者中可见放射性坏死与复发肿瘤同时存在，这更增加了诊断的难度，而传统的 MR 检查方法并不能提供充分的诊断依据。

新的检查方法可以帮助解决上述难题。有研究显示 DWI 弥散受限的区域与肿瘤的复发具有一致性（Tsui et al 2001）。另有研究发现了 MR 灌注成像部分数值的测定可以鉴别肿瘤复发与放射性坏死（Giglio & Gilbert 2003），rCBV 数值升高（>2.6）与肿瘤复发相关（Hazle et al 1997；Sugahara et al 2000），而 rCBV 在完全坏死的区域中 ≤ 0.6。对一系列胶质瘤患者 MRS 的研究发现，胆碱峰异常升高（大于对侧正常脑组织的 50%）或胆碱与肌酸比值大于 2 提示肿瘤复发（Träber et al 2002；Ando et al 2004）。基于胆碱与肌酸比值大于 2 这一条件来诊断肿瘤复发的敏感度与特异度分别为 87% 和 89%。（Rabinov et al 2002；Lichy et al 2004a；Lichy et al 2004b；Hollingworth et al 2006）。但是，目前上述 MR 检查方法仍不能完全取代病理活检。

核医学／PET 和铊

铊 -SPECT 显像因其易获取且花费低，可以成为 PET 显像的替代品。在一组低级别胶质瘤患者的前瞻性研究中，对于鉴别肿瘤与放射性损伤方面，[201]铊 -SPECT 比神经结构影像（CT/MRI）更加敏感（88%）和特异（76%）（Gómez-Río et al 2004）。对一组高级别胶质瘤的患者进行回顾性研究显示，[201]铊 -SPECT 对坏死及复发肿瘤的鉴别特异度高达 100%，优于传统 MR 检查（Tie et

al 2008）。其对于鉴别转移瘤伽马刀放疗术后产生的放射性损伤和肿瘤复发也有帮助（Serizawa et al 2005）。

据报道 18F-FDG PET 显像对于区别放射坏死和肿瘤复发的敏感度和特异度可分别达到 81%~86% 和 40%~94%（Langleben & Segall 2000）。肿瘤摄取 FDG，而坏死无摄取。因为经治疗后的脑组织和复发肿瘤 PET 的摄取程度变动范围大，所以在 PET/MR 应用后，感兴趣区与预期本底 PET 摄取的比值才是鉴别二者的关键。使用上述准则来区别复发肿瘤与放射坏死的敏感度和特异度可达 96% 和 77%（Wang et al 2006）。

5.5.2 假性进展

假性进展是建立在临床与影像基础上做出的诊断：胶质母细胞瘤患者治疗后，在影像学上出现进展的增强病灶，但患者状态良好且并无新发症状（1/3 的患者可有症状）（Brandes et al 2008），这些影像学上的变化只是治疗后的反应，与肿瘤进展并无关联（de Wit et al 2004；Chamberlain et al 2007；Brandsma et al 2008）。接受替莫唑胺化疗和放疗的胶质母细胞瘤的患者中，20% 会出现这种现象（Taal et al 2008），并且其发生时间早于典型的放射性坏死出现的时间（Ruben et al 2006）。在随后的影像检查中，强化的病灶可大小不变或缩小（Taal et al 2008）。在 MGMT 甲基化的患者中，假性进展更常见（Brandes et al 2008）。

单独依靠 MRI 图像诊断标准难以鉴别假性进展和肿瘤进展。MR 灌注成像、ADC 值、MRS 和铊 SPECT 有助于尝试区别肿瘤进展和放化疗后反应，但对于两种情况均存在的患者鉴别起来仍很困难（Rock et al 2004）。假性进展对于全球神经外科医师与神经放射科医师仍然是一个挑战。

5.5.3 假性反应

贝伐单抗是近期被批准的用于治疗高级别胶质瘤、对抗血管内皮生长因子（vascular endothelial growth factor，VEGF）的人源化单克隆抗体。该药物可以延长无进展生存期，控制病灶周围的水肿（Stark-Vance 2005；Vredenburgh et al 2007a；Vredenburgh et al 2007b；Guiu et al 2008；Norden et al 2008；Narayana et al 2009；Zuniga et al

2009)。贝伐单抗可以减少许多患者对糖皮质激素的需求，该药物尚未发现不可接受的副作用或出血的风险。

贝伐单抗等抗血管生成药物使高级别胶质瘤患者疗效的评估更加复杂。使用贝伐单抗治疗的高级别胶质瘤的患者中，高达 66% 的患者至少在影像学上可以看到强化病灶缩小（Stark-Vance 2005）。然而，有研究组发现一些接受贝伐单抗治疗的患者出现临床及影像上的进展（T$_2$WI 和 FLAIR 上病灶进展，但无增强），即所谓的假性反应（Norden et al 2008a；Norden et al 2009b）。FLAIR 和 DWI 可能成为日后评估经抗血管生成治疗高级别胶质瘤的重要序列（Norden et al 2009b）。除了上述的影像学证据外，贝伐单抗能否延长高级别胶质瘤患者的总生存期仍不确定（Norden et al 2009a）。

6 结论

过去三十年里，先进的影像技术在脑肿瘤的诊断和治疗中做出了卓越的贡献。尽管如此，目前仍然缺乏精良的试验设计来明确、精准地评估这些影像技术及其应用。在未来几十年，这将成为神经肿瘤学界最大的挑战。

关键点

- 了解先进的影像技术必须建立在常规的影像算法基础之上。
- 先进的影像技术可以提供常规 CT 和 MR 不能显示的肿瘤生理状态和细胞水平的信息。
- 合理应用先进的脑肿瘤成像技术有助于改善患者预后。
- 目前仍然缺少严谨合理的方法来评估这些先进影像技术及其优化应用。

---

7 致谢

感谢放射学会的 Bradford A.Moffat 博士，感谢澳大利亚墨尔本皇家医院在插图制作上的帮助。

（高培毅 译）

参考文献

Akiyama, M., Sakai, H., Onoue, H., et al., 2004. Imaging intracranial haemangiopericytomas: study of seven cases. Neuroradiology 46 (3), 194–197.

Al-Okaili, R.N., Krejza, J., Wang, S., et al., 2006. Advanced MR imaging techniques in the diagnosis of intraaxial brain tumors in adults. Radiographics 26 (Suppl. 1), S173–S189.

Al-Okaili, R.N., Krejza, J., Woo, J.H., et al., 2007. Intraaxial brain masses: MR imaging-based diagnostic strategy–initial experience. Radiology 243 (2), 539–550.

Albert, F.K., Forsting, M., Sartor, K., et al., 1994. Early postoperative magnetic resonance imaging after resection of malignant glioma: objective evaluation of residual tumor and its influence on regrowth and prognosis. Neurosurgery 34 (1), 45–61.

Anderson, F.A. Jr, 1998. The Glioma Outcomes Project: a resource for measuring and improving glioma outcomes. Neurosurg Focus 4 (6), e8.

Ando, K., Ishikura, R., Nagami, Y., et al., 2004. [Usefulness of Cho/Cr ratio in proton MR spectroscopy for differentiating residual/recurrent glioma from non-neoplastic lesions]. Nippon Igaku Hoshasen Gakkai Zasshi 64 (3), 121–126.

Arai, T., Tani, S., Isoshima, A., et al., 2006. [Intraoperative photodynamic diagnosis for spinal ependymoma using 5-aminolevulinic acid: technical note]. No. Shinkei Geka. 34 (8), 811–817.

Archer, D.P., McTaggart Cowan, R.A., et al., 2002. Intraoperative mobile magnetic resonance imaging for craniotomy lengthens the procedure but does not increase morbidity. Can. J. Anaesth 49 (4), 420–426.

Aronen, H.J., Perkiö, J., 2002. Dynamic susceptibility contrast MRI of gliomas. Neuroimaging Clin. N. Am. 12 (4), 501–523.

Asari, S., Makabe, T., Katayama, S., et al., 1994. Assessment of the pathological grade of astrocytic gliomas using an MRI score. Neuroradiology 36 (4), 308–310.

Bae, M.S., Jahng, G.H., Ryu, C.W., et al., 2009. Effect of intravenous gadolinium-DTPA on diffusion tensor MR imaging for the evaluation of brain tumors. Neuroradiology 51 (12), 793–802.

Barajas, R.F., Chang, J.S., Sneed, P.K., et al., 2009. Distinguishing recurrent intra-axial metastatic tumor from radiation necrosis following gamma knife radiosurgery using dynamic susceptibility-weighted contrast-enhanced perfusion MR imaging. AJNR. Am. J. Neuroradiol 30 (2), 367–372.

Barba, I., Moreno, A., Martinez-Pérez, I., et al., 2001. Magnetic resonance spectroscopy of brain hemangiopericytomas: high myoinositol concentrations and discrimination from meningiomas. J. Neurosurg 94 (1), 55–60.

Barnard, R.O., Geddes, J.F., 1987. The incidence of multifocal cerebral gliomas. A histologic study of large hemisphere sections. Cancer 60 (7), 1519–1531.

Beck, T.J., Kreth, F.W., Beyer, W., et al., 2007. Interstitial photodynamic therapy of nonresectable malignant glioma recurrences using 5-aminolevulinic acid induced protoporphyrin IX. Lasers Surg. Med. 39 (5), 386–393.

Becker, G., Hofmann, E., Woydt, M., et al., 1999. Postoperative neuroimaging of high-grade gliomas: comparison of transcranial sonography, magnetic resonance imaging, and computed tomography. Neurosurgery 44 (3), 469–478.

Bendszus, M., Warmuth-Metz, M., Burger, R., et al., 2001. Diagnosing dural metastases: the value of 1H magnetic resonance spectroscopy. Neuroradiology 43 (4), 285–289.

Berkenstadt, H., Perel, A., Ram, Z., et al., 2001. Anesthesia for magnetic resonance guided neurosurgery: initial experience with a new open magnetic resonance imaging system. J. Neurosurg Anesthesiol 13 (2), 158–162.

Bitsch, A., Bruhn, H., Vougioukas, V., et al., 1999. Inflammatory CNS demyelination: histopathologic correlation with in vivo quantitative proton MR spectroscopy. AJNR. Am. J. Neuroradiol 20 (9), 1619–1627.

Black, P.M., Moriarty, T., Alexander, E. 3rd, et al., 1997. Development and implementation of intraoperative magnetic resonance imaging and its neurosurgical applications. Neurosurgery 41 (4), 831–845.

Bohinski, R.J., Kokkino, A.K., Warnick, R.E., et al., 2001a. Glioma resection in a shared-resource magnetic resonance operating room after optimal image-guided frameless stereotactic resection. Neurosurgery 48 (4), 731–744.

Bohinski, R.J., Warnick, R.E., Gaskill-Shipley, M.F., et al., 2001b. Intraoperative magnetic resonance imaging to determine the extent of resection of pituitary macroadenomas during transsphenoidal microsurgery. Neurosurgery 49 (5), 1133–1144.

Bondy, M., Ligon, B.L., 1996. Epidemiology and etiology of intracranial meningiomas: a review. J. Neurooncol 29 (3), 197–205.

Brandes, A.A., Tosoni, A., Spagnolli, F., et al., 2008. Disease progression or pseudoprogression after concomitant radiochemotherapy treatment: pitfalls in neurooncology. Neuro. Oncol. 10 (3), 361–367.

Brandsma, D., Stalpers, L., Taal, W., et al., 2008. Clinical features, mechanisms, and management of pseudoprogression in malignant gliomas. Lancet Oncol. 9 (5), 453–461.

Brasil Caseiras, G., Ciccarelli, O., Altmann, D.R., et al., 2009. Low-grade gliomas: six-month tumor growth predicts patient outcome better than admission tumor volume, relative cerebral blood volume, and apparent diffusion coefficient. Radiology 253 (2), 505–512.

Braun, V., Albrecht, A., Kretschmer, T., et al., 2006. Brain tumour surgery in the vicinity of short-term memory representation–results of neuronavigation using fMRI images. Acta. Neurochir. (Wien) 148 (7), 733–739.

Broggi, G., Ferroli, P., Franzini, A., et al., 2003. CT-guided neurosurgery: preliminary experience. Acta. Neurochir. 85 (Suppl.), 101–104.

Brucher, J.M., 1993. Neuropathological diagnosis with stereotactic biopsies. Possibilities, difficulties and requirements. Acta. Neurochir. (Wien) 124 (1), 37–39.

Bükte, Y., Paksoy, Y., Genç, E., et al., 2005. Role of diffusion-weighted MR in differential diagnosis of intracranial cystic lesions. Clin. Radiol. 60 (3), 375–383.

Bulakbasi, N., Guvenc, I., Onguru, O., et al., 2004. The added value of the apparent diffusion coefficient calculation to magnetic resonance imaging in the differentiation and grading of malignant brain tumors. J. Comput. Assist. Tomogr. 28 (6), 735–746.

Caseiras, G.B., Chheang, S., Babb, J., et al., 2010. Relative cerebral blood volume measurements of low-grade gliomas predict patient outcome in a multi-institution setting. Eur. J. Radiol. 73 (2), 215–220.

Castillo, M., Smith, J.K., Kwock, L., 2000. Correlation of myo-inositol levels and grading of cerebral astrocytomas. AJNR. Am. J. Neuroradiol 21 (9), 1645–1649.

Ceyssens, S., Van Laere, K., de Groot, T., et al., 2006. [11C]methionine PET, histopathology, and survival in primary brain tumors and recurrence. AJNR. Am. J. Neuroradiol 27 (7), 1432–1437.

Cha, S., 2003. Perfusion MR imaging: basic principles and clinical applications. Magn. Reson. Imaging Clin. N. Am. 11 (3), 403–413.

Cha, S., 2006. Update on brain tumor imaging: from anatomy to physiology. AJNR. Am. J. Neuroradiol 27 (3), 475–487.

Cha, S., 2009. Neuroimaging in neuro-oncology. Neurotherapeutics 6 (3), 465–477.

Cha, S., Pierce, S., Knopp, E.A., et al., 2001. Dynamic contrast-enhanced T2*-weighted MR imaging of tumefactive demyelinating lesions. AJNR. Am. J. Neuroradiol 22 (6), 1109–1116.

Chamberlain, M.C., Glantz, M.J., Chalmers, L., et al., 2007. Early necrosis following concurrent Temodar and radiotherapy in patients with glioblastoma. J. Neurooncol. 82 (1), 81–83.

Chang, S., Clarke, J., Wen, P., 2009. Novel imaging response assessment for drug therapies in recurrent malignant glioma. Educational Book. American Society of Clinical Oncology, Alexandria, VA, pp. 107–111.

Chen, S., Ikawa, F., Kurisu, K., et al., 2001. Quantitative MR evaluation of intracranial epidermoid tumors by fast fluid-attenuated inversion recovery imaging and echo-planar diffusion-weighted imaging. AJNR. Am. J. Neuroradiol 22 (6), 1089–1096.

Chen, W., 2007. Clinical applications of PET in brain tumors. J. Nucl. Med. 48 (9), 1468–1481.

Chen, W., Silverman, D.H., Delaloye, S., et al., 2006. 18F-FDOPA PET imaging of brain tumors: comparison study with 18F-FDG PET and evaluation of diagnostic accuracy. J. Nucl. Med. 47 (6), 904–911.

Chernov, M.F., Muragaki, Y., Ochiai, T., et al., 2009. Spectroscopy-supported frame-based image-guided stereotactic biopsy of parenchymal brain lesions: comparative evaluation of diagnostic yield and diagnostic accuracy. Clin. Neurol. Neurosurg 111 (6), 527–535.

Chiang, I.C., Kuo, Y.T., Lu, C.Y., et al., 2004. Distinction between high-grade gliomas and solitary metastases using peritumoral 3-T magnetic resonance spectroscopy, diffusion, and perfusion imagings. Neuroradiology 46 (8), 619–627.

Chiechi, M.V., Smirniotopoulos, J.G., Mena, H., 1996. Intracranial hemangiopericytomas: MR and CT features. AJNR. Am. J. Neuroradiol 17 (7), 1365–1371.

Cianfoni, A., Niku, S., Imbesi, S.G., 2007. Metabolite findings in tumefactive demyelinating lesions utilizing short echo time proton magnetic resonance spectroscopy. AJNR. Am. J. Neuroradiol 28 (2), 272–277.

Claus, E.B., Horlacher, A., Hsu, L., et al., 2005. Survival rates in patients with low-grade glioma after intraoperative magnetic resonance image guidance. Cancer 103 (6), 1227–1233.

Commins, D.L., Atkinson, R.D., Burnett, M.E., 2007. Review of meningioma histopathology. Neurosurg Focus 23 (4), E3.

Corn, B.W., Marcus, S.M., Topham, A., et al., 1997. Will primary central nervous system lymphoma be the most frequent brain tumor diagnosed in the year 2000? Cancer 79 (12), 2409–2413.

Covarrubias, D.J., Rosen, B.R., Lev, M.H., 2004. Dynamic magnetic resonance perfusion imaging of brain tumors. Oncologist 9 (5), 528–537.

Cruz, L.C. Jr, Sorensen, A.G., 2006. Diffusion tensor magnetic resonance imaging of brain tumors. Magn. Reson. Imaging Clin. N. Am. 14 (2), 183–202.

de Wit, M.C., de Bruin, H.G., Eijkenboom, W., et al., 2004. Immediate post-radiotherapy changes in malignant glioma can mimic tumor progression. Neurology 63 (3), 535–537.

De Witte, O., Levivier, M., Violon, P., et al., 1996. Prognostic value positron emission tomography with [18F]fluoro-2-deoxy-D-glucose in the low-grade glioma. Neurosurgery 39 (3), 470–477.

DeAngelis, L.M., 2001. Brain tumors. N. Engl. J. Med. 344 (2), 114–123.

Demir, M.K., Iplikcioglu, A.C., Dincer, A., et al., 2006. Single voxel proton MR spectroscopy findings of typical and atypical intracranial meningiomas. Eur. J. Radiol. 60 (1), 48–55.

Desprechins, B., Stadnik, T., Koerts, G., et al., 1999. Use of diffusion-weighted MR imaging in differential diagnosis between intracerebral necrotic tumors and cerebral abscesses. AJNR. Am. J. Neuroradiol 20 (7), 1252–1257.

Di Chiro, G., 1987. Positron emission tomography using [18F] fluorodeoxyglucose in brain tumors. A powerful diagnostic and prognostic tool. Invest. Radiol. 22 (5), 360–371.

Duygulu, G., Ovali, G.Y., Calli, C., et al., 2010. Intracerebral metastasis showing restricted diffusion: Correlation with histopathologic findings. Eur. J. Radiol. 74 (1), 117–120.

Dyck, P., Kurze, T., Barrows, H.S., 1966. Intra-operative ultrasonic encephalography of cerebral mass lesions. Bull. Los. Angeles. Neurol. Soc. 31 (3), 114–124.

Eljamel, M.S., Goodman, C., Moseley, H., 2008. ALA and Photofrin fluorescence-guided resection and repetitive PDT in glioblastoma multiforme: a single centre Phase III randomised controlled trial. Lasers. Med. Sci. 23 (4), 361–367.

Enzinger, C., Strasser-Fuchs, S., Ropele, S., et al., 2005. Tumefactive demyelinating lesions: conventional and advanced magnetic resonance imaging. Mult. Scler. 11 (2), 135–139.

Filippi, C.G., Edgar, M.A., Ulu , A.M., et al., 2001. Appearance of meningiomas on diffusion-weighted images: correlating diffusion constants with histopathologic findings. AJNR. Am. J. Neuroradiol 22 (1), 65–72.

Floeth, F.W., Pauleit, D., Sabel, M., et al., 2006. 18F-FET PET differentiation of ring-enhancing brain lesions. J. Nucl. Med. 47 (5), 776–782.

Gasparetto, E.L., Pawlak, M.A., Patel, S.H., et al., 2009. Posttreatment recurrence of malignant brain neoplasm: accuracy of relative cerebral blood volume fraction in discriminating low from high malignant histologic volume fraction. Radiology 250 (3), 887–896.

Gaviani, P., Schwartz, R.B., Hedley-Whyte, E.T., et al., 2005. Diffusion-weighted imaging of fungal cerebral infection. AJNR. Am. J. Neuroradiol 26 (5), 1115–1121.

Geijer, B., Lindgren, A., Brockstedt, S., et al., 2001. Persistent high signal on diffusion-weighted MRI in the late stages of small cortical and lacunar ischaemic lesions. Neuroradiology 43 (2), 115–122.

Giglio, P., Gilbert, M.R., 2003. Cerebral radiation necrosis. Neurologist 9 (4), 180–188.

Ginsberg, L.E., Fuller, G.N., Hashmi, M., et al., 1998. The significance of lack of MR contrast enhancement of supratentorial brain tumors in adults: histopathological evaluation of a series. Surg. Neurol. 49 (4), 436–440.

Giussani, C., Roux, F.E., Ojemann, J., et al., 2010. Is preoperative functional magnetic resonance imaging reliable for language areas mapping in brain tumor surgery? Review of language functional magnetic resonance imaging and direct cortical stimulation correlation studies. Neurosurgery 66 (1), 113–120.

Given, C.A. 2nd, Stevens, B.S., Lee, C., 2004. The MRI appearance of tumefactive demyelinating lesions. AJR. Am. J. Roentgenol. 182 (1), 195–199.

Gómez-Río, M., Martínez Del Valle Torres, D., Rodríguez-Fernández, A., et al., 2004. (201)Tl-SPECT in low-grade gliomas: diagnostic accuracy in differential diagnosis between tumour recurrence and radionecrosis. Eur. J. Nucl. Med. Mol. Imaging 31 (9), 1237–1243.

Greene, G.M., Hitchon, P.W., Schelper, R.L., et al., 1989. Diagnostic yield in CT-guided stereotactic biopsy of gliomas. J. Neurosurg 71 (4), 494–497.

Gronningsaeter, A., Kleven, A., Ommedal, S., et al., 2000a. SonoWand, an ultrasound-based neuronavigation system. Neurosurgery 47 (6), 1373–1380.

Gronningsaeter, A., Lie, T., Kleven, A., et al., 2000b. Initial experience with stereoscopic visualization of three-dimensional ultrasound data in surgery. Surg. Endosc. 14 (11), 1074–1078.

Guermazi, A., Lafitte, F., Miaux, Y., et al., 2005. The dural tail sign–beyond meningioma. Clin. Radiol. 60 (2), 171–188.

Guilloton, L., Cotton, F., Cartalat-Carel, S., et al., 2008. [Supervision of low-grade gliomas with multiparametric MR imaging: research of radiologic indicators of malignancy transformation]. Neurochirurgie 54 (4), 517–528.

Guiu, S., Taillibert, S., Chinot, O., et al., 2008. [Bevacizumab/irinotecan. An active treatment for recurrent high-grade gliomas: preliminary results of an ANOCEF Multicenter Study]. Rev. Neurol. (Paris) 164 (6–7), 588–594.

Gumprecht, H., Lumenta, C.B., 2003. Intraoperative imaging using a mobile computed tomography scanner. Minim Invasive Neurosurg 46 (6), 317–322.

Guo, A.C., Cummings, T.J., Dash, R.C., et al., 2002. Lymphomas and high-grade astrocytomas: comparison of water diffusibility and histologic characteristics. Radiology 224 (1), 177–183.

Gupta, R.K., Hasan, K.M., Mishra, A.M., et al., 2005. High fractional anisotropy in brain abscesses versus other cystic intracranial lesions. AJNR. Am. J. Neuroradiol 26 (5), 1107–1114.

Hakyemez, B., Erdogan, C., Bolca, N., et al., 2006a. Evaluation of different cerebral mass lesions by perfusion-weighted MR imaging. J. Magn. Reson. Imaging 24 (4), 817–824.

Hakyemez, B., Yildirim, N., Gokalp, G., et al., 2006b. The contribution of diffusion-weighted MR imaging to distinguishing typical from atypical meningiomas. Neuroradiology 48 (8), 513–520.

Hall, W.A., Kowalik, K., Liu, H., et al., 2003. Costs and benefits of intraoperative MR-guided brain tumor resection. Acta. Neurochir. 85 (Suppl.), 137–142.

Hall, W.A., Liu, H., Martin, A.J., et al., 2000. Safety, efficacy, and functionality of high-field strength interventional magnetic resonance imaging for neurosurgery. Neurosurgery 46 (3), 632–642.

Hall, W.A., Liu, H., Martin, A.J., et al., 1999a. Comparison of stereotactic brain biopsy to interventional magnetic-resonance-imaging-guided brain biopsy. Stereotact. Funct. Neurosurg 73 (1–4), 148–153.

Hall, W.A., Martin, A., Liu, H., et al., 2001. Improving diagnostic yield in brain biopsy: coupling spectroscopic targeting with real-time needle placement. J. Magn. Reson. Imaging 13 (1), 12–15.

Hall, W.A., Martin, A.J., Liu, H., et al., 1999b. Brain biopsy using high-field strength interventional magnetic resonance imaging. Neurosurgery 44 (4), 807–814.

Hanson, M.W., Glantz, M.J., Hoffman, J.M., et al., 1991. FDG-PET in the selection of brain lesions for biopsy. J. Comput. Assist Tomogr. 15 (5), 796–801.

Hartmann, M., Jansen, O., Heiland, S., et al., 2001. Restricted diffusion within ring enhancement is not pathognomonic for brain abscess. AJNR. Am. J. Neuroradiol 22 (9), 1738–1742.

Hashizume, H., Baluk, P., Morikawa, S., et al., 2000. Openings between defective endothelial cells explain tumor vessel leakiness. Am. J. Pathol. 156 (4), 1363–1380.

Hatiboglu, M.A., Weinberg, J.S., Suki, D., et al., 2009. Impact of intraoperative high-field magnetic resonance imaging guidance on glioma surgery: a prospective volumetric analysis. Neurosurgery 64 (6), 1073–1081; discussion 1081.

Hayashida, Y., Hirai, T., Morishita, S., et al., 2006. Diffusion-weighted imaging of metastatic brain tumors: comparison with histologic type and tumor cellularity. AJNR. Am. J. Neuroradiol 27 (7), 1419–1425.

Hazle, J.D., Jackson, E.F., Schomer, D.F., et al., 1997. Dynamic imaging of intracranial lesions using fast spin-echo imaging: differentiation of brain tumors and treatment effects. J. Magn. Reson. Imaging 7 (6), 1084–1093.

He, W., Jiang, X.Q., Wang, S., et al., 2008. Intraoperative contrast-enhanced ultrasound for brain tumors. Clin. Imaging 32 (6), 419–424.

Hemm, S., Rigau, V., Chevalier, J., et al., 2005. Stereotactic coregistration of 201Tl SPECT and MRI applied to brain tumor biopsies. J. Nucl. Med. 46 (7), 1151–1157.

Hemm, S., Vayssiere, N., Zanca, M., et al., 2004. Thallium SPECT-based stereotactic targeting for brain tumor biopsies. A technical note. Stereotact. Funct. Neurosurg 82 (2–3), 70–76.

Heper, A.O., Erden, E., Savas, A., et al., 2005. An analysis of stereotactic biopsy of brain tumors and nonneoplastic lesions: a prospective clinicopathologic study. Surg. Neurol. 64 (Suppl. 2), S82–S88.

Higano, S., Yun, X., Kumabe, T., et al., 2006. Malignant astrocytic tumors: clinical importance of apparent diffusion coefficient in prediction of grade and prognosis. Radiology 241 (3), 839–846.

Hlaihel, C., 2010. Predictive value of multimodality MRI using conventional, perfusion and spectroscopy MR in anaplastic transformation of low-grade oligodendrogliomas. J. Neurooncol. 97, 73–80.

Hollingworth, W., Medina, L.S., Lenkinski, R.E., et al., 2006. A systematic literature review of magnetic resonance spectroscopy for the characterization of brain tumors. AJNR. Am. J. Neuroradiol 27 (7), 1404–1411.

Holmes, T.M., Petrella, J.R., Provenzale, J.M., et al., 2004. Distinction between cerebral abscesses and high-grade neoplasms by dynamic susceptibility contrast perfusion MRI. AJR. Am. J. Roentgenol. 183 (5), 1247–1252.

Holodny, A.I., Ollenschlager, M., 2002. Diffusion imaging in brain tumors. NeuroImaging Clin. N. Am. 12 (1), 107–124, x.

Horger, M., Fenchel, M., Nägele, T., et al., 2009. Water diffusivity: comparison of primary CNS lymphoma and astrocytic tumor infiltrating the corpus callosum. AJR. Am. J. Roentgenol. 193 (5), 1384–1387.

Hunter, S.B., Ballinger, W.E. Jr, Rubin, J.J., 1987. Multiple sclerosis mimicking primary brain tumor. Arch. Pathol. Lab. Med. 111 (5), 464–468.

Jain, R., Ellika, S.K., Scarpace, L., et al., 2008. Quantitative estimation of permeability surface-area product in astroglial brain tumors using perfusion CT and correlation with histopathologic grade. AJNR. Am. J. Neuroradiol 29 (4), 694–700.

Jain, R.K., Munn, L.L., Fukumura, D., 2002. Dissecting tumour pathophysiology using intravital microscopy. Nat. Rev. Cancer 2 (4), 266–276.

Kalis, M., Bowen, B.C., Quencer, R.M., et al., 2007. Metabolite findings in tumefactive demyelinating lesions utilizing short echo time proton magnetic resonance spectroscopy. AJNR. Am. J. Neuroradiol 28 (8), 1427; author reply 1427–1428.

Kallenberg, K., Bock, H.C., Helms, G., et al., 2009. Untreated glioblastoma multiforme: increased myo-inositol and glutamine levels in the contralateral cerebral hemisphere at proton MR spectroscopy. Radiology 253 (3), 805–812.

Kanner, A.A., Vogelbaum, M.A., Mayberg, M.R., et al., 2002. Intracranial navigation by using low-field intraoperative magnetic resonance imaging: preliminary experience. J. Neurosurg 97 (5), 1115–1124.

Karaarslan, E., Arslan, A., 2008. Diffusion weighted MR imaging in non-infarct lesions of the brain. Eur. J. Radiol. 65 (3), 402–416.

Kelly, P.J., Daumas-Duport, C., Kispert, D.B., et al., 1987. Imaging-based stereotaxic serial biopsies in untreated intracranial glial neoplasms. J. Neurosurg 66 (6), 865–874.

Kim, D.S., Na, D.G., Kim, K.H., et al., 2009. Distinguishing tumefactive demyelinating lesions from glioma or central nervous system lymphoma: added value of unenhanced CT compared with conventional contrast-enhanced MR imaging. Radiology 251 (2), 467–475.

Kitis, O., Altay, H., Calli, C., et al., 2005. Minimum apparent diffusion coefficients in the evaluation of brain tumors. Eur. J. Radiol. 55 (3), 393–400.

Knopp, E.A., Cha, S., Johnson, G., et al., 1999. Glial neoplasms: dynamic contrast-enhanced T2*-weighted MR imaging. Radiology 211 (3), 791–798.

Kono, K., Inoue, Y., Nakayama, K., et al., 2001. The role of diffusion-weighted imaging in patients with brain tumors. AJNR. Am. J. Neuroradiol 22 (6), 1081–1088.

Krishnan, R., Raabe, A., Hattingen, E., et al., 2004. Functional magnetic resonance imaging-integrated neuronavigation: correlation between lesion-to-motor cortex distance and outcome. Neurosurgery 55 (4), 904–914; discussion 914–915.

Krohn, K.A., Mankoff, D.A., Muzi, M., et al., 2005. True tracers: comparing FDG with glucose and FLT with thymidine. Nucl. Med. Biol. 32 (7), 663–671.

Kumar, A.J., Leeds, N.E., Fuller, G.N., et al., 2000. Malignant gliomas: MR imaging spectrum of radiation therapy- and chemotherapy-induced necrosis of the brain after treatment. Radiology 217 (2), 377–384.

Lacerda, S., Law, M., 2009. Magnetic resonance perfusion and permeability imaging in brain tumors. NeuroImaging Clin. N. Am. 19 (4), 527–557.

Lai, P.H., Ho, J.T., Chen, W.L., et al., 2002. Brain abscess and necrotic brain tumor: discrimination with proton MR spectroscopy and diffusion-weighted imaging. AJNR. Am. J. Neuroradiol 23 (8), 1369–1377.

Laigle-Donadey, F., Taillibert, S., Mokhtari, K., et al., 2005. Dural metastases. J. Neurooncol. 75 (1), 57–61.

Lam, C.H., Hall, W.A., Truwit, C.L., et al., 2001. Intra-operative MRI-guided approaches to the pediatric posterior fossa tumors. Pediatr. Neurosurg 34 (6), 295–300.

Langleben, D.D., Segall, G.M., 2000. PET in differentiation of recurrent brain tumor from radiation injury. J. Nucl. Med. 41 (11), 1861–1867.

Lansberg, M.G., Thijs, V.N., O'Brien, M.W., et al., 2001. Evolution of apparent diffusion coefficient, diffusion-weighted, and T2-weighted signal intensity of acute stroke. AJNR. Am. J. Neuroradiol 22 (4), 637–644.

Law, M., Oh, S., Babb, J.S., et al., 2006. Low-grade gliomas: dynamic susceptibility-weighted contrast-enhanced perfusion MR imaging–prediction of patient clinical response. Radiology 238 (2),

658–667.

Law, M., Yang, S., Babb, J.S., et al., 2004. Comparison of cerebral blood volume and vascular permeability from dynamic susceptibility contrast-enhanced perfusion MR imaging with glioma grade. AJNR. Am. J. Neuroradiol 25 (5), 746–755.

Law, M., Yang, S., Wang, H., et al., 2003. Glioma grading: sensitivity, specificity, and predictive values of perfusion MR imaging and proton MR spectroscopic imaging compared with conventional MR imaging. AJNR. Am. J. Neuroradiol 24 (10), 1989–1998.

Law, M., Young, R.J., Babb, J.S., et al., 2008. Gliomas: predicting time to progression or survival with cerebral blood volume measurements at dynamic susceptibility-weighted contrast-enhanced perfusion MR imaging. Radiology 247 (2), 490–498.

Le Bihan, D., Mangin, J.F., Poupon, C., et al., 2001. Diffusion tensor imaging: concepts and applications. J. Magn. Reson. Imaging 13 (4), 534–546.

Lee, E.J., Lee, S.K., Agid, R., et al., 2008. Preoperative grading of presumptive low-grade astrocytomas on MR imaging: diagnostic value of minimum apparent diffusion coefficient. AJNR. Am. J. Neuroradiol 29 (10), 1872–1877.

Leksell, L., 1956. Echo-encephalography. I. Detection of intracranial complications following head injury. Acta. Chir. Scand. 110 (4), 301–315.

Lev, M.H., Ozsunar, Y., Henson, J.W., et al., 2004. Glial tumor grading and outcome prediction using dynamic spin-echo MR susceptibility mapping compared with conventional contrast-enhanced MR: confounding effect of elevated rCBV of oligodendrogliomas [corrected]. AJNR. Am. J. Neuroradiol 25 (2), 214–221.

Levivier, M., Goldman, S., Pirotte, B., et al., 1995. Diagnostic yield of stereotactic brain biopsy guided by positron emission tomography with [18F]fluorodeoxyglucose. J. Neurosurg 82 (3), 445–452.

Lewin, J.S., 1999. Interventional MR imaging: concepts, systems, and applications in neuroradiology. AJNR. Am. J. Neuroradiol 20 (5), 735–748.

Lichy, M.P., Bachert, P., Henze, M., et al., 2004a. Monitoring individual response to brain-tumour chemotherapy: proton MR spectroscopy in a patient with recurrent glioma after stereotactic radiotherapy. Neuroradiology 46 (2), 126–129.

Lichy, M.P., Henze, M., Plathow, C., et al., 2004b. [Metabolic imaging to follow stereotactic radiation of gliomas – the role of 1H MR spectroscopy in comparison to FDG-PET and IMT-SPECT]. Rofo. 176 (8), 1114–1121.

Lim, C.C., Roberts, T.P., Sitoh, Y.Y., et al., 2003. Rising signal intensity observed in extra-axial brain tumours – a potential pitfall in perfusion MR imaging. Singapore. Med. J. 44 (10), 526–530.

Lindner, D., Trantakis, C., Renner, C., et al., 2006. Application of intraoperative 3D ultrasound during navigated tumor resection. Minim Invasive Neurosurg 49 (4), 197–202.

Litofsky, N.S., Bauer, A.M., Kasper, R.S., et al., 2006. Image-guided resection of high-grade glioma: patient selection factors and outcome. Neurosurg Focus 20 (4), E16.

Lu, S., Ahn, D., Johnson, G., et al., 2003. Peritumoral diffusion tensor imaging of high-grade gliomas and metastatic brain tumors. AJNR. Am. J. Neuroradiol 24 (5), 937–941.

Lucchinetti, C.F., Gavrilova, R.H., Metz, I., et al., 2008. Clinical and radiographic spectrum of pathologically confirmed tumefactive multiple sclerosis. Brain 131 (Pt 7), 1759–1775.

Luthra, G., Parihar, A., Nath, K., et al., 2007. Comparative evaluation of fungal, tubercular, and pyogenic brain abscesses with conventional and diffusion MR imaging and proton MR spectroscopy. AJNR. Am. J. Neuroradiol 28 (7), 1332–1338.

Macdonald, D.R., Cascino, T.L., Schold, S.C. Jr., et al., 1990. Response criteria for phase II studies of supratentorial malignant glioma. J. Clin. Oncol. 8 (7), 1277–1280.

Maia, A.C. Jr, Malheiros, S.M., da Rocha, A.J., et al., 2005. MR cerebral blood volume maps correlated with vascular endothelial growth factor expression and tumor grade in nonenhancing gliomas. AJNR. Am. J. Neuroradiol 26 (4), 777–783.

Malhotra, H.S., Jain, K.K., Agarwal, A., et al., 2009. Characterization of tumefactive demyelinating lesions using MR imaging and in-vivo proton MR spectroscopy. Mult. Scler. 15 (2), 193–203.

Mandonnet, E., Delattre, J.Y., Tanguy, M.L., et al., 2003. Continuous growth of mean tumor diameter in a subset of grade II gliomas. Ann. Neurol. 53 (4), 524–528.

Mardor, Y., Pfeffer, R., Spiegelmann, R., et al., 2003. Early detection of response to radiation therapy in patients with brain malignancies using conventional and high b-value diffusion-weighted magnetic resonance imaging. J. Clin. Oncol. 21 (6), 1094–1100.

Massager, N., David, P., Goldman, S., et al., 2000. Combined magnetic resonance imaging- and positron emission tomography-guided stereotactic biopsy in brainstem mass lesions: diagnostic yield in a series of 30 patients. J. Neurosurg 93 (6), 951–957.

Mäurer, M., Becker, G., Wagner, R., et al., 2000. Early postoperative transcranial sonography (TCS), C T, and MRI after resection of high-grade glioma: evaluation of residual tumour and its influence on prognosis. Acta. Neurochir. (Wien) 142 (10), 1089–1097.

Mechtler, L., 2009. Neuroimaging in neuro-oncology. Neurol. Clin. 27 (1), 171–201, ix.

Mena, H., Ribas, J.L., Pezeshkpour, G.H., et al., 1991. Hemangiopericytoma of the central nervous system: a review of 94 cases. Hum. Pathol. 22 (1), 84–91.

Morofuji, Y., Matsuo, T., Hayashi, Y., et al., 2008. Usefulness of intraoperative photodynamic diagnosis using 5-aminolevulinic acid for meningiomas with cranial invasion: technical case report. Neurosurgery 62 (Suppl. 1), 102–104.

Morofuji, Y., Matsuo, T., Toyoda, K., et al., 2007. [Skull metastasis of hepatocellular carcinoma successfully treated by intraoperative photodynamic diagnosis using 5-aminolevulinic acid: case report]. No. Shinkei. Geka. 35 (9), 913–918.

Mujic, A., Liddell, J., Hunn, A., et al., 2002. Non-neoplastic demyelinating process mimicking a disseminated malignant brain tumour. J. Clin. Neurosci. 9 (3), 313–317.

Mullins, M.E., 2006. MR spectroscopy: truly molecular imaging; past, present and future. NeuroImaging Clin. N. Am. 16 (4), 605–618, viii.

Murakami, R., Hirai, T., Sugahara, T., et al., 2009. Grading astrocytic tumors by using apparent diffusion coefficient parameters: superiority of a one- versus two-parameter pilot method. Radiology 251 (3), 838–845.

Murakami, R., Sugahara, T., Nakamura, H., et al., 2007. Malignant supratentorial astrocytoma treated with postoperative radiation therapy: prognostic value of pretreatment quantitative diffusion-weighted MR imaging. Radiology 243 (2), 493–499.

Nagar, V.A., Ye, J.R., Ng, W.H., et al., 2008. Diffusion-weighted MR imaging: diagnosing atypical or malignant meningiomas and detecting tumor dedifferentiation. AJNR. Am. J. Neuroradiol 29 (6), 1147–1152.

Nakao, N., Nakai, K., Itakura, T., 2003. Updating of neuronavigation based on images intraoperatively acquired with a mobile computerized tomographic scanner: technical note. Minim Invasive Neurosurg 46 (2), 117–120.

Narayana, A., Kelly, P., Golfinos, J., et al., 2009. Antiangiogenic therapy using bevacizumab in recurrent high-grade glioma: impact on local control and patient survival. J. Neurosurg 110 (1), 173–180.

Nayak, L., Abrey, L.E., Iwamoto, F.M., 2009. Intracranial dural metastases. Cancer 115 (9), 1947–1953.

Nelson, S.J., McKnight, T.R., Henry, R.G., 2002. Characterization of untreated gliomas by magnetic resonance spectroscopic imaging. NeuroImaging Clin. N. Am. 12 (4), 599–613.

Nesbit, G.M., Forbes, G.S., Scheithauer, B.W., et al., 1991. Multiple sclerosis: histopathologic and MR and/or CT correlation in 37 cases at biopsy and three cases at autopsy. Radiology 180 (2), 467–474.

Nimsky, C., Fujita, A., Ganslandt, O., et al., 2004a. Volumetric assessment of glioma removal by intraoperative high-field magnetic resonance imaging. Neurosurgery 55 (2), 358–371.

Nimsky, C., Ganslandt, O., Gralla, J., et al., 2003. Intraoperative low-field magnetic resonance imaging in pediatric neurosurgery. Pediatr. Neurosurg 38 (2), 83–89.

Nimsky, C., Ganslandt, O., Tomandl, B., et al., 2002. Low-field magnetic resonance imaging for intraoperative use in neurosurgery: a 5-year experience. Eur. Radiol. 12 (11), 2690–2703.

Nimsky, C., Ganslandt, O., Von Keller, B., et al., 2004b. Intraoperative high-field-strength MR imaging: implementation and experience in 200 patients. Radiology 233 (1), 67–78.

Norden, A.D., Drappatz, J., Muzikansky, A., et al., 2009a. An exploratory survival analysis of anti-angiogenic therapy for recurrent malignant glioma. J. Neurooncol. 92 (2), 149–155.

Norden, A.D., Drappatz, J., Wen, P.Y., 2009b. Antiangiogenic therapies for high-grade glioma. Nat. Rev. Neurol. 5 (11), 610–620.

Norden, A.D., Young, G.S., Setayesh, K., et al., 2008. Bevacizumab for recurrent malignant gliomas: efficacy, toxicity, and patterns of recurrence. Neurology 70 (10), 779–787.

Olivero, W.C., Dulebohn, S.C., Lister, J.R., 1995. The use of PET in evaluating patients with primary brain tumours: is it useful? J. Neurol. Neurosurg Psychiatry 58 (2), 250–252.

Padma, M.V., Said, S., Jacobs, M., et al., 2003. Prediction of pathology and survival by FDG PET in gliomas. J. Neurooncol. 64 (3), 227–237.

Pallud, J., Mandonnet, E., Duffau, H., et al., 2006. Prognostic value of initial magnetic resonance imaging growth rates for World Health Organization grade II gliomas. Ann. Neurol. 60 (3), 380–383.

Pierallini, A., Bonamini, M., Bozzao, A., et al., 1997. Supratentorial diffuse astrocytic tumours: proposal of an MRI classification. Eur. Radiol. 7 (3), 395–399.

Pierpaoli, C., Jezzard, P., Basser, P.J., et al., 1996. Diffusion tensor MR imaging of the human brain. Radiology 201 (3), 637–648.

Pirotte, B., Acerbi, F., Lubansu, A., et al., 2007a. PET imaging in the surgical management of pediatric brain tumors. Childs. Nerv. Syst. 23 (7), 739–751.

Pirotte, B., Goldman, S., Dewitte, O., et al., 2006. Integrated positron emission tomography and magnetic resonance imaging-guided resection of brain tumors: a report of 103 consecutive procedures. J. Neurosurg 104 (2), 238–253.

Pirotte, B., Goldman, S., Massager, N., et al., 2004a. Combined use of 18F-fluorodeoxyglucose and 11C-methionine in 45 positron emission tomography-guided stereotactic brain biopsies. J. Neurosurg 101 (3), 476–483.

Pirotte, B., Goldman, S., Massager, N., et al., 2004b. Comparison of 18F-FDG and 11C-methionine for PET-guided stereotactic brain biopsy of gliomas. J. Nucl. Med. 45 (8), 1293–1298.

Pirotte, B., Goldman, S., Van Bogaert, P., et al., 2005. Integration of [11C]methionine-positron emission tomographic and magnetic resonance imaging for image-guided surgical resection of infiltrative low-grade brain tumors in children. Neurosurgery 57 (Suppl. 1), 128–139.

Pirotte, B.J., Levivier, M., Goldman, S., et al., 2009. Positron emission tomography-guided volumetric resection of supratentorial high-grade gliomas: a survival analysis in 66 consecutive patients. Neurosurgery 64 (3), 471–481; discussion 481.

Pirotte, B.J., Lubansu, A., Massager, N., et al., 2007b. Results of positron emission tomography guidance and reassessment of the utility of and indications for stereotactic biopsy in children with infiltrative brainstem tumors. J. Neurosurg 107 (Suppl. 5), 392–399.

Provenzale, J.M., Mukundan, S., Barboriak, D.P., 2006. Diffusion-weighted and perfusion MR imaging for brain tumor characterization and assessment of treatment response. Radiology 239 (3), 632–649.

Provenzale, J.M., Wang, G.R., Brenner, T., et al., 2002. Comparison of permeability in high-grade and low-grade brain tumors using dynamic susceptibility contrast MR imaging. AJR. Am. J. Roentgenol. 178 (3), 711–716.

Rabinov, J.D., Lee, P.L., Barker, F.G., et al., 2002. In vivo 3-T MR spectroscopy in the distinction of recurrent glioma versus radiation effects: initial experience. Radiology 225 (3), 871–879.

Radhakrishnan, K., Mokri, B., Parisi, J.E., et al., 1995. The trends in incidence of primary brain tumors in the population of Rochester, Minnesota. Ann. Neurol. 37 (1), 67–73.

Rees, J., Watt, H., Jäger, H.R., et al., 2009. Volumes and growth rates of untreated adult low-grade gliomas indicate risk of early malignant transformation. Eur. J. Radiol. 72 (1), 54–64.

Regula, J., MacRobert, A.J., Gorchein, A., et al., 1995. Photosensitisation and photodynamic therapy of oesophageal, duodenal, and colorectal tumours using 5 aminolaevulinic acid induced protoporphyrin IX – a pilot study. Gut. 36 (1), 67–75.

Reijneveld, J.C., van der Grond, J., Ramos, L.M., et al., 2005. Proton MRS imaging in the follow-up of patients with suspected low-grade gliomas. Neuroradiology 47 (12), 887–891.

Rennie, J.M., Hagmann, C.F., Robertson, N.J., 2008. Neonatal cerebral investigation, second ed. Cambridge University Press, Cambridge.

Ricci, P.E., Karis, J.P., Heiserman, J.E., et al., 1998. Differentiating recurrent tumor from radiation necrosis: time for re-evaluation of positron emission tomography? AJNR. Am. J. Neuroradiol 19 (3), 407–413.

Rock, J.P., Scarpace, L., Hearshen, D., et al., 2004. Associations among magnetic resonance spectroscopy, apparent diffusion coefficients, and image-guided histopathology with special attention to radiation necrosis. Neurosurgery 54 (5), 1111–1119.

Roth, J., Beni Adani, L., Biyani, N., et al., 2006. Intraoperative portable 0.12-tesla MRI in pediatric neurosurgery. Pediatr. Neurosurg 42 (2), 74–80.

Ruben, J.D., Dally, M., Bailey, M., et al., 2006. Cerebral radiation necrosis: incidence, outcomes, and risk factors with emphasis on radiation parameters and chemotherapy. Int. J. Radiat. Oncol. Biol. Phys. 65 (2), 499–508.

Rumboldt, Z., Camacho, D.L., Lake, D., et al., 2006. Apparent diffusion coefficients for differentiation of cerebellar tumors in children. AJNR. Am. J. Neuroradiol 27 (6), 1362–1369.

Rygh, O.M., Selbekk, T., Torp, S.H., et al., 2008. Comparison of navigated 3D ultrasound findings with histopathology in subsequent phases of glioblastoma resection. Acta. Neurochir. (Wien) 150 (10), 1033–1041; discussion 1042.

Sadeghi, N., D'Haene, N., Decaestecker, C., et al., 2008. Apparent diffusion coefficient and cerebral blood volume in brain gliomas: relation to tumor cell density and tumor microvessel density

based on stereotactic biopsies. AJNR. Am. J. Neuroradiol 29 (3), 476–482.

Saindane, A.M., Cha, S., Law, M., et al., 2002. Proton MR spectroscopy of tumefactive demyelinating lesions. AJNR. Am. J. Neuroradiol 23 (8), 1378–1386.

Samdani, A., Jallo, G.I., 2007. Intraoperative MRI: technology, systems, and application to pediatric brain tumors. Surg. Technol. Int. 16, 236–243.

Sanai, N., Berger, M.S., 2008. Glioma extent of resection and its impact on patient outcome. Neurosurgery 62 (4), 753–766.

Sasaki, M., Kuwabara, Y., Yoshida, T., et al., 1998. A comparative study of thallium-201 SPET, carbon-11 methionine PET and fluorine-18 fluorodeoxyglucose PET for the differentiation of astrocytic tumours. Eur. J. Nucl. Med. 25 (9), 1261–1269.

Saunders, D.E., Phipps, K.P., Wade, A.M., et al., 2005. Surveillance imaging strategies following surgery and/or radiotherapy for childhood cerebellar low-grade astrocytoma. J. Neurosurg 102 (Suppl. 2), 172–178.

Schaefer, P.W., Grant, P.E., Gonzalez, R.G., 2000. Diffusion-weighted MR imaging of the brain. Radiology 217 (2), 331–345.

Schneider, J.P., Trantakis, C., Rubach, M., et al., 2005. Intraoperative MRI to guide the resection of primary supratentorial glioblastoma multiforme – a quantitative radiological analysis. Neuroradiology 47 (7), 489–500.

Schwartz, K.M., Erickson, B.J., Lucchinetti, C., 2006. Pattern of T2 hypointensity associated with ring-enhancing brain lesions can help to differentiate pathology. Neuroradiology 48 (3), 143–149.

Schwartz, R.B., Hsu, L., Wong, T.Z., et al., 1999. Intraoperative MR imaging guidance for intracranial neurosurgery: experience with the first 200 cases. Radiology 211 (2), 477–488.

Scott, J.N., Brasher, P.M., Sevick, R.J., et al., 2002. How often are nonenhancing supratentorial gliomas malignant? A population study. Neurology 59 (6), 947–949.

Selbekk, T., Bang, J., Unsgaard, G., 2005. Strain processing of intraoperative ultrasound images of brain tumors: initial results. Ultrasound. Med. Biol. 31 (1), 45–51.

Senft, C., Seifert, V., Hermann, E., et al., 2008. Usefulness of intraoperative ultra low-field magnetic resonance imaging in glioma surgery. Neurosurgery 63 (4 Suppl. 2), 257–267.

Serizawa, T., Saeki, N., Higuchi, Y., et al., 2005. Diagnostic value of thallium-201 chloride single-photon emission computerized tomography in differentiating tumor recurrence from radiation injury after gamma knife surgery for metastatic brain tumors. J. Neurosurg 102 (Suppl.), 266–271.

Shin, J.H., Lee, H.K., Kwun, B.D., et al., 2002. Using relative cerebral blood flow and volume to evaluate the histopathologic grade of cerebral gliomas: preliminary results. AJR. Am. J. Roentgenol. 179 (3), 783–789.

Sijens, P.E., Oudkerk, M., 2002. Diagnosing dural metastases. Neuroradiology 44 (3), 275; author reply 276.

Smith, J.K., Castillo, M., Kwock, L., 2003. MR spectroscopy of brain tumors. Magn. Reson. Imaging Clin. N. Am. 11 (3), 415–429, v–vi.

Smith, J.S., Cha, S., Mayo, M.C., et al., 2005. Serial diffusion-weighted magnetic resonance imaging in cases of glioma: distinguishing tumor recurrence from postresection injury. J. Neurosurg 103 (3), 428–438.

Sorensen, A.G., Patel, S., Harmath, C., et al., 2001. Comparison of diameter and perimeter methods for tumor volume calculation. J. Clin. Oncol. 19 (2), 551–557.

Spence, A.M., Mankoff, D.A., Muzi, M., 2003. Positron emission tomography imaging of brain tumors. NeuroImaging Clin. N. Am. 13 (4), 717–739.

Spence, A.M., Muzi, M., Mankoff, D.A., et al., 2004. 18F-FDG PET of gliomas at delayed intervals: improved distinction between tumor and normal gray matter. J. Nucl. Med. 45 (10), 1653–1659.

Stadnik, T.W., Demaerel, P., Luypaert, R.R., et al., 2003. Imaging tutorial: differential diagnosis of bright lesions on diffusion-weighted MR images. Radiographics. 23 (1), e7.

Stark-Vance, V., 2005. Bevacizumab and CPT-11 in the treatment of relapsed malignant glioma. Neuro. Oncol. 7, 369.

Stepp, H., Beck, T., Pongratz, T., et al., 2007. ALA and malignant glioma: fluorescence-guided resection and photodynamic treatment. J. Environ. Pathol. Toxicol. Oncol. 26 (2), 157–164.

Stuckey, S.L., Wijedeera, R., 2008. Multicentric/multifocal cerebral lesions: can fluid-attenuated inversion recovery aid the differentiation between glioma and metastases? J. Med. Imaging Radiat. Oncol. 52 (2), 134–139.

Stummer, W., Beck, T., Beyer, W., et al., 2008a. Long-sustaining response in a patient with non-resectable, distant recurrence of glioblastoma multiforme treated by interstitial photodynamic therapy using 5-ALA: case report. J. Neurooncol. 87 (1),

103–109.

Stummer, W., Pichlmeier, U., Meinel, T., et al., 2006. Fluorescence-guided surgery with 5-aminolevulinic acid for resection of malignant glioma: a randomised controlled multicentre phase III trial. Lancet. Oncol. 7 (5), 392–401.

Stummer, W., Reulen, H.J., Meinel, T., et al., 2008b. Extent of resection and survival in glioblastoma multiforme: identification of and adjustment for bias. Neurosurgery 62 (3), 564–576.

Stummer, W., Stocker, S., Wagner, S., et al., 1998. Intraoperative detection of malignant gliomas by 5-aminolevulinic acid-induced porphyrin fluorescence. Neurosurgery 42 (3), 518–526.

Sugahara, T., Korogi, Y., Kochi, M., et al., 1998. Correlation of MR imaging-determined cerebral blood volume maps with histologic and angiographic determination of vascularity of gliomas. AJR. Am. J. Roentgenol. 171 (6), 1479–1486.

Sugahara, T., Korogi, Y., Tomiguchi, S., et al., 2000. Posttherapeutic intraaxial brain tumor: the value of perfusion-sensitive contrast-enhanced MR imaging for differentiating tumor recurrence from nonneoplastic contrast-enhancing tissue. AJNR. Am. J. Neuroradiol 21 (5), 901–909.

Sutherland, G.R., Kaibara, T., Louw, D., et al., 1999. A mobile high-field magnetic resonance system for neurosurgery. J. Neurosurg 91 (5), 804–813.

Taal, W., Brandsma, D., de Bruin, H.G., et al., 2008. Incidence of pseudo-progression in a cohort of malignant glioma patients treated with chemoirradiation with temozolomide. Cancer 113 (2), 405–410.

Tan, H.M., Chan, L.L., Chuah, K.L., et al., 2004. Monophasic, solitary tumefactive demyelinating lesion: neuroimaging features and neuropathological diagnosis. Br. J. Radiol. 77 (914), 153–156.

Tang, Y.M., Ngai, S., Stuckey, S., 2006. The solitary enhancing cerebral lesion: can FLAIR aid the differentiation between glioma and metastasis? AJNR. Am. J. Neuroradiol 27 (3), 609–611.

Tie, J., Gunawardana, D.H., Rosenthal, M.A., 2008. Differentiation of tumor recurrence from radiation necrosis in high-grade gliomas using 201Tl-SPECT. J. Clin. Neurosci. 15 (12), 1327–1334.

Toh, C.H., Castillo, M., Wong, A.M., et al., 2008a. Differentiation between classic and atypical meningiomas with use of diffusion tensor imaging. AJNR. Am. J. Neuroradiol 29 (9), 1630–1635.

Toh, C.H., Castillo, M., Wong, A.M., et al., 2008b. Primary cerebral lymphoma and glioblastoma multiforme: differences in diffusion characteristics evaluated with diffusion tensor imaging. AJNR. Am. J. Neuroradiol 29 (3), 471–475.

Träber, F., Block, W., Flacke, S., et al., 2002. [1H-MR Spectroscopy of brain tumors in the course of radiation therapy: Use of fast spectroscopic imaging and single-voxel spectroscopy for diagnosing recurrence]. Rofo. 174 (1), 33–42.

Tronnier, V.M., Wirtz, C.R., Knauth, M., et al., 1997. Intraoperative diagnostic and interventional magnetic resonance imaging in neurosurgery. Neurosurgery 40 (5), 891–902.

Tsui, E.Y., Chan, J.H., Ramsey, R.G., et al., 2001. Late temporal lobe necrosis in patients with nasopharyngeal carcinoma: evaluation with combined multi-section diffusion weighted and perfusion weighted MR imaging. Eur. J. Radiol. 39 (3), 133–138.

Unsgaard, G., Gronningsaeter, A., Ommedal, S., et al., 2002a. Brain operations guided by real-time two-dimensional ultrasound: new possibilities as a result of improved image quality. Neurosurgery 51 (2), 402–412.

Unsgaard, G., Ommedal, S., Muller, T., et al., 2002b. Neuronavigation by intraoperative three-dimensional ultrasound: initial experience during brain tumor resection. Neurosurgery 50 (4), 804–812, discussion 812.

Utsuki, S., Miyoshi, N., Oka, H., et al., 2007. Fluorescence-guided resection of metastatic brain tumors using a 5-aminolevulinic acid-induced protoporphyrin IX: pathological study. Brain Tumor. Pathol. 24 (2), 53–55.

van den Bent, M.J., Vogelbaum, M.A., Wen, P.Y., et al., 2009. End point assessment in gliomas: novel treatments limit usefulness of classical Macdonald's Criteria. J. Clin. Oncol. 27 (18), 2905–2908.

Vredenburgh, J.J., Desjardins, A., Herndon, J.E. 2nd, et al., 2007a. Phase II trial of bevacizumab and irinotecan in recurrent malignant glioma. Clin. Cancer Res. 13 (4), 1253–1259.

Vredenburgh, J.J., Desjardins, A., Herndon, J.E. 2nd, et al., 2007b. Bevacizumab plus irinotecan in recurrent glioblastoma multiforme. J. Clin. Oncol. 25 (30), 4722–4729.

Wallace, E.W., 2004. The dural tail sign. Radiology 233 (1), 56–57.

Wang, S.X., Boethius, J., Ericson, K., 2006. FDG-PET on irradiated brain tumor: ten years' summary. Acta. Radiol. 47 (1), 85–90.

Wang, Z., Sutton, L.N., Cnaan, A., et al., 1995. Proton MR spectroscopy of pediatric cerebellar tumors. AJNR. Am. J. Neuroradiol 16 (9), 1821–1833.

Warren, K.E., Patronas, N., Aikin, A.A., et al., 2001. Comparison of one-, two-, and three-dimensional measurements of childhood brain tumors. J. Natl. Cancer Inst. 93 (18), 1401–1405.

Weingarten, D.M., Asthagiri, A.R., Butman, J.A., et al., 2009. Cortical mapping and frameless stereotactic navigation in the high-field intraoperative magnetic resonance imaging suite. J. Neurosurg 111 (6), 1185–1190.

Willems, P.W., Taphoorn, M.J., Burger, H., et al., 2006. Effectiveness of neuronavigation in resecting solitary intracerebral contrast-enhancing tumors: a randomized controlled trial. J. Neurosurg 104 (3), 360–368.

Wintermark, M., Sesay, M., Barbier, E., et al., 2005. Comparative overview of brain perfusion imaging techniques. Stroke 36 (9), e83–e99.

Wong, T.Z., Turkington, T.G., Hawk, T.C., et al., 2004. PET and brain tumor image fusion. Cancer J. 10 (4), 234–242.

Wong, T.Z., van der Westhuizen, G.J., Coleman, R.E., 2002. Positron emission tomography imaging of brain tumors. NeuroImaging Clin. N. Am. 12 (4), 615–626.

Wu, J.S., Shou, X.F., Yao, C.J., et al., 2009a. Transsphenoidal pituitary macroadenomas resection guided by PoleStar N20 low-field intraoperative magnetic resonance imaging: comparison with early postoperative high-field magnetic resonance imaging. Neurosurgery 65 (1), 63–71.

Wu, J.S., Zhou, L.F., Tang, W.J., et al., 2007. Clinical evaluation and follow-up outcome of diffusion tensor imaging-based functional neuronavigation: a prospective, controlled study in patients with gliomas involving pyramidal tracts. Neurosurgery 61 (5), 935–949.

Wu, W., Shi, J.X., Cheng, H.L., et al., 2009b. Hemangiopericytomas in the central nervous system. J. Clin. Neurosci. 16 (4), 519–523.

Yamasaki, F., Kurisu, K., Satoh, K., et al., 2005. Apparent diffusion coefficient of human brain tumors at MR imaging. Radiology 235 (3), 985–991.

Yang, D., Korogi, Y., Sugahara, T., et al., 2002. Cerebral gliomas: prospective comparison of multivoxel 2D chemical-shift imaging proton MR spectroscopy, echoplanar perfusion and diffusion-weighted MRI. Neuroradiology 44 (8), 656–666.

Yang, S., Law, M., Zagzag, D., et al., 2003. Dynamic contrast-enhanced perfusion MR imaging measurements of endothelial permeability: differentiation between atypical and typical meningiomas. AJNR. Am. J. Neuroradiol 24 (8), 1554–1559.

Zagzag, D., Miller, D.C., Kleinman, G.M., et al., 1993. Demyelinating disease versus tumor in surgical neuropathology. Clues to a correct pathological diagnosis. Am. J. Surg. Pathol. 17 (6), 537–545.

Zhang, H., Rödiger, L.A., Shen, T., et al., 2008. Preoperative subtyping of meningiomas by perfusion MR imaging. Neuroradiology 50 (10), 835–840.

Zuniga, R.M., Torcuator, R., Jain, R., et al., 2009. Efficacy, safety and patterns of response and recurrence in patients with recurrent high-grade gliomas treated with bevacizumab plus irinotecan. J. Neurooncol. 91 (3), 329–336.

第 11 章

脑肿瘤神经眼科学

Helen V.Danesh-Meyer

1 简介

神经眼科学评估在脑肿瘤诊断和治疗中扮演了重要的角色。视觉传入通路包括视网膜、视神经、视交叉、视束、外侧膝状体和视辐射，终止于枕叶。肿瘤压迫视觉传入通路通常表现为视觉方面的症状。肿瘤对视觉传出通路的影响主要表现为眼球运动的异常，如运动障碍、凝视障碍和眼球震颤等。对传出系统的检查主要包括眼眶外部的检查，如突眼、眼睑异常（下垂或回缩），以及眼球运动方面的评估。视功能和眼球运动方面异常有助于提示肿瘤的位置。

本章将阐述相关的解剖学，并重点介绍神经眼科的临床病史和检查，这些对与病变的定位和临床症候群的理解是非常必要的。

2 视觉传入通路的相关解剖

视觉信息传入通路始于视网膜。视神经起始部是由位于内层视网膜的视网膜神经节组成的上百万个轴突联合而成。视神经分为眼内段、眶内段、管内段、颅内段四部分。视神经经视神经管入颅，以 45° 角延伸平均 12mm 后，到达前视交叉。

视交叉是由来自鼻侧视网膜（黄斑鼻侧的视网膜神经节）呈交叉排列的纤维组成，这些神经纤维参与颞侧半视野的形成。颞侧半视野包括盲区和来自乳头黄斑束的纤维。视交叉内，交叉与非交叉纤维比为 53∶47。视交叉内大部分纤维是来自黄斑区的投射。在视交叉内，内上 1/4 的纤维从背侧后方交叉，内下 1/4 纤维更多由前方交叉。不交叉的纤维保持其在视交叉外侧的固有位置进入视束（图 11.1）。

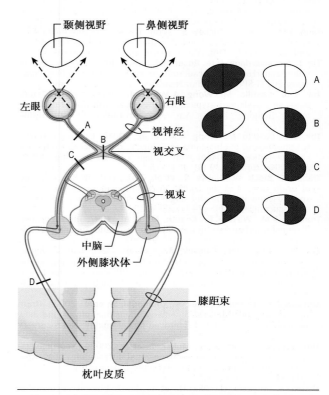

图 11.1 视觉通路显示视野缺损的一般形式。灰色区域表示视野缺损。（A）单眼视力丧失；（B）双颞侧偏盲；（C）右侧同向性偏盲；（D）右侧同向性偏盲但中心视野保留（摘自 Kaye A H（1991）Essential Neurosurgery.Edinburgh；Churchill Livingstone，1991，已获 Elsevier 授权）

这些纤维进入视束后，来自视交叉的交叉性（来自对侧鼻侧视网膜）和非交叉性（来自同侧颞侧视网膜）纤维会合。黄斑纤维走行于背外侧，来自上方和下方视网膜的纤维分别走行于背内侧和腹外侧。视束的纤维继而主要走行于大脑脚后方和大脑后动脉上方，在外侧膝状体内形成突触。

然而，来自视束的纤维可以行至其他位置。实现瞳孔对光反射的瞳孔运动通路偏离视束，进入位于外侧膝状体核和前顶盖内突出前方的上丘内部。皮层下视觉通路在上丘内形成突触。

外侧膝状体核有6层。第2、第3、第5层接收来自同侧颞侧半视网膜神经节的视觉输入（鼻侧视野）。第1、第4、第6层接收鼻侧视网膜的视觉信息（颞侧视野）。

视辐射是由从外侧膝状体核通往距状裂皮层之间的膝距束纤维形成的。颞侧视辐射紧邻侧脑室前方走行，形成 Meyer 环。这些纤维包含上方视野的信息。视辐射终止于枕叶或初级视皮层。

一个重要的视网膜定位机制被保留在视觉传入通路的始终。因此，视野和视网膜具有颠倒和反向的关系。相对于视网膜中央凹上的投射点，上方视野投射到下方视网膜，下方视野投射到上方视网膜，鼻侧视野投射到颞侧视网膜，颞侧视野投射到鼻侧视网膜。这种颠倒和反向的信息被保存在传入通路全程中。

因为视交叉这一独特的解剖结构，病变可以造成视觉感觉功能的典型改变，尤其在视野缺损方面。例如，如果视交叉在正常或偏后的位置，扩大的三脑室将压迫其后上部，造成下方双颞侧视野缺损；然而，如果视交叉前置，脑室将会压迫视交叉后下部，造成双侧中心性暗点，鼻侧弧形缺损，甚至上方偏盲。

3 视觉症状的病史回顾

详尽的相关病史是神经眼科评估的重要部分。表 11.1 列出了患者可能主诉的症状。

表 11.1 影响前视觉通路的肿瘤的伴随症状

症状	典型特征
视力丧失	需要区分突发视力丧失和突然意识到的视觉丧失 确定相关特征，如疼痛、复视或其他提示非视神经疾病的症状（视物变形、扭曲等）
短暂性视物变暗	颅内压升高的表现 与体位变化相伴随（俯卧到直立） 持续数秒

续表

症状	典型特征
头痛	与颅内压升高伴随的头痛在平躺、咳嗽或排便时加重 确定颅内压升高的其他症状（复视、耳鸣、短暂性视物变暗）
复视	需要鉴别由于折射或间质混浊导致的单眼复视和神经源性的双眼复视

3.1 视力丧失

首先应辨别视力丧失是单眼或双眼的，以及视力丧失的发生是否是渐进的、突发的或阵发性的。如果视力丧失是单眼突发的，患者通常可以意识到改变，而缓慢渐进性视力丧失往往难以察觉。然而，有必要对突然的视力丧失和"突然察觉到的视力丧失"进行鉴别。对于后者，患者偶然盖住了主看眼，从而注意到对侧较差的视力，并归结为突发事件。既往关于视力的详细记录，如学校体检或驾照体检，对于确定视力下降是有帮助的。视力丧失的历史记录应包括既往任何已知的视力丧失或相关的眼科疾病，如弱视，任何可以影响视力的眼部疾病，以及既往的眼部手术史。

应询问以下伴随症状，包括：

1. 疼痛。眼球运动的疼痛伴随视力下降常见于视神经炎。

2. 视物变形或视物扭曲。指看到的物体比实际小或直线看起来弯曲或扭曲。应更多考虑黄斑病变而不是视神经的异常。

3. 闪光视觉（正性视觉现象），如闪光、火花洒落等。闪光视觉常见于视网膜疾病。

4. 正性暗点是指患者看到的紫色点，常见于亮灯泡关闭时，而负性暗点是指视野中的不可见区域。正性暗点常见于黄斑疾病。

3.2 暂时性视力障碍

暂时性视力障碍（transient visual obscurations, TVO）是颅内压增高的重要表现。患者通常感到单眼或双眼"黑朦"或"灰朦"，持续 10~15 秒并且每天复发多次。这种现象通常由体位改变或 Valsalva 运动引发（Sadun et al 1984）。

3.3 头痛

头痛通常是颅内压增高的伴随症状。这种头

痛通常位于双侧额部或枕部、平卧、行走、用力和弯曲时加重。这种疼痛通常被描述为钝性的、爆裂样、波动性疼痛。

3.4　复视

复视可以是一种局部或非局部的症状。上升的颅内压可以造成单侧或双侧外展麻痹。最早的症状通常是复视合并远处物体图像的水平分离。晚期的复视可以表现为单侧或双侧。

4. 视觉传入通路的检查

视觉传入系统的检查包括五个关键部分（表11.2）：

1. 视力
2. 视野评估
3. 色觉测试
4. 瞳孔评估
5. 眼底检查

表 11.2　视觉传入通路的神经眼科检查

检查	特殊测试	要点
视力	Snellen 视力表	需测试借助眼镜或小孔的最佳矫正视力
	近视力	年龄超过 45 岁的患者在测试近视力时需佩戴阅读眼镜
色觉	石原色盘 红色去饱和	视神经病变特征性产生红色去饱和 使用红色目标，如托吡卡胺瓶的顶部
瞳孔	相对性瞳孔传入障碍（RAPD）	评估直接的、交感的、瞳孔大小不等聚合和调节的 RAPD 针对 RAPD 的手电筒测试 亮度敏感性是 RAPD 的最佳替代
视野	对抗视野	运动的红色目标具有高度敏感性 / 特异性。漏掉了轻 / 中度缺损
	阿姆斯勒方格表	阿姆斯勒测量中心 10° 视野
	自动化视野检测	汉弗莱视野是金标准
眼底	视神经肿胀或苍白	
其他	光应力测试	

4.1　视力

每只眼睛的视力应分别测试。有必要评估远视力和近视力。应用最广泛的测量远视力的工具是 Snellen 表，可以有效地比较站在 20 英尺（1 英尺 =0.3m）即 6m 远时患者和正常人可以看到的图标内容。"20/20"表示患者站在 20 英尺远时看到的 Snellen 表的内容和正常人站在 20 英尺处时看到的一样。多数 40 岁以下的正常人可以看得更好，有可能读到 20/15（6/5）。

最差的图标数值是 20/200（或 6/60）。如果患者不能读到最大的字母时，视力可以按"数指（counting fingers，CF）""手动（hand movements，HM）""光感（perception of light，PL）"，或"无光感（no perception of light，NPL）"加以分类。

如果患者不能达到 6/6 或更好的非矫正视力（不借助眼镜的帮助），首先需要考虑的问题是：是否这存在眼镜的折射错误，也就是说，视力能否通过适当地矫正加以改善？如果没有眼镜，可以使用小孔来减少折射错误。实际操作中，小孔可以改善相当于 Snellen 表上四行的视力。

近视力是通过预先印好的文本进行评估的，例如可以用 Jaeger 近视力阅读表来评估近视力。

4.2　色觉测试

色觉测试的方法包括：

1. 石原假性同色表。每只眼睛应分别测试。如果患者看不到控制表格的第一个表（12 号），则说明该患者的色觉很差，不足以完成其他测试，继而可以采用一种替代的色觉测试。需达到 20/400 的视力才能看到这些色觉表格。每只眼睛能看到的表格编号需准确地记录（如 10/14）。如果只能看到控制表格，则只需记录为"控制"。

2. 颜色比较。通过比较单侧眼睛及其跨越中线后看到的颜色饱和度的差别，可以确定视神经的微小退变或视交叉病变。可使用红色大头针以及托吡卡胺或阿托品瓶子的顶部。

a. 将刺激物体分别放置于每只眼睛前，距离测试眼大约 30cm。

b. 将刺激物体放置于患者的视轴中心，并使其作用于两只眼睛的时间相等。

c. 请患者直接看瓶子顶部的尖端位置。

d. 询问患者"两只眼睛看瓶子顶部是否是相同的红色"。如果得到确定回答，则测试结束，结果记录为双眼 100%。

e. 如果患者表示双眼看到的瓶子顶部的红色程度不同，再次将红色的刺激物体置于患者正常红色觉的眼前，并询问患者"如果这只眼睛的红色程度为100%，另一只眼的红色程度百分比是多少？"

借助中性密度滤光器的测量，可以发现相对性瞳孔传入障碍，这种红色比较技术的矫正率很高，并且这种测试可以作为发现相对性瞳孔传入障碍的较好的方法（Danesh-Meyer et al 2008a）。

4.3 瞳孔评估

瞳孔评估包括确认瞳孔大小，双眼直接和间接光反应，检查相对性瞳孔传入障碍（relative afferent pupillary defect，RAPD）以及辐辏和调节反射。

RAPD是单侧或双侧非对称性视觉传入异常的特征性表现。它可以在视神经炎以及视交叉和视束病变中出现。

借助"摆动闪光试验"发现RAPD，实际上是通过观察光源在两眼之间反复移动造成的瞳孔大小的差异来比较通过每侧视神经"进入大脑的光量"。行"摆动闪光试验"的正确方式是让患者注视远处的物体（避免调节和不需要的瞳孔收缩）。用光照射一只眼睛，然后快速"跳"到另一只眼，等待1~2秒后，再"跳"回来，如此往复。

患者注视物体时，亮光手电筒从一侧瞳孔照射到另一侧。对于每只眼睛，光源作用于与瞳孔足够长的距离以便评估收缩的敏捷性与持续收缩的能力。对于RAPD的患者，视神经病变侧的瞳孔收缩欠敏捷，或瞳孔在其首次运动时扩大（Thompson et al 1981）。

亮度比较

某些情况下很难或不能完成对于RAPD的测试，如当瞳孔被药物扩大、暗色虹膜或检查者老花眼等。在这种情况下，有必要行亮度比较。技术要点如下：

1. 以相同的光源分别检查两只眼睛，测试距离大约距眼睛30cm。
2. 确保眼睛在第一眼位。
3. 将光源放置于患者的视轴中心，让患者注视光源。
4. 使光源作用于两只眼睛的时间相等。
5. 让患者直接注视瓶子顶部。
6. 询问患者是否"两只眼睛的光亮度相同"。

如果得到确定回答，则测试结束，结果记录为双眼100%。

7. 如果患者表示双眼看到的瓶子顶部的"亮度"不同，再次将光源置于感觉更亮的眼前，并询问患者"如果这只眼睛的亮度为100%，另一只眼的亮度百分比是多少？"

借助中性密度滤光器的测量，可以发现相对性瞳孔传入障碍，这种亮度比较技术的矫正率很高，并且这种测试可以作为发现相对性瞳孔传入障碍的较好的方法（Danesh-Meyer et al 2008a）。

4.4 视野评估

视野评估是视觉传入系统的基础检查之一。视野检查有助于定位和定性影响视觉通路的疾病。有多种测试视野的技术，如对抗视野、正规自动视野测量、阿姆斯勒方格表等。对抗视野的优势在于可以在床边实施而无需特殊设备。然而，它的敏感性相对较低并且可能遗漏轻至中度视野障碍。视野测试的金标准是汉弗莱视野测试（蔡司医疗，圣迭戈）。这个测试在每只眼平均需花费3~6分钟。阿姆斯勒方格可以用来评估中心10°视野。

对视野形状的认识比视野测试本身更重要。每只眼的视野在中心是重叠的。生理学的盲点相当于视盘，其没有视觉感受器覆盖并且位于每只眼的颞侧15°的位置（表11.3）。

表 11.3 视野的形状

方向	形状（度数）
向上	60
向下	70~75
鼻侧	60
颞侧	100~110
双眼的	120

4.4.1 对抗视野

对抗视野测试是各种技术中最为灵活的。多种不同技术可以用于对抗视野。最为敏感的技术是使用小的红色目标（5mm），沿平分水平径线和垂直径线的直线，由每个1/4象限的边界外向内移动。患者需要明确报告看到目标是红色的时间。每只眼的视野需分别检查。然而，对抗视野测试总体上敏感度有限（在 25%~76%）。当这个测试与每个 1/4 象限的静态手指摆动联合使用时，敏感度可提高至 78%，特异度为 90%，但测试结果可能受视野缺损密度以及潜在病因而发生变化。轻度视野缺损伴随着测试敏感度的下降，幅度为 0~67%。红色对比法对于轻度缺损（<-5dB）敏感度最佳，但特异度只有 28%。通过动态红色目标确认视野缺损的可能性达到 50%，需要有平均 -6dB 的中度视野缺失（Danesh-Meyer et al 2008a）。

4.4.2 视野的重要方式（表 11.3）

为了理解视野缺损的规律，我们必须清楚视网膜和视野之间的关系。

– 上方视野对应视网膜下部（中央凹以下）。

– 下方鼻侧视野对应视网膜上部（中央凹以上）。

– 鼻侧视野对应视网膜颞侧。

– 颞侧视野对应视网膜鼻侧。

视网膜型视野缺损

1. 视锥细胞的异常趋于造成中心暗点，因为其在视觉中心的密度最高并以偏心 3° 迅速下降。

2. 视杆细胞的异常趋于造成环形暗点，首先影响视网膜赤道部。

3. 黄斑病变造成中央或旁中央缺损（表 11.4）。

表 11.4 视野缺损的方式

视网膜病变	中央暗点（视锥细胞或黄斑异常） 视网膜周边或赤道部收缩（视杆细胞异常）
视神经病变	中央暗点 中心暗点 旁中央缺损 弓形缺损 垂直缺损
视交叉	交叉的 双颞侧视野缺失
视交叉后	同侧偏盲缺损
视束	不全同侧偏盲
颞侧视放射	上象限盲
顶部视放射	下象限盲
距状裂上方	下象限盲
距状裂下方	上象限盲
枕叶皮层	同侧旁中心暗点

视神经型视野缺损

视神经病变特异性造成视野中心内侧 30° 的神经纤维束的改变。根据不同病因，造成神经纤维束改变主要有三种类型。

1. 乳头黄斑束：破坏进入视盘颞侧的黄斑纤维。

a. 中央暗点。

b. 中心暗点：中央暗点延续为盲区。

c. 旁中央：邻近但不涉及中央区的缺损。

2. 弓形缺损：从视网膜颞侧到通往视盘上下极的纤维的破坏。

3. 颞侧楔形缺损：视盘鼻侧神经纤维的破坏。无需沿垂直中线。

视交叉病变

1. 交叉性暗点：视交叉前方的病变可以造成对侧眼的视神经病变并出现对侧眼颞侧上方视野缺损，遵守垂直径线。这可以解释为鼻侧下方的跨越神经纤维在进入视束前，在前方到达对侧视神经。这被称为"Willebrand 膝"，但其在解剖上是否存在一直有争议。

2. 双颞侧视野缺损：视交叉处交叉纤维的病变导致双颞侧半视野缺损。视交叉下方受压造成上方及中央视野缺损。

视交叉上或视交叉后病变

这些病变造成特异性的视野缺损。同向偏盲性视野缺损起源于注视点并遵从垂直径线。相反，视神经病变造成的缺损源于盲点因此不遵守垂直径线。因此，测试病变是否侵犯中线或盲点十分有帮助。

1. 完全性同向性偏盲可以发生于任何视交叉后视路病变，且难以定位。从视交叉至纹状皮层，叠合逐渐增加。

2. 视束的病变造成不一致性的偏盲。

3. Meyer 袢和颞侧视辐射的破坏造成同向性上象限盲。

4. 顶部视辐射的破坏造成同向性下象限盲。

5. 上距状裂的病变造成下象限盲，同时下距状裂的病变造成上象限盲。

6. 黄斑回避发生于枕极不受侵犯时。

7. 枕极的病变造成同向性旁中央暗点。

4.5 眼底检查

眼底最好通过扩瞳来检查。视神经通常表现为苍白或肿胀。

4.5.1　视盘苍白（图 11.2）

1. 原发性视神经萎缩是由视网膜节细胞或其轴突的直接损伤造成的，并且伴发视神经纤维的缺失，但视神经乳头解剖的破坏很小。这是压迫性病变造成的。

2. 继发性视神经萎缩是严重的视盘水肿的结果。特征性表现是视盘呈浅灰色，而原发性视神经萎缩表现为灰白色视盘。神经胶质增生导致视盘的边界更加明显。

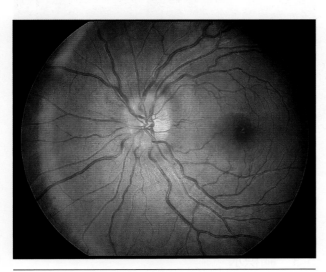

图 11.2　继发于压迫视神经的鞍区脑膜瘤的右侧视神经的颞侧苍白

4.5.2　视盘肿胀

1. 视盘水肿（框 11.1）。双侧视盘肿胀是颅内压增高的表现。早期视盘水肿难以察觉，需要相当的经验。一些特征有助于鉴别视盘水肿和假性视盘水肿。

a. 视盘水肿时，静脉性搏动消失。当颅内压 <200mmH$_2$O 时，可见视网膜中央静脉的静脉性搏动（Walsh et al 1969）。然而，静脉性搏动的消失不意味着颅内压增高，因为大约 20% 的正常眼睛不表现出自发性静脉搏动，因为其进入了视盘。

b. 邻近上下视盘边缘的视网膜神经纤维层的浑浊或结节。这是视盘水肿的最早症状之一，其改变主要缘于轴浆流动梗阻导致的轴突肿胀（Hoyt & Knight，1973）。这些最早期改变最好使用检眼镜的去红色光来观察。

c. 神经纤维层出血（微出血）

d. 视盘视网膜的环形褶皱（Birds & Sanders，1973）

e. 棉绒斑（梗阻的轴突）

f. 视盘表面小的扩张性乳头的静脉性膨胀和毛细血管扩张网

g. 硬渗出物

2. 单侧的视盘肿胀大多与位于眼眶前部的脑膜瘤有关。

视神经睫状分流血

框 11.1　视盘水肿的视神经特征

- 静脉性搏动消失
- 视神经乳头充血
- 视网膜神经纤维层浑浊
- 微出血
- 视网膜血管浑浊
- 视杯中央闭塞
- 渗出
- 棉绒斑

4.6　其他

1. 应力测试。这个测试有助于鉴别视神经病变造成的视力下降和黄斑病变。对于视网膜或黄斑病变的患者，暴露于亮光后，视网膜敏感性的恢复过程是延迟的。同样，严重的颈动脉病变造成的广泛岩部缺血可以导致恢复过程的延长。这个测试可按如下步骤进行：

a. 测量每只眼睛的最佳视力。

b. 患者应注视亮光 10 秒。

c. 记录视力恢复到最佳视力所需时间。

d. 通常的恢复时间应 <30 秒，但黄斑或视网膜病变可以导致恢复延迟（Glaser et al 1977）。

2. 视觉诱发电位有助于评估视神经功能。

3. 视网膜电流图评估视网膜功能。

5.　非局部症状和体征

5.1　视盘水肿

视盘水肿是颅内压增高的重要表现，并常被用作颅内高压的代名词。早期视盘水肿很难通过直接检眼镜发现。

颅内肿瘤可以通过以下几种机制造成视盘

水肿：

1. 通过肿瘤增加颅内组织的总量。

2. 通过瘤周水肿增加组织量。

3. 肿瘤可以阻塞脑室系统内脑脊液流通，造成非交通性脑积水或在蛛网膜颗粒内造成交通性脑积水。

4. 破坏大脑静脉引流。

5. 某些肿瘤产生脑脊液。

5.1.1 急性视盘水肿的特点（图 11.3）

症状

– 起初常常没有视觉症状。

– 短暂性视力障碍：
  – 盲点扩大。
  – 复视。
  – 耳鸣或耳部搏动感，躺下时加重。

体征

– 双侧视神经肿胀。

– 单侧或双侧滑车神经麻痹。

– 盲点扩大。

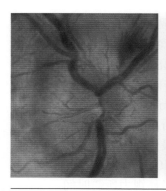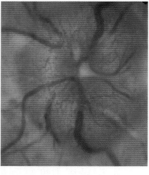

图 11.3 急性视盘水肿。注意双侧视盘肿胀合并视神经乳头抬升以及广泛出血

5.1.2 慢性视盘水肿的特点（图 11.4）

症状

– 视力可保留至晚期。

– 渐进性视野缺损，通常始于鼻侧并导致广泛性视野缩窄。通常直到晚期才能发现。

– 源于视盘水肿的视力丧失可以由引起视盘水肿的任何原因所导致。

体征

– 盲点扩大。

– 假性脉络膜玻璃膜疣：视盘表面的小的可反光的硬性渗出物。

– 慢性萎缩性视盘水肿可以表现为肿胀视盘的苍白。这是中心视力丧失的先兆体征。

– 单侧或双侧滑车神经麻痹。

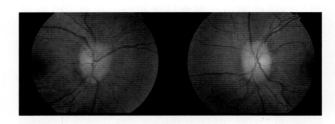

图 11.4 慢性视盘水肿的特点

5.2 展神经麻痹（第Ⅵ对脑神经麻痹）

单侧或双侧的展神经麻痹是一种假性局部体征。展神经有很长的蛛网膜下腔走行，期间走行于脑干和斜坡之间。颅内压增高时，神经在脑桥和基底动脉之间受压缩，或沿着岩骨嵴被拉伸。一旦颅内压正常，其将在数天至数周内恢复。

5.3 脑积水

脑积水是由于脑脊液流通受阻而造成的脑室扩大，可以造成多种神经眼科方面的症状和体征。

1. 眼球运动异常

a. 单侧或双侧外展麻痹。

b. 分离麻痹。

c. 滑车神经麻痹。

d. 动眼神经麻痹。

2. 中脑背侧征（见下）。梗阻性脑积水是中脑背侧征的原因之一。最早的体征是瞳孔对光反射与调节分离。然而，通常最早被发现的特征是垂直凝视麻痹和上视性眼球震颤。垂直性前庭 – 眼球反射存在。聚合性眼球震颤随后出现。最终，可出现双眼强直性下视偏斜合并严重的眼睑退缩。

6. 局部症状和体征

6.1 眶部肿瘤

眶部肿瘤可以因眶部或其附属结构直接受压

而表现为视神经损害的特征（框 11.2）。

眶部肿瘤的临床特征见框 11.3。

框 11.2 视神经功能紊乱的表现

- 视力丧失
- 色觉损害
- 相对性瞳孔传入障碍（单侧或非对称）
- 视野缺损
- 视神经苍白或肿胀

框 11.3 眶部肿瘤的临床伴随特征

- 视神经功能紊乱
- 凝视诱发的黑矇
- 眼睑下垂 / 眼球内陷
- 眼球运动受限
- 三叉神经眼支或上颌支麻木 / 感觉异常

6.1.1 检查可见

1. 视力下降
2. 相对性瞳孔传入障碍
3. 色觉下降
4. 视野缺损

眼底检查

a. 视神经苍白。视神经外观在早期可以是正常的，进而逐渐进展为苍白。

b. 视神经肿胀。眶内较大病变可以通过直接压迫视神经眶内部分造成视神经肿胀。可以出现缓慢渐进性视力下降和眼球突出。视神经脑膜瘤和胶质瘤的患者通常可以保留良好的视力。色觉测试可以显示视神经功能缺失。

c. 脉络膜褶皱。脉络膜褶皱和眼球突出的出现提示压迫球后的巨大肿瘤。

d. 视神经睫状分流血管。视神经睫状分流血管覆盖于视盘，将视网膜的血分流至脉络膜循环。见于眶内视神经的慢性压迫。在这种情况下，可见同侧视力丧失、视神经萎缩造成的视盘肿胀以及视神经睫状分流血管三联征出现。这种视神经睫状分流血管、视力丧失和视盘苍白的三联征常见于蝶眶脑膜瘤（Frisen et al 1973；Wright et al 1980）。

6.1.2 异常的视神经功能

患者可以主诉视力突然丧失，而实际上可能代表患者意外而突然意识到视力丧失（如偶然盖住正常眼）。而当视力丧失隐袭性发生时，视力减退也可以被偶然发现。

6.1.3 凝视诱发黑矇

眶内肿瘤的患者，当凝视一特定的偏心物体时，可以出现患侧眼的视力丧失。当凝视的方向改变时，视力恢复。常见的出现凝视诱发黑矇的病变包括视神经鞘脑膜瘤或血管瘤。

6.1.4 眼球突出

眼球突出是眶部疾病的特点。罕见于海绵窦疾病的患者。双眼之间 >2mm 的突出应视为异常。眼外肌圆锥以内的肿瘤，如视神经脑膜瘤和胶质瘤，造成轴向突出（眼球向前突出）。其余眶区的病变造成眼球被推向相反的方向（Miller & Newman，2004）。

6.1.5 眼球内陷

眼球内陷是指眼球向后凹陷。大多数病因与肿瘤无关。然而，乳腺硬癌可以转移至眶，特征性导致纤维性反应，引起进展性眼球内陷。

6.1.6 眼球运动受限

眼球运动受限不是眶部肿瘤的局部体征。然而，当患者注视受限的视野时，如果其伴随后推压力的增高或眼内压的升高，可能提示机械性受限。

6.1.7 眶底综合征

眶底部的肿瘤造成的综合征在不同阶段出现以下特征：

1. 单侧上颌骨区域的距离疼痛。
2. 三叉神经前两支麻痹。
3. 生长进入颅底。
4. 眼球突出。
5. 复视。

6.1.8 其他特征

1. 眼睑位置不正：眼球回缩或突出。

2. 眼球移位。

6.2 常见病理类型

6.2.1 视神经脑膜瘤

视神经脑膜瘤（图 11.5）起源于眶内视神经的硬膜鞘，好发于 50~60 岁的女性，表现为单侧无痛性渐进性视力丧失。患者可以自觉短暂性视力丧失。

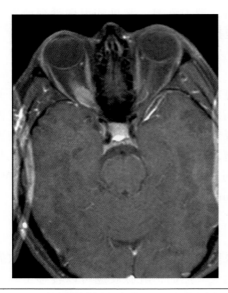

图 11.5 视神经脑膜瘤。磁共振轴位成像 T$_1$ 显示右视神经脑膜瘤

视神经脑膜瘤的特征表现为视神经头端肿胀以及视神经睫状分流血管的出现，后者是视盘表面扭曲扩张的静脉。这些静脉引流来自受阻的视网膜中央静脉的血液，通过脉络膜静脉到达眼静脉（Wright et al 1980；Sibony et al 1984；Sarkies，1987）。

视神经脑膜瘤可以从眶内、视神经管内向颅内视神经生长。如不干预，肿瘤可以影响视交叉并侵犯对侧视神经。管内视神经受累也可以伴发于前床突或鞍结节脑膜瘤。视神经脑膜瘤在 MRI 表现为视神经（鞘）复合体的梭形扩大。球后也可以由于肿瘤侵犯而被压扁。视神经管可以扩大。这些肿瘤在 T$_1$ 和 T$_2$ 像均为低信号并可以被造影剂特征性增强。

视神经管内的脑膜瘤较为少见，但当患者出现渐进性视力下降而神经影像表现正常时，应予考虑（Sanders & Falconer，1964）。

6.2.2 视神经胶质瘤

视神经胶质瘤常见于儿童，可伴发神经纤维瘤病，生长缓慢，表现为渐进性视力下降和眼球突出。视神经胶质瘤的患者可以在出现视盘水肿的同时维持较好的视力。大约 50% 的病例局限于眶内；其余的可出现颅内扩张（Alford & Lofton，1988）。MRI 表现为视神经组织扩张。病变在 T$_1$ 像为等或低信号，在 T$_2$ 像表现为高信号。肿瘤通常可以增强，但不如脑膜瘤典型。

成人的恶性视神经胶质瘤不常见。相比而言，这些患者表现为快速进展的单侧或双侧视力丧失。视神经在造影剂作用下的显著强化可以提示视神经胶质瘤。尽管给予积极放疗，这类肿瘤仍然可在颅内快速生长，并造成患者在数月内死亡。

6.2.3 其他

- 癌性或淋巴瘤性视神经病变是由于癌细胞的脑膜渗透引起的，通常但并不总是见于已知的转移癌或淋巴瘤的患者。
- 转移癌。

7. 累及海绵窦、眶上裂、眶尖的肿瘤

累及海绵窦、眶上裂、眶尖的肿瘤（表 11.5）起初主要引起的症状是眼球运动神经功能障碍。然而，也可以引起视神经功能障碍、眼交感神经功能障碍及三叉神经疾病。眶尖综合征表现为复合的眼球运动神经功能障碍及视神经功能障碍。损伤可能起源于海绵窦及眶上裂，也可以由视交叉旁的肿瘤向侧方生长导致。

表 11.5 海绵窦 / 眶尖综合征的临床特征

眶尖综合征	眶上裂综合征	海绵窦综合征
眼球突出		
视神经功能障碍	视神经功能障碍	
第 III 对脑神经	第 III 对脑神经	第 III 对脑神经
第 IV 对脑神经	第 IV 对脑神经	第 IV 对脑神经
第 VI 对脑神经	第 VI 对脑神经	第 VI 脑神经
	第 VI 对脑神经	第 VI 脑神经
	眼交感神经通路	眼交感神经通路
		第 V$_2$ 脑神经

相关解剖

（1）眶上裂解剖

海绵窦是一个包绕颈内动脉的丰富的静脉丛，在垂体窝的侧方。前方是鞍结节和前床突，后方是后床突。侧壁的两层之间走行的是动眼、滑车及三叉神经眼支（V1）。三叉神经 V2 段以及部分的三叉神经节位于海绵窦的下侧壁。展神经穿行于海绵窦中。来自上交感神经节的交感神经纤维伴随颈内动脉向上走行，汇入海绵窦内外展神经的下表面，然后再与三叉神经眼支融合最后入颅。

（2）临床特点

临床特点分为五个方面（表 11.5）：

1. 眼外肌麻痹。经常同时出现同侧的两个甚至更多的眼球运动神经功能障碍。

a. 只有当病变累及海绵窦，其他神经都受影响时，才会出现滑车神经受累。

b. 当动眼神经功能障碍时，眼球转向外下方。如果眼球内旋，例如右眼顺时针转动或左眼逆时针转动，表示滑车神经未受影响。

c. 海绵窦内的动脉瘤，一般只出现展神经功能障碍。如果是脑膜瘤，动眼神经、滑车神经、眼交感神经、三叉神经功能障碍经常一起出现（Jefferson 1953）。

2. 眼睑及瞳孔异常。海绵窦综合征经常表现为交感 / 副交感神经功能障碍。眼交感神经麻痹（同侧的 Horner 征）可以表现为严重的上睑下垂、瞳孔缩小以及睑裂缩小、下眼睑上抬（上方上睑下垂）。动眼神经功能障碍会导致上睑下垂和瞳孔散大。然而，瞳孔的改变经常是很微小的。如同时出现交感、副交感神经瘫，瞳孔居中，但是对光及辐辏反射都很迟钝。

3. 疼痛。眶后疼痛可能是海绵窦疾病的首发症状。表现为一种潜伏性的疼痛：当三叉神经被恶性病变侵袭时会出现撕咬和烧灼感。脑膜瘤常常侵犯眼支（以及海绵窦内的上颌支）。如果三叉神经的三个分支都受到侵犯，常常提示神经鞘瘤。

4. 眼球突出一般在海绵窦病变中不常见，除非累及眶尖及眶上裂。按压眼球是有阻力，且可见结膜充血。

5. 异常再生。海绵窦综合征时可出现动眼神经的异常再生，之前并不出现动眼神经麻痹（Schatz et al 1977）。

a. 瞳孔凝视反向运动：放大的瞳孔在眼球内收或试图压迫时会收缩。

b. 眼睑凝视反向运动：在眼球内收或向下凝视时下垂的眼睑会上抬。

需要考虑的肿瘤包括：

1. 脑膜瘤：从岩尖附近硬膜起源的脑膜瘤常常从外向内侵犯海绵窦。与脑膜瘤相伴的症状和体征取决于肿瘤的位置以及肿瘤的生长速度。

蝶骨翼肿瘤（图 11.6）：

翼点肿瘤：可能会长得很大直到出现颅内压增高等临床症状才得以诊断。

扁平脑膜瘤生长得很慢，会表现为进展性的上睑下垂、眼球突出，以及由于蝶骨大翼的增生、肥大造成眼球向下移位。

向颞叶生长的肿瘤常常会表现为癫痫。

累及蝶骨翼内侧（床突）和里部的肿瘤会侵犯眶上裂及海绵窦。

2. 鼻咽癌。

3. 神经鞘瘤。

4. 来自肺部、乳腺及前列腺的转移瘤。

5. 扁平细胞癌沿周围神经的播散。这可能会在皮肤病变切除之后发生（ten Hove et al 1997）。

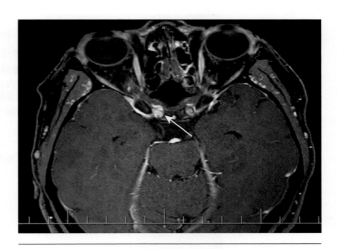

图 11.6　前床突脑膜瘤。磁共振 T$_1$ 加权像提示前床突脑膜瘤，其尾部压迫视神经

（3）鉴别诊断

1. 动脉瘤。

2. 静脉窦血栓或动静脉瘘。

3. 淋巴瘤。

4. 感染。

5. 炎性的病灶比如肉芽肿。

6. 静脉畸形。

8. 累及鞍上区的肿瘤

鞍上区肿瘤的临床特点见框11.4。

框 11.4　鞍上病变的临床表现：

- 进展性视力下降
- 突发性视力丧失
- 后位性失明
- 半视野现象
- 眼球运动障碍
- 眼球震颤
- 下丘脑受累
- 脑积水
- 视野异常

鞍上区的肿瘤影响视神经颅内段、视交叉、视束和下丘脑，导致一系列临床表现。最常见的肿瘤是垂体腺瘤、脑膜瘤、颅咽管瘤和胶质瘤。因为破坏邻近的神经及血管结构比如海绵窦会出现相应的症状。视交叉中视觉纤维的排列导致的视力障碍有其临床特点。

8.1　相关解剖

75%~85%的视交叉是位于鞍膈之上。临床上与视交叉解剖关系最紧密的是垂体。视交叉一般位于垂体窝上1cm（图11.7）。

然而，约10%的视交叉位于鞍结节上（前置视交叉），5%~15%的视交叉位于鞍背上（后置视交叉）。视交叉向前方倾斜15°~45°角。这些关系直接决定垂体肿瘤侵犯导致的视野缺损的类型。

视交叉包含来自视神经交叉的纤维。来自视网膜中央凹鼻侧的视网膜节细胞发出的轴索，携带颞侧视野的信息跨过中线加入颞侧视网膜发出的轴索，形成视束。因此，每一条视束传递对侧视野的信息。由于垂直中线取决于交叉跨越中央凹的位置，而非视盘，因此盲点总是在颞侧视野中。

8.2　症状

1. 进展性视力下降。当周边视野受损时大部分患者还察觉不到，只是主诉不能很好地完成一些需要深度感知或双眼视觉的运动任务。典型的

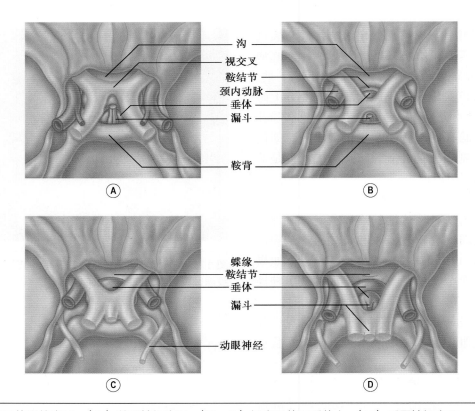

图 11.7　视交叉位置的变异。（A）前置性视交叉；（B，C）视交叉位于垂体上；（D）后置性视交叉

表现为非对称性视力下降，一眼明显比另一眼严重，而且患者可能会感觉缓慢的视觉变暗。

2. 突然失明。垂体卒中可导致突然性的双侧严重视力障碍，甚至失明，伴随头痛、复视，甚至意识障碍。这常常是由于垂体肿瘤出血或梗死，而且会向一侧或双侧海绵窦延伸，导致外部或内部眼肌麻痹。

3. 后位性失明或深度觉障碍（图 11.8）。患者常常主诉无法完成诸如缝合或使用精密工具的任务。相关的机制是在汇聚过程中，双颞侧视野受损患者的两个缺失的颞侧半视野有重合。如果物体的影像落入视交叉固定位置后的鼻侧视网膜盲区，则这个物体就消失了。"后位性失明"是指物体在固定位置后消失的情况。

4. 复视（图 11.9）

a. 继发于"半视野现象"。这是一种水平或垂直的复视，不伴随眼肌麻痹或眼姿不正。这样的患者由于重影无法阅读。这是由于双颞侧视野完全偏盲的患者，他们双眼视网膜的视觉图像无法组合联系到一起。生理联系的缺失导致半视野重叠的倾向，以及潜在的轻度眼姿不正的倾向（Kirkham 1972）。

b. 眼球运动障碍：由于病变向蛛网膜下腔，甚至海绵窦内侵犯。如果海绵窦内的三叉神经受累的话，复视可能伴随疼痛。眼姿不正伴随双颞侧视野缺损提示病变超过视交叉，或垂体卒中导致急性的视交叉膨胀。

5. 畏光（不常见）：机制未明。

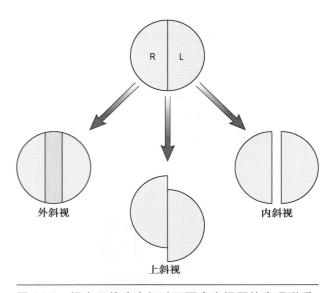

图 11.9　视交叉的病变打破了两个半视野的生理联系，导致双鼻侧视野间歇性覆盖或分离

L：左颞侧物体，R：右颞侧物体（来自 Kaye A H，Essential Neurosurgery. Edinburgh. Churchill Livingstore, 1991. With permission of Elsevier.）

8.3　体征

1. 视敏度。通常，患者看 Snellen 视力表时，每只眼都看不到的颞侧视野的字母，双眼的视力受损倾向于非对称。

2. 色觉。如果给出的是跨越中线的数字或图

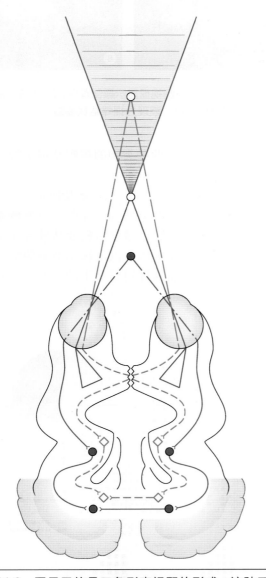

图 11.8　图显示的是三角形盲视野的形成；这种三角形盲视野仅发生在完全或重度双颞侧偏盲的患者中（来自 Kirkham TH（1972）The ocular symptomatology of pituitary tumors.Proceedings of Royal Society of Medicine 65：517-518.）

像，患者可能会漏读位于颞侧视野的 50% 数字，或出现颞侧视野的红色减淡。

3. 视神经表现（图 11.10）。视交叉症状的患者可以出现或不出现明显的神经纤维层或视神经萎缩。

a. 条状或蝶形萎缩。当视神经萎缩出现时，常常表现为条状萎缩，就好比有一条浅色的条带横跨视盘。这是由于中央凹鼻侧的周围视网膜节细胞退行性变影响鼻侧的视盘，鼻侧的黄斑纤维（视盘黄斑束）退行性变影响颞侧的视盘。上下部的视盘相对影响较小，因为大部分支持鼻侧视野的颞侧纤维没有受损（Cushing 1930）。

b. 视盘水肿。鞍上肿瘤堵塞第三脑室常见，鞍内病变少见。

4. 非代偿性斜视。表现为明显的伴随性斜视，因为完全的双颞侧视野缺失导致无法正常进行鼻颞侧视野重叠。

5. 眼肌麻痹。表现为同步的一眼上抬、内旋，另一眼下降、外旋。常常出现在间脑肿瘤或者视交叉病变的患者。由于 Cajal 间质核周围的结构受损导致。

6. 下丘脑受累。

a. 糖尿病。

b. 下丘脑性垂体功能减退。

c. 青春期前的儿童生长及性发育迟缓。

7. 脑积水症状：肿瘤向后上方膨胀生长进入第三脑室导致脑脊液循环受阻。

a. 上视障碍。

b. 瞳孔对光反射与调节分离。

c. 辐辏式回缩性眼震。

d. 视盘水肿。

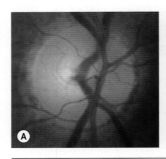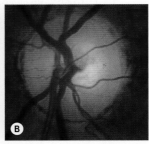

图 11.10 （A）右侧视盘显示颞侧苍白；（B）左侧视盘显示颞侧及鼻侧苍白，表现为蝴蝶结状萎缩

8. 视野缺损。两种类型的视野缺损是视交叉受累的典型表现。

a. 双颞侧缺损（图 11.11）。累及视交叉中央部的病变常表现为双颞侧偏盲。经典的双颞侧偏盲可能只累及上方视野，通常由病变从外部压迫视交叉导致的，比如垂体瘤以及鞍结节脑膜瘤、内侧型蝶骨嵴脑膜瘤这样视交叉下的病变。视野缺

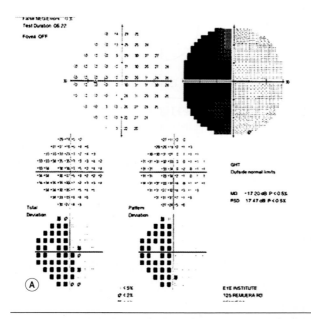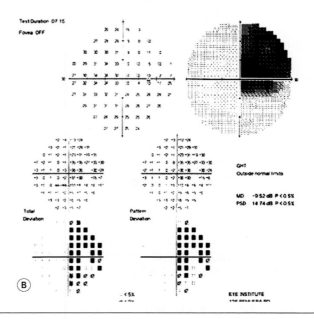

图 11.11 双颞侧偏盲。（A）左侧视野图显示颞侧视野缺损（Humphrey SITA Standard 24-2）；（B）右侧视野图显示颞侧视野缺损

损逐渐进展至下方颞侧视野，然后累及下方鼻侧。通常来说，上方鼻侧视野常常不受累。

相反，视交叉上方的压迫可能仅仅导致下方视野偏盲。在大多数的双颞侧偏盲案例中，视敏度是正常的。再者，视交叉上部的肿瘤更容易导致视盘水肿，因为这种病变容易向上方生长阻塞第三脑室。

偶尔，后颅窝的肿瘤也可以导致视交叉症状，肿瘤可以压迫第三脑室导致颅内压增高。大部分这样的病例还伴有视盘水肿。

医源性的视交叉症状常常发生在切除鞍上脑膜瘤、颅咽管瘤之后，或者动脉瘤夹闭术之后。视交叉症状也可以发生在经蝶垂体瘤术后，由于蝶窦脂肪填塞导致下方对视交叉的压迫。急诊去除脂肪可以立即改善视野缺损。

视交叉的放射性损伤也可以导致视交叉症状，可于高剂量放射性治疗的数月乃至数年后出现。

b. 交界性暗点或"前视交叉症状"。病变靠前压迫视交叉与视神经结合部的内侧，会影响同侧的视神经纤维及对侧交叉的颞侧视网膜纤维。这会导致同侧中央暗点以及对侧上部颞侧视野缺损，被称为交界性视交叉症状。如果小病变仅仅损害同侧眼的交叉纤维，视野缺损表现为单眼颞侧中线偏盲，并且向周边视野扩展。如果仅仅是一只眼的黄斑交叉纤维受损，视野缺损表现为单眼颞侧，但是会有旁中央暗点。

9. 其他类型的视野缺损

a. 双颞侧偏盲性暗点。

b. 病变累及视交叉后部导致双颞侧偏盲性暗点，常常被误认为中央盲点暗点，后者常常是由于毒性或遗传性因素导致的。然而，双颞侧偏盲性暗点常常伴有正常的视敏度及色觉，而毒性或营养性的过程总是伴随着视敏度的下降及色觉障碍。

c. 同侧偏盲性视野缺损。同侧偏盲性视野缺损常见于前置性视交叉，或肿瘤累及视束，并且常常是非对称性的。

d. 单眼视野缺损。如果视神经的后部受累，视野缺损可表现为单眼中心性或哑铃形暗点。前交通动脉、视神经管的顶部、镰状韧带对视神经后部的压迫会导致下方纵行的视野缺损。

10. 光学相干断层扫描（OCT）是一种可以在体评估视神经头部的视网膜神经纤维层厚度的影像学技术。它的分辨率极高，达到10μm。视盘周围的神经纤维层厚度可以通过OCT来测量和评估。OCT测量神经纤维层厚度可被用来预测垂体瘤术后视力的恢复情况。如果术前视网膜神经纤维层厚度较薄（<85μm），其术后视敏度及视野恢复情况要较视网膜神经纤维层厚度较厚的患者差（图11.12）。（Danesh-Meyer et al 2006，2008b）.

11. 侵犯海绵窦延

a. 眼球运动障碍。患者会表现为第Ⅲ、第Ⅳ、第Ⅺ脑神经麻痹或功能障碍。

b. 三叉神经感觉障碍。常常发生在海绵窦内眼球运动神经受损的患者中，但是三叉神经运动功能不受影响。

c. Horner征。如果眼球交感神经受损，会出现神经节后的Horner征。常常合并展神经受累。当动眼神经和眼交感神经同时受损时，可以表现为动眼神经麻痹伴正常反应的小瞳孔。决定动眼神经麻痹是瞳孔豁免性的还是瞳孔反应差或无反应性的，在于动眼神经麻痹是否累及瞳孔运动纤维。

8.4 不同类型的肿瘤特点

8.4.1 垂体腺瘤

垂体腺瘤（图11.13）经常在妊娠时出现症状，产后症状减退。在妊娠晚期（第三期），垂体会长的足够大导致视交叉受压，出现视野缺损。产后，这种视野缺损会自动消失。

垂体卒中

垂体卒中是指垂体的梗死或出血，可以发生在垂体肿瘤或非肿瘤性的垂体组织中，其有潜在的生命危险。

垂体卒中临床表现多样。大部分患者主诉头痛及相关的脑膜刺激征，以及眼球运动障碍，由于海绵窦内的眼球运动神经受到压迫。动眼神经是最常受累的，之后是展神经和滑车神经。其他并发的临床症状如下。

1. 意识障碍。

2. 恶心、呕吐。

3. 视交叉受压导致视力下降。

4. 内分泌功能障碍。

5. 面瘫。

6. 局部的半球或小脑症状。

当出现颈项强直、畏光和意识状态下降可能会误以为是动脉瘤性的蛛网膜下腔出血。垂体卒中目前还没有发现有明显的人种倾向性。年龄范

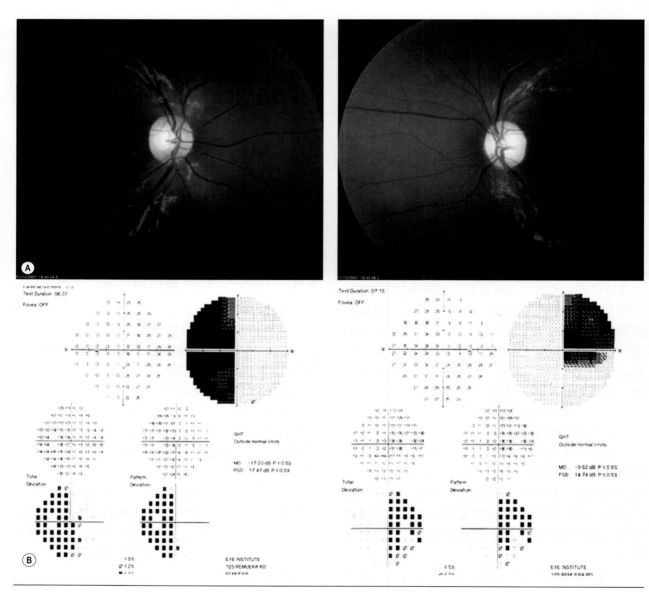

图 11.12　OCT 预测视觉恢复。（A）垂体瘤压迫导致视神经头部双侧苍白（B）术前视野缺损

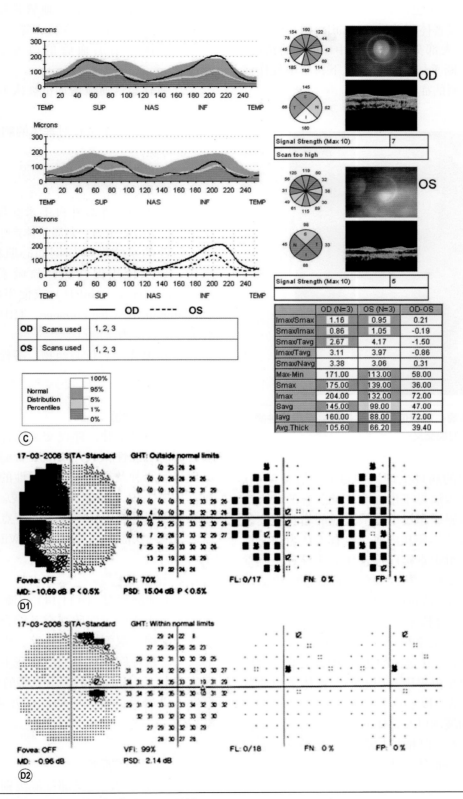

图 11.12（续）　（C）OCT 扫描（D）术后视野缺损

围也很宽广，从几岁至九十几岁都有发病，峰值在 50 岁。垂体卒中也没有明显的性别差异以及病理组织学差异或者体积差异（Rolih & Ober 1993）。最重要的是，大部分的垂体卒中（80% 的情况）发生在尚未诊断垂体腺瘤的情况下，卒中发作症状表现为垂体瘤的症状。

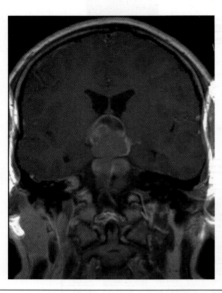

图 11.13 垂体瘤。冠状位 T_1 增强扫描显示垂体肿瘤向鞍上池侵袭并压迫视交叉

垂体卒中的病理生理机制目前还有待明确。普遍认为垂体腺瘤易于出血和坏死。有的认为快速生长的垂体腺瘤超过了血液供应的增长速度导致腺体的缺血性坏死和出血。也有人认为快速增长的垂体腺瘤组织直接压迫垂体漏斗导致供应垂体的血管血运受阻，从而引起整个腺体的出血坏死。其他的学说诸如肿瘤血管的遗传易感性，以及动脉粥样硬化性栓塞。

在某种程度上来说，大约 1/3 的患者，其诱发因素是明确的。在过去的 20 年中，无数的案例表明垂体卒中是由多因素引起的。垂体卒中的诱发因素可以归纳为以下几个方面。

1. 血压的波动以及垂体的血流变化。

a. 心脏手术、腰椎板切除术、血液透析引起的低血压，均与垂体卒中相关（包括正常垂体以及垂体腺瘤）。

b. 短暂性的颅内压升高导致垂体的低灌注，例如咳嗽、打喷嚏或正压通气。（Vidal et al 1992；McFadzean 1991）。

c. 轻度的头部外伤、血管造影、气脑造影、脊髓造影、腰椎穿刺、脊髓麻醉。

d. 垂体放射后血管的改变会引起慢性低灌注。

2. 垂体急性血流增加也被认为是垂体卒中的驱动因素。

3. 雌激素水平增长对垂体的刺激。

a. 妊娠。

b. 外源性雌激素应用。

c. 压力反应。

手术压力：许多外科手术会导致垂体卒中，是因为为了应对压力会刺激垂体产生大量类固醇。

急性的系统性病变例如心肌梗死或严重的感染，以及使用促性腺释放激素（gonadotropin releasing hormone，GnRH）或促甲状腺释放激素（thyrotropin releasing hormone，TRH）等促分泌素对垂体进行动力学测试。

4. 抗凝作用：抗凝药物、溶栓药物或血小板减少。

8.4.2 颅咽管瘤

患者视盘水肿，伴视交叉综合征经常提示颅咽管瘤的可能性大。儿童颅咽管瘤患者，50% 会出现视盘水肿及视交叉、视束性的视野缺损。然而，在成人中，视盘水肿不常见。（Stahnke et al 1984）颅咽管瘤侵袭性生长的特点更容易引起眼球运动神经功能障碍（Baskin & Wilson 1986）。

8.4.3 脑膜瘤

鞍上池脑膜瘤（图 11.14）起源于鞍结节硬膜，很少来自于鞍膈。库欣视交叉综合征：包括双颞侧视野缺损、双侧视神经萎缩、头颅平片上正常的蝶鞍。这种库欣视交叉综合征主要由鞍结节脑膜瘤引起（Cushing 1930）。主要的症状体现为无痛性、进展性的视力下降，以及头痛（Symon & Rosenstein 1984）。

8.4.4 低级别胶质瘤

儿童时期的视交叉部位低级别胶质瘤经常表现为单侧或双侧的视野缺损，弱视，斜视，视神经萎缩或眼球震颤。

8.4.5　其他

其他类似鞍上肿瘤的情况：肉瘤、淋巴瘤、颈内动脉来源的动脉瘤。

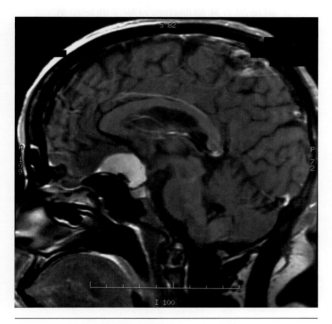

图 11.14　脑膜瘤向鞍上侵袭

9　视束综合征

鞍上区的病变以及颞叶深部的病变会损害视束。

9.1　相关解剖

视束纤维从漏斗的上方和周围，以及第三脑室下方穿行。视束的血液供应来自大脑后动脉的丘脑穿通支，以及颈内动脉的脉络膜前动脉分支。每个视束都包含来自对侧视野的全部纤维。

9.2　临床特点

1. 视神经萎缩。肿瘤压迫视束会导致视神经萎缩，但是外侧膝状体后方的病变不会出现视神经萎缩。视神经萎缩通常从患者视束的颞侧开始，并且对侧眼出现蝴蝶结样改变（Savino et al 1978）。

2. 不一致的同向偏盲。视束的病变引起的典型视野缺损是不一致的同向偏盲。这种偏盲对于双眼是非对称性的。

3. 相对性瞳孔传入障碍（RAPD）。相对性瞳

孔传入障碍会导致大范围的视野缺损。如果病变累及整个视束会导致对侧的视野缺损，因为病变累及了 53% 的纤维。同向偏盲和相对性瞳孔传入障碍是视束病变的典型特点。

视束病变的临床表现如框 11.5。

完全的视束病变出现典型的三联征。

1. 完全性同向偏盲。

2. 相对性瞳孔传入障碍，但病变对侧（偏盲同侧）眼的视敏度及色觉保留。

3. 偏盲性视神经萎缩。

框 11.5　视束病变的临床特点

- 完全同向性偏盲
- RAPD
- 病变对侧眼的视敏度及色觉保留
- 视神经带状萎缩

视交叉后视路的病变越靠前，同向偏盲越不一致。

10　累及外侧膝状体的肿瘤

临床特点

一致或不一致的偏盲：

a. 如果脉络膜后动脉受累会导致一致性的水平弧区视野缺损。

b. 如果病变累及脉络膜前动脉会导致象限盲（水平弧区豁免）。

11　额叶肿瘤

额叶肿瘤会导致很大范围的神经 – 眼症状及体征。最常见的症状是视盘水肿、癫痫和视野缺损。视野缺损可能是由于慢性视盘水肿或视神经、视交叉直接受压所致。

Foster Kennedy 综合征表现为视神经萎缩、对侧视盘水肿及嗅觉缺失三联征。常常是由嗅沟脑膜瘤或大的额叶肿瘤引起的。运用现代的神经影像技术，能够更早发现病变。嗅觉缺失可能并不常见。视神经萎缩位于肿瘤同侧，由于肿瘤的直接压迫导致。对侧的视盘水肿是由于肿瘤增大导致颅内压增高引起的。

1. 非优势额叶：主要表现为性格的改变，淡漠和视野缺损。

2. 额叶眼球运动区：癫痫发作时头和眼转向对侧。有一些人会出现下面部无力。常出现同侧眼睑闭合无力以及眨眼减慢。双侧眼睑自主闭合障碍被称为强制性睁眼、眼睑闭合不能。

12 颞叶肿瘤

颞叶病变的临床特点如框 11.6。

累及颞叶，尤其是累及非优势半球的肿瘤通常引起临床症状较晚。最常见的临床表现是颅内压增高。如果肿瘤向中线生长或导致颞叶海马疝，可能会出现脑干受压变形从而导致脑神经麻痹。也可能会累及视辐射的 Meyer 环路。

临床特点

1. 病变对侧上方视野同向性象限盲。

2. 出现复杂形式的幻觉，持续数秒，不仅限于对侧视野。视幻觉表现为视物变形、视物变小、视物变大。然而，患者会主诉看见非常鲜艳的景象。这种视幻觉属于癫痫的范畴。

3. 视盘水肿：当颞叶肿瘤长大常常会导致颅内压增高引起视盘水肿。

框 11.6 颞叶病变的临床特点

- 病变对侧上方视野同向性象限盲
- 复杂视幻觉
- 视盘水肿（大肿瘤）

---

13 顶叶肿瘤

顶叶病变的临床特点如框 11.7。

临床特点

1. 非优势侧

a. 由于顶叶的视辐射主要携带下方视野的信息，所以出现病变对侧下方视野同向性象限盲。

b. 顶叶肿瘤常导致视力不集中。常常出现感觉注意力不集中及精细性视觉同向性偏盲。比如当手部同时运动于右侧和左侧视野时，患者可能

看不见左侧视野的手部运动。

c. 视觉定位障碍：患者受累视野内物体无法精确定位。例如，患者可能无法精确触摸受累视野内检查者的手指。

d. 眼球强直性偏向病变对侧（贝尔现象）

e. 由于同侧功能障碍，当转向病变侧时，不会出现视动性眼球震颤。

f. 视觉残留：在同向偏盲的基础上会出现持续数分钟乃至数小时的视觉残留。

2. 优势顶叶病变

a. 失读症：左侧顶叶角回的肿瘤可能会引起失读症。这种失读症经常是可逆的（Turgman et al 1979）。

b. 古茨曼综合征：计算不能，书写不能，手指失认，左右侧失认。

框 11.7 顶叶病变的临床特点

- 病变对侧下方视野同向性象限盲
- 视觉注意不良
- 视觉定位障碍
- 视觉残留
- 眼球强直性偏向顶叶病变对侧（贝尔现象）
- 失读症
- 古茨曼综合征：计算不能，书写不能，手指失认，左右侧失认

---

14 枕叶肿瘤

枕叶病变的临床特点如框 11.8。

框 11.8 枕叶病变的临床特点

- 同向性视野偏盲
- Riddoch 现象
- 视物不认
- 无定形视觉障碍
- 失读症但不伴失写症
- 视觉残留

临床特点

1. 视野缺损

a. 同向性偏盲，黄斑回避。

b. 病变对侧上方视野同向性视力障碍，距状

裂皮层下部受损。

　　c. 颞侧弧形斑的视野保留是枕叶病变的特点。

　　2. "Riddoch 现象"：患者只能看到受累视野内运动的物体，而无法看到静止的物体。

　　3. 视物不认：尽管视力和语言无损伤，但无法认识熟悉的物体；然而可以通过触摸、闻到或听到进行识别。这种情况出现于左侧枕颞叶的病变。

　　4. 视幻觉表现为无定形，比如闪光、颜色、曲线，需要与偏头痛相鉴别。视幻觉可以先于视野缺损出现，甚至可以出现在偏盲的视野中。它们是视觉癫痫的一种表现形式。枕叶肿瘤引起的其他癫痫表现为短暂性的皮层盲。

　　5. 失读症但不伴失写症：出现于左侧枕叶的病变，病变向胼胝体压部生长，阻断了从右侧枕叶发出向左侧角回汇聚的纤维。这些患者表现为右侧的同向性偏盲，并且无法读出他们所写。

　　6. 视觉残留

15　双侧枕叶病变

　　双侧枕叶病变的临床特点如框 11.9。

框 11.9　双侧枕叶病变的临床特点

- 人面失认症
- 视觉图像组合失认
- 中枢性全色盲
- 皮层盲
- Anton 综合征
- Balint 综合征

临床特点

　　1. 人面失认症：无法认清面容。

　　2. 视觉图像组合失认：患者不能同时看到一个以上的物体，见于双侧枕叶病变。

　　3. 中枢性全色盲：无法辨识颜色，并且常常伴有双侧上方象限视野缺损以及人面失认。

　　4. Anton 综合征：患者出现皮层盲，但是意识不到他们的视力缺陷。

　　5. Balint 综合征：三联征：视觉图像组合失认、视觉性失用、眼震。病变位于双侧顶枕叶或者其他视觉相关皮层。

16　位于脑干的肿瘤

脑干相关解剖

（1）动眼神经核复合

　　位于中脑背侧，中脑导水管的前方。它支配上直肌、下直肌、下斜肌、内直肌以及上睑提肌，还发出副交感神经纤维支配睫状肌和瞳孔括约肌。此外，动眼神经还包含从三叉神经以及交感神经丛发出的神经纤维。动眼神经核复合体位于中脑导水管周灰质的腹侧。它包含不同亚核支配不同肌群。动眼神经核复合体包括：

　　1. 一个上提肌核支配双侧的上提肌。

　　2. 两个动眼神经复合体分别位于中线两侧，支配同侧亚核。

　　a. 上直肌亚核发出神经纤维跨越中线，加入对侧亚核发出的动眼神经纤维。因此，上直肌接收对侧上直肌亚核发出的信息。

　　b. Edinger–Westphal 核位于动眼神经核复合体的背侧嘴部。

　　c. 支配内直肌、下直肌及下斜肌的亚核：支配同侧神经。

　　神经核发出神经纤维汇聚成簇穿越中脑腹侧，从大脑脚内侧穿出。然后，从后交通动脉内侧进入蛛网膜下腔。在这个部位动眼神经对于压迫十分敏感，主要是脑水肿或颅内病变引起海马沟回疝导致对动眼神经的压迫。然后，动眼神经在滑车神经上方穿过海绵窦外侧壁。当动眼神经入眶后，分成上支和下支。上支支配提上睑提肌和上直肌，下支支配瞳孔括约肌、内直肌、下直肌和下斜肌。

（2）滑车神经核

　　滑车神经核位于中脑导水管底部，动眼神经核复合体的下方。核团位于动眼神经核的尾侧，向背侧发出神经纤维并交叉，然后在下丘下方从脑干背侧发出。因此，滑车神经核支配对侧上斜肌。滑车神经跨越导水管的顶部，穿越上髓帆从脑干背侧发出。此处滑车神经最容易因脑外伤而受损。外伤是滑车神经麻痹的最主要原因。然后滑车神经穿越海绵窦入眶。在所有眼球运动相关神经中，滑车神经走行最长。

（3）展神经核

展神经核位于脑桥背侧，邻近面神经膝部以及面丘。展神经核支配同侧外直肌，并且发出纤维到中间神经元，然后汇入内侧纵束（MLF）支配对侧内直肌，辅助水平凝视。纤维束从腹侧穿行，从脑桥延髓交界处的外前方穿出。

展神经走行成弧，并在脑桥延髓交界和岩尖处位置固定。因此，幕上病变引起颅内压增高导致脑干受到向下的压迫，会拉伸展神经导致神经缺血或者在端点处受压。

然后展神经也穿过海绵窦入眶。然而不同的是展神经是漂浮在海绵窦内，位于颈内动脉的外侧。而动眼神经和滑车神经走行于海绵窦外侧壁内。由于它最接近海绵窦内的颈内动脉，它可能是颈内动脉海绵窦瘘的第一个体征。

展神经较长的颅内走行以及暴露位置导致它易于受颅内压增高所影响。

垂直凝视

向上凝视的中枢位于中脑背侧，在 Cajal 间质核和 Darkschewitsch 核，以及后连合纤维的区域。向下凝视的中枢位于内侧纵束的嘴部间质核以及 Darkschewitsch 核。（Buttner-Ennever et al 1982）

水平凝视

水平眼动受脑桥被盖部控制。脑桥被盖部包含展神经核、脑桥旁正中网状结构、内侧纵束、面神经核及神经束。最常见的通路是：展神经核包含展神经运动神经元和核间神经元；核间神经元的轴突在脑桥下部跨越中线，然后上升进入内侧纵束，与动眼神经亚核进行突触联系，进而支配对侧内直肌。（Leigh & Zee 1999）

17 脑干肿瘤

脑干病变对眼球运动通路的破坏可以产生一系列的神经眼科体征，可用于定位和诊断。这些病变可以引起中脑、脑桥和延髓的症状。脑干病变引起的症状通常是双侧的（King 2001）。

松果体区和中脑肿瘤

松果体区肿瘤，儿童最常见的是胶质瘤，成人最常见的是转移瘤（图 11.15）。

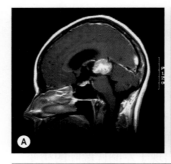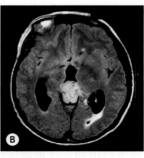

图 11.15 松果体区肿瘤

背侧中脑综合征又被称为 Parinaud 综合征、中脑顶盖综合征、中脑导水管综合征。松果体区肿瘤的患者由于肿瘤导致中脑导水管梗阻，80%以上出现颅内压增高。（Packers et al 1984）患者也可能会出现下丘脑的症状（框 11.10）。

框 11.10　背侧中脑综合征的临床症状
- 瞳孔对光反射和调节反射分离
- 辐辏式回缩性眼震
- 向上凝视功能障碍
- 眼球辐辏功能障碍
- 双侧眼睑收缩
- 向下凝视功能障碍（较少见）

神经眼科症状包括：

1. 向上凝视功能障碍。这是早期的症状，眼球向上凝视功能障碍。

2. 眼球辐辏功能障碍。

3. 如果试图向上凝视时会出现辐辏式回缩性眼震。这是一种同步性急动性眼震，伴随着眼球的内收。

4. 瞳孔对光反射和调节反射分离。双侧瞳孔轻度散大，对光反射不灵敏，调节反射灵敏，对近物刺激灵敏。

5. 双侧眼睑收缩称之为后联合 Collier 征，与向上凝视麻痹相关。

6. 扫视功能障碍出现较早，这时候眼球追踪功能及头眼运动功能尚完好。之后，这些运动功能可能会丧失，向下凝视也会受影响。

7. 其他相关症状：

a. 反向偏斜

b. 滑车神经功能障碍

c. 视盘水肿

相关的特点包括累及动眼神经核和滑车神经核，以及核下的动眼神经、滑车神经，以及反向偏斜。反向偏斜是由于内侧纵束受损，引起不伴随脑神经麻痹的复视。

中脑肿瘤可能会破坏下列结构导致一系列功能异常。

中脑内部肿瘤会累及：

1. 动眼神经复合体
2. 红核
3. 黑质
4. 锥体束
5. 上视中枢

（1）核性病变

1. 双侧上睑下垂：上睑提肌是由动眼神经复合体尾侧的单个中线核团支配。
2. 对侧上视无力：上直肌是由对侧的亚核支配。
3. 内源性眼肌麻痹：双侧瞳孔散大。
4. 同侧动眼神经麻痹（除外 SR 无力）。

（2）Benedikt 综合征

1. 同侧眼球运动麻痹。
2. 对侧半身偏瘫。
3. 对侧身体震颤：损伤红核和大脑脚。

（3）Weber 综合征（累及大脑脚内侧的动眼神经）

1. 同侧眼球运动麻痹。
2. 对侧半身偏瘫。

（4）背侧中脑综合征（Parinaud 综合征）：病变位于后联合

1. 眼睑退缩
2. 辐辏式回缩性眼震
3. 瞳孔对光反射和调节反射分离。（瞳孔对近物刺激反应，对光不反应）
4. 上视麻痹：有时可以通过头眼运动来克服。
5. 其他相关症状：

a. 反向偏斜

b. 核间性眼肌麻痹

c. 会聚功能障碍

（5）反向偏斜

反向偏斜是一种视物纵向偏移从而导致纵向复视以及上斜视。病变位于中脑第Ⅲ、第Ⅳ脑神经核之间，或者在延髓前庭神经核的传导通路中。中脑或者脑桥的病变会导致病变同侧上斜视。

（6）眼倾斜反应

眼倾斜反应包括反向偏斜，伴随眼球扭转和头倾斜。常见于中脑、脑桥及延髓前庭区域的病变。

18 脑桥综合征

18.1 腹侧脑桥综合征

1. 同侧展神经麻痹。
2. 对侧偏瘫（Raymond 综合征）。
3. 可能会累及面神经引起同侧下运动神经元性面瘫（Millard–Gubler 综合征）。

18.2 背侧脑桥综合征：累及脑桥被盖部

1. 同侧水平共轭凝视麻痹（影响向内侧纵束传导的中间神经元）。
2. 同侧展神经麻痹。
3. 同侧下运动神经元性面肌无力。
4. 同侧味觉丧失。
5. 同侧 Horner 征。
6. 耳聋。
7. 面部痛觉缺失（Foville 综合征）（Wall & Wray 1983）。

18.3 核间性眼肌麻痹（INO）：内侧纵束受损

1. 同侧展神经麻痹。
2. 对侧外展性眼震。

18.4 一个半综合征：脑桥旁正中网状结构及内侧纵束受损

1. 同侧凝视麻痹。
2. 同侧核间性眼肌麻痹。

3. 对侧外展是唯一仅存的水平眼球运动。

4. 其他

a. 如果患者习惯性的固定水平向不可动的同侧眼球，对侧眼受完好的外直肌支配下会产生外斜视。这种现象称为"脑桥麻痹性外斜视"（Sharpe et al 1974）。

b. 水平眼震，包括凝视诱发性的和凝视麻痹性的。

c. 上视性眼球震颤。

d. 角膜反射减退（累及三叉神经、神经根或感觉核，或中间神经元，或面神经核，或脑干内的传导束）。

e. 面肌痉挛。

f. 眼球浮动。

g. 反向偏斜。

18.5 双侧展神经麻痹

1. 颅底肿瘤常见。

2. 定位错误征。

3. 脑膜炎。

18.6 脑桥旁正中网状结构孤立性病变

凝视麻痹，可以通过头眼调节来克服。

19 延髓综合征

19.1 临床特点

1. 延髓性呼吸困难。

2. 四肢瘫痪。

3. 下视性眼震是延髓综合征的典型临床特征（Halmagyi et al 1983）。

19.2 脑桥延髓结合部肿瘤

1. 外展麻痹。

2. 水平凝视麻痹。

3. 反向偏斜：小脑及脑桥的病变会导致病变对侧眼上斜视。

20 桥小脑角综合征

桥小脑角综合征常常由听神经瘤引起。这个部位还可以出现其他类型的肿瘤：脑膜瘤、表皮样囊肿、脑桥胶质瘤、小脑星形细胞瘤。

临床症状

1. 平衡障碍（早期症状）。

2. 眩晕、耳鸣。

3. 缓慢进展性耳聋。

4. 视觉症状（不常见）

a. 复视：外展麻痹引起。

b. 视盘水肿：颅内压升高引起。

c. Bruns 眼球震颤：快速凝视诱发病变对侧眼震，同侧出现低频率、大振幅眼震。

d. 其他类型眼震：纵向眼震，回复性眼震，向心性眼震。

5. 同侧角膜反射。

6. 面肌无力（少见）。

21 小脑肿瘤

小脑肿瘤的神经眼征主要表现为眼震，以及颅内压增高引起的症状。儿童常见于星形细胞瘤和髓母细胞瘤。中线的肿瘤（髓母细胞瘤、实性星形细胞瘤）经常引起颅内压增高以及躯干共济失调。而外侧的肿瘤（囊性星形细胞瘤、血管母细胞瘤）导致单侧的共济失调、轻度复视以及颅内压增高。10%~40% 的血管母细胞瘤伴随视网膜毛细血管瘤（Von Hippel–Lindau 病）。

21.1 临床症状

头部移动时眩晕，伴随眼震。这种眼震非习惯性，无潜伏期。

眼震

小脑肿瘤引起的眼震是水平痉挛性眼震，常见于前庭神经核，或前庭小脑通路的病变。

这种眼震的特点有：

1. 肿瘤同侧的眼震是慢相。

2. 快相的侧别与走直线的偏向或 Romberg 征的方向相同。

3. 向病变侧凝视出现大幅度眼震。

4. 第一眼位的眼震可能是自发性的。

5. 其他特点

a. 眼震可以是水平的或纵向的。纵向凝视眼震是小脑蚓部病变（尤其髓母细胞瘤）的典型特点。

b. 分离性眼震：方向性和幅度上，一只眼超过另一只眼。

c. 水平旋转性眼震不常见。

d. 位置性眼震的中央型可以由小脑中线肿瘤引起。

e. 回复性眼震：在患者经历一次反常的凝视然后回复固定于第一眼位，出现一种短暂痉挛性眼震。小脑绒球肿瘤常见。

21.2 其他神经眼征

1. 水平凝视麻痹。
2. 眼球测距不良。
3. 眼球摆动。
4. 斜视眼阵挛。
5. 扫射性的眼球追踪运动。

22 颅底肿瘤

斜坡肿瘤，主要是脑膜瘤和脊索瘤，表现为缓慢进展性的脑神经症状。进展性的展神经麻痹常常为典型特点，甚至出现早于影像学异常（Savino et al 1982；Currie et al 1983）。

累及三叉神经会引起面部进展性的麻木和感觉异常，或非典型三叉神经痛。

（薛湛 邱佳冀 译）

参考文献

Alford Jr., E.C., Lofton, S., 1988. Gliomas of the optic nerve or chiasm. Outcome by patient age, tumor site, and treatment. J. Neurosurg. 68, 85–98.

Baskin, D.S., Wilson, C.B., 1986. Surgical management of craniopharyngiomas: a review of 74 cases. J. Neurosurg. 65, 22–27.

Bird, A.C., Sanders, M.D., 1973. Choroidal folds in association with papilledema. Br. J. Ophthalmol. 57, 89–97.

Büttner-Ennever, J.A., Buttner, U., Cohen, B., et al., 1982. Vertical gaze paralysis and the rostral interstitial nucleus of the medial longitudinal fasciculus. Brain 105, 125–149.

Collier, J., 1927. Nuclear ophthalmoplegia: with especial reference to retraction of lids and ptosis and to lesions of the posterior commissure. Brain 50, 488–498.

Currie, J.N., Lubin, J.H., Lessell, S., 1983. Chronic isolated abducens nerve paresis from tumors at the base of the brain. Arch. Neurol. 40, 226–229.

Cushing, H., 1930. The chiasmal syndrome of primary optic atrophy and bitemporal field defects in adults with a normal sella turcica. Arch. Ophthalmol. 3, 505–551, 704–735.

Danesh-Meyer, H.V., Carroll, S.C., Foroozan, R., et al., 2006. Investigative ophthalmology. Vis. Sci. 47, 4827–4835.

Danesh-Meyer, H.V., Papchenko, T.L., Savino, P.J., et al., 2008a. Brightness sensitivity and red desaturation as predictors of relative afferent papillary defect. Invest. Ophthalmol. Vis. Sci. 48, 3616–3621.

Danesh-Meyer, H.V., Papchenko, T.L., Savino, P.J., et al., 2008b. In vivo retinal nerve fiber layer thickness measured by optical coherence tomography predicts visual recovery after surgery for parachiasmal tumors. Invest. Ophthalmol. Vis. Sci. 49, 1879–1885.

Frisen, L., Hoyt, W.F., Tengroth, B.M., 1973. Opticociliary veins, disc pallor, and visual loss: a triad of signs indicating spheno-orbital meningiomas. Acta Ophthalmol. 51, 241–249.

Glaser, J.S., Savino, P.J., Sumers, K.D., et al., 1977. The photostress recovery test in the clinical assessment of visual function. Am. J. Ophthalmol. 83, 255–260.

Halmagyi, G.M., Rudge, P., Gresty, M.A., et al., 1983. Downbeating nystagmus: a review of 62 cases. Arch. Neurol. 40, 777–784.

Hoyt, W.F., Knight, C.L., 1973. Comparison of congenital disc blurring and incipient papilledema in red free light: a photographic study. Invest. Ophthalmol. 12, 241–247.

Jefferson, G., 1953. The Bowman Lecture: concerning injuries, aneurysms and tumors involving the cavernous sinus. Trans. Ophthalmol. Soc. UK 73, 117–152.

Kaye, A.H., 1991. Essential neurosurgery. Churchill Livingstone, Edinburgh.

Kearns, T.P., Rucker, W.C., 1958. Arcuate defects in the visual fields due to chromophobe adenoma of the pituitary gland. Am. J. Ophthalmol. 45, 505–507.

King, J.O., 2001. Neuro-ophthalmology of brain tumors. In: Kaye, A., Laws, E.R. (Eds.), Brain tumors, second ed. Churchill Livingstone, London, pp. 249–272.

Kirkham, T.H., 1972. The ocular symptomatology of pituitary tumors. Proc. Roy. Soc. Med. 65, 517–518.

Leigh, R.J., Zee, D.S., 1999. The neurology of eye movements, third ed. Oxford University Press, New York.

McFadzean, R.M., Doyle, D., Rampling, R., et al., 1991. Pituitary apoplexy and its effect on vision. Neurosurgery 29, 669–675.

Miller, N.R., Newman, N.J., 2004. Walsh and Hoyt's clinical neuroophthalmology, sixth ed. Williams & Wilkins, Baltimore, MA, p. 1238.

Miller, N.R., Iliff, W.J., Green, W.R., 1974. Evaluation and management of gliomas of the anterior visual pathways. Brain 97, 743–754.

Packer, R.J., Sutton, L.N., Rosenstock, J.G., et al., 1984. Pineal region tumors of childhood. Pediatrics 74, 97–102.

Rolih, C.A., Ober, K.P., 1993. Pituitary apoplexy. Endocrinol. Metab. Clin. North Am. 22, 291–302.

Sadun, A.A., Currie, J.N., Lessell, S., 1984. Transient visual obscurations with elevated optic discs. Ann. Neurol. 16, 489–494.

Sanders, M.D., Falconer, M.A., 1964. Optic nerve compression by an intracanalicular meningioma. Br. J. Ophthalmol. 48, 13–18.

Sarkies, N.J.C., 1987. Optic nerve sheath meningiomas: diagnostic features and therapeutic alternatives. Eye 1, 597–602.

Savino, P.J., Paris, M., Schatz, N.J., et al., 1978. Optic tract syndrome: a review of 21 patients. Arch. Ophthalmol. 96, 656–663.

Savino, P.J., Hilliker, J.M., Casell, G.H., et al., 1982. Chronic sixth nerve palsies: are they really harbingers of serious intracranial disease? Arch. Ophthalmol. 100, 1442–1444.

Schatz, N.J., Savino, P.J., Corbett, J.J., 1977. Primary aberrant oculomotor regeneration: a sign of intracavernous meningioma. Arch. Neurol. 34, 29–32.

Seybold, M.E., Yoss, R.E., Hollenhorst, R.W., et al., 1971. Pupillary abnormalities associated with tumors of the pineal region. Neurology 21, 232–237.

Sharpe, J.A., Rosenberg, M.A., Hoyt, W.F., 1974. Paralytic pontine exotropia: a sign of acute unilateral pontine gaze palsy and internuclear ophthalmoplegia. Neurology 24, 1076–1081.

Sibony, P.A., Krauss, H.R., Kennerdeil, J.S., et al., 1984. Optic nerve sheath meningiomas, clinical manifestations. Ophthalmology 91, 1313–1326.

Stahnke, N., Grubel, G., Lagenstein, I., et al., 1984. Long-term follow-up of children with craniopharyngioma. Eur. J. Pediatr. 142, 179–185.

Symon, L., Rosenstein, J., 1984. Surgical management of suprasellar meningiomas. Part 1: The influence of tumor size, duration of symptoms and microsurgery on surgical outcome in 101 consecutive cases. J. Neurosurg. 61, 633–641.

ten Hove, M.W., Glaser, J.S., Schatz, N.J., 1997. Occult perineural tumor infiltration of the trigeminal nerve. J. Neuroophthalmol. 17, 170–177.

Thompson, H.S., Corbett, J.J., Cox, T.A., 1981. How to measure the relative afferent pupillary defect. Surv. Ophthalmol. 26, 39–42.

Turgman, J., Goldhammer, Y., Braham, J., 1979. Alexia, without agraphia, due to brain tumors, a reversible syndrome. Ann. Neurol. 6, 265–268.

Vidal, E., Cevallos, R., Vidal, J., et al., 1992. Twelve cases of pituitary apoplexy. Arch. Intern. Med. 152 (9), 1893–1899.

Wall, M., Wray, S.H., 1983. The one-and-a-half syndrome – a unilateral disorder of the pontine tegmentum: a study of 20 cases and a review of the literature. Neurology 33, 971–980.

Walsh, T.J., Garden, J., Gallagher, B., 1969. Obliteration of retinal venous pulsations during elevation of cerebrospinal fluid pressure. Am. J. Ophthalmol. 67, 954–956.

Wybar, K., 1977. Chiasmal compression: presenting ocular features. Proc. R Soc. Med. B 70:307.

Wright, J.E., Call, N.B., Liaricos, S., 1980. Primary optic nerve meningiomas. Br. J. Ophthalmol. 64, 553–558.

第 12 章

脑肿瘤相关性癫痫

Tanya Yuen，Terence J.O'Brien，Andrew P.Morokoff

1 简介

很久以前人们就认识到癫痫的存在，古时候人们认为癫痫是一种"神圣的"疾病。鲜有其他疾病引起人类如此多的关注、恐惧和误解。19世纪后半叶，Hughlings Jackson，Rusell Reynolds 和 William Gowers 等的工作着重阐明了癫痫和脑肿瘤之间的联系，开拓了癫痫生物学基础现代观点的先河，人们认识到对于某些患者，可以利用手术成功治疗癫痫（Gowers 1878）。

肿瘤相关性癫痫（tumor associated epilepsy，TAE）是胶质瘤患者重要的致残原因。癫痫会给患者带来肿瘤本身以外的严重的心理、社会和医疗问题，例如丧失独立生活能力、对职业和日常活动造成影响、意外受伤的风险和药物副作用。很大一部分 TAE 患者的发作依靠抗癫痫药物和外科手术均无法有效地控制，而药物难以控制的癫痫发作也是对此类患者生活质量造成不良影响的最重要因素。因此，解决有效地控制 TAE 这一问题尤为迫切。然而，到目前为止，对于 TAE 的相关研究不多，只有加深对 TAE 相关病理生理过程的理解才可能有效地解决这一难题（图 12.1）。

2 流行病学

全世界大约有 5 000 万癫痫患者，占全球疾病总负担的 1%，这使得癫痫成为最常见的慢性神经系统疾病（Engel 2007）。TAE 占全部癫痫患者比例的 4%（Mahaley & Dudka 1981；Herman 2002）。癫痫发作是脑肿瘤的常见首发症状。其比例可占脑肿瘤患者的 30%~50%。此外，还有

10%~30% 的患者在病程的进展过程中会出现癫痫发作（Van Veelen et al 1998；Glantz et al 2000；Herman 2002；Ven & Marks 2002）。我们对墨尔本皇家医院 190 例手术治疗的胶质瘤患者进行统计，其中 84 例（44%）患者有癫痫发作史。

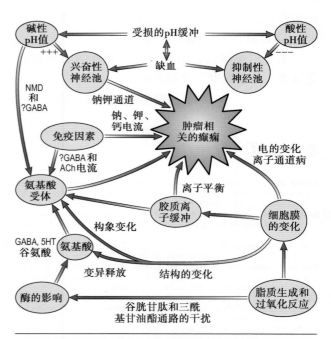

图 12.1 可能参与 TAE 形成的分子因素（来自 Beaumont A.W.I.（2000），The pathogenesis of Tumour Associated Epilepsy.Acta Neurochir（Wien）142：1–15）

很大一部分 TAE 患者利用目前的抗癫痫药物治疗后，癫痫发作无法得到有效控制（即药物难治性癫痫），有报道这类患者占所有患者的 32%~58%（Matthew et al 1980；Moots et al 1995）。某些患者肿瘤的生长可以得到有效控制，然而癫痫却依然无法控制，成为致残的重要原因（Taphoorn 2003）。

为控制癫痫，患者常需要服用多种抗癫痫药物且剂量较大，由此引起严重的药物副作用。癫痫患者发生意外伤害的机会更大（Baker 1997），生活质量评分更低（Birbeck et al 2002），承担的医疗费用更高（Begley et al 2001），死亡率更高（Tomson 2000），由癫痫引起的致死率较正常人群至少高出 2~3 倍（Gaitatzis & Sander 2004）。肿瘤手术后发生癫痫的患者，其死亡风险会增加 10 倍（Lhatoo et al 2001）。

3 发病机制

脑肿瘤引起癫痫的神经生物学机制目前尚不清楚。通常认为，肿瘤周围的脑组织因肿瘤刺激引起一系列变化，进而引起发作，而肿瘤本身则不会产生异常放电。肿瘤诱发癫痫的过程由多种因素共同作用，包括多种生物学机制，最终导致神经元网络过度同步化异常放电。TAE 发生的机制有多种理论，包括肿瘤引起神经递质和受体表达的紊乱，也包括瘤周脑组织功能的异常、局部代谢产物的失衡、脑水肿、pH 的变化、嗜神经的形态变化、神经元和胶质细胞酶和蛋白表达的变化以及免疫活性的改变（Beaumont & Whittle 2000）。

3.1 临床病理因素

与 TAE 发生率增加相关的临床病理特点包括肿瘤的类型、级别、部位、患者就诊时的年龄、肿瘤切除的程度、术后放疗和其他诱发癫痫的非肿瘤因素（Moots et al 1995；Pace et al 1998；Hwang et al 2001；Sirven et al 2004；Riva et al 2005；van Breemen et al 2007）。

3.1.1 肿瘤的类型与级别

尽管各种肿瘤均可导致 TAE，但胶质瘤是最容易引起癫痫的脑肿瘤（Riva et al 2006；van Breemen et al 2007），这一点尤其表现在低级别胶质瘤中（75%~100%）（Cascino 1990；Villemure & de Tribolet 1996；Pace et al 1998；Hildebrand 2004；Riva et al 2006；van Breemen et al 2007），而高级别的胶质瘤 TAE 的发生率则相对较低（30%~50%）（Glantz et al 2000；Herman 2002；Pasquier et al 2002；Riva et al 2006）（表 12.1）。近期一组 322

例低级别胶质瘤患者的报道中，81% 有癫痫发作（Chang et al 2008）；而另一组关于高级别胶质瘤的报道中，668 例患者中仅 24% 有癫痫发作（Chaichana et al 2009）。与低级别星形细胞瘤比较，少枝胶质细胞瘤和少枝星形细胞瘤的患者癫痫的发生率更高；与多形性胶质母细胞瘤相比，间变星形细胞瘤患者的癫痫发生率更高（Chang et al 2008；Chaichana et al 2009）。低级别肿瘤患者 TAE 的高发生率可能与其生存期更长有一定的关系，然而 TAE 常出现在肿瘤的早期，甚至经常成为肿瘤的首发症状，因此其较长的生存期显然并非最重要的原因。

在非胶质源性肿瘤中，有报道脑膜瘤患者 TAE 的发生率可高达 60%，转移癌患者 TAE 的发生率为 35%，中枢神经系统淋巴瘤的患者 TAE 的 发 生 率 为 10%（Cascino 1990；Villemure 和 de Tribolet 1996；Morrell & deToledo-Morrell 1999；Lieu 和 Howng 2000；Herman 2002；Hildebrand 2004；Riva et al 2006）（表 12.1）。

表 12.1　不同类型的肿瘤的癫痫发生率

肿瘤类型	TAE 的发生率（%）	参考文献
DNET	100	Morrell & deToledo-Morrell 1999；Herman 2002
低级别星形细胞瘤	75	Cascino 1990；Villemure 和 de Tribolet 1996
多形性胶质母细胞瘤	29~49	Cascino 1990；Herman 2002
节细胞胶质瘤	80~90	Villemure & de Tribolet 1996；Herman 2002
脑膜瘤	29~60	Villemure & de Tribolet 1996；Herman 2002
转移癌	20~35	Villemure & de Tribolet 1996；Herman 2002
原发中枢神经系统淋巴瘤	10	Riva et al 2006

来 自 于 Van Breemen Melanie SM，W.E.B.，Vecht Charles（2007）Epilepsy in patients with brain tumours：epidemiology，mechanisms，and management.Lancet6（5 May 2007）：421-430.

脑膜瘤继发的癫痫发作更容易被药物控制（Ramamurthi et al 1980），在 Lieu & Howng（2000）对 222 例脑膜瘤的报道显示，瘤周水肿与术前癫痫发作高度相关。组织学级别则与术前癫痫发作无相关性。他们同时发现 18.4% 的脑膜瘤患者会出现术后新发的发作，提示非肿瘤性手术相关因素可能引起癫痫的风险（Lieu & Howng 2000）。与脑膜瘤术后癫痫发生相关的因素包括脑组织牵拉造成的脑损伤、皮层静脉回流的破坏、动脉损伤、术前癫痫发作史、肿瘤的不完全切除、术后脑积水以及顶叶肿瘤（Logue 1974；Ramamurthi et al 1980；Foy et al 1981b；Chan & Thompson 1984）。

各种脑转移癌引起 TAE 的概率也不相同，例如黑色素瘤（67%）、肺癌（29%）、消化道肿瘤（21%），上述肿瘤也是最常引起癫痫发作的转移癌（Oberndorfer et al 2002）。高达 50% 的黑色素瘤伴发癫痫发作，推测可能与肿瘤容易出血有关（Taillibert & Delattre 2005）。

3.1.2 肿瘤部位

位于皮层的肿瘤更容易引起 TAE，尤其是接近皮层的胶质瘤（White et al 1948；Gonzalez & Elvidge 1962；Riva et al 2006；Chang et al 2008；Chaichana et al 2009）。在小儿肿瘤的报道中，Gille et al（1992）发现累及新皮层的浅表部位肿瘤如果无深部结构的侵犯，则癫痫发作的发生率最高（48.5%）。如肿瘤累及深部结构，则癫痫的发生率明显下降，无皮层受累的深部肿瘤癫痫发生率最低（9.8%）。主要位于脑白质内、丘脑、蝶鞍、脑室旁的肿瘤很少引起癫痫发作，仅在上述部位以外累及了大脑皮层才会导致癫痫（van Breemen et al 2007）。少枝胶质细胞瘤更容易侵犯皮层，这也可能是该类型肿瘤中癫痫发生率较高的原因；而星形细胞瘤更容易累及皮层下结构，经常侵犯白质，因此癫痫发生率较低（Chang et al 2008）。

幕上肿瘤更易导致 TAE，尤其是肿瘤位于额顶（58%）、额颞（44%）、矢状窦旁（41%）和颞部（40%）（Moots et al 1995；Hwang et al 2001；Liigant et al 2001；Sirven et al 2004）。在一篇关于高级别胶质瘤的报道中，Chaichana 等发现肿瘤位于颞叶者发生 TAE 的发生率要远高于其他部位；而半个世纪以前就有报道邻近外侧裂（White et al 1948）和中央沟（Penfield et al 1954）的肿瘤 TAE 发生率更高。相反，枕叶肿瘤中仅 11% 的

患者有癫痫发作（Liigant et al 2001），幕下肿瘤中仅 2% 的患者有癫痫发作（Liigant 2001；Riva et al 2006）。我们在对皇家墨尔本医院 190 例胶质瘤患者的报道中，多元回归分析结果显示肿瘤位于颞叶是术前发生 TAE 的独立危险因素（OR=3.65，95%CI：1.36，9.74）（Yuen et al 2010）。

3.1.3 患者年龄

在一组 190 例星形细胞瘤患者的报道中，40 岁以下发病的患者中发生癫痫的危险较 40 岁以上的患者更高（OR=3.076，P<0.013 4）（Hwang et al 2001）。与此报道类似，在另一项高级别胶质瘤的报道中，年龄大于 55 岁与术前 TAE 的发生成负相关，而这一因素与其他潜在的危险因素比较属于独立危险因素（高龄的 OR =0.67；95%CI：0.50，0.91）（Yuen 2010）。

3.1.4 术前癫痫发作史

绝大多数术后有发作的患者术前即有 TAE（Hwang et al 2001）。与术前无发作的患者对比，术前即有发作的患者术后癫痫发作的 OR 值可以高达 20.86（Goldring & Gregorie 1984；Hirsch et al 1989；Hwang et al 2001）。我们的研究中，术前存在癫痫发作是术后发作的独立危险因素（OR =14.5，P<0.000 1）。术后发生癫痫的患者中，至少 30% 属于药物难治性癫痫。Chang et al（2008）对低级别胶质瘤的报道以及 Chaichana et al（2009）对高级别胶质瘤的报道中均认为如果术前患者存在难以控制的发作，手术后容易发生药物难治性癫痫。

术前癫痫病史的长短与术后药物难治性癫痫之间存在相关性（Hwang et al 2001；Chang et al 2008）。较长的癫痫病史可能因点燃效应导致肿瘤远隔部位的脑组织形成继发性癫痫灶。

3.2 神经生物学因素

导致获得性癫痫发生的神经生物学过程通常分为三个阶段：首先，刺激因素的出现，对于 TAE 来说肿瘤的发生即为刺激因素；其次，在静息期脑内会出现由遗传因素导致的某些分子水平变化，使得发作的阈值下降；第三阶段则是以反复的自发性发作为特点的癫痫（Sloviter 1994；Coulter & DeLorenzo 1999；Mathern et al 2002；Pitkanen 和 Sutula 2002），这些过程通常会在数月

至数年内发生。

目前，哪些是引发 TAE 分子水平改变的关键变化我们依然知之甚少，整个过程很可能是多因素参与的，对于不同类型的肿瘤其参与因素可能不同。很多研究提出了多种癫痫病理发生的理论，我们在下文对其中的一些做了归纳总结。

3.2.1 肿瘤占位和浸润的影响

在 TAE 病理发生的早期理论中，有作者推测肿瘤生长引起的占位效应可能导致局部血管形成受损，瘤周脑组织缺损，继而引发癫痫（Penfield et al 1940）。这可以解释为何脑内肿瘤与脑外肿瘤（如脑膜瘤）均可引起癫痫发作。然而，有的研究结果并不支持这一理论，Gastaut 等（Gastaut et al 1979）发现在人体中水肿本身很少引起癫痫样 EEG 改变，在动物实验中则根本不引起癫痫样 EEG 改变（Whittle et al 1992）。

另有理论认为，肿瘤的占位效应会造成邻近脑区皮层的部分去神经支配，进而导致继发性的去神经超敏效应，这些"失连接"的神经环路电生理上不稳定，引发了自发的反复癫痫发作（Echlin 1959）。然而，这一理论无法解释为何仅仅对邻近皮层造成压迫而非浸润的脑膜瘤会引起癫痫发作。

3.2.2 瘤周脑组织在癫痫发作中的重要性

近年来，新的概念主要围绕瘤周新皮层内发生的改变展开，尤其是来自于胶质细胞 – 神经元之间相互作用引起的改变。

瘤周组织之所以引起广泛关注，是因为它代表了一个位于正常组织与异常组织之间的"移行区"，在此区域内会有诸多变性和再生的过程发生，而这些可能与癫痫的发生、持续和发作的传播有关（Haglund et al 1992；Berger et al 1993；Pilcher et al 1993）。目前认为发作通常起自瘤周的新皮层内，而肿瘤本身是相对电静息的（Wolf 1996）。与此一致，来自人类脑组织和动物模型的电生理资料均显示，胶质瘤的邻近区域最容易出现癫痫样活动（Patt et al 2000；Kohling et al 2006；Kohling 2006）。利用膜片钳对急性脑片的实验研究和离体研究均显示，由于存在高密度的电压依赖 Na^+ 通道（Patt et al 1996；Labrakakis et al 1997）和谷氨酸受体的激活，肿瘤细胞可能引发动作电位。然而，通常认为胶质肿瘤的慢棘波可能几乎

不出现于在体状态下，这是因为在胶质瘤细胞的静息电位中，Na^+ 通道几乎总是处于失活状态，从而降低了其激活能力（Bordey & Sontheimer 1998）。在 Kohling 等（Kohling et al 2008）的胶质瘤模型中，癫痫发作的起始灶主要位于肿瘤旁的区域，距肿瘤 1~2mm；而肿瘤内以及最邻近肿瘤的瘤周 100~300μm 的胶质瘤侵犯区则无癫痫灶。

胶质神经元肿瘤如节细胞胶质瘤则是例外，该肿瘤是致病性最强的肿瘤类型之一（Ferrier et al 2006）。病灶切除后可使癫痫发作缓解（Aronica et al 2001），提示发作可能直接起自节细胞胶质瘤内。因此，因病变类型的不同，瘤周和肿瘤本身在引起癫痫的作用机制上可能存在不同。随着对发生机制研究的逐步深入和影像学分辨率的提高，未来的研究可能会揭示肿瘤和瘤周在癫痫发生上的关系，尤其是瘤周组织在癫痫发生上的意义。

3.2.3 瘤周新皮层的形态和神经化学改变

瘤周组织的锥体细胞呈现抑制性突触的缺失，这种改变主要发生于细胞的胞体和轴突的起始部，以及新生树突的兴奋性突触处，它们均可能导致神经元的过度兴奋（Marco et al 1997；McNamara 1999）。免疫组织化学研究结果显示，在过度兴奋的瘤周新皮层内，抑制性 GABA（γ–amino–butyric acid，GABA）能和生长抑素免疫活性的神经元染色减少（Haglund et al 1992；Strowbridge et al 1992）。离体脑片的电生理学研究结果显示，在静息状态和对外界电和化学刺激的过度兴奋状态下，瘤周神经元自发放电活动均有增加（Williamson 1991）。瘤周白质内的异位神经元既可能与肿瘤的起源有关，也可能代表了兴奋状态出现之前的易感性，患者因此容易继发癫痫发作（Goldring et al 1986）。然而，目前尚不清楚这些变化究竟在 TAE 的病理发生过程中扮演多重要的角色。

细胞外的变化可能在 TAE 的病理生理过程中扮演了某种角色。肿瘤内某些缺血区域会发生缺氧，由此可能通过离子通道表达的改变增加瘤周神经元的兴奋性，如星形细胞的胞膜更容易引起钠离子的内流（Wolf et al 1996；Schaller 2005）。离体的细胞培养研究和原位的肿瘤波谱研究均提示肿瘤的细胞外环境更加偏酸性（pH 6.2~6.9），而细胞内环境的 pH 则在 7.12~7.65（Gillies et al 2002）。随着肿瘤的恶性进展，这种细胞内外 pH 的梯度还会进一步增加（Cardone et al 2005）。高

级别的星形细胞瘤中，参与氧化代谢的分子介质减少（Kaibara et al 1998），而参与糖酵解的酶类表达增加，从而导致能量产生主要依赖糖酵解，造成乳酸酸中毒（Rodriguez-Enriquez & Moreno-Sanchez 1998）。相比较而言，瘤周的环境更加趋于碱性（Linn et al 1989；Okada et al 1992）。通常情况下，Na^+/H^+ 交换系统维持着正常的细胞 pH，其轻微变化可造成乳酸向细胞外间隙转移，从而造成这种这种碱性环境。瘤周脑组织的 MRS 检查结果显示，NAA 峰的下降和乳酸峰的增高，提示神经元的减少。产生乳酸的肿瘤与瘤周脑组织 NAA 相对水平的显著下降相关（Chernov et al 2005）。由于调节性星形细胞蛋白激酶 C 异构体的缺失（Brat & Mapstone 2003），引起某些酸敏感钠通道的激活，从而导致钠离子内流，而恶性胶质瘤的细胞膜更容易受钠离子内流的影响（Kraft et al 2001；Berdiey et al 2003）；这一结果还进一步导致钠离子内流的增加和调节异常。H^+ 也被认为对 NMDA 受体（Tang et al 1990）和 GABA 受体（Pasternack et al 1992）具有抑制性作用。

瘤周区离子的变化还可能造成神经元兴奋性的变化。在猫的胶质瘤模型中，瘤周细胞外间隙中钠和钙水平的增加可能造成神经元的过度兴奋（Hossmann et al 1990）。镁可以通过 NMDA 通道阻止钙离子的内流，增加脑内扩张血管的前列腺素水平，从而稳定神经元的兴奋性（Kaplan 2004）。离体研究显示，切除的致痫组织置于无镁环境下会造成肿瘤相关癫痫发作的发生率显著上升（Avoli 1987，1991）。

肿瘤或瘤周脑组织内酶通道的异常也可能改变神经元的兴奋性和信号的处理，这些酶包括乳酸脱氢酶、cAMP 磷酸二酯酶、烯醇酶、胸腺嘧啶激酶、己糖激酶和葡萄糖 -6- 磷酸脱氢酶（glucose-6-phosphate dehydrogenase，G6PDH）、谷氨酸脱氢酶、门冬氨酸氨基转移酶和谷氨酰转肽酶（Kish et al 1988）。恶性脑肿瘤还存在氧化应激和脂质过氧化（Cirak et al 2003）。已经在大鼠癫痫动物模型中观察到，肿瘤会造成脂质过氧化的异常，导致细胞膜的破坏和不稳定（Singh & Pathak 1990）。细胞外 Fe^{3+} 的增加诱发对神经元细胞膜的过氧化损伤，这种损伤与发作性癫痫样活动有关（Campbell et al 1984），这也被认为与肿瘤内的微量或大量出血同时发生（Kondziolka et al 1987）。

脑肿瘤会造成大量细胞激酶和肿瘤坏死因子（tumor necrosis factor，TNF）的释放，从而对细胞膜的兴奋性产生神经调制作用（Sawada 1990；Miller et al 1991；Sawada 1991a，b；Soliven & Albert 1992；Bromfield 2004）。这些效应的机制包括由 GABA 活性的上升、钠离子传导性下降引发的超极化导致的抑制性神经元活动的减少，也包括钾离子传导性下降导致去极化电流的缓慢内流，伴随乙酰胆碱介导的钾离子流动减少，从而造成神经元兴奋性增加。已有某些动物实验结果显示，TNF 和 NF-κB 在癫痫发作中的作用。大鼠海马炎性细胞激酶和相关的致炎和抗炎基因的激活会导致反复的自发性癫痫发作（De Simoni et al 2000）。类似地，其他作者发现脑损伤严重程度与具有巨噬细胞特性的小胶质细胞释放的 TNF-α 数量相关，这些作者认为 TNF-α 和白细胞介素（interleukin，IL）-6 在严重的边缘叶发作后的适应性现象中扮演重要角色（de Bock et al 1996）。

3.2.4 胶质 - 神经元的相互作用

直至几十年前，人们一直认为胶质细胞只对神经元提供结构性和代谢性支撑。然而，目前的证据表明，两种细胞之间存在着很强的双向相互作用，对于神经元的兴奋性起到非常重要的作用。神经元释放的多种神经递质可以激活神经胶质细胞表面的受体，这种激活连同多种其他反应，导致细胞内 Ca^{2+} 水平上升，反过来诱发继发性信使的释放。胶质细胞也可以释放神经递质（Newman & Zahs 1998；Araque et al 1999；Pasti et al 2001），它们具有空间缓冲性质，胶质细胞膜表达的转运体则在神经末梢兴奋后释放的神经递质摄取和突触周围神经递质浓度的调节中扮演重要角色。胶质瘤细胞中多种转运体发生了改变（Sato et al 1999；Ye et al 1999；Lo et al 2008）。脑肿瘤内和瘤周的胶质 - 神经元相互作用的异常会造成神经元的过度兴奋，胶质细胞诱发的神经递质在细胞外浓度的改变（Ye et al 1999）和胶质细胞介导的神经元可塑性均导致轴突侧支的出芽和新生神经元的发生（Wolf et al 1996；Beaumont & Whittle 2000）。

大脑抑制性和兴奋性活动的失衡导致癫痫发作，据此，皮层抑制性（GABA、甘氨酸、牛磺酸）和兴奋性（门冬氨酸和谷氨酸）的氨基酸类神经递质均可能在 TAE 的病理发生中发挥作用。通过癫痫手术切除的组织发现，肿瘤累及的脑组织较未受肿瘤累及的脑组织内具有更高水平的谷氨酸、丙氨酸、氨基乙醇、异亮氨酸、缬氨酸、亮氨酸、牛磺酸和甘氨酸（Hamberger et al 1991）。谷氨酸作为哺乳动物脑中最重要的兴奋性神经递质，通过与亲离子及亲代谢性谷氨酸受体相互作用改变突触后膜的通透性，这也使得谷氨酸成为 TAE 病理发生过程中最重要的神经递质。谷氨酸具有高度的致病性和神经毒性，因此胶质瘤细胞向瘤周脑组织过度的谷氨酸释放可能导致肿瘤相关性坏死的发生，并导致这一区域神经元的致病性改变。神经元突触邻近的星形细胞在维持谷氨酸稳态的过程中发挥重要作用，尤其是谷氨酸转运体在调节细胞外谷氨酸浓度方面具有重要的作用（Kanai 1997；Magistretti et al 1999）。星形细胞可以将转运来的谷氨酸转化为谷氨酰胺，后者被重新释放进入细胞外间隙，重新被神经元摄取，重新合成谷氨酸，并作为神经递质被重新利用（Rothstein & Tabakoff 1984；Waniewshi & Martin 1986；Laake et al 1995；Sibson et al 1997）。由于细胞膜谷氨酸转运体如兴奋性氨基酸转运体（excitatory amino acid transporters，EAAT）和 X_c^- 系统表达的改变，胶质瘤细胞系可以释放达到细胞毒性浓度水平的谷氨酸，X_c^- 系统是一种非 Na^+ 依赖性胱氨酸 – 谷氨酸反向转运体，见于所有哺乳动物细胞膜的表面（Sato et al 1999；Ye et al 1999；Lo et al 2008）。然而，关于胶质瘤内谷氨酸水平变化的特点还存在不同结论。有些研究者发现肿瘤的谷氨酸水平增加（Carlson et al 1992；During et al 1993；Behrens et al 2000）。然而，也有作者报道肿瘤及瘤周脑组织内谷氨酸的水平下降或无变化（Bateman et al 1988；Roslin et al 2003）。

大约 1/3 的神经元包含主要的皮层抑制性神经递质 GABA。对人类致痫灶脑组织和不同的实验动物模型的研究表明，GABA 能神经网络的解剖和功能异常也可能导致癫痫发生（Schuler et al 2001；Avoli et al 2005）。有研究表明，胶质瘤周围的过度兴奋皮层内的 GABA 能神经元和含生长抑素神经元的数量明显下降，这一改变与邻近的非肿瘤性非致痫皮层形成反差（Robinson & Dowd 1997）。

4 治疗

4.1 药物治疗

无论癫痫病因如何，药物治疗一直是治疗癫痫的中流砥柱。目前癫痫治疗的药物多种多样，这些药物可以抑制神经元的过度兴奋和神经元网络的高频振荡放电，从而延缓癫痫的发生，抑制癫痫发作的严重程度。这些抗癫痫药物可以作用于不同的电压门和配体门离子通道，包括抑制兴奋性钠通道、钙通道和谷氨酸受体，或增强抑制性钾通道或 GABA 能受体。然而，大多数 AEDs 的具体抗癫痫机制目前并不清楚，目前也没有任何抗癫痫药物具有阻止癫痫的作用。AEDs 仅仅抑制发作，因此一旦停用药物，患者会和从未服用过 AEDs 一样，再次发生癫痫。药物依从性差和漏服是 TAE 患者反复发作的常见原因。

AED 的剂量应该逐渐增加，直至完全控制癫痫，或直至严重副作用出现为止。如果在尝试某种 AED 达到最大耐受剂量依然无法有效地控制癫痫，则需要更换另一种药物，而将原来的 AED 撤掉。如果数种一线药物单药治疗控制癫痫不理想，则应该选择联合用药。对于术前无发作的脑肿瘤患者，推荐手术后的第一周后逐渐减停 AEDs（Glantz et al 2000）。幕上肿瘤切除术后早期的癫痫发作是一种常见现象，据报道见于近 20% 的患者（Foy et al 1981a；Shaw & Foy1991）。

尚无某种 AED 对 TAE 具有特效，对于部分性发作的患者苯妥英钠（phenytoin）或卡马西平（carbamazepine）的单药治疗依然被认为是部分性癫痫的一线药物，两种药物的疗效基本相当。苯妥英钠是最常见的传统围术期用药，因为该药具有静脉剂型（译者注：国内一直无静脉用苯妥英钠剂型）。然而，静脉使用苯妥英钠有引起皮肤反应、心血管系统和其他系统性不良反应的风险（O'brian et al 1998，O'brian et al 2001）。丙戊酸钠（sodium valproate）的耐受性良好，在治疗TAE 所致的局灶性癫痫时同样有效。然而，对于复杂部分性发作，丙戊酸钠的效果则不如卡马西平（Mattson et al 1992）。丙戊酸钠的不良反应包括剂量相关性的血小板减小症和其他凝血障碍，这可能成为一个术前需要关注的问题，不过由此引起的严重出血性合并症少见（Kose et al 2009），使用该药的另一个关注点是孕妇在服药期间可能导致胎儿畸形，尤其是在服用剂量较大时（Vajda et al 2004，Meador et al 2009）。

苯巴比妥和扑米酮（primidone）对于控制癫痫同样有效，然而服用上述药物常导致难以接受的行为和认知障碍。因此，目前对于 TAE 的患者不再推荐上述药物作为一线药物（Mattson et al 1985；Smith et al 1987）。

近年来，在某些中心逐渐使用新型 AEDs 治疗 TAE。左乙拉西坦（levetiracetam）是其中一种，该药具有良好的药代动力学和耐受性，尤其是口服后吸收迅速，目前已有静脉剂型，该药具有线性的药代动力学特点，很少经肝脏代谢，且不依赖细胞色素 P450 系统的通路，因此没有药物 - 药物之间的相互作用，因此具有很宽的治疗谱（Ulloa et al 2009），该药也是目前为数不多的专门用于 TAE 研究的药物。作为添加治疗，左乙拉西坦可以有效地减少 50% 以上其他药物治疗无效的 TAE 患者的癫痫发作（Siddiqui et al 2002；Wagner et al 2003；Newton et al 2006）。当作为单药治疗时，普遍认为该药的不良反应较传统抗癫痫药物少得多；同时，对于幕上脑肿瘤患者的术后预防性抗癫痫应用，该药对术后早期和晚期发作的预防至少和传统抗癫痫药物一样有效（Milligan et al 2008）。

其他的新型抗癫痫药物还包括拉莫三嗪（lamotrigine）（van Breemen et al 2009）、加巴喷丁（gabapentin）（Perry & Sawaka 1996）、托吡酯（topiramate）（Maschio et al 2008）、普瑞巴林（pregabalin）（Elger et al 2005）和唑尼沙胺（zonisamide）（Maschio et al 2009），这些药物在减少癫痫发作方面疗效明显优于安慰剂，可以作为部分性癫痫的"添加治疗"，其中部分还可以作为单药治疗。这些新型 AEDs 在 TAE 方面的疗效目前还缺乏相关评价，它们与传统药物之间疗效比较的报道也不多。当然，已有少数研究认为这些新型 AEDs 具有相当的疗效，且患者服药后的依从性更好。

高级别胶质瘤患者的功能状态也会影响癫痫发作控制的可能性。Chaichana et al（2009）在对高级别胶质瘤的报道中，利用多变量分析的方法发现 KPS 评分的高低与发作控制的可能性高度相关（*RR* =0.944，95%*CI*：0.914，0.977）。

4.2 外科治疗

目前，手术治疗是针对药物难治性 TAE 的唯一可能完全控制发作的治疗手段。然而，这一结果仅在少数患者中能够实现，通常这些患者肿瘤为低级别，同时肿瘤部位位于非功能区，可以将肿瘤连同周围的致痫灶一并切除。尽管如此，也

远不能保证发作完全缓解。目前，对于难治性 TAE 的最佳手术方案方面尚无一致意见（Fried & Cascino 1993）。对于不同手术方式治疗 TAE 的有效性，最高级别的研究也只提供了 3 级证据。

4.2.1 手术治疗的指征

对于绝大多数脑肿瘤的患者，手术的首要目的是获得病理学诊断，减轻占位效应，降低颅内压力和改善预后。因低级别肿瘤引起 TAE 的患者如果能由 AEDs 控制发作，则不需要通过手术治疗癫痫。然而，对于药物难治性 TAE，则存在对此类患者实施"癫痫外科手术"的指征，而绝大多数低级别肿瘤的 TAE 都是药物难治性的（Sankhla & Khan 2008）。38%~76% 需要实施癫痫外科手术治疗的幕上肿瘤位于颞叶（Rasmussen 1975；Boon et al 1991；Briton et al 1994）。术后癫痫发作如能完全控制，心理和智力发育通常也能得到改善（对于小儿尤其重要），生活质量得到提高，还可能降低继发性癫痫灶形成的可能，防止肿瘤由良性向恶性的转化（Smith et al 1992；Hammond et al 2000；Aronica et al 2001；Kim et al 2001；Blumcke & Wiestler 2002）。

Penfield 于 1940 年首先发现手术切除肿瘤可以很好地控制癫痫，在那个时代术后 TAE 的控制率在 0~21%（Penfield et al 1940；White et al 1948）。目前，低级别胶质瘤术后癫痫发作的控制率已经得到很大的改善，12 个月的无发作率为 67%（Chang et al 2008），高级别胶质瘤术后 12 个月的无发作率为 77%（Chaichana et al 2009）。通常认为，这种癫痫预后的改善与两点有关：① AEDs 的进步；②立体定向引导下的影像学辅助技术使得肿瘤能够得到更加精准地切除。癫痫外科手术患者的选择有赖于术前的综合评估、影像学技术的进步（尤其是高分辨率的结构影像如 MRI）、电生理学技术的进步和对 TAE 发病机制更深入的理解（Ramamurthi et al 1980；Goldring & Gregorie 1984；Deutschman & Haines 1985；Chang et al 1991）。

4.2.2 手术切除程度

关于合并 TAE 的低级别胶质瘤手术切除的范围一直存在争议，是仅仅切除病变本身，还是需要同时切除周围的发作起始区（通常由硬膜下电极 EEG 或皮层脑电图记录结果决定）。如前面讨

论，有诸多证据表明发作主要起自于肿瘤周围的脑组织，而非肿瘤本身。然而，那些建议仅做病变切除术的作者认为中位癫痫无发作率可达80%（在65%~94%），这与那些采用更大范围切除（即同时切除肿瘤及瘤周的致痫皮层）的患者癫痫无发作率类似（Goldring & Gregorie 1984；Spencer et al 1984；Morell 1985；Hirsch et al 1989；Cascino et al 1990；Awad et al 1991；Boon et al 1991；Cascino et al 1992；Haddad et al 1992；Morris et al 1993；Pilcher et al 1993；Pachker et al 1994；Villemure & de Tribolet 1996；Morris et al 1998；Iannelli et al 2000；Luyken et al 2003）。低级别胶质瘤的全切除是手术后癫痫发作完全控制的重要影响因素（Chang et al 2008）；而高级别胶质瘤的肉眼全切除则倾向于获得更好的癫痫预后，不过尚达不到统计学意义（Chaichana et al 2009）。

相比较而言，有作者认为切除病变的同时切除邻近的发作起始区会提高癫痫的无发作率（Rasmussen 1974；Goldring & Gregorie 1984；Drake et al 1987；Berger et al 1989；Sperling et al 1989；Berger 1995；Jooma et al 1995，1995b；Zentner et al 1997；Rassi-Neto et al 1999；Iannelli et al 2000）。Penfield最早提出在切除病灶的同时切除周围的致痫区可能改善癫痫的控制，然而，对于那些伴有药物难治性复杂部分性发作的患者，尽管在EEG指导下进行扩大切除，有时癫痫预后仍然不佳（Deutschman & Haines 1985；Whittle & Beaumont 1995）。Hwang等发现手术切除的范围与术后癫痫持续发作的比例无关。Kirkpatrickdeng（1993）回顾性研究了31例颞叶肿瘤切除术后癫痫的预后，发现癫痫预后与肿瘤的病理及肿瘤切除程度无关。

高达1/3的患者发作起自于肿瘤远隔部位的脑区，这可能是部分低级别胶质瘤患者术后癫痫无法控制的原因，这就是所谓的"继发性致痫灶形成"的现象，来自脑内某一区域的发作传导并"点燃"了另一个脑区，使之成为独立的致痫灶。因此，提倡一经诊断后尽早手术，目的是防止继发性、潜在不可逆的致痫灶形成（Morrell & deToledo-Morrell 1999；Hwang et al 2001）。颞叶肿瘤更容易形成继发性致痫灶，尤其是那些累及颞叶内侧边缘系统的肿瘤（Gilmore et al 1994）。从外科治疗角度去看，这又提出了一个争议的话题，是否在切除颞叶新皮层肿瘤的同时切除颞叶内侧结构。切除颞叶内侧结构会增加术后记忆力损害的风险，然而，这样做能否改善癫痫预后还存在争议。

4.2.3　EEG皮层定位的意义

在手术切除肿瘤的同时，是否利用皮层脑电图（electrocorticogram，ECoG）指导邻近或远隔部位致痫皮层的切除范围还存在争议（Fried 1995；Tran et al 1997；Wennberg et al 1999；Duffau et al 2002），有些作者认为术中ECoG记录到得癫痫样放电代表脑组织的致痫区，因而主张利用ECoG指导进行裁剪式的皮层切除（Berger 1995）。有很多报道利用此方法实施手术，尤其是小儿方面的报道，认为手术后TAE得到了更好的长期控制，而无需持续的AED治疗（Gonzalez & Elvidge 1962；Drake et al 1987；Awad et al 1991；Berger et al 1993）。胚胎发育不良性神经上皮性肿瘤（DNET）是一种高致痫性肿瘤，此肿瘤周围常合并局灶性皮层发育不良的脑组织，因此在手术过程中对这些区域必须一并切除，以期获得最佳癫痫预后（Takahashi et al 2005）。由于相关皮层发育不良的部位和范围在MRI上难以确定，术中的ECoG在指导切除范围上具有重要意义。也有作者认为术中的ECoG并不可靠，不能据此决定切除的范围，因为发作间期的棘波在发作起始区的远隔部位也经常出现。这些作者主张先为患者埋藏条状或栅状颅内电极，然后通过长程的脑电记录确定电生理学上的发作起始区，再采用裁剪式的致痫灶切除术切除病变（Murphy et al 2004）。另有作者认为，无论是长程的颅内电极EEG，还是术中的ECoG，在改善DNET患者的癫痫预后方面均无统计学意义（Lee et al 2000）。

影像学技术的进步可以为很多的药物难治性癫痫患者提供非侵入性的术前多模态评估手段，这些检查包括功能磁共振（fMRI）（Chakraborty & McEvoy 2008）、正电子断层扫描（PET）（Meyer et al 2003）、脑磁图（magnetoencephalography，MEG）（Ganslandt et al 1999）和单光子发射断层扫描（SPECT）（Van Paesschen 2004）或（subtraction ictal SPECT co-registered to MR，SISCOM）（Ahnlide et al 2007）。这些新的影像学检查手段出现后，侵入性颅内电极埋藏的比例逐步下降。然而，近年来在TAE的治疗方面利用EEG作为术前评估手段重新得到重视，通过多模态影像融合技术获得立体定向下的 MRI 影像学数据，从而更加精准地在影像学指导下进行术前评估（Liubinas et al 2009）。多模态影像学引导下的手术治疗（multimodality image guided，MMIG）联合神经影像学和侵入性 ECoG，最大程度的准确定位致痫灶和邻近的功能区皮层的位置，进而指导对病灶的裁剪式切除。近期本中心的 8 例患者采用 MMIG 的硬膜下栅状电极植入，再行裁剪式皮层切除，平均随访 39 个月，结果 7/8 例患者（87.5%）达到 Engel 1 级，1/8 例患者达到 Engel 3 级（Liubinas et al 2009）。更早的一组病例包含 13 例患者，利用 MMIG 双侧深部电极和硬膜下栅状电极植入，得出了类似的手术结果（Murphy et al 2002）。

4.2.4 术中唤醒功能区电刺激定位的意义

除了在手术中记录癫痫样活动，功能区定位的另一个目的是明确相关功能皮层（包括初级语言、运动和视觉皮层）的位置。这一点对于手术切除范围邻近或累及上述重要功能区时尤为重要。可以在术前利用硬膜下电极的电刺激在病房的监护室内完成功能区定位，也可以在术中利用唤醒麻醉，开颅后再进行电刺激，以此替代或辅助硬膜下电极的功能区定位。术中唤醒麻醉的主要优势在于可以准确地定位大脑的功能区，尤其是语言区，同时可以观察在定位期间患者的癫痫发作。唤醒麻醉的其他优势包括减少了麻醉药物对于 ECoG 记录的影响（如果希望利用 ECoG 辅助致痫灶的定位），更低的致残率和减少术后住院日，这与传统的全身麻醉（general anesthesia，GA）手术开颅形成鲜明对比。一组 610 例幕上脑肿瘤患者利用常规和非选择性唤醒麻醉的前瞻性研究结果显示，唤醒麻醉合并症更少，死亡率更低（Serletis & Bernstein 2007）。一项前瞻性研究比较了采用唤醒麻醉的、累及功能区的 26 例肿瘤患者和采用传统全身麻醉的 27 例肿瘤患者，结果全麻的患者平均手术时间更短，失血量更少，肿瘤的切除程度更高，术后短期神经功能改善的程度更高（Gupta et al 2007）。然而，本研究的结果均未达到统计学差异标准，因此需要更大规模的临床研究来证实这一结果。当然，唤醒麻醉有赖于一个团队的合作，包括有经验的神经外科和麻醉团队，也包括恰当的患者选择和精心的术前准备。

4.3 放疗

对于合并 TAE 的患者，目前尚不推荐放疗作为控制癫痫的主要治疗手段。然而，在一组 9 例合并药物难治性 TAE 的恶性脑肿瘤的报道中，患者均采用立体定向活检得到病理诊断，然后接受放疗，所有患者发作不同程度地减少（>75%），部分患者发作消失（Chalifoux & Elisevich 1996），这一疗效比较持久，超过了放疗后早期和中期的随访时间，因此放疗可能降低脑组织进一步发展为致痫灶的可能性。目前，还有利用放疗治疗非肿瘤性颞叶内侧硬化所致的癫痫的报道，据称疗效堪比手术治疗（Barbaro et al 2009）。放疗的一个合并症即放射性坏死，可能成为继发性癫痫灶的一个起源点。由于术后可能存在肿瘤的残余或复发，因此很难客观的评价放疗的致痫性（Riva 2006），不过已有报道，作为白血病治疗的一个晚期合并症，放疗可能促进癫痫灶的形成。

（张凯 译）

参考文献

Ahnlide, J.A., Rosén, I., Lindén-Mickelsson Tech, P., et al., 2007. Does SISCOM contribute to favorable seizure outcome after epilepsy surgery? Epilepsia 48 (3), 579–588.

Araque, A., Sanzgiri, R.P., Parpura, V., et al., 1999. Astrocyte-induced modulation of synaptic transmission. Can. J. Physiol. Pharmacol. 77 (9), 699–706.

Aronica, E., Leenstra, S., van Veelen, C.W., et al., 2001. Glioneuronal tumors and medically intractable epilepsy: a clinical study with long-term follow-up of seizure outcome after surgery. Epilepsy Res. 43 (3), 179–191.

Avoli, M., 1987. Mechanisms of generalized epilepsy with spike and wave discharge. Electroencephalogr Clin. Neurophysiol 39 (Suppl), 184–190.

Avoli, M., 1991. Excitatory amino acid receptors in the human epileptogenic neocortex. Epilepsy Res. 10 (1), 33–40.

Avoli, M., Louvel, J., Pumain, R., et al., 2005. Cellular and molecular mechanisms of epilepsy in the human brain. Prog. Neurobiol. 77 (3), 166–200.

Awad, I.A., Rosenfeld, J., Ahl, J., et al., 1991. Intractable epilepsy and structural lesions of the brain: mapping, resection strategies, and seizure outcome. Epilepsia 32 (2), 179–186.

Baker, G.A., Jacoby, A., Buck, D., et al., 1997. Quality of life of people with epilepsy: a European study. Epilepsia 38 (3), 353–362.

Barbaro, N.M., Quigg, M., Broshek, D.K., et al., 2009. A multicenter, prospective pilot study of gamma knife radiosurgery for mesial temporal lobe epilepsy: seizure response, adverse events, and verbal memory. Ann. Neurol. 65 (2), 167–175.

Bateman, D.E., Hardy, J.A., McDermott, J.R., et al., 1988. Amino acid neurotransmitter levels in gliomas and their relationship to the incidence of epilepsy. Neurol. Res. 10 (2), 112–114.

Beaumont, A., Whittle, I.R., 2000. The pathogenesis of tumour associated epilepsy. Acta. Neurochir. (Wien) 142, 1–15.

Begley, C.E., Lairson, D.R., Reynolds, T.F., et al., 2001. Early treatment cost in epilepsy and how it varies with seizure type and frequency. Epilepsy Res. 47 (3), 205–215.

Behrens, P.F., Langemann, H., Strohschein, R., et al., 2000. Extracellular glutamate and other metabolites in and around RG2 rat glioma: an intracerebral microdialysis study. J. Neurooncol. 47, 11–22.

Berdiev, B.K., Xia, J., McLean, L.A., et al., 2003. Acid-sensing ion channels in malignant gliomas. J. Biol. Chem. 278 (17), 15023–15034.

Berger, M.S., 1995. Functional mapping-guided resection of low-grade gliomas. Clin. Neurosurg 42, 437–452.

Berger, M.S., Ghatan, S., Haglund, M.M., et al., 1993. Low-grade gliomas associated with intractable epilepsy: seizure outcome utilizing electrocorticography during tumor resection. J. Neurosurg 79 (1), 62–69.

Berger, M.S., Kincaid, J., Ojemann, G.A., et al., 1989. Brain mapping techniques to maximize resection, safety, and seizure control in children with brain tumors. Neurosurgery 25 (5), 786–792.

Birbeck, G.L., Hays, R.D., Cui, X., et al., 2002. Seizure reduction and quality of life improvements in people with epilepsy. Epilepsia 43 (5), 535–538.

Blumcke, I., Wiestler, O.D., 2002. Gangliogliomas: an intriguing tumor entity associated with focal epilepsies. J. Neuropathol. Exp. Neurol. 61 (7), 575–584.

Boon, P.A., Fried, W.P., Spencer, I., et al., 1991. Intracranial, intraaxial, space occupying lesions in patients with intractable partial seizures: an anatomical, neuropsychological and surgical correlation. Epilepsia 32, 467–476.

Bordey, A., Sontheimer, H., 1998. Electrophysiological properties of human astrocytic tumor cells In situ: enigma of spiking glial cells. J. Neurophysiol 79 (5), 2782–2793.

Brat, D.J., Mapstone, T.B., 2003. Malignant glioma physiology: cellular response to hypoxia and its role in tumor progression. Ann. Intern. Med. 138 (8), 659–668.

Britton, J.W., Cascino, G.D., Sharbrough, F.W., et al., 1994. Low-grade glial neoplasms and intractable partial epilepsy: efficacy of surgical treatment. Epilepsia 35 (6), 1130–1135.

Bromfield, E.B., 2004. Epilepsy in patients with brain tumors and other cancers. Rev. Neurol. Dis. 1 (Suppl 1), S27–S33.

Campbell, K.A., Bank, B., Milgram, N.W., 1984. Epileptogenic effects of electrolytic lesions in the hippocampus: role of iron deposition. Exp. Neurol. 86 (3), 506–514.

Cardone, R.A., Casavola, V., Reshkin, S.J., 2005. The role of disturbed pH dynamics and the Na+/H+ exchanger in metastasis. Nat. Rev. Cancer 5 (10), 786–795.

Carlson, H., Ronne-Engström, E., Ungerstedt, U., et al., 1992. Seizure related elevations of extracellular amino acids in human focal epilepsy. Neurosci. Lett. 140 (1), 30–32.

Cascino, G.D., 1990. Epilepsy and brain tumors: implications for treatment. Epilepsia 31 (Suppl 3), S37–S44.

Cascino, G.D., Kelly, P., Hirschorn, K.A., et al., 1990. Stereotactic resection of intra-axial cerebral lesions in partial epilepsy. Mayo. Clin. Proc. 65, 1053–1060.

Cascino, G.D., Kelly, P., Sharbrough, F.W., et al., 1992. Long-term follow-up of stereotactic lesionectomy in partial epilepsy: predictive factors and electroencephalographic results. Epilepsia 33, 639–644.

Chaichana, K.L., Parker, S.L., Olivi, A., et al., 2009. Long-term seizure outcomes in adult patients undergoing primary resection of malignant brain astrocytomas. J. Neurosurg 111 (2), 282–292.

Chakraborty, A., McEvoy, A.W., 2008. Presurgical functional mapping with functional MRI. Curr. Opin. Neurol. 21 (4), 446–451.

Chalifoux, R., Elisevich, K., 1996. Effect of ionizing radiation on partial seizures attributable to malignant cerebral tumors. Stereotact. Funct. Neurosurg 67 (3–4), 169–182.

Chan, R.C., Thompson, G.B., 1984. Morbidity, mortality, and quality of life following surgery for intracranial meningiomas. A retrospective study in 257 cases. J. Neurosurg 60 (1), 52–60.

Chang, C.N., Ojemann, L.M., Ojemann, G.A., et al., 1991. Seizures of fronto-orbital origin: a proven case. Epilepsia 32 (4), 487–491.

Chang, E.F., Potts, M.B., Keles, G.E., et al., 2008. Seizure characteristics and control following resection in 332 patients with low-grade gliomas. J. Neurosurg 108, 227–235.

Chernov, M.F., Kubo, O., Hayashi, M., et al., 2005. Proton MRS of the peri-tumoral Brain. J. Neuro. Sci. 228, 137–142.

Cirak, B., Inci, S., Palaoglu, S., et al., 2003. Lipid peroxidation in cerebral tumors. Clin. Chim. Acta. 327 (1–2), 103–107.

Coulter, D.A., DeLorenzo, R.J., 1999. Basic mechanisms of status epilepticus. Adv. Neurol. 79, 725–733.

de Bock, F., Dornand, J., Rondouin, G., 1996. Release of TNF alpha in the rat hippocampus following epileptic seizures and excitotoxic neuronal damage. Neuroreport 7 (6), 1125–1129.

De Simoni, M.G., Perego, C., Ravizza, T., et al., 2000. Inflammatory cytokines and related genes are induced in the rat hippocampus by limbic status epilepticus. Eur. J. Neurosci. 7, 2623–2633.

Deutschman, C.S., Haines, S.J., 1985. Anticonvulsant prophylaxis in neurological surgery. Neurosurgery 17 (3), 510–517.

Drake, J., Hoffman, H.J., Kobayashi, J., et al., 1987. Surgical management of children with temporal lobe epilepsy and mass lesions. Neurosurgery 21 (6), 792–797.

Duffau, H., Capelle, L., Lopes, M., et al., 2002. Medically intractable epilepsy from insular low-grade gliomas: improvement after an extended lesionectomy. Acta. Neurochir. (Wien) 144, 563–573.

During, G.R., Mirchandani, P., Leone, A., et al., 1993. Direct hippocampal injection of HSV-1 vector expressing GLUR6 results in spontaneous seizures, hyperexcitability in CA1 cells, and loss of CA1, hilar, and CA3 neurons. J. Soc. Neurosci. 19, 21.

Echlin, F.A., 1959. The supersensitivity of chronically isolated cerebral cortex as a mechanism in focal epilepsy. Electroencephalogr Clin. Neurophysiol 11, 697–722.

Elger, C.E., Brodie, M.J., Anhut, H., et al., 2005. Pregabalin add-on treatment in patients with partial seizures: a novel evaluation of flexible-dose and fixed-dose treatment in a double-blind, placebo-controlled study. Epilepsia 46 (12), 1926–1936.

Engel, J., Pedley, T.A., Aicardi, J., et al., 2007. Epilepsy: A comprehensive textbook, 2nd edn. Lippincott Williams & Wilkins, London.

Ferrier, C.H., Aronica, E., Leijten, F.S., et al., 2006. Electrocorticographic discharge patterns in glioneuronal tumors and focal cortical dysplasia. Epilepsia 47 (9), 1477–1486.

Foy, P.M., Copeland, G.P., Shaw, M.D., 1981a. The incidence of postoperative seizures. Acta. Neurochir. (Wien) 55 (3–4), 253–264.

Foy, P.M., Copeland, G.P., Shaw, M.D., 1981b. The natural history of postoperative seizures. Acta. Neurochir. (Wien) 57 (1–2), 15–22.

Fried, I., 1995. Management of low-grade gliomas: results of resections without electrocorticography. Clin. Neurosurg 42, 453–463.

Fried, I., Cascino, G.D., 1993. Lesional surgery. In: Engel, J. Jr. (Ed.), Surgical treatment of the epilepsies. Raven Press, New York, pp. 501–509.

Gaitatzis, A., Sander, J.W., 2004. The mortality of epilepsy revisited. Epileptic. Disord. 6 (1), 3–13.

Ganslandt, O., Fahlbusch, R., Nimsky, C., et al., 1999. Functional neuronavigation with magnetoencephalography: outcome in 50 patients with lesions around the motor cortex. J. Neurosurg 91 (1), 73–79.

Gardner-Medwin, A.R., 1983. A study of the mechanisms by which potassium moves through brain tissue in the rat. J. Physiol. 335, 353–374.

Gastaut, J.L., Michel, B., Hassan, S.S., et al., 1979. Electroencephalography in brain edema (127 cases of brain tumor investigated by cranial computerized tomography). Electroencephalogr Clin. Neurophysiol 46 (3), 239–255.

Gilles, F.H., Sobel, E., Leviton, A., et al., 1992. Epidemiology of seizures in children with brain tumors. The Childhood Brain Tumor Consortium. J. Neurooncol. 12 (1), 53–68.

Gillies, R.J., Raghunand, N., Karczmar, G.S., et al., 2002. MRI of the tumor microenvironment. J. Magn. Reson. Imaging 16 (4), 430–450.

Gilmore, R., Morris, H. 3rd, Van Ness, P.C., et al., 1994. Mirror focus: function of seizure frequency and influence on outcome after surgery. Epilepsia 35 (2), 258–263.

Glantz, M.J., Cole, B.F., Forsyth, P.A., et al., 2000. Practice parameter: anticonvulsant prophylaxis in patients with newly diagnosed brain tumors. Report of the Quality Standards Subcommittee of the American Academy of Neurology. Neurology 54 (10), 1886–1893.

Goldring, S., Gregorie, E.M., 1984. Surgical management of epilepsy using epidural recordings to localize the seizure focus. Review of 100 cases. J. Neurosurg 60 (3), 457–466.

Goldring, S., Rich, K.M., Picker, S., 1986. Experience with gliomas in patients presenting with a chronic seizure disorder. Clin. Neurosurg 33, 15–42.

Gonzalez, D., Elvidge, A.R., 1962. On the occurrence of epilepsy caused by astrocytoma of the cerebral hemispheres. J. Neurosurg 19, 470–482.

Gowers, W., 1878. On some symptoms of organic brain disease. Brain 1, 48–59.

Gupta, D.K., Chandra, P.S., Ojha, B.K., et al., 2007. Awake craniotomy versus surgery under general anesthesia for resection of intrinsic lesions of eloquent cortex – a prospective randomised study. Clin. Neurol. Neurosurg 109 (4), 335–343.

Haddad, S.F., Moore, S.A., Menezes, A.H., et al., 1992. Ganglioglioma: 13 years of experience. Neurosurgery 31 (2), 171–178.

Haglund, M.M., Berger, M.S., Kunkel, D.D., et al., 1992. Changes in gamma-aminobutyric acid and somatostatin in epileptic cortex associated with low-grade gliomas. J. Neurosurg 77 (2), 209–216.

Hamberger, A., Nyström, B., Larsson, S., et al., 1991. Amino acids in the neuronal microenvironment of focal human epileptic lesions. Epilepsy Res. 9 (1), 32–43.

Hammond, R.R., Duggal, N., Woulfe, J.M., et al., 2000. Malignant transformation of a dysembryoplastic neuroepithelial tumor. Case report. J. Neurosurg 92 (4), 722–725.

Herman, S.T., 2002. Epilepsy after brain insult: targeting epileptogenesis. Neurology 59 (Suppl 5), S21–S26.

Hildebrand, J., 2004. Management of epileptic seizures. Curr. Opin. Oncol. 16 (4), 314–317.

Hirsch, J.F., Sainte Rose, C., Pierre-Khan, A., et al., 1989. Benign astrocytic and oligodendrocytic tumors of the cerebral hemispheres in children. J. Neurosurg 70 (4), 568–572.

Hossmann, K.A., Seo, K., Szymas, J., et al., 1990. Quantitative analysis of experimental peri-tumoral edema in cats. Adv. Neurol. 52, 449–458.

Hwang, S.L., Lieu, A.S., Kuo, T.H., et al., 2001. Preoperative and postoperative seizures in patients with astrocytic tumours: analysis of incidence and influencing factors. J. Clin. Neurosci. 8 (5), 426–429.

Iannelli, A., Guzzetta, F., Battaglia, D., et al., 2000. Surgical treatment of temporal tumors associated with epilepsy in children. Pediatr. Neurosurg 32 (5), 248–254.

Jooma, R., Yeh, H.S., Privitera, M.D., et al., 1995a. Lesionectomy versus electrophysiologically guided resection for temporal lobe tumors manifesting with complex partial seizures. J. Neurosurg 83 (2), 231–236.

Jooma, R., Yeh, H.S., Privitera, M.D., et al., 1995b. Seizure control and extent of mesial temporal resection. Acta. Neurochir. (Wien) 133 (1–2), 44–49.

Kaibara, T., Tyson, R.L., Sutherland, G.R., 1998. Human cerebral neoplasms studied using MR spectroscopy: a review. Biochem. Cell. Biol. 76 (2–3), 477–486.

Kanai, Y., 1997. Family of neutral and acidic amino acid transporters: molecular biology, physiology and medical implications. Curr. Opin. Cell. Biol. 9 (4), 565–572.

Kaplan, P.W., 2004. Neurologic aspects of eclampsia. Neurol. Clin. 22 (4), 841–861.

Kim, S.K., Wang, K.C., Hwang, Y.S., et al., 2001. Intractable epilepsy associated with brain tumors in children: surgical modality and outcome. Childs. Nerv. Syst. 17 (8), 445–452.

Kirkpatrick, P.J., Honavar, M., Janota, I., et al., 1993. Control of temporal lobe epilepsy following en bloc resection of low-grade tumors. J. Neurosurg 78 (1), 19–25.

Kish, S.J., Olivier, A., Dubeau, F., et al., 1988. Increased activity of choline acetyltransferase and acetylcholinesterase in actively epileptic human cerebral cortex. Epilepsy Res. 2 (4), 227–231.

Köhling, R., Senner, V., Paulus, W., et al., 2006. Epileptiform activity preferentially arises outside tumor invasion zone in glioma xenotransplants. Neurobiol. Dis. 22 (1), 64–75.

Kondziolka, D., Bernstein, M., Resch, L., et al., 1987. Significance of hemorrhage into brain tumors: clinicopathological study. J. Neurosurg 67 (6), 852–857.

Köse, G., Arhan, E., Unal, B., et al., 2009. Valproate-associated coagulopathies in children during short-term treatment. J. Child. Neurol. 24 (12), 1493–1498.

Kraft, R., Basrai, D., Benndorf, K., et al., 2001. Serum deprivation and NGF induce and modulate voltage-gated Na(+) currents in human astrocytoma cell lines. Glia. 34 (1), 59–67.

Laake, J.H., Slyngstad, T.A., Haug, F.M., et al., 1995. Glutamine from glial cells is essential for the maintenance of the nerve terminal pool of glutamate: immunogold evidence from hippocampal slice cultures. J. Neurochem. 65 (2), 871–881.

Labrakakis, C., Patt, S., Hartmann, J., et al., 1998. Glutamate receptor activation can trigger electrical activity in human glioma cells. Eur. J. Neurosci. 10 (6), 2153–2162.

Labrakakis, C., Patt, S., Weydt, P., et al., 1997. Action potential-generating cells in human glioblastomas. J. Neuropathol. Exp. Neurol. 56 (3), 243–254.

Lee, D.Y., Chung, C.K., Hwang, Y.S., et al., 2000. Dysembryoplastic neuroepithelial tumor: radiological findings (including PET, SPECT, and MRS) and surgical strategy. J. Neurooncol. 47 (2), 167–174.

Lhatoo, S.D., Johnson, A.L., Goodridge, D.M., et al., 2001. Mortality in epilepsy in the first 11 to 14 years after diagnosis: multivariate analysis of a long-term, prospective, population-based cohort. Ann. Neurol. 49 (3), 336–344.

Lieu, A.S., Howng, S.L., 2000. Intracranial meningiomas and epilepsy: incidence, prognosis and influencing factors. Epilepsy Res. 38 (1), 45–52.

Liigant, A., Haldre, S., Oun, A., et al., 2001. Seizure disorders in patients with brain tumors. Eur. Neurol. 45 (1), 46–51.

Linn, F., Seo, K., Hossmann, K.A., 1989. Experimental transplantation gliomas in the adult cat brain. 3. Regional biochemistry. Acta. Neurochir. (Wien) 99 (1–2), 85–93.

Liubinas, S.V., Cassidy, D., Roten, A., et al., 2009. Tailored cortical resection following image guided subdural grid implantation for medically refractory epilepsy. J. Clin. Neurosci. 16 (11), 1398–1408.

Lo, M., Wang, Y.Z., Gout, P.W., 2008. The x(c)- cystine/glutamate antiporter: a potential target for therapy of cancer and other diseases. J. Cell. Physiol. 215 (3), 593–602.

Logue, V., 1974. Surgery of supratentorial meningiomas: a modern

series. J. Neurol. Neurosurg Psychiatr. .37, 1277.

Luyken, C., Blümcke, I., Fimmers, R., et al., 2003. The spectrum of long-term epilepsy-associated tumors: long-term seizure and tumor outcome and neurosurgical aspects. Epilepsia 44 (6), 822–830.

Magistretti, P.J., Pellerin, L., Rothman, D.L., et al., 1999. Energy on demand. Science. 283 (5401), 496–497.

Mahaley, M.S. Jr., Dudka, L., 1981. The role of anticonvulsant medications in the management of patients with anaplastic gliomas. Surg. Neurol. 16 (6), 399–401.

Marco, P., Sola, R.G., Ramón, S., et al., 1997. Loss of inhibitory synapses on the soma and axon initial segment of pyramidal cells in human epileptic peritumoral neocortex: implications for epilepsy. Brain Res. Bull. 44 (1), 47–66.

Maschio, M., Dinapoli, L., Saveriano, F., et al., 2009. Efficacy and tolerability of zonisamide as add-on in brain tumor-related epilepsy: preliminary report. Acta. Neurol. Scand. 120 (3), 210–212.

Maschio, M., Dinapoli, L., Zarabla, A., et al., 2008. Outcome and tolerability of topiramate in brain tumor associated epilepsy. J. Neurooncol. 86 (1), 61–70.

Mathern, G.W., Adelson, P.D., Cahan, L.D., et al., 2002. Hippocampal neuron damage in human epilepsy: Meyer's hypothesis revisited. Prog. Brain Res. 135, 237–251.

Matthew, E., Sherwin, A.L., Welner, S.A., et al., 1980. Seizures following intracranial surgery: incidence in the first post-operative week. Can. J. Neurol. Sci. 7 (4), 285–290.

Mattson, R.H., Cramer, J.A., Collins, J.F., 1992. A comparison of valproate with carbamazepine for the treatment of complex partial seizures and secondarily generalized tonic-clonic seizures in adults. The Department of Veterans Affairs Epilepsy Cooperative Study No. 264 Group. N. Engl. J. Med. 327 (11), 765–771.

Mattson, R.H., Cramer, J.A., Collins, J.F., et al., 1985. Comparison of carbamazepine, phenobarbital, phenytoin, and primidone in partial and secondarily generalized tonic-clonic seizures. N. Engl. J. Med. 313 (3), 145–151.

McNamara, J.O., 1999. Emerging insights into the genesis of epilepsy. Nature. 399 (6738 Suppl), A15–A22.

Meador, K.J., Baker, G.A., Browning, N., et al., 2009. Cognitive function at 3 years of age after fetal exposure to antiepileptic drugs. N. Engl. J. Med. 360 (16), 1597–1605.

Meyer, P.T., Sturz, L., Sabri, O., et al., 2003. Preoperative motor system brain mapping using positron emission tomography and statistical parametric mapping: hints on cortical reorganization. J. Neurol. Neurosurg Psychiatry 74 (4), 471–478.

Miller, L.G., Galpern, W.R., Dunlap, K., et al., 1991. Interleukin-1 augments gamma-aminobutyric acidA receptor function in brain. Mol. Pharmacol. 39 (2), 105–108.

Milligan, T.A., Hurwitz, S., Bromfield, E.B., 2008. Efficacy and tolerability of levetiracetam versus phenytoin after supratentorial neurosurgery. Neurology 71 (9), 665–669.

Moots, P.L., Maciunas, R.J., Eisert, D.R., et al., 1995. The course of seizure disorders in patients with malignant gliomas. Arch. Neurol. 52 (7), 717–724.

Morrell, F., 1985. Secondary epileptogenesis in man. Arch. Neurol. 42 (4), 318–335.

Morrell, F., deToledo-Morrell, L., 1999. From mirror focus to secondary epileptogenesis in man: an historical review. Adv. Neurol. 81, 11–23.

Morris, H.H., Estes, M.L., Gilmore, R., et al., 1993. Chronic intractable epilepsy as the only symptom of primary brain tumor. Epilepsia 34 (6), 1038–1043.

Morris, H.H., Matkovic, Z., Estes, M.L., et al., 1998. Ganglioglioma and intractable epilepsy: clinical and neurophysiologic features and predictors of outcome after surgery. Epilepsia 39 (3), 307–313.

Murphy, M.A., O'Brien, T.J., Cook, M.J., 2002. Insertion of depth electrodes with or without subdural grids using frameless stereotactic guidance systems – technique and outcome. Br. J. Neurosurg 16 (2), 119–125.

Murphy, M.A., O'Brien, T.J., Morris, K., et al., 2004. Multimodality image-guided surgery for the treatment of medically refractory epilepsy. J. Neurosurg 100 (3), 452–462.

Newman, E.A., Zahs, K.R., 1998. Modulation of neuronal activity by glial cells in the retina. J. Neurosci. 18 (11), 4022–4028.

Newton, H.B., Goldlust, S.A., Pearl, D., 2006. Retrospective analysis of the efficacy and tolerability of levetiracetam in brain tumor patients. J. Neurooncol. 78 (1), 99–102.

O'Brien, T.J., Cascino, G.D., So, E.L., et al., 1998. Incidence and clinical consequence of the purple glove syndrome in patients receiving intravenous phenytoin. Neurology 51 (4), 1034–1039.

O'Brien, T.J., Meara, F.M., Matthews, H., et al., 2001. Prospective study of local cutaneous reactions in patients receiving IV phenytoin. Neurology 57 (8), 1508–1510.

Oberndorfer, S., Schmal, T., Lahrmann, H., et al., 2002. [The frequency of seizures in patients with primary brain tumors or cerebral metastases. An evaluation from the Ludwig Boltzmann Institute of Neuro-Oncology and the Department of Neurology, Kaiser Franz Josef Hospital, Vienna]. Wien. Klin. Wochenschr 114 (21–22), 911–916.

Okada, Y., Kloiber, O., Hossmann, K.A., 1992. Regional metabolism in experimental brain tumors in cats: relationship with acid/base, water, and electrolyte homeostasis. J. Neurosurg 77 (6), 917–926.

Pace, A., Bove, L., Innocenti, P., et al., 1998. Epilepsy and gliomas: incidence and treatment in 119 patients. J. Exp. Clin. Cancer Res. 17 (4), 479–482.

Packer, R.J., Sutton, L.N., Patel, K.M., et al., 1994. Seizure control following tumor surgery for childhood cortical low-grade gliomas. J. Neurosurg 80 (6), 998–1003.

Pasquier, B., Péoc'H.M., Fabre-Bocquentin, B., et al., 2002. Surgical pathology of drug-resistant partial epilepsy. A 10-year-experience with a series of 327 consecutive resections. Epileptic. Disord. 4 (2), 99–119.

Pasternack, M., Bountra, C., Voipio, J., et al., 1992. Influence of extracellular and intracellular pH on GABA-gated chloride conductance in crayfish muscle fibres. Neuroscience 47 (4), 921–929.

Pasti, L., Zonta, M., Pozzan, T., et al., 2001. Cytosolic calcium oscillations in astrocytes may regulate exocytotic release of glutamate. J. Neurosci. 21 (2), 477–484.

Patt, S., Labrakakis, C., Bernstein, M., et al., 1996. Neuron-like physiological properties of cells from human oligodendroglial tumors. Neuroscience 71 (2), 601–611.

Patt, S., Steenbeck, J., Hochstetter, A., et al., 2000. Source localization and possible causes of interictal epileptic activity in tumor-associated epilepsy. Neurobiol. Dis. 7 (4), 260–269.

Penfield, W., Erickson, T.C., Tarlov, I., 1940. Relation of intracranial tumours and symptomatic epilepsy Arch. Neurol. Psychiatry 44, 300–316.

Penfield, W., Jasper, H., 1954. Functional localization in the cerebral cortex. Epilepsy and the functional anatomy of the human brain, 2nd edn. Little Brown, Boston, pp. 41–155.

Perry, J.R., Sawka, C., 1996. Add-on gabapentin for refractory seizures in patients with brain tumours. Can. J. Neurol. Sci. 23 (2), 128–131.

Pilcher, W.H., Silbergeld, D.L., Berger, M.S., et al., 1993. Intraoperative electrocorticography during tumor resection: impact on seizure outcome in patients with gangliogliomas. J. Neurosurg 78 (6), 891–902.

Pitkanen, A., Sutula, T.P., 2002. Is epilepsy a progressive disorder? Prospects for new therapeutic approaches in temporal-lobe epilepsy. Lancet. Neurol. 1 (3), 173–181.

Radhakrishnan, A., Sithinamsuwan, P., Harvey, A.S., et al., 2008. Multifocal epilepsy: the role of palliative resection – intractable frontal and occipital lobe epilepsy secondary to radiotherapy for acute lymphoblastic leukaemia. Epileptic. Disord. 10 (4), 362–370.

Ramamurthi, B., Ravi, B., Ramachandran, V., 1980. Convulsions with meningiomas: incidence and significance. Surg. Neurol. 14 (6), 415–416.

Ranson, B., 1992. Glial modulation of neuronal excitability mediated by extracellular pH: a hypothesis. Prog. Brain Res. 94, 37–47.

Rasmussen, T., 1975. Surgery of epilepsy associated with brain tumors. Adv. Neurol. 8, 227–239.

Rassi-Neto, A., Ferraz, F.P., Campos, C.R., et al., 1999. Patients with epileptic seizures and cerebral lesions who underwent lesionectomy restricted to or associated with the adjacent irritative area. Epilepsia 40 (7), 856–864.

Riva, M., Salmaggi, A., Marchioni, E., et al., 2006. Tumour-associated epilepsy: clinical impact and the role of referring centres in a cohort of glioblastoma patients. A multicentre study from the Lombardia Neurooncology Group. Neurol. Sci. 27, 345–351.

Robinson, M.B., Dowd, L.A., 1997. Heterogeneity and functional properties of subtypes of sodium-dependent glutamate transporters in the mammalian central nervous system. Adv. Pharmacol. 37, 69–115.

Rodriguez-Enriquez, S., Moreno-Sanchez, R., 1998. Intermediary metabolism of fast-growth tumor cells. Arch. Med. Res. 29 (1), 1–12.

Roslin, M., Henriksson, R., Bergström, P., et al., 2003. Baseline levels of glucose metabolites, glutamate and glycerol in malignant glioma assessed by stereotactic microdialysis. J. Neurooncol. 61 (2), 151–160.

Rothstein, J.D., Tabakoff, B., 1984. Alteration of striatal glutamate release after glutamine synthetase inhibition. J. Neurochem 43 (5), 1438–1446.

Sankhla, S., Khan, G.M., 2008. Surgical management of epilepsy associated with temporal lobe tumors. J. Pediatr. Neurosci. 3, 121–125.

Sato, H., Tamba, M., Ishii, T., et al., 1999. Cloning and expression of a plasma membrane cystine/glutamate exchange transporter composed of two distinct proteins. J. Biol. Chem. 274 (17), 11455–11458.

Sawada, M., Hara, N., Maeno, T., 1990. Extracellular tumour necrosis factor induces a decreased K. conductance in an identified neuron of Aplysia kurodai. Neurosci. Lett. 115, 219–225.

Sawada, M., Hara, N., Maeno, T., 1991a. Tumour necrosis factor reduces the ACh-induced outward current in identified Aplysia neurons. Neurosci. Lett. 131, 217–220.

Sawada, M., Hara, N., Maeno, T., 1991b. Analysis of a decreased Na. conductance by tumour necrosis factor in identified neurons of Aplysia kurodai. J. Neurosci. Res. 28, 466–473.

Schaller, B., 2005. Influences of brain tumor-associated pH changes and hypoxia on epileptogenesis. Acta. Neurol. Scand. 111 (2), 75–83.

Schuler, V., Lüscher, C., Blanchet, C., et al., 2001. Epilepsy, hyperalgesia, impaired memory, and loss of pre- and postsynaptic GABA(B) responses in mice lacking GABA(B(1)). Neuron. 31 (1), 47–58.

Serletis, D., Bernstein, M., 2007. Prospective study of awake craniotomy used routinely and nonselectively for supratentorial tumors. J. Neurosurg 107 (1), 1–6.

Shaw, M.D., Foy, P.M., 1991. Epilepsy after craniotomy and the place of prophylactic anticonvulsant drugs: discussion paper. J. R. Soc. Med. 84 (4), 221–223.

Sibson, N.R., Dhankhar, A., Mason, G.F., et al., 1997. In vivo 13C NMR measurements of cerebral glutamine synthesis as evidence for glutamate-glutamine cycling. Proc. Natl. Acad. Sci. U. S. A. 94 (6), 2699–2704.

Siddiqui, F., Wen, P., Dworetzky, B., et al., 2002. Use of levetiracetam in patients with brain tumours. Epilepsia 43 (Suppl), 297.

Singh, R., Pathak, D.N., 1990. Lipid peroxidation and glutathione peroxidase, glutathione reductase, superoxide dismutase, catalase, and glucose-6-phosphate dehydrogenase activities in FeCl3-induced epileptogenic foci in the rat brain. Epilepsia 31 (1), 15–26.

Sirven, J.I., Wingerchuk, D.M., Drazkowski, J.F., et al., 2004. Seizure prophylaxis in patients with brain tumors: a meta-analysis. Mayo. Clin. Proc. 79 (12), 1489–1494.

Sloviter, R.S., 1994. The functional organization of the hippocampal dentate gyrus and its relevance to the pathogenesis of temporal lobe epilepsy. Ann. Neurol. 35 (6), 640–654.

Smith, D.B., Mattson, R.H., Cramer, J.A., et al., 1987. Results of a nationwide Veterans Administration Cooperative Study comparing the efficacy and toxicity of carbamazepine, phenobarbital, phenytoin, and primidone. Epilepsia 28 (Suppl), S50–S58.

Smith, N.M., Carli, M.M., Hanieh, A., et al., 1992. Gangliogliomas in childhood. Childs. Nerv. Syst. 8 (5), 258–262.

Soliven, B., Albert, J., 1992. Tumor necrosis factor modulates the inactivation of catecholamine secretion in cultured sympathetic neurons. J. Neurochem 58 (3), 1073–1078.

Spencer, D.D., Spencer, S.S., Mattson, R.H., et al., 1984. Intracerebral masses in patients with intractable partial epilepsy. Neurology 34 (4), 432–436.

Sperling, M.R., Cahan, L.D., Brown, W.J., et al., 1989. Relief of seizures from a predominantly posterior temporal tumor with anterior temporal lobectomy. Epilepsia 30 (5), 559–563.

Strowbridge, B.W., Bean, A.J., Spencer, D.D., et al., 1992. Low levels of somatostatin-like immunoreactivity in neocortex resected from presumed seizure foci in epileptic patients. Brain Res. 587 (1), 164–168.

Taillibert, S., Delattre, J.Y., 2005. Palliative care in patients with brain metastases. Curr. Opin. Oncol. 17 (6), 588–592.

Takahashi, A., Hong, S.C., Seo, D.W., et al., 2005. Frequent association of cortical dysplasia in dysembryoplastic neuroepithelial tumor treated by epilepsy surgery. Surg. Neurol. 64 (5), 419–427.

Tang, C.M., Dichter, M., Morad, M., 1990. Modulation of the N-methyl-D-aspartate channel by extracellular H+. Proc. Natl. Acad. Sci. U. S. A. 87 (16), 6445–6449.

Taphoorn, M.J., 2003. Neurocognitive sequelae in the treatment of low-grade gliomas. Semin. Oncol. 30 (Suppl), 45–48.

Tomson, T., 2000. Mortality in epilepsy. J. Neurol. 247 (1), 15–21.

Tran, T.A., Spencer, S.S., Javidan, M., et al., 1997. Significance of spikes recorded on intraoperative electrocorticography in patients with brain tumor and epilepsy. Epilepsia 38 (10), 1132–1139.

Ulloa, C.M., Towfigh, A., Safdieh, J., 2009. Review of levetiracetam, with a focus on the extended release formulation, as adjuvant therapy in controlling partial-onset seizures. Neuropsychiatr Dis. Treat. 5, 467–476.

Vajda, F.J., O'brien, T.J., Hitchcock, A., et al., 2004. Critical relationship between sodium valproate dose and human teratogenicity: results of the Australian register of anti-epileptic drugs in pregnancy. J. Clin. Neurosci. 11 (8), 854–858.

van Breemen, M.S., Wilms, E.B., Vecht, C.J., 2007. Epilepsy in patients with brain tumours: epidemiology, mechanisms, and management. Lancet. 6, 421–430.

van Breemen, M.S., Rijsman, R.M., Taphoorn, M.J., et al., 2009. Efficacy of anti-epileptic drugs in patients with gliomas and seizures. J. Neurol. 256 (9), 1519–1526.

Van Paesschen, W., 2004. Ictal SPECT. Epilepsia 45 (Suppl), 35–40.

van Veelen, M.L., Avezaat, C.J., Kros, J.M., et al., 1998. Supratentorial low-grade astrocytoma: prognostic factors, dedifferentiation, and the issue of early versus late surgery. J. Neurol. Neurosurg Psychiatry 64 (5), 581–587.

Villemure, J.G., de Tribolet, N., 1996. Epilepsy in patients with central nervous system tumors. Curr. Opin. Neurol. 9 (6), 424–428.

Wagner, G.L., Wilms, E.B., Van Donselaar, C.A., et al., 2003. Levetiracetam: preliminary experience in patients with primary brain tumours. Seizure 12 (8), 585–586.

Waniewski, R.A., Martin, D.L., 1986. Exogenous glutamate is metabolized to glutamine and exported by rat primary astrocyte cultures. J. Neurochem. 47 (1), 304–313.

Wen, P.Y., Marks, P.W., 2002. Medical management of patients with brain tumors. Curr. Opin. Oncol. 14 (3), 299–307.

Wennberg, R., Quesney, L.F., Lozano, A., et al., 1999. Role of electrocorticography at surgery for lesion-related frontal lobe epilepsy. Can. J. Neurol. Sci. 26 (1), 33–39.

White, J.C., Liu, C.T., Mixter, W.J., et al., 1948. Focal epilepsy; a statistical study of its causes and the results of surgical treatment; epilepsy secondary to cerebral trauma and infection. N. Engl. J. Med. 239 (1), 1–10.

Whittle, I.R., Beaumont, A., 1995. Seizures in patients with supratentorial oligodendroglial tumours. Clinicopathological features and management considerations. Acta. Neurochir. (Wien) 135 (1–2), 19–24.

Whittle, I.R., Clarke, M., Gregori, A., et al., 1992. Interstitial white matter brain oedema does not alter the electroencephalogram. Br. J. Neurosurg. 6 (5), 433–437.

Williamson, A., Shepard, G.M., Spencer, D.D., 1991. Evidence for hyperexcitability near neocortical lesions in epileptic patients. Epilepsia 31 (Suppl 3), S67–S73.

Wolf, H.K., Roos, D., Blümcke, I., et al., 1996. Perilesional neurochemical changes in focal epilepsies. Acta. Neuropathol. 91, 376–384.

Ye, Z.C., Rothstein, J.D., Sontheimer, H., 1999. Compromised glutamate transport in human glioma cells: reduction-mislocalization of sodium-dependent glutamate transporters and enhanced activity of cystine-glutamate exchange. J. Neurosci. 19 (24), 10767–10777.

Yuen, T., Bjorksten, A., Finch, S., et al., 2010. Glutamate and its role in tumor associated epilepsy. Manuscipt in preparation.

Zentner, J., Hufnagel, A., Wolf, H.K., et al., 1997. Surgical treatment of neoplasms associated with medically intractable epilepsy. Neurosurgery 41 (2), 378–386, discussion 386–387.

脑肿瘤患者麻醉与重症监护管理

Jesse Raiten，Robert H.Thiele，Edward C.Nemergut

1 简介

没有一种手术能够与开颅手术对麻醉的依赖性相比。麻醉技术以及患者术中管理等微小改变可以对手术术野产生直接的影响，同时也影响神经外科医师拟定的手术进程。因此，麻醉医师和神经外科医师都应全面了解各种麻醉方法和药物对神经生理、神经病理生理的潜在影响。Liu & Apuzzo 医师在 2003 年发表的文章中提到："神经外科麻醉的发展是现代神经外科进步必要且重要的因素之一"（Liu et al 2003）。

建立脑肿瘤切除患者最佳的管理目标是初学者透彻理解神经外科麻醉的有效途径之一。首要目标当然是维持患者的氧供和循环，保证重要器官的功能。这一目标并不仅针对神经外科，而是所有外科手术麻醉的首要目标。第二，是为神经外科医师提供最佳的手术操作环境。这就要求我们了解脑的生理，尤其是麻醉药对脑代谢率（cerebral metabolic rate，CMR）、脑血流（cerebral blood flow，CBF）和颅内压（intracranial pressure，ICP）的影响。第三个目标是保证患者快速从麻醉状态中苏醒，以便在手术室内早期进行神经功能评估。这就需要我们了解麻醉药物的药代动力学和药效动力学。此外，其他一些目标还应包括提高患者对脑缺血的耐受力，保证神经功能监测的进行以及避免可能发生的神经毒性。以上内容将在本章的前半部分中提到。第二部分将重点关注脑肿瘤患者的术后管理，特别是加强重症监护室（intensive care unit，ICU）内患者的管理。

2 神经生理学和药理学基础

2.1 脑代谢率的影响因素

所有神经元都存在跨细胞膜的电位差（静息状态下为 $-70mV$）。这一电位差由细胞内外离子浓度差所产生，并由能量依赖性的蛋白离子通道维持。神经元之间的交流依靠电位差的长距离传导，也就是细胞膜的快速去极化。神经元之间依靠化学突触进行交流。动作电位的变化可以导致神经递质的释放。神经递质与目标神经元上的突触后受体结合，可以双向改变目标神经元的去极化（并且诱发一个新的动作电位）。抑制性神经递质可以使目标神经元超极化，减少诱发动作电位。

中枢神经系统（central nervous system，CNS）最主要的抑制性神经递质是 γ- 氨基丁酸（γ-aminobutyric acid，GABA），GABAA 受体的激活可以打开氯离子通道，GABAB 受体的激活则可以打开钾离子通道。甘氨酸也是一种重要的抑制性神经递质。毒素士的宁是甘氨酸受体的竞争性抑制剂。兴奋性神经递质通过增加动作电位，使目标神经元去极化发生作用，中枢神经系统中最重要的兴奋性神经递质是谷氨酸和它的代谢产物 AMPA（α-amino-3-hydroxyl-5-methyl-4--isoxazole-propionate）和 NMDA（N-methyl-D-aspartic acid）。谷氨酸特异性受体的激活可以导致钠离子和（或）钙离子通道的激活。

离子通道和电位的调节都是依赖能量的。脑代谢中最重要的能量来源是葡萄糖。但是在能量极度缺乏的状态下，大脑也可以依靠酮体供能。这两种能量的来源方式都需要氧气参与进行三羧酸循环（tricarboxylic acid cycle，TCA）。因此，大脑需要持续的氧气供应。在一些病理状态下或使用药物后，脑代谢的需氧量（cerebral metabolic requirement for oxygen，$CMRO_2$）稳定在 3.0~3.8（平均 3.5）ml O_2/100g 脑组织。在婴幼儿和儿童中这个值则更高。大脑 50%~60% 的能量消耗用于维持电生理的功能（如离子泵等），其余的 40%~50% 用于维持大脑的稳态，如保持细胞的完整性。CMR 并不恒定，而且其在不同的脑区之间可有很大差异。在生理睡眠状态下 CMR 降低，而在精神、生理活动或觉醒状态下 CMR 则增加。

2.2 脑血流量的影响因素

显而易见的是，持续不断的氧气供应需要持续不断的血流。脑血流量（cerebral blood flow，CBF）的生理性影响因素包括血压、CO_2 和 O_2，还有 CMR。每 100g 脑组织的 CBF 为 45~65ml/min（平均 50ml/min），脑白质需要的血流量稍低，每 100g 脑组织的 CBF 平均约 20ml/min，而脑灰质需要的血流量较高，每 100g 脑组织的 CBF 约为 80ml/min。脑灌注压（cerebral perfusion pressure，CPP）是平均动脉压（mean arterial pressure，MAP）和颅内压（intracranial pressure，ICP）之间的差值：

$$CPP=MAP-ICP$$

在非病理状态下的大脑中，CBF 主要依靠脑灌注压的肌源性自动调节进行维持。脑血流量的自动调节机制目前尚不明确（Branston 1995）。但是，在高血压的情况下，血管平滑肌可以感受到血压的增加和拉抻力，进而血管平滑肌收缩，导致脑血管阻力（cerebrovascular resistance，CVR）增加。而在低血压的情况下，血管平滑肌感受到压力的降低，因此血管舒张，CVR 下降。这一过程并不是瞬间发生的，血压的急剧变化可以引起 CBF 的改变，直至自动调节机制发挥作用。但不论如何，目前认为 CPP 可以在 55~155mmHg 保持相对恒定（图 13.1）。如果 CPP 超过 155mmHg，脑血管的收缩能力达到极限，血压的进一步增加可以导致 CBF 的增加，从而导致高血压脑病。如果 CPP 低于 55mmHg，血管的舒张能力达到极限，CBF 的变化完全依赖于血压的变化。

值得注意的是，在慢性未经治疗的高血压患者中，脑血管的过度增生可以导致脑血流自动调节曲线右移（Strandgaard 1976），这可以通过降低

CPP 保护患者免受高血压脑病的危害。因此，慢性未经治疗的高血压患者在 CPP 高于 55mmHg 的情况下也有可能发生脑缺血。而且即使 CPP 在脑血管自动调节曲线的范围内，动脉压的剧烈变化也可能导致 CBF 的一过性（3~4 分钟）改变（Greenfield et al 1984）。

CO_2 也是 CBF 的重要生理性调节因素之一。如果 $PaCO_2$ 的正常值是 40mmHg，$PaCO_2$ 倍增至 80mmHg 可以导致 CBF 双倍增加。由于脑血管的舒张能力已至极限，进一步增加 $PaCO_2$ 使 CBF 仅能稍有上升。反之，如果 $PaCO_2$ 的正常值是 40mmHg，$PaCO_2$ 减半至 20mmHg 可以导致 CBF 同样减半，由于脑血管的收缩能力已至极限，$PaCO_2$ 的进一步下降仅可以导致 CBF 稍减小。因此，$PaCO_2$ 对 CBF 的影响在 4 倍（20~80mmHg）以内呈线性关系（图 13.1）。

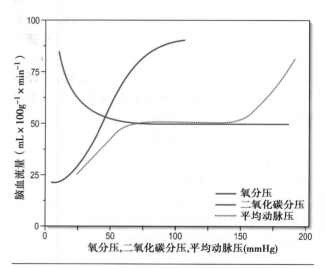

图 13.1 $PaCO_2$、PaO_2 和平均动脉压（mean arterial pressure，MAP）的变化可以导致脑血流量（cerebral blood flow，CBF）的变化（来自 Patel PM, Drummond JC.Cerebral Physiology and the Effects of Anesthetics and Techniques.In Miller's Anesthesia, 6th edition. Philadelphia：Churchill Livingstone；2005.With permission of Elsevier.）

$PaCO_2$ 对 CBF 的影响主要是因为其对 CSF 和细胞外液 pH 的影响所致。在急性低碳酸血症的情况下，CSF 内的 CO_2 快速弥散，导致 HCO_3^- 过剩，CSF 的 pH 上升。CSF 和细胞外液 pH 的上升可以导致血管平滑肌收缩，CVR 增加，CBF 下降。而在急性高碳酸血症的情况下，CO_2 快速弥散至 CSF，使 HCO_3^- 数量减少，CSF 的 pH 下降。CSF

和细胞外液 pH 的下降导致血管平滑肌舒张，CVR 下降，CBF 增加。由于 CO_2 对 CBF 没有直接影响（CO_2 通过 CSF 和细胞外液 pH 的改变发生作用），低碳酸血症和高碳酸血症对 CBF 的影响都是短暂的，可以通过细胞外液 HCO_3^- 浓度恢复正常来消除（Muizelaar et al 1988；Raichle et al 1970）。长时间过度通气后血碳酸浓度恢复正常可导致 CBF 的剧烈增加，因为大量的 CO_2 快速弥散至 CSF，导致 HCO_3^- 数量相对减少，CSF 的 pH 下降。

很多但并不是所有的病理状态都可以改变正常 CO_2 的反应性，这一过程可能是局部的变化，也有可能是全脑的变化。比如脑外伤后，受损区域的脑血管最大限度地舒张，对 CO_2 的变化没有反应。此时过度通气可能降低非受损脑区的 CBF。

氧气和 PaO_2 对 CBF 的影响略小（图 13.1）。低氧血症（$PaO_2 < 50mmHg$）可以导致 CBF 大量增加，这并不是由于 PaO_2 直接导致的，而是因为缺氧代谢产物（如乳酸）增加所致。这就解释了缺血区 CO_2 反应性缺乏的机制。正常气压和高气压下的高氧血症（$pO_2 > 1atm$）可以引起 CBF 的轻度下降。

CBF 最重要的生理性影响因素是 CMR。也就是说，任何可以引起 CMR 变化的因素都可以导致 CBF 的变化。例如，低体温可以导致 CMR 下降，体温每下降 1℃，CMR 下降 6%~7%。因此，与基线即正常体温 37℃时相比，体温 27℃时（下降 10℃），CMR 下降约 60%。这种 CMR 的变化会导致 CBF 也相应地下降 60%。与此相反，高体温可以升高 CMR，体温每上升 1℃直至 42℃，CMR 增加 5%~6%。发热至 40℃与基线即正常体温 37℃时相比，CMR 增加约 15%。这种 CMR 的变化会导致 CBF 也相应地增加 15%。在体温达 42℃时，CMR 会明显下降。这可能是由于高体温的毒性反应和蛋白（离子转运）的降解。

2.3 颅内压（intracranial pressure，ICP）

患者仰卧位下正常颅内压 8~12mmHg。一些病理情况可以引起 ICP 的明显变化。由于 CPP 依赖于 ICP，ICP 的增加可以显著减少 CPP 和 CBF。颅腔是一个硬性结构。被骨头所包围，颅腔的内容物包括脑组织（80%）、血液（10%）和脑脊液（cerebrospinal fluid，CSF）（10%）。由于颅腔的容量是固定的，以上三个内容物任何一项体积的增加都可以导致其他内容物体积减小，或颅内压

的增高，或二者同时发生。颅内可塑性是指颅内体积变化所导致的颅内压的变化（dP/dV）（有的文献称其为颅内顺应性，但是颅内顺应性应该指的是 dV/dP）。缓慢生长的颅内肿瘤最初尚可代偿，但是当肿瘤生长到一定程度，继续生长的肿瘤会导致 ICP 的增加。主要的代偿机制包括 CSF 的移位，CSF 吸收增加，生成减少以及脑血容量（cerebral blood volume，CBV）特别是静脉血容量的减少。由于所有的麻醉药物都对 CBV，CBF，CMR 和 ICP 有影响，而且大部分脑肿瘤手术患者颅内可塑性非常高，了解麻醉药物对这些因素的影响对患者治疗至关重要。

2.4 吸入麻醉药

了解吸入麻醉药的复杂作用机制对围术期管理非常重要。很多学者认为吸入麻醉药的作用十分相似，但是本书将一一讲述每种吸入麻醉药。为了解某一特定麻醉药对脑血流动力学的影响，我们必须了解以下两个基本原则：①所有的吸入麻醉药在颅内可塑性改变的患者中都可以直接舒张脑血管，使 CVR 降低，增加 CBF 和 ICP；②所有的吸入麻醉药都可以降低 CMR 从而降低 CBF。而对于所有的药物来说，CMR 的降低是由于神经元电生理活性的降低，CMR 降至极限会发生 EEG 静息，大约为 CMR 的 50%。某一药物对 CBF 和 ICP 的影响取决于以上两个方面的综合效应。此外，部分吸入麻醉药可以改变正常 CO_2 的反应性和脑血流的自动调节曲线，从而改变 CVR 和 CBF。

恩氟烷（halothane）是目前尚在使用的最古老的吸入麻醉药，也是最强力的脑血管舒张药，引起 CMR 的下降最小，而且它还可以完全改变正常 CO_2 的反应性，即使在吸入恩氟烷之前行过度通气，使 CBF 下降，在吸入恩氟烷后其作用可将过度通气的效应完全抵消。在相同的最小肺泡浓度（minimum alveolar concentration，MAC）下，恩氟烷可以增加 CBF 至 200%。恩氟烷还可以减少 CSF 的生成和吸收，但是没有临床意义。以上这些效应的综合效果导致恩氟烷不适用于脑肿瘤及颅内可塑性改变的患者。

鉴于异氟烷（isoflurane）对脑生理的影响，它是所有吸入麻醉药中的经典药物。异氟烷对脑血管的直接舒张作用很弱，可以引起 CMR 剂量依赖性下降，在 2 个 MAC 下可以引起 EEG 等电位。

异氟烷对 CMR 的影响没有特异性，主要可以降低大脑皮层的 CMR。此外，异氟烷还可以维持正常 CO_2 的反应性，只有在很高浓度吸入时才会影响脑血流的自动调节。与恩氟烷相似，异氟烷对 CSF 生成和吸收的影响不具有临床意义。综上所述，异氟烷是所有吸入麻醉药中的试金石，是所有新药测试的标准药物。异氟烷可以剂量依赖性的引起 CBF 增加，但是这一效应可以通过过度通气缓解。异氟烷还可能引起 ICP 增加，尤其是在颅内可塑性受损的患者，这一效应也可以通过过度通气缓解。

1990 年之后，七氟烷（sevoflurane）开始逐渐使用于临床，在许多方面七氟烷要优于异氟烷。与异氟烷相似，七氟烷也可以在 2 个 MAC 时引起 EEG 等电位，预示着 CMR 降低 50%。七氟烷还有很弱的脑血管舒张效应。在一项健康志愿者的试验中，0.5MAC 七氟烷并不明显增加 CBF，七氟烷 1.5MAC 下 CBF 增加的程度与异氟烷 0.5MAC 增加的程度类似（Matta et al 1999）。七氟烷血气分配系数较低，大约是异氟烷的 50%，因此全身麻醉下苏醒更快。以上这些特性使得七氟烷在神经外科麻醉领域大受欢迎。但是，也有研究观察到在一些患者中，如果突然增加七氟烷的吸入浓度，可能会出现癫痫样 EEG（Voss et al 2008）。这些变化的临床意义目前尚不明确，作者认为可能对患者并没有影响。

地氟烷（desflurane）也是在 1990 年以后开始被人们熟知的，它的结构和异氟烷很类似。与异氟烷相似，地氟烷也可以在 2 个 MAC 时引起 EEG 等电位，预示着 CMR 降低 50%。同样，地氟烷也对 CO_2 反应性略有影响，只有在很高浓度吸入时才会影响脑血流的自动调节。此外，地氟烷的血气分配系数是所有吸入麻醉药中最低的（0.42），因此全身麻醉苏醒较快。但是，地氟烷同时也有一些不可忽视的缺点。地氟烷吸入时（或突然增加吸入浓度）可以大幅度地增加血浆去甲肾上腺素的浓度，从而导致血压升高（Weiskopf et al 1994）。这可能导致 CBF 的突然增加，特别是在高浓度吸入地氟烷的情况下，而且此时脑血流的自动调节功能已经受损。此外，一些人体和动物实验已经证实地氟烷可以引起 ICP 升高，程度较异氟烷和七氟烷大（Holmstrom & Akeson 2004）。以上这些变化可以通过轻度的过度通气缓解，因此地氟烷也成为神经外科麻醉常用的吸入麻醉药。

图 13.2 和图 13.3 中总结了吸入麻醉药对 CBF 和 ICP 的影响。

2.5 氧化亚氮

氧化亚氮是一种溶解性很低的药物，便于患者快速苏醒。但是，单独吸入氧化亚氮可以引起 EEG 的改变，对幕上肿瘤的患者可以引起 CBF 和 ICP 的剧烈增加。若与以上提到的吸入性麻醉药合用，氧化亚氮也可以增加 CBF 和 ICP，并且使自动调节曲线的平台期提前。若与以下提到的静脉麻醉药合用，氧化亚氮对 CBF 和 ICP 的影响略小。而且，多项实验已经证实氧化亚氮可以增加术后恶心、呕吐（postoperative nausea and vomiting, PONV）的发生率（Apfel et al 2004；Gan 2006；Myles et al 2007），对于刚刚行颅脑手术的患者来说，这可能是致命的。

最后，我们应该特别注意的是，氧化亚氮可以增加闭合空腔的压力。由于氧化亚氮必须在高浓度下使用，而且它在血中的溶解度比氮气更高，它从血中弥散入空腔的速度要大于氮气重吸收的速度。因此，氧化亚氮可以引起颅内气体的增加，颅内张力升高（Artru 1982）。

2.6 静脉麻醉药

最常用的静脉麻醉药是巴比妥类（barbiturates），包括硫喷妥钠（thiopental）和美索比妥（methohexital）、丙泊酚（propofol）、依托咪酯（etomidate）和氯胺酮（ketamine）。所有的静脉麻醉药（除氯胺酮外，见下文）都可以导致 CMR、CBF 和 ICP 的明显下降。在合适的剂量下，丙泊酚、依托咪酯和硫喷妥钠都可以导致 EEG 静息，预示着 CMR 下降 50%~60%。

巴比妥类药物对脑的影响主要有以下四个方面：①催眠；② CMR 下降；③通过 CVR 增加和血流 – 代谢耦联机制导致 CBF 下降；④抗惊厥。与吸入麻醉药不同，巴比妥类药物可以均匀地降低整个大脑的 CMR。但是，所有的巴比妥类药物都有可能导致低血压，尤其是在低血容量的患者中，可以进一步导致 CPP 的明显下降。如果可以维持 CPP，巴比妥类药物引起 CMR 下降的程度比 CBF 下降的程度略多，使血流供应比 CMR 略高。以上这些特性使得巴比妥类药物，尤其是硫喷妥钠在神经外科麻醉非常受欢迎。但是硫喷妥钠的半衰期较长（约 12 小时），因此很少用于麻醉诱导，而且它有可能引起低血压。

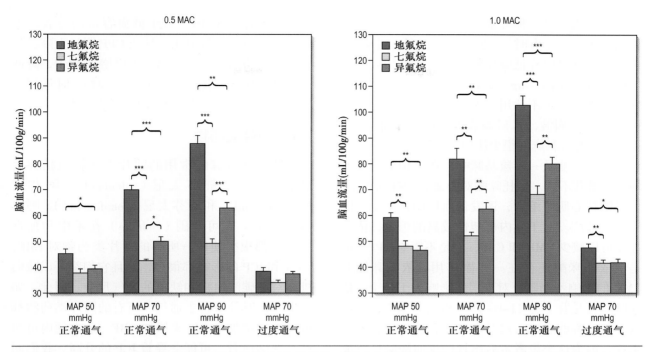

图 13.2　地氟烷、七氟烷和异氟烷在 0.5MAC 及 1MAC，在三个不同的平均动脉压（mean arterial pressure，MAP）（50、70 和 90mmHg）下脑血流量（cerebral blood flow，CBF）变化情况。适度的低碳酸血症可以缓解大多数变化。图中标注了不同药物之间的区别（*P< 0.05；**P< 0.01；***P< 0.001）（来自 Holmstrom A and Akeson J.Desflurane increases intracranial pressure more and sevoflurane less than isoflurane in pigs subjected to intracranial hypertension.J Neurosurg Anesthesiol 2004；16（2）：136-143.）

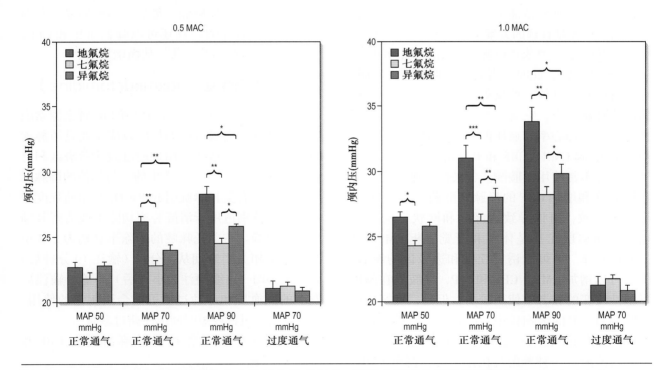

图 13.3　地氟烷、七氟烷和异氟烷在 0.5MAC 及 1MAC，在三个不同的平均动脉压（mean arterial pressure，MAP）（50、70 和 90mmHg）下颅内压（intracranial pressure，ICP）变化情况。适度的低碳酸血症可以缓解大多数变化。图中标注了不同药物之间的区别（*P<0.05；**P< 0.01；***P< 0.001）（来自 Holmstrom A and Akeson J.Desflurane increases intracranial pressure more and sevoflurane less than isoflurane in pigs subjected to intracranial hypertension.J Neurosurg Anesthesiol 2004；16（2）：136-143.）

美索比妥是一种羟基巴比妥类药物，半衰期相对较短（3~4 小时），更有效。但是，小量的美索比妥就可以降低癫痫的阈值，在电休克治疗（electroconvulsive surgery，ECT）术中更有效，在其他颅内手术中不适用。大剂量使用美索比妥还可能出现癫痫波，术后癫痫的发生率增加 33%。因此，神经外科麻醉很少使用美索比妥。

依托咪酯是一种羧基咪唑，在结构上与其他静脉麻醉药不同。依托咪酯对心血管的抑制较小，可以维持心肌收缩力，诱发低血压的概率小，因此使用较广。对于颅内可塑性较高的患者，依托咪酯可以减少 CMR 和 CBF，但是不影响 CPP。但是，依托咪酯还存在一些副作用。依托咪酯对 CMR 的影响不局限，对皮层的影响大于脑干。依托咪酯还是肾上腺 11-β- 羟化酶的抑制剂，可以减少皮质醇的合成。这对库欣综合征的患者尤其重要，因为这类患者术后出现的皮质醇降低可能被误以为是手术的影响。此外，其他实验表明即使依托咪酯可以降低 CMR，它还可以降低机体对缺血的耐受性，与对照组相比可以增加患者的损伤。使用依托咪酯诱导，70% 的患者可能发生肌肉阵挛，但是这些阵挛与 EEG 的癫痫无关。尽管如此，对于心脏储备能力下降的患者，使用依托咪酯诱导仍然是首选的方案。

氯胺酮是一种苯环己哌啶的衍生物，可以导致"分离麻醉"，此时患者处于木僵状态：睁眼，可维持呼吸和其他一些反射。尽管氯胺酮有直接的心肌抑制效应，它对心率和血压的影响与交感神经系统增加心率和血压的效果类似。由于氯胺酮可以引起 CMR、CBF 和 ICP 增加，因此神经外科麻醉不常使用氯胺酮。氯胺酮是唯一可以舒张脑血管和增加 CBF 的静脉麻醉药，对 CMR 的影响不一致，可以导致边缘区和网状结构 CMR 增加，而皮层尤其是体感和听觉中枢 CMR（和 CBF）下降。还可能诱发丘脑和边缘区的癫痫。由于可以增加 CMR、CBF 和 ICP，氯胺酮在颅内可塑性改变的患者中使用较少；但是，低剂量的氯胺酮对 ICP 的影响较小，而且由于它的 NMDA 受体拮抗作用，还有一定的神经保护功能。

丙泊酚是一种苯酚异丙酯，可以降低 CMR、CBF 和 ICP。与巴比妥类药物类似，丙泊酚也可以减少全脑的 CMR。对于低血容量的患者，丙泊酚可能会加剧低血压，导致 CPP 明显下降。与巴比妥类药物不同，丙泊酚可以增加 CVR，降低 CBF。丙泊酚半衰期较短（1~2 小时），时量相关半衰期也较短，因此适于术中和术后输注。

2.7　阿片类药物

神经外科麻醉常用的阿片类药物包括芬太尼（fentanyl）、舒芬太尼（sufentanil）、阿芬太尼（alfentanil）和瑞芬太尼（remifentanil）。吗啡（morphine）和可待因（codeine）在术中和加强监护室都很少使用。所有的阿片类药物对 CBF、CMR 和 ICP 的影响都很小，而且它们都可以减弱机体对高碳酸血症和缺氧的通气反应。因此，如果患者此时处于自主通气，所有的阿片类药物都可以通过增加 $PaCO_2$ 来增加 CBF。这在颅内可塑性改变的患者，可能会导致 ICP 的升高。我们同时还应该注意到，除了哌替啶（meperidine）外，所有的阿片类药物都有缩血管作用，快速输注可以引起心动过缓。在颅内肿瘤的患者，这种反应应该与库欣反射相鉴别。哌替啶可以增加心率，在肾功能不全的患者中，哌替啶的代谢产物去甲哌替啶还可以诱发癫痫。最后，与硫喷妥钠和丙泊酚类似，阿片类药物还可以降低血压和 CPP，引起代偿性的脑血管扩张，从而增加 ICP。

2.8　右美托咪啶（dexmedetomidine）

右美托咪啶是一种高选择性的 α_2 肾上腺素能受体激动剂，它最重要的临床效应是兼具镇静催眠和镇痛作用，这些作用是通过激活蓝斑区和脊髓的 α_2 肾上腺素能受体产生的。与其他的静脉麻醉药不同，右美托咪啶引起 $PaCO_2$ 增加的程度较小，因此特别适用于清醒肿瘤切除术或清醒开颅患者的镇静。右美托咪啶的消除半衰期为 2~3 小时，时量相关半衰期从 4 分钟（输注 10 分钟后）到 2~3 小时（连续输注 8 小时后）不等。输注后发生的低血压和心动过缓可能会限制它的使用，尤其是给药过快或短时间内注药过多时。

图 13.4 总结了各种静脉麻醉药对 CBF 和 CMR 的影响。

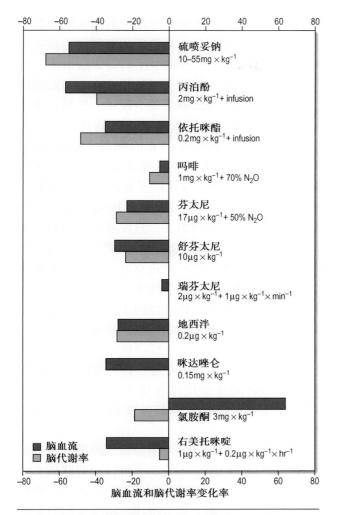

图 13.4　静脉麻醉药对脑血流（cerebral blood flow，CBF）和脑代谢率（cerebral metabolic rate，CMR）的影响（经许可引自 Patel PM, Drummond JC.Cerebral Physiology and the Effects of Anesthetics and Techniques.In Miller's Anesthesia, 6th edition. Philadelphia：Churchill Livingstone；2005.With permission from Elsevier.）

2.9　肌肉松弛药

神经肌肉阻滞剂（neuromuscular blocking agents，NMBAs）对 CMR、ICP 和 CBF 没有影响。泮库溴铵（pancuronium）具有迷走松弛活性，因此可以提高心率和 MAP，在颅内可塑性和自动调节功能受损的患者可以增加 CBF 和 ICP。双 – 苄基异喹啉类（bisbenzylisoquinoliniums）的药物如米库氯铵（mivacurium）可以引起组胺释放和低血压。琥珀胆碱（succinylcholine）在颅内肿瘤患者可以增加 ICP，可能与自发性收缩有关的大脑激活和肌梭活动增强有关。但是如果与其他静脉药物合

用（如丙泊酚和硫喷妥钠），这一变化没有临床意义。

琥珀胆碱作用时间很短，适用于潜在困难气道和快速顺序诱导插管或有误吸风险的患者。琥珀胆碱可以引起乙酰胆碱受体的去极化，导致钾离子外流，增加血钾浓度。对于肌力弱或肌无力的患者可能导致致命的高钾血症。这种高钾血症可能是由于乙酰胆碱受体上调引起的，还可能出现一些新的亚型，在肌肉去神经的情况下中可以观察到（Martyn et al 2006）。因此，在瘫痪或长期制动（可能导致乙酰胆碱受体上调）的患者中应避免使用琥珀胆碱。对于肌力弱或瘫痪的患者可以使用非去极化的肌松药。罗库溴铵（rocuronium）是一种非去极化肌松药，起效快，在无法使用琥珀胆碱的快速顺序诱导患者是一种理想的肌松药。

尽管许多肌松药都有标准的用药剂量，肌松药的使用仍然应该在肌电监测下进行。肌电监测的结果很可靠，而且可以给予不同频率和强度的刺激，允许临床医师评估患者的肌肉阻滞程度。这可以保证患者不会因为用药过量导致瘫痪，延迟拔管、术后肌无力或严重的肌病。对于偏瘫的患者，应该在健侧进行肌电监测，因为患侧可能出现乙酰胆碱受体的过度分化，导致肌松药敏感性下降。因此，可能低估肌肉松弛程度，增加药物过量的风险。

3　幕上肿瘤患者的麻醉管理

幕上肿瘤切除或活检是最常见的神经外科手术之一。相关的术前评估应注意患者的 ICP 和颅内可塑性，肿瘤的位置和大小以及其他的合并症。肿瘤的位置和大小可以提示麻醉医师手术的部位和出血量的多少。

3.1　术前评估

手术前应该获取患者所有既往疾病的信息。总体来说，并不是所有行肿瘤切除术或活检的患者都是急诊手术，因此大部分患者都可以进行完善的术前评估。如果必须行手术，所有的患者在术前都应该处于最佳状态。对于有严重肝脏疾病或肝硬化的患者需要进行凝血功能的全面评估。需要肾透析的终末期肾病患者（end stage renal disease，ESRD）在术前应该行透析，全身

麻醉诱导前应该检查血电解质，特别是血钾的水平。由于目前并没有随机试验指导麻醉方案，传统的经验认为除非是急诊手术，否则对于急性哮喘发作或慢性阻塞性肺疾病（chronic obstructive pulmonary disease，COPD）的患者均应推迟手术，因为全身麻醉可以影响患者的肺功能。所有的患者，尤其是术前有心脏病史的患者，应该根据美国心脏病学会分级（Fleisher et al 2007）评估手术风险。如果患者存在明显的冠状动脉疾病或血管疾病，脑肿瘤患者可能不宜行手术，因为大部分心脏病患者（冠状动脉支架、冠状动脉旁路移植术、瓣膜修复或更换术）都需要进行全身抗凝治疗，而且持续至术后。总之，即使是无心脏病史患者，术前对于患者心功能和心脏疾病的评估，对麻醉医师也十分重要。

对于有明显占位效应，尤其是脑水肿的患者，术前应该给予糖皮质激素。地塞米松（dexamethasone）是目前最常用的激素，应用10mg静脉滴注或每6小时口服一次。通常认为颅内肿瘤患者术前不应用抗焦虑药［常用咪达唑仑（midazolam）］，因为这类药物在颅内可塑性受损的患者可以升高$PaCO_2$、CBF和ICP。对于术前极度焦虑的患者，可能会引起高血压，从而升高$PaCO_2$、CBF和ICP。因此，作者认为术前绝对禁止给予抗焦虑药是不可取的，在严密监护下可以术前使用抗焦虑药。

除了常规监测以外，大多数行颅内肿瘤手术的患者需要通过动脉导管行有创动脉压监测。对于巨大肿瘤、占位效应明显和（或）颅内可塑性改变的患者，应该在诱导前进行动脉穿刺置管。在麻醉诱导阶段，置入喉镜和气管插管都有可能引起高血压，在颅内可塑性和自动调节机制受损的患者可能有危险。除这些情况外，大多数患者可以在诱导后行动脉穿刺置管。对于术中可能大量失血的患者还应行中心静脉穿刺置管（肿瘤侵犯矢状窦、大血管瘤）。肺动脉导管并不常用。

3.2 麻醉管理

很多因素都有可能影响麻醉药物的选择，主要应该考虑药物对ICP、CPP、CBF、$CMRO_2$的影响和能否快速苏醒。其他的考虑因素包括药物是否对缺血和水肿有保护作用，血压的控制，以及对神经电生理监测的影响。

在正常二氧化碳水平下，所有的吸入麻醉药都可以引起ICP增加，因此大剂量使用高浓度的吸入麻醉药很罕见。最常用的麻醉方法是吸入麻醉药小于1MAC，维持中度的低碳酸血症。如上所述，恩氟烷对脑血管抵抗性和ICP的影响最大，因此在神经外科麻醉很少使用。如果必须使用恩氟烷，在开始吸入恩氟烷之前进行过度通气可以减弱甚至抵消CVR的降低（Adams et al 1972）。异氟烷、七氟烷和地氟烷对CVR下降的影响较小，在正常二氧化碳下ICP的升高不明显。在肿瘤患者这一效应可以被过度通气抵消。因此，对于颅内肿瘤的患者，只要麻醉医师对所使用药物的优缺点足够了解，可以使用异氟烷、七氟烷和地氟烷中任何一种进行麻醉。鉴于七氟烷其对脑血流动力学的综合影响，而且血溶解度较低，患者苏醒较快，作者倾向于使用七氟烷。但是目前并没有证据表明七氟烷比异氟烷或地氟烷更优。

由于氧化亚氮的潜在毒性和可能诱发PONV，神经外科麻醉很少使用氧化亚氮。但是若与镇痛药合用，氧化亚氮麻醉苏醒最快，因此值得考虑。

神经外科麻醉经常使用静脉麻醉药，尤其是硫喷妥钠和丙泊酚，因为二者可以同时降低CBF和CMR，使得ICP下降，因此即使有血管收缩作用也不导致脑缺血。如上所述，硫喷妥钠的半衰期较长，因此并不单独作为镇静药物使用，如果需要CMR和ICP最大程度地降低，可以作为吸入麻醉药的辅助药物给予。丙泊酚在与吸入麻醉药合用时也可以降低CMR和ICP，但是丙泊酚通常与镇痛药合用，作为"全静脉麻醉"（total intravenous anesthesia，TIVA）的一部分。使用丙泊酚进行TIVA麻醉可以最大限度地降低CMR和ICP，同时又不引起低碳酸血症，而且苏醒迅速。

1993年，Todd和同事进行了一项随机对照试验，比较了择期幕上肿瘤切除术的三种麻醉方式：使用丙泊酚和芬太尼行TIVA、异氟烷混合氧化亚氮、芬太尼和氧化亚氮（以及极低剂量的异氟烷）。如上所述，由于药物的药理学特点，每一项麻醉方式都有其各自的优缺点。芬太尼/氧化亚氮组患者苏醒较快，但是术后呕吐率高。异氟烷/氧化亚氮组患者ICP>24mmHg的数量多，恢复定向力和Aldrete评分>9分所需时间更长，但是总体预后很好。TIVA组患者ICP平均值较低，但是苏醒时间略长。作者总结认为，尽管每个药物都存在各自对脑血管的影响，但是这些影响对于颅内手术的患者总体是可以接受的（Todd et al 1993）。

神经外科麻醉常使用镇痛药，因为镇痛药的使用可以降低吸入麻醉药和静脉麻醉药的药量。芬太尼、舒芬太尼和阿芬太尼都可以安全使用。瑞芬太尼的半衰期很短，只有约 5 分钟，而且与其他镇痛药不同，半衰期不随着输注时间的延长而延长。在血压稳定的情况下，CBF 和 ICP 也没有变化。因此，瑞芬太尼可以快速滴定输注调节麻醉深度，而不会引起颅内动力学的改变或苏醒延迟。瑞芬太尼单次给药可以有效地抑制血流动力学的变化，而不引起低血压和苏醒延迟。这些特性使瑞芬太尼在神经外科麻醉中经常与吸入麻醉药或丙泊酚合用。1997 年，Guy 等随机研究了 62 例幕上开颅手术患者，分别使用了瑞芬太尼和芬太尼麻醉，两组之间临床预后没有区别，但是神经外科医师（盲法试验得到结论）认为瑞芬太尼组脑松弛较好。两组之间患者睁眼时间没有差异，瑞芬太尼组所有的患者都在术后 20 分钟内清醒并拔管，芬太尼组有两例患者苏醒延迟，术后 60 分钟仍然没有拔管。此外，芬太尼组 7 例患者因为"无法达到正常的苏醒标准"而给予纳洛酮（naloxone），瑞芬太尼组没有出现这种情况。神经外科医师对患者进行了最后的评估，瑞芬太尼组患者的舒适度、苏醒程度和总体的苏醒情况都较好。

Balakrishnan 等（2000）还比较了颅内占位切除术中异氟烷麻醉下使用瑞芬太尼和芬太尼的效果，使用瑞芬太尼的患者遵从言语指令和拔管所需时间更短。瑞芬太尼组术后 10 分钟正常恢复评分（患者机警，可唤醒，定向力恢复，遵从言语指令，运动功能与术前类似，无躁动，改良 Aldrete 评分 9~10 分）较高，术后 20 分钟两组之间无差距。对两组之间神经外科医师倾向于使用瑞芬太尼。

总而言之，以上两个研究都表明瑞芬太尼较芬太尼为佳。目前，并没有证据表明脑肿瘤患者中使用瑞芬太尼比阿芬太尼或舒芬太尼的优势。然而，瑞芬太尼是目前最受欢迎的药物，是术中管理的优选镇痛药。

作为对 1993 年 Todd 研究的更新，Sneyd 等（2005）比较了 TIVA 与吸入麻醉的区别，这一次使用了七氟烷代替了异氟烷，而且两组都使用了瑞芬太尼，与现代使用的麻醉方式更为接近。他们在一些不同的神经外科术中比较了 TIVA（丙泊酚和瑞芬太尼）与七氟烷联合瑞芬太尼进行麻醉维持的效果。两组之间恢复时间没有差异。此外，脑松弛、术中甘露醇的使用、苏醒质量、术后疼痛以及 PONV 的发生率均没有差别。两组之间高血压的发生率有区别，七氟醚组与丙泊酚组相比高血压事件发生率高（Sneyd et al 2005）。这篇文章指出两种麻醉方法都可以满足颅内手术的需要，并且强调了瑞芬太尼的使用。

3.3　术中液体输注

颅内肿瘤患者术中液体的输注情况必须考虑患者总体的体液和电解质平衡情况，以及术前可能存在及术中可能发生的电解质失衡。对于大多数患者，并不需要补充手术前夜的液体缺失。但是，对于脑血管造影术中可能使用造影剂的患者，由于造影剂的渗透活性，可能会存在血管内液体经尿液丢失，而且对于肿瘤切除术前需要进行血管栓塞的患者，也可能会存在血管内液体不足。血管造影或栓塞术后的患者常常需要在术后平卧数小时，随后在手术前夜休息，这种平卧体位可能使低血容量的症状表现不明显。

液体输注一个重要的影响因素是血–脑屏障的完整性。肿瘤切除手术由于手术损伤或缺血可以导致肿瘤周围血–脑屏障的破坏，因此，常规观点认为血–脑屏障破坏的患者输注大量液体可能会加重脑水肿。常规推荐神经外科手术应该限制等张晶体液的输注，因为血浆渗透压过低可以增加脑血流和 ICP。在正常动物的研究中，血浆稀释导致的血浆胶体渗透压下降对脑内的水含量没有影响，而血浆渗透压下降则可以引起水含量的明显增加。对于脑血管损伤的动物，与输注胶体液相比，急性血液稀释和等张晶体液输注导致的血浆渗透压下降对脑水含量和 ICP 没有影响。这些结果都表明，用于维持血流动力学稳定和血管内容量所进行的晶体液输注不会引起 ICP 增加。对于神经外科患者，低血容量非常危险，可能会导致低血压，脑灌注减少，以及其他一些并发症（肾脏灌注减少等）。我们的目标应该是维持正常的血容量。

对于血–脑屏障受损的患者，在水中加入 5% 的葡萄糖输注可以加重脑水肿。这是由于糖与水进入脑组织，随着糖的代谢会导致水的进一步增加。这种现象过去被用来增加脑体积，以便在消除硬膜下血肿后增加的颅内空间。此外，在一些动物模型包括灵长类动物中，血糖浓度增加还可能加重脑缺血损伤（Lanier et al 1987）。很多神经外科患者在术前由于激素和神经源性应激反应，本身可能存在一定程度的高血糖，因此神经外科患者应避免含糖液的输注。

神经外科患者最适合输注的液体一直以来存在争议，而且临床证据不充分。很多临床医师避免使用林格液，因为它的渗透压略低（273mOsm/L），可能会导致脑水肿。有一些动物实验支持这一观点（Korosue et al 1990；Tommasino et al 1988），但是行肿瘤切除术的患者数据并不明确。实际上，如果健康志愿者输注大量的林格液（1 小时 50ml/kg），血浆的渗透压仅仅会下降 4mOsm/L（Williams 等 1999）。由于大部分脑肿瘤患者接受输注的林格液都远小于 50ml/kg，而且输注的时间间隔更长，因此血浆渗透压应该不会存在明显的变化，脑水含量的变化更小。但是，仍然有很多医师不愿意使用林格液。

与林格液不同，生理盐水（0.9% 生理盐水）渗透压略高（308mOsm/L），可以减轻脑水肿，因此适用于神经外科患者。但是，即使是输注中等量生理盐水也可能导致代谢性酸中毒（McFarlane et al 1994；Scheingraber et al 1999）。因此，作者认为等渗、包含多种电解质的溶液适用于神经外科患者，包括 plasmalyte-A（294mOsm/L）和 normsol-R（294mOsm/L）。

神经外科手术中使用胶体液目前也存在争议。白蛋白可以增加血浆渗透压，理论上可以减轻脑水肿和降低 ICP，但是目前并没有数据支持这一观点。SAFE-TBI 研究试图确定颅脑创伤患者（traumatic brain injury，TBI）适用的液体类型，比较了生理盐水与 4% 白蛋白进行液体复苏的效果。研究发现术后 24 个月输注白蛋白的患者死亡率更高，因此作者认为与输注生理盐水相比，输注白蛋白与死亡率高相关（Myburgh et al 2007）。这一研究的结果是否适用于脑肿瘤患者尚不可知，也不知道使用不同的白蛋白液体输注是否有变化（5% 或 25% 的白蛋白）。

许多麻醉医师在神经外科术中都尽量避免使用羟乙基淀粉类液体，因为其对凝血功能可能有影响（Kozek-Langenecker 2005）。然而，目前有很

少量的数据表明患者接受输注小于 20ml/kg 的液体对患者预后或出血量没有任何影响。但是对于脑肿瘤患者，目前并没有研究能够系统性评估羟乙基淀粉液体的使用。对于神经外科手术，即使是很少量的额外出血也可能影响患者预后，而且患者的个体化差异较大，因此仍然应该注意羟乙基淀粉的使用（Warren et al 1997）。

3.4　脑张力过高的处理

开颅后颅内高压可以导致脑组织膨出。神经外科医师在为患者去除骨瓣后常常可以注意到患者硬膜膨出、紧张。一些方法可有利于评估其严重性及处理的难度。如果仅是骨窗下缘的硬膜张力高，触及下部的脑组织可使其上移，硬膜的张力来自于此时骨窗下缘部分的推挤。这种情况下对术野暴露影响不大，并且有很多方法可以改善。

如果骨窗周围硬膜张力均高，无法使脑组织移位，手术暴露可能会受到严重影响。此时手法复位可能会有所帮助，但是无法将脑组织复位至骨窗边缘。硬膜上的大切口可能导致脑组织碰触，脑组织在硬膜缘严重受压，术野暴露的空间很小。若硬膜切口较小，手术医师便于控制术野，利于手术暴露。这种硬膜的极度紧张状态无法通过麻醉技术的改善而缓解，但是麻醉医师仍然应该排除其他一些情况。颅内压增高的常见原因是肿瘤本身的占位效应（及继发的脑水肿）。在肿瘤切除过程中，随着硬膜切口的增大及肿瘤的去除，脑内会出现一个空腔。这种肿胀可能会导致隐匿性的出血并引起生命体征的变化，也可能会出现没有诱因的高血压，加深麻醉深度后无法缓解。心率最初可能会增快，随后会出现下降。这些变化都可能被麻醉药物的药效和手术刺激本身所掩盖。发现时机也很重要：如果大脑先松弛，随后出现逐渐隆起，应该高度怀疑颅内出血。此时应通知手术医师患者生命体征的变化，手术医师需要马上行减压术。鉴于 CPP、ICP 和血压三者之间的关系，尽管高血压可能增加出血的风险，在减压术之前降低血压仍然是不明智的。

在手术显微镜的帮助下，手术医师可以调整手术床的位置，以从而获得最佳的术野暴露，但同时无法意识到此时患者头部可能处于水平位或头低位。重新调整手术床使头抬高可以改善这一

状况。静脉回流可能会受到患者头位的影响，而且在硬膜打开之前很难注意到这一影响，可能需要重新调整头和胸腔的位置。作为一种强力的脑血管收缩剂，$PaCO_2$ 的升高可以引起 ICP 的升高，低氧导致的脑血管收缩可能产生同样的效果。因此，必须通过血氧饱和度和血气分析再次确认患者的二氧化碳和血氧水平。尽管众多数据表明吸入麻醉药的安全性，但是仍然需要使用 TIVA。吸入麻醉药的使用和脑体积之间可能没有关系，但是使用 TIVA 可以减少任何的可能性。因为氧化亚氮可以增加 CBF，这不仅可能导致罕见的气颅，而且氧化亚氮的使用可能会加重这一情况，所以应该停用。术中快速大量使用硫喷妥钠（4~6mg/kg）或丙泊酚（1~2mg/kg）可以降低 ICP，如果使用硫喷妥钠或丙泊酚后仍未见脑组织松弛，意味着情况很严重。

使用抗癫痫药物（antiepileptic drugs，AEDs）的患者可能对非去极化型肌松药有一过性的反应（Soriano et al 2004）。浅麻醉下腹部及胸部肌肉张力的恢复可能会升高中心静脉压，从而增加脑静脉压。因此，在寻找脑张力过高的原因时应该判断神经肌肉阻滞的程度。

正常的脑组织可以使用渗透性利尿剂减少体积，因为利尿剂可以吸收间质组织的水分。下文将详细讨论甘露醇的作用。高渗盐水也可以减少脑体积，下文也将详细讨论。大剂量的呋塞米（80mg）可以通过降低 CSF 的生成而降低 ICP，因此用药后数小时才可以观察到效果。CSF 引流可以快速有效的降低 ICP，可以使用蛛网膜下腔穿刺或置入导管。

3.5 麻醉苏醒

大多数行开颅手术的患者术后在手术室内都可以安全拔管。在手术室内快速苏醒，迅速行神经功能评估十分重要。与麻醉诱导过程相似，苏醒应该平稳可控。如果术中使用了瑞芬太尼，因为其半衰期很短，患者可能出现急性疼痛，所以苏醒必须使用后续的镇痛药。此外，还应该避免高血压、咳嗽或拔管时呛咳，因为它们都可以增加 ICP，可能增加术后血肿的风险。小剂量的利多卡因（1mg/kg）或瑞芬太尼（0.25μg/kg）可以减少这些情况的发生，同时不影响苏醒。

4 后颅窝手术的注意事项

后颅窝占位切除术存在其特有的一些问题。首先应该考虑患者的体位，因为后颅窝的充分暴露十分困难。对于一些占位，患者可能呈仰卧头侧位。

对于其他患者，如侧俯卧位、俯卧位或坐位有利于手术暴露。坐位手术有一些优点，包括减少组织的牵拉和损伤，减少出血，降低脑神经损伤概率等，而且有利于肿瘤全切。手术医师应仔细衡量这些优点和以下提到的缺点。

4.1 坐位手术对心血管的影响

麻醉状态下患者行坐位手术可能会引起低血压。这可能是由于静脉回心血量减少，导致心脏前负荷降低，从而导致心输出量下降所致。正常状态坐位下全身血管阻力（systemic vascular resistance，SVR）增加（Marshall et al 1983）；但是这一效应可以被血管舒张性的麻醉药和 MAP（主要是 CPP）所拮抗。

坐位手术纠正低血压最好的办法是通过扩容增加心脏前负荷。通过测量肺毛细血管压（pulmonary capillary wedge pressure，PCWP）可以测得心脏前负荷，但这需要放置肺动脉导管。经胸心脏超声（transthoracic echocardiography，TTE）或经食管心脏超声（transesophageal echocardiography，TEE）可以对心脏前负荷进行简单、快速、准确的评估。这些术中检测十分重要，因为过度的液体输注可能导致手术结束后患者苏醒期间液体超负荷。

由于坐位下患者的 SVR 都会呈不同程度的升高，使用去氧肾上腺素（主要的作用是增加 SVR）增加 MAP 是不合适的。但是另一方面，小剂量的使用去氧肾上腺素（5~10μg/min）可以增加血压，可能是通过静脉容量血管的收缩以增加前负荷而实现的。

4.2 静脉空气栓塞

静脉空气栓塞（venous air embolism，VAE）也是坐位手术下麻醉医师应该考虑的并发症之一。在坐位后颅窝肿瘤切除术中，通过心前区多普勒可以检测到 40% 的 VAE，TEE 可以监测到 76% 的 VAE（Black et al 1988；Michenfelder et al 1972；Papadopoulos et al 1994）。非坐位行后颅窝肿瘤切除术 VAE 的发生率很低，而且有尚未证实的观点认为非坐位手术中进入的气体量也较少（Black et al 1988）。

VAE 的监测有多种手段，包括心前区多普勒、右心导管、二氧化碳曲线、食管听诊、脉氧饱和度和 TTE/TEE。其中最敏感的是 TEE，其次是心前区多普勒、氮气、呼气末二氧化碳、脉氧、右心导管，最后是食管听诊（图 13.5）。心前区多普勒是所有可以监测 VAE 的设备中最基础的监测设备，其价格合理，操作简便，无创，敏感性高。可以通过在中心静脉导管中快速注入生理盐水判断心前区多普勒在右心的位置，神经外科医师和麻醉医师都可以听到它的声音。有观点认为心前区多普勒检查存在假阳性，可以观察到不会影响血流动力学变化的少量气体。但是反对的观点认为这种精确预测少量气体的进入可以预测 VAE 的发生，以便尽早进行外科干预。引起致命 VAE 的空气量目前尚不明确（Toung et al 2001）。

右心导管的改进和发展使得多腔导管得以应用。这些导管可以在多普勒上探测到气体时将气体抽出，但是右心导管在 VAE 治疗中的应用目前尚缺乏强有力的证据支持。发生 VAE 后从右心房抽出气体可以挽救患者的生命，但是这一情况仅发生在十分罕见的大量空气栓塞时。从右心房常规抽出少量或中等量的气体是否可以预防空气栓塞或心血管并发症尚不可知。

针对空气栓塞倾向出现的位置，在 ECG 引导下在右心房的高位放置右心导管（Bunegin et al 1981）或使用荧光镜技术可以提高右心导管的有效性（图 13.6）。

有人认为空气可能会通过未闭合的卵圆孔（patent foramen ovale，PFO）进入房间隔（约 25% 的成年人卵圆孔未闭）（Hagen et al 1984）。这种情况可能会导致心脑大血管受损。这一现象可能是由于反常空气栓塞（paradoxical air embolism，PAE）所导致，目前关于 PAE 并没有精确的定义。对于大多数患者，左心房的压力（left atrial pressure，LAP）比右心房的压力（right atrial pressure，RAP）略高，所以卵圆孔可能对患者有一定影响。但是，如果发生了足以影响血流动力学的严重 VAE，RAP 升高，导致卵圆孔打开，空气进入房间隔。目前为止尚不知道多大的压力可以打开 PFO，大多数人认为需要的压差大约是 5mmHg。Mammoto 等（1998）观察到只有在大

量空气栓塞的情况下才会发生 PAE，表明右心区域的压力急剧升高是 PAE 发生的重要预测因子。空气经肺内传播也有可能发生 PAE（Bedell et al 1994），但是十分罕见。

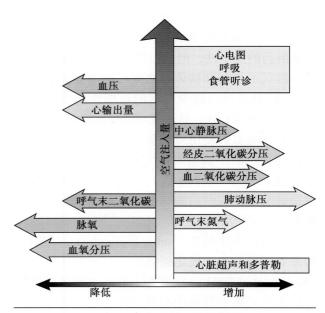

图 13.5　随着空气栓塞量的增加不同测量方法监测空气栓塞的变化。数据来自一系列人类和动物实验

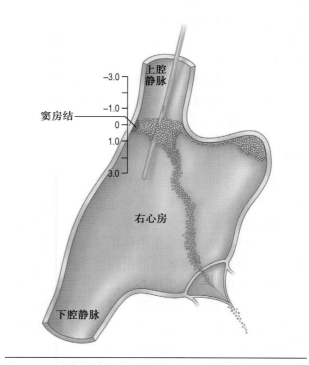

图 13.6　空气倾向于位于右心房－上腔静脉连接处，可通过三尖瓣或到达右心房的上部。图中所示多腔导管是最有可能抽吸空气的位置

作者认为鉴于 PFO 的高发病率与 PAE 的高致死率，一旦二者同时发生，后果不堪设想，因此术前应该评估患者是否存在 PFO。目前，最有效的监测手段是增强 TEE（图 13.7）。如果增强 TEE 在不需要借助其他监测方式的情况下就可以证实空气能够通过受损的房间隔，这类患者应禁止行坐位手术。如果只是在部分情况下空气可以通过房间隔，手术医师、麻醉医师和患者应该结合肿瘤的大小和位置，以及左心房所监测到的对比度，仔细考虑坐位手术的利弊。如果左心房内没有观察到增强信号影，则可以行坐位手术。经颅多普勒（transcranial doppler，TCD）也可以用作 PFO 和 VAE 的筛查方式（Stendel et al 2000），但是 TCD 的使用远不及 TEE 广泛。

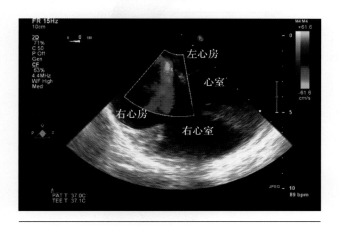

图 13.7　彩色多普勒显示了 PFO
（Image courtesy of Julie Huffmyer, M.D., The University of Virginia.）

如果发生了 VAE，麻醉医师和手术医师有三个主要的目标：①阻止空气继续进入；②稳定患者的情况；③如可能，移除血管内的空气（框 13.1）。

框 13.1　VAE 的治疗

通知手术团队，盐水冲洗术野。压迫主动脉或双侧颈静脉以提高静脉压，帮助手术医师识别空气入口

停止氧化亚氮吸入

从右心导管吸出气体

输注液体扩容，增加心脏前负荷

如果发生低血压，使用血管收缩药

如果仍然存在低血压，降低患者头位

发生心搏骤停采用 ACLS 步骤进行复苏

4.3　巨舌症

与卧位手术相比，坐位手术的优点之一是头部静脉回流减少，但是也有一部分文献报道后颅窝手术中出现上呼吸道水肿（Pivalizza et al 1998）。这种水肿可以导致呼吸道的梗阻，目前为止，这种情况发生的原因尚不清楚。术中患者应该保持下颌骨和胸骨之间至少有两个手指的距离，以防止口咽之间的前后直径过度减少。此外，术中应避免使用口咽通气道，因为其可影响舌的静脉回流。最后，在后颅窝手术中使用 TEE 检测的麻醉医师应该使用直径较小的儿科探头。

4.4　四肢瘫痪

坐位手术可能会引起非常罕见的、无法解释的术后瘫痪。传统说法（Wilder 1982）认为颈部过度伸展可能导致颈髓的牵拉或压迫，这一观点目前尚没有得到证实，作者认为术中应避免颈部的过度伸展，保证下颌骨和胸骨之间至少有两个手指的距离（如上所述）。此外，坐位手术并不适合于颈椎融合术后或退行性关节病变颈部活动度受限的患者。

5　经蝶手术入路的注意事项

行经蝶手术入路对麻醉医师有很多特殊的挑战。由于垂体在内分泌系统中的重要作用，这类患者需要详尽的术前评估、术中管理和术后处理。经蝶手术入路最佳的麻醉方案需要麻醉医师了解相关的病理生理和麻醉手术可能的并发症。尽管这类疾病并不常见，但是经蝶入路垂体肿瘤切除术占一些医学中心原发脑肿瘤切除术的 20%（Nemergut et al 2005a）。

5.1　术前评估

与众多颅内占位病例类似，患者的颅内压（intracranial pressure，ICP）可能升高。垂体肿瘤增加 ICP 主要是通过以下两个方面：①蝶鞍占位效应或水肿导致的 ICP 直接增加；②第三脑室梗阻导致的 ICP 间接增加。尽管大多数患者伴有头痛的症状，但是这类患者 ICP 增加比较罕见。如果存在 ICP 升高，应该避免任何可能进一步增加 ICP 的手段，以免引起脑疝或影响脑灌注。

制订合理的麻醉方案需要麻醉医师足够了解

神经内分泌疾病病理生理。实验室检查结果的异常和影像学证据使得肿瘤的早期诊断成为可能。但是，仍应该注意到大多数肿瘤的发病都是非特异性的。患者可能在数年之内都不会就医，直至已经发展成严重的多器官疾病。以下的讨论部分将重点关注肢端肥大症和库欣病，因为这两种疾病都对麻醉医师有一些特殊的挑战（图 13.8）。

5.2 肢端肥大症

肢端肥大症患者最常见的致残和致死原因是心脏疾病（Colao et al 2001；Mattaet al 2003）。未经治疗的肢端肥大症最常见的死因是心血管疾病（Rajasoorya et al 1994），50% 的患者在 50 岁之前死亡。呼吸系统疾病也是肢端肥大症患者常见的死因之一。上呼吸道梗阻导致的睡眠暂停［睡眠呼吸暂停综合征（obstructive sleep apnea，OSA）］可以影响 70% 以上的肢端肥大症患者（Guilleminault et al 1979）。男性肢端肥大症患者呼吸道梗阻的概率是女性肢端肥大症的 3 倍（Fatti et al 2001）。面部骨骼肥大，尤其

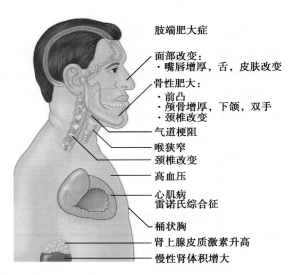
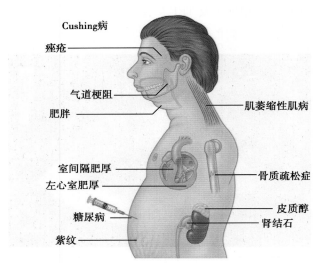
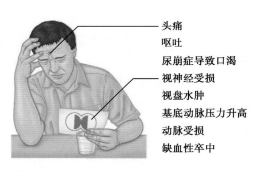
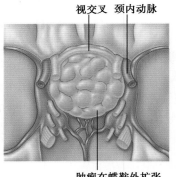
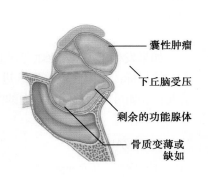

图 13.8　垂体肿瘤的全身作用（A）和占位效应（B）。由于脑垂体在内分泌系统中的重要作用，垂体肿瘤可能导致一系列的全身效应。同时，蝶鞍内肿物的增长可能导致脑内邻近结构的压迫，从而引起局部效应。尿崩症（diabetes insipidus，DI），颈内动脉（internal carotid artery，ICA）（经许可引自 Nemergut EC, Dumont AS, Barry UT, et al. Perioperative management of patients undergoing transsphenoidal pituitary surgery. Anesth Analg 2005；101（4）：1170-1181.）

是下颌骨和面部变粗，是肢端肥大症患者最明显的特征变化。鼻、嘴、舌和嘴唇软组织增厚，也是肢端肥大症患者的面貌特征。除了这些容易观察到的外部变化，同时还存在咽喉部软组织的增厚（Kitahata 1971）。会厌软骨增厚、喉部的钙质沉着（Edge et al 1981），以及喉返神经损伤都可以引起呼吸道梗阻和呼吸系统疾病。而且这些肥大还可以影响声门开口的大小。喉狭窄（Williams et al 1994）以及声带功能异常，患者可能会出现声嘶或声音语调的改变。有意思的是，患者声带功能在术后10天内可以恢复至正常（Wilson 1990）。

肢端肥大症和OSA使患者术前发生呼吸道并发症的概率增加（Piper et al 1995）。因此对于肢端肥大症合并OSA的患者使用镇痛药和苯二氮䓬类药物应该小心谨慎。肢端肥大症合并OSA的概率很高，而且很多患者的OSA没有得到诊断，麻醉医师应该询问所有的肢端肥大症患者是否合并OSA。只要有白天过度嗜睡、打鼾或明显的呼吸睡眠暂停（患者的配偶可能知道）这些病史，尤其对于男性患者，都应该告知医师OSA的可能性。

以上这些综合因素可能会导致肢端肥大症患者发生困难气道的概率增加（Nemergut et al 2006；Schmitt et al 2000）。困难喉镜暴露与喉镜视野差与Mallampati 3级和4级有关，20%的Mallampati 1级和2级肢端肥大症患者也可能会发生插管困难（Nemergut et al 2006；Schmitt et al 2000）。因此，Mallampati分级的预测能力不佳，肢端肥大症患者的困难气道很难预测。常规的气管切开术（Southwick et al 1979）可以用于肢端肥大症患者的气道管理，但这并非必须（Ovassapian et al 1981；Young et al 1993）。纤维喉镜的暴露也有可能比较困难（Hakala et al 1998）。

5.3 库欣病

库欣（Cushing）病是由垂体腺瘤和皮质醇增多症导致肾上腺皮质激素（adrenocorticotropic hormone，ACTH）分泌过多而引起的。

库欣病最常见的临床症状是高血压，80%的库欣病患者有高血压，50%未经治疗的库欣病患者有严重的高血压，舒张压大于100mmHg（Ross et al 1966）。

与肢端肥大症类似，OSA在库欣病患者中也很常见。多导睡眠图监测表明33%的库欣病患者有轻度的睡眠暂停，18%的患者有重度的睡眠暂停（Shipley et al 1992）。这类患者常常抱怨白天犯困（Shipley et al 1992）。库欣病患者还常出现体重增加和向心性肥胖。由于肥胖患者与非肥胖患者相比OSA发病率较高，因此对于库欣病患者OSA的高发病率，肥胖可能是其中因素之一。此外，这类患者还可能出现脸颊和肢端脂肪的异常堆积，这种特征称为"满月脸"。但是这些改变并没有使库欣病患者的困难气道发生率增加（Nemergut et al 2006）。

至少60%的库欣病患者患有糖不耐受，约1/3的患者会发展成糖尿病。有数据表明，在2型糖尿病患者中库欣病的发病率更高（Catargi et al 2003）。50%的库欣病患者还患有骨质疏松（Kaltsas et al 2002），约20%的患者会发生病理性骨折，很多慢性库欣病患者会因为骨质疏松性的椎体压缩而导致身高逐渐变矮（Ross et al 1982）。此外，这类患者还可能发生肱骨和股骨的无菌性坏死，术中患者摆体位时应特别关注。

很多库欣病患者表现全身乏力，有报道患者可能出现肩胛骨和下肢的肌病（Ross et al 1982）。皮质醇增多症可能会导致患者皮肤变薄（Ferguson et al 1983）。患者可能会出现有淤青的紫癜和皮下脂肪减少。但是目前并没有证据表明这类患者对琥珀胆碱或非去极化型肌松药的易感性存在变化。这类患者表浅静脉穿刺置管可能非常困难，轻微的外伤即可导致淤青。

5.4 术中管理

在麻醉诱导及插管后，患者摆好体位接受手术。经蝶入路手术常以仰卧头高位进行（图13.9）。颈部过伸，头位稍倾斜，以便术者可以进入双侧鼻孔。任何情况下只要头的位置高于右心房，就有可能发生空气栓塞（VAE）。因此，可以考虑进行超声心动图、心前区多普勒和呼气末二氧化碳监测。尽管半坐位手术下VAE的发生率是10%（Newfield et al 1978），但是目前并没有VAE导致严重的致残或致死的病例报告。

在手术的准备过程中可以局部应用或注射局部麻醉药和肾上腺素填充鼻腔，也可以使用可卡因（Fleming et al 1990），但是很多医师倾向于使用利多卡因-肾上腺素合剂（Kasemsuwan et al 1996）。血管收缩药可以收缩鼻黏膜，减少

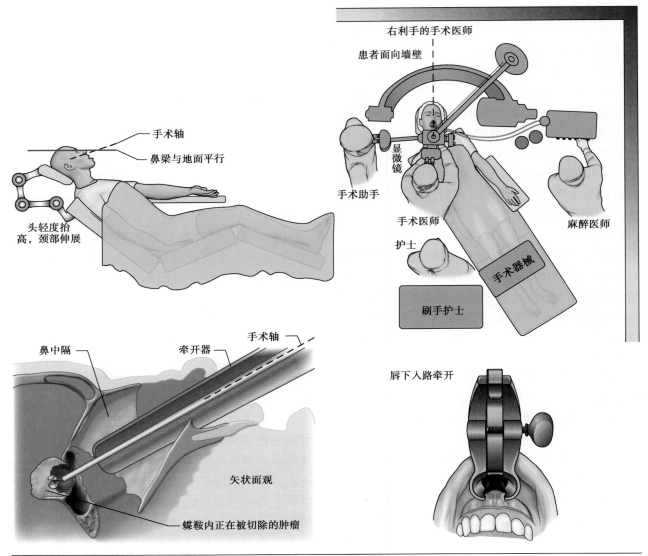

右利手的手术医师

患者面向墙壁

显微镜

手术助手

手术医师

麻醉医师

护士

手术器械

刷手护士

唇下入路牵开

手术轴

鼻梁与地面平行

头轻度抬高，颈部伸展

鼻中隔

牵开器

手术轴

矢状面观

蝶鞍内正在被切除的肿瘤

图 13.9　经蝶手术患者体位（经许可引自 Nemergut EC，Dumont AS，Barry UT，et al.Perioperative management of patients undergoing transsphenoidal pituitary surgery.Anesth Analg 2005；101（4）：1170-1181.）

出血。与单独使用肾上腺素相比，肾上腺素复合利多卡因可以提高肾上腺素引起心律失常的阈值（Horrigan et al 1978）。使用相同浓度的肾上腺素，混合 0.5% 与 1% 的利多卡因相比，使用高剂量的利多卡因进行黏膜浸润可以使患者血流动力学更加稳定（AbouMadi et al 1980）。无论使用或不使用吸入麻醉药都可以引起心律失常或高血压（Chelliah et al 2002；Keegan et al 2000；Pasternak et al 2004）。在没有合并冠状动脉疾病的患者也有可能会发生严重的高血压和伴有心肌酶升高的心肌缺血（Chelliah et al 2002）。使用静脉药物如硝酸甘油、硝普钠或酚妥拉明可以治疗高血压，术

中发生的高血压一般呈一过性，应该使用短效的降压药，以避免肾上腺素收缩血管作用消退后导致的反弹性低血压。

很多手术医师都会进行蛛网膜下腔穿刺置管以便于肿瘤的暴露。这一导管可以通过注射生理盐水或抽吸脑脊液来调节脑脊液的压力。对于肿瘤较大有明显蝶鞍压迫症状的患者，一些外科医师可能会通过蛛网膜下腔置管注入一些空气。这些空气可以增加 CSF 的压力，迫使肿瘤的鞍上部分进入术野。这些注入的空气也有利于在荧光显影中勾勒出肿瘤的位置。任何向 CSF 注射的操作均应遵守严格的无菌操作原则。麻醉医师应该了

解此时如果使用氧化亚氮麻醉可以迅速增加颅内气体的体积。

经蝶垂体瘤手术可能会导致少量的出血，但是由于垂体末端与颈内动脉相邻，也有可能导致大量出血。颈内动脉损伤是经蝶入路手术罕见的致命并发症（Fukushima et al 1998）。生长激素肿瘤可以导致颅内动脉逐渐扩张，增加术中出血的风险。在发生动脉损伤的患者中，与手术医师、麻醉医师和手术团队其他成员迅速沟通十分重要。

5.5 术后处理和液体失衡的治疗

抗利尿激素（anti-diuretic hormone，ADH）分泌异常导致的液体失衡是经蝶入路手术常见的术后急性并发症之一（Ciric et al 1997；Hensen et al 1999；Jane et al 2001；Kelly et al 1998；Nemergut et al 2005a；Olson et al 1997；Semple et al 1999；Singer et al 2003）。ADH 分泌异常可以导致术后尿崩症（diabetes insipidus，DI）和抗利尿激素分泌异常综合征（syndrome of inappropriate antidiuretic hormone secretion，SIADH），据报道其发病率为 0.5%~25%（Ciric et al 1997；Jane et al 2001；Semple et al 1999；Singer et al 2003）和 9%~25%（Jane et al 2001；Kelly et al 1995；Olson et al 1997；Singer et al 2003）。SIADH 和 DI 的治疗会在下文讨论。

5.6 恶性高热的治疗

恶性高热（malignant hyperthermia，MH）是一种骨骼肌异常代谢导致的高代谢综合征。在全身麻醉中发病率为 1：10 000。MH 的诱发药物包括所有的吸入麻醉药（除氧化亚氮外）和琥珀酰胆碱。诱发疾病包括中央轴空病和罕见的肌强直（如低钾性周期性麻痹）。MH 是一种常染色体显性遗传病，变异率很高。在易感的患者使用诱发药物可以导致骨骼肌氧代谢急剧升高，这种氧的大量消耗导致产生 CO_2 增多，因此呼气末 CO_2 升高是 MH 最敏感和特异的表现。如果不立即给予处理（见下文），会迅速出现体温升高，循环衰竭，甚至死亡。

氟烷－咖啡因骨骼肌收缩试验是检测 MH 的金标准。北美测试的敏感度为 100%，特异度为 78%（在一项或两项测试中表现阳性），但是欧洲测试的敏感度为 98%，特异度为 93%（在两项测

试中都表现阳性）。还有另外一项临床测试评分通过检测肌肉僵直、坏死、呼吸性酸中毒、体温和心脏受累程度对 MH 进行评估（框 13.2）。

框 13.2 恶性高热的治疗

1. 停止所有诱发恶性高热药物的使用
2. 使用 10L/min 100% 纯氧进行过度通气
3. 丹曲林 2.5mg/kg，至少使用 36 小时。（50ml 消毒蒸馏水溶解 20mg，40℃）。每 20mg 丹曲林含有 300mg 甘露醇，因此必须使用 Foley 导管。根据心率、体温和 $PaCO_2$ 使用丹曲林（和碳酸氢盐）
4. 使用一切方法降温（如鼻胃管灌洗和冰袋）
5. 治疗高钾血症（氯化钙、葡萄糖、胰岛素、碳酸氢盐、过度通气）。如果发生低钾血症，不要补钾，因为其可诱发恶性高热
6. 可能发生心律失常，不要使用钙通道阻断剂（CCB）治疗（可以使用利多卡因）
7. 中心静脉血气分析或股静脉血气分析比动脉血气分析（ABG）更具有指导治疗的意义
8. 检查血肌酐、凝血功能和心肌酶

约 25% 的患者可能复发。患者体温超过 41℃ 时 DIC 很常见，也可能会发生肌红蛋白尿性肾衰竭，恶性高热可能会引起重度疼痛和虚弱的后遗症，肌肉力量恢复可能需要几个月之久

---

6 脑肿瘤患者开颅术后的重症监护管理

行脑肿瘤切除手术的患者在术后应转入重症监护病房进行严密监护，并由接受过专门培训的神经重症医学团队实施下一步的诊疗。目前，已有多项研究的结果表明以神经损伤为主的患者若收入专门的神经重症监护室（neurointensive care unit，NICU）能够获得更好的预后和临床转归（Rincon et al 2007）。

2001 年发表的一项为期 3 年的大型多中心研究结果显示，那些收治于 NICU，并有专业神经重症医师进行看护的脑出血患者，其住院期间的死亡率会明显降低（Diringer et al 2001）。Varelas 等（2006）的研究也发现颅脑创伤的患者若收治于 NICU，并由神经重症专科医师管理，其病死率可降低 51%，平均住院天数缩短 12%，同时，患者成功出院回家或进行康复的比率也大大地增加（Varelas et al 2006）。鉴于多项研究已证实各类颅脑病变患者收治于 NICU

有着更好的预后，我们可以合理地假设行颅内肿瘤切除术的患者由 NICU 专科医师进行术后管理同样可以获益。

近年来，随着神经外科专科技术和手术麻醉技术的飞速发展，与神经外科手术相关的死亡率与致残率已明显下降。然而，神经外科手术患者的术后管理亦是关乎患者预后的重要环节。近些年，神经外科患者术后的监测技术日趋完善，很多新的诊疗理念逐步涌现，这也给广大神经重症专科医师带来巨大的挑战。例如，颅内压（intracranial pressure，ICP）监测仪目前已成为 NICU 的标准配置，随着监测技术的不断进步，目前的 ICP 监测能够更加敏感地发现患者的病情变化，并早于临床症状和体征；再比如，伴随着脑功能监测技术的日新月异，专科医师可以更及时、更全面地了解脑代谢情况，从而更快速地发现病情的变化；伴随着临床医师对术后疼痛所带来的危害有了更新的认识，新型镇痛技术相继涌现；伴随着对术后人工气道与机械通气管理的深入研究，术后尽早脱机拔除气管插管也已成为临床共识等。这个章节主要就神经外科术后的 ICP 管理、脑功能监测、水电解质的平衡、术后拔管的时机、癫痫的防治，意识的评估及术后镇痛等话题做了相关阐述。

7　颅内压升高

成年正常 ICP < 15mmHg，而当 ICP>20mmHg 则被认为是病理性升高。健康人的脑组织可通过自身调节机制将 ICP 维持在正常范围内。这些代偿机制包括：脑血流自身调节机制，完整的血－脑屏障以及脑脊液向脑室系统转移的能力。对脑损伤患者而言，任何一种代偿机制障碍都可能导致机体 ICP 调节失常。在行肿瘤切除术的开颅患者中，ICP 的调节机制遭到破坏，ICP 异常也尤为常见；这不仅与脑肿瘤本身的影响有关，也与手术所导致的脑水肿，血－脑屏障的破坏以及脑血流量的异常改变有关。

众所周知，CPP 的改变取决于动脉压和 ICP，而 ICP 的升高最终会导致 CPP 的减少，造成严重的不良后果。对于可以配合体格检查的意识清楚的患者，有创性 ICP 监测并非是必须的。但许多神经外科术后的患者由于气管插管、镇静药物使用以及麻醉药物或神经肌肉阻断药物残余等原因，

无法进行充分的评估意识时，应注意应用其他方法对 ICP 进行必要的监测。

7.1　颅内压监测

2007 年，颅脑创伤基金会发布了 ICP 监测指南（Bratton et al 2007a–d）。该指南推荐（2 级证据）"所有重型颅脑外伤（复苏后 GCS 评分 3~8 分），颅脑 CT 检查异常的患者，都应行 ICP 监测"。另外，指南中较低水平级别的推荐意见（3 级证据）指出，重型颅脑外伤而颅脑 CT 正常的患者，入院时若其具备以下两个或两个以上特征：年龄大于 40 岁、单侧或双侧活动障碍、收缩压小于 90mmHg，亦有必要行 ICP 监测。

虽然在符合上述情况的患者中，ICP 的监测已经得到指南的明确支持，但 ICP 监测对于患者预后的影响仍不明确。据笔者所知，有关于 ICP 监测及其预后的研究都是回顾性的，因此目前难以明确 ICP 监测和患者预后之间的因果关系。考虑到 ICP 监测为有创操作，存在一定的风险，若要开展 ICP 监测相关的随机、对照、前瞻性的临床试验应慎之又慎。Lane 及其同事（Lane et al 2000）进行了一项回顾性研究，研究纳入了 9 001 例重型颅脑外伤（TBI）患者，其中 546 例接受 ICP 监测，结果表明 ICP 监测能明显降低重型 TBI 患者的死亡率。但据 Lane 等推测，这种结果并不是 ICP 监测本身的效果，而是由于 ICP 监测可能会影响临床管理决策，所观察到的疗效可能是源于更严格的神经外科术后管理，或选择接受 ICP 患者存在偏倚。

Bulger 及同事（Bulger et al 2002）在美国 28 个一级创伤中心进行了一项临床调查，共纳入了 628 名重型颅脑外伤患者，结果发现，对这些 GCS ≤ 8 分、颅脑 CT 异常的重型颅脑外伤患者进行 ICP 监测，且监测时间大于临床治疗时间的 50%，患者死亡率显著下降。然而，在对生存患者出院时的神经功能状态进行随访时发现行 ICP 监测的患者神经功能并无显著改善。当然，本研究中，除了 ICP 监测外，不同管理机构中神经外科会诊率、治疗颅高压的药物和手术疗法方面的差异，都可能会导致神经外科患者术后死亡率的不同。

Cremer 和其同事（2005）也进行了一项回顾性队列研究，纳入了荷兰 2 个创伤中心超过 300 例的重型颅脑外伤患者。研究中的对照组患者接

受常规的重症监护及诊疗，并在参考患者临床症状及影像学表现的基础上将患者动脉血压维持在90mmHg以上；实验组的患者则旨在以ICP/CPP为导向，将患者的治疗目标拟定为ICP < 20mmHg及CPP > 70mmHg。研究结果表明，ICP/CPP导向性治疗导致患者机械通气时间延长，同时患者12个月后GOS评分并无改善。

无论ICP监测对神经外科危重症患者的预后是利是弊，它的风险是明确存在的。ICP监测的并发症包括感染、出血、监测装置损坏、发生故障和置入困难。相关文献报道，因ICP监测发生颅内出血而需行血肿清除术的概率约为0.5%，感染率在1%~27%。装置的类型和放置方式可导致感染率存在差异，脑室型装置的细菌定植率约为8%，脑实质型装置感染率则约为14%。2006年，May等进行了一项回顾性研究评估了ICP监测患者是否需要预防性使用窄谱和广谱抗生素，结果表明预防性使用广谱抗生素并不能降低中枢神经系统感染，并可增加革兰阴性耐药菌感染的发生率；故目前并不推荐通过常规更换脑室引流管或预防性使用抗生素的方法减少脑室型ICP监测装置相关感染的风险（见Bratton et al 2007a–d）。

7.2 继发性颅内压升高的管理

某些颅脑肿瘤会使ICP升高，肿瘤切除术可以一定程度地缓解高颅压，故术前行ICP监测的患者，术后可能不再需要行侵入性监测。然而，开颅肿瘤切除术可能导致严重的脑水肿并破坏血–脑屏障和改变脑血流量的自动调节机制，从而导致术后颅内压增高。临床上可采用药物、非药物以及外科手术治疗等方法进行改善。

7.3 镇静镇痛

神经外科术后患者普遍都会发生疼痛和躁动。前者大多由手术损伤引起，而后者常继发于机体颅内压升高、人–机对抗以及术后谵妄等多种病因。二者皆可导致患者血压心率剧烈的波动和颅内压急剧的升高，这无疑增加了机体氧耗，也降低了脑灌注，这对神经外科术后患者而言非常不利。因此，给予神经外科术后患者合适、充分的镇静镇痛是神经重症管理的基础。关于脑肿瘤术后患者的镇静、镇痛治疗会后续在本节中详述。

有多种镇静、镇痛药物可在NICU中使用，并用于颅内压的控制。其中，以丙泊酚和苯二氮䓬类药物最为常用，而目前新型镇静剂 α_2- 肾上腺素受体激动剂则被认为是最具应用前景的ICU镇静药物之一。丙泊酚（2，6- 二异丙基酚）是一种水溶性制剂，通过激活 γ- 氨基丁酸受体氯离子复合物发挥镇静作用，能降低正常颅压及颅高压患者的ICP，也一定程度地降低了脑代谢率，降低了脑氧消耗。然而，丙泊酚存在一些不良反应。例如，丙泊酚可能导致严重的低血压从而减少脑灌注，尤其多发生在存在低血容量情况的患者。在神经系统方面，虽然丙泊酚在高剂量时可以用于治疗癫痫发作，但是低剂量时却能激活癫痫灶，诱发癫痫（Hutchens et al 2006）。另外，丙泊酚在诱导剂量（2mg/kg）时，常可以引起窒息，可能增加呼吸频率以及减少机体对高碳酸血症的通气反应（Hutchens et al 2006）。

一项纳入98名患者的前瞻性、多中心研究中，对比综合ICU中患者使用丙泊酚和咪达唑仑的效果，结果发现丙泊酚有着更好的镇静作用，并能减少患者的人–机对抗，同时更利于患者的快速唤醒（Chamorro et al 1996）。因此，丙泊酚更适用于神经重症监护室的患者，不但有助于对患者进行意识评估，又能降低颅高压患者的ICP，无疑是一种能被广泛使用的镇静药物。

如上所述，新型镇静剂右美托咪啶是一种高度选择性的 α_2 肾上腺素能受体激动剂，并兼具抗焦虑和镇痛的特点，而其引发呼吸抑制的发生率则较低。 α_2 受体存在于脑（脑桥和延髓），脊髓（背角）和外周（血管平滑肌）。右美托咪啶正是通过激活蓝斑 α_2 受体产生镇静、催眠作用（Bekker et al 2005）。右美托咪啶可以激活血管平滑肌上的 α_{2-B} 受体，产生血管收缩，引起短暂的高血压，但随着给药时间延迟，其能中枢性拮抗交感活性，引起血压和心率的中度下降，从而减弱最初的高血压反应。另外，右美托咪啶尚通过激活脑血管平滑肌上 α_2 受体收缩血管，从而减少脑血流（Bekker et al 2005）。目前，右美托咪啶对于ICP的影响尚不明确，虽然已有动物研究表明其能减少ICP，但是还未经大量人体研究加以验证。

虽然，右美托咪啶在NICU中的应用尚未成熟，但由于其具有便于唤醒及不引起呼吸抑制的优势，因此在神经外科术后患者的镇静管理领域具有广阔的应用前景。比如，Aryan（2006）进行了一项回顾性研究，结果发现右美托咪啶对神经外科术后患者发挥着安全、有效的镇静作用，同时并不影响其 ICP 和 CPP。

7.4 过度通气治疗

利用机械通气将 $PaCO_2$ 维持在 26~30mmHg 可导致急性脑血管收缩，颅内血容量降低，颅内压降低。因此，当 ICP 升高威胁到患者生命时，过度通气治疗可作为一种降低颅压的选择。另外，在进行神经外科手术时，麻醉师也可以运用此方法控制患者术中的颅内压。

虽然过度通气是一种行之有效的降低颅内压的方法，但其收缩小动脉的效应却只能维持 11~12 小时。因为在急性低碳酸血症的后期，随着碳酸酐酶和其他非碳酸氢盐缓冲系统的参与，自身调节机制逐渐适应，脑血管失去了对低碳酸血症的收缩反应，导致在低二氧化碳分压水平下脑血流恢复，可导致颅内压反跳现象的出现（Rangel-Castilla et al 2008）。另一方面，过度的低碳酸血症可引起脑血管过度收缩，进而导致脑组织局部或广泛性缺血，可能会进一步增加患者发生卒中的风险。但目前过度通气和脑缺血的关系仍未明确，有待进一步的研究（Rangel Castilla et al 2008；Stocchetti et al 2005）。

2000 年发布的一项基于循证医学资料库的系统综述表明，"目前的数据尚不足以评价过度通气对严重脑损伤患者的利与弊，尚需更多随机对照研究来验证"（Schierhout et al 2000）。但至今，仍未有相关研究结果发布。

2007 年，颅脑外伤基金会在发布的指南中（Bratton et al 2007a-d）做出声明"推荐将过度通气治疗作为紧急降低颅高压的暂时性辅助手段。但在脑损伤的最初 24 小时应该避免过度通气，因其可能引起脑血流的减少。"同时，他们亦推荐"如果使用过度通气，建议使用脑氧代谢监测，如颈静脉血氧饱和度监测（jugular venous oxygen saturation，SjO_2）和脑组织氧分压监测（brain tissue oxygen tension，$PbrO_2$）等。"以上这些推荐均为 3 级推荐意见。此外，指南也指出"并不建议预防性应用过度通气"，这是 2 级推荐意见。这似乎表明目前的临床共识，即过度通气作为降低颅内压的一种手段；对于临床医师来说，尽管这种疗法简便且有效，但对患者并非无害，故其在临床上的应用仍存争议。

7.5 甘露醇

甘露醇是一种渗透性利尿剂，在人体内不经代谢以原形排出体外，FDA 已批准其用于高颅压的治疗。甘露醇主要是通过提高血浆渗透压来达到脱水降颅压的效果，从而改善脑灌注。利用甘露醇将血浆渗透压维持在 300~320mOsm 是最适宜的，超过这个范围，就会产生明显的不良反应，如高渗血症、低血容量和肾衰竭等（Rangel-Castilla et al 2008）。当患者的大脑自动调节功能完整时，甘露醇可引起大脑血管收缩，而当患者的大脑自调节功能受损时，甘露醇可引起大脑血管舒张（Rangel-Castilla 2008）。反复输注甘露醇可能会导致脑组织和血浆之间的渗透压梯度逆转，从而触发血管源性脑水肿和反常性 ICP 增高（Kaufmann et al 1992）。

有研究数据表明，血浆渗透压长期大于 320mOsm/L 时可能导致死亡率增加（Trost et al 1992）。然而，最近的一项回顾性研究中发现，98 名接受甘露醇治疗的 NICU 患者中，血浆渗透压水平与发生肾衰竭之间并没有明显的相关性，而 APACHE II 评分和充血性心力衰竭才是预测使用甘露醇治疗患者发生肾衰竭的危险因素（Gondim et al 2005）。

Bell 及同事（Bell et al 1987）通过磁共振成像发现，颅脑肿瘤患者静脉输注 20% 甘露醇后 15 分钟内，大脑含水量明显减少。口服甘露醇（1g/kg）可以在 1~5 分钟内降低 ICP，在 20~60 分钟达到峰值作用，效果可持续 1.5~6 小时（Rangel-Castilla et al 2008）。甘露醇联合其他利尿剂可以产生降低 ICP 的协同效应。Pollay 等（1983）以狗为模型的实验中发现，当甘露醇和呋塞米合用时，能够更明显（62.4% vs 56.6%）和更持久（5 小时 vs 2 小时）地降低 ICP，而仅出现一过性轻度低钠血症。

7.6 高渗盐水

近年来，高渗盐水（hypertonic saline，HTS）已成为颅高压渗透性治疗的后起之秀，它常用浓度范围在 3%~23.4%。HTS 脱水机制与甘露醇相同，主要是通过增加血管内渗透压水平使脑实质中的水分排出，从而减少脑组织容积并降低 ICP（Rangel-Castilla et al 2008）。同时，HTS 可能产生一些附加效应，如血管调节，稳定血流动力学，神经化学和免疫调节等（2001）。与甘露醇不同，HTS 还适用于低血容量的患者：甘露醇可能因存在较强的脱水作用而使用受限，而使用 HTS 却能增加血管内容积并具有一定的升高血压的效果（Rangel-Castilla et al 2008）。但 HTS 仍然有引起急性肾功能不全及血流动力学不稳的副作用，并可能发生严重而不可逆的渗透性脱髓鞘综合征。亦有报道显示，在口服或静脉输注 HTS 后，可能会出现 ICP 反弹性升高。这可能是由于患者自身 ICP 的反跳所致，还有可能源于 HTS 的半衰期的影响（Doyle et al 2001）。

目前，一些研究比较了 HTS 和甘露醇降低 ICP 的疗效。Vialet 等（2003）比较了 7.5%HTS 与 20% 甘露醇对颅脑创伤以及难治性 ICP 升高的患者的效果，结果发现，HTS 治疗组，高颅压发生的次数更少及持续时间更短。Francony 等（2008）进行了一项随机、对照性试验，比较了输注等摩尔数 20% 甘露醇和 7.45%HTS 治疗继发于 TBI 或脑卒中的持续 ICP 升高的效果。结果表明，输注等摩尔数的甘露醇与 HTS 在降低 ICP 方面的疗效相同。然而，该研究也发现甘露醇治疗组的患者脑灌注压得到明显升高而脑血流速度也显著增加。同时，正如预期的那样，甘露醇比 HTS 能产生更显著的利尿作用，而 HTS 在开始输注 2 小时后血钠和血氯水平显著增高。

7.7 巴比妥麻醉

巴比妥类药物可以通过减少 CBF 并降低脑代谢率，改善患者的脑耗氧情况来降低 ICP。Chen 等（2008）对 10 名难治性颅内压升高的患者进行了一项非对照研究，结果发现 70% 接受戊巴比妥钠输注的患者脑组织含氧量显著增加。虽然巴比妥类药物并非治疗颅内压增高的一线药物，但自 1947 年起，巴比妥诱导麻醉就开始用于治疗难治性颅内压升高。研究发现，用戊巴比妥钠治疗的 67 例重型颅脑外伤伴有难治性颅内压增高的患者，其中 45% 的患者 ICP 有良好的反应（ICP 下降到小于 20mmHg），40% 患者 ICP 有部分反应（ICP 下降但仍大于 20mmHg）（Cormio et al 1999）。

然而，巴比妥类药物的使用也存在副作用，最严重的是低血压以及影响患者神经系统的体格检查。高剂量的巴比妥类药物还可以导致低钾血症、感染、呼吸系统的并发症以及肝、肾功能障碍等（Rangel-Castilla et al 2008）。目前，虽然巴比妥类药物对 ICP 的作用已经明确，但巴比妥类

家族不同药物之间的疗效比较还需探索。Pérez Bárcena 等（2008）在一项为期 5 年的前瞻性、随机、对照研究中对 44 名患者进行分组，比较戊巴比妥钠组和硫喷妥钠组治疗 TBI 患者难治性 ICP 增高的疗效。其中，硫喷妥钠治疗组有 50% 患者发生难治性的颅高压，而戊巴比妥钠治疗组有 82% 患者发生难治性的颅高压，这可能意味着在控制难治性颅高压方面，硫喷妥钠的作用可能优于戊巴比妥钠。但是，这是一个小样本临床研究的结论并不可靠，尚需要更大样本量的研究进一步验证。

另一项关于巴比妥类药物治疗 ICP 升高 TBI 患者的系统回顾表明，巴比妥类药物对患者病死率以及不良神经功能结局的改善并不显著。另外 2 项临床研究则表明，巴比妥类药物降低 ICP 效果并不明显，却能够导致严重的低血压。Roberts 等（2000）在关于巴比妥类药物的系统综述中阐明，在使用巴比妥类药物治疗的患者中，约有 25% 出现低血压。

7.8 糖皮质激素

脑肿瘤患者常常并发脑水肿且多为血管源性脑水肿。通常，水肿液以每天 14~78ml 的速率逐渐聚集在肿瘤组织周围（Kaal et al 2004），这主要归因于血管通透性和毛细血管渗漏的增加。尽管肿瘤相关性脑水肿的确切病理生理机制仍有待研究，已有相关研究表明，某些肿瘤中表达的血管内皮生长因子（VEGF）能增加血管渗透性。VEGF 可以通过合成和释放一氧化氮加重脑水肿，也可以通过作用于血管内皮细胞紧密连接发挥此作用。

皮质醇类药物可以通过降低 VEGF 表达从而快速达到改善肿瘤相关性脑水肿的效果；这其中最常用的是地塞米松。地塞米松的剂量范围在每天 4~100mg，剂量越大，副作用越大（Kaal et al 2004）。地塞米松的最常用剂量是 4mg q6h，使用数小时后，局灶性神经症状和精神状态能显著改善，而升高的 ICP 可在随后 2~5 天得到逐步的改善（Rangel-Castilla et al 2008）。但目前，类固醇药物在继发于 TBI 或自发性颅内出血的 ICP 增高的患者中并未显现出明显的益处。

7.9 去骨瓣减压术

去骨瓣减压术（decompressive craniectomy,

DC）是通过部分颅骨切除（伴或不伴硬脑膜切开）的方法达到降低颅内压的效果，特别适用于药物治疗无效的难治性颅内高压。DC 可以增加潜在的颅腔容积，从而使颅内压的调节不再受Monroe-Kellie 代偿机制的制约，并能改善患者的CPP，同时降低了脑中线移位、脑干受压以及脑疝发生的风险（Jagannathan et al 2007）。

DC 可用于 TBI、脑缺血和蛛网膜下腔出血等多种颅脑病变。一些病例显示，用 DC 治疗内科治疗无效的高颅压患者效果良好（Rangel-Castilla et al 2008）。当然，目前仍缺乏大型前瞻性随机对照研究；有系统综述中提到"尚无随机对照研究的证据支持常规采用 DC 可改善严重 TBI 和难治性 ICP 增高患者的预后"（Sahuquillo et al 2006）。另外，儿童 ICP 升高患者内科保守治疗效果不佳时，也可行 DC 术。Jagannathan 等（2007）在一项回顾性研究中，纳入 23 名 ICP 升高的儿童TBI 患者（平均年龄 11.9 岁），并接受 DC 治疗后，83% 患者术后 ICP 能得到有效控制。他们指出 DC是一种有效的手段，并能明显改善患者预后。

颅脑肿瘤切除术后难治性颅内压增高的患者行 DC 的效果并不明确。手术操作可能导致术后脑水肿，但肿块切除也可部分缓解高颅压。因此，颅脑肿瘤切除术后颅骨通常完整复位，采用传统内科保守方法治疗术后的 ICP 升高。

8 脑功能监测替代技术

传统 ICP 监测可用以监测 ICP 的变化，并指导治疗，但并不能提前预测颅内压升高。颅脑损伤的神经危重症管理目标是预防继发性颅脑损害（Belli et al 2008），因此，理想的监测手段应当具有预测颅内压增高的能力，以确保临床医师能在出现颅脑不可逆损伤之前采取更积极的保护性策略。另外，传统 ICP 监测不能提供关于脑氧代谢等信息。鉴于传统 ICP 监测的局限性，近年来，多样化的脑功能监测技术逐渐涌现，为神经外科术后危重症患者的临床管理开辟了更广阔的前景。

8.1 脑微透析技术

1992 年，脑微透析（cerebral microdialysis，MD）技术开始应用于神经重症领域，最初仅用于创伤性颅脑损伤的神经生物化学物质的代谢监测。2002 年，美国 FDA 批准了这项技术可在人体应用（Bellander et al 2004）。这项技术是将模拟毛细血管膜的探头通过颅骨钻孔插入脑组织中，采用人工脑脊液或生理盐水灌流的方式使灌流液被动弥散，并逐渐与探头外脑组织间液相平衡。脑组织间液与灌流液间某种化学物质的浓度差产生一个浓度梯度，使化学物质透过透析膜，最后，提取灌流液在实验室或床边分析仪进行检测。

因此，微透析法可以通过测量脑细胞外液生物化学物质的变化，进而在早期阶段发现脑组织损伤和缺血，并及早进行干预以降低继发性脑损伤（Bellander et al 2004）。反之，缺血脑组织氧输送是否改善也可以通过此方法协助评估。

MD 技术可以监测多种生化标志物。其中关于脑糖代谢临床标志物的研究已经相对成熟，这也是微透析技术早期的主要监测目标之一。通过应用这种技术亦证实，当发生脑组织缺氧、颅高压、癫痫发作、高热及脑血管痉挛的时候可出现继发的脑糖降低、乳酸堆积等组织无氧糖代谢增加的情况（Hillered et al 2005）。除了糖代谢生化指标外，甘油及兴奋性氨基酸谷氨酸盐也是反映脑代谢情况的重要信息（Stahl et al 2001）。

乳酸/丙酮酸（L/P）比值是脑缺血的敏感标志物之一（Bellander et al 2004）。但近期研究表明，L/P 比值反映缺血的特异性可能并不高。因为，L/P 比值升高有 2 种分型，各自代表了不同的代谢情况。1 型 L/P 值比升高见于经典缺血状态，在无氧酵解条件下，糖代谢过程中产生的丙酮酸还原成乳酸，其主要源于线粒体内糖、氧缺乏导致 NAD+/NADH 减少。2 型 L/P 比值升高可反映糖代谢途径的糖摄取或糖供给减少，这常见于创伤性脑损伤的患者。Enblad 等（2001）发表的一项灵长类动物研究表明，当大脑中动脉梗死而发生严重的脑缺血时，L/P 比值常大于 90，而缺血组织再灌注可能使部分 L/P 比值正常化。但在没有再灌注的缺血区域，L/P 比值会进一步增加，这可能意味着脑缺血区域的组织和细胞已出现不可逆的坏死。

Belli 等（2008）进行了一项基于重型颅脑损伤患者管理的研究，结果表明微透析技术可以在患者 ICP 升高之初即检测出异常的脑生化指标。研究入选了 25 名有颅内压监测指征的 TBI 患者，并对其进行脑微透析监测，每小时记录 L/P 比值，甘油和谷氨酸盐含量。微透析导管放置于脑损伤病灶周围的缺血半暗带，而当存在弥漫性脑损伤时，则将导管放置在右额叶。研究发现，L/P 比值和甘油含量均是对颅内压升高具有一定的预测价值的生化指标，如在 ICP 正常的患者中，若测得 L/P>25，随后 3 小时内 ICP 升高的风险明显增加。但本研究并没有发现谷氨酸盐对 ICP 升高的预测作用。

微透析属于局部监测，导管放置的位置会影响监测参数的判读。Stahl 等（2001）的研究纳入 7 名患者，这些患者均死于颅脑占位切除术后的难治性高颅压；对这些入选的患者，他们分别放置脑室导管监测 ICP，并在相对"健侧"的大脑半球皮质区域放置微透析导管。其中 5 名患者于患侧大脑半球（如挫伤灶的半暗带，或毗邻急性硬膜下血肿的皮质）放置第 2 根微透析导管。研究发现，当微透析导管置于患侧时，在颅内压监测显示 ICP 升高前，微透析法检测到的生化标志物的变化与脑缺血情况一致。当微透析导管置于相对"健侧"时，所检测到的生化指标的变化却滞后于 ICP 升高。这可能是由于"健侧"灌注不良及代谢障碍主要是源于患侧的脑水肿所致颅内压升高（Stahl et al 2001）。

现阶段，MD 技术在神经重症领域的应用还处于起步期。2002 年，欧美神经重症专家小组起草的共识推荐将脑微透析法运用于 TBI 和蛛网膜下腔出血的患者（Bellander et al 2004）。在严重的 TBI 及蛛网膜下腔出血患者中，除了进行 ICP 和 CCP 监测外，还应进行 MD 监测。所推荐监测的生化标志物包括乳酸、丙酮酸、L/P 比值、葡萄糖、甘油及谷氨酸盐。同时，此共识也指出，导管放置的推荐部位，主要取决于脑损伤是局灶性，还是弥漫性。对于蛛网膜下腔出血的患者，推荐将导管放置于出血的高位部位。

8.2 脑组织氧分压监测（brain tissue oxygenation，PbO_2）

脑组织氧分压技术是随着电子和光纤技术发展起来的有创脑氧监测技术。通过颅骨钻孔向脑组织置入带有微传感器的光纤探头，直接测定脑组织氧分压，反映特定部位的局部脑组织的氧代谢情况。Valadka 及其同事（1998）进行了一项研究，对 43 位重型 TBI 患者进行脑氧监测，应用 PbO_2 预测临床结局，发现患者 3 个月生存率与 $PbO_2 < 15mmHg$ 的总时间成负相关，并且任意时间点 $PbO_2 < 6mmHg$ 患者的 3 个月内死亡风险明显

增加。直接 PbO_2 测量能够直接获取脑内特定部位代谢情况。然而，它是有创操作，并需要将探针直接放置于受损脑组织。因此，当患者脑组织多处受损或损伤部位不明时，此方法并不适用。

8.3 颈静脉血氧饱和度监测（jugular venous oxygenation，$SjVO_2$）

颈静脉血氧饱和度监测是利用颈内静脉逆行置管至颈静脉球部测定脑组织回流的静脉血中氧饱和度的一种方法；其代表着脑组织中未被利用的氧，反映了脑氧供给和氧消耗之间的平衡，并间接反映脑血流灌注的情况。正常 $SjVO_2$ 值在 55%~71%（Smythe et al 2002）之间。当脑氧输送降低，如全身缺氧、低血压或颅高压导致的脑灌注压降低，正常的脑组织可以从血液中提取更多的氧气，因此 $SjVO_2$ 减少。当脑组织摄取氧的能力下降时，如颅内压升高达到平均动脉压水平或脑死亡，氧供和氧需不匹配，$SjVO_2$ 值将升高。

颈静脉氧饱和度监测也可用于预测 TBI 患者的临床预后。Gopinath 等（1994）的研究对 116 名 TBI 患者进行 $SjVO_2$ 监测，进行多因素相关分析后发现，出现 $SjVO_2$ 下降的 TBI 患者神经系统结局更差。一项类似的研究结果表明，$SjVO_2$ 下降是导致 TBI 患者神经系统结局恶化的独立危险因素（Fandino et al 2000）。

目前，$SjVO_2$ 用于评估脑组织损伤程度的准确性尚未明确。Gupta（1999）的研究对招募的 13 名颅脑损伤的患者进行了 $SjVO_2$ 和 PbO_2 的测量，发现在脑非损伤区域，$SjVO_2$ 和 PbO_2 值有很好的一致性。在有持续损伤的区域，$SjVO_2$ 和 PbO_2 值却无显著关联。因此，$SjVO_2$ 和 PbO_2 值在评价 TBI 患者的脑代谢情况时，可能有较好的互补作用。Gopinath 等（1999）应用这 2 种方法评价 54 名 TBI 患者，发现将 $SjVO_2$ 和 PbO_2 的临界值分别设置为 50% 和 8mmHg 时，其发现脑缺血缺氧的灵敏度可分别达 69.7% 和 63.5%。

然而，$SjVO_2$ 监测也有一定的局限性。首先，它也是一种有创监测；其次，它反映的是全脑代谢情况，而不能测量脑局部组织的氧摄取率；自 20 世纪 60 年代起，尚无高质量的研究证据表明 $SjVO_2$ 监测可以改善患者预后。

8.4 脑氧饱和度监测

脑氧饱和度监测是利用近红外光谱分析技

术（near-infrared spectroscopy，NIRS）评价脑组织中的氧和血红蛋白和去氧血红蛋白浓度。它监测的是"局部脑血管内氧饱和度"（regional cerebrovascular oxygen，rSO$_2$）。Kirkpatrick 等（1995）在一个纳入 14 名 TBI 患者的研究中发现，对患者进行脑氧饱和度监测，可发现 97% 的大脑低灌注，而对患者进行 SjVO$_2$ 监测，只发现其中的 53%。在另一项研究对于颈动脉内膜剥脱术中进行颈动脉阻断的患者的研究发现，相比于无神经症状遗留的患者，遗留神经功能障碍的患者 rSO$_2$ 会出现明显的降低（Samra et al 2000）。

9　代谢与电解质紊乱

9.1　血糖管理

Van den Berghe 等（2001）进行了一项研究，比较了严格血糖控制和"传统"血糖控制对危重症患者的影响。研究结果表明，严格血糖控制能有效地降低 ICU 的死亡率，同时将住院死亡率降低 34%。但该研究中大多数对象为心脏术后患者，只有 4% 合并神经系统疾病。该研究提示了严格血糖控制的潜在益处，故相关学者推测，非心脏ICU 的危重症患者可能也能受益于严格的血糖控制。但目前尚无基于特定人群的研究数据进一步支持。

目前的多项研究表明，高血糖与卒中（Bruno et al 2002；Capes et al 2001；Kagansky et al 2001；Parsons et al 2002；Williams et al 2002），颅脑创伤（Jeremitsky et al 2005），蛛网膜下腔出血（Claassen et al 2002；Juvela et al 2005；Lanzino et al 1993）患者的不良预后相关，因此我们推断严格控制血糖可使神经系统损伤的患者受益。另外，近期一项纳入 367 位 III~IV 星形细胞瘤患者的回顾性研究表明，开颅术后 1~3 个月内持续血糖监测显示超过 3 次测量值血糖 >180mg/dl（1mg/dl=0.055mmol/L）的患者，生存率明显下降（McGirt et al 2006）。

尽管高血糖与包括脑肿瘤在内的神经损伤患者的不良预后有明确关联，但目前还未知究竟是高血糖对患者有害，还是高血糖仅是反映疾病严重程度的一个指标。事实上，近期一项针对 78 名蛛网膜下腔出血的患者的前瞻性、随机、对照研究结果表明，进行严格的血糖控制并未减少患者的死亡率（Bilotta et al 2007）。另外，一项纳入

834 名蛛网膜下腔出血患者的回顾性研究也并未发现严格控制血糖的益处（Thiele et al 2009）。但是 Van den Berghe 等（2005）发现，严格控制血糖可以改善神经损伤患者的临床疗效评分，但死亡率却有增加的趋势。

目前尚无关于脑肿瘤患者的血糖控制的前瞻性、随机、对照研究。近年来，越来越多研究结果表明 Van den Bergh 的研究结果并不能广泛适用于危重症患者。在 VISEP 研究中（Brunkhorst et al 2008）发现，严格血糖控制对 ICU 患者死亡率没有影响，但却增加了严重低血糖的发生率，还会导致其他严重不良事件的发生。Van den Berghe（2006）再次重复他们的研究方案，发现在内科 ICU 中，严格控制血糖并未彰显益处。Thiele（2009）在蛛网膜下腔出血患者身上的研究数据表明，病程中经历低血糖（<60mg/dl）的患者死亡率增加约 3 倍。

虽然多项研究证实了高血糖与危重症患者不良预后的关联，但从而就推断严格控制血糖能改善患者预后显然是不正确的。例如，术中低血糖是心脏手术患者围术期并发症的独立危险因素（Gandhi et al 2005）。积极控制血糖并没有改善他们的死亡率，反而增加了卒中的风险（Gandhi et al 2007）。

目前缺乏前瞻性、随机、对照研究能够指导脑肿瘤患者术后的血糖控制，所以很难提供明确证据级别的推荐。现各项研究发现，高血糖（>180mg/dl）和低血糖（<60mg/dl）都与患者的不良预后有关。鉴于严格控制血糖可能会带来低血糖的风险，且 Van den Berghe 的研究结果在其他患者人群中无可重复性，故近年来，将血糖控制在 80~110mg/dl 的主张渐渐难以为广大医师所接受。Krinsley 等（2003）的一项纳入 1 600 名危重症患者的回顾性研究表明，当血糖保持在约 140mg/d 时，死亡率明显降低，并且低血糖发生率并不高。因此，把危重症患者的血糖控制目标定在 140mg/dl 上下可能是更合理的。

9.2　血钠和血浆渗透压异常

颅脑肿瘤患者常发生血钠和血浆渗透压异常。血钠是维持机体容量的重要离子，而血渗透压则主要是维持机体游离水的平衡。机体容量指的是机体的游离水量，而渗透压是指溶液中渗透性溶质颗粒吸引和保留水的能力。机体的容量状态与

血浆渗透压密切相关，且相互影响。机体分别通过肾素－醛固酮系统和下丘脑－垂体后叶－抗利尿激素系统两种不同的调节机制调控机体体液容量和血浆渗透压，但两个系统又共同作用于肾，调节水、钠等电解质的吸收及排泄，从而维持体液平衡及电解质的稳定。

血浆渗透压的升高可导致机体释放抗利尿激素（antidiuretic hormone，ADH），当血浆渗透压达到 280mOsm/L 的高渗状态时 ADH 分泌就会增多（Ober 1991）。血钠是构成血浆渗透压的主要渗透性溶质颗粒，也是刺激 ADH 分泌的最强效的离子（Robertson 1984）。另外，血容量的变化也会影响 ADH 的释放，但不如血浆渗透压的刺激作用强。血容量下降约 10%，即可刺激 ADH 分泌（Robinson 1985）。血浆渗透压达 290~295mOsm/L 时，即出现相应的临床表现。

肾素－血管紧张素－醛固酮系统是维持血钠平衡最重要的调节系统。血钠浓度增加会刺激视丘下部的口渴中枢，使患者水摄入增加，并刺激 ADH 的释放。ADH 由视上核的大细胞部分产生，并能使远端肾小管对水的重吸收增加，尿量减少，从而保留水分。表 13.1 总结了参与调控血浆渗透压和液体容量的主要因素。

表 13.1 血浆渗透压（自由水）和液体容量的控制（血钠）

	渗透压调节	容量调节
感觉变量	血浆渗透压	有效血容量
感受器	下丘脑渗透压感受器	容量感受器、压力感受器、致密斑
效应器	口渴中枢、血管加压素	肾素－血管紧张素－醛固酮系统、交感肾上腺素、球管反射
控制变量	水排泄、水摄取	尿钠排泄

神经系统病变的患者，机体的水钠稳态可能被严重破坏。虽然很多患者的口渴中枢被刺激，但因意识的改变、镇静药物的使用以及肢体约束却限制了其主动饮水；肿瘤异位分泌 ADH 以及药物诱导 ADH 释放和脑性耗盐等，以上因素皆可能

导致血浆渗透压和容量状态的异常。对于颅脑损伤的患者，血浆渗透压和容量状态的监测是患者诊疗过程中的重要一环。Monro-Kelly 原理表明，颅腔内容物包括脑组织、脑脊液和血液三部分，其总体积应与颅腔的总体积相适应。故当任何一部分的容积增加，其他部分容积应代偿性减少，否则就可能导致 ICP 升高。故若血钠降低，可能导致脑血管内的水分进入脑实质，从而导致脑水肿和颅高压。

9.3 脑性耗盐（cerebral salt wasting）

Peters（1995）首次报道了脑性耗盐（cerebral salt wasting，CSW），多由神经系统损伤或肿瘤引起，主要表现为低钠血症和低血容量。据报道，有 30% 的 SAH 患者会发生 CSW（Fox et al 1971），脑肿瘤和 TBI 患者的发生率也较高（Harrigan 1996）。需要注意的是，CSW 为排除性诊断，诊断 CSW 之前，必须排除其他原因导致体内盐消耗，包括高血容量、利尿剂和肾上腺皮质功能降低症等。

CSW 与抗利尿激素异常分泌综合征（syndrome of inappropriate antidiuretic hormone，SIADH）之间有相似之处。二者都可能导致低钠血症、高尿钠及低血浆渗透压（Nelson 1981）。另外，CSW 继发的低血容量也可以导致 ADH 的异常分泌增多。但二者最显著的差别为容量状态——不同于 CSW 的低血容量，SIADH 则表现为水潴留和高血容量（表 13.2）。

表 13.2 脑耗盐综合征与抗利尿激素异常分泌综合征

	脑耗盐综合征	抗利尿激素异常分泌综合征
发生率	常见	少见
血容量状态	血容量减少	血容量正常
盐平衡	负平衡	多变的
中心静脉压（cmH$_2$O）	≤ 5	6~10

CSW 的治疗包括生理盐水或高渗盐水的补充，也可选择口服补盐及氟氢可的松治疗（Hasan 1989）。Damaraju 等（1997）的研究指出，76% 的 CSW 患者给予 50ml/（kg·d）的生理盐水和 12g/d 的口服盐，血清钠的水平在 72 小时内可上升

至 >130mmol/L 的水平。

9.4 抗利尿激素异常分泌综合征（SIADH）

SIADH 最初是在肺癌患者中发现的，目前发现颅内恶性肿瘤患者亦常伴发。其他少见的导致 SIADH 的原因包括甲状腺功能减退、糖皮质激素缺乏，以及使用长春新碱、催产素、卡马西平、氯贝丁酯、氯磺丙脲和非甾体抗炎等药物（Baylis 2003）。不适当的高水平 ADH 会导致远端肾小管对水的重吸收增加，从而导致高血容量。SIADH 继发于低钠血症的症状包括头痛、精神紧张、精神错乱、嗜睡、恶心、呕吐、癫痫、昏迷，甚至可能导致死亡。这主要取决于低钠血症发生的速度和程度。通常突发的血钠紊乱常出现更多的症状。当血钠水平 <120~125mmol/L 时，患者临床症状明显。有趣的是，这些患者有时会反常性出现口渴的感觉（Baylis 2003）。

SIADH 的治疗根据病程有所不同。急性 SIADH（< 48 小时）通常需要限制液体量，如果症状严重，可以给予 HTS 和（或）呋塞米。慢性 SIADH（> 48 小时）的治疗是长期限制液体量（1 200~1 800ml/d），并给予地美环素、呋塞米或间断给予苯妥英钠（被认为具有抑制 ADH 释放的功效）。需要注意的是，低钠血症不应该过快地纠正：已有报道慢性低钠患者过快纠正会导致永久性的神经损害，即渗透性脱髓鞘综合征，通常可以通过密切监测血钠水平加以避免。纠正血钠的速率每小时不超过 1.3mmol/L，当 24 小时血钠增加 >10mmol/L 时要限制补钠速度，当血钠增加 >125mmol/L 时需停止对钠离子的纠正。

有很多学者试图通过中心静脉压（CVP）监测来指导神经外科低钠血症患者的治疗。一项纳入了 25 名低钠血症的神经外科患者的研究显示，以 CVP 为治疗导向（<5cmH$_2$O 为血容量减低，6~10cmH$_2$O 为正常血容量），可使 76% 的患者在 72 小时内血清钠水平达到 130mmol/L。将这些研究的相关 CVP 数据汇总，发现 87% 的患者血容量减低，13% 的患者为正常血容量，而并没有高血容量的患者，这表明 CSW 是神经外科患者血容量和电解质异常的最重要的原因。

9.5 尿崩症

与导致低钠血症的 CSW 和 SIADH 不同，尿崩症（diabetes insipidus，DI）通常引起高钠血症。神经外科患者的 DI 多为中枢性 DI，其病因为 ADH 释放不足。当然，也有少数患者表现为肾性 DI，其病因多为机体对 ADH 的不敏感。但无论为何种尿崩，其结果都表现为肾脏重吸收水减少，尿液排出增多。临床上常表现为口渴、嗜睡、昏迷、癫痫发作，甚至出现继发于脑组织脱水和萎缩的颅内出血。

中枢性 DI 可继发于多种神经系统损害，包括脑肿瘤（如颅咽管瘤）、头部外伤、脑炎或脑膜炎以及经蝶窦入路的手术（Nemergut et al 2005a）。另外，乙醇、苯妥英钠和类固醇等药物因素也常可诱发 DI。神经外科患者的 DI 发病率约在 3.7%（Wong et al 1998），而在肿瘤开颅术后的患者 DI 的发生率可高达 6.7%（Balestrieri et al 1982）。导致肾源性 DI 的病因包括药物（锂、地美环素、秋水仙碱等）、慢性肾脏疾病、高钙血症、低钾血症和干燥综合征。当然，神经外科患者中，中枢性 DI 比肾源性 DI 更常见（Tisdall et al 2006）。

DI 的诊断要点为：低渗尿或低比重尿，尿渗透压 <200mOsm/L 或尿比重 <1.003；正常或高血浆渗透压；尿量增多［成年人 > 250ml/h，儿童患者 > 3ml/（kg·h）］。当诊断不明时，可使用禁水加压素试验，即患者禁水，并每小时检查尿渗透压。正常人禁水后血浆渗透压升高，循环血容量减少，二者均刺激 ADH 释放，使尿量减少，尿比重升高，尿渗透压升高（接近或超过 600mOsm/L）而血渗透压变化不大。如果尿渗透压无明显变化（3 小时内尿渗透压变化 < 30mOsm/L），患者体重变化 >3%，或 6~8 小时后尿渗透压 <600mOsm/L，说明禁水加压素试验结果异常。此时，应该注射试验剂量的血管加压素。但是进行此试验时，应该对患者进行严密临床观察，不然可能对 DI 患者造成致命影响。

补液是 DI 治疗的基础，最初应输注等张液进行液体复苏，如果尿量持续增加，则应该输注低张液。如果患者 DI 已确诊，大多患者可随意饮水补充血容量。如果患者的水摄入和尿量不匹配，可以考虑给予去氨加压素治疗（Robertson et al 1989）。一旦应用去氨加压素，应该严格监测血钠和血渗透压，以避免低钠血症，并且应该根据尿量和渗透压以滴定方式调整剂量（目标尿渗透压为初始治疗 24 小时内保持在 150~155mmol/L）。轻度 DI（尚有一些残余的 ADH 的作用）有时可以加用卡马西平（200~600mg/d）、氯磺丙脲（100~500mg/d）或氯贝丁酯（500mg，q6h）治疗。某些情况下，噻嗪类利尿剂也可发挥一定的作用（Makaryus et al 2006）。

10　脑肿瘤患者的术后拔管时机

神经外科术后患者常常保留气管插管进入ICU。但保留插管和机械通气并非没有风险，所以当患者需要呼吸机支持的主要病因得到控制，且自主呼吸能力恢复时，应当尽快脱机、拔管。但对于此类患者的脱机拔管的指正尚缺乏统一的认识，有时过早脱机会加重呼吸负担，导致呼吸肌疲劳及再次呼吸衰竭、ICP升高、误吸及再次插管；而延迟脱机拔管可能导致呼吸机依赖和多种并发症，如肺炎、咽喉损伤、血流动力学变化以及镇静药物使用的增加，同时给神经系统检查和意识的评估带来困难。目前，已有多种标准用于评价患者是否具备拔管条件（框13.3）。

框 13.3　传统的脱机标准
神经肌肉系统
• 意识清醒
• 咽反射完好
• GCS >12 分
• 头部离床时间 ≥ 5 秒
心血管系统
• 心率 <140 次 /min
• 血流动力学稳定
呼吸系统
• 适当的氧合（PaO_2 >60mmHg，FiO_2 ≤ 40%，PEEP ≤ 5）
• 无 CO_2 潴留
• 浅快呼吸指数（RSBI）<100
• NIF >25cmH_2O
血液系统 / 炎性反应
• 无发热
代谢 / 内分泌系统
• 血电解质在正常范围（尤其是血钠、钙、磷酸盐）
• pH 7.30~7.40

在成功拔管的预测指标中，浅快指数（rapid shallow breathing index，RSBI）和最大吸气负压（negative inspiratory force，NIF）是最可靠的指标。NIF是反映呼吸肌力量的指标，能预测拔管失败率，但 NIF>20cmH_2O 也并不能保证成功拔管（Yang et al 1991）。其他床旁脱机参数，如氧合指数、潮气量、呼吸频率、肺活量和分钟通气量对临床预测常常并没有太多的帮助。

众多关于机械通气撤离的研究数据表明计划性脱机优于经验性脱机（表13.3）。然而，目前并无基于肿瘤开颅术后患者脱机的大型随机对照研究。因此，目前亦无针对神经外科术后患者的脱机拔管标准。

Namen 等（2001）进行了一项纳入了100名神经外科手术患者的随机、对照研究，其中试验组的患者进行了计划性自主呼吸试验（spontaneous breathing trials，SBT）和拔管，结果发现两组患者初次拔管天数无明显差别，预后也无明显不同。在计划性脱机组中，由于过多关注患者的意识，82% 通过 SBT 的患者发生了拔管延迟。多因素相关分析结果显示，更高的 GCS 评分，更低的 RSBI，更高的 P/F 和更高的潮气量与拔管成功率相关。

传统标准强调患者在拔管前应当意识清楚，可以遵医嘱，以保证可以自主清除气道分泌物，保持气道通畅。然而，行开颅肿瘤切除术后的患者尽管他们已经达到拔管标准，但却时常尚未清醒或不具备有交流能力。因此，评估神经外科术后的患者是否能够拔管成为一个巨大的挑战。若患者意识未清醒，咳嗽、咳痰能力差，发生误吸的风险增加。因此，呼吸功能已恢复，但意识状态尚不佳的患者延迟拔管并不少见。在一项颅脑损伤患者的前瞻性队列研究中，Coplin（Coplin et al 2000）研究了136名脑损伤插管患者的拔管时间和预后。研究发现感觉中枢有异常的患者，尽管满足其他拔管标准，但拔管的时间时常延迟。以复插率和肺炎作为预后指标，他们的研究也并不支持意识未恢复，但满足其他拔管指标的颅脑损伤患者进行延迟拔管。

目前，尚无关于肿瘤切除术后的患者拔管的大型随机对照研究。神经重症专科医师应当借鉴综合 ICU 的拔管经验。应用综合 ICU 中的拔管预测指标以及计划性脱机方案都可能为神经重症患者带来更好的预后。若开颅术后患者意识和感觉尚未恢复，也未必需要延迟拔管。

表 13.3 计划性脱机和经验性脱机

	患者	数量	研究类型	结果	参考文献
支持计划性脱机的研究	MICU 和 CCU	300	随机对照试验	MV 时间从 6 天减少到 1.5 天（P= 0.003）。并发症（非计划性拔管、再插管、气管切开和超过 21 天 MV）减少 50%（P= 0.001）	Ely 等 1996
	MICU 和 SICU	357	随机对照试验	MV 时间从 44 小时减少到 35 小时（P=0.039）。死亡率相似。	Bahrami 等 1997
	MICU 和 SICU	385	随机对照试验	MV 时间从 124 小时减少到 68 小时（P=0.000 1）。VAP 从 7.1% 下降到 3.0%（P= 0.061）。死亡率和脱机失败率相似。	Marelich 等 2000
	MICU	928	前瞻性队列研究	明显减少 MV 时间。ICU 住院天数减少	Grap 等 2003
	ICU	104	回顾性队列研究	MV 时间（22.5~16.6 天，P= 0.02）和 ICU 住院天数（27.6~21.6 天，P= 0.02）减少。VAP、脱机失败率和死亡率相同	Tonnelier 等 2005
提示计划性脱机无效的研究	MICU	299	前瞻性对症研究	MV 时间、ICU 住院天数和死亡率无差异，脱机失败率相似。	Krishnan 等 2004

CCU：心脏 ICU；MICU：内科 ICU；MV：机械通气；SICU：外科 ICU；VAP：呼吸机相关肺炎

11 癫痫

约有 1/3 的脑肿瘤患者会发生癫痫症状，并且恶性程度较低的脑肿瘤患者更易发生（Michelucci 2006）。癫痫可发作于术前和术后，而术前癫痫可能会增加术后风险事件的发生率。癫痫发作的比例与肿瘤的类型相关，少突神经胶质瘤的比例最高（50%~81%），其次是星形细胞（40%~66%），室管膜瘤（33%~50%），恶性胶质瘤（30%~42%）脑膜瘤（30%~40%）和颅脑转移瘤（19%~26%）。

癫痫发作可带来诸多不良后果。术后癫痫发作可对患者带来身体损害，增加气道管理的难度，并为神经系统查体带来困难。癫痫发作时，脑代谢率显著增加，脑组织也会受到一定程度的损伤，从而易诱发癫痫反复发作（Deutschman et al 1985）。未经治疗的癫痫、难治性癫痫或癫痫持续状态，可能与机体乳酸酸中毒、二氧化碳麻醉、高钾血症、低血糖、休克、心律失常、肺水肿、急性肾小管坏死以及吸入性肺炎等因素有关；导致癫痫发作的相关机制包括脑血流减少、脑氧耗增加、ATP 消耗、乳酸聚集以及兴奋性神经递质的毒性作用等（Wasterlain et al

1993）。亦有研究发现，恶性程度较低的神经胶质瘤患者，术后癫痫与肿瘤复发存在很强的相关性（Wasterlain et al 1993）；考虑可能与肿瘤切除量有关。

Glantz 等（1996）报道，超过 50% 的临床医师为脑肿瘤患者使用预防性抗癫痫药物（Glantz et al 1996）。美国神经病学学会进行了一项荟萃分析显示，脑肿瘤患者预防性给予抗癫痫药物治疗并未显著降低癫痫发生率，也并未提高生存率。因此，组委会认为，由于抗癫痫药物的副作用较多，疗效不能达到预期，并且可能增加医疗成本，故并不推荐脑肿瘤患者行预防性抗癫痫治疗（Glantz et al 2000）。另外，组委会还声明，对于无癫痫症状的脑肿瘤患者，术后 1 周应逐渐减少和停止使用 AEDs；接受放疗的患者癫痫发作风险增加，故推荐使用抗癫痫类药物。（Packer et al 2003）。

术后癫痫发作的危险因素除了上述的术前癫痫外，尚包括肿瘤的部位（皮层或幕上）（Deutschman et al 1985），术中脑牵拉伤，术后代谢紊乱（缺氧、高钠及低钠血症、高血糖和 / 或酸中毒）以及肿瘤切除的不完全。目前，尚不明确术前低水平的抗癫痫药物浓度是否为术后癫痫发生的危险因素，而且抗癫痫药物对术后癫痫的预防效果也仍存在争议。

North等（1983）进行了一项研究，发现开颅术后应用苯妥英钠可显著降低癫痫的发病率。一项回顾性研究纳入了23个开颅术后发生癫痫的患者，发现其中85%的患者体内抗癫痫药物水平不足（Kvam et al 1983）。另一项研究则比较卡马西片、苯妥英钠及未行抗癫痫治疗三种治疗方案对开颅术后患者癫痫发作情况及病死率的影响，发现三组之间并无显著差异，并且药物治疗组中，药物相关副作用发生率更高。Kuijlen等（1996）进行的荟萃分析认为，预防性应用抗癫痫药物具有一定的预防术后癫痫发作的趋势，但并无统计学意义。

抗癫痫药价格高且有明显的毒副作用，因此用药过程中需严密监测。抗癫痫药物最严重且致命的并发症是中毒性表皮坏死松解症（toxic epidermal necrolysis，TEN）和史蒂文–约翰逊综合征（Steven's–Johnson syndrome，SJS）。在同时接受了放疗和抗癫痫药物治疗的患者中，TEN和SJS的发生率更高（Ahmed et al 2004）。脑肿瘤患者抗癫痫药物的副作用比其他癫痫患者更常见，一般发生率达20%~40%（Reich et al 1976；Warren et al 1977）。2003年荷兰的一项研究发现，恶性程度低的颅脑肿瘤患者在应用抗癫痫药物时还容易出现认知障碍（Taphoorn 2003）。

此外，抗癫痫药物还可能与其他药物相互作用进而对患者造成不良影响，如化疗药物和类固醇。已证实地塞米松可以降低血清苯妥英水平，从而增加癫痫发作的风险（Lackner 1991）。大多数的抗癫痫药物（除了丙戊酸钠）都具有肝酶诱导性（Vecht et al 2003 a，b）；两项研究发现，抗肿瘤药物与肝酶诱导性的抗癫痫药物（苯妥英、卡马西平、苯巴比妥）合用时，抗肿瘤药物的血药浓度会降低（Chang et al 1998；Fetell et al 1997），进而导致化疗药物的疗效的降低。

Relling等（2000）进行了一项研究，纳入了合并中枢神经系统肿瘤的急性淋巴细胞白血病患儿，结果发现抗癫痫药物明显降低了使用替尼泊苷和甲氨蝶呤化疗的患儿的存活率，并且其存活者的血液及中枢神经系统肿瘤复发率也会升高。一项针对成人胶质母细胞瘤患者的研究显示，与非肝酶诱导性的抗癫痫药物组相比，使用酶诱导性抗癫痫药物的患者的生存时间明显缩短（10.8 vs 13.9个月）（Oberndorfer et al 2005）。

肝酶抑制性的抗癫痫药，如丙戊酸钠，还可能增加化疗药物的毒性。丙戊酸钠与亚硝基脲、顺铂和依托泊苷合用时，与化疗药物相关的并发症发生率（血小板减少症、嗜中性白细胞减少症）明显增加（Bourg et al 2001；Wen et al 2002）。

综上所述，对于既往有癫痫病史的患者，给予抗癫痫药有助于减少术后癫痫的发病率。然而，对于无癫痫病史的原发性脑肿瘤患者，考虑到抗癫痫药物的副作用以及医疗成本，我们并不建议常规应用。术后常规应用抗癫痫药物目前存在争议。因此，我们并不推荐开颅术后的癫痫患者常规应用抗癫痫药物。对于预防性应用抗癫痫药物的患者，用药时间应尽可能地缩短。医师在对需要化疗的脑肿瘤患者开具抗癫痫药物时，应该意识到抗癫痫药物和抗肿瘤药物之间的相互作用。

12 ICU 的延迟苏醒

大部分患者可在术后立即麻醉清醒，但有一些患者会发生延迟苏醒。一旦患者出现延迟苏醒，临床医师应当迅速通过病史、体格检查、实验室或影像学检查来评估病情。镇痛治疗和手术后出现的延迟苏醒常常由以下原因导致：残余挥发性麻醉剂在脂肪组织中蓄积，这多见于长时间的手术；苯二氮䓬类药物的组织蓄积，尤其在使用较大剂量或运用于肝肾功能不全的患者时；神经阻滞剂使用剂量较大，给药间隔过短等。

临床医师应当仔细检查麻醉记录，尤其注意挥发性麻醉剂的起始和终止时间，麻醉剂和苯二氮䓬类药物的使用情况以及肌松剂的剂量等。基于这些信息，便可经验性地给予拮抗药物（纳洛酮拮抗麻醉剂，氟马西尼拮抗苯二氮䓬类药物，新斯的明和甘罗溴铵拮抗肌松剂等）。

当详细的病史和体格检查都不能明确苏醒失败的原因时，临床医师需要进行进一步的检查。在神经外科术后的患者中，头颅CT扫描可以评价出血、ICP升高征象或急性脑病变；脑电图检查可以发现非惊厥性癫痫持续状态；血钠、血磷、血钙、血镁和渗透压等可以明确患者有无合并水、电解质紊乱等。另外，患者的体温也值得关注，低体温可能会延长药物的作用，从而抑制意识水平。

13　术后镇痛

颅脑手术经常会引起术后疼痛。在一项纳入 37 个择期颅脑手术患者（大多数是行肿瘤切除手术的患者）的研究中，发现 60% 患者主诉有术后疼痛，其中 2/3 患者的疼痛为中到重度（De Benedittis et al 1996）。疼痛最常发生于术后 48 小时内，并多为浅表性疼痛。Gottschalk（Gottschalk et al 2007）也报告了相似的结果。另外，这些研究发现，行幕下手术的患者严重疼痛的发生率更高，阿片类和非阿片类镇痛剂的使用率和使用剂量也更高（Gottschalk et al 2007）。

开颅术后患者的急性疼痛需要进行滴定式的药物管理。镇痛不充分将会导致高血压、躁动、呕吐等，上述症状都可以导致患者颅内压急性升高。另一方面，镇痛药也有一定的副作用，故当使用高剂量镇痛药时，患者可能会出现深镇静、呼吸抑制及便秘等副作用；其中，镇静程度过深会导致患者意识状态无法评估；而呼吸抑制可增加机体 CO_2 水平，从而增加脑血流和颅内压。

磷酸可待因一直被广泛地应用于神经外科术后患者，尤其是在英国，相比其他类型的镇痛药，其较少引起呼吸抑制和镇静（Nguyen et al 2001）。Goldsack 等（1996）在一个关于吗啡和可待因用于颅脑手术术后镇痛的对照研究中发现，这两种药物都未观察到明显的呼吸抑制和镇静作用。吗啡和可待因都为肌内注射（可待因 60mg，吗啡 10mg）。他们推断，比起盐酸可待因，吗啡是一种更安全的选择，而且比可待因有着更持久的作用。Sudheer（Sudheer et al 2007）在一项纳入 60 名开颅手术患者的研究中，比较了吗啡静脉、曲马多静脉自控镇痛以及可待因 60mg 肌内注射的镇痛效果及其各自对呼吸抑制的副作用，结果发现，应用上述三种镇痛疗法的患者动脉 CO_2 均升高，并且升高程度并无统计学差异。由此他们认为，吗啡静脉自控镇痛可以提供更好的镇痛效果，同时不增加镇静或呼吸抑制的风险。

为了尽可能地减少神经外科术后患者镇痛药的应用剂量，各种非阿片类镇痛技术也成为新的研究热点。研究表明，在开颅术开始和结束时，

用 0.25% 布比卡因和肾上腺素（1∶200 000）在手术伤口处浸润，可以减少患者在麻醉恢复室的术后疼痛（Bloomfield et al 1998）。Nguyen（Nguyen et al 2001）发现在神经外科术后患者麻醉苏醒前，应用罗派卡因对患者进行头皮阻滞，可显著缓解患者的术后疼痛，但术后可待因的使用剂量并未明显减少。Gazoni（2008）报道，与瑞芬太尼相比，在颅骨固定前，对患者行颅骨阻滞并没有显示出更好的术后镇痛效果。近期，越来越多的开颅术后的镇痛管理方法也被相继报道（Nemergut et al 2007），值得广大临床医师去探究和学习。

关键点

- 神经麻醉的目标：①安全地维持氧循环和重要器官的功能；②提供一个良好的神经外科医师手术视野；③引导麻醉以求从麻醉迅速苏醒。次要目标包括提高脑缺血耐受，允许适当的神经电生理监测，并避免可能的毒性。
- 强效吸入麻醉药是直接的脑血管扩张剂，从而降低脑血管阻力，倾向于改变患者颅内顺应性增加 CBF 和 ICP；然而，强效吸入麻醉药降低 CMR 从而会降低 CBF。对 CBF 和 ICP 的净效应是由上述两个属性的平衡得出的。
- 大多数静脉注射药物通过降低 CMR 降低脑血流量。
- 维持正常血容量一直应该是围术期液体管理的目标。
- 一系列患者的数据研究表明，当拥有专门的神经重症监护时，神经外科患者会有更好的预后。
- 开颅肿瘤切除术可能会造成严重的脑水肿、血-脑屏障破坏和脑血流量的改变和调节。这些因素都可能导致术后颅内高压，可通过各种药物、非药物和外科技术加以控制。
- 尽管系统之间存在交叉，体液的生理控制（通过钠）与渗透压的控制（通过自由水平衡）并不相同。
- 高血糖（180mg/dl）和低血糖（60mg/dl）与患者的预后差有关。早期积极的胰岛素强化治疗（控制血糖在 80~110mg/dl）不再推荐，因为这样积极控制血糖有很高的的风险。最谨慎的方法可能是维持葡萄糖在正常范围内，尽量减少低血糖的发生率。
- 虽然脑部手术曾经被认为仅造成很轻微的术后疼痛，但目前认为脑部手术会导致显著的术后不适。

（石广志　韩如泉　菅敏钰　译）

参考文献

Abou-Madi, M.N., Trop, D., Barnes, J., 1980. Aetiology and control of cardiovascular reactions during trans-sphenoidal resection of pituitary microadenomas. Can. Anaesth. S. J. 27 (5), 491–495.

Adams, R.W., Gronert, G.A., Sundt, T.M., et al., 1972. Halothane, hypocapnia, and cerebrospinal fluid pressure in neurosurgery. Anesthesiology 37, 510–517.

Ahmed, I., Reichenberg, J., Lucas, A., et al., 2004. Erythema multiforme associated with phenytoin and cranial radiation therapy: a report of three patients and review of the literature. Int. J. Dermatol. 43 (1), 67–73.

Apfel, C.C., Korttila, K., Abdalla, M., et al., 2004. A factorial trial of six interventions for the prevention of postoperative nausea and vomiting. N. Engl. J. Med. 350 (24), 2441–2451.

Artru, A.A., 1982. Nitrous oxide plays a direct role in the development of tension pneumocephalus intraoperatively. Anesthesiology 57 (1), 59–61.

Aryan, H.E., Box, K.W., Ibrahim, D., et al., 2006. Safety and efficacy of dexmedetomidine in neurosurgical patients. Brain Inj. 20 (8), 791–798.

Bahrami, S., Yao, Y.M., Leichtfried, G., et al., 1997. Monoclonal antibody to endotoxin attenuates hemorrhage-induced lung injury and mortality in rats. Crit. Care Med. 25 (6), 1030–1036.

Balakrishnan, G., Raudzens, P., Samra, S.K., 2000. A comparison of remifentanil and fentanyl in patients undergoing surgery for intracranial mass lesions. Anesth. Analg. 91 (1), 163–169.

Balestrieri, F.J., Chernow, B., Rainey, T.G., 1982. Postcraniotomy diabetes insipidus. Who's at risk? Crit. Care Med. 10 (2), 108–110.

Battison, C., Andrews, P.J., Graham, C., et al., 2005. Randomized, controlled trial on the effect of a 20% mannitol solution and a 7.5% saline/6% dextran solution on increased intracranial pressure after brain injury. Crit. Care Med. 33 (1), 196–202; discussion 257–258.

Baylis, P.H., 2003. The syndrome of inappropriate antidiuretic hormone secretion. Int. J. Biochem. Cell Biol. 35 (11), 1495–1499.

Bedell, E.A., Berge, K.H., Losasso, T.J., 1994. Paradoxic air embolism during venous air embolism: transesophageal echocardiographic evidence of transpulmonary air passage. Anesthesiology 80 (4), 947–950.

Bekker, A., Sturaitis, M.K., 2005. Dexmedetomidine for neurological surgery. Neurosurgery 57 (Suppl.), 1–11.

Bell, B.A., Smith, M.A., Kean, D.M., et al., 1987. Brain water measured by magnetic resonance imaging. Correlation with direct estimation and changes after mannitol and dexamethasone. Lancet 1 (8524), 66–69.

Bellander, B.-M., Cantais, E., Enblad, P., et al., 2004. Consensus meeting on microdialysis in neurointensive care. Intensive Care Med. 30 (12), 2166–2169.

Belli, A., Sen, J., Petzold, A., et al., 2008 Metabolic failure precedes intracranial pressure rises in traumatic brain injury: a microdialysis study. Acta Neurochir. (Wien) 150 (5), 461–470.

Bergsneider, M., Hovda D.A., Shalmon E., et al., 1997. Cerebral hyperglycolysis following severe traumatic brain injury in humans: a positron emission tomography study. J. Neurosurg. 86 (2), 241–251.

Bilotta, F., Spinelli, A., Giovannini, F., et al., 2007. The effect of intensive insulin therapy on infection rate, vasospasm, neurologic outcome, and mortality in neurointensive care unit after intracranial aneurysm clipping in patients with acute subarachnoid hemorrhage: a randomized prospective pilot trial. J. Neurosurg. Anesthesiol. 19 (3), 156–160.

Black, S., Ockert, D.B., Oliver, W.C. Jr., et al., 1988. Outcome following posterior fossa craniectomy in patients in the sitting or horizontal positions. Anesthesiology 69 (1), 49–56.

Bloomfield, E.L., Schuber, A., Secic, M., et al., 1998. The influence of scalp infiltration with bupivacaine on hemodynamics and postoperative pain in adult patients undergoing craniotomy. Anesth. Analg. 87 (3), 579–582.

Bourg, V., Lebrun, C., Chichmanian, R.M., et al., 2001. Nitroso-urea-cisplatin-based chemotherapy associated with valproate: increase of haematologic toxicity. Ann. Oncol. 12 (2), 217–219.

Branston, N.M., 1995. Neurogenic control of the cerebral circulation. Cerebrovasc. Brain Metab. Rev. 7 (4), 338–349.

Bratton, S.L., Chestnut, R.M., Ghajar, J., et al., 2007a. Guidelines for the management of severe traumatic brain injury. IV. Infection prophylaxis. J. Neurotrauma. 24 (Suppl.), S26–S31. [Erratum appears in J Neurotrauma 2008, 25 (3), 276–278].

Bratton, S.L., Chestnut, R.M., Ghajar, J., et al., 2007b. Guidelines for the management of severe traumatic brain injury. VI. Indications for intracranial pressure monitoring. J. Neurotrauma. 24 (Suppl.), S37–S44. [Erratum appears in J Neurotrauma 2008, 25 (3), 276–278].

Bratton, S.L., Chestnut, R.M., Ghajar, J., et al., 2007c. Guidelines for the management of severe traumatic brain injury. VII. Intracranial pressure monitoring technology. J. Neurotrauma. 24 (Suppl.), S45–S54. [Erratum appears in J Neurotrauma 2008, 25 (3), 276–278].

Bratton, S.L., Chestnut, R.M., Ghajar, J., et al., 2007d. Guidelines for the management of severe traumatic brain injury. XIV. Hyperventilation. J. Neurotrauma. 24 (Suppl.), S87–S90. [Erratum appears in J Neurotrauma 2008, 25 (3), 276–278.].

Brunkhorst, F.M., Engel, C., Bloos, F., et al., 2008. Intensive insulin therapy and pentastarch resuscitation in severe sepsis. N. Engl. J. Med. 358 (2), 125–139.

Bruno, A., Levine, S.R., Frankel, M.R., et al., 2002. Admission glucose level and clinical outcomes in the NINDS rt-PA Stroke Trial. Neurology 59 (5), 669–674.

Bulger, E.M., Nathens, A.B., Rivara, F.P., et al., 2002. Management of severe head injury: institutional variations in care and effect on outcome. Crit. Care Med. 30 (8), 1870–1876.

Bunegin, L., Albin, M.S., Helsel, P.E. et al., 1981. Positioning the right atrial catheter: a model for reappraisal. Anesthesiology 55 (4), 343–348.

Capes, S.E., Hunt, D., Malmberg, K., et al., 2001. Stress hyperglycemia and prognosis of stroke in nondiabetic and diabetic patients: a systematic overview. Stroke 32 (10), 2426–2432.

Catargi, B., Rigalleau, V., Poussin, A., et al., 2003. Occult Cushing's syndrome in type-2 diabetes. J. Clin. Endocrinol. Metab. 88 (12), 5808–5813.

Chamorro, C., de Latorre, F.J., Montero, A., et al., 1996. Comparative study of propofol versus midazolam in the sedation of critically ill patients: results of a prospective, randomized, multicenter trial. Crit. Care Med. 24 (6), 932–939.

Chang, E.F., Potts, M.B., Keles, G.E., et al., 2008. Seizure characteristics and control following resection in 332 patients with low-grade gliomas. J. Neurosurg. 108 (2), 227–235.

Chang, S.M., Kuhn, J.G., Rizzo, J., et al., 1998. Phase I study of paclitaxel in patients with recurrent malignant glioma: a North American Brain Tumor Consortium report. J. Clin. Oncol. 16 (6), 2188–2194.

Chelliah, Y.R., Manninen, P.H., 2002. Hazards of epinephrine in transsphenoidal pituitary surgery. J. Neurosurg. Anesthesiol. 14 (1), 43–46.

Chen, H.I., Malhotra, N.R., Oddo, M., et al., 2008. Barbiturate infusion for intractable intracranial hypertension and its effect on brain oxygenation. Neurosurgery 63 (5), 880–887.

Ciric, I., Ragin, A., Baumgartner, C., et al., 1997. Complications of transsphenoidal surgery: results of a national survey, review of the literature, and personal experience. Neurosurgery 40 (2), 225–227.

Claassen, J., Carhuapoma, J.R., Kreiter, K.T., et al., 2002. Global cerebral edema after subarachnoid hemorrhage: frequency, predictors, and impact on outcome. Stroke 33 (5), 1225–1232.

Colao, A., Marzullo, P., Di Somma, C., et al., 2001. Growth hormone and the heart. Clinical. Endocrinology 54 (2), 137–154.

Coplin, W.M., Pierson, D.J., Cooley, K.D., et al., 2000. Implications of extubation delay in brain-injured patients meeting standard weaning criteria. Am. J. Respir. Crit. Care Med. 161 (5), 1530–1536.

Cormio, M., Gopinath, S.P., Valadka, A., et al., 1999. Cerebral hemodynamic effects of pentobarbital coma in head-injured patients. J. Neurotrauma. 16 (10), 927–936.

Cremer, O.L., van Dijk, G.W., van Wensen, E., et al., 2005. Effect of intracranial pressure monitoring and targeted intensive care on functional outcome after severe head injury. Crit. Care. Med. 33 (10), 2207–2213.

Croughwell, N.D., Newman, M.F., Blumenthal, J.A., et al., 1994. Jugular bulb saturation and cognitive dysfunction after cardiopulmonary bypass. Ann. Thorac. Surg. 58 (6), 1702–1708.

Damaraju, S.C., Rajshekhar, V., Chandy, M.J., 1997. Validation study of a central venous pressure-based protocol for the management of neurosurgical patients with hyponatremia and natriuresis. Neurosurgery 40 (2), 312–317.

De Benedittis, G., Lorenzetti, A., Migliore, M., et al., 1996. Postoperative pain in neurosurgery: a pilot study in brain surgery. Neurosurgery 38 (3), 466–470.

Deutschman, C.S., Haines, S.J., 1985. Anticonvulsant prophylaxis in neurological surgery. Neurosurgery 17 (3), 510–517.

Devos, P., Preiser, J.-C., Melot, C., 2007. Impact of tight glucose control by intensive insulin therapy on ICU mortality and the rate of hypoglycemia: final results of the Glucontrol Study. Intensive

Care Med. 33 (S189), 189.

Diringer, M.N., Edwards, D.F., 2001. Admission to a neurologic/neurosurgical intensive care unit is associated with reduced mortality rate after intracerebral hemorrhage. Crit. Care Med. 29 (3), 635–640.

Doyle, J.A., Davis, D.P., Hoyt, D.B., 2001. The use of hypertonic saline in the treatment of traumatic brain injury. J. Trauma. 50 (2), 367–383.

Edge, W.G., Whitwam, J.G., 1981. Chondro-calcinosis and difficult intubation in acromegaly. Anaesthesia 36 (7), 677–680.

Ely, E.W., Baker, A.M., Dunagan, D.P., et al., 1996. Effect on the duration of mechanical ventilation of identifying patients capable of breathing spontaneously. N. Engl. J. Med. 335 (25), 1864–1869.

Enblad, P., Frykholm, P., Valtysson, J., et al., 2001. Middle cerebral artery occlusion and reperfusion in primates monitored by microdialysis and sequential positron emission tomography. Stroke 32 (7), 1574–1580.

Fandino, J., Stocker, R., Prokop, S., et al., 2000. Cerebral oxygenation and systemic trauma related factors determining neurological outcome after brain injury. J. Clin. Neurosci. 7 (3), 226–233.

Fatti, L.M., Scacchi, M., Pincelli, A.I., et al., 2001. Prevalence and pathogenesis of sleep apnea and lung disease in acromegaly. Pituitary 4 (4), 259–262.

Ferguson, J.K., Donald, R.A., Weston, T.S., et al., 1983. Skin thickness in patients with acromegaly and Cushing's syndrome and response to treatment. Clin. Endocrinol. 18 (4), 347–353.

Fetell, M.R., Grossman, S.A., Fisher, J.D., et al., 1997. Preirradiation paclitaxel in glioblastoma multiforme: efficacy, pharmacology, and drug interactions. New Approaches to Brain Tumor Therapy Central Nervous System Consortium. J. Clin. Oncol. 15 (9), 3121–3128.

Fleisher, L.A., Beckman, J.A., Brown, K.A., et al., 2007. ACC/AHA 2007 Guidelines on Perioperative Cardiovascular Evaluation and Care for Noncardiac Surgery: Executive Summary: A Report of the American College of Cardiology/American Heart Association Task Force on Practice Guidelines (Writing Committee to Revise the 2002 Guidelines on Perioperative Cardiovascular Evaluation for Noncardiac Surgery): Developed in Collaboration With the American Society of Echocardiography, American Society of Nuclear Cardiology, Heart Rhythm Society, Society of Cardiovascular Anesthesiologists, Society for Cardiovascular Angiography and Interventions, Society for Vascular Medicine and Biology, and Society for Vascular Surgery. Circulation 116 (17), 1971–1996. [Erratum appears in Circulation 2008, 118 (9), e141–e142].

Fleming, J.A., Byck, R., Barash, P.G., 1990. Pharmacology and therapeutic applications of cocaine. Anesthesiology 73 (3), 518–531.

Fox, J.L., Falik, J.L., Shalhoub, R.J., 1971. Neurosurgical hyponatremia: the role of inappropriate antidiuresis. J. Neurosurg. 34 (4), 506–514.

Foy, P.M., Chadwick, D.W., Rajgopalan, N., et al., 1992. Do prophylactic anticonvulsant drugs alter the pattern of seizures after craniotomy? J. Neurol. Neurosurg. Psychiatry 55 (9), 753–757.

Francony, G., Fauvage, B., Falcon, D., et al., 2008. Equimolar doses of mannitol and hypertonic saline in the treatment of increased intracranial pressure. Crit. Care Med. 36 (3), 795–800.

Fukushima, T., Maroon, J.C., 1998. Repair of carotid artery perforations during transsphenoidal surgery. Surgical Neurology 50 (2), 174–177.

Gan, T.J., 2006. Risk factors for postoperative nausea and vomiting. Anesth. Analg. 102 (6), 1884–1898.

Gandhi, G.Y., Nuttall, G.A., Abel, M.D., et al., 2005. Intraoperative hyperglycemia and perioperative outcomes in cardiac surgery patients. Mayo Clin. Proc. 80 (7), 862–866.

Gandhi, G.Y., Nuttall, G.A., Abel, M.D., et al., 2007. Intensive intraoperative insulin therapy versus conventional glucose management during cardiac surgery: a randomized trial. Ann. Intern. Med. 146 (4), 233–243.

Gazoni, F.M., Pouratian, N., Nemergut, E.C., 2008. Effect of ropivacaine skull block on perioperative outcomes in patients with supratentorial brain tumors and comparison with remifentanil: a pilot study. J. Neurosurg. 109 (1), 44–49.

Glantz, M.J., Cole, B.F., Forsyth, P.A., et al., 2000. Practice parameter: anticonvulsant prophylaxis in patients with newly diagnosed brain tumors. Report of the Quality Standards Subcommittee of the American Academy of Neurology. Neurology 54 (10), 1886–1893.

Glantz, M.J., Cole, B.F., Friedberg, M.H., et al., 1996. A randomized, blinded, placebo-controlled trial of divalproex sodium prophylaxis in adults with newly diagnosed brain tumors. Neurology 46 (4), 985–991.

Goldsack, C., Scuplak, S.M., Smith, M., 1996. A double-blind comparison of codeine and morphine for postoperative analgesia following intracranial surgery. Anaesthesia 51 (11), 1029–1032.

Gondim Fde, A., Aiyagari, V., Shackleford, A., et al., 2005. Osmolality not predictive of mannitol-induced acute renal insufficiency. J. Neurosurg. 103 (3), 444–447.

Gopinath, S.P., Robertson, C.S., Contant, C.F., et al., 1994. Jugular venous desaturation and outcome after head injury. J. Neurol. Neurosurg. Psychiatry 57 (6), 717–723.

Gopinath, S.P., Valadka, A.B., Uzura, M., et al., 1999. Comparison of jugular venous oxygen saturation and brain tissue PO_2 as monitors of cerebral ischemia after head injury. Crit. Care Med. 27 (11), 2337–2345.

Gottschalk, A., Berkow, L.C., Stevens, R.D., et al., 2007. Prospective evaluation of pain and analgesic use following major elective intracranial surgery. J. Neurosurg. 106 (2), 210–216.

Grap, M.J., Strickland, D., Tormey, L., et al., 2003. Collaborative practice: development, implementation, and evaluation of a weaning protocol for patients receiving mechanical ventilation. Am. J. Crit. Care 12 (5), 454–460.

Greenfield, J.C., Jr., Rembert, J.C., Tindall, G.T., 1984. Transient changes in cerebral vascular resistance during the Valsalva maneuver in man. Stroke 15 (1), 76–79.

Guilleminault, C., van den Hoed, J., 1979. Acromegaly and narcolepsy. Lancet 2 (8145), 750–751.

Gupta, A.K., Hutchinson, P.J., Al-Rawi, P., et al., 1999. Measuring brain tissue oxygenation compared with jugular venous oxygen saturation for monitoring cerebral oxygenation after traumatic brain injury. Anesth. Analg. 88 (3), 549–553.

Guy, J., Hindman, B.J., Baker, K.Z., et al., 1997. Comparison of remifentanil and fentanyl in patients undergoing craniotomy for supratentorial space-occupying lesions. Anesthesiology 86 (3), 514–524.

Hagen, P.T., Scholz, D.G., Edwards, W.D., 1984. Incidence and size of patent foramen ovale during the first 10 decades of life: an autopsy study of 965 normal hearts. Mayo Clin. Proc. 59 (1), 17–20.

Hakala, P., Randell, T., Valli, H., 1998. Laryngoscopy and fibreoptic intubation in acromegalic patients. Br. J. Anaesth. 80 (3), 345–347.

Harrigan, M.R., 1996. Cerebral salt wasting syndrome: a review. Neurosurgery 38 (1), 152–160.

Hasan, D., Lindsay, K.W., Wijdicks, E.F., et al., 1989. Effect of fludrocortisone acetate in patients with subarachnoid hemorrhage. Stroke 20 (9), 1156–1161.

Hensen, J., Henig, A., Fahlbusch, R., et al., 1999. Prevalence, predictors and patterns of postoperative polyuria and hyponatraemia in the immediate course after transsphenoidal surgery for pituitary adenomas. Clin. Endocrinol. (Oxf.) 50 (4), 431–439.

Hillered, L., Persson, L., Nilsson, P., et al., 2006. Continuous monitoring of cerebral metabolism in traumatic brain injury: a focus on cerebral microdialysis. Curr. Opin. Crit. Care 12 (2), 112–118.

Hillered, L., Vespa, P.M., Hovda, D.A., 2005. Translational neurochemical research in acute human brain injury: the current status and potential future for cerebral microdialysis. J. Neurotrauma 22 (1), 3–41.

Holmstrom, A., Akeson, J., 2004. Desflurane increases intracranial pressure more and sevoflurane less than isoflurane in pigs subjected to intracranial hypertension. J. Neurosurg. Anesthesiol. 16 (2), 136–143.

Horrigan, R.W., Eger, E.I., Wilson, C., 1978. Epinephrine-induced arrhythmias during enflurane anesthesia in man: a nonlinear dose-response relationship and dose-dependent protection from lidocaine. Anesth. Analg. 57 (5), 547–550.

Hutchens, M.P., Memtsoudis, S., Sadovnikoff, N., 2006. Propofol for sedation in neuro-intensive care. Neurocrit. Care 4 (1), 54–62.

Ichai, C., Armando, G., Orban, J., et al., 2009. Sodium lactate versus mannitol in the treatment of intracranial hypertensive episodes in severe traumatic brain-injured patients. Intensive Care Med. 35 (3), 471–479.

Jagannathan, J., Okonkwo, D.O., Dumont, A.S., et al., 2007. Outcome following decompressive craniectomy in children with severe traumatic brain injury: a 10-year single-center experience with long-term follow up. J. Neurosurg. 106 (Suppl.), 268–275.

Jane, J.A., Jr., Laws, E.R., Jr., 2001. The surgical management of pituitary adenomas in a series of 3,093 patients. J. Am. Coll. Surg. 193 (6), 651–659.

Jeremitsky, E., Omert, L.A., Dunham, C.M., et al., 2005. The impact of hyperglycemia on patients with severe brain injury. J. Trauma 58 (1), 47–50.

Juvela, S., Siironen, J., Kuhmonen, J., 2005. Hyperglycemia, excess weight, and history of hypertension as risk factors for poor outcome and cerebral infarction after aneurysmal subarachnoid hemorrhage. J. Neurosurg. 102 (6), 998–1003.

Kaal, E.C., Vecht, C.J., 2004. The management of brain edema in brain tumors. Curr. Opin. Oncol. 16 (6), 593–600.

Kagansky, N., Levy, S., Knobler, H., 2001. The role of hyperglycemia in acute stroke. Arch. Neurol. 58 (8), 1209–1212.

Kaltsas, G., Manetti, L., Grossman, A.B., 2002. Osteoporosis in Cushing's syndrome. Front Horm. Res. 30, 60–72.

Kasemsuwan, L., Griffiths, M.V., 1996. Lignocaine with adrenaline: is it as effective as cocaine in rhinological practice? Clin. Otolaryngol. Allied Sci. 21 (2), 127–129.

Kaufmann, A.M., Cardoso, E.R., 1992. Aggravation of vasogenic cerebral edema by multiple-dose mannitol. J. Neurosurg. 77 (4), 584–589.

Keegan, M.T., Atkinson, J.L., Kasperbauer, J.L., et al., 2000. Exaggerated hemodynamic responses to nasal injection and awakening from anesthesia in a Cushingoid patient having transsphenoidal hypophysectomy. J. Neurosurg. Anesthesiol. 12 (3), 225–229.

Kelly, D.F., Laws, E.R. Jr., Fossett, D., 1995. Delayed hyponatremia after transsphenoidal surgery for pituitary adenoma. Report of nine cases. J. Neurosurg. 83 (2), 363–367.

Kelly, J.J., Tam, S.H., Williamson, P.M., et al., 1998. The nitric oxide system and cortisol-induced hypertension in humans. Clin. Exp. Pharmacol. Physiol. 25 (11), 945–946.

Kirkpatrick, P.J., Smielewski, P., Czosnyka, M., et al., 1995. Near-infrared spectroscopy use in patients with head injury. J. Neurosurg. 83 (6), 963–970.

Kitahata, L.M., 1971. Airway difficulties associated with anaesthesia in acromegaly. Three case reports. Br. J. Anaesth. 43 (12), 1187–1190.

Korosue, K., Heros, R.C., Ogilvy, C.S., et al., 1990. Comparison of crystalloids and colloids for hemodilution in a model of focal cerebral ischemia. J. Neurosurg. 73 (4), 576–584.

Kozek-Langenecker, S.A., 2005. Effects of hydroxyethyl starch solutions on hemostasis. Anesthesiology 103 (3), 654–660.

Krinsley, J.S., 2003. Association between hyperglycemia and increased hospital mortality in a heterogeneous population of critically ill patients. Mayo Clin. Proc. 78 (12), 1471–1478.

Krishnan, J.A., Moore, D., Robeson, C., et al., 2004. A prospective, controlled trial of a protocol-based strategy to discontinue mechanical ventilation. Am. J. Respir. Crit. Care Med. 169 (6), 673–678.

Kuijlen, J.M., Teernstra, O.P., Kessels, A.G., et al., 1996. Effectiveness of antiepileptic prophylaxis used with supratentorial craniotomies: a meta-analysis. Seizure 5 (4), 291–298.

Kvam, D.A., Loftus, C.M., Copeland, B., et al., 1983. Seizures during the immediate postoperative period. Neurosurgery 12 (1), 14–17.

Lackner, T.E., 1991. Interaction of dexamethasone with phenytoin. Pharmacotherapy 11 (4), 344–347.

Lane, P.L., Skoretz, T.G., Doig, G., et al., 2000. Intracranial pressure monitoring and outcomes after traumatic brain injury. Can. J. Surg. 43 (6), 442–448.

Lanier, W.L., Stangland, K.J., Scheithauer, B.W., et al., 1987. The effects of dextrose infusion and head position on neurologic outcome after complete cerebral ischemia in primates: examination of a model. Anesthesiology 66 (1), 39–48.

Lanzino, G., Kassell, N.F., Germanson, T., et al., 1993. Plasma glucose levels and outcome after aneurysmal subarachnoid hemorrhage. J. Neurosurg. 79 (6), 885–891.

Liu, C.Y., Apuzzo, M.L.J., 2003. The genesis of neurosurgery and the evolution of the neurosurgical operative environment: part I-prehistory to 2003. Neurosurgery 52 (1), 3–19.

Makaryus, A.N., McFarlane, S.I., 2006. Diabetes insipidus: diagnosis and treatment of a complex disease. Cleve. Clin. J. Med. 73 (1), 65–71.

Mammoto, T., Hayashi, Y., Ohnishi, Y., et al., 1998. Incidence of venous and paradoxical air embolism in neurosurgical patients in the sitting position: detection by transesophageal echocardiography. Acta Anaesthesiol. Scand. 42 (6), 643–647.

Marelich, G.P., Murin, S., Battistella, F., et al., 2000. Protocol weaning of mechanical ventilation in medical and surgical patients by respiratory care practitioners and nurses: effect on weaning time and incidence of ventilator-associated pneumonia. Chest 118 (2), 459–467.

Marion, D.W., Darby, J., Yonas, H., 1991. Acute regional cerebral blood flow changes caused by severe head injuries. J. Neurosurg. 74 (3), 407–414.

Marshall, W.K., Bedford, R.F., Miller, E.D., 1983. Cardiovascular responses in the seated position –impact of four anesthetic techniques. Anesth. Analg. 62 (7), 648–653.

Martyn, J.A.J., Richtsfeld, M., 2006. Succinylcholine-induced hyperkalemia in acquired pathologic states: etiologic factors and molecular mechanisms [see comment]. Anesthesiology 104 (1), 158–169.

Matta, B.F., Heath, K.J., Tipping, K., et al., 1999. Direct cerebral vasodilatory effects of sevoflurane and isoflurane. Anesthesiology 91 (3), 677–680.

Matta, M.P., Caron, P., 2003. Acromegalic cardiomyopathy: a review of the literature. Pituitary 6 (4), 203–207.

May, A.K., Fleming, S.B., Carpenter, R.O., et al., 2006. Influence of broad-spectrum antibiotic prophylaxis on intracranial pressure monitor infections and subsequent infectious complications in head-injured patients. Surg. Infect. 7 (5), 409–417.

McFarlane, C., Lee, A., 1994. A comparison of plasmalyte 148 and 0.9% saline for intra-operative fluid replacement. Anaesthesia 49 (9), 779–781.

McGirt, M.J., Woodworth, G.F., Brooke, B.S., et al., 2006. Hyperglycemia independently increases the risk of perioperative stroke, myocardial infarction, and death after carotid endarterectomy. Neurosurgery 58 (5), 1066–1073.

Michelucci, R., 2006. Optimizing therapy of seizures in neurosurgery. Neurology 67 (Suppl.), S14–S18.

Michenfelder, J.D., Miller, R.H., Gronert, G.A., 1972. Evaluation of an ultrasonic device (Doppler) for the diagnosis of venous air embolism. Anesthesiology 36 (2), 164–167.

Muizelaar, J.P., van der Poel, H.G., Li, Z.C., et al., 1988. Pial arteriolar vessel diameter and CO_2 reactivity during prolonged hyperventilation in the rabbit. J. Neurosurg. 69 (6), 923–927.

Myburgh, J., Cooper, D.J., Finfer, S., et al., 2007. Saline or albumin for fluid resuscitation in patients with traumatic brain injury. N. Engl. J. Med. 357 (9), 874–884.

Myles, P.S., Leslie, K., Chan, M.T.V., et al., 2007. Avoidance of nitrous oxide for patients undergoing major surgery: a randomized controlled trial. Anesthesiology 107 (2), 221–231.

Namen, A.M., Ely, E.W., Tatter, S.B., et al., 2001. Predictors of successful extubation in neurosurgical patients. Am. J. Respir. Crit. Care Med. 163 (3 Pt 1), 658–664.

Nelson, P.B., Seif, S.M., Maroon, J.C. et al., 1981. Hyponatremia in intracranial disease: perhaps not the syndrome of inappropriate secretion of antidiuretic hormone (SIADH). J. Neurosurg. 55 (6), 938–941.

Nemergut, E.C., Dumont, A.S., Barry, U.T., et al., 2005a. Perioperative management of patients undergoing transsphenoidal pituitary surgery. Anesth. Analg. 101 (4), 1170–1181.

Nemergut, E.C., Durieux, M.E., Missaghi, N.B., et al., 2007. Pain management after craniotomy. Best Pract. Res. Clin. Anaesthesiol. 21 (4), 557–573.

Nemergut, E.C., Zuo, Z., 2006. Airway management in patients with pituitary disease: a review of 746 patients. J. Neurosurg. Anesthesiol. 18 (1), 73–77.

Nemergut, E.C., Zuo, Z., Jane, J.A., Jr., et al., 2005b. Predictors of diabetes insipidus after transsphenoidal surgery: a review of 881 patients. J. Neurosurg. 103 (3), 448–454.

Newfield, P., Albin, M.S., Chestnut, J.S., et al., 1978. Air embolism during trans-sphenoidal pituitary operations. Neurosurgery 2 (1), 39–42.

Nguyen, A., Girard, F., Boudreault, D., et al., 2001. Scalp nerve blocks decrease the severity of pain after craniotomy. Anesth. Analg. 93 (5), 1272–1276.

North, J.B., Penhall, R.K., Hanieh, A., et al., 1983. Phenytoin and postoperative epilepsy. A double-blind study. J. Neurosurg. 58 (5), 672–677.

Ober, K.P., 1991. Endocrine crises. Diabetes insipidus. Crit. Care Clin. 7 (1), 109–125.

Oberndorfer, S., Piribauer, M., Marosi, C., et al., 2005. P450 enzyme inducing and non-enzyme inducing antiepileptics in glioblastoma patients treated with standard chemotherapy. J. Neurooncol. 72 (3), 255–260.

Olson, B.R., Gumowski, J., Rubino, D., et al., 1997. Pathophysiology of hyponatremia after transsphenoidal pituitary surgery. J. Neurosurg. 87 (4), 499–507.

Ovassapian, A., Doka, J.C., Romsa, D.E., 1981. Acromegaly – use of fiberoptic laryngoscopy to avoid tracheostomy. Anesthesiology 54 (5), 429–430.

Packer, R.J., Gurney, J.G., Punyko, J.A., et al., 2003. Long-term neurologic and neurosensory sequelae in adult survivors of a childhood brain tumor: childhood cancer survivor study. J. Clin. Oncol. 21 (17), 3255–3261.

Papadopoulos, G., Kuhly, P., Brock, M., et al., 1994. Venous and paradoxical air embolism in the sitting position. A prospective study with transesophageal echocardiography. Acta Neurochir. (Wien) 126 (2–4), 140–143.

Parsons, M.W., Barber, P.A., Desmond, P.M., et al., 2002. Acute hyperglycemia adversely affects stroke outcome: a magnetic resonance imaging and spectroscopy study. Ann. Neurol. 52 (1), 20–28.

Pasternak, J., Atkison, J., Kasperbauer, J., et al., 2004. Hemodynamic responses to epinephrine-containing local anesthetic injection and to emergence from general anesthesia in transsphenoidal hypophysectomy patients. J. Neurosurg. Anesthesiol. 16 (3), 189–195.

Patel, P.M., Drummond, J.C., 2005. Cerebral physiology and the effects of anesthetics and techniques. In: Miller's anesthesia, 6th edn. Churchill Livingstone, Philadelphia, PA.

Perez-Barcena, J., Llompart-Pou, J.A., Homar, J., et al., 2008. Pentobarbital versus thiopental in the treatment of refractory intracranial hypertension in patients with traumatic brain injury: a randomized controlled trial. Crit. Care 12 (4), R112.

Peters, J.P., Welt, L.G., Sims, E.A., et al., 1950. A salt-wasting syndrome associated with cerebral disease. Trans. Assoc. Am. Physicians 63, 57–64.

Piper, J.G., Dirks, B.A., Traynelis, V.C., et al., 1995. Perioperative management and surgical outcome of the acromegalic patient with sleep apnea. Neurosurgery 36 (1), 70–75.

Pivalizza, E.G., Katz, J., Singh, S., et al., 1998. Massive macroglossia after posterior fossa surgery in the prone position. J. Neurosurg. Anesthesiol. 10 (1), 34–36.

Pollay, M., Fullenwider, C., Roberts, P.A., et al., 1983. Effect of mannitol and furosemide on blood-brain osmotic gradient and intracranial pressure. J. Neurosurg. 59 (6), 945–950.

Raichle, M.E., Posner, J.B., Plum, F., 1970. Cerebral blood flow during and after hyperventilation. Arch. Neurol. 23 (5), 394–403.

Rajasoorya, C., Holdaway, I.M., Wrightson, P., et al., 1994. Determinants of clinical outcome and survival in acromegaly. Clin. Endocrinol. 41 (1), 95–102.

Rangel-Castilla, L., Gopinath, S., Robertson, C.S., 2008. Management of intracranial hypertension. Neurol. Clin. 26 (2), 521–541.

Reich, S.D., Bachur, N.R., 1976. Alterations in Adriamycin efficacy by phenobarbital. Cancer Res. 36 (10), 3803–3806.

Relling, M.V., Pui, C.H., Sandlund, J.T., et al., 2000. Adverse effect of anticonvulsants on efficacy of chemotherapy for acute lymphoblastic leukaemia. Lancet 356 (9226), 285–290.

Rincon, F., Mayer, S.A., 2007. Neurocritical care: a distinct discipline? Curr. Opin. Crit. Care 13 (2), 115–121.

Roberts, I., 2000. Barbiturates for acute traumatic brain injury. Cochrane Database of Systematic Reviews (2), CD000033.

Robertson, G.L., 1984. Abnormalities of thirst regulation. Kidney Int. 25 (2), 460–469.

Robertson, G.L., Harris, A., 1989. Clinical use of vasopressin analogues. Hosp. Pract. (Off Ed.) 24 (10), 114–118, 126–118, 133 passim.

Robinson, A.G., 1985. Disorders of antidiuretic hormone secretion. Clin. Endocrinol. Metab. 14 (1), 55–88.

Ross, E.J., Linch, D.C., 1982. Cushing's syndrome – killing disease: discriminatory value of signs and symptoms aiding early diagnosis. Lancet 2 (8299), 646–649.

Ross, E.J., Marshall-Jones, P., Friedman, M., 1966. Cushing's syndrome: diagnostic criteria. Q. J. Med. 35 (138), 149–192.

Sahuquillo, J., Arikan, F., 2006. Decompressive craniectomy for the treatment of refractory high intracranial pressure in traumatic brain injury. Cochrane Database Syst. Rev. (1), CD003983.

Salvant, J.B., Jr., Muizelaar, J.P., 1993. Changes in cerebral blood flow and metabolism related to the presence of subdural hematoma. Neurosurgery 33 (3), 387–393.

Samra, S.K., Dy, E.A., Welch, K., et al., 2000. Evaluation of a cerebral oximeter as a monitor of cerebral ischemia during carotid endarterectomy. Anesthesiology 93 (4), 964–970.

Scheingraber, S., Rehm, M., Sehmisch, C., et al., 1999. Rapid saline infusion produces hyperchloremic acidosis in patients undergoing gynecologic surgery. Anesthesiology 90 (5), 1265–1270.

Schierhout, G., Roberts, I., 2000. Hyperventilation therapy for acute traumatic brain injury. Cochrane Database of Syst. Rev. (2), CD000566.

Schmitt, H., Buchfelder, M., Radespiel-Troger, M., et al., 2000. Difficult intubation in acromegalic patients: incidence and predictability. Anesthesiology 93 (1), 110–114.

Semple, P.L., Laws, E.R., Jr., 1999. Complications in a contemporary series of patients who underwent transsphenoidal surgery for Cushing's disease. J. Neurosurg. 91 (2), 175–179.

Shipley, J.E., Schteingart, D.E., Tandon, R., et al., 1992. Sleep architecture and sleep apnea in patients with Cushing's disease. Sleep 15 (6), 514–518.

Singer, P.A., Sevilla, L.J., 2003. Postoperative endocrine management of pituitary tumors. Neurosurg. Clin. N. Am. 14 (1), 123–138.

Singh, S., Bohn, D., Carlotti, A.P., et al., 2002. Cerebral salt wasting: truths, fallacies, theories, and challenges. Crit. Care Med. 30 (11), 2575–2579.

Sivakumar, V., Rajshekhar, V., Chandy, M.J., 1994. Management of neurosurgical patients with hyponatremia and natriuresis. Neurosurgery 34 (2), 269–274.

Smith, M., Hirsch, N.P., 2000. Pituitary disease and anaesthesia. Br.

J. Anaesth. 85 (1), 3–14.

Smythe, P.R., Samra, S.K., 2002. Monitors of cerebral oxygenation. Anesth. Clin. North America 20 (2), 293–313.

Sneyd, J.R., Andrews, C.J., Tsubokawa, T., 2005. Comparison of propofol/remifentanil and sevoflurane/remifentanil for maintenance of anaesthesia for elective intracranial surgery. Br. J. Anaesth. 94 (6), 778–783.

Soriano, S.G., Martyn, J.A., 2004. Antiepileptic-induced resistance to neuromuscular blockers: mechanisms and clinical significance. Clin. Pharmacokinet. 43 (2), 71–81.

Southwick, J.P., Katz, J., 1979. Unusual airway difficulty in the acromegalic patient – indications for tracheostomy. Anesthesiology 51 (1), 72–73.

Stahl, N., Mellergard, P., Hallstrom, A., et al., 2001. Intracerebral microdialysis and bedside biochemical analysis in patients with fatal traumatic brain lesions. Acta Anaesthesiol. Scand. 45 (8), 977–985.

Stendel, R., Gramm, H.J., Schroder, K., et al., 2000. Transcranial Doppler ultrasonography as a screening technique for detection of a patent foramen ovale before surgery in the sitting position. Anesthesiology 93 (4), 971–975.

Stocchetti, N., Maas, A.I., Chieregato, A., et al., 2005. Hyperventilation in head injury: a review. Chest 127 (5), 1812–1827.

Strandgaard, S., 1976. Autoregulation of cerebral blood flow in hypertensive patients. The modifying influence of prolonged antihypertensive treatment on the tolerance to acute, drug-induced hypotension. Circulation 53 (4), 720–727.

Sudheer, P.S., Logan, S.W., Terblanche, C., et al., 2007. Comparison of the analgesic efficacy and respiratory effects of morphine, tramadol and codeine after craniotomy. Anaesthesia 62 (6), 555–560.

Taphoorn M.J., 2003, Neurocognitive sequelae in the treatment of low-grade gliomas. Semin. Oncol. 30 (Suppl.), 45–48.

Thiele, R.H., Pouratain, N., Zuo, Z., et al., 2009. Strict glucose control does not affect mortality after aneurysmal subarachnoid hemorrhage. Anesthesiology 110 (3), 603–610.

Tisdall, M., Crocker, M., Watkiss, J., et al., 2006. Disturbances of sodium in critically ill adult neurologic patients: a clinical review. J. Neurosurg. Anesthesiol. 18 (1), 57–63.

Todd, M.M., Warner, D.S., Sokoll, M.D., et al., 1993. A prospective, comparative trial of three anesthetics for elective supratentorial craniotomy. Propofol/fentanyl, isoflurane/nitrous oxide, and fentanyl/nitrous oxide. Anesthesiology 78 (6), 1005–1020.

Tommasino, C., Moore, S., Todd, M.M., 1988. Cerebral effects of isovolemic hemodilution with crystalloid or colloid solutions. Crit. Care Med. 16 (9), 862–868.

Tonnelier, J.M., Prat, G., Le Gal, G., et al., 2005. Impact of a nurses' protocol-directed weaning procedure on outcomes in patients undergoing mechanical ventilation for longer than 48 hours: a prospective cohort study with a matched historical control group. Crit. Care 9 (5), R83–R89.

Toung, T.J., Rossberg, M.I., Hutchins, G.M., 2001. Volume of air in a lethal venous air embolism. Anesthesiology 94 (2), 360–361. [Erratum appears in Anesthesiology 2001, 94 (4), 723].

Trost, H.A., Gaab, M.R., 1992. Plasma osmolality, osmoregulation and prognosis after head injury. Acta Neurochir. (Wien) 116 (1), 33–37.

Valadka, A.B., Gopinath, S.P., Contant, C.F., et al., 1998. Relationship of brain tissue PO_2 to outcome after severe head injury. Crit. Care Med. 26 (9), 1576–1581.

Van den Berghe, G., Schoonheydt, K., Becx, P., et al., 2005. Insulin therapy protects the central and peripheral nervous system of intensive care patients. Neurology 64 (8), 1348–1353.

Van den Berghe, G., Wilmer, A., Hermans, G., et al., 2006. Intensive insulin therapy in the medical ICU. N. Engl. J. Med. 354 (5), 449–461.

Van den Berghe, G., Wouters, P., Weekers, F., et al., 2001. Intensive insulin therapy in the critically ill patients. N. Engl. J. Med. 345 (19), 1359–1367.

Varelas, P.N., Eastwood, D., Yun, H.J., et al., 2006. Impact of a neurointensivist on outcomes in patients with head trauma treated in a neurosciences intensive care unit. J. Neurosurg. 104 (5), 713–719.

Vecht, C.J., Wagner, G.L., Wilms, E.B., 2003a. Interactions between antiepileptic and chemotherapeutic drugs. Lancet Neurology 2 (7), 404–409.

Vecht, C.J., Wagner, G.L., Wilms, E.B., 2003b. Treating seizures in patients with brain tumors: Drug interactions between antiepileptic and chemotherapeutic agents. Semin. Oncol. 30 (Suppl.), 49–52.

Vialet, R., Albanese, J., Thomachot, L., et al., 2003. Isovolume hypertonic solutes (sodium chloride or mannitol) in the treatment of refractory posttraumatic intracranial hypertension: 2 mL/kg 7.5% saline is more effective than 2 mL/kg 20% mannitol. Crit. Care

Med. 31 (6), 1683–1687.

Voss, L.J., Sleigh, J.W., Barnard, J.P., et al., 2008. The howling cortex: seizures and general anesthetic drugs. Anesth. Analg. 107 (5), 1689–1703.

Warren, B.B., Durieux, M.E., 1997. Hydroxyethyl starch: safe or not? Anesth. Analg. 84 (1), 206–212.

Warren, R.D., Bender, R.A., 1977. Drug interactions with antineoplastic agents. Cancer Treat. Rep. 61 (7), 1231–1241.

Wasterlain, C.G., Fujikawa, D.G., Penix, L., et al., 1993. Pathophysiological mechanisms of brain damage from status epilepticus. Epilepsia 34 (Suppl.), S37–S53.

Weiskopf, R.B., Moore, M.A., Eger, E.I., 2nd, et al., 1994. Rapid increase in desflurane concentration is associated with greater transient cardiovascular stimulation than with rapid increase in isoflurane concentration in humans. Anesthesiology 80 (5), 1035–1045.

Wen, P.Y., Marks, P.W., 2002. Medical management of patients with brain tumors. Curr. Opin. Oncol. 14 (3), 299–307.

Wilder, B.L., 1982. Hypothesis: the etiology of midcervical quadriplegia after operation with the patient in the sitting position. Neurosurgery 11 (4), 530–531.

Williams, E.L., Hildebrand, K.L., McCormick, S.A., et al., 1999. The effect of intravenous lactated Ringer's solution versus 0.9% sodium chloride solution on serum osmolality in human volunteers. Anesth. Analg. 88 (5), 999–1003.

Williams, L.S., Rotich, J., Qi, R., et al., 2002. Effects of admission hyperglycemia on mortality and costs in acute ischemic stroke. Neurology 59 (1), 67–71.

Williams, R.G., Richards, S.H., Mills, R.G., et al., 1994. Voice changes in acromegaly. Laryngoscope 104 (4), 484–487.

Wilson, C.B., 1990. Role of surgery in the management of pituitary tumors. Neurosurg. Clin. N. Am. 1 (1), 139–159.

Wong, M.F., Chin, N.M., Lew, T.W., 1998. Diabetes insipidus in neurosurgical patients. Ann. Acad. Med. Singapore 27 (3), 340–343.

Yang, K.L., Tobin, M.J., 1991. A prospective study of indexes predicting the outcome of trials of weaning from mechanical ventilation. N. Engl. J. Med. 324 (21), 1445–1450.

Young, M.L., Hanson, C.W., 3rd, 1993. An alternative to tracheostomy following transsphenoidal hypophysectomy in a patient with acromegaly and sleep apnea. Anesth. Analg. 76 (2), 446–449.

第 14 章

脑肿瘤手术的基本原则

Katharine J.Drummond，Robert G.Ojemann

1 术前管理

1.1 总论

脑肿瘤的手术治疗需要综合考虑多方面因素，包括病史、实验室检查、影像学检查、各种治疗方式的收益与风险评估以及与患者的充分沟通。只有在充分考虑肿瘤和患者两方面的因素后，如肿瘤位置、大小、数量、血供、类型、占位效应，患者年龄、症状、神经功能、合并症等，方可决定行是否需要手术治疗（Sawaya & Weinberg 2005）。在讨论手术方案时，对患者的期望、顾虑和手术预期进行评估非常重要。为了评估手术并发症对患者的影响，也需要了解患者生活方式和职业。术前讨论应包括切除肿瘤对现有症状的缓解程度、近期及远期的收益和风险、治愈或延长寿命的可能性、替代治疗方案等。风险讨论应包括手术的一般风险（如死亡和其他灾难性结果），肿瘤切除的特有风险及不做手术的风险。组织病理诊断的重要性也要交代。应在患者家属陪同下，利用充足时间向患者及家属详述手术方案及风险，取得患者知情同意并签字。有时可能需要进行多次会诊或听取其他专家的建议（Fearnside & Black 2000）。

一旦决定手术，则需要精心制定治疗计划，包括对影像学检查和患者整体状况的评估。手术前可能需要首先解决由脑肿瘤导致的脑积水。必须仔细设计手术入路，并决定是否需要特殊设备和术中监测，以及使用何种形式的神经导航。制订手术方案时要考虑到手术医生的经验、可供选择的设备和专业知识。对于大多数恶性胶质瘤，应由多学科团队讨论制定一个总体的治疗方案。

手术目标应明确，包括明确诊断，治愈疾病，延长生命，缓解症状或辅助其他治疗等。充分了解广泛切除的依据和目的，包括减轻肿瘤负荷，降低颅内压，改善神经功能，易化辅助治疗或开放活检。现有证据表明切除程度与生存期相关，因此总体而言，最大程度安全切除颅内病变已逐渐成为手术的目标（Nikas et al 2000；Salcman 2000；Stummer et al 2008；McGirt et al 2009）。对于深部脑肿瘤患者，可以考虑行立体定向活检。

1.2 影像学评估

大多数脑肿瘤需通过增强磁共振成像进行诊断。外科医师必须判断这些影像学资料是否提供了实施手术所需的全部信息。需要考虑的问题如下：

1. 是否要为影像导航系统提供更多的影像资料？是否提前放置注册需要的基准标志？

2. 考虑到病变的病理类型或拟采用的手术入路，是否需要通过血管造影来评估异常供血、正常血管位置或静脉窦情况？如果存在异常血管供血，是否应该同时行血管栓塞术？如果肿瘤侵犯颈内动脉，是否应该做颈内动脉闭塞试验？

3. 是否需要行 CT 检查来评估颅骨结构、骨质破坏、钙化或病变类型？

4. 功能磁共振能否提供有用的信息？

5. 代谢或生物成像技术如正电子发射断层扫描（positron emission tomography，PET），单光子发射计算机断层显像（single photon emission computed tomography，SPECT）或磁共振波谱（magnetic resonance spectrum，MRS），在肿瘤的定位或活检中能否提供帮助？

6. 图像处理技术，如三维重建、多模态图像融合、纤维束追踪等，是否有助于制定手术计划和更好的发挥神经导航的作用？（Nikas et al 2000；Gumprecht et al 2002；Aquilina et al 2006）

1.3 医疗评估和治疗

术前医师必须确定患者是否存在需要进一步治疗或评估的相关疾病（Rosner 1996；Weintraub et al 1996；Jellinek & Freeman 2000）。评估应该包括既往手术中出现的任何不良反应、当前用药情况、询问是否患有出血性疾病、糖尿病、心肺疾病、肝肾疾病、激素缺乏、过敏反应及可能影响体位摆放的肌肉骨骼疾病。心脏相关药物和降压药通常需继续服用直至手术。现在越来越多的患者服用抗凝药物，其中包括一些疗效和安全性不确定的新药，此时有必要仔细询问用药史，如果患者条件允许，阿司匹林、氯吡格雷、华法林和其他抗凝药物应该在术前适当的时间停用。阿司匹林应在术前7~10天停用，氯吡格雷在术前2周停用。对于接受心脏冠脉支架或人工瓣膜植入的患者，应该向内科医师咨询如何安全地停用抗凝药物。如果需要进行急诊手术，但患者来不及停用抗凝药物，应该寻求血液科医师的意见。

术前进行全面的神经系统检查是必不可少的。为了减少住院治疗费用，越来越多的患者在门诊进行术前检查。为了了解患者的基础状况，术前必须进行专门的评估，其中包括神经心理学、神经眼科或内分泌检查。

术前的常规实验室检查包括血常规、尿常规、血糖、尿素氮、肌酐、电解质、凝血功能（凝血酶原时间，部分凝血活酶时间及血小板计数）、胸片、心电图等。对于异常的检查结果，尤其是低钠血症、低钾血症、高血糖和凝血功能异常，术前应予以纠正。术前的综合评估也有助于术后治疗方案的制订。对于专业的气道管理（针对神经肌肉或肺实质疾病）、心脏监测、糖尿病的处理、电解质紊乱的纠正等，都应提前制订方案。神经功能受损（如嗜睡）等情况会加剧病情的恶化，这点在术前应该考虑到。对出现合并症急性加重的患者不宜行择期手术，而患有慢性病的患者应在术前将自身的状态调整至最佳再行择期手术。

另一个需要关注的问题是类固醇的使用。如果存在明显的脑水肿，医师会经验性在术前数天应用类固醇激素，也会根据肿瘤的位置，来决定是否使用抗癫痫药物。没有明确的证据显示预防性应用抗癫痫药能减少术前或术后癫痫发作（Shaw & Foy 1991；Glantz et al 2000；Sirven et al 2004），但仍然推荐使用抗癫痫药，特别是针对颞叶或运动区肿瘤等高风险患者，因为一旦在围术期出现癫痫发作，可导致灾难性后果。对于有过一次或多次癫痫发作的患者，其治疗变得更加复杂，尤其是在抗癫痫药物选择时，咨询神经内科的意见会有所帮助。

1.4 脑积水的治疗

一些脑肿瘤患者可在影像学上表现为脑室扩大。如果没有正常颅压或高颅压性脑积水的症状或体征，脑积水不需要处理。如果考虑通过肿瘤切除能在很大程度上缓解症状，那么围术期可应用皮质醇激素，有些患者在术中可同时行脑脊液分流术。对于部分患者，可在术后数天保留脑室外引流，并进行试验性夹闭，以判断是否需要行脑室腹腔分流。如果出现症状性脑积水或肿瘤减压不充分，则应行脑室腹腔分流术。

脑桥小脑角的肿瘤或其他颅底肿瘤可以引起正常压力脑积水综合征，对于这样的老年患者，可能仅仅需要行脑室腹腔分流手术。有研究显示，对一组伴有脑积水及脑干压迫症状的巨大听神经瘤患者，在一次手术中实施了脑室腹腔分流术和肿瘤次全切除术，获得了较好的效果（Ojemann 1993a）。

2 围术期管理

患者进入手术室后，需要建立静脉通路，连接心电图导联，桡动脉插管连续动态监测血压。静脉给予皮质醇激素及预防性抗生素（Barker 1994，2007）。双下肢应用序贯按压设备预防静脉血栓形成。仔细进行麻醉诱导，避免发生低血压、高血压和颅内压力升高。脑电双频指数（bispectral index，BIS）一般用于麻醉深度的监测，以防止患者术中知晓（Punjasawadwong et al 2007）。手术时间较长时，用保温毯以避免患者体温过低。专门针对神经肿瘤的麻醉可使患者处于手术所需的最佳生理状态（Kraayenbrink & McAnulty 2006）。

诱导麻醉之后，用粘贴性眼罩来封闭保护眼部。眼部的护理必须特别小心，避免含乙醇的头皮消毒液造成角膜溃疡。膀胱内置导尿管。对于脑肿瘤，尤其是深部脑肿瘤患者，如果术中需要充分牵拉脑组织，或术前存在明显的脑水肿，可术中应用利尿剂呋塞米或甘露醇（1~1.5g/kg）。不过，应用利尿剂可能导致脑解剖结构移位，降低神经导航的准确性，如非必要，不要轻易使用（Sloan 2006）。术中皮质醇和抗生素每隔6小时使用一次。

在颅底手术中应用腰椎穿刺引流可提供稳定的颅内压力，减少脑牵拉。一些脑桥小脑角肿瘤手术中，可以打开蛛网膜池，并放置引流管以便术中引流脑脊液（Ojemann 1993a）。

2.1 监测

麻醉医师持续监测动脉血压、心电图、血氧饱和度、体温和呼气末二氧化碳分压。在患者处于坐位、半坐位或头部抬高时，需要放置中心静脉导管和心前区多普勒或经食管超声心动图进行监测。周围神经刺激器用于监测神经肌肉阻滞，避免患者运动或咳嗽造成灾难性的后果。

术者须决定是否需要特殊的术中神经电生理监测。神经电生理监测的目的是保护可能受损的神经组织的功能。神经电生理监测设备需具备高敏感性，在发生神经损害时进行报警（Kokkino & Tew 2000）。对于幕上肿瘤，皮层电刺激可用于对功能区进行定位。这些功能区的位置并不恒定，特别是语言中枢（Berger & Ojemann 1992；Gugino et al 2000）。皮层电刺激通常能够引起运动（肢体活动）和感觉（感觉异常）的阳性反应，引起语言功能（言语中断或错乱）的阴性反应。肿瘤切除过程中，这些监测能有效评估术中清醒患者功能状态。皮层脑电有助于监测癫痫发作。幕下肿瘤应考虑监测颅神经，所有桥小脑角肿瘤患者都应该进行面神经监测（Ojemann 1996b），其他颅神经根据情况进行监测。脑干听觉诱发电位或体感诱发电位监测也可能有所帮助。

2.2 手术综合管理

许多著作的相关章节都对脑肿瘤手术中的一般情况进行过介绍（Grossman 1993；Wilkins 1996；Salcman 2000；Nikas et al 2000；Sawaya & Weinberg 2005）。脑肿瘤切除手术中的关键点包括全面评估影像学检查，了解正常和病理解剖，仔细摆放体位，精心设计切口和暴露范围，熟悉显微外科技术，避免过度牵拉脑组织，减小正常脑组织暴露和细致地关颅。对于良性肿

瘤，应早期中断血供，尽可能地减少对脑组织的牵拉，瘤内减压，通过将肿瘤向减压区牵拉来分离肿瘤包膜，必要时去除受侵犯的硬膜和颅骨。对于恶性肿瘤，应尽可能多地切除肿瘤，同时利用神经导航和术中神经电生理监测保留神经功能。

2.2.1 显微解剖

对于神经外科医师而言，充分了解大脑正常三维解剖和肿瘤如何改变正常解剖结构的位置至关重要。在计划手术时术者应查阅相应的手术及解剖学教材和参考文献，或咨询其他同事。如有必要，尤其是遇到困难或经验匮乏的手术时，应将这些资料带进手术室。

2.2.2 仪器设备

脑肿瘤切除所需的设备包括手术用双目放大镜和头灯，手术显微镜，自动牵开器，单极电凝，自动滴水或不粘连双极电凝和全套显微手术器械（Al-Mefty 1989；Rhoton 1996；Kokkino & Tew 2000）。温箱有助于保持灌注液体接近体温并能够保存一些化学止血剂。Al-Mefty（1989）总结过许多影响术者舒适度和手部控制的因素。

手术放大镜可用于切皮、去除骨瓣、剪开硬膜阶段。根据肿瘤位置不同，也可以在最开始放置自动牵开器的脑压板时使用。对于浅表的肿瘤，尤其在头灯照明的情况下，手术放大镜可应用于整个手术过程。关于手术显微镜的放大功能与视野和景深的关系已经有人进行了详细阐述（Tew & Scodary 1993；Rhoton 1996）。虽然我们医院使用Greenberg自动牵开器（Greenberg 1996），但其他许多牵开器系统都能达到满意的效果。显微手术器械应包括枪状的双极和肿瘤镊，直和弯显微剪刀，显微持针器，取瘤镊，锐性和钝性神经钩，多种类型的剥离器和微刮匙（Heifetz 1993；Chyatte 1996；Rhoton 1996），各种尺寸的吸引器头。其他必需器材还包括无框架立体定向系统（神经导航系统），高速气钻或电钻，超声吸引器（Constantini & Epstein 1996）、内镜（Manwaring & Hamilton 1996）以及神经和皮层刺激器等，激光偶尔也会有所帮助（Boggan & Powers 1996；Cerullo 1996）。手术医生应该熟悉各种大小的钻头、超声吸引器的配件、剥离器、镊子以及类似的其他器械。

Heifetz（1993）已经阐述过正确使用双极的要点，即由低功率开始，特别是用精细镊子时；电凝时在镊子尖部滴水以防止焦痂，减少粘连；夹住血管后再电凝以防止损害周围组织；电凝时轻轻地打开和夹紧双极；每次使用后清理双极。细致入微地止血在整个手术过程中非常重要，这样能够减少在长时间手术时由渗血导致的失血，保持术野清洁，以及减少术后深部血肿形成或浅表部位积血。

2.2.3 感染

术后感染是神经外科患者术后的一大棘手问题，其可能引起严重的神经系统并发症，因此应该采取一切措施以避免术后感染。对于可能增加感染风险的合并症要引起重视，比如营养不良、糖尿病和其他感染。现已证实预防性应用抗生素能够降低术后感染的风险（Barker 1994，2007）。为了避免术后感染，应该细致地进行手术操作，如适时更换手套，小心处理假体、植入物和游离骨瓣，仔细止血等。术后切口的包扎和敷料的更换应由训练有素的人员进行并遵循严格的无菌操作原则。当出现任何感染的迹象时，都需要进行相关的微生物培养和影像学检查来排查，并给予积极治疗。

2.2.4 体位和准备

合适的体位能够提供最佳的暴露，避免过度牵拉脑组织。不良的体位可能导致颅内压升高和暴露不充分。在长时间的手术中，体位摆放不当还有可能造成严重的并发症。患者的体位应使术者操作舒适，又不引起患者生理的异常改变，并且不影响麻醉医师的操作。正确的体位应避免颈部过度的旋转、屈曲或伸展（这样可能导致颈内静脉管腔狭窄），避免静脉充血，最大程度地利于重力对血液和体液的引流作用，从而避免脑牵拉。在颞叶和顶叶病变的手术中，完全侧卧位比仰卧头侧位更安全。一般来说，头部应该略微抬高。在手术中，需要转动手术台使得患者头部下面有一定的空间，这样术者可舒适地将双腿放于手术台下方。患者膝部和臀部常常会有轻度的弯曲。根据需要放置衬垫以防止重要结构受到压迫，比如尺神经和腓神经以及重要的骨性凸起。在侧卧位时，放置腋窝垫来防止血管和神经结构受压。如果术中需要弯曲或转动颈部，则必须明

确患者术前颈部活动正常。在仰卧位时，手术侧的肩部应该垫高以避免过度旋转颈部。对于不同体位的摆放要点以及如何防止并发症，在本书和以前的著作中都有插图阐释。（Ojemann 1993a–c；Ojemann & Ogilvy 1993；Sekhar & Janecka 1993；Tew & Scodary 1993a，b；Ojemann et al 1995；Ojemann 1996a，b；Rhoton 1996；Van Loveren & Guthikonda 1996；Lustgarten & Teddy 2000）。

关于坐位手术，尽管其风险可能并不像临床上认为的那样严重，但其确实存在一些弊端，如静脉空气栓塞，低血压脑灌注不足，脑组织塌陷及随之出现的硬膜下积气或血肿。不过，坐位更适合进行枕部、后颅窝和延颈髓交界的手术，这样可以利用重力引流血液和脑脊液，减少静脉出血，减少组织牵拉，获得更好的显露，这些优势往往使风险显得不那么重要。因此，在充分的监测和专业的神经麻醉支持下，对于合适的病变我们也经常使用坐位。其他的体位包括俯卧位或公园长椅位。

头部由带有三枚头钉的头架固定。三枚头钉应尽可能地与颅骨垂直。如果出现倾斜，头钉可能出现滑脱或引起头皮受压坏死。对于先前有过颅骨钻孔、开颅手术或分流手术的患者，在进行二次手术或后续手术时应格外小心。应该尽可能地避开颅骨薄弱区，比如颞骨鳞部和额窦。

手术部位的准备应遵循标准的外科手术原则。头发剃除的范围应超过所要暴露的区域。通常在全身麻醉后剃除切口及皮瓣区域的毛发。但也有一些医生只进行最小化刮除，甚至不刮除毛发。很多手术会使用无框架立体定向技术，在这时就需要使用基准点或头部表面匹配来进行导航注册。

切口

头皮切口的设计要兼顾最佳的暴露和美容效果并保证皮瓣充足的血供。首先标记出切口，切口要能充分暴露肿瘤，并能允许较大器械进入，如超声吸引器和皮层电刺激设备。可利用神经导航在头皮上标记肿瘤位置，然后设计切口和皮瓣。体表标志和影像学图像的对比在校正导航精确度方面起重要作用。其中头颅外主要的体表标志包括中线、外耳道、眉间、枕骨粗隆和冠状缝。

当切口、病变和重要的结构都标记好后进行消毒。切口周围铺无菌巾，皮肤用一层粘贴膜覆盖。切开头皮后上头皮夹止血。皮瓣常与骨膜一起翻开，有时还包括颞肌。在皮瓣的翻折处放置纱布

卷，防止该处皮瓣缺血性坏死。皮瓣背侧骨膜组织由抗生素海绵保持湿润，当需要骨膜移植替代硬脑膜或覆盖鼻窦时，直接从皮瓣背侧取材。

开颅

在骨瓣上钻一个或多个骨孔。对于老年患者和需要严格避免硬膜铣破的部位，比如硬膜静脉窦，应该在颅骨上钻更多的孔，这样用剥离器能更容易地将硬膜从颅骨上分离。然后用铣刀铣下骨瓣。如果肿瘤已经穿过硬脑膜，侵犯颅骨，那么骨瓣的一部分可能会附带肿瘤。如果肿瘤轻微侵犯到颅骨内表面，则需在骨瓣被分离下来后，用高速磨钻去除异常骨质。用骨蜡封闭颅骨骨缘渗血。以适当的间隔在骨缘打孔，并用缝线将硬膜悬吊于骨缘，预防硬膜外出血。除双极电凝外，还可以利用可吸收明胶海绵或氧化再生纤维素止血（Arand & Sawaya 1996）。如果术中鼻窦开放，需要特别注意预防感染和脑脊液漏的发生。剥去鼻窦黏膜，用浸泡抗生素的明胶海绵、肌肉或脂肪填塞，并用带血管蒂的骨膜覆盖缺损处。硬脑膜打开之前，要用抗生素海绵覆盖皮缘，无菌巾铺在术野周围。

2.2.5 打开硬膜

如果颅内压较高，硬脑膜"绷紧"，则应在打开硬膜前应采取措施降低颅压，包括抬高头位，利尿，过度换气，检查颈部位置和气管插管情况。打开硬脑膜应充分，保证足够的显露，但是需要注意尽量减少正常脑组织的暴露。对于已暴露或需要被牵拉的正常脑组织应予以保护。当打开硬膜进行初始暴露时，要熟悉大脑静脉的解剖结构。沿上矢状窦前 1/3 分布的皮层静脉，沿蝶骨翼走行的大脑中静脉和位于桥小脑角的岩静脉可以在必要时断开，以利于增加显露。然而，矢状窦中、后 1/3 部分的皮层静脉、大脑内静脉、Galen 静脉和 Labbe 静脉必须很好地保护，以避免静脉性脑梗死造成严重的后果。在手术过程中硬膜瓣应保持湿润和张力。如果肿瘤侵犯到硬脑膜，比如凸面脑膜瘤，硬脑膜应与肿瘤一并切除。

2.2.6 手术入路

双额入路

患者仰卧位。头部高度和屈伸程度是手术暴露的关键因素，其主要取决于肿瘤情况（Ojemann 1993c）。冠状切口始于耳屏前方延伸到前额发际

线后。切开帽状腱膜，注意保护颅骨骨膜组织（图 14.1）。如果需要额外的骨膜组织覆盖前颅窝、额窦或修补硬脑膜，可将切口后部的头皮提起 1~2cm，将骨膜组织切下。然后将带或不带骨膜组织的皮瓣向下翻转，骨膜也可单独向下翻转。切开颞肌直到足以暴露"关键孔"。钻孔位置在颞上线末端的下方（关键孔）和头皮切口前方上矢状窦的两侧。骨瓣常常以一整块铣下，铣刀要贴近眶上缘并由外向内运动。中线处颅骨内表面的不规则突起使得铣刀难以通过，因此通常会在中线位置留下 1cm 左右颅骨。可用高速颅钻的小磨头切割此处的颅骨外板，然后撬起颅骨时，内板就会自然断裂，取下游离的骨瓣。额窦几乎都会开放。骨瓣铣得比较低，能够减少脑组织牵拉，这比避免开放额窦更重要。如果手术完全在硬膜内操作，应在打开硬脑膜之前将皮瓣背侧的一小块骨膜翻转覆盖在开放的额窦上，并缝合于邻近硬脑膜之上（Ojemann 1993c，1996a）。如果手术采用硬膜外操作，则可以在手术结束时再用骨膜封闭额窦开口。

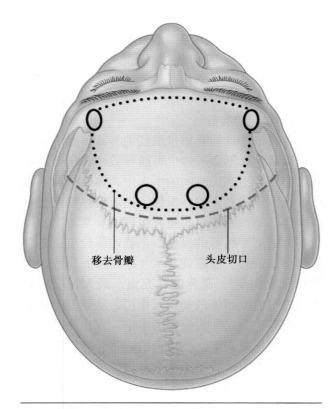

图 14.1 双额入路

额中回入路

患者仰卧位，同侧肩部抬高。头部抬高，使

肿瘤中心投影的大脑凸面处于最高点（Ojemann 1993c；Ojemann & Ogilvy 1993）。位于冠状缝区域的肿瘤，皮瓣向前翻转（图 14.2）。切口起于前方的发际线，向后沿着或平行于中线（必要时切口位于对侧）延伸，然后转向外，再向前止于额颞交界处。

额颞入路（翼点入路）

患者仰卧位，同侧肩部垫高。头部的旋转程度取决于肿瘤的位置（Ojemann 1993c；Ojemann et al 1995；Ojemann 1996a）。

皮切口正位于颧弓上发际后，向中间延伸终止于靠近中线的发际处（图 14.3）。切口太靠前可能会损害面神经的额颞分支。皮肤、颞肌和骨膜组织一起翻向前下，暴露出额骨前外侧部和颞骨前部，切断部分颞肌以暴露颞突。其中一个骨孔正好钻在颞上线前端下方（关键孔）。第二个骨孔位于颞叶前部，而其他钻孔的位置取决于术者的习惯。当铣刀穿越蝶骨大翼时，可以感受到阻力，这时需要将铣刀退出，从对侧操作，或用磨

钻磨透该处颅骨。掀起骨瓣后，用咬骨钳和高速电钻处理蝶骨嵴。眶颧入路可进一步扩大切除范围，术中需切除颧弓和眶缘（Adada & Al-Mefty 2005）。

额颞入路（颞部扩展入路）

位于颞叶前中部和中颅窝的肿瘤，改良翼点入路可以达到很好的暴露，即将翼点入路切口线向耳郭顶部弯曲并向内侧和前方延伸（图 14.4）（Ojemann et al 1995）。骨瓣的切除与翼点入路方法相似，但是颞叶暴露范围更广。这种入路能够牵拉额叶和前颞叶，沿蝶骨大翼暴露前中颞区。为了更容易到达中颅窝底和蝶骨大翼，皮切口可起于耳屏前颧弓以下，断颧弓并将颞肌拉到颧弓所在位置。

颞部入路

患者可以取半侧卧位，同侧肩部垫高，如采取完全侧卧位则可避免头部过度旋转和静脉充血。头部通常平行于地面（Ojemann et al 1995）。头部屈伸程度同样取决于肿瘤类型。沿中颅窝底的马

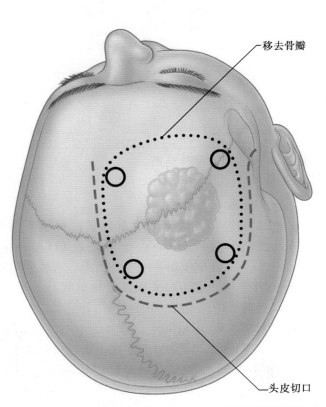

图 14.2　额中回入路

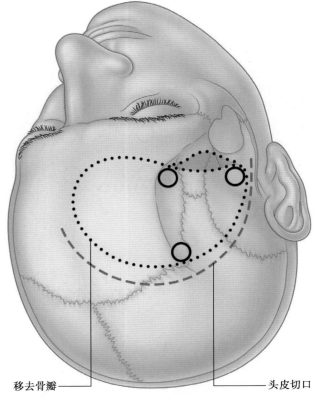

图 14.3　额颞入路（翼点入路）

蹄形切口能够暴露颞区中后部的肿瘤（图 14.5）。切口始于前面发际线后，向中间到达颞上线并向后方延伸，然后转向下方，止于乳突上方。如果切口太靠前或低于颧弓水平，面神经的额颞支容易受损。铣下骨瓣后，可能还需要咬除部分颅骨以暴露中颅窝底。

切口的前后支位置要确保能充分暴露肿瘤（图 14.6）。通常需要在颅骨上钻 7 或 8 个孔，矢状窦每侧 2 个，对侧中部 1 个，皮瓣底部 2 或 3 个。上矢状窦硬膜分离和颅骨切割放在最后进行，这样有利于快速止血。骨瓣打开后直接将明胶海绵和棉条放在上矢状窦上。如果颅骨与硬脑膜粘连紧密，分离骨瓣可以分两部分进行，第一部分是在肿瘤侧自中线向外约 1cm 处铣下骨瓣。然后矢状窦在直视下，铣下剩余矢状窦表面的第二部分颅骨。

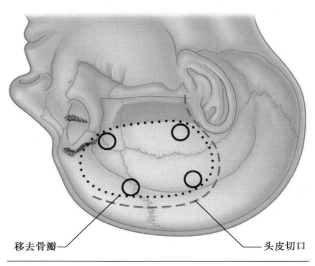

图 14.4　额颞入路（颞部扩展入路）

移去骨瓣　　　　　　　头皮切口

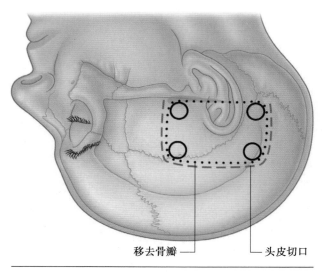

图 14.5　颞部入路

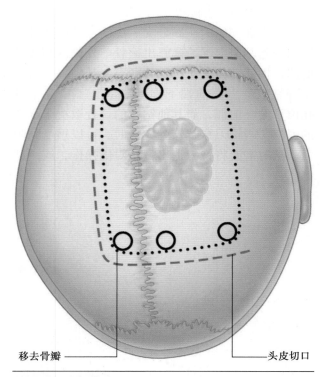

移去骨瓣　　　　　　　头皮切口

图 14.6　后额顶（顶部）入路

枕部入路

患者侧卧位，腋窝放棉垫保护，头部升高并转向地面使肿瘤中心位于最高点（Ojemann 1993c；Ojemann & Ogilvy 1993）。此外，可也使用俯卧位和坐位。皮切口采取颞后枕下区马蹄形，并且必要时可跨越中线（图 14.7）。

颞枕下入路

患者平卧位，同侧肩部抬高，头偏向对侧近乎平行于地面（Ojemann et al 1995），或采取完全侧卧位。暴露的角度可以通过转动手术台进行调整。切口起始于耳前，弯曲转向后方，高度不超过颞线。切口在乳突区后方约 2cm 向下延伸

后额顶（顶部）入路

患者处于半坐位或长条椅位，头部抬高使肿瘤中心上方的头皮处于最高位置（Ojemann 1993c；Ojemann & Ogilvy 1993；Ojemann et al 1995）。这种马蹄形的切口跨过中线大约 2cm，

（图 14.8）。切口可以刚好止于乳突稍下处，也可以轻微弯向颈部以暴露颈动脉分叉处和颈内静脉。骨瓣可整块或分两部分从横窦上方和下方铣下。横窦处理的相关注意事项与跨上矢状窦切口的相同。根据需要可以去除更多的骨质来暴露其前方的硬脑膜。经岩骨入路是颞枕入路的改良入路（Al–Mefty & Smith 1991），可以暴露斜坡、岩骨、中颅窝和桥小脑角的肿瘤。

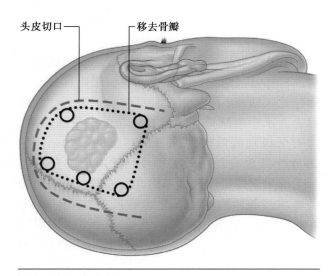

图 14.7 枕部入路

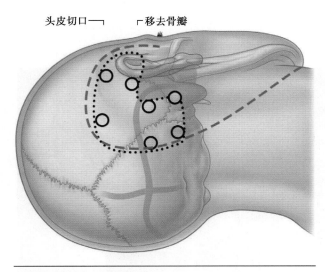

图 14.8 颞枕下入路

枕下（侧方）入路

常用于切除脑桥小脑角和小脑外侧肿瘤。手术采用侧卧位，同侧肩部向下牵拉。根据肿瘤位置来调整颈部的伸展、弯曲和旋转。患者也可以

取坐位或仰卧位，使同侧肩部抬高，头部平行于地面（Ojemann 1993a，1996b）。转动手术床使术者坐在患者头的后方，双脚放在手术台下面。侧向转动手术床可以改变术者的视角。切口呈弧形，中心部位于乳突内侧 2cm（图 14.9）。在后颅窝侧方钻 1 个或多个孔，将小脑半球侧方 2/3 的骨瓣铣下。骨瓣的上下界限取决于肿瘤情况。可以去除更多的颅骨来暴露横窦和乙状窦。骨蜡封闭开放的乳突气房。

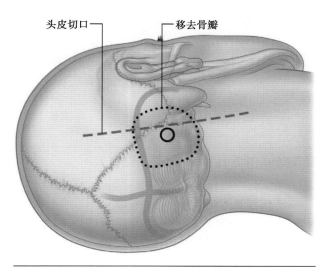

图 14.9 枕下（侧方）入路

枕下远外侧入路

患者侧卧位，头部轻微抬高并向同侧肩部倾斜（Ojemann et al 1995），也可选取俯卧或坐位。皮肤切口和开颅手术如图 14.10。去除枕骨大孔边缘至枕髁后方的颅骨。寰椎后弓的切除范围从椎动脉沟至刚好过寰椎中点。

枕下后正中入路

手术采用俯卧位、坐位或侧俯卧位（Tew & Scodary 1993b；Ojemann 1996c）。对于多数小脑半球的肿瘤，俯卧位就能满足手术需要。小脑上蚓部、小脑和脑干部位的肿瘤采用坐位（图 14.11）。切口沿椎旁枕肌之间的中线平面切入（图 14.12）。分离此处的肌肉以暴露中线部位的颅骨。骨瓣范围需暴露双侧小脑半球内侧，下至去除枕骨大孔后缘。根据需要，可以咬除 C1 后弓。打开两侧小脑半球表面的硬膜。Y 形剪开硬膜，硬膜瓣向上翻转。枕窦出血以金属夹夹闭或缝线结扎。一些患者的硬脑膜需开至枕大孔下方，此时需要处理环枕窦出血。当较大的小脑半球肿瘤需要更大范

围的侧方暴露时，切口可向侧方延伸（曲棍球切口，图 14.12）。

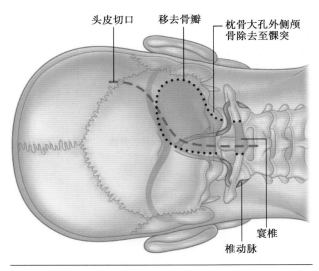

图 14.10 枕下（远外侧）入路

其他颅底入路

术者应该熟悉掌握切除颅底肿瘤的不同手术入路和颅底手术原则（Ojemann 1993b；Sekhar & Janecka 1993；Adada & Al-Mefty 2005），包括颅面部的手术和涉及海绵窦的入路。前方硬膜外入路包括经口入路、经口 – 下颌舌切开术、经口咽和经腭骨入路、经蝶窦入路、经筛窦入路、经上颌窦入路以及这些入路的联合应用。侧方硬膜外硬膜下入路包括经迷路入路、经耳蜗入路、经岩骨入路和颞下入路。

2.2.7 切除肿瘤

良性肿瘤的手术目的是尽可能地全切肿瘤。有时，一些重要结构可能会妨碍肿瘤的全切，术者必须牢记要优先保留和（或）改善神经功能。如果全切肿瘤的风险较大，可先行肿瘤部分切除，残留肿瘤待定期随访或行放射治疗。

对于原发性脑内肿瘤，最大范围安全切除肿瘤的目标已经讨论过。如果肿瘤位于语言区或运动感觉区域，手术可以在局部麻醉下进行，并且对患者术中唤醒进行大脑皮层功能定位和监测，这对低级别胶质瘤切除特别有帮助（Nikas et al 2000）。其他有助于最大程度切除肿瘤的技术包括无框架立体定向和术中磁共振成像。利用荧光染料增强胶质瘤的可视化也有所裨益（Stummer et al 2008）。显微外科技术能通过较小的皮层切口切除更大肿瘤，不过需要特别注意切口位置（脑沟或脑回）、造瘘路径的选择和牵开器的使用（Salcman 2000）。脑压板应该定期放松，以增加其下方脑组织的血流灌注。超声吸引器用于打碎和吸引组织，或用激光切割或气化肿瘤。

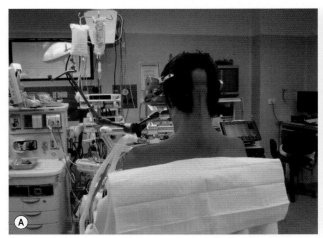
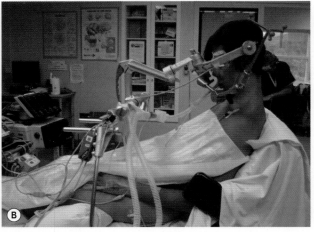

图 14.11 枕部、后颅窝及颈髓交界区手术入路的坐姿。（A）后视图。（B）侧视图。颈部屈曲的程度取决于病变的位置。膝盖应该稍微弯曲，手臂放在大腿上，所有受压部位都要垫好

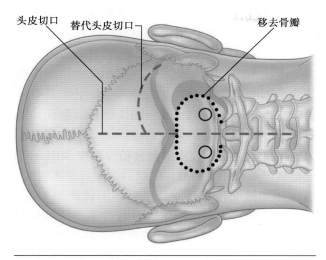

图 14.12 枕下（后正中）入路

如果孤立的转移瘤位于可手术的区域，则应完全切除肿瘤，以期延长生存期。有时，可能需要再次手术切除后续出现的转移灶。为避免可能发生的神经功能损害，即便有多处转移灶，也可行姑息性切除。

以下措施可减少对脑组织的牵拉，如体位、利尿、脑脊液引流和充分的暴露。牵拉脑组织时，要用棉条保护脑组织。

良性肿瘤可利用双极电凝、吸引器、锐性分离或超声吸引进行内减压，使肿瘤更易于安全切除。将肿瘤包膜向远离大脑和神经组织的方向牵拉能减少对脑组织的压迫，同时有利于与血管和蛛网膜的分离。交替进行肿瘤包膜分离和内减压。肿瘤周围脑组织不能承受较大张力的情况下应采用锐性分离。分离后的正常脑组织用棉条予以保护。在不能确定肿瘤包膜的血管是否供应重要脑组织时，应小心保留血管。通常在肿瘤内减压后，包膜表面的血管就能通过显微分离保留下来。

2.2.8 关颅

细致止血至关重要。应将患者的血压升高至接近术后预期的血压水平。如果肿瘤部分切除，可将单层速即纱铺于肿瘤切除区域和切开的正常脑组织之上。对于部分切除的高级别脑肿瘤，其切缘出血风险很高，细致止血尤为重要。

恶性胶质瘤术后很可能局部复发，肿瘤切除后应采用更多的方法来提高局部治疗效果。鉴

于此，术中应考虑瘤腔放疗、局部化疗或光动力疗法。

通常硬膜会发生回缩，有时也会干燥，这样就无法做到硬膜的严密缝合。有时有肿瘤附着的硬膜也已被切除。此时应移植骨膜或用人工硬膜替代，用生物胶加强封闭。在硬膜完全闭合前，向硬膜下间隙和瘤腔打满生理盐水（加热到体温），这样有利于排出颅内空气，因此硬膜切开的最高点应该最后缝合。骨瓣复位并以钛片和钛钉固定。后颅窝的骨瓣也应还纳或行颅底修补，以降低术后头痛的发生率（Harner et al 1995）。钻孔处使用盖孔板遮盖。一些填充物（羟基磷灰石）可填充骨孔和骨缺损。如果鼻窦开放，应尽可能避免人工材料靠近开口处，以降低感染的风险。

缝合头皮前，伤口用抗生素溶液冲洗。用可吸收线逐层缝合肌肉、筋膜和帽状腱膜，皮肤用尼龙线或钉皮针缝合。

2.3 影像引导神经外科

一台开颅手术的顺利进行，不仅需要术者的技术和经验，还要依靠多方面因素。这些因素包括术前影像学检查、解剖标志、术中视觉和触觉提示，比如颜色和质地。在解剖结构相对固定、有自身特点的手术中，例如桥小脑角区的小肿瘤，术者的技术和知识、术前影像学检查、术中正常和病变解剖的视觉和触觉辨别，都为安全、有效地手术提供了必需的信息。

但是许多手术中这种视觉和触觉上的解剖提示很少，术者对空间信息的感知也不充分，这就对手术的安全性造成了影响。解剖标志的缺乏使得脑深部肿瘤的定位困难，如大脑半球内病变。这些深部肿瘤可能很小，因此在不额外暴露正常脑组织的情况下，难以准确地判断开颅范围。此外，当病变与周围组织相似或者具有定位价值的解剖结构被破坏时，病变与周围组织几乎没有触觉和视觉上的差异，从而影响安全、有效的切除肿瘤。类似地，术者在进行肿瘤内减压时，可能无法找到任何解剖标志来提示与肿瘤包膜的距离。因此，在大多数情况下，计算机辅助影像引导系统（无框架立体定向术）和（或）术中影像（CT、MRI 或超声）所提供的空间信息是不可或缺的（Barnett et al 1993；Germano 1995；Sipos et al 1996；Spicer & Apuzzo 2005；Aquilina et al 2006）。

目前，无框架立体定向神经导航已被认为是肿瘤切除的标配和必需技术。神经导航在手术方案设计中具有特殊价值。术者不再按时间顺序逐步规划手术。相反，术者可以先设想手术最困难的部分（通常是病变切除的最后阶段），并且以相反的顺序操作。因此，在规划手术时首先要想到病变的充分暴露，使其能满足最后阶段肿瘤的切除。切口暴露范围取决于肿瘤的大小、位置、硬度和血供。鉴于导航系统的误差和术中脑漂移，最好稍微扩大切口范围。其次是设计皮切口，其是实现最终暴露的首要条件。术者依次完成皮层切口、硬膜切口、骨瓣切口及皮肤切口的设计。术前应明确手术目标，包括切除程度和治疗目的。

2.3.1　无框架立体定向神经导航的局限

无框架立体定向神经导航系统可能存在误差，包括图像、注册和技术本身引起的随机误差（Kaus et al 1997；Butler 1999）。此外，神经导航基于这样一个假设，即大脑是一个硬性物体，术中大脑解剖与术前影像学没有形态上的改变。然而，颅骨和硬膜打开后的压力改变、脑脊液流失、过度通气、利尿、重力作用、脑回缩和组织的切除等，都会引起脑漂移。神经导航以术前影像为参考，误差甚至会达到8cm（Nauta 1993；Dorward et al 1998；Roberts et al 1998；Navabi et al 2001）。导航系统所提供的空间信息仅是一种参考，术者必须谨慎考虑其他方面的信息，比如视觉和触觉的提示、术者的技术和经验等。颅底肿瘤很少出现漂移，这种情况下导航系统是相对精确的。

2.3.2　术中影像

术中实时影像技术可能会解决导航中脑漂移问题，并有可能成为未来肿瘤切除的治疗标准。术中实时影像技术早于神经导航（无框架立体定向）（Shalit et al 1982）出现，但是导航系统因为成本和便利性而应用更广泛。近年来，对于脑漂移的重视使术中实时影像技术再次兴起。术中实时影像的三大主要形式是MRI（Black et al 1997；Staubert et al 1997；Martin et al 2000；Nimsky et al 2006）、CT（Shalit et al 1982；Lunsford et al 1996）和超声（Dempsey 1996；Dohrmann & Rubin 1996；Sawaya & Weinberg 2005）。无框架立体定向技术，

辅以术中实时MRI数据，两者的联合为精确、安全切除脑肿瘤提供了目前最先进的神经导航技术。它可以使外科医师能够看到手术器械所到达的位置，而不需要重新拍摄含有器械的图像。且只有在脑组织偏移显著时，才进行重新扫描。

术中MRI在定位病变、保护语言中枢、提高切除范围和监测并发症如血肿等方面是非常有价值的（Bohinski et al 2001）。MRI没有辐射，并能有效地鉴别不同组织类型，在不易与正常脑组织分辨的低级别胶质瘤中更具价值。术中MRI的缺点包括需要使用非顺磁性的仪器，延长手术时间，因磁体和线圈占据手术室空间，图像质量差等，目前这些缺点大多已经解决且有许多商用型号和配置可以选择。但组织分辨度的问题仍然存在，比如肿瘤、水肿或血肿之间。然而，最大的缺点是成本高。尽管如此，拥有术中MRI的现代化手术室越来越常见，并且有可能成为标准配置。

术中CT的优点是：与MRI相比，资金投入更少，形态保真度更高。此外，可移动CT可以在医院其他地方，如ICU病房使用（Butler et al 1998），而不仅限于手术室。术中CT的缺点：机架体积较大；软组织之间的对比度较低；扫描期间需移除视野中不透射线的器械，比如牵开器。

术中超声是一种便捷、灵活、廉价的成像工具，能够提供实时的、交互式的成像。超声能够识别肿瘤边界和检测残余肿瘤，在定位脑深部肿瘤和提高肿瘤切除程度方面价值较大（Hammoud et al 1996；Conrad et al 2002）。然而，回声差别不是区分组织类型的强有力的标准，特别对于前期做过手术或放疗，或解剖分辨率较差的病变。不过，超声分辨率可以通过与其他成像融合来提高（Hartov et al 2008）。

影像导航为许多手术提供了重要指导。相比神经导航，术中CT和MRI需要增加专业人员和资金投入。通过术中实时影像弥补脑漂移的成本和效益仍有待进一步观察。

3　术后管理

手术结束时要关注患者血压变化并且避免咳嗽和插管脱出。在转移到恢复室或ICU过程中应持续监测，且给予适当药物防止高血压。保持呼吸道通畅，患者头部处于抬高位。

在整个术后期间，应进行频繁、定期和标准

化的神经系统观察，任何的改变都应及时通知术者。当患者未能及时从麻醉中苏醒，出现预料之外的神经功能缺损，或病情未能按预期的方向发展时，应立即行 CT 扫描来明确是否存在血肿、脑积水、水肿、张力性气颅或梗死，以确定后续治疗。如果患者病情迅速恶化，应直接进行再次开颅探查，而无需经 CT 扫描。其他恢复不佳的原因包括缺氧、高碳酸血症和癫痫发作，这些也都需要排除。

通常于术后 24 小时内行 CT 扫描，以排除术后出血，同时评估脑水肿。切除颅内肿瘤后，48 小时内的增强 MRI 有助于在炎症增强出现之前确定肿瘤切除程度（Albert et al 1994）。

如果出现脑脊液漏，漏口应尽可能地缝合；如无禁忌证应行腰椎穿刺引流，通常持续 72 小时。抗生素一般可用至术后 24 小时。但如果有脑脊液引流，就应继续应用抗生素。

如果手术涉及垂体柄或下丘脑，术后要注意观察是否存在尿崩。肿瘤切除后可能会发生抗利尿激素异常分泌综合征，通常的管理是限制液体出入量。对糖尿病患者，要监测血糖并且在术中和术后用胰岛素控制血糖。术后给予适当的镇痛，对于严重或剧烈的头痛，在增加止痛药剂量前应彻底查明原因，特别是毒麻类镇痛药。术后早期小剂量吗啡（1mg）间隔 20 分钟滴注能安全、充分地镇痛。

根据神经功能状态和预期的脑水肿程度，类固醇药物尽可能快地减量。预防消化性溃疡药物一直用到类固醇停用。术后早期进行放疗的患者可以持续应用小剂量地塞米松（2~4mg/d）。血栓栓塞是神经外科患者尤其是恶性肿瘤患者术后的常见并发症，然而并无有力证据指导术后抗凝药的使用，神经外科医师应结合栓塞（高危因素包括恶性肿瘤、偏瘫、卧床）和抗凝的风险（术后出血）来决定。不推荐颅脑手术术前预防性应用抗凝药物。

幕上肿瘤患者常常需在术后继续服用抗癫痫药。至于应该服用多长时间尚无定论（Glantz et al 2000）。如果术前没有癫痫发作，根据医师的经验、对致痫灶的认识和药物副作用，抗癫痫药可在 1 周到 3 个月内停用。对于术前有癫痫发作

者，抗癫痫药应至少服用数月甚至长期服用。术后癫痫发作应积极治疗，以避免癫痫持续状态、高血压及高碳酸血症引起的不良后果。高血压可以起瘤腔出血，而高碳酸血症则会引起脑水肿（Drummond et al 1997）。

关键点

- 脑肿瘤手术需要对患者进行综合评估。术者应积极获取有关手术适应证的临床资料、实验室检查及影像学检查信息。
- 通过评估影像学检查确定是否可行安全的、能够提高患者生活质量或延长寿命的手术治疗。手术的最终决定需基于上述信息以及与患者和家属的充分沟通。
- 必须对合并症进行治疗，包括可能影响手术预后的非医疗性问题，及医疗相关问题如脑积水。
- 除了标准的麻醉监测外，外科医师必须确定是否需要特殊的监测，如语言、脑电图、脑神经监测。
- 手术的关键因素包括仔细摆放体位，精心设计切口，熟练掌握显微外科技术，避免过度牵拉脑组织，减少正常脑组织暴露以及细致缝合关颅。
- 手术开始前静脉给予抗生素，通常持续到术后 24 小时。利尿剂和糖皮质激素可以减轻水肿，避免过度脑牵拉。仔细考虑抗癫痫药应用和血栓预防。
- 提前确定手术目标和方案。
- 制订计划进行早期切断肿瘤血供，肿瘤囊内减压，肿瘤包膜切除，受侵袭硬膜和骨质的切除。对于界限不清的肿瘤，在保留正常神经功能前提下，应尽可能多地切除肿瘤。
- 头皮切口应提供最佳的暴露范围，同时要保留充分的血供。
- 理解静脉解剖非常关键。沿矢状窦中后 1/3 分布的皮层静脉，大脑内静脉、Galen 静脉和 Labbe 静脉必须完整保留。
- 仔细止血是至关重要的，尤其是关颅阶段。
- 术中，视觉和触觉的提示是术者获得信息的重要来源。在缺乏这些提示的情况下，导航系统可以提供额外的空间信息，但其存在注册不准和脑漂移的误差，必须依靠其他方面的信息进行校正。
- 术中实时影像技术可以解决在神经导航系统中因脑漂移导致的误差。
- 一旦从麻醉中苏醒，就应对患者进行神经系统检查。异常情况可能需要进一步行 CT 检查。少数情况下需急诊开颅探查。

（耿素民 译）

参考文献

Adada, B., Al-Mefty, O., 2005. Meningioma: Skull base surgery. In: Black, P.Mc.L., Loeffler, J.S. (Eds.), Cancer of the nervous system, second ed. Lippincott Williams and Wilkins, Philadelphia, PA, pp. 329.

Al-Mefty, O. (Ed.), 1989. 1. Ergonomics and cranial-base surgery 2. Power equipment. In Surgery of the Cranial Base. Kluwer Academic, Boston, MA, pp. 3.

Al-Mefty, O., Smith, R.R., 1991. Clival and petroclival meningiomas. In: Al-Mefty, O. (Ed.), Meningiomas. Raven Press, New York, pp. 517.

Albert, F.K., Forsting, M., Sartor, K., et al., 1994. Early postoperative magnetic resonance imaging after resection of malignant glioma: objective evaluation of residual tumor and its influence on regrowth and prognosis. Neurosurgery 34, 45–61.

Aquilina, K., Edwards, P., Strong, A., 2006. Principles and practice of image-guided neurosurgery. In: Moore, A.J., Newell, D.W. (Eds.), Tumor neurosurgery. Principles and practice. Springer Verlag, London, pp. 123.

Arand, A.G., Sawaya, R., 1996. Intraoperative use of topical hemostatic agents in neurosurgery. In: Wilkins, R.H., Rengachary, S.S. (Eds.), Neurosurgery update I. McGraw-Hill, New York, pp. 615.

Barker, F.G., 1994. Efficacy of prophylactic antibiotics for craniotomy: a meta-analysis. Neurosurgery 35, 484–490.

Barker, F.G., 2007. Efficacy of prophylactic antibiotics against meningitis after craniotomy: a meta-analysis. Neurosurgery 60, 887–894.

Barnett, G.H., Kormos, D.W., Steiner, C.P., et al., 1993. Use of frameless, armless stereotactic wand for brain tumor localization with two-dimensional and three dimensional neuroimaging. Neurosurgery 33, 674–678.

Berger, M.S., Ojemann, G.A., 1992. Intraoperative brain mapping techniques in neuro-oncology. Stereotact. Funct. Neurosurg. 58, 153–161.

Black, P.M., Moriarty, T., Alexander, E. III, et al., 1997. Development and implementation of intraoperative magnetic resonance imaging and its neurosurgical applications. Neurosurgery 41, 831–845.

Boggan, J.E., Powers, S.K., 1996. Use of lasers in neurological surgery. In: Youmans, J.R. (Ed.), Neurological Surgery. WB Saunders, Philadelphia, PA, pp. 795.

Bohinski, R.J., Kokkino, A.K., Warnick, R.E., et al., 2001. Glioma resection in a shared-resource magnetic resonance operating room after optimal image-guided frameless stereotactic resection. Neurosurgery 48, 731–744.

Butler, W.E., 1999. Comparison of three methods of estimating confidence intervals for stereotactic error. Comput. Aided. Surg. 4, 26–36.

Butler, W.E., Piaggio, C.M., Constantinou, C., et al., 1998. A mobile computed tomographic scanner with intraoperative and intensive care unit applications. Neurosurgery 42, 1304–1310.

Cerullo, L.J., 1996. Application of the laser to neurological surgery. In: Wilkins, R.H., Rengachary, S.S. (Eds.), Neurosurgery. McGraw Hill, New York, pp. 609.

Chyatte, D., 1996. Instrumentation and techniques: general, microsurgical and special. In: Tindall, G.T., Cooper, P.R., Barrow, D.L. (Eds.), The practice of neurosurgery. Williams & Wilkins, Baltimore, MD, pp. 428.

Conrad, M., Schonaue, C., Morel, C., 2002. Brain operations guided by real-time two-dimensional ultrasound: new possibilities as a result of improved image quality. Neurosurgery 51, 402–411.

Constantini, S., Epstein, F., 1996. Ultrasound dissection. In: Wilkins, R.H., Rengachary, S.S. (Eds.), Neurosurgery. McGraw-Hill, New York, pp. 607.

Dempsey, R.Z., 1996. Neurosonography. In: Youmans, J.R. (Ed.), Neurological surgery. WB Saunders, Philadelphia, PA, pp. 214.

Dohrmann, G.J., Rubin, J.M., 1996. Intraoperative diagnostic ultrasound. In: Wilkins, R.H., Rengachary, S.S. (Eds.), Neurosurgery. McGraw-Hill, New York, pp. 575.

Dorward, N.L., Alberti, O., Velani, B., et al., 1998. Postimaging brain distortion: magnitude, correlates, and impact on neuronavigation. J. Neurosurg. 88, 656–662.

Drummond, K.J., Fearnside, M.R., Chee, A., 1997. Transcutaneous carbon dioxide measurement after craniotomy in spontaneously breathing patients. Neurosurgery 41, 361–365.

Fearnside, M.R., Black, P.McL., 2000. Informed consent. In: Kaye, A.H., Black, P.McL. (Eds.), Operative neurosurgery. Churchill Livingstone, London, pp. 199.

Germano, I.M., 1995. The NeuroStation system for image-guided frameless stereotaxy. Neurosurgery 37, 348.

Glantz, M.J., Cole, B.F., Forsyth, P.A., et al., 2000. Practice parameter: anticonvulsant prophylaxis in patients with newly diagnosed brain tumors. Report of the Quality Standards Subcommittee of the American Academy of Neurology. Neurology 54, 1886–1893.

Greenberg, I.M., 1996. Self retaining retractors and handrests. In: Wilkins, R.H., Rengachary, S.S. (Eds.), Neurosurgery. McGraw-Hill, New York, pp. 593.

Grossman, R.G., 1993. Preoperative and surgical planning for avoiding complications. In: Apuzzo, M.L. (Ed.), Brain surgery: complication avoidance and management. Churchill Livingstone, New York, pp. 3.

Gugino, L.D., Aglio, L.S., Black, P.McL., 2000. Cortical stimulation techniques. In: Kaye, A.H., Black, P.McL. (Eds.), Operative neurosurgery. Churchill Livingstone, London, pp. 85.

Gumprecht, H., Ebel, G.K., Auer, D.P., et al., 2002. Neuronavigation and functional MRI for surgery in patients with lesion in eloquent brain areas. Minim. Invasive Neurosurg. 45, 151–153.

Hammoud, M.A., Ligon, B.L., El Souki, R., et al., 1996. Use of intraoperative ultrasound for localizing tumors and determining the extent of resection: a comparative study. J. Neurosurg. 84, 737–741.

Harner, S.G., Beatty, C.W., Ebersold, M.J., 1995. Impact of cranioplasty on headache after acoustic neuroma removal. Neurosurgery 36, 1097–1100.

Hartov, A., Roberts, D.W., Paulsen, K.D., 2008. A comparative analysis of coregistered ultrasound and magnetic resonance imaging in neurosurgery. Neurosurgery 62 (Suppl.), 91–99.

Heifetz, M.D., 1993. Use and misuse of instruments. In: Apuzzo, M.L. (Ed.), Brain surgery: complication avoidance and management. Churchill Livingstone, New York, pp. 71.

Jellinek, D.A., Freeman, R., 2000. Perioperative care. In: Kaye, A.H., Black, P.Mc.L. (Eds.), Operative neurosurgery. Churchill Livingstone, London, pp. 15.

Kaus, M., Steinmeier, R., Sporer, T., et al., 1997. Technical accuracy of a neuronavigation system measured with a high-precision mechanical micromanipulator. Neurosurgery 41, 1431–1436.

Kokkino, A.J., Tew, J.M., 2000. Neurosurgical instrumentation, including neuromonitoring. In: Kaye, A.H., Black, P.Mc.L. (Eds.), Operative neurosurgery. Churchill Livingstone, London, pp. 71.

Kraayenbrink, M., McAnulty, G., 2006. Neuroanesthesia. In: Moore, A.J., Newell, D.W. (Eds.), Tumor neurosurgery. Principles and practice. Springer Verlag, London, pp. 71.

Lunsford, L.D., Kondziolka, D., Bissonette, D.J., 1996. Intraoperative imaging of the brain. Stereotact. Funct. Neurosurg. 66, 58–64.

Lustgarten, L., Teddy, P.J., 2000. Patient positioning in neurosurgery. In: Kaye, A.H., Black, P.Mc.L. (Eds.), Operative neurosurgery. Churchill Livingstone, London, pp. 45.

Manwaring, K.H., Hamilton, A.J., 1996. Neurosurgical endoscopy. In: Tindall, G.T., Cooper, P.R., Barrow, D.L. (Eds.), The practice of neurosurgery. Williams & Wilkins, Baltimore, MD, pp. 233.

Martin, C., Alexander 3rd, E., Jolesz, F., et al., 2000. Surgery in the MRI environment. In: Kaye, A.H., Black, P.Mc.L. (Eds.), Operative neurosurgery. Churchill Livingstone, London, pp. 185.

McGirt, M.J., Chaichana, K.L., Gathinji, M., et al., 2009. Independent association of extent of resection with survival in patients with malignant brain astrocytoma. J. Neurosurg. 110, 156–162.

Nauta, H.J.W., 1993. Error assessment during 'image guided' and 'imaging interactive' stereotactic surgery. Comput. Med. Imaging Graphics 18, 279–287.

Navabi, A., Black, P.Mc.L., Gering, D.T., et al., 2001. Serial intraoperative magnetic resonance imaging of brain shift. Neurosurgery 48, 787–798.

Nikas, D.C., Bello, L., Black, P.Mc.L., 2000. Cerebral hemisphere gliomas (adults) – low grade (astrocytomas and oligodendrogliomas). In: Kaye, A.H., Black, P.Mc.L. (Eds.), Operative neurosurgery. Churchill Livingstone, London, pp. 333.

Nimsky, C., Ganslandt, O., Buchfelder, M., et al., 2006. Intraoperative visualization for resection of gliomas: the role of functional neuronavigation and intraoperative 1.5 T MRI. Neurol. Res. 28, 482–487.

Ojemann, R.G. 1993a. The surgical management of cranial and spinal meningiomas. Clin. Neurosurg. 40, 498–535.

Ojemann, R.G., 1993b. Infratentorial procedures – neoplastic disorders – general considerations. In: Apuzzo, M.L. (Ed.), Brain surgery: complication avoidance and management. Churchill Livingstone, New York, pp. 1711.

Ojemann, R.G., 1993c. The surgical management of acoustic neuroma (vestibular schwannoma). Clin. Neurosurg. 40, 321–383.

Ojemann, R.G., 1996a. Meningiomas: Supratentorial meningiomas: Clinical features and surgical management. In: Wilkins, R.H.,

Rengachary, S.J. (Eds.), Neurosurgery, vol. 1. McGraw-Hill, New York, pp. 873.

Ojemann, R.G., 1996b. Acoustic neuroma (vestibular schwannoma). In: Youmans, J.R. (Ed.), Neurological surgery. WB Saunders, Philadelphia, PA, pp. 2841.

Ojemann, R.G., 1996c. Operative positioning and monitoring for surgery of the fourth ventricle. In: Cohen, A.R. (Ed.), Surgical disorders of the fourth ventricle. Blackwell Science, Cambridge, MA, pp. 161.

Ojemann, R.G., Ogilvy, C.S., 1993. Convexity, parasagittal and parafalcine meningiomas. In: Apuzzo, M.L. (Ed.), Brain surgery: complication avoidance and management. Churchill Livingstone, New York, pp. 187.

Ojemann, R.G., Ogilvy, C.S., Crowell, R.M., et al., 1995. Surgical management of neurovascular disease. Williams & Wilkins, Baltimore, MD.

Punjasawadwong, Y., Boonjeungmonkol, N., Phongchiewboon, A., 2007. Bispectral index for improving anaesthetic delivery and postoperative recovery. Cochrane Database Syst. Rev. (4):CD003843.

Rhoton, A.L. Jr., 1996. General and micro-operative techniques. In: Youmans, J.R. (Ed.), Neurological surgery. WB Saunders, Philadelphia, PA, pp. 724.

Roberts, D.W., Hartov, A., Kennedy, F.E., et al., 1998. Intraoperative brain shift and deformation: a quantitative analysis of cortical displacement in 28 cases. Neurosurgery 43, 749–758.

Rosner, M.J., 1996. Preoperative evaluation: complications, their prevention and treatment. In: Youmans, J.R. (Ed.), Neurological surgery. WB Saunders, Philadelphia, pp. 691.

Salcman, M., 2000. High grade cerebral hemisphere gliomas (adult). In: Kaye, A.H., Black, P.McL. (Eds.), Operative neurosurgery. Churchill Livingstone, London, pp. 317.

Sawaya, R.E., Weinberg, J.S., 2005. Principles of brain tumor surgery in adults. In: Black, P.McL., Loeffler, J.S. (Eds.), Cancer of the nervous system, second ed. Lippincott Williams and Wilkins, Philadelphia, PA, pp. 141.

Sekhar, I.N., Janecka, I.P., 1993. Surgery of cranial base tumors. Raven Press, New York.

Shalit, M.N., Israeli, Y., Matz, S., et al., 1982. Experience with intra-operative CT scanning in brain tumors. Surg. Neurol. 17, 376–382.

Shaw, M.D.M., Foy, P.D., 1991. Epilepsy after craniotomy and the place of prophylactic anticonvulsant drugs: discussion paper. J. Roy. Soc. Med. 84, 221–223.

Sipos, E.P., Tebo, S.A., Zinreich, S.J., et al., 1996. In vivo accuracy testing and clinical experience with the ISG viewing wand. Neurosurgery 39, 194–202.

Sirven, J.I., Wingerchuk, D.M., Drazkowski, J.F., et al., 2004. Seizure prophylaxis in patients with brain tumors: a meta-analysis. Mayo Clin. Proc. 79, 1489–1494.

Sloan, A.E., 2006. Stereotactic resection of malignant brain tumors. In: Badie, B. (Ed.), Neurosurgical operative atlas: Neuro-oncology. Thieme, New York, pp. 115.

Spicer, M.A., Apuzzo, M.L.J., 2005. Image-guided surgery. In: Black, P.McL., Loeffler, J.S. (Eds.), Cancer of the nervous system, second ed. Lippincott Williams and Wilkins, Philadelphia, PA, pp. 155.

Staubert, A., Schlegel, W., Sartor, K., et al., 1997. Intraoperative diagnostic and interventional magnetic resonance imaging in neurosurgery. Neurosurgery 40, 891–900.

Stummer, W., Reulen, H.J., Meinel, T., et al., 2008. Extent of resection and survival in glioblastoma multiforme: identification of and adjustment for bias. Neurosurgery 62, 564–576.

Tew, J.M. Jr., Scodary, D.J., 1993a. Supratentorial procedures – Basic techniques and surgical positioning. In: Apuzzo, M.L. (Ed.), Brain surgery: complication avoidance and management. Churchill Livingstone, New York, pp. 31.

Tew, J.M. Jr., Scodary, D.J., 1993b. Infratentorial procedures – neoplastic disorders – surgical positioning. In: Apuzzo, M.L. (Ed.), Brain surgery: complication avoidance and management. Churchill Livingstone, New York, pp. 1609.

Van Loveren, H., Guthikonda, M., 1996. Guidelines for patient positioning in neurological surgery. In: Tindall, G.T., Cooper, P.R., Barrow, D.L. (Eds.), The practice of neurosurgery. Williams & Wilkins, Baltimore, MD, pp. 413.

Weintraub, H.S., Field, S., Hymos, K., et al., 1996. Perioperative medical evaluation of neurosurgical patients. In: Tindall, G.T., Cooper, P.R., Barrow, D.L. (Eds.), The practice of neurosurgery. Williams & Wilkins, Baltimore, MD, pp. 251.

Wilkins, R.H., 1996. Principles of neurosurgical operative technique. In: Wilkins, R.H., Rengachary, S.S. (Eds.), Neurosurgery. McGraw-Hill, New York, pp. 517.

第 15 章

脑肿瘤放射外科和放射治疗

Douglas Kondziolka，Ajay Niranjan，L. Dade Lunsford，David
A. Clump，John C. Flickinger

1 简介

放射外科（radiosurgery）和外照射放疗（external
beam radiation therapy，EBRT），无论是单独应用，
还是联合应用，都是脑肿瘤治疗中不可或缺
的重要手段。立体定向放射外科（stereotactic
radiosurgery，SRS）是在图像的引导下将聚焦的
电离辐射对特定的靶区进行单次精准的或适形的
照射过程。其效应包括阻止肿瘤细胞分裂、促进
肿瘤血管退缩、诱导细胞凋亡或坏死以及重建
肿瘤周围的血 – 脑屏障（Kondziolka et al 1992a,
1992b，1999b，2000；Niranjan et al 2004；Witham
et al 2005）。EBRT 的放射生物学效应与 SRS 不
同，它是通过分次的方式，在数周的时间内完成
整个疗程的治疗。EBRT 利用 "4R" 的原则，从
而促进正常组织再修复、乏氧细胞再氧合、细胞
周期再分布，与此同时也会出现肿瘤细胞再增
殖。分次立体定向放疗（Fractionated stereotactic
radiosurgery，FSR）是介于上述两者之间的一种治
疗方式，它利用了立体定向放射外科的原理，通
过 2~5 次分割的方式完成一个大剂量照射方案。

1967 年，随着第一个病人采用 179 个 ^{60}Co
源的伽马刀治疗，开始了 SRS 的临床应用。虽
然 SRS 最初是为功能神经外科而设计的，但随着
1975 年第二代装置的诞生，开启了 SRS 治疗肿瘤
或血管性疾病的时代。第三代伽马刀系统增加了
照射源的数量，提高了照射的范围，并对计划系
统进行了大规模的改进，并结合 CT 和 MRI 用于
靶区定位。再后续的系统改进主要是钴源的再装
填以及与机器人系统的整合。2006 年，Perfexion

型号增加了机器人系统，并扩大了治疗区域，使
之可以用于头颈部肿瘤的治疗，并且无需调整头
架（Novotny et al 2008；Niranjan et al 2009）。随着
新的伽马刀治疗系统进入临床，直线加速器和回
旋加速器的改进，以及整合了机器人和图像引导
系统的赛博刀的出现，使人们对放射外科生物学
效应的认识越来越深刻，临床的经验也越来越丰
富（Hakim et al 1998；Friedman et al 2005；Chang
et al 2005；Chang & Adler 1997）。这些新设备使脑
肿瘤的治疗更高效、精准和可靠，更利于实施分
次治疗。

2 放疗在脑肿瘤治疗中的应用

2.1 立体定向放射外科

最初接受 SRS 治疗的是两位分别罹患颅咽管
瘤和垂体瘤的患者。此后，随着具有高分辨率脑
组织成像和精确靶区勾画功能的 MRI 影像技术
的引入，SRS 在肿瘤中的适用范围迅速扩大。在
20 世纪 80 年代，越来越多的良性脑肿瘤患者接
受放射外科治疗。进入 90 年代后，放射外科也
开始用于恶性脑肿瘤的治疗。基于优于手术以及
传统的 EBRT 的某些特性，SRS 成为脑肿瘤治疗
的另外一种选择。特别是在一些靶区 <35mm 的
中小型病灶的治疗上，优势更为明显。虽然其应
用越来越普遍，但在临床治疗中仍需对诸如肿瘤
的占位效应、肿瘤的位置及全身情况等因素予以
认真考虑。

SRS 的优势在于针对不规则形状的病灶能制

订出高度适形和剂量精准的方案。利用伽马刀多源细束同时聚焦或多角度照射，可形成一个与影像中肿瘤边界相匹配的三维照射区域（Lunsford et al 2006）。因脑组织的放射耐受性存在部位和体积依赖性，射线剂量在周边正常组织的迅速衰减保证了治疗的安全性。

由于很多颅内病灶毗邻重要的颅脑结构和脑神经，因此对于放射外科而言，既要达到良好的肿瘤控制效果，同时又要严格控制并发症就显得尤为重要。在这种情况下，就需要考虑调整照射模式以期射线在正常脑组织中的照射剂量能迅速下降，以达到降低毒副反应的目的。例如质子刀，其射线的边界更锐利，可以作用于特定深度，从而使靶区外照射量控制在极低水平，这就是放射生物学中经常提到的布拉格峰"Bragg peak"。此外，FSR 也具有类似的生物学效应，其在提高单次照射量的同时，利用分次的方法以保证正常组织损伤的修复（Chan et al 2005；Combs et al 2005）。

2.2 分割放疗

当在被照射的靶区中，包含有较大体积的对射线敏感的正常组织时，分割剂量放疗的优点变得更加明显。经典的例子就是在常规处理弥漫性浸润性恶性肿瘤（比如胶质瘤母细胞瘤）的肿瘤增强周围或水肿周围 2cm 范围内组织时，因浸润性微小病变与正常脑组织混合导致靶区中包含较大体积的正常组织。

分次照射的效应可以用很多数学公式表述，但各有各的局限性。其中最常用的就是线性二次（L-Q）模型。此模型将 DNA 的双链断裂与细胞存活曲线联系起来，α 为单位剂量的单个粒子使细胞直接杀灭的平均概率，β 为单位剂量平方的两个粒子使细胞杀灭的平均概率。α/β 称为 L-Q 模型参数，代表细胞存活曲线的曲度，亦代表细胞对亚致死损伤的修复能力（Barendsen 1982）。已知某组织或器官的 α/β 值，依据公式 $n_1 \times d_1 \times [1+d_1/(\alpha/\beta)] = n_2 \times d_2 \times [1+d_2/(\alpha/\beta)]$ 可以计算出与单次剂量 d_1，照射次数 n_1 具有相同放射生物学效应的不同放疗方案（n_2，d_2）。

为了简化模型的理解和应用，一些研究者把肿瘤组织和正常组织按照对放射线的敏感性分为三个类型（Barendsen 1982）。迟反应组织以脑和脊髓为代表，α/β 比值介于 1~3，它们相对于大

部分组织和肿瘤而言，在低分次剂量照射时，几乎不受影响。肿瘤和黏膜都属于早反应组织，α/β 比值接近 10，它们在低分次剂量照射时，损伤相对明显。肺、小肠属于中反应组织，其 α/β 比值接近 5。基于细胞系的剂量/反应研究中，肿瘤细胞的 α/β 比值 ≥ 10，因此标准的分次剂量采用 1.8~2.0Gy。但是，这种标准分割并不适合所有肿瘤类型。例如，黑色素瘤细胞的 α/β 比值更小，应该提高分次照射的剂量（Dasu 2007；Bentzen et al 1989）。

利用线性二次模型计算不同放疗方案的等效性具有非常大的局限性。首先，需知道每一个需治疗的不同肿瘤/靶区确切的 α/β 比值，以及每一个正常组织发生副作用的风险。其次，作为模型应该精确预测剂量分割范围内的效应。但是线性二次模型仅能预测从标准分割剂量 1.8~2Gy 至低限 1.2Gy，以及至高限 4~5Gy 时的效应，而无法准确地估算从 1.8~2Gy 提升至单次分割剂量为 12~25Gy 的效应（McKenna & Ahmad 2009）。此外，α/β 比值在良性肿瘤中也很难获取。获取各种肿瘤组织，以及肿瘤周围正常组织的准确 α/β 比值是非常困难的。因为准确 α/β 比值的获取，是基于大量的不同分割剂量与效应的数据，以及足够的事件数（并发症和肿瘤复发率）。庆幸的是，α/β 比值难以获取的良性肿瘤，在经过放射治疗或者放射外科治疗后其复发及并发症均相对少见。另一个限制是目前 α/β 比值是在培养的细胞中获取的。但在实际临床中，靶区内的细胞成分并不是单一的，因此实验室的结果并不完全适合临床（Garcia-Barros et al 2003）。

当颅内病灶直径 >4cm（32ml）时，多选择分次照射而不是 SRS。分次照射可以降低大体积病灶照射时的急性放射反应。例如术后辅助放疗时，为了降低复发风险，周围正常组织也包含在照射野内，因此照射范围更大，这种情况下就更适合选择分次照射。此外，在某些情况下，肿瘤周围毗邻重要结构，例如视交叉等，在影像学上很难区分肿瘤与正常组织。这时，野内照射剂量分布均匀的分次照射，就优于放射外科治疗。

在常规放疗中，对于头颈部位肿瘤，要考虑摆位的误差，因此实际治疗时靶区一般会外扩 3~5mm。而对于肺部的病变，考虑到肺的生理运动，常将靶区边界扩大 1.5cm。因此，在常规放疗中，计划靶区（planning target volumes，PTV）是在肿瘤靶区（gross target volumes，GTV）或临床

靶区（clinical target volumes，CTV）（CTV=GTV+显微浸润）的基础上外扩3~5mm形成的。如果应用可重新定位的立体定向框架或图像引导放疗，则边界可从3~5mm降至0.5~2mm。例如，赛博刀，Synergy®，Trilogy®，Tomotherapy®等技术，就是利用图像引导放疗技术，在每次放疗前或放疗中及时获得2D或3D影像，来减少摆位误差。

前庭神经鞘瘤（听神经鞘瘤）

SRS技术的发展，对包括神经鞘瘤、脑膜瘤、垂体瘤、颅咽管瘤等颅底肿瘤以及其他病变的治疗产生了深远的影响。除了推荐手术切除（全切或部分切除）、观察（根据不同病史）或常规分次放疗（鲜有研究），多学科团队还可以选择放射外科作为治疗首选或辅助治疗。

应用放射外科治疗前庭神经鞘瘤，不仅可以抑制肿瘤生长，保留蜗神经以及其他重要脑神经功能，稳定或改善患者的神经系统症状，还可以避免开放手术可能带来的相关风险。而目前长期的随访结果，也支持放射外科作为除手术外的另一治疗选择。起初放射外科仅用于老年人或一般情况欠佳的患者。现在，只要没有头架固定禁忌证，都可以考虑放射外科治疗。而且各年龄组疗效并无明显差别（图15.1）（Flickinger et al 2001，2004）。

近数十年来，放射外科已经成为继手术之后，治疗中、小体积前庭神经鞘瘤的重要治疗手段。起初，放射外科只是用于一些显微外科处理困难的病例，例如高龄患者，一般情况欠佳，首次手术治疗后残留或复发，Ⅱ型神经纤维瘤，或不愿手术者（Subach et al 1999；Kondziolka et al 1998b；Flickinger & Kondziolka 1996；Flickinger et al 2001）。目前，临床研究已经证实，放射外科治疗具有较好的长期安全性及疗效。到目前为止，我们已经应用伽马刀治疗了1 397例前庭神经鞘瘤患者（详细信息见表15.1），平均年龄57岁（12~95岁）。其中神经纤维瘤病占8%（Kondziolka et al 1998b）。发病时症状包括听力下降（92%）、平衡障碍或共济失调（51%）、耳鸣（43%）以及其他神经功能受损症状（19.5%）。其中34%的患者具有实用听力，Gardner–Robertson分级评分为Ⅰ级（语言分辨率≥70%；纯音听阈均值≤30dB）或Ⅱ级（语言分辨率≥50%；纯音听阈均值≤50dB）。从1992年开始，90%前庭神经鞘瘤患者采用了肿瘤周边50%等剂量曲线的平均处方剂量为13Gy的放射外科治疗方案。

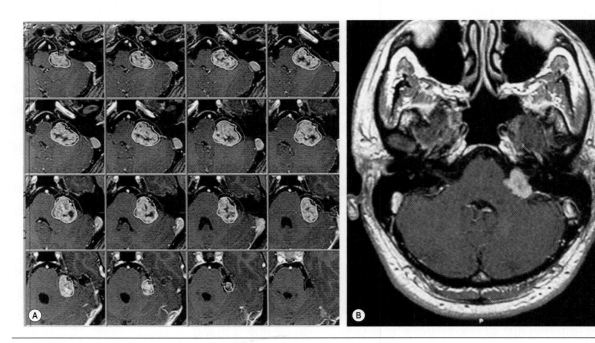

图15.1 MRI轴位图像。（A）伴脑干压迫的左侧听神经鞘瘤的放射外科剂量计划。（B）8年后随访显示肿瘤缩小

表 15.1　匹兹堡大学伽马刀治疗颅内肿瘤一览表

疾病	数目（n）
听神经鞘瘤	1 397
三叉神经鞘瘤	39
其他鞘瘤	62
脑膜瘤	1 302
垂体瘤	290
颅咽管瘤	74
血管母细胞瘤	48
血管外皮细胞瘤	39
血管球瘤	21
松果体细胞瘤	16
松果体母细胞瘤	13
脊索瘤	30
脊索样肉瘤	22
脉络丛乳头状瘤	12
血管瘤	7
多形性胶质母细胞瘤	327
间变星形细胞瘤	128
纤维型星形细胞瘤	42
混合胶质瘤	69
毛细胞星形细胞瘤	86
室管膜瘤	71
髓母细胞瘤	24
中枢神经系统淋巴瘤	12
下丘脑错构瘤	6
脑转移瘤	3 041
侵犯颅底肿瘤	32
其他	66
合计	7 276

我们长期的研究结果显示，5~10 年的肿瘤控制率（无需手术治疗）达到了 98%（Kondziolka et al 1998b）。在 1992—1997 年医治的病人具有相似的疗效（Flickinger et al 2001）。放射外科技术在 1987—1992 年得到了极大的改进，包括从 CT 定位到 MRI 定位，电脑工作站的改进，适形计划系

统，多中心放射源数量的增加，细束射线的应用以及周边剂量下降至 12~13Gy 等。我们是从 1991 年开始改进这些技术，并发症的发生率也随之明显下降（Niranjan et al 2008；Kano et al 2009a）。目前，任何级别的迟发面神经功能受损的发生率都降至 1% 以下（Niranjan et al 2008；Kano et al 2009a）。

发病时有实用听力的患者，依据肿瘤大小的不同，听力保留的比例也不同，总体来说大约 75% 的患者在放射外科治疗后可以保留听力（Lunsford et al 2005）。对于内听道内小听神经瘤患者，80% 可以保留听力（Niranjan et al 2008；Niranjan et al 1999）。因此，对于前庭神经鞘瘤患者而言，放射外科是继显微外科后，另外一种性价比更高、风险更低、效果更肯定的治疗方式（图 15.2）。

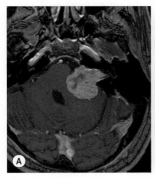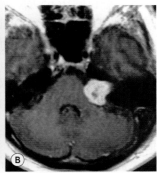

图 15.2　MRI 轴位图像。（A）放射外科治疗前左侧听神经鞘瘤。（B）2 年后随访显示肿瘤缩小

对于较小的肿瘤，越来越多的患者首选放射外科治疗。虽然到目前为止尚无放射外科对比手术切除效果的一级证据，但已有 4 项研究提供了二级证据。这些研究入组的是体积较小的肿瘤，评估指标包括临床疗效、影像学以及生活质量。所有四项研究均显示，相比于手术治疗，放射外科治疗可以在大多数临床指标方面获得更好的结果，并可达到与手术治疗相似的耳鸣及平衡障碍并发症，及相似的肿瘤控制率（Regis et al 2002；Pollock et al 1995，2006；Myrseth et al 2005）。虽然部分患者在放疗后可以观察到肿瘤边界的暂时扩大，但通常只须观察，无须进一步处理（Pollock 2006；Hasegawa et al 2006）。因此，基于上述结果，我们认为当中、小体积前庭神经鞘瘤压迫脑

干导致平衡功能丧失，或患者要求手术的情形下，才需要考虑手术治疗。

2.3　立体定向放射治疗（SRT）

如前所述，当电离辐射以分次的方式给予时，其生物效应与放射外科是不同的。FSR 可以给予病灶部位很高的剂量，同时正常组织如前庭耳蜗系统受量极少。分割的方案有 25Gy/5f、21Gy/3f 以及 18Gy/3f。斯坦福研究组报道了赛博刀的治疗经验，无论是局部控制率还是听力保留率都令人满意（Sakamoto et al 2009）。此外，FSR 还可以用于一些虽然无症状，但毗邻前庭或三叉神经的巨大病灶的治疗。FSR 25Gy/5f 与 SRS 12.5Gy/1f 方案比较，两种方案的肿瘤控制率相似，但 FSR 组的 5 年三叉神经功能保留率更高（Meijer et al 2003）。Andrews 等人（2008）对比了 50.4Gy 和 46.8Gy 两种 FSR 治疗方案。结果显示，对于听力 I / II 级患者，中位随访 65 周，两组肿瘤控制率相似。但是，低剂量组听神经功能保留率更高，3 年的听力保留率为 55%~60%，而 50Gy 组中 II 级听力患者的听力保留率为 0（Andrews et al 2008）。随着 FSR 的剂量的标准化以及长期随访结果的获取，可以对不同治疗设备之间的疗效差别进行研究。

脑膜瘤

放射外科已经成为脑膜瘤的有效治疗手段。虽然最初仅用于术后残留或复发的患者（Kondziolka et al 1991），但到 20 世纪 90 年代初，它已经成为小基底脑膜瘤的标准治疗。放射外科肿瘤周边剂量陡直下降的特性非常适合脑膜瘤的治疗，因为脑膜瘤边界清楚，而且很少侵犯脑实质（Flickinger et al 2003）。因此，放射外科在获得疗效的同时，还可以很好地保护正常组织（Kondziolka et al 1998a）。目前，越来越多的患者，特别是脑膜瘤位于重要结构附近的患者，选择了放射外科治疗，从而避免术后可能出现的远期复发、手术相关并发症以及死亡（特别是老年患者）等风险。因此，对于体积较小脑膜瘤，开颅手术越来越少，转而选择单纯放射外科治疗。但对于占位效应明显的巨大脑膜瘤，则可以选择部分切除，残余病灶再给予放射外科治疗（Kondziolka et al 1999a，2003）。

在过去的 22 年里，我们总共治疗了 1 302 例脑膜瘤患者。对其中 972 例患者的 1 045 个病灶，我们进行了系统的分析。这些患者中 70% 为女性，49% 已经接受过手术切除，5% 接受了常规分次放疗，平均年龄 57 岁。发病部位包括中颅窝（351 例）、后颅窝（307 例）、大脑凸面（126 例）、前颅窝（88 例）、矢状窦旁区域（113）、其他（115 例）。肿瘤的平均体积 7.4ml。随访 5 年、7 年、10 年和 12 年的患者分别有 327 例、190 例、90 例和 41 例。

对于 WHO I 级的良性脑膜瘤，术后接受放射外科治疗的肿瘤控制率为 93%。首选放射外科治疗的 482 例患者（无病理分级），肿瘤控制率为 97%。对于 WHO II / III 级患者，术后辅助放射外科治疗的控制率为 50% 和 17%。51 例（5%）患者在放疗后平均 35 个月时又接受了手术治疗。41 例患者再次接受了放射外科治疗，主要是针对其他的多发病灶。随访 10 年以上时，WHO I 级脑膜瘤行术后辅助放疗的控制率为 91%（n=53），首选放射外科治疗的控制率为 95%（n=22）。无放疗相关继发肿瘤发生。首选放射治疗的患者，93% 可有神经系统功能稳定或好转，而辅助放疗患者的比例为 91%。总的并发症发生率为 7.7%。4% 的患者治疗后出现瘤周影像学变化，并伴有相应症状，平均发生时间为 8 个月。多见于矢状窦旁和大脑凸面的脑膜瘤。到 1992 年，我们对涉及视觉系统的病变采用了严格控制剂量的治疗方案，通过 MRI 定位视神经，使其照射剂量不超过 8~9Gy，避免了放疗导致的迟发视神经病变的情况。

SRS 改变了神经外科医生治疗脑膜瘤的理念。从既往的次全切除后随访，到目前选择术后放疗，降低了脑膜瘤的进展风险（Muthukumar et al 1999；Muthukumar et al 1998；Lee et al 2002）。特别是对于 <75 岁的患者，这种治疗策略的优势更明显。很多队列研究显示，脑膜瘤在不治疗情况下会缓慢生长。因此，对于位于重要结构旁的小脑膜瘤，特别是伴有症状的患者而言，观察已经不再是最佳选择，放射外科才是优选。

2.4　放射治疗

对于无法切除的 WHO I 级的脑膜瘤（>32ml 和或毗邻重要结构而无法在影像上区分开，如视交叉），常规分次放疗是很好的选择。尤其适用于视神经鞘脑膜瘤，给予总量 45~54Gy，单次 1.8Gy 的常规分次放疗，可以很好地保留甚至改善视力，副作用较轻（Jeremic & Pitz 2007）。来自哈佛大学的研究显示，25 名患者利用光子和（或）质子治疗后随访 2 年以上发现，视力的保留或改进率为 95%（Arvold et al 2009）。此外，随着剂量传递技术改进，如调强放疗（intensity modulated radiation therapy，IMRT）以及具有锥形束 CT 影像显卡的直线加速器的应用，可以进一步减小摆位误差，使给予的剂量更准确。

在影像学上，非典型性或间变/恶性脑膜瘤（WHO Ⅱ/Ⅲ级）有向周围组织结构侵犯的倾向。因此，根治切除后给予 55~60Gy 的放疗是目前主要的治疗方案（Condra et al 1997）。对于非典型性脑膜瘤，单纯手术切除的局部复发率约为 45%，而外照射可以降低复发风险（Coke 1998；Perry et al 1999）。照射范围一般根据术前及术后的 MRI，在 GTV 的基础上外扩 1~2cm 形成 CTV，在 CTV 基础上再外扩 3~5mm 形成 PTV。利用三维适形技术，照射剂量可以在 54Gy 至 >60Gy 之间调整。事实上，超过 60Gy 可以提高非典型性和恶性脑膜瘤的局部控制率（Hug et al 2000）。尽管单纯手术的局部控制率已有所提高，但局部进展的情况仍然非常常见。因此，术后联合放疗或局部加量的 SRS，可能进一步提高控制效果。

垂体腺瘤

放射外科治疗垂体瘤的目的是长期控制肿瘤生长，维持垂体的功能，如果是功能性腺瘤还要控制其分泌功能，还要保留诸如视力在内的神经功能（Sheehan et al 2005）。垂体瘤中大约 30% 为无功能腺瘤。我们治疗了 290 例垂体瘤患者，对其中 41 例接受 SRS 治疗的无功能腺瘤患者进行了回顾性分析，初始治疗包括经蝶手术、开颅手术以及常规放疗等。Niranjan 等从内分泌水平、视力以及影像学等方面分析发现，伴有肢端肥大的患者疗效最佳（Niranjan et al 2002），超过 70% 的患者生长激素水平恢复到正常，这其中有 35% 伴有库欣病。此组病例肿瘤周边平均剂量为 16Gy，平均随访 6~102 个月（平均 29.5 个月）；14 个病人的随访时间超过了 40 个月。所有的微腺瘤患者和 97% 的大腺瘤患者在放射外科治疗后肿瘤得到控制。对侵犯海绵窦以及向鞍上延伸的病变，伽马刀治疗可以获得相同的效果。虽然近期有一些研究报道，在放射外科治疗后，随访期间出现了内分泌水平低下，但实际上并不常见。本组有

2 例患者出现了视力下降，1 例是肿瘤复发造成的，另外 1 例在肿瘤缩小情况下仍出现视力减退。先进的放疗计划系统以及精确的剂量选择，使肿瘤的治疗更易于实施，即便肿瘤毗邻视神经或侵犯海绵窦。

即使优化了照射剂量方案，对于毗邻视觉通路的病变，其单次分割剂量亦不应超过 8~10Gy。对于视神经鞘脑膜瘤，分割照射治疗可能是安全有效的，据报道用赛博刀给予 20 例患者 25Gy/5f 的 FSR 治疗，随访 30 个月，视力均保留或改善，并且影像学上肿瘤稳定（Killory et al 2009）。

3 其他颅底肿瘤

颅底肿瘤，如脊索瘤、软骨肉瘤、鼻咽癌以及鼻窦的腺癌或鳞癌，常出现肿瘤复发和临床症状进展（Martin et al 2007）。到目前为止，我们应用放射外科治疗了 30 例脊索瘤和 22 例软骨肉瘤。软骨肉瘤 5 年的肿瘤控制率为 84.4%±10.2%，平均随访 6.2 年时生存率为 84%。脊索瘤 10 年的肿瘤控制率和生存率为 63.2%±10.9%。颅底显微外科或内镜手术的新技术，与放疗新方法的联合，可以明显改善患者的生存期。

此外，我们也用放射外科治疗侵犯颅底的头颈部肿瘤或转移瘤的残余/复发病灶。结果显示，治疗后的平均生存期为 10.5 个月，且无放疗相关并发症。放射外科尤其需要注意视神经周围的合适剂量、恰当的影像学检查（有时 CT 和 MRT 是非常有用的）以及多弧多野空间聚焦来提高治疗计划的适形性和选择性。

放射外科可以在单次给予很高剂量的同时，对周边正常组织影响很小。因此非常适合治疗与颅底关系密切的肿瘤，在明显提高肿瘤照射剂量的同时，通过诱导凋亡破坏肿瘤的血供。当然，对于不同肿瘤类型的治疗效果，还需更大样本的研究。新的放射外科学技术，如 Perfexion 伽马刀可以通过更有效的光栅控制，以及在同一放射源引进多个准直器，进一步提高疗效。

3.1 脑转移瘤

放射外科在脑转移的治疗中既可以单独应用，也可以用于全脑放疗（whole-brain radiation therapy，WBRT）前后的局部加强，亦可用于对术后瘤床的照射。因此，其在脑转移病人的治疗

中发挥着重要作用（Andrews et al 2004；Atteberry et al 2006；Bhatnagar et al 2006；Firlik et al 2000；Flickinger et al 1996；Hasegawa et al 2003a；Hasegawa et al 2003b；Kondziolka et al 2005a；Maesawa et al 2000；Mori et al 1998a，b；Peterson et al 1999；Sheehan et al 2003）。不与WBRT联合的放射外科治疗是为了控制肿瘤的同时，避免WBRT的远期毒性，包括神经系统毒性以及认知障碍（Chang et al 2007，2009）。在WBRT或术后局部强化照射时，放射外科能提高局部肿瘤控制率（Flickinger & Kondziolka 1996）。数十年来，分次的WBRT一直是单发或多发脑转移瘤的标准治疗，但其导致的脱发、乏力以及迟发的认知功能障碍等，对患者的生活质量影响较大（Kondziolka et al 2005b）。因此为了获得更好的临床疗效，神经外科医生与放疗科医生开始合作探讨放射外科治疗单发转移瘤，而与WBRT联合用于多发脑转移的治疗。从目前临床经验看，放射外科对各种肿瘤脑转移的局部控制率可达85%，并且损伤更小，应用更方便（门诊治疗），同时疗效确切，还可以避免手术的相关风险。研究结果显示，对于

可切除的病变而言，放射外科联合WBRT的效果与术后WBRT疗效类似（Hasegawa et al 2003a）。有两项研究显示放射外科治疗的性价比最好。放射外科可以运用于各个部位的肿瘤。此外，对于传统意义上认为对放疗抵抗的黑色素瘤以及肾癌，放射外科仍然非常有效（Sheehan et al 2003；Mori et al 1998a，b；Mathieu et al 2007）。当然，在实际临床工作中要注意病例的选择，对于占位效应明显或伴有明显神经系统症状的大病灶，还是应该考虑手术治疗。目前临床上遇到的患者，超过50%为无症状脑转移，且病灶都比较小。因此，对于这部分患者，放射外科治疗是非常好的选择（图15.3）。

我们应用SRS已经治疗了3 041例脑转移患者。有10%的患者在SRS前做过开颅手术。在早期应用SRS治疗脑转移瘤时，很多是WBRT治疗失败的患者。目前，接受WBRT治疗的患者已经很少。本组病例中，超过90%的患者在脑转移时的卡氏评分为90分或100分。肿瘤的平均体积为1.7ml（0.1~27ml）。肿瘤周边的平均放射剂量为17Gy，最大剂量33Gy。根据不同肿瘤的大小，肿

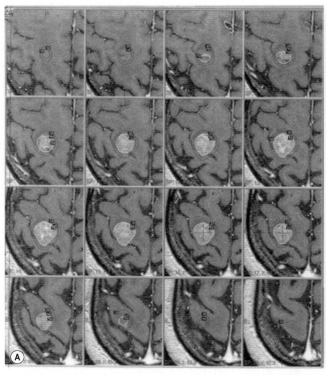
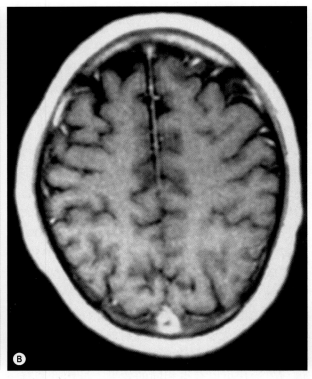

图15.3　MRI轴位图像示单发脑转移病灶的放射外科计划。（A）肿瘤周边50%等剂量曲线处的剂量20Gy。（B）6个月后随访肿瘤消失

瘤周边的等剂量曲线为 30%~80%。

本组病例原发肿瘤包括肺（1 341 例）、乳腺（563 例）、黑色素瘤（502 例）、肾（225 例）、胃肠道（140 例）、喉（30 例）、肉瘤（31 例）、甲状腺（16 例）、原发部位不明（72 例）以及其他部位（121 例）。我们根据肿瘤病理类型分析了其预后，发现肿瘤颅内控制率是相似的，而颅外病灶实际上是影响患者预后的主要因素。就我们的经验而言，WBRT 可以提高肺癌患者的局部控制率。但对于其他肿瘤类型，则既不提高局部控制率，也不提高生存率。

对于一般状况良好的多发脑转移患者，无论是否伴有系统性疾病，我们都推荐应用放射外科治疗。起初这种治疗方法是有争论的，因为多发脑转移意味着更多亚临床病灶的存在。但是在目前高分辨率 MRI 应用的情况下，已经不再秉承这种观念。在伴有 2~4 个病灶的患者中，我们的随机对照试验对比了放射外科联合 WBRT 或单独进行 WBRT 的治疗。结果显示，GRS 和 WBRT 联合治疗提高了肿瘤的局部控制率（Kondziolka et al 2005）。与其他一些研究一样，我们发现多发转移瘤并不意味着就会出现更多的转移病灶。因此，这些患者应继续治疗颅外病变（Kondziolka et al 2005a）。近期我们还发现，在肿瘤体积 <7.5ml 时，5~8 个转移灶患者的生存期与 2~4 个转移灶的患者是截然不同的（Bhatnagar et al 2006）。

3.2 神经胶质肿瘤

恶性胶质瘤是神经肿瘤中最棘手的类型。对于包括多形性胶质母细胞瘤（glioblastoma multiforme，GBM）在内的高级别胶质瘤，最大限度地手术切除的基础上行辅助放疗已经有超过 30 年的历史。脑肿瘤研究组（Brain Tumor Study Group（BTSG））在 70 年代进行的一项前瞻性随机临床试验中证实，术后 50~60Gy 的 WBRT 优于单药卡莫司汀治疗或支持治疗（Walker et al 1978）。放疗仍然是胶质母细胞标准治疗中必不可少组成部分，并与替莫唑胺联合进行同步放化疗及辅助化疗（Stupp et al 2005）。但是，许多患者都会在 2 年内复发，并需要接受姑息性治疗（Stupp et al 2009）。为克服胶质瘤局部侵袭性强的特点，治疗技术和方法在治疗此类疾病中采用了最高强度。

胶质瘤放疗最初采用两野对穿的全脑照射，但最近证据显示，局部治疗可获得同样效果。回顾性分析显示，78% 的肿瘤复发发生在 CT 影像的瘤床周边 2cm 以内（Hochberg & Pruitt 1980；Oppitz et al 1999；Wallner et al 1989）。术前术后的增强 MRI 可以对肿瘤进行精确的定位，术后 T_2 序列或 FLAIR 序列增强区域加术腔为 GTV1，外扩 2cm 的区域为 CTV1。PTV1 则是在 CTV1 基础上外扩 0.5cm 以防止摆位误差。PTV1 的处方剂量为 46Gy/23f。在此基础上，术后 T_1 序列增强区域再加量 14Gy/7f，使瘤床照射量达到 60Gy。

由于复发大部分为照射野内复发，因此理论上提高照射剂量有助于提高局部控制率。临床上多采用的方法包括术中植入临时或永久性的放射性核素、术腔照射或者置入放射性核素球囊等。此外，在恶性神经胶质肿瘤中，放射外科治疗作为微侵袭性的治疗，提高了常规分次放疗的照射效率（Ulm et al 2005；Mahajan et al 2005；Larson et al 1996）。

放射外科一般用于手术残存病灶或者直径 <3.5cm 而位置深在的恶性神经胶质肿瘤的治疗。我们已经治疗了 327 例 GBM 患者和 96 例间变星形细胞瘤患者。GBM 患者的平均年龄 54 岁，平均肿瘤体积 3.4ml。65% 的患者既往接受过手术治疗，58% 接受过化疗。间变星形细胞瘤患者的平均年龄 38 岁，肿瘤平均体积 3.6ml，42% 接受过至少 1 次手术，40% 接受过化疗。对于 GBM 患者而言，我们发现，综合治疗模式可以延长患者的生存期（Nagai et al 2004）。但目前尚无前瞻性随机对照研究来进一步证实这个结果。一项随机研究对比了在放疗联合卡莫司汀的基础上，加 / 不加放射外科治疗的效果，结果无统计学差异（Souhami et al 2004）。从我们的经验来看，我们认为放射外科适用于那些完成初始放化疗后残存或复发的小病灶。晚期复发患者无有效治疗手段时，立体定向放射外科治疗可能有助于局部控制。

还有一些研究探讨了非常规分割放疗方案在 GBM 患者再次放疗中的效果。例如，每周 2 次的分割照射，总共 36Gy/6f。在 36 例接受上述方案治疗的患者中，12 例有效，生存时间 15.8 个月，而其余无效患者生存期 7.3 个月（Patel et al 2009）。贝伐单抗是一种抗血管生成药物，其与放疗有着共同的靶点，即肿瘤血管。放疗时联合贝伐单抗的方案也进行了研究。贝伐单抗 10mg/kg，每 2 周给药 1 次，4 周为 1 个周期。在贝伐单抗第 2 周期给药时，给予 FSR 30Gy/5f（2.5 周完成）治疗（Gutin et al 2009）。结果显示，6 个月 PFS 为 65%，1 年生存率为 54%（Gutin et al 2009）。与 GBM 发病或放疗抵抗相关的信号转导通路，可能是今后的研究方向。

虽然在 GBM 中已经证实，术后放疗较单纯观察能有效地提高局部控制，但在低级别胶质瘤中效果并不明确。由于低级别胶质瘤生长缓慢，剂量效应关系并不明显。EORTC 的研究对比了 45Gy 和 65Gy 两种方案，而 INTERGROUP 则对比了 50.4Gy 和 64.8Gy 两种方案，两研究的结果均显示 PFS 和 OS 无差别（Karim et al 1996；Shaw et al 2002）。此外，对术后出现肿瘤进展的患者进行的 EBRT 效果的研究显示，观察组和治疗组在总体生存期上没有统计学差异，EBRT 也不能延长患者的 PFS 或降低癫痫发生率（van den Bent et al 2005）。此外，一些伴有高危因素的人群，如年龄 >40 岁、纯星形细胞瘤、肿瘤 >6cm、肿瘤越过中线等，可以从辅助放疗中获益。因为相对于低危组而言，他们的生存期更短（3.7 年 vs 7.8 年）（Pignatti et al 2002）。

此外，对于低级别星形细胞瘤，放射外科治疗也有一定的效果（Hadjipanayis et al 2002；Hadjipanayis et al 2003）。我们已经治疗了 86 例毛细胞星形细胞瘤以及 42 例纤维型星形细胞瘤患者。治疗了 69 例混合型胶质瘤，其中 19 例含有少枝细胞成分（Kano et al 2009c）。我们也观察到中枢神经细胞瘤在放射外科治疗后出现不同程度缩小（Tyler-Kabara et al 2001）。这些患者的病变大多体积较小且位于重要结构附近，或为术后残存，所有肿瘤均经病理学证实。

放射外科还可单独用于重要结构附近的毛细胞星形细胞瘤的治疗（Kano et al 2009b；Kano et al 2009e）。我们治疗了 86 例患者，平均年龄 17 岁（4~52 岁）。对于儿童毛细胞星形细胞瘤患者，特别是位于脑干部位的患者，术后放射外科治疗效果满意，在我们的病例中大部分病变位于脑桥。此外，放射外科还可以替代分割放疗用于治疗复发或残存的室管膜瘤，或者作为复发患者常规放疗后的治疗手段。

（邱晓光　译）

参考文献

Andrews, D.W., Scott, C.B., Sperduto, P.W., et al., 2004. Whole brain radiation therapy with or without stereotactic radiosurgery boost for patients with one to three brain metastases: phase III results of the RTOG 9508 randomised trial. Lancet 363, 1665–1672.

Andrews, D.W., Werner-Wasik, M., Den, R.B., et al., 2008. Toward dose optimization for fractionated stereotactic radiotherapy for acoustic neuromas: comparison of two dose cohorts. Int. J. Radiat. Oncol. Biol. Phys. 74, 419–426.

Arvold, N.D., Lessell, S., Bussiere, M., et al., 2009. Visual outcome and tumor control after conformal radiotherapy for patients with optic nerve sheath meningioma. Int. J. Radiat. Oncol. Biol. Phys. 75, 1166–1172.

Atteberry, D., Szeifert, G., Kondziolka, D., et al., 2006. Radiosurgical pathology observations on cerebral metastases after gamma knife radiosurgery. Radiosurgery 6, 173–185.

Barendsen, G.W., 1982. Dose fractionation, dose rate and iso-effect relationships for normal tissue responses. Int. J. Radiat. Oncol. Biol. Phys. 8, 1981–1997.

Bentzen, S.M., Overgaard, J., Thames, H.D., et al., 1989. Clinical radiobiology of malignant melanoma. Radiother Oncol. 16, 169–182.

Bhatnagar, A.K., Flickinger, J.C., Kondziolka, D., et al., 2006. Stereotactic radiosurgery for four or more intracranial metastases. Int. J. Radiat. Oncol. Biol. Phys. 64, 898–903.

Chan, A.W., Black, P., Ojemann, R.G., et al., 2005. Stereotactic radiotherapy for vestibular schwannomas: favorable outcome with minimal toxicity. Neurosurgery 57, 60–70.

Chang, E.L., Wefel, J.S., Maor, M.H., et al., 2007. A pilot study of neurocognitive function in patients with one to three new brain metastases initially treated with stereotactic radiosurgery alone. Neurosurgery 60, 277–284.

Chang, E.L., Wefel, J.S., Hess, K.R., et al., 2009. Neurocognition in patients with brain metastases treated with radiosurgery or radiosurgery plus whole-brain irradiation: a randomised controlled trial. Lancet Oncol. 10, 1037–1044.

Chang, S.D., Adler, J.R. Jr., 1997. Treatment of cranial base meningiomas with linear accelerator radiosurgery. Neurosurgery 41, 1019–1027.

Chang, S.D., Gibbs, I.C., Sakamoto, G.T., et al., 2005. Staged stereotactic irradiation for acoustic neuroma. Neurosurgery 56, 1254–1263.

Combs, S.E., Volk, S., Schulz-Ertner, D., et al., 2005. Management of acoustic neuromas with fractionated stereotactic radiotherapy (FSRT): long-term results in 106 patients treated in a single institution. Int. J. Radiat. Oncol. Biol. Phys. 63, 75–81.

Condra, K.S., Buatti, J.M., Mendenhall, W.M., et al., 1997. Benign meningiomas: primary treatment selection affects survival. Int. J. Radiat. Oncol. Biol. Phys. 39, 427–436.

Coke, C.C., Corn, B.W., Werner-Wasik, M., et al., 1998. Atypical and malignant meningiomas: an outcome report of seventeen cases. J. Neurooncol. 39, 65–70.

Dasu, A., 2007. Is the alpha/beta value for prostate tumours low enough to be safely used in clinical trials? Clin. Oncol. (R. Coll. Radiol.) 19, 289–301.

Firlik, K.S., Kondziolka, D., Flickinger, J.C., et al., 2000. Stereotactic radiosurgery for brain metastases from breast cancer. Ann. Surg. Oncol. 7, 333–338.

Flickinger, J.C., Kondziolka, D., 1996. Radiosurgery instead of resection for solitary brain metastasis: the gold standard redefined. Int. J. Radiat. Oncol. Biol. Phys. 35, 185–186.

Flickinger, J.C., Kondziolka, D., Maitz, A.H., et al., 2003. Gamma knife radiosurgery of imaging-diagnosed intracranial meningioma. Int. J. Radiat. Oncol. Biol. Phys. 56, 801–806.

Flickinger, J.C., Kondziolka, D., Niranjan, A., et al., 2001. Results of acoustic neuroma radiosurgery: an analysis of 5 years' experience using current methods. J. Neurosurg. 94, 1–6.

Flickinger, J.C., Kondziolka, D., Niranjan, A., et al., 2004. Acoustic neuroma radiosurgery with marginal tumor doses of 12 to 13 Gy. Int. J. Radiat. Oncol. Biol. Phys. 60, 225–230.

Flickinger, J.C., Kondziolka, D., Pollock, B.E., et al., 1996. Evolution in technique for vestibular schwannoma radiosurgery and effect on outcome. Int. J. Radiat. Oncol. Biol. Phys. 36, 275–280.

Friedman, W.A., Murad, G.J., Bradshaw, P., et al., 2005. Linear accelerator surgery for meningiomas. J. Neurosurg. 103, 206–209.

Garcia-Barros, M., Paris, F., Cordon-Cardo, C., et al., 2003. Tumor response to radiotherapy regulated by endothelial cell apoptosis. Science 300, 1155–1159.

Germanwala, A.V., Mai, J.C., Tomycz, N.D., et al., 2008. Boost Gamma Knife surgery during multimodality management of adult medulloblastoma. J. Neurosurg. 108, 204–209.

Gutin, P.H., Iwamoto, F.M., Beal, K., et al., 2009. Safety and efficacy of bevacizumab with hypofractionated stereotactic irradiation for recurrent malignant gliomas. Int. J. Radiat. Oncol. Biol. Phys. 75, 156–163.

Hadjipanayis, C.G., Kondziolka, D., Flickinger, J.C., et al., 2003. The role of stereotactic radiosurgery for low-grade astrocytomas. Neurosurg. Focus 14, e15.

Hadjipanayis, C.G., Niranjan, A., Tyler-Kabara, E., et al., 2002. Stereotactic radiosurgery for well-circumscribed fibrillary grade II astrocytomas: an initial experience. Stereotact Funct. Neurosurg. 79, 13–24.

Hakim, R., Alexander, E. 3rd, et al., 1998. Results of linear accelerator-based radiosurgery for intracranial meningiomas. Neurosurgery 42, 446–454.

Hasegawa, T., Kida, Y., Yoshimoto, M., et al., 2006. Evaluation of tumor expansion after stereotactic radiosurgery in patients harboring vestibular schwannomas. Neurosurgery 58, 1119–1128.

Hasegawa, T., Kondziolka, D., Flickinger, J.C., et al., 2003a. Brain metastases treated with radiosurgery alone: an alternative to whole brain radiotherapy? Neurosurgery 52, 1318–1326.

Hasegawa, T., Kondziolka, D., Flickinger, J.C., et al., 2003b. Stereotactic radiosurgery for brain metastases from gastrointestinal tract cancer. Surg. Neurol. 60, 506–515.

Hochberg, F.H., Pruitt, A., 1980. Assumptions in the radiotherapy of glioblastoma. Neurology 30, 907–911.

Hug, E.B., Devries, A., Thornton, A.F., et al., 2000. Management of atypical and malignant meningiomas: role of high dose, 3D-conformal radiation therapy. J. Neurooncol 48, 151–160.

Jeremic, B., Pitz, S., 2007. Primary optic nerve sheath meningioma: stereotactic fractionated radiation therapy as an emerging treatment of choice. Cancer 110, 712–722.

Kano, H., Kondziolka, D., Khan, A., et al., 2009a. Predictors of hearing preservation after stereotactic radiosurgery for acoustic neuroma. J. Neurosurg. 111 (4), 863–873.

Kano, H., Kondziolka, D., Niranjan, A., et al., 2009b. Stereotactic radiosurgery for pilocytic astrocytomas part 1: outcomes in adult patients. J. Neurooncol 95 (2), 211–218.

Kano, H., Niranjan, A., Khan, A., et al., 2009c. Does radiosurgery have a role in the management of oligodendrogliomas? J. Neurosurg. 110, 564–571.

Kano, H., Niranjan, A., Kondziolka, D., et al., 2009d. Outcome predictors for intracranial ependymoma radiosurgery. Neurosurgery 64, 279–288.

Kano, H., Niranjan, A., Kondziolka, D., et al., 2009e. Stereotactic radiosurgery for pilocytic astrocytomas part 2: outcomes in pediatric patients. J. Neurooncol. 95 (2), 219–229.

Karim, A.B., Maat, B., Hatlevoll, R., et al., 1996. A randomized trial on dose-response in radiation therapy of low-grade cerebral glioma: European Organization for Research and Treatment of Cancer (EORTC) Study 22844. Int. J. Radiat. Oncol. Biol. Phys. 36, 549–556.

Killory, B.D., Kresel, J.J., Wait, S.D., et al., 2009. Hypofractionated CyberKnife radiosurgery for perichiasmatic pituitary adenomas: early results. Neurosurgery 64, A19–A25.

Kondziolka, D., Flickinger, J.C., Perez, B., 1998a. Judicious resection and/or radiosurgery for parasagittal meningiomas: outcomes from a multicenter review. Gamma Knife Meningioma Study Group. Neurosurgery 43, 405–414.

Kondziolka, D., Levy, E.I., Niranjan, A., et al., 1999a. Long-term outcomes after meningioma radiosurgery: physician and patient perspectives. J. Neurosurg. 91, 44–50.

Kondziolka, D., Lunsford, L.D., Claassen, D., et al., 1992a. Radiobiology of radiosurgery: Part I. The normal rat brain model. Neurosurgery 31, 271–279.

Kondziolka, D., Lunsford, L.D., Claassen, D., et al., 1992b. Radiobiology of radiosurgery: Part II. The rat C6 glioma model. Neurosurgery 31, 280–288.

Kondziolka, D., Lunsford, L.D., Coffey, R.J., et al., 1991. Gamma knife radiosurgery of meningiomas. Stereotact Funct. Neurosurg. 57, 11–21.

Kondziolka, D., Lunsford, L.D., Flickinger, J.C., 1999b. The radiobiology of radiosurgery. Neurosurg. Clin. N. Am. 10, 157–166.

Kondziolka, D., Lunsford, L.D., McLaughlin, M.R., et al., 1998b. Long-term outcomes after radiosurgery for acoustic neuromas. N. Engl. J. Med. 339, 1426–1433.

Kondziolka, D., Lunsford, L.D., Witt, T.C., et al., 2000. The future of radiosurgery: radiobiology, technology, and applications. Surg. Neurol. 54, 406–414.

Kondziolka, D., Martin, J.J., Flickinger, J.C., et al., 2005a. Long-term

survivors after gamma knife radiosurgery for brain metastases. Cancer 104, 2784–2791.

Kondziolka, D., Nathoo, N., Flickinger, J.C., et al., 2003. Long-term results after radiosurgery for benign intracranial tumors. Neurosurgery 53, 815–822.

Kondziolka, D., Niranjan, A., Flickinger, J.C., et al., 2005b. Radiosurgery with or without whole-brain radiotherapy for brain metastases: the patients' perspective regarding complications. Am. J. Clin. Oncol. 28, 173–179.

Larson, D.A., Gutin, P.H., McDermott, M., et al., 1996. Gamma knife for glioma: selection factors and survival. Int. J. Radiat. Oncol. Biol. Phys. 36, 1045–1053.

Lee, J.Y., Niranjan, A., McInerney, J., et al., 2002. Stereotactic radiosurgery providing long-term tumor control of cavernous sinus meningiomas. J. Neurosurg. 97, 65–72.

Lunsford, L.D., Kondziolka, D., Niranjan, A., et al., 2006. Concepts of conformality and selectivity in acoustic tumor radiosurgery. Radiosurgery 6, 98–107.

Lunsford, L.D., Niranjan, A., Flickinger, J.C., et al., 2005. Radiosurgery of vestibular schwannomas: summary of experience in 829 cases. J. Neurosurg. 102 (Suppl.), 195–199.

Maesawa, S., Kondziolka, D., Thompson, T.P., et al., 2000. Brain metastases in patients with no known primary tumor. Cancer 89, 1095–1101.

Mahajan, A., McCutcheon, I.E., Suki, D., et al., 2005. Case-control study of stereotactic radiosurgery for recurrent glioblastoma multiforme. J. Neurosurg. 103, 210–217.

Martin, J.J., Niranjan, A., Kondziolka, D., et al., 2007. Radiosurgery for chordomas and chondrosarcomas of the skull base. J. Neurosurg. 107, 758–764.

Mathieu, D., Kondziolka, D., Cooper, P.B., et al., 2007. Gamma knife radiosurgery in the management of malignant melanoma brain metastases. Neurosurgery 60, 471–482.

McKenna, F.W., Ahmad, S., 2009. Fitting techniques of cell survival curves in high-dose region for use in stereotactic body radiation therapy. Phys. Med. Biol. 54, 1593–1608.

Meijer, O.W., Vandertop, W.P., Baayen, J.C., et al., 2003. Single-fraction vs. fractionated LINAC-based stereotactic radiosurgery for vestibular schwannoma: a single institution study. Int. J. Radiat. Oncol. Biol. Phys. 56, 1390–1396.

Mori, Y., Kondziolka, D., Flickinger, J.C., et al., 1998a. Stereotactic radiosurgery for cerebral metastatic melanoma: factors affecting local disease control and survival. Int. J. Radiat. Oncol. Biol. Phys. 42, 581–589.

Mori, Y., Kondziolka, D., Flickinger, J.C., et al., 1998b. Stereotactic radiosurgery for brain metastasis from renal cell carcinoma. Cancer 83, 344–353.

Muthukumar, N., Kondziolka, D., Lunsford, L.D., et al., 1998. Stereotactic radiosurgery for tentorial meningiomas. Acta. Neurochir. (Wien) 140, 315–321.

Muthukumar, N., Kondziolka, D., Lunsford, L.D., et al., 1999. Stereotactic radiosurgery for anterior foramen magnum meningiomas. Surg. Neurol. 51, 268–273.

Myrseth, E., Moller, P., Pedersen, P.H., et al., 2005. Vestibular schwannomas: clinical results and quality of life after microsurgery or gamma knife radiosurgery. Neurosurgery 56, 927–935.

Nagai, H., Kondziolka, D., Niranjan, A., et al., 2004. Results following stereotactic radiosurgery for patients with glioblastoma multiforme. Radiosurgery 5, 91–99.

Niranjan, A., Gobbel, G.T., Kondziolka, D., et al., 2004. Experimental radiobiological investigations into radiosurgery: present understanding and future directions. Neurosurgery 55, 495–505.

Niranjan, A., Lunsford, L.D., Flickinger, J.C., et al., 1999. Dose reduction improves hearing preservation rates after intracanalicular acoustic tumor radiosurgery. Neurosurgery 45, 753–765.

Niranjan, A., Mathieu, D., Flickinger, J.C., et al., 2008. Hearing preservation after intracanalicular vestibular schwannoma radiosurgery. Neurosurgery 60, 1054–1062.

Niranjan, A., Novotny, J. Jr., Bhatnagar, J., et al., 2009. Efficiency and dose planning comparisons between the Perfexion and 4C Leksell Gamma Knife units. Stereotact Funct. Neurosurg. 87, 191–198.

Niranjan, A., Szeifert, G.T., Kondziolka, D., et al., 2002. Gamma Knife radiosurgery for growth hormone-secreting pituitary adenomas. Radiosurgery 4, 93–101.

Novotny, J., Bhatnagar, J.P., Niranjan, A., et al., 2008. Dosimetric comparison of the Leksell Gamma Knife Perfexion and 4C. J. Neurosurg. 109 (Suppl.), 8–14.

Oppitz, U., Maessen, D., Zunterer, H., et al., 1999. 3D-recurrence-patterns of glioblastomas after CT-planned postoperative irradiation. Radiother Oncol. 53, 53–57.

Patel, M., Siddiqui, F., Jin, J.Y., et al., 2009. Salvage reirradiation for recurrent glioblastoma with radiosurgery : radiographic response and improved survival. J. Neurooncol. 92, 185–191.

Perry, A., Scheithauer, B.W., Stafford, S.L., et al., 1999. Malignancy in meningiomas: a clinicopathologic study of 116 patients with grading implications. Cancer 85, 2046–2056.

Peterson, A.M., Meltzer, C.C., Evanson, E.J., et al., 1999. MR imaging response of brain metastases after gamma knife stereotactic radiosurgery. Radiology 211, 807–814.

Pignatti, F., van den Bent, M., Curran, D., et al., European Organization for Research and Treatment of Cancer Radiotherapy Cooperative Group., 2002. Prognostic factors for survival in adult patients with cerebral low-grade glioma. J. Clin. Oncol. 20, 2076–2084.

Pollock, B.E., 2006. Management of vestibular schwannomas that enlarge after stereotactic radiosurgery: treatment recommendations based on a 15 year experience. Neurosurgery 58, 241–248.

Pollock, B.E., Driscoll, C.L., Foote, R.L., et al., 2006. Patient outcomes after vestibular schwannoma management: a prospective comparison of microsurgical resection and stereotactic radiosurgery. Neurosurgery 59, 77–85.

Pollock, B.E., Lunsford, L.D., Kondziolka, D., et al., 1995. Outcome analysis of acoustic neuroma management: a comparison of microsurgery and stereotactic radiosurgery. Neurosurgery 36, 215–229.

Regis, J., Pellet, W., Delsanti, C., et al., 2002. Functional outcome after gamma knife surgery or microsurgery for vestibular schwannomas. J. Neurosurg. 97, 1091–1100.

Sakamoto, G.T., Blevins, N., Gibbs, I.C., 2009. Cyberknife radiotherapy for vestibular schwannoma. Otolaryngol. Clin. North. Am. 42, 665–675.

Shaw, E., Arusell, R., Scheithauer, B., et al., 2002. Prospective randomized trial of low- versus high-dose radiation therapy in adults with supratentorial low-grade glioma: initial report of a North Central Cancer Treatment Group/Radiation Therapy Oncology Group/Eastern Cooperative Oncology Group study. J. Clin. Oncol. 20, 2267–2276.

Sheehan, J.P., Niranjan, A., Sheehan, J.M., et al., 2005. Stereotactic radiosurgery for pituitary adenomas: an intermediate review of its safety, efficacy, and role in the neurosurgical treatment armamentarium. J. Neurosurg. 102, 678–691.

Sheehan, J.P., Sun, M.H., Kondziolka, D., et al., 2003. Radiosurgery in patients with renal cell carcinoma metastasis to the brain: long-term outcomes and prognostic factors influencing survival and local tumor control. J. Neurosurg. 98, 342–349.

Souhami, L., Seiferheld, W., Brachman, D., et al., 2004. Randomized comparison of stereotactic radiosurgery followed by conventional radiotherapy with carmustine to conventional radiotherapy with carmustine for patients with glioblastoma multiforme: report of Radiation Therapy Oncology Group 93–05 protocol. Int. J. Radiat. Oncol. Biol. Phys. 60, 853–860.

Stupp, R., Mason, W.P., van den Bent, M.J., et al., 2005. European Organisation for Research and Treatment of Cancer Brain Tumor and Radiotherapy Groups; National Cancer Institute of Canada Clinical Trials Group: N. Engl. J. Med. 352, 987–996.

Stupp, R., Hegi, M.E., Mason, W.P., et al., European Organisation for Research and Treatment of Cancer Brain Tumour and Radiation Oncology Groups; National Cancer Institute of Canada Clinical Trials Group., 2009. Effects of radiotherapy with concomitant and adjuvant temozolomide versus radiotherapy alone on survival in glioblastoma in a randomised phase III study: 5-year analysis of the EORTC-NCIC trial. Lancet Oncol. 10, 459–466.

Subach, B.R., Kondziolka, D., Lunsford, L.D., et al., 1999. Stereotactic radiosurgery in the management of acoustic neuromas associated with neurofibromatosis Type 2. J. Neurosurg. 90, 815–822.

Tyler-Kabara, E., Kondziolka, D., Flickinger, J.C., et al., 2001. Stereotactic radiosurgery for residual neurocytoma. Report of four cases. J. Neurosurg. 95, 879–882.

Ulm, A.J. 3rd, Friedman, W.A., et al., 2005. Radiosurgery in the treatment of malignant gliomas: the University of Florida experience. Neurosurgery 57, 512–517.

van den Bent, M.J., Afra, D., de Witte, O., et al., EORTC Radiotherapy and Brain Tumor Groups and the UK Medical Research Council., 2005. Long-term efficacy of early versus delayed radiotherapy for low-grade astrocytoma and oligodendroglioma in adults: the EORTC 22845 randomised trial. Lancet 366, 985–990.

Walker, M.D., Alexander, E. Jr., Hunt, W.E., et al., 1978. Evaluation of BCNU and/or radiotherapy in the treatment of anaplastic gliomas. A cooperative clinical trial. J. Neurosurg. 49, 333–343.

Wallner, K.E., Galicich, J.H., Krol, G., et al., 1989. Patterns of failure following treatment for glioblastoma multiforme and anaplastic astrocytoma. Int. J. Radiat Oncol. Biol. Phys. 16, 1405–1409.

Witham, T.F., Okada, H., Fellows, W., et al., 2005. The characterization of tumor apoptosis after experimental radiosurgery. Stereotact Funct. Neurosurg. 83, 17–24.

临床试验和化疗

Nader Pouratian，Christopher P. Cifarelli，

Mark E.Shaffrey，David Schiff

第 16 章

1 概论

治疗脑肿瘤的方法日益增加，包括手术、分割放疗、立体定向放疗、化疗、免疫治疗、基因治疗、生物治疗等，这些治疗方法将在其他章节进行论述。由于治疗选择的丰富性，如何定义最佳治疗就面临挑战，而脑肿瘤相对体部肿瘤的发生率较低，难以进行大规模的临床试验，从而加剧了最佳治疗选择的困难。

尽管面临这些挑战，临床试验在界定普遍接受的脑肿瘤治疗模式的有效性方面，起着至关重要的作用。例如，Patchell 等（1990）通过一个具有里程碑意义的临床Ⅲ期试验，证实手术切除单个脑转移瘤可带来生存获益。Stupp 等（2005）通过临床Ⅲ期试验革新了胶质母细胞瘤的治疗模式，他们报道化疗药物替莫唑胺联合放疗较单纯放疗延长了胶质母细胞瘤患者的生存期。上述这些临床试验以及在本章节讨论的其他临床试验，为脑肿瘤治疗模式的革新提供了的确切证据。这同单个机构的经验形成了鲜明对照，由于机构经验的回顾性研究特征，以及明显的偏倚（尤其选择偏倚），在解读机构经验的研究结果时必须小心谨慎。

在本章节中，我们论述了临床试验的关键组分，并详细讨论了对脑肿瘤患者进行各期临床试验时必须要注意的具体挑战和局限。继而，我们综述了在进行脑肿瘤化疗和外科干预相关临床试验时的特定挑战和需要考虑的问题，突出了各领域最具意义的一些试验的价值。最后，我们简要讨论了越来越重要的临床试验报告标准化的进程，

以及成功实施脑肿瘤临床试验对多中心和国际合作的需求。

2 临床试验设计

传统上，临床试验分三期（表 16.1）。Ⅰ期临床试验的主要目的是测定治疗相关毒性和最大耐受剂量（maximally tolerated dose，MTD），或最佳剂量。尽管有效性不是计划的研究目标，也不具统计效力，但许多Ⅰ期临床试验常常把分析受试者的治疗效果作为次要研究目标。Ⅱ期临床试验的主要目的是测定所研究的治疗的初步疗效，通常是 40~50 例受试者的小样本，所使用的剂量是Ⅰ期临床试验测定出的剂量。由于Ⅱ期临床试验通常是开放性的单臂试验设计，所以不能得出确凿的有效性的结论。为了克服单臂试验的局限性，随机Ⅱ期临床试验设计日益受到欢迎。Ⅱ期临床试验鉴定出的足够的"反应率"将为开展更大规模的Ⅲ期临床试验提供依据。由于Ⅱ期临床试验比Ⅰ期临床试验入组的受试者更多，毒性也常常作为次要研究终点被再评估。Ⅲ期临床试验的目的是在更大样本量的人群证实Ⅱ期临床试验的结果，或改进一个已经建立的方案（例如一个不同的剂量），这些试验往往是随机盲法设计，受试者被随机分配到"试验治疗组"或"对照组"。在Ⅲ期临床试验中，需要预先设定主要研究终点、次要研究终点以及统计分析方法。

在脑肿瘤患者进行的临床试验，特别是化疗药物临床试验，需要特别注意以下几个方面：被治疗人群的异质性；相对少的脑肿瘤患者数量

表 16.1 各期临床试验总结

	目的	设计	主要评价目标	次要评价目标	入组例数	挑战
0期	证实治疗的生物利用度	获得术前暴露到治疗的受试者的肿瘤组织标本	切除的肿瘤组织中治疗药物的生物利用度和生物活性	—	~10	必要前提是新的生物制剂的中枢神经系统生物利用度此前没有被研究过
Ⅰ期	测定治疗相关毒性和 MTD	非随机、开放性的剂量递增设计	毒性	有效性（OS 和 PFS）	10~20	必须对抗癫痫药物的肝诱导做出解释
Ⅱ期	测定初步疗效	开放单臂设计	初步有效性（如：OS、PFS、影像学反应）	再评价毒性；测量 QOL	40~50	选择合适终点及结果和有效性的替代标志物
Ⅲ期	确认有效性或改进已经建立的方案	双盲随机对照试验	有效性（如：OS、PFS 和 QOL 测量）	测定其他的有效性和 QOL 指标	数百	确保大规模试验所需充足的受试者招募、资金及入组

MTD= 最大耐受剂量（maximum tolerated dose）；OS= 总生存期（overall survival）；PFS= 无进展生存期（progression-free survival）；QOL= 生活质量（quality of life）

（入组足够多的患者面临困难）；可能与影响肝脏代谢的常规用药相互作用（如抗癫痫药物）；血 - 脑屏障的限制（如影响生物利用度）。因此，我们将详细讨论控制异质性的方法及每一期临床试验设计，以探讨在脑肿瘤患者进行各期临床试验需要特别关注之处和相应的局限性。

2.1 减少变异性

对任何临床试验而言，控制人群的异质性都是一个挑战，因此，界定精准的入选和排除使标准是至关重要的。脑肿瘤，特别是胶质母细胞瘤的异质性也不例外。为使异质性最小化，设立对照并且按照已知的预后因素（组织病理、染色体和基因）分层是十分必要的。例如，早期"恶性胶质瘤"的研究包含许多组织病理学类型：间变性星形细胞瘤、间变性少突胶质细胞瘤、间变性少突星形胶质细胞瘤和胶质母细胞瘤，这些组织病理类型却有不同的预后。组织学诊断，以及按照组织病理分层是非常关键的。在肿瘤复发或进展的研究中，由于需要鉴别真正的肿瘤复发与放疗后改变及坏死，组织学诊断尤为重要。由于不同病理学家对同一组织病理结果可能有不同解读，为避免引入进一步的变异性，组织病理的中心回顾很有必要。

几个预后分类体系用于控制异质性。在脑转移瘤的患者，至少有 4 个预后指数：放射治疗肿瘤组（Radiation Therapy Oncology Group，RTOG）的递归分区分析（recursive partitioning analysis，RPA），放射外科评分指数（score index for radiosurgery，SIR），脑转移基本评分（basic score for brain metastases，BSBM），以及近来的等级预后评估标准（graded prognostic assessment，GPA）（Gaspar et al 1997；Lorenzoni et al 2004；Sperduto et al 2008；Weltman et al 2000）。每个预后指数均是基于多个临床因素的综合结果，如年龄，Karnofsky 表现评分（Karnofsky performance status，KPS），原发肿瘤控制，是否存在颅外转移，以及脑转移病灶的数量和体积。这些预后因素在脑转移瘤分层以及临床试验结果分析时具有重要意义。

对于恶性胶质瘤，RTOG 的 RPA 分类方法是第一个系统地控制异质性的分类体系，恶性胶质瘤患者的生存时间可以按照 RPA 体系进行分层（Curran et al 1993；Scott et al 1998）。RPA 分类方法体现了在不同研究中报道的具有高度一致性的几个预后因素：肿瘤级别、年龄、行为状态，以及肿瘤切除程度。尽管分次放疗技术（radiation therapy，XRT）、治疗方法（包括替莫唑胺的引入）及组织病理分类也在发展，RPA 分类仍然是总生存的一个强预测指标（Mirimanoff et al 2006）。Gorlia et al（2008）描绘了预测恶性胶质瘤患者生存时间的列线图，这个列线图整合了近来新定义的几个预后因素，包括替莫唑胺同步放化疗，替莫唑胺辅助化疗，及 MGMT 启动子区甲基化状态。另外，数个研究已经证实染色体缺失对患者预后有着重要影响，染色体 1p/19q 杂合性缺失状态对间变少突胶质细胞瘤患者临床结果的影响是典型示例（Cairncross et al 1998）。因此，不仅要根据已有的重要预后因素，也要按照新发现的分子、染色体及基因特征，如 MGMT 启动子甲基化状态和治疗史，对患者进行分层。

2.2 I 期临床试验

在脑肿瘤人群，界定毒性和最优剂量（事实上不同于 MTD）充满挑战。主要原因在于不仅区别治疗相关与疾病相关并发症非常困难，而且病患群体的独有因素可能影响试验治疗的药效学、药动学以及生物利用度。

为了有利于毒性评估，美国国立癌症研究所制定了常见毒性标准（Common Toxicity Criteria，CTC），其中列出了不良反应分级。然而，对于脑肿瘤患者，决定一个不良反应，尤其是一个神经系统不良事件，其代表的是治疗相关毒性，还是疾病相关并发症，是非常困难的。例如，如果一个化疗试验的脑肿瘤患者经历了癫痫发作，按照 CTC 的标准，这应当被认为是一个Ⅳ级不良事件，即使癫痫是由于肿瘤进展或不充分的抗癫痫药物治疗所致。其他的类似的例子包括局灶性神经系统症状进展及电解质紊乱（如低钠血症），这些常常被看作脑肿瘤进展自然病程的一部分。如果把这些事件划分为"毒性"则可能对测定 MTD 产生明显影响。所以，试验方案里事先具体明确如何处理这些似是而非的事件是十分必要的。

在脑肿瘤患者测定 MTD 或最优剂量有其独特性。由于脑肿瘤患者常常使用诱导肝药酶的抗癫痫药物（enzyme-inducing antiepileptic drugs，EIAEDs）可能显著改变试验性治疗的药效学及药动学，从而改变已知的疗效和毒性，所以，在其他疾病做出来的 I 期临床试验结果不能被推广到脑肿瘤人群。在恶性脑胶质瘤患者进行的紫杉醇Ⅱ期临床试验证实了上述情况，体部实体瘤使用的紫杉醇剂量在脑肿瘤患者没有出现预期的毒性水平和类型（Prados et al 1996）。推测造成这种情况的原因是由于 EIAEDs 诱导肝药酶上调，增加肝脏清除作用，从而降低了紫杉醇的生物利用度及

剂量依赖毒性作用。此后，Chang 等（1998）在恶性胶质瘤进行的紫杉醇 I 期临床试验中，证实了 EIAEDs 对化疗药物药效学和药动学的影响。在这个研究中，研究者根据 EIAEDs 服用与否对患者进行分层，在服用 EIAEDs 的胶质瘤患者中，紫杉醇的剂量限制性毒性是中枢神经毒性；而在未服用 EIAEDs 的胶质瘤患者，紫杉醇的剂量限制性毒性是骨髓抑制（Chang et al 1998）。此后，几个 I 期临床试验发现和证实了 EIAEDs 能够明显改变所研究化疗药物的毒性类型，涉及的化疗药物包括替吡法尼（法尼基蛋白转移酶抑制剂）和伊立替康（拓扑异构酶 I 抑制剂）等（Cloughesy et al 2005；Loghin et al 2007；Prados et al 2004）。考虑到这些潜在重要的药物相互作用，北美脑肿瘤协会（North American Brain Tumor Consortium，NABTC）修订了临床试验设计模板（Chang et al 2008）。他们提议先在未服用 EIAEDs 的脑肿瘤患者，使用在体部实体瘤已经建立的剂量，通过Ⅱ期临床试验确定初步的有效性之后，再在服用 EIAEDs 的脑肿瘤患者开展 I 期药物代谢动力学和毒性研究。

设计和引入分子靶向治疗需要对经典临床试验方法进行进一步改良。科学发展已经使脑肿瘤病理性异常分子通路的靶向治疗成为可能。然而，在离体试验以及异种移植物模型中得出的生物利用度、生物活性和有效性结果，并不能保证在人的自发肿瘤上取得成功。因此，在进行大范围的临床试验之前，需要先证实试验药物能够成功进入中枢神经系统（生物利用度），而且在脑肿瘤具有生物活性。由于上述原因，NABTC 引入了 0 期临床试验的概念。在 0 期临床试验，要求获得术前已被暴露到试验药物治疗患者的肿瘤组织，以便评估试验药物的生物利用度、生物活性及测定最优剂量（Chang et al 2008）。为证实生物有效性，最理想的是评估同一患者用试验药物前及试验药物后的肿瘤组织（如复发胶质瘤再手术的患者）。不过，为评价生物活性的目的而再手术，必然引起伦理上的争议，因而不能作为普遍标准。0 期临床试验不能替代标准 I 期剂量递增临床试验或毒性评价。如果靶向药物毒性可以接受（ I 期临床试验）（Chang et al 2008），且目标靶点成功被调节，则临床试验只需要进行到Ⅱ期。在许多肿瘤学科，事先进行预试验已成为一种趋势（Booth et al 2008）。

2.3 Ⅱ期临床试验

由于Ⅱ期临床试验的首要目标是证实初步的临床疗效，并且为Ⅲ期临床试验提供证据，因此，选择适合的、临床相关的研究终点对于Ⅱ期临床试验是至关重要的。Ⅱ期临床试验的结果常常需要与之前的研究结果对照比较，这要求结果测量必须行之有效，与其他研究具有可比性，确保潜在获益不会因为选择偏倚而被忽略掉。

最常用的研究终点是生存时间，包括总生存期（overall survival，OS）和无进展生存期（progression free survival，PFS），影像学表现以及近来采用的生活质量（quality-of-life，QOL）指标。测量 OS 和 PFS 包括评估中位生存时间（如 Kaplan-Meier 方法）或设定时间的生存率，如 1 年、2 年或 5 年 OS，更长时间的生存测量要求更长的完成研究所需要的时间，尤其像在中位生存时间 >10 年的低级别胶质瘤（low-grade gliomas，LGG）。然而，OS 并不一定是唯一或最有用的有效性测量指标。例如，在一个比较单个脑转移灶手术切除之后行 XRT 的有效性的研究中，Patchell 等（1998）发现尽管术后放疗者更少出现颅内肿瘤复发，且更少出现神经系统原因导致的死亡，但并不延长 OS。人们日益认识到没有生活质量的生存期延长并不是理想的结果，因此 PFS 可能与 OS 同等重要。测量 6 个月 PFS 非常便利，且被证实是一项重要的替代 OS 的指标（Lamborn 等 2008）。另外，QOL 终点在Ⅱ期和Ⅲ期临床试验中也越来越常用（Corn et al 2008；Mauer et al 2007；Taphoorn et al 2007），这些研究凸显了 QOL 是有意义的。QOL 的研究包括神经认知功能下降和日常生活方面的改变（如恶心、呕吐、嗜睡），这些症状可能抵消治疗的获益。用于评估脑肿瘤患者的有效的神经认知和 QOL 测量量表包括简易智能量表（mini-mental status examination，MMSE）、EORTC 的生活质量问卷 C30（quality of life questionnaire C30，QLQ-C30）、EORTC QLQ-脑模块（QLQ-brain module，QLQ-BN20）、Spitzer 生活质量指数（Spitzer quality of life index，SQLI）和癌症治疗的特定脑功能评估（functional assessment of cancer therapy-brain-specific，FACT-Br）测试（Corn et al 2008；Efficace & Bottomley 2002；Li et al 2008；Moinpour et al 2000；Osoba et al 1996）。

在许多研究，影像学表现作为有效性和临床结果的替代指标。遗憾的是，影像学表现和症状评估常常不能精确地衡量肿瘤负荷及药物有效性。为了标准化影像学表现评价，Macdonald 等（1990）提出了一个明确的影像学表现分类体系，把影像学表现分为：完全缓解（complete response，CR）、部分缓解（partial response，PR）、疾病稳定（stable disease，SD）和疾病进展（progressive disease，PD）。基于 CT 和 MR 对比强化基础上的 Macdonald 标准使影像学反应的报告标准化，从而不同试验之间的比较更可靠且有意义。但是，尽管标准化了影像学反应报告，哪些因素构成了"反应"仍然是不清楚的，尤其当预期结果是 SD，而不是 CR 或 PR 时。比如，短期内预计不会出现影像学进展的低级别胶质瘤患者，SD 是一个治疗反应吗？众所周知，肿瘤浸润范围超出了强化区域，而 Macdonald 标准仅仅评价增强区域的变化，从而使该标准的可靠性受到局限。治疗反应可能伪装作肿瘤进展或退化，比如放疗后改变和坏死，替莫唑胺诱导的"假性进展"和血管内皮生长因子抑制剂导致的胶质瘤退化，因此，仅仅评价肿瘤强化区域的意义日益受到挑战。为了克服这些缺点，近年来，神经肿瘤反应评估工作组发表了测量肿瘤负荷（强化和非强化病灶均包括）和评价影像学表现的修正标准，囊括多发病灶、囊性病变以及潜在的治疗相关影像学改变（Wen et al 2010）。除标准影像技术外，一些研究者聚焦更精细的影像技术，如正电子发射断层成像（positron emission tomography，PET）、单光子发射计算机断层成像（single-photon emission computed tomography，SPECT）、磁共振波谱分析及灌注成像，来评价和预测肿瘤控制及患者生存情况（Hirai et al 2008；Jenkinson et al 2007；Schlemmer et al 2002；Thompson et al 1999）。

NABTC 已经修订了他们的临床试验模板，要求获取纳入临床试验的所有患者的肿瘤组织，以评价治疗靶点及临床疗效相关生物标志的变化。在"普遍"肿瘤群体进行完初始Ⅱ期临床试验后，二次Ⅱ期临床试验将在具有靶点和生物标志的"富集群体"开展，以便评价分子靶向药物的活性。

2.4 Ⅲ期临床试验

类似于Ⅱ期临床试验，选择合适且有临床意义的研究终点对Ⅲ期临床试验是最为关键的。Ⅲ

期临床试验面临更多的挑战，如募集充足的受试者，适宜的随机方法，最好是双盲设计。上述这些挑战在脑肿瘤患者更加复杂和艰巨。由于Ⅲ期临床试验目的是鉴别随机分配至至少两组中的一组患者有统计学及临床意义上的差异，样本量要求入组数百患者。如此大样本量的患者招募对于发病率相对较低的脑肿瘤是困难的，尤其临床试验仅仅入组符合严格入选标准的患者。所以，成功和迅速的受试者募集需要多中心合作，甚至国际合作。Stupp 试验是成功范例，该试验证实了替莫唑胺同步放化疗及替莫唑胺辅助化疗的有效性（Stupp et al 2005）。与别的肿瘤临床试验一样，随机是Ⅲ期临床试验的关键要素，但是在脑肿瘤，当已经建立的治疗方法的优越性成为先入为主的观念时，随机是困难的。例如，当一定数量的回顾性研究表明外科切除有利于低级别胶质瘤的治疗时，前瞻性的验证外科切除是否获益的随机对照试验，有可能让患者失去获益治疗的机会，因而受到伦理方面的限制。另外，在脑肿瘤临床试验中，很难做到真正使治疗接受者和给予者双盲，特别是涉及放疗（普通放疗或立体定向放射治疗）或外科干预时。这些挑战不可避免地会导致偏倚，必须采取一些措施，诸如使用客观结果指标和盲态审核等，来尽可能地减少偏倚。

3 化疗临床试验

除了脑肿瘤临床试验普遍要注意的问题之外，化疗临床试验面临额外的问题。最需要注意的是确保充分的药物递送，同时限制全身可能产生的毒性，并且要克服天然及获得性耐药。

在中枢神经系统（central nervous system, CNS）安全和有效使用化疗药物，需要在血-脑屏障（blood-brain barrier, BBB）通透性和避免全身及神经系统毒性之间取得平衡。化学治疗化合物的 CNS 生物利用度很大程度上取决于 BBB 的功能，小的非极性脂溶性药物优先通过血管腔，穿过血管内皮细胞的紧密连接，进入靶组织。临床上，几个试验已经专门聚焦药物递送途径，直接比较经静脉（intravenous, IV）、经动脉（intra-arterial, IA）及脑实质内（间质）途径给药。

经静脉给药避免了肝脏的首过效应，容易给到相对较高剂量。但是理论上，细胞毒药物的全身毒性会限制剂量的提高。与静脉给药相比，经

动脉给药途径通过局部血管造影术超选给药血管，实现高剂量给药。但是，经动脉给药的潜在风险较大，可能出现血管损伤、血管痉挛和脑白质病变，这些不良反应中的一些也与化疗药物有关（Rosenblum et al 1989；Tsuboi et al 1995）。尽管 IA 给药有理论上的优势，但迄今为止，临床试验没有证实 IA 比 IV 给药有更多的临床获益，例如 Kochi et al（2000）进行前瞻性临床试验对比研究经 IV 和 IA 给予尼莫司汀（nimustine, ACNU）治疗新诊断 GBM，经 IA 给药与 IV 给药有同等的安全性和有效性，但是并没有生存获益（Kochi et al 2000）。其他的 IA 给药 ACNU 的Ⅲ期临床试验也证实了上述结果，经 IA 给予 ACNU 增加了局部药物递送，但是没有增加 PFS（Imbesi et al 2006）。

不经过血管给予化疗药物可以避开与 BBB 通透性相关的问题，如在肿瘤切除部位直接植入化疗药物（间质内或脑实质内治疗）。事实上，在 GBM 患者，第一个成功的Ⅲ期化疗临床试验是将卡莫司汀（Carmustine, BCNU）薄膜片（Gliadel®）植入高级别胶质瘤全切除后的瘤腔，Valtonen et al（1997）证实了该疗法较单纯手术切除有更多生存获益。起初的随访研究报道 Gliadel 增加了并发症的发生率，但是，在一个单中心、接受 Gliadel 治疗超过 10 年的 288 例患者的长期随访中，未发现感染、囊性变或恶性水肿等任何并发症的增加（Attenello et al 2008）。上述结果及随访持续期表明，Ⅰ期临床试验或许并不能完全体现毒性的全貌，即使在Ⅰ期临床试验得出结论之后，也应继续跟踪评估长期毒性（及有效性）。

对流增强输注（convection enhanced delivery, CED）已逐渐成为切实可行的局部直接给药方式。CED 的优势在于，通过正压持续输注，推动大容量液体流动，使大分子药物均一高浓度分布到肿瘤局部（Lonser et al 2002）。已经采用这种方法局部给予 Cintredekin Besudotox（白细胞介素-13-PE38QQR），早期结果非常效果不错，而且剂量限制性毒性也小；但是，后续的Ⅲ期临床试验，即所谓的 PRECISE（对流增强输注给予 PE38QQR），其结果并没有比 Gliadel 有更多治疗获益（资料尚未发表）。有必要通过进一步的临床试验确定是否 CED 具有更优越的药物递送和肿瘤控制，以及在特定患者群体或不同治疗方案中的临床疗效（Tanner et al 2007；Vogelbaum et al 2007）。

为了增加 CNS 生物利用度，一些研究通过降低 BBB 稳定性来提高其对化疗药物的通透性。提高 BBB 通透性的方法有：在动脉或静脉给予化疗药物的同时，经动脉给予甘露醇或血管舒缓激肽。目前认为 BBB 开放疗法可以增加药物递送，且没有明显不良作用（Hall et al 2006，Macnealy et al 2008）。遗憾的是，没有研究证实使用这种方式增加了肿瘤局部的药物集聚；也没有任何小型临床试验表明，与对照组相比明显改善患者生存。目前正在进行大型临床试验研究。除了血管内皮细胞紧密连接阻碍药物通过 BBB 以外，还有内在的和可诱导的机制降低化疗药物 BBB 通透性。例如，在 BBB 的内皮细胞都发现了 ATP 结合盒（ATP-binding cassette，ABC）外排转运蛋白和细胞色素 P-450 酶系统的表达（Dauchy et al 2008）。在胶质瘤中则发现了 ABC 转运蛋白、P-糖蛋白和多药耐药相关蛋白（multidrug resistance-related protein，MRP1）的表达，这提示胶质瘤中，有多重机制参与药物代谢和药物外排出细胞（de Faria et al 2008）。

除了药物递送问题之外，研究者需要了解药物本身及治疗相关的耐药机制。有趣的是，交叉耐药可以发生在作用靶点不同、结构也不相似的药物之间，因此，需要更新原来通常认为的耐药机制观念（Gottesman & Pastan 1993）。可能最好的前瞻性临床化疗耐药机制研究，是关于 O^6-甲基鸟嘌呤甲基转移酶（O^6-methylguanine methyltransferase，MGMT）在胶质瘤耐药中的作用。MGMT 导致胶质瘤对诸如替莫唑胺在内的烷化剂耐药。烷化剂类药物与 DNA 鸟嘌呤氧六位结合形成加合物，持续存在的加合物迫使 DNA 修复机制进入无效循环，最终通过 p53 介导的凋亡而致细胞死亡。MGMT 启动子区甲基化可使该基因沉默，从而不表达 MGMT 蛋白；在替莫唑胺治疗的高级别胶质瘤患者，MGMT 启动子区甲基化与较好预后相关（Hegi et al 2005）。MGMT 被认为是与治疗相关的重要预后因素，以至于有学者认为在所有未来的 GBM 临床试验中，均应根据 MGMT 启动子区甲基化状态对患者进行分层（Gorlia et al 2008）。近来，MGMT 单克隆抗体问世，因而可通过免疫组织化学方法检测肿瘤组织 MGMT 蛋白表达，但是，早期的研究都没有能够证实 MGMT 蛋白表达与临床预后相关（Preusser

et al 2008）。

近来，在 GBM 组织内鉴定出肿瘤祖细胞，进一步增加了化疗耐药的复杂性。Murat et al（2008）采用基因微阵列技术对源自胶质母细胞瘤的神经干细胞进行基因标志物分析，发现几个上调的 HOX 基因家族，其中有细胞周期关卡基因 GADD45G，这提示在肿瘤祖细胞中 DNA 修复机制增强。在表达 prominin-1（CD133）的肿瘤祖细胞中，细胞周期关卡激酶（Chk1 和 Chk2）能够有效地修复电离辐射引起的 DNA 损伤，这证实了肿瘤祖细胞是导致胶质瘤耐药的机制之一（Bao et al 2006）。

3.1 典型化疗临床试验实例

3.1.1 胶质瘤

在有效的化疗药物出现之前，外科手术切除联合姑息性放疗是高级别胶质瘤的主要治疗手段。后来，一些具有里程碑意义的临床试验发现了可以治疗胶质瘤的化学药物，包括烷化剂（如替莫唑胺）和亚硝基脲类（如 BCNU）。

在一项随机多中心 Ⅱ 期临床试验中，Yung 等（2000）比较了复发 GBM 分别应用替莫唑胺和甲基苄肼（procarbazine，PCB）化疗的 PFS 和药物安全性。结果发现替莫唑胺治疗组患者的 PFS 和 6 个月生存率明显提高；6 个月生存率在替莫唑胺组为 60%，PCB 组为 44%（Yung et al 2000）。该结果促使人们进一步研究替莫唑胺的治疗作用，尤其是在新诊断胶质母细胞瘤患者以及联合放疗的疗效。Stupp 等（2005）报道，在 2 年生存率方面，替莫唑胺联合放疗组（26.5%）明显优于单纯放疗组（10.4%），此后，该方案成为世界各地大多数胶质瘤患者的基础治疗。

BCNU 薄膜片在胶质瘤治疗中的安全性及短期/长期疗效是几个大型多中心临床试验的研究目标。目前，BCNU 薄膜片用作间质内给药，BCNU 从以高分子聚合物为基质的膜片中通过被动扩散的方式释放出来。在第一个比较 BCNU 薄膜片与安慰剂的前瞻性随机双盲试验中，BCNU 薄膜片治疗组的中位生存期为 58 周，而安慰剂对照组大约为 40 周（Valtonen et al 1997）。BCNU 薄膜片、放疗及替莫唑胺联合治疗的回顾性研究发现，联合治疗的中位生存期为 21 个月，且手术前后并发症发生率没有增加（McGirt et al 2009）。但遗憾的是，在这项研究中，仅在神经外科医师认为手术全切的患者使用了 Gliadel，因而无法比较不同手术切除程度的患者联合治疗的疗效是否有差别。此外，该研究也没有检测 MGMT 启动子甲基化状态，这就很可能忽略了一部分可能对联合治疗更有效的患者。尚需要进一步的前瞻性研究全面、充分地评价该联合治疗的疗效。

3.1.2 原发中枢神经系统淋巴瘤（primary central nervous system lymphoma，PCNSL）

在过去的 20 年里，PCNSL 的发病率和相关死亡率明显增加，这促使许多研究组织重新评价 PCNSL 的治疗策略（Panageas et al 2005）。起初，PCNSL 的治疗包括全脑放疗和化疗，但仅有姑息性的疗效，预期中位生存期为 12~18 个月，2 年生存率不足 5%（RTOG-8315）（Nelson et al 1992）。在首个大剂量鞘内注射甲氨蝶呤（methotrexate，MTX）联合全脑放疗治疗 PCNSL 的多中心临床试验中，DeAngelis 等（2002）证实了该研究的客观反应率为 94%，中位 PFS 为 24 个月，中位 OS 为 36.9 个月。但不幸的是，治疗组 15% 的患者出现了严重的延迟性药物相关神经毒性。在接下来的研究中，PCNSL 化疗方案在静脉输注大剂量 MTX 的基础上联合了利妥昔单抗（rituximab）、PCB 和长春新碱（vincristine，VCR）等药物，并减低全脑放疗剂量，认知缺陷的发生率随之降低（Correa et al 2009）。目前，以大剂量 MTX 静脉化疗为主的联合化疗成为 PCNSL 的首选治疗。尽管 PCNSL 的发生率日益增加，但患病人数仍较少，因而几乎所有的临床试验属于探索性或 Ⅱ 期临床研究，这也说明足量的入组患者是脑肿瘤临床试验的主要挑战之一。

3.1.3 髓母细胞瘤和原始神经外胚层肿瘤（primitive neuroectodermal tumors，PNETs）

目前，儿童髓母细胞瘤和 PNETs 的治疗策略是化疗联合全中枢放疗。在最大的一项高分期儿童髓母细胞瘤临床试验中，Zeltzer 等（1999）证实长春新碱同步放化疗后，继续辅以 VCP（长春新碱、洛莫司汀及泼尼松）方案化疗优于传统的"8 合 1"方案，5 年 PFS 分别为 63%±5% 和 45%±5%（Zeltzer et al 1999）。其后，英国儿童癌症研究组（UK children's cancer study group，UKCCSG）也证实了几个化疗药物（长春新碱、依托泊苷、卡铂、环磷酰胺）同步放化疗对 PNETs 及难治和发生转移的髓母细胞瘤有效（Taylor et al 2005）。在对 1992 年至 2000 年治疗的 68 例患者进行分析时，发现只有一部分患者 PFS 有改善，这部分 PFS 改善患者的病变局限在小脑幕下区，放疗和化疗间隔时间短，且距离外科手术切除时间在 110 天内（Taylor et al 2005）。遗憾的是，对于病变累及小脑幕上或伴有脊髓转移的患者，放化疗联合组与手术和放疗组相比，患者的生存期没有明显改善，这促使人们进一步探索分子靶向药物治疗。

有证据表明，一些儿童脑肿瘤（复发高级别胶质瘤、髓母细胞瘤和 PNETs）均涉及 Ras 癌基因的改变（Gerosa et al 1989；MacDonald et al 2001）。Ras 通路中的一个关键步骤是 Ras 蛋白翻译后的法尼基化。Tipifarnib 是一个法尼基转移酶的强抑制剂，在一项儿童复发髓母细胞瘤和 PNETs 的前瞻性研究中，发现 Tipifarnib 耐受性良好，但单药治疗无效。未来的临床试验有必要探索多种方式联合治疗的效果（Fouladi et al 2007）。

4 外科临床试验

首例脑肿瘤手术至今已有几十年，人们非常期待手术在 CNS 恶性肿瘤治疗中发挥更大作用。随着影像学、功能定位、可视化与导航技术的进步，有理由相信手术疗效和手术切除范围将随之提高。然而，对中枢神经系统肿瘤而言，尚缺乏评价手术并发症及手术费用的 Ⅰ 级证据。证据的缺乏是由于设计有效临床试验有着诸多困难，例如临床资料的均衡性、合适的患者招募所需时间及合理的经济花费。尽管某些方面仍然缺乏一致意见及有质量的证据，但还是有一些临床试验极大地影响了患者手术治疗的方式。

手术切除孤立脑转移瘤或许是最能证明外科切除有效的高质量临床试验。虽然发表已近 20 年，该研究仍然是脑肿瘤外科临床试验的一个里程碑。在 1990 年，Patchell 等将 48 例单发脑转移瘤患者随机分为手术联合全脑放疗组（25 例）和单纯全脑放疗组（23 例），研究目标是评价局部复发和生存。研究结果表明，与单纯全脑放疗相比，手术联合全脑放疗使患者局部复发率从 52% 降至 20%（*P*<0.02）；生存时间从 15 周提高至 40 周（*P*<0.01）；独立生活能力时间从 8 周延长至 38 周（*P*<0.005）。这项研究明确证实手术加全脑放疗能够使患者获益，该组患者生存时间更长，局部复发率更低，生活质量更高。该研究是一个理想的外科临床试验：观察终点清晰，招募患者数量相对小，疗效显著，结果明确。

自从 1990 年 Patchell 的研究发表以来，脑转移瘤的手术治疗鲜有令人耳目一新的成果。后续研究发现控制原发和全身性疾病对手术治疗后的生存时间起着关键作用。事实上，临床试验表明，如果患者群体中全身性疾病进展者的比例高，则手术治疗的获益被削减（Mintz et al 1996；Shaffrey et al 2004）。对于多发脑转移瘤以及复发的单个脑转移瘤，手术治疗是否获益仍然不确定。然而，对于有症状、可切除的单个脑转移瘤（无论原发肿瘤控制与否）和 RPA I 级的患者（KPS ≥ 70 分，年龄 ≤ 65 岁，原发肿瘤控制），手术是主要治疗方式。

毋庸置疑，手术治疗可以延长有症状胶质母细胞瘤患者的生存期，但是切除程度对生存的影响仍不明确。有几项研究未能确定不同手术切除程度对患者生存期影响的差异。评价手术切除程度对 GBM 生存影响的研究存在许多局限性。总的来说，这些研究不是前瞻性或随机性的研究。外科临床研究常常显示出明显的选择偏倚，倾向纳入很可能手术治疗效果好的患者进行切除（有利的肿瘤部位、较好的神经功能及行为能力状况）。过去，评价切除程度也没有标准方法，常由外科医师术中进行评估。

Simpson 等（1993）发表了关于肿瘤部位、大小及切除程度对 GBM 患者生存影响的研究结果。这项研究包括三个连续的 RTOG 随机临床试验，共入组 645 例患者，应用外科手术、放疗加（或不加）化疗进行治疗。比较这三个临床试验，治疗因素对生存的影响彼此间没有差异，因而可以把三个临床试验的数据汇总起来进行分析。相比活检患者中位生存时间仅 6.6 个月，肿瘤全切者可达 11.3 个月。此外，肿瘤次全切除患者也较活检患者中位生存时间长（10.4 个月比 6.6 个月）。额叶肿瘤患者的预后最好。在 Cox 多变量模型中，年龄 <40 岁、KPS 评分高、肿瘤完全切除及肿瘤位于额叶是有利预后因素。通过 CT 或 MRI 来评价肿瘤切除程度，这是不甚理想的方法。该项研

究的不足还在于，没有在试验开始前确定好要分析的研究终点和相关影响因素，而事先确定研究终点是正确进行 III 期临床试验的先决条件。尽管该研究终点分析是回顾性的，但由于数据收集具有前瞻性，仍属于 II 级证据。

关于 GBM 手术切除最广为人知的研究是由 Lacroix 团队在 2001 年发表的。该研究证明了 MRI 上肿瘤强化病灶切除程度达 98％ 以上的 GBM 患者生存时间明显延长（*P*<0.02）（Lacroix et al 2001）。不到 50% 的患者可以达到 98％ 以上的肿瘤切除。这项研究的优点在于足够大的样本量（n=416）和完整的术前术后 MRI 检查。然而，其局限性在于回顾性研究，可能存在选择偏倚；后颅窝或深部肿瘤患者的比例不足 10%。尽管该项研究影响力巨大，最终它只能代表 III 级证据。

2006 年，Stummer 及其同事发表了一项外科临床试验的结果，该临床试验的主要研究终点是评价荧光可视化技术辅助下胶质母细胞瘤的切除程度。荧光可视化技术是通过注射光敏剂 5- 氨基乙酰丙酸（5-aminolevulinic acid，5-ALA）和带紫外线滤片装置的手术显微镜来显示肿瘤范围的技术。进行手术切除的 270 例 GBM 患者被随机分为注射 5-ALA 组和不注射 5-ALA 组。5-ALA 组的肿瘤全切率为 65％，对照组为 29％（*P*<0.000 1）。生存时间是该研究的次要研究终点，5-ALA 组 6 个月无进展生存率较对照组明显改善，分别为 41％ 比 21％（*P*<0.000 3）。该研究提供了通过使用 5-ALA 可以改善胶质母细胞瘤切除程度的 I 级证据；由于生存时间不是预先确定的主要研究终点，该研究得出的肿瘤切除程度与生存时间相关的结论归于 II 级证据（Stummer et al 2008）。

低级别胶质瘤是最难设计外科临床试验的脑肿瘤。虽然手术是诊断和治疗低级别胶质瘤的基本方法，但切除程度对总生存期的影响尚未达成统一共识。这种困扰不只限于手术治疗，其他治疗，如放疗和化疗在低级别胶质瘤治疗中的有效性同样有待确认。相比活检，手术切除对低级别胶质瘤有许多实际和潜在的好处，比如减少肿瘤细胞数量，减轻占位效应，改善神经功能，控制癫痫发作和降低肿瘤取样误差。尽管有 III 级证据表明肿瘤扩大切除对预后有利，但肿瘤切除是否延长患者生存仍没有明确答案（Sanai & Berger 2008）。

对比保守治疗与手术治疗的外科临床试验是

一个复杂且充满挑战的难题。首先，鉴于已知的文献，把低级别胶质瘤患者随机到非手术治疗组将存在伦理上的问题；这样的试验在概念提出阶段就会遭到美国外科医师协会肿瘤学组的拒绝。因而，很可能不得不将试验设计成前瞻性队列研究。这样的研究需要入组 1 100 例患者，并至少观察 10 年（Pouratian et al 2007）。统计分析必须要考虑到一些变量，如患者年龄、肿瘤大小、肿瘤部位、分子遗传学和包括放疗、化疗等在内的治疗因素变量。即使不考虑肿瘤病理及影像的中心性回顾，这个试验招募患者所需要的时间及研究费用也是十分惊人的。这样的试验理论上是可行的，但当前的资源和投入更倾向于低风险高产出的领域。

5 临床试验报告

不管临床试验的设计和实施多完美，结果多么激动人心，必须要有一个试验报告对研究结果做出合理解释。为保证严格评价临床试验结果，以及提高临床试验质量，已经制定了随机对照临床试验（如Ⅲ期临床试验）报告的准则，其中也清楚地列出了如果不遵守准则容易出现的错误（Altman et al 2001）。这些准则即为"试验报告统一"（Consolidated Standards of Reporting Trials，CONSORT）标准。有研究表明，遵照和采用CONSORT标准提高了随机对照试验报告的质量（Moher et al 2001）。

绝大多数神经肿瘤试验为Ⅰ期和Ⅱ期试验。神经肿瘤试验有许多不同于其他恶性肿瘤试验的特征，例如抗惊厥药物对化疗药物代谢的影响、糖皮质激素对影像学评价的影响、术后强化和假性进展等。一群德高望重的神经肿瘤专家组把内科和外科的Ⅰ期和Ⅱ期临床试验报告准则指南进行了整合优化（Chang et al 2007；Chang et al 2005），并称为"神经肿瘤学：临床试验标准"，简称为 GNOSIS（guidelines for neuro-oncology：standards for investigational studies）指南。该 GNOSIS 指南在帮助研究者设计临床治疗方案方面十分有用。标准的报告中需要包括标题、摘要、前言、方法（包括入组标准和治疗计划）、结果（包括患者流程、数据分析和结果）、讨论和致谢。

为便于正在进行的临床试验的记录和交流，美国国立卫生研究院提供了一个正在进行的临床试验在线注册平台，在 *http：//www.clinicaltrials.gov* 网站可以便捷检索临床试验。

6 协作的益处

原发性脑肿瘤在所有癌症中的占比不到1.5%，所以即使是相对常见的类型，如胶质母细胞瘤，要按时完成大型临床试验也是一种挑战。通常为了得出具有临床意义的治疗效果，临床试验需要 500 例以上患者数量，这样大型的临床研究往往是由政府资金支持的合作研究组织来进行的。在北美，合作研究组织有：肿瘤放射治疗组（Radiation Therapy Oncology group，RTOG）、东部肿瘤合作组（Eastern Cooperative Oncology Group，ECOG）、北部癌症治疗中心组（North Central Cancer Treatment Group，NCCTG）和加拿大国立癌症研究院（National Cancer Institute of Canada，NCIC）。这些合作研究组织常常互相认可和支持彼此的临床试验，以避免浪费宝贵的资源（资金和研究对象），并且竞争入组募集患者。在欧洲，欧洲癌症研究和治疗组织（European Organization for Research and Treatment of Cancer，EORTC）是主要的合作研究组织。近年来，多中心和多个国家合作的益处日渐突显。一项证实替莫唑胺化疗联合放疗使胶质母细胞瘤患者获益的重要Ⅲ期临床试验，就是 EORTC 和 NCIC 共同合作的结果；这项研究仅用 20 个月就招募入组了 573 例患者（Stupp et al 2005）。最近，RTOG、EORTC、NCIC 和 NCCTG 通力合作，顺利完成了 RTOG 0525 试验项目。RTOG 0525 是探索替莫唑胺剂量密度方案是否使新诊断胶质母细胞瘤获益的Ⅲ期临床研究，该项目排除了通过立体定向活检明确诊断的患者，不到 2.5 年时间招募近 1 200 例，入组速度非常快。类似的国际协作Ⅲ期临床试验还有在染色体 1p/19q 双缺失的间变胶质瘤（NCCTGN0577）及 1p/19q 非双缺失的间变胶质瘤（EORTC CATNON 研究）进行的研究。

7 结论

目前，为解决脑肿瘤最佳治疗的相关临床问题，多中心和国际合作研究的框架已经建立。随着脑肿瘤遗传学和分子发病机制研究的长足进步，神经肿瘤学界可以更好地通过运用临床试验，来明确描述各种治疗策略对不同类型脑肿瘤的治疗作用。即使在这样的机遇下，我们也必须对脑肿瘤患者群体所特有的局限性和挑战保持清醒的认识，需要用一丝不苟的态度进行临床试验研究及报告临床试验结果。更重要的是，我们必须注意考虑伦理问题，有时候从伦理角度并不适合评价某些治疗措施的疗效。尽管有上述这些问题，随着我们对脑肿瘤知识的增长、技术的进步和国际合作的开展，相信临床试验将会以更快的速度为神经肿瘤领域提供更多的答案。

（张俊平 译）

参考文献

Altman, D.G., Schulz, K.F., Moher, D., et al., 2001. The revised CONSORT statement for reporting randomized trials: explanation and elaboration. Ann. Intern. Med. 134 (8), 663–694.

Attenello, F.J., Mukherjee, D., Datoo, G., et al., 2008. Use of Gliadel (BCNU) wafer in the surgical treatment of malignant glioma: a 10-year institutional experience. Ann. Surg. Oncol. 15 (10), 2887–2893.

Bao, S., Wu, Q., McLendon, R.E., et al., 2006. Glioma stem cells promote radioresistance by preferential activation of the DNA damage response. Nature 444 (7120), 756–760.

Booth, C.M., Calvert, A.H., Giaccone, G., et al., 2008. Endpoints and other considerations in phase I studies of targeted anticancer therapy: recommendations from the task force on Methodology for the Development of Innovative Cancer Therapies (MDICT). Eur. J. Cancer 44 (1), 19–24.

Cairncross, J.G., Ueki, K., Zlatescu, M.C., et al., 1998. Specific genetic predictors of chemotherapeutic response and survival in patients with anaplastic oligodendrogliomas. J. Natl. Cancer Inst. 90 (19), 1473–1479.

Chang, S., Vogelbaum, M., Lang, F.F., et al., 2007. GNOSIS: guidelines for neuro-oncology: standards for investigational studies – reporting of surgically based therapeutic clinical trials. J. Neurooncol. 82 (2), 211–220.

Chang, S.M., Kuhn, J.G., Rizzo, J., et al., 1998. Phase I study of paclitaxel in patients with recurrent malignant glioma: a North American Brain Tumor Consortium report. J. Clin. Oncol. 16 (6), 2188–2194.

Chang, S.M., Lamborn, K.R., Kuhn, J.G., et al., 2008. Neurooncology clinical trial design for targeted therapies: lessons learned from the North American Brain Tumor Consortium. Neuro. Oncol. 10 (4), 631–642.

Chang, S.M., Reynolds, S.L., Butowski, N., et al., 2005. GNOSIS: guidelines for neuro-oncology: standards for investigational studies-reporting of phase 1 and phase 2 clinical trials. Neuro. Oncol. 7 (4), 425–434.

Cloughesy, T.F., Kuhn, J., Robins, H.I., et al., 2005. Phase I trial of tipifarnib in patients with recurrent malignant glioma taking enzyme-inducing antiepileptic drugs: a North American Brain Tumor Consortium Study. J. Clin. Oncol. 23 (27), 6647–6656.

Corn, B.W., Moughan, J., Knisely, J.P. et al., 2008. Prospective evaluation of quality of life and neurocognitive effects in patients with multiple brain metastases receiving whole-brain radiotherapy with or without thalidomide on Radiation Therapy Oncology Group (RTOG) trial 0118. Int. J. Radiat. Oncol. Biol. Phys. 71 (1), 71–78.

Correa, D.D., Rocco-Donovan, M., Deangelis, L.M., et al., 2009. Prospective cognitive follow-up in primary CNS lymphoma patients treated with chemotherapy and reduced-dose radiotherapy. J. Neurooncol. 91 (3), 315–321.

Curran, W.J., Jr., Scott, C.B., Horton, J., et al., 1993. Recursive partitioning analysis of prognostic factors in three Radiation Therapy Oncology Group malignant glioma trials. J. Natl. Cancer Inst. 85 (9), 704–710.

Dauchy, S., Dutheil, F., Weaver, R.J., et al., 2008. ABC transporters, cytochromes P450 and their main transcription factors: expres-

sion at the human blood-brain barrier. J. Neurochem. 107 (6), 1518–1528.

de Faria, G.P., de Oliveira, J.A., de Oliveira, J.G., et al., 2008. Differences in the expression pattern of P-glycoprotein and MRP1 in low-grade and high-grade gliomas. Cancer Invest 26 (9), 883–889.

DeAngelis, L.M., Seiferheld, W., Schold, S.C., et al., 2002. Combination chemotherapy and radiotherapy for primary central nervous system lymphoma: Radiation Therapy Oncology Group Study 93–10. J. Clin. Oncol. 20 (24), 4643–4648.

Efficace, F., Bottomley, A., 2002. Health related quality of life assessment methodology and reported outcomes in randomised controlled trials of primary brain cancer patients. Eur. J. Cancer 38 (14), 1824–1831.

Fouladi, M., Nicholson, H.S., Zhou, T., et al., 2007. A phase II study of the farnesyl transferase inhibitor, tipifarnib, in children with recurrent or progressive high-grade glioma, medulloblastoma/ primitive neuroectodermal tumor, or brainstem glioma: a Children's Oncology Group study. Cancer 110 (11), 2535–2541.

Gaspar, L., Scott, C., Rotman, M., et al., 1997. Recursive partitioning analysis (RPA) of prognostic factors in three Radiation Therapy Oncology Group (RTOG) brain metastases trials. Int. J. Radiat. Oncol. Biol. Phys. 37 (4), 745–751.

Gerosa, M.A., Talarico, D., Fognani, C., et al., 1989. Overexpression of N-ras oncogene and epidermal growth factor receptor gene in human glioblastomas. J. Natl. Cancer Inst. 81 (1), 63–67.

Gorlia, T., van den Bent, M.J., Hegi, M.E., et al., 2008. Nomograms for predicting survival of patients with newly diagnosed glioblastoma: prognostic factor analysis of EORTC and NCIC trial 26981–22981/CE.3. Lancet Oncol. 9 (1), 29–38.

Gottesman, M.M., Pastan, I., 1993. Biochemistry of multidrug resistance mediated by the multidrug transporter. Annu. Rev. Biochem. 62, 385–427.

Hall, W.A., Doolittle, N.D., Daman, M., et al., 2006. Osmotic blood-brain barrier disruption chemotherapy for diffuse pontine gliomas. J. Neurooncol. 77 (3), 279–284.

Hegi, M.E., Diserens, A.C., Gorlia, T., et al., 2005. MGMT gene silencing and benefit from temozolomide in glioblastoma. N. Engl. J. Med. 352 (10), 997–1003.

Hirai, T., Murakami, R., Nakamura, H., et al., 2008. Prognostic value of perfusion MR imaging of high-grade astrocytomas: long-term follow-up study. AJNR Am. J. Neuroradiol. 29 (8), 1505–1510.

Imbesi, F., Marchioni, E., Benericetti E., et al., 2006. A randomized phase III study: comparison between intravenous and intraarterial ACNU administration in newly diagnosed primary glioblastomas. Anticancer Res. 26 (1B), 553–558.

Jenkinson, M.D., Du Plessis, D.G., Walker, C., et al., 2007. Advanced MRI in the management of adult gliomas. Br. J. Neurosurg. 21 (6), 550–561.

Kochii, M., Kitamura, I., Goto, T., et al., 2000. Randomized comparison of intra-arterial versus intravenous infusion of ACNU for newly diagnosed patients with glioblastoma. J. Neurooncol. 49 (1), 63–70.

Lacroix, M., Abi-Said, D., Fourney, D.R., et al., 2001. A multivariate analysis of 416 patients with glioblastoma multiforme: prognosis, extent of resection, and survival. J. Neurosurg. 95 (2), 190–198.

Lamborn, K.R., Yung, W.K., Chang, S.M., et al., 2008. Progression-free survival: an important end point in evaluating therapy for recurrent high-grade gliomas. Neuro. Oncol. 10 (2), 162–170.

Li, J., Bentzen, S.M., Renschler, M., et al., 2008. Relationship between neurocognitive function and quality of life after whole-brain radiotherapy in patients with brain metastasis. Int. J. Radiat. Oncol. Biol. Phys. 71 (1), 64–70.

Loghin, M.E., Prados, M.D., Wen, P., et al., 2007. Phase I study of temozolomide and irinotecan for recurrent malignant gliomas in patients receiving enzyme-inducing antiepileptic drugs: a North American brain tumor consortium study. Clin. Cancer Res. 13 (23), 7133–7138.

Lonser, R.R., Walbridge, S., Garmestani, K., et al., 2002. Successful and safe perfusion of the primate brainstem: in vivo magnetic resonance imaging of macromolecular distribution during infusion. J. Neurosurg. 97 (4), 905–913.

Lorenzoni, J., Devriendt, D., Massager, N., et al., 2004. Radiosurgery for treatment of brain metastases: estimation of patient eligibility using three stratification systems. Int. J. Radiat. Oncol. Biol. Phys. 60 (1), 218–224.

Macdonald, D.R., Cascino, T.L., Schold, S.C., Jr., et al., 1990. Response criteria for phase II studies of supratentorial malignant glioma. J. Clin. Oncol. 8 (7), 1277–1280.

MacDonald, T.J., Brown, K.M., LaFleur, B., et al., 2001. Expression profiling of medulloblastoma: PDGFRA and the RAS/MAPK pathway as therapeutic targets for metastatic disease. Nat. Genet. 29 (2), 143–152.

Macnealy, M.W., Newton, H.B., McGregor, J.M., et al., 2008. Primary meningeal CNS lymphoma treated with intra-arterial chemotherapy and blood-brain barrier disruption. J. Neurooncol. 90 (3), 329–333.

Mauer, M.E., Taphoorn, M.J., Bottomley, A., et al., 2007. Prognostic value of health-related quality-of-life data in predicting survival in patients with anaplastic oligodendrogliomas, from a phase III EORTC brain cancer group study. J. Clin. Oncol. 25 (36), 5731–5737.

McGirt, M.J., Than, K.D., Weingart, J.D., et al., 2009. Gliadel (BCNU) wafer plus concomitant temozolomide therapy after primary resection of glioblastoma multiforme. J. Neurosurg. 110 (3), 583–588.

Mintz, A.H., Kestle, J., Rathbone, M.P., et al., 1996. A randomized trial to assess the efficacy of surgery in addition to radiotherapy in patients with a single cerebral metastasis. Cancer 78 (7), 1470–1476.

Mirimanoff, R.O., Gorlia, T., Mason, W., et al., 2006. Radiotherapy and temozolomide for newly diagnosed glioblastoma: recursive partitioning analysis of the EORTC 26981/22981-NCIC CE3 phase III randomized trial. J. Clin. Oncol. 24 (16), 2563–2569.

Moher, D., Jones, A., Lepage, L., 2001. Use of the CONSORT statement and quality of reports of randomized trials: A comparative before-and-after evaluation. JAMA 285 (15), 1992–1995.

Moinpour, C.M., Lyons, B., Schmidt, S.P., et al., 2000. Substituting proxy ratings for patient ratings in cancer clinical trials: an analysis based on a Southwest Oncology Group trial in patients with brain metastases. Qual. Life Res. 9 (2), 219–231.

Murat, A., Migliavacca, E., Gorlia, T., et al., 2008. Stem cell-related 'self-renewal' signature and high epidermal growth factor receptor expression associated with resistance to concomitant chemoradiotherapy in glioblastoma. J. Clin. Oncol. 26 (18), 3015–3024.

Nelson, D.F., Martz, K.L., Bonner, H., et al., 1992. Non-Hodgkin's lymphoma of the brain: can high dose, large volume radiation therapy improve survival? Report on a prospective trial by the Radiation Therapy Oncology Group (RTOG), RTOG 8315. Int. J. Radiat. Oncol. Biol. Phys. 23 (1), 9–17.

Osoba, D., Aaronson, N.K., Muller, M., et al., 1996. The development and psychometric validation of a brain cancer quality-of-life questionnaire for use in combination with general cancer-specific questionnaires. Qual. Life Res. 5 (1), 139–150.

Panageas, K.S., Elkin, E.B., DeAngelis, L.M., et al., 2005. Trends in survival from primary central nervous system lymphoma, 1975–1999: a population-based analysis. Cancer 104 (11), 2466–2472.

● Patchell, R.A., Tibbs, P.A., Regine, W.F., et al., 1998. Postoperative radiotherapy in the treatment of single metastases to the brain: a randomized trial. JAMA 280 (17), 1485–1489.

● Patchell, R.A., Tibbs, P.A., Walsh, J.W., et al., 1990. A randomized trial of surgery in the treatment of single metastases to the brain. N. Engl. J. Med. 322 (8), 494–500.

Pouratian, N., Asthagiri, A., Jagannathan, J., et al., 2007. Surgery Insight: the role of surgery in the management of low-grade gliomas. Nat. Clin. Pract. Neurol. 3 (11), 628–639.

Prados, M.D., Schold, S.C., Spence, A.M., et al., 1996. Phase II study of paclitaxel in patients with recurrent malignant glioma. J. Clin. Oncol. 14 (8), 2316–2321.

Prados, M.D., Yung, W.K., Jaeckle, K.A., et al., 2004. Phase 1 trial of irinotecan (CPT-11) in patients with recurrent malignant glioma: a North American Brain Tumor Consortium study. Neuro. Oncol. 6 (1), 44–54.

Preusser, M., Charles Janzer, R., Felsberg, J., et al., 2008. Anti-O6-methylguanine-methyltransferase (MGMT) immunohistochemistry in glioblastoma multiforme: observer variability and lack of association with patient survival impede its use as clinical biomarker. Brain Pathol. 18 (4), 520–532.

Rosenblum, M.K., Delattre, J.Y., Walker, R.W., et al., 1989. Fatal necrotizing encephalopathy complicating treatment of malignant gliomas with intra-arterial BCNU and irradiation: a pathological study. J. Neurooncol. 7 (3), 269–281.

Sanai, N., Berger, M.S., 2008. Glioma extent of resection and its impact on patient outcome. Neurosurgery 62 (4), 753–766.

Schlemmer, H.P., Bachert, P., Henze, M., et al., 2002. Differentiation of radiation necrosis from tumor progression using proton magnetic resonance spectroscopy. Neuroradiology 44 (3), 216–222.

Scott, C.B., Scarantino, C., Urtasun, R., et al., 1998. Validation and predictive power of Radiation Therapy Oncology Group (RTOG) recursive partitioning analysis classes for malignant glioma patients: a report using RTOG 90–06. Int. J. Radiat. Oncol. Biol. Phys. 40 (1), 51–55.

Shaffrey, M.E., Mut, M., Asher, A.L., et al., 2004. Brain metastases. Curr. Probl. Surg. 41 (8), 665–741.

Simpson, J.R., Horton, J., Scott, C., et al., 1993. Influence of location and extent of surgical resection on survival of patients with glioblastoma multiforme: results of three consecutive Radiation Therapy Oncology Group (RTOG) clinical trials. Int. J. Radiat. Oncol. Biol. Phys. 26 (2), 239–244.

Sperduto, P.W., Berkey, B., Gaspar, L.E., et al., 2008. A new prognostic index and comparison to three other indices for patients with brain metastases: an analysis of 1,960 patients in the RTOG database. Int. J. Radiat. Oncol. Biol. Phys. 70 (2), 510–514.

● Stummer, W., Pichlmeier, U., Meinel, T., et al., 2006. Fluorescence-guided surgery with 5-aminolevulinic acid for resection of malignant glioma: a randomised controlled multicentre phase III trial. Lancet Oncol. 7 (5), 392–401.

● Stummer, W., Reulen, H.J., Meinel, T., et al., 2008. Extent of resection and survival in glioblastoma multiforme: identification of and adjustment for bias. Neurosurgery 62 (3), 564–576.

● Stupp, R., Mason, W.P., van den Bent, M.J., et al., 2005. Radiotherapy plus concomitant and adjuvant temozolomide for glioblastoma. N. Engl. J. Med. 352 (10), 987–996.

Tanner, P.G., Holtmannspotter, M., Tonn, J.C., et al., 2007. Effects of drug efflux on convection-enhanced paclitaxel delivery to malignant gliomas: technical note. Neurosurgery 61 (4), E880–E882.

Taphoorn, M.J., van den Bent, M.J., Mauer, M.E., et al., 2007. Health-related quality of life in patients treated for anaplastic oligodendroglioma with adjuvant chemotherapy: results of a European Organisation for Research and Treatment of Cancer randomized clinical trial. J. Clin. Oncol. 25 (36), 5723–5730.

Taylor, R.E., Bailey, C.C., Robinson, K.J., et al., 2005. Outcome for patients with metastatic (M2–M3) medulloblastoma treated with SIOP/UKCCSG PNET-3 chemotherapy. Eur. J. Cancer 41 (5), 727–734.

Thompson, T.P., Lunsford, L.D., Kondziolka, D., 1999. Distinguishing recurrent tumor and radiation necrosis with positron emission tomography versus stereotactic biopsy. Stereotact Funct Neurosurg. 73 (1–4), 9–14.

Tsuboi, K., Yoshii, Y., Hyodo, A., et al., 1995. Leukoencephalopathy associated with intra-arterial ACNU in patients with gliomas. J. Neurooncol. 23 (3), 223–231.

● Valtonen, S., Timonen, U., Toivanen, P., et al., 1997. Interstitial chemotherapy with carmustine-loaded polymers for high-grade gliomas: a randomized double-blind study. Neurosurgery 41 (1), 44–49.

Vogelbaum, M.A., Sampson, J.H., Kunwar, S., et al., 2007. Convection-enhanced delivery of Cintredekin Besudotox (interleukin-13-PE38QQR) followed by radiation therapy with and without temozolomide in newly diagnosed malignant gliomas: phase 1 study of final safety results. Neurosurgery 61 (5), 1031–1038.

Weltman, E., Salvajoli, J.V., Brandt, R.A., et al., 2000. Radiosurgery for brain metastases: a score index for predicting prognosis. Int. J. Radiat. Oncol. Biol. Phys. 46 (5), 1155–1161.

Wen, P.Y., Macdonald, D.R., Reardon, D.A., et al., 2010. Updated response assessment criteria for high-grade gliomas: Response Assessment in neuro-oncology working group. J. Clin. Onc. 28 (11), 1963–1972.

Yung, W.K., Albright, R.E., Olson, J., et al., 2000. A phase II study of temozolomide vs. procarbazine in patients with glioblastoma multiforme at first relapse. Br. J. Cancer 83 (5), 588–593.

● Zeltzer, P.M., Boyett, J.M., Finlay, J.L., et al., 1999. Metastasis stage, adjuvant treatment, and residual tumor are prognostic factors for medulloblastoma in children: conclusions from the Children's Cancer Group 921 randomized phase III study. J. Clin. Oncol. 17 (3), 832–845.

第 17 章

小鼠动物模型在脑肿瘤治疗中的应用

Nikki Charles，Andrew B. Lassman，Eric C. Holland

1 简介

恶性胶质瘤和髓母细胞瘤分别是成人和儿童最常见的脑肿瘤（CBTRUS 2008），虽然手术技术、放疗、化疗不断进步，但是胶质瘤和大部分髓母细胞瘤几乎都是无法治愈的。肿瘤动物模型能够有效地在组织水平和分子水平复制人类疾病，为我们更好地理解胶质瘤和髓母细胞瘤的生物学特性提供了重要手段。同时，动物模型为新型治疗方法的测试提供了宝贵的资源。最终，将新的治疗方法转化到临床试验中，并且可以根据临床试验的结果，在动物模型中进一步评估。因此，动物模型成为研究从实验室应用到临床，再从临床返回实验室中关键的一环。本章节聚焦于活体模型，特别是使用 RCAS/tv-a 系统并通过细胞类型特异基因转移而建立的动物模型。

胶质瘤和髓母细胞瘤在分子水平都很复杂。对肿瘤形成和维持肿瘤生长的少数分子突变的进一步认识在治疗肿瘤方面是至关重要的。100 多年前，Koch 提出假设，用于评估感染性疾病的病因（Koch 1884）。简而言之，他假设一种感染源应满足如下条件才能够引起疾病：①在疾病中总能观察到其存在；②没有疾病时从来没有其存在；③从一个宿主中将其分离移植到另一个宿主时能够引起发病（Rivers 1937）。这些假设同样适用于肿瘤模型，在这里致癌的分子突变（如 PDGF 通路激活）就是 Koch 提到的感染源。PDGF 信号通路在人类胶质母细胞瘤（glioblastomas，GBMs）的亚类中被激活，从而激活神经胶质中的 PDGFR 导致肿瘤发生。必须承认，"总能"和"从来没有"并不严谨，但这并不足以否定上述假设，反而反映出了肿瘤的异质性。也就是说，我们可以认为在人类一种肿瘤亚型中，PDGFR 激活符合 Koch 的假设。

2 髓母细胞瘤分子生物学

在髓母细胞瘤中研究最广泛的信号通路是"刺猬索尼克"（译者注：以世嘉游戏公司的一个标志性动漫角色 Sonic hedgehog 命名）级联通路，也称为 SHH 通路。Gorlin 综合征（Gorlin 1987）是包括髓母细胞瘤在内的一系列遗传突变疾病，其是由"Patched"（PTCH）肿瘤抑制基因发生种系的失活/丢失所致（Chidambaram et al 1996；Johnson et al 1996）。有证据表明，PTCH 信号通路异常促使散发髓母细胞瘤，尤其是在促纤维增生型髓母细胞瘤中（Raffel et al 1997；Zurawel et al 2000）。

PTCH 是刺猬索尼克（Sonic Hedgehog，SHH）蛋白的受体。在正常情况下，小脑外颗粒层的浦肯野细胞分泌 SHH。SHH 对 PTCH 起抑制作用，从而减少了 PTCH 对另一分子，即"Smoothened"（SMO）的抑制作用（Murone et al 1999）。去抑制的 SMO 引起转录因子 GLI 表达（Murone et al 1999），后者在胶质瘤中高度扩增（Kinzler et al 1987；Wong et al 1987），目前发现其在其他肿瘤中也存在扩增（Roberts et al 1989）。

SHH 信号通路中的任何一点发生突变都可能导致髓母细胞瘤发生。这包括 SHH 的活性增强（通过基因扩增或蛋白过表达）（Oro et al 1997），PTCH 失活（通过基因缺失或失活突变），SMO 或 GLI 过表达。最后，Suppressor of fused（SUFU）促使 GLI 从细胞核转移到细胞质，从而降低其致癌活性，因此 SUFU 失活同样促使髓母细胞瘤形成（Taylor et al 2002）。模型证明人类中SHH信号通路的异常是有原因的。然而，值得注意的是，促纤维增生型肿瘤并不常见，且目前对大多数人类髓母细胞瘤的认识仍存在不足。

Turcot综合征是一种与髓母细胞瘤有关的家族性肿瘤（Turcot et al 1959）。参与Turcot综合征的一个亚型（WNT/β-catenin信号通路异常）导致肿瘤发生（Hamilton et al 1995）。WNT突变也存在于一部分散发髓母细胞瘤中，从而进一步支持了其生物学重要性（Kool et al 2008）。不过，至今为止，大多数髓母细胞瘤的体内模型并没有关注WNT突变。

MYC是一种在髓母细胞瘤中过表达或扩增的致癌转录因子，其扩增也预示了生存期更短（Gulino et al 2008）。p53突变在髓母细胞瘤中也普遍存在。不过，单独的MYC（Fults et al 2002）或p53突变（Marino et al 2000）都不能有效地导致髓母细胞瘤形成，而是二者与其他突变共同作用的结果（Rao et al 2003；Wetmore et al 2001），这与INK4A-ARF突变相似。INK4A-ARF突变增加了胶质瘤发生的频率，但在缺少其他致癌性突变时，其并不能引起胶质瘤发生。

3 胶质瘤分子生物学

有多种方法对胶质瘤的分子突变进行分类。通过建立模型可以验证功能化假设，这也是本章所使用的分类方法。正常细胞周期调控，信号转导级联以及酪氨酸激酶受体的突变在胶质瘤中常见，并且被广泛模型化。

3.1 细胞周期调控

细胞周期包括四个阶段：G_1、S（DNA合成）、G_2和M（有丝分裂）。从功能上讲，两个级联效应驱动增殖：INK4A/CDK4/RB/E2F和ARF/MDM2/p53（Sherr 2001a），都已被广泛模型化。INK4A（Serrano et al 1993），也称为p16，在人类和小鼠中都是一种肿瘤抑制因子，其抑制细胞周期素依赖性蛋白激酶（cyclin dependent kinase, CDK）4/6-细胞周期素D复合体。细胞周期素（A、B、C等）是有丝分裂前分子，其与CDKs（1、2、3等）形成二聚体（Pardee 1989）。通过抑制CDK4/6-细胞周期素D复合体，INK4A直接减少RB磷酸化。磷酸化的RB降低有丝分裂前转

录因子E2F的活性。不过，在INK4A缺失的情况下，CDK4/6-细胞周期素D复合体去抑制，磷酸化RB释放E2F。E2F的转录激活功能能够激活正反馈环路，使其自身以及细胞周期素和CDKs过表达，从而导致细胞分裂。因此，INK4A失活或缺失，CKD4过表达，以及RB失活或缺失都起到增强细胞增殖的作用。

ARF，在小鼠中称为p19，在人类中称为p14，是另一种由INK4A基因编码的肿瘤抑制因子，但其使用了一个选择性读码框架（alternative reading frame, ARF）和不同的启动子（Quelle et al 1995）。通常ARF与MDM2结合（Tao & Levine 1999），然后释放p53，从而降低细胞增殖（Oren 2001）。这促使几种CDK抑制蛋白（CIPs）表达，例如p21CIP1（El-Deiry et al 1993；Harper et al 1993），其能够减弱CDK4/6-细胞周期素D复合体的作用，抑制有丝分裂。因此，ARF缺失的情况下，MDM2与p53形成复合体，使p21CIP及其他有丝分裂前因子去抑制，促进增殖。ARF失活或缺失，MDM2过表达，以及p53失活或缺失都起到增强细胞增殖的作用。

INK4A/CDK4/RB/E2F和ARF/MDM2/p53通路之间存在交互作用。其中一个通路去抑制，则另一个通路经反馈环路起到抑制作用。例如，E2F引起ARF表达，ARF引起E2F降解，p53增加MDM2表达（Bates et al 1998；Martelli et al 2001；Wu et al 1993）。另外，这些级联其实更加复杂，并不呈上述的线性反应。不过，从理论上讲，这两组细胞周期调控都能被单独或共同模型化。在几乎所有胶质瘤中至少存在上述一种突变（Ichimura et al 2000）。

例如，超过2/3的胶质母细胞瘤存在INK4A通路突变，如CDK4扩增，或INK4和RB位点缺失或失活（Ichimura et al 2000）。表观机制，如甲基化，也能使野生型基因表达沉默（Nakamura et al 2001）。与低级别胶质瘤相比，这些突变在高级别胶质瘤中更常见（Ichimura et al 2000）。

类似地，大多数胶质瘤存在ARF功能缺陷，通常伴有外显子INK4A缺失（Fulci et al 2000）。MDM2扩增在胶质母细胞瘤中只占10%，偶尔合并CDK4扩增（He et al 1994）。不过，在没有基因扩增的情况下出现过表达也能破坏增殖调控（Landers et al 1994）。p53缺失在胶质母细胞瘤中约占1/3（Ichimura et al 2000）。ARF、p53和

MDM2 改变通常是相互排斥的基因事件，推测可能是因为它们的冗余功能效应（Fulci et al 2000；He et al 1994；Kleihues & Ohgaki 1999）。总的来说，几乎所有胶质母细胞瘤中均存在增殖调控紊乱，只不过导致其发生的基因位点不同而已。

3.2 酪氨酸激酶受体（receptor tyrosine kinases，RTKs）

血小板源性生长因子（platelet derived growth factor，PDGF）和表皮生长因子（epidermal growth factor，EGF）作为配体，通过其受体 PDGFR 和 EGFR 将信号传递给正常细胞或肿瘤细胞。配体与受体结合后，通过一系列步骤激活酪氨酸激酶活性，再经过一系列磷酸化和信号转导级联，最终引起各种细胞活性，如增殖、侵袭，同时减少凋亡。因此，异常的受体激活在肿瘤发生、发展中起到了作用。

1/3~1/2 的星形细胞瘤中存在 *EGFR* 扩增或复制（Kleihues & Ohgaki 1999），蛋白过表达发生率超过 90%（Schlegel et al 1994）。相比低级别胶质瘤，这些突变在高级别胶质瘤中更常见（Hurtt et al 1992），而原发胶质母细胞瘤较继发胶质母细胞瘤更为常见（Kleihues & Ohgaki 1999）。此外，根据不同的检测技术，持续激活的 EGFR 突变导致约 1/2 的胶质母细胞瘤中配体独立激活（Kuan et al 2001）。最常见的是 EGFRvⅢ型突变，不仅如此，新的 EGFR 胞外区域变化等其他突变也时有发生（Lee et al 2006）。

约 1/4 的胶质瘤中存在与肿瘤级别相关的 PDGFR 过表达（Fleming et al 1992）。PDGF 和 PDGFR 异常可以激活致癌自分泌刺激环路（Di Rocco et al 1998；Guha et al 1995；Hermanson et al 1992）。PDGF/PDGFR 异常在少突胶质细胞瘤中普遍存在（Di Rocco et al 1998；Smith et al 2000）。PDGF 信号突变模型表现出高级别少突胶质细胞瘤的特征（Dai et al 2005）。

3.3 信号转导

无论是通过配体－受体激活、受体过表达，还是各种持续激活的突变体，信号转导最终将致癌刺激信号传递到细胞内感受器。人胶质瘤中 AKT 和 RAS 级联通常被激活，它们已经被应用于各种模型系统中，同时也是治疗的关注点。其他级联异常，如 SRC，也在胶质瘤生物学中起重要

作用，并被广泛地应用于模型建立中，但在此章节中不做重点阐述（详见 Du et al 2009）。

包括 EGFR 在内的 RTKs 可激活磷脂酰肌醇 3-激酶产生磷脂酰肌醇（phosphatidic inositol 3-kinase，PI3K）（De Miguel et al 2002；Jiang et al 1999），后者作为共同因子参与 AKT 激活（Scheid & Woodgett 2003）。磷酸化 AKT（pAKT）激活（通过磷酸化）哺乳动物雷帕霉素靶点（mammalian target of rapamycin，mTOR）（Sabers et al 1995）。mTOR 一种丝氨酸／苏氨酸激酶，可以激活各种下游效应器，如 p70S6 激酶（S6K）和 S6 核糖体蛋白（S6RP）（Scott et al 1998），从而增加致癌 mRNAs 的翻译。

AKT 通过突变激活是颅外肿瘤中的常见机制，但其不存于胶质瘤中。然而，70% 的胶质母细胞瘤中却存在 AKT 的激活（Holland et al 2000；Rajasekhar et al 2003）。最常见的机制为第 10 号染色体上肿瘤抑制因子磷酸酶张力蛋白同源基因（phosphatase and tensin homolog，*PTEN*）的缺失（Choe et al 2003），*PTEN* 能够使磷脂酰肌醇辅助因子去磷酸化，从而激活 ATK（Maehama & Dixon 1998）。模型表明 *PTEN* 缺失和 AKT 激活在功能上是等同的（Hu et al 2005）。如同胶质瘤中的其他突变，*PTEN* 缺失或失活的频率与肿瘤级别相关（Davies et al 1999）。*PTEN* 突变频率在原发胶质母细胞瘤中远高于继发胶质母细胞瘤的（Kleihues & Ohgaki 1999）。

RAS 级联与 AKT 级联共同刺激致癌 mRNAs 翻译（Rajasekhar et al 2003），同时引发多种致癌活性。同 AKT 相似，RTKs 通过中间途径激活 RAS。后者激活各种下游效应器。胶质瘤中最重要的是细胞外信号调节激酶（extracellular regulated kinase，ERK）（Rajasekhar et al 2003），其通过一系列磷酸化过程激活（Blume-Jensen & Hunter 2001）。同 AKT 相似，RAS 激活突变在颅外肿瘤中常见，但在胶质瘤中未见报道（Bos 1989；Guha et al 1997）。然而，RAS 激活却在胶质瘤中普遍存在，并与肿瘤级别相关（Feldkamp et al 1999），在所有胶质母细胞瘤中均存在（Guha et al 1997；Rajasekhar et al 2003）。肿瘤抑制因子神经纤维瘤蛋白（NF-1）使 RAS 失活，杂合性 *NF1* 缺失是Ⅰ型神经纤维瘤病的分子基础。Ⅰ型神经纤维瘤病是一种胶质瘤与其他肿瘤并发的综合征（Cichowski & Jacks 2001）。这一发现进一步印证了

RAS 激活在人胶质瘤发生中的重要性。

4 脑肿瘤干细胞

正常干细胞的定义为：拥有自我更新和分化成大多数脑内细胞类型的细胞，如星形细胞，少突胶质细胞和神经元。神经干细胞的自我更新能力使它们能够维持脑内细胞数量，同时促进神经发生。大多数神经干细胞（neural stem cell，NSC）存在于脑内侧脑室的脑室下区（subventricular zone，SVZ）和海马齿状回的颗粒下层（subgranular zone，SGZ）（Gage 2000；Lois & Alvarez-Buylla 1993，1994）。

长时期以来，人们认为神经干细胞不存在于成年哺乳动物脑内。不过，这一观点后期被颠覆。例如，尸检肿瘤免疫组织化学分析 BrDU（一种合成核苷类似物）表明成人 SVZ 和海马齿状回能够产生新的神经元（Eriksson et al 1998）。在小鼠中使用相同方法，从哺乳动物大脑的 SVZ 和海马齿状回成功分离出神经干细胞（Ayuso-Sacido et al 2008）。

肿瘤干细胞（cancer stem cell，CSC）的概念最早由 Bonnet 和 Dick 提出（Bonnet and Dick 1997），他们展示了一小部分人急性髓系白血病肿瘤细胞在移植到重度联合免疫缺陷（severe combined immunodeficiency，SCID）的小鼠后，能够启动和维持肿瘤生长。这种增殖、分化和自我更新的能力与正常造血干细胞相似。目前，已经从很多实性肿瘤中分离出肿瘤干细胞，包括乳腺癌（Al-Hajj et al 2003；O'Brien et al 2007；Ricci-Vitiani et al 2007）、前列腺癌（Xin et al 2005）、皮肤癌（Fang et al 2005）、肺癌（Eramo et al 2008）及原发脑肿瘤（Galli et al 2004；Singh et al 2004）。脑肿瘤干细胞与正常神经干细胞拥有相似的表型和功能，如表达神经干细胞特异性标志物，并具有多潜能、增殖和自我更新能力（Das et al 2008；Emmenegger & Wechsler-Reya 2008）。因此，用于神经干细胞的实验方法同样可以应用于肿瘤干细胞。在小鼠肿瘤模型中可以进行神经干细胞标志物的研究，如巢蛋白（Lendahl et al 1990）、CD133（Kania et al 2005；Weigmann et al 1997）、Sox2（Cai et al 2004；Cavallaro et al 2008；Ferri et al 2004）、musashi（Sakakibara et al 1996）、GFAP（Doetsch et al 1999）和 SHH（Becher et al 2008）。除了表达神经干细胞特异性蛋白，神经干细胞也可以通过其神经球的生长方式对其进行识别。当 SVZ 或海马等脑的生发中心来源的脑组织被分离出来，并将其培养在 EGF 和含 EGF 无血清培养基（保持了干细胞样特性）中，干细胞样细胞的克隆增生形成浮球，其含有大量未分化细胞，能够自我更新或分化成三种主要类型的神经细胞（Reynolds & Weiss 1992）。

此外，侧群细胞的表型也是另一种辨识神经干细胞的方法。其起源于 ATP 结合盒式转运蛋白的表达，在多种肿瘤中存在过表达（Reynold & Weiss 1992），它可以有效地外排化疗药物，起到抵抗治疗的作用（Donnenberg & Donnenberg 2005）。其名称"侧群"是指外排荧光染料如 Hoechst33342 的细胞群，可以通过荧光激活细胞分选将这些细胞从主细胞群中分离。侧群细胞是神经干细胞的主要来源，也是体内形成胶质瘤的主要原因（Bleau et al 2009）。

脑肿瘤干细胞拥有自我更新能力、多项分化潜能，以及在连续移植中产生与亲代肿瘤组织学特征相似肿瘤的能力（Das et al 2008；Emmenegger & Wechsler-Reya 2008）。脑肿瘤中的肿瘤干细胞具有多项分化潜能，被认为能够产生多种细胞类型，这些不同类型的细胞共同组成了肿瘤团块。

正常结肠干细胞抵抗放疗，并对肠道进行重建。同样，肿瘤干细胞理论认为其可以抵抗传统化疗及放疗，并导致肿瘤复发。因此，要想攻克脑肿瘤对传统放疗、化疗的抵抗作用，就需要研究新的方法直接对脑肿瘤干细胞起到细胞毒性作用，或提高肿瘤中干细胞样细胞对标准治疗的敏感性。

胶质瘤的起源细胞仍然不清楚。一些观点认为，胶质瘤中出现干细胞样细胞预示干细胞是肿瘤起源。不过，模型数据提示至少一些类型的胶质瘤起源于非干细胞的祖细胞。可以明确的是，在细胞培养中，胶质瘤普遍存在的突变导致细胞分化状态缺失，并获得干细胞特性。

5 肿瘤模型

5.1 早期模型

最初的脑肿瘤模型使用了 DNA 损伤因子，特别是烷化剂如亚硝基脲。不过，这类模型是随机产生多种突变，所以不能用于研究某种特定的基因突变与肿瘤的关系。此外，通过诱变剂产生的肿瘤模型不具有典型人类肿瘤的分子突变（Rushing et al 1998）。因此，它们如今用途十分有限。

异种移植被广泛应用，就是将人胶质瘤细胞通过外科手段种植到裸鼠皮下或颅内。这在快速筛选治疗药物中起重要作用。不过，通过这种模型得出的结论应用到人类研究是受到质疑的，因为其主要缺点是无法充分模拟人胶质瘤起源的内环境。例如，免疫缺陷动物对外来移植物没有排斥反应。此外，模型不能模拟人胶质瘤的内源性血管，只是复制转移，而不是原发肿瘤。随着血管生物学和抗血管治疗在基础与临床研究中变得越来越重要，对这种移植模型的质疑将越来越大。

用人类脑肿瘤的突变基因诱导的动物脑内自发肿瘤可以最大限度地实现 Koch 的假设。这一想法可以通过基因工程小鼠（genetic engineering mouse，GEM）模型实现（Holland 2004）。

5.2　RCAS/tv-a

RCAS/tv-a 模型系统可以单独或联合激活潜在的致癌基因，抑制潜在的肿瘤抑制基因（Fisher et al 1999）。这一系统由两个主要部分组成：①一种反转录病毒载体，通过感染，提供一个基因载体，可以诱发致癌基因表达，或使肿瘤抑制基因缺失。②具有对反转录病毒感染有特殊敏感性的基因工程小鼠。

系统中反转录病毒载体来源于禽肉瘤和白血病病毒亚组 A（avian sarcoma and leukemia virus subgroup A，ASLV-A）。正常情况下，致癌基因 v-src 携带于 ASLV 反转录病毒中，在胶质瘤和髓母细胞瘤模型中，此基因分别被 AKT 或 SHH 所替换（Raffel et al 1997）。因此，基因修饰的 ASLV-A 作为将致癌基因整合入感染细胞基因组的运载工具。保留了 *gag*、*pol* 和 *env* 基因，使病毒能够在禽细胞中复制。这一载体被称为伴有剪接受体的可复制 ASLV 长末端重复序列（replication competent ASLV long terminal repeat with splice acceptor，RCAS）（Hughes et al 1987）（图 17.1）。

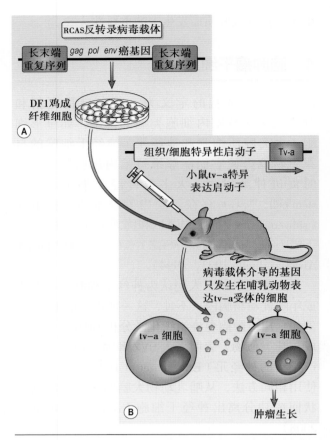

图 17.1　后天性基因转移构建中枢神经系统肿瘤模型的 RCAS/tv-a 模式图。RCAS 载体（A）拥有病毒包装所需的 gag、pol 和 env 病毒基因。RCAS 在注射到新生小鼠大脑的 DF1 鸡胚成纤维细胞中生长。（B）是在特定启动子的控制下通过基因工程表达 tv-a（RCAS 受体）。这些 DF1 细胞能在脑组织中短暂生存，其产生的 RCAS 病毒可感染表达 tv-a 的细胞。RCAS 感染细胞则启动肿瘤的生长

不过，哺乳动物细胞对 ASLV-A 介导的感染并不敏感，这需要细胞表达 ASLV 亚组，即肿瘤病毒 A（tv-a）受体（Bates et al 1993；Young et al 1993）。禽细胞自然表达 tv-a，然而，哺乳动物不表达。通过对感兴趣的启动子进行调控使基因工程鼠表达 tv-a，只有启动子被激活，细胞才对 RCAS 具有易感性。而其他细胞对其免疫。例如，神经胶质表达胶质细胞原纤维酸性蛋白（glial fibrillary acidic protein，GFAP），通过调控 GFAP 启动子，使表达 tv-a 的转基因小鼠中对 RCAS 具有易感性，这些小鼠被称为 Gtv-a 转基因鼠（Holland & Varmus 1998）。类似地，神经上皮干细胞表达中间丝蛋白，即巢蛋白。因此，通过调控巢蛋白启动子可以使转基因鼠（Ntv-a 转

基因鼠）的神经胶质前体细胞对 RCAS 具有易感性（Holland et al 1998）。此外，表达 tv-a 的细胞对多种 RCAS 载体具有易感性，可以从多个基因工程载体中转运多种致癌基因（Holland & Varmus 1998），如 RCAS-AKT 和 RCAS-SHH，分别编码 AKT 和 SHH 的癌基因突变。因此，通过 Gtv-a 和 Ntv-a 小鼠，可以细胞型特异性方式研究单个或多个基因突变。虽然 RCAS 在禽细胞中能够正常复制，但在 Gtv-a 和 Ntv-a 小鼠中，*gag*、*pol* 和 *env* 在鼠细胞中的无效表达，妨碍了 RCAS 病毒体的进一步合成，也就妨碍了其进一步感染 tv-a 表达细胞（Fisher et al 1999）。由于肿瘤形成是通过 RCAS 感染诱导形成的基因突变所致，所以成瘤的阈值较高。此外，由于 RCAS 病毒体在鼠细胞内不能复制，所以低效的感染导致被感染的细胞数量有限。因此，RCAS/tv-a 的一大优势就是能够使诱导的基因突变，大量成瘤。不过，这对那些成瘤效率低的基因突变研究是不利的。

为了解决这一问题，RCAS/tv-a 系统可以和其他建模技术联合，更有效地研究肿瘤生物学特性。例如，增殖调控正常情况下由肿瘤抑制因子 CDK4-A（INK4A）或其选择性读码框（alterable reading frame，ARF）蛋白起作用，在人胶质瘤中则出现增殖调控失效或功能受损。*Ink4a-Arf* 基因敲除小鼠与 Gtv-a 或 Ntv-a 小鼠杂交可以产生对 RCAS 易感的 *Ink4a-Arf* 免疫缺陷小鼠。因此，一种或多种 RCAS 载体编码的致癌基因可以通过细胞型特异性方式转染到 *Ink4a-Arf* 免疫缺陷小鼠的表达 GFAP 或巢蛋白的细胞，便于研究 *Ink4a-Arf* 缺失在肿瘤形成中的作用。

不过，肿瘤抑制因子基因的缺失可导致胚胎死亡，这使得很难判断生殖系缺失对肿瘤生物学的重要性。通过与 Cre-*lox* 系统联合，RCAS/tv-a 模型系统能够建成目标肿瘤抑制因子缺失的模型。Cre 重组酶可催化切除 loxP 序列的 5′ 和 3′ 端之间的 DNA 序列（"floxed"）。loxP 由 33 个碱基对组成，对于被敲入的目的基因而言，其序列太小以至于不会影响基因功能或其自发的表达。转染 floxed 序列的小鼠与 tv-a 小鼠杂交可以通过感染携带 *Cre* 重组酶的 RCAS 载体（RCAS-Cre）进行细胞型特异性基因删除。例如，*PTEN*（Li et al 1997）在大多数人胶质母细胞瘤中缺失或功能受损（Sano et al 1999），但纯合的 *Pten* 缺失是胚胎致命性的（Di Cristofano et al 1998；Podsypanina et al

1999；Suzuki et al 1998）。RCAS-Cre 感染 tv-a 和 floxed *Pten* 双基因转基因鼠，可用于研究 *Pten* 在肿瘤形成中的作用。也可以把上述技术进行联合应用，例如，将 Ntv-a，*Ink4a-Arf* 免疫缺陷鼠与 *Pten* floxed 小鼠进行杂交，再感染 RCAS-Cre（Hu et al 2005）。

5.3 髓母细胞瘤

目前已存在几种髓母细胞瘤模型。如上所述，人髓母细胞瘤被认为起源于小脑未分化的神经祖细胞，如颗粒神经前体（Granule neural precursor，GNP）细胞（Marino 2005；Wechsler-Reya & Scott 2001）。SHH/Patched 信号通路的正常功能是促使 GNPs 增殖，因此激活 SHH/Patched 信号通路是在小鼠中建立髓母细胞瘤模型的主要途径。

一种上调 Gli 信号通路的方法是移植 Ptch 的活性。约 15% 的 Ptch 杂合子小鼠会产生侵袭性的髓母细胞瘤（Goodrich et al 1997；Wetmore et al 2000）。在 *Ptch* 突变的小鼠中，参与 DNA 损伤修复的 *p53*，*Lig4* 或其他基因缺失会进一步促进髓母细胞瘤的形成（Wetmore et al 2000）。

另一种人类髓母细胞瘤 SHH 信号通路异常的模型制备方法是促进 Shh 自身的表达。Shh 通过与 Ptch 受体结合下调 Ptch 的表达。有两项实验方法可用于将反转录病毒携带的 SHH 导入发育的小脑中。例如，在向鼠子宫注入小鼠白血病病毒后，约 76% 的小鼠发育产生了髓母细胞瘤。通过 RCAS 介导，将 SHH 转录于表达巢蛋白的幼犬神经前体细胞，同样可以诱导出现髓母细胞瘤（Weiner et al 2002）。将含有 SHH 的病毒载体注入小脑后，会诱发髓母细胞瘤（图 17.2）。例如，将包被有 SHH 的病毒载体（RCAS-SHH）植入 Ntv-a 小鼠的小脑后约 10% 会产生髓母细胞瘤（Rao et al 2003）。然而，在联合 MYC 激活的情况下，髓母细胞瘤的发生率可以达到 25%（Rao et al 2003），尽管 MYC 单独激活时并不具有形成髓母细胞瘤的作用（Fults et al 2002）。MYC 发挥作用可能是通过维持或促进干细胞表型的表达实现的，使干细胞表型具有更为敏感的恶性转化特性（Lassman et al 2004）。MYC 也可能借助于其他的 SHH 异常，例如 *Ptch* 缺失发挥作用（Fults et al 2002）。AKT 也具有协同 SHH 促进髓母细胞瘤形成的作用，当同时给予 Ntv-a 小鼠 RCAS-SHH 反转录病毒以及 RCAS-AKT 反转录病毒后，约 50%

会形成髓母细胞瘤（Rao et al 2004）。

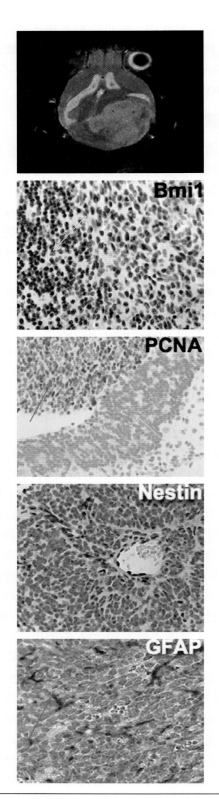

图 17.2　通过 RCAS/tv-a 系统产生的髓母细胞瘤。SHH 诱导的髓母细胞瘤的 MRI 表现（最上方）。免疫组织化学表达 Bmi1、PCNA、巢蛋白和 GFAP（红色箭头指向阳性肿瘤细胞，黄色箭头指示相邻的 IGL 细胞）

RCAS 系统也可以实现将 SHH 联合 BCL2 以及 IGF2 的协同表达，从而增高髓母细胞瘤的发生率。肿瘤抑制基因 *Pten* 缺失以及 Cre-*lox* 靶向缺失联合 SHH 过表达时也会以较低的发生率诱发髓母细胞瘤，且亚型为广泛结节型（Hambardzumyan et al 2008a）。此外，在小鼠小脑发育过程中的频繁 Smoothened 基因激活突变是另一种诱发髓母细胞瘤模型的方法（Fults 2005；Piedimonte et al 2005）。在小鼠诱发的髓母细胞瘤中有 48% 与人类髓母细胞瘤高度相似（Hallahan et al 2004）。

在许多髓母细胞瘤的模型中，Shh/Ptch 信号通路的分子并没有受到直接的靶向调节。干扰素作为一种细胞因子，在脑组织受病毒感染时发生的宿主反应中起一定作用（Sarciron & Gherardi 2000；Suzuki 1999），其高表达可在 80% 的小鼠中诱发出高侵袭性髓母细胞瘤（Lin et al 2004）。尽管在大多数人类散发髓母细胞瘤中，*p53* 的表达为野生型，*p53* 功能缺失也会在诱发鼠髓母细胞瘤中发挥作用。在小鼠，控制细胞周期的基因以及 DNA 损伤修复基因功能障碍时，会诱发出组织病理学上与髓母细胞瘤一致的肿瘤类型（Hambardzumyan et al 2008a）。小鼠发生 *p53* 以及 *Parp* 联合缺失时，约 50% 会诱发出现髓母细胞瘤（Eberhart 2003）。此外，*p53* 与 *Rb* 联合缺失时，也会诱发髓母细胞瘤（Marino 2005）。

5.4　胶质瘤

人类胶质瘤中出现的 PDGF 信号通路突变已经广泛地用于小鼠模型的建立。早期的研究使用了 Maloney 鼠白血病病毒（Maloney murine leukemia virus，MMLV）作为载体。MMLV 与 RCAS 的区别主要在于两个方面：第一方面，转染不需要表达特异性的受体（如 tv-a）；第二方面，MMLV 的裂解位点与 RCAS 相比可以容纳更大的片段。新生小鼠颅内注入 MMLV-PDGF 后约 50% 会诱发出现胶质瘤（Uhrnom et al 1998）。不过，新生肿瘤的组织病理学类型存在着很大的异质性，这可能是由于宿主细胞发生多重转染所致。在 Gtv-a 小鼠用 RCAS-PDGF 转染 tv-a 特异性表达的细胞时，约 40% 会出现胶质瘤。若在 Ntv-a 小鼠中转染则发生率会达到 70%（Dai et al 2001）。此外，肿瘤的发生率以及级别与 PDGF 的剂量之间具有相关性（Shih et al 2004）。Ntv-a 小鼠与 Gtv-a 小鼠相比更易成瘤原因可能是类似于成熟星形细胞与干细胞样细胞中 GFAP 表达与巢蛋白表达的差别。进一步的证据表明，RCAS-PDGF 可以将星形细胞在体外转化为胶质前体细胞（Dai et al 2001）。巢蛋白表达细胞已经具有未分化细胞的特性，因此无需由成熟表型完成去分化过程。此外，Gtv-a 与 Ntv-a 小鼠发生肿瘤的组织病理学类型是不同的。Ntv-a 小鼠可以被诱发形成少突胶质细胞瘤或混合性少突星形细胞瘤，而 Gtv-a 几乎均被诱发形成少突胶质细胞瘤。这表明，表达 GFAP 的星形细胞去分化后可以诱导形成多能干细胞样肿瘤细胞，可以发展为少突胶质细胞瘤或混合性少突胶质细胞瘤（Dai et al 2001）。

细胞周期异常本身不会诱发肿瘤，但却会异化肿瘤的发生过程。例如，*Ink4a* 以及 *Arf* 敲除小鼠，在无其他联合异常的情况下，本身并不发生肿瘤（Serrano et al 1996）。与之类似，在表达 GFAP 的细胞中联合出现 *p53* 以及 *Rb* 缺失导致细胞周期调控障碍时，并不会诱发胶质瘤（Marino et al 2000）。当控制细胞周期的 INK4A 以及 ARF 被分别调控建模时，例如 *Ink4a* 缺失伴有 *Arf* 保留（Krimpenfort et al 2001；Sharpless et al 2001；Sherr 2001b）或 CDK4 过表达时，并不会诱发形成胶质瘤（Huang et al 2002）。与之类似，在表达 GFAP 的细胞中，*Rb* 表达缺失并不会诱发出现胶质瘤

（Marino et al 2000）。当通过 *p53* 零合性构建 ARF 功能异常的模型时，并不会诱发胶质瘤（Marino et al 2000）。然而，与这些观察到的结果相反的是，*Arf* 敲除小鼠在经过漫长的潜伏期后会以很低的频率诱发形成胶质瘤（Kamijo et al 1999）。该发现背后的原因未明，但是可能表明 *Arf* 基因是 *INK4A-ARF* 位点上更具效力的抑癌基因。尽管如此，细胞周期的紊乱一般不足以诱发胶质瘤生成。

Ink4a-Arf 缺失会使 Gtv-a 小鼠注入 RCAS-PDGF 后的肿瘤发生率由 40% 上升到 70%（图 17.3）（Dai et al 2001）。此外，高级别的胶质瘤在 *Ink4a-Arf* 敲除小鼠中的发生率高于 *Ink4a-Arf* 野生型小鼠。这些研究数据表明，*Ink4a-Arf* 的缺失使得肿瘤更容易生成，并可能通过癌基因的变化而非 PDGF 的表达发挥作用。例如，RAS 和 AKT 的激活在 GBM 患者中的发生率分别为 100% 和 70%。然而，在 Gtv-a 小鼠中联合注射 RCAS-RAS 和 RCAS-AKT 并不能诱发胶质瘤形成。相比之下，在 *Ink4a-Arf* 敲除的 Gtv-a 小鼠中，40% 可出现 RAS+AKT 的激活，并诱发胶质瘤生成（Uhrbom et al 2002）。Ntv-a，即 *Ink4a-Arf* 野生型小鼠在联合注射 RCAS-RAS 和 RCAS-AKT 后约 25% 会诱发胶质母细胞瘤，而在 Gtv-a 小鼠则不会（Holland et al 2000；Uhrbom et al 2002）。这些数据进一步表明，干细胞样细胞（表达巢蛋白）

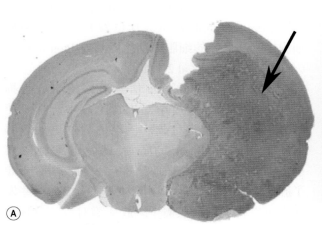
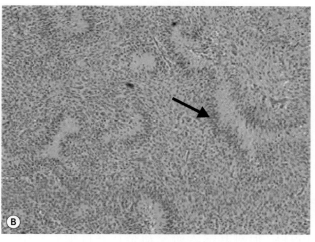

图 17.3 在脑内 RCAS 介导的 PDGF 基因转移到巢蛋白阳性的细胞中能产生高级别胶质瘤。（A）在低倍镜下，经苏木精 - 伊红染色的胶质瘤鼠脑切片显示一个较大的浸润性肿瘤（箭头）。（B）高倍镜下，肿瘤表现出高级别胶质瘤的组织学特征，包括伪栅栏样坏死（箭头）和微血管增生

与表达 RCAS-PDGF 的更为成熟的细胞（GFAP 表达细胞）相比，具有更低的肿瘤发生阈值。与该观点一致的是，*Ink4a-Arf* 敲除的 Ntv-a 小鼠（50%）与 Gtv-a 小鼠（40%）相比具有更高的肿瘤发生率（Uhrbom et al 2002）。与该发现一致的是，ARF 与 INK4A 相比具有更强的肿瘤抑制作用，在 RAS 强制激活的小鼠中出现 *Arf* 零合性时会诱发胶质瘤（Uhrbom et al 2005），而在 *Ink4a-Arf* 野生型小鼠中，RAS 并不能单独诱发胶质瘤（Holland et al 2000）。

RAS 诱发的胶质瘤与 PDGF 诱发的胶质瘤相比会表达更多的少突胶质细胞成分。Gtv-a 或 Ntv-a 敲除小鼠通过注射 *Ink4a-Arf*（或者 *Arf*）在 RCAS-RAS 作用下诱发肿瘤时，会出现纺锤形的肉瘤组织病理类型，但不伴有 GFAP 表达。然而，肿瘤内存在异质性，瘤内其他区域会表现为典型的星形细胞组织病理学类型以及 GFAP 表达。星形细胞瘤区域会表现出 AKT 的自发性激活（Uhrbom et al 2002）。AKT 的主要作用在于维持星形细胞表型。尽管在人类 GBM 中大多数均会出现 AKT 的激活，但无论在 Gtv-a 小鼠还是在 Ntv-a 小鼠，单纯的 RCAS-AKT 不足以诱发 GBM 发生（Holland et al 2000）。在 *Ink4a-Arf* 缺失的情况下，AKT 也不能诱发胶质瘤生成（Hu et al 2005；Uhrbom et al 2002）。然而，研究发现在 *Ink4a-Arf* 敲除的动物模型中，联合注射 RCAS-AKT 和 RCAS-RAS 会强行激活 AKT 通路，进而明显地诱发星形细胞瘤的发生（Uhrbom et al 2002）。此外，RAS+AKT 诱发的星形细胞瘤在给予 AKT 效应剂（例如 mTOR）后会转变为少突胶质细胞瘤（Hu et al 2005）。如上文所述，RCAS-PDGF 可以诱发含有少突胶质细胞成分的高级别胶质瘤。相比之下，同时激活 AKT 并过表达 PDGF 会诱导形成少突星形细胞瘤，并会使星形细胞瘤的标志物 GFAP 表达增加（Dai et al 2005）。

5.5 小鼠胶质瘤中的 GLI 信号通路

虽然 GLI 最初是在胶质瘤中描述的（Collins 1993），但对其深入研究却是在髓母细胞瘤中。一些独立的实验研究探讨了 GLI 和 SHH/PTCH/SMO/GLI 级联的作用。例如，*GLI* 扩增存在于胶质瘤的一个小亚型中（Bigner et al 1988；Hui et al 2001；Mao & Hamoudi 2000），通过药物环巴胺抑制 SMO 可以降低胶质瘤细胞增殖（Bar et al

2007；Clement et al 2007；Dahmane et al 2001；Ehtesham et al 2007）。最近，有报道说明 SHH 通路在胶质瘤形成中的潜在作用。Becher 等（2008）在 Gli 基因的报告小鼠中，通过 RCAS/tv-a 系统证实了在小鼠胶质瘤中 PDGF 过表达激活了 SHH 信号通路。免疫组织化学分析显示 Shh 蛋白过表达于胶质瘤干细胞内，其表达与胶质瘤级别有很大相关性。

6 小鼠脑肿瘤模型的治疗反应

髓母细胞瘤血管周围微环境中的放射抵抗细胞

髓母细胞瘤的研究已经证实了在肿瘤血管周围微环境（perivascular niche，PVN）中，脑肿瘤干细胞样细胞中的 Akt 激活可导致放射抵抗。例如，Hambardzumyan（2008a）团队研究证实 PVN 干细胞样细胞随着巢蛋白表达增加以及 Pi3k/Akt 增殖/存活通路的激活，其对放疗的敏感性也增加。髓母细胞瘤小鼠模型也用于研究放射治疗后肿瘤细胞中 p53 依赖的凋亡诱导，以及肿瘤 PNV 干细胞样细胞中 p53 依赖的细胞周期阻滞。放疗后 6 小时，髓母细胞瘤中的肿瘤细胞开始凋亡，而肿瘤 PVN 中的干细胞样细胞于 72 小时后重新进入细胞周期。这些 PVN 中的干细胞样细胞具有更明显的干细胞样的特点（如巢蛋白表达），在放疗后 6 小时激活了 Akt 信号通路。这与 Pten 表达下降相吻合。同时显示放疗诱发 PNV 干细胞样细胞中 p53 依赖的细胞周期阻滞具有 Pten 依赖性（Hambardzumyan et al 2008a）。

哌立福辛是一种 Akt 信号通路的小分子抑制物，在髓母细胞瘤小鼠进行治疗中，其可使 PVN 干细胞样细胞对放疗诱导的凋亡更加敏感（Hambardzumyan et al 2008a）。此髓母细胞瘤模型表明 Pi3k/Akt 通路在放疗中被激活，同时介导了肿瘤对放疗的抵抗。在髓母细胞瘤中的这些发现也可以扩展到胶质瘤中。胶质瘤对放疗及化疗的反应要低于髓母细胞瘤，肿瘤模型中也是如此（Hambardzumyan et al 2008b）。不过，两种肿瘤之间存在相似之处，在 PDGF 诱导的胶质瘤的血管周围间隙中也存在干细胞样细胞龛（图 17.4）。

在髓母细胞瘤和胶质瘤中，有 CD133 和巢蛋白表达的细胞即为干细胞样细胞（Calabrese et al

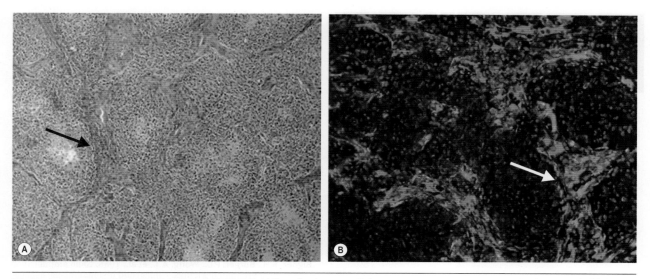

图 17.4 PDGF 诱导的胶质瘤中微血管增殖的结构。（A）H&E 染色显示形成良好的结构，免疫荧光发光。（B）免疫荧光显示巢蛋白呈绿色，pS6 呈紫色，SHH 呈红色。箭头显示微血管增殖区域

2007；Galli et al 2004；Singh et al 2004）。髓母细胞瘤中，这些巢蛋白阳性、PVN 干细胞样细胞激活 Akt 通路，介导放疗抵抗（Hambardzumyan et al 2008a）。胶质瘤中放疗抵抗机制与其相似。

在临床前试验中，对胶质瘤小鼠使用雷帕霉素类似物替西罗莫司阻止 mTOR 激活，证实了 AKT 信号通路在 PDGF 诱导的胶质瘤中的重要性（Uhrbom et al 2004）。这些数据表明，PDGF 诱导的人胶质瘤的增殖可能也依赖 mTOR 激活。未公开发表的数据提示，单独阻止 mTOR 并不能有效地抑制通路中的所有环节，联合使用 Akt 和 mTOR 靶向药物可以起到更好的效果。

7 生物发光成像

生物发光成像是一项基于探测组织内荧光素酶发光的敏感性较高的成像技术（Momota & Holland 2005；Shah 2005）。荧光素酶基因从萤火虫或海肾中分离出来，该酶可在 ATP 依赖反应中将底物（D- 荧光素或腔肠素）分解从而发光。

报告小鼠种系可通过基因工程技术使其表达荧光素酶，并受特异性启动子的控制，这样可以通过启动子的活性来调节荧光强度的大小。由于哺乳动物组织内不能发出生物荧光，荧光素酶表达仅限于通过基因工程技术表达生物荧光报告基因的细胞（Uhrbom et al 2004）。体内产生的荧光素酶总量可以通过光子进行定量，用于测量启动子

的活性。生物发光成像的一大优势就是通过非侵入的方式进行小鼠肿瘤的识别以及评价肿瘤细胞对治疗的反应。

生物发光技术已经被用于小鼠的脑肿瘤模型（Becher et al 2008；Parr et al 1997；Uhrbom et al 2004）。借助转基因启动子，生物荧光成像可用于研究细胞增殖，信号通路的病理活性以及肿瘤细胞对药物抑制剂的反应。例如，一项研究在 PDGF 诱导胶质瘤小鼠模型中检测 *Rb* 损伤（人胶质瘤中的常见异常）（Uhrbom et al 2004）。人 E2F1 启动子促使用于转基因鼠中萤火虫荧光素酶基因的表达。因为 E2F1 由促进细胞周期进程的转录因子 Rb 调控，E2F1 报告小鼠与 RCAS/Ntv-a 小鼠杂交可以检测细胞增殖（Alonso et al 2008）。对 Rb 通路活性进行跟踪，对药物治疗的效果也实时监测。这一系统可用于分析药代动力学及药物阻止肿瘤细胞增殖的能力。

另一项研究报告显示，生物荧光也用于检测 PDGF 诱导的胶质瘤中 SHH 通路的活性（Becher et al 2008）。试验中使用了转基因鼠，其在 Gli1 反应启动子下表达萤火虫荧光素酶。Gli1 报告小鼠与 RCAS/Ntv-a 小鼠进行杂交，可产生被 PDGF 的病毒感染的小鼠（Dai et al 2001）。这一模型也用于验证 SHH 信号通路在髓母细胞瘤中的活性，以及 SHH/Patched 通路在胶质瘤中的作用。研究发现胶质瘤中 Gli 活性被大大地提高，并且与肿瘤级别相关（图 17.5）。

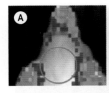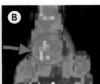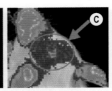

图17.5 生物发光成像报告小鼠可用于监测髓母细胞瘤和胶质瘤。通过转基因技术使Gli1反应启动子诱发荧光素酶的生成，可以在活体动物头顶检测到荧光。对照组小鼠（A）只显示从鼻子和耳朵发出的光。髓母细胞瘤（B）和胶质瘤（C）小鼠可看到额外的光（箭头）。髓母细胞瘤由SHH诱发。而虽然胶质瘤由PDGF诱导产生，但也可显示SHH信号通路

8 结论

　　小鼠模型可以在分子水平、影像水平及组织学水平精确地复制人髓母细胞瘤及胶质瘤，为更好地理解肿瘤发生、探索新的治疗方法提供了重要途径。RCAS/tv-a系统可以通过转基因手段在自然宿主环境下产生肿瘤，用于鉴别与肿瘤发生相关的基因突变。今后的工作将进一步加强对肿瘤分子生物学的认识，从而对更好地治疗脑肿瘤提出新的见解和方法。

关键点

- 小鼠髓母细胞瘤和胶质瘤RCAS/tv-a模型系统能够实现细胞型特异性基因转移，重现人类肿瘤亚型的组织学、影像学及分子水平的特点，识别肿瘤发生的责任基因。
- 脑肿瘤干细胞有多潜能分化、增殖及自我更新能力。它们是化疗及放疗抵抗的潜在原因。
- 在临床前试验中，由SHH信号通路诱导突变的髓母细胞瘤小鼠模型证实血管周围干细胞样细胞通过激活细胞生存通路，增殖抑制对放疗产生抵抗，然后再次进入细胞周期进行增殖，产生肿瘤。
- 生物荧光小鼠肿瘤模型可通过无创的方式，在体内定量检测肿瘤中生物通路的活性，快速探测肿瘤形成及对治疗的反应。

（王宇 张鹏 译）

参考文献

Al-Hajj, M., Wicha, M.S., Benito-Hernandez, A., et al., 2003. Prospective identification of tumorigenic breast cancer cells. Proc. Natl. Acad. Sci. USA 100 (7), 3983.

Alonso, M.M., Alemany, R., Fueyo, J., et al., 2008. E2F1 in gliomas: a paradigm of oncogene addiction. Cancer Lett. 263 (2), 157.

Ayuso-Sacido, A., Roy, N.S., Schwartz, T.H., et al., 2008. Long-term expansion of adult human brain subventricular zone precursors. Neurosurgery 62 (1), 223.

Bar, E.E., Chaudhry, A., Lin, A., et al., 2007. Cyclopamine-mediated hedgehog pathway inhibition depletes stem-like cancer cells in glioblastoma. Stem Cells 25 (10), 2524.

Bates, P., Young, J.A., Varmus, H.E., 1993. A receptor for subgroup A Rous sarcoma virus is related to the low density lipoprotein receptor. Cell 74 (6), 1043.

Bates, S., Phillips, A.C., Clark, P.A., et al., 1998. p14ARF links the tumour suppressors R B and p53. Nature 395 (6698), 124.

Becher, O.J., Hambardzumyan, D., Fomchenko, E.I., et al., 2008. Gli activity correlates with tumor grade in platelet-derived growth factor-induced gliomas. Cancer Res. 68 (7), 2241.

Bigner, S.H., Burger, P.C., Wong, A.J., et al., 1988. Gene amplification in malignant human gliomas: clinical and histopathologic aspects. J. Neuropathol. Exp. Neurol. 47 (3), 191.

Bleau, A.M., Hambardzumyan, D., Ozawa, T., et al., 2009. PTEN/PI3K/Akt pathway regulates the side population phenotype and ABCG2 activity in glioma tumor stem-like cells. Cell Stem Cell 4 (3), 226.

Blume-Jensen, P., Hunter, T., 2001. Oncogenic kinase signalling. Nature 411 (6835), 355.

Bonnet, D., Dick, J.E., 1997. Human acute myeloid leukemia is organized as a hierarchy that originates from a primitive hematopoietic cell. Nat. Med. 3 (7), 730.

Bos, J.L., 1989. Ras oncogenes in human cancer: a review. Cancer Res. 49 (17), 4682.

Cai, J., Cheng, A., Luo, Y., et al., 2004. Membrane properties of rat embryonic multipotent neural stem cells. J. Neurochem. 88 (1), 212.

Calabrese, C., Poppleton, H., Kocak, M., et al., 2007. A perivascular niche for brain tumor stem cells. Cancer Cell 11 (1), 69.

Cavallaro, M., Mariani, J., Lancini, C., et al., 2008. Impaired generation of mature neurons by neural stem cells from hypomorphic Sox2 mutants. Development 135 (3), 541.

CBTRUS, 2008. Central Brain Tumor Registry of the United States 2008. statistical report: primary brain tumors in the United States. CBTRUS, Hinsdale, IL.

Chidambaram, A., Goldstein, A.M., Gailani, M.R., et al., 1996. Mutations in the human homologue of the Drosophila patched gene in Caucasian and African-American nevoid basal cell carcinoma syndrome patients. Cancer Res. 56 (20), 4599.

Choe, G., Horvath, S., Cloughesy, T.F., et al., 2003. Analysis of the phosphatidylinositol 3'-kinase signaling pathway in glioblastoma patients in vivo. Cancer Res. 63 (11), 2742.

Cichowski, K., Jacks, T., 2001. NF1 tumor suppressor gene function: narrowing the GAP. Cell 104 (4), 593.

Clement, V., Sanchez, P., de Tribolet, N., et al., 2007. HEDGEHOG-GLI1 signaling regulates human glioma growth, cancer stem cell self-renewal, and tumorigenicity. Curr. Biol. 17 (2), 165.

Cole, S.P., Bhardwaj, G., Gerlach, J.H., et al., 1992. Overexpression of a transporter gene in a multidrug-resistant human lung cancer cell line. Science 258 (5088), 1650.

Collins, V.P., 1993. Amplified genes in human gliomas. Semin. Cancer Biol. 4 (1), 27.

Dahmane, N., Sanchez, P., Gitton, Y., et al., 2001. The Sonic Hedgehog-Gli pathway regulates dorsal brain growth and tumorigenesis. Development 128 (24), 5201.

Dai, C., Celestino, J.C., Okada, Y., et al., 2001. PDGF autocrine stimulation dedifferentiates cultured astrocytes and induces oligodendrogliomas and oligoastrocytomas from neural progenitors and astrocytes in vivo. Genes Dev. 15 (15), 1913.

Dai, C., Lyustikman, Y., Shih, A., et al., 2005. The characteristics of astrocytomas and oligodendrogliomas are caused by two distinct and interchangeable signaling formats. Neoplasia 7 (4), 397.

Das, S., Srikanth, M., Kessler, J.A., 2008. Cancer stem cells and glioma. Nat. Clin. Pract. Neurol. 4 (8), 427.

Davies, M.P., Gibbs, F.E., Halliwell, N., et al., 1999. Mutation in the PTEN/MMAC1 gene in archival low grade and high grade gliomas. Br. J. Cancer 79 (9-10), 1542.

De Miguel, M.P., Cheng, L., Holland, E.C., et al., 2002. Dissection of the c-Kit signaling pathway in mouse primordial germ cells by retroviral-mediated gene transfer. Proc. Natl. Acad. Sci. USA 99 (16), 10458.

Dean, M., Fojo, T., Bates, S., 2005. Tumour stem cells and drug resistance. Nat. Rev. Cancer 5 (4), 275.

Di Cristofano, A., Pesce, B., Cordon-Cardo, C., et al., 1998. Pten is essential for embryonic development and tumour suppression. Nat. Genet. 19 (4), 348.

Di Rocco, F., Carroll, R.S., Zhang, J., et al., 1998. Platelet-derived growth factor and its receptor expression in human oligodendrogliomas. Neurosurgery 42 (2), 341.

Doetsch, F., Caille, I., Lim, D.A., et al., 1999. Subventricular zone astrocytes are neural stem cells in the adult mammalian brain. Cell 97 (6), 703.

Donnenberg, V.S., Donnenberg, A.D., 2005. Multiple drug resistance in cancer revisited: the cancer stem cell hypothesis. J. Clin. Pharmacol. 45 (8), 872.

Du, J., Bernasconi, P., Clauser, K.R., et al., 2009. Bead-based profiling of tyrosine kinase phosphorylation identifies S R C as a potential target for glioblastoma therapy. Nat. Biotechnol. 27 (1), 77.

Eberhart, C.G., 2003. Medulloblastoma in mice lacking p53 and PARP: all roads lead to Gli. Am. J. Pathol. 162 (1), 7.

Ehtesham, M., Sarangi, A., Valadez, J.G., et al., 2007. Ligand-dependent activation of the hedgehog pathway in glioma progenitor cells. Oncogene 26 (39), 5752.

El-Deiry, W.S., Tokino, T., Velculescu, V.E., et al., 1993. WAF1, a potential mediator of p53 tumor suppression. Cell 75 (4), 817.

Emmenegger, B.A., Wechsler-Reya, R.J., 2008. Stem cells and the origin and propagation of brain tumors. J. Child Neurol. 23 (10), 1172.

Eramo, A., Lotti, F., Sette, G., et al., 2008. Identification and expansion of the tumorigenic lung cancer stem cell population. Cell Death Differ. 15 (3), 504.

Eriksson, P.S., Perfilieva, E., Bjork-Eriksson, T., et al., 1998. Neurogenesis in the adult human hippocampus. Nat. Med. 4 (11), 1313.

Fang, D., Nguyen, T.K., Leishear, K., et al., 2005. A tumorigenic subpopulation with stem cell properties in melanomas. Cancer Res. 65 (20), 9328.

Feldkamp, M.M., Lala, P., Lau, N., et al., 1999. Expression of activated epidermal growth factor receptors, Ras-guanosine triphosphate, and mitogen-activated protein kinase in human glioblastoma multiforme specimens. Neurosurgery 45 (6), 1442.

Ferri, A.L., Cavallaro, M., Braida, D., et al., 2004. Sox2 deficiency causes neurodegeneration and impaired neurogenesis in the adult mouse brain. Development 131 (15), 3805.

Fisher, G.H., Orsulic, S., Holland, E., et al., 1999. Development of a flexible and specific gene delivery system for production of murine tumor models. Oncogene 18 (38), 5253.

Fleming, T.P., Saxena, A., Clark, W.C., et al., 1992. Amplification and/or overexpression of platelet-derived growth factor receptors and epidermal growth factor receptor in human glial tumors. Cancer Res. 52 (16), 4550.

Fulci, G., Labuhn, M., Maier, D., et al., 2000. p53 gene mutation and ink4a-arf deletion appear to be two mutually exclusive events in human glioblastoma. Oncogene 19 (33), 3816.

Fults, D., Pedone, C., Dai, C., et al., 2002. MYC expression promotes the proliferation of neural progenitor cells in culture and in vivo. Neoplasia 4 (1), 32.

Fults, D.W., 2005. Modeling medulloblastoma with genetically engineered mice. Neurosurg. Focus 19 (5), E7.

Gage, F.H., 2000. Mammalian neural stem cells. Science 287 (5457), 1433.

Galli, R., Binda, E., Orfanelli, U., et al., 2004. Isolation and characterization of tumorigenic, stem-like neural precursors from human glioblastoma. Cancer Res. 64 (19), 7011.

Goodrich, L.V., Milenkovic, L., Higgins, K.M., et al., 1997. Altered neural cell fates and medulloblastoma in mouse patched mutants. Science 277 (5329), 1109.

Gorlin, R.J., 1987. Nevoid basal-cell carcinoma syndrome. Medicine (Baltimore) 66 (2), 98.

Guha, A., Dashner, K., Black, P.M., et al., 1995. Expression of P D G F and P D G F receptors in human astrocytoma operation specimens supports the existence of an autocrine loop. Int. J. Cancer 60 (2), 168.

Guha, A., Feldkamp, M.M., Lau, N., et al., 1997. Proliferation of human malignant astrocytomas is dependent on Ras activation. Oncogene 15 (23), 2755.

Gulino, A., Arcella, A., Giangaspero, F., 2008. Pathological and molecular heterogeneity of medulloblastoma. Curr. Opin. Oncol. 20 (6), 668.

Hallahan, A.R., Pritchard, J.I., Hansen, S., et al., 2004. The SmoA1 mouse model reveals that notch signaling is critical for the growth and survival of Sonic Hedgehog-induced medulloblastomas. Cancer Res. 64 (21), 7794.

Hambardzumyan, D., Becher, O.J., Rosenblum, M.K., et al., 2008a. PI3K pathway regulates survival of cancer stem cells residing in the perivascular niche following radiation in medulloblastoma in vivo. Genes Dev. 22 (4), 436.

Hambardzumyan, D., Squatrito, M., Carbajal, E., et al., 2008b. Glioma formation, cancer stem cells, and akt signaling. Stem Cell Rev. 4 (3), 203.

Hamilton, S.R., Liu, B., Parsons, R.E., et al., 1995. The molecular basis of Turcot's syndrome. N. Engl. J. Med. 332 (13), 839.

Harper, J.W., Adami, G.R., Wei, N., et al., 1993. The p21 Cdk-interacting protein Cip1 is a potent inhibitor of G1 cyclin-dependent kinases. Cell 75 (4), 805.

He, J., Reifenberger, G., Liu, L., et al., 1994. Analysis of glioma cell lines for amplification and overexpression of MDM2. Genes Chromosomes Cancer 11 (2), 91.

Hermanson, M., Funa, K., Hartman, M., et al., 1992. Platelet-derived growth factor and its receptors in human glioma tissue: expression of messenger R N A and protein suggests the presence of autocrine and paracrine loops. Cancer Res. 52 (11), 3213.

Holland, E.C., 2004. Mouse models of human cancer. Wiley-Liss, New York.

Holland, E.C., Celestino, J., Dai, C., et al., 2000. Combined activation of Ras and Akt in neural progenitors induces glioblastoma formation in mice. Nat. Genet. 25 (1), 55.

Holland, E.C., Hively, W.P., DePinho, R.A., et al., 1998. A constitutively active epidermal growth factor receptor cooperates with disruption of G1 cell-cycle arrest pathways to induce glioma-like lesions in mice. Genes Dev. 12 (23), 3675.

Holland, E.C., Varmus, H.E., 1998. Basic fibroblast growth factor induces cell migration and proliferation after glia-specific gene transfer in mice. Proc. Natl. Acad. Sci. USA 95 (3), 1218.

Hu, X., Pandolfi, P.P., Li, Y., et al., 2005. mTOR promotes survival and astrocytic characteristics induced by Pten/AKT signaling in glioblastoma. Neoplasia 7 (4), 356.

Huang, Z.Y., Baldwin, R.L., Hedrick, N.M., et al., 2002. Astrocyte-specific expression of CDK4 is not sufficient for tumor formation, but cooperates with p53 heterozygosity to provide a growth advantage for astrocytes in vivo. Oncogene 21 (9), 1325.

Hughes, S.H., Greenhouse, J.J., Petropoulos, C.J., et al., 1987. Adaptor plasmids simplify the insertion of foreign D N A into helper-independent retroviral vectors. J. Virol. 61 (10), 3004.

Hui, A.B., Lo, K.W., Yin, X.L., et al., 2001. Detection of multiple gene amplifications in glioblastoma multiforme using array-based comparative genomic hybridization. Lab. Invest. 81 (5), 717.

Hurtt, M.R., Moossy, J., Donovan-Peluso, M., et al., 1992. Amplification of epidermal growth factor receptor gene in gliomas: histopathology and prognosis. J. Neuropathol. Exp. Neurol. 51 (1), 84.

Ichimura, K., Bolin, M.B., Goike, H.M., et al., 2000. Deregulation of the p14ARF/MDM2/p53 pathway is a prerequisite for human astrocytic gliomas with G1-S transition control gene abnormalities. Cancer Res. 60 (2), 417.

Jiang, B.H., Aoki, M., Zheng, J.Z., et al., 1999. Myogenic signaling of phosphatidylinositol 3-kinase requires the serine-threonine kinase Akt/protein kinase B. Proc. Natl. Acad. Sci. USA 96 (5), 2077.

Johnson, R.L., Rothman, A.L., Xie, J., et al., 1996. Human homolog of patched, a candidate gene for the basal cell nevus syndrome. Science 272 (5268), 1668.

Kamijo, T., Bodner, S., van de Kamp, E., et al., 1999. Tumor spectrum in ARF-deficient mice. Cancer Res. 59 (9), 2217.

Kania, G., Corbeil, D., Fuchs, J., et al., 2005. Somatic stem cell marker prominin-1/CD133 is expressed in embryonic stem cell-derived progenitors. Stem Cells 23 (6), 791.

Kinzler, K.W., Bigner, S.H., Bigner, D.D., et al., 1987. Identification of an amplified, highly expressed gene in a human glioma. Science 236 (4797), 70.

Kleihues, P., Ohgaki, H., 1999. Primary and secondary glioblastomas: from concept to clinical diagnosis. Neuro. Oncol. 1 (1), 44.

Koch, R., 1884. Die atiologie der tuberkulose. In: Loeffler, F., (Ed.), Mitteilungen aus. dem. Kaiserlichen Gesundheitsamt, Vol. 2. pp. 1–88.

Kool, M., Koster, J., Bunt, J., et al., 2008. Integrated genomics identifies five medulloblastoma subtypes with distinct genetic profiles, pathway signatures and clinicopathological features. PLoS One 3 (8), e3088.

Krimpenfort, P., Quon, K.C., Mooi, W.J., et al., 2001. Loss of p16Ink4a confers susceptibility to metastatic melanoma in mice. Nature 413 (6851), 83.

Kuan, C.T., Wikstrand, C.J., Bigner, D.D., 2001. EGF mutant receptor vIII as a molecular target in cancer therapy. Endocr. Relat. Cancer 8 (2), 83.

Landers, J.E., Haines, D.S., Strauss, J.F., 3rd, et al., 1994. Enhanced translation: a novel mechanism of mdm2 oncogene overexpression identified in human tumor cells. Oncogene 9 (9), 2745.

Lassman, A.B., Dai, C., Fuller, G.N., et al., 2004. Overexpression of c-MYC promotes an undifferentiated phenotype in cultured astrocytes and allows elevated Ras and Akt signaling to induce gliomas from GFAP-expressing cells in mice. Neuron. Glia Biol.

1 (2), 157.

Lee, J.C., Vivanco, I., Beroukhim, R., et al., 2006. Epidermal growth factor receptor activation in glioblastoma through novel missense mutations in the extracellular domain. PLoS Med. 3 (12), e485.

Lendahl, U., Zimmerman, L.B., McKay, R.D., 1990. CNS stem cells express a new class of intermediate filament protein. Cell 60 (4), 585.

Li, J., Yen, C., Liaw, D., et al., 1997. PTEN, a putative protein tyrosine phosphatase gene mutated in human brain, breast, and prostate cancer. Science 275 (5308), 1943.

Lin, W., Kemper, A., McCarthy, K.D., et al., 2004. Interferon-gamma induced medulloblastoma in the developing cerebellum. J. Neurosci. 24 (45), 10074.

Lois, C., Alvarez-Buylla, A., 1994. Long-distance neuronal migration in the adult mammalian brain. Science 264 (5162), 1145.

Lois, C., Alvarez-Buylla, A., 1993. Proliferating subventricular zone cells in the adult mammalian forebrain can differentiate into neurons and glia. Proc. Natl. Acad. Sci. USA 90 (5), 2074.

Maehama, T., Dixon, J.E., 1998. The tumor suppressor, PTEN/MMAC1, dephosphorylates the lipid second messenger, phosphatidylinositol 3, 4, 5-trisphosphate. J. Biol. Chem. 273 (22), 13375.

Mao, X., Hamoudi, R.A., 2000. Molecular and cytogenetic analysis of glioblastoma multiforme. Cancer Genet. Cytogenet. 122 (2), 87.

Marino, S., 2005. Medulloblastoma: developmental mechanisms out of control. Trends Mol. Med. 11 (1), 17.

Marino, S., Vooijs, M., van Der Gulden, H., et al., 2000. Induction of medulloblastomas in p53-null mutant mice by somatic inactivation of Rb in the external granular layer cells of the cerebellum. Genes Dev. 14 (8), 994.

Martelli, F., Hamilton, T., Silver, D.P., et al., 2001. p19ARF targets certain E2F species for degradation. Proc. Natl. Acad. Sci. USA 98 (8), 4455.

Momota, H., Holland, E.C., 2005. Bioluminescence technology for imaging cell proliferation. Curr. Opin. Biotechnol. 16 (6), 681.

Munoz, M., Henderson, M., Haber, M., et al., 2007. Role of the MRP1/ABCC1 multidrug transporter protein in cancer. IUBMB Life 59 (12), 752.

Murone, M., Rosenthal, A., de Sauvage, F.J., 1999. Sonic hedgehog signaling by the patched-smoothened receptor complex. Curr. Biol. 9 (2), 76.

Nakamura, M., Watanabe, T., Klangby, U., et al., 2001. p14ARF deletion and methylation in genetic pathways to glioblastomas. Brain Pathol. 11 (2), 159.

O'Brien, C.A., Pollett, A., Gallinger, S., et al., 2007. A human colon cancer cell capable of initiating tumour growth in immunodeficient mice. Nature 445 (7123), 106.

Oren, M., 2001. The p53 saga: the good, the bad, and the dead. Harvey Lecture 97, 57.

Oro, A.E., Higgins, K.M., Hu, Z., et al., 1997. Basal cell carcinomas in mice overexpressing sonic hedgehog. Science 276 (5313), 817.

Pardee, A.B., 1989. G1 events and regulation of cell proliferation. Science 246 (4930), 603.

Parr, M.J., Manome, Y., Tanaka, T., et al., 1997. Tumor-selective transgene expression in vivo mediated by an E2F-responsive adenoviral vector. Nat. Med. 3 (10), 1145.

Piedimonte, L.R., Wailes, I.K., Weiner, H.L., 2005. Medulloblastoma: mouse models and novel targeted therapies based on the Sonic hedgehog pathway. Neurosurg. Focus 19 (5), E8.

Podsypanina, K., Ellenson, L.H., Nemes, A., et al., 1999. Mutation of Pten/Mmac1 in mice causes neoplasia in multiple organ systems. Proc. Natl. Acad. Sci. USA 96 (4), 1563.

Quelle, D.E., Zindy, F., Ashmun, R.A., et al., 1995. Alternative reading frames of the INK4a tumor suppressor gene encode two unrelated proteins capable of inducing cell cycle arrest. Cell 83 (6), 993.

Raffel, C., Jenkins, R.B., Frederick, L., et al., 1997. Sporadic medulloblastomas contain PTCH mutations. Cancer Res. 57 (5), 842.

Rajasekhar, V.K., Viale, A., Socci, N.D., et al., 2003. Oncogenic Ras and Akt signaling contribute to glioblastoma formation by differential recruitment of existing mRNAs to polysomes. Mol. Cell 12 (4), 889.

Rao, G., Pedone, C.A., Coffin, C.M., et al., 2003. c-Myc enhances sonic hedgehog-induced medulloblastoma formation from nestin-expressing neural progenitors in mice. Neoplasia 5 (3), 198.

Rao, G., Pedone, C.A., Valle, L.D., et al., 2004. Sonic hedgehog and insulin-like growth factor signaling synergize to induce medulloblastoma formation from nestin-expressing neural progenitors in mice. Oncogene 23 (36), 6156.

Reynolds, B.A., Weiss, S., 1992. Generation of neurons and astrocytes from isolated cells of the adult mammalian central nervous system. Science 255 (5052), 1707.

Ricci-Vitiani, L., Lombardi, D.G., Pilozzi, E., et al., 2007. Identification and expansion of human colon-cancer-initiating cells. Nature 445 (7123), 111.

Rivers, T.M., 1937. Viruses and Koch's postulates. J. Bacteriol. 33 (1), 1.

Roberts, W.M., Douglass, E.C., Peiper, S.C., et al., 1989. Amplification of the gli gene in childhood sarcomas. Cancer Res. 49 (19), 5407.

Rushing, E.J., Watson, M.L., Schold, S.C., et al., 1998. Glial tumors in the MNU rat model: induction of pure and mixed gliomas that do not require typical missense mutations of p53. J. Neuropathol. Exp. Neurol. 57 (11), 1053.

Sabers, C.J., Martin, M.M., Brunn, G.J., et al., 1995. Isolation of a protein target of the FKBP12-rapamycin complex in mammalian cells. J. Biol. Chem. 270 (2), 815.

Sakakibara, S., Imai, T., Hamaguchi, K., et al., 1996. Mouse-musashi-1, a neural RNA-binding protein highly enriched in the mammalian CNS stem cell. Dev. Biol. 176 (2), 230.

Sano, T., Lin, H., Chen, X., et al., 1999. Differential expression of MMAC/PTEN in glioblastoma multiforme: relationship to localization and prognosis. Cancer Res. 59 (8), 1820.

Sarciron, M.E., Gherardi, A., 2000. Cytokines involved in Toxoplasmic encephalitis. Scand J. Immunol. 52 (6), 534.

Scheid, M.P., Woodgett, J.R., 2003. Unravelling the activation mechanisms of protein kinase B/Akt. FEBS Letters 546 (1), 108.

Schlegel, J., Stumm, G., Brandle, K., et al., 1994. Amplification and differential expression of members of the erbB-gene family in human glioblastoma. J. Neurooncol. 22 (3), 201.

Scott, P.H., Brunn, G.J., Kohn, A.D., et al., 1998. Evidence of insulin-stimulated phosphorylation and activation of the mammalian target of rapamycin mediated by a protein kinase B signaling pathway. PNAS 95 (13), 7772.

Serrano, M., Hannon, G.J., Beach, D., 1993. A new regulatory motif in cell-cycle control causing specific inhibition of cyclin D/CDK4. Nature 366 (6456), 704.

Serrano, M., Lee, H., Chin, L., et al., 1996. Role of the INK4a locus in tumor suppression and cell mortality. Cell 85 (1), 27.

Shah, K., 2005. Current advances in molecular imaging of gene and cell therapy for cancer. Cancer Biol. Ther. 4 (5), 518.

Sharpless, N.E., Bardeesy, N., Lee, K.H., et al., 2001. Loss of p16Ink4a with retention of p19Arf predisposes mice to tumorigenesis. Nature 413 (6851), 86.

Sherr, C.J., 2001a. The INK4a/ARF network in tumour suppression. Nat. Rev. Mol. Cell Biol. 2 (10), 731.

Sherr, C.J., 2001b. Parsing Ink4a/Arf: 'pure' p16-null mice. Cell 106 (5), 531.

Shih, A.H., Dai, C., Hu, X., et al., 2004. Dose-dependent effects of platelet-derived growth factor-B on glial tumorigenesis. Cancer Res. 64 (14), 4783.

Singh, S.K., Hawkins, C., Clarke, I.D., et al., 2004. Identification of human brain tumour initiating cells. Nature 432 (7015), 396.

Smith, J.S., Wang, X.Y., Qian, J., et al., 2000. Amplification of the platelet-derived growth factor receptor-A (PDGFRA) gene occurs in oligodendrogliomas with grade IV anaplastic features. J. Neuropathol. Exp. Neurol. 59 (6), 495.

Suzuki, A., de la Pompa, J.L., Stambolic, V., et al., 1998. High cancer susceptibility and embryonic lethality associated with mutation of the PTEN tumor suppressor gene in mice. Curr. Biol. 8 (21), 1169.

Suzuki, Y., 1999. Genes, cells and cytokines in resistance against development of toxoplasmic encephalitis. Immunobiology 201 (2), 255.

Tao, W., Levine, A.J., 1999. P19 (ARF) stabilizes p53 by blocking nucleo-cytoplasmic shuttling of Mdm2. Proc. Natl. Acad. Sci. USA 96 (7), 6937.

Taylor, M.D., Liu, L., Raffel, C., et al., 2002. Mutations in SUFU predispose to medulloblastoma. Nat. Genet. 31 (3), 306.

Turcot, J., Despres, J.P., St Pierre, F., 1959. Malignant tumors of the central nervous system associated with familial polyposis of the colon: report of two cases. Dis. Colon Rectum 2, 465.

Uhrbom, L., Dai, C., Celestino, J.C., et al., 2002. Ink4a-Arf loss cooperates with KRas activation in astrocytes and neural progenitors to generate glioblastomas of various morphologies depending on activated Akt. Cancer Res. 62 (19), 5551.

Uhrbom, L., Hesselager, G., Nister, M., et al., 1998. Induction of brain tumors in mice using a recombinant platelet-derived growth factor B-chain retrovirus. Cancer Res. 58 (23), 5275.

Uhrbom, L., Kastemar, M., Johansson, F.K., et al., 2005. Cell type-specific tumor suppression by Ink4a and Arf in Kras-induced mouse gliomagenesis. Cancer Res. 65 (6), 2065.

Uhrbom, L., Nerio, E., Holland, E.C., 2004. Dissecting tumor maintenance requirements using bioluminescence imaging of cell proliferation in a mouse glioma model. Nat. Med. 10 (11), 1257.

Wechsler-Reya, R., Scott, M.P., 2001. The developmental biology of brain tumors. Annu. Rev. Neurosci. 24, 385.

Weigmann, A., Corbeil, D., Hellwig, A., et al., 1997. Prominin, a novel microvilli-specific polytopic membrane protein of the apical surface of epithelial cells, is targeted to plasmalemmal protrusions of non-epithelial cells. Proc. Natl. Acad. Sci. USA 94 (23), 12425.

Weiner, H.L., Bakst, R., Hurlbert, M.S., et al., 2002. Induction of medulloblastomas in mice by sonic hedgehog, independent of Gli1. Cancer Res. 62 (22), 6385.

Wetmore, C., Eberhart, D.E., Curran, T., 2001. Loss of p53 but not A R F accelerates medulloblastoma in mice heterozygous for patched. Cancer Res. 61 (2), 513.

Wetmore, C., Eberhart, D.E., Curran, T., 2000. The normal patched allele is expressed in medulloblastomas from mice with heterozygous germ-line mutation of patched. Cancer Res. 60 (8), 2239.

Wong, A.J., Bigner, S.H., Bigner, D.D., et al., 1987. Increased expression of the epidermal growth factor receptor gene in malignant gliomas is invariably associated with gene amplification. Proc. Natl. Acad. Sci. USA 84 (19), 6899.

Wu, X., Bayle, J.H., Olson, D., et al., 1993. The p53-mdm-2 autoregulatory feedback loop. Genes Dev. 7 (7A), 1126.

Xin, L., Lawson, D.A., Witte, O.N., 2005. The Sca-1 cell surface marker enriches for a prostate-regenerating cell subpopulation that can initiate prostate tumorigenesis. Proc. Natl. Acad. Sci. USA 102 (19), 6942.

Young, J.A., Bates, P., Varmus, H.E., 1993. Isolation of a chicken gene that confers susceptibility to infection by subgroup A avian leukosis and sarcoma viruses. J. Virol. 67 (4), 1811.

Zurawel, R.H., Allen, C., Chiappa, S., et al., 2000. Analysis of PTCH/SMO/SHH pathway genes in medulloblastoma. Genes Chromosomes Cancer 27 (1), 44.

第18章

儿童脑肿瘤的治疗

Jonathan Roth，Shlomi Constantini，Jeffrey V.Rosenfeld

1 简介和流行病学

儿童脑肿瘤是儿童的一个独特病种，儿童脑肿瘤患者在所有的脑肿瘤患者中也是一个特殊的群体。从发病率上讲，儿童恶性脑肿瘤仅次于急性淋巴细胞白血病，而且在近年来，其发病率还在持续上升。癌症引起的儿童死亡中，约30%是由恶性脑肿瘤引起的，约是急性淋巴细胞白血病的3倍（Bleyer 1999）。儿童脑肿瘤的发病率约为$4.5/10^5$，显著低于成人脑肿瘤，后者为$16.5/10^5$（CBTRUS 2008）。儿童脑肿瘤的发病率中男性略高于女性（男：女 =4.5 ： 4）。白人儿童的发病率大约是黑人儿童的2倍（CBTRUS 2008）。这种差异在其他癌症也同样存在，其原因尚不清楚。儿童脑肿瘤中50%是恶性的。年龄对于儿童脑肿瘤的发病率、组织类型和预后会产生重大影响。低龄儿童（尤其是小于5岁的儿童），发病率为$(3.5~4)/10^5$，5年生存率大约为50%。大龄儿童（10~20岁）发病率为$(2~2.5)/10^5$，5年生存率约为75%（Bleyer 1999）。全部儿童脑肿瘤患者的5年综合生存率约为65%。随着年龄增长，5年生存率持续下降，到45~54岁，大约下降到23%。

儿童肿瘤的部位和组织学分布与成人显著不同（表18.1，表18.2）。成人原发脑肿瘤的2/3位于大脑半球，而与之相对，儿童只有约1/4的病例位于大脑半球。然而，儿童脑肿瘤中30%位于后颅凹（包括脑干和小脑），而在成人，该比例只有约7%。与成人相比，儿童有比较高的中线部位肿瘤发生率（包括松果体和垂体区，以及脑室系统）（CBTRUS 2008）。有些肿瘤被认为是"儿童时期"的组织学类型，如毛细胞星形细胞瘤、髓母细胞瘤和生殖细胞瘤。其他类型的肿瘤，如

胶质母细胞瘤和脑膜瘤，在儿童中少见（CBTRUS 2008）。

表 18.1 原发脑和中枢神经系统肿瘤依据年龄的位置分布（%）

	<19岁	成人
小脑	16	3
脑干	12	4.3
脑室	5.6	1.8
大脑	24	65
松果体	3	
垂体	8	7
脑神经	4.6	1
脊髓	5.6	4.2

表 18.2 原发脑和中枢神经系统肿瘤依年龄的组织学分类（%）

儿童（年）	0~14	15~19	成人	
毛细胞星形细胞瘤	20.9[a]	14[a]	脑膜瘤	30.1[a]
胚胎性（包括髓母细胞瘤）	16.8[a]	6.7	胶质母细胞瘤	20.3[a]
胶质母细胞瘤	2.8	3.2	神经鞘	8
其他星形细胞瘤	10.5[a]	10.4[a]	垂体	6.3
室管膜瘤	7	4.6	星形细胞瘤（Ⅱ～Ⅲ级）	9.8
生殖细胞瘤	3.9	6.8	少突胶质细胞瘤	3.7
颅咽管瘤	3.1	2.7	淋巴瘤	3.1
垂体	0.8	10.1[a]	室管膜瘤	2.3
其他	32	36	颅咽管瘤	0.7
			其他	14

[a] 最常见的病理

对肿瘤患儿的治疗有多个目标。首先，是治愈或控制疾病，并延长生存时间；其次，对各种诊断和治疗原发疾病所采用的手段可能造成的长期并发症进行预防；再次，将诊断和治疗过程对患儿及家庭的社会心理影响降到最低。

2 基因和环境的危险因素

在过去的二十余年中，基因研究方面产生了巨大的进步。这已成为理解肿瘤发生，开发新型和更加先进的治疗方法的最前沿手段。肿瘤基因检测可以实现肿瘤类型的重新分组，分组不仅依靠组织学特点，还根据基因学特点，从而根据肿瘤的类型选用特定的化疗。此外，肿瘤的基因表达谱可以作为一个预后因素。Tamber 等（2006）发表了一篇关于儿童脑肿瘤的基因和诊断技术的综述。儿童脑肿瘤的分子遗传学研究是一个非常复杂的课题，远非本章所能详述。然而，我们会简要地对一些特定肿瘤的基础研究进行综述。

2.1 高级别星形细胞瘤

高级别星形细胞瘤在儿童是相对少见的。儿童高级别星形细胞瘤的基因改变和成人显著不同（Rickert et al 2001），但尚未完全明确。成人间变性星形细胞瘤标志性的基因改变，如 p53 缺失，PTEN、p14ARF 和突变型 EGFR Ⅲ 的扩增，在儿童间变性星形细胞瘤则相对罕见（Tamber et al 2006）。

在儿童高级别胶质瘤中常见的染色体缺失，包括染色体 16p，17p，19p，19q 和 22（Rickert et al 2001）。在儿童高级别胶质瘤的表达谱中，可以观察到显著不同的细胞遗传学改变。在儿童间变性星形细胞瘤中，典型的有 5q 增加，以及染色体 6q，9q，12q 和 22q 的缺失。在儿童胶质母细胞瘤中，典型的有染色体 1q 和 16p 增加，染色体 8q 和 17p 的缺失，而且 1q 的扩增特别值得注意，因为它可能是一个提示预后较差的指标。

除了各自具有特征性的染色体结构异常，儿童与成人高级别星形细胞瘤的显著区别还有参与胶质瘤形成的肿瘤基因和抑癌基因的不同表达。虽然 EGFR 基因的扩增可见于近 40% 的成人胶质母细胞瘤和 15% 的成人间变性星形细胞瘤，但是其在儿童高级别星形细胞瘤中并不常见（Cheng et al 1999）。同样，成人新发胶质母细胞瘤中 PTEN

抑制基因有非常高的突变率，儿童恶性胶质瘤非常少有这种突变。如果儿童中检测到 PTEN 基因突变，可能提示预后非常差。大多数成人继发胶质母细胞瘤有染色体 17p 上的抑癌基因 p53 突变。一少部分儿童高级别胶质瘤，且主要在年龄较大的儿童中，也存在较高频率的 p53 基因突变，但很少见于小于 3 岁的儿童恶性胶质瘤中。这些发现再次提示低龄儿童的恶性胶质瘤可能与年龄较大儿童的恶性胶质瘤相比，具有显著不同的分子通路（Cheng et al 1999）。

2.2 低级别和毛细胞型星形细胞瘤

尽管对儿童高级别星形细胞瘤分子发病机制的认识已经取得了巨大进展，但目前只有少数研究关注于儿童低级别和毛细胞型星形细胞瘤。细胞遗传学研究提示大多数毛细胞型星形细胞瘤的核型正常（Sanoudou et al 2000）。在观察到的具有不正常表达谱的细胞中，并没有与高级别肿瘤相一致的异常核型。

神经纤维瘤病 1 型（NF-1）的患者，发生毛细胞型星形细胞瘤的概率较高，特别是在视路-下丘脑区域。由于散发性毛细胞型星形细胞瘤（非 NF-1）患者，常有 17q 染色体（NF-1 肿瘤抑制基因的位置）的杂合性缺失（LOH），这预示着 NF-1 基因突变导致的基因表达的缺失，将会出现在散发性毛细胞型星形细胞瘤病例中。但是，事实似乎并非如此。实际上，在散发性毛细胞型星形细胞瘤中 NF-1 抑癌基因的表达，常常是上调的，这或许是对细胞过度增殖的一种反应。NF-1 患者的毛细胞型星形细胞瘤中，其 NF-1 基因表达缺失是必然的（Wimmer et al 2002）。NF-1 基因在 NF-1 的与非 NF-1 的毛细胞型星形细胞瘤中不同表达的确切机制，目前尚未被阐明。

尽管使用了各种敏感的 p53 基因突变检测手段，在儿童毛细胞型星形细胞瘤中，其 p53 基因突变率很低，甚至不存在（Cheng et al 1999；Ishii et al 1998）。这些结果表明，p53 基因异常对毛细胞型星形细胞瘤的发生没有显著作用。大多数儿童毛细胞型星形细胞瘤患者，显示出 p16 和 CDK4 免疫阳性，这表明 pRb/cyclinD1/CDK4/p16 基因通路的异常，可能在这些肿瘤的演进中并不发挥重要作用（Cheng et al 1999）。PTEN 基因的突变也不对这种肿瘤的形成有显著的作用，然而这些肿瘤抑制基因的突变，往往出现在高级别肿瘤中。

2.3 室管膜瘤

室管膜瘤常常伴有 22 号染色体缺陷。22 号染色体上 NF-2 基因的突变产物已被证明可以诱发形成各种肿瘤，包括室管膜瘤，特别是合并患有 NF-2 的患者（Ebert et al 1999）。然而，几乎所有散发（非 NF-2）的室管膜瘤缺少 NF-2 基因的突变。

儿童颅内室管膜瘤似乎有着与成年人室管膜瘤截然不同的染色体标识（Hirose et al 2001）。这一发现提示，儿童颅内室管膜瘤的发病机制，可能与成人幕上或脊髓室管膜瘤的发病机制截然不同。在儿童室管膜瘤中，17 号染色体单倍体是最常见的染色体畸变，大约占 50%。染色体 1q 获得也是儿童室管膜瘤中也比较常见的突变。几项研究已经证明染色体 1q 获得和临床预后差之间有必然联系，这表明位于染色体 1q 上一个或多个基因，可能是导致肿瘤进展和（或）影响治疗效果的重要因素（Dyer et al 2002；Hirose et al 2001）。

随着近期 Taylor 及同事（2005）论文的发表，我们进一步认识了室管膜瘤的发病机制。文章指出，组织学相同但基因水平显著不同的室管膜瘤表现出多种基因表达方式，这些基因表达的不同提示肿瘤起源于不同的星形胶质细胞，后者对应着中枢神经系统不同的部位。在这项研究中，幕上、幕下和脊髓内室管膜瘤显示出了不同的基因特征，提示它们来自于不同的星形胶质干细胞。在幕上肿瘤，CDK4 和几个 Notch 信号通路中的基因过度表达；在幕下肿瘤，IFG-1 和几个 HOX 同源基因过度表达；而在脊髓肿瘤，ID 基因和水通道蛋白过度表达。本研究提示室管膜瘤治疗的重点，应是针对细胞信号通路，围绕室管膜瘤干细胞的亚群进行治疗，而不是针对疾病的组织学或临床类型进行治疗。

2.4 非典型畸胎样横纹肌样瘤（AT/RT）

AT/RT 患者经常表现出染色体 22q11.2 的缺失（Reddy 2005）。进一步的分子研究已经证明 INI1/hSNF-5 抑癌基因位于染色体的这个位置（Versteege et al 1998）。这种基因的体细胞突变使儿童易于罹患 AT/RT。有些 AT/RT 的患儿在出生时就有 hSNF-5 基因的杂合胚系突变，这表明有这种基因突变的儿童，容易发生 AT/RT（Taylor et al 2000）。但是，大多数情况下，这些基因突变是

先天性的。这表明，肿瘤的组织学确诊为原始神经外胚层肿瘤 / 髓母细胞瘤，但同时伴有 hSNF-5 基因突变的，很有可能是 AT/RT。

2.5 髓母细胞瘤

最近的基因表达研究表明，髓母细胞瘤与幕上原始神经外胚层肿瘤（supratentorial primitive neurotodermal tumour，sPNETs）在分子层面显著不同（Pomeroy et al 2002）。

ERBB 或表皮生长因子家族酪氨酸激酶受体在调节细胞增殖、凋亡、迁移和分化方面发挥重要作用。这些受体通过配体活化结合、二聚化，并通过自身磷酸化最终激活丝裂原活化蛋白激酶（MAPK），AKT 和 STAT 等下游信号通路。有趣的是，ERBB 家族四个成员之一，ERBB2，已被证实在髓母细胞瘤中过度表达。ERBB2 和 ERBB4 共同高水平表达，肿瘤播散的风险增加，并且预示此类髓母细胞瘤的预后很差。一些复合物，如 OSI-774（厄洛替尼，也称为吉非替尼）可以抑制人髓母细胞 ERBB2 信号通路，可能具有治疗潜力（Hernan et al 2003）。

PDGFR 和 RAS/MAPK 信号通路下游基因的激活（包括 MAP2K1，MAP2K2 和 MAPK1/3）可能在髓母细胞瘤播散的过程中发挥潜在的调节作用（Tamber et al 2006）。

染色体 17p 缺失，通常形成一个等臂 17qi (17)(q10)，是儿童髓母细胞瘤中最常见的染色体畸变，发生率为 25%~35%。无论是孤立的 17p 缺失或 i(17)(q10)，都被认为是重要的预后负性相关因子（Gilbertson et al 2001；Pan et al 2005）。最近利用矩阵比较基因组杂交（CGH）的细胞遗传学研究提示，CDK6 过度表达与髓母细胞瘤预后较差相关（Mendrzyk et al 2005）。

正如预期，肿瘤基因标志物在患者选择个体化的辅助治疗方面将起到重要的影响。因此，收集肿瘤组织样本进行基因分析至关重要。此外，当前和未来的基因研究需要多中心合作，并建立肿瘤数据库。

2.6 环境的危险因素

传染性病原体，特别是某些病毒，可能是某些癌症的高危因素（Martin-Villalba et al 2008；Pagano et al 2004；Reiss & Khalili 2003）。人多瘤病毒（Human Polyomavirus）可能会增加罹患脑肿瘤

的风险（Reiss & Khalili 2003）。蛋白从病毒转移到周围的细胞，然后再调整细胞的增殖因素已经被研究清楚。这可能是肿瘤抑制基因失活或细胞增殖表达上调的原因。Weggen 等人（Weggen et al 2000）已发现在髓母细胞瘤、脑膜瘤、室管膜瘤中存在多处人多瘤病毒序列的证据。然而，这些发现目前还没有临床意义。

辐射可能会增加脑肿瘤的发病风险。采用头部放疗的方法治疗儿童头癣已证明是未来罹患良、恶性肿瘤的一个主要危险因素（Sadetzki et al 2005）。这种增加的风险在儿童神经纤维瘤病患者中更高（Kleinerman et al 2009）。最近的研究数据表明，即使低剂量的辐射（如 CT 扫描）也可以引起继发的恶性肿瘤，因此应尽可能地降低接受的辐射剂量（Brenner et al 2001；Hall et al 2004）。辐射的致癌机制是通过诱导基因突变，导致肿瘤抑制基因表达下调或致癌基因的表达上调。

在过去几年中，手机辐射一直是各种流行病学研究的焦点。迄今为止，还没有明确的证据支持或反驳儿童使用手机时的辐射会带来潜在的致癌风险，但过度使用手机是不鼓励的。目前的文献表明，成人暴露在由手机发出的低剂量辐射不会额外增加脑肿瘤患病风险（Kan et al 2008）。

有报道称儿童髓母细胞瘤的发生率会随着出生季节变化（Hoffman et al 2007）。秋季期间出生的儿童（特别是在 10 月）患髓母细胞瘤的风险较大。这可能是由于妊娠和儿童早期，在这个季节有较高的社区感染水平，随季节变化接触各种化学物品有关；然而，目前还没提出明确的病理生理机制。

3 诊断，检查和术前注意事项

3.1 病史和检查

许多儿童脑肿瘤位于中线部位，导致了缺少局灶性神经功能障碍，这点可能会延误诊断。小儿脑肿瘤临床表现主要为颅高压（继发于肿瘤的占位效应或继发性脑积水），局灶性神经症状，癫痫，认知和行为障碍，以及内分泌和生长发育障碍。最近的一项 meta 分析综述了儿童中枢神经系统肿瘤的临床表现（Wilne et al 2007）。头痛、恶心和呕吐是最常见的症状，发生率为 30%~40%（表 18.3）。症状的严重程度主要与肿瘤的位置相关（表 18.4）。

表 18.3 儿童脑肿瘤的症状与体征

3 702 名 <18 岁的儿童	%	232 名 <4 岁的儿童	%
头痛	33	头围增大	41
恶心、呕吐	32	恶心、呕吐	30
步态或协调异常	27	易激惹	24
视盘水肿	13	嗜睡	21
癫痫	13	共济失调	19
颅内压增高的非特异性症状	10	体重下降	14
斜视	7	临床明显的脑积水（前囟扩大、颅缝张开）	13
行为或学校表现异常	7	癫痫	10
头围增大	7	头痛	10
脑神经麻痹	7	视盘水肿	10
嗜睡	6	非特异性局灶症状	10
眼球运动异常（眼球震颤、Parinaud 综合征）	6	颅内压增高的非特异性症状	9
偏瘫	6	局灶性肌无力	7
体重下降	5	头部倾斜	7
局灶性肌无力	5	意识水平下降	7
非特异性视力或眼球异常	5	斜视	6
意识状态改变	5	眼球运动异常	6
		发育迟缓	5
		偏瘫	5

表 18.4　不同位置肿瘤的症状与体征

	%
幕上肿瘤	
颅内压增高的非特异性症状	47
癫痫	38
视盘水肿	21
后颅凹肿瘤	
恶心、呕吐	75
头痛	67
共济失调	60
视盘水肿	34
脑干肿瘤	
共济失调	78
脑神经障碍	52
锥体束征	33
头痛	23
斜视	19
位于中心位置的肿瘤（第三脑室区域）	
头痛	49
眼球运动异常	20
恶心、呕吐	20
视盘水肿	20

儿童最常见的主诉是头痛。在瑞典，在 7 岁前大约有 40% 的学龄儿童出现过头痛。15 岁前，大约 75% 的学龄儿童出现过头痛。在美国，大约 20% 儿童有慢性头痛。尽管大多数头痛是由良性原因引起，但是一些头痛可能是脑肿瘤的前兆症状。重要的是，并不是所有的脑肿瘤患者都出现头痛，尤其是在年幼儿童。在一项研究中，5 岁以下的儿童脑肿瘤患者约 18% 出现头痛，6~10 岁患者中出现头痛的比例为 52%，11~20 岁脑瘤患者此比例约为 68%（Flores et al 1986）。在另外一项研究中，62% 的脑肿瘤患儿出现头痛，有超过 50% 的脑肿瘤患儿出现至少三个相关的症状，如恶心、呕吐，视力障碍，行走障碍，虚弱，或性格改变，学习能力和言语障碍等（CBTC 1991）。在我们的 PBT 病例中，约 40% 表现为头痛，只有 3% 的人头痛为唯一主诉。

患有脑肿瘤的幼儿，其症状通常是非特异性的，容易被初诊医师所忽略。症状中可能包括"小脑发作"，这可能会被误认为癫痫发作，其实是慢性病程中的急性发作表现，代表了后颅凹结

构拥挤导致脑干受压的危险度程度。视觉障碍也提示存在颅内高压。这些症状提示手术干预的紧迫性。症状可能会间歇性"出现和消失"，患儿表现为神经功能完好，给人一种患儿症状是由"功能性"原因导致的假象，从而可能延误诊断。既往曾经有研究对延误诊断进行分析，结果发现从首次出现症状到确诊（prediagnostic symptomatic interval，PSI）的平均时间为 2 个月左右，时间长短与儿童的年龄成负相关（Dobrovoljac et al 2002；Kukal et al 2009）。PSI 还与肿瘤的组织学类型有关：高级别肿瘤的 PSI 较短，低级别肿瘤的 PSI 较长。Kukal 等（2009）也提示，PSI 与预后不是独立相关，相反，PSI 与肿瘤组织学和患者年龄相关。

头围测量是体格检查的必要组成部分，特别是婴儿，应该用头围图表进行记录。年幼儿童的视力下降往往被忽视，直到视力下降非常严重，因为儿童很少关注或报告这方面的问题。应尽可能地经常对儿童进行正规的视力检查，记录患儿的视野及视力，尤其是当病变可能累及视觉通路时。瞳孔散大不仅是严重高颅压的迹象，而且是严重的神经功能恶化的征象。只有约 20% 的 PBTs 患儿出现视盘水肿，大约 50% 的患儿神经系统检查正常。因此，认真询问病史可能比实际检查更重要（Shai et al 2009）。患儿也应该进行正规的听力测试，尤其是发育延迟或病变可能累及听力通路的患儿。

3.2　小儿神经科医师和儿科医师

在诊断阶段，请一名小儿神经科医师参与是非常必要的，特别是当神经影像比较复杂或患儿有癫痫征象时，这有可能涉及儿科专业问题和（或）发育、行为、家庭问题，因此需要一名专业的儿科医师来判断。术前语言问题和物理治疗评估也是有意义的。在许多西方国家，小儿神经科医师会接受培训，以区分与 PBTs 相关的重要的和不重要的影像学特点。因此，必须建立小儿神经科医师和小儿神经外科医师之间的良好交流。

3.3　神经心理和发育评估

对 4 岁以上的患儿应该在手术前进行基本的神经心理学评估。对一些 3 岁的儿童可以进行一些特定的神经心理学测试。3 岁以下的患儿也可

以用 Vineland 适应行为量表进行发育评估。任何神经心理学评估的结果都可能因为颅内压升高或情绪的变化而受到影响。然而，这也将有助于判断术后认知功能的预后，并且还具有重要的法医学意义。基于同样的原因，婴幼儿也需要进行完整的发育评估。

3.4 内分泌

术前有内分泌障碍和生长发育障碍的患儿，以及术后可能出现内分泌并发症的患儿，术前都应该由内分泌医师进行评估。体重，身高，青春期状态，营养状况和液体平衡状态在手术前都应该进行评估。

内分泌失调是儿童颅咽管瘤，以及视神经/下丘脑胶质瘤患儿常见的并发症（Halac & Zimmerman 2005；Jansset et al 1995），术前、术后内分泌检查非常重要，严重内分泌紊乱需要治疗。

3.5 癫痫

应该充分重视患儿的癫痫症状，术前最好行脑电图（electroencephalogram，EEG）检查，频繁的癫痫发作则需采用视频脑电图进行监测。所有的局灶性癫痫的患儿应该行 MR 检查。术前应该用药物控制患儿癫痫症状，对幕上病变手术前是否应该预防应用抗癫痫药仍有争议（Kombogiorgas et al 2006）。

3.6 神经影像学

完整的 CNS 影像（包括脊柱影像）对于确定手术切除程度非常重要，切除程度可以从全切到仅仅进行活检。

采用钆 DTPA 作为对比剂的磁共振（MR）远优于 CT，可以帮助确定肿瘤的确切位置和范围，并有助于制订手术切除肿瘤的方案。

所有的患者在手术前都应该行 MR 检查。对于中线肿瘤，矢状位和冠状位图像尤其有助于判断肿瘤与脑干、脑室系统和周围其他结构的关系，从而有助于制订手术方案。在处理有潜在转移可能的肿瘤（如生殖细胞肿瘤，室管膜瘤和髓母细胞瘤），术前在行头部 MRI 的同时，还应该行脊柱 MRI 以检测是否有脊髓转移或软脑膜播散，因为术中血液会进入这些腔隙，手术后将很难区别是出血还是肿瘤播散。弥散加权和灌注磁共振成像可以帮助确定肿瘤性质，并评估治疗效果（Provenzale et al 2006）。

新的脑白质弥散张量（diffusion tensor imaging，DTI）成像技术可以帮助确定功能传导束及其与肿瘤的关系。当 DTI 与术中导航相结合，可以提高手术安全性（Hendler et al 2003）。

特别需要指出，一些儿童是急性起病并急诊就诊。因此，与 MR 相比较，CT 检查往往更及时，更容易实施，此时 CT 成为最主要的诊断手段。CT 检查在判断颅骨受累时比 MRI 更有优势，尤其是在评估可能侵犯颅骨的颅底肿瘤时。然而，这些肿瘤在儿童中并不常见。MRI 检查最好在第一次 CT 后进行，当患儿年龄小并可能需要全身麻醉才能行 MRI 检查时，MRI 检查应该在术前进行。此外，导航/立体定向技术也应该应用，检查前在儿童头部放置基准的标记进行定位。

在特定的条件下，还有大量的其他影像学工具可以应用。对于囟门开放的婴幼儿，脑超声（US）可作为一个筛查工具，但同时必须行头 MRI 检查来进一步评估病变。磁共振波谱（MRS）目前有多种用途，如诊断、鉴别肿瘤复发和放射性坏死、肿瘤随访和预后判断（Fayed et al 2006；Schlemmer et al 2002）。然而，MRS 的灵敏度和特异性不高，因此，只能作为其他检查或组织学诊断的补充。核医学在小儿脑肿瘤诊断和随访中发挥了重要作用。骨扫描可以将受肿瘤侵袭的颅骨显示为"热点区域"，比如尤文肉瘤和骨肉瘤。FDG-PET 扫描可以显示与肿瘤相关的区域为高代谢；然而，这种技术具有低空间分辨率的特点，也只是一个补充诊断方式（Chen 2007）。同样，SPECT 扫描可显示肿瘤摄取增加域，尤其是在星形细胞瘤可作为补充诊断方式（Benard et al 2003）。

神经影像检查的时机

只要有新的神经功能损伤症状出现，就要进行神经影像学检查。无论是肢体运动、脑神经相关或眼科的异常症状。斜颈可能提示颅颈交界或后颅窝病变，因此，在没有其他原因可以解释的新发斜颈症状时，应进行中枢神经系统影像学检查。儿童头围增大超过基准生长曲线，往往提示脑积水或颅内占位，也应进行神经影像学检查。

新出现的癫痫发作可能是脑肿瘤的信号。然而儿童的癫痫大多数不是继发于肿瘤，而是继发于皮质发育异常、外伤以及代谢性疾病。已经有相关文献对 MR 在儿童无诱因癫痫发作处理中的作用进行讨论。Shinnar 等（Shinnar et al 2001）对411 例无诱因癫痫发作病例行 MRI 检查，发现了两例肿瘤患者。Byars 等（Byars et al 2007）在相似的 249 例患儿中没有发现肿瘤。Sharma 等（Sharma et al 2003）在 475 例首次癫痫发作的病例中发现了两例脑肿瘤患者。根据现有数据，推荐在无诱因癫痫发作后行 MRI 检查。如果患儿出现局灶性神经功能障碍，持续数小时不缓解（如肢体偏瘫），或癫痫持续发作数小时，应该紧急行 MRI 检查。无诱因的局灶性癫痫发作，脑电图显示非良性的癫痫发作，其他的癫痫综合征，及 1 岁以下的儿童，都推荐行择期 MR 检查（Hirtz et al 2000）。

3.7 其他检查

其它诊断检查方式包括生殖细胞肿瘤标志物，如血清和脑脊液中的甲胎蛋白（AFP），β-HCG 和胎盘碱性磷酸酶。这些标志物在选择某些肿瘤治疗方案中可能发挥决定性作用，同时也可作为随访过程中的基准线（Echevarria et al 2008）。

3.8 地塞米松

往往在手术开始前几天应用类固醇激素来减少瘤周水肿，使用后患儿的病情往往会得到明显改善。但应该避免长时间大剂量的使用此类药物。

4 手术原则

手术的目标是精确地确定肿瘤边界，包括软脑膜上的播散灶，以及在不加重神经功能损伤的前提下尽可能多地切除肿瘤；手术同时也可以纠正继发脑积水，并重新建立脑脊液循环通路。使用术中导航系统、术中成像，以及术前和术中实时电生理监测可以帮助术者最大化地切除肿瘤，并同时尽量降低致残率。在下文中，我们将阐述有哪些因素可以有助于实现这些目标。对于一些特殊肿瘤，如生殖细胞瘤，它们对辅助治疗非常敏感，所以并不一定极力追求最大限度地切除肿瘤。采集脑脊液进行细胞学和肿瘤标志物检查对于可能播散到脑脊液循环通路的肿瘤，有潜在的预后提示作用。需要注意的是髓内 CSF 比脑室内

CSF 具有更好的预测作用（Gajjar et al 1999）。

4.1 儿童生理

儿童不是缩小版的成人，外科医师必须意识到儿童手术和麻醉技术与成人相比是有差别的。特别需要考虑气道，血容量，头皮和颅骨的厚度，组织娇嫩，体表面积与体重比，静脉注射液的要求，以及药物代谢等方面。儿童容易发生低温、低血容量和贫血，所有这些情况都应当预防。对于婴幼儿，无论是对身体的一般处理，还是在手术过程中都要动作轻柔，外科医师必须尽量细致止血来减少失血。

另外，婴幼儿的脑沟和外侧裂都未发育完全，相比于成熟的大脑，不适合作为解剖平面或外科入路的通道。

4.2 手术时机

儿童患有后颅窝肿瘤和梗阻性脑积水是非常棘手的情况，对于神经外科医师来，这关系到如何选择手术时机和手术顺序。切除肿瘤后脑积水通常会得到缓解，但意识状态是决定手术时机的重要因素。昏迷患者需要迅速采取措施。如果患者意识状态只是受到轻度影响，类固醇类药物能延缓手术的紧迫性。除非患者昏迷，需要立刻急诊手术，其他情况都可以进行择期手术。对于后颅窝巨大肿瘤的患者，放置脑室引流有可能非常危险，因为如出现小脑幕切迹上疝，大脑后动脉在幕边缘受到压迫可能导致脑干继发出血，继发意识障碍加深和失明。这些患者行脑室穿刺或脑室腹腔分流术后的 12~24 小时内病情会恶化。据报道出现小脑幕切迹上疝的风险为 3%（Albright 1983），而对于小脑蚓部的大肿瘤，这种风险则更高。这种情况下应立即停止脑脊液引流并尽快行肿瘤切除手术。第三脑室底部造瘘是除了脑室外引流的另一种方法（Ruggiero et al 2004）。

相比一开始先处理脑积水，直接切除后颅窝肿瘤可能更具有优势。即使患者意识障碍加深，也建议立即行脑室外引流并切除肿瘤，因为肿瘤本身可能会引起严重的脑干受压，并且导致意识障碍。在这种情况下，在后颅窝肿瘤切除减压以前，应尽量减少脑室外引流，以防止小脑幕切迹上疝发生。如果患者已经长时间呕吐、脱水并伴有电解质紊乱、营养不良，同时也有意识障碍，此时有必要采取脑脊液引流的方式来改善脑积水，

这会使患者具有更好的术前条件，以便行肿瘤切除术。由于上疝或脑干可能受压，病情出现恶化，所以必须对患者进行密切观察。

由于松果体区肿瘤导致的梗阻性脑积水，最好用内镜行第三脑室底造瘘术。可经第三脑室行肿瘤活检（Al-Tamimi et al 2008）。如果有指征，可以随后考虑肿瘤切除术（Cultrera et al 2006）。

一个有争议的问题是在儿童中如何处理无占位效应或继发性脑积水，但有癫痫发作的小肿瘤。尽管缺乏文献报道，在儿童中极为罕见由低度恶性肿瘤转变为高度恶性肿瘤。如果儿童有低级别的小肿瘤像，表现为癫痫发作，只要影像学上肿瘤体积保持稳定，药物可以控制癫痫，那么就可以继续密切观察。

4.3 定位

手术的体位主要取决于肿瘤的位置。医师必须能够直视肿瘤，才能顺利地找到肿瘤边界。后颅窝肿瘤和枕部幕上病变常采用俯卧位。

选择坐位手术时，外科医师必须权衡风险与收益。一些上蚓部、脑干或松果体病变浸润小脑幕下时，与俯卧位相比，其更适合坐位手术，但具体情况必须具体分析，这主要取决于外科医师的经验。4岁以下的儿童通常不选用坐位。坐位的优点是肿瘤暴露可能更好，显微镜使用更方便，而且可以将出血和脑肿胀降到最低程度。坐位的缺点是，外科医师的坐姿非常不舒服，双臂上抬，并且需要较长时间，容易疲劳。此外，患者容易出现心血管不稳定以及体位性低血压，同时，增加了静脉空气栓塞（VAE）和反常空气栓塞的风险。反常空气栓塞是罕见的，但其后果是灾难性的。儿童与成人坐位导致空气栓塞的概率为30%~45%，而儿童发生这种并发症的后果则更严重（Cucchiara & Bowers 1982；Meyer et al 1994）。关于VAE的检测方法、临床后果、治疗和预防本章不做详细阐述，但在文献中有进一步说明（Jadik et al 2009；Meyer et al 1994）。患者坐位也可能发生颅腔积气、颅内血肿以及脑灌注不足。半卧位体位，髋关节屈曲，膝盖弯曲至接近肩膀的高度，既可以保持坐姿的优势，同时可以显著降低低血压、脑血流减少和和空气栓塞的风险（von Gosseln et al 1991）。

应用三点式头架固定18个月和5岁的儿童头部必须要非常小心，而18个月以下的儿童不能应用头架固定。如果过分施加压力容易导致CSF漏和凹陷性颅骨骨折。6个月至14周岁儿童建议使用一种组合马蹄针系统（Gupta 2006）。

4.4 神经外科麻醉

为患者摆放体位前需置好动脉管路、脉搏血氧仪和导尿管。俯卧位应避免过度颈部前屈，下巴不要触碰胸部。特别是当患者采用俯卧位时，需要小心保护眼睛。即使眼睛已经被完全盖住，也应将毛巾放置在头部的两侧，以防止任何消毒剂进入眼睛。在马蹄形环上行俯卧位时，应小心垫衬脸部，尤其是眼睛。外科医师应确保患者的眼睛不要与马蹄形环本身密切接触，也要将周围皮肤受压点进行软填充给予充分的保护。牢固固定患儿，以防止手术台倾斜时患儿从手术台上滑落。不论采用坐位或者卧位，如果采用经鼻气管插管，通常不会出现插管扭曲的问题。一旦摆好患者体位后，麻醉师需要检查气管内插管的位置，确保它没有进入右侧主支气管。

在诱导时给予预防性广谱抗生素。我们目前使用万古霉素、头孢曲松和头孢噻吩。术中应该注意维持患儿体温，尤其是婴幼儿，身体长时间暴露后容易导致低体温。诱导期，应该静脉内使用类固醇药物。后颅窝肿瘤患者没必要使用抗癫痫药物。如果在影像学上看到颅内容物结构拥挤，应该在切开头皮时按0.25~0.5g/kg的剂量静脉内给予甘露醇。这有助于降低颅内压，更好地暴露术野，同时也有脑保护作用。手术过程中如果发现脑肿胀，也可以术中再给予甘露醇。患者坐位时，应进行心前区多普勒和呼气末二氧化碳监测。

4.5 手术入路

外科医师必须全面、灵活地选择最安全、最直接的手术入路来切除肿瘤。对于累及颅底和基底池的肿瘤，成人的颅底外科手术原则同样也适用于儿童。目标都是最大限度地暴露肿瘤，同时最小限度地牵拉脑组织。颅底入路正越来越多地应用于儿童患者中，以便切除脊索瘤、脑膜瘤和肉瘤（Borba et al 1996；Tuite et al 1996）。对于一些鞍区及鞍旁病变，可以选择经蝶窦入路进行手术（Kassam et al 2007）。这种入路适用于鞍内颅咽管瘤和鞍上球状扩展的颅咽管瘤（仍位于鞍膈之下），以及垂体瘤切除手术（Abe & Ludecke 1999）。小鼻腔的儿童患者，非常适合使用内镜经鼻蝶入路进行手术（Kassam et al 2007）。

4.6 神经外科手术辅助手段

4.6.1 立体定向手术

各种辅助技术正被用于脑肿瘤切除手术，以增加手术的精确度并降低致残率（Rosenfeld 1996）。术中超声是一种可以识别皮层下较大肿瘤的简单方法。无框架立体定向技术在脑肿瘤手术中已经变得不可或缺，它能帮助外科医师准确地计划手术入路，选择进入点（多数情况下，需要更小的颅骨切开），并可以提供有效的术中导航（Roth et al 2006a，b，2007）。无框架立体定向技术可以用于立体定向活检。然而，对于位于深部的小病变进行活检最好选用框架立体定向技术。

4.6.2 神经内镜

经脑室内镜手术已普遍用于治疗各种颅内疾病。脑脊液引流相关的手术，如内镜下第三脑室底造瘘术（ETV）与透明隔切开术，正在逐渐普及（Drake 2007；Oertel et al 2009）。此外，无论是否伴有脑积水，内镜也可以用于切除脑室肿瘤（Souweidane 2005a，b）（图18.1）。对于中线部位肿瘤（松果体，顶盖，丘脑）继发梗阻性脑积水，通常在内镜下取活检，同时也可以进行第三脑室底造瘘术（O'Brien et al 2006；Souweidane et al 2000）。使用1~2mm可塑性纤维内镜可以帮助外科医师在不同的范围和意想不到的角度观察肿瘤和瘤床，从而帮助外科医师降低手术致残率，提高切除的完整性。神经内镜和无框架立体定向技术可以组合，来提高内镜的放置和导航的准确性（Souweidane 2005b）。

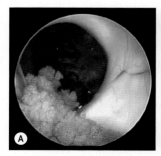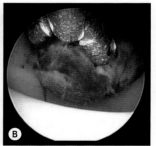

图18.1 神经内镜图片：内镜从右侧Monro孔进入，可以看到鞍上肿瘤突入第三脑室（A）。在神经内镜下进行了活检术（B）

4.6.3 功能磁共振和扩散张量成像

术前功能磁共振（fMR）可以应用于5岁以上能够配合的儿童，从而增加对患儿语言优势半球判断的可信度。

感觉运动皮层的功能磁共振定位可以整合入无框立体定向图像，并与感觉运动皮层的电生理定位准确关联（Schulder et al 1998），也可以将fMRI语言功能区定位整合到无框架立体定向系统上。这种技术可以帮助术者更加自信地切除靠近语言或感觉运动皮层区的肿瘤（Stapleton et al 1997）。

DTI已经可以用于主要脑白质传导束的图像重建，例如锥体束（Hendler et al 2003）。术前DTI与导航结合可以帮助外科医师在术中确定功能性脑白质传导束，从而帮助切除靠近锥体束的轴内肿瘤，如脑干肿瘤或靠近运动传导束的脑肿瘤。

4.6.4 电生理监测

电生理监测包括几种模式，如运动诱发电位（MEP），体感诱发电位（SSEP），脑干听觉诱发电位（BAER），皮层刺激和脑神经核刺激。MEP和SSEP可以在切除邻近锥体束和感觉束的肿瘤手术中进行连续监测，最常见的是位于脑干的肿瘤。早期发现MEP或SSEP下降，可以提醒外科医师注意潜在的损害，修订手术方案以实现最大限度地切除肿瘤并最大限度地保证患者安全。皮层刺激（无论是在清醒的患者或是没有使用肌肉松弛剂的麻醉患者采用EMG记录）可以帮助识别运动功能区，并选择不影响功能区的路径进行手术。对于婴幼儿，在全身麻醉状态下，其运动电生理阈值太高，不容易准确地判断运动区的位置，而SSEP可以成功地用于识别感觉皮层。SSEP可以采用一个电极，通过皮层脑电图监测。

脑神经核刺激有助于切除脑干肿瘤。刺激脑干表面（通常是第四脑室底部）可以识别功能区域，从而辅助确定肿瘤的切除路径（Morota et al 1995，1996）。

4.6.5 皮层定位与清醒开颅手术

皮质脑电可以帮助切除靠近或位于语言或感觉-运动皮层内的肿瘤。8岁以上的患儿可以进行清醒状态下的皮质脑电监测，但这对于患儿来说是一种非常不愉快的体验。Taylor 和 Bernstein 的 200 例患儿中最年轻的患者是 12 岁（Taylor & Bernstein 1999）。在多伦多的一项研究中，610 例患者中最年轻的是 12 岁（Serletis & Bernstein 2007）。如果在切除儿童脑肿瘤前需要判断语言或运动皮层区，我们倾向于放置皮层电极网，确定功能区，然后再行手术切除病变。这种两阶段治疗方法通常用于既有癫痫病灶又有结构病变的患儿。标准电极网电极间距为 1cm，有时不能精确定位，特殊的电极网电极间距为 0.5cm。

4.6.6　术中影像

　　术中实时影像系统能够根据术中获得的图像进行术中导航。这些成像系统包括术中磁共振（iMR）、CT 和术中超声（US）。通过术中获得的图像，在手术过程中可以更新导航数据，从而弥补解剖结构变化，如脑、肿瘤、脑室的移位（Roth et al 2006a）。使用 iMR 系统导航成像，可以减少额外的手术前和手术后早期的 CT 或 MR 检查（Roth et al 2006b）。术中 MR 系统可以获得各种序列，如 T_1 加权（有或无对比剂）、T_2 和液体衰减反转恢复（FLAIR）序列，从而帮助区分正常脑组织和病理组织，并最大限度地切除病变组织（图 18.2～图 18.4）。造影剂增强的 FLAIR 相可以清楚地显示肿瘤的边界，是检查肿瘤残留或复发的敏感方法（Essig et al 1999）。需要注意的是，肿瘤全切是儿童低级别胶质瘤的良好预后因素（Black 2000；Cohen et al 2001）。

　　术中超声（IOUS）能够获取高分辨率 IOUS 图像（图 18.5～图 18.7）。结合 3D 重建技术，术中更新的图像与术前重建的图像可以同时呈现在相同的维度，以提高解剖定位的准确性。IOUS 与

iMR 一样，可以清楚地区分胶质瘤与正常脑组织（Tronnier et al 2001）。在某些情况下，尤其是采用高端 IOUS 与低端 iMR 设备时，IOUS 系统可以更好地区分肿瘤与正常脑组织（Roth et al 2007）。IOUS 可以最大限度地提高导航的准确性和有效性，帮助外科医师取得最佳肿瘤切除效果。

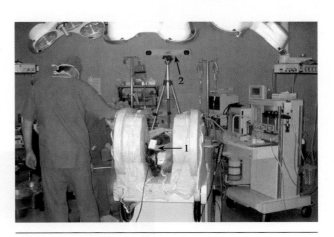

图 18.2　术中 MR 系统（0.12 特斯拉术中 MR 移动系统，PoleStar N-10，以色列 Odin 医疗科技公司研发；美国 Medtronic 公司生产）正在获取图像。线圈放置在患者的头上（1）。红外线的相机（2）放置在系统的前方。成像后，磁鼓下降，低于手术台下，手术可以继续

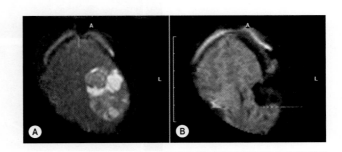

图 18.3　（A）3 岁儿童左侧顶叶畸胎瘤的术前 MRI 图像（e-steady 序列）。（B）手术中切除病变之后的图像（T_1 加权序列）

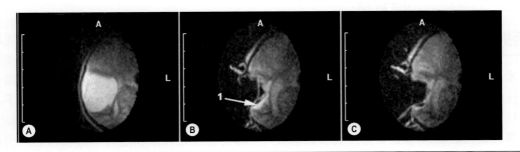

图 18.4　（A）3 岁儿童右侧颞叶毛细胞星形细胞瘤术前 MRI 影像（T_2 加权序列）。（B）术中图像显示肿瘤边缘有残留（1）。（C）术中肿瘤残腔提示肿瘤完全切除

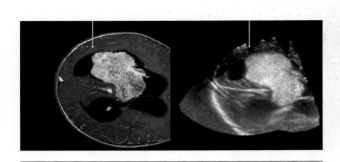

图 18.5　术前 MRI 扫描和术中打开硬脑膜之前的超声图像，为 1 名两岁儿童的脉络丛乳头状瘤。根据探头的方向不同，从不同的角度显示病变。病变全切除。术中超声图像显示了大脑镰、脑室系统和肿瘤

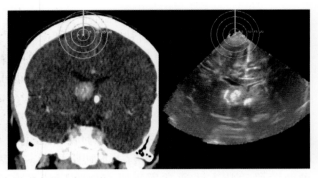

图 18.6　一名患有结节性硬化的 10 岁儿童的术前 CT 和术中打开硬脑膜之前的超声图像。可见左侧室管膜下巨细胞星形细胞瘤突入左侧脑室。此外，肿瘤附近和对侧可见钙化。通过调节探头角度，使 CT 和超声图像以相同的角度显示。病变全切除。术中超声图像显示纵裂、胼胝体和侧脑室

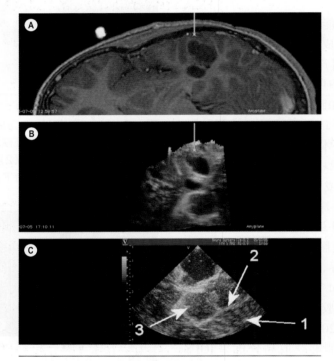

图 18.7　一名 15 岁低级别胶质瘤患儿的术前 MRI 扫描（A），部分切除（B）和全部切除（C）之后的术中超声图像。同时呈现术前 MRI 和术中超声图像，可以帮助理解术中超声图像。可见小脑（1）和小脑幕（2），同时可见中脑（3）

5　术后护理

　　患者术后回到普通病房还是 NICU 取决于手术级别。任何已出现的或潜在的内分泌功能障碍或下丘脑口渴中枢失调，都需要由儿科内分泌医师密切监测和治疗。患儿术后癫痫持续发作，可能需要神经内科专家参与治疗。

　　需要特别强调的是，儿童颅脑肿瘤术后需要进行充分镇痛。年龄较大的儿童可以使用患者自控镇痛（PCA）；年幼的儿童静点阿片类药物镇痛时，需进行密切观察。术后神经功能损伤，如后颅窝手术后的小脑症状和缄默、脑干手术后的脑神经障碍和（或）邻近闩部手术后的恶心、呕吐，都会给患儿和家属造成不适和压力。因此，患儿术后康复需要相关儿科专家予以指导。此外，有必要对患儿家庭进行辅导。

5.1 术后影像学的时机

确定肿瘤残留或复发，对于制订治疗方案，判断治疗效果及患儿预后至关重要。术后 24 小时内，因手术和细胞外高铁血红蛋白的形成可能会干扰少量残留肿瘤的检测（Oser et al 1997）。术后 72 小时内进行 MRI 检查非常重要，可以判断肿瘤切除程度。如果肿瘤有转移倾向，术前未行脊髓 MRI，术后应行脊髓 MRI 检查。但在后颅窝手术中血液会流向椎管，可能在几天内妨碍了椎管内病灶的发现。

根据肿瘤复发的频率，必须针对性地对每个肿瘤类型制订神经影像学复查方案，尽量减少得到阳性结果所需的术后扫描次数。影像学复查在发现小脑星形细胞瘤或幕上节细胞胶质瘤复发方面没有多大价值，但对于确定后颅窝室管膜瘤、视路 / 下丘脑星形细胞瘤、髓母细胞瘤的复发很有价值（Steinbok et al 1996）。

5.2 再次手术或者"二次探查"手术

对残留病灶进行二次手术切除的目的是肿瘤全部切除。这点尤其适用于室管膜瘤，因为室管膜瘤是否全切是影响长期生存的最重要的因素，如果情况允许，可以多次手术以实现全切肿瘤（Hukin et al 1998）。术中影像可帮助确定是否全切除肿瘤，这样可减少二次手术。

5.3 病理解读

小儿神经病理学是极具挑战性的学科，因为其组织学特征非常多样化，罕见肿瘤类型也非常多。与成人相比，基于小儿神经病理结果的预后判断更加困难，尤其是胶质瘤具有间变特征时，更难预测。儿童不常见的肿瘤类型有婴儿期的促结缔组织增生型胶质母细胞瘤（Al-Sarraj & Bridges 1996）、多形性黄色星形细胞瘤、非典型畸胎样 / 横纹肌样瘤，常被误诊为胶质母细胞瘤和 PNET 肿瘤（Parwani et al 2005；Rorke et al 1996）。畸胎样 / 横纹肌样瘤具有高度侵袭性，化疗效果不佳，应该与髓母细胞瘤相鉴别，否则对二者的预后和化疗效果的分析会有很大误导（Squire et al 2007）。使用肿瘤标志物、免疫细胞化学、细胞增殖指数以及细胞遗传学可以更准确地对脑肿瘤进行分类，并预测肿瘤行为，关于这方面内容将在其他章节讨论。

5.4 肿瘤通过分流系统种植

肿瘤经过脑室腹腔分流或脑室心房分流系统转移到神经系统外并不常见（Pollack et al 1994）。髓母细胞瘤种植转移的风险性最大（Berger et al 1991）。松果体肿瘤也可能通过这种方式转移（Back et al 1997）。

6 辅助治疗

不同类型的肿瘤，其手术治疗的意义也不同。有些肿瘤主要通过积极的手术切除进行治疗，包括室管膜瘤、低级别胶质瘤（包括后颅窝毛细胞型星形细胞瘤和 II 级星形细胞瘤）、脉络丛乳头状瘤、垂体腺瘤和大多数的脑膜瘤。

然而，某些肿瘤侵及关键结构，诸如脑干、视束和下丘脑，很难做到完全切除而没有显著的致残。有些肿瘤尽管"全切除"了，但仍有较高的复发率，这可能是继发于局部浸润（如高级别胶质瘤和髓母细胞瘤）或并发转移（如髓母细胞瘤、室管膜瘤、生殖细胞肿瘤）。

因此，多年来，各种辅助治疗包括放疗和化疗方案都在不断优化。

某些肿瘤对辅助治疗极其敏感。当权衡各种治疗方式（包括外科手术、化疗和放射治疗）的风险和收益时，对于那些应主要采取化疗或放疗的患者，手术仅仅用作诊断。一个典型的例子是治疗生殖细胞肿瘤，这些典型的中线部位的病变发生在鞍上区或松果体区，对化疗和放疗极为敏感。在过去的几年中，其诊断和治疗已经从手术切除转变为基于血清（或脑脊液）标志物（AFP、β-hCG 和胎盘碱性磷酸酶）进行确诊。只有当所有的标志物都是阴性时，才进行活检（Echevarria et al 2008）。当导水管阻塞导致梗阻性脑积水时，这些患者可以通过神经内镜行三脑室底造瘘和内镜下活检（Nishioka et al 2006；Shono et al 2007）。

治疗模式转变的另一个例子是颅咽管瘤。这是一种良性肿瘤，典型病例位于鞍上区，常常突入第三脑室。直到几年前，最重要的治疗仍然是全切除肿瘤。尽管复发率低，但患儿术后神经认知和激素紊乱的情况不容乐观，大多是因为损伤了下丘脑 - 垂体轴的邻近结构。虽然手术切除仍是主要的治疗手段，并以最大限度地切除肿瘤作为主要目标，但是越来越多有效的辅助治疗方案可以大大地降低手术的力度，同时降低手术相关致残率，并良好地控制肿瘤。这些辅助治疗包括放疗，病灶内化疗（如博来霉素或干扰素），瘤内放疗（Backlund 1989；Derrey et al 2008；Hukin et al 2007；Ierardi et al 2007；Puget et al 2006；Sainte-Rose et al 2005；Sands et al 2005）。

鉴于本章的重点是小儿脑肿瘤的手术治疗，我们仅对这些辅助治疗方式进行一个简要的综述，重点讲述其必要性和主要涉及的肿瘤亚群。

6.1 放疗

对于许多儿童中枢神经系统肿瘤，放射治疗在治疗中起重要作用。对于大多数儿童脑肿瘤，化疗不能消除所有的癌细胞，因此常常需要采用放疗协助治疗。尽管放疗有益于消除肿瘤细胞，但会导致潜在的长期并发症。发育中未成熟大脑，尤其是脑白质易受辐射损伤（Kitahara et al 2005；Kitajima et al 2007）。

神经认知下降、神经内分泌失调、脑神经病、视网膜病、血管病变（包括继发烟雾病）、脊髓病变和脊髓发育障碍都是继发于大脑、脊髓以及相邻结构的损伤（Butler et al 2006；Darzy et al 2007；Duffner 2004；Ishikawa et al 2006；Mihalcea & Arnold 2008；Williams et al 2005）。

海绵状血管瘤可能继发于微血管损伤（Baumgartner et al 2003；Duhem et al 2005）。继发性肿瘤（良性的如脑膜瘤，恶性的如高级别胶质瘤和甲状腺癌）的发生与各种基因损伤有关，可能发生在患儿放疗后几年。（Klinschmidt-Demasters et al 2006；Mazonakis et al 2003；Nicolardi & DeAngelis 2006；Umansky et al 2008）。患有NF和痣样基底细胞癌综合征的儿童罹患继发性肿瘤的风险更高（Choudry et al 2007；Kleinerman 2009）。

鉴于放疗会对患儿神经认知和神经内分泌功能造成长远且复杂的影响，不建议对3岁以下的患儿行全脑放疗。

由于普通放疗的各种风险，更精准的适形放疗技术已越来越多地用于治疗儿童脑肿瘤（Habrand & De Crevoisier 2001；Kirsch & Tarbell 2004；Lo et al 2008）。

6.1.1 立体定向放射外科

立体定向放射外科是在一个限定体积内给予单一高剂量辐射的技术。从多个方向发射多个低剂量放射线，最终都立体定向地汇聚到一个预先设定的体积内。在治疗过程中，头部被固定在一个治疗框架内。这种技术的优点是目标以外的辐射剂量都急剧下降，这样可以在治疗颅内病变的同时，减少对周围脑组织的损伤。然而，关于对儿童进行放疗的安全性仍然存在争议，特别是病变邻近关键结构，如脑干、脑神经和下丘脑等。立体定向放射治疗的另一个局限性是病变的大小。为保证治疗靶点的周边放射剂量可以迅速下降，病变直径大于2.5~3cm不适合行立体定向放射治疗。另外，将患儿头部固定在框架内时需要全身麻醉。

目前，有3种立体定向放射外科技术：伽玛伽马刀治疗（GKR），直线加速器（LINAC）和质子束放射外科。伽马刀治疗（GKR）是基于从^{201}Co源排放的光子能量。LINAC运用的是重金属上加速的电子碰撞产生高速X射线能量。质子束利用的是恒定距离的能量衰减-布拉格峰效应。相对于GKR和LINAC系统，质子束射线对大脑表浅的较大病变非常有效。质子束治疗的经典病例是斜坡肿瘤，可以保护脑干不受高剂量辐射的损伤（Chen et al 2007）。

6.1.2 分割立体定向放射外科

分割立体定向放射治疗，是对较大病变在几天内给予多次剂量。患者头部采用一个患者适形的面罩固定，从靶点到周边组织的放射剂量暴露应小于标准的单剂量（非分割）放疗，多于此剂量将对周围脑组织造成损伤。

6.1.3 调强放射治疗

调强放射治疗（IMRT）是由线性加速器提供高光子能量的另一种适形治疗方法（Kirsch & Tarbell 2004；Teh et al 1999）。IMRT是通过多个固定的光子照射范围来治疗肿瘤，光子可以穿过由多个活动的金属扇叶形成的一个瞄准仪。在治疗过程中，患者在放射治疗范围内被移进移出，以保证特定结构的放射剂量。虽然IMRT可以精细的方式对靶点给予放射剂量，同时限制给予正常结构的剂量，但正常结构仍然会暴露在一个较大的剂量下。

6.2 化疗

辅助化疗已成为大多数成人脑肿瘤治疗指南的一部分，在一些儿童脑肿瘤也是如此。事实上，由于婴幼儿放疗后会出现灾难性的神经认知障碍和神经内分泌后遗症，因此这些患者对于化疗的需求甚至更强。

6.2.1 髓母细胞瘤

对于中度风险组，一项初步研究使用了（23.4Gy），同时在放疗期间每周给予长春新碱，在放疗结束之后给予8个周期化疗（包括洛莫司汀，顺铂和长春新碱）（Packer et al 1999）。总共有65名年龄介于3~10岁的儿童纳入了研究。本组3年和5年无进展生存率分别为86%±4%和79%±7%。这些采用减量脑脊髓放疗和化疗组合的治疗效果可以与单独使用标准剂量全脑全脊髓放疗的效果（5年无进展生存概率为67%±7.4%）相媲美，甚至更好。一个更早时间的随机临床研究，对儿童肿瘤协作组（POG）和儿童癌症协作组（CCG）建议的放疗剂量进行了比较。结果显示，放疗后3年在神经认知水平上有明显区别（Mulhern et al 1998）。智商（IQ）评分在8.5岁以下的儿童下降最为明显。对接受脑脊髓放疗患者进行全面的IQ评分，结果显示接受36Gy的评分（平均70Gy）低于那些接受23.4Gy的患儿（平均85Gy）。采用较高剂量的脑脊髓放疗剂量带来较高的毒性，但与采用辅助化疗加减量脑脊髓放疗带来的疾病控制率基本相当，因此支持减量脑脊髓放疗联合化疗作为儿童髓母细胞瘤新的"标准"治疗。现在这种方案在北美已经被广泛接受成为标准治疗。在已经完成的中度危险组髓母细胞瘤的POG-CCG临床试验（A9961）中，所有的患者都给予减量脑脊髓放疗（23.4Gy）联合后颅凹的放疗（55.8Gy），同时放疗期间每周给予长春新碱（Packer et al 2006）。放疗结束后，患者被随机分组，分别接受由洛莫司汀、顺铂和长春新碱组成的标准方案，或者由环磷酰胺、顺铂和长春新碱组成的替代方案。所有符合入选条件的379名患者5年无进展生存率为81%±2%，在这个研究中的两个分组之间没有差异。在此结果的基础上，目前儿童肿瘤协作组（COG）正在推进一项随机研究，希望能够进一步将脑脊髓

放疗剂量下调至18Gy，并能保持同样的疾病控制率。

要改善高危组患儿（小于3岁，残余肿瘤大于1.5cm^2，有播散病灶）的生存率，还有赖于在放疗之前或之后给予不同的化疗方案。

到目前为止，对于高危组髓母细胞瘤最好的治疗结果是由St Jude儿童研究医院的一个研究小组发表的（Gajjar et al 2006）。在手术最大限度地切除肿瘤之后，给予脑脊髓放疗（36Gy M$_0$~M$_1$；39.6Gy M$_2$~M$_3$），然后采用3D适形放疗技术给予原发肿瘤床及周边2cm一个额外的放疗剂量。放疗结束后6周，研究者给予4个周期的以环磷酰胺为基础的强化化疗，同时给予造血干细胞支持，持续16周。48名高危髓母细胞瘤患儿的5年无进展生存率为70%。

6.2.2 高级别胶质瘤

和成人类似，化疗也是儿童高级别胶质瘤的基础治疗方案的一部分。成人多形性胶质母细胞瘤的标准治疗方案是放疗后给予6个月的替莫唑胺。DNA修复基因O^6-甲基鸟嘌呤-DNA-甲基转移酶（MGMT），将甲基化的聚合物从O^6-鸟嘌呤的位置移去，是导致对替莫唑胺抵抗的主要作用机制。在成人，通过启动子甲基化从表观遗传学角度沉默MGMT，可以改善接受替莫唑胺的多形性胶质母细胞瘤患者的预后（Hegi et al 2005）。然而，这种关联在儿童高级别胶质瘤中是否存在还不得而知。

由St Jude Children's Research Hospital发起的一项多中心研究（St Jude High Grade（SJHG）-98）在1999—2002年检验了替莫唑胺在非脑干高级别胶质瘤患儿中的有效性（48%的多形性胶质母细胞瘤，32%的间变性星形细胞瘤）（Broniscer et al 2006）。手术后，患者接受放疗和6个周期的替莫唑胺。这项研究还纳入了依立替康的可选治疗窗。一共有31例患者纳入研究，1年和2年的无进展生存率分别为43%±9%和11%±5%，1年和2年的总生存率分别为63%±8%和21%±7%（Broniscer et al 2006）。间变性星形细胞瘤的患者预后显著好于多形性胶质母细胞瘤，15例多形性胶质母细胞瘤的患者2年无进展生存率为0，而间变性星形细胞瘤患者的无进展生存率为20%±10%。放疗开始后进展的中位时间（综合了间变性星形细胞瘤和胶质母细胞

瘤）为 0.8 年（0.2~1.9 年）。儿童和成人多形性胶质母细胞瘤患者对替莫唑胺反应的显著不同可能提示二者潜在的生物学特性不同。因此，不应根据组织学上的相似性研究治疗策略，而应基于不同的肿瘤生物学特性来改进治疗策略。

6.2.3 低级别胶质瘤

目前，手术仍然是大多数低级别胶质瘤的主要治疗手段。手术全切的病例长期无瘤生存率波动在 50%~95%。没有全切的病例预后略差一些，无进展生存率为 33%~67%（Laws et al 1984；Siegel et al 2006）。

目前，对于化疗的地位和化疗方案的选择仍存有大量争议。

但在视路 / 下丘脑星形细胞瘤的年幼患儿，治疗的金标准是化疗。仅在巨大的外生型病变予以减容、缓解脑积水和对辅助治疗无反应的病变时行手术治疗。最近的 Ⅲ 期随机研究（COG A9952）比较了卡铂 + 长春新碱，与硫鸟嘌呤 + 丙卡巴肼 + 洛莫司汀 + 长春新碱组合在儿童进展性低级别星形细胞瘤中的效果（National Cancer Institute 1997），其研究结果还未公布。

6.2.4 生殖细胞肿瘤

生殖细胞瘤对放疗非常敏感，单独放疗 5 年生存率大于 90%。然而，化疗也非常有效，单纯化疗完全缓解率为 84%。很多药物可以推荐应用，尤其是环磷酰胺、异环磷酰胺、依托泊苷和卡铂。在放疗前给予化疗有效，可以降低放疗剂量（Echevarria et al 2008）。

非生殖细胞瘤的生殖细胞肿瘤（NGGCT）放疗敏感性要比单纯的生殖细胞瘤差（单纯放疗后 5 年生存率仅 30%~50%）。然而，放疗前给予化疗，4~5 年的生存率可以增加到 65%~75%（Echevarria et al 2008）。

6.2.5 其他肿瘤类型

化疗在髓母细胞瘤和高级别胶质瘤的治疗中有明确的效果。相反，到目前为止，对室管膜瘤、弥漫性脑桥胶质瘤和非典型畸胎样 / 横纹肌样瘤，化疗还没有明确的效果。

雷帕霉素和它的衍生物 RAD001 是一种新的化疗药物。雷帕霉素被建议用于室管膜下巨细胞星形细胞瘤（Franz et al 2006）。雷帕霉素的治疗机制是抑制 mTOR 的功能，mTOR 是进化中保守的蛋白激酶，从真菌到人类都有表达。

过去十多年的结果提示 mTOR 是细胞生长而不是细胞增殖的主要效应蛋白。错构瘤蛋白或薯球蛋白的突变可以使 Rheb 变成鸟苷三磷酸绑定状态，从而导致 mTOR 持续的信号传导。

mTOR 介导的很多反应是通过核糖体蛋白 S6 激酶（S6Ks）的磷酸化，从而影响细胞生长，也通过阻遏蛋白合成始动因子，如 eIF4E、4EBPs 来完成。S6Ks 可以增加细胞生长和蛋白合成，而 4EBPs 的作用是抑制这些过程。mTOR 通过一个相关的猛禽蛋白与 S6Ks 和 4EBPs 发生相互作用。当 mTOR 通过错构瘤或薯球蛋白的突变被持续激活，可以导致脑错构瘤样病变，如脑、肾、心脏、肺或身体其他器官的结节性硬化。有趣的是，最近的研究显示 mTOR 信号通路在神经纤维瘤相关的肿瘤中也是持续活化的，而且这些效应也是通过错构瘤 / 薯球蛋白抑制复合物的去抑制化介导的（Johannessen et al 2005，2008）。

7 结论

儿童脑肿瘤的治疗与成人有很大不同。不同的病理学、细胞发生学、分子生物学、生理学，以及发育中的脑组织的敏感度，都是独特的挑战。一个多学科协作团队对于获得儿童脑肿瘤的最佳治疗效果是非常必要的。即便对于非常有经验的小儿神经外科医师而言，侵袭性的高级别胶质瘤或髓母细胞瘤、恶性松果体肿瘤、弥漫性脑桥胶质瘤、侵袭性颅底肿瘤和大的颅咽管瘤的治疗仍然是一种挑战（图 18.8）。目前这些肿瘤的进一步认识对促进手术的安全性和手术切除的彻底性有着很大的帮助。同时，放疗和化疗的进步也提高了恶性儿童脑肿瘤的生存率。

建立与儿童及其父母的一种特殊和长期的关系也将是小儿神经外科医师的使命。

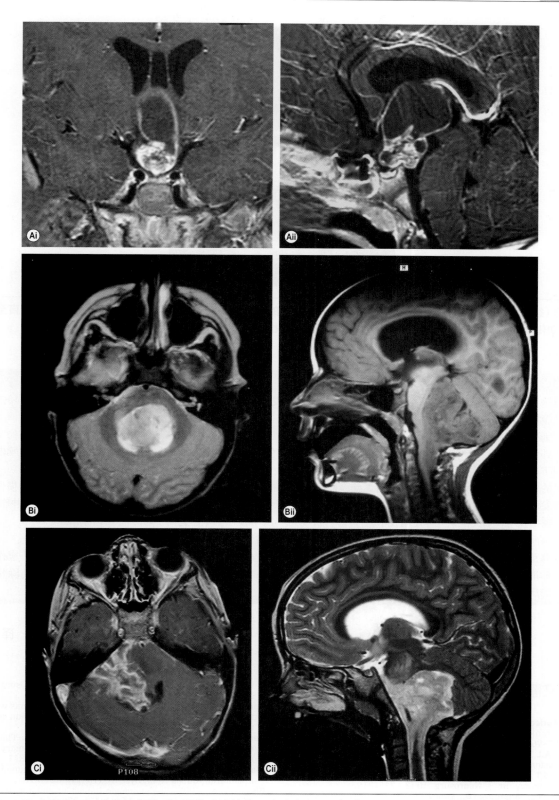

图 18.8   MRI 图像显示对小儿神经外科医师构成挑战的四种肿瘤类型。（A）一个较大的颅咽管瘤侵袭下丘脑并突入第三脑室。神经外科医师必须决定是否采用激进的手术方式来尝试全切肿瘤。全切可以治愈疾病，但是有非常高的风险，可导致严重的内分泌和电解质紊乱及生长发育和认知方面的障碍。备选方案是行部分切除和放疗，但必须接受放疗后远期并发症和肿瘤复发的风险。（B）后颅凹室管膜瘤，侵及第四脑室底，填充堵塞第四脑室，突入基底池，并包绕基底动脉和脑神经。神经外科医师采取的手术该到什么程度？不全切除会导致很差的预后，虽然全切除可治愈疾病，但是可能导致脑干和后组脑神经功能障碍，这种致残可能是终生甚至是致命性的。（C）已经播散的原始神经外胚层肿瘤（PNET）。很明显，神经外科医师需要依靠辅助治疗才能控制肿瘤，但控制通常是暂时的，需要更有效的化疗药物和生物治疗方法。

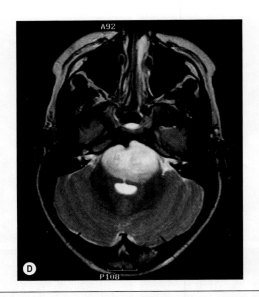

图 18.8（续）（D）弥漫性脑桥胶质瘤。这种肿瘤是恶性的星形细胞瘤，不适合手术切除，病情进展很快直至死亡。给予辅助化疗后可以获得短期的缓解，但是也需要更有效的化疗药物和生物治疗方法

关键点

- 儿童脑肿瘤病理学变化范围广泛，需要保护患儿的身心发展，以及来自患儿父母和家庭的问题需要强有力的支持，使儿童脑肿瘤的治疗仍然是巨大的挑战。
- 儿童脑肿瘤的发病率大约为每年 4.5/100 000
- 中线部位的肿瘤，如下丘脑、脑桥和后颅凹的胶质瘤和室管膜瘤，在儿童比成人更常见。大约 30% 的儿童颅内肿瘤起源于后颅凹。
- 手术的目的是确定肿瘤的范围，明确有无脑膜播散，尽可能地多切除肿瘤，同时不造成更进一步的神经功能损伤，改善继发性脑积水并重建 CSF 通路。如果患儿的一般状况受到脑积水的影响，需要先处理脑积水，然后再切除肿瘤。
- 一些辅助技术，如无框架立体定向技术，神经内镜，功能 MR 和皮层脑电图提高了切除性手术的精确度。
- 术后头颅 MRI 需要在术后 72 小时内进行，可以很好地显示病变切除程度。
- 对于儿童恶性脑肿瘤，化疗是主要的辅助治疗。放疗会对未发育成熟的神经系统造成严重的损伤，因此不应作为首选。标准化疗效果令人失望，大剂量化疗加自体干细胞移植的效果还需要评价。"二次探查手术"可以清除化疗后残存的病变。

（田永吉 译）

参考文献

Abe, T., Ludecke, D.K., 1999. Transnasal surgery for infradiaphragmatic craniopharyngiomas in pediatric patients. Neurosurgery 44 (5), 957–966.

Albright, A.L., 1983. The value of precraniotomy shunts in children with posterior fossa tumors. Clin. Neurosurg. 30, 278–285.

Al-Sarraj, S.T., Bridges, L.R., 1996. Desmoplastic cerebral glioblastoma of infancy. Br. J. Neurosurg. 10 (2), 215–219.

Al-Tamimi, Y.Z., Bhargava, D., Surash, S., et al., 2008. Endoscopic biopsy during third ventriculostomy in paediatric pineal region tumours. Childs Nerv. Syst. 24 (11), 1323–1326.

Back, M.R., Hu, B., Rutgers, J., et al., 1997. Metastasis of an intracranial germinoma through a ventriculoperitoneal shunt: recurrence as a yolk-sac tumor. Pediatr. Surg. Int. 12 (1), 24–27.

Backlund, E.O., 1989. Colloidal radioisotopes as part of a multimodality treatment of craniopharyngiomas. J. Neurosurg. Sci. 33 (1), 95–97.

Baumgartner, J.E., Ater, J.L., Ha, C.S., et al., 2003. Pathologically proven cavernous angiomas of the brain following radiation therapy for pediatric brain tumors. Pediatr. Neurosurg. 39 (4), 201–207.

Benard, F., Romsa, J., Hustinx, R., 2003. Imaging gliomas with positron emission tomography and single-photon emission computed tomography. Semin. Nucl. Med. 33 (2), 148–162.

Berger, M.S., Baumeister, B., Geyer, J.R., et al., 1991. The risks of metastases from shunting in children with primary central nervous system tumors. J. Neurosurg. 74 (6), 872–877.

Black, P.M., 2000. The present and future of cerebral tumor surgery in children. Childs Nerv. Syst. 16 (10–11), 821–828.

Bleyer, W.A., 1999. Epidemiologic impact of children with brain tumors. Childs Nerv. Syst. 15 (11–12), 758–763.

Borba, L.A., Al-Mefty, O., Mrak, R.E., et al., 1996. Cranial chordomas in children and adolescents. J. Neurosurg. 84 (4), 584–591.

Brenner, D., Elliston, C., Hall, E., et al., 2001. Estimated risks of radiation-induced fatal cancer from pediatric C T. AJR Am. J. Roentgenol. 176 (2), 289–296.

Broniscer, A., Chintagumpala, M., Fouladi, M., et al., 2006. Temozolomide after radiotherapy for newly diagnosed high-grade glioma and unfavorable low-grade glioma in children. J. Neurooncol. 76 (3), 313–319.

Butler, J.M., Rapp, S.R., Shaw, E.G., 2006. Managing the cognitive effects of brain tumor radiation therapy. Curr. Treat. Options Oncol. 7 (6), 517–523.

Byars, A.W., deGrauw, T.J., Johnson, C.S., et al., 2007. The association of M R I findings and neuropsychological functioning after the first recognized seizure. Epilepsia 48 (6), 1067–1074.

CBTC, 1991. The epidemiology of headache among children with brain tumor. Headache in children with brain tumors. The Childhood Brain Tumor Consortium. J. Neurooncol. 10 (1), 31–46.

CBTRUS, 2008. Statistical Report: Primary brain tumors in the United States, 2000–2004. Central Brain Tumor Registry of the United States, Hinsdale, IL.

Chen, C.C., Chapman, P., Petit, J., et al., 2007. Proton radiosurgery in neurosurgery. Neurosurg. Focus 23 (6), E5.

Chen, W., 2007. Clinical applications of P E T in brain tumors. J. Nucl. Med. 48 (9), 1468–1481.

Cheng, Y., Ng, H.K., Zhang, S.F., et al., 1999. Genetic alterations in pediatric high-grade astrocytomas. Hum. Pathol. 30 (11), 1284–1290.

Choudry, Q., Patel, H.C., Gurusinghe, N.T., et al., 2007. Radiation-induced brain tumours in nevoid basal cell carcinoma syndrome: implications for treatment and surveillance. Childs Nerv. Syst. 23 (1), 133–136.

Cohen, K.J., Broniscer, A., Glod, J., 2001. Pediatric glial tumors. Curr. Treat. Options Oncol. 2 (6), 529–536.

Cucchiara, R.F., Bowers, B., 1982. Air embolism in children undergoing suboccipital craniotomy. Anesthesiology 57 (4), 338–339.

Cultrera, F., Guiducci, G., Nasi, M.T., et al., 2006. Two-stage treatment of a tectal ganglioglioma: endoscopic third ventriculostomy followed by surgical resection. J. Clin. Neurosci. 13 (9), 963–965.

Darzy, K.H., Pezzoli, S.S., Thorner, M.O., et al., 2007. Cranial irradiation and growth hormone neurosecretory dysfunction: a critical appraisal. J. Clin. Endocrinol. Metab. 92 (5), 1666–1672.

Derrey, S., Blond, S., Reyns, N., et al., 2008. Management of cystic craniopharyngiomas with stereotactic endocavitary irradiation using colloidal 186Re: a retrospective study of 48 consecutive patients. Neurosurgery 63 (6), 1045–1053.

Dobrovoljac, M., Hengartner, H., Boltshauser, E., et al., 2002. Delay in the diagnosis of paediatric brain tumours. Eur. J. Pediatr. 161 (12), 663–667.

Drake, J.M., 2007. Endoscopic third ventriculostomy in pediatric patients: the Canadian experience. Neurosurgery 60 (5), 881–886.

Duffner, P.K., 2004. Long-term effects of radiation therapy on cognitive and endocrine function in children with leukemia and brain tumors. Neurologist 10 (6), 293–310.

Duhem, R., Vinchon, M., Leblond, P., et al., 2005. Cavernous malformations after cerebral irradiation during childhood: report of nine cases. Childs Nerv. Syst. 21 (10), 922–925.

Dyer, S., Prebble, E., Davison, V., et al., 2002. Genomic imbalances in pediatric intracranial ependymomas define clinically relevant groups. Am. J. Pathol. 161 (6), 2133–2141.

Ebert, C., von Haken, M., Meyer-Puttlitz, B., et al., 1999. Molecular genetic analysis of ependymal tumors. NF-2 mutations and chromosome 22q loss occur preferentially in intramedullary spinal ependymomas. Am. J. Pathol. 155 (2), 627–632.

Echevarria, M.E., Fangusaro, J., Goldman, S., 2008. Pediatric central nervous system germ cell tumors: a review. Oncologist 13 (6), 690–699.

Essig, M., Knopp, M.V., Schoenberg, S.O., et al., 1999. Cerebral gliomas and metastases: assessment with contrast-enhanced fast fluid-attenuated inversion-recovery MR imaging. Radiology 210 (2), 551–557.

Fayed, N., Morales, H., Modrego, P.J., et al., 2006. Contrast/noise ratio on conventional MRI and choline/creatine ratio on proton M R I spectroscopy accurately discriminate low-grade from high-grade cerebral gliomas. Acad. Radiol. 13 (6), 728–737.

Flores, L.E., Williams, D.L., Bell, B.A., et al., 1986. Delay in the diagnosis of pediatric brain tumors. Am. J. Dis. Child 140 (7), 684–686.

Franz, D.N., Leonard, J., Tudor, C., et al., 2006. Rapamycin causes regression of astrocytomas in tuberous sclerosis complex. Ann. Neurol. 59 (3), 490–498.

Gajjar, A., Chintagumpala, M., Ashley, D., et al., 2006. Risk-adapted craniospinal radiotherapy followed by high-dose chemotherapy and stem-cell rescue in children with newly diagnosed medulloblastoma (St Jude Medulloblastoma-96), long-term results from a prospective, multicentre trial. Lancet Oncol. 7 (10), 813–820.

Gajjar, A., Fouladi, M., Walter, A.W., et al., 1999. Comparison of lumbar and shunt cerebrospinal fluid specimens for cytologic detection of leptomeningeal disease in pediatric patients with brain tumors. J. Clin. Oncol. 17 (6), 1825–1828.

Gilbertson, R., Wickramasinghe, C., Hernan, R., et al., 2001. Clinical and molecular stratification of disease risk in medulloblastoma.

Br. J. Cancer 85 (5), 705–712.

Gupta, N., 2006. A modification of the Mayfield horseshoe headrest allowing pin fixation and cranial immobilization in infants and young children. Neurosurgery 58 (Suppl.), ONS-E181.

Habrand, J.L., De Crevoisier, R., 2001. Radiation therapy in the management of childhood brain tumors. Childs Nerv. Syst. 17 (3), 121–133.

Halac, I., Zimmerman, D., 2005. Endocrine manifestations of craniopharyngioma. Childs Nerv. Syst. 21 (8–9), 640–648.

Hall, P., Adami, H.O., Trichopoulos, D., et al., 2004. Effect of low doses of ionising radiation in infancy on cognitive function in adulthood: Swedish population based cohort study. BMJ 328 (7430), 19.

Hegi, M.E., Diserens, A.C., Gorlia, T., et al., 2005. MGMT gene silencing and benefit from temozolomide in glioblastoma. N. Engl. J. Med. 352 (10), 997–1003.

Hendler, T., Pianka, P., Sigal, M., et al., 2003. Delineating gray and white matter involvement in brain lesions: three-dimensional alignment of functional magnetic resonance and diffusion-tensor imaging. J. Neurosurg. 99 (6), 1018–1027.

Hernan, R., Fasheh, R., Calabrese, C., et al., 2003. ERBB2 up-regulates S100A4 and several other prometastatic genes in medulloblastoma. Cancer Res. 63 (1), 140–148.

Hirose, Y., Aldape, K., Bollen, A., et al., 2001. Chromosomal abnormalities subdivide ependymal tumors into clinically relevant groups. Am. J. Pathol. 158 (3), 1137–1143.

Hirtz, D., Ashwal, S., Berg, A., et al., 2000. Practice parameter: evaluating a first nonfebrile seizure in children: report of the quality standards subcommittee of the American Academy of Neurology, The Child Neurology Society, and The American Epilepsy Society. Neurology 55 (5), 616–623.

Hoffman, S., Schellinger, K.A., Propp, J.M., et al., 2007. Seasonal variation in incidence of pediatric medulloblastoma in the United States, 1995–2001. Neuroepidemiology 29 (1–2), 89–95.

Hukin, J., Epstein, F., Lefton, D., et al., 1998. Treatment of intracranial ependymoma by surgery alone. Pediatr. Neurosurg. 29 (1), 40–45.

Hukin, J., Steinbok, P., Lafay-Cousin, L., et al., 2007. Intracystic bleomycin therapy for craniopharyngioma in children: the Canadian experience. Cancer 109 (10), 2124–2131.

Ierardi, D.F., Fernandes, M.J., Silva, I.R., et al., 2007. Apoptosis in alpha interferon (IFN-alpha) intratumoral chemotherapy for cystic craniopharyngiomas. Childs Nerv. Syst. 23 (9), 1041–1046.

Ishii, N., Sawamura, Y., Tada, M., et al., 1998. Absence of p53 gene mutations in a tumor panel representative of pilocytic astrocytoma diversity using a p53 functional assay. Int. J. Cancer 76 (6), 797–800.

Ishikawa, N., Tajima, G., Yofune, N., et al., 2006. Moyamoya syndrome after cranial irradiation for bone marrow transplantation in a patient with acute leukemia. Neuropediatrics 37 (6), 364–366.

Jadik, S., Wissing, H., Friedrich, K., et al., 2009. A standardized protocol for the prevention of clinically relevant venous air embolism during neurosurgical interventions in the semisitting position. Neurosurgery 64 (3), 533–539.

Janss, A.J., Grundy, R., Cnaan, A., et al., 1995. Optic pathway and hypothalamic/chiasmatic gliomas in children younger than age 5 years with a 6-year follow-up. Cancer 75 (4), 1051–1059.

Johannessen, C.M., Johnson, B.W., Williams, S.M., et al., 2008. TORC1 is essential for NF1-associated malignancies. Curr. Biol. 18 (1), 56–62.

Johannessen, C.M., Reczek, E.E., James, M.F., et al., 2005. The NF-1 tumor suppressor critically regulates TSC2 and mTOR. Proc. Natl. Acad. Sci. U S A 102 (24), 8573–8578.

Kan, P., Simonsen, S.E., Lyon, J.L., et al., 2008. Cellular phone use and brain tumor: a meta-analysis. J. Neurooncol. 86 (1), 71–78.

Kassam, A., Thomas, A.J., Snyderman, C., et al., 2007. Fully endoscopic expanded endonasal approach treating skull base lesions in pediatric patients. J. Neurosurg. 106 (Suppl.), 75–86.

Kirsch, D.G., Tarbell, N.J., 2004. Conformal radiation therapy for childhood C N S tumors. Oncologist 9 (4), 442–450.

Kitahara, S., Nakasu, S., Murata, K., et al., 2005. Evaluation of treatment-induced cerebral white matter injury by using diffusion-tensor M R imaging: initial experience. AJNR Am. J. Neuroradiol. 26 (9), 2200–2206.

Kitajima, M., Hirai, T., Maruyama, N., et al., 2007. Asymptomatic cystic changes in the brain of children after cranial irradiation: frequency, latency, and relationship to age. Neuroradiology 49 (5), 411–417.

Kleinerman, R.A., 2009. Radiation-sensitive genetically susceptible pediatric sub-populations. Pediatr. Radiol. 39 (Suppl. 1) S27–S31.

Kleinschmidt-Demasters, B.K., Kang, J.S., Lillehei, K.O., 2006. The burden of radiation-induced central nervous system tumors: a single institution s experience. J. Neuropathol. Exp. Neurol. 65 (3), 204–216.

Kombogiorgas, D., Jatavallabhula, N.S., Sgouros, S., et al., 2006. Risk factors for developing epilepsy after craniotomy in children. Childs Nerv. Syst. 22 (11), 1441–1445.

Kukal, K., Dobrovoljac, M., Boltshauser, E., et al., 2009. Does diagnostic delay result in decreased survival in paediatric brain tumours? Eur. J. Pediatr. 168 (3), 303–310.

Laws Jr., E.R., Taylor, W.F., Clifton, M.B., et al., 1984. Neurosurgical management of low-grade astrocytoma of the cerebral hemispheres. J. Neurosurg. 61 (4), 665–673.

Lo, S.S., Fakiris, A.J., Abdulrahman, R., et al., 2008. Role of stereotactic radiosurgery and fractionated stereotactic radiotherapy in pediatric brain tumors. Expert. Rev. Neurother. 8 (1), 121–132.

Martin-Villalba, A., Okuducu, A.F., von Deimling, A., 2008. The evolution of our understanding on glioma. Brain Pathol. 18 (3), 455–463.

Mazonakis, M., Damilakis, J., Varveris, H., et al., 2003. Risk estimation of radiation-induced thyroid cancer from treatment of brain tumors in adults and children. Int. J. Oncol. 22 (1), 221–225.

Mendrzyk, F., Radlwimmer, B., Joos, S., et al., 2005. Genomic and protein expression profiling identifies CDK6 as novel independent prognostic marker in medulloblastoma. J. Clin. Oncol. 23 (34), 8853–8862.

Meyer, P.G., Cuttaree, H., Charron, B., et al., 1994. Prevention of venous air embolism in paediatric neurosurgical procedures performed in the sitting position by combined use of MAST suit and PEEP. Br. J. Anaesth. 73 (6), 795–800.

Mihalcea, O., Arnold, A.C., 2008. Side effect of head and neck radiotherapy: optic neuropathy. Oftalmologia 52 (1), 36–40.

Morota, N., Deletis, V., Epstein, F.J., et al., 1995. Brain stem mapping: neurophysiological localization of motor nuclei on the floor of the fourth ventricle. Neurosurgery 37 (5), 922–930.

Morota, N., Deletis, V., Lee, M., et al., 1996. Functional anatomic relationship between brain-stem tumors and cranial motor nuclei. Neurosurgery 39 (4), 787–794.

Mulhern, R.K., Kepner, J.L., Thomas, P.R., et al., 1998. Neuropsychologic functioning of survivors of childhood medulloblastoma randomized to receive conventional or reduced-dose craniospinal irradiation: a Pediatric Oncology Group study. J. Clin. Oncol. 16 (5), 1723–1728.

National Cancer Institute, 1997. Phase III randomized study of carboplatin and vincristine versus thioguanine, procarbazine, lomustine, and vincristine in children with progressive low grade astrocytoma. Online. Available at: www.cancer.gov/clinicaltrials/COG-A9952. (accessed March 25, 2009).

Nicolardi, L., DeAngelis, L.M., 2006. Response to chemotherapy of a radiation-induced glioblastoma multiforme. J. Neurooncol. 78 (1), 55–57.

Nishioka, H., Haraoka, J., Miki, T., 2006. Management of intracranial germ cell tumors presenting with rapid deterioration of consciousness. Minim. Invasive Neurosurg. 49 (2), 116–119.

O'Brien, D.F., Hayhurst, C., Pizer, B., et al., 2006. Outcomes in patients undergoing single-trajectory endoscopic third ventriculostomy and endoscopic biopsy for midline tumors presenting with obstructive hydrocephalus. J. Neurosurg. 105 (Suppl.), 219–226.

Oertel, J.M., Schroeder, H.W., Gaab, M.R., 2009. Endoscopic stomy of the septum pellucidum: indications, technique, and results. Neurosurgery 64 (3), 482–493.

Oser, A.B., Moran, C.J., Kaufman, B.A., et al., 1997. Intracranial tumor in children: MR imaging findings within 24 hours of craniotomy. Radiology 205 (3), 807–812.

Packer, R.J., Gajjar, A., Vezina, G., et al., 2006. Phase III study of craniospinal radiation therapy followed by adjuvant chemotherapy for newly diagnosed average-risk medulloblastoma. J. Clin. Oncol. 24 (25), 4202–4208.

Packer, R.J., Goldwein, J., Nicholson, H.S., et al., 1999. Treatment of children with medulloblastomas with reduced-dose craniospinal radiation therapy and adjuvant chemotherapy: A Children's Cancer Group Study. J. Clin. Oncol. 17 (7), 2127–2136.

Pagano, J.S., Blaser, M., Buendia, M.A., et al., 2004. Infectious agents and cancer: criteria for a causal relation. Semin. Cancer Biol. 14 (6), 453–471.

Pan, E., Pellarin, M., Holmes, E., et al., 2005. Isochromosome 17q is a negative prognostic factor in poor-risk childhood medulloblastoma patients. Clin. Cancer Res. 11 (13), 4733–4740.

Parwani, A.V., Stelow, E.B., Pambuccian, S.E., et al., 2005. Atypical teratoid/rhabdoid tumor of the brain: cytopathologic characteristics and differential diagnosis. Cancer 105 (2), 65–70.

Pollack, I.F., Hurtt, M., Pang, D., et al., 1994. Dissemination of low grade intracranial astrocytomas in children. Cancer 73 (11),

2869–2878.

Pomeroy, S.L., Tamayo, P., Gaasenbeek, M., et al., 2002. Prediction of central nervous system embryonal tumour outcome based on gene expression. Nature 415 (6870), 436–442.

Provenzale, J.M., Mukundan, S., Barboriak, D.P., 2006. Diffusion-weighted and perfusion MR imaging for brain tumor characterization and assessment of treatment response. Radiology 239 (3), 632–649.

Puget, S., Grill, J., Habrand, J.L., et al., 2006. Multimodal treatment of craniopharyngioma: defining a risk-adapted strategy. J. Pediatr. Endocrinol. Metab. 19 (Suppl.), 367–370.

Reddy, A.T., 2005. Atypical teratoid/rhabdoid tumors of the central nervous system. J. Neurooncol. 75 (3), 309–313.

Reiss, K., Khalili, K., 2003. Viruses and cancer: lessons from the human polyomavirus, JCV. Oncogene 22 (42), 6517–6523.

Rickert, C.H., Strater, R., Kaatsch, P., et al., 2001. Pediatric high-grade astrocytomas show chromosomal imbalances distinct from adult cases. Am. J. Pathol. 158 (4), 1525–1532.

Rorke, L.B., Packer, R.J., Biegel, J.A., 1996. Central nervous system atypical teratoid/rhabdoid tumors of infancy and childhood: definition of an entity. J. Neurosurg. 85 (1), 56–65.

Rosenfeld, J.V., 1996. Minimally invasive neurosurgery. Aust. NZJ Surg. 66 (8), 553–559.

Roth, J., Beni Adani, L., Biyani, N., et al., 2006b. Intraoperative portable 0.12-tesla MRI in pediatric neurosurgery. Pediatr. Neurosurg. 42 (2), 74–80.

Roth, J., Beni-Adani, L., Biyani, N., et al., 2006a. Classical and real-time neuronavigation in pediatric neurosurgery. Childs Nerv. Syst. 22 (9), 1065–1071.

Roth, J., Biyani, N., Beni-Adani, L., et al., 2007. Real-time neuronavigation with high-quality 3D ultrasound SonoWand in pediatric neurosurgery. Pediatr. Neurosurg. 43 (3), 185–191.

Ruggiero, C., Cinalli, G., Spennato, P., et al., 2004. Endoscopic third ventriculostomy in the treatment of hydrocephalus in posterior fossa tumors in children. Childs Nerv. Syst. 20 (11–12), 828–833.

Sadetzki, S., Chetrit, A., Freedman, L., et al., 2005. Long-term follow-up for brain tumor development after childhood exposure to ionizing radiation for tinea capitis. Radiat. Res. 163 (4), 424–432.

Sainte-Rose, C., Puget, S., Wray, A., et al., 2005. Craniopharyngioma: the pendulum of surgical management. Childs Nerv. Syst. 21 (8–9), 691–695.

Sands, S.A., Milner, J.S., Goldberg, J., et al., 2005. Quality of life and behavioral follow-up study of pediatric survivors of craniopharyngioma. J. Neurosurg. 103 (Suppl.), 302–311.

Sanoudou, D., Tingby, O., Ferguson-Smith, M.A., et al., 2000. Analysis of pilocytic astrocytoma by comparative genomic hybridization. Br. J. Cancer 82 (6), 1218–1222.

Schlemmer, H.P., Bachert, P., Henze, M., et al., 2002. Differentiation of radiation necrosis from tumor progression using proton magnetic resonance spectroscopy. Neuroradiology 44 (3), 216–222.

Schulder, M., Maldjian, J.A., Liu, W.C., et al., 1998. Functional image-guided surgery of intracranial tumors located in or near the sensorimotor cortex. J. Neurosurg. 89 (3), 412–418.

Serletis, D., Bernstein, M., 2007. Prospective study of awake craniotomy used routinely and nonselectively for supratentorial tumors. J. Neurosurg. 107 (1), 1–6.

Shai, V., Fatal, V., Constantini, S., 2009. Delay in the diagnosis of pediatric brain tumors in Israel: A survey on 330 children. Submitted for publication.

Sharma, S., Riviello, J.J., Harper, M.B., et al., 2003. The role of emergent neuroimaging in children with new-onset afebrile seizures. Pediatrics 111 (1), 1–5.

Shinnar, S., O'Dell, C., Mitnick, R., et al., 2001. Neuroimaging abnormalities in children with an apparent first unprovoked seizure. Epilepsy. Res. 43 (3), 261–269.

Shono, T., Natori, Y., Morioka, T., et al., 2007. Results of a long-term follow-up after neuroendoscopic biopsy procedure and third ventriculostomy in patients with intracranial germinomas. J. Neurosurg. 107 (Suppl.), 193–198.

Siegel, M.J., Finlay, J.L., Zacharoulis, S., 2006. State of the art chemotherapeutic management of pediatric brain tumors. Expert. Rev. Neurother. 6 (5), 765–779.

Souweidane M.M., 2005a. Endoscopic management of pediatric brain tumors. Neurosurg. Focus 18 (6A), E1.

Souweidane, M.M., 2005b. Endoscopic surgery for intraventricular brain tumors in patients without hydrocephalus. Neurosurgery 57 (Suppl.), 312–318.

Souweidane, M.M., Sandberg, D.I., Bilsky, M.H., et al., 2000. Endoscopic biopsy for tumors of the third ventricle. Pediatr. Neurosurg. 33 (3), 132–137.

Squire, S.E., Chan, M.D., Marcus, K.J., 2007. Atypical teratoid/rhabdoid tumor: the controversy behind radiation therapy. J. Neurooncol. 81 (1), 97–111.

Stapleton, S.R., Kiriakopoulos, E., Mikulis, D., et al., 1997. Combined utility of functional MRI, cortical mapping, and frameless stereotaxy in the resection of lesions in eloquent areas of brain in children. Pediatr. Neurosurg. 26 (2), 68–82.

Steinbok, P., Hentschel, S., Cochrane, D.D., et al., 1996. Value of postoperative surveillance imaging in the management of children with some common brain tumors. J. Neurosurg. 84 (5), 726–732.

Tamber, M.S., Bansal, K., Liang, M.L., et al., 2006. Current concepts in the molecular genetics of pediatric brain tumors: implications for emerging therapies. Childs Nerv. Syst. 22 (11), 1379–1394.

Taylor, M.D., Bernstein, M., 1999. Awake craniotomy with brain mapping as the routine surgical approach to treating patients with supratentorial intraaxial tumors: a prospective trial of 200 cases. J. Neurosurg. 90 (1), 35–41.

Taylor, M.D., Gokgoz, N., Andrulis, I.L., et al., 2000. Familial posterior fossa brain tumors of infancy secondary to germline mutation of the hSNF5 gene. Am. J. Hum. Genet. 66 (4), 1403–1406.

Taylor, M.D., Poppleton, H., Fuller, C., et al., 2005. Radial glia cells are candidate stem cells of ependymoma. Cancer Cell 8 (4), 323–335.

Teh, B.S., Woo, S.Y., Butler, E.B., 1999. Intensity modulated radiation therapy (IMRT), a new promising technology in radiation oncology. Oncologist 4 (6), 433–442.

Tronnier, V.M., Bonsanto, M.M., Staubert, A., et al., 2001. Comparison of intraoperative MR imaging and 3D-navigated ultrasonography in the detection and resection control of lesions. Neurosurg. Focus 10 (2), E3.

Tuite, G.F., Veres, R., Crockard, H.A., et al., 1996. Pediatric transoral surgery: indications, complications, and long-term outcome. J. Neurosurg. 84 (4), 573–583.

Umansky, F., Shoshan, Y., Rosenthal, G., et al., 2008. Radiation-induced meningioma. Neurosurg. Focus 24 (5), E7.

Versteege, I., Sevenet, N., Lange, J., et al., 1998. Truncating mutations of hSNF5/INI1 in aggressive paediatric cancer. Nature 394 (6689), 203–206.

von Gosseln, H.H., Samii, M., Suhr, D., et al., 1991. The lounging position for posterior fossa surgery: anesthesiological considerations regarding air embolism. Childs Nerv. Syst. 7 (7), 368–374.

Weggen, S., Bayer, T.A., von Deimling, A., et al., 2000. Low frequency of SV40, JC and BK polyomavirus sequences in human medulloblastomas, meningiomas and ependymomas. Brain Pathol. 10 (1), 85–92.

Williams, G.B., Kun, L.E., Thompson, J.W., et al., 2005. Hearing loss as a late complication of radiotherapy in children with brain tumors. Ann. Otol. Rhinol. Laryngol. 114 (4), 328–331.

Wilne, S., Collier, J., Kennedy, C., et al., 2007. Presentation of childhood CNS tumours: a systematic review and meta-analysis. Lancet Oncol. 8 (8), 685–695.

Wimmer, K., Eckart, M., Meyer-Puttlitz, B., et al., 2002. Mutational and expression analysis of the NF-1 gene argues against a role as tumor suppressor in sporadic pilocytic astrocytomas. J. Neuropathol. Exp. Neurol. 61 (10), 896–902.

胶质瘤

复发胶质瘤和复发脑膜瘤

第 19 章

Lewis Hou， Griffith R.Harsh IV

1 前言

本节主要讲述脑肿瘤经治疗后在原发灶出现肿瘤复发可选择的治疗方案和预后问题，下面是几个重要的问题：

（1）复发病灶的主体是原发肿瘤吗？

（2）肿瘤为什么会复发？

（3）肿瘤的复发是否会对患者的神经功能和生存造成威胁？

（4）哪种辅助治疗是合适的？

2 肿瘤复发的确认

当临床或影像上怀疑肿瘤复发时，需仔细评估肿瘤影像信号的变化，记录病灶的大小和原发肿瘤的病理诊断。

鉴别诊断

脑肿瘤治疗后出现原发病灶的增大一般是因为原先的残余肿瘤继续生长所致，而并非新发的实体肿瘤。虽然有个别例外，但仍需注意以下特殊情况：

● 一个全新的肿瘤可能出现在原先未根除的病灶处。如果某区域的细胞具有肿瘤发生的基因易感性，那么这种情况更容易出现。比如多发神经纤维瘤能沿着神经纤维瘤病患者体内同一神经根生长，或结节性硬化患者体内出现多发胶质瘤。

● 相关组织的肿瘤可能会取代原发肿瘤，比如星形细胞瘤成分可能会取代少突胶质细胞成分而成为混合性胶质瘤的主要亚型，或在胶质母细胞瘤治疗后出现胶质肉瘤。

● 初步治疗后可能会诱发出不同病理类型的肿瘤，比如垂体腺瘤放疗后可能会出现鞍旁肿瘤，或脑膜瘤放疗的病灶出现了胶质母细胞瘤。

● 转移瘤可能与原发颅内肿瘤伴随生长，比如乳腺癌转移伴垂体腺瘤。

● 非肿瘤性病变可效仿肿瘤的生长，比如肿瘤切除后可能出现治疗过程所诱发的脓肿或肉芽肿，或高剂量放射引起的放射性坏死（Buckley & Broome 1995；Vogelsang et al 1998）。

在选择治疗方案和判断预后前必须排除这些非复发肿瘤的可能。神经影像学的诊断往往可以做出准确的判断。大体上复发肿瘤的影像学特点与原发肿瘤相类似。复发脑膜瘤往往是基于硬脑膜的均匀强化，而复发恶性胶质瘤往往是中央低信号，边缘强化，在 T_1 加权像上为低信号环绕。然而，在某些患者中需要注意一些细微的不同：脑膜尾征可以区分复发垂体腺瘤还是放射引起的脑膜瘤；当病灶为环形、边界较清楚时，脓肿的可能性大于复发高级别胶质瘤；病灶弥散、周边不规则水肿时，放射性坏死的可能性大于肿瘤复发。

恶性进展与放射性反应两种情况往往会造成诊断上的困难，每一种情况都无法单独依据影像学表现来区分。因此，病理学和组织学的评估与确认是不可缺少的。

（1）恶性进展

第一种情形是低级别胶质瘤复发，当低级别胶质瘤复发时，大约50%未出现间变，但是另50%则进展为恶性程度更高的胶质瘤（McCormack et al 1992），分子病理学研究已确定了这一遗传学进展（Ohgaki 2005；Ohgaki et al 2007）。影像学上低级别胶质瘤的生长往往与原发肿瘤类似，当肿瘤病理级别发生改变，新的肿瘤也可能与原先类似，尤其是原发肿瘤有对比增强时。肿瘤强化提示复发的可能性大；低级别胶质瘤中，强化的肿瘤比无强化的肿瘤复发可能性大6~8倍（McCormack et al 1992）。最常见的是新的恶性进展出现在原先无增强的胶质瘤中。在一项研究中，只有30%的低级别胶质瘤一开始就出现强化，但是92%复发时出现强化（McCormack et al 1992）。偶尔也有肿瘤恶性进展不出现强化，但可在2-脱氧葡萄糖或11-C蛋氨酸PET中出现高代谢区域，在动态磁共振扫描中增强速度提高，SPECT出现双同位素活性增加，或者MRS出现胆碱能信号的增加（Wong et al 2002；Alexiou et al 2008，2009；Hu et al 2009）。这些用来鉴别肿瘤是否为复发的新技术及设备的特异度为80%~90%（Hutter et al 2003）。然而，活检或肿瘤切除后的组织学分析往往是肿瘤恶性转化的必要验证（Hsu et al 1997a，b）。

组织学分级是脑膜瘤复发与疗效的重要决定因素。非典型（约占脑膜瘤的5%）与恶性（约占脑膜瘤的2%）脑膜瘤的组织特点提示，当脑膜瘤复发时，肿瘤增长得更快，早期出现临床恶化以及生存时间更短（de la Monte et al 1986；Mahmood et al 1993；Kim et al 2006；Bruna et al 2007）。良性、非典型及恶性脑膜瘤（前WHO标准）的复发率分别为7%、35%和73%（Maier et al 1992）。

良性脑膜瘤的恶性进展较低级别胶质瘤少见，很多复发脑膜瘤保留着原发肿瘤的病理特点，虽然出现肿瘤增长速度增快就要考虑肿瘤进展，但仍需组织学检测来确认和排除非典型脑膜瘤与恶性脑膜瘤。良性脑膜瘤可转变为非典型与恶性脑膜瘤，非

典型脑膜瘤也可转变成恶性脑膜瘤。在一项根据WHO标准的研究中，26%的非典型脑膜瘤复发时进展为恶性脑膜瘤（Palma et al 1997）。

最近的Mayo临床回顾性研究促使WHO修订非典型（Ⅱ级）和恶性（间变，Ⅲ）脑膜瘤的标准（Riemenschneider et al 2006）。非典型性脑膜瘤很有可能复发，甚至很快导致死亡。如果它们有以下特点：①至少五个特征中的三个：细胞膜薄，超细胞结构，细胞小，细胞核大，肿瘤侵袭脑组织；②有丝分裂像 $\geq$ 4 个/10HP。这些非典型肿瘤的复发率是典型肿瘤的3.5倍（41% vs 12%）。如果脑膜瘤的特点被肉瘤、黑色素瘤或其他有丝分裂像 $\geq$ 20 个/HP的肿瘤取代，肿瘤将成为间变性（WHO Ⅲ级）。这些间变肿瘤复发快，生长迅速，中位生存时间是18个月。

影像学中多结节状、中心囊性变、水肿严重、与皮质和周围硬脑膜的界限清晰提示非典型脑膜瘤的组织特点。另外，还包括PET扫描显示高代谢，MRI显示肿瘤体积扩大（DiChiro et al 1987）。

（2）放射性反应

第二种较难诊断的情况是放疗后出现肿瘤增长，CT和MRI往往难以辨别肿瘤复发与放射性改变。往往只有体积大、恶性程度高的肿瘤才能在放疗后3个月内出现明显的增大。一旦出现这个情况，预后就很不乐观（Barker et al 1996）。

放疗能够通过以下几个方式引起肿瘤体积增大：①早期反应。发生在放疗时或放疗结束后不久，这很有可能是水肿。②早期延迟反应。在放疗结束后数周到数月，包括水肿和脱髓鞘。③晚期延迟反应。在放疗结束后6~24个月，表现为放射性坏死（Leibel & Sheline 1987）。局部60Gy的放疗剂量是近年来大多数胶质瘤的标准放疗剂量，大多数脑膜瘤的放疗剂量为50~55Gy（Walker et al 1978）。虽然这种放疗剂量有轻微的引起放射性坏死的风险，局部早期和早期延迟反应是很常见的。在很多情况下，放疗反应后组织肿胀呈现出的脑水肿是短暂的。在使用小剂量激素治疗后，放疗引起的早期和早期延迟反应的急性症状能够缓解。T_1加权上的低信号影和T_2加权显示的水肿区域是相应的放疗区。水肿消退后，这些脑组织会出现脑实质萎缩、蛛网膜下腔和侧脑室扩大。放疗的临床表现包括痴呆，冷漠，乏力，记忆丧失和运动精准性下降。在无肿瘤生长的区域，超

出切除范围的部位出现 CT 或 MRI 的强化比较罕见。当出现放射性坏死时，MRI 上表现为斑块状，伴随边缘不规则，这需要与复发多灶性肿瘤进行鉴别。

放射引起坏死的迟发效应与恶性肿瘤复发的时间相近，很容易误诊为肿瘤复发（Scharfen et al 1992）。放射性坏死的风险随着放疗体积、放射剂量、分次剂量的增加而增高（Marks et al 1981）。总量小于 70Gy 的分割放疗很少出现放射性坏死，但是常常见于短疗程或局部短疗程高剂量放疗（Loeffler et al 1990a, b; Scharfen et al 1992）。常用的短疗程放疗剂量为 55~60Gy，照射范围达肿瘤周边 0~5cm，放射时间大约为 1 周。这种放疗方案等效于剂量为 10~20Gy，照射范围达肿瘤周边 0~3cm，放射时间不超过 1 小时（Li et al 1992）。坏死是几乎所有患者和半数有症状患者的影像学和病理学证据。

无论是高剂量分割放疗、短疗程放疗，或是放射外科治疗，放射性坏死都很难与肿瘤复发区分。放射性坏死形成的环形增强灶与恶性肿瘤类似，但具有以下特点：其中心在 CT 上表现为低密度，在 MRI 上为 T_1 低信号，T_2 高信号；含有环形强化区；周围则为 CT 低密度，T_1 低信号，T_2 高信号。放射性坏死的周围部分实际反映了水肿，其往往沿着白质纤维束呈放射状分布。这些与复发肿瘤类似的表现和出现的时间往往是区别肿瘤复发和放射性坏死的必要辅助方法。一些神经功能影像学也可能辨别这两种病灶，包括 PET，SPECT 和 MRS。复发肿瘤含有高代谢区域，而放射性坏死则表现为相对较低的代谢活性和低灌注，这些特点可以用于区分二者（Alexiou et al 2009）。虽然已证实其区分特异度高达 100%，但在很多患者中这些研究还未确定，其诊断只能通过临床表现或病理来证实。

当病灶增大，此时病灶可能是肿瘤复发、放射性坏死或两者都有，患者伴随出现临床症状时，激素治疗是不可少的（Edwards & Wilson 1980）。高达 50% 的胶质瘤患者在分割放疗治疗后出现临床症状，要么是对激素耐药，要么需要长期使用激素脱水（Scharfen et al 1992; Alexander & Loeffler 1998; Combs et al 2005; Biswas et al 2009）。20%~40% 的恶性胶质瘤在放疗后会出现明显症状，5% 的脑膜瘤患者继续行短疗程放疗或放射治疗也会出现症状。在恶性胶质瘤二次手术时，那些疑似局部放

疗引起的放射性坏死中，仅有坏死没有肿瘤的占 5%，只有肿瘤的占 29%，两种成分混合的占 66%（Scharfen et al 1992）。在大多数患者中，如果发现肿瘤，通常认为会降低生存时间（Daumas-Duport et al 1984; Rosenblum et al 1985）。

3 复发原因

手术加放疗和化疗后脑肿瘤的增长提示这些治疗不能减轻肿瘤的大小和细胞数量，还有一种可能就是通过患者的自身免疫消除肿瘤（图 19.1）（Harsh & Wilson 1990），治疗失败归因于很多因素，这些因素可能限制了每种方案的有效性。

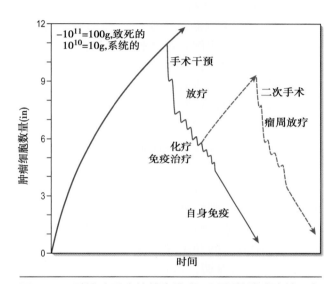

图 19.1 恶性胶质瘤的综合治疗。不同的治疗方法，包括再次手术来减少肿瘤细胞

3.1 术后复发

手术效果不理想的原因包括解剖因素、病理特征、判断错误或技术原因。肿瘤侵袭重要结构可能会限制肿瘤的切除。鞍旁脑膜瘤包绕颈内动脉或其分支；胶质瘤累及视旁路、间脑、内囊、脑干及功能区往往不能全切。当肿瘤侵袭到邻近结构时，即使达到显微镜下的全切，肿瘤仍可能复发。复发也出现在以下情况：大脑半球低级别胶质瘤呈现浸润性生长，脑膜瘤肿瘤细胞广泛的脑膜尾征（Borovich et al 1986; Sallinen et al 2000; Rokni-Yazdi et al 2009）。硬膜的边缘往往是脑膜瘤全切后复发的根源（Nakasu et al 1999; Rokni-Yazdi et al 2009）。恶性脑膜瘤和间变星形细胞瘤

的特点是广泛的侵袭性。其他原因包括术前判断失误，比如说术前对可安全切除的肿瘤细胞数量上的错估及术中没能切除目标肿瘤，这些手术残余病灶都是潜在的复发根源。

3.2 放疗后复发

放疗失败的原因可能是精准度不足，使用剂量低于可耐受剂量，或肿瘤细胞对放射线不敏感。邻近重要的解剖结构也限制了放疗的最大允许剂量。再者，肿瘤的影像学表现与肿瘤的实际范围并非一致。有病理学研究表明，个别高级别胶质瘤细胞的生长范围甚至超过 CT 的低密度灶或 T_2 加权的高信号范围（Burger et al 1983；Kelly et al 1987；Burger et al 1988）。对于不同个体，只从对比增强的范围来判断高级别胶质瘤的侵袭程度，或是硬脑膜尾的比例来预测肿瘤细胞，这样都是无法得到完整的认识（Borovich et al 1986）。对于这些肿瘤，选择其放射范围往往很困难，大多数需要依赖精确地识别肿瘤边界后，才能权衡目标体积和耐受剂量。没有将影像上不确定的肿瘤周边组织纳入放疗或技术失误都会导致治疗的不全面性。

即便给予受肿瘤侵袭的周边脑组织最大可耐受放疗剂量，肿瘤细胞仍可保持活性。缺氧环境下，侵袭性的肿瘤细胞和肿瘤干细胞尤能耐受放射线，随着时间和生理条件的改变，细胞重新进入新的细胞周期，这也是肿瘤呈侵袭性生长进而导致肿瘤复发的原因（Hoshino 1984；Dirks 2006）。对于失败案例的分析表明，即使给予最大可耐受剂量为 70~80Gy 的光子放疗，即此剂量下几乎可杀灭所有恶性星形细胞瘤的中央部分，但肿瘤仍会复发（Lee et al 1999）。一项手术根治切除胶质母细胞瘤后辅助高剂量局部分割光子放疗的研究发现，80~90Gy 的剂量可以防止肿瘤复发；在高剂量放疗区以外出现肿瘤复发，通常出现在 60~70Gy 的区域；扩大高剂量放疗体积会诱发不可逆转的症状性放射相关坏死（Fitzek et al 1999）。

3.3 化疗后复发

药量不足、毒性反应或细胞的耐药性会导致化疗失败。肿瘤对比强化的区域无血－脑屏障，但是周边的脑组织有血－脑屏障。因此，这个特点限制了脂溶性药物通过肿瘤细胞侵入周边区域。药物的有效性与神经毒性、骨髓抑制性、肺损伤及胃肠道毒副反应的界限往往不是特别明确。非循环周期的细胞和肿瘤干细胞也能耐受循环周期的特异性药物。潜在的静止期细胞很快能产生耐受化疗药物的生物化学屏障（Hoshino 1984；Kornblith & Walker 1988；Dirks 2006）。

即使这些治疗能明显地减轻肿瘤负荷，化疗和肿瘤细胞分泌的免疫拮抗因子，如 IL-10，前列腺素 E_2，TGF-β2，以及细胞凋亡诱导分子如 FasL 和 galectin-1（Bower et al 2007），将导致免疫反应下降。多学科治疗中每一领域的局限性解释了抑制肿瘤复发失败的原因。当肿瘤复发时，分析化疗失败原因是评估患者的预后和选择后续治疗方案必不可少的步骤。

4 残余和复发肿瘤对预后的影响

在复发肿瘤的治疗中，分析肿瘤复发及预后的影响因素是必不可少的，而残余肿瘤和肿瘤复发的预后影响因素也可能是不完全相同的。

4.1 残余肿瘤

残余肿瘤的放疗效果可能与术前预期的目标效果一致，疾病的预后与最初制订的方案有关。如果残余肿瘤不可预测，预后也会随之改变。残余肿瘤主要的预后判断最好是看肿瘤切除程度与肿瘤复发可能性之间的关系。

4.1.1 残余脑膜瘤

手术切除程度对脑膜瘤患者的疗效有重要影响。有症状的复发肿瘤随着第一次手术切除后残余肿瘤细胞的变化而变化：肿瘤部分切除为 44%；肿瘤切除至硬脑膜基底为 29%；切除肿瘤及其与硬脑膜基底联合为 19%；切除肿瘤及其侵袭的硬脑膜和颅骨为 9%（Simpson 1957）。研究发现切除脑膜尾征能减少肿瘤 1/2 的复发率（10% vs 20%）（Yamashita et al 1980；Chan & Thompson 1984；Kinjo at al 1993）。在一项研究中，全切的无进展生存率比部分切除的无进展生存率高（5、10、15 年的无进展生存率分别为 93%、80% 和 68% 比 63%、45% 和 9%）（Mirimanoff et al 1985；Kinjo et al 1993）。全切与部分切除 5、10、15 年二次手术的概率分别为：6%、15% 和 20% 比 25%、44% 和 84%。随访一定要达到 10 年以上。虽然肿瘤消退常常发生在前十年，但也有观察了 25 年以上未见肿瘤复发的报道（Mathiesen et al 1996）。

肿瘤部位是决定肿瘤是否能全切以及会复发的重要因素。有报道称脑室内脑膜瘤 5~10 年的复发率约为 5%，矢状窦旁、镰旁、大脑凸面、蝶骨嵴和嗅沟，小脑凸面脑膜瘤复发率为 20%，颅底脑膜瘤约为 50%（蝶骨内侧、海绵窦、眶尖、斜坡、岩骨及小脑幕）（Phillipon & Cornu 1991；Strassner et al 2009）。全切 96% 的凸面脑膜瘤中 3% 在 5 年内复发。但是蝶骨嵴脑膜瘤的全切率只有 28%，5 年的复发率为 34%（Mirimanoff et al 1985；Strassner et al 2009）。肿瘤侵犯重要结构时，不能全切的比例更高，如侵袭脑干、颈内动脉、椎动脉、基底动脉或硬脑膜窦。广泛侵袭颅骨，尤其是颅骨被肿瘤浸润或增生，以及侵犯皮质是早期和频繁复发的征兆。在一项研究中，出现颅骨破坏的肿瘤中有 40% 出现复发，引起骨质增生的肿瘤中只有 13% 复发，即使增生的颅骨中几乎都有肿瘤细胞（Olmsted & McGee 1977；Bikmaz et al 2007）。同样，侵犯皮层脑组织也可导致复发，如果发现有皮层侵犯，22% 可多次复发，9% 单次复发以及 1% 不复发（Boker et al 1985）。多因素分析已证实肿瘤外形是肿瘤复发中有统计意义的预后影响因素。蘑菇形及分叶状肿瘤较圆形肿瘤更容易复发（Nakasu et al 1999）。脑膜瘤影像学上如果边缘不规则，很有可能是侵犯皮质，从而加重脑水肿，导致不完全切除和复发（Suwa et al 1995；Strassner et al 2009）。

复发的原因也取决于组织学，基于 2000 年 WHO 分类标准，预后影响因素包括肿瘤级别，有丝分裂指数，细胞多形性，核仁突出，细胞核质比高，坏死，脑组织浸润。还有免疫组织化学指标，包括 Ki-67 和 BCL-2 的高度染色，均与肿瘤级别和预后相关（Uzüm & Ataoğlu 2008）。良性、非典型性、恶性脑膜瘤的复发比率分别为 7%、35% 和 73%（Maier et al 1992）。非典型性脑膜瘤的中位无进展生存时间、复发时间、总体生存时间分别为 12 年、5 年和 19 年；而恶性脑膜瘤分别为 2 年、2 年和 7 年（Palma et al 1997）。肿瘤短时间复发不仅与肿瘤的级别高有关，还与细胞高度有丝分裂指数（MIB-I 标记指数 >3%）、TGF-β 染色质密度、孕激素受体的缺失和坏死有关（Hsu et al 1997a，b）。高增殖指数 BUdR 标记指数 >1，流式细胞仪指数 >19%，单

独的、从未复发过的肿瘤中复发增长模式更倾向于数月内成倍增长，而非 1~3 年甚或 5~10 年（Jääskeläinen et al 1985；Cho et al 1986；Crone et al 1988）。在一项研究中，复发肿瘤中有 20% 的有丝分裂指数较高，但在未复发的肿瘤中这个比率仅为 8%；复发的肿瘤中有 26% 发生了坏死，在未复发的肿瘤中此比率仅为 6%（Boker et al 1985；de la Monte et al 1986）。未复发肿瘤 MIB-I 标记指数为 1.6%，第一次手术后复发的肿瘤中此数值为 3.6%，第二次手术后复发的肿瘤中为 8.8%（Matsuno et al 1996）。同一肿瘤短期序贯复发时，表现为高增殖指数、微坏死和更为复杂的核型（Steudel et al 1996；Cerda-Nicolas et al 1998）。非典型脑膜瘤复发预后的特点几乎和手术切除程度无关（Jääskeläinen et al 1985；de la Monte et al 1986；Jääskeläinen et al 1986；Perry et al 1997；Uzüm & Ataoğlu 2008）。

研究表明低龄与脑膜瘤复发相关，可能是由于荷瘤时间长和更加激进的肿瘤生物学特点。肿瘤最初出现复发的平均年龄为 43 岁，与不出现复发的平均年龄 53 岁形成对比。这一关系也支持了再次手术后肿瘤复发的风险；多次复发的肿瘤中，第一次复发时间为 36.4 岁，与单次复发肿瘤的第一次复发时年龄为 46.7 岁形成对比（Phillipon & Cornu 1991）。性别也很关键，男性非典型和恶性脑膜瘤较女性多见（Jääskeläinen 1986），且更倾向于早期和频繁复发。这些预后影响因素都关系到制订残余和复发脑膜瘤的治疗方案。

当术后影像提示为残余肿瘤时，治疗方案包括再次手术，放疗，观察。除非是棘手的技术问题或是考虑到功能区而限制了手术切除范围，其他情况下都应尽早再次手术。残余肿瘤的放疗是相当有效和安全的，术后放疗能将复发率由 60% 缩减至 32%，将复发时间由 66 个月延长到 125 个月（Carella et al 1982；Barbaro et al 1987；Goldsmith et al 1992）。放疗对残余良性脑膜瘤复发的控制率取决于肿瘤大小，直径大于 5cm 的肿瘤 5 年无进展生存率为 40%，而更小的肿瘤是 93%。而这些差异也导致了不同的 5 年死亡率。大肿瘤和小肿瘤的 5 年死亡率分别为 35% 和 3%（Connell et al 1999）。

有报道认为，从影像学上能够观察到肿瘤细小的变化，良性肿瘤相对缓慢的增长，恶性转化

率低，基于这三点，可以考虑延迟二次手术和放疗，直至有明确的复发迹象。对这类患者应进行持续的定期随访（通常每年行神经系统和影像学检查），因为对他们来说其复发风险会在5~10年后持续上升（Mirimanoff et al 1985）。即便是手术全切后加之辅助治疗，很多非典型和所有恶性脑膜瘤快速复发的可能性依然很大。对于非典型脑膜瘤，已接受Simpson Ⅰ级切除和可靠的术后影像学随访，放疗可延迟至肿瘤出现复发迹象；但如果切除不干净，理论上肿瘤是会复发的。残余肿瘤应该接受放疗，有证据显示残余肿瘤和高风险复发灶区域较小时，立体定向放疗要优于传统的大范围分割放疗。术后早期放疗比延迟至肿瘤复发时放疗要好（Patil et al 2008；Colombo et al 2009）。对于无法达到全切的恶性脑膜瘤，早期对残余肿瘤和切除后边缘进行放疗有着重要的意义（Harris 2003）。

4.1.2　残余胶质瘤

肿瘤细胞减灭术是大多数全身恶性肿瘤治疗的部分基础（Devita 1983）。大多数患者中，手术切除程度与治疗效果密切相关。对于胶质瘤来说，手术切除程度、残余肿瘤大小与治疗预后更加密切相关。比如无进展生存时间和总生存时间，更取决于术前术后的影像学表现，而不是临床治疗方案（Rostomily et al 1994）。最近，有报道显示切除程度达98%以上时，是有统计学意义的良好预后影响因素（Hentschel 2003）。

随机对照回顾性研究和历史对照研究已证实了低级别胶质瘤的手术切除程度与生存时间之间的关系（Ammirati et al 1987b；Vertosick et al 1991；McCormack et al 1992；Chang et al 2009）。一项461例低级别胶质瘤的研究显示，手术全切与更长的生存时间相关（Laws et al 1984）。另一项报道表明此类疾病手术最大切除后的中位生存时间是7.4年。大脑半球肿瘤近全切患者的中位生存时间与活检和单独放疗患者中位生存时间形成鲜明对比（10年比8年）（Vertosick et al 1991；McCormack et al 1992）。还有研究表明扩大手术切除程度能延长肿瘤复发时间（Berger & Rostomily 1997；Chang et al 2009）。

对于高级别胶质瘤，第一次手术切除程度与以下几点之间的相关性一直存在争议：①肿瘤复发时间；②生存时间（Coffey et al 1988）。组织学研究和大型的回顾性研究已经证实了星形细胞瘤和间变少突胶质瘤之间的关系（Jelsma & Bucy 1969；Walker et al 1978；Chang et al 1983；Nelson et al 1985；Shaw et al 1992）。虽然许多既往文献未能证实恶性胶质瘤活检和手术彻底切除之间孰优孰劣（Nazzaro & Neuwelt 1990；Quigley & Maroon 1991），但是，以下几点可肯定手术彻底切除的优势：

（1）多中心研究表明手术切除的越彻底，患者的生存时间越长（Shapiro 1982；Wood et al 1988，Simpson et al 1993）。

（2）在一项243例患者的研究中，多因素分析证实手术切除程度是患者生存预后的重要影响因素（$P<0.000\ 1$）（Vecht et al 1990）。

（3）一项1 215例Ⅲ或Ⅳ级的胶质瘤患者的研究表明，扩大手术切除程度是独立于年龄、病理级别和辅助治疗的独立预后影响因素（McGirt et al 2009）。

（4）三个单中心研究：在一项包含21例胶质母细胞瘤和10例间变星形细胞瘤的研究中，即便两组都具备其他有利的预后影响因素，手术全切与近全切的中位生存时间分别是90周和43周，两年的生存率分别为19%和0%（Ammirati et al 1987b；Ciric et al 1989）。在另一项研究中，纠正了肿瘤手术可行性和其他预后影响因素的干扰后，手术全切患者的生存时间要长于活检患者（76周比19周）（Winger et al 1989）。最近一项大型研究表明手术全切（98%）能提高患者生存时间（Hentschel & Sawaya 2003）。

（5）在两个大型研究中，切除皮层和皮层下的Ⅳ级胶质瘤患者，在经过手术及放疗后生存时间要长于仅活检和放疗的患者，分别为50.6周比30周（Devaux et al 1993），39.5周比32周（Kreth et al 1993）。

（6）术后残余肿瘤体积小，与更长的肿瘤无进展生存时间（Levin et al 1980）以及总生存时间（Androeu et al 1983；Rostomily et al 1996）相关。

尽管研究仍不完善，但胶质瘤现有数据以及中枢神经系统以外的肿瘤治疗经验显示近全切除（肿瘤细胞缩减至原来的1/100）可以使患者获益。因此，对于初次手术时未能发现并切除的那部分肿瘤，如果手术不困难，则可能需在肿瘤复发前行二次手术。

4.2 肿瘤复发

手术和放疗（缩小和稳定）后出现肿瘤的再生长提示着预后不良，尤其是当肿瘤较原发肿瘤长得更快和更弥散时。常常因为肿瘤生物学发生了改变，导致肿瘤对随后的治疗不敏感。初次手术后肿瘤短期内出现复发症状常常预示着肿瘤快速再增长和预后不良。预判肿瘤患者预后时需要考虑的因素包括肿瘤生物学行为（病理，生长速率，侵袭性），手术切除情况，放化疗之前的反应，年龄和患者的功能状态（Karnofsky et al 1951）。评价复发肿瘤大小、生长速度、侵袭性及肿瘤部位时必须结合潜在的神经功能损害和死亡。生长于额叶、边界清楚、神经功能状态良好的凸面脑膜瘤的中年患者，术后十年复发，其预后结果显然不同于接受手术＋放疗＋化疗后 3 个月出现肿瘤弥散生长且神经功能状态差的老年多发胶质母细胞瘤患者。

5 复发肿瘤的治疗

复发肿瘤的治疗主要在于比较其临床自然病史和权衡其潜在治疗方案的风险及收益。

5.1 复发脑膜瘤的治疗

脑膜瘤复发需再次手术或放疗。脑膜瘤可通过直接压迫重要脑组织或引起颅内压增高，从而导致神经功能损害和影响生存时间。除非有解剖结构的顾虑，严重的医疗问题或很短的生存期，当肿瘤增大时，即使没有症状也应给予治疗。手术决定需权衡复发肿瘤的自然病史特征，是否在预期的生存期内可能引起神经功能损害与死亡，根治切除的技术可行性，患者的医疗条件，以及其他潜在治疗的有效性。

复发将会影响治疗方案的选择。虽然肿瘤会从原发灶往不同方向扩散，甚至出现多处复发，但一般来说复发总是位于局部（图 19.2）。局部多发肿瘤是由于肿瘤细胞沿硬膜生长或位于硬脑膜下（图 19.3）（DeVries & Wakhloo 1994）。在一项脑膜尾征的病理学研究中，影像学显示 47 例脑膜尾征的患者有 15 例伴有肿瘤细胞的浸润（Uematsu et al 2005）。一项复发脑膜瘤的研究中有 16%（7/45）的患者有局部复发，与低龄、病理为非典型或恶性、肿瘤倾向于多次复发相关（Phillipon & Cornu 1991）。这类复发肿瘤往往需要扩大手术切除程度，并且术后务必放疗。

复发肿瘤可能会按照原发肿瘤的生长方式进行生长，或表现出不同的生物学行为。当复发肿瘤与原发肿瘤类似时，手术方案也可与原发肿瘤手术类似。很多外科医师发现当肿瘤患者接受单独手术、单独放疗或手术＋放疗后更难切除，手术带来并发症的风险也更高（Sekhar et al 1996）。如果复发肿瘤与原发肿瘤不同，则需考虑其他手术方式。

（1）最初长在硬脑膜下的凸面脑膜瘤在复发时可能长到硬脑膜外，呈哑铃方式延伸出颅，并侵袭头皮（图 19.4），这种肿瘤的切除可能需要较大的皮瓣、去除骨瓣、转移组织来修复皮肤缺损。

（2）大脑镰旁脑膜瘤可能会向对侧生长，因此需要双侧开颅。

（3）矢状窦旁脑膜瘤可能完全堵塞了上矢

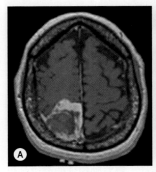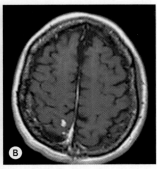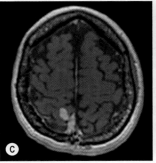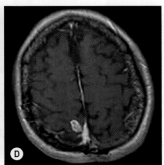

图 19.2 脑膜瘤的局部复发。这个左矢状窦旁脑膜瘤（T₁加权增强 MRI）患者表现为左下肢乏力（A）术后 MRI（B）显示了上矢状窦和镰旁外侧壁增厚，以及小的脑实质增强灶。在 4 年的随访中（C）肿瘤沿着窦增厚以及脑实质灶变大，都接受了立体定向放疗，6 个月后平扫。（D）脑实质小结中央对比强化消失，与放疗反应一致

状窦，因此进行静脉窦切除和完全切除肿瘤是可行的。

（4）前床突脑膜瘤复发时可能延伸过视神经管和压迫海绵窦，因此有必要进行颅底的扩大切除（图 19.5）。

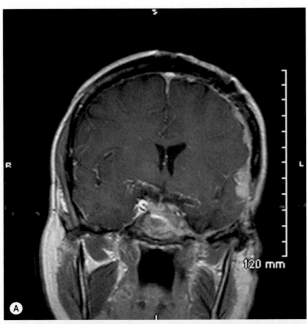

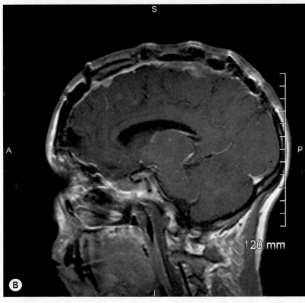

图 19.3 局部多发肿瘤。这可反映多发脑膜瘤，或由硬膜中、硬膜下的播散所致。这些冠状位（A）和矢状位（B）的 T$_1$ 加权，对比增强磁共振成像显示众多左额颞凸面和上矢状窦脑膜瘤

如果无法手术，或再次手术后肿瘤依然存在，则应当给予放疗，尤其是当病理诊断为非典型或复发脑膜瘤时。经再次手术后，肿瘤 5 年复发率

为 42%，10 年为 56%。研究发现经过 4 次反复手术患者的平均无进展生存期逐渐下降，分别为 6 年，3 年 10 个月，3 年，1 年 7 个月（Mirimanoff et al 1985；Phillipon & Cornu 1991）。对 31 例蝶骨嵴脑膜瘤术后残余肿瘤和 11 例肿瘤复发患者行放疗，4 年随访期间未见肿瘤复发。与未行放疗组的患者对比，16/38 部分切除肿瘤的患者和 5/6 的复发肿瘤患者出现肿瘤再生长（Peele et al 1997）。

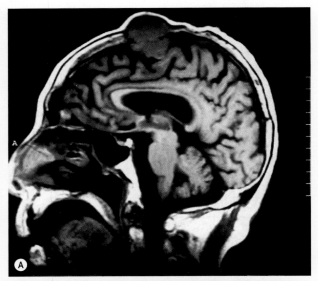

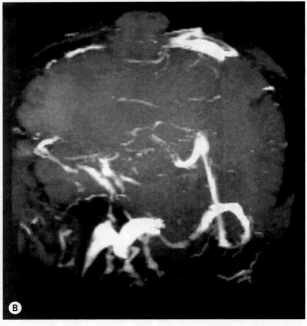

图 19.4 复发脑膜瘤。（A）一位 78 岁先前手术切除过的镰旁脑膜瘤患者骨面出现病灶。复发肿瘤延伸穿过颅骨和大脑镰。（B）上矢状窦被肿瘤阻塞，因此需要切除它来获得肿瘤全切

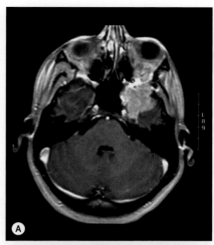

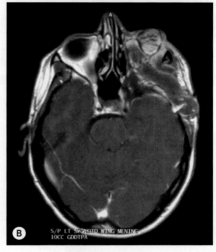

图 19.5 复发眶尖脑膜瘤。两次开颅手术及质子束放射后复发的肿瘤（A：轴位 T$_1$ 加权对比增强 MRI），需要眶内容物摘除术和修复，并移植腹直肌。10 年后，肿瘤未见复发（B：轴位 T$_1$ 加权磁共振钆增强）

如果复发的良性肿瘤小（<10cm^3），肿瘤弥散且不易切除，那么立体定向放疗是显微手术和分割放疗的替代选择（图 19.6）（Muthukumar et al 1998；Chang & Adler 1997；Shafron et al 1999；Colombo et al 2009）。中位随访时间 2 年（6~54 个月）后发现，立体定向放疗对手术切除后残余的海绵窦脑膜瘤的控制率达到了 100%，19/34（56%）的患者肿瘤消失，24% 的患者神经功能症状得到改善；70% 的患者没有变化；还有 2 例患者（6%）新出现了永久性的神经功能缺失（Duma et al 1993）。同一机构随后的证实，非典型脑膜瘤 5 年和 10 年的控制率均为 93.1%。对于仅接受放疗的 83 例患者，5 年的控制率为 96.9%（Lee et al 2002）。41 例小脑幕脑膜瘤的治疗中，44% 的患者在 1~4 次手术后出现肿瘤复

发，肿瘤的控制率在中位随访时间 3 年中为 98%。其中 19 例患者出现临床症状，20 例患者保持稳定，2 例出现恶化的患者中，1 例是肿瘤复发，另外 1 例是放射性损伤（Muthukumar et al 1998）。近来，立体定向放疗的分期与分级已经被用于治疗更大体积，或更接近于放疗敏感的正常结构的复发脑膜瘤，而不像以前那样保守（Pendl et al 2000；Adler et al 2008）。

如果肿瘤体积大、恶性程度更高并且生长弥散，扩大分割放疗则更为合适（Carella et al 1982；Barbaro et al 1987；Goldsmith et al 1992；Milosevic et al 1996）。一部分残余良性脑膜瘤患者的治疗是基于 CT 或 MRI，其 5 年无进展率为 98%（Goldsmith et al 1992）。在大多数患者中，残余的非典型和恶性脑膜瘤需接受放疗（Hug et al 2000；Modha et al 2005）。基于初次放疗的部位和剂量，可考虑再次放疗的可能（图 19.7）（Milker-Zabel 2009）。

复发脑膜瘤的治疗包括激素治疗、化学治疗和免疫治疗（Sioka & Kyritsis 2009）。对于脑膜瘤标本或细胞进行孕激素、雌激素和生长抑素受体的检测可有助于临床试验的开展。

2/3~3/4 的脑膜瘤有孕激素受体，典型脑膜瘤的孕激素受体较非典型和间变性脑膜瘤更为常见，因此预后更好（Pravdenkova et al 2006；Roser 2004；Huisman et al 1991）。尽管如此，孕激素拮抗因子——米非司酮（RU486，200mg/d）仅表现出有限的抗肿瘤活性（8/28，29% 的患者局部反应）（Grunberg et al 2006）。虽然只有少部分肿瘤伴有雌激素受体（19%），雌激素受体拮抗剂他莫昔芬在大多患者（9/10）中也产生了类似水平的反应（Huisman et al 1991；Goodwin et al 1993），大多数脑膜瘤发现生长抑素受体证实了其潜在的有效性，6 个月的肿瘤控制率在 44%（Chamberlain et al 2007）。

尽管研究表明化疗对复发脑膜瘤的作用小，但初步证据认为羟基脲（15~20mg/kg·d）对复发的、不可切除的脑膜瘤是有效的，部分缓解或稳定的累积率为 78%（两项研究中 26/32 的患者）（Mason et al 2002；Newton et al 2004；Newton 2007），但是临床 II 期研究未能证实显著性（19/54 或 35% 部分缓解，或更常见于肿瘤稳定）（Fuentes et al 2004；Loven et al 2004；Weston et al 2006）。一项研究中有 4 例非典型和恶性脑膜瘤未缓解。

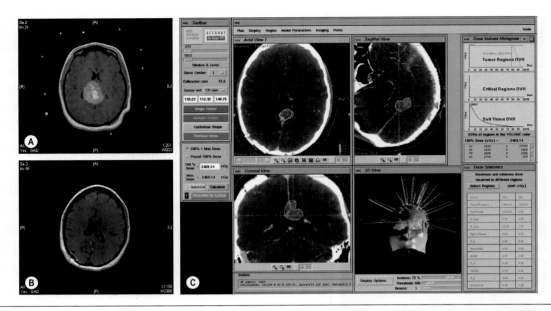

图 19.6 复发脑膜瘤的立体定向放疗。从一年轻女性患者脑室内取出一个 WHO Ⅱ 级的沿 Galen 静脉壁的巨大脑膜瘤（A，术前轴位对比增强 T₁ 像）（B，术后轴位对比增强 T₁ 像）。随后再生长的肿瘤行立体定向放疗治疗（C，赛博刀治疗计划）

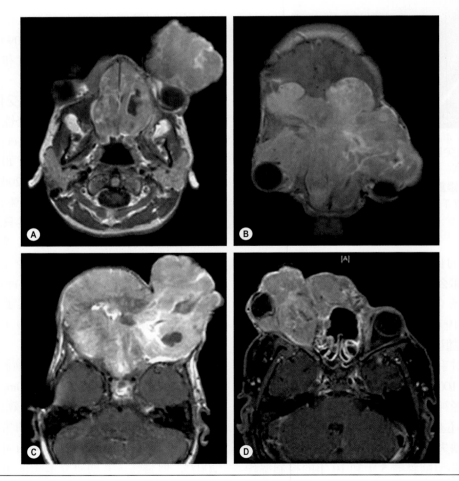

图 19.7 复发脑膜瘤的再放疗。最初在 1987 年接受过手术 + 放疗的 WHO Ⅱ 级脑膜瘤。复发肿瘤切除的图像（A，轴位；B，冠状位；C，轴位 T₁ 对比增强 MRI）。随后肿瘤复发（D，轴位），导致 2002 年行右眼球摘除术。随后左眶内侧肿瘤出现肿瘤复发，抑制生长抑素，切除失明的左眼，2008 年再次放疗

类似 Ⅱ 期临床研究中，无论是替莫唑胺还是伊立替康都未能证明其抗肿瘤的显著效应（Gupta et al 2007；Rockhill et al 2007）。虽然有一组脑膜瘤表现有端粒酶活性，但间变性脑膜瘤的端粒酶活性比典型脑膜瘤更为常见，这与不良预后相关（Langford et al 1997），伊立替康抑制剂是一个合理的治疗方案。

免疫治疗的研究还不多，在 18 例未切除或复发的脑膜瘤治疗中（其中包含恶性脑膜瘤），14 例肿瘤在使用干扰素 α-2b 后情况稳定（近 8 年）（Kaba et al 1997；Muhr et al 2001）。基于目前令人失望的化疗和激素治疗效果，这些免疫治疗因子还需更深一步的研究（Sioka & Kyritsis 2009）。

5.2 复发胶质瘤的治疗

复发胶质瘤的治疗主要在于比较其临床自然病史和权衡其潜在治疗方案的风险及收益。当患者具备良好的神经状态和生理储备，其治疗方案应综合多学科，目的就是能够显著改善患者的神经功能状态和延长生存时间（Salcman et al 1982）。

5.2.1 复发胶质瘤的治疗方案

复发胶质瘤大多数是在局部。从历史经验看来，大于 80% 的复发胶质母细胞瘤发生于原发增强灶边缘 2cm 以内的区域（Hochberg & Pruitt 1980；Wallner et al 1989a）。超过 90% 的胶质瘤治疗后在原发部位出现复发，其中有 5% 的肿瘤出现多发灶（Choucair et al 1986）。另一项研究中，36 例恶性胶质瘤患者接受了 70~80Gy 的分割放疗，32 例（89%）在放疗的中央（至少 95% 的肿瘤体积接受 95% 以上的最大放疗剂量）或旁边（80% 的肿瘤体积接受最大放疗剂量）出现复发，3 例（8%）患者出现边缘复发，只有 1 例（3%）患者出现放疗高剂量区以外的肿瘤消退。7 例患者出现多灶复发，只有 1 个出现在高剂量放疗区以外（Lee et al 1999）。这个局部复发的趋势是肿瘤细胞分布的作用。实体肿瘤强化的边缘中随着肿瘤细胞急剧下降呈现出明显的肿瘤密度梯度。因此，每一个肿瘤细胞都是从原发灶通过脑组织远距离扩散的。较多的残留肿瘤细胞增加了肿瘤局部复发的机会（Burger et al 1983；Kelly et al 1987）。

增加肿瘤局部复发的潜在因素如下：

（1）局部肿瘤细胞的相对优势。

（2）局部细胞建立一个竞争性增殖优势的统计学概率。

（3）病灶的生理微环境很可能诱发肿瘤再次生长（丰富的血管，血管高通透性，中断的组织结构，旁分泌生长因子刺激）。

随着肿瘤细胞在原发灶出现增殖，细胞再次出现快速扩散和蔓延。肿瘤细胞再生长和远处扩散是由于出现了新的、高度有丝分裂活性的细胞，或在初始治疗前就已经播散至远处的、重新进行生长的细胞（Choucair et al 1986）。生物制剂也会影响肿瘤的复发方式。最近应用贝伐单抗的临床经验提示，这些 VEGF 抑制剂更有可能导致肿瘤弥散浸润性的远处复发（Narayana et al 2009）。因此，针对局部复发的肿瘤最好的治疗方法也就是姑息治疗，包括多种局部和远处的综合治疗方法。

5.2.2 复发胶质母细胞瘤的流行病学

对复发胶质母细胞瘤的不同定义和不同机构所进行的治疗方案，导致对此类疾病不一致的概念和认识（Hou et al 2006）。222 例再次手术并植入可生物降解 BCNU，且术前 KPS 评分至少大于 60 分的复发胶质母细胞瘤患者中，从最初发现肿瘤到肿瘤复发的中位时间是 12 个月（Brem et al 1995）。在一组 301 例胶质母细胞瘤患者中，223 例患者从最初诊断到肿瘤复发的中位时间是 4.9 个月（Barker et al 1998）。64% 的患者在复发时 KPS 评分大于 70 分。

复发的胶质母细胞瘤是通过常规影像学检查或出现新的症状来诊断，在一项包括复发胶质母细胞瘤和间变星形细胞瘤且 KPS 评分大于 70 分的患者问卷调查中，自述的症状包括疲劳，对未来的迷茫，运动障碍，嗜睡，交流困难和头痛（Osoba et al 2000）。虽然很多症状能反映肿瘤的复发，但混杂的因素同样也很多，比如放射性坏死、激素诱发的全身疲劳和头痛。单一诊断和复发肿瘤状态都影响未来的判断。复发胶质母细胞瘤导致内分泌失调和虚弱，视力丧失较间变星形细胞瘤更为常见，证实了更加激进的治疗会引起神经功能的缺失。

5.3 复发恶性胶质瘤的治疗

复发胶质瘤的治疗选择必须综合考虑肿瘤首次手术和目前的病理，既往治疗情况，肿瘤部位，年龄以及患者全身和神经功能状态。如果既往是低级别胶质瘤，目前出现了一个进行性增大的病灶，对于这样的患者治疗上首先建议行立体定向活检，或者如果开颅手术可行，也可以选择手术切除来明确病理（图 19.8）。如果肿瘤病理检查提示肿瘤依然是低级别的，而且手术切除不会引起显著的神经功能障碍，则建议手术切除病灶；如果以前放疗剂量远小于最大耐受剂量，可以对瘤床和周围区域进行分割放疗，距离最初放疗的时间间隔越长，复发时可以增补的剂量越高；如果复发肿瘤无法再次手术，应考虑给予单纯放疗；如果以前是低级别胶质瘤而且已经给予了最大耐受剂量，治疗上应该选择手术切除；如果无法切除，可以考虑给予立体定向放疗（Osterag 1983；Mayer & Sminia 2008）。

对于低级别胶质瘤复发成高级别肿瘤，或高级别胶质瘤复发患者，在以下情况应选择再次手术：①患者的 KPS 评分超过 70 分，而且能够将强化的病灶全切或近全切除；②神经功能障碍是由于肿瘤占位效应引起，并通过手术切除病变可以缓解目前症状。切除肿瘤可以减轻患者的神经功能障碍和减少激素用量来改善患者的生活质量，还可以通过减少肿瘤负担、增强对放化疗、免疫治疗及生物治疗等方法的敏感性来延长患者的生存期（Vick et al 1989；Brem et al 1991）。

如果既往没有进行过放疗，瘤床及其周围的环形带应该给予局部放疗。甚至当初做过放疗，局部再放疗仍然可供选择，只是总的放疗剂量要符合传统的分割放疗的标准指南。其他的选择还可以考虑适形分割放疗（例如 IMRT，调强放疗），低分割立体定向放疗，间质内放疗，立体定向放疗等（Hucharek & Muscat 1995；Arcicasa et al 1999；Hayat et al 1997；Kim et al 1997；Wiggenraad et al 2009）。对复发性脑胶质瘤采取高度适形再放疗（平均放疗剂量为 38Gy，范围 30.6~59.4Gy），中位时间为 38 个月（范围 9~234 个月），2/3 的患者影像学上稳定或缓解，并且神经功能得到改善（Kim et al 1997）。在另一项研究中，10 例复发恶性胶质瘤患者给予适形放疗（日分割剂量为 5Gy，中位为 30Gy），从治疗时开始计算，中位总生存期为 10.1 个月；1 年和 2 年总生存率分别为 50% 和 33%（Voynov et al 2002）。

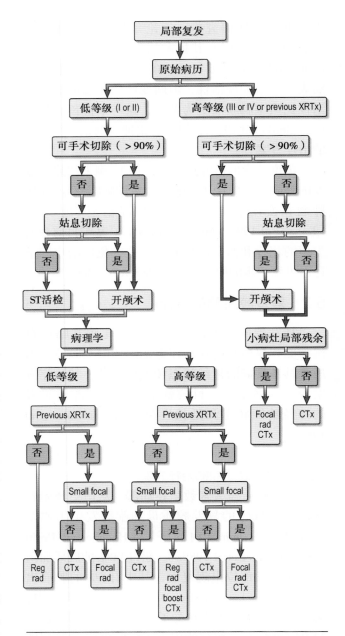

图 19.8 复发胶质瘤。复发胶质瘤的治疗需要考虑肿瘤级别，切除程度和既往治疗方案。CTx，化疗；focal rad/boost，立体定向放射外科，间质内放疗或者放疗；N，神经功能；reg rad，局部分割放疗；small focal，影像学边界，不足 10cm^3

大剂量分割立体定向放疗联合高剂量分割立体定向靶向治疗。复发恶性胶质瘤采用大剂量分割立体定向放疗（例如，总共 20~30Gy，分成 2~5Gy/d），其后的中位生存期为 9.3 个月（其中Ⅲ级胶质瘤 15.4 个月，Ⅳ级胶质瘤 7.9 个月）（Vordermark et al 2005）。29 例复发的高级别星形细胞瘤，给予 20~50Gy，5Gy/d 的剂量，平均生存期为 11 个月（Shepherd et al 1997）。36% 的患者出现激素依赖性毒性；6% 的患者需要再次手术，并且超过 40Gy 会出现放射性损伤的风险（P<0.005）。一项研究中，24Gy 分为 3 次，每次 8Gy；30Gy 分 3 次，每次 10Gy 以及 35Gy 分 3.5 次，每次 10Gy，达到 60Gy 的标准治疗剂量，可使残留或复发的恶性胶质瘤的中位生存期提升 3.1 个月（范围 1~46 个月）。60% 患者的激素使用量减少，48% 的患者神经功能得到改善。达到 30Gy 或 35Gy 的患者，80% 都有效果。中位生存期达到 10.5 个月。未出现放疗后Ⅲ级毒性反应，患者均不需要再次手术（Hudes et al 1999）。第 4 个病例组将紫杉醇作为放疗增敏剂，联合分次立体定向放疗来治疗复发恶性胶质瘤，结果 14 个患者的中位生存期达到 14.2 个月。这四项研究表明，只要病例选择得当，大剂量分次立体定向放疗对于复发恶性胶质瘤效果良好和安全。

尽管有些研究对于初发和复发的胶质母细胞瘤建议采取短程放疗，然而这些患者具有高度选择性，往往为体积较小、肿瘤较局限这两大特点，其肿瘤比较适合放疗或立体定向放疗，从而获得同微创手术相同的效果（Scharfen et al 1992；McDermott et al 1998；Gaspar et al 1999）。在复发胶质母细胞瘤的粒子植入短程放疗和放疗的一项回顾性分析比较中，两组患者的中位生存期相似（分别为 11.5 个月和 10.2 个月），失效模式也相似。在 12 个月和 24 个月因放疗后坏死而再次手术的风险分别为 33% 和 48%。短程治疗后坏死而再次手术的风险分别为 54% 和 65%，短程放疗的患者肿瘤更大，并且随访时间较长（Shrieve et al 1995；Alexander & Loeffler 1998）。

复发胶质瘤局部放疗的其他类型研究包括光动力治疗（PDT），硼中子俘获治疗（BNCT），术中放疗（IORT），以及放射性标记的单克隆肿瘤细胞表面抗体等（Hara et al 1995；Muller & Wilson 1995；Popovic et al 1996；Bigner et al 1998；Chanana et al 1999；Reardon et al 2007）。用 ^{131}I 标记的单克隆抗体 81C6 对术后瘤腔进行放疗，其安全性和有效性在初次切除后令人满意，使得其在复发胶质瘤再次手术时也具有潜在利用价值（Reardon et al 2007）。

尽管这些研究报道认为放疗好处多，然而恶性胶质瘤复发时呈弥散浸润性生长的特点，以及放疗剂量达 60~70Gy 后产生的放疗毒性反应，使得放疗受到限制，因此复发恶性胶质瘤的治疗需要有更系统的治疗方法，例如化疗和生物免疫治疗。

5.4 化疗

化疗对浸润性胶质瘤的诊断和复发往往是有价值的。替莫唑胺（Temodar，TMZ）是一种口服的 DNA 甲基烷化剂已经成为药物治疗的选择，其作用和毒性反应的比值大于先行替代的静脉烷化剂 BCNU 和 CCNU。TMZ 适合未经过化疗过的低级别胶质瘤。其中一项研究报道，其反应率可达 47%（Pace et al 2003）。虽然给予了 TMZ，但肿瘤复发后可以尝试长期口服 TMZ 或单独使用 CCNU、PCV，单用贝伐单抗，或者贝伐单抗联合其他药物（例如，伊立替康）（Triebels et al 2004；Kesari et al 2009；Norden et al 2008；Narayana et al 2009；Taillibert et al 2009）。

对于Ⅲ级胶质瘤，仍建议使用 TMZ（Chinot 2001）。可能由于肿瘤良好的生物学反应，TMZ 对于 1p、19q 联合缺失的间变少突胶质细胞瘤的治疗非常有效（Cairncross et al 1998；Smith et al 2000）。在胶质母细胞瘤患者的最初治疗中，加入 TMZ 联合放疗，可将 2 年存活率从单纯使用放疗时的 10.4% 提高到 26.5%，平均生存期可从 12.1 个月提高到 14.6 个月（Stupp et al 2005）。高级别胶质瘤复发时，如果以前没有使用过 TMZ，则推荐使用 TMZ；如果使用了 TMZ，但在肿瘤复发或者毒性反应出现之前就停药了，再次使用 TMZ 或单用亚硝脲剂也是可以的（表 19.1）（Brandes et al 2009）。19% 的复发或进展的胶质母细胞瘤对 TMZ 有效，中位无进展生存期为 11.7 周（Brandes et al 2002）。复发胶质母细胞瘤采用标准的 TMZ 治疗方案（150~200mg/m^2×5 天，28 天为一个疗程），6 个月无进展生存期为 21%，而甲基苄肼为 8%。更大剂量的 TMZ 治疗方案（150mg/m^2，一周 7 次），6 个月无进展生存期为 48%，总生存期 81%（Wick et al 2004）。TMZ 联合基质金属蛋白酶抑制剂或 13 顺维 A 酸，6 个月无进展生存期分别为 39% 和 32%（Jaeckle et al 2003）。如果使用 TMZ 治疗原发性肿瘤并产生毒性反应，应采用其他药物替代（Taillibert et al 2009）。

有时 TMZ 和相关烷化剂（BCNU，CCNU）疗效有限，反映了细胞耐药机制，包括抑制 DNA 修复机制。MGMT 细胞修复保护蛋白，可去除 TMZ

在 DNA 水平诱导的 O⁶-甲基鸟嘌呤加合物。

瘤腔内植入药物聚合贴片可增强局部化疗药浓度，同时减少全身系统性不良反应。复发胶质母细胞瘤最初的一项瘤腔内植入 BCNU 贴片的随机、双盲临床试验中，BCUN 组对比安慰剂组，其中位生存期获得延长（为 31 周 vs 23 周），提高生存期至 6 个月。但在长期的随访后，其生存曲线发生重合，而且脑水肿更严重，感染率更高（3.6% vs 0.9%），癫痫发生率更高（37.3% vs 28.6%）（Brem et al 1995）。化疗对于二次复发的患者作用很小（Hau et al 2003）。多种药物联合化疗效果不一定比单药化疗好（Nieder et al 2000）。多种复杂药物联合化疗，其血液毒性更强（Poisson et al 1991；Sanson et al 1996）。

对于肿瘤患者，也应该重视其生活质量。对于复发胶质母细胞瘤的患者，给予 TMZ 治疗，其生活满意度和生活质量要比使用 PCV 的患者要好（Osoba et al 2000）。对于化疗的选择，也应考虑其效用、毒副作用和花费开销。

表 19.1 复发胶质母细胞瘤：推荐治疗方案

可切除的（局灶或弥散性，切除引起症状的部分）	多灶性；不可切除；弥散性
开颅切除肿瘤联合 BCNU 薄片，TMZa 同步放化疗及序贯 TMZ 化疗（若之前未使用）ª	TMZ 同步放化疗及序贯 TMZ 化疗（若之前未使用）ᵇ

来源于 NCCN 指南；Fadul et al 2008

ª Ⅱ级推荐

ᵇ Ⅰ级推荐，适用于 18~70 岁基础状况良好的患者；Ⅲ级推荐，适用于 70 岁以上，KPS 评分 60 分以上的患者

5.5 生物免疫治疗

胶质瘤形成的分子通路的研究，促进了小分子抑制剂以及单克隆抗体靶向药物的发展。厄洛替尼和吉非替尼为 EGFR 抑制剂，有很大一部分胶质母细胞瘤的酪氨酸激酶容易发生扩增或突变，这两种治疗药物就是以这个为分子基础。然而，最近的Ⅱ期试验却无法证实其效果明显。在一项前瞻性研究中，共有 28 例复发或进展的高级别胶质瘤患者使用吉非替尼，有 14% 的患者无进展生存期达到 6 个月；另一个研究有 53 例复发胶质母细胞瘤的患者，13% 的患者无进展生存期达到 6 个月（Franceschi et al 2007；Rich 2004）。欧洲癌症研究与治疗组织的一项随机Ⅱ阶段试验发现，复发胶质母细胞瘤给予吉非替尼治疗后，其 6 个月无进展生存期达到 12%，而对照组给予 BCNU 或 TMZ，6 个月无进展生存期达到 24%（Van Den Bent et al 2007）。虽然 EGFR 阻滞剂单药治疗的效果差，但是它与其他药物联合使用却能取得良好效果。

EGFRvⅢ是一种缺失导致的组成型激活受体（见于约 30% 的胶质母细胞瘤），可被小分子抑制剂和针对突变受体的单克隆抗体标记靶向。酪氨酸磷酸化抑制剂对突变的 EGFR 的阻滞作用强于一般的受体，在动物试验已经发现其可明显延缓肿瘤复发，并且已经进入临床试验阶段（Han et al 1996）。在细胞培养中，已经发现抗不同受体的单克隆抗体具有抗肿瘤作用。

由于 EGFR 是 PI₃ 激酶通路的初始成分，对于细胞的生存、增殖、运动非常关键。当肿瘤细胞逐渐发生 EGFRvⅢ突变时，对 PI₃ 激酶非常依赖，因此对 PI₃ 激酶中断也很敏感（Weinstein 2002；Mellinghoff 2005）。有趣的是，PTEN 肿瘤抑制蛋白（PI₃ 激酶抑制剂）在胶质母细胞瘤里面常常缺失。基于这些发现，推测拥有 EGFRvⅢ突变可使肿瘤对 EGFR 激酶抑制剂敏感，PTEN 缺失可通过抑制下游的 PI₃ 激酶通路而减轻 EGFR 抑制剂对肿瘤细胞的抑制效果。EGFRvⅢ和 PTEN 在 mRNA 和蛋白水平的共表达与 EGFR 激酶抑制剂对治疗胶质母细胞瘤的临床效果密切相关（Mellinghoff 2005）。因此，尽管 EGFR 抑制剂和 PI₃ 激酶通路可能对所有的胶质母细胞瘤无效，但对具有分子病变倾向的肿瘤的治疗方面仍具相当潜力。

对肿瘤血管的靶向治疗是一项非常有前景的方法（Folkman 1971）。贝伐单抗是一种血管内皮生长因子抑制剂，具有抗血管生成和抗水肿作用，快速减轻肿瘤强化。该反应可延长肿瘤的无进展生存期：贝伐单抗和伊立替康联合使用，可使 46% 的复发胶质母细胞瘤患者的无进展生存期达到 6 个月（Vredenburgh et al 2007）。尽管其他相似的贝伐单抗诱导剂可抑制肿瘤局部复发，但却未有总生存期获得延长的报道。这表明贝伐单抗引起的肿瘤强化得到快速、明显地减弱，仅仅是血管通透性下降而已，而不是真正的肿瘤无进展。此外，越来越多人认为在贝伐单抗治疗过程中，血管生成的抑制只是短暂的，并且会使最初低血管化的生长变得更弥散（Narayana et al 2009）。尽

管这样，FDA 的咨询委员会最近一致建议贝伐单抗用于胶质母细胞瘤的治疗。

免疫治疗对于恶性胶质瘤患者的治疗仍有巨大前景，其方式是加强针对肿瘤的主动和被动免疫反应（Mitra 2009）。被动治疗包括在肿瘤切除后的瘤腔中植入修饰过免疫细胞。再次手术后植入淋巴因子激活的杀伤细胞和 IL-2 可使患者的中位生存期达到 53 周，而再次手术和给予化疗的患者，中位生存期只有 26 周（Hayes et al 1995）。另一项研究中，40 例复发的胶质母细胞瘤患者，当植入纯淋巴因子激活的杀伤细胞，而没有 IL-2，中位生存期达 9 个月，1 年生存率为 34%（Dillman et al 2004）。过继免疫疗法是一种被动疗法，现在相关研究非常多。术中获得的组织标本被分解，各种成分（样本裂解液、DNA、蛋白等）用来呈递从患者血液或肿瘤中获取的树突状细胞（Yu 2004；Liau 2005）。主动免疫疗法使用的是疫苗接种。基于 EGFR vⅢ 的疫苗在 Ⅰ、Ⅱ 阶段临床试验中的安全性和有效性已得到确认，目前进入 Ⅲ 期试验阶段（Sampson 2008a）。

针对其他肿瘤细胞表面受体的单克隆抗体也用来阻断生长因子信号表达通路中的其他成分（例如 PDGF），或专门产生针对肿瘤细胞的毒害作用（例如 EGF 或 IL-13 联结毒素），以及之前提到的对肿瘤部位进行选择性地照射（如 ¹³¹碘 - 单克隆抗体）（Reardon et al 2007；Sampson et al 2008b）。例如，铜绿假单胞菌外毒素可定向靶向复发恶性胶质瘤细胞中高表达的 IL-13 受体，将外毒素共轭 IL-13，然后注射入术后瘤腔内，这样 IL-13 结合其受体后就可发挥毒性作用。铜绿假单胞菌外毒素共轭的 TGF-α 也已经进入 Ⅰ 期试验，并且相对安全，但在有效性方面结果不一。总之，细胞因子传递的毒素已经证实相对安全，但效果有差别。

将治疗基因打入细胞的研究也在进行中。最初的基因治疗是在小鼠修饰过的成纤维细胞株中产生胸苷激酶基因激活的更昔洛韦，虽然已经证实其可行并且安全，但未获得明确的机制及疗效（Ram et al 1995；Harsh et al 2000）。肿瘤内注射反转录病毒细胞联合静脉注射更昔洛韦，可使 1 年存活率达 25%，并且 50% 的患者对该治疗产生反应。

这种治疗方法需要通过再次手术来获取组织进行分子分析或指导肿瘤的特殊治疗，也作为疫苗的重要来源。再次手术也为多聚药物贴片、免疫刺激剂、毒素、病毒、放射性核素、

治疗性细胞、后续输药导管的植入提供了机会（图 19.9）（Brem et al 1995；Hayes et al 1995；Ram et al 1995；Colombo et al 2005；Reardon et al 2007；Sampson et al 2008b）。

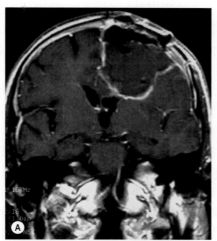

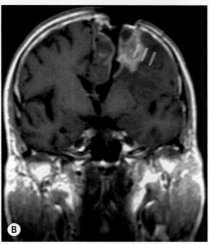

图 19.9 辅助治疗。再次手术提供了植入化疗药物、免疫刺激物、毒素、放射性核素、治疗性细胞以及方便给药导管的机会。一例 39 岁男性患者，3 年前行手术切除，病理诊断为间变星形细胞瘤，术后行放疗，在手术切缘左侧出现复发。因入组基因治疗实验，于是分别在肿瘤内部、边缘以及瘤周脑组织植入了载体植入细胞（A，冠状位 MRI）。5 天后，将肿瘤以及植入细胞的组织予以切除进行分析。研究提示，对于功能区的胶质瘤需要切除至正常脑组织边界，以达到减少水肿带的目的（B，冠状位，术后即时 MRI）

5.6 恶性胶质瘤二次手术

5.6.1 二次手术依据

在初次手术后，出现脑内血肿，硬膜下血肿，

硬膜外血肿，伤口裂开，感染，脑积水和脑脊液漏等并发症均可能需要早期的二次手术。有时残留瘤或复发肿瘤也可能需要二次手术。根据墨尔本皇家医院的经验，200例患者中有5例实施了早期二次手术（Kaye 1992）。更为常见地考虑需要二次手术的原因是初次治疗后肿瘤的再次复发。如果可以持久改善神经功能和生活质量，或显著提高辅助治疗的反应率，那么二次手术是合理的。通过手术使神经症状得到缓解是由于减少了肿瘤及瘤周水肿产生的局部占位效应，可以减少激素剂量，其副作用会随之消失。

许多研究表明，恶性胶质瘤的初次手术减灭肿瘤细胞可以改善神经功能障碍并促进维持较高的体能状况。一项包括82例患者的回顾研究对每个患者进行了5类神经功能检查。术前共发现191个神经功能障碍。术后151个神经功能障碍得以改善或不变，40个加重（Shapiro et al 1989）。另一项研究表明，肿瘤全切的恶性胶质瘤患者中97%可改善或维持其神经障碍（36例），或有更好的功能状态（平均KPS评分提升6.8%），并且维持了其良好的功能状态（185周）（Ammirati et al 1987；Ciric et al 1989）。第三项研究则证实更为扩大切除的手术与更好的术后状态、术后1个月低死亡率、更长的生存期相关：对于切除肿瘤至少75%的恶性胶质瘤患者，43%患者的神经功能得以改善，50%维持不变，而7%则加重。而更为局限的手术切除则证明了相反的结果（28%改善，51%不变，21%加重）（Vecht et al 1990）。

这些相似的结果均可以通过二次手术实现。在一个系列研究中，45%的患者二次手术后其KPS评分得以提高（Ammirati et al 1987a）。在肿瘤全切的情况下，82%的患者（32/39）的KPS评分有所改善或保持不变（Wallner et al 1989b）。1/3 KPS ≤ 50分的患者也接受了二次手术，并且其中2/3的患者可转变为独立自理状态，并且其中位生存期与其他经历二次手术的患者相似（Sipos & Afra 1997）。

恶性胶质瘤的倍增率较高，必须通过辅助治疗才能缓解肿瘤生长，否则二次手术的获益将非常短暂。当减轻肿瘤负荷可以提高辅助治疗的反应率时，手术切除是十分有益的。在一项复发恶性胶质瘤二次术后多重药物化疗的早期研究中，多因素分析明确了其预后因素。51例化疗患者中有29例患者（57%）疾病保持稳定或对化疗产生

部分反应效果。所有病理类型患者肿瘤进展中位时间为19周；间变星形细胞瘤患者为32周，胶质母细胞瘤为13周；对所有病理类型患者中位生存期为40周；间变星形细胞瘤为79周，胶质母细胞瘤为33周。共有35%的患者出现了严重的化疗毒性反应但未出现致死或永久性致残。与更长肿瘤进展中位时间相关的因素包括较高的KPS评分，较低的病理分级，未进行前期化疗，较少的骨髓毒性反应，较小的术后肿瘤残存体积，较大的切除范围，以及更为局限而非弥漫性的肿瘤复发。与较长生存期相关的因素包括较高的KPS评分，肿瘤复发为间变星形细胞瘤而非胶质母细胞瘤，肿瘤部位为周围而非中央脑叶（Hucharek & Muscat 1995）。

来自于加州大学洛杉矶分校、Sloan-Kettering纪念医院、华盛顿大学与约翰霍普金斯大学的多项研究表明，二次手术加化疗可以较长时间地保持功能评分稳定（Ammirati et al 1987a；Harsh et al 1987；Berger et al 1992；Brem et al 1995）。44%的胶质母细胞瘤患者在二次手术后最少6个月内KPS评分可保持至少70分（该水平与可自我照护一致，其代表着较高的生活质量 Karnofsky et al 1951），18%的患者可以在最少1年的时间内保持这一水平，有3例患者则超过了3年。31例间变星形细胞瘤的大部分患者（52%）在二次手术后KPS评分维持了至少12个月，13%患者有超过4年的高质量生存期。大约90%的间变星形细胞瘤患者二次术后有着较好的生存质量（Harsh et al 1987）（图19.10）。在Sloan-Kettering纪念医院的研究中，独立自理（KPS评分至少80分）的中位维持时间为34周。在西雅图的研究中，KPS评分大于70分的胶质母细胞瘤患者可以在二次术后37周维持这一评分水平，而间变星形细胞瘤患者可以维持70周（Berger et al 1992）。

复发肿瘤手术全切除会提高患者的生存期与生活质量（Wallner 1989b；Salcman 1982）。对比不同程度切除肿瘤和经受二次手术的结果，均支持行二次手术。行肿瘤全切的胶质母细胞瘤患者其生存期长于近全或大部切除的患者（45.6周 vs 25.6周）；间变星形细胞瘤也有相似的结果（87.5周 vs 55.7周）（Berger et al 1992）。另一研究组对比的结果是全切后胶质母细胞瘤患者中位生存期为76周，而间变星形细胞瘤为33个月（Daneyemez et al 1998）。在Sloan-Kettering纪念医院的研究中，将胶质母细

胞瘤与间变星形细胞瘤合并一组，也得出了相似的结果（51.2 周 vs 23.3 周）（Ammirati et al 1987a）。在加州大学洛杉矶分校研究中，无论是胶质母细胞瘤还是间变星形细胞瘤，经受二次手术与化疗的患者其生存期长于肿瘤复发时仅进行化疗的患者（Harsh et al 1987）。

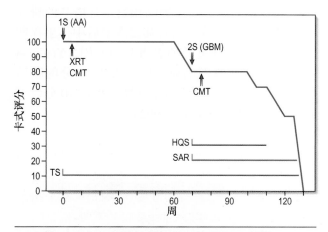

图 19.10　恶性胶质瘤治疗过程中生活质量参数。维持良好的评分状态是预后的重要指标。图中 KPS 评分在不同时段显示生活质量的参数。1S，初次手术；2S，再次手术；AA，间变星形细胞瘤；CMT：化疗；GBM，多形性胶质母细胞瘤；HQS，高质量存活（KPS ≥ 70 分）；SAR，再次手术后生存状况；TS，总生存状况；XRT：放疗

加州大学洛杉矶分校后期的一项研究（Barker et al 1998）评估了 301 例胶质母细胞瘤中 46 例二次手术的患者（15.3%）。二次手术率在确诊后 1 年为 15%，2 年为 31%。较年轻的患者与初次手术广泛切除的患者更有可能接受二次手术。28% 的患者二次术后 KPS 评分有所改善，49% 无变化，23% 加重，未发生围术期死亡患者。8 例患者（17.4%）进行了第三次手术。术前高 KPS 评分是二次术后更长生存期唯一的可预测因素。和早期研究相似，二次术后中位生存期为 36 周；61% 患者在二次术后 6 个月存活，24% 患者在二次术后 21 个月存活。中位高质量生存期为 18 周（表 19.2）。一组在初次肿瘤复发后 45 天内接受二次手术的 32 例患者与 141 例未行二次手术的患者相比较，复发后中位生存期为 18.7 周，控制了年龄和 KPS 评分因素的影响后，接受二次手术患者的生存期更长（42.4 周比 23.7 周）（$P<0.05$，危险度 0.67；95% 置信区间 0.44，1.00）。13 周的误差可

能来源于选择性偏倚。根据可切除性，去除了对照组中初次手术只行活检的患者，以及肿瘤复发与原发肿瘤相分离的患者后，减少了这种统计学上的差异（$P=0.12$；危险度 0.71；95% 置信区间 0.46，1.09）。Cox 多变量比例风险模型将可切除性进行调整，预测 1 例 55 岁 KPS 评分 80 分的男性患者接受二次手术比不接受二次手术生存期会延长 8 周（35 周 vs 27 周）。通过对二次手术组与对照组进行分层减少了选择性偏倚。这一分析结果表明二次手术（$P=0.03$，危险度 0.64，95% 置信区间 0.42，0.96）与 KPS 评分是更长生存期的具有统计学意义的预测指标（Barker et al 1998）。

近距离放射治疗同样提示二次手术的益处。因胶质母细胞瘤复发和（或）近距离放射治疗后出现放射性坏死行二次手术的患者，无论初期治疗还是肿瘤复发，生存期均长于未接受二次手术的患者（中位生存期，与未行二次手术患者相比，首先进行肿瘤治疗的患者 120 周比 62 周；首次复发后行短距离放疗患者 90 周比 37 周）。

作为复发胶质瘤多重治疗的一部分，二次手术在胶质母细胞瘤长期生存的研究中显示可以使患者受益。22/449 例（5%）胶质母细胞瘤患者诊断后存活最少 5 年。其中 16 例出现肿瘤复发并加以治疗；9 例进行了 1~3 次的再次手术。这 16 例中 8 例在治疗复发后的生存期长于初次治疗后的缓解期（Chandler et al 1993）。

二次手术对生存期是否有益并不是上述争论所在。如上所述，对化疗的多因素分析研究表明肿瘤切除范围与更小的肿瘤残存体积与延长术后到肿瘤进展时间相关，而与生存期无关（Rostomily et al 1994）。一个类似的针对恶性胶质瘤进展后生存期的研究证实，高 KPS 评分与小于 50 岁是独立预后因素（Stromblad et al 1993）。相比未行二次手术的患者，肿瘤复发后进行了二次手术的患者（58/143 例）存活更长（中位生存期 35 周 vs 16 周，$P<0.005$，单一变量分析），但多因素分析表明只存在二次手术术后死亡风险降低的趋势（危险率 0.74；95% 置信区间 0.50，1.11；$P=0.014$）。需要开展针对分析预后结果指标的随机对照试验以便可以更为准确地评估二次手术的益处（Latif et al 1998）。

5.6.2　二次手术患者的选择

病例的选择对结果至关重要。患者具备的

各项预后因素，对手术可预期的耐受性以及在不产生新的神经功能损害的基础上肿瘤扩大切除的可行性，所有这些都需要被考虑在内。诸多特点已经认为是对二次手术具有良好反应的预示因素（表19.2）。在这些因素中最为重要的是肿瘤病理类型、患者年龄、KPS评分、手术间隔时间与切除范围。

在大多数研究中，肿瘤分级的预后意义是非常明显的。在加州大学洛杉矶分校的研究中，间变星形细胞瘤患者二次手术后的中位生存期为88周，而胶质母细胞瘤患者只有36周；而在Sloan-Kettering纪念医院的研究中则分别为61周和29周（Ammirati et al 1987a；Harsh et al 1987）。

患者年龄对预后的影响可能超过肿瘤分级的影响。在一系列研究中，40岁以下患者二次术后的生存期是57周，而40岁以上患者仅为36周（Salcman et al 1982）。其他研究人员则发现年龄与确诊后患者总体生存期、二次术后生存质量相关，但与二次术后生存期无关（Ammirati et al 1987a；Harsh et al 1987）。

术前KPS评分显著影响预后。肯塔基的研究中，KPS大于70分的患者其二次术后中位生存期为22周，而评分更低的患者只有9周（Young et al 1981）。在西雅图的研究中，大于70分的胶质母细胞瘤患者其二次术后生存期几乎是70分以下患者的两倍（Berger et al 1992）。

表 19.2　复发胶质瘤再次手术治疗

作者	例数	病理	再次手术后生存时间（SAR）	高质量生存（HQS）	发病率	死亡率	KPS评分提升	统计学相关的关系	周数
Young et al (1981)	24	胶质母细胞瘤	14		52%	17%	25%	KPS评分≥60→SAR；手术间隔>12个月→SAR	22 vs 9；16.5 vs 8.5
Salcman (1992)	40	恶性胶质瘤	37			0%		年龄<40→SAR	57 vs 36
Ammirati et al (1987b)	55	64%Gm	36	34	16%	64%	45%	KPS评分>70→SAR；病理级别SAR；切除程度→SAR	48.5 vs 19；61 vs 29；51.2 vs 23.3
Harsh et al (1987)	49	胶质母细胞瘤	36	10	8%	5%	5%	年龄→SAR；KPS评分≥70→HQS	
Harsh et al (1987)	21	间变星形细胞瘤	88	83	3%	3%	10%	年龄→HQS；肿瘤级别→SAR	
Berger et al (1992)	56	胶质母细胞瘤						KPS评分≥70→SAR；KPS评分≥70→SQE；年龄≤60→SQE；手术间隔>12个月→SAR	70.7 vs 36.5；36.6 vs 8.4；35.1 vs 9.4；150 vs 48
Berger et al (1992)	14	间变星形细胞瘤						手术间隔>12个月→SQE	99.5 vs 22.4
Kaye (1992)	50	胶质母细胞瘤			16%	0%		年龄→SAR；病理级别→SAR；手术间隔→SAR；年龄→HQS；病理级别→HQS；手术间隔→HQS	
Barker et al (1998)	46	胶质母细胞瘤	36	18	23%	0%	28%	KPS评分→SAR	

HQS，高质量生存（K≥70）；SAR，二次手术后生存；SQE，相同质量生存。

初次治疗与复发的间隔时间对预后的重要性具有争议（Wilson 1980）。肯塔基的研究表明，两次手术间隔时间超过 6 个月则生存期将延长两倍。西雅图的研究中，如果到肿瘤发生进展的时间超过 3 年，则生存期存在 3 倍差异（胶质母细胞瘤 150 周比 48 周；间变星形细胞瘤 163 周比 52 周）（Berger et al 1992）。然而，其他研究者则发现二次手术间隔时间与二次术后生存期既无正相关，也无负相关（Salcman et al 1982；Ammirati et al 1987a；Harsh et al 1987）。

能否切除足够多的肿瘤以达到降低颅内压和缓解神经功能症状，这取决于肿瘤的部位及其生长特点。切除浅表的、非运动区部位肿瘤更加容易；孤立的具有假膜的肿瘤比边界不清、弥漫性的肿瘤更容易切除；引流肿瘤囊性部分可以使肿瘤迅速缩小，也是进一步切除肿瘤的必需途径。

在初次手术后与肿瘤复发之间，通常患者会接受可能影响手术耐受性的治疗。决定是否行二次手术必须考虑患者在接受手术、放疗、激素治疗以及化疗后身体的总体状况，包括组织活性、凝血、血液储备以及免疫功能。可能存在一些手术相关的高风险，如多系统衰竭、生长迟滞、颅内出血、贫血、伤口感染、肺炎以及神经功能损害等。术前应通过化学、血液及放射学检查来评估此类风险。

在选择二次手术患者与后续治疗时，均应对患者所具有的重要预后因素进行合理评估，以明确其受益于二次手术的可能性。对于患者、家庭、社会来说，生活质量是一个重要的决定因素。只有预计术后可以维持在理想水平的神经功能，才能选择二次手术和后续多重治疗（图 19.10）。

5.6.3 二次手术准备

在术前患者可能接受激素治疗，应持续此治疗。在麻醉诱导时，患者可穿着过膝间歇加压充气靴。可以给予额外的激素、预防性抗生素、渗透性利尿剂及袢利尿剂，并给予过度通气。在摆体位时，由于存在增高颅内压的可能，需要特别注意抬高头部，位置高于心脏水平。

5.6.4 二次手术暴露

在计划术中所需术野时，通过术前 MRI、术中无框架立体定向或术中 MRI，根据肿瘤与开颅手术边界以及与脑沟回皮层结构的关系进行肿瘤

定位（Barnett et al 1993；Black et al 1999）。在皮肤切开、开颅及硬膜切开暴露复发肿瘤之前应详细计划手术流程。由于肿瘤切除范围较广，所有操作面均有可能需相应扩大，或者进行皮层脑电定位运动或语言功能区。

通常沿原切口行皮肤切开，也可扩大切开延长切口。皮肤切口应在原手术皮瓣以外，避免伤及皮瓣基底与其他血管蒂，以正确角度分离原切口。应明确原开颅手术边界，通常应用刮匙从原手术钻孔处开始。根据两次手术间隔时间，原皮瓣可能需要再次切开。以刮匙和 3 号、2 号 Penfiled 剥离子分离硬膜外层。用剥离子将硬膜从骨瓣内侧剥离后将骨瓣抬起。除非需要扩大骨瓣，否则应将附着骨瓣边缘的硬膜妥善保留以防术后硬膜外积液。这些附着处应用刮匙分离与修剪。在硬膜从骨瓣内层剥离后，可以进行颅骨切除。

硬膜可能需要扩大切开，但通常可以局限在暴露范围内。应计划尽量减少经过皮质黏附处。例如再次暴露颞部病变，硬膜切开可以从原手术所留的囊性部位开始。向上掀开硬膜使黏附处保持张力以便从皮质剥离，电凝与锐性分离。应避免从原切口处切开硬膜，由于原切口处通常是粘连最紧密处，应垂直跨越原切口部位。必要时显微分离硬膜附着处较大的血管。硬膜打开后，探查暴露皮质观察肿瘤表面特点，如异常的颜色、皮质连续性与异常血供。

此后，需对肿瘤皮层下范围进行定位，可充分利用术前影像学与立体定向技术（Golfinos 1995）。在应用这些影像技术时，应考虑硬膜切开与肿瘤切除时脑组织的移位。术中 MRI 或超声有助于纠正这种移位产生的误差（LeRoux et al 1989；Black et al 1999；Hatiboglu et al 2009），也可以通过定位手术切除残腔或术后脑软化处发现肿瘤。因为几乎所有肿瘤复发于原肿瘤边界 2cm 内范围，对原肿瘤术区的暴露通常至少会显露复发肿瘤的一部分。

对运动、感觉及语言区进行皮层脑电定位可能会减少神经功能损害的风险，通过明确皮层走形关系可能达到更广泛的肿瘤切除及功能区的皮质下切除（图 19.11）。但由于肿瘤和上次手术对皮层的破坏，进行皮层脑电通常是困难的（Berger et al 1990）。然而，一些患者语言、感觉和运动区的重塑，却是可以保证在不发生神经功能后遗

症的情况下达到复发胶质瘤全切除（Duffau et al 2002；Robles et al 2008）。

通常，肿瘤自身外观形态最能明确其范围。肿瘤侵及皮质可能会增加血供，粉灰色，质韧，其核心可能从低黏性到高黏性的黄色囊液，白质坏死到黄灰色结节样蜂窝状形态。尽管可能有含血栓的血管贯穿，典型的肿瘤中央相对乏血供。

有人支持先用超吸或激光对肿瘤进行切入与内减压。然而，这样做经常会引起严重出血。沿肿瘤周边的假边界环形切除肿瘤通常可以取得更满意的效果。供血动脉与引流静脉可以在进入肿瘤处被电凝及离断，肿瘤血供多呈动静脉畸形样。特别在非功能区，肿瘤周围软化、坏死、高度水肿的白质通常可以提供良好的切除界面。在

局部切除肿瘤时联合应用双极电凝与吸引器可以较好地完成切除。尽管存在水肿与之前手术牵拉或放疗所造成的损伤，脑软化部位却可能有较为正常的脑组织，其通常是有功能的，应该小心保留。

通常来说，在不严重牵拉周围脑组织的情况下肿瘤即可被切除。对肿瘤边界上的棉条加以适度的压力即可良好地暴露，所以固定牵开器不是必要的。牵拉肿瘤要优于牵拉周围脑组织。确认肿瘤切除范围的边界会简化切除过程，而肿瘤组织的连续性则有助于分离实性肿瘤与受侵脑组织。

一旦肿瘤被切除，应仔细检查切除边缘，明确切除程度。边缘应无肿瘤的质韧、模糊、无

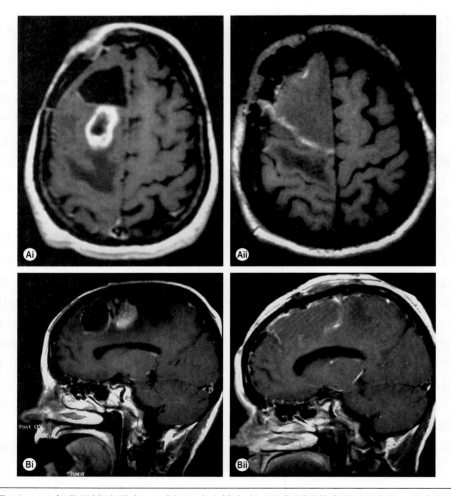

图 19.11　复发恶性胶质瘤。一例 43 岁女性患者，因左侧肢体力弱 11 个月，行右额胶质母细胞瘤全切除术，术后行放疗。术前轴位（Ai）以及矢状位（Bi）扫描提示术腔后缘环形强化。借助于术中皮层电刺激辅助确定运动皮层，行复发肿瘤以及中央前沟前周围额叶组织的全切除，如图所示术后轴位（Aii）及矢状位（Bii）。切除水肿组织后，四肢肌力恢复

光泽与血供异常丰富等特点。对周边水肿脑组织进行术中冰冻活检可明确无残存肿瘤。残存的实性肿瘤或侵入非功能区的肿瘤应予以切除。有时肿瘤侵及功能区或间脑结构会妨碍肿瘤的完整切除，这种情况下肿瘤应分块切除，并需要电凝大量小的薄壁血管，特别是当肿瘤侵及方向通常为供血血管来源方向，例如颞叶肿瘤向内侧生长而面向外侧裂。应特别注意电凝与锐性离断血管。未行电凝即切断血管会造成较松的血管末端因牵拉而持续出血。这样的末端应被直接电凝而不要用止血材料填充，否则可能会引起血肿在深部形成。

切除完肿瘤后，向瘤腔灌注盐水，行 Valsalva 操作观察是否还有出血，确认止血情况，此时应将患者的血压维持在至少正常水平或以上。吸尽空腔内盐水，铺单层氧化纤维素后再将瘤腔注满，减少过度通气，促进关颅时脑组织的回弹。

保持硬膜缝合的水密性是很重要的。肿瘤减压后，常规缝合便可行。如果硬膜不完整，可能需要用自体周围皮瓣或人工硬膜来进行修补。将周边与中央硬膜严密缝合，用线加强骨片并用钛片固定骨瓣。切口用抗生素反复冲洗后，用 2-0 可吸收缝线逐层缝合肌肉、筋膜及腱膜。腱膜应内翻缝合并剪短线头防止干扰浅层组织。缝合处应保持充足距离以便皮肤减张。切口可用钉合或 4-0 尼龙线连续缝合，但一些薄弱部位应行垂直褥式缝合。

术后，应严密监测是否有血肿或水肿导致的颅内压升高。限制液体用量，应用脱水与激素治疗。一旦情况允许，患者应开始活动，并在可以耐受时行增强 MRI 评估切除效果与范围。

关键点

- 初次手术的切除程度是决定胶质瘤和脑膜瘤复发的重要因素。
- 胶质瘤和大多数脑膜瘤的高复发率使得长期随访十分必要。
- 影像学上的复发肿物可能并非真正的肿瘤复发，常常需要病理证实。
- 对复发肿瘤的治疗，必须综合考虑疾病的自然史及个体特点。
- 部分患者可通过再手术改善神经功能、延长生存期。不过，放射外科和放射治疗在改善生存期方面可达到相似的效果，且创伤更小。

（郝淑煜 王永刚 译）

参考文献

Adler, J.R. Jr., Gibbs, I.C., Puataweepong, P., et al., 2008. Visual field preservation after multisession cyberknife radiosurgery for perioptic lesions. Neurosurgery 62 (Suppl. 2), 733–743.

Aldape, K.D., Ballman, K., Furth, A., et al., 2004. Immunohistochemical detection of EGFRVIII in high malignancy grade astrocytoma and evaluation of prognostic significance. J. Neuropathol. Exp. Neurol. 63 (7), 700–707.

Alexander, E., Loeffler, J.S., 1998. Radiosurgery for primary malignant brain tumors. Semin. Surg. Oncol. 14, 43–52.

Alexiou, G., Tsiouris, S., Kyritsis, A., et al., 2009. Glioma recurrence versus radiation necrosis: accuracy of current imaging modalities. J. Neurooncol. 95 (1), 1–11.

Alexiou, G., Tsiouris, S., Polyzoidis, K., et al., 2008. Assessment of recurrent glioma with focus on proliferation. Nucl. Med. Comm. 29 (9), 840–841.

Ammirati, M., Galicich, J.H., Arbit, B., 1987a. Reoperation in the treatment of recurrent intracranial malignant gliomas. Neurosurgery 21, 607–614.

Ammirati, M., Vick, N., Liao, Y., et al., 1987b. Effect of the extent of surgical resection on survival and quality of life in patients with supratentorial glioblastomas and anaplastic astrocytomas. Neurosurgery 21, 201–206.

Androeu, J., George, A.E., Wise, A., et al., 1983. CT prognostic criteria of survival after malignant glioma surgery. AJNR 4, 488–490.

Arcicasa, M., Roncadin, M., Bidoli, E., et al., 1999. Reirradiation and lomustine in patients with relapsed high-grade gliomas. Int. J. Radiat. Oncol. Biol. Phys. 43, 789–793.

Barbaro, N.M., Gutin, P.H., Wilson, C.B., et al., 1987. Radiation therapy in the treatment of partially resected meningiomas. Neurosurgery 20, 525–528.

Barker, F.G., Chang, S.M., Gutin, P.H., et al., 1998. Survival and functional status after resection of recurrent glioblastoma multiforme. Neurosurgery 42, 709–723.

Barker, F.G., Prados, M.D., Chang, S.M., et al., 1996. Radiation response and survival in patients with glioblastoma multiforme. J. Neurosurg. 84, 442–448.

Barnett, G.H., Kormos, D.W., Steiner, C.P., et al., 1993. Use of a frameless armless wand for brain tumor localization with two dimensional and three dimensional imaging. Neurosurgery 33, 674–678.

Berger, M.S., Rostomily, R.C., 1997. Low grade gliomas: Functional mapping, resection strategies, extent of resection, and outcome. J. Neurooncol. 34, 85–101.

Berger, M.S., Ojemann, G.A., Lettich, E., 1990. Neurophysiological monitoring during astrocytoma surgery. Neurosurg. Clin. North Am. 1, 65–80.

Berger, M.S., Tucker, A., Spence, A., et al., 1992. Reoperation for glioma. Clin. Neurosurg. 39, 172–186.

Bigner, D.D., Brown, M.T., Friedman, A.H., et al., 1998. Iodine-131-labeled antitenascin monoclonal antibody 81C6 treatment of patients with recurrent malignant gliomas: phase I trial results. J. Clin. Oncol. 16, 2202–2212.

Bikmaz, K., Mrak, R., Al-Mefty, O., 2007. Management of bone-invasive, hyperostotic sphenoid wing meningiomas. J. Neurosurg. 107 (5), 905–912.

Biswas, T., Okunieff, P., Schell, M., et al., 2009. Stereotactic radiosurgery for glioblastoma: retrospective analysis. Radiat. Oncol. 4, 11.

Black, P.M., Alexander, E., 3rd, Martin, C., et al., 1999. Craniotomy for tumor treatment in an intraoperative magnetic resonance imaging unit. Neurosurgery 45, 423–436.

Boker, D.K., Meurer, H., Gullotta, F., 1985. Recurrent intracranial meningiomas. Evaluation of some factors predisposing for tumor recurrence. J. Neurosurg. Sci. 29, 11–17.

Borovich, B., Doron, Y., Braun, J., et al., 1986. Recurrence of intracranial meningiomas: the role played by regional multicentricity. Part 2: clinical and radiological aspects. J. Neurosurg. 65, 168–171.

Bower, R., Lim, M., Harsh, G.R., 2007. Immunotherapy for gliomas. Part I: Tumor-induced immunosuppression. Contemp. Neurosurg. 29 (14), 1–6.

Brandes, A.A., Ermani, M., Basso, U., et al., 2002. Temozolomide in patients with glioblastoma at second relapse after first line nitrosourea-procarbazine failure: a phase II study. Oncology 63, 38–41.

Brandes, A.A., Tosoni, A., Franceschi, E., et al., 2009. Recurrence pattern after temozolomide concomitant with and adjuvant to radiotherapy in newly diagnosed patients with glioblastoma: correlation with M G M T promote methylation status. J. Clin. Oncol. 27 (8), 1275–1279.

Brem, H., Mahaley, M.S. Jr., Vick, N.A., et al., 1991.

Interstitial chemotherapy with drug polymer implants for the treatment of recurrent gliomas. J. Neurosurg. 74 (3), 441–446.

Brem, H., Piantadosi, S., Berger, P.C., et al., 1995. Placebo controlled trial of safety and efficacy of intraoperative controlled delivery by biodegradable polymers of chemotherapy for recurrent gliomas. Lancet 345, 1008–1012.

Bruna, J., Brell, M., Ferrer, I., et al., 2007. Ki-67 proliferative index predicts clinical outcome in patients with atypical or anaplastic meningioma. Neuropathology 27, 114–120.

Buckley, S.C., Broome, J.C., 1995. A foreign body reaction to Surgical(R) mimicking an abscess or tumour recurrence. Br. J. Neurosurg. 9, 561–563.

Burger, P.C., Dubois, P.J., Schold, S.C. Jr., et al., 1983. Computerized tomography and pathologic studies of the untreated, quiescent, and recurrent glioblastoma multiforme. J. Neurosurg. 58, 159–169.

Burger, P.C., Heinz, E.R., Shibata, T., et al., 1988. Topographic anatomy and C T correlations in the untreated glioblastoma multiforme. J. Neurosurg. 68, 698–704.

Cairncross, J.G., Ueki, K., Zlatescu, M.C., et al., 1998. Specific genetic predictors of chemotherapeutic response and survival in patients with anaplastic oligodendrogliomas. J. Natl. Cancer Inst. 90, 1473–1479.

Carella, R.J., Ransohoff, J., Newall, J., 1982. Role of radiation therapy in the management of meningioma. Neurosurgery 10, 332–339.

Cerda-Nicolas, M., Lopez-Gines, C., Barcia-Salorio, J., et al., 1998. Evolution to malignancy in a recurrent meningioma: morphological and cytogenetic findings. Clin. Neuropathol. 17, 210–215.

Chamberlain, M., Glantz, M., Fadul, C., 2007. Recurrent meningioma: salvage therapy with long acting somastatin analogue. Neurology 69, 969–973.

Chan, R.C., Thompson, G.B., 1984. Morbidity, mortality and quality of life following surgery for intracranial meningiomas: a retrospective study in 257 cases. J. Neurosurg. 60, 52–60.

Chanana, A.D., Capala, J., Chadha, M., et al., 1999. Boron neutron capture therapy for glioblastoma multiforme: Interim results from the Phase I/II dose-escalation studies. Neurosurgery 44, 1182–1193.

Chandler, K.L., Prados, M.D., Malec, M., et al., 1993. Long-term survival in patients with glioblastoma multiforme. Neurosurgery 32, 716–720.

Chang, C.H., Horton, J., Schoenfeld, O., et al., 1983. Comparison of postoperative radiotherapy and combined postoperative radiotherapy and chemotherapy in the multidisciplinary management of malignant gliomas. Cancer 52, 997–1007.

Chang, E.F., Clark, A., Jensen, R.L., et al., 2009. Multiinstitutional validation of the University of California at San Francisco Low-Grade Glioma Prognostic Scoring System. J. Neurosurgery 111 (2), 203–210.

Chang, S.D., Adler, J.R. Jr., 1997. Treatment of cranial base meningiomas with linear accelerator radiosurgery. Neurosurgery 41, 1019–1025.

Chinot, O.L., Honoré, S., Dufour, H., et al., 2001. Safety and efficacy of temozolomide in patients with recurrent anaplastic oligodendrogliomas after standard radiotherapy and chemotherapy. J. Clin. Oncol. 19, 2449–2455.

Cho, K.G., Hoshino, T., Nagashima, T., et al., 1986. Prediction of tumor doubling time in recurrent meningiomas: cell kinetics studies with bromodeoxyuridine labelling. J. Neurosurg. 65, 790–794.

Choucair, A.K., Levin, V.A., Gutin, P.H., et al., 1986. Development of multiple lesions during radiation therapy and chemotherapy in patients with gliomas. J. Neurosurg. 65, 654–658.

Ciric, I., Ammirati, M., Vick, N., et al., 1989. Supratentorial gliomas: surgical considerations and immediate postoperative results. Gross total resection versus partial resection. Neurosurgery 21, 21–26.

Coffey, R.J., Lunsford, L.D., Taylor, F.H., 1988. Survival after stereotactic biopsy of malignant gliomas. Neurosurgery 22, 465–473.

Colombo, F., Barzon, L., Franchin, E., et al., 2005. Combined HSV-TK/IL-2 gene therapy in patients with recurrent glioblastoma multiforme: biological and clinical results. Cancer Gene. Ther. 12 (10), 835–848.

Colombo, F., Casentini, L., Cavedon, C., et al., 2009. Cyberknife radiosurgery for benign meningiomas: short-term results in 199 patients. Neurosurgery 64 (Suppl. 2), A7–13.

Combs, S., Widmer, V., Thilmann, C., et al., 2005. Stereotactic radiosurgery (SRS): treatment option for recurrent glioblastoma multiforme (GBM). Cancer 104 (10), 2168–2173.

Connell, P.P., Macdonald, R.L., Mansur, D.B., et al., 1999. Tumor size predicts control of benign meningiomas treated with radiotherapy. Neurosurgery 44, 1194–1200.

Crone, K.R., Challa, V.R., Kute, T.E., et al., 1988. Relationship between

flow cytometric features and clinical behaviour of meningiomas. Neurosurgery 23, 720–724.

Daneyemez, M., Gezen, F., Canakçi, Z., et al., 1998. Radical surgery and reoperation in supratentorial malignant glial tumors. Minim. Invasive Neurosurg. 41 (4), 209–213.

Daumas-Duport, C., Blond, S., Vedrenee, C., et al., 1984. Radiolesion versus recurrence: bioptic data in 30 gliomas after interstitial implant or combined interstitial and external radiation treatment. Acta Neurochir. 33 (Suppl.), 291–299.

de la Monte, S., Flickinger, J., Linggood, R.M., 1986. Histopathologic features predicting recurrence of meningiomas following subtotal resection. Am. J. Surg. Pathol. 10, 836–843.

Devaux, B.C., O'Fallon, J.R., Kelly, P.J., 1993. Resection, biopsy, and survival in malignant gliomas. A retrospective study of clinical parameters, therapy, and outcome. J. Neurosurg. 78, 767–775.

Devita, V.T., 1983. The relationship between tumor mass and resistance to chemotherapy. Cancer 51, 1209–1220.

DeVries, J., Wakhloo, A.K., 1994. Repeated multifocal recurrence of grade, I., grade II, and grade III meningiomas: regional multicentricity (primary new growth) or metastases? Surg. Neurol. 41, 299–305.

DiChiro, G., Hatazawa, J., Katz, D.A., et al., 1987. Glucose utilization by intracranial meningiomas as an index of tumor aggressivity and probability of recurrence: an ET study. Radiology 164, 521–526.

Dillman, R.O., Duma, C.M., Schiltz, P.M., et al., 2004. Intracavitary placement of autologous lymphokine-activated killer (LAK) cells after resection of recurrent glioblastoma. J. Immunother. 27 (5), 398–404.

Dirks, P., 2006. Cancer: Stem cells and brain tumours. Nature 444 (7120), 687–688.

Duffau, H., Denvil, D., Capelle, L., 2002. Long term reshaping of language, sensory, and motor maps after glioma resection: A new parameter to integrate in the surgical strategy. J. Neurol. Neurosurg. Psychiatry 72 (4), 511–516.

Duma, C.M., Lunsford, L.D., Kondziolka, D., et al., 1993. Stereotactic radiosurgery of cavernous sinus meningiomas as an addition or alternative to microsurgery. Neurosurgery 32, 699–705.

Edwards, M.S., Wilson, C.B., 1980. Treatment of radiation necrosis. In: Gilbert, H.A., Kagan, A.R. (Eds.), Radiation damage to the nervous system. A delayed therapeutic hazard. Raven Press, New York, pp. 120–143.

Fadul, C.E., Wen, P.Y., Kim, L., et al., 2008. Cytotoxic chemotherapeutic management of newly diagnosed glioblastoma multiforme. J. Neurooncol. 92 (2), 239.

Fitzek, M., Thornton, A., Ley, M., et al., 1999. Accelerated fractionated proton/photon irradiation to 90 cobalt gray equivalent for glioblastoma multiforme: results of a phase II prospective trial. J. Neurosurg. 91, 251–260.

Folkman, J., 1971. Tumor angiogenesis: therapeutic implications. N. Engl. J. Med. 285 (21), 1182–1186.

Franceschi, E., Cavallo, G., Lonardi, S., et al., 2007. Gefitinib in patients with progressive high-grade gliomas: a multicentre phase II study by Gruppo Italiano Cooperativo di Neuro-Oncologia (GICNO). Br. J. Cancer 96 (7), 1047–1051.

Fuentes, S., Chinot, O., Dufour, H., et al., 2004. Hydroxyurea treatment for unresectable meningioma. Neurochirurgi. 50, 461–467.

Gaspar, L.E., Zamarano, L.J., Shamsa, F., et al., 1999. Permanent 125iodine implants for recurrent malignant gliomas. Int. J. Radiat. Oncol. Biol. Phys. 43, 977–982.

Goldsmith, B., Wara, W., Wilson, C.B., et al., 1992. Postoperative external beam irradiation for subtotally resected meningiomas. Int. J. Radiat. Oncol. Biol. Phys. 24 (Suppl. 1), 126–127.

Golfinos, J., Fitzpatrick, B.C., Smith, L.R., et al., 1995. Clinical use of a frameless stereotactic arm: results of 325 cases. J. Neurosurgery 83, 197–205.

Goodwin, J., Crowley, J., Eyre, H., et al., 1993. A phase II evaluation of tamoxifen in unresectable or refractory meningiomas: a Southwest Oncology Group study. J. Neurooncol. 15, 75–77.

Grunberg, S., Weiss, M., Russell, C., et al., 2006. Long term administration of mifepristone (RU486): clinical tolerance during extended treatment of meningioma. Cancer Invest. 24, 727–733.

Gupta, V., Su, Y.S., Samuelson, C.G., et al., 2007. Irinotecan: a potential new chemotherapeutic agent for atypical or malignant meningiomas. Neurosurgery 106, 455–462.

Hall, W.A., 2004. Extending survival in gliomas: surgical resection or immunotherapy? Surg. Neurol. 61 (2), 145–148.

Han, Y., Caday, C., Nanda, A., et al., 1996. Tyrphostin A G 1478 Preferentially inhibits human glioma cells expressing truncated rather than wild-type epidermal growth factor receptors. Cancer Res. 56, 3859–3861.

Hara, A., Nishimura, Y., Sakai, N., et al., 1995. Effectiveness of intraoperative radiation therapy for recurrent supratentorial low grade glioma. J. Neurooncol. 25, 239–243.

Harris, A.E., Lee, J.Y., Omalu, B., et al., 2003. The effect of radiosurgery during management of aggressive meningiomas. Surg. Neurol. 60 (4), 298–305.

Harsh, G.R., Wilson, C.B., 1990. Neuroepithelial tumors in adults. In: Youmans, J.R. (Ed.), Neurological surgery. WB Saunders, Philadelphia, PA, pp. 3040–3136.

Harsh, G.R., Levin, V.A., Gutin, P.H., et al., 1987. Reoperation for recurrent glioblastoma and anaplastic astrocytoma. Neurosurgery 21, 615–621.

Harsh, G.R., Deisboeck, T.S., Luis, D.N., et al., 2000. Thymidine kinase activation of ganciclovir in recurrent malignant gliomas: a gene-marking and neuropathological study. J. Neurosurg. 92 (5), 804–811.

Hatiboglu, M.A., Weinberg, J.S., Suki, D., et al., 2009. Impact of intraoperative high-field magnetic resonance imaging guidance on glioma surgery: a prospective volumetric analysis. Neurosurgery 64 (6), 1073–1081.

Hau, P., Baumgart, U., Pfeifer, K., et al., 2003. Salvage therapy in patients with glioblastoma: is there any benefit? Cancer 98, 2678–2686.

Hayat, K., Jones, B., Bisbrown, G., et al., 1997. Retreatment of patients with intracranial gliomas by external beam radiotherapy and cytotoxic chemotherapy. Clin. Oncol. 9, 158–163.

Hayes, R.L., Koslow, M., Hiesiger, E.M., et al., 1995. Improved long term survival after intracavitary interleukin-2 and lymphokine-activated killer cells for adults with recurrent malignant glioma. Cancer 76, 840–852.

Hentschel, S.J., Sawaya, R., 2003. Optimizing outcomes with maximal surgical resection of malignant gliomas. Cancer Control. 10 (2), 109–114.

Hochberg, F.H., Pruitt, A., 1980. Assumptions in the radiotherapy of glioblastoma. Neurology 30, 407–911.

Hoshino, T.A., 1984. A commentary on the biology and growth kinetics of low-grade and high-grade gliomas. J. Neurosurg. 61, 895–900.

Hou, L.C., Veeravagu, A., Hsu, A.R., et al., 2006. Recurrent glioblastoma multiforme: a review of natural history and management options. Neurosurg. Focus 20, E5.

Hsu, D.W., Efird, J.T., Hedley-Whyte, E.T., 1997a. Progesterone and estrogen receptors in meningiomas: prognostic considerations. J. Neurosurg. 86, 113–120.

Hsu, D.W., Louis, D.N., Efird, J.T., et al., 1997b. Use of MIB-1 (Ki-67) immunoreactivity in differentiating grade II and grade III gliomas. J. Neuropathol. Exp. Neurol 56, 857–865.

Hu, L., Baxters, L., Smith, K., et al., 2009. Relative cerebral blood volume values to differentiate high-grade glioma recurrence from post treatment radiation effect: direct correlation between image-guided tissue histopathology and localized dynamic susceptibility-weighted contrast-enhanced perfusion M R imaging measurements. AJNR Am. J. NeuroRadiology 30 (3), 552–558.

Hucharek, M., Muscat, J., 1995. Treatment of recurrent high grade astrocytoma; results of a systematic review of 1,415 patients. AntiCancer Res. 18, 1303–1311.

Hudes, R.S., Corn, B.W., Werner-Wasik, M., et al., 1999. A phase I dose escalation study of hypofractionated stereotactic radiotherapy as salvage therapy for persistent or recurrent malignant glioma. Int. J. Radiat. Oncol. Biol. Phys. 43, 293–298.

Hug, E.B., Devries, A., Thornton, A.F., et al., 2000. Management of atypical and malignant meningiomas: role of high-dose, 3D-conformal radiation therapy. J. Neurooncol. 48, 151–160.

Huisman, T., Tanghe, H., Koper, J., et al., 1991. Progesterone, oestradiol, and E G F receptors on human meningiomas and their CT characteristics. Eur. J. Cancer 27, 1453–1457.

Hutter, A., Schwetye, K., Bierhals, A., et al., 2003. Brain neoplasms; epidemiology, diagnosis, and prospects of cost-effective imaging. Neuroimag. Clin. North Am. 13 (2), 237–250.

Jääskeläinen, J., 1986. Seemingly complete removal of histologically benign intracranial meningioma: late recurrence rate and factors predicting recurrence in 657 patients. Surg. Neurol. 26, 461–469.

Jääskeläinen, J., Haltia, M., Laasonen, E., et al., 1985. The growth rate of intracranial meningiomas and its relation to histology: an analysis of 43 patients. Surg. Neurol. 24, 165–172.

Jääskeläinen, J., Haltia, M., Servo, A., et al., 1986. Atypical and anaplastic meningiomas: radiology, surgery, radiotherapy, and outcome. Surg. Neurol. 25, 233–242.

Jaeckle, K.A., Hess, K.R., Yung, W.K., et al., 2003. Phase II evaluation of temozolomide and 13 cis-retinoic acid for the treatment of recurrent and progressive malignant gliomas: a North American Brain Tumor Consortium study. J. Clin. Oncol. 21 (12), 2305–2311.

Jelsma, R., Bucy, P.C., 1969. Glioblastoma multiforme. Its treatment and some factors affecting survival. Arch. Neurol. 20, 161–171.

Kaba, S.E., DeMonte, F., Bruner, J.M., et al., 1997. The treatment of recurrent unresectable and malignant meningiomas with interferon alpha-2B. Neurosurgery 40, 271–275.

Karnofsky, D., Burchenal, J.H., Armistead, G.C. Jr., et al., 1951. Triethylene melamine in the treatment of neoplastic disease. AMA Arch. Intern. Med. 87, 477–516.

Kaye, A.H., 1992. Malignant brain tumors. In: Rothenberg, R.E. (Ed.), Reoperative surgery. McGraw-Hill, New York, pp. 51–76.

Kelly, P.J., Daumas-Duport, C., Scheithauer, B., et al., 1987. Stereotactic histologic correlation of computed tomography and magnetic resonance imaging defined abnormalities in patients with glial neoplasms. Mayo Clin. Proc. 62, 450–459.

Kesari, S., Schiff, D., Drappatz, J., et al., 2009. Wen1Phase II study of protracted daily temozolomide for low-grade gliomas in adults. Clin. Cancer Res. 15, 330–336.

Kim, H.K., Thornton, A.F., Greenberg, H.S., et al., 1997. Results of re-irradiation of primary intracranial neoplasms with three-dimensional conformal therapy. Am. J. Clin. Oncol. 20, 358–363.

Kim, Y.J., Ketter, R., Henn, W., et al., 2006. Histopathologic indicators of recurrence in meningiomas: correlation with clinical and genetic parameters. Virchows Arch. 449, 529–538.

Kinjo, T., Al-Mefty, O., Kanaan, I., 1993. Grade zero removal of supratentorial convexity meningiomas. Neurosurgery 33 (3), 394–399.

Kornblith, P.L., Walker, M., 1988. Chemotherapy of gliomas. J. Neurosurg. 68, 1–17.

Kreth, F.W., Warnke, P.C., Scheremet, R., et al., 1993. Surgical resection and radiation therapy in the treatment of glioblastoma multiforme. J. Neurosurg. 78, 762–766.

Langford, L.A., Piatyszek, M.A., Xu, R., et al., 1997. Telomerase activity in ordinary meningiomas predicts poor outcome. Hum. Pathol. 28, 416–420.

Latif, A.Z., Signorini, D., Gregor, A., et al., 1998. Application of the M R C brain tumor prognostic index to patients with malignant glioma not managed in randomised control trial. J. Neurol. Neurosurg. Psychiatry 64, 747–750.

Laws, E.R., Taylor, W.F., Clifton, M.B., et al., 1984. Neurosurgical management of low-grade astrocytoma of the cerebral hemispheres. J. Neurosurg. 61, 665–673.

Lederman, G., Arbit, E., Odaimi, M., et al., 1998. Fractionated stereotactic radiosurgery and concurrent taxol in recurrent glioblastoma multiforme: a preliminary report. Int. J. Radiat. Oncol. Biol. Phys. 40, 661–666.

Lee, J.Y., Niranjan, A., McInerney, J., et al., 2002. Stereotactic radiosurgery providing long-term tumor control of cavernous sinus meningiomas. J. Neurosurg. 97 (1), 65–72.

Lee, S.W., Fraass, B.A., Marsh, L.H., et al., 1999. Patterns of failure following high-dose 3-D conformal radiotherapy for high-grade astrocytomas: a quantitative dosimetric study. Int. J. Radiat. Oncol. Biol. Phys. 43, 79–88.

Leibel, S.A., Sheline, G.E., 1987. Radiation therapy for neoplasms of the brain. J. Neurosurg. 66, 1–22.

LeRoux, P.D., Berger, M.S., Ojemann, G.A., et al., 1989. Correlation of intraoperative ultrasound tumor volumes and margins with preoperative computerized tomography scans. J. Neurosurg. 71, 691–698.

Levin, V.A., Hoffman, W.F., Heilbron, D.C., et al., 1980. Prognostic significance of the pretreatment C T scan on time to progression for patients with malignant gliomas. J. Neurosurg. 52, 642–647.

Li, A., Shea, W.M., Wyn, C.J., et al., 1992. Radiosurgery as part of the initial management of patients with malignant glioma. J. Clin. Oncol. 10, 1379–1385.

Liau, L., Prins, R.M., Kiertscher, S.M., et al., 2005. Dendritic cell vaccination in glioblastoma patients induces systemic and intracranial T-cell responses modulated by the local central nervous system tumor microenvironment. Clin. Cancer Res. 11, 5515–5525.

Loeffler, J.S., Alexander, I.I., Hochberg, F.H., et al., 1990b. Clinical patterns of failure following stereotactic interstitial irradiation for malignant gliomas. Int. J. Radiat. Oncol. Biol. Phys. 19, 1455–1462.

Loeffler, J.S., Alexander, I.I., Wen, P.Y., et al., 1990a. Results of stereotactic brachytherapy used in the initial management of patients with glioblastoma. J. Natl. Cancer Inst. 82, 1918–1921.

Loven, D., Hardoff, R., Sever, Z.B., et al., 2004. Non-Resectable Slow-Growing Meningiomas Treated by Hydroxyurea. J. Neurooncol. 67, 221–226.

Mahmood, A., Caccamo, D.V., Tomecek, F.J., et al., 1993. Atypical and malignant meningiomas: a clinicopathological review. Neurosurgery 33, 955–963.

Maier, H., Ofner, D., Hittmair, A., et al., 1992. Classic, atypical, and anaplastic meningioma: three histopathological subtypes of clinical relevance. J. Neurosurg. 77, 616–623.

Marks, J.E., Boylan, R.J., Prossal, S.C., et al., 1981. Cerebral radi-onecrosis; incidence and risk in relation to dose, time, fractiona-tion, and volume. Int. J. Radiat. Oncol. Biol. Phys. 7, 243–252.

Mason, W.P., Gentili, F., Macdonald, D.R., et al., 2002. Stabilization of disease progression by hydroxyurea in patients with recurrent or unresectable meningiomas. J. Neurosurg. 97, 341–346.

Mathiesen, T., Lindquist, C., Kihlstrom, L., 1996. Recurrence of cranial base meningiomas. Neurosurgery 39, 2–7.

Matsuno, A., Fujimaki, T., Sasaki, T., et al., 1996. Clinical and his-topathological analysis of proliferative potentials of recurrent and non-recurrent meningiomas. Acta. Neuropathol. 91, 504–510.

Mayer, R., Sminia, P., 2008. Reirradiation tolerance of the human brain. Int. J. Radiat. Oncol. Biol. Phys. 70 (5), 1350–1360.

McCormack, B.M., Miller, D.C., Budzilovich, G.N., et al., 1992. Treat-ment and survival of low grade astrocytoma in adults 1977–1988. Neurosurgery 31, 636–642.

McDermott, M.W., Sneed, P.K., Gutin, P.H., 1998. Interstitial brachy-therapy for malignant brain tumors. Semin. Surg. Oncol. 14, 79–87.

McGirt, M.J., Chaichana, K.L., Gathinji, M., et al., 2009. Independent association of extent of resection with survival in patients with malignant brain astrocytoma. J. Neurosurg. 110 (1), 156–162.

Mellinghoff, I.K., Wang, M.Y., Vivanco, I., et al., 2005. Molecular determinants of the response of glioblastomas to E G F R kinase inhibitors. N. Engl. J. Med. 353 (19), 2012–2024.

Milker-Zabel, S., Zabel-du Bois, A., Huber, P., et al., 2009. Intensity-modulated radiotherapy for complex-shaped meningioma of the skull base: long-term experience of a single institution. Int. J. Radiat. Oncol. Biol. Phys. 68, 858–863.

Milosevic, M.F., Frost, P.J., Laperriere, N.J., et al., 1996. Radiotherapy for atypical or malignant intracranial meningioma. Int. J. Radiat. Oncol. Biol. Phys. 34, 817–822.

Mirimanoff, R.O., Dosoretz, D.E., Linggood, R.M., et al., 1985. Men-ingioma: analysis of recurrence and progression following neuro-surgical resection. J. Neurosurg. 62, 18–24.

Mitra, S., Li, G., Harsh, G. IV., 2009. Passive antibody mediated immunotherapy. In: Yang, I., Lim, M. (Eds.), Brain tumor vaccines and immunotherapy for malignant gliomas. Springer-Verlag, New York, in press.

Modha, A., Gutin, P.H., 2005. Diagnosis and treatment of atypical and anaplastic meningiomas: a review. Neurosurgery 57, 538–550.

Muhr, C., Gudjonsson, O., Lilja, A., et al., 2001. Meningioma treated with interferon alpha 2B evaluated with 11-C L methionine positron emission tomography. Clinical Cancer Res. 7, 2269–2276.

Muller, P.J., Wilson, B.C., 1995. Photodynamic therapy for recurrent supratentorial gliomas. Semin. Surg. Oncol. 11, 346–354.

Muthukumar, N., Kondziolka, D., Lunsford, L.D., et al., 1998. Stere-otactic radiosurgery for tentorial meningiomas. Acta Neurochir. 104, 315–320.

Nakasu, S., Nakasu, Y., Nakajima, M., et al., 1999. Preoperative identification of meningiomas that are highly likely to recur. J. Neurosurg. 90, 455–462.

Narayana, A., Kelly, P., Golfinos, J., et al., 2009. Antiangiogenic therapy using bevacizumab in recurrent high-grade glioma: impact on local control and patient survival. J. Neurosurg. 110, 173–180.

Nazzaro, J., Neuwelt, E., 1990. The role of surgery in the manage-ment of supratentorial intermediate and high-grade astrocytomas in adults. J. Neurosurg. 73, 331–344.

Nelson, D.F., Nelson, J.S., Davis, D.R., et al., 1985. Survival and prognosis of patients with astrocytoma with atypical or anaplastic features. J. Neurooncol. 3, 99–103.

Newton, H.B., 2007. Hydroxyurea chemotherapy in the treatment of meningiomas. Neurosurg. Focus 23, 4, E11.

Newton, H.B., Slivka, M.A., Stevens, C., 2004. Hydroxyurea chemo-therapy for unresectable or residual meningioma. J. Neurooncol. 67, 165–170.

Nieder, C., Grosu, A.L., Molls, M., 2000. A comparison of treatment results for recurrent malignant gliomas. Cancer Treat. Rev. 26, 397–409.

Norden, A., Young, G.S., Setayesh, K., et al., 2008. Bevacizumab for recurrent malignant gliomas: Efficacy, toxicity, and patterns of recurrence. Neurology 70, 779–787.

Ohgaki, H., Kleihues, P., 2007. Genetic pathways to primary and secondary glioblastoma. Am. J. Pathol. 170 (5), 1445–1453.

Ohgaki, H., 2005. Genetic pathways to glioblastomas. Neuropathol-ogy 25, 1–7.

Olmsted, W.W., McGee, T.P., 1977. Prognosis in meningiomas through evaluation of skull bone patterns. Radiology 123, 375–377.

Osoba, D., Brada, M., Prados, M.D., et al., 2000. Effect of disease burden on health-related quality of life in patients with malignant gliomas. Neuro. Oncol. 2 (4), 221–228.

Ostertag, C.B., 1983. Biopsy and interstitial radiation therapy of cerebral gliomas. Ital. J. Neurol. Sci. 2 (Suppl.), 121–128.

Pace, A., Vidiri, A., Galiè, E., et al., 2003. Temozolomide chemo-therapy for progressive low-grade glioma: clinical benefits and radiological response. Ann. Oncol. 14, 1722–1726.

Palma, L., Celli, P., Franco, C., et al., 1997. Long-term prognosis for atypical and malignant meningiomas: a study of 71 surgical cases. J. Neurosurg. 86, 793–800.

Patil, C.G., Hoang, S., Borchers, D.J. 3rd, et al., 2008. Predictors of peritumoral edema after stereotactic radiosurgery of supratento-rial meningiomas. Neurosurgery 63 (3), 435–440.

Peele, K.A., Kennerdell, J.S., Maroon, J.C., et al., 1997. The role of postoperative irradiation in the management of sphenoid wing meningiomas. A preliminary report. Ophthalmology 103, 1761–1766.

Pendl, G., Unger, F., Papaefthymiou, G., et al., 2000. Staged radio-surgical treatment for large benign cerebral lesions. J. Neurosurg. 93 (Suppl. 3), 107–112.

Pepponi, R., Marra, G., Fuggetta, M.P., et al., 2003. The effect of O6-alkylguanine-DNA alkyltransferase and mismatch repair activities on the sensitivity of human melanoma cells to temozolo-mide, 1,3-bis(2-chloroethyl)1-nitrosourea, and cisplatin. J. Phar-macol. Exp. Ther. 304, 661–668.

Perry, A., Stafford, S.L., Scheithauer, B.W., 1997. Meningioma grading an analysis of histologic parameters. Am. J. Surg. Path. 121, 1455–1465.

Phillipon, J., Cornu, P., 1991. The recurrence of meningiomas. In: Al-Mefty, O. (Ed.), Meningiomas. Raven Press, New York, pp. 87–105.

Pieper, D.R., Al-Mefty, O., 1999a. Management of intracranial men-ingiomas secondarily involving the infratemporal fossa: radio-graphic characteristics, pattern of tumor invasion, and surgical implications. Neurosurgery 45, 231–237.

Pieper, D.R., Al-Mefty, O., Hanada, Y., et al., 1999b. Hyperostosis associated with meningioma of the cranial base: secondary changes or tumor invasion. Neurosurgery 44, 742–746.

Poisson, M., Pereon, Y., Chiras, J., et al., 1991. Treatment of recur-rent malignant supratentorial gliomas with carboplatin (CBDCA). J. Neurooncol. 10, 139–144.

Popovic, E.A., Kaye, A.H., Hill, J.S., 1996. Photodynamic therapy of brain tumors. J. Clin. Laser. Med. Surg. 14, 251–256.

Pravdenkova, S., Al-Mefty, O., Sawyer, J., et al., 2006. Progesterone and estrogen receptors: opposing prognostic indicators in menin-giomas. J. Neurosurg. 105, 163–173.

Quigley, M.R., Maroon, J.C., 1991. The relationship between survival and the extent of the resection in patients with supratentorial malignant gliomas. J Neurosurgery 29, 385–389.

Ram, Z., Culver, K., Oshiro, E., et al., 1995. Summary of results and conclusions of the gene therapy of malignant brain tumors: a clinical study. J. Neurosurg. 82, 343A.

Reardon, D.A., Zalutsky, M.R., Bigner, D.D., 2007. Antitenascin-C monoclonal antibody radioimmunotherapy for malignant glioma patients. Expert Rev. AntiCancer Ther. 7, 675–687.

Rich, J.N., Reardon, D.A., Peery, T., et al., 2004. Phase II trial of gefitinib in recurrent glioblastoma. J. Clin. Oncol. 22 (1), 133–142.

Riemenschneider, M.J., Perry, A., Reifenberger, G., 2006. Histologi-cal classification and molecular genetics of meningiomas. Lancet Neurol. 5, 1045–1054.

Robles, S.G., Gatignol, P., Lehéricy, S., et al., 2008. Long-term brain plasticity allowing a multistage surgical approach to world health organization grade II gliomas in eloquent areas. J. Neurosurg. 109 (4), 615–624.

Rockhill, J., Mrugala, M., Chamberlain, M.C., 2007. Intracranial men-ingiomas: an overview of diagnosis and treatment. Neurosurg. Focus 23:E1.

Rokni-Yazdi, H., Azmoudeh Ardalan, F., Asadzandi, Z., et al., 2009. Pathologic Significance of the 'Dural Tail Sign'. Eur. J. Radiology 70 (1), 10–16.

Rosenblum, M.L., Chiu-Liu, H., Davis, R.L., et al., 1985. Radiation necrosis versus tumor recurrence following interstitial brachy-therapy: Utility of tissue culture studies. Mayo Clin. Proc. 621, 527–529.

Roser, F., Nakamura, M., Bellinzona, M., et al., 2004. The prognostic value of progesterone receptor status in meningiomas. J. Clin. Pathol. 57, 1033–1037.

Rostomily, R.C., Spence, A.M., Duong, D., et al., 1994. Multimodality management of recurrent adult malignant gliomas: results of a phase II multiagent chemotherapy study and analysis of cyto-reductive surgery. Neurosurgery 35 (3), 378–388.

Rostomily, R.C., Berger, M.S., Keles, G.E., et al., 1996. Radical surgery in the management of low grade and high grade gliomas. In: Yung, W.K. (Ed.), Clinical neurology: International practices and research. Cerebral glioma series. Baillière Tindall, London, pp. 345–369.

Salcman, M., Kaplan, R.S., Durken, T.B., et al., 1982. Effect of age and reoperation on survival in the combined modality treatment of malignant astrocytomas. Neurosurgery 10, 454–463.

Sallinen, P., Sallinen, S., Helen, P., et al., 2000. Grading of diffusely infiltrating astrocytomas by quantitative histopathology, cell proliferation and image cytometric D N A analysis. Comparison of 133 tumours in the context of the W H O 1979 and W H O 1993 grading schemes. Neuropathol. Appl. Neurobiol. 26 (4), 319–331.

Sampson, J.H., Archer, G.E., Mitchella, D.A., et al., 2008A. Tumor-specific immunotherapy targeting the EGFRvIII mutation in patients with malignant glioma. Sem. Immunol. 20, 267–275.

Sampson, J.H., Akabani, G., Archer, G.E., et al., 2008B. Intracerebral infusion of an EGFR-targeted toxin in recurrent malignant brain tumors. Neuro. Oncol. 10 (3), 320–329.

Sanson, M., Ameri, A., Monjour, A., et al., 1996. Treatment of recurrent malignant supratentorial gliomas with ifosfamide, carboplatin and etoposide: a phase II study. Eur. J. Cancer 32A, 2229–2235.

Scharfen, C.D., Sneed, P.K., Wara, W.M., et al., 1992. High activity iodine-125 interstitial implant for gliomas. Int. J. Radiat. Oncol. Biol. Phys. 24, 583–591.

Sekhar, L.N., Patel, S., Cusimano, M., et al., 1996. Surgical treatment of meningiomas involving the cavernous sinus: evolving ideas based on a ten year experience. Acta Neurochir. 65, 58–62.

Shafron, D.H., Friedman, W.A., Buatti, J.M., et al., 1999. Linac radiosurgery for benign meningiomas. Int. J. Radiat. Oncol. Biol. Phys. 43, 321–327.

Shapiro, W.R., 1982. Treatment of neuroectodermal brain tumors. Ann. Neurol. 12, 231–237.

Shapiro, W.R., Green, S.B., Burger, P.C., et al., 1989. Randomized trial of three chemotherapeutic regimens in postoperative treatment of malignant glioma. J. Neurosurg. 71, 1–9.

Shaw, E.G., Scheithauer, B.W., O'Fallon, J.R., et al., 1992. Oligodendrogliomas: the Mayo experience. J. Neurosurg. 76, 428–434.

Shepherd, S.F., Laing, R.W., Cosgrove, V.P., 1997. Hypofractionated stereotactic radiotherapy in the management of recurrent glioma. Int. J. Radiat. Oncol. Biol. Phys. 37, 393–398.

Shrieve, D.C., Alexander, E., Wen, P.C., et al., 1995. Comparison of stereotactic radiosurgery and brachytherapy in the treatment of recurrent glioblastoma multiforme. Neurosurgery 36, 275–284.

Simpson, D., 1957. The recurrence of intracranial meningiomas after surgical treatment. J. Neurol. Neurosurg. Psychiatry 20, 22–39.

Simpson, J.R., Horton, J., Scott, C., et al., 1993. Influence of location and extent of surgical resection on survival of patients with glioblastoma multiforme: results of three consecutive Radiation Therapy Oncology Group (RTOG) clinical trials. Int. J. Radiat. Oncol. Biol. Phys. 26 (2), 239–244.

Sioka, C., Kyritsis, A.P., 2009. Chemotherapy, hormonal therapy, and immunotherapy for recurrent meningiomas. J. NeuroOncology 92, 1–6.

Sipos, L., Afra, D., 1997. Reoperations of supratentorial anaplastic astrocytomas. Acta Neurochir. 39, 99–104.

Smith, J.S., Perry, A., Borell, T.J., et al., 2000. Alterations of chromosome arms 1p and 19q as predictors of survival in oligodendrogliomas, astrocytomas, and mixed oligoastrocytomas. J. Clin. Oncol. 18, 636–645.

Smith, J.S., Tachibana, I., Passe, S.M., et al., 2001. PTEN mutation, EGFR amplification, and outcome in patients with anaplastic astrocytoma and glioblastoma multiforme. J. Natl. Cancer Inst. 93 (16), 1246–1256.

Steudel, W.I., Feld, R., Henn, W., et al., 1996. Correlation between cytogenetic and clinical findings in 215 human meningiomas. Acta Neurochir. 65, 73–76.

Strassner, C., Buhl, R., Mehdorn, M., 2009. Recurrence of intracranial meningiomas: Did better methods of surgical treatment change the outcome in the last 30 years? Neurolog. Res. 31, 478–482.

Stromblad, L.G., Anderson, H., Malmstrom, P., 1993. Reoperation for malignant astrocytomas: personal experience and a review of the literature. Br. J. Neurosurg. 7, 623–633.

Stupp, R., Stupp, O., Mason, P., et al., 2005. Radiotherapy plus Concomitant and Adjuvant Temozolomide for Glioblastoma. N. Engl. J. Med. 352, 987–996.

Suwa, T., Kawano, N., Oka, H., et al., 1995. Invasive meningioma: a tumour with high proliferating and 'recurrence' potential. Acta Neurochir. 136, 127–131.

Taillibert, S., Vincent, L.A., Granger, B., et al., 2009. Bevacizumab and irinotecan for recurrent oligodendroglial tumors. Neurology 72 (18), 1601–1606.

Triebels, V.H., Taphoorn, M.J., Brandes, A.A., et al., 2004. Salvage P C V chemotherapy for temozolomide-resistant oligodendrogliomas. Neurology 63 (5), 904–906.

Uematsu, Y., Owai, Y., Nishibayashi, H., et al., 2005. The dural tail sign of meningiomas. Progr. Comp. Imag. 27 (2), 59–63.

Uzüm, N., Ataoğlu, G.A., 2008. Histopathological parameters with Ki-67 and bcl-2 in the prognosis of meningiomas according to WHO, 2000. classification. Tumori. 94 (3), 389–397.

van den Bent, M.J., Kros, J.M., 2007. Predicative and prognostic markers in neuro-oncology. J. Neuropathol. Exp. Neurol. 66 (12), 1074–1081.

Vecht, C.J., Avezaat, C.J., van Patten, W.L., et al., 1990. The influence of the extent of surgery on the neurologic function and survival in malignant glioma. A retrooperation analysis in 243 patients. J. Neurol. Neurosurg. Psychiatry 53, 466–471.

Vertosick, F.T., Selker, R.G., Arena, V.C., 1991. Survival of patients with well differentiated astrocytomas diagnosed in the era of computed tomography. Neurosurgery 28, 496–501.

Vick, N.A., Ciric, I.S., Eller, T.W., et al., 1989. Reoperation for malignant astrocytoma. Neurology 39 (3), 430–432.

Vogelsang, J.P., Wehe, A., Markais, E., 1998. Postoperative intracranial abscess – clinical aspects in the differential diagnosis to early recurrence of malignant glioma. Clin. Neurol. Neurosurg. 100, 11–14.

Vordermark, D., Kolbl, O., Tuprecht, K., et al., 2005. Hypofractionated stereotactic irradiation: treatment option in recurrent malignant glioma. BMC Cancer 5, 55–60.

Voynov, G., Kaufman, S., Hong, T., et al., 2002. Treatment of recurrent malignant gliomas with stereotactic intensity modulated radiation therapy. Am. J. Clin. Oncol. 25 (6), 606–611.

Vredenburgh, J.J., Desjardins, A., Herndon, J.E., et al., 2007. Bevacizumab plus irinotecan in recurrent glioblastoma multiforme. J. Clin. Oncol. 25 (30), 4722–4729.

Walker, M.D., Alexander, E., Hunt, W.E., et al., 1978. Evaluation of B C N U and/or radiotherapy in the treatment of anaplastic gliomas. J. Neurosurg. 49, 333–343.

Wallner, K.E., Galicich, J.H., Krol, G., et al., 1989a. Patterns of failure following treatment for glioblastoma multiforme and anaplastic astrocytoma. Int. J. Radiat. Oncol. Biol. Phys. 16, 1405–1409.

Wallner, K.E., Galicich, J.H., Malkin, M.G., 1989b. Inability of computed tomography appearance of recurrent malignant astrocytoma to predict survival following reoperation. J. Clin. Oncol. 7, 1492–1496.

Weinstein, I.B., 2002. Cancer. Addiction to oncogenes – the Achilles heal of cancer. Science 297 (5578), 63–64.

Weston, G.J., Martin, A.J., Mufti, G.J., et al., 2006. Hydroxyurea treatment of meningiomas: A pilot study. Skull Base 16, 157–161.

Wick, W., Steinbach, J.P., Kuker, W.M., et al., 2004. One week on/one week off: a novel active regimen of temozolomide for recurrent glioblastoma. Neurology 62 (11), 2113–2115.

Wiggenraad, R.G., Petoukhova, A.L., Versluis, L., et al., 2009. Stereotactic radiotherapy of intracranial tumors: a comparison of intensity-modulated radiotherapy and dynamic conformal arc. Int. J. Radiat. Oncol. Biol. Phys. 74 (4), 1018–1026.

Wilson, C.B., 1980. Reoperation for primary tumors. Semin. Oncol. 2, 19–20.

Winger, M.J., Macdonald, D.R., Cairncross, J.G., 1989. Supratentorial anaplastic gliomas in adults. The prognostic importance of extent of resection and prior low grade glioma. J. Neurosurg. 71, 487–493.

Wong, T., van der Westhuizen, G., Coleman, R., 2002. Positron emission tomography imaging of brain tumors. Neuroimag Clin. North Am. 12 (4), 615–626.

Wood, J.R., Green, S.B., Shapiro, W.R., 1988. The prognostic importance of tumor size in malignant gliomas: a computed tomographic scan study by the Brain Tumor Cooperative Group. J. Clin. Oncol. 6, 338–343.

Yamashita, J., Handa, H., Iwaki, K., et al., 1980. Recurrence of intracranial meningiomas with special reference to radiotherapy. Surg. Neurol. 14, 33–40.

Young, B., Oldfield, E.H., Markesberry, W.R., et al., 1981. Reoperation for glioblastoma. J. Neurosurg. 55, 917–921.

Yu, J., Liu, G., Ying, H., et al., 2004. Vaccination with tumor lysate-pulsed dendritic cells elicits antigen-specific, cytotoxic t-cells in patients with malignant glioma. Cancer Res. 64, 4973–4979.

Yung, W.K., Albright, R.E., Olson, J., et al., 2000. A phase II study of temozolomide vs. procarbazine in patients with glioblastoma multiforme at first relapse. Br. J. Cancer 83 (5), 588–593.

Zhang, M., Chakravarti, A., 2006. Novel radiation-enhancing agents in malignant gliomas. Semin. Radiat. Oncol. 16, 29–37.

第 20 章　低级别星形细胞瘤

Nader Sanai，Mitchel S.Berger

1　流行病学

胶质瘤大约占成人新诊断颅内原发肿瘤的50%，其中低级别星形细胞瘤约占所有颅内肿瘤的15%（Guthrie & Laws 1990）。来自世界各地的研究表明，胶质瘤的发病率约为5.4/100 000人，成人低级别星形细胞瘤的发病率约为0.8/100 000人。低级别星形细胞瘤包括一组不同亚型的疾病：星形细胞瘤、少突胶质细胞瘤、室管膜瘤或混合组织细胞来源的胶质瘤。本章节讨论的范围限定为符合WHO II级的弥漫、浸润性肿瘤，特别是低级别的星形细胞瘤（Kleihues & Cavenee 2000）。在所有低级别星形细胞瘤中，最常见的类型是纤维型、原浆型、肥胖型星形细胞瘤。未见文献报道不同种族与国家之间的发病率存在差异。

北美每年大约有1 500例新诊断的低级别星形细胞瘤（Davis et al 1996）。年龄发病数据显示，低级别星形细胞瘤占成人颅内肿瘤的15%，占儿童颅内肿瘤的25%（Guthrie & Laws 1990）。儿童低级别星形细胞瘤如小脑星形细胞瘤、视路及下丘脑胶质瘤、脑干胶质瘤、大脑半球低级别星形细胞瘤将在其他章节中讨论。低级别星形细胞瘤发病中男性略多，有两个发病年龄高峰：儿童在6~12岁，成人在30~50岁。成人中位发病年龄为35岁。

2　家族史及基因因素

未见文献报道低级别星形细胞瘤在不同种族或人种血统中存在差异。遗传因素在这些肿瘤的发病中发挥了作用。可涉及胶质瘤的遗传性神经肿瘤综合征包括神经纤维瘤病（神经纤维瘤病 I

型和 II 型），结节性硬化（TS），Li-Fraumeni癌症综合征，Turcot综合征（Chen 1998）。神经纤维瘤病 I 型患者罹患视路胶质瘤机会也有所增加。进一步讲，大概15%的 I 型神经纤维瘤病相关的胶质瘤发生于脑干、大脑皮层或小脑。一般来讲，合并神经纤维瘤病的低级别胶质瘤其生物学表现较常规人群中的低级别星形细胞瘤恶性度更高。约5%结节性硬化的患者可合并室管膜下巨细胞星形细胞瘤，这些肿瘤常位于青少年患者的室间孔（Foramen of Monro）。Li-Fraumeni综合征是一种少见的涉及 p53 抑癌基因生殖系突变的常染色体显性遗传疾病。除了低级别星形细胞瘤外，Li-Fraumeni综合征也可并发其他多种恶性肿瘤，如乳腺癌、急性白血病、软组织肉瘤、骨肉瘤、肾上腺皮质癌。与此类似，Turcot综合征除了易患遗传性非息肉性直肠癌和髓母细胞瘤外，也具有并发低级别及高级别星形细胞瘤的风险。

3　临床表现

低级别星形细胞瘤发生部位的比率大致符合各脑叶体积所占脑组织总体积的比率。最常见为额叶，其次为颞叶和顶叶。其他可能的部位包括基底核和丘脑，这两者的预后较大脑半球要差（Franzini et al 1994）。50%~80%患者以癫痫发作为首发症状，而其他大部分无神经功能缺失表现（McCormack et al 1992）。根据肿瘤的大小及部位，患者可有其他症状或体征，其中包括颅内压增高（头痛、恶心、呕吐、嗜睡、视盘水肿）、额叶神经功能受损（精神弱、感觉混乱或缺失、视觉障碍、失认症及失语症）及执行力障碍（人格改变、去抑制状态、淡漠）。

在其他一些研究中，低级别星形细胞瘤合并癫痫发作者约占81%（Chang et al 2008a）。在合并癫痫的患者当中，约有50%的患者在病灶切除后即使服用抗癫痫药物后仍无法控制癫痫发作。部分性癫痫、颞叶病灶、发作时间长均使癫痫手术前控制效果差（Chang et al 2008a）。因为癫痫可显著影响患者生活质量，因此术前仔细评估患者癫痫状态对于低级别星形细胞瘤十分重要。除了抗癫痫药物治疗，手术切除是治疗低级别星形细胞瘤伴随癫痫的重要手段。可治愈癫痫的预后因素包括肿瘤全切除、术前癫痫时间少于1年和非单纯部分发作。然而术后持续服用抗癫痫药物是必须的，有一部分患者可因癫痫需再次接受手术治疗。我们的经验是为了达到术后对顽固性癫痫的最佳控制并避免术后抗癫痫药物治疗，可在切除肿瘤的同时进行围术期脑电图皮层监测。对于大多数癫痫发作来讲，偶尔的癫痫发作可不用脑电监测，但对于完全切除肿瘤的病例来讲是必要的。如果术中不采用脑电监测而采用扩大切除肿瘤周边范围，也可减少癫痫发作，但术后应服用抗癫痫药（Bloom et al 1982）。

3.1 传统神经影像学

最典型的CT表现为不连续的或弥散的低或等密度病灶，静脉注射对比剂后少量或无强化。15%~30%的患者中可见到肿瘤强化（Piepmeier et al 1996；Magalhaes et al 2005）。钙化灶偶见，尤其是非星形细胞来源如少突胶质瘤或混合少突星形细胞瘤。此外，各种组织来源的低级别星形细胞瘤均可见囊性改变。磁共振成像（MRI）对诊断低级别星形细胞瘤有很大帮助。肿瘤在磁共振上可表现为低或等 T_1 信号、T_2 高信号（图20.1）。如同CT一样，大多数病灶在磁共振增强扫描中并不强化。低级别星形细胞瘤是脑内病灶，通常不对周围组织产生推挤效应，但肿瘤常沿着白质纤维方向延伸（如胼胝体和皮层下白质）。影像学表现虽不能完全定性诊断，但对于特定的肿瘤部位及影像学特征可提示特定的病理亚型。如较其他类型而言，少突胶质瘤多位于额叶，累及皮层并多合并钙化。尽管低级别星形细胞瘤有特异的影像学表现，但仅凭影像学做出诊断是不够的。在一项研究中，对20例CT及MRI诊断为低级别星形细胞瘤的病例进行了立体定向活检，其中只

有50%是星形细胞瘤，45%为间变星形细胞瘤（Kondziolka et al 1993）。T_1 增强像常低估星形细胞瘤边界。肿瘤的真正边界可在 T_2 像上显示，但肿瘤边界和水肿的范围却无法明确区分。近年来开展的磁共振弥散张量成像用于胶质浸润的生物学标记（Price et al 2004，2006）。

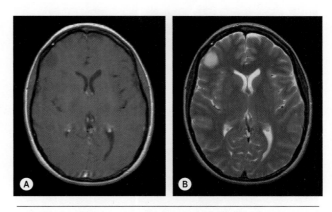

图20.1 低级别星形细胞瘤 T_1（A）和 T_2（B）轴位非增强磁共振结果。患者女性，41岁（引自 Sanai N，Berger MS：Glioma extent of resection and its impact on patient outcome.Neurosurgery 62：753，2008.）

3.2 神经影像新进展

3.2.1 磁共振成像模式

不断改进的解剖学成像方式、功能及生理学成像技术的创新使我们提高了对低级别星形细胞瘤的诊断、治疗、随访及预后判断的能力。7T场强磁共振（与传统的1.5T场强磁共振相比）的广泛应用可为颅内占位提供更为详细的解剖及细胞结构信息（Di Costanzo et al 2006a，b）。磁共振质子波谱成像为颅内占位性病变的代谢水平提供了非侵入性的检测手段（图20.2）。特别值得关注的代谢物质有 N- 乙酰天门冬氨酸、胆碱、肌酐和脂类。与正常脑组织相比，星形细胞瘤常呈现 N- 乙酰天门冬氨酸及肌酐代谢水平减低，胆碱代谢水平增高，提示其潜在的增殖活性。通常来讲，高级别肿瘤的胆碱 /N- 乙酰天门冬氨酸、胆碱 / 肌酐比值水平较低级别肿瘤高。磁共振波谱成像通过非侵入性方法来评估肿瘤级别的实用性和准确性仍正在进一步验证之中（Jeun et al 2005；McKnight et al 2007；Shimizu et al 1996），目前无法完全取代组织活检。磁共振波谱分析可通过关注

胆碱峰的区域来帮助辨认活检的靶点、提示细胞增殖活跃及肿瘤活性最大的区域。此外，磁共振波谱分析也可用于检测低级别星形细胞瘤的放疗效果，鉴别肿瘤复发与放射性坏死。

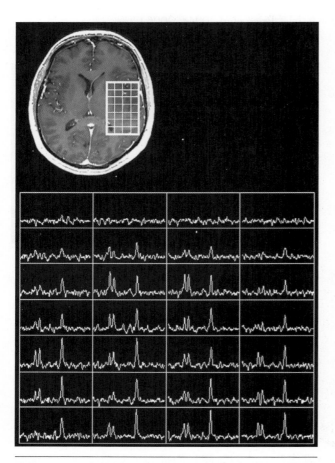

图 20.2　35 岁男性低级别星形细胞瘤患者。三维立体磁共振波谱成像展示胆碱升高、N- 乙酰门冬氨酸降低、低肌酸水平与肿瘤代谢相匹配。脂质峰的出现代表颅底脂肪或肿瘤坏死物质（摘自 Sanai N，Berger MS：Glioma extent of resection and its impact on patient outcome.*Neurosurgery* 62：753，2008.）

　　检测脑血流（CBV）的磁共振技术也有新的进展。静脉注射钆 -DTPA 造影剂，2~3 分钟后动态抓取 T_2 像即可评估脑血流情况。体素脑血流地形图可由单位面积的动态增强曲线来计算得出，其空间分辨率约为 1mm × 2mm × 5mm 或更大。磁共振灌注成像已在无创条件下用于判断组织病理和肿瘤级别（Cha et al 2005；Hakyemez et al 2005）（图 20.3），并可在选择活检位置、评估及鉴别治疗反应与肿瘤复发等方面起到作用。

3.2.2　正电子发射计算机断层显像

　　正电子发射计算机断层显像（positron emission tomography，PET）及单光子发射计算机断层扫描（Single-photon Emission Computed Tomography，SPET）是另一种评价低级别星形细胞瘤功能及代谢的成像模式。由于低级别肿瘤的代谢活动要低于高级别肿瘤，因此 PET 可用于判断肿瘤级别。尽管特异性有限，术前也可用这两种方法做运动功能及语言功能区的定位。除了鉴别肿瘤的级别、制订手术计划，PET 和 SPECT 还可用于判断低级别胶质瘤的复发及恶性分化（Minn 2005）。

3.2.3　功能影像

　　功能磁共振成像是基于大脑中伴随神经活动的血管中局部血流量增加的原理所产生的。因为血流增加会促使所在区域携氧量的相对增加，进而导致局部去氧血红蛋白的减少。因此，去氧血红蛋白可作为内源性对比增强剂来为功能磁共振提供信号。功能磁共振信号与电生理、PET、皮层诱发电、脑磁图一起，为神经外科医师提供术前功能和结构信息。皮层电生理监测是基于脑局部内环路的破坏或激活，目前仍被认为是可准确定位语言功能区的金标准。相反，功能磁共振是由动作激活的方法来标记与特定任务相关的所有大脑区域，无论这些区域是首要的或是辅助的。皮层电刺激所提示的非语言功能区在功能磁共振上仍可能显示为激活区域，从而造成假阳性结果。由于功能磁共振是以灌注成像为基础而非直接探测神经元活动，因此其特异性可有所降低。

3.2.4　脑磁图（magnetoencephalography，MEG）

　　脑磁图在术前功能定位诊断中的应用也有所增加。与功能磁共振及 PET 相比，MEG 可通过直接监测神经元活动，而非间接的脑代谢变化来提高分辨率。既往研究表明，脑磁图在辨别被肿瘤挤压的功能区皮层时较功能磁共振更为准确。总之，脑磁图是目前辨别运动及感觉区皮层较为稳定的显像模式。将脑磁图数据和 DTI 信息融入神经导航工作站可指示功能区的位置并在术中用刺激图证实。磁源成像（Magnetic Source Imaging，

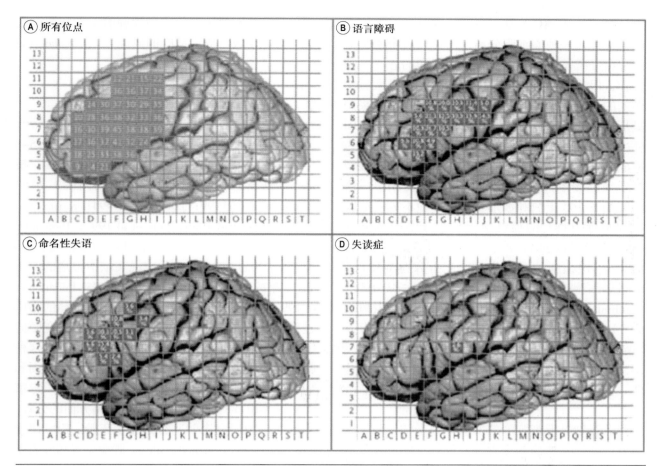

图 20.3　151 例患者的 1 237 个皮层位点的唤醒定位结果。红色方框代表所有位点的刺激数。蓝色方框代表语言障碍的被激活区。A 显示为语言优势半球侧面额叶皮层每平方厘米区域被刺激的次数。B、C、D 分别显示了语言障碍、命名性失语、失读症时额叶每平方厘米的刺激次数（上面的数值）和激活百分比（下面的数值）（摘自 Sanai N，Mirzadeh Z，Berger MS：Functional outcome after language mapping for glioma resection.*N Engl J Med* 358：18，2008.）

MSI）是基于脑磁图对简单语音激发的晚期脑磁场的探测（Szymanski et al 1999），是另一种可用于定位体感皮层和确定优势半球的辅助映射技术，并且有可能替代 Wada 试验。

4　大体形态特征

　　按照传统的组织学分类，星形细胞瘤可分为两种亚型：原浆型和纤维型。大体来说，大脑原浆型星形细胞瘤肉眼类似于灰软的皮层向外膨出，断面的病理检查常显示混有周围白质。肿瘤边界难以辨认，囊变较为常见，尤其是深部病变。组织本身软，质地均一，稍呈胶冻样结构。相反，纤维型星形细胞瘤常比原浆型韧，触之犹如橡胶质地，切面较原浆型更白，因此难以与周围白质相区分。肿瘤细胞的浸润使邻近皮层较周围组织更显苍白，从白质中区分灰质变得更为困难。

5　组织学特征

　　原浆型星形细胞瘤由均匀分布的嗜酸粒细胞构成，细胞常呈蜘蛛网样排列。高倍显微镜下，肿瘤细胞为肥大的星形细胞，其细胞质水肿，细胞凸起较正常细胞少而短。微囊泡变性是其典型表现，特别是在肿瘤深部。肿瘤内部的血管常常相对减少。在纤维型星形细胞瘤中，粗细相间的神经胶原纤维占据大部分基质成分，胞体不均匀地分布于基质当中。一般而言，有丝分裂少见，细胞核无明显活力。如果存在皮层浸润，常常可见软膜下区的细胞体聚集密度较脑实质内高。浅表的软脑膜可被肿瘤浸润，侧裂在相当长的部分也可被肿瘤细胞所桥接。脑脊膜播散少见，仅有少量报道。被侵袭的脑组织通常完好。在大脑皮层，神经元被肿瘤细胞分离，而在白质中脱髓鞘的神经纤维被迫分开。血管也被浸润的肿瘤细胞分开，但几乎从不表现出内皮增生。常见微囊变形式的退行性变，钙化偶见。在低级别的原浆型星形细胞瘤中，免疫组织化学显示 GFAP（Glial fibrillary acidic protein，胶质纤维酸性蛋白：一种成熟神经胶质细胞标志物）为阴性。在纤维型星形细胞瘤中，GFAP 标志物表达可更明显。这些肿瘤 S-100 蛋白和波形蛋白（一种不成熟的胶质细胞标志物）的免疫组织化学染色也为阳性（Russell & Rubinstein 1989）。MIB-1 是一个划分 Ki-67 阳性细胞的增殖指数，此指数在 WHO Ⅱ级星形细胞瘤中为 2%~4%（Wakimoto et al 1996；Giannini et al 1999）。MIB-1 指数低预示复发概率低（Hoshi et al 1997），但并不能预测总体生存及对放疗的敏感性（Hilton et al 1998）。

6 基因表达

低级别星形细胞瘤的发病原因未知，除了合并有斑痣性错构瘤的患者外，没有发现可导致此病的遗传学缺陷。唯一与低级别星形细胞瘤相关的基因是 p53（James et al 1989）基因突变。p53 定位于染色体 17p13.1，此位点在所有级别的星形细胞瘤中均存在缺失。p53 的另外一个拷贝常常通过微小突变而失活。这个基因在调节细胞凋亡和细胞周期进展是必不可少的，失去正常 p53 功能可促使星形胶质细胞加速生长和恶性分化（Bogler et al 1995；Yahanda et al 1995）。星形细胞瘤是脑肿瘤中唯一具有 p53 高突变率的。50%~60% 的 Ⅱ级和Ⅲ级星形细胞瘤表现出 p53 突变，表明这个肿瘤抑制基因的失活是与恶性星形细胞瘤发展相关的早期基因改变（Watanabe et al 1997）。虽然有些胶质母细胞瘤也表现为 p53 突变，但其中很大一部分并没有此突变，而表现为表皮生长因子受体（EGFR）的增殖，表明胶质母细胞瘤的发病是一种不同的基因通路。其他成人低级别星形细胞瘤的常见变化是出现 7 号染色体及其结构异常，包括双微染色体，第 10、13、15、20 和 22 号染色体丢失以及 4、11、12、13、16、18 和 21 号染色体重排（Rey & Bello 1999）。近年来，越来越多的证据证实了内源性神经干细胞以及残留的人脑祖细胞与神经胶质瘤之间的联系。虽然尚未建立明确的因果关系，这种脑肿瘤干细胞假说在脑生物学领域已成为活跃的研究热点（Sanai et al 2005）。

7 预后

低级星形细胞瘤患者的中位生存期为 6.5~8 年（Bauman et al 1999；Johannesen et al 2003）。报道中的低级别星形细胞瘤患者生存时间在 3~20 年（Bauman et al 1999；Janny et al 1994；Karim et al 1996；Laws et al 1986；Lote et al 1997；Piepmeier et al 1996；Pignatti et al 2002；Shaw et al 2002；van den Bent et al 2005），总的来说文献中报道的 5 年和 10 年的存活率分别为 70% 和 50%（Leighton et al 1997）。有趣的是，个别低级星形细胞瘤的临床过程可以出现很大的差异性，其中某些病变倾向于快速进展，而某些则较为缓慢甚至惰性。这种临床上的差异与低级别星形细胞瘤固有的解剖和病理多样性相符合。毫无疑问，这也导致了专家们对这类患者的在制订最佳治疗策略方面的分歧。最近的一项研究表明，在去除了年龄、KPS 评分（Karnofsky Performance Scale）、肿瘤位置和肿瘤亚型的影响后，肿瘤切除程度是一个预测无进展生存和总生存期的重要指标（Smith et al 2008）。肿瘤切除的体积比率显示：切除 90% 肿瘤者其 8 年的总生存率为 91%，无进展生存率为 43%；而肿瘤切除不足 90% 者其 8 年的总生存率为 60%，无进展生存率仅为 21%。

8 预后因素

鉴于低级别星形细胞瘤这种临床异质性，识别可靠的预后因素并筛选出低危和高危亚群是特别重要的。对于表现为侵袭性的病变，可预测性的实施前期治疗。此外，可靠的预后因素也为临床试验合理的筛选出不同层次的患者。预后较好的临床因素包括：确诊时年龄小于 40 岁；确诊时存在癫痫，无其他神经功能缺失症状；KPS ≥ 70 分；Folstein 简易精神状态检查大于 26/30（Bauman et al 1999；Brown et al 2004；Franzini et al 1994；Jeremic et al 1994；Leighton et al 1997；Pignatti et al 2002；Shaw et al 2002）。影像学上预测预后不良的因素包括：肿瘤最大直径大于 5-6cm 及存在病灶强化（Bauman et al 1999；

Shaw et al 2002）。越来越多的证据表明，在低级别星形细胞瘤治疗中，手术切除程度是影响预后和（或）无进展生存的独立因素。除此之外，提示预后较好的组织学因素有：MIB-1 指数 <8%，组织学诊断为低级别的少突胶质瘤或少突星形细胞瘤（特别是 *1p* 缺失，提示化疗敏感性）（Pignatti et al 2002；Shaw et al 2002；Schiffer et al 1997）。

在低级别星形细胞瘤中，去分化或者恶性转化是比较常见的现象。文献报道，初始诊断的低级别星形细胞瘤有 13%~86% 转化为高级别肿瘤（Piepmeier 1987；McCormack et al 1992；Berger et al 1994；Laws et al 1986；Muller et al 1977；North et al 1990；Soffietti et al 1989；Vertosick et al 1991）。与恶变发生率相类似，发生恶变的时间也有很大变异，从 28 至 60 个月不等（Berger et al 1994；McCormack et al 1992；Vertosick et al 1991；McCormack et al 1992；Recht et al 1992；Shafqat et al 1999）。然而，促使肿瘤恶性转化的因素尚不清楚，针对恶性转化的治疗效果仍存在争议。在一项研究中，影像学诊断为可疑低级别星形细胞瘤患者中有 58% 最初没有进行活检和治疗，最终在中位时间 29 个月时行手术治疗，但其中 50% 的肿瘤呈现出间变特征（Recht et al 1992）。与一开始即接受治疗的患者相比，尽管这组患者接受手术时有较高的恶变率和较短的无进展生存时间，其总体生存时间未见明显差异。虽然如此，恶变的时间仍有可能影响患者预后。以上结论有待更为严谨的临床研究来证实。此外，关于肿瘤切除程度的研究证实，可采用扩大切除来改变恶性转化的自然进程（Smith et al 2008）。

9 治疗策略

9.1 观察

目前对于出现临床症状及影像学表现的低级别星形细胞瘤患者，已经越来越少的采取仅行定期影像复查而不做活检的治疗方案。然而，依然有些医师在处理深部或位于重要功能区、手术风险高的病灶时采用这种极端的观察手段。尽管这种方法可推迟无症状患者的治疗相关风险和费用，但有可能增加肿瘤进展的相关风险，包括新的神经功能缺失、不可控的癫痫发作以及病变恶性转化的风险。即便是最可靠的证据，我们也必须接

受初始诊断有可能是错误的这一事实。此外，肿瘤生长速度是无法预料的，经常呈非线性生长，导致肿瘤体积突然变大，从而使本来可切除或对放疗敏感的病灶变得难以切除或对后续治疗抵抗。这种治疗策略的另一个缺点是不确定哪些患者是需要治疗的，附带的心理压力可使患者和医师的压力陡增，并降低患者的生活质量。

虽然未被推翻，但也几乎没有证据支持这种治疗策略。在一项小规模的回顾性对照研究中，从开始即接受观察的患者组与立即接受手术切除的患者组之间在肿瘤恶变率、总生存率以及生活质量方面没有发现差异（Recht et al 1992）。在一项针对 30 个首发症状为癫痫的患者的类似研究中，手术的早晚并未影响总体生存率（van Veelen et al 1998）。重要的是，以上队列中病例数较少（小于 50 例），故此结论不利于推广至广大人群中。

总之，治疗策略必须根据疾病的整体临床表现和外科医师的经验而定。如果选择保守观察，可能会使疾病进展，其表现为新的神经功能缺失、癫痫的形式及频率的改变、病灶体积增大或磁共振出现新的强化灶。

9.2 外科干预

低级别星形细胞瘤的外科治疗手段包括手术切除、开颅或立体定向活检。策略选择取决于患者的临床状态、肿瘤的解剖位置以及外科医师的偏好。外科干预的目的：明确诊断；治疗神经功能症状；缓解占位效应；减少肿瘤负荷。目前唯一得到公认的针对可疑或已知的成人幕上非视路低级别星形细胞瘤的外科干预指征是在开始积极治疗之前获得组织学诊断（Low-grade Glioma Guidelines Team 1998）。

9.3 活检

立体定向或影像引导下的活检可最低侵袭性地获得组织学诊断，这尤其适合拒绝、延迟开颅或无法承担手术高风险的患者。早期活检的好处是可筛选出具有侵袭性病灶的高风险患者，此类患者是不合适仅行临床观察的（Lunsford et al 1995a）。此外，活检组织还可用于区分是否存在 *1p* 缺失，从而鉴定是否存在少突胶质细胞成分。总体来讲，报道称低级别星形细胞瘤立体定向活检的手术相关风险较低，致死率及致残率均小于

1%（Lunsford et al 1995b）。死亡大多因颅内血肿、蛛网膜下腔出血、不可控制的脑水肿所致，这些均是高级别胶质瘤活检常见的并发症（Bernstein & Parrent 1994）。

依赖于立体定向活检的另一个缺点是由于肿瘤异质性或肿瘤样本限制导致的误诊或肿瘤级别诊断不准确。对于大肿瘤来说，活检与开颅切除的标本在病理上结果符合率较低（Woodworth et al 2006），故建议此类患者采用多点活检术。

影像学引导下的活检可定位肿瘤内特异的靶点，故可提高诊断的准确率。如病灶初始影像学表现显示局部增强，活检即应包括增强部位。但有时高级别病灶并不总是表现为强化，这使决策变得更为复杂。术前根据功能成像（如 PET，SPECT，MRS）制订活检目标可定位于肿瘤最具侵袭性的部位。

9.4 外科切除

对于容易暴露的低级别星形细胞瘤，具有局灶性压迫症状、颅内压增高、顽固性癫痫的患者适合开颅肿瘤切除术。在此种情况下，肿瘤切除可达到如下目的：减轻占位效应、减轻肿瘤负荷及明确诊断。瘤细胞减少也可减轻脑水肿，从而潜在地提高放疗及化疗敏感性。开颅肿瘤切除同时为病理诊断提供了更多的组织标本，进而提高了病理诊断的准确性。理论上讲，瘤细胞数量减少后使得基因突变的概率降低，进而降低了肿瘤进展和恶化的风险（Smith et al 2008）。

开颅治疗低级别星形细胞瘤遵循一般的神经外科肿瘤切除原则。先进的治疗手段如超声、脑功能定位、无框架导航装置以及术中成像技术使得神经外科医师在最小损伤情况下获得最大程度的切除。术中超声成像可提供术中实时数据，在探测肿瘤位置、确定肿瘤边界、区分肿瘤与瘤周围脑水肿、囊变及坏死以及周围脑组织方面可有很大帮助。尽管肿瘤切缘的出血及手术创面人为地限制了术中超声的应用空间，但超声引导下的肿瘤切除术后瘤体积与术后磁共振显示的体积明显相关（Hammoud et al 1996）。与此相似的是，术中磁共振技术可确保最大限度地切除肿瘤，尤其是在肿瘤浸润组织与正常脑组织在肉眼难以分辨的情况下（Claus et al 2005）。电刺激技术可确保在损伤最小的情况下，最大根治性地切除皮层或皮层下重要功能区附近肿瘤（Sanai et al 2008）（图

20.4）。对于在语言功能区附近的病灶，术中唤醒定位技术仍是在保证损伤最小的情况下最大化切除肿瘤的金标准。对于顽固性癫痫的患者，可借助术中皮层脑电。

尽管手术切除可给患者带来好处，在无症状或症状轻微的低级别胶质瘤患者中手术的意义仍存在争议。从历史上看，其原因部分归咎于一些关于手术切除程度与患者生存获益的具有争议性的报道。最近，有越来越多的证据表明，在首次确诊后即行扩大切除是一个有利的预后因素。大部分报道是回顾性研究，但开展前瞻性随机对照研究来验证手术切除程度对低级别胶质瘤预后的影响是不太可能的，均受制于病例数少、典型的长生存期以及医师在选择治疗方法上的失衡。

在现代神经外科时代，开展了一系列关于低级别胶质瘤切除程度与总体预后及肿瘤进展方面的研究（表 20.1）（Johannesen et al 2003；Leighton et al 1997；McGirt et al 2008；Nakamura et al 2000；Philippon et al 1993；Rajanet et al 1994；Shaw et al 2002；Yeh et al 2005）。其中的三项研究引入了肿瘤切除体积的分析（Claus et al 2005；Smith et al 2008；van Veelen et al 1998）。在未引入体积测量的研究中，8 项中的 7 项研究支持切除程度在 5 年生存率及 5 年无进展生存率方面均具有统计学意义（Leighton et al 1997；McGirt et al 2008；Nakamura et al 2000；Philippon et al 1993；Rajan et al 1994；Shaw et al 2002；Yeh et al 2005）。这些研究发表于 1990 年至 2008 年，统计学上大多数采用多因素及单因素分析。在大多数病例，切除程度以全切除、部分切除为依据。然而，在最近一项用体积衡量的低级别星形细胞瘤切除程度的分析中，Smith 等（Smith el al 2008）确认积极切除与瘤内减压相比可确切的提高总体预后（表 20.2）。有趣的是，$10cm^3$ 左右的残余肿瘤并不影响预期的总体生存期。

基于以上证据，为了术前评估低级别星形细胞瘤的预后状态，Chang 等（Chang et al 2008b）制订了一种大脑半球低级别星形细胞瘤术前评估系统。四项因素（语言、年龄 >50 岁，KPS ≥ 80 分，直径 >4cm）是多因素分析中可预测预后的因素，该系统应用上述因素，总分数与预后负相关。

总之，近代神经外科大量的文献证实对于低级别星形细胞瘤而言，手术切除越广泛，预后越好（Sanai & Berger 2008）。在发病的越早期开始治

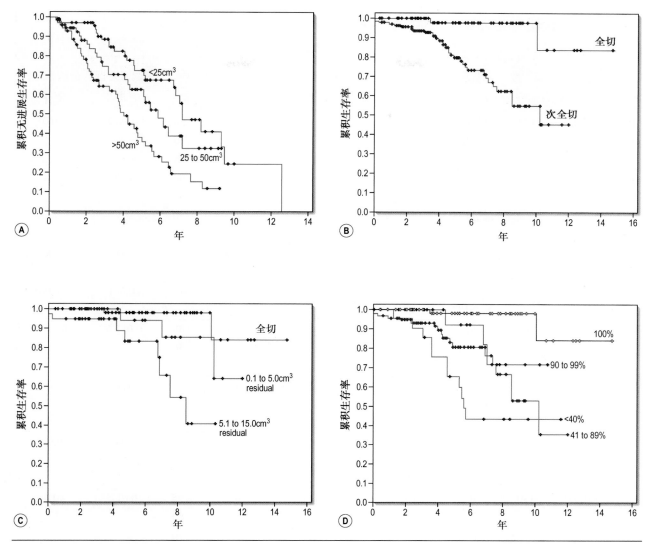

Figure20.4　Associations between low-grade astrocytoma tumor burden and patient outcome.(A) Patients with larger preoperative tumor volumes have significantly shorter progression-free survival (Cox proportional hazards model based on log transformation of preoperative tumor volume,$p<0.001$,HR=2.711,95%CI= 1.590-4.623).(B) Patients with complete resection of FLAIR abnormality (75 patients,2 events) had a significantly longer overall survival compared with patients having any residual FLAIR abnormality(141 patients,32 events) (HR=0.094,95%CI=0.023-0.39,$p=0.001$).(C) Patients with even small volumes of residual FLAIR abnormality demonstrated shorter overall survival compared with patients with no residual FLAIR abnormality (Cox proportional hazards model only including patients with ≤ 15cm³ of residual FLAIR abnormality,$p=0.001$,HR= 1.166,95%CI=1.068-1.274).(D) Patients with a greater percentage of tumor resection had a significantly longer overall survival (Cox proportional hazards model,$p<0.001$,HR=0.972,95%CI=0.960-0.983). (Adapted from Smith JS, Chang EF, Lamborn KR, et al：Role of extent of resection in the long-term outcome of low-grade hemispheric gliomas.J Clin Oncol 26:1338,2008.)

注：中文版图 20.4 见附录第 944 页。

疗，切除的越广泛，则越可降低低级别胶质瘤的恶性转化风险（Smith et al 2008）。

9.5　放疗

　　传统上来说，低级别星形细胞瘤的放疗包括全脑放疗，伴 / 不伴瘤床的追加照射。影像学及剂量分割系统的进步派生出许多限制肿瘤及其周边邻近组织剂量的放疗方法。最近，一些随机对照研究获得了关于低级别星形细胞瘤放疗的Ⅰ类证据。欧洲研究和治疗组织（EORTC）发表了第一篇前瞻性、随机临床试验（EORTC 22844）验证低级别星形细胞瘤的放疗剂量依赖反应（Karim

表 20.1　未测量肿瘤体积的低级别星形细胞瘤切除程度的研究

| 研究年份 | 病例数 | 切除程度 | | (%) | 5 年无进展生存率 | | (%) | 5 年生存率 | |
		程度	病例数		单因素分析 p 值	多因素分析 p 值		单因素分析 p 值	多因素分析 p 值
Philippon et al 1993	179	全切除	45	n/a	n/a	n/a	80	0.000 2	<0.01
		次全切除	95				50		
		活检	39				45		
Rajan et al 1994	82	全切除	11	n/a	n/a	n/a	90	<0.05	n/s
		次全切除	30				52		
		部分切除	22				50		
		活检	19				42		
Leighton et al 1997	167	全切除	85	n/a	n/a	n/a	82	0.008	0.006
		次全切除	23				64		
Nakamura et al 2000	88	全切除	43	n/a	n/a	n/a	n/a	<0.001	<0.001
		非全切除	45						
Shaw et al 2002	203	全切除	29	n/a	0.013 7	n/a	88	0.011 6	0.034 9
		次全切除	71				56		
		活检	103				71		
Johannesen et al 2003	993	全切除	173	n/a	n/a	n/a	n/a	n/s	n/s
		次全切除	689						
		活检	131						
Yeh et al 2005	93	全切除	13	84%	0.007 3	0.002	92	0.034 9	0.016
		次全切除	71	41%			52		
		活检	9	41%			52		
McGirt et al 2008	170	全切除	65	n/a	n/a	n/a	95	0.017	<0.049
		非全切除	39				80		
		次全切除	66				70		

引自 Sanai（2008）

表 20.2　测量肿瘤体积的低级别星形细胞瘤切除程度的研究

| 研究年份 | 病例数 | 切除程度 | | (%) | 5 年无进展生存率 | | (%) | 5 年生存率 | |
		(%)	病例数		单因素分析 p 值	多因素分析 p 值		单因素分析 p 值	多因素分析 p 值
van Veelen et al 1998	90	>75	13	n/a	n/a	n/a	62	0.002	0.04
		<75	59				18		
Claus et al 2005	156	100	56	n/a	n/a	n/a	98.2	0.05	<0.05
		<100	100				92		
Smith et al 2008	216	0~40	21	n/a	n/a	0.005	n/a	n/a	<0.001
		41~69	39	n/a			n/a		
		70~89	55	n/a			n/a		
		90~99	26	75			97		
		100	75	78			98		

引自 Sanai（2008）

et al 1996）。在此项研究中，379 例成人低级星形细胞瘤患者在开颅手术或活检后被随机分为 5 周 45Gy 的低剂量组和 6.6 周 59.4Gy 的高剂量组。中位随访 74 个月后，两组患者在 5 年生存率（58% vs 59%，P=0.73）及无进展生存率（47% vs 50%，P=0.94）上并未见明显差异。Shaw 等在 2002 年发表了另一项类似的关于低级别胶质瘤是否存在放疗剂量反应的随机研究。这项研究（NCCTG 86‑72‑51）由北方癌症治疗小组（NCCTG）、放射治疗肿瘤组（RTOG）、欧洲肿瘤协作组（ECOG）共同发起。从 1986 年至 1994 年间 203 个患者被随机分配到低剂量组（50.4Gy 分割成 28 次）以及高剂量组（64.8Gy 分割成 36 次）两种放疗方案中。与 EORTC 22844 研究结果相似的是，在随访 6.4 年后并未发现放疗剂量反应。此外，高剂量组出现放射性坏死的风险明显增高。此项及其他研究结果，低级别星形细胞瘤可接受的放疗剂量为 50~54Gy，分割为 1.8Gy。

为探究低级别星形细胞瘤患者早放疗是否能够比晚放疗更多获益，一项前瞻性试验（EORTC 22845）将患者随机分为早放疗组（54Gy，持续 6 周）和在手术切除或活检后仅观察组（Vanden Bent et al 2005）。无论是间断性分析及长期随访都未证实早期放疗对生存期能够带来更多益处，但早期放疗组显著地延长了无进展生存期（分别为 4.8 年和 3.4 年 P=0.02）。基于以上可得出结论，疾病出现进展再开始放疗是安全、有效的策略，而并不影响总体生存。因为两组在总体生存期上并无任何差异，证明放疗是疾病进展后的一种补救手段。

低级别星形细胞瘤患者延缓放疗的理论基础部分是基于避免放疗后的医源性副作用，如迟发性认知障碍、神经内分泌功能障碍、放射性坏死、肿瘤恶性转化和诱发继发肿瘤。然而，鉴于放射治疗的最新进展，应重新衡量以上顾虑，从全脑放疗到聚焦剂量，现代研究证实放疗的副作用比既往报道的要低（Taphoorn et al 1994；Laack et al 2005）。截至目前，并没有报道证明立体定向放疗对低级别星形细胞瘤治疗有效。

9.6 化疗

重新认识少突胶质细胞瘤对化疗的反应以及染色体突变对化疗敏感性的改变，使得化疗在其他组织类型低级别星形细胞瘤中的作用被重新重视（Cairncross et al 1998）。成人低级星形细胞

瘤最常见的化疗方案是初始采用替莫唑胺，如果替莫唑胺无效则采用丙卡巴肼、CCNU、长春新碱（PCV）。西南肿瘤研究组的一项早期随机研究观察了放疗后用 CCNU 单药治疗低级别星形细胞瘤的疗效（Eyre et al 1993），此研究并未发现 CCNU 治疗能带来益处。此外，CCNU 通常触发化疗在血液方面相关的副作用。RTOG 正在进行一项三期随机临床研究，验证在高危低级别星形细胞瘤患者术后放疗联合或不联合 PCV 的治疗效果。高危定义为：年龄 >40 岁；首次手术为部分切除病灶或仅行活检者。此项研究结果目前未定（Stieber 2001）。在低级别星形细胞瘤患者中口服烷化剂替莫唑胺是目前主要的辅助治疗，现今仍有一系列临床研究密切观察其疗效。几项针对低级别星形细胞瘤的小规模研究显示，术后或肿瘤进展后立即用替莫唑胺替代分割放疗（Pouratian et al 2007；Brada et al 2003；Hoang-Xuan et al 2004；Levin et al 2006），其反应率（包括轻微的反应）为 31%~61%。随访时间尚短，疾病进展的中位期为 31~36 个月（Brada et al 2003；Levin et al 2006）。Brada 等（Brada et al 2003）开展了一项 II 期临床试验来评估替莫唑胺作为初始化疗药物在既往仅接受过手术的低级别星形细胞瘤患者中的作用，得出替莫唑胺对低级别星形细胞瘤具有单药活性，可在此类患者中控制癫痫发作。研究也证实了替莫唑胺在进展性低级别星形细胞瘤患者中的作用（Schiff 2007）。重要的是替莫唑胺为口服，副作用很少，允许其在各种临床情况下使用。

10 结论

虽然低级别星形细胞瘤不像高级别肿瘤那么活跃，也并非良性肿瘤。为延缓其不可逆的恶性转化过程，越来越多的文献支持积极手术切除低级别星形细胞瘤可提高患者预后，但不能以患者生活质量为代价。这种策略能够减少标本误差而造成的误诊，即刻解决肿瘤压迫效应，缓解梗阻性脑积水及神经功能缺失。大范围的切除可提高患者预后，减少肿瘤恶变的风险。目前不推荐保守治疗或观察。此外，替莫唑胺为代表的化疗成为新近治疗方法，放疗仅在疾病进展时应用。联合术前影像、术中及功能定位技术对肿瘤周边及功能结构的精准定位可提高肿瘤切除的精确性。

（李欢 译）

参考文献

Bauman, G., Lote, K., Larson, D., et al., 1999. Pretreatment factors predict overall survival for patients with low-grade glioma: a recursive partitioning analysis. Int. J. Radiat. Oncol. Biol. Phys. 45, 923.

Berger, M.S., Deliganis, A.V., Dobbins, J., et al., 1994. The effect of extent of resection on recurrence in patients with low grade cerebral hemisphere gliomas. Cancer 74, 1784.

Bernstein, M., Parent, A.G., 1994. Complications of CT-guided stereotactic biopsy of intra-axial brain lesions. J. Neurosurg. 81, 165.

Bloom, H.J., 1982. Intracranial tumors: response and resistance to therapeutic endeavors, 1970–1980. Int. J. Radiat. Oncol. Biol. Phys. 8, 1083.

Bogler, O., Huang, H.J., Cavenee, W.K., 1995. Loss of wild-type p53 bestows a growth advantage on primary cortical astrocytes and facilitates their in vitro transformation. Cancer Res. 55, 2746.

Brada, M., Viviers, L., Abson, C., et al., 2003. Phase II study of primary temozolomide chemotherapy in patients with WHO grade II gliomas. Ann. Oncol. 14, 1715.

Brown, P.D., Buckner, J.C., O'Fallon, J.R., et al., 2004. Importance of baseline mini-mental state examination as a prognostic factor for patients with low-grade glioma. Int. J. Radiat. Oncol. Biol. Phys. 59, 117.

Cairncross, J.G., Ueki, K., Zlatescu, M.C., et al., 1998. Specific genetic predictors of chemotherapeutic response and survival in patients with anaplastic oligodendrogliomas. J. Natl. Cancer Inst. 90, 1473.

Cha, S., Tihan, T., Crawford, F., et al., 2005. Differentiation of low-grade oligodendrogliomas from low-grade astrocytomas by using quantitative blood-volume measurements derived from dynamic susceptibility contrast-enhanced MR imaging. AJNR Am. J. Neuroradiol. 26, 266.

Chang, E.F., Potts, M.B., Keles, G.E., et al., 2008a Seizure characteristics and control following resection in 332 patients with low-grade gliomas. J. Neurosurg. 108, 227.

Chang, E.F., Smith, J.S., Chang, S.M., et al., 2008b The UCSF Low Grade Glioma Score: Preoperative prognostic classification system for hemispheric low-grade gliomas in adults. J. Neurosurg. 109, 817.

Chen, T.C., 1998. Hereditary neurological tumor syndromes: clues to glioma oncogenesis? Neurosurg. Focus 4, e1.

Claus, E.B., Horlacher, A., Hsu, L., et al., 2005. Survival rates in patients with low-grade glioma after intraoperative magnetic resonance image guidance. Cancer 103, 1227.

Davis, F.G., Malinski, N., Haenszel, W., et al., 1985. Primary brain tumor incidence rates in four United States regions – 1989: a pilot study. Neuroepidemiology 15, 103, 1996.

Di Costanzo, A., Scarabino, T., Trojsi, F., et al., 2006a Multiparametric 3T MR approach to the assessment of cerebral gliomas: tumor extent and malignancy. Neuroradiology 48, 622.

Di Costanzo, A., Trojsi, F., Giannatempo, G.M., et al., 2006b Spectroscopic, diffusion and perfusion magnetic resonance imaging at 3.0 Tesla in the delineation of glioblastomas: preliminary results. J. Exp. Clin. Cancer Res. 25, 383.

Eyre, H.J., Crowley, J.J., Townsend, J.J., et al., 1993. A randomized trial of radiotherapy versus radiotherapy plus CCNU for incompletely resected low-grade gliomas: a Southwest Oncology Group study. J. Neurosurg. 78, 909.

Franzini, A., Leocata, F., Cajola, L., et al., 1994. Low-grade glial tumors in basal ganglia and thalamus: natural history and biological reappraisal. Neurosurgery 35, 817.

Giannini, C., Scheithauer, B.W., Burger, P.C., et al., 1999. Cellular proliferation in pilocytic and diffuse astrocytomas. J. Neuropathol. Exp. Neurol. 58, 46.

Guthrie, B.L., Laws Jr., E.R., 1990. Supratentorial low-grade gliomas. Neurosurg. Clin. N Am. 1, 37.

Hakyemez, B., Erdogan, C., Ercan, I., et al., 2005. High-grade and low-grade gliomas: differentiation by using perfusion MR imaging. Clin. Radiol. 60, 493.

Hammoud, M.A., Ligon, B.L., elSouki, R., et al., 1996. Use of intraoperative ultrasound for localizing tumors and determining the extent of resection: a comparative study with magnetic resonance imaging. J. Neurosurg. 84, 737.

Hilton, D.A., Love, S., Barber, R., et al., 1998. Accumulation of p53 and Ki-67 expression do not predict survival in patients with fibrillary astrocytomas or the response of these tumors to radiotherapy. Neurosurgery 42, 724.

Hoang-Xuan, K., Capelle, L., Kujas, M., et al., 2004. Temozolomide as initial treatment for adults with low-grade oligodendrogliomas or oligoastrocytomas and correlation with chromosome 1p deletions. J. Clin. Oncol. 22, 3133.

Hoshi, M., Yoshida, K., Shimazaki, K., et al., 1997. Correlation between MIB-1 staining indices and recurrence in low-grade astrocytomas. Brain Tumor Pathol. 14, 47.

James, C.D., Carlbom, E., Nordenskjold, M., et al., 1989. Mitotic recombination of chromosome 17 in astrocytomas. Proc. Natl. Acad. Sci. U S A 86, 2858.

Janny, P., Cure, H., Mohr, M., et al., 1994. Low grade supratentorial astrocytomas. Management and prognostic factors. Cancer 73, 1937.

Jeremic, B., Grujicic, D., Antunovic, V., et al., 1994. Hyperfractionated radiation therapy (HFX RT) followed by multiagent chemotherapy (CHT) in patients with malignant glioma: a phase II study. Int. J. Radiat. Oncol. Biol. Phys. 30, 1179.

Jeun, S.S., Kim, M.C., Kim, B.S., et al., 2005. Assessment of malignancy in gliomas by 3T 1H MR spectroscopy. Clin. Imaging 29, 10.

Johannesen, T.B., Langmark, F., Lote, K., 2003. Progress in long-term survival in adult patients with supratentorial low-grade gliomas: a population-based study of 993 patients in whom tumors were diagnosed between 1970 and 1993. J. Neurosurg. 99, 854.

Karim, A.B., Maat, B., Hatlevoll, R., et al., 1996. A randomized trial on dose-response in radiation therapy of low-grade cerebral glioma: European Organization for Research and Treatment of Cancer (EORTC) Study 22844. Int. J. Radiat. Oncol. Biol. Phys. 36, 549.

Kleihues, P., Cavenee, W.K., 2000. Pathology and genetics of tumours of the nervous system. IARC Press, Lyon.

Kondziolka, D., Lunsford, L.D., Martinez, A.J., 1993. Unreliability of contemporary neurodiagnostic imaging in evaluating suspected adult supratentorial (low-grade) astrocytoma. J. Neurosurg. 79, 533.

Laack, N.N., Brown, P.D., Ivnik, R.J., et al., 2005. Cognitive function after radiotherapy for supratentorial low-grade glioma: a North Central Cancer Treatment Group prospective study. Int. J. Radiat. Oncol. Biol. Phys. 63, 1175.

Laws Jr., E.R., Taylor, W.F., Bergstralh, E.J., et al., 1986. The neurosurgical management of low-grade astrocytoma. Clin. Neurosurg. 33, 575.

Leighton, C., Fisher, B., Bauman, G., et al., 1997. Supratentorial low-grade glioma in adults: an analysis of prognostic factors and timing of radiation. J. Clin. Oncol. 15, 1294.

Levin, N., Lavon, I., Zelikovitsh, B., et al., 2006. Progressive low-grade oligodendrogliomas: response to temozolomide and correlation between genetic profile and O6-methylguanine DNA methyltransferase protein expression. Cancer 106, 1759.

Lote, K., Egeland, T., Hager, B., et al., 1997. Survival, prognostic factors, and therapeutic efficacy in low-grade glioma: a retrospective study in 379 patients. J. Clin. Oncol. 15, 3129.

Low-Grade, Glioma Guidelines Team, in association with the Guidelines and Outcomes Committee of the American Association of Neurological Surgeons, 1998. Practice parameters in adults with suspected or known supratentorial nonoptic pathway low-grade glioma. Neurosurg. Focus 4, e10.

Lunsford, L.D., Somaza, S., Kondziolka, D., et al., 1995a. Brain astrocytomas: biopsy, then irradiation. Clin. Neurosurg. 42, 464.

Lunsford, L.D., Somaza, S., Kondziolka, D., et al., 1995b Survival after stereotactic biopsy and irradiation of cerebral nonanaplastic, nonpilocytic astrocytoma. J. Neurosurg. 82, 523.

Magalhaes, A., Godfrey, W., Shen, Y., et al., 2005. Proton magnetic resonance spectroscopy of brain tumors correlated with pathology. Acad. Radiol. 12, 51.

McCormack, B.M., Miller, D.C., Budzilovich, G.N., et al., 1992. Treatment and survival of low-grade astrocytoma in adults – 1977–1988. Neurosurgery 31, 636.

McGirt, M.J., Chaichana, K.L., Attenello, F.J., et al., 2008. Extent of surgical resection is independently associated with survival in patients with hemispheric infiltrating low-grade gliomas. Neurosurgery 63, 700.

McKnight, T.R., Lamborn, K.R., Love, T.D., et al., 2007. Correlation of magnetic resonance spectroscopic and growth characteristics within Grades II and III gliomas. J. Neurosurg. 106, 660.

Minn, H., 2005. PET and SPECT in low-grade glioma. Eur. J. Radiol. 56, 171.

Muller, W., Afra, D., Schroder, R., 1977. Supratentorial recurrences of gliomas. Morphological studies in relation to time intervals with astrocytomas. Acta Neurochir. (Wien) 37, 75.

Nakamura, M., Konishi, N., Tsunoda, S., et al., 2000. Analysis of prognostic and survival factors related to treatment of low-grade astrocytomas in adults. Oncology 58, 108.

North, C.A., North, R.B., Epstein, J.A., et al., 1990. Low-grade cerebral astrocytomas. Survival and quality of life after radiation therapy. Cancer 66, 6.

Philippon, J.H., Clemenceau, S.H., Fauchon, F.H., et al., 1993. Supratentorial low-grade astrocytomas in adults. Neurosurgery 32, 554.

Piepmeier, J., Christopher, S., Spencer, D., et al., 1996. Variations in the natural history and survival of patients with supratentorial low-grade astrocytomas. Neurosurgery 38, 872.

Piepmeier, J.M., 1987. Observations on the current treatment of low-grade astrocytic tumors of the cerebral hemispheres. J. Neurosurg. 67, 177.

Pignatti, F., van den Bent, M., Curran, D., et al., 2002. Prognostic factors for survival in adult patients with cerebral low-grade glioma. J. Clin. Oncol. 20, 2076.

Pouratian, N., Gasco, J., Sherman, J.H., et al., 2007. Toxicity and efficacy of protracted low dose temozolomide for the treatment of low grade gliomas. J. Neurooncol. 82, 281.

Price, S.J., Jena, R., Burnet, N.G., et al., 2006. Improved delineation of glioma margins and regions of infiltration with the use of diffusion tensor imaging: an image-guided biopsy study. AJNR Am. J. Neuroradiol. 27, 1969.

Price, S.J., Pena, A., Burnet, N.G., et al., 2004. Detecting glioma invasion of the corpus callosum using diffusion tensor imaging. Br. J. Neurosurg. 18, 391.

Rajan, B., Pickuth, D., Ashley, S., et al., 1994. The management of histologically unverified presumed cerebral gliomas with radiotherapy. Int. J. Radiat. Oncol. Biol. Phys. 28, 405.

Recht, L.D., Lew, R., Smith, T.W., 1992. Suspected low-grade glioma: is deferring treatment safe? Ann. Neurol. 31, 431.

Rey, J.A., Bello, M.J., 1999. Cytogenetics. In: Berger, M.S., Wilsons, C.W. (Eds.), The gliomas. WB Saunders, Philadelphia, PA, pp. 25.

Russell, D.S., Rubinstein, L.J. (Eds.), 1989. Pathology of tumors of the nervous system, fifth ed. Williams & Wilkins, Baltimore, MD, pp. 126–225.

Sanai, N., Alvarez-Buylla, A., Berger, M.S., 2005. Neural stem cells and the origin of gliomas. N. Engl. J. Med. 353, 811.

Sanai, N., Berger, M.S., 2008. Glioma extent of resection and its impact on patient outcome. Neurosurgery 62, 753.

Sanai, N., Mirzadeh, Z., Berger, M. S., 2008. Functional outcome after language mapping for glioma resection. N. Engl. J. Med. 358, 18.

Schiff, D., 2007. Temozolomide and radiation in low-grade and anaplastic gliomas: temoradiation. Cancer Invest. 25, 776.

Schiffer, D., Cavalla, P., Chio, A., et al., 1997. Proliferative activity and prognosis of low-grade astrocytomas. J. Neurooncol. 34, 31.

Shafqat, S., Hedley-Whyte, E.T., Henson, J.W., 1999. Age-dependent rate of anaplastic transformation in low-grade astrocytoma. Neurology 52, 867.

Shaw, E., Arusell, R., Scheithauer, B., et al., 2002. Prospective randomized trial of low- versus high-dose radiation therapy in adults with supratentorial low-grade glioma: initial report of a North Central Cancer Treatment Group/Radiation Therapy Oncology Group/Eastern Cooperative Oncology Group study. J. Clin. Oncol. 20, 2267.

Shimizu, H., Kumabe, T., Tominaga, T., et al., 1996. Noninvasive evaluation of malignancy of brain tumors with proton M R spectroscopy. AJNR Am. J. Neuroradiol. 17, 737.

Smith, J.S., Chang, E.F., Lamborn, K.R., et al., 2008. Role of extent of resection in the long-term outcome of low-grade hemispheric gliomas. J. Clin. Oncol. 26, 1338.

Soffietti, R., Chio, A., Giordana, M.T., et al., 1989. Prognostic factors in well-differentiated cerebral astrocytomas in the adult. Neurosurgery 24, 686.

Stieber, V.W., 2001. Low-grade gliomas. Curr. Treat Options Oncol. 2, 495.

Szymanski, M.D., Rowley, H.A., Roberts, T.P., 1999. A hemispherically asymmetrical MEG response to vowels. Neuroreport 10, 2481.

Taphoorn, M.J., Schiphorst, A.K., Snoek, F.J., et al., 1994. Cognitive functions and quality of life in patients with low-grade gliomas: the impact of radiotherapy. Ann. Neurol. 36, 48.

van den Bent, M.J., Afra, D., de Witte, O., et al., 2005. Long-term efficacy of early versus delayed radiotherapy for low-grade astrocytoma and oligodendroglioma in adults: the EORTC 22845 randomised trial. Lancet 366, 985.

van Veelen, M.L., Avezaat, C.J., Kros, J.M., et al., 1998. Supratentorial low grade astrocytoma: prognostic factors, dedifferentiation, and the issue of early versus late surgery. J. Neurol. Neurosurg. Psychiatr. 64, 581.

Vertosick Jr., F.T., Selker, R.G., Arena, V.C., 1991. Survival of patients with well-differentiated astrocytomas diagnosed in the era of computed tomography. Neurosurgery 28, 496.

Wakimoto, H., Aoyagi, M., Nakayama, T., et al., 1996. Prognostic significance of Ki-67 labeling indices obtained using MIB-1 monoclonal antibody in patients with supratentorial astrocytomas. Cancer 77, 373.

Watanabe, K., Sato, K., Biernat, W., et al., 1997. Incidence and timing of p53 mutations during astrocytoma progression in patients with multiple biopsies. Clin. Cancer Res. 3, 523.

Woodworth, G.F., McGirt, M.J., Samdani, A., et al., 2006. Frameless image-guided stereotactic brain biopsy procedure: diagnostic yield, surgical morbidity, and comparison with the frame-based technique. J. Neurosurg. 104, 233.

Yahanda, A.M., Bruner, J.M., Donehower, L.A., et al., 1995. Astrocytes derived from p53-deficient mice provide a multistep in vitro model for development of malignant gliomas. Mol. Cell Biol. 15, 4249.

Yeh, S.A., Ho, J.T., Lui, C.C., et al., 2005. Treatment outcomes and prognostic factors in patients with supratentorial low-grade gliomas. Br. J. Radiol. 78, 230.

第 21 章

胶质母细胞瘤和恶性星形细胞瘤

Atom Sarkar, E. Antonio Chiocca

1 简介

在神经上皮肿瘤中，间变性星形细胞瘤（anaplastic astrocytoma，AA）和胶质母细胞瘤（glioblastoma multiforme，GBM）代表了胶质细胞的恶性转变。虽然这些肿瘤细胞的起源尚未完全确定，但动物模型数据表明其是从星形胶质细胞和（或）神经干细胞（Bachoo et al 2002）转化而来。美国脑肿瘤登记中心（CBTRUS 2008）收集了原发性脑肿瘤的流行病学数据。该中心 2007—2008 年对美国原发性脑肿瘤的报告是基于 2000—2004 年记录的 73 583 例原发性脑和中枢神经系统（central nervous system，CNS）肿瘤数据得出的。虽然流行的说法通常把胶质瘤作为神经胶质来源的高级别肿瘤的代名词，但胶质瘤严格意义上是指神经胶质来源的所有肿瘤，包括星形细胞瘤、胶质母细胞瘤、少突胶质细胞瘤、室管膜瘤、混合型胶质瘤、恶性胶质瘤 NOS 和神经上皮肿瘤。基于这种宽泛的分类方法，2007—2008 年 CBTRUS 报告的所有脑肿瘤中 36% 是胶质瘤。在这些胶质瘤中，星形细胞衍生的肿瘤占 75%，病理类型为 AA 和 GBM 的肿瘤超过 78%。虽然上述数据只针对于美国，但世界范围内 AA 和 GBM（在这里被认为是恶性星形细胞瘤）的发病率一直保持相对稳定。

恶性星形细胞瘤是人类肿瘤中最具侵袭性的一种，预后很差。60 多年前，病理学家 Kernohan 等（1949）设计了一个肿瘤级别和生存期相关的分级量表，得出恶性星形细胞瘤的生存时间只有 6 个月。目前，显微神经外科技术、神经外科麻醉、神经影像、化疗和放疗的快速发展，使得通过积极治疗（手术 / 化疗 / 放射治疗）的肿瘤患者预后有所改善。事实上，享有最佳治疗和护理的 GBM 患者现在的中位生存期差不多有 15 个月（Stupp et al 2005），随后的研究发现一些亚群患者的中位生存期可达 2 年（Hegi et al 2005）。因此，对于这种不治即快速致命肿瘤的治疗进展似乎正在逐步取得一些小的"战果"。

2 组织学和分类

星形胶质细胞是神经胶质细胞的一个亚型，在 CNS 内起到机械支撑和调节稳态的作用。世界卫生组织（WHO）指出三种类型的弥漫性浸润性星形细胞瘤（Louis et al 2007；Kleihues et al 2000；Fuller & Scheithauer 2007）：弥漫性星形细胞瘤（WHO Ⅱ 级），间变性星形细胞瘤（WHO Ⅲ 级），GBM/GBM 变异型（WHO Ⅳ 级），最后这类也是三者中最致命的。虽然没有任何单一的细胞特征来识别一个级别到另一级别，但是这种分类描述了从轻度星形细胞的异型性到直接去分化跨越的标准。WHO Ⅲ 级的间变性星形细胞瘤比正常神经纤维细胞结构有所增加，细胞核通常显示核异型以及有丝分裂活性增加（图 21.1）。WHO Ⅳ 级的星形细胞瘤所包含的特点为更少的 WHO Ⅲ 级病变，即核异型性和有丝分裂；它们的显著特点是细胞坏死和（或）内皮细胞增殖。在这两种恶性星形细胞瘤中，有一种星形细胞特异性标志物——胶质纤维酸性蛋白（glial fibrillary acidic protein，GFAP）能非常典型地辨别出肿瘤来源于星形细胞（图 21.2）。然而，有时 WHO Ⅳ 级病变显著恶化可能使肿瘤细胞 GFAP 染色阴性。

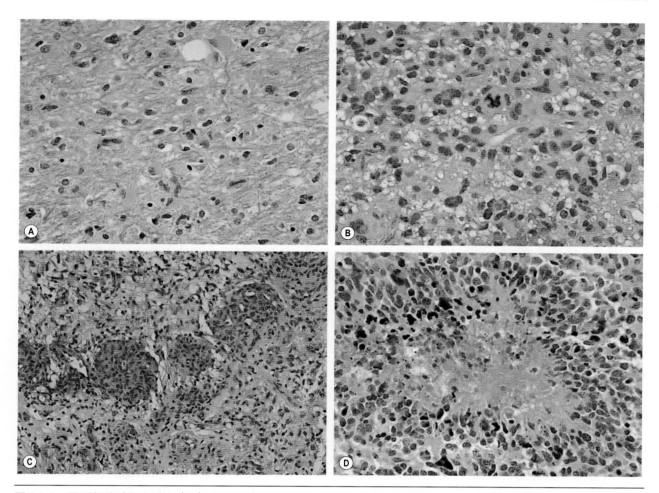

图 21.1　星形细胞瘤组织学。（A）纤维性星形细胞瘤，WHO Ⅱ级，多形性星形胶质细胞略有增加，细胞结构如图（H＆E×400）。（B）间变性星形细胞瘤，WHO Ⅲ级，细胞构成增加，核多形性，视野中央可见有丝分裂（H＆E×400）。（C）胶质母细胞瘤，WHO Ⅳ级，具有明显的微血管增生（H＆E×200）。（D）胶质母细胞瘤，WHO Ⅳ级，有显著的核多形及浓染，中央见肿瘤细胞坏死（H＆E×400）

纵观本章许多部分，AA 和 GBM 被作为单一的临床疾病来讨论，不仅被称为高级别胶质瘤，还被称为恶性星形细胞瘤。然而，这两种病变的患者具有不同的生存期。WHO Ⅲ级的星形细胞瘤患者经过积极治疗（手术切除、化疗和放疗）一般生存期为 2~3 年。然而，经过积极治疗的 WHO Ⅳ级星形细胞瘤患者进展较差，平均生存期刚刚超过 1 年。除了要区分开这两种高级别星形细胞瘤，还应该鉴别其他 WHO Ⅲ级和Ⅳ级星形细胞瘤的变异型，包括大脑胶质瘤病（通常为 WHO Ⅲ级），巨细胞 GBM 以及胶质肉瘤。在最新版本即 2007 年 WHO 中枢神经系统肿瘤分类中（Fuller & Scheithauer 2007），还有一个新的 WHO Ⅳ级病变，即小细胞胶质母细胞瘤（Perry et al 2004）。但在目前来看，这种小细

胞病变类型还不能确定，其粗略类似于间变性少突胶质细胞瘤，根据其自身的国际肿瘤疾病分类代码（International Classification of Diseases for Oncology，ICD-O）间变性少突胶质细胞瘤是一个真正的 GBM 变异型肿瘤。举例来说，在目前的 ICD-O 分类方案中，只有 5 个特定的高级别胶质瘤是公认的，即间变性星形细胞瘤（IDC-O 9401/3）、大脑胶质瘤病（IDC-O 9381/3）、胶质母细胞瘤（IDC-O 9440/3）、巨细胞胶质母细胞瘤（IDC-O 9441/3）和胶质肉瘤（IDC-O 9442/3）。含少突胶质细胞成分的混合型高级别星形细胞病变也是会发生的。WHO 承认间变性少突星形细胞瘤（anaplastic oligoastrocytoma，AOA，WHO Ⅲ级，ICD-O 9382/3）（Fuller & Scheithauer et al 2007）这一肿瘤类型。虽然 AOA 病变存在明显的 ICD-O

代码特征，但重要的是其不同于 AA、GBM 或间变性少突胶质细胞瘤，尤其是 GBM 中可能存在少突胶质细胞样成分。同样，当组织学上有明确的少突胶质细胞存在时，AOA 显然也算是特定的病理学存在。但是，当没有这种情况时则存在争议。WHO IV 级少突星形细胞瘤或少突胶质母细胞瘤专业术语已被提议，但仍缺乏共识（Louis et al 2007；He et al 2001；Kraus et al 2001）。因此，当前的 WHO 分级描述这种含有少突胶质细胞组分的胶质母细胞瘤病变还没有特定的 ICD-O 代码。通过预后分析，发现单纯高级别星形细胞瘤患者预后最差；而单纯少突胶质细胞瘤患者预后更好。据报道从诊断开始可有长达 4 年的中位生存期（Shaw et al 1994；Shaw et al 1992）；*1p/19q* 杂合性缺失患者，中位生存期可长达 10 年（Cairncross et al 1998）。高级别星形细胞肿瘤中存在少突胶质细胞比单纯恶性星形细胞瘤有更长的生存期，但是比间变性少突胶质细胞瘤生存期短（Shaw et al 1994；Vordermark et al 2006；Donahue et al 1997）。

最近，神经病理学家尝试根据恶性星形细胞瘤基因表达谱对其更进一步定义和分类，但这种尝试仍然没有运用到临床实践中（Louis 2006；Nutt et al 2003；Phillips et al 2006）。然而，一些中心的神经病理学家在努力为神经肿瘤学家提供更多的信息，不仅有恶性胶质瘤的常规组织学分类，还有其分子遗传特征（例如，*p53* 状态，*MGMT* 启动子甲基化状态，*1p/19q* 等位基因缺失等）。这些很可能会增加许多胶质瘤基因生物标志物，将被用来判断预后和治疗类型。

3 恶性胶质瘤生物遗传学

3.1 细胞起源

盛行的理论一直认为恶性胶质瘤的形成是由于正常神经胶质细胞和星形胶质细胞发生了一系列的去分化（通过体细胞突变）变化。事实上，胶质瘤形成的动物模型显示，星形细胞和神经干细胞的细胞腔隙为胶质瘤的形成和进展提供了外部环境（Bachoo et al 2002；Uhrbom et al 2002；Uhrbom et al 2004；Alcantara Llaguno et al 2009；Kwon et al 2008；Hambardzumyan et al 2008）。虽然这种星形细胞腔隙可能遍及整个大脑（Canoll & Goldman et al 2008），但人类的神经干细胞腔隙主要位于侧脑室的室管膜下区和颞角齿状回的室管膜附近（Sanai et al 2005；Alvarez–Buylla Buylla et al 2008；Doetsch et al 2002）。最近，基于肿瘤干

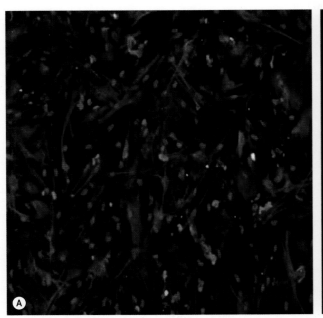
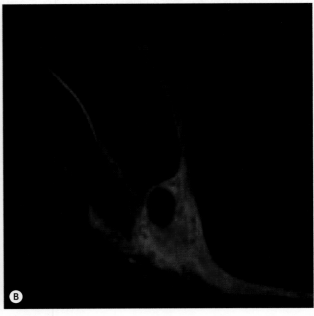

图 21.2 胶质母细胞瘤 GFAP 染色。（A）原代培养的 GBM 细胞 GFAP 染色显示其遍及整个细胞质（红色；核被染成蓝色）。（B）从（A）提取的单细胞显示大量的 GFAP（红色）构成纤维网状细胞骨架（细胞核为黑色）

细胞模型的新兴假说，即神经干细胞可能是胶质瘤起源细胞的说法也获得了越来越多的关注。这个模型意味着胶质瘤内只有一小部分细胞具有持续的自我更新和分化能力，而这两种表型标志着"干性"。几种干性表型标志物已经发表（Galli et al 2004；Vescovi et al 2006；Singh et al 2003；Singh et al 2004；Ogden et al 2008；Dell'Albani 2008）。因此，正常神经干细胞或神经胶质祖细胞可通过基因突变成为胶质瘤干细胞的假说现在日益被大众所接受（图21.3）。

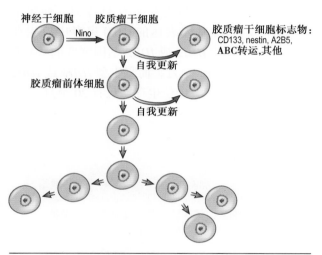

图21.3 胶质瘤形成的干细胞模型。在该模型中，神经干细胞（或星形胶质细胞）由于基因突变成为胶质瘤细胞起源（干细胞）。这种胶质瘤干细胞和它的直系后代（祖细胞）具有自我更新的能力。几种胶质瘤干细胞的表型标志物已有描述（nestin，CD133 及其他）。具有自我更新能力的细胞群还可以分化为含有神经元或胶质细胞世系标志物的子代细胞，而子代肿瘤细胞则不能自我更新。该模型的含义是，目前的疗法只是针对缺乏自我更新能力的子代肿瘤细胞群，而非能够导致肿瘤复发的其他肿瘤细胞

3.2 遗传学

基于遗传学数据分析，GBM 可分为原发性和继发性 GBM（Ohgaki & Kleihues 2007）。原发性 GBM 患者通常为老年人，而且出现临床表现的时间较短，既往也没有发生 WHO Ⅱ 级星形细胞瘤和（或）间变性星形细胞瘤的证据。与此相反，继发性 GBM 发生于更年轻的患者，开始是 WHO Ⅱ 级星形细胞瘤或间变性星形细胞瘤，体细胞进一步变异成为 GBM。原发性 GBM 中显示成人患者绝大多数年龄 >50 岁，然而发生于成年人的继发性

GBM 一般年龄小于 45 岁。不同于原发性 GBM，继发性 GBM 患者出现临床表现的时间是相当多变的，而且往往是几年，年轻患者比老年患者进展时间更长。原发性和继发性 GBM 患者不仅临床表现不同，而且它们恶化达到共同的 GBM 状态的分子途径也不同（图21.4）。在继发性 GBM 中，有高频率的 p53 突变（Watanabe 等，1997）以及扩增或血小板源性生长因子受体（platelet derived growth factor receptor，PDGFR）的过表达（Hermanson et al 1992；Hermanson et al 1996）。另一些的遗传学改变，如染色体 *19q* 杂合性缺失（loss of heterozygosity，LOH）是继发性 GBM 的另一个常见特征。在原发性 GBM 中，表皮生长因子受体（epidermal growth factor receptor，EGFR）不是扩增就是过表达（Ekstrand et al 1992；Pelloski et al 2007）。正如已经指出的那样，*p53* 基因直接突变常常发生在继发性 GBM 中。然而，原发性 GBM 中也有 *p53-ubiquitin*（p53泛素）途径的异常，尤其是 *MDM2 E3* 泛素连接酶的扩增和过表达（Biernat et al 1997）。与继发性 GBM 一样，原发性 GBM 中也有杂合性缺失（LOH）的特征，而这种缺失通常发生在 10 号染色体上。原发性 GBM 中整个 10 号染色体缺失，然而继发性 GBM 中 10 号染色体缺失仅限于长臂。

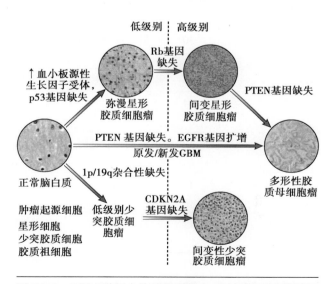

图21.4 GBM 进展中的遗传学改变。该图按顺序描述了原发和继发 GBM 所涉及的不同的遗传学异常事件。遗传学改变也体现在不同的胶质瘤（如少突胶质细胞瘤）的产生过程中

最近，癌症基因组图谱研究网发布结果，一

个前所未有的描述 GBM 基因组表征的研究已经完成（McLendon et al 2008；Parsons et al 2008）。已证实几个突变基因在 GBM 进展中重要或相关（表 21.1）。这些数据表明，一个新基因——异柠檬酸脱氢酶（isocitrate dehydrogenase，IDH）成为原发性和继发性 GBM 令人感兴趣的标志物。IDH 催化异柠檬酸氧化羧基化为 α- 酮戊二酸，导致磷酸烟酰胺腺嘌呤二核苷酸（nicotinamide adenine dinucleotide phosphate，NADPH）的生成。IDH1 基因活性位点突变的患者中位生存期为 3.8 年，而非突变的 IDH1 基因野生型患者中位生存期为 1.1 年。Yan 和他的同事（Yan et al 2009）拓展了这一分析，在 445 例 CNS 肿瘤和 494 例非 CNS 肿瘤患者中筛选出具有 IDH1 或 IDH2 基因突变的患者。令人惊讶的是，494 例非 CNS 肿瘤患者中没有一个具有 IDH1 或 IDH2 基因突变。儿童和青壮年多

见的肿瘤，如毛细胞型星形细胞瘤、室管膜瘤、髓母细胞瘤和小儿 GBM 也没有发现任何这样的 IDH 突变。在原发性 GBM 中，123 例样本只有 6 个（<5%）有 IDH 基因突变。相反，90% 的弥漫性星形细胞瘤（WHO Ⅱ级）、73% 间变性星形细胞瘤和约 85% 的继发性 GBM 含有 IDH 基因活性位点内的突变，大多数突变影响 IDH1 基因 132 号位置的精氨酸密码子。IDH 基因突变是肿瘤发生的关键途径还是仅仅为反映其恶性的标志物目前尚不能确定。但是，IDH 野生型和突变型状态对于预后的价值是显而易见的。IDH1 或 IDH2 基因突变的 GBM 患者中位生存期为 31 个月，而野生型 IDH1 或 IDH2 基因表达的 GBM 患者中位生存期仅为 15 个月。IDH1 或 IDH2 基因突变的 AA 患者中位生存期为 65 个月，而野生型 IDH1 或 IDH2 基因表达的 AA 患者中位生存期只有 20 个月。

表 21.1　胶质母细胞瘤中突变率较高的基因

基因名称	突变频率（%）	分类	突变方式	功能	肿瘤信号通路
CDKN2A（p16）	50	肿瘤抑制基因	纯合性缺失	周期蛋白依赖性激酶抑制剂	细胞周期调节器
p53	40	肿瘤抑制基因	点突变，基因缺失	损害检查点	p53 检查点
EGFR	37	致癌基因	基因扩增，基因突变	受体酪氨酸激酶生长信号	生长因子信号
PTEN	30	肿瘤抑制基因	点突变，纯合性缺失	调节 PI₃K 的蛋白磷酸酶	PI₃K 依赖的 AKT 激活
NF1	15	肿瘤抑制基因	点突变	激发 Ras GTP 酶活性	MAPK 信号
CDK4	14	致癌基因	基因扩增	周期蛋白依赖性激酶促进细胞分裂	细胞周期调节器
RB1	12	肿瘤抑制基因	点突变，纯合性缺失	E₂F 靶基因的转录受体	细胞周期调节器
IDH1	11	未知	点突变	NADP 依赖性异柠檬酸脱氢酶	未知
PDGFRA	11	致癌基因	基因扩增，点突变	受体酪氨酸激酶生长信号	生长因子信号
MDM2	11	致癌基因	基因扩增	抑制 p53 转录活性	p53 检查点
PIK3CA	10	致癌基因	点突变	磷脂酰肌醇 3- 激酶催化亚基	PI₃K 依赖的 AKT 激活
PIK3R1	8	致癌基因	点突变	磷脂酰肌醇 3- 激酶催化亚基	PI₃K 依赖的 AKT 激活
MLH1，MSH2，MSH6，or PMS	~5	肿瘤抑制基因	点突变，基因缺失	错配修复酶	错配修复通路

胶质母细胞瘤的基因表达谱与临床结果的相关研究促进了恶性胶质瘤的遗传学分类。可将GBM分为原神经表型/基因型、增殖型表型/基因型、间质型表型/基因型（Phillips et al 2006）。每种分类的患者都有不同生存曲线和信号转导特点。这种研究类型显示了从纯粹的组织学/形态学到采用基因手段来显示神经病理学分类的演变。

最近胶质瘤的遗传学越来越多地围绕微小RNA（miRs）的表达或表达不足展开。这些微小（<20个核苷酸）RNA被证实在神经系统发育过程中起重要作用。它们通过靶向mRNA的3′-非编码区，从而抑制其翻译和导致其降解。在恶性肿瘤中，它们可通过促进致癌信号（通过降解肿瘤抑制性的mRNA）或抑制致癌信号（通过降解致癌的mRNA）来发挥作用。例如，miR128抑制Bmi1的表达，而Bmi1是一种神经生存因子，也可能是肿瘤干细胞的生存因子；而miR7抑制EGFR的表达，EGFR是另一种已知的致癌信号（Godlewski et al 2008；Kefas et al 2008）。miR功能的发现使恶性胶质瘤的遗传学复杂性增加了另一重要层次。

3.3 信号转导途径

已证实多种信号通路与恶性胶质瘤相关。胶质瘤细胞形成的初始信号包括生长因子（growth factor，GF）与其受体的结合（图21.5）。GF通过旁分泌和自分泌的方式来促进肿瘤细胞的生长和增殖。VEGF和PDGF在肿瘤微环境中诱导旺盛的血管增生。胶质瘤中最常见的GF异常包括血管内皮生长因子（vascular endothelial growth factor，VEGF）、转化生长因子α和β（transforming growth factors alpha and beta，TGF-α和TGF-β）、血小板源性生长因子（platelet-derived growth factor，PDGF）和肝细胞生长因子（hepatocyte growth factor，HGF，Hoelzinger et al 2007）。GF在细胞表面结合它们的同源受体，通过酪氨酸激酶受体（receptors with tyrosine kinase，RTK）介导启动并输送传入信号至肿瘤细胞。其中研究最广泛的为表皮生长因子受体（epidermal growth factor receptor，EGFR），其在胶质瘤中可扩增，其组成要素（EGFRvⅢ）可存在活跃突变（Chakravarti等，2004）。不同于GF，RTK家族如EGFR有高频率的遗传学异常（Parsons et al 2008；McLendon

et al 2008；Ekstrand et al 1994）。生长因子刺激RTK家族或RTK组成要素的激活而继发改变，导致两大交互性作用的致癌信号转导通路激活：RAS通路和PI3K通路。此信号再激活AKT从而激活哺乳动物雷帕霉素靶向基因（mammalian target of Rapamycin，mTOR），下游信号导致mRNA翻译、细胞生长和增殖。有两个重要的抑癌基因负调控生长因子信号的转导：第10号染色体同源缺失性磷酸酶-张力蛋白基因（phosphatase and tensin homologue deleted on chromosome ten，PTEN），其抑制AKT；神经纤维瘤蛋白1（neurofibromin 1，NF1），抑制Ras激活。GBM中频繁发生这两个基因改变（表21.1）。在GBM中，RTK/Ras/PI3K通路中的这些遗传学改变最终会使肿瘤细胞具有选择性生长和增殖优势。

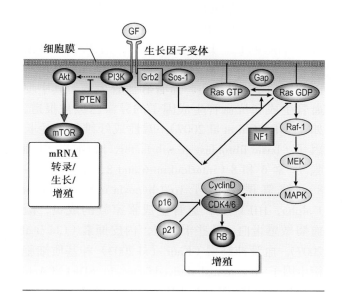

图21.5 胶质瘤发生中的信号转导。生长因子受体结合GFR的组件或其活化导致酪氨酸激酶受体（RTK）的激活。最常见的两种信号转导异常是PI3激酶-Akt途径和Ras信号通路。这些通路的下游效应导致细胞增殖和生长 CDK=周期蛋白依赖性激酶；Gap=GTP酶激活蛋白；GF=生长因子；MAPK=有丝分裂原活化的蛋白激酶；MEK=MAPK激酶；mTOR=哺乳动物雷帕霉素靶点；NF1=神经纤维瘤1；PI3K=磷酸肌醇3激酶；PTEN=人第10号染色体缺失的磷酸酶；Raf-1=MAPK激酶或MAPK3；RB=视网膜母细胞瘤；SOS1=同源交换因子1

（该图是由美国俄亥俄州立大学医学中心-詹姆斯肿瘤医院的Dr Sean Lawler和Herb Newton所绘）

胶质瘤中也存在细胞周期的改变。在GBM细胞周期调控中最常见的基因组异常是 $p14^{ARF}$ 和

$p16^{INK4a}$ 的联合缺失。

$p16^{INK4a}$ 基因和 $p21$ 基因一样可抑制 CDK4 的活性（图 21.5）。所有 GBM 中 50%~60% 发生编码这两种产物以及编码其他控制细胞增殖（*CDKN2A/B*）产物的基因组位点的缺失（Parsons et al 2008；McLendon et al 2008）。事实上，在胶质瘤细胞系中恢复这个基因组位点可显著抑制增殖（Inoue et al 2004）。*CDKN2A/B* 或 *p53* 基因的失活是胶质瘤发生的一个重要步骤，因为几乎所有的 GBM 中这两个基因组位点都会有一个发生失活突变（Parsons et al 2008；McLendon et al 2008）。GBM 中 30%~60% 发生 *p53* 的突变或纯合性缺失。因此，细胞周期肿瘤抑制基因的缺失显然是 GBM 发病的一个主要机制。

受篇幅所限，本章节不能对胶质瘤中出现的所有异常和通路进行详尽描述。总体来说，除上述通路外，其他的通路和信号转导的异常包括：（a）细胞凋亡，只举几个例子，有 *P53*、*Bcl* 家族、*Bax*、*PUMA* 和 *P21* 的异常（Bennett 1999；Fulci et al 2002）；（b）血管和血管生成，其中促血管生成和抗血管生成因子的异常已经被报道，如 VEGF（Chi et al 2007），碱性成纤维细胞生长因子（basic fibroblast growth factor，bFGF），白细胞介素 6 和 8（interleukin-6 and 8，IL-6 和 IL-8），缺氧诱导因子 1α（hypoxia inducible factor 1 alpha，HIF1-α），血管生成素家族的成员，凝血酶敏感蛋白，某些干扰素，内皮抑素（Chi et al 2007），血管抑制素（Kaur et al 2003）和基质细胞衍生因子-1（stromal-derived factor-1，SDF1）（Aghi et al 2006），PTEN（通过基因转染，可减少血管生成（Abe et al 2003）；（c）侵袭，CD44（Chi et al 2007）、整合素、锌依赖基质金属蛋白酶家族蛋白酶（matrix metalloprotease family，MMPs）（Chi et al 2007）、短缩素（Viapiano et al 2005；Viapiano & Matthews 2006）和糖原合酶激酶-3（Nowicki et al 2008）都有报道。最近的动物模型也似乎表明，胶质瘤中一些血管增殖可能起源于血管生成的过程（Aghi & Chiocca 2005），基质细胞衍生因子-1（SDF-1）可吸引骨髓衍生细胞到胶质瘤中，它们将促进胶质瘤中产生丰富的新生血管（Aghi et al 2006）。

3.4 侵袭的生物机械学

迄今为止，研究者对胶质瘤细胞侵袭过程中的机械和物理特性未给予充分关注。肿瘤的组织学特征显示胶质瘤细胞广泛浸润脑组织（图 21.6）。事实上，侵袭过程是一个机械力驱动过程（Ingber 2003a）。恶性星形胶质细胞浸润脑实质的过程，需要做功和机械力驱动完成。在这种特定前提下，眼前的问题可以提炼成牛顿力学情景，"任何力都有一个大小相等、方向相反的反作用力"。就像当一个人行走时，他/她对地球施加力，这时地球同样对其施加反作用力；由于地球的质量远大于人的质量，所以人的位置发生移动。脑内恶性星形细胞瘤中亦存在着这种类似的情况，肿瘤细胞推挤脑组织，由于大脑比肿瘤细胞大得多，从而产生肿瘤细胞的恶性转移。目前，我们对这种机械性生物事件的特征所知甚少。例如，恶性细胞是否像攀岩运动员那样沿着细胞外基质运动，即通过获得稳固的支撑后向前运动；或者是否类似于溜冰，沿着摩擦阻力最小的方向进行。另一个不确定性因素在于细胞自身的结构—恶性星形胶质细胞穿过大脑组织是按照刚性弹道那样打通其路径，还是这些癌细胞的细胞骨架网络结构较松软，使它们能有效地渗出并穿过 CNS 细胞外基质。纳米技术和生物工程理念可能有助于阐明生物力学如何影响侵袭。

在图 21.7 中较好的显示了 GBM 细胞的动态行为。根据共聚焦荧光视频显微镜 12 小时的追踪，很容易能够看到高亮的粉红伪色的 GBM 细胞，其不仅广泛地迁移，而且也经历了多种细胞骨架构象。在单向性聚苯乙烯"赛道"上，恶性星形胶质细胞的迁移能力可以进一步地定量显示（图 21.8）。在这样一个高度程式化的实验中，细胞迁移的实际速度可以制成列表。在本例中，追踪了三个细胞，平均迁移速度约为 40μm/h，其中最快的移动速度大约为 60μm/h，最慢的移动速度约为 20μm/h。同样，很明显地看到，正在迁移的肿瘤细胞明显展示了一个动态过程，更进一步凸显这一过程是非常重要的，但在这一恶性进程中，对机械力发挥的作用的描述并不充分。然而这一过程无疑是生物分子驱动的（Bellail et al 2004；Demuth et al 2008；Nakada et al 2007），读数显示其明显是由机械力驱动的。只有通过纳米技术的最新进展，我们才能开始揭示在恶性星形细胞迁移过程中起关键性作用的一些基本要素（Ingber 2003b，c；Sarkar et al 2004；Sarkar et al 2005，2007）。

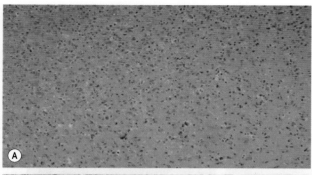

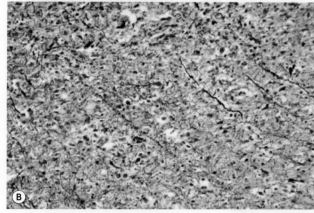

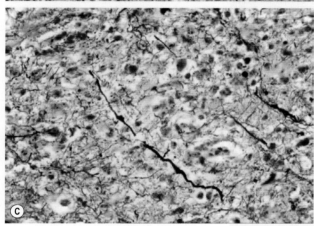

图21.6 胶质母细胞瘤侵入脑组织。（A）一例GBM病理切片，苏木紫－伊红染色显示大量肿瘤细胞浸润，需要注意的是，肿瘤和正常脑组织不存在明显边界。（B）同一患者取材标本银染明显显示肿瘤细胞缠绕黑染的脑白质轴突。（C）为（B）图的高倍视图进一步表明这些恶性细胞的浸润潜力

4 流行病学和病因

流行病学研究未能揭示胶质瘤发生和大多数致病因素的关系。事实上，许多膳食、生活习惯和环境暴露与脑肿瘤的风险研究显示结果不相关。也就是说，在很多实证研究中，没有发现这些因素与胶质瘤发病的相关性。这些研究包括颅脑损伤和外伤（Hu et al 1998；Hochberg et al 1984；Preston-Martin et al 1998；Inskip et al 1998；Baldwin & Preston-Martin 2004；Wrensch et al 2002）；膳食中钙的摄入量（胶质瘤）（Tedeschi-Blok et al 2001；Hu et al 1999）；膳食中N-亚硝基化合物的摄入量（胶质瘤和脑膜瘤）（Chen et al 2002；Lee et al 1997；Schwartzbaum et al 1999a；Preston-Martin & Henderson 1984）；膳食中抗氧化剂的摄入量（胶质瘤）（Hu et al 1999a；Chen et al 2002；Lee et al 1997；Schwartzbaum et al 1999a）；孕妇膳食中N-亚硝基化合物的摄入量（儿童脑肿瘤）（Baldwin & Preston-Martin 2004；Wrensch et al 2002）；孕妇早期抗氧化剂的摄入量（儿童脑肿瘤）；孕妇叶酸的补充量（原始神经外胚层肿瘤）（Baldwin & Preston-Martin, 2004；Bunin et al, 1993）；吸烟（胶质瘤和脑膜瘤）（Baldwin & Preston-Martin 2004；Lee et al 1997；Hu et al 1999b）；饮酒量（胶质瘤、脑膜瘤和儿童脑肿瘤）（Preston-Martin 1996；Wrensch et al 1993）；暴露在电磁场环境（儿童和成人脑肿瘤）（Baldwin & Preston-Martin 2004）。

与胶质瘤发病相关的危险因素是放射和一些罕见的遗传综合征。可能导致胶质瘤的放射暴露包括治疗和诊断的医疗程序中，职业，大气核武器试验，靠近日本原子弹爆炸区（Shintani et al 1999）。广岛爆炸的幸存者脑胶质瘤以及其他中枢神经系统肿瘤的发病率较高。历来治疗儿童头癣和皮肤血管瘤患者采用放射的方法也显著提高了胶质瘤的发病风险（Preston-Martin 1996；Juven & Sadetzki 2002）。当然，治疗剂量的放射线只会导致一小部分人患脑肿瘤。在一项研究中，和对照相比只有1%~3%的胶质瘤和脑膜瘤患者在诊断脑肿瘤前有过至少一次治疗剂量的放射经历（Blettner et al 2007）。最近关注较多的放射源来源于手机。一些手机使用和胶质瘤风险的流行病学研究表明，短期使用手机很可能不会有胶质瘤的风险（Auvinen et al 2002；Christensen et al 2005；Hardell et al 1999；Hardell et al 2002；Hardell et al 2005；Hepworth et al 2006；Inskip et al 2001；Johansen et al 2001；Lahkola et al 2007；Lonn et al 2005；Muscat et al 2000；Schüz et al 2006；Feychting & Anders 2010）。也有少部分数据显示长期使用手机和患胶质瘤风险不相关（Christensen et al 2005；Hardell et al 1999；Hardell et al 2002；Hardell et

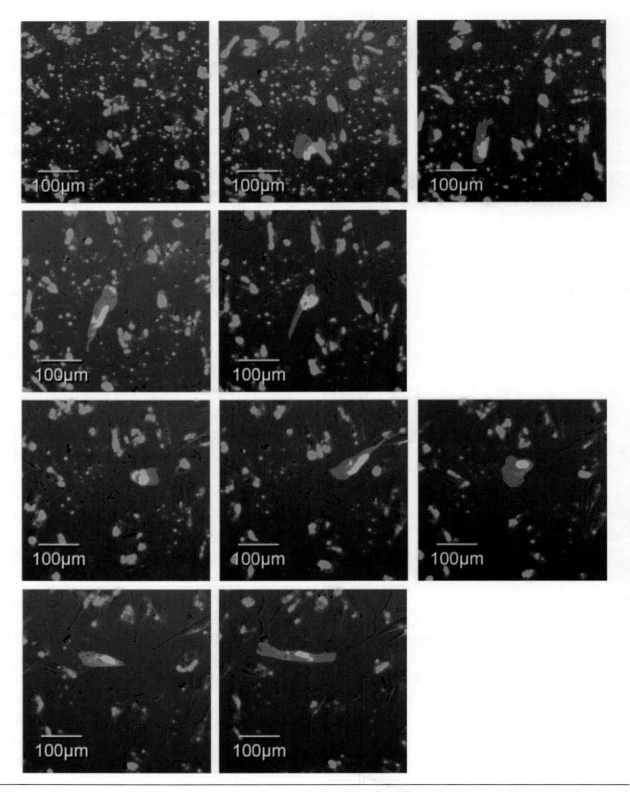

图 21.7 追踪 GBM 细胞迁移和动态细胞骨架形态。量子点（绿聚集体）接种到原发性 GBM 细胞的表面。对单个细胞进行跟踪（伪色图像，粉红色），因为细胞迁移穿过基质，在这个过程中量子点会被吞噬细胞吞噬，假设有多种细胞骨架形态。每一图像的间隔时间为 90 分钟（引自 Courtesy of A.Sarkar，Ohio State University Medical Center/James Cancer Hospital，Columbus，OH. 未公开发表数据）

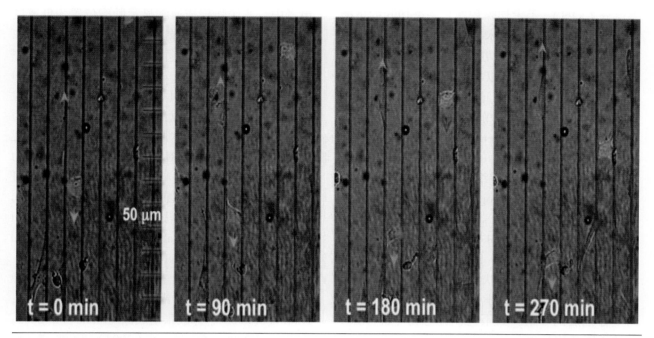

图 21.8 测量原代培养的 GBM 细胞在肿瘤"赛道"上的速度。聚苯乙烯"赛道"具有 45μm 槽，每个槽上都接种原代培养的 GBM 细胞。三个细胞被伪色图像追踪：一个"红色细胞"从底部移动到顶部，同时"蓝色和绿色细胞"从顶部向底部移动。共聚焦视频显微镜定时拍摄获得了这些图像（引自 Courtesy of A.Sarkar，Ohio State University Medical Center/James Cancer Hospital，Columbus，OH. 未公开发表数据）

al 2005；Hepworth et al 2006；Lahkola et al 2007；Lonn et al 2005；Schüz et al 2006；Feychting & Anders 2010；Ahlbom et al 2004）。迄今为止，在北欧五国和英国进行的以人群为基础的最大的病例对照研究（1 522 例胶质瘤和 3 301 例对照）没有发现一致的证据来证明使用手机会增加胶质瘤风险（Lahkola et al 2007）。因此，至今还没有较好的研究证明长期使用手机与胶质瘤风险增加相关。

与胶质瘤相关的比较罕见遗传综合征是神经纤维瘤病 1 型和 2 型（Thiagalingam et al 2004；McKusick 2008；Upadhyaya et al 1997；Narod et al 1992），Turcot 综合征（McKusick 2008；Paraf et al 1997；Turcot et al 1959），结节性硬化症（Wrensch et al 2002；Bondy et al 1994），视网膜母细胞瘤和 Li–Fraumeni 综合征（McKusick 2008；Li et al 1988）。这些疾病综合征患者都有肿瘤抑制基因的特定缺陷，而且也容易发生其他类型的癌症。病因学研究没有发现病毒与胶质瘤发生或进展相关。相关研究数据已基本确定水痘–带状疱疹病毒（VZV）、JC 病毒等乳多空病毒、SV40 病毒、腺病毒、反转录病毒和单纯疱疹病毒与胶质瘤的风险不相关（Wrensch et al 1997；Wrensch et al 2001；Wrensch et al 2005a；Wrensch et al 2005b；Schwartzbaum et al 2006；Strickler et al 1998）。但是最近，CMV（巨细胞病毒）和胶质瘤之间可能的联系又重新引起人们的兴趣（Cobbs et al 2002；Miller 2009）。推测前胶质瘤或胶质瘤细胞中病毒基因的表达可能有助于解释这些肿瘤的发生、发展和修复。

5 预后因素

多年来研究表明，许多预后因素能够影响恶性胶质瘤患者的总生存率。事实上，年龄较轻时被诊断为胶质瘤已证明是生存的独立预后变量（Barker et al 1998）。此外，Karnofsky 功能量表评分（KPS）和肿瘤等级（Ⅲ级比Ⅳ级）也与预后相关。有报道描述其他变量也与预后相关（Buckner 2003；Chang & Barker 2005）。目前有报道以下与胶质母细胞瘤预后有关：年龄，Karnofsky 功能量表评分（KPS），手术切除程度，完全切除的可能性，坏死的程度，增加术前磁共振成像检查，残留病灶的体积，治疗方法，术前和术后肿瘤大小，非中心肿瘤位置（以浸润胼胝体压部、基底核、丘脑或中脑为界定），患者疾病恶化，放射治疗前患者病情和手术前的血清白蛋白水平等（Lacroix et al 2001；Lutterbach et al 2003；Jeremic et al 2003；Schwartzbaum et al 1999b）。为了把患者分为若干预后分析组，放射治疗肿瘤学组（Radiation Therapy Oncology Group，RTOG）刊登了递归分割分析（Recursive Partitioning Analysis，RPA）（Curran WJ Jr et al 1993）。该分析方案使用患者的年龄，功能状态（KPS 和工作能力），精神状态和神经功能，有症状的时间，手术类型，放射治疗剂量和肿瘤组织学把患者分成具有明显不同生存预后的 6 组。如果遗传标志物（如 MGMT 启动子甲基化）也包括在内的话，分组可能会变得更加复杂。

6 肿瘤位置、临床表现和影像特点

恶性星形细胞瘤大多位于幕上（Ohgaki & Kleihues 2005）。不同研究发现不同部位的发病比例可能不同，大多数情况下这些肿瘤在额颞部通常占主导地位。枕叶是最不易发生恶性星形细胞瘤的部位。小脑部位出现 GBM 的患者 <1%（Hur et al 2008）。从一单一机构收集的大宗系列病例显示，此类疾病的发病年龄在 45~70 岁，确诊该病的平均年龄为 53 岁（Ohgaki & Kleihues 2005）。男性更多见，通常男：女为 3：2。

恶性星形细胞瘤通常起始于皮层下白质，但经常浸润相邻的脑结构，例如皮层或脑深部。表现出的典型症状可能是局部或全身症状，包括头痛、神经损伤的症状如性格改变或语言功能障碍、运动无力、癫痫或意识水平的降低（Chang et al 2005）。该肿瘤出血较少见，这点与转移瘤不同（Kondziolka et al 1987）。硬脑膜通常作为恶性胶质瘤迁移至颅外的边界，但也有生长至颅外的罕见报道。当发生转移时，肺部似乎是一个潜在部位，这对移植医学有显著影响（Armanios et al 2004；Chen et al 2008）。

初步影像学检查通常是头部 CT 扫描。在 AA 患者中，非增强扫描通常显示肿瘤位置为低密度灶，钙化罕见，无增强。MRI 表现变化很大，在 T_1 加权序列上呈混杂等信号，而在 T_2/FLAIR 序列上呈不均一高信号，通常很少增强（Thoman et al 2006；Mukundan et al 2008）。对于 GBM，CT 检查结果往往会显示其以低密度灶为中心，边缘为等信号，在外围出现水肿，往往会有明显但不规则的强化。GBM 在 MRI 的 T_1 加权成像上显示为等至低信号，而 T_2/FLAIR 序列上呈高信号。可有不规则强化，可伴囊变。T_2/FLAIR 图像瘤周水肿的范围远远超过增强区域的边界（Thoman et al 2006；Mukundan et al 2008；Earnest F 4th et al 1988；Tovi 1993；Tovi et al 1994）。

磁共振成像序列有许多种，如弥散成像（Brunberg et al 1995）、灌注成像（Law et al 2002；Hirai et al 2008）、弥散张量成像（Sinha et al 2002；TOH et al 2008；Tropine et al 2004）和波谱（Di Costanzo et al 2008；Fan et al 2004；Yerli et al 2007），都能不同程度地反映结构的差别。另外，在胶质瘤的治疗和随访过程中，正电子发射断层扫描（positron emission tomography，PET）也被用来获得代谢的信息。监测发现脑肿瘤比正常脑实质中 C- 甲基蛋氨酸（MET）的摄取速度增加（Kraus et al 2001），MET-PET 的支持者认为，它比以解剖为基础的成像如 MRI 描述肿瘤轮廓更精确（Ogawa et al 1993；Derlon et al 1989；Tovi et al 1990）。尽管成像模式众多，恶性星形细胞瘤的影像学表现变化很大，缺乏特异性（图 21.9），这使得最终的诊断需要根据组织病理学决定。唯一特殊的情况是 GBM，当影像学描述为"蝶形胶质瘤"时就基本能明确其为 GBM（Scozzafava et al 2008；Cazenave et al 1986），当然偶有例外。

恶性星形细胞瘤缺乏特殊的影像学表现来提示其病理结果，一些其他颅内占位性病变往往与高级别胶质瘤的影像表现相似（Okamoto et al 2004a，b）。这些病变可包括其他肿瘤类型，如淋巴瘤和许多非肿瘤性疾病（图 21.10），后者包括脱髓鞘疾病、结节病、白塞病、脓肿、弓形体病、结核球、真菌感染、脑囊尾蚴病、梅毒性树胶肿、血管性病变（卒中、海绵状血管瘤或巨大动脉瘤）和放射性坏死等。

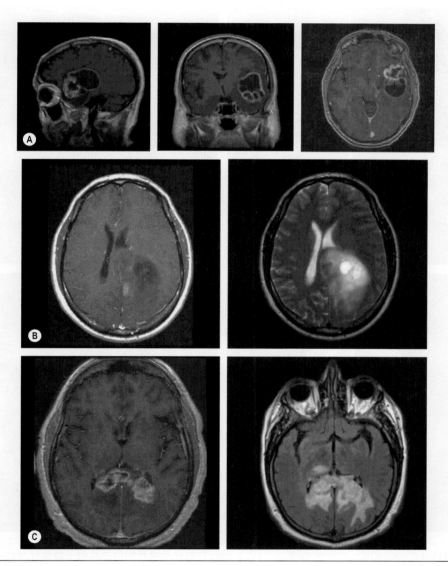

图 21.9　GBMs 的多种 MRI 表现。（A）"典型"GBM 的矢状位，冠状位及轴位表现，增强不均匀，有多发囊性结构。（B）颅内病变，轴位像增强不明显，T_2 相显示多发囊性结构，手术后病理证实为 GBM。（C）增强轴位像显示跨越胼胝体的病变。活检证实为"蝴蝶形"胶质瘤。FLAIR 序列显示与肿瘤细胞侵袭相关的水肿已经扩展到轴位像所显示的增强区域以外

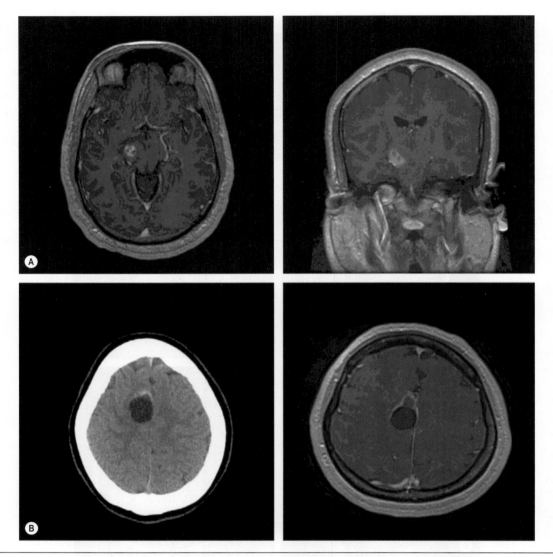

图 21.10 需与恶性星形细胞瘤相鉴别的影像表现。（A）轴位及冠状位磁共振提示右侧大脑半球深部一个不均匀增强的病灶，活检明确病理为脱髓鞘疾病。（B）下方两张影像图片为轴位 CT 平扫及 T_1 增强相，手术切除病灶，术后病理为脑囊虫病

7 患者手术入路和管理

7.1 术前管理

对于影像学诊断为大脑恶性胶质瘤的患者，首要问题是应用激素和预防癫痫。对于大多数患者，激素（地塞米松或同类药物）治疗能在24小时内控制颅高压症状，如头痛、恶心、呕吐并且持续数天有效。激素也能减轻与肿瘤位置相关的神经症状，如肢体无力、感觉异常、语言或视力障碍以及情绪不稳定。激素的应用有利于择期手术切除病变。术前激素应用的并发症少见，其中包括失眠、精神障碍、易激惹、胃功能障碍和骨折。我们的患者通常每6小时口服地塞米松4mg，同时服用 H_2 受体阻滞剂如雷尼替丁。对于有癫痫病史患者来说，抗癫痫药是必需的。对于无癫痫病史的患者来说，预防应用抗癫痫药并非都有效。事实上，美国神经病学协会已经出版了癫痫预防指南（Glantz et al 2000）。①新诊断的脑肿瘤患者，抗癫痫药物并不能有效地预防首次发作，其缺乏有效性并且存在潜在的副作用，因此不应该常规预防应用抗癫痫药（标准）。②对于无癫痫发作的脑肿瘤患者，术后1周以后逐渐减少和停用抗癫痫药是恰当的，特别是病情平稳和存在抗癫痫药相关副作用的患者（指南）。

7.2 手术方式选择

对于疑似胶质瘤患者，神经外科医师经常要考虑是如何选择恰当的手术方式。术前评估有助于神经外科医师决定是全切肿瘤还是立体定向活检。即便肿瘤不能全切，大部分切除有时也可以减轻与占位效应和水肿相关的症状。关于全切肿瘤还是活检需要考虑以下因素：肿瘤位置，患者日常生活能力，患者和家属的意愿及手术致残率。术前仔细阅片有助于制订手术计划，包括肿瘤对脑组织尤其是对感觉运动、语言、记忆、视觉和阅读等功能区的影响。有时会需要额外的磁共振序列，比如应用功能磁共振确定记忆和语言或运动区。弥散纤维束成像可以显示皮层下运动纤维的位置与肿瘤浸润区的关系（图21.11），图像融合软件的应用可将图像用于术中导航系统。如果需要了解病变的血供情况和（或）主要血管结构的位置，磁共振血管成像或脑血管造影十分必要。对于需要活检的病变，应用软件设计经过脑组织和肿瘤的针道有助于减少对脑

沟内血管结构的损伤。对于标准治疗后复发肿瘤或者对于复发和坏死的鉴别，磁共振波谱成像和PET扫描有时可以替代活检。总之，影像学评估可用于治疗决策制定、提供最初咨询和治疗随访，是患者诊治必不可少的一部分。

总体来说，治疗方案包括不手术、单纯活检或最大限度地切除增强病灶和（或）周边信号异常区域。最近，众多学者认为肉眼全切除可以延长生存期和提高生活质量（Buckner 2003；Lacroix et al 2001；Laws et al 2003），因此对于周边组织不适于全切手术的患者来说，手术方案的制订相对困难。一般来说，获得肿瘤组织用于病理学诊断至少是一个合理的选择。不少脱髓鞘病变、脓肿和（或）其他类型脑肿瘤病例都曾被误诊为胶质母细胞瘤，由于心理和错误治疗的影响，预后极差（图21.10）。现代影像引导技术可以完成相对精确的脑组织活检，将神经系统影响降到最低。

当完全切除病变很可能造成某种神经功能缺损时，手术的决定更加困难。例如，为了全切除胶质母细胞瘤需要切除单侧枕叶视觉皮层而造成单侧偏盲是否可取呢？同样，为了全切除胶质母细胞瘤需要切除单侧舌运动区的皮层和白质纤维束而造成暂时性的构音障碍是否可取呢？对于这些问题的回答主要取决于医疗水平和患者及家属为最大限度地切除肿瘤和延长生存期而对神经功能障碍的接受程度。

7.3 术中卡莫司汀植入片的选择

瘤腔内卡莫司汀植入片化疗是美国FDA批准的辅助治疗方法，可以延长2个月的平均生存期（Westphal et al 2003）。技术要点包括：脑室系统开放避免植入，硬膜严密缝合，避免使用不可缝合硬膜补片如Duragen，是否存在切口开裂和感染可能性，是否存在长期应用激素的可能性。

8 手术治疗

尽管手术在恶性星形细胞瘤的治疗中十分重要，但单纯神经外科手术切除不能治愈这种弥漫浸润生长的肿瘤。手术切除策略可追溯到100年前。手术的目的是提供有效治疗，同时避免并发症。手术一般用于脑叶和非功能区病变。活检一般用于病变深在或开颅方式复杂的患者。尽管缺乏合理设计的随机对照试验，人们公认手术切除程度可以改善

高级别和低级别胶质瘤患者预后（Sanai et al 2005；Sanai & Berger 2008a；Ammirati et al 1987；Ciric et al 1987）。事实上，大多数近期文献显示，切除程度（依据术后48~72小时内MR判断），尤其是肉眼全切除所有增强病变可以改善症状，延长生存期，包括无进展生存期和总生存期（Buckner 2003；Lacroix et al 2001；Laws et al 2003；Sanai & Berger 2008a；McGirt et al 2009）。尽管如此，Cochrane数据库系统回顾"活检 vs 切除胶质瘤"得出结论认为，活检风险小但是不能改善症状和延长生存期，开颅手术可以减轻症状但不确定能否延长生存期，这与大多数神经外科医师和神经肿瘤医师的观点一致（Proescholdt et al 2005）。

因此，为了能最大限度地安全切除肿瘤，神经外科医师需要依靠术前功能磁共振（fMRI）、弥散张量纤维束成像以及脑磁图（MEG）（Alexander et al 2007；Korvenoja et al 2006；Mäkelä et al 2007；Sanai & Berger 2008b）完成功能区及其附近区域肿瘤切除（图21.11）。多个术中措施可用于在保留神经功能的前提下最大限度地切除肿瘤，包括唤醒麻醉/术中皮质成像（Gupta et al 2007；Tonn 2007；Taylor & Bernstein 1999；Meyer et al 2001），术中磁共振成像（Hirschberg et al 2005；Schneider et al 2005；Hirschl et al 2009）以及立体定向术（Kondziolka 2007）。另外，还有基于荧光引导的肿瘤切除试验技术（Stepp et al 2007；Stummer et al 2003）。影像技术和术中辅助技术的快速增长使得手术在皮肤切口、骨质切除、皮层切除和脑内手术路径方面的创伤较前明显减小。与15~20年前相比，肿瘤切除程度明显增加，而神经功能致残率明显减少。很可能是得益于高磁场术中MR向神经外科医师提供了更加准确的关于切除程度和切除能力的信息。

间变星形细胞瘤和胶质母细胞瘤的大体组织病理学特征如下（Louis et al 2007；Kleihues et al 2000；Kaye & Laws 1995）。间变星形细胞瘤术中可见边界不清，浸润生长，通常累及脑回；偶有囊壁和出血；而胶质母细胞瘤含有丰富的血管，内有血栓形成，常伴有出血。间变星形细胞瘤的显微镜下特征包括细胞密度增加、核异型、多形性和丝裂活性，GFAP表达阳性，中度增生指数（<10%），无内皮细胞增殖或坏死。GBM的显微镜下特征是细胞密度增加，含有栅栏细胞和细胞核，丝裂和增殖指数增加（>10%），依据细胞分

化程度的不同GFAP呈现阳性或阴性，一定含有坏死和（或）内皮增殖。手术技术包括显微镜下或显微镜引导下的软膜下切除、吸除、止血。应用导航时术前确定肿瘤边界有助于减少肿瘤切除对导航信息的影响。另外，还可以术中重新注册术中MR。切除技术包括整体切除策略和分块切除策略（从肿瘤中心向外），各有利弊。整体切除策略结合术前导航确定肿瘤边界可以确保肿瘤完整切除。另外，通过分离肿瘤周边胶质增生或水肿的白质可以减少出血；缺点是易破坏周边相对正常组织，尽管含有浸润生长的肿瘤细胞。该策略适用于额叶、颞前叶、非优势颞叶和枕叶病灶的切除，神经功能致残率低，对于邻近功能区肿瘤不适合（图21.12）。分块策略正好与此相反。通过由中心向周边切除，该策略可将对周边相对正常组织的损伤减少到最小。然而，部分肿瘤不可避免的瘤内血管结构可能影响手术界面的辨识。另外，当肿瘤血管靠近主要供血动脉时会导致严重的神经后遗症（图21.13）。总之，大多数神经外科医师根据个人喜好、肿瘤解剖位置和术中情况选择不同的手术策略。

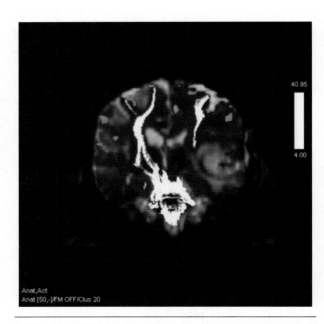

图21.11　DTI与fMRI融合图像。冠状位图像显示肿瘤位于左侧颞叶。fMRI显示皮层运动区，DTI显示运动传导束。患者主诉言语不利及半侧偏瘫。由于肿瘤浸润及瘤周水肿影响，DTI显示左侧运动传导束中断

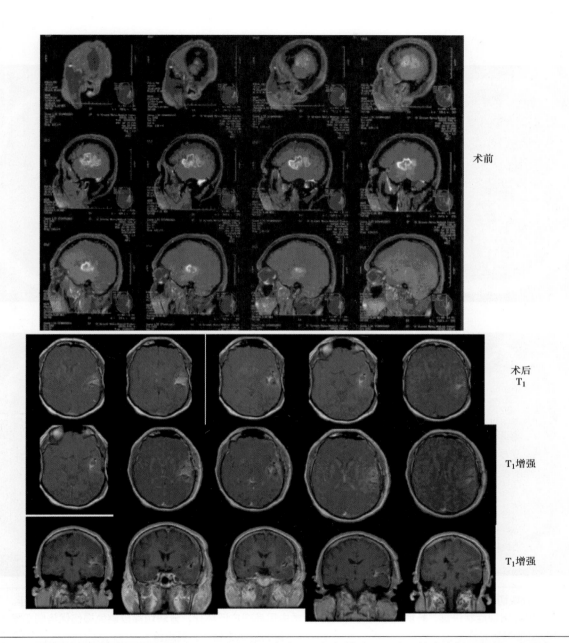

术前

术后
T_1

T_1增强

T_1增强

图 21.12 左侧颞上回胶质母细胞瘤整体切除。患者表现为癫痫及短暂性失语，应用地塞米松可缓解。上图为 T_1 增强相。整体切除过程中应用导航避开瘤周语言功能区。下图为术后影像（平扫 + 增强），提示肿瘤残腔含有蛋白样渗液和 BCNU 贴片，但残腔边缘无增强

术前

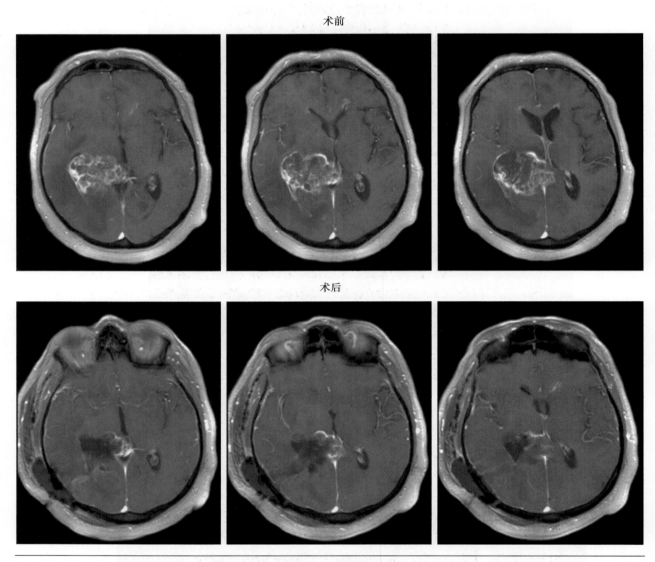

术后

图 21.13　分块切除右优势半球颞叶内侧 GBM。患者表现为癫痫发作后出现记忆丧失和失语。患者为左利手，右侧为优势半球。患者出现症状进展，行肿瘤切除术（上排）。术中见病变广泛坏死，分块切除以避免损伤优势侧正常脑组织。肿瘤与中线处脑静脉粘连紧密，未强行切除。术后 MRI（下排）显示中线处肿瘤残留

9 放疗

恶性星形细胞瘤患者的三大治疗方式包括手术、化疗和放疗。手术后脑组织间质中有生命力的肿瘤细胞持续存在，因此为了延长生存期放化疗必不可少。放疗已成为恶性胶质瘤的标准治疗措施之一（1类证据，Buatti et al 2008）。放疗方法通常是60Gy的总放疗剂量，每天2Gy，在6周内完成（Laperriere et al 2002）。通常情况下，高分割短程治疗方案或立体定向放射治疗对延长生存期无益，主要用于复发后的补救治疗（Gabayan et al 2006）。有随机临床试验研究对比了标准放疗（60Gy分割为30次，时长在6周左右）与短程放疗（40Gy分割为15次，时长在3周左右）在60岁以上新诊断恶性胶质瘤患者上的差异（Roa et al 2004），结论认为二者间生存期无明显差异，另外，短程放疗由于其激素用量少、治疗时间短更加适用于老年胶质母细胞瘤患者。

放疗计划包括病变周边1~2cm，旨在包括弥漫浸润生长的肿瘤细胞，以防复发和死亡。由于放疗旨在给予肿瘤较多剂量而正常组织较少剂量，因此放疗计划变得越来越复杂（Chang et al 2008），尤其是针对儿童胶质瘤患者，一些治疗中心已经开始应用质子放疗（Kirsch & Tarbell 2004；DeLaney 2007）。正如下一章节所讲，放疗方面最重要的进步是替莫唑胺同步化疗的应用（Stupp et al 2005）。

10 化疗

在过去相当长的一段时期内，化疗作为恶性胶质瘤一线治疗并未得到认可（Rampling et al 2004），最近的进展将化疗用推到了第一线。美国FDA批准的两项用于恶性星形细胞瘤治疗的药物包括替莫唑胺口服制剂和卡莫司汀植入物贴片。二者均改变了化疗在恶性胶质瘤患者治疗中的地位。替莫唑胺在2005年获得FDA批准用于胶质母细胞瘤患者，目前也已用于间变星形细胞瘤的治疗，而卡莫司汀植入物较早获得FDA认证用于胶质母细胞瘤治疗。二者均是烷化剂，替莫唑胺通过在 ^{6}O 或 ^{7}N 鸟嘌呤碱基位置使DNA甲基化起作用；卡莫司汀为亚硝脲类，在细胞周期每个时期均通过烷化和交联DNA起作用（Garside et al 2007）。通过Cochrane回顾分析卡莫司汀植入物在高级别胶质瘤中的应用（Westphal et al 2003；Hart et al 2008a；Brem et al 1995；Valtonen et al 1997；Westphal et al 2006）得到如下结论：与安慰剂相比，卡莫司汀植入物作为初始治疗可以延长生存期，但是对于复发肿瘤无益。通过Cochrane回顾分析替莫唑胺在高级别胶质瘤中的应用进行得到如下结论：作为同步和辅助化疗，替莫唑胺可延长胶质母细胞瘤生存期2个月；对复发肿瘤患者而言，替莫唑胺化疗推迟了复发时间但并未延长生存期（Stupp et al 2005；Hart et al 2008b；Athanassiou et al 2005；Taphoorn et al 2005）。

肿瘤遗传学更加精细的分子机制同样在恶性胶质瘤的治疗中起作用。肿瘤学团队的杰出工作揭示了治疗方案和肿瘤遗传学间重要的相互作用关系。^{6}O-甲基鸟嘌呤DNA甲基转移酶（^{6}O-methylguanine-DNA methyltransferase，MGMT）是一种DNA修复酶，可将化疗药如替莫唑胺所导致的DNA加合物去除。该研究将患者随机分为替莫唑胺联合放疗组和单纯放疗组，对于甲基化率高、表观遗传学上 MGMT 基因沉默的患者中位生存期较长，可达6个月。MGMT 基因低表达患者同时接受替莫唑胺和放疗预后最佳，中位生存期超过21个月（Hegi et al 2005）。毫无疑问，基于患者个体肿瘤遗传学如IDH突变或MGMT启动子甲基化状态的合理化治疗将形成更加个体化的临床治疗策略。事实上，对该分子通路的理解也会引导人们去思索：为何针对胶质瘤靶向信号因子的特定化疗方案会失败。例如，最近的试验显示，在EGFR激酶抑制剂注定无效的患者中，其中一个亚群对肿瘤反应良好。该反应的分子决定因素是 EGFRv III 突变型和 PTEN 的同时表达（Mellinghoff et al 2005）。

卡莫司汀植入物目前应用于原发和复发肿瘤，术腔铺满环状多聚体/贴片，其主要的副作用是脑水肿、脑脊液漏/伤口开裂/感染和癫痫发作（Sabel & Giese 2008）。对于新诊断的恶性胶质瘤，替莫唑胺的起始剂量是放疗期间每天 75mg/m^2，1个月后每28天口服5天替莫唑胺，剂量是 150~200mg/m^2。主要的副作用是骨髓抑制。

最近有应用贝伐单抗（VEGF抗体）的报道，贝伐单抗可以显著缩小增强区域（Narayana et al 2009）（图21.14）。最近的II期临床试验显示贝伐单抗对复发恶性胶质瘤疗效肯定,应用安全(Vredenburgh et al 2007),在 2008 年下半年推动了 III 期临床试验的启动,敦促 FDA 加速批准针对复发恶性胶质瘤的药物(www.gene.com/gene/news/pressreleases/display. do? method=detail & id= 11627)。尽管如此,越来越多的神经肿瘤学者正在超说明书联合贝伐单抗和标准方法治疗复发胶质母细胞瘤或新诊断的胶质母细胞瘤(Narayana et al 2008)。

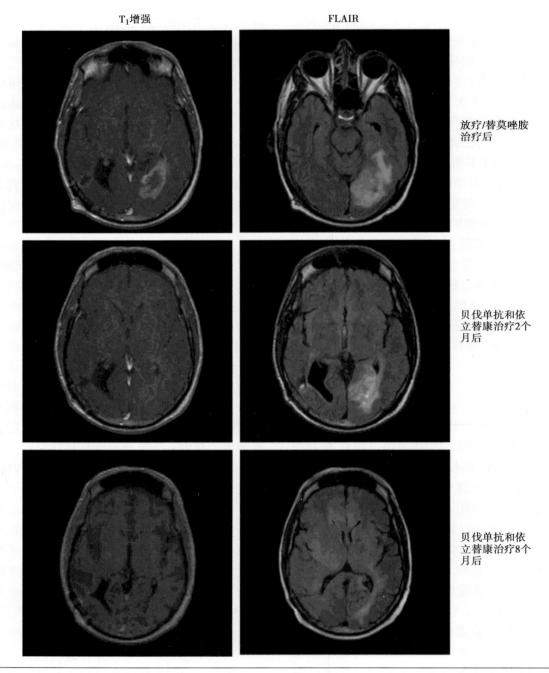

图 21.14 贝伐单抗介导的肿瘤增强区域缩小。GBM 患者经放疗和替莫唑胺治疗后(最上排),自上而下的 FLAIR 像左侧枕叶异常信号及 T1 肿瘤增强区域缩小。患者曾行对侧枕叶囊性 GBM 切除术。虽然左侧枕叶 FLAIR 异常信号有改善,但可见患者一侧半球出现 FLAIR 信号增高(最下排)

11 肿瘤复发

对于经历过手术和放疗的胶质瘤患者来说，常见问题是如何鉴别临床或影像进展，如复发、坏死、二者共存或放疗诱发的肿瘤。上述各种情况均可出现对比增强、占位效应和周边水肿；CT和MRI难以准确地区分。

多种无创检查用来区分肿瘤复发和放射性坏死，包括PET、SPECT和MRS。PET鉴别放射性坏死（低代谢）和复发高级别肿瘤（高代谢）的敏感度为80%~90%，特异度为50%~90%（Thompson et al 1999）。但是对于低级别或中间级别胶质瘤的敏感性低得多，原因是其对FDG摄取率低。

^{201}铊SPECT扫描可测量恶性细胞所摄取的特异性标志物的放射活性。由于^{201}铊积聚于肿瘤细胞而非正常脑组织和其他非肿瘤组织中，如放射性坏死，可用于鉴别肿瘤复发和放射性坏死（Caresia et al 2006；Vos et al 2003）。

不同于PET和SPECT，MRS通过分析若干代谢物质的波谱形式来提供脑肿瘤的代谢信息，而不是应用放射线和放射物质。N-乙酰天冬氨酸（NAA）的浓度与神经元和轴突密度相关，胆碱（Cho）复合物与磷脂膜有关，脂质和乳酸（Lip-Lac）可见于异常或无氧酵解代谢或坏死区域，肌酐可见于富能量代谢区域。基于波谱形式的代谢物质比率，能够可靠提示组织是否由单纯肿瘤或单纯坏死组成，而对于肿瘤和坏死不同程度混合的组织判断并不可靠（Plotkin et al 2004；Rabinov et al 2002；Zeng et al 2007）。

对于接受放射治疗的胶质瘤患者，鉴别肿瘤复发和坏死的金标准仍然是活检。由于胶质瘤的异质性，立体定向活检的主要问题是活检标本如何精确地反映肿瘤整体的组织学特征。Forsyth等（Forsyth et al 1995）报道立体定向活检的精确度为76%~100%，中位95%。在该研究中，立体定向活检结果对生存期具有预测作用，复发肿瘤患者生存期最短，单纯放射性坏死患者生存期最长，肿瘤和放射性坏死并存患者生存期介于二者之间，间接证实了诊断的准确性。

关于试图再次全切除肿瘤的观点是有争议的。一般来说，如果患者内科和神经系统情况良好和（或）肿瘤可以切除而不出现严重的残疾，再次切除适用于减少目前的症状，同时为了临床试验的需要。再次切除同时可以联合生物和（或）新型化疗药物的临床试验，最近的观点多倾向于术腔给予局部放疗，包括立体定向放疗、短程放疗或应用FDA批准的可植入的球囊（GliaSite）。

12 其他治疗

在恶性胶质瘤的治疗历史上，很多方法被临床试验证实为无效和（或）未能得到FDA批准，其中包括免疫治疗、基因治疗、短程放疗、大多数化疗、多种信号转导抑制剂和基于抗体的细胞毒性药物。由于药物和生物制剂难以通过血-脑屏障，迄今为止，针对给药途径的临床试验很少取得成功。给药途径包括应用渗透性药物开放血-脑屏障、瘤腔内放置Ommaya囊、导管内或脑室内给药和增强对流传输（CED）。尽管大多数治疗方式在临床试验中不能实现治疗预期，对缺乏临床有效性原因的研究意义重大。事实上，最近对于免疫治疗试验的兴趣逐渐高涨，其中包括应用*EGFRv Ⅲ*肽段的疫苗研究（Sampson et al 2008）或者树突细胞联合自体肿瘤细胞裂解物（Liau et al 2000；Prins et al 2008）。另外，还有对于增强对流传输生物制剂和细胞毒性药物的研究（Vogelbaum 2007；Kunwar et al 2007），尽管最近的细胞毒性药物Ⅲ期临床试验未能通过FDA认证。基因治疗方法在基础科研和临床试验水平也一直在进行（Chiocca et al 2008；Fulci & Chiocca 2007；Immonen et al 2004）。灭瘤病毒靶向杀伤恶性胶质瘤细胞是另一研究热点（Martuza et al 1991；Aghi & Chiocca 2009；Markert et al 2009；Chiocca 2008；Chiocca et al 2003；Hardcastle et al 2007）。只有为数不多的领域最终实现了从基础到临床的新一代治疗。

关键点

- 胶质母细胞瘤和间变星形细胞瘤是成人最常见和最具侵袭性的原发脑肿瘤。

- 病理学特征是核异性、核分裂、新生血管增生和浸润。与每种表型相关的生物分子机制正越来越多的得到阐释。

- 最近有假说认为胶质瘤细胞起源于脑内神经干细胞或胶质前体细胞。

续表

关键点

- 基因的改变似乎可将胶质母细胞瘤和间变星形细胞瘤划分为不同的亚型，部分亚型有较高的化疗敏感性和较好的预后。与良好预后相关的最特征性的基因改变包括 *MGMT* 基因的启动子甲基化和 *IDH* 基因突变。

- 目前唯一一公认的胶质瘤发生危险因素是放射线暴露和特定的遗传综合征（Li - Fraumeni 综合征，Turcot 综合征，神经纤维瘤病 1 型，结节硬化症）。

- 年轻患者（<50 岁）、高 KPS 评分和低肿瘤级别患者（WHO Ⅰ～Ⅱ级星形细胞瘤）预后较好；然而恶性星形细胞瘤（WHO Ⅲ级和Ⅳ级）长期存活并不多见。

- 平扫和增强 MR 影像可用于诊断，其他 MR 序列（功能 MR、弥散纤维束成像、MRS）可以帮助制订手术计划。

- 激素有助于减轻肿瘤水肿引起的症状，不推荐无癫痫患者应用抗癫痫药，但可在围术期短期预防应用。

- 尽管缺乏随机试验，手术切除全部增强区域可以延长生存期。手术辅助技术（术中影像和导航、功能评估、基于荧光的残存肿瘤显像）可以帮助最大限度地切除肿瘤和减少致残率。

- 术中瘤腔内放置载有 BCNU 的聚合物（卡莫司汀植入物）已被美国 FDA 认证并且证实可延长生存期。

- 术后替莫唑胺化疗联合放疗可以延长生存期（1 类证据）。

- 应用抗血管生成药物（Avastin）的新型治疗策略可以减轻脑水肿和减少肿瘤高渗透性。其他的新型治疗（基因、细胞、疫苗、小分子）仍在开发阶段。

- 肿瘤复发难以避免：如果患者状态良好，诊治基本同原发肿瘤。

（王江飞　任晓辉　译）

参考文献

Abe, T., Terada, K., Wakimoto, H., et al., 2003. PTEN decreases in vivo vascularization of experimental gliomas in spite of proangiogenic stimuli. Cancer Res. 63, 2300–2305.

Aghi, M., Chiocca, E.A., 2005. Contribution of bone marrow-derived cells to blood vessels in ischemic tissues and tumors. Mol. Ther. 12, 994–1005.

Aghi, M., Cohen, K.S., Klein, R.J., et al., 2006. Tumor stromal-derived factor-1 recruits vascular progenitors to mitotic neovasculature, where microenvironment influences their differentiated phenotypes. Cancer Res. 66, 9054–9064.

Aghi, M.K., Chiocca, E.A., 2009. Phase ib trial of oncolytic herpes virus G207 shows safety of multiple injections and documents viral replication. Mol. Ther. 17, 8–9.

Ahlbom, A., Green, A., Kheifets, L., et al., 2004. Epidemiology of health effects of radiofrequency exposure. Environ. Health Perspect 112, 1741–1754.

Alcantara Llaguno, S., Chen, J., Kwon, C.H., et al., 2009. Malignant astrocytomas originate from neural stem/progenitor cells in a somatic tumor suppressor mouse model. Cancer Cell 15, 45–56.

Alexander, A.L., Lee, J.E., Lazar, M., et al., 2007. Diffusion tensor imaging of the brain. Neurotherapeutics 4, 316–329.

Alvarez-Buylla, A., Kohwi, M., Nguyen, T.M., et al., 2008. The heterogeneity of adult neural stem cells and the emerging complexity of their niche. Cold Spring Harb. Symp. Quant. Biol. 73, 357–365.

Ammirati, M., Vick, N., Liao, Y.L., et al., 1987. Effect of the extent of surgical resection on survival and quality of life in patients with supratentorial glioblastomas and anaplastic astrocytomas. Neurosurgery 21, 201–206.

Armanios, M.Y., Grossman, S.A., Yang, S.C., et al., 2004. Transmission of glioblastoma multiforme following bilateral lung transplantation from an affected donor: case study and review of the literature. Neuro. Oncol. 6, 259–263.

Athanassiou, H., Synodinou, M., Maragoudakis, E., et al., 2005. Randomized phase II study of temozolomide and radiotherapy compared with radiotherapy alone in newly diagnosed glioblastoma multiforme. J. Clin. Oncol. 23, 2372–2377.

Auvinen, A., Hietanen, M., Luukkonen, R., et al., 2002. Brain tumors and salivary gland cancers among cellular telephone users. Epidemiology (Cambridge MA) 13, 356–359.

Bachoo, R.M., Maher, E.A., Ligon, K.L., et al., 2002. Epidermal growth factor receptor and Ink4a/Arf: convergent mechanisms governing terminal differentiation and transformation along the neural stem cell to astrocyte axis. Cancer Cell 1, 269–277.

Baldwin, R.T., Preston-Martin, S., 2004. Epidemiology of brain tumors in childhood – a review. Toxicol. Appl. Pharmacol. 199, 118–131.

Barker, F.G. II, Huhn, S.L., Prados, M.D., 1998. Clinical characteristics of long-term survivors of glioma. In: Berger, M.S., Wilson, C.B. (Eds.), The gliomas. WB Saunders, Philadelphia, PA, pp. 710–722.

Bellail, A.C., Hunter, S.B., Brat, D.J., et al., 2004. Microregional extracellular matrix heterogeneity in brain modulates glioma cell invasion. Int. J. Biochem. Cell Biol. 36, 1046–1069.

Bennett, M.R., 1999. Mechanisms of p53-induced apoptosis. Biochem. Pharmacol. 58, 1089–1095.

Biernat, W., Kleihues, P., Yonekawa, Y., et al., 1997. Amplification and overexpression of MDM2 in primary (de novo) glioblastomas. J. Neuropathol. Exp. Neurol. 56, 180–185.

Blettner, M., Schlehofer, B., Samkange-Zeeb, F., et al., 2007. Medical exposure to ionising radiation and the risk of brain tumours: Interphone Study Group, Germany. Eur. J. Cancer 43, 1990–1998.

Bondy, M., Wiencke, J., Wrensch, M., et al., 1994. Genetics of primary brain tumors: a review. J. Neurooncol. 18, 69–81.

Brem, H., Piantadosi, S., Burger, P.C., et al., 1995. Placebo-controlled trial of safety and efficacy of intraoperative controlled delivery by biodegradable polymers of chemotherapy for recurrent gliomas. The Polymer-brain Tumor Treatment Group. Lancet 345, 1008–1012.

Brunberg, J.A., Chenevert, T.L., McKeever, P.E., et al., 1995. In vivo MR determination of water diffusion coefficients and diffusion anisotropy: correlation with structural alteration in gliomas of the cerebral hemispheres. Am. J. Neuroradiol. 16, 361–371.

Buatti, J., Ryken, T.C., Smith, M.C., et al., 2008. Radiation therapy of pathologically confirmed newly diagnosed glioblastoma in adults. J. Neurooncol. 89, 313–337.

Buckner, J.C., 2003. Factors influencing survival in high-grade gliomas. Semin. Oncol. 30, 10–14.

Bunin, G.R., Kuijten, R.R., Buckley, J.D., et al., 1993. Relation between maternal diet and subsequent primitive neuroectodermal brain tumors in young children. N. Engl. J. Med. 329, 536–541.

Cairncross, J.G., Ueki, K., Zlatescu, M.C., et al., 1998. Specific genetic predictors of chemotherapeutic response and survival in patients with anaplastic oligodendrogliomas. J. Natl. Cancer Inst. 90, 1473–1479.

Canoll, P., Goldman, J.E., 2008. The interface between glial progenitors and gliomas. Acta. Neuropathol. 116, 465–477.

Caresia, A.P., Castell-Conesa, J., Negre, M., et al., 2006. Thallium-201SPECT assessment in the detection of recurrences of treated gliomas and ependymomas. Clin. Transl. Oncol. 8, 750–754.

Cazenave, C., Reid, S., Virapongse, C., et al., 1986. Reactive gliosis simulating butterfly glioma: a neuroradiological case study. Neurosurgery 19, 816–819.

CBTRUS, 2008. Statistical report: primary brain tumors in the United States, 2000–2004. Central Brain Tumor Registry of the United States, Hinsdale, IL.

Chakravarti, A., Dicker, A., Mehta, M., 2004. The contribution of epidermal growth factor receptor (EGFR) signaling pathway to radioresistance in human gliomas: a review of preclinical and correlative clinical data. Int. J. Radiat. Oncol. Biol. Phys. 58, 927–931.

Chang, J., Thakur, S.B., Huang, W., et al., 2008. Magnetic resonance spectroscopy imaging (MRSI) and brain functional magnetic resonance imaging (fMRI) for radiotherapy treatment planning of glioma. Technol. Cancer Res. Treat. 7, 349–362.

Chang, S.M., Barker, F.G. 2nd, 2005. Marital status, treatment, and survival in patients with glioblastoma multiforme: a population based study. Cancer 104, 1975–1984.

Chang, S.M., Parney, I.F., Huang, W., et al., 2005. Patterns of care for adults with newly diagnosed malignant glioma. JAMA 293, 557–564.

Chen, H., Shah, A.S., Girgis, R.E., et al., 2008. Transmission of glioblastoma multiforme after bilateral lung transplantation. J. Clin. Oncol. 26, 3284–3285.

Chen, H., Ward, M.H., Tucker, K.L., et al., 2002. Diet and risk of adult glioma in eastern Nebraska, United States. Cancer Causes Control 13, 647–655.

Chi, A., Norden, A.D., Wen, P.Y., 2007. Inhibition of angiogenesis and invasion in malignant gliomas. Expert Rev. Anticancer Ther. 7, 1537–1560.

Chiocca, E.A., Aghi, M., Fulci, G., 2003. Viral therapy for glioblastoma. Cancer J. 9, 167–179.

Chiocca, E.A., Smith, K.M., McKinney, B., et al., 2008. A phase I trial of Ad.hIFN-beta gene therapy for glioma. Mol. Ther. 16, 618–626.

Chiocca, E.A., 2008. The host response to cancer virotherapy. Curr. Opin. Mol. Ther. 10, 38–45.

Christensen, H.C., Schüz, J., Kosteljanetz, M., et al., 2005. Cellular telephones and risk for brain tumors: a population-based, incident case-control study. Neurology 64, 1189–1195.

Ciric, I., Ammirati, M., Vick, N., et al., 1987. Supratentorial gliomas: surgical considerations and immediate postoperative results. Gross total resection versus partial resection. Neurosurgery 21, 21–26.

Cobbs, C.S., Harkins, L., Samanta, M., et al., 2002. Human cytomegalovirus infection and expression in human malignant glioma. Cancer Res. 62, 3347–3350.

Curran, W.J. Jr., Scott, C.B., Horton, J., et al., 1993. Recursive partitioning analysis of prognostic factors in three Radiation Therapy Oncology Group malignant glioma trials. J. Natl. Cancer Inst. 85, 704–710.

DeLaney, T.F., 2007. Clinical proton radiation therapy research at the Francis H. Burr Proton Therapy Center. Technol. Cancer Res. Treat. 6, 61–66.

Dell'Albani, P., 2008. Stem cell markers in gliomas. Neurochem. Res. 33, 2407–2415.

Demuth, T., Rennert, J.L., Hoelzinger, D.B., et al., 2008. Glioma cells on the run – the migratory transcriptome of 10 human glioma cell lines. BMC Genomics 9, 54.

Derlon, J.M., Bourdet, C., Bustany, P., et al., 1989. [11C]L-methionine uptake in gliomas. Neurosurgery 25, 720–728.

Di Costanzo, A., Scarabino, T., Trojsi, F., et al., 2008. Proton M R spectroscopy of cerebral gliomas at 3 T: spatial heterogeneity, and tumour grade and extent. Eur. Radiol. 18, 1727–1735.

Doetsch, F., Petreanu, L., Caille, I., et al., 2002. EGF converts transit-amplifying neurogenic precursors in the adult brain into multipotent stem cells. Neuron. 36, 1021–1034.

Donahue, B., Scott, C.B., Nelson, J.S., et al., 1997. Influence of an oligodendroglial component on the survival of patients with anaplastic astrocytomas: a report of Radiation Therapy Oncology Group 83–02. Int. J. Radiat. Oncol. Biol. Phys. 38, 911–914.

Earnest, F. 4th, Kelly, P.J., Scheithauer, B.W., et al., 1988. Cerebral astrocytomas: histopathologic correlation of MR and CT contrast enhancement with stereotactic biopsy. Radiology 166, 823–827.

Ekstrand, A.J., Longo, N., Hamid, M.L., et al., 1994. Functional characterization of an EGF receptor with a truncated extracellular domain expressed in glioblastomas with EGFR gene amplification. Oncogene 9, 2313–2320.

Ekstrand, A.J., Sugawa, N., James, C.D., et al., 1992. Amplified and rearranged epidermal growth factor receptor genes in human glioblastomas reveal deletions of sequences encoding portions of the N- and/or C-terminal tails. Proc. Natl. Acad. Sci. USA 89, 4309–4313.

Fan, G., Sun, B., Wu, Z., et al., 2004. In vivo single-voxel proton M R spectroscopy in the differentiation of high-grade gliomas and solitary metastases. Clin. Radiol. 59, 77–85.

Feychting, M., Anders, A., 2010. Radiofrequency fields and glioma. In: Mehta, M., Chang, S., Newton, H., et al., (Eds.), Principles and practices of neuro-oncology: A multidisciplinary approach. Demos Medical, New York.

Forsyth, P.A., Kelly, P.J., Cascino, T.L., et al., 1995. Radiation necrosis or glioma recurrence: is computer-assisted stereotactic biopsy useful? J. Neurosurg. 82, 436–444.

Fulci, G., Chiocca, E.A., 2007. The status of gene therapy for brain tumors. Expert Opin. Biol. Ther. 7, 197–208.

Fulci, G., Ishii, N., Maurici, D., et al., 2002. Initiation of human astrocytoma by clonal evolution of cells with progressive loss of p53 functions in a patient with a 283H TP53 germ-line mutation: evidence for a precursor lesion. Cancer Res. 62, 2897–2905.

Fuller, G.N., Scheithauer, B.W., 2007. The 2007 Revised World Health Organization (WHO) Classification of Tumours of the Central Nervous System: newly codified entities. Brain Pathol. 17, 304–307.

Gabayan, A.J., Green, S.B., Sanan, A., et al., 2006. GliaSite brachytherapy for treatment of recurrent malignant gliomas: a retrospective multi-institutional analysis. Neurosurgery 58, 701–709.

Galli, R., Binda, E., Orfanelli, U., et al., 2004. Isolation and characterization of tumorigenic, stem-like neural precursors from human glioblastoma. Cancer Res. 64, 7011–7021.

Garside, R., Pitt, M., Anderson, R., et al., 2007. The effectiveness and cost-effectiveness of carmustine implants and temozolomide for the treatment of newly diagnosed high-grade glioma: a systematic review and economic evaluation. Health Technol. Assess 11, iii–iv, ix–221.

Glantz, M.J., Cole, B.F., Forsyth, P.A., et al., 2000. Practice parameter: anticonvulsant prophylaxis in patients with newly diagnosed brain tumors. Report of the Quality Standards Subcommittee of the American Academy of Neurology. Neurology 54, 1886–1893.

Godlewski, J., Nowicki, M.O., Bronisz, A., et al., 2008. Targeting of the Bmi-1 oncogene/stem cell renewal factor by microRNA-128 inhibits glioma proliferation and self-renewal. Cancer Res. 68, 9125–9130.

Gupta, D.K., Chandra, P.S., Ojha, B.K., et al., 2007. Awake craniotomy versus surgery under general anesthesia for resection of intrinsic lesions of eloquent cortex – a prospective randomised study. Clin. Neurol. Neurosurg. 109, 335–343.

Hambardzumyan, D., Squatrito, M., Carbajal, E., et al., 2008. Glioma formation, cancer stem cells, and Akt signaling. Stem Cell Rev. 4, 203–210.

Hardcastle, J., Kurozumi, K., Chiocca, E.A., et al., 2007. Oncolytic viruses driven by tumor-specific promoters. Curr. Cancer Drug Targets 7, 181–189.

Hardell, L., Carlberg, M., Mild, K.H., 2005. Case-control study on cellular and cordless telephones and the risk for acoustic neuroma or meningioma in patients diagnosed 2000–2003. NeuroEpidemiology 25, 120–128.

Hardell, L., Mild, K.H., Carlberg, M., 2002. Case-control study on the use of cellular and cordless phones and the risk for malignant brain tumours. Int. J. Radiat. Biol. 78, 931–936.

Hardell, L., Nasman, A., Pahlson, A., et al., 1999. Use of cellular telephones and the risk for brain tumours: A case-control study. Int. J. Oncol. 15, 113–116.

Hart, M.G., Grant, R., Garside, R., et al., 2008a. Chemotherapeutic wafers for high grade glioma. Cochrane Database Syst. Rev. (3), CD007294.

Hart, M.G., Grant, R., Garside, R., et al., 2008b. Temozolomide for high grade glioma. Cochrane Database Syst. Rev. (4), CD007415.

He, J., Mokhtari, K., Sanson, M., et al., 2001. Glioblastomas with an oligodendroglial component: a pathological and molecular study. J. Neuropathol. Exp. Neurol. 60, 863–871.

Hegi, M.E., Diserens, A.C., Gorlia, T., et al., 2005. MGMT gene silencing and benefit from temozolomide in glioblastoma. N. Engl. J. Med. 352, 997–1003.

Hepworth, S.J., Schoemaker, M.J., Muir, K.R., et al., 2006. Mobile phone use and risk of glioma in adults: case-control study. BMJ 332, 883–887.

Hermanson, M., Funa, K., Hartman, M., et al., 1992. Platelet-derived growth factor and its receptors in human glioma tissue: expression of messenger R N A and protein suggests the presence of autocrine and paracrine loops. Cancer Res. 52, 3213–3219.

Hermanson, M., Funa, K., Koopmann, J., et al., 1996. Association of loss of heterozygosity on chromosome 17p with high platelet-derived growth factor alpha receptor expression in human malignant gliomas. Cancer Res. 56, 164–171.

Hirai, T., Murakami, R., Nakamura, H., et al., 2008. Prognostic value of perfusion M R imaging of high-grade astrocytomas: long-term follow-up study. Am. J. Neuroradiol. 29, 1505–1510.

Hirschberg, H., Samset, E., Hol, P.K., et al., 2005. Impact of intraoperative M R I on the surgical results for high-grade gliomas. Min. Invasive Neurosurg. 48, 77–84.

Hirschl, R.A., Wilson, J., Miller, B., et al., 2009. The predictive value of low-field strength magnetic resonance imaging for intraoperative residual tumor detection. J. Neurosurg. 111 (2), 252–257,

Hochberg, F., Toniolo, P., Cole, P., 1984. Head trauma and seizures as risk factors of glioblastoma. Neurology 34, 1511–1514.

Hoelzinger, D.B., Demuth, T., Berens, M.E., 2007. Autocrine factors that sustain glioma invasion and paracrine biology in the brain microenvironment. J. Natl. Cancer Inst. 99, 1583–1593.

Hu, J., Johnson, K.C., Mao, Y., et al., 1998. Risk factors for glioma in adults: a case-control study in northeast China. Cancer Detect Prev. 22, 100–108.

Hu, J., La Vecchia, C., Negri, E., et al., 1999a. Diet and brain cancer in adults: a case-control study in northeast China. Int. J. Cancer 81, 20–23.

Hu, J., Little, J., Xu, T., et al., 1999b. Risk factors for meningioma in adults: a case-control study in northeast China. Int. J. Cancer Journal 83, 299–304.

Hur, H., Jung, S., Jung, T.Y., et al., 2008. Cerebellar glioblastoma multiforme in an adult. J. Korean Neurosurg. Soc. 43, 194–197.

Immonen, A., Vapalahti, M., Tyynelä, K., et al., 2004. AdvHSV-tk gene therapy with intravenous ganciclovir improves survival in human malignant glioma: a randomised, controlled study. Mol. Ther. 10, 967–972.

Ingber, D.E., 2003a. Mechanobiology and diseases of mechanotransduction. Ann. Med. 35, 564–577.

Ingber, D.E., 2003b. Tensegrity I. Cell structure and hierarchical systems biology. J. Cell Sci. 116, 1157–1173.

Ingber, D.E., 2003c. Tensegrity II. How structural networks influence cellular information processing networks. J. Cell Sci. 116, 1397–1408.

Inoue, R., Moghaddam, K.A., Ranasinghe, M., et al., 2004. Infectious delivery of the 132 kb CDKN2A/CDKN2B genomic DNA region results in correctly spliced gene expression and growth suppression in glioma cells. Gene. Ther. 11, 1195–1204.

Inskip, P.D., Mellemkjaer, L., Gridley, G., et al., 1998. Incidence of intracranial tumors following hospitalization for head injuries (Denmark). Cancer Causes Control 9, 109–116.

Inskip, P.D., Tarone, R.E., Hatch, E.E., et al., 2001. Cellular-telephone use and brain tumors. N. Engl. J. Med. 344, 79–86.

Jeremic, B., Milicic, B., Grujicic, D., et al., 2003. Multivariate analysis of clinical prognostic factors in patients with glioblastoma multiforme treated with a combined modality approach. J. Cancer Res. Clin. Oncol. 129, 477–484.

Johansen, C., Boice, J.J., McLaughlin, J., et al., 2001. Cellular telephones and cancer – a nationwide cohort study in Denmark J. National Cancer Institute 93, 203–207.

Juven, Y., Sadetzki, S., 2002. A possible association between ionizing radiation and pituitary adenoma: a descriptive study. Cancer 95, 397–403.

Kaur, B., Brat, D.J., Calkins, C.C., et al., 2003. Brain angiogenesis inhibitor 1 is differentially expressed in normal brain and glioblastoma independently of p53 expression. Am. J. Pathol. 162, 19–27.

Kaye, A.H., Laws, E.R., 1995. Brain tumors: an encyclopedic approach. Churchill Livingstone, Edinburgh, pp. 191–214.

Kefas, B., Godlewski, J., Comeau, L., et al., 2008. microRNA-7 inhibits the epidermal growth factor receptor and the Akt pathway and is down-regulated in glioblastoma. Cancer Res. 68, 3566–3572.

Kernohan, J.W., Mabon, R.F., Svien, H.J., et al., 1949. A simplified classification of the gliomas. Mayo. Clin. Proc. 24, 71–75.

Kirsch, D.G., Tarbell, N.J., 2004. New technologies in radiation therapy for pediatric brain tumors: the rationale for proton radiation therapy. Pediatr. Blood Cancer 42, 461–464.

Kleihues, P., Cavenee, W.K., International Agency for Research on Cancer, 2000. Pathology and genetics of tumours of the nervous system. IARC Press, Lyon.

Kondziolka, D., Bernstein, M., Resch, L., et al., 1987. Significance of hemorrhage into brain tumors: clinicopathological study. J. Neurosurg. 67, 852–857.

Kondziolka, D., 2007. Stereotactic neurosurgery: what's turning people on? Clin. Neurosurg. 54, 23–25.

Korvenoja, A., Kirveskari, E., Aronen, H.J., et al., 2006. Sensorimotor cortex localization: comparison of magnetoencephalography, functional M R imaging, and intraoperative cortical mapping. Radiology 241, 213–222.

Kraus, J.A., Lamszus, K., Glesmann, N., et al., 2001. Molecular genetic alterations in glioblastomas with oligodendroglial component. Acta. Neuropathol. 101, 311–320.

Kunwar, S., Prados, M.D., Chang, S.M., et al., 2007. Direct intracerebral delivery of cintredekin besudotox (IL13-PE38QQR) in recurrent malignant glioma: a report by the Cintredekin Besudotox Intraparenchymal Study Group. J. Clin. Oncol. 25, 837–844.

Kwon, C.H., Zhao, D., Chen, J., et al., 2008. Pten haploinsufficiency accelerates formation of high-grade astrocytomas. Cancer Res. 68, 3286–3294.

Lacroix, M., Abi-Said, D., Fourney, D.R., et al., 2001. A multivariate analysis of 416 patients with glioblastoma multiforme: prognosis, extent of resection, and survival. J. Neurosurg. 95, 190–198.

Lahkola, A., Auvinen, A., Raitanen, J., et al., 2007. Mobile phone use and risk of glioma in 5 North European countries. Int. J. Cancer 120, 1769–1775.

Laperriere, N., Zuraw, L., Cairncross, G., 2002. Radiotherapy for newly diagnosed malignant glioma in adults: a systematic review. Radiother. Oncol. 64, 259–273.

Law, M., Cha, S., Knopp, E.A., et al., 2002. High-grade gliomas and solitary metastases: differentiation by using perfusion and proton spectroscopic MR imaging. Radiology 222, 715–721.

Laws, E.R., Parney, I.F., Huang, W., et al., 2003. Survival following surgery and prognostic factors for recently diagnosed malignant glioma: data from the Glioma Outcomes Project. J. Neurosurg. 99, 467–473.

Lee, M., Wrensch, M., Miike, R., 1997. Dietary and tobacco risk factors for adult onset glioma in the San Francisco Bay Area (California, USA). Cancer Causes Control 8, 13–24.

Li, F.P., Fraumeni J.F. Jr., Mulvihill, J.J., et al., 1988. A cancer family syndrome in twenty-four kindreds. Cancer Res. 48, 5358–5362.

Liau, L.M., Black, K.L., Martin, N.A., et al., 2000. Treatment of a patient by vaccination with autologous dendritic cells pulsed with allogeneic major histocompatibility complex class I-matched tumor peptides. Case Report. Neurosurg. Focus. 9, e8.

Lonn, S., Ahlbom, A., Hall, P., et al., 2005. Long-term mobile phone use and brain tumor risk. Am. J. Epidemiol. 161, 526–535.

Louis, D.N., Ohgaki, H., Wiestler, O.D., et al., 2007. The 2007 WHO classification of tumours of the central nervous system. Acta Neuropathol. 114, 97–109.

Louis, D.N., 2006. Molecular pathology of malignant gliomas. Annu. Rev. Pathol. 1, 97–117.

Lutterbach, J., Sauerbrei, W., Guttenberger, R., 2003. Multivariate analysis of prognostic factors in patients with glioblastoma. Strahlentherapie und. Onkologie: Organ der. Deutschen. Rontgengesellschaft 179, 8–15.

Markert, J.M., Liechty, P.G., Wang, W., et al., 2009. Phase Ib trial of mutant herpes simplex virus G207 inoculated pre-and post-tumor resection for recurrent GBM. Mol. Ther. 17, 199–207.

Martuza, R.L., Malick, A., Markert, J.M., et al., 1991. Experimental therapy of human glioma by means of a genetically engineered virus mutant. Science 252, 854–856.

McGirt, M.J., Chaichana, K.L., Gathinji, M., et al., 2009. Independent association of extent of resection with survival in patients with malignant brain astrocytoma. J. Neurosurg. 110, 156–162.

McKusick, V., (Ed.), 2008. Online Mendelian Inheritance in Man, OMIM (TM). McKusick-Nathans Institute of Genetic Medicine, Johns Hopkins University, and National Center for Biotechnology Information. National Library of Medicine Bethesda, MD.

McLendon, R., Friedman, A., Bigner, D., et al., Cancer Genome Atlas Research Network 2008. Comprehensive genomic characterization defines human glioblastoma genes and core pathways. Nature 455 (7216), 1061–1068.

Mellinghoff, I.K., Wang, M.Y., Vivanco, I., et al., 2005. Molecular determinants of the response of glioblastomas to EGFR kinase inhibitors. N. Engl. J. Med. 353, 2012–2024.

Meyer, F.B., Bates, L.M., Goerss, S.J., et al., 2001. Awake craniotomy for aggressive resection of primary gliomas located in eloquent brain. Mayo. Clin. Proc. 76, 677–687.

Miller, G., 2009. Brain cancer. A viral link to glioblastoma? Science 323, 30–31.

Mukundan, S., Holder, C., Olson, J.J., 2008. Neuroradiological assessment of newly diagnosed glioblastoma. J. Neurooncol. 89, 259–269.

Muscat, J.E., Malkin, M.G., Thompson, S., et al., 2000. Handheld cellular telephone use and risk of brain cancer. JAMA 284, 3001–3007.

Mäkelä, J.P., Forss, N., Jääskeläinen, J., et al., 2007. Magnetoencephalography in neurosurgery. Neurosurgery 61, 147–165.

Nakada, M., Nakada, S., Demuth, T., et al., 2007. Molecular targets of glioma invasion. Cell Mol. Life Sci. 64, 458–478.

Narayana, A., Golfinos, J.G., Fischer, I., et al., 2008. Feasibility of using bevacizumab with radiation therapy and temozolomide in newly diagnosed high-grade glioma. Int. J. Radiat. Oncol. Biol. Phys. 72, 383–389.

Narayana, A., Kelly, P., Golfinos, J., et al., 2009. Antiangiogenic therapy using bevacizumab in recurrent high-grade glioma: impact on local control and patient survival. J. Neurosurg. 110, 173–180.

Narod, S.A., Parry, D.M., Parboosingh, J., et al., 1992. Neurofibromatosis type 2 appears to be a genetically homogeneous disease. Am. J. Hum. Genet. 51, 486–496.

Nowicki, M.O., Dmitrieva, N., Stein, A.M., et al., 2008. Lithium inhibits invasion of glioma cells; possible involvement of glycogen synthase kinase-3. Neuro. Oncol. 10, 690–699.

Nutt, C.L., Mani, D.R., Betensky, R.A., et al., 2003. Gene expression-based classification of malignant gliomas correlates better with survival than histological classification. Cancer Res. 63, 1602–1607.

Ogawa, T., Shishido, F., Kanno, I., et al., 1993. Cerebral glioma: evaluation with methionine PET. Radiology 186, 45–53.

Ogden, A.T., Waziri, A.E., Lochhead, R.A., et al., 2008. Identification of A2B5+CD133- tumor-initiating cells in adult human gliomas.

Neurosurgery 62, 505–515.

Ohgaki, H., Kleihues, P., 2005. Population-based studies on incidence, survival rates, and genetic alterations in astrocytic and oligodendroglial gliomas. J. Neuropathol. Exp. Neurol. 64, 479–489.

Ohgaki, H., Kleihues, P., 2007. Genetic pathways to primary and secondary glioblastoma. Am. J. Pathol. 170, 1445–1453.

Okamoto, K., Furusawa, T., Ishikawa, K., et al., 2004a. Mimics of brain tumor on neuroimaging: part I. Radiat. Med. 22, 63–76.

Okamoto, K., Furusawa, T., Ishikawa, K., et al., 2004b. Mimics of brain tumor on neuroimaging: part II. Radiat. Med. 22, 135–142.

Paraf, F., Jothy, S., Van Meir, E.G., 1997. Brain tumor-polyposis syndrome: two genetic diseases? J. Clin. Oncol. 15, 2744–2758.

Parsons, D.W., Jones, S., Zhang, X., et al., 2008. An integrated genomic analysis of human glioblastoma multiforme. Science 321, 1807–1812.

Pelloski, C.E., Ballman, K.V., Furth, A.F., et al., 2007. Epidermal growth factor receptor variant III status defines clinically distinct subtypes of glioblastoma. J. Clin. Oncol. 25, 2288–2294.

Perry, A., Aldape, K.D., George, D.H., et al., 2004. Small cell astrocytoma: an aggressive variant that is clinicopathologically and genetically distinct from anaplastic oligodendroglioma. Cancer 101, 2318–2326.

Phillips, H.S., Kharbanda, S., Chen, R., et al., 2006. Molecular subclasses of high-grade glioma predict prognosis, delineate a pattern of disease progression, and resemble stages in neurogenesis. Cancer Cell 9, 157–173.

Plotkin, M., Eisenacher, J., Bruhn, H., et al., 2004. 123I-IMT SPECT and 1H MR-spectroscopy at 3.0 T in the differential diagnosis of recurrent or residual gliomas: a comparative study. J. Neurooncol. 70, 49–58.

Preston-Martin, S., Henderson, B.E., 1984. N-nitroso compounds and human intracranial tumours. IARC Scientific Publ. 57, 887–894.

Preston-Martin, S., Pogoda, J.M., Schlehofer, B., et al., 1998. An international case-control study of adult glioma and meningioma: the role of head trauma. Int. J. Epidemiol. 27, 579–586.

Preston-Martin, S., 1996. Epidemiology of primary CNS neoplasms. Neurologic Clin. 14, 273–290.

Prins, R.M., Cloughesy, T.F., Liau, L.M., 2008. Cytomegalovirus immunity after vaccination with autologous glioblastoma lysate. N. Engl. J. Med. 359, 539–541.

Proescholdt, M.A., Macher, C., Woertgen, C., et al., 2005. Level of evidence in the literature concerning brain tumor resection. Clin. Neurol. Neurosurg. 107, 95–98.

Rabinov, J.D., Lee, P.L., Barker, F.G., et al., 2002. In vivo 3-T MR spectroscopy in the distinction of recurrent glioma versus radiation effects: initial experience. Radiology 225, 871–879.

Rampling, R., James, A., Papanastassiou, V., 2004. The present and future management of malignant brain tumours: surgery, radiotherapy, chemotherapy. J. Neurol. Neurosurg. Psychiatry 75 (Suppl 2), ii24–ii30.

Roa, W., Brasher, P.M., Bauman, G., et al., 2004. Abbreviated course of radiation therapy in older patients with glioblastoma multiforme: a prospective randomized clinical trial. J. Clin. Oncol. 22, 1583–1588.

Sabel, M., Giese, A., 2008. Safety profile of carmustine wafers in malignant glioma: a review of controlled trials and a decade of clinical experience. Curr. Med. Res. Opin. Online.

Sampson, J.H., Archer, G.E., Mitchell, D.A., et al., 2008. Tumor-specific immunotherapy targeting the EGFRvIII mutation in patients with malignant glioma. Semin. Immunol. 20, 267–275.

Sanai, N., Alvarez-Buylla, A., Berger, M.S., 2005. Neural stem cells and the origin of gliomas. N. Engl. J. Med. 353, 811–822.

Sanai, N., Berger, M.S., 2008a. Glioma extent of resection and its impact on patient outcome. Neurosurgery 62, 753–766.

Sanai, N., Berger, M.S., 2008b. Mapping the horizon: techniques to optimize tumor resection before and during surgery. Clin. Neurosurg. 55, 14–19.

Sarkar, A., Caamano, S., Fernandez, J.M., 2005. The elasticity of individual titin P E V K exons measured by single molecule atomic force microscopy. J. Biol. Chem. 280, 6261–6264.

Sarkar, A., Caamano, S., Fernandez, J.M., 2007. The mechanical fingerprint of a parallel polyprotein dimer. Biophys. J. 92, L36–L38.

Sarkar, A., Robertson, R.B., Fernandez, J.M., 2004. Simultaneous atomic force microscope and fluorescence measurements of protein unfolding using a calibrated evanescent wave. Proc. Natl. Acad. Sci. USA 101, 12882–12886.

Schneider, J.P., Trantakis, C., Rubach, M., et al., 2005. Intraoperative M R I to guide the resection of primary supratentorial glioblastoma multiforme – a quantitative radiological analysis. Neuroradiology 47, 489–500.

Schwartzbaum, J.A., Fisher, J.L., Aldape, K.D., et al., 2006. Epidemiology and molecular pathology of glioma. Nat. Clin. Pract. Neurol. 2, 494–503.

Schwartzbaum, J.A., Fisher, J.L., Goodman, J., et al., 1999a. Hypotheses concerning roles of dietary energy, cured meat, and serum tocopherols in adult glioma development. NeuroEpidemiology 18, 156–166.

Schwartzbaum, J.A., Lal, P., Evanoff, W., et al., 1999b. Presurgical serum albumin levels predict survival time from glioblastoma multiforme. J. Neurooncol. 43, 35–41.

Schüz, J., Böhler, E., Berg, G., et al., 2006. Cellular phones, cordless phones, and the risks of glioma and meningioma (Interphone Study Group, Germany). Am. J. Epidemiol. 163, 512–520.

Scozzafava, J., Johnson, E.S., Blevins, G., 2008. Neurological picture. Demyelinating butterfly pseudo-glioma. J. Neurol. Neurosurg. Psychiatry 79, 12–13.

Shaw, E.G., Scheithauer, B.W., O'Fallon, J.R., et al., 1992. Oligodendrogliomas: the Mayo Clinic experience. J. Neurosurg. 76, 428–434.

Shaw, E.G., Scheithauer, B.W., O'Fallon, J.R., et al., 1994. Mixed oligoastrocytomas: a survival and prognostic factor analysis. Neurosurgery 34, 577–582.

Shintani, T., Hayakawa, N., Hoshi, M., et al., 1999. High incidence of meningioma among Hiroshima atomic bomb survivors. J. Radiat. Res. 40, 49–57.

Singh, S.K., Clarke, I.D., Terasaki, M., et al., 2003. Identification of a cancer stem cell in human brain tumors. Cancer Res. 63, 5821–5828.

Singh, S.K., Hawkins, C., Clarke, I.D., et al., 2004. Identification of human brain tumour initiating cells. Nature 432, 396–401.

Sinha, S., Bastin, M.E., Whittle, I.R., et al., 2002. Diffusion tensor M R imaging of high-grade cerebral gliomas. Am. J. Neuroradiol. 23, 520–527.

Stepp, H., Beck, T., Pongratz, T., et al., 2007. ALA and malignant glioma: fluorescence-guided resection and photodynamic treatment. J. Environ. Pathol. Toxicol. Oncol. 26, 157–164.

Strickler, H.D., Rosenberg, P.S., Devesa, S.S., et al., 1998. Contamination of poliovirus vaccines with simian virus 40 (1955–1963) and subsequent cancer rates. JAMA 279, 292–295.

Stummer, W., Reulen, H.J., Novotny, A., et al., 2003. Fluorescence-guided resections of malignant gliomas – an overview. Acta. Neurochir. Suppl. 88, 9–12.

Stupp, R., Mason, W.P., van den Bent, M.J., et al., 2005. Radiotherapy plus concomitant and adjuvant temozolomide for glioblastoma. N. Engl. J. Med. 352, 987–996.

Taphoorn, M.J., Stupp, R., Coens, C., et al., 2005. Health-related quality of life in patients with glioblastoma: a randomised controlled trial. Lancet Oncol. 6, 937–944.

Tatter, S.B., 2002. Recurrent malignant glioma in adults. Curr. Treat. Options Oncol. 3, 509–524.

Taylor, M.D., Bernstein, M., 1999. Awake craniotomy with brain mapping as the routine surgical approach to treating patients with supratentorial intraaxial tumors: a prospective trial of 200 cases. J. Neurosurg. 90, 35–41.

Tedeschi-Blok, N., Schwartzbaum, J., Lee, M., et al., 2001. Dietary calcium consumption and astrocytic glioma: the San Francisco Bay Area Adult Glioma Study, 1991–1995. Nutr. Cancer 39, 196–203.

Thiagalingam, S., Flaherty, M., Billson, F., et al., 2004. Neurofibromatosis type 1 and optic pathway gliomas: follow-up of 54 patients. Ophthalmology 111, 568–577.

Thoman, W.J., Ammirati, M., Caragine, L.P. Jr., et al., 2006. Brain tumor imaging and surgical management: the neurosurgeon's perspective. Top. Magn. Reson. Imaging 17, 121–126.

Thompson, T.P., Lunsford, L.D., Kondziolka, D., 1999. Distinguishing recurrent tumor and radiation necrosis with positron emission tomography versus stereotactic biopsy. Stereotact. Funct. Neurosurg. 73, 9–14.

Toh, C.H., Castillo, M., Wong, A.M., et al., 2008. Primary cerebral lymphoma and glioblastoma multiforme: differences in diffusion characteristics evaluated with diffusion tensor imaging. Am. J. Neuroradiol. 29, 471–475.

Tonn, J.C., 2007. Awake craniotomy for monitoring of language function: benefits and limits. Acta. Neurochir. (Wien.) 149, 1197–1198.

Tovi, M., Hartman, M., Lilja, A., et al., 1994. MR imaging in cerebral gliomas. Tissue component analysis in correlation with histopathology of whole-brain specimens. Acta. Radiol. 35, 495–505.

Tovi, M., Lilja, A., Bergström, M., et al., 1990. Delineation of gliomas with magnetic resonance imaging using Gd-DTPA in comparison with computed tomography and positron emission tomography. Acta. Radiol. 31, 417–429.

Tovi, M., 1993. MR imaging in cerebral gliomas analysis of tumour tissue components. Acta. Radiol. Suppl. 384, 1–24.

Tropine, A., Vucurevic, G., Delani, P., et al., 2004. Contribution of diffusion tensor imaging to delineation of gliomas and glioblastomas. J. Magn. Reson. Imaging 20, 905–912.

Turcot, J., Despres, J.P., St Pierre, F., 1959. Malignant tumors of the central nervous system associated with familial polyposis of the colon: report of two cases. Dis. Colon. Rectum. 2, 465–468.

Uhrbom, L., Dai, C., Celestino, J.C., et al., 2002. Ink4a-Arf loss cooperates with KRas activation in astrocytes and neural progenitors to generate glioblastomas of various morphologies depending on activated Akt. Cancer Res. 62, 5551–5558.

Uhrbom, L., Nerio, E., Holland, E.C., 2004. Dissecting tumor maintenance requirements using bioluminescence imaging of cell proliferation in a mouse glioma model. Nat. Med. 10, 1257–1260.

Upadhyaya, M., Osborn, M.J., Maynard, J., et al., 1997. Mutational and functional analysis of the neurofibromatosis type 1 (NF1) gene. Hum. Genet 99, 88–92.

Valtonen, S., Timonen, U., Toivanen, P., et al., 1997. Interstitial chemotherapy with carmustine-loaded polymers for high-grade gliomas: a randomized double-blind study. Neurosurg. 41, 44–49.

Vescovi, A.L., Galli, R., Reynolds, B.A., 2006. Brain tumour stem cells. Nat. Rev. Cancer 6, 425–436.

Viapiano, M.S., Bi, W.L., Piepmeier, J., et al., 2005. Novel tumor-specific isoforms of BEHAB/brevican identified in human malignant gliomas. Cancer Res. 65, 6726–6733.

Viapiano, M.S., Matthews, R.T., 2006. From barriers to bridges: chondroitin sulfate proteoglycans in neuropathology. Trends Mol. Med. 12, 488–496.

Vogelbaum, M.A., 2007. Convection enhanced delivery for treating brain tumors and selected neurological disorders: symposium review. J. Neurooncol. 83, 97–109.

Vordermark, D., Ruprecht, K., Rieckmann, P., et al., 2006. Glioblastoma multiforme with oligodendroglial component (GBMO): favorable outcome after post-operative radiotherapy and chemotherapy with nimustine (ACNU) and teniposide (VM26). BMC Cancer 6, 247.

Vos, M.J., Hoekstra, O.S., Barkhof, F., et al., 2003. Thallium-201 single-photon emission computed tomography as an early predictor of outcome in recurrent glioma. J. Clin. Oncol. 21, 3559–3565.

Vredenburgh, J.J., Desjardins, A., Herndon, J.E., 2nd, et al., 2007. Phase II trial of bevacizumab and irinotecan in recurrent malignant glioma. Clin. Cancer Res. 13, 1253–1259.

Watanabe, K., Sato, K., Biernat, W., et al., 1997. Incidence and timing of p53 mutations during astrocytoma progression in patients with multiple biopsies. Clin. Cancer Res. 3, 523–530.

Westphal, M., Hilt, D.C., Bortey, E., et al., 2003. A phase 3 trial of local chemotherapy with biodegradable carmustine (BCNU) wafers (Gliadel wafers) in patients with primary malignant glioma. Neuro. Oncol. 5, 79–88.

Westphal, M., Ram, Z., Riddle, V., et al., 2006. Gliadel wafer in initial surgery for malignant glioma: long-term follow-up of a multicenter controlled trial. Acta. Neurochir. (Wien.) 148, 269–275.

Wrensch, M., Bondy, M.L., Wiencke, J., et al., 1993. Environmental risk factors for primary malignant brain tumors: a review. J. Neurooncol. 17, 47–64.

Wrensch, M., Fisher, J.L., Schwartzbaum, J.A., et al., 2005a. The molecular epidemiology of gliomas in adults. Neurosurg Focus. 19, E5.

Wrensch, M., Minn, Y., Chew, T., et al., 2002. Epidemiology of primary brain tumors: current concepts and review of the literature. Neuro. Oncol. 4, 278–299.

Wrensch, M., Weinberg, A., Wiencke, J., et al., 1997. Does prior infection with varicella-zoster virus influence risk of adult glioma? Am. J. Epidemiol. 145, 594–597.

Wrensch, M., Weinberg, A., Wiencke, J., et al., 2001. Prevalence of antibodies to four herpesviruses among adults with glioma and controls. Am. J. Epidemiol. 154, 161–165.

Wrensch, M., Weinberg, A., Wiencke, J., et al., 2005b. History of Chickenpox and Shingles and Prevalence of Antibodies to Varicella-Zoster Virus and Three Other Herpesviruses among Adults with Glioma and Controls. Am. J. Epidemiol. 161, 929–938.

Yan, H., Parsons, D.W., Jin, G., et al., 2009. IDH1 and IDH2 Mutations in Gliomas. N. Engl. J. Med. 360, 765–773.

Yerli, H., A ildere, A.M., Ozen, O., et al., 2007. Evaluation of cerebral glioma grade by using normal side creatine as an internal reference in multi-voxel 1H-MR spectroscopy. Diagn. Interv. Radiol. 13, 3–9.

Zeng, Q.S., Li, C.F., Zhang, K., et al., 2007. Multivoxel 3D proton M R spectroscopy in the distinction of recurrent glioma from radiation injury. J. Neurooncol. 84, 63–69.

1 简介

少突胶质细胞瘤是以广泛浸润及高度分化为特征的一类胶质瘤，WHO 分级为 II 级。其细胞形态与少突胶质细胞相似（Reifenberger et al 2007b），可演变为侵袭性更强的间变型少突胶质细胞瘤。虽然间变型少突胶质细胞瘤（WHO III 级）与少突胶质细胞瘤形态相似，但其具有恶性肿瘤的局灶性及弥散性特点（Reifenberger et al 2007a）。少突胶质细胞瘤还包括少突星形细胞瘤（WHO II 级），它含有少突胶质细胞瘤和弥散型星形细胞瘤两种细胞形态，也有相应的间变型（WHO III 级）（von Deimling et al 2007a，b）。

1926 年，Bailey 和 Cushing 在胶质瘤分类中首次提到了少突胶质细胞瘤。随后，Bailey 和 Bucy（1929）对少突胶质细胞瘤进行了经典的描述。1935 年，Cooper（1935）报道了混合性的少突胶质细胞瘤。在那个年代，这些肿瘤往往被认为是少见的颅内肿瘤，但是随着病理学诊断标准的发展，少突胶质细胞瘤和少突星形细胞瘤的诊断率也随之升高（Burger 2002；Cairncross et al 2006）。近期的研究发现，有少突胶质细胞瘤特征的胶质瘤比其他类型胶质瘤对治疗更加敏感，预后更好，这就突显了精确诊断的重要性。一直以来对少突胶质细胞瘤诊断的争议不仅显示出了病理诊断的局限性，同时也体现出了生物学标志物在诊断和指导治疗中的重要性。

2 流行病学

在早期的报道中，少突胶质细胞瘤是少见的肿瘤，占原发性脑胶质瘤的 4%~7%（Rubinstein 1972；Mork et al 1985），也有部分报道为 15%（Burger et al 1991）。近期随着病理学诊断标准更加精确，一些报道发现在新诊断的恶性胶质瘤中，有高达 25% 的病例存在少突胶质细胞瘤的特点（Cairncross et al 2006）。该肿瘤发病率为（0.27~0.35）/100 000 人（Ohgaki & Kleihues 2005；CBTRUS 2006）。尽管有些人认为少突胶质细胞瘤，特别是间变型在男性中发病略高于女性（男：女为 1.5~2：1）（Russell & Rubinstein 1977；Mork et al 1985；Shaw et al 2004；CBTRUS 2006；Jaeckle et al 2006），但大多研究认为发病率无性别差异（Rubinstein 1972；Celli et al 1994）。该病好发于 40~60 岁，但具有两个发病高峰，在成人为 26~46 岁（Lebrun et al 2004；Shaw et al 2004；Jaeckle et al 2006），在儿童则为 6~12 岁，但其在儿童中仍属于少见肿瘤（Wilkinson et al 1987；Hirsch et al 1989；CBTRUS 2006）。间变型肿瘤的发病时间比 WHO II 级肿瘤约晚 10 年，占少突胶质细胞瘤的 20%~35%，发病率为（0.07~0.18）/100 000 人（Ohgaki & Kleihues 2005；CBTRUS 2006）。

混合性肿瘤，即少突星形细胞瘤在所有胶质瘤的比例不足 10%（Helseth & Mork 1989；CBTRUS 2006），占幕上低级别胶质瘤的 10%~19%（Jaskolsky et al 1987）。混合性肿瘤中仅有一小部分为间变型（Winger et al 1989；Ohgaki & Kleihues 2005）。其发病年龄、性别（Jaskolsky et al 1987；Beckmann & Prayson 1997；Ohgaki & Kleihues 2005；CBTRUS 2006）以及临床及影像特点都与少突胶质细胞瘤相似（Shaw et al 1994；Beckmann & Prayson 1997；Mueller et al 2002）。

3 临床表现

1926 年，Bailey 和 Cushing 首次报道了少突胶质细胞瘤的典型临床表现，即在中年发病的癫痫（Dam et al 1985），但在儿童期和青年期也可以出现症状。在影像发现钙化的肿瘤之前，患者的局部或全身性癫痫可能已经存在多年了，这种情况直到最近才有所改观（Chin et al 1980；Wilkinson et al 1987；Shaw et al 1992；Morris et al 1993）。癫痫发作可能是良性颅内肿瘤数年来唯一的临床表现，并且通常认为癫痫发作是少突胶质细胞瘤预后良好的指征，并与生存期延长密切相关（Walker et al 1978；Winger et al 1989；Smith et al 1991）。高达 2/3 的少突胶质细胞瘤患者可出现癫痫发作（Lebrun et al 2004）。但是如果患者在病程早期没出现癫痫，则其一般不会在后期而出现（14%）（Hildebrand et al 2005）。

随着易于获得且高质量的影像技术出现并用于癫痫检查，越来越多的肿瘤可在早期得到诊断，因此对于长期癫痫病史这种典型表现也越来越少见（Olson et al 2000）。患者由于其他原因（如头部外伤或科研）行影像检查，从而发现了无症状肿瘤，这种情况越来越多。此外，许多患者出现癫痫以外的症状（Olson et al 2000；Lebrun et al 2004），这主要与占位效应相关，包括与病灶位置相关的局部神经功能损害，认知障碍（Tucha et al 2000；Taphoorn & Klein 2004），头痛（Forsyth & Posner 1993）和颅内压升高等症状。与其他胶质瘤相比，少突胶质细胞瘤可以表现为颅内出血，这有时是灾难性的，该情况比在其他胶质瘤中更常见（Ludwig et al 1986）。

间变型少突胶质细胞瘤也常表现为癫痫发作。如果其由 II 级的少突胶质细胞瘤进展而来，则患者可能会有较长的病史。但是也有患者的癫痫病史较短，并可同样出现头痛、局部神经功能缺失等表现（Lebrun et al 2004；Ohgaki & Kleihues 2005）。

4 影像特征

少突胶质细胞瘤多在因癫痫或其他症状行 CT 或 MRI 检查时发现。CT 对于明确有无钙化十分敏感，超过 50% 的肿瘤可出现钙化，并常呈绒毛样，但不能凭此做出诊断（图 22.1）（Lee & Van Tassel 1989；Lee et al 1998）。因此，MRI 和 CT 在明确肿瘤特征及范围方面可相互补充（Margain et al 1991）。少突胶质细胞瘤在 CT 上呈低或等密度，边界清晰，有轻度对比增强。在 MRI 上，其特点为侵及皮质和皮质下白质的不规则病灶，偶尔为囊性，且白质边缘常有轻度水肿（图 22.2）。肿瘤在 T_1 加权成像中呈低信号，在 T_2 加权成像和液体衰减反转恢复序列（fluid attenuated inversion recovery，FLAIR）中呈高信号。肿瘤产生的钙化呈顺磁性（Lee & Van Tassel 1989）。低级别病变常无对比增强或仅有轻微的条索状、点状或带状的强化（图 22.3）。而高级别肿瘤在 CT 和 MRI 上通常出现强化，但也并非总是如此。这可能与肿瘤出血或坏死有关（Shaw et al 1992；Jenkinson et al 2006）。虽然环状强化并不常见，但其与不良预后相关（Cairncross et al 1998）。如果病变不强化，则一般考虑为低级别肿瘤，但是病理检查却发现有一部分是高级别胶质瘤（图 22.3），在老年患者中这种情况尤其多见，因此在对老年患者诊断低级别少突胶质细胞瘤时应十分谨慎（Recht et al 1992；Barker et al 1997）。单纯少突胶质细胞瘤与少突星形细胞瘤在影像学中难以鉴别（图 22.2C）（Lee et al 1998）。因此，虽然影像学技术有了长足的进步，但是对于所有肿瘤，即便是影像学表现特别典型的病变，仍然需要通过病理检查来明确诊断。

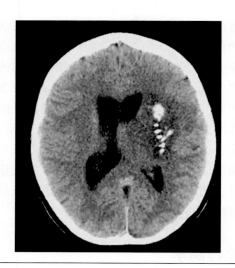

图 22.1 轴位 CT 显示少突胶质细胞瘤呈稍低密度，并累及左侧丘脑、基底核及脑干上部，伴有明显钙化

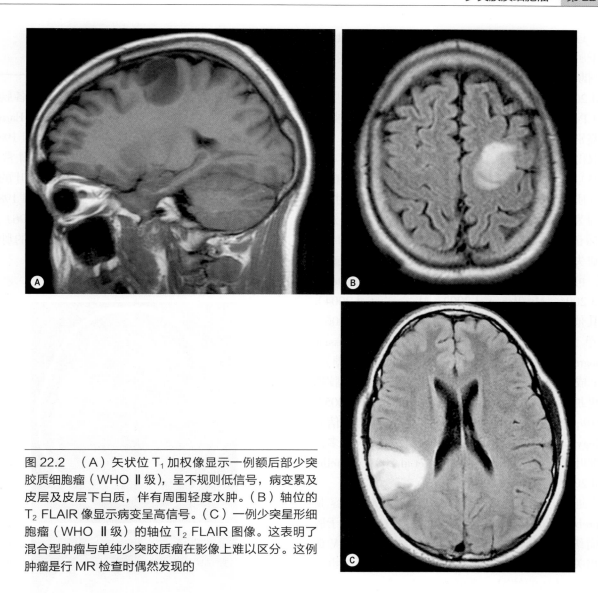

图 22.2 （A）矢状位 T_1 加权像显示一例额后部少突胶质细胞瘤（WHO Ⅱ级），呈不规则低信号，病变累及皮层及皮层下白质，伴有周围轻度水肿。（B）轴位的 T_2 FLAIR 像显示病变呈高信号。（C）一例少突星形细胞瘤（WHO Ⅱ级）的轴位 T_2 FLAIR 图像。这表明了混合型肿瘤与单纯少突胶质瘤在影像上难以区分。这例肿瘤是行 MR 检查时偶然发现的

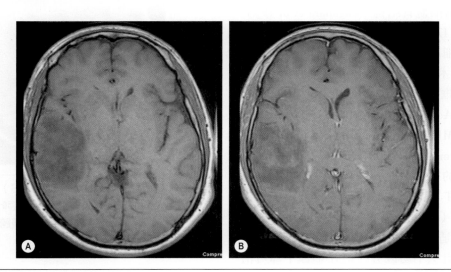

图 22.3 一例右颞叶少突胶质细胞瘤的 MR 平扫（A）及增强（B）图像。该肿瘤表现不典型，仅有细微的条索样强化。病理证实肿瘤具有间变性特征。尽管影像技术不断进步，但在没有病理结果的情况下，无论是肿瘤类型还是分级都无法准确地判断

近年来，功能、代谢和其他影像学技术已经用于肿瘤的诊断，特别是有些研究利用影像特征来判断肿瘤的级别和预后（Barker et al 1997；Hsu et al 2004；Henson et al 2005）。正电子发射断层扫描（Positron emission tomography，PET）也被用于鉴别低级别少突胶质细胞瘤和星形细胞瘤，且已取得了初步进展（Derlon et al 1997；Derlon et al 2005）。分子遗传学标志物如1p和19q缺失在少突胶质细胞瘤中非常重要，下文要展开详细讨论，正因为此许多研究都试图发现影像学表现与分子学标记之间的关系。有研究报道具有1p和19q共缺失的少突胶质细胞瘤多位于额叶、顶叶或枕叶，可跨越中线，边界不清并伴有钙化（Zlatescu et al 2001；Mueller et al 2002；Megyesi et al 2004），但其他研究却无类似发现（Jenkinson et al 2006）。在单光子发射断层扫描（single photon emission tomography，SPECT）和FDG（[18]F-脱氧葡萄糖）-PET成像中，少突胶质细胞瘤比其他低级别胶质瘤更加活跃（Walker et al 2004；Derlon et al 2005）。1p/19q完整的肿瘤在MRI中常表现为不均匀信号（Megyesi et al 2004；Jenkinson et al 2006），且多位于颞叶、丘脑和间脑（Zlatescu et al 2001；Mueller et al 2002）。

通过测量血管密度可以获得脑血容量（cerebral blood volume，CBV）图，后者可用于胶质瘤级别的预测。通常肿瘤级别与相对CBV成正相关。但是低级别少突胶质细胞瘤中可能也会有CBV增加的情况。这可能是因为典型的少突胶质细胞具有致密的血管结构（Sugahara et al 1998；Law et al 2003；Lev et al 2004）。

少突胶质细胞瘤的影像学检查需要考虑到影像引导下的手术，这已经成为治疗的标准。术前影像包括无框架立体定向神经导航（Spicer & Apuzzo 2005；Aquilina et al 2006），如有条件，应当辅以功能MRI（Vlieger et al 2004）和神经纤维跟踪等（Berman et al 2004；Henry et al 2004）来避免功能区的损伤。而一些代谢性的影像技术如PET、SPECT和MR波谱成像等，可用于对活检病灶的定位（Pirotte et al 2004）。此外，对低级别胶质瘤最适合应用术中MRI技术，这是因为其与正常脑组织不易区分，但在影像中却可清晰地分辨。有研究发现该技术可提高肿瘤切除程度，因此只要有条件，就应该考虑使用（Claus et al 2005）。

5 解剖和病理

少突胶质细胞瘤最常见于大脑半球，各脑叶的比例大致为额∶顶∶颞∶枕 =3∶2∶2∶1（Earnest et al 1950；Roberts & German 1966；Chin et al 1980；Burger & Vogel 1982；Shaw et al 1992）。肿瘤常累及多个脑叶，范围跨越额颞-外侧裂-岛叶的肿瘤并不少见（图22.4）。后颅窝（Packer et al 1985；Wilkinson et al 1987）、脑干（Alvarez et al 1996）和脊髓（Fortuna et al 1980；Pagni et al 1991）的肿瘤并不常见。间变型肿瘤的分布与此类似。

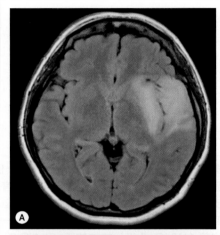

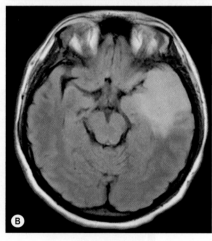

图 22.4　轴位的 T_2 FLAIR 像（A，B）显示一例 WHO Ⅱ级少突胶质细胞瘤累及左侧颞叶、额叶下部及岛叶。这些肿瘤通常累及多个脑叶，特别是横跨额颞-外侧裂-岛叶

5.1 大体形态

少突胶质细胞瘤虽呈浸润性生长，但在肉眼

下，肿瘤与周围的白质之间常有清晰的界限，肿块多为实性，也可为囊性或黏液性，间变型肿瘤可有坏死灶。

少突胶质细胞瘤的典型特征是侵及皮质和白质，浸润软脑膜甚至可与硬脑膜粘连，钙化常见。肿瘤可能经脑脊液播散（Burger 1990），但原发性脑室内少突胶质细胞瘤少见（Tekkok et al 1992）。极少情况下，肿瘤细胞可以经幕上和幕下结构广泛播散引起脑胶质瘤病（Balko et al 1992）。也有报道称其可转移至颅内多个部位，甚至引起全身转移（Macdonald et al 1989；Ogasawara et al 1990；Merrell et al 2006）。瘤内出血并不少见，这可能与肿瘤毛细血管床的结构有关（Ludwig et al 1986；Reifenberger et al 2007b）。

5.2　病理学诊断和分级

对于胶质瘤病理诊断和分级，不同病理医师间的分歧很大，尤其是当肿瘤存在少突胶质细胞瘤成分时。最近的数十年中，少突胶质瘤的诊断标准和分级系统有了明显的发展，但仍缺乏明确的分子标志物。在一项研究（EORTC Trial 26951）中，专家组对间变型少突胶质细胞瘤和间变型少突星形细胞瘤进行回顾，发现病理医师做出的诊断与9位专家组成员所给出的诊断存在很大差异。对于间变型少突胶质细胞瘤，两组诊断一致性为52%，而对于间变型少突星形细胞瘤，诊断一致性仅为8%。甚至有一些病理诊断在专家组成员之间也有相当大的分歧（Ludwig et al 1986；Reifenberger et al 2007b）。

5.3　镜下形态

在镜下，少突胶质细胞瘤由形态均一的细胞构成，其细胞核呈圆形或卵圆形，染色质规则，核仁小。肿瘤细胞质较淡因此没有明显的纤维背景。石蜡固定时细胞自溶引起核周空晕现象，这是少突胶质细胞瘤的特征性表现。换言之，这在冰冻切片中不会出现。肿瘤细胞呈片状或小叶状分布，并位于一个由短弧形毛细血管组成的血管网中。肿瘤细胞的核周空晕与血管网背景共同呈现出"煎蛋"或"网格"样表现（图22.5）。肿瘤细胞对大脑皮层的浸润造成了神经元周围卫星现象以及血管周围和软膜下肿瘤细胞聚集。少突胶质细胞瘤钙化常见，既可表现为肿瘤内或附近脑组织内的微钙化灶，也可表现为

肿瘤血管的矿物质沉积。少突胶质细胞瘤中常含有体积较大、被包裹的反应性星形细胞，还有一些体积较小、胞质透明、核偏位及胶质纤维酸性蛋白（glial fibrillary acidic protein，GFAP）阳性的细胞，这些细胞被称为小肥胖细胞或微肥胖细胞（Reifenberger et al 2007b）。一些罕见的病理中可见印戒样细胞（Kros et al 1997）。

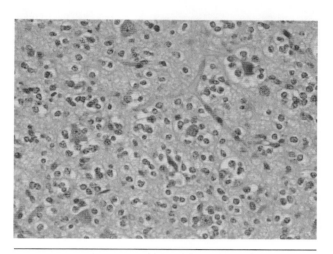

图22.5　一例少突胶质细胞瘤（WHO Ⅱ级）的典型镜下表现由小叶状细胞团组成。这些细胞形态均一，具有圆形或椭圆形细胞核以及明显的核周空晕。背景为短弧形毛细血管组成的血管网。血管网背景与肿瘤细胞核周空晕共同呈现出"煎蛋"或"网格"征

少突胶质细胞瘤的组织学特点如上描述，但其也可具有显著的核异型性并偶尔可见核分裂象。间变型少突胶质细胞瘤除有少突胶质细胞瘤的典型特征外，其细胞更加富集，同时细胞核、核异型性、核分裂、微血管增生及肿瘤坏死灶都显著增多或更加明显（Giannini et al 2001；Reifenberger et al 2007a）。胶质纤维型少突胶质细胞和小肥胖细胞常见（Kros et al 1990）。有报道称如果肿瘤中还具有其他少突胶质细胞瘤的典型特征，那么单纯的肿瘤坏死，甚至呈假栅栏样，并不会使其发展为胶质母细胞瘤，也不会影响预后，这点与其他 WHO Ⅲ级肿瘤不同（Miller et al 2006）。然而大多数病理学家还是认为少突胶质细胞瘤内出现明显的坏死则提示其星形细胞瘤成分发生进展，并将这类肿瘤归为有少突胶质细胞成分的胶质母细胞瘤（图22.6）。典型的多形性胶质母细胞瘤很少由少突胶质细胞瘤进展而来，但恶性程度却是最高的。因其与少突胶质细胞瘤形态相似，故有

人推测前者可能起源于后者，但是并不确定，也不排除源于胶质祖细胞的可能（Shih & Holland 2004）。

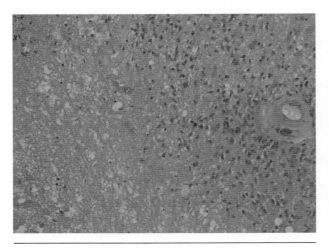

图22.6　一例具有少突胶质细胞特性的多形性胶质母细胞瘤（WHO Ⅳ级）的镜下表现。肿瘤中有明显的坏死和内皮增生，并同时有星形细胞及少突胶质细胞的特点

通过多种相关的特异性蛋白标志物可以识别正常的少突胶质细胞，这些标志物包括碱性髓鞘蛋白（myelin basic protein，MBP）、蛋白脂质蛋白（proteolipid protein，PLP）、髓鞘相关糖蛋白（myelin associated glycoprotein，MAG）、半乳糖脑苷脂酶、一些神经神经节苷脂、2′-3′-环核苷-3′磷酸酶（2′-3′-cyclic nucleotide-3′-phosphatase，CNP）、甘油-3-磷酸脱氢酶、乳酸脱氢酶（lactate dehydrogenase，LDH）及碳酸酐酶C。但是在少突胶质细胞瘤中这些蛋白并非稳定地表达，或者表达并不仅限于肿瘤细胞（如碳酸酐酶）（Nakagawa et al 1986；1987；Schwechheimer et al 1992；Sung et al 1996；Reifenberger et al 2007b）。

一些少突胶质细胞瘤可能会在局部出现S-100或神经元特异性烯醇化酶的阳性表达，但是其敏感性和特异性不高。有很高比例的少突胶质细胞瘤可表达细胞表面抗原Leu7（CD57）（Nakagawa et al 1986；Reifenberger et al 1987）和少突胶质祖细胞标志物A2B5（de la Monte 1990），但是这些标志物的特异性尚不明确。其他呈阳性表达的标志物（Dehghani et al 1998）包括波形蛋白（特别是在间变型少突胶质细胞瘤中），微管相关蛋白-2（microtubule-associated protein-2，MAP-2）（Blumcke et al 2001）和转录因子OLIG-1和-2

（Ligon et al 2004；Riemenschneider et al 2004）。这些标志物在其他胶质瘤和神经元肿瘤中也有表达，因此并不具有特异性。p53阳性很罕见，而TP53突变与1p和19q缺失是相互排斥的（Ohgaki et al 1991；Reifenberger et al 1994；Reifenberger & Louis 2003；Jeuken et al 2004；Ohgaki & Kleihues 2005）。

大多数分化良好的少突胶质细胞瘤并不表达GFAP，但是其阳性表达却可以见于包裹的反应性星形细胞、肥胖细胞、小肥胖细胞和分散的胶质纤维型少突胶质细胞中（Reifenberger et al 1987；Kros et al 1990；Kros et al 1991）。有人发现经典的大肥胖细胞与不良预后相关（Kros et al 1990）。胶质纤维型少突胶质细胞是GFAP阳性的肿瘤细胞这些细胞具有少突胶质细胞的形态学特征。其可能是少突胶质细胞和星形细胞的过渡形态（Kros et al 1990；Kros et al 1991），或可能代表少突胶质细胞的一种演变型（Choi & Kim 1984）。由于陷入的神经毡（特别是肿瘤边缘）或少突胶质细胞瘤自身的表达，神经突触素、神经丝蛋白或其他神经元标志物也可见于少突胶质细胞瘤中（Wharton et al 1998a；Perry et al 2002）。

少突星形细胞瘤（von Deimling et al 2007a，b）有星形细胞瘤和少突胶质细胞瘤两种不同的成分（图22.7），分为比较罕见的双相型（紧密型）和常见的混杂型（弥散型）。双相型中少突胶质细胞瘤与星形胶质细胞瘤并列存在，而混杂型中两种成分则高度混合（Hart et al 1974）。肿瘤中必须能见到真正的纤维型、原浆型或肥胖型星形细胞，即使含有大量GFAP阳性的小肥胖细胞或胶质纤维型少突胶质细胞，也不能做出少突星形细胞瘤的诊断。然而，诊断所必需的星形胶质成分并非都能识别，且由于缺乏特异性标志物，准确界定两种细胞成分也并非易事。因此在该肿瘤的诊断方面，病理医师间的分歧远比单纯少突胶质细胞瘤高（Kim et al 1996；Beckmann & Prayson 1997；Kros et al 2007）。其分级与少突胶质细胞瘤大致相似，而且Ki-67增殖指数同样和间变特征相关（Ransom et al 1992；Thiel et al 1992；Magnani et al 1994）。

5.4　遗传学特征

少突胶质细胞瘤很少呈家族性发病，与之相关的肿瘤遗传综合征也十分罕见（总结见Reifenberger et al 2007b）。G-带染色体组型大多

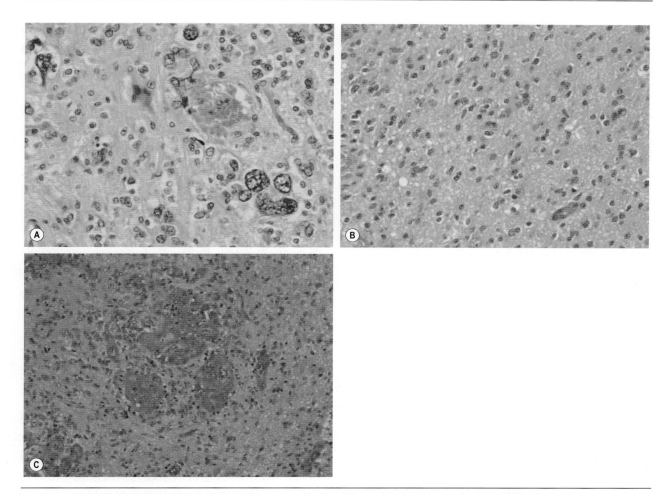

图22.7　一例少突星形细胞瘤在镜下同时表现出少突胶质细胞和星形细胞的特征。（A）少突星形细胞瘤（WHO Ⅱ级）中具有明显的"煎蛋"征的少突胶质细胞和混杂的多形性大星形细胞。（B）少突星形细胞瘤（WHO Ⅱ级）中优势成分为星形细胞，少部分为具有小而圆的细胞核的少突胶质细胞。（C）间变型少突星形细胞瘤中混杂有少突胶质及星形细胞成分。该肿瘤细胞丰富，其细胞及细胞核均有异形性并伴有明显的内皮增生

为正常或非克隆型（Ransom et al 1992；Thiel et al 1992；Magnani et al 1994）。

　　少突胶质细胞瘤和少突星形细胞瘤的特征性遗传学改变为19q与1p区域等位基因缺失，其杂合性缺失（loss of heterozygosity，LOH）的频率分别为40%~86%与50%~83%（Reifenberger et al 1994；Kraus et al 1995；Reifenberger & Louis 2003；Jeuken et al 2004；Okamoto et al 2004）。1p和19q联合缺失可能是因为1号和19号染色体间不平衡的易位［t（1；19）（q10；p10）］，并伴有1p和19q完全缺失（Griffin et al 2006；Jenkins et al 2006）。相比之下部分缺失不常见。这些区域很可能编码抑癌基因，而肿瘤抑制基因 p53 的突变在少突胶质细胞瘤中十分罕见（Ohgaki et al 1991）。其他候选基因包括 DFFB、EMP-3、CDKN2C、SHREW1、TP73、RAD54、

p190RhoGAP、ZNF342 和 PEG3（Dong et al 2002；Hong et al 2003；Reifenberger & Louis 2003；Wolf et al 2003；Trouillard et al 2004；Alaminos et al 2005；Barbashina et al 2005；McDonald et al 2005；McDonald et al 2006）。19q 和 1p 缺失可见于低级别和间变型少突胶质细胞瘤中，因而通常认为这是少突胶质细胞瘤发生的早期事件。1p/19q 联合缺失之所以引发了广泛关注，正是因为有证据表明它与生存期延长和对化疗敏感相关（Cairncross et al 1998；Aldape et al 2007；Giannini et al 2008）。其他染色体的畸变包括 7 号染色体获得，染色体 4、6、11p、14、22q 丢　失（Reifenberger & Louis 2003；Jeuken et al 2004）。许多基因均可见由启动子甲基化（包括 MGMT 启动子区甲基化）（Mollemann et al 2005）引起的表观遗传学沉默（总结见 Reifenberger et al 2007b）。

间变型少突胶质细胞瘤（WHO Ⅲ级）中
1p/19q 缺失的发生率比 WHO Ⅱ级肿瘤稍低。肿
瘤从 WHO Ⅱ级进展到 WHO Ⅲ级与一系列基因
异常的累加效应有关（Reifenberger & Louis 2003；
Jeuken et al 2004）。其他染色体畸变还包括 7q 和
15q 获得，4q、6、9p、10q、11、13q、18 和 22q
缺失，这些改变可能与肿瘤进展有关（Thiel et
al 1992；Reifenberger et al 1994；Cairncross et al
1998；Jeuken et al 2004；Roerig et al 2005）。9p
上的 CDKN2A 基因缺失与不良预后相关，并可
见于 1/3 的间变型少突胶质细胞瘤（Cairncross et
al 1998；Reifenberger & Louis 2003；Jeuken et al
2004）。近 10% 的肿瘤有 10q 缺失，但是 PTEN 的
拷贝却基本正常，这说明还存在其他重要的肿瘤
抑制基因（Sasaki et al 2001；Reifenberger & Louis
2003；Jeuken et al 2004）。

大量的生长因子和受体均参与了少突胶质
细胞瘤的发生或进展。多数肿瘤同时表达血小
板源性生长因子（platelet-derived growth factor，
PDGF）和其相应的受体，从而可引起自分泌（Di
Rocco et al 1998）。血管内皮生长因子（Vascular
endothelial growth factor，VEGF）及其受体也有
表达（尤其是在间变型肿瘤中），并可能与肿瘤进
展相关（Chan et al 1998；Christov et al 1998）。表
皮生长因子受体（epithelial growth factor receptor，
EGFR）的表达可见于近 50% 少突胶质细胞
瘤，但不会出现 EGFR 基因扩增（Reifenberger
et al 1996）。受体与配体的共同表达表明了自分
泌或旁分泌环路的存在（Ekstrand et al 1991）。其
他有关的生长因子包括碱性成纤维细胞生长因子
（basic fibroblast growth factor，bFGF）、转化生长因子
β（transforming growth factor beta，TGF-β）、胰岛素
样生长因子 1（insulin-like growth factor 1，IGF-1）
和神经生长因子（nerve growth factor，NGF）
（Reifenberger & Louis 2003）。

少突星形细胞瘤具有少突胶质细胞瘤和星
形细胞瘤的共同的遗传学特征，有 30%~50%
（Reifenberger et al 1994；Kraus et al 1995；
Okamoto et al 2004）存在 1p/19q 缺失，30% 存在
TP53 突变（Reifenberger et al 1994；Mueller et al
2002；Okamoto et al 2004），但通常两种改变不会
同时出现，这表明该肿瘤可能具有与少突胶质细
胞瘤类似的细胞起源（而非同时由两种肿瘤细胞
发展而来）以及显著的基因多样性。肿瘤进展可

能与基因突变的累积相关，包括 9p，10p 和 11p
缺失和 CDKN2A 纯合性缺失（Reifenberger et al
1994；Mueller et al 2002）。

5.5　组织学分级

少突胶质细胞瘤分级方法很多，然而在十年
以前，没有任何一种方案能得到国际的公认。直
到 WHO 的分级出现，其不但获得到了广泛的认
同而成为标准的分级系统，且其将少突胶质细胞
瘤视为高分化肿瘤向恶性进展过程中的一种形态。
少突胶质细胞瘤为 WHO Ⅱ级，间变型少突胶质
细胞瘤为 WHO Ⅲ级（Reifenberger et al 2007a，
b）。该分级方法与预后相关（Giannini et al 2001；
Felsberg et al 2004；Lebrun et al 2004；Ohgaki &
Kleihues 2005），每种肿瘤的特点在上文中已有
描述。

以前的分级方法包括 Ringertz 三级系统
（Ringertz 1950），美国国防病理中心（Armed
Forces Institute of Pathology，AFIP）的四级系统
（Smith et al 1983）（后来升级后将少突胶质细
胞瘤分为低级别与间变型（Burger & Scheithauer
1994））和 St Anne-Mayo 四级系统（Shaw et al
1992）。AFIP 分级也可以修改为三级系统（Kros et
al 1988）。这些方法均考虑到类似的组织学特征，
包括细胞形态、细胞及细胞核的异型性和多形性、
有丝分裂指数、血管内皮细胞增殖以及坏死等。
此外，Daumas-Duport 等（1997）还提出了基于影
像学和组织学特征的两级系统。虽然这些分级方
法各有不同，但是都大同小异，且不同级别均与
预后相关。

通过 MIB-1 抗体检测增殖相关抗原 Ki-67，
并借此评估少突胶质细胞瘤的生长分数，这可
能有助于判断肿瘤的级别和预后（Heegaard et
al 1995；Coons et al 1997；Dehghani et al 1998）。
WHO Ⅱ级少突胶质细胞瘤 Ki-67 增殖指数
<3%~5%（Coons et al 1997；Dehghani et al 1998）。
间变型少突胶质细胞瘤增殖指数更高（Wharton et
al 1998b）。在小肥胖细胞中 MIB-1 通常呈阴性，
但是在胶质纤维型少突胶质细胞中可能为阳性
（Kros et al 1996）。

5.6　鉴别诊断

少突胶质细胞瘤应与其他肿瘤和良性病变进
行鉴别（Reifenberger et al 2007b）。由于立体定向

活检所获取的标本量较少，因此进行鉴别诊断更加困难。因为冰冻切片不能显示"煎蛋"征，故难以区分高分化纤维型星形细胞瘤和少突胶质细胞瘤。在真正的混合型胶质瘤中，少突胶质细胞瘤与星形细胞瘤泾渭分明，而其他肿瘤却可能与少突胶质细胞瘤非常相似，这些包括青少年毛细胞型星形细胞瘤、室管膜瘤（特别是透明细胞型室管膜瘤）、透明细胞型脑膜瘤和胚胎发育不良性神经上皮肿瘤（dysembryoplastic neuroepithelial tumors，DNET）。通过识别典型的组织学特征（血管周围的假菊形团或毛细胞）和电镜观察常可进行鉴别（Cenacchi et al 1996）。如果能发现 1p/19q 缺失，则可能对诊断有所帮助，因其在非胶质瘤中很少出现。脑室内少突胶质细胞瘤必须与中枢神经细胞瘤相鉴别，这可以通过对神经元标志物进行免疫组织化学检查实现，但需注意少突胶质细胞瘤偶尔也会表达神经元标志物（Wharton et al 1998a；Perry et al 2002）。低分化的少突胶质细胞瘤可能与恶性星形细胞瘤或转移癌混淆。少突胶质细胞瘤有可能表现为颅内血肿，有时需要认真检查血块才可能找到肿瘤组织（Hinton et al 1984）。颅内血管畸形可能引起局部区域的胶质细胞增生，这与少突胶质细胞瘤相似，该情况也可见于因难治性癫痫而切除的脑叶中。一些含有大量巨噬细胞的良性疾病（比如脱髓鞘和脑梗死），也可具有类似少突胶质细胞瘤的表现。

6 治疗

6.1 治疗原则

对低级别胶质瘤的治疗方案尚存争议，尤其是惰性的少突胶质细胞瘤，有学者认为不需要进行治疗（Cairncross & Laperriere 1989）。到目前为止，关于少突胶质细胞瘤影响预后的因素和手术、放疗和化疗效果尚缺乏足够的数据进行分析。尽管最近对少突胶质细胞瘤发病相关的基因异常了解得越来越多，以及对间变型肿瘤的辅助化疗取得了不错的效果，但是具体治疗方案仍不明确。目前，公开发表的临床治疗指南也屈指可数（Australian Cancer Network Adult Brain Tumour Guidelines Working Party 2008）。治疗方法包括定期随访、活检后随访、手术伴或不伴术后放和（或）化疗。对于治疗风险的评估是格外重要的，

特别是对于无神经系统症状且预期生存时间 >10 年的患者，以及病灶涉及功能区的患者。还应该考虑是否需要将辅助治疗"保留"到肿瘤出现恶性进展时（Lee et al 1989；Smith et al 1991）。另一个问题是难治性癫痫的手术治疗，文献报道的效果不一。一项最近的研究表明，在所选病例中 >90% 的患者的癫痫症状可以在手术后得到改善（Chang et al 2008）。

对所有怀疑为低级别胶质瘤的患者行活检十分重要，除非肿瘤形态典型且处于功能区或手术相对困难的区域（如脑干）。但是即使患者的影像学表现为典型的低级别胶质瘤，最后也可能证实为间变型肿瘤，尤其是在年龄 >40 岁的患者。因此只要有条件就应进行活检，以制订治疗方案和判断预后，尤其是考虑到 1p/19q 缺失的检查具有重要意义（Barker et al 1997；Lebrun et al 2004；Nutt 2005）。

对于间变型少突胶质细胞瘤和间变型少突星形细胞瘤的处理方法与所有高级别胶质瘤相似。在保证安全的情况下全切或最大限度地切除肿瘤并联合术后放疗是标准的治疗方案，在此不再赘述（Andersen 1978；Walker et al 1978；Walker et al 1980；Sandberg-Wollheim et al 1991；Davies et al 1996；Vuorinen et al 2003；Hart et al 2004；Taylor et al 2004；Australian Cancer Network Adult Brain Tumour Guidelines Working Party 2008）。

6.2 手术治疗

数十年来，关于低级别胶质瘤的手术治疗一直存在争议，至今仍无高质量的证据表明手术治疗对患者有益。在早期的研究中，通常将少突胶质细胞瘤与少突星形细胞瘤与星形细胞瘤一起进行研究，因此每一种肿瘤都存在临床证据不足的类似情况。总的来说，以往的一些回顾性研究认为，手术切除程度是低级别胶质瘤的预后影响因素。但是这些研究中通常涵盖了大范围的肿瘤类型和级别，并没有基于基因或临床预后因素对肿瘤进行分类，而且还存在明显的选择偏倚，如倾向于选择预后较好、手术较容易、肿瘤位于非功能区且年轻、身体状态好的患者。此外，手术切除程度的判断也多依据术者的估计或术后 CT，而两者均不可靠，术后随访时间也通常较短。由于支持手术治疗的证据不足，所以有学者推崇仅进行临床观察（Laws et al 1984；Winger et al 1989；

Sandeman et al 1990；Soffietti 1990；Smith et al 1991）。仅针对少突胶质细胞瘤的研究很少。由于星形细胞瘤的预后较少突胶质细胞瘤差，因此对全部肿瘤类型进行分析的结果对于少突胶质细胞瘤的指导意义很有限。

虽然过去关于少突胶质细胞瘤研究几乎都存在以上问题，但结论均支持手术切除（Horrax & Wu 1951；Roberts & German 1966；Reedy et al 1983）。梅奥诊所对82例患者进行研究发现（Shaw et al 1992），肿瘤全切的患者中位生存时间为12.6年，5年生存率为74%，10年生存率为59%，次全切患者中位生存时间为4.9年，5年生存率为48%，10年生存率为26%。其他研究也报道了更彻底地切除肿瘤可以改善生存情况，这包括：Mork等（1985）报道了患者中位生存时间从2.7年上升为3.8年。Celli等（1994）报道称术后5年生存率从44%上升为66%，中位生存时间从4年上升为9.25年。还有报道5年生存率从41%上升为84%（Whitton & Bloom 1990）。然而，这些结果并不一致，且尽管大多数研究均显示手术较活检能够带来更大的生存获益，但并非所有的研究都认为更积极且更彻底的手术切除比相对保守的治疗方案效果好（Sun et al 1988）。

近期一些高质量的研究也发现肿瘤切除对患者更有益。这些研究中，组织学诊断更加严格，切除程度也利用术后MRI来评估。但是这些研究都是回顾性的，研究对象也是所有类型的低级别胶质瘤，手术也存在选择偏倚，如多选择年轻，容易手术，身体状态好的患者（Keles et al 2001；Talos et al 2006）。在一项回顾性研究中，通过筛选入组了216例低级别胶质瘤患者，结果发现肿瘤切除程度 ≥ 90% 的患者5年生存率为97%，8年生存率为91%，而切除程度 <90% 的患者5年生存率为76%，8年生存率为60%。当对年龄、KPS评分、肿瘤部位及肿瘤类型做出调整后，发现切除程度是影响总生存期和无进展生存期（Smith et al 2008）的一个独立预后因素。其他研究也得出了类似结论（McGirt et al 2008）。但有一项针对少突胶质细胞瘤的研究却提出不同的观点（McGirt et al 2008，El-Hateer et al 2009）。

因为缺乏平衡和患者接受性，使得随机的前瞻性研究难以进行，所以现阶段证据倾向推荐对少突胶质细胞瘤和少突星形细胞瘤进行最大安全限度地切除。对于一些手术容易达到且不引起

永久性神经功能缺失的病变，可能推荐更为激进的手术切除。然而对于一个预期生存时间为数年或数十年的年轻患者，因手术造成神经功能缺失是灾难性的，因此应尽可能地使用一切手段来避免这一悲剧的发生，比如术中唤醒，术中电生理，术中神经功能监测，神经导航等（Berger & Ojemann 1992；Gugino et al 2000）。

6.3 放射治疗

对于接受肿瘤切除手术且病理诊断为少突胶质细胞瘤的患者，绝大多数都不需要立即行辅助治疗。EORTC的一项研究比较了确诊后行放疗和肿瘤进展后再行放疗的两组患者，发现两组总生存期无显著差异（中位数为7.4年和7.2年），但是进展后再行放疗的患者无进展生存期较短（中位值为5.3年相较于3.4年）（Van den Bent et al 2005）。遗憾的是该研究包含大量的高级别胶质瘤，但两组间基本平衡。研究还发现，大多数患者出现残余肿瘤的缓慢持续性生长，肿瘤直径平均每年增加4mm，最终进展为间变型肿瘤（Mandonnet et al 2003）。因此，对于肿瘤已完全切除和有其他良好预后因素（如年龄 <40 岁，1p/19q缺失等）的患者（Nutt 2005；Kaloshi et al 2007），可以在肿瘤进展前先行观察，以避免放疗导致的长期副作用。

目前为止，尚无研究指出对于进行或未行观察的少突胶质细胞瘤患者应何时开始放射治疗。公认的不良预后因素包括：年龄 >40 岁、肿瘤生长、进行性神经功能损害、正常 1p/19q 状态和影像上出现进展。EORTC（Van den Bent et al 2005）研究发现早期治疗在某种程度上可以更好地控制癫痫，因此难治性癫痫可能也是放疗的指征。对于早期放疗主要的争议是考虑到它导致的迟发性的神经认知障碍（Laack & Brown 2004），许多研究都报道了这种情况，尤其是行全脑放射和分割剂量高于 2Gy 的患者（Postma et al 2002；Taphoorn 2003；Taphoorn & Klein 2004）。因此，对预期生存期较长的患者应行推迟放疗，且只有存在上述明确的不良预后因素时才应考虑。有证据指出，显著的术后残留也是放疗的指征，但并未得到广泛认可。

目前没有针对于少突胶质细胞瘤放疗的Ⅲ期临床试验。因此，只能通过两项对所有级别胶质瘤放疗的前瞻性随机对照试验来推测少突胶质

细胞瘤的放疗效果。除了这两项研究，早期的研究对于判断辅助治疗是否有效参考价值不大，对于手术疗效也是如此（Sheline et al 1964；Chin et al 1980；Lindegaard et al 1987；Cairncross & Laperriere 1989）。许多研究表明放疗无益（Muller et al 1977；Afra et al 1978；Dohrmann et al 1978；Reedy et al 1983；Sun et al 1988；Wallner et al 1988；Nijjar et al 1993）。一些回顾性研究发现放疗可能有效，尤其是对于肿瘤次全切除的患者。一项研究发现，63 名肿瘤次全切除的患者中，接受总剂量 <50Gy 与 >50Gy 的放疗两组生存时间存在差异。26 名行手术及低剂量放疗的患者（总剂量 <50Gy）中位生存时间为 4.5 年，5 年和 10 年生存率分别为 39% 和 20%，而接受高剂量放疗的患者（总剂量 >50Gy）中位生存时间为 7.9 年，5 年和 10 年生存率分别为 62% 和 31%（Shaw et al 1992）。另一项对 41 名患者的研究发现放疗患者的中位生存时间，5 年和 10 年生存率均增加。其中 27 名行手术加放疗的患者，中位生存时间分别为 84 个月和 47 个月，5 年生存率为 83% 和 51%，10 年生存率为 46% 和 36%（Gannett et al 1994），而且肿瘤复发的中位时间也更长。另一项研究对 41 名患者进行手术及放疗，发现术后放疗并不能改善患者预后，但将患者分为次全切和全切组时，5 年生存时间分别为 74% 和 25%，两组间有显著差异（Shimizu et al 1993）。

在前瞻性的 III 期试验中，NCCTG/RTOG/ECOG 对 203 名行手术和活检的成年低级别胶质瘤患者进行了随机分组，一组接受总剂量 50.4 Gy 分 28 次在 5.5 周内进行的放疗，另一组方案为总剂量 64.8Gy 并分 36 次在 7 周内给予。大多数入组的患者（70%）有少突胶质细胞瘤或混合性肿瘤。低放疗剂量组 5 年生存率为 72%，高剂量组为 64%，两者间无统计学差异（Shaw et al 2002）。一项 EORTC 对 379 名患者进行了研究，比较了接受 25 次总剂量 45Gy 放疗和 33 次总剂量 59.4Gy 两种方案。其中仅有 31% 患者为少突胶质细胞瘤和混合型肿瘤，但与前面的试验不同，其并没有进行中央审查。两组间 5 年无进展生存期（47% 和 50%）和总生存期（58% 和 59%）均无显著差异（Karim et al 1996）。

因此，对于少突胶质细胞瘤患者，辅助放疗应推迟进行，除非临床、影像和分子特征提示预后不良。这些可能包括 1p/19q 状态正常，Ki-67 增值指数高，高龄，肿瘤生长或进展等（Ludwig et al 1986；Macdonald 1994；Allison et al 1997；Leighton et al 1997）。对于低级别少突胶质细胞瘤和少突星形细胞瘤，推荐的放疗方案为总剂量 50Gy，分割剂量为 2Gy。

6.4 化学治疗

对于低级别胶质瘤，包括少突胶质细胞瘤在内，虽然早期研究发现化疗对患者有益（Mason et al 1996），但目前仍无明确证据表明化疗能为患者带来益处。对于低级别少突胶质细胞瘤，有两项 II 期临床研究将化疗而非放疗作为首选的辅助治疗手段，这也是 EORTC 正在开展的一个 III 期临床研究项目的主题。在其中的一项研究中，对 149 例进展的低级别胶质瘤患者给予替莫唑胺治疗，并将疗效与 1p/19q 状态进行分析。结果发现 53% 患者得到部分缓解，37% 病情稳定，10% 继续进展。中位生存时间为 12 个月（3~30 个月），中位无进展生存期是 28 个月。有 1p/19q 缺失的患者对治疗的反应更佳，持续时间更长，且患者无进展和总生存期也更长（Kaloshi et al 2007）。还有一项小型研究对 28 名患者在放疗前联合应用丙卡巴肼、洛莫司汀、长春新碱（procarbazine, lomustine and vincristine，PVC）进行化疗，发现有效率为 54%（Buckner et al 2003）。

间变型少突胶质细胞瘤和间变型少突星形细胞瘤在早期研究中被列为高级别胶质瘤，因此辅助化疗也是研究的热点（Cairncross & Macdonald 1988；Macdonald et al 1990；Cairncross & Macdonald 1991；Glass et al 1992）。多篇文章报道间变型少突胶质细胞瘤对化疗敏感，这与其他胶质瘤截然不同（Glass et al 1992；Kyritsis et al 1993；Allison et al 1997）。此发现使得化疗广泛用于高级别少突胶质细胞瘤和此后的混合性胶质瘤，且相关报道也越来越多。应用最广和研究最多的化疗方案为 PVC。此外，多种细胞毒性药物包括美法仑、噻替哌、替莫唑胺、紫杉醇和铂类等，放疗前化疗，以及大剂量化疗联合自体骨髓移植方案均显示出了不错的效果（Cairncross & Macdonald 1988；Levin et al 1990；Saarinen et al 1990；Poisson et al 1991；Cairncross et al 1992；Paleologos et al 1999；Perry et al 1999）。一项对 24 名患者的前瞻性 II 期临床试验发现单纯间变型少突胶质细胞瘤患者对 PCV 敏感度为 75%

（Cairncross et al 1994）。还有一项回顾性研究对 32 名患者在放疗前或放疗后应用 PCV 方案化疗，发现敏感度为 91%（Kim et al 1996）。然而，并非所有的研究都发现化疗可使间变型少突胶质细胞瘤和少突星形细胞瘤患者获益（Kyritsis et al 1993）。

此后又有两项随机试验针对 PCV 辅助化疗与 1p/19q 状态进行了研究。EORTC 26951 纳入了 368 名患者，对手术后联合放疗与放疗后联合标准剂量的 PCV 化疗进行了比较。这些患者的入组条件是病理中须至少存在 25% 少突胶质细胞瘤成分。研究发现 PCV 组中位生存期显著延长（23 相对于 13 个月），但总生存期无显著差异（40 相对于 31 个月）。对于 1p/19q 缺失患者，化疗与不化疗的 5 年生存率分别为 75% 和 74%，而对于完整 1p/19q 的患者，5 年生存率则分别为 33% 和 28%（van den Bent et al 2006a）。在 RTOG 9402 研究中，289 名患者随机进行单纯放疗或者在放疗前联合 4 周期大剂量 PCV 化疗。结论同样显示有 1p/19q 缺失（46%）的患者不论行哪种治疗方案预后均较好。行高剂量 PCV 化疗的患者出现明显的化疗相关毒副作用。有 1p/19q 缺失的患者行或不行化疗 5 年生存率分别为 72% 和 68%，而 1p/19q 完整的患者分别为 37% 和 31%（Cairncross et al 2006）。两研究均表明对此类肿瘤，之所以早期人们积极地进行化疗更多的是因为肿瘤的生物学情况而非对化疗的敏感性，且目前证据显示放疗联合 PCV 化疗并没有更好的效果，但是实际的治疗方法却千差万别（Abrey et al 2007）。其他化疗方案也在研究中，包括使用替莫唑胺的同步放化疗，这也是胶质母细胞瘤的标准治疗方案（Stupp et al 2005；van den Bent et al 2006b）。此外，也有证据支持对复发的间变型少突细胞瘤患者应用化疗，尤其是之前未进行过化疗的患者（van den Bent et al 1998；van den Bent et al 2001；van den Bent et al 2003；Soffietti et al 2004；Triebels et al 2004；Brandes et al 2006；Scopece et al 2006）。

7 预后

少突胶质细胞瘤（WHO Ⅱ级）与其他胶质瘤相比预后较好，据报道中位生存时间为 10~15 年（Shaw et al 1992；Okamoto et al 2004；Jenkins et al 2006），5 年和 10 年生存率分别为 72% 和 50%（Shaw et al 1992；Leighton et al 1997；Okamoto

et al 2004）。有些报道中的生存期很短，尤其是以前的研究（Earnest et al 1950；Chin et al 1980；Mork et al 1985；Ludwig et al 1986；Lindegaard et al 1987；Wilkinson et al 1987），这可能是因为肿瘤诊断与分级不同。虽然该肿瘤预后较好，但是也有肿瘤复发及恶性进展的情况（中位至进展时间为 6~7 年）（Winger et al 1989；Shaw et al 1994；Lebrun et al 2004）。良好预后的因素与所有胶质瘤一样，包括年龄小（Helseth & Mork 1989；Kros et al 1994；Lebrun et al 2004；Okamoto et al 2004）、KPS 评分高（Leighton et al 1997）和级别低。此外，还包括额叶肿瘤（Kros et al 1994）、影像上无对比增强（Shaw et al 1992）和肿瘤完整切除。当然这些可能是其他预后因素的影响因素，而不是独立预后因素，比如对比增强可能取决于肿瘤级别，而额叶肿瘤可能与高 KPS 评分相关。

大量研究中发现，在少突胶质细胞瘤中高 Ki-67 增殖指数（>3%~5%）与不良预后相关，且独立于年龄、肿瘤部位和级别等其他因素之外（Shibata et al 1988；Deckert et al 1989；Heegaard et al 1995；Kros et al 1996；Coons et al 1997；Lebrun et al 2004；Shaffrey et al 2005）。高 Ki-67 增殖指数（>5%）（Dehghani et al 1998）的患者 5 年生存率可以从 83% 下降为 24%。此外，如前文所述，1p/19q 缺失与生存期延长和对化疗敏感相关（Reifenberger et al 1994；Smith et al 2000；Felsberg et al 2004；Walker et al 2004；Kujas et al 2005；Kanner et al 2006；Giannini et al 2008）。因此，在肿瘤诊断时需要对 Ki-67 表达和 1p/19q 缺失进行评估，以指导预后和治疗（Abrey et al 2007）。

间变型少突胶质细胞瘤比间变型星形细胞瘤和胶质母细胞瘤预后好（Winger et al 1989；Cairncross et al 1994）。这与肿瘤的自然史及治疗敏感性相关，据报道中位生存时间为 1~3.5 年（Shaw et al 1992；Dehghani et al 1998；Ohgaki & Kleihues 2005）。但是如果积极治疗，中位生存时间则会上升为 5 年（Cairncross et al 2006；van den Bent et al 2006a）。与低级别少突胶质细胞瘤一样，其预后与 1p/19q 缺失的关系十分密切（Cairncross et al 1998；van den Bent et al 2006a；Kros et al 2007），报道称有 1p/19q 缺失的患者比无缺失的患者中位生存时间长 5 年（Cairncross et al 2006）。与生存期相关的其他预后因素包括年龄、KPS 评分和切除程度（Shaw et al 1992；Cairncross et al 2006；Van den Bent et al 2006a）。

少突星形细胞瘤的预后可能较少突胶质细胞瘤差，中位生存时间为 6 年（Okamoto et al 2004；Ohgaki & Kleihues 2005），5 年和 10 年生存率分别为 58% 和 32%（Shaw et al 1994，Schiffer et al 1997）。也有报道称 10 年生存率为 49%（Okamoto et al 2004）。与长生存期相关的因素包括年龄、切除程度、放疗和 Ki-67 增殖指数（Shaw et al 1994；Shaffrey et al 2005）。1p/19q 缺失同样与生存时间延长相关，这也包括间变型肿瘤（Eoli et al 2006）。间变型少突星形细胞瘤比单纯胶质母细胞瘤预后稍好，综合治疗后中位生存时间为 2.8~4.2 年（Shaw et al 1994；Kim et al 1996）。

关键点

- 1926 年，Bailey 和 Cushing 两位学者首次报道了少突胶质细胞瘤。1929 年，Bailey 和 Bucy 对 13 例少突胶质细胞瘤进行了经典的描述。

- 少突胶质细胞瘤占所有颅内胶质瘤的 4%~7%，但高达 25% 的胶质瘤含有少突胶质细胞瘤成分。发病高峰为 26~46 岁，间变型肿瘤发病比低级别肿瘤晚10 年。

- 肿瘤见于大脑半球，最常见部位为额叶。

- 患者常出现癫痫。

- 影像学上常见少突胶质细胞瘤的钙化，低级别胶质瘤多无对比增强。

- 组织学特征性表现为透明细胞质形成的核周空晕，由短弧形的毛细血管组成的网状背景，二者呈现"煎蛋"样或"网格"样。

- Ki-67 增值指数 <5% 和 1p/19q 缺失是良好预后的标志，所有肿瘤均应进行评估。

- 多数研究发现行肿瘤完全切除的患者比次全切除或仅活检的患者生存率高。

- 对于有不良预后因素（包括间变型肿瘤、老龄、影像中出现肿瘤进展、Ki-67 增值指数 >5% 或 1p/19q 正常）的患者应考虑术后给予总剂量 50Gy 的放疗。

- 尽管早年化疗比较积极，但Ⅲ期临床研究发现对于间变型少突胶质细胞瘤，放疗联合化疗效果并不理想。最常用的化疗方案为 PCV（丙卡巴肼，洛莫司汀，长春新碱），其他化疗方案正在研究中。

（张伟　译）

参考文献

Abrey, L.E., Louis, D.N., Paleologos, N., et al., 2007. Survey of treatment recommendations for anaplastic oligodendroglioma. Neuro. Oncol. 9 (3), 314–318.

Afra, D., Muller, W., Benoist, G., et al., 1978. Supratentorial recurrences of gliomas. Results of reoperations on astrocytomas and oligodendrogliomas. Acta. Neurochir. (Wien) 43 (3–4), 217–227.

Alaminos, M., Davalos, V., Ropero, S., et al., 2005. EMP3, a myelin-related gene located in the critical 19q13. 3 region, is epigenetically silenced and exhibits features of a candidate tumor suppressor in glioma and neuroblastoma. Cancer Res. 65 (7), 2565–2571.

Aldape, K., Burger, P.C., Perry, A., 2007. Clinicopathologic aspects of 1p/19q loss and the diagnosis of oligodendroglioma. Arch. Pathol. Lab. Med. 131 (2), 242–251.

Allison, R.R., Schulsinger, A., Vongtama, V., et al., 1997. Radiation and chemotherapy improve outcome in oligodendroglioma. Int. J. Radiat. Oncol. Biol. Phys. 37 (2), 399–403.

Alvarez, J.A., Cohen, M.L., Hlavin, M.L., 1996. Primary intrinsic brainstem oligodendroglioma in an adult. Case report and review of the literature. J. Neurosurg. 85 (6), 1165–1169.

Andersen, A.P., 1978. Postoperative irradiation of glioblastomas. Results in a randomized series. Acta. Radiol. Oncol. Radiat. Phys. Biol. 17 (6), 475–484.

Aquilina, K., Edwards, P., Strong, A., 2006. Principles and practice of image-guided neurosurgery. In: Moore, A.J., Newell, D.W. (Eds.), Tumor neurosurgery. Principles and practice. Springer Verlag, London, p. 123.

Australian Cancer Network Adult Brain Tumour Guidelines Working Party, 2008. Clinical practice guidelines for the management of adult gliomas: Astrocytomas and oligodendrogliomas. The Cancer Council Australia, Australian Cancer Network and Clinical Oncological Society of Australia, Sydney.

Bailey, P., Bucy, P., 1929. Oligodendrogliomas of the brain. J. Pathol. Bacteriol. 32, 735–751.

Bailey, P., Cushing, H., 1926. Clinical correlation. A classification of the tumors of the glioma group on a histogenetic basis with a correlated study of prognosis. Lippincott, Philadelphia, PA, pp. 105–165.

Balko, M.G., Blisard, K.S., Samaha, F.J., 1992. Oligodendroglial gliomatosis cerebri. Hum. Pathol. 23 (6), 706–707.

Barbashina, V., Salazar, P., Holland, E.C., et al., 2005. Allelic losses at 1p36 and 19q13 in gliomas: correlation with histologic classification, definition of a 150-kb minimal deleted region on 1p36, and evaluation of CAMTA1 as a candidate tumor suppressor gene. Clin. Cancer Res. 11 (3), 1119–1128.

Barker, F.G. 2nd, Chang, S.M., Huhn, S.L., et al., 1997. Age and the risk of anaplasia in magnetic resonance-nonenhancing supratentorial cerebral tumors. Cancer 80 (5), 936–941.

Beckmann, M.J., Prayson, R.A., 1997. A clinicopathologic study of 30 cases of oligoastrocytoma including p53 immunohistochemistry. Pathology 29 (2), 159–164.

Berger, M.S., Ojemann, G.A., 1992. Intraoperative brain mapping techniques in neuro-oncology. Stereotact Funct. Neurosurg. 58 (1–4), 153–161.

Berman, J.I., Berger, M.S., Mukherjee, P., et al., 2004. Diffusion-tensor imaging-guided tracking of fibers of the pyramidal tract combined with intraoperative cortical stimulation mapping in patients with gliomas. J. Neurosurg. 101 (1), 66–72.

Blumcke, I., Becker, A.J., Normann, S., et al., 2001. Distinct expression pattern of microtubule-associated protein-2 in human oligodendrogliomas and glial precursor cells. J. Neuropathol. Exp. Neurol. 60 (10), 984–993.

Brandes, A.A., Tosoni, A., Cavallo, G., et al., 2006. Correlations between O6-methylguanine DNA methyltransferase promoter methylation status, 1p and 19q deletions, and response to temozolomide in anaplastic and recurrent oligodendroglioma: a prospective GICNO study. J. Clin. Oncol. 24 (29), 4746–4753.

Buckner, J.C., Gesme, D. Jr., O'Fallon, J.R., et al., 2003. Phase II trial of procarbazine, lomustine, and vincristine as initial therapy for patients with low-grade oligodendroglioma or oligoastrocytoma: efficacy and associations with chromosomal abnormalities. J. Clin. Oncol. 21 (2), 251–255.

Burger, P.C., 1990. Classification, grading and patterns of spread of malignant gliomas. In: Apuzzo, M. (Ed.), Malignant cerebral glioma. American Association of Neurological Surgeons, Park Ridge, IL, pp. 3–17.

Burger, P.C., 2002. What is an oligodendroglioma? Brain Pathol. 12 (2), 257–259.

Burger, P.C., Scheithauer, B.W., 1994. Central nervous system. Atlas of tumor pathology. Armed Forces Institute of Pathology, Washington DC, pp. 107–120.

Burger, P.C., Scheithauer, B.W., Vogel, F., 1991. Oligodendroglioma. Surgical pathology of the nervous system and its coverings. John Wiley, New York, pp. 306–327.

Burger, P.C., Vogel, F., 1982. Oligodendroglioma. Surgical pathology of the nervous system and its coverings. John Wiley, New York.

Cairncross, G., Berkey, B., Shaw, E., et al., 2006. Phase III trial of chemotherapy plus radiotherapy compared with radiotherapy alone for pure and mixed anaplastic oligodendroglioma: Intergroup Radiation Therapy Oncology Group Trial 9402. J. Clin. Oncol. 24 (18), 2707–2714.

Cairncross, G., Macdonald, D., Ludwin, S., et al., 1994. Chemotherapy for anaplastic oligodendroglioma. National Cancer Institute of Canada Clinical Trials Group. J. Clin. Oncol. 12 (10), 2013–2021.

Cairncross, J.G., Laperriere, N.J., 1989. Low-grade glioma. To treat or not to treat? Arch. Neurol. 46 (11), 1238–1239.

Cairncross, J.G., Macdonald, D.R., 1988. Successful chemotherapy for recurrent malignant oligodendroglioma. Ann. Neurol. 23 (4), 360–364.

Cairncross, J.G., Macdonald, D.R., 1991. Chemotherapy for oligodendroglioma. Progress report. Arch. Neurol. 48 (2), 225–227.

Cairncross, J.G., Macdonald, D.R., Ramsay, D.A., 1992. Aggressive oligodendroglioma: a chemosensitive tumor. Neurosurgery 31 (1), 78–82.

Cairncross, J.G., Ueki, K., Zlatescu, M.C., et al., 1998. Specific genetic predictors of chemotherapeutic response and survival in patients with anaplastic oligodendrogliomas. J. Natl. Cancer Inst. 90 (19), 1473–1479.

CBTRUS, 2006. Central Brain Tumor Registry of the United States. Available at: www.cbtrus.org.

Celli, P., Nofrone, I., Palma, L., et al., 1994. Cerebral oligodendroglioma: prognostic factors and life history. Neurosurgery 35 (6), 1018–1034; discussion 1034–1015.

Cenacchi, G., Giangaspero, F., Cerasoli, S., et al., 1996. Ultrastructural characterization of oligodendroglial-like cells in central nervous system tumors. Ultrastruct. Pathol. 20 (6), 537–547.

Chan, A.S., Leung, S.Y., Wong, M.P., et al., 1998. Expression of vascular endothelial growth factor and its receptors in the anaplastic progression of astrocytoma, oligodendroglioma, and ependymoma. Am. J. Surg. Pathol. 22 (7), 816–826.

Chang, E.F., Potts, M.B., Keles, G.E., et al., 2008. Seizure characteristics and control following resection in 332 patients with low-grade gliomas. J. Neurosurg. 108 (2), 227–235.

Chin, H.W., Hazel, J.J., Kim, T.H., et al., 1980. Oligodendrogliomas. I. A clinical study of cerebral oligodendrogliomas. Cancer 45 (6), 1458–1466.

Choi, B.H., Kim, R.C., 1984. Expression of glial fibrillary acidic protein in immature oligodendroglia. Science 223 (4634), 407–409.

Christov, C., Adle-Biassette, H., Le Guerinel, C., et al., 1998. Immunohistochemical detection of vascular endothelial growth factor (VEGF) in the vasculature of oligodendrogliomas. Neuropathol. Appl. Neurobiol. 24 (1), 29–35.

Claus, E.B., Horlacher, A., Hsu, L., et al., 2005. Survival rates in patients with low-grade glioma after intraoperative magnetic resonance image guidance. Cancer 103 (6), 1227–1233.

Coons, S.W., Johnson, P.C., Pearl, D.K., 1997. The prognostic significance of Ki-67 labeling indices for oligodendrogliomas. Neurosurgery 41 (4), 878–884; discussion 884–875.

Cooper, E.R., 1935. The relation of oligodendrocytes and astrocytes in cerebral tumours. J. Pathol. Bacteriol. 41, 259–266.

Dam, A.M., Fuglsang-Frederiksen, A., Svarre-Olsen, U., et al., 1985. Late-onset epilepsy: etiologies, types of seizure, and value of clinical investigation, EEG, and computerized tomography scan. Epilepsia 26 (3), 227–231.

Daumas-Duport, C., Tucker, M.L., Kolles, H., et al., 1997. Oligodendrogliomas. Part II: A new grading system based on morphological and imaging criteria. J. Neurooncol 34 (1), 61–78.

Davies, E., Clarke, C., Hopkins, A., 1996. Malignant cerebral glioma II: Perspectives of patients and relatives on the value of radiotherapy. BMJ 313 (7071), 1512–1516.

de la Monte, S.M., 1990. Immunohistochemical diagnosis of nervous system neoplasms. Clin. Lab. Med. 10 (1), 151–178.

Deckert, M., Reifenberger, G., Wechsler, W., 1989. Determination of the proliferative potential of human brain tumors using the monoclonal antibody Ki-67. J. Cancer Res. Clin. Oncol. 115 (2), 179–188.

Dehghani, F., Schachenmayr, W., Laun, A., et al., 1998. Prognostic implication of histopathological, immunohistochemical and clinical features of oligodendrogliomas: a study of 89 cases. Acta. Neuropathol. 95 (5), 493–504.

Derlon, J.M., Cabal, P., Blaizot, X., et al., 2005. [Metabolic imaging for supratentorial oligodendrogliomas]. Neurochirurgie 51 (3–4 Pt 2), 309–322.

Derlon, J.M., Petit-Taboue, M.C., Chapon, F., et al., 1997. The in vivo metabolic pattern of low-grade brain gliomas: a positron emission tomographic study using 18F-fluorodeoxyglucose and 11C-L-methylmethionine. Neurosurgery 40 (2), 276–287; discussion 287–278.

Di Rocco, F., Carroll, R.S., Zhang, J., et al., 1998. Platelet-derived growth factor and its receptor expression in human oligodendrogliomas. Neurosurgery 42 (2), 341–346.

Dohrmann, G.J., Farwell, J.R., Flannery, J.T., 1978. Oligodendrogliomas in children. Surg. Neurol. 10 (1), 21–25.

Dong, S., Pang, J.C., Hu, J., et al., 2002. Transcriptional inactivation of TP73 expression in oligodendroglial tumors. Int. J. Cancer 98 (3), 370–375.

Earnest, F. 3rd, Kernohan, J.W., Craig, W.M., 1950. Oligodendrogliomas; a review of 200 cases. Arch. Neurol. Psychiatry 63 (6), 964–976.

Ekstrand, A.J., James, C.D., Cavenee, W.K., et al., 1991. Genes for epidermal growth factor receptor, transforming growth factor alpha, and epidermal growth factor and their expression in human gliomas in vivo. Cancer Res. 51 (8), 2164–2172.

El-Hateer, H., Souhami, L., Roberge, D., et al., 2009. Low-grade oligodendroglioma: an indolent but incurable disease? Clinical article. J. Neurosurg. 111 (2), 265–271.

Eoli, M., Bissola, L., Bruzzone, M.G., et al., 2006. Reclassification of oligoastrocytomas by loss of heterozygosity studies. Int. J. Cancer 119 (1), 84–90.

Felsberg, J., Erkwoh, A., Sabel, M.C., et al., 2004. Oligodendroglial tumors: refinement of candidate regions on chromosome arm 1p and correlation of 1p/19q status with survival. Brain Pathol. 14 (2), 121–130.

Forsyth, P.A., Posner, J.B., 1993. Headaches in patients with brain tumors: a study of 111 patients. Neurology 43 (9), 1678–1683.

Fortuna, A., Celli, P., Palma, L., 1980. Oligodendrogliomas of the spinal cord. Acta. Neurochir. (Wien) 52 (3–4), 305–329.

Gannett, D.E., Wisbeck, W.M., Silbergeld, D.L., et al., 1994. The role of postoperative irradiation in the treatment of oligodendroglioma. Int. J. Radiat. Oncol. Biol. Phys. 30 (3), 567–573.

Giannini, C., Burger, P.C., Berkey, B.A., et al., 2008. Anaplastic oligodendroglial tumors: refining the correlation among histopathology, 1p 19q deletion and clinical outcome in Intergroup Radiation Therapy Oncology Group Trial 9402. Brain Pathol. 18 (3), 360–369.

Giannini, C., Scheithauer, B.W., Weaver, A.L., et al., 2001. Oligodendrogliomas: reproducibility and prognostic value of histologic diagnosis and grading. J. Neuropathol. Exp. Neurol. 60 (3), 248–262.

Glass, J., Hochberg, F.H., Gruber, M.L., et al., 1992. The treatment of oligodendrogliomas and mixed oligodendroglioma-astrocytomas with PCV chemotherapy. J. Neurosurg. 76 (5), 741–745.

Griffin, C.A., Burger, P., Morsberger, L., et al., 2006. Identification of der(1; 19)(q10; p10) in five oligodendrogliomas suggests mechanism of concurrent 1p and 19q loss. J. Neuropathol. Exp. Neurol. 65 (10), 988–994.

Gugino, L.D., Aglio, L.S., Black, P.M., 2000. Cortical stimulation techniques. In: Kaye, A.H., Black, P.M. Operative neurosurgery. Churchill Livingstone, London, p. 85.

Hart, M.G., Grant, R., Metcalfe, S.E., 2004. Biopsy versus resection for malignant glioma. Cochrane Database of Systematic Reviews CD002034.

Hart, M.N., Petito, C.K., Earle, K.M., 1974. Mixed gliomas. Cancer 33 (1), 134–140.

Heegaard, S., Sommer, H.M., Broholm, H., et al., 1995. Proliferating cell nuclear antigen and Ki-67 immunohistochemistry of oligodendrogliomas with special reference to prognosis. Cancer 76 (10), 1809–1813.

Helseth, A., Mork, S.J., 1989. Neoplasms of the central nervous system in Norway. III. Epidemiological characteristics of intracranial gliomas according to histology. APMIS 97 (6), 547–555.

Henry, R.G., Berman, J.I., Nagarajan, S.S., et al., 2004. Subcortical pathways serving cortical language sites: initial experience with diffusion tensor imaging fiber tracking combined with intraoperative language mapping. Neuroimage 21 (2), 616–622.

Henson, J.W., Gaviani, P., Gonzalez, R.G., 2005. MRI in treatment of adult gliomas. Lancet Oncol. 6 (3), 167–175.

Hildebrand, J., Lecaille, C., Perennes, J., et al., 2005. Epileptic seizures during follow-up of patients treated for primary brain tumors. Neurology 65 (2), 212–215.

Hinton, D.R., Dolan, E., Sima, A.A., 1984. The value of histopathological examination of surgically removed blood clot in determining the etiology of spontaneous intracerebral hemorrhage. Stroke 15 (3), 517–520.

Hirsch, J.F., Sainte Rose, C., Pierre-Kahn, A., et al., 1989. Benign astrocytic and oligodendrocytic tumors of the cerebral hemispheres in children. J. Neurosurg. 70 (4), 568–572.

Hong, C., Bollen, A.W., Costello, J.F., 2003. The contribution of genetic and epigenetic mechanisms to gene silencing in oligodendrogliomas. Cancer Res. 63 (22), 7600–7605.

Horrax, G., Wu, W.Q., 1951. Postoperative survival of patients with intracranial oligodendroglioma with special reference to radical tumor removal; a study of 26 patients. J. Neurosurg. 8 (5), 473–479.

Hsu, Y.Y., Chang, C.N., Wie, K.J., et al., 2004. Proton magnetic resonance spectroscopic imaging of cerebral gliomas: correlation of metabolite ratios with histopathologic grading. Chang Gung Med. J. 27 (6), 399–407.

Jaeckle, K.A., Ballman, K.V., Rao, R.D., et al., 2006. Current strategies in treatment of oligodendroglioma: evolution of molecular signatures of response. J. Clin. Oncol. 24 (8), 1246–1252.

Jaskolsky, D., Zawirski, M., Papierz, W., et al., 1987. Mixed gliomas. Their clinical course and results of surgery. Zentralbl. Neurochir. 48 (2), 120–123.

Jenkins, R.B., Blair, H., Ballman, K.V., et al., 2006. A t(1; 19)(q10; p10) mediates the combined deletions of 1p and 19q and predicts a better prognosis of patients with oligodendroglioma. Cancer Res. 66 (20), 9852–9861.

Jenkinson, M.D., du Plessis, D.G., Smith, T.S., et al., 2006. Histological growth patterns and genotype in oligodendroglial tumours: correlation with MRI features. Brain 129 (Pt 7), 1884–1891.

Jeuken, J.W., von Deimling, A., Wesseling, P., 2004. Molecular pathogenesis of oligodendroglial tumors. J. Neurooncol. 70 (2), 161–181.

Kaloshi, G., Benouaich-Amiel, A., Diakite, F., et al., 2007. Temozolomide for low-grade gliomas: predictive impact of 1p/19q loss on response and outcome. Neurology 68 (21), 1831–1836.

Kanner, A.A., Staugaitis, S.M., Castilla, E.A., et al., 2006. The impact of genotype on outcome in oligodendroglioma: validation of the loss of chromosome arm 1p as an important factor in clinical decision making. J. Neurosurg. 104 (4), 542–550.

Karim, A.B., Maat, B., Hatlevoll, R., et al., 1996. A randomized trial on dose-response in radiation therapy of low-grade cerebral glioma: European Organization for Research and Treatment of Cancer (EORTC) Study 22844. Int. J. Radiat Oncol. Biol. Phys. 36 (3), 549–556.

Keles, G.E., Lamborn, K.R., Berger, M.S., 2001. Low-grade hemispheric gliomas in adults: a critical review of extent of resection as a factor influencing outcome. J. Neurosurg. 95 (5), 735–745.

Kim, L., Hochberg, F.H., Thornton, A.F., et al., 1996. Procarbazine, lomustine, and vincristine (PCV) chemotherapy for grade III and grade IV oligoastrocytomas. J. Neurosurg. 85 (4), 602–607.

Kraus, J.A., Koopmann, J., Kaskel, P., et al., 1995. Shared allelic losses on chromosomes 1p and 19q suggest a common origin of oligodendroglioma and oligoastrocytoma. J. Neuropathol. Exp. Neurol. 54 (1), 91–95.

Kros, J.M., Gorlia, T., Kouwenhoven, M.C., et al., 2007. Panel review of anaplastic oligodendroglioma from European Organization For Research and Treatment of Cancer Trial 26951: assessment of consensus in diagnosis, influence of 1p/19q loss, and correlations with outcome. J. Neuropathol. Exp. Neurol. 66 (6), 545–551.

Kros, J.M., Hop, W.C., Godschalk, J.J., et al., 1996. Prognostic value of the proliferation-related antigen Ki-67 in oligodendrogliomas. Cancer 78 (5), 1107–1113.

Kros, J.M., Pieterman, H., van Eden, C.G., et al., 1994. Oligodendroglioma: the Rotterdam-Dijkzigt experience. Neurosurgery 34 (6), 959–966; discussion 966.

Kros, J.M., Stefanko, S.Z., de Jong, A.A., et al., 1991. Ultrastructural and immunohistochemical segregation of gemistocytic subsets. Hum. Pathol. 22 (1), 33–40.

Kros, J.M., Troost, D., van Eden, C.G., et al., 1988. Oligodendroglioma. A comparison of two grading systems. Cancer 61 (11), 2251–2259.

Kros, J.M., van den Brink, W.A., van Loon-van Luyt, J.J., et al., 1997. Signet-ring cell oligodendroglioma–report of two cases and discussion of the differential diagnosis. Acta. Neuropathol. 93 (6), 638–643.

Kros, J.M., Van Eden, C.G., Stefanko, S.Z., et al., 1990. Prognostic implications of glial fibrillary acidic protein containing cell types in oligodendrogliomas. Cancer 66 (6), 1204–1212.

Kujas, M., Lejeune, J., Benouaich-Amiel, A., et al., 2005. Chromosome 1p loss: a favorable prognostic factor in low-grade gliomas. Ann. Neurol. 58 (2), 322–326.

Kyritsis, A.P., Yung, W.K., Bruner, J., et al., 1993. The treatment of anaplastic oligodendrogliomas and mixed gliomas. Neurosurgery 32 (3), 365–370; discussion 371.

Laack, N.N., Brown, P.D., 2004. Cognitive sequelae of brain radiation in adults. Semin. Oncol. 31 (5), 702–713.

Law, M., Yang, S., Wang, H., et al., 2003. Glioma grading: sensitivity, specificity, and predictive values of perfusion MR imaging and proton MR spectroscopic imaging compared with conventional MR imaging. AJNR. Am. J. Neuroradiol. 24 (10), 1989–1998.

Laws, E.R. Jr., Taylor, W.F., Clifton, M.B., et al., 1984. Neurosurgical management of low-grade astrocytoma of the cerebral hemispheres. J. Neurosurg. 61 (4), 665–673.

Lebrun, C., Fontaine, D., Ramaioli, A., et al., 2004. Long-term outcome of oligodendrogliomas. Neurology 62 (10), 1783–1787.

Lee, C., Duncan, V.W., Young, A.B., 1998. Magnetic resonance features of the enigmatic oligodendroglioma. Invest. Radiol. 33 (4), 222–231.

Lee, T.K., Nakasu, Y., Jeffree, M.A., et al., 1989. Indolent glioma: a cause of epilepsy. Arch. Dis. Child. 64 (12), 1666–1671.

Lee, Y.Y., Van Tassel, P., 1989. Intracranial oligodendrogliomas: imaging findings in 35 untreated cases. AJR Am. J. Roentgenol. 152 (2), 361–369.

Leighton, C., Fisher, B., Bauman, G., et al., 1997. Supratentorial low-grade glioma in adults: an analysis of prognostic factors and timing of radiation. J. Clin. Oncol. 15 (4), 1294–1301.

Lev, M.H., Ozsunar, Y., Henson, J.W., et al., 2004. Glial tumor grading and outcome prediction using dynamic spin-echo MR susceptibility mapping compared with conventional contrast-enhanced MR: confounding effect of elevated rCBV of oligodendrogliomas [corrected]. AJNR Am. J. Neuroradiol. 25 (2), 214–221.

Levin, V.A., Silver, P., Hannigan, J., et al., 1990. Superiority of postradiotherapy adjuvant chemotherapy with CCNU, procarbazine, and vincristine (PCV) over BCNU for anaplastic gliomas: NCOG 6G61 final report. Int. J. Radiat. Oncol. Biol. Phys. 18 (2), 321–324.

Ligon, K.L., Alberta, J.A., Kho, A.T., et al., 2004. The oligodendroglial lineage marker OLIG2 is universally expressed in diffuse gliomas. J. Neuropathol. Exp. Neurol. 63 (5), 499–509.

Lindegaard, K.F., Mork, S.J., Eide, G.E., et al., 1987. Statistical analysis of clinicopathological features, radiotherapy, and survival in 170 cases of oligodendroglioma. J. Neurosurg. 67 (2), 224–230.

Ludwig, C.L., Smith, M.T., Godfrey, A.D., et al., 1986. A clinicopathological study of 323 patients with oligodendrogliomas. Ann. Neurol. 19 (1), 15–21.

Macdonald, D.R., 1994. Low-grade gliomas, mixed gliomas, and oligodendrogliomas. Semin. Oncol. 21 (2), 236–248.

Macdonald, D.R., Gaspar, L.E., Cairncross, J.G., 1990. Successful chemotherapy for newly diagnosed aggressive oligodendroglioma. Ann. Neurol. 27 (5), 573–574.

Macdonald, D.R., O'Brien, R.A., Gilbert, J.J., et al., 1989. Metastatic anaplastic oligodendroglioma. Neurology 39 (12), 1593–1596.

Magnani, I., Guerneri, S., Pollo, B., et al., 1994. Increasing complexity of the karyotype in 50 human gliomas. Progressive evolution and de novo occurrence of cytogenetic alterations. Cancer Genet Cytogenet 75 (2), 77–89.

Mandonnet, E., Delattre, J.Y., Tanguy, M.L., et al., 2003. Continuous growth of mean tumor diameter in a subset of grade II gliomas. Ann. Neurol. 53 (4), 524–528.

Margain, D., Peretti-Viton, P., Perez-Castillo, A.M., et al., 1991. Oligodendrogliomas. J. Neuroradiol. 18 (2), 153–160.

Mason, W.P., Krol, G.S., DeAngelis, L.M., 1996. Low-grade oligodendroglioma responds to chemotherapy. Neurology 46 (1), 203–207.

McDonald, J.M., Dunlap, S., Cogdell, D., et al., 2006. The SHREW1 gene, frequently deleted in oligodendrogliomas, functions to inhibit cell adhesion and migration. Cancer Biol. Ther. 5 (3), 300–304.

McDonald, J.M., Dunmire, V., Taylor, E., et al., 2005. Attenuated expression of DFFB is a hallmark of oligodendrogliomas with 1p-allelic loss. Mol. Cancer 4, 35.

McGirt, M.J., Chaichana, K.L., Attenello, F.J., et al., 2008. Extent of surgical resection is independently associated with survival in patients with hemispheric infiltrating low-grade gliomas. Neurosurgery 63 (4), 700–707; author reply 707–708.

Megyesi, J.F., Kachur, E., Lee, D.H., et al., 2004. Imaging correlates of molecular signatures in oligodendrogliomas. Clin. Cancer Res. 10 (13), 4303–4306.

Merrell, R., Nabors, L.B., Perry, A., et al., 2006. 1p/19q chromosome deletions in metastatic oligodendroglioma. J. Neurooncol. 80 (2), 203–207.

Miller, C.R., Dunham, C.P., Scheithauer, B.W., et al., 2006. Significance of necrosis in grading of oligodendroglial neoplasms: a clinicopathologic and genetic study of newly diagnosed high-grade gliomas. J. Clin. Oncol. 24 (34), 5419–5426.

Mollemann, M., Wolter, M., Felsberg, J., et al., 2005. Frequent promoter hypermethylation and low expression of the MGMT gene in oligodendroglial tumors. Int. J. Cancer 113 (3), 379–385.

Mork, S.J., Lindegaard, K.F., Halvorsen, T.B., et al., 1985. Oligodendroglioma: incidence and biological behavior in a defined population. J. Neurosurg. 63 (6), 881–889.

Morris, H.H., Estes, M.L., Gilmore, R., et al., 1993. Chronic intractable epilepsy as the only symptom of primary brain tumor. Epilepsia 34 (6), 1038–1043.

Mueller, W., Hartmann, C., Hoffmann, A., et al., 2002. Genetic signature of oligoastrocytomas correlates with tumor location and denotes distinct molecular subsets. Am. J. Pathol. 161 (1), 313–319.

Muller, W., Afra, D., Schroder, R., 1977. Supratentorial recurrences of gliomas. Morphological studies in relation to time intervals with oligodendrogliomas. Acta. Neurochir. (Wien) 39 (1–2), 15–25.

Nakagawa, Y., Perentes, E., Rubinstein, L.J., 1986. Immunohistochemical characterization of oligodendrogliomas: an analysis of multiple markers. Acta. Neuropathol. 72 (1), 15–22.

Nakagawa, Y., Perentes, E., Rubinstein, L.J., 1987. Non-specificity of anti-carbonic anhydrase C antibody as a marker in human neurooncology. J. Neuropathol. Exp. Neurol. 46 (4), 451–460.

Nijjar, T.S., Simpson, W.J., Gadalla, T., et al., 1993. Oligodendroglioma. The Princess Margaret Hospital experience (1958–1984). Cancer 71 (12), 4002–4006.

Nutt, C.L., 2005. Molecular genetics of oligodendrogliomas: a model for improved clinical management in the field of neurooncology. Neurosurg. Focus 19 (5), E2.

Ogasawara, H., Kiya, K., Uozumi, T., et al., 1990. Multiple oligodendroglioma – case report. Neurol. Med. Chir. (Tokyo) 30 (2), 127–131.

Ohgaki, H., Eibl, R.H., Wiestler, O.D., et al., 1991. p53 mutations in nonastrocytic human brain tumors. Cancer Res. 51 (22), 6202–6205.

Ohgaki, H., Kleihues, P., 2005. Population-based studies on incidence, survival rates, and genetic alterations in astrocytic and oligodendroglial gliomas. J. Neuropathol. Exp. Neurol. 64 (6), 479–489.

Okamoto, Y., Di Patre, P.L., Burkhard, C., et al., 2004. Population-based study on incidence, survival rates, and genetic alterations of low-grade diffuse astrocytomas and oligodendrogliomas. Acta. Neuropathol. 108 (1), 49–56.

Olson, J.D., Riedel, E., DeAngelis, L.M., 2000. Long-term outcome of low-grade oligodendroglioma and mixed glioma. Neurology 54 (7), 1442–1448.

Packer, R.J., Sutton, L.N., Rorke, L.B., et al., 1985. Oligodendroglioma of the posterior fossa in childhood. Cancer 56 (1), 195–199.

Pagni, C.A., Canavero, S., Gaidolfi, E., 1991. Intramedullary 'holocord' oligodendroglioma: case report. Acta. Neurochir. (Wien) 113 (1–2), 96–99.

Paleologos, N.A., Macdonald, D.R., Vick, N.A., et al., 1999. Neoadjuvant procarbazine, CCNU, and vincristine for anaplastic and aggressive oligodendroglioma. Neurology 53 (5), 1141–1143.

Perry, A., Scheithauer, B.W., Macaulay, R.J., et al., 2002. Oligodendrogliomas with neurocytic differentiation. A report of 4 cases with diagnostic and histogenetic implications. J. Neuropathol. Exp. Neurol. 61 (11), 947–955.

Perry, J.R., Louis, D.N., Cairncross, J.G., 1999. Current treatment of oligodendrogliomas. Arch. Neurol. 56 (4), 434–436.

Pirotte, B., Goldman, S., Massager, N., et al., 2004. Comparison of 18F-FDG and 11C-methionine for PET-guided stereotactic brain biopsy of gliomas. J. Nucl. Med. 45 (8), 1293–1298.

Poisson, M., Pereon, Y., Chiras, J., et al., 1991. Treatment of recurrent malignant supratentorial gliomas with carboplatin (CBDCA). J. Neurooncol. 10 (2), 139–144.

Postma, T.J., Klein, M., Verstappen, C.C., et al., 2002. Radiotherapy-induced cerebral abnormalities in patients with low-grade glioma. Neurology 59 (1), 121–123.

Ransom, D.T., Ritland, S.R., Kimmel, D.W., et al., 1992. Cytogenetic and loss of heterozygosity studies in ependymomas, pilocytic astrocytomas, and oligodendrogliomas. Genes Chromosomes Cancer 5 (4), 348–356.

Recht, L.D., Lew, R., Smith, T.W., 1992. Suspected low-grade glioma: is deferring treatment safe? Ann. Neurol. 31 (4), 431–436.

Reedy, D.P., Bay, J.W., Hahn, J.F., 1983. Role of radiation therapy in the treatment of cerebral oligodendroglioma: an analysis of 57 cases and a literature review. Neurosurgery 13 (5), 499–503.

Reifenberger, G., Kros, J.M., Louis, D.N., et al., 2007a. Anaplastic oligodendroglioma. In: Louis, D.N., Ohgaki, H., Wiestler, O.D., et al. (Eds.), WHO Classification of Tumours of the Central Nervous System. IARC Press, Lyon, pp. 60–62.

Reifenberger, G., Kros, J.M., Louis, D.N., et al., 2007b. Oligodendroglioma. In: Louis, D.N., Ohgaki, H., Wiestler, O.D., et al. (Eds.), WHO Classification of Tumours of the Central Nervous System. IARC Press, Lyon, pp. 54–59.

Reifenberger, G., Louis, D.N., 2003. Oligodendroglioma: toward molecular definitions in diagnostic neuro-oncology. J. Neuropathol. Exp. Neurol. 62 (2), 111–126.

Reifenberger, G., Szymas, J., Wechsler, W., 1987. Differential expression of glial- and neuronal-associated antigens in human tumors of the central and peripheral nervous system. Acta. Neuropathol. 74 (2), 105–123.

Reifenberger, J., Reifenberger, G., Ichimura, K., et al., 1996. Epidermal growth factor receptor expression in oligodendroglial tumors. Am. J. Pathol. 149 (1), 29–35.

Reifenberger, J., Reifenberger, G., Liu, L., et al., 1994. Molecular genetic analysis of oligodendroglial tumors shows preferential allelic deletions on 19q and 1p. Am. J. Pathol. 145 (5), 1175–1190.

Riemenschneider, M.J., Koy, T.H., Reifenberger, G., 2004. Expression of oligodendrocyte lineage genes in oligodendroglial and astrocytic gliomas. Acta. Neuropathol. 107 (3), 277–282.

Ringertz, N., 1950. Grading of gliomas. Acta. Pathol. Microbiol. Scand. 27 (1), 51–64.

Roberts, M., German, W.J., 1966. A long term study of patients with oligodendrogliomas. Follow-up of 50 cases, including Dr. Harvey Cushing's series. J. Neurosurg. 24 (4), 697–700.

Roerig, P., Nessling, M., Radlwimmer, B., et al., 2005. Molecular classification of human gliomas using matrix-based comparative genomic hybridization. Int. J. Cancer 117 (1), 95–103.

Rubinstein, L.J., 1972. Oligodendrogliomas. Tumors of the Central Nervous System. Armed Forces Institute of Pathology, Washington DC, pp. 85–104.

Russell, D.S., Rubinstein, L.J., 1977. Oligodendroglioma. Pathology of tumors of the central nervous system. Edward Arnold, London.

Saarinen, U.M., Pihko, H., Makipernaa, A., 1990. High-dose thiotepa with autologous bone marrow rescue in recurrent malignant oligodendroglioma: a case report. J. Neurooncol. 9 (1), 57–61.

Sandberg-Wollheim, M., Malmstrom, P., Stromblad, L.G., et al., 1991. A randomized study of chemotherapy with procarbazine, vincristine, and lomustine with and without radiation therapy for astrocytoma grades 3 and/or 4. Cancer 68 (1), 22–29.

Sandeman, D.R., Sandeman, A.P., Buxton, P., et al., 1990. The management of patients with an intrinsic supratentorial brain tumour. Br. J. Neurosurg. 4 (4), 299–312.

Sasaki, H., Zlatescu, M.C., Betensky, R.A., et al., 2001. PTEN is a target of chromosome 10q loss in anaplastic oligodendrogliomas and PTEN alterations are associated with poor prognosis. Am. J. Pathol. 159 (1), 359–367.

Schiffer, D., Dutto, A., Cavalla, P., et al., 1997. Prognostic factors in oligodendroglioma. Can. J. Neurol. Sci. 24 (4), 313–319.

Schwechheimer, K., Gass, P., Berlet, H.H., 1992. Expression of oligodendroglia and Schwann cell markers in human nervous system tumors. An immunomorphological study and western blot analysis. Acta. Neuropathol. 83 (3), 283–291.

Scopece, L., Franceschi, E., Cavallo, G., et al., 2006. Carboplatin and etoposide (CE) chemotherapy in patients with recurrent or progressive oligodendroglial tumors. J. Neurooncol. 79 (3), 299–305.

Shaffrey, M.E., Farace, E., Schiff, D., et al., 2005. The Ki-67 labeling index as a prognostic factor in Grade II oligoastrocytomas. J. Neurosurg. 102 (6), 1033–1039.

Shaw, E., Arusell, R., Scheithauer, B., et al., 2002. Prospective randomized trial of low- versus high-dose radiation therapy in adults with supratentorial low-grade glioma: initial report of a North Central Cancer Treatment Group/Radiation Therapy Oncology Group/Eastern Cooperative Oncology Group study. J. Clin. Oncol. 20 (9), 2267–2276.

Shaw, E.G., Scheithauer, B.W., O'Fallon, J.R., et al., 1994. Mixed oligoastrocytomas: a survival and prognostic factor analysis. Neurosurgery 34 (4), 577–582; discussion 582.

Shaw, E.G., Scheithauer, B.W., O'Fallon, J.R., et al., 1992. Oligodendrogliomas: the Mayo Clinic experience. J. Neurosurg. 76 (3), 428–434.

Shaw, E.G., Tatter, S.B., Lesser, G.J., et al., 2004. Current controversies in the radiotherapeutic management of adult low-grade glioma. Semin. Oncol. 31 (5), 653–658.

Sheline, G.E., Boldrey, E., Karlsberg, P., et al., 1964. Therapeutic considerations in tumors affecting the central nervous system: oligodendrogliomas. Radiology 82, 84–89.

Shibata, T., Burger, P.C., Kleihues, P., 1988. Ki-67 immunoperoxidase stain as marker for the histological grading of nervous system tumours. Acta. Neurochir. Suppl. (Wien) 43, 103–106.

Shih, A.H., Holland, E.C., 2004. Developmental neurobiology and the origin of brain tumors. J. Neurooncol. 70 (2), 125–136.

Shimizu, K.T., Tran, L.M., Mark, R.J., et al., 1993. Management of oligodendrogliomas. Radiology 186 (2), 569–572.

Smith, D.F., Hutton, J.L., Sandemann, D., et al., 1991. The prognosis of primary intracerebral tumours presenting with epilepsy: the outcome of medical and surgical management. J. Neurol. Neurosurg. Psychiatry 54 (10), 915–920.

Smith, J.S., Chang, E.F., Lamborn, K.R., et al., 2008. Role of extent of resection in the long-term outcome of low-grade hemispheric gliomas. J. Clin. Oncol. 26 (8), 1338–1345.

Smith, J.S., Perry, A., Borell, T.J., et al., 2000. Alterations of chromosome arms 1p and 19q as predictors of survival in oligodendrogliomas, astrocytomas, and mixed oligoastrocytomas. J. Clin. Oncol. 18 (3), 636–645.

Smith, M.T., Ludwig, C.L., Godfrey, A.D., et al., 1983. Grading of oligodendrogliomas. Cancer 52 (11), 2107–2114.

Soffietti, R., 1990. Histologic and clinical factors of prognostic significance in astrocytic gliomas. J. Neurosurg. Sci. 34 (3–4), 231–234.

Soffietti, R., Nobile, M., Ruda, R., et al., 2004. Second-line treatment with carboplatin for recurrent or progressive oligodendroglial tumors after PCV (procarbazine, lomustine, and vincristine) chemotherapy: a phase II study. Cancer 100 (4), 807–813.

Spicer, M.A., Apuzzo, M.L., 2005. Image-guided surgery. In: Black, P.M., Loeffler, J.S. Cancer of the nervous system, second ed. Lippincott, Williams and Wilkins, Philadelphia, PA, p. 155.

Stupp, R., Mason, W.P., van den Bent, M.J., et al., 2005. Radiotherapy plus concomitant and adjuvant temozolomide for glioblastoma. N. Engl. J. Med. 352 (10), 987–996.

Sugahara, T., Korogi, Y., Kochi, M., et al., 1998. Correlation of MR imaging-determined cerebral blood volume maps with histologic and angiographic determination of vascularity of gliomas. AJR Am. J. Roentgenol. 171 (6), 1479–1486.

Sun, Z.M., Genka, S., Shitara, N., et al., 1988. Factors possibly influencing the prognosis of oligodendroglioma. Neurosurgery 22 (5), 886–891.

Sung, C.C., Collins, R., Li, J., et al., 1996. Glycolipids and myelin proteins in human oligodendrogliomas. Glycoconj. J. 13 (3), 433–443.

Talos, I.F., Zou, K.H., Ohno-Machado, L., et al., 2006. Supratentorial low-grade glioma resectability: statistical predictive analysis based on anatomic MR features and tumor characteristics. Radiology 239 (2), 506–513.

Taphoorn, M.J., 2003. Neurocognitive sequelae in the treatment of low-grade gliomas. Semin. Oncol. 30 (6 Suppl. 19), 45–48.

Taphoorn, M.J., Klein, M., 2004. Cognitive deficits in adult patients with brain tumours. Lancet Neurol. 3 (3), 159–168.

Taylor, M., Bernstein, M., Perry, J., et al., 2004. Surgical management of malignant glioma. Evidence Summary Report No. 9/8, Program in Evidence Based Care. Cancer Care, Ontario.

Tekkok, I.H., Ayberk, G., Saglam, S., et al., 1992. Primary intraventricular oligodendroglioma. Neurochirurgia. (Stuttg) 35 (2), 63–66.

Thiel, G., Losanowa, T., Kintzel, D., et al., 1992. Karyotypes in 90 human gliomas. Cancer Genet Cytogenet 58 (2), 109–120.

Triebels, V.H., Taphoorn, M.J., Brandes, A.A., et al., 2004. Salvage PCV chemotherapy for temozolomide-resistant oligodendrogliomas. Neurology 63 (5), 904–906.

Trouillard, O., Aguirre-Cruz, L., Hoang-Xuan, K., et al., 2004. Parental 19q loss and PEG3 expression in oligodendrogliomas. Cancer Genet Cytogenet 151 (2), 182–183.

Tucha, O., Smely, C., Preier, M., et al., 2000. Cognitive deficits before treatment among patients with brain tumors. Neurosurgery 47 (2), 324–333; discussion 333–324.

van den Bent, M.J., Afra, D., de Witte, O., et al., 2005. Long-term efficacy of early versus delayed radiotherapy for low-grade astrocytoma and oligodendroglioma in adults: the EORTC 22845 randomised trial. Lancet 366 (9490), 985–990.

van den Bent, M.J., Carpentier, A.F., Brandes, A.A., et al., 2006a. Adjuvant procarbazine, lomustine, and vincristine improves progression-free survival but not overall survival in newly diagnosed anaplastic oligodendrogliomas and oligoastrocytomas: a randomized European Organisation for Research and Treatment of Cancer phase III trial. J. Clin. Oncol. 24 (18), 2715–2722.

van den Bent, M.J., Hegi, M.E., Stupp, R., 2006b Recent developments in the use of chemotherapy in brain tumours. Eur. J. Cancer 42 (5), 582–588.

van den Bent, M.J., Keime-Guibert, F., Brandes, A.A., et al., 2001. Temozolomide chemotherapy in recurrent oligodendroglioma. Neurology 57 (2), 340–342.

van den Bent, M.J., Kros, J.M., Heimans, J.J., et al., 1998. Response rate and prognostic factors of recurrent oligodendroglioma treated with procarbazine, CCNU, and vincristine chemotherapy. Dutch Neuro-oncology Group. Neurology 51 (4), 1140–1145.

van den Bent, M.J., Taphoorn, M.J., Brandes, A.A., et al., 2003. Phase II study of first-line chemotherapy with temozolomide in recurrent oligodendroglial tumors: the European Organization for Research and Treatment of Cancer Brain Tumor Group Study 26971. J. Clin. Oncol. 21 (13), 2525–2528.

Vlieger, E.J., Majoie, C.B., Leenstra, S., et al., 2004. Functional magnetic resonance imaging for neurosurgical planning in neurooncology. Eur. Radiol. 14 (7), 1143–1153.

von Deimling, A., Reifenberger, G., Kros, J.M., et al., 2007a Anaplastic oligoastrocytoma. In: Louis, D.N., Ohgaki, H., Wiestler, O.D., et al. (Eds.), WHO Classification of Tumours of the Central Nervous System. IARC Press, Lyon, pp. 66–67.

von Deimling, A., Reifenberger, G., Kros, J.M., et al., 2007b. Oligoastrocytoma. In: Louis, D.N., Ohgaki, H., Wiestler, O.D., et al. (Eds.), WHO Classification of Tumours of the Central Nervous System. IARC Press, Lyon, pp. 63–65.

Vuorinen, V., Hinkka, S., Farkkila, M., et al., 2003. Debulking or biopsy of malignant glioma in elderly people – a randomised study. Acta. Neurochir. (Wien) 145 (1), 5–10.

Walker, C., du Plessis, D.G., Fildes, D., et al., 2004. Correlation of molecular genetics with molecular and morphological imaging in gliomas with an oligodendroglial component. Clin. Cancer Res. 10 (21), 7182–7191.

Walker, M., Alexander, E. Jr., Hunt, W., et al., 1978. Evaluation of BCNU and/or radiotherapy in the treatment of anaplastic gliomas. A cooperative clinical trial. J. Neurosurg. 49, 333–343.

Walker, M.D., Green, S.B., Byar, D.P., et al., 1980. Randomized comparisons of radiotherapy and nitrosoureas for the treatment of malignant glioma after surgery. N. Engl. J. Med. 303 (23), 1323–1329.

Wallner, K.E., Gonzales, M., Sheline, G.E., 1988. Treatment of oligodendrogliomas with or without postoperative irradiation. J. Neurosurg. 68 (5), 684–688.

Wharton, S.B., Chan, K.K., Hamilton, F.A., et al., 1998a. Expression of neuronal markers in oligodendrogliomas: an immunohistochemical study. Neuropathol. Appl. Neurobiol. 24 (4), 302–308.

Wharton, S.B., Hamilton, F.A., Chan, W.K., et al., 1998b. Proliferation and cell death in oligodendrogliomas. Neuropathol. Appl. Neurobiol. 24 (1), 21–28.

Whitton, A.C., Bloom, H.J., 1990. Low grade glioma of the cerebral hemispheres in adults: a retrospective analysis of 88 cases. Int. J. Radiat. Oncol. Biol. Phys. 18 (4), 783–786.

Wilkinson, I.M., Anderson, A.E., Holmes, A.E., 1987. Oligodendroglioma: an analysis of 42 cases. J. Neurol. Neurosurg. Psychiatry 50 (3), 304–312.

Winger, M.J., Macdonald, D.R., Cairncross, J.G., 1989. Supratentorial anaplastic gliomas in adults. The prognostic importance of extent of resection and prior low-grade glioma. J. Neurosurg. 71 (4), 487–493.

Wolf, R.M., Draghi, N., Liang, X., et al., 2003. p190RhoGAP can act to inhibit PDGF-induced gliomas in mice: a putative tumor suppressor encoded on human chromosome 19q13.3. Genes Dev. 17 (4), 476–487.

Zlatescu, M.C., TehraniYazdi, A., Sasaki, H., et al., 2001. Tumor location and growth pattern correlate with genetic signature in oligodendroglial neoplasms. Cancer Res. 61 (18), 6713–6715.

第23章

脑干肿瘤

Katherine E.Warren，Russell R.Lonser

1 简介

脑干（在本章中定义为间脑至颈髓间的解剖结构）肿瘤占成人原发颅内肿瘤的 2%，占儿童原发颅内肿瘤的 15%~20%（CBTRUS 2008；Smith 1998）。在 MRI 普及之前，脑干部位的肿瘤均归为一类且预后不佳。在过去的 20 年里，不断改良的临床及组织学分类表明脑干肿瘤是一类异质性疾病，具有多种类型，且各自有其独特的生物学及临床特点。在本章节，我们将详细论述脑干胶质瘤的临床、影像、组织学及治疗方面的特点。

2 流行病学及病因学

2.1 流行病学

尽管脑干胶质瘤可发生在任何年龄段，但患者以儿童居多。超过 75% 的脑干胶质瘤发生于 20 岁以下的年轻患者（Hoffman et al 1980；Pollock et al 1991）。总体来讲，男性发病率高于女性，男：女为（1.3~1.4）∶1（Grigsby et al 1989；Fischbein et al 1991）。

2.2 病因学

目前大多数脑干胶质瘤的病因尚不十分清楚，但一少部分脑干胶质瘤与家族遗传性肿瘤综合征相关。例如，在神经纤维瘤病 1 型（Neurofibromatosis type 1，NF-1）、von Hippel-Lindau 病、结节性硬化症、Li-Fraumeni 病以及 Turcot 肿瘤综合征的患者中，颅内肿瘤，包括脑干胶质瘤的发病率普遍增高（Chen 1998；Albers & Gutmann 2009；Farrel

& Plotkin 2009）。虽然这些综合征都与抑癌基因的突变有关，但是合并出现的脑干肿瘤却不尽相同。

除遗传性肿瘤综合征外，其他脑干胶质瘤的可能病因包括放射治疗史、免疫缺陷、环境及化学暴露。尽管有传言称这些因素与脑干肿瘤有关，但除了脑干局部放射治疗史以外，其他病因均无法证实（Walter et al 1998；Salcatore et al 1996；Kaplan et al 1997；Inskip et al 2001；Varan et al 2004）。

3 临床表现

脑干胶质瘤患者的临床表现不尽相同（表23.1）。患者可以同时具有一般性及局灶性的症状和体征，包括脑神经功能障碍、共济失调、瞳孔改变、视盘水肿、眼球震颤、自主神经功能紊乱以及头痛。大约 40% 的儿童及 15% 的成年患者可能出现脑积水及与之相关的症状体征（Fisher et al 2000；Guillamo et al 2001b）。

表 23.1　脑干胶质瘤的一般临床表现特点

肿瘤类型	一般症状与体征
DIPG	脑神经受损，共济失调，锥体束征
局灶型中脑胶质瘤	梦魇/夜惊，呕吐，发育障碍，偏瘫，脑神经受损
延颈交界型胶质瘤	后组脑神经受损，运动或感觉障碍，锥体束征，呕吐，头痛，上肢运动障碍
脑干背侧外生型胶质瘤	头痛，呕吐，颅内压增高表现
顶盖胶质瘤	迟发性导水管狭窄

儿童弥散性脑干胶质瘤患者的典型表现为多组脑神经受损，长束征以及小脑功能受损，而局灶性病变的患者可出现单一脑神经受损，及由脑积水所致的颅内压增高等一系列症状体征。儿童患者在确诊前几个月可出现一些轻微的临床表现，如行为改变，梦魇，夜惊，学习成绩差，多动或注意力不集中等。婴幼儿可表现为发育障碍，呕吐，巨颅畸形，易激惹，反射亢进及肌张力减退等（Maria et al 1993；Shah et al 2008）。成人最常见的临床表现为步态异常、头痛、乏力以及复视（Guillamo et al 2001b）。

4 诊断

4.1 一般诊断

目前脑干胶质瘤的诊断主要依靠MRI，并且需要与后颅窝的各类肿瘤及良性病变相鉴别（Kratimenos & Thomas 1993）（表23.2）。虽然许多病变可以通过MRI鉴别，但有些病变的影像表现可能不典型，有时需要行活检来明确诊断。

表23.2　脑干胶质瘤的鉴别诊断

后颅窝肿瘤	良性病变
胚胎性肿瘤	血管畸形
室管膜瘤	组织细胞增多症
非典型畸胎样横纹肌样瘤（ATRT）	肉芽肿
神经节细胞胶质瘤	髓鞘疾病
原始神经外胚层肿瘤（PNET）	血管母细胞瘤 传染性疾病（寄生性囊肿，结核等） 多发性硬化 脑干炎性病变

4.2 活检

尽管影像技术对疾病检出的敏感性很高，但是却缺乏特异性。据有关临床研究显示，MRI可显示病变但是影像诊断却不正确的情况在脑干胶质瘤中高达20%（Franzini et al

1988；Giunta et al 1988；Abernathy et al 1989；Kratimenous & Thomas 1993；Schumacher et al 2007）。对于局灶性脑干肿瘤以及MRI表现不典型的患者可进行活检以明确病理诊断。有研究报道，在2~60岁的72名脑干病变患者中，发现61%的活检结果为肿瘤（Kratimenos & Thomas 1993）。

由于活检手术风险高，所取样本可能无法确诊以及肿瘤的组织学分级与预后不符，故活检术的价值长久以来备受争议（Barkovich et al 1990；Maria et al 1993）。然而，近期发现影像引导下的立体定向活检可以极大地提高诊断准确率，同时术后并发症发生率也相对较低（1~5%）（Rajshekhar & Chandy 1995；Boviatsis et al 2003；Goncalves-Ferreira et al 2003）。此外，脑干病变活检也常会发现非肿瘤的病变（Kratimenos & Thomas 1993）。Samadani 与 Judy（2003）对293例成人及儿童的脑干占位活检结果进行了一项荟萃分析，结果显示96%的患者可以明确诊断，术后并发症发生率及死亡率较低，分别为4%和3%。在此研究中，31%的病变为高级别胶质瘤，23%为低级别胶质瘤，10%为转移癌。此外，9%的病变为血肿，5%为淋巴瘤，3%为脱髓鞘疾病。另外，还包含血管畸形、囊肿、放射性坏死、血管炎、脑梗死灶及肉芽肿等结果。因此，该作者得出结论认为，考虑到脑干病变病理表现的多样性，立体定向活检不失为一项安全、可行的诊断方法。

5 分级与治疗

其他中枢神经系统肿瘤的分型依据为影像学表现、位置、肿瘤细胞类型以及分化程度等，但脑干胶质瘤的分型却主要依赖于无创的MRI影像表现及其位置（图23.1）。最常用的分型方法是根据MRI将脑干胶质瘤分为弥散性或局灶性两类，而后者又可以分为背侧外生型、延颈交界型、顶盖型等亚型。局灶性与弥散性脑干肿瘤患者的预后及治疗不尽相同。通常来讲，弥散浸润性肿瘤的预后差（Sanford et al 1988），而局灶性肿瘤一般级别较低且预后较好（Fischbein et al 1996）。下面我们将分别叙述两种类别脑干胶质瘤的临床特点及治疗。

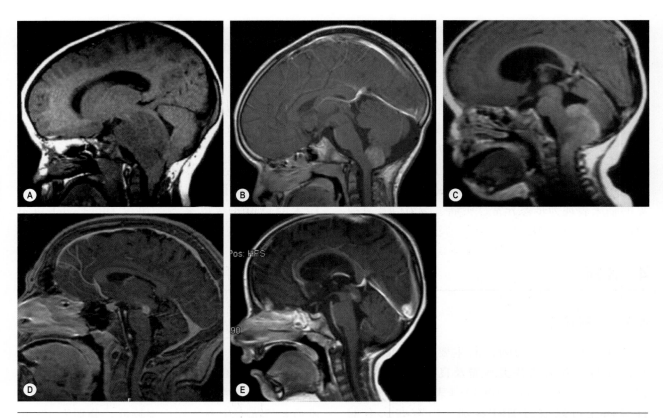

图 23.1 以磁共振成像为依据的脑干胶质瘤分类，以矢状位增强图像为例：（A）DIPG；（B）背侧外生型胶质瘤；（C）延颈交界型胶质瘤；（D）局灶型胶质瘤；（E）顶盖胶质瘤

6 弥散浸润型脑干胶质瘤

弥散性桥脑胶质瘤

（1）流行病学

大多数弥散性脑干肿瘤的中心位于脑桥腹侧，并向四周呈对称性及弥散性生长（图 23.2）。弥散内生型脑桥胶质瘤（Diffuse intrinsic pontine gliomas，DIPGs）占儿童脑干肿瘤的 75%~80%，在成人脑干肿瘤中占 45%~50%（Epstein & Farmer 1993；Guillamo et al 2001b；Salmaggi et al 2008）。在儿童中好发于 5~10 岁，成人则好发于 20~30 岁（Laigle-Donadey et al 2008）。

（2）临床表现

DIPG 的临床表现多因其侵犯脑神经/神经核、皮质脊髓束以及小脑所导致，其经典的三联症为脑神经受损，长束征和共济失调。最易受累的脑神经为展神经（Ⅵ）和面神经（Ⅶ）。患者常出现斜视、复视，面肌乏力，软腭运动度减低等表现。

以上症状通常在短期内（中位期为 1 个月）快速进展（Donaldson et al 2006）。成人 DIPG 患者的症状体征与儿童相似，但他们的症状持续时间相对较长（Selvapandian et al 1999）。

（3）诊断

自从 20 世纪 90 年代初期以来，MRI 得到了广泛的应用，使临床表现典型的 DIPG 患者可通过 MRI 影像而得到明确诊断。其 MRI 影像主要表现为中心位于脑桥的占位病变，常累及 50% 以上的脑桥，体积巨大且边界不清。有时病变会包绕基底动脉，也会造成占位效应及瘤周水肿（图 23.2）。DIPG 在 T_1 加权像上呈低信号，在 T_2 加权像上则呈高信号，在增强像上则表现多变。对于儿童患者，DIPG 通常强化不明显，而在成年患者，特别是老年患者，DIPG 常表现为明显强化（Guillamo et al 2001b）。但是对于病变强化明显的成年患者，影像诊断的误诊率却高达 25%（Rajshekhar & Chandy 1995；Boviatsis et al 2003）。此外，肿瘤强化与否或强化程度与患者的预后并无明显的相关性（Fischbein et al 1996）。

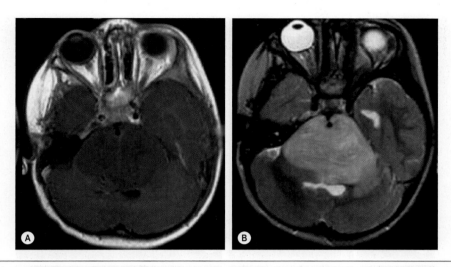

图 23.2　DIPG 在 MRI 轴位像上的典型表现。（A）T$_1$ 加权增强像；（B）T$_2$ 加权像。DIPG 的典型 MRI 表现为对称性生长且体积巨大的团块影，其在 T$_1$ 加权像上为低信号影，在 T$_2$ 加权像则为高信号影，并且强化不明显。肿瘤常包绕基底动脉。图中可见肿瘤已累及左侧小脑脚

从影像学及组织学上来看，DIPG 倾向于沿白质纤维束蔓延生长，且不受任何解剖结构限制。其向上延伸可至中脑，向下可至延髓，背侧可至小脑脚，并且可抬高第四脑室底部，进而导致梗阻性脑积水。少数情况下，DIPGs 可出现在远隔部位，据报道高达 50% 的患者在死亡时已经发生软脑膜播散（Donahue et al 1998；Gururangan et al 2006；Singh et al 2007）。因此，对于行姑息性放疗的患者，如出现背部疼痛，则推荐行脊髓 MRI 检查。

6.1.4　组织学

早在 MRI 以及影像分类出现之前，就有大量关于脑干胶质瘤病理的报道。有研究报道了 50 例由 CT 发现的儿童弥散型脑干胶质瘤，所有患者均行活检，其中 43 例（86%）为星形细胞瘤（Chico-Ponce de Leon et al 2003），2 例原始神经外胚层肿瘤（PNET）、2 例非典型畸胎样横纹肌样瘤（ATRT）、1 例室管膜瘤，剩余 2 例患者病理结果不确定。许多研究发现这些脑干胶质瘤的病理结果类似于成人幕上的恶性弥散性纤维型星形细胞瘤，其组织学上可可归为 WHO Ⅱ，Ⅲ 或 Ⅳ 级（Louis et al 1993；Fisher et al 2000）（图 23.3）。同时，对复发肿瘤的活检显示更多为高级别胶质瘤（Epstein & McCleary 1986；Cartmill and Punt 1999；Yoshimura et al 2003）。

因为脑干胶质瘤在组织及代谢方面具有明显的异质性，所以活检取得的小块组织并不能代表整个病变，这就导致从大多数活检中获取的诊断信息匮乏，进而使得相关的组织学分级一直饱受争议（图 23.4）。在一项包含 11 名儿童弥散性脑桥胶质瘤患者的研究中，有 9 例活检结果为低级别病变（Sanford et al 1988）。相比之下，一项尸检研究报道显示瘤体中心位于脑桥者多为高级别胶质瘤（Mantravadi et al 1982；Fisher et al 2000）。成人 80% 以上的 DIPG 为低级别病变（Guillamo et al 2001a）。

DIPG 主要成分为星形细胞 / 胶质瘤，这与幕上高级别胶质瘤的组织学表现相似，但两者在临床上却存在明显的差异，且目前对于 DIPG 相关的生物学或分子学特点知之甚少。儿童 DIPG 患者的中位发病年龄比幕上高级别胶质瘤更低（7.9 岁相较于 11.4 岁），肿瘤分级多为 WHO Ⅲ 级，而幕上患者多为 WHO Ⅳ 级（Wolff et al 2008）。目前，仅有少数报道对 DIPG 的活检或尸检组织进行生物学研究，但结果能否代表所有儿童 DIPG 尚不清楚。

尽管研究结果表明，在生物学方面，儿童 DIPG 与儿童幕上高级别胶质瘤及成人原发或继发高级别胶质瘤有很大差别，但它们之间也存在一些共性。成人原发胶质母细胞瘤好发于老年患者。在其高达 50% 的样本中可见 *ERBB1* 基因扩增和过度表达（Ekstrand et al 1991；Wong et al 1987），但 *TP53* 则大致正常。继发的胶质母细胞瘤多由低级别胶质瘤进展所致，常发生于青年人，且与 *TP53* 突变相关，而与 *ERBB1* 的扩增基本无关（Wong et al 1987；Ekstrandetal 1991；Lang et al 1994；Watanabe et al 1996；Ichimura et al 2000）。

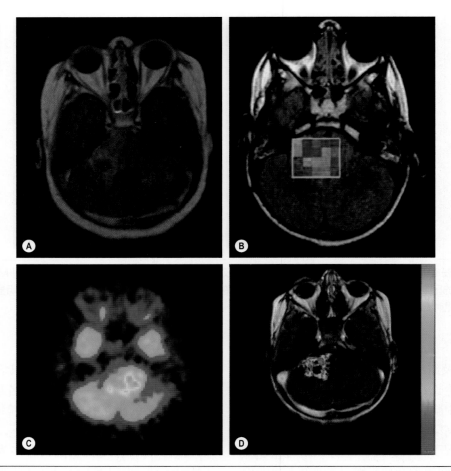

图 23.3 DIPG 在影像上可呈现出生物学及代谢方面的异质性。（A）增强轴位 T_1 加权像。（B）质子波谱分析示，红色为 CHO，NAA 高比值区，蓝色为比值正常区域，黄色及绿色比值介于两者之间。（C）FDG-PET 图像。（D）MRI 灌注像，红色代表血流量增多

大约 1/3 的儿童幕上高级别胶质瘤都与 *ERBB1* 的过度表达有关，但该基因的扩增却不常见（Sure et al 1997；Bredel et al 1999；Sung et al 2000）。相比之下，在儿童 DIPG 患者中 *ERBB1* 的表达貌似与肿瘤分级有关。在一项研究中，所有Ⅳ级肿瘤，9 例Ⅲ级肿瘤中的 7 例，12 例Ⅱ级肿瘤中的 3 例均发现了 *ERBB1* 的表达，而在Ⅰ级肿瘤中却无一例，这也提示了该基因可能在肿瘤的进展中起到了一定的作用（Gilbertson et al 2003）。Louis 等（1993）发现 DIPG 中 17p 的等位基因丢失以及 p53 突变较常见，而没有 EGFR 扩增，因此推断 DIPG 与成人继发性胶质母细胞瘤具有某些相似的特点。Cheng 等（1999）报道超过 70% 的脑干肿瘤存在 *p53* 基因突变，而这种情况在幕上高级别胶质瘤中仅为 38%。

最近一项研究应用比较基因组杂交（comparative genomic hybridization，CGH）技术对石蜡包埋的 DIPG 尸检标本（Warren et al 2009）进行分析，发现 DNA 结构畸变不仅见于已知原癌基因及抑癌基因内，在其他区域也很常见。其中最常见的 DNA 结构畸变包括 1q、7p、7q 的增多以及 10q 的丢失，这与此前高级别胶质瘤的研究结果相符合（Burton et al 2002）。尽管所有 DIPG 标本中均存在基因畸变，但这些变异却千差万别。

6.1.5 治疗

目前，对于临床表现及影像典型的 DIPG 患者不推荐常规使用活检明确诊断。该结论主要是依据一项对儿童脑干胶质瘤患者的研究提出的，其中 120 例患儿接受了超分割放疗（在分子靶向药物获得临床应用之前）（Albright et al 1993）。有 24 例患者行立体定向活检，11 例行开颅活检，10 例行开颅肿瘤部分切除或次全切除。所有的活检结果均为低级别或高级别胶质瘤，并且治疗方

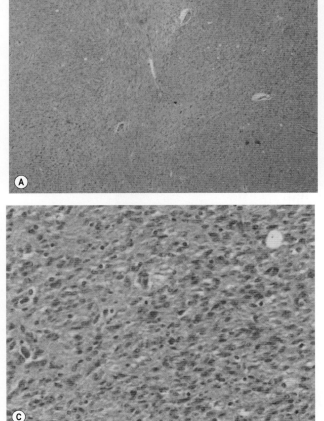

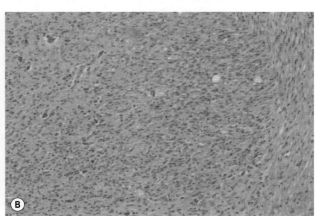

图23.4 脑干胶质瘤：病理为星形细胞瘤，并有细胞数量及异型性增多。脑桥结构模糊不清（H&E（A）×4；（B）×10；（C）×20）

案并未因此改变。因此，目前只有当诊断困难时（即患者临床表现或 MRI 影像不典型）才考虑立体定向活检。

由于大的 DIPG 常导致梗阻性脑积水，为了改善患者颅内压增高的症状以及避免脑疝的发生，可行脑室－腹腔分流术或第三脑室造瘘术。脑脊液分流术可立即缓解患者颅高压症状并可在短期内提高患者生活质量，其远期意义在于当肿瘤进展时，可延长患者生存期，而生存质量却无法改善（Amano et al 2002；Klimo & Goumnerova 2006）。类固醇激素及放射治疗可使患者轻微的症状得到控制或缓解。

由于 DIPG 呈浸润性生长，且常累及重要的功能区，所以无法进行手术治疗。尽管放疗只能暂时延缓肿瘤生长，但其仍为目前唯一能改善 DIPG 患者预后的方法（Langmoen et al 1991；Halperin et al 2005）。未接受放疗的儿童患者的中位生存期为 20 周，而接受正规放疗者为 40 周（Langmoen et al 1991）。有研究发现剂量达到 50Gy 就可以产

生最大治疗效果（Freeman & Suissa 1986）。对于成人及儿童弥漫性脑干胶质瘤，标准治疗方案是使用常规的体外放射技术进行总剂量为 54~60Gy 的局部照射和两侧水平野对穿照射，单次分割剂量为 180cGy，疗程为 6 周（Laigle-Donadey et al 2008）。据报道，虽然出现影像学好转的情况较少（约为 50%）（Broniscer & Gajjar 2004），但是却有高达 70% 的患者临床症状得到改善（Albright et al 1983；Packer et al 1993）。成人的弥散性胶质瘤对放疗的反应比儿童更敏感（Laigle-Donadey et al 2008）。儿童的临床进展多出现于确诊后 6~9 个月（Korones 2007；Recinos et al 2007）。

许多研究对强化放疗剂量进行了相关的探讨。最初有人用 70~72Gy 的剂量进行超分割放疗，发现患者生存期延长（Edwards et al 1989；Freeman et al 1991；Packer et al 1993）。但在随后的研究中，虽然放疗剂量达到 78Gy，但却无类似效果（Freeman et al 1993；Packer et al 1994；Prados et al 1995；Mandell et al 1999）。尽管目前类似的临

床实验数量众多，但是在其中一项 DIPG 患者的大型对照试验中，并未发现任何放化疗或放疗增敏方案的效果能够超过单纯标准放疗方案。然而，在研究中也发现了一些困难，如照射剂量与暴露不足，肿瘤的异质性以及耐药性等。为解决这些难题，有人采取了大剂量化疗联合干细胞移植方案（Finlay & Zacharoulis 2005），在破坏血-脑屏障后使用卡铂化疗，p-糖蛋白抑制（Greenberg et al 2005），替莫唑胺同步放化疗（Jalali et al 2009）等方法，但都收效甚微。因此，在过去的 30 多年里 DIPG 患者的中位生存期并无明显改善。

6.1.6 预后

DIPG 患者的中位生存期一般在 1 年以内。偶有生存期较长的案例报道，但其中一些发表于 MRI 之前的时代，当时也尚未对脑干胶质瘤进行分类。影响患者预后的最常见因素有病史较短，MRI 上可见基底动脉包绕以及展神经麻痹等（Fisher et al 2000）。儿童 DIPG 患者中，年幼患儿的预后要好于年长患儿（Broniscer et al 2008），而且一些报道还发现肿瘤自发缓解，特别是见于婴幼儿中（Lenard et al 1998；Schomerus et al 2007）。成人预后更好，中位生存期为 69~83 个月，总体 5 年存活率为 58%，10 年存活率为 41%（Kesari et al 2008；Salmaggi et al 2008）。

6.1.7 挑战

化疗研究进展缓慢是由许多因素导致的。要想化疗能够起效，就需要药物在到达肿瘤前能达到足够高的浓度并维持足够长的时间，才能发挥其作用。血-脑屏障会妨碍药物进入中枢神经系统，使得药物浓度不够及作用时间不充分。若使用分子靶向治疗，就需要有作用靶点，而这对于大多数 DIPG 是不确定的。导致中枢神经系统肿瘤（特别是 DIPG）化疗成效甚微的其他因素包括药物分布、肿瘤耐药、缺乏病理诊断以及肿瘤异质性等（图 23.3）。

目前大量能够克服以上困难的治疗方法正在研发当中，包括阻止 DNA 修复的药物、分子靶向治疗以及改良的给药技术如对流增强给药（convection-enhanced delivery，CED）。IL-13 是以一种细胞因子，其可以阻止促炎性细胞因子产生并促进多种细胞增殖及分化。其通过细胞表面的受体（IL-13R）发挥作用。而在超过 70% 的恶性胶质瘤及儿童脑肿瘤标本内存在 IL-13R 的过度表达（Joshi et al 2000；Kawakami et al 2004）。在一项对 28 例 DIPG 的活检或尸检标本的研究中，有 17 例（61%）的免疫组织化学（immunohistochemistry，IHC）结果显示 IL-13Rα2 有不同程度的表达，其在这些阳性标本中 IL-13 Rα2 的平均表达程度为 80%（范围是 60%~100%）（Joshi et al 2008）。IL13-PE38QQR 为一种重组嵌合细胞毒素，可特异性地结合到表达 IL-13R 的细胞上并进入其内（Debinski et al 1995），目前一项通过 CED 技术使用 IL13-PE38QQR 治疗儿童 DIPG 的研究正在进行当中。

由于在获取多个组织标本时存在难点和伦理问题，因此目前对 DIPG 治疗效果评估仅能依赖于影像并且也有许多困难。例如，放疗后病变特征会发生一些改变，放射性坏死可表现为脑桥内强化的囊性病变，肿瘤进展时也常有类似的表现。因此，单从 MRI 影像上很难区分治疗相关的并发症和肿瘤进展。其他旨在判断治疗效果的影像技术仍正在研发当中。

7 局灶型脑干胶质瘤

从影像表现及预后等方面来看，局灶型脑干胶质瘤与弥散型脑干胶质瘤有所不同。局灶型胶质瘤常位于中脑及延髓部分，脑桥腹侧少见（Fisher et al 2000）。根据不同的临床表现、影像学表现以及治疗方法，局灶型脑干胶质瘤可分为以下 3 种：背侧外生型、延颈交界型以及顶盖胶质瘤。

7.1 背侧外生型胶质瘤

Hoffman 等（1980）认为背侧外生型胶质瘤作为脑干胶质瘤的一类特殊亚型，经手术切除后是可以达到治愈目的的。有人认为这是一类向后生长进入第四脑室的髓内肿瘤（图 23.1）（Epstein & Farmer 1993）。

7.1.1 影像学表现

在 MRI 上，背侧外生型胶质瘤境界清楚，且其倾向于沿着阻力最小的路径生长，而不对周边组织造成浸润。其生长一般局限在脑干头端及尾端，皮质脊髓束在延髓的交叉处阻挡了其向脑桥的侵犯（Epstein & Farmer 1993）。尽管有报道背侧外生型胶质瘤可向尾侧生长并累及上颈髓（Abbott et al 1991），但其更倾向于推挤脑桥或上颈髓而不是侵犯（Epstein & Farmer 1993）。也有些学者推测，背侧外生型胶质瘤与弥散性髓质胶质瘤可能为同一疾病的不同发展阶段（Epstein & Farmer 1993；Fischbein et al 1996），二者的5年生存率十分相似（Fischbein et al 1996）。

7.1.2 临床表现

背侧外生型胶质瘤患者的典型临床表现为持续长时间的非特异性症状，如头痛及呕吐等（Rosemergy & Mossman 2007）。脑积水较为常见，约75%的患者可出现脑积水症状和体征，而脑神经功能受损及长束征则相对少见（Epstein 1987）。在MRI图像上，病灶向外生长可进入第四脑室或小脑下方区域，并且常明显强化（Laigle-Donadey et al 2008）。

7.1.3 组织学

背侧外生型胶质瘤的细胞成分通常为低级别星形细胞，但是也有间变型星形细胞瘤及神经节细胞胶质瘤的案例报道，（Epstein & Farmer 1993）。最常见的组织学细胞类型为毛细胞型星形细胞瘤（Fisher et al 2000）。在一项包含76例儿童脑干胶质瘤患者的研究中，其中21例为背侧外生型胶质瘤，经过组织病理活检示12例为毛细胞型星形细胞瘤，纤维型星形细胞瘤4例，其他类型5例（Laigle-Donadey et al 2008）。

7.1.4 治疗

背侧外生型胶质瘤的治疗手段主要为显微手术切除（Farmer et al 2008），且应以全切为目。因为肿瘤与白质纤维束之间常常存在清楚的边界，所以全切肿瘤更容易实现（Maio et al 2009）。当肿瘤无法全切时，则需要对残余肿瘤进行影像学随访，这些残余组织一般不会继续生长，甚至可以在未行进一步治疗的情况下消失。即便不接受辅助治疗，有残余肿瘤患者的无进展生存期（progression free survival，PFS）也可能很长。2年总体存活率及无进展存活率分别为100%和67%（Laigle-Donadey et al 2008）。

7.2 延颈交界型胶质瘤

延颈交界型是一类瘤体中心位于延髓内或上

段颈髓的脑干胶质瘤。虽然其与DIPG在儿童中发病年龄较为接近（中位年龄为7岁）（Young Poussaint et al 1999），但总体预后要好于后者。延颈交界型胶质瘤多为低级别肿瘤，主要有毛细胞型星形细胞瘤、神经节细胞胶质瘤以及WHO II级的星形细胞瘤等（Young Poussaint et al 1999；Di Maio et al 2009）。一些学者认为（Epstein & Farmer 1993）延颈交界型胶质瘤主要沿一些次级结构如纤维束等生长，而不是直接浸润侵犯其他组织。

大多数延颈交界型胶质瘤的生物学特性更接近于脊髓肿瘤，而与脑干胶质瘤差别较大。然而，并非所有延颈交界型胶质瘤都表现为良性病程，因此其可分为两个亚型。第一种类型为相对良性的肿瘤，与典型脊髓肿瘤类似，主要引起压迫性症状而非侵袭性，其与白质纤维之间境界清楚。第二种则为偏恶性的肿瘤，其生物学特性与瘤体中心位于髓内的弥散性脑干胶质瘤类似。

7.2.1 临床表现

延颈交界型胶质瘤患者常出现为后组脑神经受损，运动和（或）感觉障碍以及锥体束征等表现（Vandertop et al 1992；Weiner et al 1997）。很多患者也可出现呕吐、头痛以及上肢运动障碍等症状（Young Poussaint et al 1999）。患者症状可呈隐匿性，一般从症状出现到明确诊断的时间为24周至2.3年不等（Robertson et al 1994；Weiner et al 1997；Young Poussaint et al 1999）。

7.2.2 诊断

在MR T_1 加权像上，延颈交界型胶质瘤的信号比脑白质低（Young Poussaint et al 1999），在 T_2 加权像上则为高信号，增强像上肿瘤强化较为明显（Young Poussaint et al 1999）。

7.2.3 治疗

显微手术切除肿瘤为延颈交界型胶质瘤患者主要且或许是唯一的治疗方式。但是显微外科手术的并发症可能较为严重（Di Maio et al 2009）。患者症状持续时间越长以及肿瘤病理级别越低，则手术成功率越高（Young Poussaint et al 1999）。术前利用MRI影像区分浸润性肿瘤与典型脊髓肿瘤是很有帮助的，因前者与白质纤维束分界不清而后者却可能泾渭分明。Di Maio等（2009）认为，如果 MRI 发现肿瘤不强化且与正常延髓或颈髓相延续，以及在 T_1 加权像上肿瘤外部有异常的低信号影，这就意味着肿瘤与脑干界限不清，从而使得手术并发症风险增高。有意思的是，在患者接受辅助性放疗或化疗后，肿瘤与脑干边界可能会变清晰。对于肿瘤次全或部分切除的患者而言，可能需行辅助放化疗或者再次手术。

7.2.4　扩散方式

尽管延颈交界型胶质瘤既可为局灶性或浸润性，但其生长方式与 DIPG 并不相同。延颈交界型胶质瘤进展方式一般为局部增大（Young Poussaint et al 1999）。其虽可向上侵犯延髓，但多为锥体交叉及软脑膜所局限，进而形成向后凸出的外生型肿瘤（Epstein & Farmer 1993；Squires et al 1997）。

7.2.5　组织学

大多数延颈交界型胶质瘤为低级别胶质瘤（Epstein & Wisoff 1987），通常生长缓慢，无或很少有浸润倾向。Epstein 和 Farmer（1993）回顾分析了 88 例脑干肿瘤得到全切的患者，其中 50% 为延颈交界型胶质瘤。在这 44 例肿瘤中，32 例（73%）为低级别星形细胞瘤，7 例为神经节细胞胶质瘤，4 例为间变性星形细胞瘤，1 例为室管膜瘤。这些肿瘤的生长方式十分相似，即向头端延伸并局限在延颈交界处，同时向后生长并在延髓尾端形成隆起。

7.2.6　预后

虽然延颈交界型胶质瘤患者的预后要好于 DIPG 患者，但弥散性延髓肿瘤患者的总体生存期并不乐观。在一项包含 8 例该类型患者的研究中，50% 的患者在 2 年内死亡（Barkovich et al 1990—1991）。然而，一项研究回顾了 11 例儿童延颈交界型星形细胞瘤患者，10 例患者的平均生存期为 5.2 年（其范围是 0.2~11 年）（Young Poussaint et al 1999）。在另一项包括 39 例该类型患者的研究中，5 年的无进展生存率及总体生存率分别为 60% 和 89%（Weiner et al 1997）。该项研究中还发现术前症状持续较长时间的患者预后更好（Weiner et al 1997）。

7.3　顶盖胶质瘤

顶盖区肿瘤是一类罕见并呈局灶性生长的内生型胶质瘤，其在儿童脑干胶质瘤中所占比例 <5%（Pollack et al 1994；Bowers et al 2000）。据一些小型研究报道，顶盖胶质瘤大致可分为两种类型：第一种为体积较小、边界清楚的惰性肿瘤；第二种为体积较大且更具侵袭性的肿瘤。对于惰性肿瘤的患者来讲，通常仅需要进行脑脊液分流术（常选择第三脑室造瘘术）。

7.3.1　临床表现

由于顶盖区邻近中脑导水管，所以大多数顶盖区胶质瘤患者可出现迟发性导水管狭窄及脑积水症状，伴有颅内压增高表现如头痛、呕吐等。患者也可表现为 Parinaud 综合征（Lazaro & Landeiro 2006），步态异常，共济失调，斜视，眩晕，点头症，学习成绩差，震颤以及癫痫发作等（Grant et al 1999；Ternier et al 2006）。

7.3.2　诊断

在明确诊断前，患者症状可持续数月至数年（Grant et al 1999；Ternier et al 2006）。顶盖区胶质瘤的最佳影像诊断方法为 MRI。其影像学常表现为非交通性脑积水及顶盖区的变形或增厚（Gomez-Gosalvez et al 2001）。在 MRI 的 T_1 加权像上其为等或低信号影，在 T_2 加权像则为高信号影（Bognar et al 1994；Bowers et al 2000），且很少出现强化（图 23.1）（Bognar et al 1994；Ternier et al 2006）。儿童患者确诊时的中位年龄为 10 岁（Gomez-Gosalvez et al 2001）。如需明确诊断（如肿瘤体积持续增大），可行活检或手术切除。

7.3.3　组织学

顶盖区肿瘤最常见的类型为星形细胞瘤，但其他类型肿瘤如少突胶质细胞瘤、室管膜瘤、神经节细胞胶质瘤、转移癌以及导水管周围胶质增生症等也有报道（Lazaro & Landeiro 2006）。高达 85% 的顶盖区胶质瘤为良性（Lapras et al 1994；Kaku et al 199；Da liolu et al 2003），但许多肿瘤并未经过活检证实。Ternier 等（2006）认为较小的肿瘤（<4cm³ 为错构瘤的可能性更大。该区域的恶性肿瘤也有报道，且高达 31% 的肿瘤可引起脑干相关症状，因而最终可能需要采取比脑脊液分流术更为积极的治疗措施（Pollack et al 1994；Oka et al 1999）。

7.3.4 治疗

脑脊液分流术，包括脑室腹腔分流术及第三脑室造瘘术，是合并脑积水患者的常用治疗手段，也可能是最合适的治疗方式（Lazaro & Landeiro 2006）。尽管大多数学者认为通过手术可以缓解患者的脑积水症状，但是对于是否应该针对肿瘤进行治疗目前尚存在一定的争议。一些研究认为肿瘤切除手术的相关并发症不多且长期预后较好，但是有报道发现保守治疗也具有明显的效果（Epstein & McCleary 1986；May et al 1991；Gomez-Gosalvez et al 2001）。另一些学者认为顶盖区肿瘤的治疗应该个体化（Lazaro & Landeiro 2006）。对许多患者而言，其最初仅需的治疗是通过手术解决脑积水问题。换言之，对体积较小的肿瘤可能不需要针对其本身进行治疗。如前所述，小的顶盖区病变常常为错构瘤（Ternier et al 2006），而且许多研究已证实体积小、不强化且局限于顶盖区的病变很少会出现影像学或临床进展，它们大多预后良好，因此可行保守治疗（Grant et al 1999）。但是对于多数体积较大的肿瘤，最终都需要积极治疗（Ternier et al 2006）。

Vandertop等报道了对于这些患者进行肿瘤减压手术，且并发症发生率很低（Vandertop et al 1992）。在Lapras等的报道中，12例顶盖区胶质瘤患者经手术治疗后有1人死亡，4人出现手术并发症。但是他认为组织学诊断十分重要，特别是对恶性胶质瘤而言。通常只有对恶性肿瘤或病变出现进展时才进行局部放疗，但其具体能有多大效果目前尚不清楚（Kihlsrom et al 1994；Hamilton et al 1996）。

对于行手术切除、活检、辅助放疗及保守治疗的患者而言，其预后相差不大（Ternier et al 2006）。尽管大多数顶盖区胶质瘤级别较低，且肿瘤可多年呈惰性生长（Lazaro & Landeiro 2006），但其自然史目前仍不十分清楚。因为肿瘤最终可能会出现进展，所以需要对患者进行长期随访观察。目前面临的挑战是判断何种患者需要进行脑脊液分流术以外的治疗，并要在出现症状之前就积极干预。

8 总结

脑干胶质瘤是一组异质性肿瘤，各组肿瘤间在生物学特性及预后等方面有所不同。虽然根据MRI可将其分为各个亚型，并能够判别出可行手术切除、放疗以及化疗的局灶性肿瘤，但对于弥散型肿瘤患者仍缺乏更好的方法改善预后。尽管可供研究的肿瘤标本有限，但最近研究已经揭示了肿瘤具有不同的生物学特性，这也为将来的研究铺平了道路。

关键点

- 脑干胶质瘤是一组异质性肿瘤，各组肿瘤之间在临床表现、组织学特点、影像学表现、治疗方法及预后等方面不尽相同。
- 脑干胶质瘤可分为两类：局灶型（包括背侧外生型、延颈交界型及顶盖胶质瘤）和弥散型。
- 局灶型肿瘤患者可选择手术治疗。对于无法手术切除肿瘤及肿瘤进展患者可选择放疗或者化疗。
- 在过去的30多年里，弥散内生型脑桥胶质瘤患者的预后无任何改善。由于可供研究的肿瘤组织有限，所以对其生物学特点目前所知甚少。
- 目前对DIPG的生物学研究已证实其与幕上胶质瘤间存在明显差异，因此推测肿瘤微环境可能起到了一定的作用。

（孟国路 张力伟 译）

参考文献

Abbott, R., Shiminski-Maher, T., Wisoff, J.H., et al., 1991. Intrinsic tumors of the medulla: surgical complications. Pediatr. Neurosurg. 17, 239–244.

Abernathy, C.D., Camacho, A., Kelly, P.J., 1989. Stereotactic suboccipital transcerebellar biopsy of pontine mass lesions. J. Neurosurg. 70, 195–200.

Albers, A., Gutmann, D., 2009. Gliomas in patients with neurofibromatosis type 1. Expert Rev. Neurother 9 (4), 535–539.

Albright, A.L., Packer, R.J., Zimmerman, R., et al., 1993. Magnetic resonance scans should replace biopsies for the diagnosis of diffuse brain stem gliomas: a report from the Children's Cancer Group. Neurosurgery 33 (6), 1026–1029.

Albright, A.L., Price, R.A., Guthkelch, A.N., 1983. Brain stem gliomas of children. Cancer 52, 2313–2319.

Amano, T., Inamura, T., Nakamizo, A., et al., 2002. Case management of hydrocephalus associated with progression of childhood brain stem gliomas. Childs Nerv. Syst. 18 (11), 599–604.

Barkovich, A.J., Krischer, J., Kun, L.E., et al., 1990. Brain stem gliomas: a classification system based on magnetic resonance imaging. Pediatr. Neurosurg. 16 (2), 73–83.

Bognar, L., Turjman, F., Villanyi, E., et al., 1994. Tectal plate gliomas Part II: CT scans and MRI imaging of tectal gliomas. Acta. Neurochir. 127, 48–54.

Boviatsis, E.J., Kouyialis, A.T., Stranjalis, G., et al., 2003. CT-guided stereotactic biopsies of brain stem lesions: personal experience and literature review. Neurol. Sci. 24, 97–102.

Bowers, D.C., Georgiades, C., Aronson, L.J., et al., 2000. Tectal gliomas: natural history of an indolent lesion in pediatric patients. Pediatr. Neurosurg. 32, 24–29.

Bredel, M., Pollack, I.F., Hamilton, R.L., et al., 1999. Epidermal growth factor receptor expression and gene amplification in high-grade nonbrainstem gliomas of childhood. Clin. Cancer Res. 5, 1786–1792.

Broniscer, A., Gajjar, A., 2004. Supratentorial high-grade astrocytoma and diffuse brainstem glioma: two challenges for the pediatric oncologist. Oncologist 9, 197–206.

Broniscer, A., Laningham, F.H., Sanders, R.P., et al., 2008. Young age may predict a better outcome for children with diffuse pontine glioma. Cancer 113 (3), 566–572.

Burton, E.C., Lamborn, K.R., Feuerstein, B.G., et al., 2002. Genetic aberrations defined by comparative genomic hybridization distinguish long-term from typical survivors of glioblastoma. Cancer Res. 62, 6205–6210.

Cartmill, M., Punt, J., 1999. Diffuse brain stem glioma: a review of stereotactic biopsies. Child's Nerv. Syst. 15, 235–237.

CBTRUS, 2008. Primary brain tumors in the United States, 2000–2004. Central Brain Tumor Registry of the United States, Hinsdale, IL.

Chen, T., 1998. Hereditary neurological tumor syndromes: clues to glioma oncogenesis? Neurosurg. Focus 4 (4), e1.

Cheng, Y., Ng, H.K., Zhang, S.F., et al., 1999. Genetic alterations in pediatric high-grade astrocytomas. Human Pathol. 30, 1284–1290.

Chico-Ponce de León, F., Perezpeña-Diazconti, M., Castro-Sierra, E., et al., 2003. Stereotactically-guided biopsies of brainstem tumors. Childs Nerv. Syst. 19, 305–310.

Da lio lu, E., Cataltepe, O., Akalan, N., et al., 2003. Tectal gliomas in children: The implications for natural history and management strategy. Pediatr. Neurosurg. 38, 223–231.

Debinski, W., Obiri, N.I., Powers, S.K., et al., 1995. Human glioma cells overexpress receptors for interleukin 13 and are extremely sensitive to a novel chimeric protein composed of interleukin 13 and pseudomonas exotoxin. Clin. Cancer Res. 1, 1253–1258.

Di Maio, S., Gul, S.M., Cochrane, D.D., et al., 2009. Clinical, radiologic and pathologic features and outcome following surgery for cervicomedullary gliomas in children. Childs Nerv. Syst. 25 (11), 1401–1410.

Donahue, B., Allen, J., Siffert, J., et al., 1998. Patters of recurrence in brain stem gliomas: evidence for craniospinal dissemination. Int. J. Radiat. Oncol. Biol. Phys. 40 (3), 677–680.

Donaldson, S.S., Laningham, F., Fisher, P.G., 2006. Advances toward an understanding of brainstem gliomas. J. Clin. Oncol. 24 (8), 1266–1272.

Edwards, M.S., Wara, W.M., Urtasun, R.C., et al., 1989. Hyperfractionated radiation therapy for brain stem glioma: a Phase I-II trial. J. Neurosurg. 70, 691–700.

Ekstrand, A.J., James, C.D., Cavenee, W.K., et al., 1991. Genes for epidermal growth factor receptor, transforming growth factor α, and epidermal growth factor and their expression in human gliomas in vivo. Cancer Res. 51, 2164–2172.

Epstein, F., 1987. Intrinsic brainstem tumors of childhood. In: Homberger, F. (Ed.), Progress in experimental tumor research. Karger, Basel, pp. 160–169.

Epstein, F., Farmer, J., 1993. Brainstem glioma growth patterns. J. Neurosurg. 78, 408–412.

Epstein, F., McCleary, E., 1986. Intrinsic brain stem tumors of childhood: surgical indications. J. Neurosurg. 64, 11–15.

Epstein, F., Wisoff, J., 1987. Intra-axial tumors of the cervicomedullary junction. J. Neurosurg. 67, 483–487.

Farmer, J.P., McNeely, P., Freeman, C.R., 2008. Brainstem gliomas. In: Albright, A., Pollack, I., Adelson, P. (Eds.), Principles and practice of pediatric neurosurgery. Thieme, New York, pp. 640–654.

Farrell, C., Plotkin, S., 2009. Genetic causes of brain tumors: neurofibromatosis, tuberous sclerosis, von Hippel-Lindau, and other syndromes. Neurol. Clin. 25 (4), 925–946.

Finlay, J., Zacharoulis, S., 2005. The treatment of high grade gliomas and diffuse intrinsic pontine tumors of childhood and adolescence: a historical and futuristic perspective. J. Neurooncol. 75 (3), 253–266.

Fischbein, N.J., Prados, M.D., Wara, W., et al., 1996. Radiologic classification of brain stem tumors: correlation of magnetic resonance imaging appearance with clinical outcome. Pediatr. Neurosurg. 24, 9–23.

Fisher, P.G., Breiter, S.N., Carson, B.S., et al., 2000. A clinicopathologic reappraisal of brain stem tumor classification: identification of pilocytic astrocytoma and fibrillary astrocytoma as distinct entities. Cancer 89, 1569–1576.

Franzini, A., Allegranza, A., Melcarne, A., et al., 1988. Serial stereotactic biopsy of brain stem expanding lesions. Considerations on 45 consecutive cases. Acta. Neurochir. Suppl. 42:S170–S176.

Freeman, C.R., Krischer, J., Sanford, R.A., et al., 1991. Hyperfractionated radiation therapy in brain stem tumors. Results of treatment at the 7020 cGy dose level of POG study 8495. Cancer 68, 474–481.

Freeman, C.R., Krischer, J.P., Sanford, R.A., et al., 1993. Final results of a study of escalating doses of hyperfractionated radiotherapy in brain stem tumors in children: a Pediatric Oncology Group Study. Int. J. Radiat. Oncol. Biol. Phys. 27, 197–206.

Freeman, C., Suissa, S., 1986. Brain stem tumors in children: Results of a survey of 62 patients treated with radiotherapy. Int. J. Radiat. Oncol. Biol. Phys. 12, 1823–1828.

Gilbertson, R.J., Hill, D.A., Hernan, R., et al., 2003. ERBB1 is amplified and overexpressed in high-grade diffusely infiltrating pediatric brain stem glioma. Clin. Cancer Res. 9, 3620–3624.

Giunta, F., Marini, G., Grasso, G., et al., 1988. Stereotactic biopsy for a better therapeutic approach. Acta. Neurochir. 42 (Suppl.), S182–S186.

Gómez-Gosálvez, F.A., Menor, F., Morant, A., et al., 2001. Tectal tumors in paediatrics. A review of eight patients. Rev. Neurol. 33, 605–611.

Gonçalves-Ferreira, A.J., Herculano-Carvalho, M., Pimentel, J., 2003. Stereotactic biopsies of focal brainstem lesions. Surg. Neurol. 60, 311–320.

Grant, G.A., Avellino, A.M., Loeser, J.D., et al., 1999. Management of intrinsic gliomas of the tectal plate in children. Pediatr. Neurosurg. 31, 170–176.

Greenberg, M.L., Fisher, P.G., Freeman, C., et al., 2005. Etoposide, vincristine, and cyclosporin A with standard-dose radiation therapy in newly diagnosed diffuse intrinsic brainstem gliomas: a pediatric oncology group phase I study. Pediatr. Blood Cancer 45 (5), 644–648.

Grigsby, P.W., Thomas, P.R., Schwartz, H.G., et al., 1989. Multivariate analysis of prognostic factors in pediatric and adult thalamic and brainstem tumors. Int. J. Radiat. Oncol. Biol. Phys. 16, 649–655.

Guillamo, J.S., Doz, F., Delattre, J.Y., 2001a. Brain stem gliomas. Curr. Opin. Neurol. 14, 711–715.

Guillamo, J.S., Monjour, A., Taillandier, L., et al.; Association des NeuroOncologues d'Expression Francaise (ANOCEF), 2001b. Brainstem gliomas in adults: prognostic factors and classification. Brain 124, 2528–2539.

Gururangan, S., McLaughlin, C.A., Brashears, J., et al., 2006. Incidence and patterns of neuroaxis metastases in children with diffuse pontine glioma. J. Neurooncol. 77 (2), 207–212.

Halperin, E.C., Constine, L.S., Tarbell, N.J., et al. (Eds.), 2005. Tumors of the posterior fossa and spinal canal. In: Pediatric radiation oncology. Lippincott Williams & Wilkins, London.

Hamilton, M.G., Lauryssen, C., Hagen, N., et al., 1996. Focal midbrain glioma: Long term survival in a cohort of 16 patients and the implications for management. Can. J. Neurol. Sci. 23, 204–207.

Hoffman, H.J., Becker, L., Craven, M.A., 1980. Clinically and pathologically distinct group of benign brainstem gliomas. J. Neurosurg. 7, 243–248.

Ichimura, K., Bolin, M.B., Goike, H.M., et al., 2000. Deregulation of the p14ARF/MDM2/p53 pathway is a prerequisite for human astrocytic gliomas with G1-S transition control gene abnormalities. Cancer Res. 60, 417–424.

Inskip, P.D., Tarone, R.E., Hatch, E.E., et al., 2001. Cellular-telephone use and brain tumors. N. Engl. J. Med. 344, 79–86.

Jalali, R., Raut, N., Arora, B., et al., 2009. Prospective evaluation of radiotherapy with concurrent and adjuvant temozolomide in children with newly diagnosed diffuse intrinsic pontine glioma. Int. J. Radiat. Oncol. Biol. Phys. 77 (1), 113–118.

Joshi, B.H., Plautz, G.E., Puri, R.K., 2000. Interleukin-13 receptor alpha chain: a novel tumor-associated transmembrane protein in primary explants of human malignant gliomas. Cancer Res. 60, 1168–1172.

Joshi, B.H., Puri, R.A., Leland, P., et al., 2008. Identification of interleukin-13 receptor α2 chain overexpression in situ in high-grade diffusely infiltrative pediatric brainstem glioma. Neuro. Oncology 10, 265–274.

Kaku, Y., Yonekawa, Y., Taub, E., 1999. Transcollicular approach to intrinsic tectal lesions. Neurosurgery 44, 338–343.

Kaplan, S., Novikov, I., Modan, B., 1997. Nutritional factors in the etiology of brain tumours: potential role of nitrosamines, fat, and cholesterol. Am. J. Epidemiol. 146, 832–841.

Kawakami, M., Kawakami, K., Takahashi, S., et al., 2004. Analysis of interleukin-13 receptor alpha2 expression in human pediatric brain tumors. Cancer 101, 1036–1042.

Kesari, S., Kim, R.S., Markos, V., et al., 2008. Prognostic factors in adult brainstem gliomas: a multicenter, retrospective analysis of 101 cases. J. Neurooncol. 88, 175–183.

Kihlström, L., Lindquist, C., Lindquist, M., et al., 1994. Stereotactic radiosurgery for tectal low-grade gliomas. Acta. Neurochir. (Wien) 62, 55–57.

Klaeboe, L., Blaasaas, K.G., Haldorsen, T., et al., 2005. Residential and occupational exposure to 50-Hz magnetic fields and brain tumours in Norway: a population-based study. Int. J. Cancer 115 (1), 137–141.

Klimo, P.J., Goumnerova, L., 2006. Endoscopic third ventriculostomy for brainstem tumors. J. Neurosurg. 105 (Suppl. 4), 271–274.

Korones, D., 2007. Treatment of newly diagnosed diffuse brainstem gliomas in children: in search of the Holy Grail. Expert Rev. Anti. Cancer Ther. 7, 663–674.

Kratimenos, G., Thomas, D., 1993. The role of image-directed biopsy in the diagnosis and management of brainstem lesions. Br. J. Neurosurg. 7, 155–164.

Laigle-Donadey, F., Doz, F., Delattre, J.Y., 2008. Brainstem gliomas in children and adults. Curr. Opin. Oncol. 20, 662–667.

Lang, F.F., Miller, D.C., Koslow, M., et al., 1994. Pathways leading to glioblastoma multiforme: a molecular analysis of genetic alterations in 65 astrocytic tumors. J. Neurosurg. 81, 427–436.

Langmoen, I.A., Lundar, T., Storm-Mathisen, I., et al., 1991. Management of pediatric pontine gliomas. Child's Nerv. Syst. 7, 13–15.

Lapras, C., Bognar, L., Turjman, F., et al., 1994. Tectal plate gliomas. Part I: Microsurgery of the tectal plate gliomas. Acta. Neurochir. (Wien) 126, 76–83.

Lazaro, B., Landeiro, J., 2006. Tectal plate tumors. Arq. Neuropsiquiatr. 64 (2-B), 432–436.

Lenard, H.G., Engelbrecht, V., Janssen, G., et al., 1998. Complete remission of a diffuse pontine glioma. Neuropediatrics 29 (6), 328–330.

Louis, D.N., Rubio, M.P., Correa, K.M., et al., 1993. Molecular genetics of pediatric brain stem gliomas. Application of PCR techniques to small and archival brain tumor specimens. J. Neuropathol. Exp. Neurol. 52, 507–515.

Mandell, L.R., Kadota, R., Freeman, C., et al., 1999. There is no role for hyperfractionated radiation in the management of children with newly diagnosed diffuse intrinsic brain stem tumors: results of a Pediatric Oncology Group Phase III trial comparing conventional versus hyperfractionated radiation. Int. J. Radiat. Oncol. Biol. Phys. 43, 959–964.

Mantravadi, R.V., Phatak, R., Bellur, S., et al., 1982. Brain stem gliomas: An autopsy study of 25 cases. Cancer 49, 1294–1296.

Maria, B.L., Rehder, K., Eskin, T.A., et al., 1993. Brainstem glioma: I. Pathology, clinical features, and therapy. J. Child Neurology 8, 112–128.

May, P.L., Blaser, S.I., Hoffman, H.J., et al., 1991. Benign intrinsic tectal tumors in children. J. Neurosurg. 74, 867–871.

Oka, K., Kin, Y., Go, Y., et al., 1999. Neuroendoscopic approach to tectal tumors: a consecutive series. J. Neurosurg. 91, 964–970.

Packer, R., Boyett, J., et al., 1993. Hyperfractionated radiation therapy (72 Gy) for children with brain stem gliomas. A Children's Cancer Group Phase I/II trial. Cancer 72, 1414–1421.

Packer, R., Boyett, J., et al., 1994. Outcome of children with brain stem gliomas after treatment with 7800 cGy of hyperfractionated radiotherapy. A Children's Cancer Group Phase I/II trial. Cancer 74, 1827–1834.

Pollack, I.F., Pang, D., Albright, A.L., et al., 1994. The long-term outcome in children with late onset aqueductal stenosis resulting from benign intrinsic tectal tumors. J. Neurosurg. 80, 681–688.

Pollock, B.H., Krischer, J.P., Vietti, T.J., et al., 1991. Interval between symptom onset and diagnosis of pediatric solid tumors. J. Pediatr. 119, 725–732.

Prados, M.D., Wara, W.M., Edwards, M.S., et al., 1995. The treatment of brain stem and thalamic gliomas with 78 Gy of hyperfractionated radiation. Int. J. Radiat. Oncol. Biol. Phys. 32, 85–91.

Rajshekhar, V., Chandy, M., 1995. Computerized tomography-guided stereotactic surgery for brainstem masses: a risk-benefit analysis in 71 patients. J. Neurosurg. 82, 976–981.

Recinos, P.F., Sciubba, D.M., Jallo, G.I., et al., 2007. Brainstem tumours: Where are we today? Pediatr. Neurosurg. 43, 192–201.

Robertson, P.L., Allen, J.C., Abbott, I.R., et al., 1994. Cervicomedullary tumors in children: a distinct subset of brainstem gliomas. Neurology 44, 1798–1803.

Rosemergy, I., Mossman, S., 2007. Brainstem lesions presenting with nausea and vomiting. N. Z. Med. 120, U253.

Salmaggi, A., Fariselli, L., Milanesi, I., et al., 2008. Natural history and management of brainstem gliomas in adults. A retrospective Italian study. J. Neurol. 255, 171–177.

Salvatore, J.R., Weitberg, A.B., Mehta, S., 1996. Nonionizing electromagnetic fields and cancer: a review. Oncology 10, 563–574.

Samadani, U., Judy, K., 2003. Stereotactic brainstem biopsy is indicated for the diagnosis of a vast array of brainstem pathology. Stereo. Funct. Neurosurg. 81, 5–9.

Sanford, R.A., Freeman, C.R., Burger, P., et al., 1988. Prognostic criteria for experimental protocols in pediatric brain stem gliomas. Surg. Neurol. 30, 276–280.

Schomerus, L., Merkenschlager, A., Kahn, T., et al., 2007. Spontaneous remission of a diffuse brainstem lesion in a neonate. Pediatr. Radiol. 37 (4), 399–402.

Schumacher, M., Schulte-Mönting, J., Stoeter, P., et al., 2007. Magnetic resonance imaging compared with biopsy in the diagnosis of brainstem diseases of childhood: a multicentre review. J. Neurosurg. 106 (Suppl. 2 Pediatr), 111–119.

Selvapandian, S., Rajshekhar, V., Chandy, M.J., 1999. Brainstem glioma: comparative study of clinico-radiological presentation, pathology and outcome in children and adults. Acta. Neurochir. (Wien) 141, 721–727.

Shah, N.C., Ray, A., Bartels, U., et al., 2008. Diffuse intrinsic brainstem tumors in neonates. Report of two cases. J. Neurosurg. Pediatr. 1 (5), 382–385.

Singh, S., Bhutani, R., Jalali, R., 2007. Leptomeninges as a site of relapse in locally controlled, diffuse pontine glioma with review of the literature. Childs Nerv. System 23, 117–121.

Smith, M.A., Freidlin, B., Ries, L., et al., 1998. Trends in reported incidence of primary malignant brain tumors in children in the United States. J. Natl. Cancer Inst. 90 (17), 1269–1277.

Squires, L.A., Constantini, S., Miller, D.C., et al., 1997. Diffuse infiltrating astrocytoma of the cervicomedullary region: clinicopathologic entity. Pediatr. Neurosurg. 27 (3), 153–159.

Sung, T., Miller, D.C., Hayes, R.L., et al., 2000. Preferential inactivation of the p53 tumor suppressor pathway and lack of EGFR amplification distinguish de novo high grade pediatric astrocytomas from de novo adult astrocytomas. Brain Pathol. 10, 249–259.

Sure, U., Rüedi, D., Tachibana, O., et al., 1997. Determination of p53 mutations, EGFR overexpression, and loss of p16 expression in pediatric glioblastomas. J. Neuropathol. Exp. Neurol. 56, 782–789.

Ternier, J., Wray, A., Puget, S., et al., 2006. Tectal plate lesions in children. J. Neurosurg. 104 (Suppl.), 369–376.

Vandertop, W.P., Hoffman, H.J., Drake, J.M., et al., 1992. Focal midbrain tumors in children. Neurosurgery 31 (2), 186–194.

Varan, A., Büyükpamukçu, M., Ersoy, F., et al., 2004. Malignant solid tumors associated with congenital immunodeficiency disorders. Pediatr. Hematol. Oncol. 21 (5), 441–451.

Walter, A.W., Hancock, M.L., Pui, C.H., et al., 1998. Secondary brain tumors in children treated for acute lymphoblastic leukemia at St Jude Children's Research Hospital. J. Clin. Oncol. 16 (12), 3761–3767.

Warren, K., Jakacki, R., Widemann, B., et al., 2006. Phase II trial of intravenous labradimil and carboplatin in childhood brain tumors: a report from the Children's Oncology Group. Cancer Chemother. Pharmacol. 58 (3), 343–347.

Warren, K., Killian, K., Suuriniemi, M., et al., 2009. Genomic DNA analysis of diffuse intrinsic pontine glioma tissue obtained from autopsy. Society of Neuro-Oncology, New Orleans.

Watanabe, K., Tachibana, O., Sata, K., et al., 1996. Overexpression of the EGF receptor and p53 mutations are mutually exclusive in the evolution of primary and secondary glioblastomas. Brain Pathol. 6, 217–223.

Weiner, H.L., Freed, D., Woo, H.H., et al., 1997. Intra-axial tumors of the cervicomedullary junction: surgical results and long-term outcome. Pediatr. Neurosurg. 27 (1), 12–18.

Wolff, J.E., Classen, C.F., Wagner, S., et al., 2008. Subpopulations of malignant gliomas in pediatric patients: analysis of the HIT-GB database. J. Neurooncol. 87, 155–164.

Wong, A.J., Bigner, S.H., Bigner, D.D., et al., 1987. Increased expression of the epidermal growth factor receptor gene in malignant gliomas is invariably associated with gene amplification. Proc. Natl. Acad. Sci. USA 84, 6899–6903.

Yoshimura, J., Onda, K., Tanaka, R., et al., 2003. Autopsy series of 38 pontine gliomas. Neurol. Med. Chir. 43, 375–382.

Young Poussaint, T., Yousuf, N., Barnes, P.D., et al., 1999. Cervicomedullary astrocytomas of childhood: clinical and imaging follow up. Pediatr. Radiol. 29, 662–668.

第 24 章

颅内室管膜瘤

James A.J.King, Abhaya V.Kulkarni

1 简介

室管膜瘤是一类中枢神经系统肿瘤,其来源于脑室与脊髓中央管的室管膜细胞。这章重点讲述颅内室管膜瘤,因此起源于脊髓或马尾的室管膜瘤将不作论述。虽然室管膜瘤最常见于儿童,但在成人也偶尔发病。这章的第一部分介绍儿童室管膜瘤,第二部分介绍成人室管膜瘤。

2 儿童室管膜瘤

2.1 流行病学

2.1.1 发病率

室管膜瘤是相对不常见的肿瘤,儿童年发病率为(2.2~3.4)/100 万(Gurney et al 1995; Kuratsu & Ushio 1996; Peris-Bonet et al 2006)。室管膜瘤是继星形细胞瘤及原始神经外胚层肿瘤(Primitive Neuroectodermal Tumors, PNET)后第三常见的儿童颅脑肿瘤,而前两者的发病率分别约为每年16.8/100 万及每年 5.0/100 万。室管膜瘤占儿童颅内肿瘤的 6%~10%(Gurney et al 1995; Miller et al 1995; Kuratsu & Ushio 1996; Monteith et al 2006; Mehrazin & Yavari 2007)。其中 30% 为 3 岁以下,占所有儿童恶性肿瘤的 1.7%(Miller et al 1995)。

2.1.2 年龄

室管膜瘤主要发生于年幼儿童,根据这些报道(Shaw et al 1987; Goldwein et al 1990a, b; Papadopoulos et al 1990; Robertson et al 1998)的数据,患儿在确诊时的中位年龄为 3~8 岁。5 岁

以下儿童的发病率约为每年 3.9/100 万,而 5 岁以上儿童的发病率仅为每年 1.1/100 万(Gurney et al 1995)。70%~80% 患儿年龄在 8 岁以下,而其中近 40% 为 4 岁以下(Goldwein et al 1990a, b; Nazar et al 1990; Gilles et al 1995; Polednak & Flannery 1995; Peris-Bonet et al 2006; Mehrazin & Yavari 2007)。

一个很大的儿童脑肿瘤联合研究通过对 50 年来数据的观察,发现年长儿童(>11 岁)患室管膜瘤的比例明显增加,尤其是幕上室管膜瘤(Gilles et al 1995)。这个趋势也见于毛细胞型及纤维型星形细胞瘤。目前对此并没有明确的解释,但是有人提出了很多假说,包括可引起早期儿童肿瘤的产前暴露越来越少,而导致大龄儿童或青春期肿瘤的环境暴露越来越多。

2.1.3 性别

多数大规模儿童研究并未发现室管膜瘤患者的性别差异,男女比例基本相当。大量的报道,包括一组欧洲的近 2 000 例患儿数据,显示出男性患儿比例增加(Goldwein et al 1990a, b; Papadopoulos et al 1990; Kuratsu & Ushio 1996; Vinchon et al 2005; Peris-Bonet et al 2006)。然而并非所有的研究结论均一致,其他的研究显示该病无显著的性别差异(Shaw et al 1987; Nazar et al 1990; Rousseau et al 1994; Robertson et al 1998)。

2.1.4 位置

室管膜瘤起源于室管膜,且几乎均与脑室壁有关。儿童最常见的室管膜瘤位于后颅窝,与第

四脑室的表面关系密切。大约有 2/3 的儿童室管膜瘤位于第四脑室，其他的起源于幕上脑室系统（Pierre-Kahn et al 1983；Goldwein et al 1990a，b；Papadopoulos et al 1990；Sutton et al 1990；Schiffer et al 1991a；Robertson et al 1998）。在极罕见患者中，室管膜瘤可以出现在与脑室无关的其他位置（Vernet et al 1995；Kojima et al 2003；Miyazawa et al 2007）。

2.2 症状和体征

由于室管膜瘤多位于后颅窝并累及四脑室，故其最主要的症状及体征与梗阻性脑积水造成的高颅压有关。患者也可表现出小脑或脑神经功能障碍导致的症状或体征。

常见的症状按照发生的频率降序排列大致为：呕吐、头痛（年长儿童）、易怒、嗜睡（尤见于年幼儿童）以及步态不稳（Goldwein et al 1990a，b；Nazar et al 1990）。体征包括：头围增大、前囟突出（非常年幼儿童）、视盘水肿、假性脑膜炎、共济失调、脑神经麻痹以及眼震等（Goldwein et al 1990a，b；Nazar et al 1990；Maksoud et al 2002）。病程长短差异较大，可为数天至数月不等（Nazar et al 1990）。极少数情况，可因瘤内出血而急性发病（Ernestus et al 1992；Kojima et al 2003；Miyazawa et al 2007）。

影响年幼患儿诊断的一个因素是他们可表现为非特异性的症状，例如呕吐和易激惹。对于类似患儿，要高度怀疑此病。相对于其他儿童肿瘤来说，儿童的颅脑肿瘤诊断常被延误（Flores et al 1986）。

2.3 病理学

在室管膜瘤的最新 WHO 分类中，该病可分为 4 个亚型及 3 个级别：室管膜下瘤和黏液乳头型室管膜瘤（Ⅰ级），低级别室管膜瘤（Ⅱ级），间变性室管膜瘤（Ⅲ级）（Louis et al 2007a，b）（表 24.1）。低级别室管膜瘤按照组织病理学形态又可以分为细胞型、乳头型、伸展细胞型、透明细胞型。

室管膜下瘤是良性肿瘤，通常为侧脑室或第四脑室壁的无症状结节。多数由尸检偶然发现。在极少数情况下，可因梗阻性脑积水而导致相应的临床症状（Rosenblum 1998）。黏液乳头状室管膜瘤几乎只见于马尾区域，起源于终丝或者脊髓

圆锥（Rorke et al 1985）。这两种类型的肿瘤极少会在颅内出现并产生症状，尤其在儿童（Artico et al 1989；Lombardi et al 1991；Palma et al 1993；Rosenblum 1998），因此这些肿瘤本章不予讨论。

表 24.1　室管膜瘤的 WHO 分类（2007）

肿瘤	WHO 分级
室管膜下瘤	Ⅰ级
黏液乳头型室管膜瘤	Ⅰ级
室管膜瘤	Ⅱ级
细胞型	
乳头型	
透明细胞型	
伸展细胞型	
间变性室管膜瘤	Ⅲ级

引自 Louis，D.N.，H.Ohgaki，et al.（2007）.'The 2007 WHO classification of tumours ofthe central nervous system.'Acta Neuropathol 114（2）：97：109.

室管膜母细胞瘤曾一度被认为是有侵袭性的室管膜瘤。然而 2007 年 WHO 分类中，室管膜母细胞瘤被分类在胚胎性肿瘤这一大组中（Louis et al 2007a，b）。这组肿瘤还包括：髓母细胞瘤、其他的原始神经外胚层肿瘤（PNET）、髓上皮瘤及神经母细胞瘤。室管膜母细胞瘤具有侵袭性及软脑膜转移倾向（Mork & Rubinstein 1985；Shyn et al 1986）。此类肿瘤本章不予讨论。

第四脑室的菊形团形成型胶质神经元肿瘤（rosette forming glioneuronal tumor，RGNT）是新增的 WHO Ⅰ级胶质神经元肿瘤，在影像学上与室管膜瘤相似，但是前者的菊形团结构可与室管膜瘤鉴别（Pimentel et al 2008）。

经典的低级别室管膜瘤是最常见的病理类型。其特定的组织学结构、超微结构及免疫组织化学特点可以帮助明确诊断（Rorke et al 1985；Burger et al 1991）。在光镜下，其特点包括单一细胞核形态、圆形或卵圆形的细胞核及其中像"胡椒和盐"一样点状分布的染色质（Louis et al 2007a，b）。血管周围的假菊形团，即在血管周围的透明区中可见肿瘤细胞质突起并终止于血管之上，这是室管膜瘤的典型表现。这要与真正的室管膜菊形团相区别，后者的内腔为肿瘤细胞表

面所围绕。室管膜瘤内也可能还有一些类似于脊髓中央管或脑室内壁的结构，提示了肿瘤的室管膜起源。虽然这种情况比较罕见，但却具有诊断意义。

肿瘤细胞可能含有嗜酸性细胞质颗粒。一些肿瘤细胞有少突胶质细胞形态，不过可以通过电镜鉴别。免疫组织化学上 OLIG2 阴性也可以帮助区别少突胶质细胞瘤和其他透明细胞的中枢神经系统肿瘤。

近来一篇文章报道了利用组织学、免疫组织化学及电镜观察到室管膜瘤存在神经元分化，不过这一发现的意义并不明确（Rodriguez et al 2007）。

电镜（electron microscopy，EM）下典型的表现为类似腺体的管腔，伴有微绒毛及纤毛、基体、细胞质内中间丝以及长的拉链样的连接复合体（Burger et al 1991；Sara et al 1994；Rosenblum 1998）。与光镜相比，电镜下还可见到更多的真菊形团结构（Sara et al 1994）。在电镜下，有 76% 的室管膜瘤（38/50）可以观察到血管周围弹性纤维，相比之下这种情况仅见于脉络丛乳头状瘤的 8%（2/25），而星形细胞瘤为 0（0/100），这提示血管周围弹性纤维是诊断室管膜瘤的一项有用的标志物，特别是对那些很难鉴别的标本（Mierau & Goin 2007）。

在免疫组织化学上，胶原纤维酸性蛋白（glial fibrillary acid protein，GFAP）及波形蛋白（vimentin）在室管膜瘤中表达变异较大（Rosenblum 1998）。其实这两个标志物并无特异性，因此对诊断帮助不大。有报道发现肿瘤对上皮细胞膜抗原（epithelial membrane antigen，EMA）染色有反应，可表现为细胞核周围的点状细胞质。这可见于约 90% 的室管膜瘤，但特异性较低。也有研究发现在 EMA 染色后可见环状结构，这种表现虽敏感度低但特异度更高（Hasselblatt & Paulus 2003；Kawano et al 2004；Takei et al 2007）。

有证据表明 CD99 是室管膜瘤的可靠标志物。在一项研究中，38 例室管膜瘤标本的 CD99 染色均呈阳性（Choi et al 2001；Mahfouz et al 2008）。

WHO II 级室管膜瘤的组织病理学亚型

细胞型

细胞型室管膜瘤是 WHO II 级室管膜瘤的一种表现，其细胞密度高，但核分裂象不多，常见于脑室外（Shuangshoti et al 2005）。

乳头型

此类型肿瘤在朝向脑脊液的表面呈条索状上皮样结构，并伴有 GFAP 阳性的细胞突起。

伸展细胞型

这种类型的室管膜瘤最常见于脊髓。肿瘤由细长的双极细胞组成，与伸展细胞类似（Flament-Durand & Brion 1985）。

透明细胞型

该类型肿瘤细胞与少突胶质细胞相似并具有核周空晕，可发生于年轻患者的幕上部位，并具有更强的侵袭性（Fouladi et al 2003）。

间变性室管膜瘤的诊断较为困难，对于诊断标准目前也没有形成明确的共识。即便在低级别室管膜瘤里，也常可见到细胞核分裂象增多，细胞轻度异型性及点灶状，非假栅栏样的坏死。间变的含义包括：细胞密度增高、细胞异型性、常见核分裂象（至少 5 个 /10HPF）、显著的细胞多形性、核质比增高及微血管增生（Rorke et al 1985；Burger et al 1991；Merchant et al 2002a）。除了假栅栏状坏死外，室管膜瘤的坏死并不像星形细胞瘤那样表示恶性程度很高（Trembath et al 2008）。很明显，间变性室管膜瘤与低级别的室管膜瘤之间存在一些病理改变，但两者之间的区别并不总是那么清楚。有些学者主张运用 Ki-67 免疫组织化学染色来评估细胞核分裂情况（Trembath et al 2008）。此外，有时在外观像低级别的肿瘤中可以发现一些散在分布的间变性区域，但其意义尚不清楚。当需要根据肿瘤分级制订辅助治疗方案时或将肿瘤分级作为生存预后因素进行分析时，如何对室管膜瘤进行正确的分级就变得尤为重要。

由于室管膜瘤的诊断和分级较困难，因此不同的研究中恶性室管膜瘤所占的比例也不一致，范围为 12%~69%（Pierre-Kahn et al 1983；Wallner et al 1986；Shaw et al 1987；Papadopoulos et al 1990；Korshunov et al 2004；Tihan et al 2008）。另外，在一项儿童癌症组的前瞻性随机试验研究中，医疗机构的病理诊断与中心回顾不一致的比率高达 69%（Robertson et al 1998）。病理诊断标准的缺乏给儿童的个体化治疗带来了严重的影响，而对于目前发表的关于室管膜瘤的研究，其有效性也值得怀疑。

儿童和成人室管膜瘤的分子遗传学特征研究已经取得了进展。

室管膜瘤最常见的细胞遗传学异常包括非整倍体核型和 6、9、17 和 22 号染色体异常（Ransom

et al 1992；von Haken et al 1996；Kotylo et al 1997；Kramer et al 1998；Vagner-Capodano et al 1999）。散发性颅内室管膜瘤最常见的遗传学变化是染色体22q的缺失（占30%~60%）（Hamilton & Pollack 1997），提示该染色体上存在一个室管膜瘤的抑癌基因（Hulsebos et al 1999；Kraus et al 2001；Suarez-Merino et al 2005；Begnami et al 2007）。这种情况也可见于成年和脊髓室管膜瘤。

有文献报道间变性室管膜瘤的7号染色体增多，但EGFR基因并没有扩增（Santi et al 2005）。儿童颅内室管膜瘤和成人有不同细胞遗传学改变，约50%患者出现17p的缺失，26%患者出现1q增多（Ward et al 2001），而22号染色体的缺失较为少见（Pezzolo et al 2008）。

临床研究发现，常染色体显性遗传病神经纤维瘤病2型（neurofibromatosis type 2，NF-2）常导致脊髓内室管膜瘤，通过对NF-2基因突变分析，进一步证实髓内室管膜瘤存在NF~2散发突变，但颅内或黏液乳头型室管膜瘤却未发现NF-2突变（Ebert et al 1999）。尽管儿童室管膜瘤中p53肿瘤抑制信号通路的中断非常罕见（Gaspar et al 2006），但室管膜瘤可见于Li Fraumeni综合征患者中（Metzger et al 1991）。另外，在Turcot综合征及Klinefelter综合征（Garre et al 2007）以及MEN 1中也有报道。关于家族性室管膜瘤也有相关的报道（Savard & Gilchrist 1989；Nijssen et al 1994；Dimopoulos et al 2006）。

近来研究发现一些特定基因及细胞信号通路与室管膜瘤的肿瘤发生相关。微阵列实验发现儿童性室管膜瘤Wnt5A和p63等癌基因表达增加，而NF2交互基因SCHIP-1和APC的表达减少。约75%的

室管膜瘤出现ERB-B2和ERB-B4基因过表达，从而推测ERBB受体信号通路促进肿瘤细胞增殖，使肿瘤变得更具侵袭力（Gilbertson et al 2002）。

目前最重要的进展是关于室管膜瘤起源的新假说：在中枢神经系统不同部位的放射状胶质细胞容易获得不同的遗传变异，进而转化为幕上、脊髓及后颅窝室管膜瘤的肿瘤干细胞（Poppleton & Gilbertson 2007）。

Taylor等（2005）指出室管膜瘤的基因表达是对放射状胶质细胞基因表达的概括。对于幕上肿瘤，CDK4和Notch信号通路基因过度表达，对于幕下肿瘤，IGF-1和一些Hox基因的同源基因过度表达，而对于脊髓肿瘤，ID基因及水通道蛋白基因过度表达。

2.4 神经影像学

CT显示病变通常为脑室系统内团块样病变，少数位于脑室旁。病变多为高密度，常有囊变及钙化，边界清楚，强化明显（Centeno et al 1986；Van Tassel et al 1986），常常合并有显著的梗阻性脑积水。

现如今MRI已经广泛地用于颅内占位性病变的诊断。MRI典型的室管膜瘤表现为等或低T_1信号，高T_2信号。同样，在注射钆造影剂后，肿瘤明显强化，并可因出血、坏死或钙化等导致内部信号不均（图24.1）（Spoto et al 1990；Comi et al 1998）。

使用质子磁共振波谱技术以及弥散加权成像技术（diffusion-weighted imaging，DWI）可以用来鉴别儿童后颅窝最常见的4种肿瘤（Wang et al 1995；Schneider et al 2007；Davies et al 2008）。

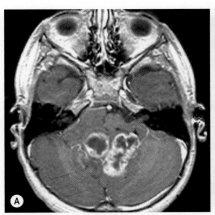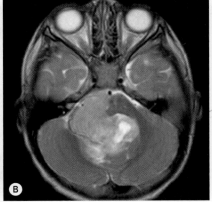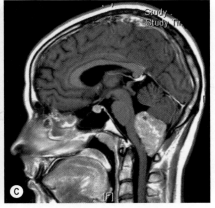

图24.1 轴位T_1强化像（A）显示后颅窝区域一个巨大、不规整强化病变，内部信号不均匀。肿瘤自四脑室内向外生长，并可见未强化部分凸向右侧桥小脑角区域，这在T_2像上更加明显（B）。（C）显示另一个患者矢状位T_1强化像，可见病变从第四脑室长入枕骨大孔及上颈部脊髓，这些是后颅窝室管膜瘤的典型影像学特点

2.5 鉴别诊断

在大多数情况下，室管膜瘤往往需要与后颅窝其他病变鉴别。在儿童除了室管膜瘤以外，后颅窝最常见的肿瘤还包括星形细胞瘤、髓母细胞瘤以及脑干胶质瘤。少见的肿瘤还包括脉络丛乳头状瘤、皮样囊肿以及脑膜瘤。

偶尔室管膜瘤需要依赖于其特定的影像学特征才能与其他肿瘤鉴别。例如，在 CT 上髓母细胞瘤也同样具有病变位于中线和高密度的特点，但是如果病变长入 CPA 区域，尤其是长入枕骨大孔、上颈髓，则更像室管膜瘤而不是髓母细胞瘤。

2.6 预后因素

寻找室管膜瘤的预后因素是研究的热点也是难点。其中一个主要的问题是难以对不同研究甚至是同一研究中患者的结局进行比较。这个问题在部分程度上与肿瘤发病率不高有关，多数单中心所报道的病例数有限，而且都是数十年积累的病例。因为这些患者处于室管膜瘤治疗的不同的时代，故而在进行比较时会产生问题。一些可能是里程碑式的进展包括：将室管膜母细胞瘤从室管膜瘤中剔除，放疗及剂量的选择，化疗，CT/MRI 用于诊断及术后残留病变的评估以及手术技术的提高。在对违背这些治疗理念的结果进行比较时，这些进展都是可能的干扰因素。另外，肿瘤诊断标准和分级方法难以标准化，这也导致结果存在很大的不一致。更深层的问题是大多数数据来自于回顾性研究，这就不可避免导致在数据的检索和分析上产生偏倚，尤其是在判断预后因素方面。以下总结了能查阅到的文献，但是需要指出证据的质量非常有限。

2.6.1 年龄

许多研究认为，年龄是儿童室管膜瘤患者的预后影响因素。大多数研究显示，3 岁或 4 岁以上的年长儿童生存期更长。年长儿童的 5 年生存率可达 55%~83%，而年幼组仅为 12%~48%（Goldwein et al 1990a，b；Nazar et al 1990；Sutton et al 1990；Goldwein et al 1991；Rousseau et al 1994；Pollack et al 1995；Figarella-Branger et al 2000；Shu et al 2007；Tihan et al 2008）。一项前瞻性研究表明，即使是 3 岁以下儿童，年龄 >24

个月的患儿预后也会更好（5 年生存率 63%，而 24 个月以下仅为 26%）（Duffner et al 1998）。但是其他一些研究并没有在这方面发现显著的差异（Salazar et al 1983；Robertson et al 1998；Kurt et al 2006），因此目前对于年龄是否是预后影响因素的观点并不一致。然而，总体数据表明年龄长儿童预后可能更好。

2.6.2 部位

大多数儿童室管膜瘤位于后颅窝，有证据表明该部位的室管膜瘤预后较好。但是病变部位对预后的影响并没有年龄明显（Marks & Adler 1982；Goldwein et al 1990a，b；Papadopoulos et al 1990；Rousseau et al 1994；Jayawickreme et al 1995；Merchant et al 1997；Mansur et al 2005）。幕下病变的 5 年生存率为 35%~59%，而幕上病变的 5 年生存率为 22%~46%。然而，在后颅窝室管膜瘤患者中，如果肿瘤向外扩展累及桥小脑角（cerebellopontine angle，CPA）区域（Ikezaki et al 1993；Figarella-Branger et al 2000）或者上颈段则预后不良（Shu et al 2007）。有研究者认为，这与该部位肿瘤全切困难有关，因为这个部位的肿瘤常侵犯后组脑神经及重要血管，比如小脑后下动脉（posterior inferior cerebellar artery，PICA）。

2.6.3 肿瘤亚型

对于 WHO Ⅱ 级室管膜瘤，其 4 个亚型（细胞型、透明细胞型、乳头型、伸展细胞型）的临床预后并无区别（Kurt et al 2006）。

2.6.4 肿瘤分级

对于室管膜瘤的分级是否影响预后存在很大争议。大量回顾性研究表明，间变性室管膜瘤或者具有某种间变特征的肿瘤预后不好（Korshunov et al 2004；Salazar et al 1983；Rorke 1987；Shaw et al 1987；Nazar et al 1990；Papadopoulos et al 1990；Figarella-Branger et al 1991；Schiffer et al 1991b；Vanuytsel et al 1992；Rousseau et al 1994；Merchant et al 2002a；Kurt et al 2006）。一项新近的研究表明，对于儿童后颅窝室管膜瘤，组织学分级（WHO Ⅱ 级或 Ⅲ 级）是无进展生存期的独立预后因素，但对于总体生存率却并非如此（Tihan et al 2008）。

其他的研究发现，肿瘤的分级仅是幕上室管膜瘤的预后影响因素（Ernestus et al 1991；Chiu et

al 1992；Palma et al 1993）。

虽然直觉上认为肿瘤分级与预后有关（参照星形细胞瘤分级与预后的关系来看），一些研究却发现不同级别的室管膜瘤患者预后并无差别（Ross & Rubinstein 1989；Goldwein et al 1990a，b；Sutton et al 1990；Bouffet et al 1998；Duffner et al 1998；McLaughlin et al 1998；Robertson et al 1998）。其中有两项前瞻性研究：一项为儿童癌症组（Children's Cancer Group）的随机研究（Robertson et al 1998），另一项为儿童肿瘤组（Pediatric Oncology Group）的前瞻队列研究（Duffner et al 1998）。这些研究所使用的方法学质量很高，应该予以充分肯定，并在对循证医学证据进行评估时，应将其考虑在内，特别是这种研究在室管膜瘤的文献中非常少见。不过应该指出，这两项研究规模不大且范围有些受限。需进一步强调的是，在儿童癌症组的随机研究中，所有病理切片都进行了独立的、正式的并且非常重要的复检，因为复检发现69%的病理与之前结论不一致。最近一项研究对258例室管膜瘤标本进行了病理分析，并使用Merchant等（2002a）提出的高级别和低级别室管膜瘤诊断标准，结果发现两个独立的病理科医师的结论有99%一致。这种病理分级的可靠性不一致严重影响了研究结果，也极大地限制了多数研究得出的肿瘤分级影响预后的结论。

2.6.5 分子标志物

很多研究试图探究与预后有关的分子标志物（Lukashova-Vzangen et al 2007；Ridley et al 2008）。最近一项小规模儿童室管膜瘤的细胞遗传学研究发现，存在6p22-pter和13q14.3-qter共缺失的患者生存期缩短（Pezzolo et al 2008）。进一步研究显示，在儿童颅内室管膜瘤中6q的缺失与生存期延长有关（Monoranu et al 2008），而19号染色体节段的缺失则与复发相关（Modena et al 2006）。

一项研究对65例患儿的87个室管膜瘤进行人端粒反转录酶（human telomere reverse transcriptase，hTERT）表达的分析，发现hTERT阴性的患者5年生存率为84%，而hTERT阳性的患者5年生存率为41%（Tabori et al 2006），而且hTERT的表达也可以预测复发室管膜瘤的生存期，而分析γH2AX（一种端粒功能障碍标志物）的表达可以用于进一步对预后分类（Tabori et al 2008）。

在未来几年有可能会出现新的分子标志物，人们寄希望其能在患者个体化的预后评估中起到关键作用。

2.6.6 肿瘤切除

肿瘤切除的程度是一个特别重要的预后因素，因为这对于外科医师来说至少有一定的可控性。大多数的研究显示，切除的程度越高，特别是肿瘤全切（gross total resection，GTR），对预后的改善越显著（Nazar et al 1990；Papadopoulos et al 1990；Sutton et al 1990；Vanuytsel et al 1992；Rousseau et al 1994；Pollack et al 1995；Perilongo et al 1997；Duffner et al 1998；Robertson et al 1998；Figarella-Branger et al 2000；van Veelen-Vincent et al 2002；Jaing et al 2004；Schroeder et al 2008）。据报道，GTR后生存率在60%~89%，而部分切除率为21%~46%。但是一个小样本的研究却显示GTR并不能延长生存期（Salazar et al 1983；Shaw et al 1987；Goldwein et al 1990a，b）。

如何精确判断肿瘤实际的切除程度非常重要，也就是明确肿瘤的残余。Healey等（1991）进行了一项小样本研究中，发现影像学显示的肿瘤残留程度与无进展生存期是相关的，而外科医师对切除程度的评估则与预后关系不显著。事实上，手术评估的切除程度与术后影像评估相比有32%是不相符的。因此，需要谨记术后的影像检查是必需的，这也是唯一可接受的评估残余肿瘤的方法。儿童癌症组的随机试验（Robertson et al 1998）表明，即使是不能全切的病例，只要残余的肿瘤体积 <1.5cm^3，预后也是有改善的。随着现代手术技术的进步，术后MRI显示肿瘤全切率已达70%~84%（van Veelen-Vincent et al 2002；Merchant et al 2004b；Rogers et al 2005），而早期则为40%~60%（Sutton et al 1990；Robertson et al 1998）。但是目前尚不清楚这种提高是否会伴有围术期致残率及致死率的增加。

2.6.7 其他因素

虽然患者年龄、肿瘤位置、肿瘤分级及切除程度是目前研究最多的潜在预后因素，但是其他因素也可见于文献报道，包括性别、种族和症状持续时间（Goldwein et al 1990a，b；Vanuytsel et al 1992；Pollack et al 1995）。然而，事实上很少有证据表明这些因素能显著影响预后（Shaw et al 1987；

Rousseau et al 1994；Robertson et al 1998）。

尽管目前需要国际的随机前瞻性研究得出的循证医学证据（Bouffet et al 1998），但十年来这类数据仍未见诸报端。由于单中心研究的样本量比较少，因此需要多中心通力合作，在一定的时间内纳入足够的患者并进行前瞻性研究。这些研究获得的数据将有助于更明确地回答有关室管膜瘤的许多问题。

2.7 治疗

2.7.1 手术治疗

一旦发现后颅窝病变，那么任何对患儿生命的威胁均要及时处理。最常见的情况是严重的梗阻性脑积水，这通常需要尽快行脑室引流。如果患儿意识障碍明显，则应紧急行脑室外引流。不过多数情况下，在马上给予类固醇激素如地塞米松治疗后，患儿的症状可能有所改善，有时甚至非常明显。这能避免脑室外引流手术，故应首先采用。另外，这也为肿瘤切除以及正常脑脊液通路恢复争取足够的时间。

在术前很难准确地判断肿瘤类型。不过事实上对于任何后颅窝肿瘤而言，至少在短期内都能通过外科减压获益。如前所述，肿瘤的全切是重要的预后因素。因此，要尽可能安全并彻底地切除肿瘤。如果术后早期的影像学检查显示有肿瘤残留，有人建议行二次手术以达到全切的目的（Foreman et al 1997；Korshunov et al 2004）。不幸的是，即便肿瘤有全切的可能，通常实行起来也是极为困难的。在儿童癌症组的随机研究中（Robertson et al 1998），研究者采用了标准的术后分期方案，并使用了当时最先进的手术技术。但是术后的影像显示53%的患者有肿瘤残留。目前报道的儿童颅内室管膜瘤全切率为70%~80%（van Veelen-Vincent et al 2002；Merchant et al 2004b；Rogers et al 2005）。

全神经系统 MR 扫描是一个重要的术前评估手段。这个结果将对预期手术目标产生重要的影响。具体来说，如果影像检查已经发现远处播散，那么对于术者全切肿瘤的热情则是一个打击。在考虑肿瘤的切除程度时（例如一个切除困难且粘连严重的肿瘤），这可能成为决定性的因素。

手术技术

室管膜瘤手术最大的挑战在于后颅窝病变处理起来更加困难。以下将对手术入路作简要介绍，并重点强调避免手术并发症。

患儿取俯卧位，颈部屈曲。年长患儿可使用头架。脑室外引流通常不是必须的。常规给予甘露醇及地塞米松。行标准的后颅窝入路及暴露。室管膜瘤常常向枕骨大孔下方生长，而仔细阅读术前 MRI 可以了解肿瘤向下生长的程度。如果肿瘤累及上颈髓，那么手术需要显露这个部位。只有良好的暴露才能换来最大可能地全切肿瘤，这一点不能妥协。双侧枕骨切除应都达到横窦水平才能达到最大限度的骨性暴露。是否去除 C_1 后弓则要根据术前 MRI 示肿瘤侵犯的范围而决定。

硬膜外止血彻底后，以标准的 Y 形剪开硬脑膜，并轻柔地翻开。颅内压可能很高，可以通过释放枕大池的脑脊液来缓解。如果仍不能降颅压，极少数情况下需要行脑室穿刺。

首先应仔细检视术区，判断病变有无明显的蛛网膜播散。如果有，则要送病理检查。实际上释放的脑脊液也应保留，并送细胞学检查。

此时，对关键解剖学标志的识别非常重要。这包括闩部、双侧小脑后下动脉，如果可能，还包括后组脑神经。初步的探查可能会发现肿瘤侵犯 CPA 区或上颈髓。肿瘤最常见于第四脑室内，为了充分暴露病变，可能需要从中线部位切开小脑蚓下部（经小脑蚓部入路），或选择经脉络膜下髓帆入路，即切开脉络膜与下髓帆（Mussi & Rhoton 2000；Tanriover et al 2004）。肿瘤暴露后，要取一小块病变进行术中病理检查以明确诊断。

肿瘤位置以及外科医师的熟悉程度是选择第四脑室手术入路的重要因素。Tanriover 等（2004）进行解剖研究，表明经脉络膜下髓帆入路能更好地暴露第四脑室外侧孔及外侧隐窝，而不用切除任何小脑。因此，这个入路更适用于肿瘤通过外侧孔向桥小脑角生长的病例。经蚓部入路对于第四脑室顶部的上内侧显露略好一些，因此可能更适合主体位于中线的病变。

在这个手术最关键的时刻，需要注意以下几点。第一，在瘤内减压之前，要格外留意第四脑室底。肿瘤经常与之粘连，不小心的话，切肿瘤的过程中可能会伤及脑干。这一定要努力避免。因此，早期识别第四脑室底非常重要。一旦辨认明确，要放置一个小棉片用来识别和保护。然后就可以探查肿瘤是否可以从第四脑室底分离。一旦部分肿瘤与脑干紧密粘连，就要意识到全切肿瘤可能无法实现。试图将肿瘤从脑干上刮除会导致显著的神经后遗症，故应该予以避免。

第二点，要重点留意肿瘤的最外侧部。如前所述，肿瘤不仅可以向上颈段生长，其也可以通过第四脑室外侧孔突入 CPA。这是另一个有挑战性的区域。肿瘤向外侧生长可以不同程度地累及后组脑神经以及主要的血管如椎动脉和小脑后下动脉等。在这个区域切除肿瘤要极其小心。保护患儿神经功能是首要目标。这也是肿瘤无法全切的另一个原因。

切除肿瘤一般在显微镜下通过分块切除的方式进行。超声吸引对于这种操作非常有用。肿瘤切除完成后，硬脑膜需要严密缝合。通常需要修补硬膜，这可以很容易地取用附近的枕骨骨膜来完成。然后，枕骨骨瓣复位。

除非术中有明显的证据表明延髓受损，否则术后通常拔除气管插管。术后当晚要严密观察以排查术后脑积水。激素应尽快停用。

儿童颅内室管膜瘤的手术治疗避免不了致残和致死的问题。一些研究报道围术期死亡率为 7.5%，不同程度的并发症发生率为 57%。在这些研究中（Pollack et al 1995；Doxey et al 1999；van Veelen-Vincent et al 2002）报道的主要并发症是短期内的脑神经功能障碍。类似能准确地报道并发症的文献非常少，因此对这些数据很难有更宽泛的认同。

除了脑干或后组脑神经损伤外，一种少见但令人关注的术后并发症是小脑缄默（cerebellar mutism，CMS）（Dietze & Mickle 1990；Ferrante et al 1990；Van Calenbergh et al 1995）。这种症状包括不同严重程度的完全语言缺失，情绪不稳，肌张力减退及共济失调。除了室管膜瘤，任何儿童后颅窝中线肿瘤术后都可能出现这种情况。症状可能延迟一天或两天表现出来，也可伴有视力受损（Liu et al 1998）。在对手术治疗髓母细胞瘤患儿的 CCG 以及 POG 研究中，通过前瞻性的问卷调查发现在 450 例患者中，有 24% 存在不同程度的小脑缄默（Robertson et al 2006）。CMS 确实可以发生在后颅窝室管膜瘤术后（García Conde et al 2007），但相比之下，髓母细胞瘤体积巨大（>5 cm）的患儿发生此情况风险最大（Catsman-Berrevoets et al 1999）。

目前 CMS 机制仍不清楚，但需要特别注意的是，随着临床的进步，出现迟发症状的患者越来越多（Liu et al 1998；Steinbok et al 2003；Grill et al 2004；Robertson et al 2006）。

脑积水是儿童颅内室管膜瘤重要的伴随症状。患儿可能在就诊时就合并有明显的脑积水，并且当切除肿瘤不能解决脑积水的问题时，还需要积极处理。一项研究中发现 14% 的患儿脑积水需要远期治疗（van Veelen-Vincent et al 2002）。因室管膜瘤行二次手术的患儿大多都需要行脑室分流术（Merchant et al 2004a）。对脑积水的有效处理，可以减少患儿，尤其是那些放疗患者的远期的认知障碍及内分泌障碍（Merchant et al 2004a；Conklin et al 2008）。

2.7.2 放射治疗

长期以来放疗被认为是室管膜瘤的主要辅助治疗手段。这种证据来自几个回顾性研究（Mork & Loken 1977；Rousseau et al 1994；Perilongo et al 1997；Rogers et al 2005；Massimino et al 2006）。早期的研究显示剂量低于 4 500 cGy 对于原发肿瘤无效（Phillips et al 1964；Kim & Fayos 1977；Garrett & Simpson 1983）。因为其可能导致灾难性神经系统后遗症，所以一般对于 3 岁以下患儿放疗是绝对禁止的。

历史上全脑脊髓放射治疗曾用于高级别和幕下的肿瘤。然而，在 20 世纪 80 年代末，研究发现治疗失败的主要原因是局部复发，而通过脑脊液远隔复发很少见。基于这个原因，如果颅内室管膜瘤患者未发现脑脊液播散，许多单位仅对这些患者行局部适形放疗而不再行全脑脊髓放疗。后者仅用于肉眼或镜下证实脑脊液播散的患者。1997 年，有篇报道（Merchant et al 1997）通过回顾性研究发现对局部的室管膜瘤使用全脑脊髓放疗并无益处，在治疗失败的病例中有 19 例的主要原因是局部复发，只有 1 例患者的肿瘤复发存在脑脊液播散。后来的研究也证实了以上观点，并提出了儿童颅内室管膜瘤的治疗规范（Paulino 2001；Merchant et al 2004b）。最初的标准剂量是 54Gy 分 30 次进行，但是一项预实验（Merchant et al 2002b）的初步结果显示，使用 59.4Gy 33 次方案可以提高局部控制率以及生存率，这种剂量正在由儿童肿瘤组进行大样本 II 期临床试验（COG protocol ACNS0121），目前尚无结论。

最新的放疗技术可以在高度适形的区域内进行精确的高剂量的照射，因此局部适形放疗也越来越多地应用于 3 岁以下儿童。这也是 II 期临床试验（COG protocol ACNS0121）的一项研究内容，其远期效果及相关风险需要等待最终结果。随着放疗技术的进步，对于复发室管膜瘤可以进行二次放疗（Merchant et al 2008），有些肿瘤能得到长期的控制，并且对于那些无法进行其他治疗的患者，其副作用也在可以接受的范围内。

有一些小规模的研究（Stafford et al 2000；Mansur et al 2004；Lo et al 2006）对室管膜瘤的立体定向放射外科（stereotactic radiosurgery，SRS）的疗效进行评估，但是一项最新的报告认为这种治疗方法并发症发生率高（Merchant et al 2008）。SRS 可以作为外放疗后的一剂增强疗法或作为普通放疗失败后的补救手段。有报道，质子放射治疗对于室管膜瘤效果好，并能减少正常组织接受的放射剂量（MacDonald et al 2008）。

2.7.3　化学治疗

近来化疗也成为颅内室管膜瘤的辅助治疗手段（Bouffet & Foreman 1999）。其通常用于年幼儿童（3 岁以下）的术后辅助治疗，以及复发肿瘤的治疗（Bouffet & Foreman 1999）。然而最初的结果并不理想，许多研究并未显示出化疗具有明显的作用（Bouffet et al 1998；Goldwein et al 1990a，b；Sutton et al 1990；Evans et al 1996；Robertson et al 1998；Timmermann et al 2000；Nicholson et al 2007）。

单一药物以及多种药物联合方案都曾用于室管膜瘤的化疗。这包括 MOPP 方案（van Eys et al 1985；Ater et al 1997），8 种药物 1 日使用方案（White et al 1993；Geyer et al 1994；Ayan et al 1995；Robertson et al 1998），口服依托泊苷（Sandri et al 2005），替莫唑胺（Rehman et al 2006；Nicholson et al 2007），鞘内注射阿糖胞苷（Lassaletta et al 2007）以及其他方案（Evans et al 1996；Needle et al 1997；Duffner et al 1998；Yoffe et al 2007）。尽管其中的一些研究结论令人振奋，但这些研究规模太小，结果还不足为信（White et al 1993；Geyer et al 1994；Needle et al 1997；Duffner et al 1998）。单一药物疗法的缓解率为 11%，而完全缓解率 <5%；在 II 期试验中，顺铂似乎是最有效的药物，而卡铂、异环磷酰胺以及口服依托泊苷的效果一般（Khan et al 1982；Sexauer et al 1985；Gaynon et al 1990；Friedman

et al 1992；Needle et al 1997；Bouffet & Foreman 1999）。

Merchant et al（2002a）报道对于放疗前接受化疗的患者，其无症状生存期和整体生存期不如未接受化疗的患者。造血干细胞移植支持下的大剂量化疗方案也未能延长生存期（Grill et al 1996；Mason et al 1998）。一项研究表明，对于 10 岁以下患儿，强化诱导化疗 + 大剂量骨髓抑制化疗 + 自体干细胞移植方案和以前的化疗方案相比无明显优势（Zacharoulis et al 2007）。这些研究也强调许多激进的化疗方案具有潜在的巨大毒性，甚至有时是致命性的。

化疗对婴幼儿可能最为有用，特别是 3 岁以下患儿，因为其术后无法行放射治疗。大量研究表明，对于 3 岁以下（Duffner et al 1998；Grundy et al 2007）或 5 岁以下（Grill et al 2001）的患儿应避免或延迟使用放疗，这在多数情况下并不会影响总体生存率。当然这些结果还需要进一步研究，尤其应当注意在该年龄段的患儿中化疗药物对神经认知功能的长期影响。有研究发现，使用最新技术对小于 3 岁患儿进行放疗，结果并未出现认知功能下降的情况，且无症状生存率也有明显提高（Merchant et al 2004b），这也对目前使用的化疗方案提出了质疑（Bouffet et al 2007）。

2.8　复发及治疗失败

室管膜瘤有通过脑脊液系统转移的倾向，有 5%~22% 的患者在确诊时已经发生了明确的软脑膜转移（Goldwein et al 1990a，b；Vanuytsel et al 1992；Polednak & Flannery 1995；Pollack et al 1995；Robertson et al 1998；Horn et al 1999；Merchant et al 2004b；Merchant & Fouladi 2005；Lassaletta et al 2007）。因此，在儿童的早期评估中全面而准确地筛查整个中枢神经系统是十分必要的。这包括全神经系统的 MRI 检查以及脑脊液细胞学检查。研究发现自 20 世纪 70 年代早期以来，发现室管膜瘤合并远隔转移的比例越来越多（Polednak & Flannery 1995）。其主要原因可能是术前诊断技术的进步。

虽然室管膜瘤可以发生软脑膜播散，但绝大多数肿瘤复发的原因却是局部肿瘤控制不力（Shaw et al 1987；Goldwein et al 1990a，b；Lyons & Kelly 1991；Vanuytsel et al 1992；Kovalic et al 1993）。肿瘤无明显局部复发而仅出现远处播散的情况非常少见，仅占所有病例的 7%~8%（Shaw et al 1987；Robertson et al 1998）。

非常遗憾，大多数儿童室管膜瘤都会在将来某个时候复发。5 年及 10 年的无进展生存期为 36%~64% 及 46%~47%（Sutton et al 1990；Chiu et al 1992；Kovalic et al 1993；Robertson et al 1998；van Veelen-Vincent et al 2002；Jaing et al 2004）。一个尚未解决的问题是儿童室管膜瘤的最佳监测方式，即既能最大限度地了解复发情况，又不造成资源浪费。儿童癌症组（Kramer et al 1994）推荐在术后第 1 年内每 3 个月复查 1 次头颅 MRI（如确定有远隔转移还需要行脊髓 MRI）。基于肿瘤复发的时间和模式，其他学者则建议在术后的前 18 个月内不用行影像学检查，而在之后的 3.5 年内要进行比较频繁的复查（每 4~6 个月一次），再以后就无需监测（Steinbok et al 1996）。证据表明对于复发室管膜瘤的患儿，如果是通过 MRI 复查发现的且无症状，其生存期要比那些症状性复发的患儿明显延长，结果比预期的要好。

肿瘤复发的治疗

一旦确诊肿瘤复发，那么无论从范围还是有效性上看治疗的手段都很有限。虽然有文献报道二次手术的致残率较高（Massimino et al 2006），也有文献报道差距并不明显（Vinchon et al 2005），但对于局部复发甚至远隔转移者还是应该首先考虑手术（Merchant et al 2008）。因为局部术区已经接受了照射，故进一步的放疗没有必要，除非是远隔转移的病灶，但是不断有一些再放疗的报道（Merchant et al 2008）。各种各样的化疗药物都曾用于复发的治疗，但结果不理想（Khan et al 1982；Sexauer et al 1985；Ragab et al 1986；Bertolone et al 1989；Goldwein et al 1990a，b；Friedman et al 1992）。这些药物中略有前景的是顺铂（同时有潜在的巨大肾毒性和耳毒性）（Khan et al 1982；Sexauer et al 1985；Bertolone et al 1989），以及口服依托泊苷（Chamberlain 2001；Sandri et al 2005；Valera et al 2005），然而这些研究规模不大且结果差强人意。最新研究表明（Nicholson et al 2007）替莫唑胺对于儿童颅内复发室管膜瘤无效。对于儿童复发室管膜瘤，一种非常激进的做法是自体骨髓移植支持下大剂量强化化疗（Grill et al 1996；Mason et al 1998）。但是在这些小型研究中，患儿临床反应非常有限，并

且发生致命毒性的机会较高。因此，研究者认为这种治疗方法对于复发室管膜瘤无效。

2.9 结局

相比于其他儿童颅内肿瘤，室管膜瘤患儿的结局相对较差。5 年生存率为 39%~73%，该组共有 83 例患者，排除了 4 例术中死亡病例（Pierre-Kahn et al 1983；Shaw et al 1987；Goldwein et al 1990a，b；Nazar et al 1990；Healey et al 1991；Vanuytsel et al 1992；Ikezaki et al 1993；Robertson et al 1998；Horn et al 1999；Figarella-Branger et al 2000；van Veelen-Vincent et al 2002；Jaing et al 2004；Shu et al 2007）。10 年生存率下降至 45%~51%（Healey et al 1991；Ikezaki et al 1993；Pollack et al 1995；van Veelen-Vincent et al 2002）。除了单纯生存的问题外，疾病还对长期存活患儿的生活质量造成潜在的伤害（Healey et al 1991；Ikezaki et al 1993；Pollack et al 1995；van Veelen-Vincent et al 2002）。即使仅行后颅窝放射治疗，这些患儿也通常智力低下，且学习能力较差以及存在心理 - 社会功能障碍（Grill et al 1999；Mulhern et al 2004）。虽然当前治疗的目标是延长生存期，但生活质量的问题也必须认真考虑。因此，未来的治疗方向应该是减少由手术、化疗及放疗等对神经系统造成的远期损害。

3 成人室管膜瘤

虽然室管膜瘤在儿童更加常见，但在成年人中也可发病，约占成人颅内肿瘤的 2%（Barone & Elvidge 1970；Polednak & Flannery 1995；Guyotat et al 2002）。鉴于发病率相对较低，文献中关于成人室管膜瘤的报道非常有限。

成人患者并无显著性别差异，男女比例大致相当（Wallner et al 1986；Donahue 1998；Schwartz et al 1999）。患者年龄相对较轻，很多文献报道平均年龄在 45 岁以下（Wallner et al 1986；Shaw et al 1987；Donahue 1998；Schwartz et al 1999）。成人幕下室管膜瘤和脊髓室管膜瘤的发病率几乎相同（Marks & Adler 1982；Read 1984；Kudo 1990；Donahue 1998）。

对于成人患者的预后因素并没有深入研究，许多人认为儿童的预后因素也适于成人。有一些证据表明，成人预后总体上好于儿童（Garrett & Simpson 1983；Read 1984；Papadopoulos et al 1990；

Lyons & Kelly 1991)，不过也有不一致的结果（Shaw et al 1987；Vanuytsel et al 1992）。生存率在不同程度上与肿瘤位置、病理分级、手术切除范围、患者年龄以及 KPS 评分有关，不过结论也不尽相同（Ernestus et al 1997；Guyotat et al 2002；Korshunov et al 2004；Metellus et al 2007）。病理分级对生存率的影响存在争议，原因在于样本量小、对"间变性"的理解不同、诊断标准的差异以及包含不同数量的室管膜母细胞瘤。在一组 70 例成人室管膜瘤的回顾性研究中，年龄较低的患者生存期更长，40 岁以下 5 年生存和 10 年生存率分别为 74%±8% 和 60%±10%，而 40 岁以上则分别为 56%±11% 和 36%±12%（Reni et al 2004）。

成人室管膜瘤的病理学与儿童一致，并且在间变室管膜瘤的鉴定上存在相同的困难。有报道称间变型室管膜瘤占成人颅内室管膜瘤的 20%（Reni et al 2004）。肿瘤的影像学特点与儿童相同。但是成人后颅窝病变的鉴别诊断却有别于儿童。最常见的肿瘤为脑转移瘤、血管母细胞瘤、听神经瘤和脑膜瘤。在成人后颅窝肿瘤的鉴别诊断中，如果没有其他特征性表现，则通常将室管膜瘤放在次要位置。

成年人室管膜瘤的治疗也可参照儿童室管膜瘤。首选手术治疗，并以全切为目标。如果术后 MRI 确认肿瘤复发，有条件则可再次手术。术后通常行局部放射治疗（Marks&Adler 1982；Read 1984；Lyons&Kelly 1991；Donahue 1998）。放疗对于未全切的低级别肿瘤有效，对于全切的高级别肿瘤也有较弱的作用。但是对于全切的低级别肿瘤是否放疗仍存在争议（Metellus et al 2007）。手术具有和儿童一样的潜在并发症，尤其是对后颅窝病变而言，因此一定要提前考虑到。对于成人患者进行化疗的报道极少，故而并不能得出有关疗效的确切结论（Read 1984；Lyons&Kelly 1991）。

成人颅内室管膜瘤的结局不尽相同，但 5 年生存率为 56%~84.8%（Garrett&Simpson 1983；Read 1984Papadopoulos et al 1990；Lyons&Kelly 1991；Vanuytsel et al 1992；Guyotat et al 2001；Metellus et al 2007）。

关键点

- 室管膜瘤主要位于后颅窝，常见于 8 岁以下患儿。
- 低级别室管膜瘤和间变室管膜瘤的鉴别很困难，这对预后判断是否有影响仍然存在争议。
- 年龄增加及肿瘤全切似乎与生存期延长有关，但是目前文献的质量有限。
- 其他因素如肿瘤部位、分级等与预后的关系并不明确。
- 手术目标是肿瘤全切，但常因肿瘤与第四脑室底、后组脑神经或重要的血管粘连而不能实现。
- 辅助治疗包括局部放疗，既往常用于 3 岁以上患儿，现在也开始在 3 岁以下患儿使用。
- 全脑脊髓放疗仅限于有明确的播散，肿瘤复发并行二次手术后或转移灶切除术后。
- 化疗结果并不令人满意，但 3 岁以下患儿是例外，因为这些患儿不能行放疗或需要延迟放疗。
- 室管膜瘤 10 年无进展生存率为 45%~50%，通常在局部复发，有时可见远处转移。
- 肿瘤复发后治疗的方法有限，包括再次手术（如果可能的话），切除转移灶并放疗以及试验性的化疗。
- 儿童室管膜瘤的 5 年生存率为 39%~73%。
- 成人室管膜瘤的 5 年生存率为 56%~84.8%。

（王昊 译）

参考文献

Artico, M., Bardella, L., Ciappetta, P., et al., 1989. Surgical treatment of subependymomas of the central nervous system. Report of 8 cases and review of the literature. Acta. Neurochirurgica 98 (1–2), 25–31.

Ater, J.L., van Eys, J., Woo, S.Y., et al., 1997. MOPP chemotherapy without irradiation as primary postsurgical therapy for brain tumors in infants and young children. J. Neurooncol. 32 (3), 243–252.

Ayan, I., Darendeliler, E., Kebudi, R., et al., 1995. Evaluation of response to postradiation eight in one chemotherapy in childhood brain tumors. J. Neurooncol. 26, 65–72.

Barone, B.M., Elvidge, A.R., 1970. Ependymomas. A clinical survey. J. Neurosurg. 33 (4), 428–438.

Begnami, M.D., Palau, M., Rushing, E.J., et al., 2007. Evaluation of NF2 gene deletion in sporadic schwannomas, meningiomas, and ependymomas by chromogenic in situ hybridization. Hum. Pathol. 38 (9), 1345–1350

Bertolone, S.J., Baum, E.S., Krivit, W., et al., 1989. A phase II study of cisplatin therapy in recurrent childhood brain tumors. A report from the Children's Cancer Study Group. J. Neurooncol. 7 (1), 5–11.

Bouffet, E., Foreman, N., 1999. Chemotherapy for intracranial ependymomas. Childs Nerv. Syst. 15 (10), 563–570.

Bouffet, E., Perilongo, G., Canete, A., et al., 1998. Intracranial ependymomas in children: a critical review of prognostic factors and a plea for cooperation. Med. Pediatr. Oncol. 30 (6), 319–331.

Bouffet, E., Tabori, U., Bartels, U., 2007. Paediatric ependymomas: should we avoid radiotherapy? Lancet Oncol. 8 (8), 665–666.

Burger, P., Scheithauer, B.W., Vogel, F.S., 1991. Surgical pathology of the nervous system and its coverings, third ed. Churchill Livingstone, New York.

Catsman-Berrevoets, C.E., Van Dongen, H.R., Mulder, P., et al., 1999. Tumor type and size are high risk factors for the syndrome of cerebellar mutism and subsequent dysarthria. J. Neurol. Neurosurg. Psychiatry 67 (6), 755–757.

Centeno, R.S., Lee, A.A., Winter, J., et al., 1986. Supratentorial ependymoma. Neuroimaging and clinicopathological correlation. J. Neurosurg. 64 (2), 209–215.

Chamberlain, M.C., 2001. Recurrent intracranial ependymoma in children: salvage therapy with oral etoposide. Pediatr. Neurol. 24 (2), 117–121.

Chiu, J.K., Woo, S.Y., Ater, J., et al., 1992. Intracranial ependymoma in children: analysis of prognostic factors. J. Neurooncol. 13 (3), 283–290.

Choi, Y.L., Chi, J.G., Suh, Y.L., 2001. CD99 immunoreactivity in ependymoma. Appl. Immunohistochem Mol. Morphol. 9 (2), 125–129.

Comi, A.M., Backstrom, J.W., Burger, P.C., et al., 1998. Clinical and neuroradiologic findings in infants with intracranial ependymomas. Pediatric Oncology Group. Pediatr. Neurol. 18 (1), 23–29.

Conklin, H.M., Li, C., Xiong, X., et al., 2008. Predicting change in academic abilities after conformal radiation therapy for localized ependymoma. J. Clin. Oncol. 26 (24), 3965–3970

Davies, N.P., Wilson, M., Harris, L.M., et al., 2008. Identification and characterization of childhood cerebellar tumors by in vivo proton MRS. NMR Biomed. 21 (8), 908–918.

Dietze, D.D. Jr., Mickle, J.P., 1990. Cerebellar mutism after posterior fossa surgery. Pediatr. Neurosurg. 16 (1), 25–31.

Dimopoulos, V.G., Fountas, K.N., Robinson, J.S., 2006. Familial intracranial ependymomas. Report of three cases in a family and review of the literature. Neurosurg. Focus. 20 (1), E8.

Donahue, B.S.A., 1998. Intracranial ependymoma in the adult patient: successful treatment with surgery and radiotherapy. J. Neurooncol. 37 (2), 131–133.

Doxey, D., Bruce, D., Sklar, F., et al., 1999. Posterior fossa syndrome: identifiable risk factors and irreversible complications. Pediatr. Neurosurg. 31 (3), 131–136.

Duffner, P.K., Krischer, J.P., Sanford, R.A., et al., 1998. Prognostic factors in infants and very young children with intracranial ependymomas. Pediatr. Neurosurg. 28 (4), 215–222.

Ebert, C., von Haken, M., Meyer-Puttlitz, B., et al., 1999. Molecular genetic analysis of ependymal tumors. NF2 mutations and chromosome 22q loss occur preferentially in intramedullary spinal ependymomas. Am. J. Pathol. 155 (2), 627–632.

Ernestus, R.I., Wilcke, O., Schröder, R., 1991. Supratentorial ependymomas in childhood: clinicopathological findings and prognosis. Acta. Neurochir. (Wien) 111, 96–102.

Ernestus, R.I., Schröder, R., Klug, N., 1992. Spontaneous intracerebral hemorrhage from an unsuspected ependymoma in early infancy. Childs Nerv. Syst. 8 (6), 357–360.

Ernestus, R.I., Schröder, R., Stützer, H., et al., 1997. The clinical and prognostic relevance of grading in intracranial ependymomas. Br. J. Neurosurg. 11 (5), 421–428.

Evans, A.E., Anderson, J.R., Lefkowitz-Boudreaux, I.B., et al., 1996. Adjuvant chemotherapy of childhood posterior fossa ependymoma: cranio-spinal irradiation with or without adjuvant CCNU, vincristine, and prednisone: a Children's Cancer Group study. Med. Pediatr. Oncol. 27 (1), 8–14.

Feeny, D., Furlong, W., Barr, R.D., et al., 1992. A comprehensive multiattribute system for classifying the health status of survivors of childhood cancer. J. Clin. Oncol. 10 (6), 923–928.

Ferrante, L., Mastronardi, L., Acqui, M., et al., 1990. Mutism after posterior fossa surgery in children. Report of three cases. J. Neurosurg. 72 (6), 959–963.

Figarella-Branger, D., Civatte, M., Bouvier-Labit, C., et al., 2000. Prognostic factors in intracranial ependymomas in children. J. Neurosurg. 93 (4), 605–613.

Figarella-Branger, D., Gambarelli, D., Dollo, C., et al., 1991. Infratentorial ependymomas of childhood. Correlation between histological features, immunohistological phenotype, silver nucleolar organizer region staining values and post-operative survival in 16 cases. Acta. Neuropathol. 82, 208–216.

Flament-Durand, J., Brion, J.P., 1985. Tanycytes: morphology and functions: a review. Int. Rev. Cytol. 96, 121–155.

Flores, L.E., Williams, D.L., Bell, B.A., et al., 1986. Delay in the diagnosis of pediatric brain tumors. Am. J. Dis. Child 140 (7), 684–686.

Foreman, N.K., Love, S., Gill, S.S., et al., 1997. Second-look surgery for incompletely resected fourth ventricle ependymomas: technical case report. Neurosurgery 40, 856–860.

Fouladi, M., Helton, K., Dalton, J., et al., 2003. Clear cell ependymoma: a clinicopathologic and radiographic analysis of 10 patients. Cancer 98 (10), 2232–2244

Friedman, H.S., Krischer, J.P., Burger, P., et al., 1992. Treatment of children with progressive or recurrent brain tumors with carboplatin or iproplatin: a Pediatric Oncology Group randomized phase II study. J. Clin. Oncol. 10, 249–256.

García Conde, M., Martín Viota, L., Febles García, P., et al., 2007. [Severe cerebellar mutism after posterior fossa tumor resection]. Ann. Pediatr. (Barc.) 66 (1), 75–79.

Garre, M.L., Capra, V., Di Battista, E., et al., 2007. Genetic abnormalities and CNS tumors: report of two cases of ependymoma associated with Klinefelter's Syndrome (KS). Childs Nerv. Syst. 23 (2), 219–223.

Garrett, P.G., Simpson, W.J., 1983. Ependymomas: results of radiation therapy. Int. J. Radiation Oncology Biol. Phys. 9, 1121–1124.

Gaspar, N., Grill, J., Geoerger, B., et al., 2006. p53 Pathway dysfunction in primary childhood ependymomas. Pediatr. Blood Cancer 46 (5), 604–613.

Gaynon, P.S., Ettinger, L.J., Baum, E.S., et al., 1990. Carboplatin in childhood brain tumors. A Children's Cancer Study Group Phase II trial. Cancer 66 (12), 2465–2469

Geyer, J.R., Zeltzer, P.M., Boyett, J.M., et al., 1994. Survival of infants with primitive neuroectodermal tumors or malignant ependymomas of the CNS treated with eight drugs in 1 day: a report from the Children's Cancer Group. J. Clin. Oncol. 12 (8), 1607–1615

Gilbertson, R.J., Bentley, L., Hernan, R., et al., 2002. ERBB receptor signaling promotes ependymoma cell proliferation and represents a potential novel therapeutic target for this disease. Clin. Cancer Res. 8 (10), 3054–3064

Gilles, F.H., Sobel, E.L., Tavaré, C.J., et al., 1995. Age-related changes in diagnoses, histological features, and survival in children with brain tumors: 1930–1979 The Childhood Brain Tumor Consortium. Neurosurgery 37 (6), 1056–1068

Goldwein, J.W., Corn, B.W., Finlay, J.L., et al., 1991. Is craniospinal irradiation required to cure children with malignant (anaplastic) intracranial ependymomas? Cancer 67 (11), 2766–2771

• Goldwein, J.W., Glauser, T.A., Packer, R.J., et al., 1990a. Recurrent intracranial ependymomas in children. Survival, patterns of failure, and prognostic factors. Cancer 66 (3), 557–563.

• Goldwein, J.W., Leahy, J.M., Packer, R.J., et al., 1990b. Intracranial ependymomas in children. Int. J. Radiat. Oncol. Biol. Phys. 19 (6), 1497–1502

Good, C.D., Wade, A.M., Hayward, R.D., et al., 2001. Surveillance neuroimaging in childhood intracranial ependymoma: how effective, how often, and for how long? J. Neurosurg. 94 (1), 27–32.

Grill, J., Le Deley, M.C., Gambarelli, D., et al., 2001. Postoperative chemotherapy without irradiation for ependymoma in children under 5 years of age: a multicenter trial of the French Society of Pediatric Oncology. J. Clin. Oncol. 19 (5), 1288–1296

Grill, J., Renaux, V.K., Bulteau, C., et al., 1999. Long-term intellectual outcome in children with posterior fossa tumors according to radiation doses and volumes. Int. J. Radiat. Oncol. Biol. Phys. 45 (1), 137–145.

Grill, J., Viguier, D., Kieffer, V., et al., 2004. Critical risk factors for intellectual impairment in children with posterior fossa tumors: the role of cerebellar damage. J. Neurosurg. 101 (2 Suppl), 152–158.

Grill, J., Kalifa, C., Doz, F., et al., 1996. A high-dose busulfan-thiotepa combination followed by autologous bone marrow transplantation in childhood recurrent ependymoma. A phase-II study. Pediatr. Neurosurg. 25 (1), 7–12.

Grundy, R.G., Wilne, S.A., Weston, C.L., et al., 2007. Primary postoperative chemotherapy without radiotherapy for intracranial ependymoma in children: the UKCCSG/SIOP prospective study. Lancet Oncol. 8 (8), 696–705.

Gurney, J.G., Severson, R.K., Davis, S., et al., 1995. Incidence of cancer in children in the United States. Sex-, race-, and 1-year age-specific rates by histologic type. Cancer 75 (8), 2186–2195

Guyotat, J., Champier, J., Jouvet, A., et al., 2001. Differential expression of somatostatin receptors in ependymoma: implications for diagnosis. Int. J. Cancer 95 (3), 144–151.

Guyotat, J., Signorelli, F., Desme, S., et al., 2002. Intracranial ependymomas in adult patients: analyses of prognostic factors. J. Neurooncol. 60 (3), 255–268.

Hamilton, R.L., Pollack, I.F., 1997. The molecular biology of ependymomas. Brain Pathol. 7 (2), 807–822.

Hasselblatt, M., Paulus, W., 2003. Sensitivity and specificity of epithelial membrane antigen staining patterns in ependymomas. Acta. Neuropathol. 104 (4), 385–388.

• Healey, E.A., Barnes, P.D., Kupsky, W.J., et al., 1991. The prognostic significance of postoperative residual tumor in ependymoma. Neurosurgery 28 (5), 666–671.

Hoppe-Hirsch, E., Brunet, L., Laroussinie, F., et al., 1995. Intellectual outcome in children with malignant tumors of the posterior fossa:

influence of the field of irradiation and quality of surgery. Childs Nerv. Syst. 11 (6), 340–346.

● Horn, B., Heideman, R., Geyer, R., et al., 1999. A multi-institutional retrospective study of intracranial ependymoma in children: identification of risk factors. J. Pediatr. Hematol. Oncol. 21 (3), 203–211.

Hulsebos, T.J., Oskam, N.T., Bijleveld, E.H., et al., 1999. Evidence for an ependymoma tumor suppressor gene in chromosome region 22pter-22q11.2. Br. J. Cancer 81 (7), 1150–1154

● Ikezaki, K., Matsushima, T., Inoue, T., et al., 1993. Correlation of microanatomical localization with postoperative survival in posterior fossa ependymomas. Neurosurgery 32, 38–44.

Jaing, T.H., Wang, H.S., Tsay, P.K., et al., 2004. Multivariate analysis of clinical prognostic factors in children with intracranial ependymomas. J. Neurooncol. 68 (3), 255–261.

Jayawickreme, D.P., Hayward, R.D., Harkness, W.F., et al., 1995. Intracranial ependymoma in childhood: a report of 24 cases followed for 5 years. Child's Nerv. Syst. 11, 409–413.

Kawano, N., Yasui, Y., Utsuki, S., et al., 2004. Light microscopic demonstration of the microlumen of ependymoma: a study of the usefulness of antigen retrieval for epithelial membrane antigen (EMA) immunostaining. Brain Tumor. Pathol. 21 (1), 17–21.

Khan, A.B., D'Souza, B.J., Wharam, M.D., et al., 1982. Cisplatin therapy in recurrent childhood brain tumors. Cancer Treat. Rep. 66, 2013–2020.

Kim, Y.H., Fayos, J.V., 1977. Intracranial ependymomas. Radiology 124 (3), 805–808.

Kojima, A., Yamaguchi, N., Okui, S., et al., 2003. Parenchymal anaplastic ependymoma with intratumoral hemorrhage: a case report. Brain Tumor Pathol. 20 (2), 85–88.

Korshunov, A., Golanov, A., Sycheva, R., et al., 2004. The histologic grade is a main prognostic factor for patients with intracranial ependymomas treated in the microneurosurgical era: an analysis of 258 patients. Cancer 100 (6), 1230–1237

Kotylo, P.K., Robertson, P.B., Fineberg, N.S., et al., 1997. Flow cytometric DNA analysis of pediatric intracranial ependymomas. Arch. Pathol. Lab. Med. 121 (12), 1255–1258

Kovalic, J.J., Flaris, N., Grigsby, P.W., et al., 1993. Intracranial ependymoma long term outcome, patterns of failure. J. Neurooncol. 15 (2), 125–131.

Kramer, D.L., Parmiter, A.H., Rorke, L.B., et al., 1998. Molecular cytogenetic studies of pediatric ependymomas. J. Neurooncol. 37 (1), 25–33.

Kramer, E.D., Vezina, L.G., Packer, R.J., et al., 1994. Staging and surveillance of children with central nervous system neoplasms: recommendations of the Neurology and Tumor Imaging Committees of the Children's Cancer Group. Pediatr. Neurosurg. 20, 254–263.

Kraus, J.A., de Millas, W., Sörensen, N., et al., 2001. Indications for a tumor suppressor gene at 22q11 involved in the pathogenesis of ependymal tumors and distinct from hSNF5/INI1. Acta. Neuropathol. 102 (1), 69–74.

Kudo, H., Oi, S., Tamaki, N., et al., 1990. Ependymoma diagnosed in the first year of life in Japan in collaboration with the International Society for Pediatric Neurosurgery. Childs Nerv. Syst. 6 (7), 375–378.

Kuratsu, J., Ushio, Y., 1996. Epidemiological study of primary intracranial tumors in childhood. A population-based survey in Kumamoto Prefecture, Japan. Pediatr. Neurosurg. 25 (5), 240–246; discussion 247.

Kurt, E., Zheng, P.P., Hop, W.C., et al., 2006. Identification of relevant prognostic histopathologic features in 69 intracranial ependymomas, excluding myxopapillary ependymomas and subependymomas. Cancer 106 (2), 388–395.

Lassaletta, A., Perez-Olleros, P., Scaglione, C., et al., 2007. Successful treatment of intracranial ependymoma with leptomeningeal spread with systemic chemotherapy and intrathecal liposomal cytarabine in a two-year-old child. J. Neurooncol. 83 (3), 303–306.

Liu, G.T., Phillips, P.C., Molloy, P.T., et al., 1998. Visual impairment associated with mutism after posterior fossa surgery in children. Neurosurgery 42 (2), 253–256.

Lo, S.S., Abdulrahman, R., Desrosiers, P.M., et al., 2006. The role of Gamma Knife Radiosurgery in the management of unresectable gross disease or gross residual disease after surgery in ependymoma. J. Neurooncol. 79 (1), 51–56.

Lombardi, D., Scheithauer, B.W., Meyer, F.B., et al., 1991. Symptomatic subependymoma: a clinicopathological and flow cytometric study. J. Neurosurg. 75 (4), 583–588.

Louis, D.N., Cavanee, W.K., Ohgaki, H., et al., 2007a. WHO classification of tumors of the central nervous system. IARC, Lyon.

Louis, D.N., Ohgaki, H., Wiestler, O.D., et al., 2007b. The 2007 WHO classification of tumors of the central nervous system. Acta. Neuropathol. 114 (2), 97–109.

Lukashova-v Zangen, I., Kneitz, S., Monoranu, C.M., et al., 2007.

Ependymoma gene expression profiles associated with histological subtype, proliferation, and patient survival. Acta. Neuropathol. 113 (3), 325–337.

Lyons, M.K., Kelly, P.J., 1991. Posterior fossa ependymomas: report of 30 cases and review of the literature. Neurosurgery 28 (5), 659–664.

MacDonald, S.M., Safai, S., Trofimov, A., et al., 2008. Proton radiotherapy for childhood ependymoma: initial clinical outcomes and dose comparisons. Int. J. Radiat. Oncol. Biol. Phys. 71 (4), 979–986.

Mahfouz, S., Aziz, A.A., Gabal, S.M., et al., 2008. Immunohistochemical study of CD99 and EMA expression in ependymomas. Medscape J. Med. 10 (2), 41.

Maksoud, Y.A., Hahn, Y.S., Engelhard, H.H., et al., 2002. Intracranial ependymoma. Neurosurg. Focus 13 (3), e4.

Mansur, D.B., Drzymala, R.E., Rich, K.M., et al., 2004. The efficacy of stereotactic radiosurgery in the management of intracranial ependymoma. J. Neurooncol. 66 (1–2), 187–190.

Mansur, D.B., Perry, A., Rajaram, V., et al., 2005. Postoperative radiation therapy for grade II and III intracranial ependymoma. Int. J. Radiat. Oncol. Biol. Phys. 61 (2), 387–391.

Marks, J., Adler, S., 1982. A comparative study of ependymomas by site of origin. Int. J. Radiation Oncology Biol. Phys. 8, 37–43.

Mason, W.P., Goldman, S., Yates, A.J., et al., 1998. Survival following intensive chemotherapy with bone marrow reconstitution for children with recurrent intracranial ependymoma – a report of the Children's Cancer Group. J. Neurooncol. 37 (2), 135–143.

Massimino, M., Giangaspero, F., Garrè, M.L., et al., 2006. Salvage treatment for childhood ependymoma after surgery only: Pitfalls of omitting at once adjuvant treatment. Int. J. Radiat. Oncol. Biol. Phys. 65 (5), 1440–1445

McLaughlin, M.P., Marcus, R.B. Jr, Buatti, J.M., et al., 1998. Ependymoma: results, prognostic factors and treatment recommendations. Int. J. Radiat. Oncol. Biol. Phys. 40 (4), 845–850.

Mehrazin, M., Yavari, P., 2007. Morphological pattern and frequency of intracranial tumors in children. Childs Nerv. Syst. 23 (2), 157–162.

Merchant, T.E., Boop, F.A., Kun, L.E., et al., 2008. A retrospective study of surgery and reirradiation for recurrent ependymoma. Int. J. Radiat. Oncol. Biol. Phys. 71 (1), 87–97.

Merchant, T.E., Fouladi, M., 2005. Ependymoma: new therapeutic approaches including radiation and chemotherapy. J. Neurooncol. 75 (3), 287–299.

Merchant, T.E., Jenkins, J.J., Burger, P.C., et al., 2002a. Influence of tumor grade on time to progression after irradiation for localized ependymoma in children. Int. J. Radiat. Oncol. Biol. Phys. 53 (1), 52–57.

Merchant, T.E., Lee, H., Zhu, J., et al., 2004a. The effects of hydrocephalus on intelligence quotient in children with localized infratentorial ependymoma before and after focal radiation therapy. J. Neurosurg. 101 (2 Suppl), 159–168.

Merchant, T.E., Mulhern, R.K., Krasin, M.J., et al., 2004b. Preliminary results from a phase II trial of conformal radiation therapy and evaluation of radiation-related CNS effects for pediatric patients with localized ependymoma. J. Clin. Oncol. 22 (15), 3156–3162

Merchant, T.E., Zhu, Y., Thompson, S.J., et al., 2002b. Preliminary results from a Phase II trail of conformal radiation therapy for pediatric patients with localised low-grade astrocytoma and ependymoma. Int. J. Radiat. Oncol. Biol. Phys. 52 (2), 325–332.

Merchant, T.E., Haida, T., Wang, M.H., et al., 1997. Anaplastic ependymoma: treatment of pediatric patients with or without craniospinal radiation therapy. J. Neurosurg. 86 (6), 943–949.

Metellus, P., Barrie, M., Figarella-Branger, D., et al., 2007. Multicentric French study on adult intracranial ependymomas: prognostic factors analysis and therapeutic considerations from a cohort of 152 patients. Brain 130 (Pt 5), 1338–1349

Metzger, A.K., Sheffield, V.C., Duyk, G., et al., 1991. Identification of a germ-line mutation in the p53 gene in a patient with an intracranial ependymoma. Proc. Natl. Acad. Sci. U. S. A. 88 (17), 7825–7829

Mierau, G.W., Goin, L., 2007. Perivascular elastic fibers: a diagnostic feature of ependymoma. Ultrastruct Pathol. 31 (4), 251–255.

Miller, R.W., Young, J.L., Novakovic, P.H., 1995. Childhood cancer. Cancer 75 (Suppl), 395–405.

Miyazawa, T., Hirose, T., Nakanishi, K., et al., 2007. Supratentorial ectopic cortical ependymoma occurring with intratumoral hemorrhage. Brain Tumor Pathol. 24 (1), 35–40.

Modena, P., Lualdi, E., Facchinetti, F., et al., 2006. Identification of tumor-specific molecular signatures in intracranial ependymoma and association with clinical characteristics. J. Clin. Oncol. 24 (33), 5223–5233

Monoranu, C.M., Huang, B., Zangen, I.L., et al., 2008. Correlation between 6q25.3 deletion status and survival in pediatric intracranial ependymomas. Cancer Genet. Cytogenet. 182 (1), 18–26.

Monteith, S.J., Heppner, P.A., Woodfield, M.J., et al., 2006. Paediatric central nervous system tumors in a New Zealand population: a 10-year experience of epidemiology, management strategies and outcomes. J. Clin. Neurosci. 13 (7), 722–729.

Mork, S., Loken, A., 1977. Ependymoma. A follow-up study of 101 cases. Cancer 40, 907–915.

Mørk, S.J., Rubinstein, L.J., 1985. Ependymoblastoma. A reappraisal of a rare embryonal tumor. Cancer 55 (7), 1536–1542

Mulhern, R.K., Merchant, T.E., Gajjar, A., et al., 2004. Late neurocognitive sequelae in survivors of brain tumors in childhood. Lancet Oncol. 5 (7), 399–408.

Mussi, A.C., Rhoton, A.L. Jr., 2000. Telovelar approach to the fourth ventricle: microsurgical anatomy. J. Neurosurg. 92 (5), 812–823.

• Nazar, G.B., Hoffman, H.J., Becker, L.E., et al., 1990. Infratentorial ependymomas in childhood: prognostic factors and treatment. J. Neurosurg. 72, 408–417.

Needle, M.N., Goldwein, J.W., Grass, J., et al., 1997. Adjuvant chemotherapy for the treatment of intracranial ependymoma of childhood. Cancer 80 (2), 341–347.

Nicholson, H.S., Kretschmar, C.S., Krailo, M., et al., 2007. Phase 2 study of temozolomide in children and adolescents with recurrent central nervous system tumors: a report from the Children's Oncology Group. Cancer 110 (7), 1542–1550

Nijssen, P.C., Deprez, R.H., Tijssen, C.C., et al., 1994. Familial anaplastic ependymoma: evidence of loss of chromosome 22 in tumor cells. J. Neurol. Neurosurg. Psychiatry 57 (10), 1245–1248

Palma, L., Celli, P., Cantore, G., 1993. Supratentorial ependymomas of the first two decades of life. Long-term follow-up of 20 cases (including two subependymomas). Neurosurgery 32, 169–175.

Papadopoulos, D.P., Giri, S., Evans, R.G., 1990. Prognostic factors and management of intracranial ependymomas. AntiCancer Res. 10 (3), 689–692.

Paulino, A.C., 2001. The local field in infratentorial ependymoma: does the entire posterior fossa need to be treated? Int. J. Radiat. Oncol. Biol. Phys. 49 (3), 757–761.

Perilongo, G., Massimino, M., Sotti, G., et al., 1997. Analyses of prognostic factors in a retrospective review of 92 children with ependymoma: Italian Pediatric Neuro-oncology Group. Med. Pediatr. Oncol. 29 (2), 79–85.

Peris-Bonet, R., Martinez-García, C., Lacour, B., et al., 2006. Childhood central nervous system tumors – incidence and survival in Europe (1978–1997): report from Automated Childhood Cancer Information System project. Eur. J. Cancer 42 (13), 2064–2080

Pezzolo, A., Capra, V., Raso, A., et al., 2008. Identification of novel chromosomal abnormalities and prognostic cytogenetics markers in intracranial pediatric ependymoma. Cancer Lett. 261 (2), 235–243.

Phillips, T.L., Sheline, G.E., Boldrey, E., 1964. Therapeutic considerations in tumors affecting the central nervous system: ependymomas. Radiology. 83, 98–105.

• Pierre-Kahn, A., Hirsch, J.F., Roux, F.X., et al., 1983. Intracranial ependymomas in childhood. Survival and functional results of 47 cases. Child's Brain 10, 145–156.

Pimentel, J., Resende, M., Vaz, A., et al., 2008. Rosette-forming glioneuronal tumor: pathology case report. Neurosurgery 62 (5), E1162–1163; discussion E1163.

Polednak, A.P., Flannery, J.T., 1995. Brain, other central nervous system, and eye cancer. Cancer 75 (1 Suppl), 330–337.

• Pollack, I.F., Gerszten, P.C., Martinez, A.J., et al., 1995. Intracranial ependymomas of childhood: long-term outcome and prognostic factors. Neurosurgery 37 (4), 655–666.

Poppleton, H., Gilbertson, R.J., 2007. Stem cells of ependymoma. Br. J. Cancer 96 (1), 6–10.

Ragab, A.H., Burger, P., Badnitsky, S., et al., 1986. PCNU in the treatment of recurrent medulloblastoma and ependymoma – a POG Study. J. Neurooncol. 3 (4), 341–342.

Ransom, D.T., Ritland, S.R., Kimmel, D.W., et al., 1992. Cytogenetic and loss of heterozygosity studies in ependymomas, pilocytic astrocytomas, and oligodendrogliomas. Genes Chromosomes Cancer 5 (4), 348–356.

Read, G.A., 1984. The treatment of ependymoma of the brain or spinal canal by radiotherapy: a report of 79 cases. Clin. Radiol. 35 (2), 163–166.

Rehman, S., Brock, C., Newlands, E.S., 2006. A case report of a recurrent intracranial ependymoma treated with temozolomide in remission 10 years after completing chemotherapy. Am. J. Clin. Oncol. 29 (1), 106–107.

Reni, M., Brandes, A.A., Vavassori, V., et al., 2004. A multicenter study of the prognosis and treatment of adult brain ependymal tumors. Cancer 100 (6), 1221–1229

Ridley, L., Rahman, R., Brundler, M.A., et al., 2008. Multifactorial analysis of predictors of outcome in pediatric intracranial ependymoma. Neuro. Oncol. 10 (5), 675–689.

Robertson, P.L., Muraszko, K.M., Holmes, E.J., et al., 2006. Incidence and severity of postoperative cerebellar mutism syndrome in children with medulloblastoma: a prospective study by the Children's Oncology Group. J. Neurosurg. 105 (Suppl), 444–451.

• Robertson, P.L., Zeltzer, P.M., Boyett, J.M., et al., 1998. Survival and prognostic factors following radiation therapy and chemotherapy for ependymomas in children: a report of the Children's Cancer Group. J. Neurosurg. 88 (4), 695–703.

Rodriguez, F.J., Scheithauer, B.W., Robbins, P.D., et al., 2007. Ependymomas with neuronal differentiation: a morphologic and immunohistochemical spectrum. Acta. Neuropathol. 113 (3), 313–324.

Rogers, L., Pueschel, J., Spetzler, R., et al., 2005. Is gross-total resection sufficient treatment for posterior fossa ependymomas? J. Neurosurg. 102 (4), 629–636.

Rorke, L.B., 1987. Relationship of morphology of ependymoma in children to prognosis. Prog. Exp. Tumor. Res. 30, 170–174.

Rorke, L.B., Gilles, F.H., Davis, R.L., et al., 1985. Revision of the World Health Organization classification of brain tumors for childhood brain tumors. Cancer 56 (Suppl), 1869–1886.

Rosenblum, M.K., 1998. Ependymal tumors: A review of their diagnostic surgical pathology. Pediatr. Neurosurg. 28 (3), 160–165.

Ross, G.W., Rubinstein, L.J., 1989. Lack of histopathological correlation of malignant ependymomas with postoperative survival. J. Neurosurg. 70 (1), 31–36.

Rousseau, P., Habrand, J.L., Sarrazin, D., et al., 1994. Treatment of intracranial ependymomas of children: review of a 15-year experience. Int. J. Radiat. Oncol. Biol. Phys. 28 (2), 381–386.

Salazar, O.M., Castro-Vita, H., VanHoutte, P., et al., 1983. Improved survival in cases of intracranial ependymoma after radiation therapy. Late report and recommendations. J. Neurosurg. 59, 652–659.

Sandri, A., Massimino, M., Mastrodicasa, L., et al., 2005. Treatment with oral etoposide for childhood recurrent ependymomas. J. Pediatr. Hematol. Oncol. 27 (9), 486–490.

Santi, M., Quezado, M., Ronchetti, R., et al., 2005. Analysis of chromosome 7 in adult and pediatric ependymomas using chromogenic in situ hybridization. J. Neurooncol. 72 (1), 25–28.

Sara, A., Bruner, J.M., Mackay, B., et al., 1994. Ultrastructure of ependymoma. Ultrastruct. Pathol. 18, 33–42.

Savard, M.L., Gilchrist, D.M., 1989. Ependymomas in two sisters and a maternal male cousin with mosaicism with monosomy 22 in tumor. Pediatr. Neurosci. 15 (2), 80–84.

Schiffer, D., Chiò, A., Cravioto, H., et al., 1991a. Ependymoma: internal correlations among pathological signs: the anaplastic variant. Neurosurgery 29, 206–210.

Schiffer, D., Chiò, A., Giordana, M.T., et al., 1991b. Histologic prognostic factors in ependymoma. Childs Nerv. Syst. 7 (4), 177–182.

Schneider, J.F., Confort-Gouny, S., Viola, A., et al., 2007. Multiparametric differentiation of posterior fossa tumors in children using diffusion-weighted imaging and short echo-time 1H-MR spectroscopy. J. Magn. Reson. Imaging 26 (6), 1390–1398

Schroeder, T.M., Chintagumpala, M., Okcu, M.F., et al., 2008. Intensity-modulated radiation therapy in childhood ependymoma. Int. J. Radiat. Oncol. Biol. Phys. 71 (4), 987–993.

Schwartz, T.H., Kim, S., Glick, R.S., et al., 1999. Supratentorial ependymomas in adult patients. Neurosurgery 44 (4), 721–731.

Seaver, E., Geyer, R., Sulzbacher, S., et al., 1994. Psychosocial adjustment in long-term survivors of childhood medulloblastoma and ependymoma treated with craniospinal irradiation. Pediatr. Neurosurg. 20 (4), 248–253.

Sexauer, C.L., Khan, A., Burger, P.C., et al., 1985. Cisplatin in recurrent pediatric brain tumors. A POG phase II study. Cancer 56, 1497–1501

• Shaw, E.G., Evans, R.G., Scheithauer, B.W., et al., 1987. Postoperative radiotherapy of intracranial ependymoma in pediatric and adult patients. Int. J. Radiat. Oncol. Biol. Phys. 13 (10), 1457–1462.

Shu, H.K., Sall, W.F., Maity, A., et al., 2007. Childhood intracranial ependymoma: twenty-year experience from a single institution. Cancer 110 (2), 432–441.

Shuangshoti, S., Rushing, E.J., Mena, H., et al., 2005. Supratentorial extraventricular ependymal neoplasms: a clinicopathologic study of 32 patients. Cancer 103 (12), 2598–2605

Shyn, P.B., Campbell, G.A., Guinto, F.C. Jr., et al., 1986. Primary intracranial ependymoblastoma presenting as spinal cord compression due to metastasis. Childs Nerv. Syst. 2 (6), 323–325.

Spoto, G.P., Press, G.A., Hesselink, J.R., et al., 1990. Intracranial ependymoma and subependymoma: MR manifestations. AJR. Am. J. Roentgen 154 (4), 837–845.

Stafford, S.L., Pollock, B.E., Foote, R.L., et al., 2000. Stereotactic radiosurgery for recurrent ependymoma. Cancer 88 (4), 870–875.

Steinbok, P., Cochrane, D.D., Perrin, R., et al., 2003. Mutism after posterior fossa tumor resection in children: incomplete recovery on long-term follow-up. Pediatr. Neurosurg. 39 (4), 179–183.

Steinbok, P., Hentschel, S., Cochrane, D.D., et al., 1996. Value of postoperative surveillance imaging in the management of children with some common brain tumors. J. Neurosurg. 84, 726–732.

Suarez-Merino, B., Hubank, M., Revesz, T., et al., 2005. Microarray analysis of pediatric ependymoma identifies a cluster of 112 candidate genes including four transcripts at 22q12.1-q13.3. Neuro. Oncol. 7 (1), 20–31.

Sutton, L.N., Goldwein, J., Perilongo, G., et al., 1990. Prognostic factors in childhood ependymomas. Pediatr. Neurosurg. 16 (2), 57–65.

Tabori, U., Ma, J., Carter, M., et al., 2006. Human telomere reverse transcriptase expression predicts progression and survival in pediatric intracranial ependymoma. J. Clin. Oncol. 24 (10), 1522–1528.

Tabori, U., Wong, V., Ma, J., et al., 2008. Telomere maintenance and dysfunction predict recurrence in paediatric ependymoma. Br. J. Cancer 99 (7), 1129–1135.

Takei, H., Bhattacharjee, M.B., Rivera, A., et al., 2007. New immunohistochemical markers in the evaluation of central nervous system tumors: a review of 7 selected adult and pediatric brain tumors. Arch. Pathol. Lab. Med. 131 (2), 234–241.

Tanriover, N., Ulm, A.J., Rhoton, A.L. Jr., et al., 2004. Comparison of the transvermian and telovelar approaches to the fourth ventricle. J. Neurosurg. 101 (3), 484–498.

Taylor, M.D., Poppleton, H., Fuller, C., et al., 2005. Radial glia cells are candidate stem cells of ependymoma. Cancer Cell 8 (4), 323–335.

Tihan, T., Zhou, T., Holmes, E., et al., 2008. The prognostic value of histological grading of posterior fossa ependymomas in children: a Children's Oncology Group study and a review of prognostic factors. Mod. Pathol. 21 (2), 165–177.

Timmermann, B., Kortmann, R.D., Kühl, J., et al., 2000. Combined postoperative irradiation and chemotherapy for anaplastic ependymomas in childhood: results of the German prospective trials HIT 88/89 and HIT 91. Int. J. Radiat. Oncol. Biol. Phys. 46 (2), 287–295.

Trembath, D., Miller, C.R., Perry, A., 2008. Gray zones in brain tumor classification: evolving concepts. Adv. Anat. Pathol. 15 (5), 287–297.

Vagner-Capodano, A.M., Zattara-Cannoni, H., Gambarelli, D., et al., 1999. Cytogenetic study of 33 ependymomas. Cancer Genet. Cytogenet 115 (2), 96–99.

Valera, E.T., Machado, H.R., Santos, A.C., et al., 2005. The use of neoadjuvant chemotherapy to achieve complete surgical resection in recurring supratentorial anaplastic ependymoma. Childs Nerv. Syst. 21 (3), 230–233.

Van Calenbergh, F., Van de Laar, A., Plets, C., et al., 1995. Transient cerebellar mutism after posterior fossa surgery in children. Neurosurgery 37 (5), 894–898.

Van Tassel, P., Lee, Y.Y., Bruner, J.M., 1986. Supratentorial ependymomas: computed tomographic and pathologic correlations. J. Comput. Tomogr. 10 (2), 157–165.

● van Veelen-Vincent, M.L., Pierre-Kahn, A., Kalifa, C., et al., 2002. Ependymoma in childhood: prognostic factors, extent of surgery, and adjuvant therapy. J. Neurosurg. 97 (4), 827–835.

van Eys, J., Cangir, A., Coody, D., et al., 1985. MOPP regimen as primary chemotherapy for brain tumors in infants. J. Neurooncol. 3, 237–243.

● Vanuytsel, L.J., Bessell, E.M., Ashley, S.E., et al., 1992. Intracranial ependymoma: long-term results of a policy of surgery and radiotherapy. Int. J. Radiat. Oncol. Biol. Phys. 23 (2), 313–319.

Vernet, O., Farmer, J.P., Meagher-Villemure, K., et al., 1995. Supratentorial ectopic ependymoma. Can. J. Neurolog. Sci. 22 (4), 316–319.

Vinchon, M., Leblond, P., Noudel, R., et al., 2005. Intracranial ependymomas in childhood: recurrence, reoperation, and outcome. Childs Nerv. Syst. 21 (3), 221–226.

von Haken, M.S., White, E.C., Daneshvar-Shyesther, L., et al., 1996. Molecular genetic analysis of chromosome arm 17p and chromosome arm 22q DNA sequences in sporadic pediatric ependymomas. Genes Chromosomes Cancer 17 (1), 37–44.

Wallner, K.E., Wara, W.M., Sheline, G., et al., 1986. Intracranial ependymomas: results of treatment with partial or whole brain irradiation without spinal irradiation. Int. J. Radiat. Oncol. Biol. Phys. 12 (11), 1937–1941.

Wang, Z., Sutton, L.N., Cnaan, A., et al., 1995. Proton MR spectroscopy of pediatric cerebellar tumors. AJNR Am. J. Neuroradiol. 16 (9), 1821–1833.

Ward, S., Harding, B., Wilkins, P., et al., 2001. Gain of 1q and loss of 22 are the most common changes detected by comparative genomic hybridisation in paediatric ependymoma. Genes Chromosomes Cancer 32 (1), 59–66.

White, L., Johnston, H., Jones, R., et al., 1993. Postoperative chemotherapy without radiation in young children with malignant nonastrocytic brain tumors. A report from the Australia and New Zealand Childhood Cancer Study Group (ANZCCSG). Cancer Chemother Pharmacol. 32 (5), 403–406.

Yoffe, R., Khakoo, Y., Dunkel, I.J., et al., 2007. Recurrent ependymoma treated with high-dose tamoxifen in a peripubertal female: Impact on tumor and the pituitary-ovarian axis. Pediatr. Blood Cancer 49 (5), 758–760.

Zacharoulis, S., Levy, A., Chi, S.N., et al., 2007. Outcome for young children newly diagnosed with ependymoma, treated with intensive induction chemotherapy followed by myeloablative chemotherapy and autologous stem cell rescue. Pediatr. Blood Cancer 49 (1), 34–40.

脉络丛肿瘤 第25章
Richard G.Ellenbogen， R.Michael Scott

1 简介

脉络丛肿瘤是颅内罕见肿瘤之一，它们只占颅内肿瘤的 0.4 % ~1.0 %（Matson 1969）。脉络丛肿瘤起源于脑室脉络丛内侧的神经上皮（Rubinstein 1972；Burger & Scheithauer 1994）。脉络丛在妊娠第 6 周开始分化，在妊娠中第 20 周时可见脉络丛成体形态。室管膜细胞围绕脉络丛基底形成片状结构，位于脑室室管膜壁。由于脉络丛与室管膜的紧密联系，脉络丛肿瘤可生长入脑室或通过周围的室管膜侵入脑实质（Naeini et al 2009）。

肿瘤表现出多样的组织学和生物学特性，从各种良性的乳头状瘤到高度间变性、浸润性癌。脉络丛乳头状瘤属于良性肿瘤，因可切除而存在治愈的可能（Pencalet et al 1998）。脉络丛癌属于恶性肿瘤，预后差，但略好于常见的恶性脑肿瘤，有报道部分患者生存期可以超过 5 年（Ellenbogen et al；Lena et al 1990；Packer et al 1992；Pencalet et al 1998）。

1932年，Cushing 报道的 2 023 例颅内肿瘤中，脉络丛肿瘤仅占 0.6 %。在 1956 年，Zülch 报道的 6 000 例颅内肿瘤中仅占 0.5%。然而，它们在儿童中更为多见，在小儿脑肿瘤中占 1% ~5%，在年龄小于 1 岁的儿童中占 4% ~12%（Matson & Crofton 1960；Koos & Miller 1971；Dohrmann & Collias1975；Humphreys et al 1987）。

第一例报道的脉络丛肿瘤是一例 3 岁女孩，由 Guerard 在 1832 年经尸检后报道，后来又被 Davis 和 Cushing 于 1925 年引述。1833—1925年，文献报道脉络丛肿瘤病变主要聚焦于疾病的罕见性以及其引起的脑积水症状（Garrod 1873；

Slaymaker & Elias 1909；Boudet & Clunet 1910；Perthes 1919；Sachs 1922；Davis 1924；Davis & Cushing 1925；Van Wagenen 1930；Turner & Simon 1937；Rand & Reeves 1940）。Bielschowsky 和 Unger 于 1906 年报告了第一例接受手术治疗的成人的脉络丛肿瘤，但患者最终死亡。Perthes 于 1919 年报道第一例成年长期存活脉络丛肿瘤患者。Van Wagenen 于 1930 年，报告了一例 3 个月大患儿接受侧脑室肿瘤切除术。Dandy 于 1934 年，报道一例 14 岁女孩接受脉络丛肿瘤切除手术。Dandy 在 1922 年开创了经胼胝体入路经第三脑室切除脉络丛肿瘤。另外，Masson 在 1934 年报道了首例经额入路切除第三脑室脉络丛乳头状瘤。

切除肿瘤的手术入路有多种，一般要根据每个肿瘤的个体特征和位置来选择。脉络丛肿瘤需要与脑内肿瘤相鉴别，尤其是在年轻的孩子。如果病变可切除，患者的预后要比该部位其他类型肿瘤的患者更好。

2 临床表现

脉络丛肿瘤可以发生于任何年龄的患者，从刚出生至 80 岁老年人。超过 70 % 发生于儿童，而且至少有 50 % 见于不满 2 岁的儿童（Matson & Crofton1960；Laurence 1974；Hawkins 1980；Pascual-Castroviejo et al 1983；Ellenbogen et al 1989；Johnson 1989）。在产前超声诊断宫内肿瘤研究中似乎表明这些肿瘤属于先天性起源（Tomita & Naidich1987；Body et al 1990）。许多研究报道男性患者更多（Kahn & Luros1952；Russell & Rubinstein1971；McGirr et al 1988；Tomit et al 1988；

Ellenbogen et al 1989；Knierim 1990）；然而，还有一些报道显示男性和女性的发病率相当（Matson 1969；Boyd & Steinbock 1987）。脉络丛乳头状瘤与脉络丛癌相比，二者在发病年龄、性别、症状或肿瘤位置方面没有明显差别（Ellenbogen et al 1989）。

患者的初始临床表现可以根据症状和体征分组，如颅内压增高，癫痫发作，出血和局灶性神经功能异常。成人往往表现为头痛以及颅内压（intracranial pressure，ICP）增高。到前为止，大部分患儿被送到医院进行 ICP 检查，包括囟门张力增高，颅缝扩大，大头畸形，呕吐，嗜睡或烦躁不安（Matson et al Crofton 1960，Tomita et al 1988，Ellenbogen et al 1989）。脉络丛肿瘤的症状主要是由脑积水产生的，在儿科患者中占 80%~90%。症状的持续时间通常为数周至 6 个月。虽然大多数婴幼儿表现为颅内压增高，在低龄儿童的表现可能会缺乏特异性。还有一些较为少见但比较明确的症状，包括歪头，乏力，发育停滞或迟缓，和"耐分流"性脑积水（Ernsting 1955；Ray & Peck 1956，Abbott et al，1957；Shaw 1983；Schijman et al 1990）。耐分流性脑积水继发于脉络丛肿瘤，它产生脑脊液的速率是正常情况下的几倍（Milhorat et al 1976）。脑脊液（cerebrospinal fluid，CSF）的大量分泌足以致使在肿瘤切除术前行脑室腹腔分流术的患者产生（Schijman et al 1990）腹水。

患者后颅窝病变可能会出现脑干受压、脑神经麻痹以及小脑受累的症状和体征。脑积水也是后颅窝肿瘤突出的表现（Wilkins & Rutledge 1961；Raimondi & Gutierrez 1975，Hammock et al 1976）。第三脑室肿瘤的患者可以出现脑积水，也可能会出现内分泌紊乱，例如月经不调、肥胖、性早熟、尿崩或间脑症状（Turner et al Simon 1937；Cassinari 1963；Pecker et al 1966）。

脉络丛肿瘤的一个有趣的特征是它们的解剖位置特性。在儿童患者肿瘤最常见于侧脑室，于后颅窝较少见。在成人，大多数肿瘤常见于第四脑室和侧隐窝（Bohm & Strange 1961；Aicardi et al 1968；Laurence1974；Guidetti & Spallone 1981；Pascual-Castroviejoet al 1983；Zhang 1983；McGirr et al 1988；Burger & Scheithauer 1994）。尚没有解剖或发育特点能够充分说明这种解剖位置特性。约 75% 的小儿脉络丛肿瘤发生在侧脑室，大多数位于侧脑室三角区，也可位于颞角或室间孔附近。Van Wagenen 最初报告大多数侧脑室脉络丛肿瘤发生在左侧侧脑室，但是其他学者认为侧脑室左侧及右侧的发病比例是一样的（Van Wagenen 1930；Ellenbogen et al 1989）。

第三脑室的脉络丛肿瘤很少见，不过在儿童和成人也有相关报道（Jooma & Grant 1983；Boyd & Steinbock 1987；McGirr et al 1988；Schijman et al 1990）。第三脑室脉络丛肿瘤在儿童中不常见，发生率约为 10%（Pecker et al 1966；Jooma & Grant 1983；Ellenbogen et al 1989），范围介于 0（Matson & Crofton 1960；Raimondi & Gutierre 1975）至 29%（Tomita et al 1988）。有文献报道，第三脑室脉络丛肿瘤可导致罕见的行为异常如精神症状和"点头娃娃综合征"（Pollack et al 1995）。

脉络丛肿瘤于脑室外罕见，但也有报道发现肿瘤发生在桥小脑角、小脑延髓池、鞍上池、枕骨大孔和脊髓蛛网膜下腔（Burger & Scheithauer 1994）。肿瘤可以从一侧的侧脑室长入对侧，或通过脑室开口进入蛛网膜下腔（Pascual-Castroviejo et al 1983；Schijman et al 1990）。根据 Rovit 等 1970 年对 245 例脉络丛肿瘤的回顾性分析，只有 9 例为多发（3.7%），其中 6 例发生在侧脑室（Rovit et al 1970）。所有脉络丛肿瘤均可发生于脑室或脑池内，但特别大和（或）侵入性肿瘤可能由于跨越多个区域生长，与脑实质边界不清，从而误认为起源于脑实质。儿童脉络丛肿瘤与成人脑室肿瘤一样，通常是体积较大时才得到诊断。在一例报道中，诊断时的肿瘤平均直径为 4cm（Ellenbogen 1989）。

脑积水是脉络丛肿瘤一个重要特征，原因可能与脑脊液循环通路受阻或脑脊液产生过多有关。脉络丛肿瘤患者产生脑脊液量过多的问题已引起人们的兴趣，并已有多篇文献报道（Sachs 1922；Johnson 1957；Fairburn 1958；Vigouroux 1970；Eisenberg et al 1974；Milhorat et al 1976；Portnoy & Croissant 1976；Sahar et al 1980；Pascual-Castroviejo et al 1983；Welch et al 1983）。最初认为，在脉络丛肿瘤全切后脑积水的缓解是由于终止了脑脊液过度分泌（Matson 1969）。然而，只在少数患者中证实脑脊液分泌增快会造成脑积水的发生（Vigouroux 1970；Eisenberg et al 1974；Laurence

1974；Milhorat et al 1976；Gudeman et al 1979；Welch et al 1983）。Rekate 等认为虽然 CSF 的产生过多可引起脑积水，但是很多患者中脑积水的产生是由于脑脊液产生过多和脑脊液流出受阻的共同作用（Rekate et al 1985—1986；Azziz et al 2005）。

肿瘤组织、血液分解物、肿瘤产物、细胞碎片和转移灶可机械性堵塞 CSF 的正常通道，从而引起脑积水。坏死、肿瘤出血、手术出血和脑室炎都可以成为脉络丛肿瘤患者出现脑积水的原因（Smith 1933；Ray & Peck 1956；McDonald 1969；Jellinger et al 1970；Russell & Rubinstein 1971；Raimondi & Gutierrez 1975；Husag et al 1984）。脑脊液蛋白升高可见于多数患者，脑脊液黄变也很常见，大量出血这种情况较少见（Matson 1969）。脑脊液吸收通路受阻也可引起肿瘤全切术后脑积水。1/3~1/2 的脉络丛肿瘤患者需要行永久性脑脊液分流术（McDonald 1969；Jellinger et al 1970；Raimondi et al Gutierrez 1975；Tomita et al 1988；Ellenbogen et al 1989；Pencalet et al 1998）。

另外一个有趣的现象是脉络丛的"弥漫性绒毛状增生"，该术语最初是由 Davis 在 1924 年提出，用来描述一种双侧脉络丛病变（Davis 1924）。脉络丛乳头状瘤和正常脉络丛组织之间的组织病理学差异很小，因此由此区分真正的肿瘤与单纯增生很困难。双侧乳头状瘤是一种罕见的疾病，这在许多脉络丛乳头状瘤患者中都未见报道（Bohm & Strange 1961；Matson 1969；Hawkins 1980；Guidetti & Spallone 1981；Pascual-Castroviejo et al 1983；Zhang 1983）。很多研究者报道 CSF 的产生过量可能起因于脉络丛绒毛增生（Davis 1924；Ray & Peck 1956；Laurence 1974；Gudeman et al 1979；Welch et al 1983；Hirano et al 1994）。脑室造瘘以及测量脑脊液的产生可能有助于记录 CSF 的过量分泌情况。Laurence（1974）报道了 6 例患者，但对于是否切除病变十分谨慎。然而，一些医师认为切除病变可以缓解脑脊液生产过量以及脑积水症状的加重（Gudeman et al 1979；Welch et al 1983；Hirano et al 1994）。也有报道在内镜下电凝病灶，从而缓解脑脊液过度分泌（Philips et al 1998）。

3 影像学检查

在当今影像学时代，CT 和 MRI 是患者首选的检查手段。过去曾经借助于气脑造影术，脑室造影术和血管造影术来诊断以及显示病变与脑室的关系（Matson 1969）。然而，用气脑造影术和脑室成像术诊断脉络丛肿瘤的相关死亡率较高（Laurence 1974；Raimondi & Gutierrez 1975）。其原因可能是由于将脑针置入有巨大肿块的侧脑室而产生了较大移位所致。普通平片现在已经很少使用，可显示出明显的钙化及非特异性颅内压增高征象，如展开的颅缝（Crofton & Matson 1950；Matson 1969，Hawkins 1980）。

CT 的引入改善了对肿瘤患儿（Pascual-Castroviejo et al 1983）诊断的安全性和准确性。无论乳头状瘤及癌都可以出现等密度到高密度的 CT 征象，有时可以表现为钙化以及明显强化。肿瘤可以是球形或者多分叶状或者囊性。肿瘤很少延伸入另一个脑室脑池，这种情况在脉络丛肿瘤中并不完全具有特异性。

MRI 是目前使用最准确，最常见的成像技术。脉络丛肿瘤在 MRI 的典型表现是在 T_1 加权像呈等或稍低信号及在 T_2 加权图像呈高信号。肿瘤通常呈分叶状，为均匀一致的脑室内肿块，表现为短 TR/TE 和长 TR/TE（Vazquez et al 1991）。注射顺磁性物质如钆剂后，病灶通常均匀增强，但也可见其他的形式的强化，例如结节性强化，边缘强化和囊壁强化（图 25.1，图 25.2）（Naeini et al 2009）。一个常见的影像特点是血管流空信号的存在，表明肿瘤供血很丰富（Schellhas et al 1988；Coates et al 1989）。MRI 由于具有清晰的解剖层次以及立体成像功能，成为影像诊断的首选。磁共振血管造影（MR angiography，MRA）可以提供关于肿瘤血供的相关信息。在一些患者中，MRA 的出现正在迅速取代经股动脉脑血管造影用于诊断该类型肿瘤。但在儿童和成人的诊断中，血管造影仍然具有很大的作用，尤其是如果需要进行术前栓塞供血血管的情况下。此外，血管造影可以提供关于供血动脉的最明确的解剖形态。血管造影可为外科医师提供最有效的途径以阻断肿瘤血管，来达到安全切除肿瘤的目的。我们已经在一些儿童患者中使用术前栓塞技术，它可以成功地减少输血量并降低手术的难度。

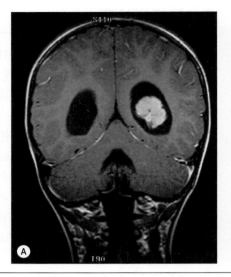
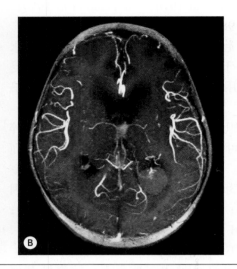

图 25.1　（A）一例 4 岁儿童的冠状位增强 MR，因头痛和精神差而检查。左侧侧脑室可见脉络丛乳头状瘤。（B）同一患者的 MRA 显示一条增粗的脉络膜后动脉血管。手术在彩色 B 超导引下经高位顶叶入路。高位入路可以到达看到肿瘤前面的主要供血动脉，可以在进入脑室后首先处理掉它们。肿瘤成功切除，术后仅有轻度损害（短暂的视野缺损）

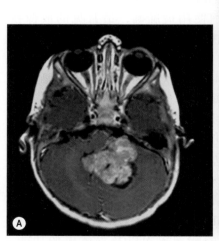
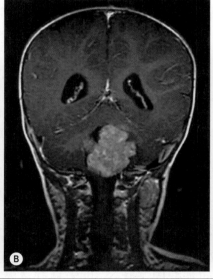
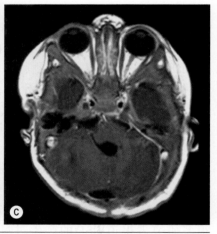

图 25.2　一名 3 岁儿童患有脉络丛癌，肿瘤位于第四脑室及左侧侧脑室外侧孔，其术前增强 MR T_1 轴位（A），冠状位（B）及术后轴位（C）。注意肿瘤占据第四脑室并从其出口中长出，呈现小叶样增强。患者接受了左侧小脑半球经皮层入路手术，肿瘤与第Ⅶ对和第Ⅹ对脑神经粘连，但得到了全切。尽管术中进行了脑神经的监护，但患者术后仍出现了一过性但严重的第Ⅸ对和第Ⅹ对脑神经的麻痹，并行气管切开术。患者接受了术后辅助化疗，目前肿瘤无复发

磁共振波谱成像（magnetic resonance spectroscopy，MRS）已被用于鉴别乳头状瘤和脉络丛癌。根据一项研究，MRS 发现脉络丛癌的胆碱和乳酸比乳头状瘤更高，然而这些研究可能需要在多机构内复验以确认其可重复性（Horska et al 2001）。

虽然脑侵袭性是癌症的特征之一，但乳头状瘤及癌都可以压迫周围的脑组织（Morrison et al 1984）。一些学者研究表明脉络丛癌的周围白质水肿为血管性水肿（Morrison et al 1984；Coates et al 1989）。脉络丛癌易于侵袭脑实质，但也可见于整个脑室的任何部位。

脉络丛肿瘤的影像学鉴别诊断包括室管膜瘤、脑膜瘤、原始神经外胚层肿瘤（primitive neuroectodermal tumor，PNET）、星形细胞瘤、生殖细胞瘤、畸胎瘤和转移到脉络丛的病变。尽管这些病变类型具有显著差异的组织学特点，但 MRI 可出现同质化和类似的特点。其他与瘤样病灶不同的病变可以具有相似的外观，例如炎性假瘤、脉络丛囊肿和黄色肉芽肿。

4 病理及鉴别诊断

在肉眼观察下，脉络丛乳头状瘤起源于脑室内，呈菜花状且边界清楚。乳头状瘤可延伸进入脑实质而对脑组织造成广泛压迫。对钙化严重的肿瘤进行切片可能很难，除非先对其进行脱钙处理（Burger & Scheithauer 1994）。在镜下，脉络丛肿瘤通常表现为单层柱状上皮围绕纤维血管柄形成指状凸起的乳头状结构。在所有患者中均可见典型的连续的基底膜。脉络丛肿瘤的组织学范围可以从高分化到间变性伴有最低上皮分化。同一个肿瘤中可同时包含高分化和低分化成分（Burger & Scheithauer 1994），然而，大多数的脉络丛肿瘤属于高分化类型。有时难以区别正常脉络丛和乳头状瘤，但后者包含的细胞更拥挤，呈柱形及多形性，并且具有更多的核异型性（图 25.3）。细胞核质比常增高（Burger & Scheithauer 1994）。

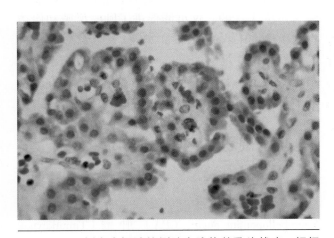

图 25.3 一例完全切除的侧脑室脉络丛乳头状瘤，组织病理学切片显示典型的乳头状外观。注意单层柱状细胞与乳头样结构坐落于纤维血管基质上。与正常脉络丛细胞相比，该细胞呈更明显的柱状和多形性（H & E；×80）

超微结构观察可见尖部微绒毛、散乱的纤毛以及交叉的细胞边界坐落于纤维血管柄上的基底膜上，常可见基质钙化或黄色样变。

在乳头状瘤中可以观察到一些非典型的微观特征，包括细胞数增加（两个或三个细胞层厚度）、有丝分裂、核异型性和非典型的乳头状结构。这些中级别肿瘤可能具有一个或两个这样的特征，称为非典型的乳头状瘤。然而，它们不一定有更具侵袭性的自然史，因此也不属于癌症范畴。据报道，分化良好的肿瘤会随时间延长而发生间变性转化。虽然这种情况很少见，但有报道在后期的手术切除中发现肿瘤由最初分化良好或不典型转变为间变型（Gullotta & de Melo 1979，Paulus & Janisch 1990）。

乳头状瘤的组织学特征和脉络丛癌相比一直存在相当大的争议。诊断的重点往往集中在：哪些特征可以区分乳头状瘤和癌？回顾文献发现，从组织学方面分析，脉络丛癌和乳头状瘤评判标准还没有统一。在很多研究中，基于组织学标准的脉络丛癌的定义不一致（Russel & Rubinstein 1971；Dohrmann & Collias 1975；Ellenbogen et al 1989；Matsuda et al 1991；St Clair et al 1991）。Dohrman & Collias（1975 年）利用 Russell & Rubinstein（1971）和 Lewis 的（1967）脉络丛癌标准，回顾性分析了 1844—1975 年文献报道的 22 例脉络丛癌，发现只有 11 例符合标准，而排除了其他原本认为是癌的患者（Lewis 1967）。

脉络丛肿瘤区别于脉络丛癌的组织学特征包括细胞间变，乳头脉络结构丧失，核多形性，有丝分裂，坏死和巨细胞形成（图 25.4）。在光镜下肿瘤可见间变细胞而没有明显的乳头样结构。这些富细胞的病变拥有复杂的筛状结构和有丝分裂指数。一个有争议的问题是脑组织浸润是否为脉络丛癌诊断必需的指标或其本身就可以明确诊断。一些学者坚持认为组织学上要表现出侵袭性，而另一些则不这样认为（St.Clair et al 1991）。值得注意的是，并不是所有的手术标本都含有肿瘤浸润的脑组织，特别是在外科医师使用超声吸引或显微外科吸引器的情况下，可能会将脑-肿瘤界面处的组织标本吸掉，因此病理标本中并未包含脑组织。因此，由于没有指状突起进入脑实质不一定可以排除癌的诊断。有些肿瘤可侵犯间质，但经过组织病理学研究发现其并没有侵入脑实质。此外，有时一些具有相对良性组织学特征的脉络丛肿瘤具有侵袭性，而一些未分化肿瘤似乎具有明显的边界（Ausman et al 1984；Ellenbogen et al 1989）。通常情况下，侵袭性的诊断可以通过 MRI

发现，而不是由组织学证据来推断。因此，当脑组织浸润高度提示脉络丛癌时，除非合并有恶性细胞特征，否则并不能够完全确定。

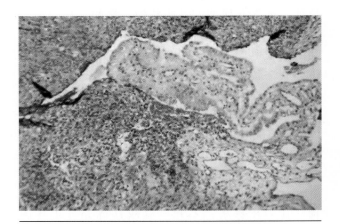

图 25.4　该标本取自一例侵及侧脑室壁的巨大脉络丛癌。注意这种细胞存在乳头状结构缺失和核多形性（比较图 25.3）。这种肿瘤与正常的脉络丛毗邻（H & E；×10）

一些学者认为，即使是脉络丛乳头状瘤，在大体和镜下可以观察到软脑膜、脊髓蛛网膜下腔和脑室系统上的定植（Ringertz & Reymond 1949；Russell & Rubinstein 1963）。一个罕见的患者是由 Vraa-Jensen 于 1950 年报道的一例 11 岁女孩，病变由脉络丛乳头状瘤转移到肺。在尸检时发现该儿童有肺转移及颅骨病灶，显示了肿瘤向恶性转化（Vraa-Jensen 1950）。除了一些患者报告，乳头状瘤引起的有临床症状的转移情况较少见。

电子显微镜检查结果可以区分脉络丛癌和室管膜瘤，后者可以偶尔表现出类似的组织学特点。脉络丛肿瘤可见基底细胞层，基于此可以排除室管膜起源的肿瘤（Hirano 1978）。

一些研究表明免疫组织化学可以作为诊断工具。脉络丛肿瘤免疫组织化学显示具有上皮和神经胶质特性。脉络膜瘤的细胞角蛋白（上皮），S-100（弥漫染色）和波形蛋白呈阳性（Cruz-Sanchez et al 1989；Ang et al 1990）。脉络丛癌的细胞角蛋白呈阳性但 S-100 染色减少（Paulus & Janisch 1990）。癌胚抗原阳性在脉络丛癌中更普遍，而 S-100 阳性更常见于乳头状瘤（Coffin et al 1986）。

在儿童中脉络丛肿瘤的鉴别诊断也往往侧重于如何将其与室管膜瘤和胚胎性脉络丛肿瘤区分。室管膜瘤的特征在于其既有非上皮胶质成分

也有上皮结构。室管膜瘤缺乏脉络丛肿瘤典型的基底膜结构，其可以见于 PAS 制备、电子显微镜或对层粘连蛋白行免疫组织化学染色中（Furness et al 1990）。脉络丛肿瘤的细胞角蛋白染色是阳性的，而室管膜瘤没有；室管膜瘤通常是 GFAP 阳性，而脉络丛肿瘤可呈散在而非均匀一致的 GFAP 阳性。在成人脑室内肿瘤，S-100 蛋白阳性可以将脉络丛肿瘤与转移性肿瘤区分开来（Burger & Scheithauer 1994）。

在一项对脉络丛肿瘤的免疫组织化学研究中，发现一例患有脉络丛癌但存活的儿童，其 S-100 染色呈阳性而上皮细胞膜抗原呈阴性，这种特征常见于乳头状瘤。这种免疫组织化学情况并没有在另一个死于脉络丛癌的儿童上出现（Shirakawa et al 1994）。这一结果和染色情况提示了肿瘤的生物或遗传变异可能，在某种程度上，可以帮助我们理解为什么有的孩子比其他人预后更好。此外，在脉络丛肿瘤中可见 SV40 病毒中相似的 DNA 序列。这种发现可以被另一项研究佐证，在感染 SV40 的转基因小鼠中可以出现脉络丛肿瘤，这提示多瘤病毒具有致癌性质（Bergsagel et al 1992）。最近基于微阵列研究证据表明，针对 Kir7.1 的抗体和斯钙素 -1（stanniocalcin-1）是脉络丛肿瘤特异和敏感的标志物（Hasselblatt et al 2006）。其他基于微阵列的研究显示，Twist-1 在脉络丛肿瘤是显著过度表达的，这可能促进了肿瘤增殖和侵袭性的发生（Hasselblatt et al 2009）。

但是，并没有明确的免疫或分子生物学标准可以明确地区分乳头样和脉络丛癌，或者能够对脉络丛肿瘤的预后具有可重复的重大意义。

5　术前规划和手术注意事项

许多不同的手术方法都可用于切除脉络丛肿瘤，尤其是脑室内肿瘤。除了桥小脑角区（cerebellopontine angle，CPA）肿瘤（Timurkaynak et al 1986），这些在脑室内的病变，所有的手术入路都需要经过神经结构。脉络丛肿瘤在手术技术上具有挑战性，不仅是因为它们的位置，还因为它们的丰富的血供常来自于肿瘤基底的深处，并且直到大部分的肿瘤切除后才能获得较好的暴露。基于此原因，只要有机会我们就会尝试在术前栓塞肿瘤血管。对于较小的患儿，这在技术上可能行不通，但是在神经放射／神经外科医师的帮助下可以使肿瘤

切除更加容易。无论是在 3 岁的小孩还是许多成人，我们都成功地对巨大的且血供丰富的肿瘤进行了栓塞。这样的栓塞若能够成功实施，则在很多凶险的患者中可以显著地减少术中失血。其他外科医师也报道了类似的经验（Pencalet et al 1998）。

其他研究者认为术前化疗的成功使用可以使肿瘤缩小，而不会导致术中大量失血（St.Clair et al 1991；Kumabe et al 1996；Araki et al 1997；Souweidane et al 1999）。Souweidane 等（1991 年）报道一例脉络丛癌患者，术前化疗使肿瘤体积明显缩小。化疗方案由依托泊苷（VP16）、环磷酰胺、长春新碱和顺铂组成。化疗前后肿瘤体积的三维分析显示肿瘤体积缩小了 30%。二期手术使该患者的肿瘤得到了完全切除（Souweidane et al 1999）。

一个熟练的围术期团队对手术的协助非常重要。成功切除脉络丛肿瘤需要一个团队共同努力完成，其中成员来自于神经放射、神经麻醉、神经重症监护及护理。失血和血流动力学不稳定是导致手术并发症的主要原因，因此合理的早期使用适当的血液制品是必不可少的。仅依赖于右旋糖苷和晶体液而无血液制品可导致凝血问题。脑室外引流可以降低颅内压，通过仔细监测血容量和平均动脉血压，可以确保在连续失血情况下维持足够的脑灌注压。

肿瘤切除的基本原则在于选取合适的皮层切口，尽早离断肿瘤血供（包括动脉和静脉性），游离肿瘤以及显微分离与切除以减少出血。有时很难游离脉络丛肿瘤，特别是肿瘤体积巨大的时候。对于体积巨大的肿瘤进行过激的操作是不明智的，因为肿瘤的供血动脉可能在看到之前就被扯断。有必要时可以考虑进行分块切除。应用双极电凝或超声吸引对肿瘤乳头状部位进行瘤内减压，这样可以使较大的肿瘤变得更容易处理。一旦明确了肿瘤血供，就可以对其阻断，这样便可以整块或分块切除肿瘤。利用内镜可以找到在脑室内残留以及粘连的肿瘤，或在病理不明确时进行活检，这往往是很有帮助的（Cappabianca et al 2008）。

对相关解剖的理解在脑室的手术入路中是非常有用的。脉络丛的主要供血动脉为脉络膜前动脉及脉络膜后动脉。肿瘤的血供主要来自这些脉络膜动脉增粗的分支。脉络膜前动脉从颈内动脉上后交通动脉以远位置发出，向后通过脉络裂分布于附近的后部脉络丛。脉络膜前动脉通常是侧脑室房部和颞角肿瘤的重要血供来源。脉络膜血管穿过脉络膜裂，打开脉络裂可以从近端控制肿瘤血供。

脉络膜后动脉分为外侧和内侧分支。脉络膜后外侧动脉起自大脑后动脉，通过脉络裂并在穿窿脚水平进入脑室。这支血管供应侧脑室颞角、房部、体部以及在这些部位相应的肿瘤（Timurkaynak et al 1986）。脉络膜后内侧动脉也起自大脑后动脉，行经中间帆，并通过脉络裂和室间孔发出数支不固定的分支至侧脑室。脉络膜后内侧动脉可以为在第三脑室和侧脑室以及三脑室顶部脉络丛的肿瘤供血。肿瘤的血供可以同时来自于脉络膜前或后动脉的一支或几支增粗的分支（Timurkaynak et al 1986）。正是基于这些富血管的肿瘤血供来自于扩张的肿瘤动脉的事实，这就需要通过技术好的介入放射科或神经外科医师对血管性肿瘤进行术前栓塞。

第四脑室肿瘤血供来源于小脑后下动脉、小脑前下动脉或小脑上动脉的脉络膜支供血。静脉回流位置较深，通常经室管膜下静脉，大脑内静脉，Rosenthal 静脉，Galen 静脉和四叠体或小脑中央前静脉回流。

在众多重要的深部静脉中（外侧和内侧），丘纹静脉因其在侧脑室肿瘤切除过程中对手术和血管具有定位作用而众所周知，该静脉从外向内朝向室间孔并沿侧脑室底走行。

手术入路需要根据肿瘤部位、血液供应以及外科医师的经验和偏好来确定。对于非常大的肿瘤，可能需要一个以上的入路联合应用，这样可使皮层的切口和牵拉变得最小。不同的手术入路可以根据肿瘤在侧脑室，第三和第四脑室的位置进行分组。

经皮层入路是非常有用的手术入路，它的优点是可以通过一个或联合入路到达侧脑室全部五个区域。另一方面，一个好的胼胝体切开术后相关神经心理后遗症和癫痫发生率较低，使得这种入路在一些特定的患者中成为值得考虑或合适的选择。尽管侧脑室额角的肿瘤并不常见，但可其可长得很大并造成室间孔阻塞，进而导致脑室扩张。经额中回皮层入路是切除同侧脑室前角部位的肿瘤的极好方法。在肿瘤从侧脑室向下延伸进入第三脑室且需要脉络膜下显露时，可选择经皮层或经胼胝体入路。对于侧脑室小，肿瘤在两个侧脑室内，或肿瘤在侧脑室的体部的患者通常选择经脉脉体入路较为简单。

顶上小叶入路是神经外科医师常用的方法，因为它到达侧脑室的路径与在行脑脊液分流术时经顶枕放置分流管一致。当脉络丛肿瘤位于侧脑室三角区、体部的后部、房部和侧脑室血管区时，这是合适的入路方式。脉络膜后外侧动脉可被肿瘤遮蔽，需要在丘脑枕和穹隆脚之间的脉络膜裂中仔细寻找，并对其阻断以减少肿瘤血供。这种手术入路在优势半球比非优势半球风险更高。

任何一种中颅窝的手术入路都无法在早期做到同时控制前脉络膜前和后动脉（Jun & Nutic 1985）。颞中回手术入路提供了一种直接到达中颅窝脉络丛肿瘤的路径，其损伤最小并可以早期控制脉络膜前动脉的供血。外侧颞顶联合入路适用于极少数情况下，如肿瘤体积巨大且位于非优势半球侧脑室房部时。这种方式导致视野缺损和角回损伤的风险高，但它确是到达肿瘤下面最短和最直接的路线。

后颅窝肿瘤可以通过一个标准的后颅窝开颅、乙状窦后或极外侧手术入路切除。肿瘤局限于第四脑室可以通过膜髓帆入路切除，而不是切开小脑蚓，即便是巨大的第四脑室肿瘤。有研究者认为，膜髓帆入路可以通过扁桃体裂或小脑延髓裂提供更好的上侧和外侧暴露，并可完全显露第四脑室外侧孔。这种方法的与蚓部切开相比可以显著降低共济失调和术后缄默症的发生（Rajesh et al 2007）。当肿瘤从第四脑室外侧孔长出或向前长入 CPA 时，可能需要更外侧的颅底入路，但从中线开颅使用膜髓帆入路通常也能提供足够的显露。CPA 肿瘤切除非常具有挑战性，因为它们的位置特殊而且血管复杂，包括小脑后下和小脑前下动脉的分支，同时肿瘤与脑神经关系密切。有时需要长时间精细的纤维操作将这些富血管肿瘤从后组脑神经（第Ⅶ~Ⅻ）上剥离。必须注意不能损伤相邻的第Ⅶ/Ⅷ对脑神经复合体附近的小脑前下动脉分支，或引起脑干周围小动脉的血管痉挛。将罂粟碱浸润的棉片铺在这些重要的血管上可以在缓解相关操作带来的副损伤。术中脑神经监测可以使用，但可能作用有限，因为在切除肿瘤过程中不可避免会刺激到神经。

一项意大利的单中心回顾了长达 10 年的大量输血的经验，共包括 18 例儿童。发现新生儿与年龄较大的儿童相比，手术失血量更多且凝血因子功能障碍也更常见（Piastra et al 2006）。对于新生儿和年幼孩子来说，由于他们血容量较小，因此手术时必须有周密的术前计划以及输血方案，根据我们的经验，即使是适当的红细胞输注也可以导致稀释性凝血功能障碍，故还需要同时给予血液产品。

6 预后和辅助治疗

早在 1958 年就有文献报道了 67 例儿童患有不同位置的脉络丛肿瘤。其中 24 例接受手术但只有 13 个孩子存活（Matson 1969）。1979 年 Fortuna 等报道 25 例第三脑室脉络丛肿瘤，手术死亡率达 48%。位于脑室内、伴有脑积水以及血供丰富都是这些肿瘤的主要特征，并与其致残率和死亡率密切相关。即使对于有经验的神经外科医师，这些病变也是严峻的挑战。在过去的 30 年中，有报道手术死亡率有时高达 24%（Hawkins 1980；Guidetti & Spallone 1981），有时低至 0（Raimondi & Gutierrez 1975）。

随着脑脊液分流技术、影像技术和显微外科技术的发展，以及麻醉和围术期护理的改进，患者的预后得到改善。1961 年以后有研究者报道乳头状瘤手术患者的围术期生存率达到 100%（Raimondi & Gutierrez 1975；Tomita et al 1988；Ellenbogen et al 1989）。

经皮层和经脉脉体入路手术的并发症与手术入路有关，包括患者的术前状态，肿瘤的位置，以及切除肿瘤遇到的困难。手术的风险和潜在的并发症包括血肿，偏瘫，癫痫，发育迟缓，神经心理障碍，视野缺损和脑神经损害（Boyd et al Steinbock 1987；Schijman et al 1990）。

关于脉络丛肿瘤的患者数太小以至于不能对神经功能预后得出普遍结论。尽管组织病理学特征并不总是与预后相关，但是乳头状瘤的患者与脉络丛癌患者相比有更好的结局并不奇怪。在 1990 年 Schijman 等报道 10 例第三脑室脉络丛乳头状瘤婴儿，其中有 8 例患儿在术后存活且没有复发。然而，8 例幸存者中有 3 例患有癫痫和精神发育迟滞（Schijman et al 1990）。在 1988 年 Tomita 等报道了 17 例患者，其中 13 例在脉络丛乳头状瘤切除后表现为正常的神经和精神运动发育。大多数患者在诊断时不足 2 岁。在一项年龄大于 45 岁的 40 例脉络丛肿瘤患者研究中，脉络丛癌患者中只有50%存活，而乳头状瘤患者生存率为84%。存活的患者的主要并发症是偏瘫（23%）和癫痫（25%）。但是，18%的患者都发生过一次癫痫，从而掩盖手术本身所引起的癫痫发生率。在所有脉络丛乳头状瘤患者中，23%的患者预后良好且没有神经功能损害，而令人惊讶的是，在脉络丛癌患者中这种情况也占14%。

关于脉络丛癌的预后也存在争议。对于恶性病变手术切除的程度是否会延长生存期，还存在相当大的分歧。尽管一些观察组中有患者存活，但是研究者均持悲观态度，说明该类肿瘤预后普遍很差（Humphreys et al 1987；St.Clair et al 1991）。其他研究者也持同样谨慎的态度。1982年，Carpenter对25例脉络丛癌患者进行了回顾性分析并得出结论，只有4例预后良好。该组病例中患者的长期生存可能是积极手术治疗（有可能是多次手术）以及后续或预先行辅助治疗的结果，这种情况在以前被认为是不可能的（Ellenbogen et al 1989；Lena et al 1990；Packer et al 1992；Berger et al 1998；McEvoy et al 2000）。

St Jude研究医院对脉络丛肿瘤在治疗后复发的情况进行了研究。共有18例患者参与其中并进行10年随访，估计肿瘤复发的累积风险为20.2%（Broniscer et al 2004）。对这一结果的解读必须慎重，因为脉络丛肿瘤的数量很小，并且在St Jude医院有两个患者存在TP53的种系突变，这种情况在之前并未见于脉络丛癌中。

彻底切除脉络丛肿瘤并无法完全避免放置分流装置的可能（McDonald1969；Jellinger et al 1970；Raimondi & Gutierrez1975）。对于脉络丛肿瘤的脑室内手术，其中一个重要的并发症是出现症状性硬膜下积液，很多作者均对此进了行详细的讨论（Matson & Crofton 1960；Shilito & Matson1982；Boyd & Steinbock 1987）。虽然这种并发症不局限于脉络丛肿瘤的手术，但其可发生于经皮层和经胼胝体入路手术后。Jooma和Grant（1983年）报告了两例第三脑室脉络丛乳头状瘤在术后行硬膜下－经胼胝体积液分流术。在Boyd和Steinbock（1987）报道了11例脉络丛肿瘤患者中有2例在经皮层手术后出现硬膜下积液，需要行硬膜下－腹腔分流术。作者认为这种并发症可以通过更小的皮层切口，在缝合硬膜前将脑室注满生理盐水，缝合软脑膜或用生物胶封闭瘘口而得以改善（Boyd & Steinbock 1987）。

手术切除程度仍然是影响脉络丛肿瘤患者长期无病生存的重要因素（McGirr et al 1988；Ellenbogen et al 1989；Johnson 1989；Packer et al 1992；Pierga et al 1993；Sharma et al 1994，McEvoy et al 2000）。对肿瘤未完全切除、恶性或那些已出现神经轴/软脑膜播散的病例，可能需要进行辅助治疗。对于年龄较大的儿童患者，脑脊髓外放射治疗仍然是一个重要的辅助治疗方式，尤其适用于出现脱落转移，软脑膜播散或肿瘤侵袭脑实质的患者（Geerts et al 1996）。但在这种疾病的治疗中放射治疗（常规放疗和聚焦波束）的效果仍不确定。由于放疗会对发育中的大脑（Duffner et al 1985）造成损伤而产生神经心理后遗症，故此时应选择其他治疗方案。对小于3岁的患者，可以用化疗代替放射治疗，以避免造成认知功能障碍以及放疗引起的身材矮小。Gianella-Borradori等（1992）成功地治疗了2例恶性脉络丛癌行次全切除的患者，给予1天内联合应用8种药物的化疗方案而未行放疗。得出的结论是化疗可延长生存期，但尚需要更多实验予以证实。

近期也有人报道进行积极的由术前或术后放化疗组成的多模态治疗。对一开始无法切除的脉络丛癌，这种方法也可用于后续尝试行根治性治疗。结论是术前辅助化疗可以缩小肿瘤，从而使随后的手术更容易和无疾病生存期延长（St.Clair et al 1991；Kumable et al 1996；Araki et al 1997）。

对于脉络丛肿瘤患者，伽玛刀放射是除手术以外另一种治疗方案。匹兹堡大学伽玛刀中心报道了成功应用伽玛刀治疗6例手术未能治愈的乳头状瘤患者。6例患者中4例长期存活，生存期为15~120个月。作者认为，这种放疗适合深部的复发或残留病灶，这种情况下可以针对瘤床使用较高的边缘剂量（Kim et al 2008）。

1995年小儿肿瘤研究小组报道了8例脉络丛癌婴儿，在手术后成功地进行了延长化疗和延迟放疗。最后的结论是，这种积极的综合治疗方案可以延长生存期，甚至在脉络丛肿瘤次全切除的患儿中。尽管这种积极多模态治疗有效，但是在脉络丛癌中因脑膜转移导致延迟复发的风险依然存在（Peschgens et al 1995）。Wrede等（2007年）根据文献报道回顾性分析了2004年以前的所有脉络丛肿瘤相关研究数据，试图了解影响患者生存期的预后因素。与前人报道结果一致，病理学类型是重要的预后因素，乳头状瘤的预后要好于脉络丛癌（$P < 0.0001$）。对于脉络丛癌而言，无论手术还是化疗的患者都可以获得更好的长期预后。通过多变量分析表明，化疗似乎可以取得更好的预后（$P = 0.0001$），尤其是在不完全切除的脉络丛癌患者（Wrede et al 2007）。

虽然相关研究在不断地进展，但在化疗应用中似乎出现了三个主题：①术前治疗以减少肿瘤体积；②通过减少肿瘤血供来提高手术安全性，尤其是在年幼的儿童；③在不完全切除的脉络丛癌患者中推迟了对放疗的需求。

关键点

- 脉络丛肿瘤是一个异质性的肿瘤群体。它们通常体积较大，在诊断前通常合并脑积水。它们最常见于侧脑室，组织学行为良性，手术可治愈。

- 无论组织学表现如何，手术切除都是具有挑战性的，因为供血动脉往往在肿瘤深面。根据侧脑室以及与肿瘤的解剖关系，可以选择多种外科手术入路。病灶的位置和大小，术前功能障碍，继发性脑积水，病变的血供和外科医师的经验影响手术入路的选择。有时可能需要联合入路或分阶段治疗以达到以最小并发症来切除肿瘤的目的。

- 在显微神经外科时代，脉络丛乳头状瘤的治疗效果满意，患者的生存期很长。在大多数情况下，它可以通过单纯手术切除而治愈。术后硬膜下积液和脑积水的治疗是围术期最棘手的问题。在显微手术时代，术后重大神经功能障碍虽然可见但是发生率不高。

- 最初普遍认为脉络丛癌的手术治疗对生存期改善不明显。在过去的20年里，有小规模研究和散发的报道显示，脉络丛恶性肿瘤患者术后存活情况（Ellenbogen et al 1989；Lena et al 1990；Packer et al 1992）。一些研究得出了令人振奋的结果，通过积极的手术，适当的辅助治疗以及定期复查，患者会有生存希望，尽管这非常有限。脉络丛癌患者数太少，无法得出对长期生存率的结论性预测数据。随着显微外科技术的进步，以及包括手术切除、化疗、放疗等的多种治疗方式的联合应用，以前所统计的生存率较差的情况有所改善。只要病灶局限和患者的身体条件允许，就可以尝试进行积极的综合治疗方案。

（赵澎　译）

参考文献

Abbott, K.H., Rollas, Z.H., Meagher, J.N., 1957. Choroid plexus papilloma causing spontaneous subarachnoid hemorrhage. J. Neurosurg. 14, 566–570.

Aicardi, J., Lepintre, J., Cherrie, J.J., et al., 1968. Les papillomes des plexus choroides chez l'enfant. Arch. Fr. Pediatr. 25, 673–686.

Ang, L.C., Taylor, A.R., Bergin, D., et al., 1990. An immunohistochemical study of papillary tumors of the central nervous system. Cancer 65, 2712–2719.

Araki, K., Aori, T., Takahashi, J.A., et al., 1997. A case report of choroid plexus carcinoma. No. Shinkei Geka. 25 (9), 853–857.

Ausman, J.I., Shrontz, C., Chason, J., et al., 1984. Aggressive choroid plexus papilloma. Surg. Neurol. 22, 472–476.

Aziz, A.A., Coleman, L., Morokoff, A., et al., 2005. Diffuse choroid plexus hyperplasia: an under-diagnosed cause of hydrocephalus in children? Pediatr. Radiol. 35 (8), 815–818.

Berger, C., Thiesse, P., Lellouch-Tubiana, A., et al., 1998. Choroid plexus carcinomas in children: clinical features and prognostic factors. Neurosurgery 42 (3), 470–475.

Bergsagel, D.J., Finegold, M.J., Butel, J.S., et al., 1992. DNA sequences similar to those of simian virus 40 in ependymomas and choroid plexus tumors of childhood. N. Engl. J. Med. 326, 988–993.

Bielschowsky, M., Unger, E., 1906. Zur Kenntnis der primaren Epithelgeschwulste der Adergeflechte des Gehirns. Arch. Klin. Chir. 81, 61–82.

Body, G., Darnis, E., Pourcelot, D., et al., 1990. Choroid plexus tumors: antenatal diagnosis and follow-up. J. Clin. Ultrasound 18, 575–578.

Bohm, J., Strange, R., 1961. Choroid plexus papillomas. J. Neurosurg. 18, 493–500.

Boudet, G., Clunet, J., 1910. Contribution a l'etude des tumeurs epitheliales primitives de l'encephale. Arch. Med. Exper. Anat. Pathol. 22, 379–411.

Boyd, M.C., Steinbock, M.B., 1987. Choroid plexus tumors: Problems in diagnosis and management. J. Neurosurg. 66, 800–805.

Broniscer, A., Ke, W., Fuller, C.E., et al., 2004. Second neoplasms in pediatric patients with primary central nervous system tumors: the St. Jude Children's Research Hospital experience. Cancer 100 (10), 2246–2252.

Burger, P.C., Scheithauer, B.W., 1994. Tumors of neuroglia and choroid plexus epithelium. In: Burger, P.C., Scheithauer, B.W. (Eds.), Tumors of the central nervous system, 3rd series. Armed Forces Institute of Pathology, Washington DC, pp. 136–161.

Cappabianca, P., Cinalli, G., Gangemi, M., et al., 2008. Application of neuroendoscopy to intraventricular lesions. Neurosurgery 62 (Suppl 2), 575–597; discussion 597–598.

Carpenter, D.N., Michelsen, W.J., Hays, A.P., 1982. Carcinoma of the choroid plexus. J. Neurosurg. 56, 722–777.

Cassinari, V., 1963. Tumori della parte anteriore del terzo ventricolo. Acta Neurochir. 11, 236–271.

Coates, T.L., Hinshaw, D.B. Jr., Peckman, N., et al., 1989. Pediatric choroid plexus neoplasms: MR, CT, and pathologic correlation. Radiology 173, 81–88.

Coffin, C.M., Wick, M.R., Braun, J.T., et al., 1986. Choroid plexus neoplasms. Clinicopathological and immunohistochemical studies. Am. Surg. Pathol. 10, 394–404.

Crofton, F.D., Matson, D.D., 1950. Roentgenologic study of choroid plexus papillomas in children. Am. J. Roentgenol. Radium Ther. Nucl. Med. 84, 273–311.

Cruz-Sanchez, F.F., Rossi, M.L., Hughes, J.T., et al., 1989. Choroid plexus papillomas: an immunohistological study of 16 cases. Histopathology 15, 61–69.

Cushing, H., 1932. Intracranial tumors. Charles C. Thomas, Springfield, IL.

Dandy, W.E., 1934. Benign encapsulated tumors of the lateral ventricle. Williams & Wilkins, Baltimore.

Davis, L., 1924. A physiopathological study of the choroid plexus with the report of a case of villous hypertrophy. Med. Res. 44, 521–534.

Davis, L.E., Cushing, H., 1925. Papillomas of the choroid plexus. A report of six cases. Arch. Neurol. Psychiatry 13, 681–710.

Dohrmann, G.J., Collias, J.C., 1975. Choroid plexus carcinoma. J. Neurosurg. 43, 225–232.

Duffner, P.K., Cohen, M.E., Thomas, P.R.M., et al., 1985. The long term effects of cranial irradiation in the central nervous system. Cancer 56, 1841–1847.

Eisenberg, H.M., McComb, G., Lorenzo, A.V., 1974. Cerebrospinal fluid overproduction and hydrocephalus associated with choroid plexus papilloma. J. Neurosurg. 40, 380–385.

Ellenbogen, R.G., Winston, K.R., Kupsky, W.J., 1989. Tumors of the choroid plexus in children. Neurosurgery 25 (3), 327–335.

Ernsting, J., 1955. Choroid plexus papilloma causing spontaneous subarachnoid hemorrhage. J. Neurol. Neurosurg. Psychiatry 18, 134–136.

Fairburn, B., 1958. Choroid plexus papilloma and its relationship to hydrocephalus. J. Neurosurg. 17, 166–171.

Fortuna, A., Celli, P., Ferrante, L., et al., 1979. A review of papillomas of the third ventricle. J. Neurosurg. 23, 61–72.

Furness, P.N., Lowe, J., Tarrant, G.S.K., 1990. Subepithelial basement deposition and intermediate filament expression in choroid plexus neoplasms and ependymomas. Histopathology 16, 251–255.

Garrod, 1873. Papillomatous tumor in the fourth ventricle of the brain. Lancet 1, 303.

Geerts, Y., Gabreels, F., Lippens, R., et al., 1996. Choroid plexus carcinoma: a report of two cases and review of the literature. Neuropediatrics 27 (3), 143–148.

Gianella-Borradori, Zeltzer, P.M., Bodey, B., et al., 1992. Choroid plexus tumors in childhood. Cancer 69, 809–816.

Gudeman, S.K., Sullivan, H.G., Rosner, M.J., et al., 1979. Surgical removal of bilateral papillomas of the choroid plexus of the lateral ventricles with resolution of hydrocephalus. J. Neurosurg. 50, 677–681.

Guerard, M., 1832. Tumeur fongeuse dans le ventricle droit du cerveau chez une petite fille de trois ans. Anat. Paris 8, 211–214.

Guidetti, B., Spallone, A., 1981. The surgical treatment of choroid plexus papillomas: The results of 27 years experience. Neurosurgery 6, 380–384.

Gullotta, F., de Melo, A.S., 1979. Plexus chorioideus. Klinishe, lightmikroskopische und elektronenoptische untersuchungen. Neurochirurgia Stuttg. 22, 1–9.

Hammock, M.K., Milhorat, T.H., Breckbill, D.L., 1976. Primary choroid plexus papilloma of the cerebellopontine angle, presenting as brain stem tumor in a child. Childs Brain 2, 132–142.

Hasselblatt, M., Bohm, C., Tatenhorst, L., et al., 2006. Identification of novel diagnostic markers for choroid plexus tumors: a microarray-based approach. Am. J. Surg. Pathol. 30 (1), 66–74.

Hasselblatt, M., Mertsch, S., Koos, B., et al., 2009. TWIST-1 is overexpressed in neoplastic choroid plexus epithelial cells and promotes proliferation and invasion. Cancer Res. 69 (6), 2219–2223.

Hawkins, J.C. III, 1980. Treatment of choroid plexus papillomas in children: a brief analysis of twenty years' experience. Neurosurgery 6, 380–384.

Hirano, A., 1978. Some contributions of electron microscopy to the diagnosis of brain tumors. Acta. Neuropathol. (Berl.) 43, 119–128.

Hirano, H., Hirahara, K., Tetsuhiko, A., et al., 1994. Hydrocephalus due to villous hypertrophy of the choroid plexus in the lateral ventricles. J. Neurosurg. 80, 321–323.

Horska, A., Ulug, A.M., Melhem, E.R., et al., 2001. Proton magnetic resonance spectroscopy of choroid plexus tumors in children. J. Magn. Reson. Imaging 14 (1), 78–82.

Humphreys, R., Nemoto, S., Hendrick, E.B., et al., 1987. Childhood choroid plexus tumors. Concepts Pediatr. Neurosurg. 7, 1–18.

Horska, A., Naidu, S., Herskovits, E.H., 2000. Quantitative 1H MR spectroscopic imaging in early Rett syndrome. Neurology 54 (3), 715–722.

Husag, L., Costabile, G., Probst, C., 1984. Persistent hydrocephalus following removal of choroid plexus papilloma of the lateral ventricle. Neurochirurgia (Stuttg.) 27, 82–85.

Jellinger, K., Grunert, V., Sunder-Plassmann, M., 1970. Choroid plexus papilloma associated with hydrocephalus in infancy. Neuropaediatrics 1, 344–348.

Johnson, D.L., 1989. Management of choroid plexus tumors in children. Pediatr. Neurosci. 15 (4), 195–206.

Johnson, R.T., 1957. Clinicopathological aspects of the cerebrospinal fluid circulation. In: Wilstenholme, G., O'Conner, M. (Eds.), Ciba Foundation Symposium on Cerebrospinal Fluid Production, Circulation and Absorption. Little, Brown, Boston, MA, pp. 265–281.

Jooma, R., Grant, D.N., 1983. Third ventricle choroid plexus papillomas. Childs Brain 10, 242–250.

Jun, C., Nutic, S., 1985. Surgical approaches to intraventricular meningiomas of the trigone. Neurosurgery 16, 416–420.

Kahn, E.A., Luros, J.T., 1952. Hydrocephalus from overproduction of cerebrospinal fluid (and experiences with other papilloma of the choroid plexus). J. Neurosurg. 9, 59–67.

Kim, I.Y., Niranjan, A., Kondziolka, D., et al., 2008. Gamma knife radiosurgery for treatment resistant choroid plexus papillomas. J. Neurooncol. 90 (1), 105–110.

Knierim, D.S., 1990. Choroid plexus tumors in infants. Pediatr. Neurosurg. 16, 276–280.

Koos, W.T., Miller, M.H., 1971. Intracranial tumors of infants and children. Mosby, St Louis.

Kumabe, T., Tominaga, T., Kondo, T., et al., 1996. Intraoperative radiation therapy and chemotherapy for huge choroid plexus carcinoma in an infant – case report. Neurol. Med. Chir. 36 (3), 179–184.

Laurence, K., 1974. The biology of choroid plexus papilloma and carcinoma of the lateral ventricle. In: Vinken, P., Bruyn, G. (Eds.), Tumors of the brain and skull. Part 2. Handbook of clinical neurology. Elsevier, New York, pp. 555–595.

Lena, G., Genitori, L., Molina, J., et al., 1990. Choroid plexus tumors in children. Review of 24 cases. Acta. Neurochir. 106, 68–72.

Lewis, P., 1967. Carcinoma of the choroid plexus. Brain 90, 177–186.

McDonald, J.V., 1969. Persistent hydrocephalus following the removal of papillomas of the choroid plexus of the lateral ventricles. J. Neurosurg. 30, 736–740.

McEvoy, A.W., Harding, B.N., Phipps, K.P., et al., 2000. Management of choroid plexus tumours in children: 20 years experience at a single neurosurgical centre. Pediatr. Neurosurg. 32 (4), 192–199.

McGirr, S.J., Ebersold, M.J., Scheithauer, B.W., et al., 1988. Choroid plexus papillomas: Long-term follow-up results in a surgically treated series. J. Neurosurg. 69, 843–849.

Masson, C., 1934. Complete removal of two tumors of the third ventricle with recovery. Arch. Surg. 28, 527–537.

Matson, D., 1969. Tumors of the choroid plexus. In: Matson, D.D. (Ed.), Neurosurgery of infancy and childhood. Charles C. Thomas, Springfield, IL, pp. 581–595.

Matson, D., Crofton, F., 1960. Papilloma of the choroid plexus in childhood. J. Neurosurg. 17, 1002–1027.

Matsuda, M., Uzura, S., Nakasu, S., et al., 1991. Primary carcinoma of the choroid plexus in the lateral ventricle. Surg. Neurol. 36, 294–299.

Milhorat, T.K., Hammock, M.K., Davis, D.A., et al., 1976. Choroid plexus papilloma. Proof of cerebrospinal overproduction. Childs Brain 2, 273–289.

Morrison, G., Sobel, D.F., Kelly, W.M., et al., 1984. Intraventricular mass lesions. Radiology 153, 435–442.

Naeini, R.M., Yoo, J.H., Hunter, J.V., 2009. Spectrum of choroid plexus lesions in children. AJR. Am. J. Roentgenol. 192 (1), 32–40.

Packer, R.J., Perilongo, G., Johnson, D., et al., 1992. Choroid plexus carcinoma of childhood. Cancer 69, 580–585.

Pascual-Castroviejo, I., Villarejo, F., Perez-Higueras, A., et al., 1983. Childhood choroid plexus neoplasms. A study of 14 cases less than 2 years old. Eur. Pediatr. 140, 51–56.

Paulus, W., Janisch, W., 1990. Clinicopathologic correlations in epithelial choroid plexus neoplasms: a study of 52 cases. Acta. Neuropathol (Berl.) 80, 635–641.

Pecker, J.P., Ferrand, B., Javalet, A., 1966. Tumeurs du troisieme ventricule. Neurochirurgie 12, 1–136.

Pencalet, P., Sainte-Rose, C., Lellouch-Tubiana, A., et al., 1998. Papillomas and carcinomas of the choroid plexus in children. J. Neurosurg. 88 (3), 521–528.

Perthes, G.C., 1919. Entfernung eines Tumors des Plexus Choriodeus an dem Seitenventrikel des Cerebrums. Munch Med. Wochenschr. 66, 677–678.

Peschgens, T., Stollbrink-Peschgens, C., Mertens, R., et al., 1995. Zur Therapie des Plexus-chorioideus-Karzinomas im Kindesalter. Fallbeispiel und Literaturubersicht. Klin. Padiatr. 207 (2), 52–58.

Philips, M., Shanno, G., Duhaime, A., 1998. Treatment of villous hypertrophy of the choroid plexus by endoscopic contact coagulation. Pediatr. Neurosurg. 28 (5), 252–256.

Piastra, M., Di Rocco, C., Tempera, A., et al., 2007. Massive blood transfusion in choroid plexus tumor surgery: 10-years' experience. J. Clin. Anesth. 19 (3), 192–197.

Pierga, J.Y., Kalifa, C., Terrier-Lacombe, M.J., et al., 1993. Carcinoma of the choroid plexus: a pediatric experience. Med. Pediatr. Oncol. 21 (7), 480–487.

Pollack, I.F., Schor, N.F., Martinez, J.A., et al., 1995. Bobble-head doll syndrome and drop attacks in a child with a cystic choroid plexus papilloma of the third ventricle. J. Neurosurg. 83, 729–732.

Portnoy, H.D., Croissant, P.D., 1976. A practical method of measuring hydrodynamics of cerebrospinal fluid. Surg. Neurol. 5, 273–277.

Raimondi, A.J., Gutierrez, F.A., 1975. Diagnosis and surgical treatment of choroid plexus papillomas. Childs Brain 1, 81–115.

Rand, C.W., Reeves, D.L., 1940. Choroid plexus tumors in infancy and childhood. Report of four cases. Bull Los. Angeles Neurol. Soc. 5, 405–410.

Ray, B.S., Peck, F.C. Jr., 1956. Papilloma of the choroid plexus of the lateral ventricles causing hydrocephalus in an infant. J. Neurosurg. 13, 405–410.

Rekate, H.L., Erwood, S., Brodkey, J.A., et al., 1985–1986 Etiology of ventriculomegaly in choroid plexus papilloma. Pediatr. Neurosci. 12, 196–201.

Ringertz, N., Reymond, A., 1949. Ependymomas and choroid plexus papillomas. J. Neuropathol. Exp. Neurol. 8, 355.

Rovit, R.L., Schechter, M.M., Chodroff, P., 1970. Choroid plexus papillomas – observation on radiologic diagnosis. AJR. Am. J. Roentgenol. 110, 608–617.

Rubinstein, L.J., 1972. Tumors of the choroid plexus and related structures. In: Firminger, H.I. (Ed.), Tumors of the central nervous system, 2nd series. Armed Forces Institute of Pathology, Washington DC, pp. 257–262.

Russell, D.S., Rubinstein, L.J., 1963. Pathology of tumors of the nervous system. Williams & Wilkins, Baltimore, MD.

Russell, D.S., Rubinstein, L.J., 1971. Pathology of tumors of the nervous system. Edward Arnold, London.

Sachs, E., 1922. Papillomas of the fourth ventricle. Arch. Neurol. Psychiatry 8, 379–382.

Sahar, A., Feinsod, M., Beller, A.J., 1980. Choroid plexus papilloma: hydrocephalus and cerebrospinal fluid dynamics. Surg. Neurol. 13, 476–478.

Schellhas, K.P., Siebert, R.C., Heithoff, K.B., et al., 1988. Congenital choroid plexus papilloma of the third ventricle: diagnosis with real-time sonography and MR imaging. AJNR. Am. J. Neuroradiol. 9, 797–798.

Schijman, E., Monges, J., Raimondi, A.J., et al., 1990. Choroid plexus papillomas of the III ventricle in childhood. Childs Nerv. Syst. 6, 331–334.

Sharma, R., Rout, D., Gupta, A.K., et al., 1994. Choroid plexus papillomas. B. Neurosurg. 8 (2), 169–177.

Shaw, J., 1983. Papilloma of the choroid plexus. In: Amador, L. (Ed.), Brain tumors in the young. Thomas, Springfield, pp. 655–670.

Shillito, J., Matson, D.D., 1982. An atlas of pediatric neurosurgical operations. WB Saunders, Philadelphia, PA.

Shirakawa, N., Kannuki, S., Matsumoto, K., 1994. Clinicopathological study on choroid plexus tumors: immunohistochemical features and argyrophilic nucleolar organizer regions values. Noshuyo. Byori. 11 (1), 99–105.

Slaymaker, S.R., Elias, F., 1909. Papilloma of the choroid plexus with hydrocephalus. Report of a case. Arch. Intern. Med. 3, 289–294.

Smith, J.F., 1933. Hydrocephalus associated with choroid plexus papillomas. Neuropathol. Exp. Neurol. 14, 442–449.

Souweidane, M.M., Johnson Jr., J.H., Lis, E., 1999. Volumetric reduction of a choroid plexus carcinoma using preoperative chemotherapy. J. Neuro-Oncol. 43, 167–171.

St. Clair, S.K., Humphreys, R.P., Pillay, P.K., et al., 1991. Current management of choroid plexus carcinoma in children. Pediatr. Neurosurg. 92 (17), 225–233.

Timurkaynak, E., Rhoton, A.L., Barry, M., 1986. Microsurgical anatomy and approaches to the lateral ventricles. Neurosurgery 19, 685–723.

Tomita, T., Naidich, T.P., 1987. Successful resection of choroid plexus papillomas diagnosed at birth: report of two cases. Neurosurgery 20, 774–779.

Tomita, T., McLone, D.G., Flannery, A.M., 1988. Choroid plexus papillomas of neonates, infants and children. Pediatr. Neurosci. 14, 23–30.

Turner, O.A., Simon, M.A., 1937. Malignant papillomas of the choroid plexus. Report of two cases with review of the literature. Am. J. Cancer 30, 289–297.

Van Wagenen, W.P., 1930. Papillomas of the choroid plexus. Report of two cases, one with removal of tumor and one with 'seeding' of the tumor in the ventricular system. Arch. Surg. 20, 199–231.

Vazquez, E., Ball, W.S., Prenger, E.C., et al., 1991. Magnetic resonance imaging of fourth ventricular choroid plexus neoplasms in childhood. Pediatr. Neurosurg. 17, 48–52.

Vigouroux, A., 1970. Ecoulement de liquide cephalorachidien. Hydrocephalie papillome des plexus chorides du IV ventricule. Rev. Neurol. 16, 281–285.

Vraa-Jensen, G., 1950. Papilloma of the choroid plexus with pulmonary metastases. Acta. Psychtr. (Koln.) 25, 299–306.

Welch, K., Strand, R., Bresnan, M., et al., 1983. Congenital hydrocephalus due to villous hypertrophy of the telencephalic choroid plexuses. Case report. J. Neurosurg. 59, 172–175.

Wilkins, R.H., Rutledge, B.J., 1961. Papillomas of the choroid plexus. J. Neurosurg. 18, 14–18.

Wrede, B., Liu, P., Wolff, J.E., 2007. Chemotherapy improves the survival of patients with choroid plexus carcinoma: a meta-analysis of individual cases with choroid plexus tumors. J. Neuro-oncol. 85 (3), 345–351.

Zhang, W.C., 1983. Clinical significance of anterior inferior cerebellar artery in angiographic diagnosis of choroid plexus papilloma at the cerebellopontine angle. Chin. Med. J. (Engl.) 96, 275–280.

Zülch, K.J., 1956. Biologie und pathologie der hirngeschwulste. In: Olivecrona, H., Tonnis, W. (Eds.), Handbuch. der. Neurochirurgie, Vol. 3. Springer-Verlag, Berlin, pp. 1–702.

少见的胶质肿瘤

Thomas C.Chen，James B.Elder，Ignacio
Gonzalez-Gomez，J.Gordon McComb

第 26 章

1 简介

本章重点介绍一系列被称为"少见的胶质肿瘤"的肿瘤性病变。不同于本书中讲述的其他肿瘤，这一类疾病很少能在临床上碰到。甚至有些肿瘤（乳头状胶质神经元肿瘤、第四脑室的菊形团形成型胶质神经元肿瘤）直到最近才被世界卫生组织（WHO）的分类标准判定为独立的疾病（Brat et al 2008）。某些肿瘤通常合并出现一些其他疾病，如下丘脑错构瘤患者出现性早熟、室管膜下巨细胞星形细胞瘤患者伴发肾脏、心脏和肺的肿瘤（Kaye & Laws 1995）。这些肿瘤的组织病理学特性往往与其生物学行为不一致。比如，室管膜下巨细胞星形细胞瘤具有恶性星形细胞瘤的特征，但其生长呈自限性且通过手术切除可获治愈。同样，多形性黄色星形细胞瘤预后良好，但其肿瘤细胞却具有异型性和多形性（Kepes et al 1979）。基于上述原因以及其他一些独特的临床及组织病理学特性，有必要对这些少见疾病进行重新全面的认识。在本章中所讨论的肿瘤可根据主要细胞类型分为星形细胞来源、神经元来源和节细胞来源三类（框 26.1）。

框 26.1

主要为星形细胞来源的肿瘤

- 星形母细胞瘤
- 大脑胶质瘤病
- 多形性黄色星形细胞瘤
- 室管膜下巨细胞星形细胞瘤

续表

胶质细胞和神经元细胞混合来源的肿瘤

- 乳头状胶质神经元肿瘤
- 第四脑室的菊形团形成型胶质神经元肿瘤
- 婴儿促纤维增生性节细胞胶质瘤
- 胚胎发育不良性神经上皮肿瘤
- 节细胞胶质瘤
- 极性成胶质细胞瘤
- 中枢神经细胞瘤

主要为节细胞来源的肿瘤

- 节细胞瘤
- Lhermitte-Duclos 病
- 下丘脑错构瘤

2 主要为星形细胞来源的肿瘤

2.1 星形母细胞瘤

2.1.1 人口统计学特征

星形母细胞瘤是一种罕见的胶质肿瘤，由 Bailey 和 Bucy 于 1930 年首次描述（Kaye & Laws 1995）。其后的文献中均少有提及，多数都是个案报道（Baka et al 1993；Caroli et al 2004；Alaraj et al 2007；Bannykh et al 2007；Denaro et al 2008；Fathi et al 2008）和病例分析（Brat et al 2000；Bell et al 2007）。据估计，星形母细胞瘤占所有胶质瘤的 0.45%~2.8%（Husain & Leestma 1986）。发病高峰年龄在 30 岁以前（Russell & Rubinstein 1989），但文献中的年龄分布范围从新生儿至 67 岁不等（Hoag et al 1986；Husain & Leestma 1986）。虽然有先天型肿瘤的报道（Pizer et al 1995），但在性别、家族或种族方面并无差异（Bonnin & Rubinstein 1989；Kaye & Laws 1995）。星形母细胞瘤通常表现为幕上球形肿物，位于大脑皮层或皮层下（Kaye & Laws 1995）。其他部位还包括小脑（Steinberg et al 1985）、胼胝体（De Reuck et al 1975）和脑干（Notarianni et al 2008）。

2.1.2 诊断

最常见的症状为头痛或癫痫发作（Bell et al 2007），还可以出现其他一些皮层功能障碍的症状体征，如偏瘫、精神状态改变或失眠（Bonnin&Rubinstein 1989；Kaye & Laws 1995）。肿瘤通常位于幕上，常见于额叶或顶叶，也可以位于脑外或脑室内（Bell et al 2007；Denaro et al 2008）。

星形母细胞瘤的 CT 表现为等密度、低密度或混杂密度。肿瘤内常见钙化，可呈现为灶状、球状或弥散样（Bell et al 2007）。在 CT 上，肿瘤可以表现为边界不清、强化不规则的低密度病变，也可以是边界清楚的明显强化（Hoag et al 1986；Husain & Leestma 1986）。

MRI 表现为边界清楚的实性或囊性占位，囊性病变通常呈现典型的环形强化（Bell et al 2007）。T_1 像表现为等信号或等低混杂信号（Bell et al 2007）。注射造影剂后表现为均匀的实性或环形强化。T_2 像和 FLAIR 像通常表现为高信号，还可以提示是否为脑外病变（Baka et al 1993）。肿瘤可以是多囊性，文献中通常形容为 MRI 上的"气泡"样改变，多合并周围脑组织的水肿。其他特征还包括硬膜尾征、囊内液平等（Bell et al 2007）。颅骨 X 线片在肿瘤诊断方面作用有限，因此不再叙述。动脉造影通常表现为富血管性的肿瘤（De Reuck et al 1975）。

2.1.3 病理学

星形母细胞瘤的细胞来源不明。星形母细胞瘤目前被划分为未知来源的胶质肿瘤（Kleihues et al 2000）。Bailey 和 Bucy（1930）认为这一肿瘤来源于星形胶质细胞的前体细胞——星形母细胞，也称为星形细胞，是胚胎期的单极细胞，具有可吸附于血管的"吸盘"结构（Kaye & Laws 1995）。其他学者认为星形母细胞瘤来源于成熟星形胶质细胞一种机制不明的"去分化"（Russell & Rubinstein 1989）。Rubinstein 则进一步假设星形母

细胞瘤来源于一种胶质前体细胞——伸长细胞，这种细胞常见于哺乳动物胚胎和新生儿的室管膜内衬（Rubinstein & Herman 1989）。细胞培养产生的星形母细胞瘤中出现了具有早期正常星形细胞上皮特点的扁平成角细胞（Rubinstein & Herman 1989）。

星形母细胞瘤通常为位置表浅、边界清楚的实性或囊性病变（Caroli et al 2004）。大体上星形母细胞瘤呈灰红色，质地软硬不等，可以发现中心坏死或囊变出血。大小从数毫米到超过 8cm 不等（Kaye & Laws 1995）。在显微镜下，星形母细胞瘤具有特征性外观。明显伸长的带足板的肿瘤细胞在血管周围形成"假菊形团"样结构。细胞核具有轻度到中度多形性，其分裂活性有限（图 26.1）（Kaye & Laws 1995）。肿瘤可出现血管周围玻璃样变和局灶透明样变（Brat et al 2000；Kim et al 2004）。在一组 23 例患者的研究中，描述了两种截然不同的肿瘤类型：组织学表现为间变性的高级别肿瘤和组织学表现出更加分化和良性的低级别肿瘤（Bonnin & Rubinstein 1989）。因为存在高有丝分裂指数、血管增生以及坏死的富细胞区域，高级别肿瘤也被定义为"恶性肿瘤"（Bannykh et al 2007）。在近期一项星形母细胞瘤的病例研究中恶性肿瘤占 50%（Brat et al 2000）。

免疫组织化学偶见胶质纤维酸性蛋白（glial fibrillary acidic protein，GFAP）阳性，而波形蛋白、神经元特异性烯醇化酶、S-100 和上皮膜抗原则广泛阳性（Cabello et al 1991；Brat et al 2000；Alaraj et al 2007）。星形母细胞瘤的抗 Leu 7 阳性，这是一种自然杀伤细胞抗原，其阳性提示为神经上皮来源的细胞而非少突胶质细胞或胚胎来源（Perentes & Rubinstein 1986）。电镜超微结构研究显示，带有有孔内皮细胞的血管被分层状基板所包围，基板外周覆盖致密的肿瘤细胞。肿瘤细胞质内含有被膜小泡和大量中间纤维（Kubota et al 1985；Cabello et al 1991）。Bonnin 和 Rubinstein（1989）描述了两种病理类型：低级别和高级别星形母细胞瘤。低级别肿瘤的血管周围假菊形团样结构排列整齐，有丝分裂相数量偏少，细胞异型性少见，血管内皮轻微或无增生，血管壁可见明显硬化。高级别肿瘤存在细胞异型性，细胞密度大，血管周围的细胞呈多层排列且多见有丝分裂相，血管内膜存在增生。无论级别高低，高达 70% 的肿瘤都可以出现坏死，但这一现象并不具

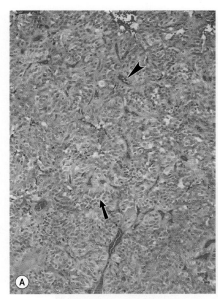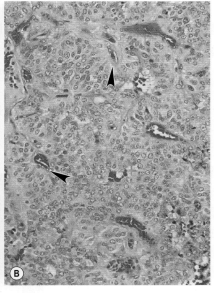

图 26.1 （A）星形母细胞瘤具有特征性的由肿瘤细胞形成的"假菊形团"样结构（箭头）。细胞群排列均匀，偶见有丝分裂，无内皮增生。假菊形团样结构之间的细胞密度较低（箭号）（H＆E ×80）。（B）星形母细胞瘤的"假菊形团"样结构；肿瘤细胞包绕居中的血管，瘤细胞的细胞核都远离中心血管方向，而细胞质则朝向血管壁呈放射状分布（箭头）。细胞核被粗糙的颗粒染色质所包绕，隐约可见一个或多个核仁（H＆E ×160）

有预后意义（Bonnin & Rubinstein 1989）。

有人运用比较基因组杂交技术对 7 例肿瘤的染色体改变进行了研究。最常见的染色体改变是染色体 20q（4 例肿瘤）和 19 号染色体（3 例肿瘤）的扩增（Brat et al 2000）。这一细胞遗传学现象有助于星形母细胞瘤与其他肿瘤的鉴别。

2.1.4 鉴别诊断

星形母细胞瘤的鉴别诊断包括那些可以形成假菊形团样结构的恶性胶质瘤。原浆型星形细胞瘤也可以出现假菊形团样结构，但原纤维化程度高。室管膜瘤同样可以存在假菊形团样结构，但在血管周围假菊形团之间的结构更为致密且原纤维化程度也高。另外，某些转移性肿瘤比如转移癌、黑色素瘤和肉瘤等，也可以形成假菊形团样结构（Rubinstein et al 1972）。

在影像学上，星形母细胞瘤可以类似于其他胶质肿瘤。如果强化和水肿都很明显，可以考虑是高级别肿瘤，例如间变性星形细胞瘤、胶质母细胞瘤或转移瘤。可以出现类似于少突胶质细胞瘤那样的钙化。如果肿瘤在 MRI 上具有前述的多囊"气泡"样外观，则强烈提示可能为星形母细胞瘤。

2.1.5 治疗

手术切除是主要的治疗手段。星形母细胞瘤通常边界清楚，处于皮层表浅部位，因此切除并不困难。对于肿瘤复发或次全切除的患者，可以考虑进行辅助治疗。在一组病例研究中，5 例患者接受了化疗，但其预后并没有明显改变（Bonnin & Rubinstein 1989）。在高级别肿瘤方面，有作者报道次全切除后辅以术后放疗取得了更好的临床效果（Bonnin & Rubinstein 1989；Caroli et al 2004）。在另一篇报道中，一例患者接受了博莱霉素化疗而未行放疗，在术后 3.5 年随访时患者情况良好（Kubota et al 1985）。另一例患者在复发肿瘤切除后接受了放疗以及替莫唑胺化疗，经 6 年随访发现残余肿瘤无明显进展（Fathi et al 2008）。总体来讲，文献中的观点倾向于支持在高级别病变中应用放疗，而关于化疗的作用尚有待进一步的研究。

2.1.6 临床结局

由于星形母细胞瘤数量有限且存在差异，其临床结局难以预测。预后可能介于 WHO Ⅱ 级的星形细胞瘤与胶质母细胞瘤之间。在 Bailey 和 Bucy（1930）最初的病例研究中，大多数患者都因术后并发症或肿瘤生长于 1 年内死亡。Bonnin 试图建立起低级别和高级别星形母细胞瘤预后之间的相互联系。在随访的 8 例低级别肿瘤患者中，5 例患者的术后生存时间为 3~20 年。不过，有一例肿瘤转化为胶质母细胞瘤。另一方面，在随访的 4 例高级别星形母细胞瘤患者中，有 3 例患者的术后生存时间为 1.5~2.5 年。1 例高级别肿瘤患者长期存活。作者因此得出结论，由于某些肿瘤会转化为更加恶性的类型，因此很难预测疾病预后

（Bonnin & Rubinstein1989；Russell & Rubinstein 1989）。总的说来，全切后的肿瘤复发更常见于高级别肿瘤。

2.2 大脑胶质瘤病

2.2.1 人口统计学特征

大脑胶质瘤病最初由 Nevin 在 1938 年描述为一种独立的疾病，目前已经由 WHO 确认为一类神经上皮肿瘤的特殊类型。Nevin 认为，该病的组织病理学特性符合弥散性胶质病变特征，而非由一个或多个病灶转移而来。在他最初报道之后，文献共计报道了接近 500 例大脑胶质瘤病。年龄范围从 5 至 50 余岁，多数患者为 20~40 岁。无种族、家族或性别差异。在 Kim 等（1998）的一组病例研究中，16 例患者的男女之比为 10∶6。大脑胶质瘤病广泛累及大脑半球，通常不侵犯脑干或小脑。

2.2.2 诊断

病史通常为隐匿起病，逐渐出现人格改变、头痛并最终出现智力受累。肿瘤的弥散浸润通常产生继发性高颅内压。有一例患者出现脑积水和痴呆，可能因白质联合纤维（胼胝体、前联合和穹隆）的广泛增大所致，这可能直接导致脑脊液循环受阻。症状持续时间可以从数月至数年不等。另外，之前应用的脑动脉造影和气脑造影技术通常都无法诊断该病。CT 扫描可见弥散低密度病变及白质肿胀，极少强化。脑电图检查仅提示弥散性慢波。脑脊液检查除了蛋白轻度升高之外也不具有特征性改变，不过细胞学检查如发现大量异常细胞或能有提示价值。基于上述，很多大脑胶质瘤病患者仅通过活检得以确诊。MR 扫描是目前首选的影像学诊断技术，可以清楚地显示相关结构的弥散受累。在 T_1 像上，病变呈等信号或低信号，大脑半球弥散性肿大（图 26.2）。注射对比剂（Gd-DTPA）后病变极少强化，不过可能出现局灶强化，提示该部位存在水肿及血 - 脑屏障通透性的改变。这些强化可以类似于肿瘤的软膜播散。Kim 等（1998）报道肿瘤在 T_2 像上显示最为清晰，可以发现两个或多个脑叶的高信号病变。虽然 MRI 最为敏感，但 Freund 等（2001）在对大脑胶质瘤病的 MR 表现进行分级并与病理学诊断进行比对之后发现，在

回顾分析的 14 例患者当中，只有两例的 MRI 表现和病理学诊断一致。受累的白质弥散性肿大，呈现为高信号病变。正电子发射计算机断层显像（positron emission tomography，PET）通过 L-蛋氨酸可以显示广泛弥散的肿瘤区域内存在同位素聚集，通过活检证实，其准确性优于 CT 或 MR。

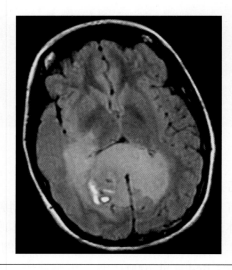

图 26.2 一例 18 岁的女性大脑胶质瘤病患者。其表现为严重的头痛、肢体麻木和思维混乱。MR 扫描（FLAIR）显示，右侧颞叶、胼胝体压部和双侧视辐射呈高信号。组织病理学诊断为间变性星形细胞瘤。患者迅速出现双目失明，并于诊断 2 个月后死亡

2.2.3 病理学

大体上，受累的大脑胶质瘤病脑组织呈现明显的弥漫性肿大。脑回可轻度增宽，但其正常的结构可得以保留。在光镜下，可以发现沿中枢神经系统解剖学通路弥漫浸润的胶质瘤细胞，以及广泛的白质脱髓鞘改变，皮层结构未受累，也没有坏死或出血（图 26.3）。Rubinstein 认为，大脑胶质瘤病其实属于一种弥漫性大脑星形细胞瘤，而非另一种不同疾病（Russell & Rubinstein 1989）。但是这种疾病临床表现迥异，诊断困难，因病变多灶性产生的截然不同的病理学特性，让很多病理学家认为这是一类全新的神经上皮肿瘤（WHO 分类将大脑胶质瘤病划归星形细胞肿瘤范畴）。不过，这类肿瘤中多达 40% 可以出现少突胶质细胞分化（Romeike & Mawrin 2008）。在一组 13 例患者的小样本病例研究中，

Herrlinger 等（2002）比较了弥漫性星形细胞瘤（n=4），少突星形细胞瘤（n=1），间变性星形细胞瘤（n=5），间变性少突星形细胞瘤（n=1）和胶质母细胞瘤（n=2）的特点。Park 等（2009）新近根据 MR 表现将 33 例大脑胶质瘤病分为了 1 型（弥漫型）和 2 型（肿块型），并发现 2 型大脑胶质瘤病患者的病理级别更高，生存期更短。1 型患者年龄偏大，男性患者居多（男女之比 1.5∶1）。Kim 等（1998）发现其 16 例大脑胶质瘤病患者中 Ki-67 标记指数和生存期存在关联。有趣的是，Suzuki 等（2005）发现，大脑胶质瘤病的脑组织中神经细胞黏附分子 L1 的表达水平要高于其他胶质瘤，提示大脑胶质瘤病的侵袭性更强。超微结构研究表明，存在四种主要类型的肿瘤细胞：间变性星形细胞（缺少细胞器，胶质微丝含量不等）；非典型少突胶质细胞（细胞质含量少，存在微管）；中间类型（细胞质丰富，含有细胞器、微管和微丝）；以及小细胞（细胞核圆，细胞质极少）。与超微结构研究相对应，已经报道了主要为肿瘤性少突胶质细胞浸润的大脑胶质瘤病，也已有关于大脑胶质瘤病向多形性胶质母细胞瘤转变的报道。检测核仁形成区相关蛋白（nucleolar organizer region-associated protein，AgNOR）的一步银胶法已经用于检测大脑胶质瘤病的增殖能力。AgNOR 染色结果类似于低级别胶质瘤，提示存在侵袭性但增殖能力低于高级别胶质瘤。

在探讨大脑胶质瘤病的基因改变方面也开展了一些分子水平的研究，试图解释肿瘤细胞的起源。Herrlinger 等（2002）发现，7 例肿瘤中有 3 例出现 TP53 突变，另一例肿瘤则出现 PTEN 突变和 EGFR 的过度表达，由此得出结论，大脑胶质瘤病的基因改变和弥漫性星形细胞瘤类似。Braeuninger 等（2007）检查了一例 18 岁大脑胶质瘤病患者肿瘤组织标本的不同部位，该患者确诊大脑胶质瘤病已 7 年。他们在病理学表现类似于多形性胶质母细胞瘤的标本区域检测出了视网膜母细胞瘤和 p53 肿瘤抑制基因中的等位基因改变。在肿瘤区域内也可以检测出 EGFR 表达增多。作者由此得出结论，基因改变或可促进从低级别胶质瘤转化为胶质母细胞瘤的恶性变过程。

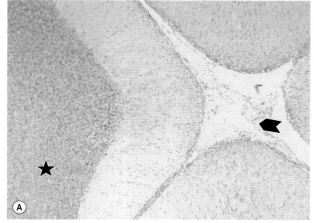
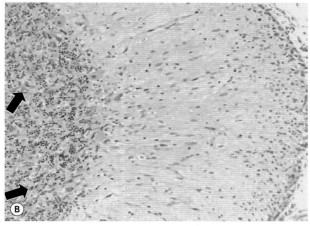

图 26.3 （A）大脑胶质瘤病中受累的相邻小脑脑叶。肿瘤细胞浸润白质（星号）和皮层。脑沟软膜（箭头）不受累。（B）大脑胶质瘤病中广泛受累的小脑皮层。肿瘤细胞可见于分子层（箭形），沿 Purkinje 纤维和分子层播散，在软膜下区域簇集成团（短箭形）。（H&E×10）

2.2.4　鉴别诊断

大脑胶质瘤病的鉴别诊断包括低级别胶质瘤、少突胶质细胞瘤和多灶性胶质瘤。过去由于无法活检，因此难以鉴别大脑胶质瘤病，但目前 MRI 可以清楚地显示病变。应当注意到，有些患者在患病早期可能没有影像学资料，在这种情况下，出现高颅内压表现同时不伴局灶放射学异常，有可能被诊断为假性脑瘤。

2.2.5　治疗

由于肿瘤的弥漫浸润性，无法尝试进行手术切除。目前的首选治疗是先活检确诊再辅以放疗。如果出现脑积水，行脑室腹腔分流降低颅内压可以暂时缓解病情。放射治疗虽已证实对某些病例有效，但相关资料仍然零散杂乱。最近 Horst 等（2000）回顾分析了 17 例接受放疗的大脑胶质瘤病患者的资料，证实 50% 的放疗患者都出现了病情的短期改善或平稳，其生存期都延长了超过 6 个月。这些患者的平均报道存活时间为 24 个月。Elshaikh 等（2002）报道了 8 例大脑胶质瘤病患者的放射治疗结果，中位生存期为 11 个月；1 年和 2 年生存率分别为 45% 和 30%。4 例没有进行放疗的患者生存期均不超过 2 个月。Kim 等（1998）对 14 例患者进行了全脑放疗（平均 5 780cGy），平均生存期为确诊后 38 个月。

至今尚未报道化疗存在任何明显疗效，不过已经证实 PCV 方案（丙卡巴肼、卡莫司汀、长春新碱）具有一定的作用（Herrlinger et al 2002）。Sanson 等（2004）报道了一组例数最多的化疗病例，共 63 例连续的患者接受了初始化疗，方案分别为 PCV 或替莫唑胺（temozolomide，TMZ）。其中 21 例患者（33%）出现了临床效果，16 例（26%）肿瘤发生了影像学改变。在所有入组患者中，中位无进展生存期和总生存期分别为 16 个月和 29 个月。不考虑治疗方案的情况下，少突胶质细胞型大脑胶质瘤病患者的预后要优于星形细胞瘤型或少突星形细胞瘤型。TMZ 和 PVC 方案的临床效果相似，但 TMZ 的耐受性比 PVC 好。Levin 等（2004）也报道了 TMZ 疗效更优的研究结果，11 例放疗无效的患者接受了平均 10 个疗程的 TMZ 化疗，45% 的患者出现了临床效果，中位无进展时间为 13 个月，12 个月时的无进展生存率为 55%。

2.2.6 临床结局

临床结局并不乐观。虽然有报道称生存期可以长达从出现症状开始后的 4 年，但大多数患者均于数月内死亡。最大样本量的大脑胶质瘤病病例是 Taillibert 等（2006）报道的 296 例患者，其报道的中位生存期为 14.5 年。有利于生存期的积极因素包括年龄小于 42 岁，Karnofsky 评分大于 80 分，低级别胶质瘤病以及少突胶质细胞亚型。男性患者的生存期要长于女性患者，不过这可能是因为与女性患者相比，男性患者的发病年龄更年轻，少突胶质细胞亚型的百分比更高。Kim 等（1998）报道的确诊后平均生存期为 38 个月。尚未报道任何有效治疗方法。

2.3 多形性黄色星形细胞瘤

2.3.1 人口统计学特征

多形性黄色星形细胞瘤（pleomorphic xanthoastrocytoma，PXA）是一种罕见的胶质肿瘤，最初由 Kepes 等于 1979 年报道了 12 例患者。之后大量的病例报告（Kuhajda et al 1981；Maleki et al 1983；Weldon-Linne et al 1983；Gomez et al 1985；Palma et al 1985；Glasser et al 1995；Yeh et al 2003；Lubansu et al 2004）和临床研究（Jones et al 1983；Davies et al 1994；Petropoulou et al 1995；Tonn et al 1997；Marton et al 2007）以及文献综述也陆续见诸报端。迄今为止，文献共报道了不到 250 例病例（Tekkok & Sav 2004；Marton et al 2007）。据统计，PXA 占所有星形细胞肿瘤的不足 1%（Yin et al 2002）。多为年轻患者，常见于青少年和 30 岁左右的青壮年。报道的患者中最年轻者为 2 岁，最年长者为 62 岁（Heyerdahl Strom & Skullerud 1983；MacKenzie 1987；Davies et al 1994）。无性别、种族或家族差异。根据文献报道，PXA 几乎可发生于全脑任何部位，但更常见于颞叶或顶叶表面（Russell & Rubinstein 1989）。

已经报道过 PXA-节细胞胶质瘤混合肿瘤的病例。有一例病例的两种肿瘤细胞分界明显。不过另一例病例的异常神经节细胞则明显分布于 PXA 内部（Furuta et al 1992；Lindboe et al 1992）。最近的报道描述了一例位于鞍上的 PXA-节细胞胶质瘤混合肿瘤，而在术前根据影像学诊断为颅咽管瘤（Yeh et al 2003）。此外，也有 PXA 与其他神经性或先天性病变相关或共存的病例报道。比如，最近有道描述了一例发生于 Sturge-Weber 综合征患者对侧大脑半球的 PXA（Kilickesmez et al 2005）。另有一例关于神经纤维瘤病 I 型患者多发的 PXA 病例（Saikali et al 2005）。虽然非常罕见，但也有人报道了肿瘤可发生软脑膜播散（Passone et al 2006）、脊髓播散（Nakajima et al 2006）以及多部位同时起病的情况（McNatt et al 2005）。

2.3.2 诊断

常见病史为长期的癫痫发作和头痛（Kepes et al 1979；Goldring et al 1986；Russell & Rubinstein 1989）。偶尔也会出现颅内压升高伴视盘水肿。初始症状为局灶性神经功能缺失者少见（Maleki et

1983；Iwaki et al 1987）。

CT 扫描通常可见囊性病变伴结节样强化，通常多见于颞叶或顶叶表面（Weldon–Linne et al 1983；Blom 1988；Kros et al 1991），不过也有位于丘脑和小脑的 PXA 的相关报道（Kros et al 1991；Lindboe et al 1992）。CT 上还可以见到局灶钙化和局部颅骨的侵蚀或形变（Maleki et al 1983；Rippe et al 1992）。

MRI 的典型表现为伴强化结节的囊性占位（图 26.4）（Mascalchi et al 1994）。肿瘤的实体部分为 T_1 等信号，T_2 高信号（Tonn et al 1997）。增强后，肿瘤结节部分呈现典型的明显强化。肿瘤的囊性和实性成分在质子密度像和 T_2 像上都可以表现为高信号（Yoshino & Lucio 1992）。MRI 上常可见到瘤周的轻度水肿（Rippe et al 1992）。有报道描述了 PXA 的影像学特性类似于脑膜瘤，包括肿瘤部位以及存在脑膜尾征（Pierallini et al 1999）。脑动脉造影表现为血运很少或中度丰富的病变，并由脑膜动脉供血（Maleki et al 1983；Yoshino & Lucio 1992）。

PXA 常见于大脑半球的表浅部位，最多见于颞叶（Giannini et al 1999）。在一些少见发病部位中，小脑 PXA 报道最多（Chang et al 2006；Hamlat et al 2007）。小脑 PXA 比幕上 PXA 更多发生于年长患者（平均年龄分别为 33 岁和 26 岁）（Hamlat et al 2007）。PXA 同样也可以发生于脑外，有报道称一例 PXA 表现为对颅骨的溶解性破坏（Jea et al 2002）。

2.3.3 病理学

PXA 的细胞来源仍有争议。Kepes 最初根据 GFAP 阳性提出黄色星形细胞瘤具有胶质细胞特性，并将已知部分为基板所覆盖的软膜下星形细胞假设为该肿瘤的细胞来源（Kepes et al 1979）。Paulus 对星形细胞来源提出了质疑，指出并非所有被划分为黄色星形细胞瘤的肿瘤都是 GFAP 阳性。另外，间质肿瘤的免疫染色，如 α_1-抗糜蛋白酶、抗酒石酸酸性磷酸酶、白细胞共同抗原和 OKM-1 等，在黄色星形细胞瘤中也呈阳性（Paulus & Peiffer 1988）。

肿瘤常见于颞叶或顶叶皮层的表浅部位，伴软脑膜受累但无硬脑膜受累。常可见到浅黄色或粉色的附壁瘤结节，外盖一层蛋白样囊壁（Russell & Rubinstein 1989）。

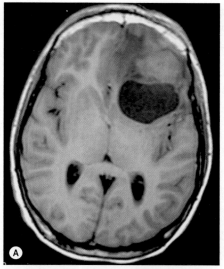

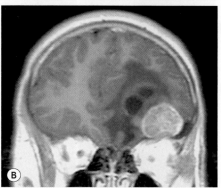

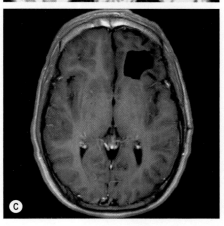

图 26.4 多形性黄色星形细胞瘤。患者为一名 14 岁男孩，表现为发育迟缓、癫痫发作和迟发头痛。平扫（A）和增强（B）MRI T_1 像显示左额部一处均匀强化的病变并伴有很大的囊腔。可见瘤周存在弥漫性水肿。手术完全切除了肿瘤。术后 3 年的增强 MRI（C）提示无肿瘤残留。患者未接受任何辅助治疗，且服药后无癫痫发作

组织学上 PXA 具有细胞异型性和细胞核多形性，富含网硬蛋白，并表现出不同程度的脂质化。肿瘤含有特征性的细胞核拉长的梭形细胞、

细胞质内含脂质空泡的多核巨细胞以及数量不一的淋巴细胞和浆细胞（Zorzi et al 1992；Marton et al 2007）。有丝分裂罕见，无瘤内坏死或内皮增生（图 26.5）（Kepes et al 1979；Loiseau et al 1991）。电子显微镜（electron microscopy，EM）可以发现某些上皮特性，如细胞间连接，相对的肿瘤细胞存在交错，瘤细胞巢周围有边界清楚的基板等（Iwaki et al 1987）。根据电镜的特点，Sugita 等（1990）提出了两个 PXA 亚型，即"上皮型"和"血管瘤型"。血管瘤型肿瘤富含血管结构，周围有因蛋白渗出至血管外而产生的促结缔组织增生带。

免疫组织化学有助于描述这些肿瘤。大多数 PXA 为 GFAP 阳性，但有报道一些具有 PXA 特性的肿瘤为 GFAP 阴性。网硬蛋白染色可以发现大量网硬蛋白网状结构（Kepes et al 1979）。Ki-67 指数（反映细胞增生活跃程度的标志）通常都低于 1%（Sugita et al 1990）。虽然 PXA 被划归为低级别星形细胞肿瘤范畴，但都可以检测出神经元和胶质细胞标志物。最近的研究检测了 40 份不同的 PXA 标本中的神经元和胶质细胞标志物，结果发现胶质细胞标志物 GFAP 和 S-100 都是 100% 免疫活性，神经元标志物则活性不等，比如微管蛋白 β_3 为 73%、突触素为 38%，这表明 PXA 可能来源于双能或多能前体细胞或干细胞（Powell et al 1996；Giannini et al 2002；Saikali et al 2005）。恶性 PXA 的有丝分裂和坏死更明显（Marton et al 2007）。

有学者对一例 PXA 进行了细胞遗传学研究，发现了其表现为 48 X、Y 的核型，并且 3、5、6、15 号染色体为三体，22 号染色体为单体（Sawyer et al 1992）。在一例复发多形性黄色星形细胞瘤病例中报道了演变为环状染色体的端粒联合（Sawyer et al 1992）。一例 PXA 的流式细胞分析结果表明，虽然肿瘤中存在的多形性程度不同，但肿瘤主要为多倍体级别的二倍体（无异倍体）（Hosokawa et al 1991）。

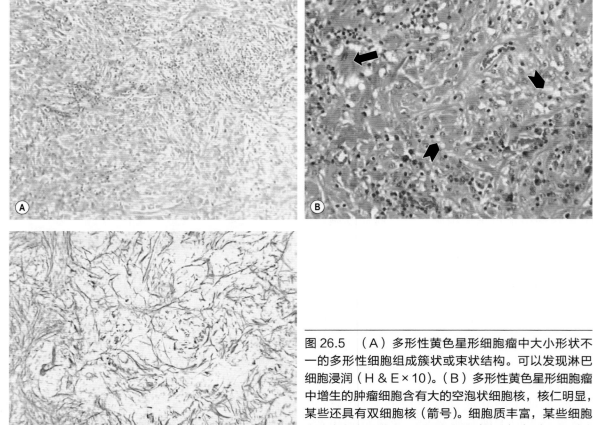

图 26.5 （A）多形性黄色星形细胞瘤中大小形状不一的多形性细胞组成簇状或束状结构。可以发现淋巴细胞浸润（H＆E×10）。（B）多形性黄色星形细胞瘤中增生的肿瘤细胞含有大的空泡状细胞核，核仁明显，某些还具有双细胞核（箭号）。细胞质丰富，某些细胞中因含有大量脂滴而呈现空泡状（箭头）。（C）分裂象、坏死或血管增生明显消失（H＆E×20）

2.3.4　鉴别诊断

儿童或青年患者的表浅强化病变，其影像学鉴别诊断包括胶质母细胞瘤、节细胞胶质瘤、节细胞肉瘤、星形细胞瘤、脑膜瘤、血管肉瘤、少突胶质细胞瘤、青少年毛细胞星形细胞瘤以及孤立性转移瘤（Yoshino & Lucio 1992）。年轻患者、颞叶占位、含有强化附壁结节的囊性病变以及癫痫发作的病史，可以考虑诊断 PXA。根据组织病理学表现，结合组织学特点和免疫组织化学染色特性可以鉴别其他肿瘤。青少年毛细胞星形细胞瘤是一种星形细胞来源的常见肿瘤，其瘤细胞质内富含毛发样的纤丝，可以很容易地与 PXA 鉴别（Gomez et al 1985；Russell & Rubinstein 1989）。纤维黄色瘤大体外观类似于脑膜瘤，但组织特性具有纤维组织细胞瘤的特点，瘤细胞均 GFAP 阴性（Kepes et al 1979）。PXA 的细胞多形性和多核巨细胞与胶质母细胞瘤相近，因此 PXA 需与伴黄色变的恶性星形细胞瘤相鉴别（Grant & Gallagher 1986；Sarkar et al 1990）。不过，如果病变具有下述特点则更倾向于 PXA 的诊断，包括位置表浅，有软脑膜受累，组织病理学方面存在有丝分裂少见，网硬蛋白和神经元染色阳性，无瘤内坏死等。

2.3.5　治疗

手术切除是首选治疗（Tonn et al 1997）。大多数肿瘤位置表浅，通常都可以实现大体全切。肿瘤切除后癫痫发作和颅内压升高通常都能获得治愈。对于某些未能全切的病例，采用了剂量范围为 30~60Gy 的全脑放疗。由于缺乏足够数量的长期随访患者，因此无法确定术后放疗是否能改善患者预后（Whittle et al 1989）。同样，化疗的作用也尚不明确（Marton et al 2007）。此外，也有对一例无症状患者应用 ACNU 并随访 2 年的个案报道（Sugita et al 1990）。

2.3.6　临床结局

总体临床结局良好。手术后癫痫发作可获满意的控制（Kepes et al 1979；Goldring et al 1986）。虽然细胞存在多形性，即便没有接受任何辅助治疗，患者通常都可以长期存活。无症状患者多可存活超过 10~20 年（Kepes et al 1979；Palma et al 1985；Paulus & Peiffer 1988）。决定患者生存或肿瘤复发的首要预后因素是肿瘤的切除程度。可出现局部复发。肿瘤全切后，5 年生存率为 85%，10 年生存率为 70%（Giannini et al 1999）。肿瘤全切后的复发率可高达 20%，平均的复发时间大约为 6 年（Marton et al 2007）。对于复发病例，由于缺乏放疗和化疗证据，手术同样是首选治疗。PXA 可以出现复发或表现出多种肿瘤的特点。例如，有报道称一例幕上 PXA 患者于 16 年后在小脑出现复发（Glasser et al 1995）。

某些患者的无症状生存期虽然很长，但却可能出现迅速恶化（Weldon-Linne et al 1983）。虽然大多数肿瘤为 WHO Ⅱ 级，但也报道过恶性变的间变肿瘤（Tekkok & Sav 2004；Marton et al 2007）。最近一项研究在新近报道的 250 例病例中发现了 17 例间变性 PXA 和 23 例恶性 PXA。由此计算，高级别肿瘤占所有 PXA 的大约 16%，不过某些学者质疑，那些出现迅速恶变的肿瘤究竟是真为 PXA 还是仅在组织学上被误诊为高级别星形细胞瘤。报道的恶变时间从 7 个月至 15 年 不 等（Weldon-Linne et al 1983；Marton et al 2007）。Kepes（1989）报道了 3 例多形性黄色星形细胞瘤经过 6 年、15 年、6 个月后恶性变为小细胞胶质母细胞瘤的病例。另一项 8 例 PXA 患者的研究中，有 3 例发生恶变，平均复发时间为 5.7 年（Marton et al 2007）。在该项研究中，分析胶质神经元标志物 Ki-67 和 p53 并不有助于提示哪些肿瘤易于发生恶性变。这类肿瘤恶变为 GBM，可以作为其星形细胞来源的证据（Kepes 1989）。

2.4　室管膜下巨细胞星形细胞瘤

2.4.1　人口统计学特征

结节性硬化症（tuberous sclerosis complex, TSC）是一种常染色体显性遗传的斑痣性错构瘤病，表现为典型的智力低下、癫痫发作和皮脂腺瘤三联征，首先由 Vogt 于 1908 年描述。在包括脑、心脏、肾脏等多个器官中都可以形成错构瘤病，已经证实这是编码 hamartin 和 tuerin 两种蛋白质的肿瘤抑制基因 TSC1 和 TSC2 发生突变所致（Jozwiak et al 2004）。结节性硬化的发病率估计为 1/100 000 至 1/50 000（Nagib et al 1984）。在一组 345 例结节性硬化症患者的大样本病例研究中，6% 的患者伴发室管膜下巨细胞星形细胞瘤（subependymal giant cell astrocytoma，SGCA）。在最近的一组病例研究中，对 214 例 TSC 患者进行增强 CT 扫描，20% 的 TSC 患者存在 SGCA 证据。SGCA 最初起病和被发现的年龄跨度从新生儿（Raju et al 2007）至 50 岁不等。大多数患者在 20 岁以前即出现临床表现。在 Adriaensen 等（2009）的病例研究中，同时存在 TSC 和 SGCA 的患者年龄为 31 岁；只存在 TSC（无 SGCA）的患者年龄为 37 岁。无性别或种族差异。SGCA 通常起源于室间孔附近侧脑室壁的室管膜下结节，也可以见于脑室内其他部位（Nagib et al 1984）。

2.4.2 诊断

结节性硬化症的最初诊断是根据一系列症状和体征，包括皮肤表现（皮脂腺瘤、鲨革斑、色素沉着、脱色素痣、甲下纤维瘤）、视网膜肿瘤、癫痫发作以及智力低下等（图 26.6）。其他全身表现还包括肾脏、心脏和肺的肿瘤。脾、胰腺和生殖器的病变少见（Nagib et al 1984）。早期病例研究中 SGCA 患者的常见表现为肿瘤堵塞室间孔导致的颅内压升高。最近 Sharma 等（2005）在一组 23 例 SGCA 患者的病例研究中报道，最常见的发病部位是侧脑室（91%），其次为第三脑室（9%）。目前的影像学技术可以

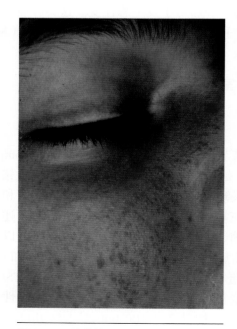

图 26.6 结节性硬化患儿的皮脂腺癌

在出现高颅内压之前即诊断 SGCA。在新生儿中，经颅超声可以用于肿瘤的初筛，之后行 CT 扫描进一步明确。CT 扫描在随访结节的变化方面极为有用。Fujiwara（1989）通过 CT 随访了一名 7 个月大的婴儿直至 10 岁，见证了室管膜下结节演变为 SGCA 的全过程，随后进行了手术切除。在 CT 上 SGCA 以及邻近脑室系统的结节内部可以见到钙化。不同于胶质瘤，SGCA 很少出现均匀强化（Nagib et al 1984）。结节硬化的各种颅内表现，包括多发室管膜下结节、隆起（T_2 像上为高信号）、皮层结构的破坏以及脑室扩大等，在 MRI 上都可以清晰地显示。目前诊断 SGCA 的首选影像学技术是加行室间孔区域冠状位扫描的 MRI（平扫或增强）。SGCA 在 T_1 像上表现为等信号，在 T_2 像上为高信号，钙化灶处信号缺如，增强后明显强化（图 26.7）。脉冲灌注研究已经证实，皮层错构瘤为低灌注。

2.4.3 病理学

大体上，SGCA 边界清楚，色灰或灰红，偶因血供丰富可见出血（Rubinstein 1972）。光镜下可以见到特征性的巨细胞，具有规则细胞核。细胞质丰富，呈嗜酸性。可以见到坏死和局灶有丝分裂，不过这与患者的预后不良并无关联（图 26.8）。电镜下，巨细胞含有大量细胞质和多量的星形细胞纤维。SGCA 的细胞形态表现为梭形或上皮样的肿瘤细胞，含有明显嗜酸性的细胞质，离心的细胞核，明显的核仁和核胞质包涵体。为了明确 SGCA 属于星形细胞来源或神经元来源，Nakamura 和 Becker（1983）进行了胶质纤维和 S-100 染色，结果发现 50% 的肿瘤为 GFAP 阳性，6/7 的肿瘤为 S-100 阳性，这表明 SGCA 可能来源于并未分化为星形细胞肿瘤或神经元肿瘤的生发层基质细胞。Bonnin 等（1984）撰文指出，在结节性硬化症患者中，大多数肿瘤为 GFAP 阴性。如果肿瘤为 GFAP 阳性，则与结节性硬化无关。该篇文章还认为，如果存在结节性硬化，则星形细胞分化或神经元分化的潜能则有可能出现不完全表达。其他学者也认为，SGCA 的肿瘤细胞和巨细胞都存在胶质细胞分化和神经元分化的证据（Hirose et al 1995；Lopes et al 1996）。近来 Buccoliero 等（2009）又再次研究了星形细胞分化，研究者对 9 例 TSC 合并 SGCA 的患者进行了

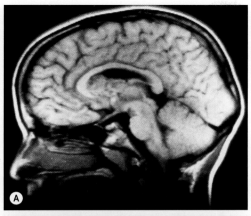

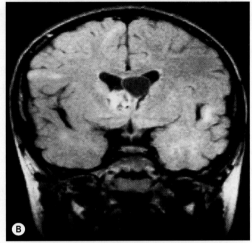

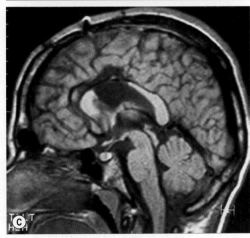

图 26.7　一例室管膜下巨细胞星形细胞瘤。患者为 9 岁男孩，表现为反复的头痛。（A）MRI（T$_1$ 像）平扫显示侧脑室内一处等信号肿瘤。（B）冠状位增强 MRI（T$_1$ 像）显示肿瘤均匀强化并伴有囊变。使用经纵裂胼胝体入路全切肿瘤。（C）增强 MRI（T$_1$ 像）显示 2 年后无肿瘤复发

免疫染色，结果为 GFAP 阴性（9/9）、神经纤维阴性（8/9）、神经元特异性烯醇化酶阴性（9/9）、突

触素阳性（8/9）。作者认为 SGCA 在本质上具有更多的胶质神经元特性而非星形细胞特性。在恶性胶质肿瘤和结节硬化患者之间并无明显关联。在神经外胚层肿瘤中的室管膜下巨细胞和星形细胞肿瘤中 aB 晶体蛋白染色为阳性。在室管膜/脉络丛肿瘤中 aB 晶体蛋白为阴性，说明 aB 晶体蛋白由星形细胞肿瘤选择性的分泌而来。流式细胞分析表明，几乎所有的肿瘤都是二倍体。在包括异型性、有丝分裂、内皮增生、坏死等在内的组织学表现与流式细胞特性之间没有发现存在关联（Shepherd et al 1991）。

现在对 TSC 的生物学和遗传学有了更好的了解。虽然绝大多数的 TSC 患者为散发病例（65%），家族病例的基因连锁研究已经发现了两组与结节硬化症相连锁的分离基因：TSC1，位于染色体 9q34，编码肿瘤抑制蛋白，即错构素（hamartin）。错构素的功能尚不清楚，它与埃兹蛋白（ezrin）结合，后者是一种与细胞膜和细胞骨架连接有关的蛋白。TSC2 位于染色体 16p13.3，编码肿瘤抑制蛋白结节素（tuberin）。结节素的功能很有可能与细胞信号通路有关，因为它的部分结构类似于鸟苷三磷酸酶激活蛋白 rap1GAP。结节素和错构素相互之间直接作用，共同调节特定的细胞过程。另外，已经发现有超过 50 种蛋白与错构素和（或）结节素结合。这些蛋白各不相同，其中有的蛋白，如细胞周期蛋白、热休克蛋白（HSP 70-1）和癌基因（Erk，FoxO1），与细胞周期的调节有关。最近，Jozwiak 等（2004）对 9 例 TSC 的 SGCA 进行了免疫染色，研究错构素和结节素的表达。结果发现所有 SGCA 中都缺少错构素的表达，6 例患者缺少结节素的表达，因此他们提出了一种关于 TSC 患者中形成 SGCA 的双重打击致病模型。

2.4.4　鉴别诊断

需要与 SGCA 相鉴别的侧脑室肿瘤包括室管膜瘤、室管膜下瘤、原发性大脑神经母细胞瘤、星形细胞瘤、少突胶质细胞、脑膜瘤、中枢神经细胞瘤（central neurocytoma，CN）和脉络丛乳头状瘤等。其他常见于结节硬化症的肿瘤还有脑血管瘤、成胶质细胞瘤、神经鞘瘤和室管膜瘤。在一组 47 例经病理证实的侧脑室肿瘤患者中，Jelinek 等（1990）发现最符合 SGCA 的临床特征

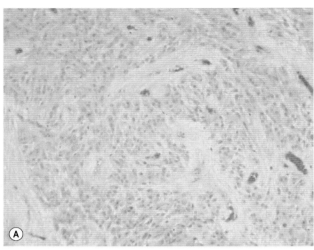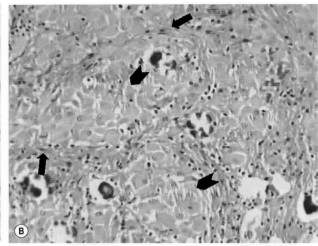

图 26.8 （A）室管膜下巨细胞星形细胞瘤，表现为典型的呈簇状聚集的原浆型星形细胞和纤维星形细胞区域。血管周围假菊形团样结构类似于室管膜瘤，具有提示意义（H & E×100）。（B）室管膜下巨细胞星形细胞瘤，含有混合细胞群，有典型的呈簇状聚集的原浆型星形细胞（箭头），外周围有一束纤维星形细胞（箭号）。同时还存在散在的钙化（H & E×200）

包括 40 岁前起病，病变位于室间孔，CT 扫描上肿瘤存在强化。组织学上，巨细胞星形细胞瘤的鉴别诊断包括原浆型星形细胞瘤和巨细胞胶质母细胞瘤。巨细胞外观上可能类似于 GBM 的巨细胞或原浆型星形细胞。原浆型星形细胞瘤通常是非分离式的浸润性病变，常见于年长患者的白质中。组织学上呈明显的 GFAP 阳性，其中某些含有嗜酸性细胞质的大细胞除外（Russell & Rubinstein 1989）。巨细胞胶质母细胞瘤并不见于室管膜下，常发生于年长人群。组织学上巨细胞胶质母细胞瘤与非巨细胞 GBM 类似，属于含血管增生、坏死或假性栅栏样的间变性肿瘤。

2.4.5 治疗

首选治疗是手术切除，如有条件应尽可能地全切肿瘤。由于肿瘤生长缓慢，残余肿瘤可能和毛细胞星形细胞瘤一样具有自限性，近全切除也已足够（Nagib et al 1984）。不过也应当定期进行影像学随访，以除外肿瘤再生长或脑积水。对肿瘤切除后脑积水仍未解除的患者应行第三脑室底造瘘或脑脊液分流手术。对怀疑结节硬化的新生儿应当进行心功能评估，以便在肿瘤切除之前进行进一步的诊断检查。Painter 等（1984）报道了两例接受手术治疗的新生儿患者，因为术中出现顽固性心律不齐而死亡。在尸检时发现两例患儿都存在多发心脏横纹肌瘤。在过去的报道中进行

过放疗，不过尚无证据证实放疗能改善生存。还没有开展过化疗的临床试验。

总之，无论原发或是复发肿瘤，SGCA 的治疗都以手术为主，放疗化疗作用不明。

2.4.6 临床结局

单独 SGCA 的临床结局较好，对次全切除的患者随访 15 年发现肿瘤依然可以保持稳定不变（Nagib et al 1984）。肿瘤局灶存在活动性有丝分裂或坏死，预后依然可以良好。癫痫发作和智力低下的严重程度与 SGCA 病情无关。这些患者中有的存在脑积水，只要积极处理就可以获得较好的预后。

3 胶质神经元混合来源肿瘤

近来认识到存在多种不同的胶质神经元肿瘤。其中某些肿瘤只有散在文献报道，故无法对其治疗和预后展开深入讨论。相比之下，另一些肿瘤的相关病例报道较多，因此对其的认识也更加清楚。本节将对这两种肿瘤进行讨论。

3.1 乳头状胶质神经元肿瘤

3.1.1 人口统计学特征

乳头状胶质神经元肿瘤（papillary glioneuronal tumor，PGNT）是一种少见肿瘤，至 2008 年文

献共报道 37 例（Williams et al 2008）。该肿瘤早期被认为是节细胞胶质瘤的一种变种（Kleihues et al 1993），最近文献认为是一种独立的肿瘤类型（Louis et al 2007；Brat et al 2008）。1998 年的 9 例报道是最早以及最大的一组病例（Komori et al 1998）。在这组患者中，年龄在 11~52 岁，患病平均年龄为 28 岁。女性患者稍多（Javahery et al 2009），没有明显的种族差异。最常见的临床表现是头痛，也可能有轻度神经功能障碍，如视力障碍，心境异常或癫痫等，病程 1 天至 2 年不等（Atri et al 2007）。另一方面，肿瘤也可能不产生临床症状而仅被偶然发现（Komori et al 1998）。

PGNT 在青少年及年轻人中多见，文献报道发病年龄在 4~75 岁（Barnes et al 2002；Tsukayama & Arakawa 2002）。大多数是低级别肿瘤，也有高级别肿瘤报道（Newton et al 2008）。

3.1.2 诊断

PGNT 主要累及顶叶、颞叶或额叶，常邻近脑室系统（Atri et al 2007；Javahery et al 2009）。瘤周水肿罕见（Prayson 2000；Atri et al 2007）。

MRI 表现为边界清楚的囊性占位，可见均匀增强的结节（图 26.9，图 26.10）（Lamszus et al 2003；Vajtai et al 2006；Edgar&Rosenblum 2007）。囊液在 MRI 表现与脑脊液相似，T_1 像低信号，T_2 像高信号，在弥散像中无弥散受限（Javahery et al 2009）。少见情况下，肿瘤可无囊性成分（Komori et al 1998）。实性成分与囊性成分可混杂

在一起，表现为不均匀增强（Komori et al 1998）。

3.1.3 病理

PGNT 是 WHO Ⅰ 级肿瘤（Brat et al 2008）。组织学检查中的特征性表现包括透明样变性的血管形成假性乳头样分布，血管周边即乳头间可见星形细胞及灶状分布的神经节细胞及节样细胞（图 26.11）（Buccoliero et al 2006）。肿瘤内可见少量神经元分布。肿瘤细胞一般无核异型性，细胞质少，核分裂少见。血管增生和坏死少见。免疫组织化学可见血管周围 GFAP、S-100 和 Vimentin 阳性，乳头间可见突触素阳性，但是不同患者可能有不同表现（Edgar & Rosenblum 2007；Vaquero & Coca 2007；Javahery et al 2009）。血管周围可见 GFAP 及突触素阳性的立方样细胞是 PGNT 的特征性表现。与影像学检查中表现为边界清楚的肿瘤不同，在组织学检查中可见肿瘤浸润周边脑组织（Atri et al 2007）。

MIB-1 阳性细胞一般少于 2%（Komori et al 1998；Bouvier-Labit et al 2000；Prayson 2000；Vajtai et al 2006），一些患者中可见更高的细胞分裂及增殖指数，提示 PGNT 可能存在非典型类型（Atri et al 2007；Vaquero & Coca 2007；Newton et al 2008）。电镜检查可见肿瘤细胞具有高核质比，血管周围星形细胞中可见微丝，乳头间细胞内可见微管（Javahery et al 2009）。遗传学检查未见 1p19q 缺失等染色体变异（Tanaka et al 2005；Edgar & Rosenblum 2007）。

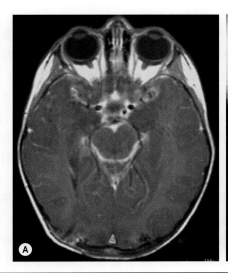
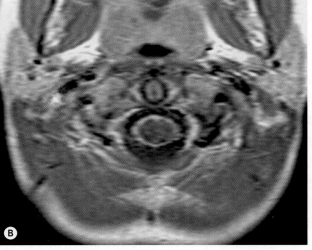

图 26.9 （A，B）轴位的增强 MRI T_1 像显示肿瘤占据了基底池和颈部蛛网膜下腔

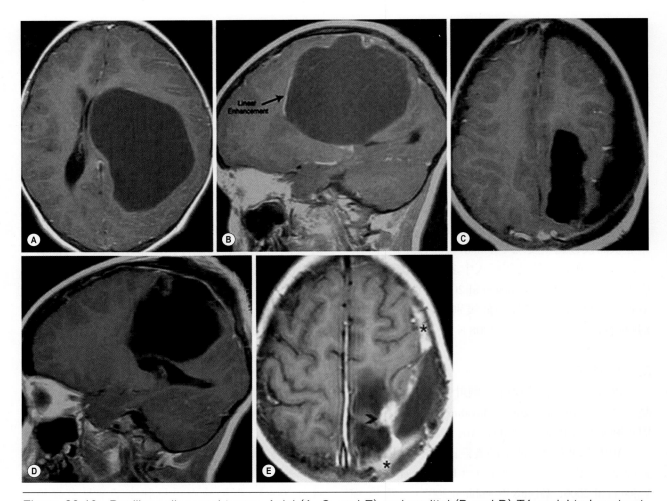

Figure 26.10 Papillary glioneural tumor. Axial (A, C, and E) and sagittal (B and D) T1-weighted contrast-enhanced MR images of the patient. (A, B) Preoperative images show a septated cystic lesion with faint rim enhancement and hypointense fluid. (C, D) Immediate postoperative images show the GTR. (E) Image showing tumor recurrence within the resection cavity (arrowhead) and external to the resection cavity (asterisks). (With permission from Javahery et al. 2009.)

注：中文版图 26.10 见附录第 945 页。

3.1.4 鉴别诊断

PGNT 可表现为边界清楚的、实性部分增强的囊实性肿瘤。影像学表现与毛细胞黄色星形细胞瘤、节细胞胶质瘤和儿童毛细胞星形细胞瘤等肿瘤相似（Atri et al 2007）。PGNT 在组织学检查中可见透明样变性的血管，该特征可见于其他混合性胶质神经元肿瘤，如节细胞胶质瘤和 CN 以及低级别星形细胞瘤，如儿童毛细胞星形细胞瘤和毛细胞黄色星形细胞瘤等。如前所述 PGNT 的特征性表现是血管周边乳头样分布的 GFAP 和突触素阳性细胞。其他具有乳头样表现的肿瘤包括脉络丛乳头状瘤、乳头样室管膜瘤、生殖细胞肿瘤和转移瘤。这些肿瘤可根据位置和免疫组织化学进行鉴别。

3.1.5 治疗

首选治疗是手术全切肿瘤。只有少量文献报道使用放化疗治疗复发或未全切肿瘤，因此其效果还不明确。有文献报道对一例 MIB-1 指数为 12% 的大部切除的肿瘤患者进行化疗，但方案不详（Atri et al 2007）。Vaquero 则报道了一例肿瘤增殖指数较高的患者接受了术后放疗，随访 5 年未见肿瘤复发（Vaquero&Coca 2007）。在第三篇报道中，一名患者的肿瘤得到了大部切除，病理检查结果示局部 Ki-67 指数为 26%，可见细胞分裂及坏死。病理表现类似于胶质母细胞瘤。术后给予适形放疗及替莫唑胺化疗（Newton et al 2008）。随访结果未见影像学复发。第四例报道中的患者在手术病理证实为复发 PGNT 后接受了放化

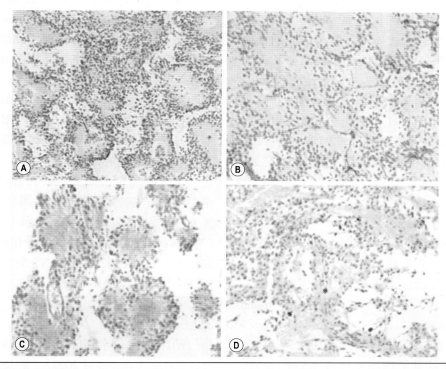

Figure 26.11 Papillary glioneural tumor. Photomicrographs of specimens from the first tumor resection (A–C) and the tumor recurrence (D). (A) Section stained with H&E showing a papillary pattern with either a central vessel (arrow) or neuropil network. (B) Glial fibrillary acidic protein staining shows astrocytic processes. (C) Synaptophysin staining for labeling neuropil and neuronal components. (D) Staining for Ki 67 reveals a Ki 67 proliferative index of 5%. Original magnification ×40. (With permission from Javahery et al. 2009.)

注：中文版图 26.11 见附录第 945 页。

疗（Javahery et al 2009）。综上，虽然一些个案报道使用辅助放化疗来治疗复发或高增殖指数的肿瘤，但是由于病例数过少，尚无法判定这些治疗的效果。

3.1.6 临床结局

大多数 PGNT 为低级别惰性肿瘤（Broholm et al 2002；Williams et al 2008）。大多数病例报道肿瘤全切除后经最长 7 年随访未见肿瘤复发（Bouvier-Labit et al 2000；Kordek et al 2003；Lamszus et al 2003）。近来一些报道提示可能存在一种间变性的 PGNT，其核分裂更为活跃并具有更高的增殖指数，但其临床病程却与这些组织学特点不符（Vaquero & Coca 2007）。而另一些报道却发现类似的组织学改变会引起肿瘤侵袭性增加（Javahery et al 2009）。1 例患者肿瘤全切 4 年后在原肿瘤位置（左额）及远隔部位（左侧丘脑后结节核和丘脑内侧）出现肿瘤复

发。该患者原发肿瘤 Ki-67 阳性细胞为 1%，复发肿瘤为 5%。患者接受了放化疗。另一例患者肿瘤经大部切除后 3 个月发现明显的肿瘤生长。第一次手术肿瘤 Ki-67 阳性细胞为 4%，二次手术为 7%（Javahery et al 2009）。这两例病例提示可能将 Ki-67 指数用来预测肿瘤行为。需要进一步的临床研究和长期随访才能确定 PGNT 患者的临床预后。

3.2 第四脑室菊形团形成型胶质神经元肿瘤

3.2.1 人口统计学特征

第四脑室菊形团形成胶质神经元肿瘤（the rosette-forming glioneuronal tumor，RGNT）是一种最近确定的肿瘤类型（Allende & Prayson 2009）。2007 年才正式纳入 WHO 肿瘤分类。大多数文献为个案报道（Preusser et al 2003；Johnson et al 2006；Joseph et al 2008），但 2002 年 Komori

的一项研究却报告了 11 例病例（Komori et al 2002）。该组患者年龄为 12~59 岁，大多数为年轻人。

由于病例太少，无法确定该肿瘤的性别及种族发病规律。文献报道病例少于 30 例。在 Komori 等报告的病例中，男女比例为 1 : 1.75，平均年龄 32 岁。其后的病例报告结果类似。一例肿瘤同时合并发育不良性发鼻咽 I 型综合征，2 例报道菊形团形成胶质神经元肿瘤发生于非四脑室的部位，其中 1 例合并神经纤维瘤病 I 型，发病于视交叉，1 例位于颈胸髓。

3.2.2 诊断

该肿瘤几乎均发现于后颅窝，多累及第四脑室和中脑导水管，常常累及小脑。临床症状与其他影响脑脊液循环通路的肿瘤类似，少数肿瘤为偶然发现（Preusser et al 2003；Edgar & Rosenblum 2007）。症状包括头痛，恶心，呕吐，共济失调。肿瘤可能很大，造成严重占位效应和脑积水。

影像学检查可见第四脑室或导水管内肿瘤，常常累及周边结构如小脑蚓部、脑干、丘脑或松果体区。MRI 中肿瘤边界清楚，可见囊性变。多数肿瘤在 T_1 像上呈等信号，在 T_2 像上为高信号，并且不均匀增强。肿瘤可能多发或存在卫星灶（Komori et al 2002；Preusser et al 2003；Marhold et al 2008）。

3.2.3 病理

该肿瘤为 WHO I 级（Rosenblum 2007）。组织学检查可见两个组成成分。①形成神经细胞和（或）血管周围假菊形团的神经元细胞。免疫组织化学示菊形团细胞突触素和 MAP-2 阳性。②类似于毛细胞星形细胞瘤的星形细胞，包括纤维梭状细胞，内含 Rosenthal 纤维（Johnson et al 2006）。这些细胞 S-100 和 GFAP 阳性（Komori et al 2002）。细胞异型性少见，细胞分裂和 MIB-1 指数低（Komori et al 2002；Edgar & Rosenblum 2007；Vajtai et al 2007）。免疫组织化学中未见 GFAP 和突触素同时阳性的细胞（Vajtai et al 2007）。

电镜检查证实肿瘤含有两种成分，包括含有微管，成熟突触的神经元细胞，以及含有中间纤维的胶质细胞（Komori et al 2002）。

3.2.4 鉴别诊断

RGNT 的组织学表现与胚胎发育不良性神经上皮肿瘤（dysembryoplastic neuroepithelial tumors，DNET）类似。由神经元细胞形成的菊形团以及来源于幕下是主要的区别点（Komori et al 2002）。

星形细胞成分与毛细胞星形细胞瘤类似。RGNT 可根据突触素阳性的神经细胞菊形团进行鉴别。这种特征性的免疫组织化学表现有助于与其他后颅窝肿瘤进行鉴别。

室管膜瘤可根据突触素和 GFAP 的染色结果进行鉴别。室管膜瘤的血管周围假菊形团中可见 GFAP 阳性细胞，这一特征可与 RGNT 鉴别（Vajtai et al 2007）。神经细胞分化的少突胶质细胞瘤或 CN 组织学表现与 RGNT 类似，但是这些肿瘤在第四脑室及小脑罕见。

3.2.5 治疗

治疗主要是全切除或大部切除肿瘤（Komori et al 2002；Vajtai et al 2007）。累及脑干等重要结构的肿瘤全切除困难。开颅或内镜下活检均有报道（Komori et al 2002；Tan et al 2008）。除了切除肿瘤，患者可能需要暂时或永久的脑脊液分流治疗。

辅助放化疗效果不明确。在 Komori 等报道的 11 例患者中仅有 1 例接受了术后放疗（Komori et al 2002）。还需进一步研究才能明确肿瘤的自然史和手术及辅助治疗的效果。

3.2.6 预后

RGNT 组织学表现为良性肿瘤，临床多为惰性（Vajtai et al 2007；Marhold et al 2008）。尽管肿瘤对功能结构的局部侵犯和多灶性改变可能会增加其复发的概率，但文献报道在手术切除后肿瘤复发并不常见（Pimentel et al 2008）。

接受手术切除的患者中 50% 可能出现暂时或永久神经功能障碍。具体包括小脑症状如共济失调（Pimentel et al 2008）和脑神经麻痹如面瘫（Albanese et al 2005）。手术治疗并发症率高，而 RGNT 临床表现为惰性，因此手术治疗的效果存在争议，有些作者建议保守治疗，进行持续的临床和影像学随访（Tan et al 2008）。

3.3 婴儿促纤维增生性节细胞胶质瘤

3.3.1 人口统计学特征

婴儿促纤维增生性节细胞胶质瘤（desmoplastic infantile ganglioglioma，DIG），也称为幕上促纤维增生性神经上皮肿瘤，是一种罕见的婴儿胶质来源的肿瘤，由 VandenBerg 等在 1978 年首先报道。早期，Taratuto 等（1984）将这类肿瘤分为硬膜相关的大脑表面星形细胞瘤，以及婴儿促纤维增生性星形细胞瘤。后一种肿瘤因为缺乏神经元成分而被认为是另外一种肿瘤（Alexiou et al 2008）。这两种肿瘤均为 WHO Ⅰ级。至今文献中有近 100 例报道，大多数是个案或小型病例报道（Paulus et al 1992；Sperner et al 1994；Tamburrini et al 2003；Lonnrot et al 2007；Alexiou et al 2008；Hoving et al 2008）。该肿瘤占儿童颅内肿瘤的 1.25%，婴儿颅内肿瘤的 15.8%（Rout et al 2002）。患者年龄在 2 个月至 25 岁，大多数在婴儿期发病（Kuchelmeister et al 1993）。未发现有家族或种族聚集患者，男性患儿稍多（Lonnrot et al 2007）。

3.3.2 诊断

大多数患者表现为新发的癫痫（Sperner et al 1994；Lonnrot et al 2007）。由于多在婴儿中发病，巨大肿瘤常常导致头围增加或前额突出。神经系统体格检查常常没有定位体征，只有颅内压升高的症状和体征，如精神萎靡。少数患者也可表现出偏瘫等定位症状（Alexiou et al 2008）。

肿瘤均位于幕上（Tamburrini et al 2003）。CT 扫描表现为大囊实性肿物，实性部分可见增强（Taratuto et al 1984；Ng et al 1990）。MRI 扫描 T_1 像中，与灰质相比，囊性部分为低信号，实性部分为等信号（图 26.12）。实性部分及囊壁可增强（Sperner et al 1994；Alexiou et al 2008）。多数肿瘤发病时体积较大，含有巨大囊性成分（Duffner et al 1994）。T_2 像中囊性部分为长 T_2 信号，实性部分信号多变。肿瘤常常与硬膜粘连，并存在明显增强（Martin et al 1991）。常见部位为额叶或顶叶，其次为颞叶或枕叶，累及多个脑叶的肿瘤也很常见。少见情况下，DIG 也可以累及脑干、丘脑或松果体区（Fan et al 2001），或表现为多灶性肿瘤（Khaddage et al 2004；Lonnrot et al 2007）。

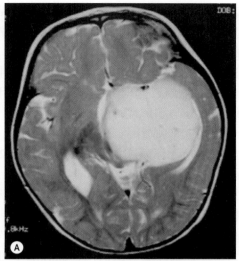

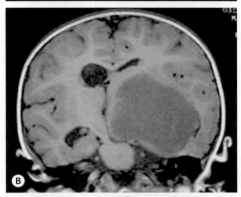

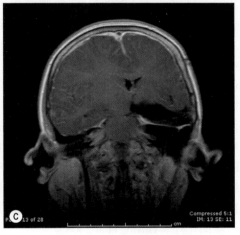

图 26.12 一例婴儿促纤维增生性节细胞胶质瘤。患者为 15 个月大的女孩，表现为进行性右侧肢体偏瘫。术前 MRI 显示左侧大脑半球巨大肿瘤。与灰质信号相比，其在 T_2 像（A）呈高信号，T_1 像（B）呈低信号。肿瘤向中线生长并侵及脑干。（C）在肿瘤完全切除后的第 6 年行增强 MRI 复查，显示没有明显肿瘤残余。患者在术后曾接受化疗

3.3.3 病理

大体病理可见 DIG 多累及大脑皮层及软脑膜

的脑表面（Alexiou et al 2008）。肿瘤与硬膜粘连紧密，为囊实性肿瘤。肿瘤较硬，血运不丰富，有明显的纤维组织形成，与脑室系统无关。

显微镜下，DIG 同时含有具有胶质和神经节分化特征的细胞，同时伴有明显的纤维组织形成。纤维成分与多形性神经上皮细胞混合。纤维成分中可见类似成纤维细胞的梭状细胞，细胞核明显拉长。无坏死或血管内皮增生（图 26.13）（VandenBerg et al 1987b；Paulus et al 1992）。电镜下可见细胞质含量丰富的梭状细胞，细胞核分叶状，核仁明显，细胞周围有不完整的基膜。免疫组织化学可见细胞具有胶质或神经元分化特点，表现为 GFAP 或神经丝蛋白阳性。肿瘤中可见灶状未分化原始细胞，内可见细胞分裂或局灶性坏死。肿瘤和周边脑组织边界清楚（Tamburrini et al 2003）。据推测，该肿瘤起源于位置表浅的未分化双潜能神经上皮细胞，这种细胞既可以分化形成神经元肿瘤，也可以形成胶质肿瘤（VandenBerg et al 1987a）。此外，有报道发现一例肿瘤不仅有神经元和胶质两种形态，还存在 Schwann 细胞分化（Ng et al 1990）。

肿瘤的分裂指数较低，且坏死罕见（Tamburrini et al 2003；Alexiou et al 2008）。即使肿瘤中可见坏死，合并血管增生，高 Ki-67 指数也不一定说明预后不佳。不过这些影像学或病理特征提示可能存在一种更为恶性的肿瘤类型（Trehan et al 2004；Hoving et al 2008）。近期的研究显示，这些在影像学和组织学上呈间变性的肿瘤在临床表现上更具有侵袭性，比如术后肿瘤迅速复发，出现脑内或脑膜转移，对化疗不敏感，以及即使积极治疗也会很快死亡（De Munnynck et al 2002；Hoving et al 2008）。如果肿瘤中存在原始细胞成分，或具有较高的 MIB-1 指数提示肿瘤可能恶性程度高，即使全切后仍应考虑进行辅助化疗（Hoving et al 2008）。

3.3.4　鉴别诊断

婴儿期患者出现表浅脑肿瘤时，需要鉴别的诊断包括原始神经外胚层肿瘤（primitive neuroectodermal tumor，PNET）、PXA、幕上室管膜瘤以及星形细胞瘤等（Tamburrini et al 2003；Alexiou et al 2008）。病理检查中 DIG 需要与 PXA，神经节细胞胶质瘤和星形细胞瘤鉴别。PXA 与 DIG 类似，也有星形细胞分化，软脑膜浸润，纤维组织形成，电镜下可见基膜包绕肿瘤细胞，预后较好。但是 PXA 发病年龄

较大，主要累及颞叶，而且没有神经元分化（Kepes et al 1979）。由 DIG 的名称可以看出，其与神经节细胞胶质瘤具有相似性。区别在于 DIG 多见于婴儿，

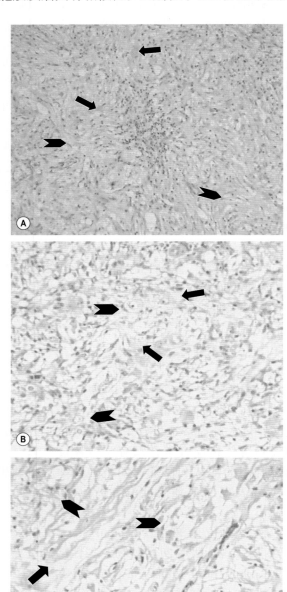

图 26.13　（A）一例婴儿促纤维增生性节细胞胶质瘤含有混杂的细胞成分。其中大部分为伸长的成纤维细胞（箭头），其中混杂有纤维型和胖细胞型星形细胞（箭形）。神经元散布其中，且大小不一。另可见轻度淋巴细胞浸润。（B）在婴儿促纤维增生性节细胞胶质瘤中可见神经胶质岛（箭头）周围不规则的纤维结缔组织条索（箭形）。（C）一例婴儿促纤维增生性节细胞胶质瘤含有混杂的胶质和神经元细胞成分。这些细胞呈簇状（箭头）分散分布，周围有明显的纤维分隔（箭形）

更易累及不成熟神经上皮细胞，具有明显的纤维组织形成和更少累及颞叶。与星形细胞瘤不同，DIG 中出现原始细胞，细胞分裂多见以及坏死不一定代表预后较差（VandenBerg et al 1987b）。

3.3.5 治疗

首选治疗是手术切除，肿瘤全切除后不需要辅助治疗（Tamburrini et al 2003）。肿瘤血供不丰富，位置表浅，有大的囊性部分。即使大部切除也可能取得长期存活。一例病例报道肿瘤大部切除后数月内残余肿瘤出现自发萎缩（Takeshima et al 2003）。但是文献报道由于肿瘤常常与功能区脑组织粘连，以及术中常常出现血流动力学改变，肿瘤全切除率只有 35%（Duffner et al 1994）。

肿瘤大部切除后辅助放化疗的效果还存在争议（Bachli et al 2003）。尽管关于辅助放疗的个案报道和病例研究有很多，但是现有资料显示其对预后并没有明显改善。也有文献报道使用辅助化疗药物包括环磷酰胺、依托泊苷、长春新碱和卡铂（Duffner et al 1994）。化疗似乎有效，但是由于病例数太少，也没有明确结论（Duffner et al 1994；Mallucci et al 2000；De Munnynck et al 2002；Nikas et al 2004）。一组包括 4 例患者的病例报道结果显示，1 例全切除，3 例大部切除，经随访 36~60 个月后，未发现肿瘤进展（Duffner et al 1994）。另一组病例报道化疗不能延长患者的生存期（VandenBerg et al 1987b）。复发肿瘤可再次手术。如果出现肿瘤浸润性生长或切除后复发可以考虑化疗（Tamburrini et al 2003）。放疗只能作为年龄较大儿童患者的最后治疗手段。辅助治疗效果还需进一步研究明确。

3.3.6 临床预后

尽管 DIG 肿瘤较大，而且组织上可见恶性肿瘤特征，但手术切除后一般预后较好。大多数患者在肿瘤完全切除后可获治愈（Nikas et al 2004；Hoving et al 2008）。在 VandenBerg（1987b）报道的病例中，9 例患者中的 8 例在肿瘤全切除或近全切除后生存期为 1.5~14 年。组织学上具有恶性特征的肿瘤临床上不一定为恶性。残留肿瘤术后可能停止生长，甚至自行萎缩（Tamburrini et al 2003）。位于深部的肿瘤，如鞍上区肿瘤可能恶性程度较高，预后较差（Bachli et al 2003）。很少情况下肿瘤可呈恶性进展（De Munnynck et al 2002）。在 1 例最近的病例报道中，患者经 3 次肿瘤切除以及化疗后仍在第 1 次术后 9 个月死亡。该患者在第 2 次手术时肿瘤全切，第 3 次手术后化疗取得了部分缓解，但患者仍于不久后死亡（Hoving et al 2008）。

3.4 胚胎发育不良性神经上皮肿瘤

3.4.1 人口统计学特征

胚胎发育不良性神经上皮肿瘤（dysembryoplastic neuroepithelial tumors，DNETs）首先由 Daumas-Duport 报道（1993）。1993 年纳入 WHO 分类中神经上皮肿瘤中。从那以后，文献中共有 72 例报道（Koeller & Dillon 1992；Daumas-Duport 1993；Kirkpatrick et al 1993）。患者年龄为 1~19 岁，平均 9 岁。性别比女：男 =1.5：1。没有明显的种族特异性。

3.4.2 诊断

最常见的症状是癫痫，其次是头痛。大多数患者没有定位体征。CT 扫描可见幕上低密度"假囊性"病灶，特别见于颞叶（Daumas-Duport 1993）。MRI 扫描中病变为 T_1 像低信号，T_2 像高信号，增强特征多变。质子像中肿瘤信号比脑脊液稍高（图 26.14）（Koeller & Dillon 1992）。MRI 及 CT 扫描可见肿瘤中存在不同程度钙化（Koeller & Dillon 1992；Daumas-Duport 1993）。Palmer 等（2007）近来报道了一组病例，11 例病理证实为 DNET 的患者中的 9 例在 MRI 液体衰减反转恢复序列（fluid attenuated inversion recovery，FLAIR）上可见肿瘤周边高信号环。病理学检查显示该高信号环可能是肿瘤周边松散的神经胶质成分（Parmar et al 2007）。DNET 的影像学表现可以随时间变化。Jensen 等（2006）报道了 1 例考虑低级别胶质瘤患者随访过程中发现肿瘤出现增强，手术切除后病理诊断为 DNET，未发现肿瘤恶性变（Jensen et al 2006）。Labate 等（2004）分析了合并癫痫的颞叶 DNET 患者的 EEG 表现。发现颞叶 DNET 患者常常出现与肿瘤无关的放电，且放电与临床过程也没有明确关系（Labate et al 2004）。Maehara 等（2004）使用蛋氨酸 PET 研究了颞叶肿瘤患者的蛋氨酸摄取水平，结果显示与其他 Ki-67 指数类似的肿瘤（节细胞胶质瘤或低级别胶质瘤）相比，DNET 没有或只有轻度摄取。作者认为对于合并癫痫的颞叶良性肿瘤，如果蛋氨酸 PET 显示无明显摄取，可以考虑 DNET

诊断（Maehara et al 2004）。

3.4.3 病理

　　大多数肿瘤位于颞叶（内侧或外侧），其次是额叶、枕叶和顶叶。根据报道，DNET 也可见于岛叶、脑干、小脑、枕叶和纹状体（O'Brien et al 2007）。肿瘤位于脑表面，部分边界清楚，部分边界不清。肿瘤质地不一，约 40% 为囊性，也可见实性及分叶状（Whittle et al 1999）。显微镜下 DNET 含有"特殊的胶质神经元成分"，结节成分以及皮层发育不良（图 26.15）。"特殊的胶质神经元成分"含有胶质细胞和神经元细胞，根据细胞外黏液样物质多少不同，可以表现为紧密或疏松结构。不同肿瘤中"特殊的胶质神经元成

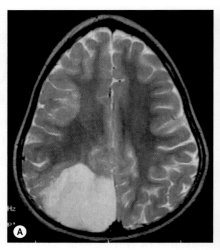
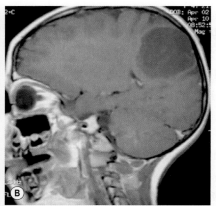
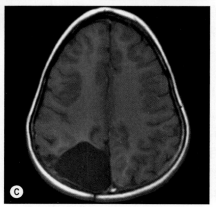

图 26.14　一例胚胎发育不良性神经上皮肿瘤。患者为 4 岁女性，有 1 年的癫痫病史。（A）MRI T_2 像可见右顶叶边界清楚的分叶状实性肿瘤，增强 MRI T_1（B）未见肿瘤明显增强。术后增强扫描（C）未见肿瘤残余。持续药物治疗癫痫未再发作

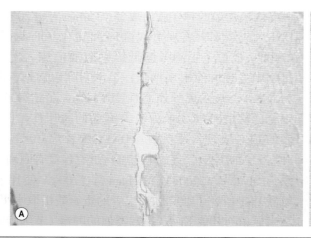
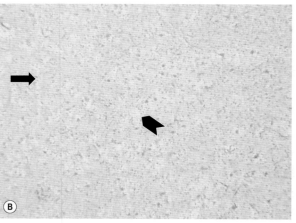

图 26.15　（A）胚胎发育不良性神经上皮肿瘤。切片显示两个相邻的皮质小叶。右侧可见不规则增厚的皮层以及神经元分层的混乱，这是由 DNET 肿瘤浸润造成的（H & E × 20）。（B）胚胎发育不良性神经上皮肿瘤，可见皮层神经元分层混乱，以及散在的大神经元（箭头）。另可见散在肿瘤细胞浸润及黏多糖聚集（H & E × 10）

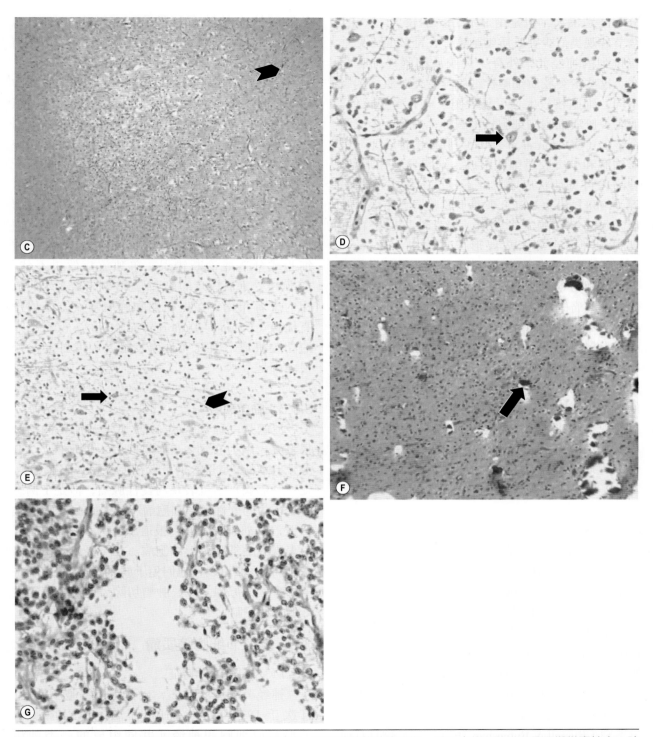

图 26.15（续）　（C）胚胎发育不良性神经上皮肿瘤，可见结节状肿瘤浸润，累及皮层下层，可见早期微囊性变。肿瘤细胞向皮层上层生长，围绕神经元和轴突（箭头）（H & E×40）。（D）胚胎发育不良性神经上皮肿瘤。可见大神经元散在浸润（箭形），可见囊性变和神经纤维苍白，原因是黏多糖堆积（H & E×20）。（E）胚胎发育不良性神经上皮肿瘤，显示特征性的神经元和胶质成分混合存在。神经元较大，神经元分层畸变。胶质成分包括星形细胞瘤和少突细胞，可见轻度核异型性，沿轴突生长（箭头）或包绕神经元胞体（箭形）（H & E×100）。（F）DNET 示散在钙化（H & E×10）。（G）胚胎发育不良性神经上皮肿瘤。有时可见肿瘤对软脑膜浸润及微囊变（H & E×200）。

分"区别不大，但是结节成分区别较大。DNET结节外观类似少突胶质细胞瘤，在结节间可见垂直排列的神经元，外有少突胶质细胞样细胞环绕。这些少突胶质细胞样细胞与少突胶质细胞瘤不同，细胞核较大，可见裂隙，内有多个核仁，而少突胶质细胞瘤细胞核呈圆形，内有一个或两个核仁（O'Brien et al 2007）。肿瘤由神经元，星形细胞和少突胶质细胞组成，细胞异型性常见。肿瘤内可见灶状皮质发育不良。Daumas-Duport等（1988）认为DNET来源于胚胎发育错误，肿瘤来源于软脑膜下颗粒层。局灶性皮层发育不良提示肿瘤来源于皮层形成过程中（Daumas-Duport et al 1988）。近来Burel等（2007）报道了一例表现为难治性癫痫的女性DNET患者，其右侧颞叶肿瘤中可见室管膜分化（Burel-Vandenbos et al 2007）。Raghavan等（2000）使用抗α突触核蛋白抗体研究了DNET的胶质神经元成分，以明确该成分是由神经元组成还是神经元和胶质细胞混合而成。该蛋白是一种主要表达在脑组织中的细胞质蛋白，定位于突触前神经纤维末端。结果发现与其他神经节胶质神经元肿瘤，如节细胞胶质瘤、节细胞胶质细胞瘤和节细胞胶质神经母细胞瘤等不同，DNET为阴性（Raghavan et al 2000）。

3.4.4 鉴别诊断

DNET需要与节细胞胶质瘤、少突星形细胞瘤和错构瘤鉴别。节细胞胶质瘤与DNET不同，没有多结节结构，位置不限于皮层内。可见异常神经元或巨型神经节样细胞。另外，节细胞胶质瘤还可见结缔组织基质和血管周围淋巴细胞浸润。最后，DNET常常含有少突胶质细胞成分，而这在节细胞胶质瘤中并不明显（Haddad et al 1992）。少突星形细胞瘤可见结节样成分，需要与DNET鉴别。少突星形细胞瘤的皮层浸润需要与DNET的神经胶质成分鉴别（Russell & Rubinstein 1989）。错构瘤只有神经元成分，缺乏星形细胞或少突胶质细胞成分，也没有皮层发育不良（Albright & Lee 1993）。

3.4.5 治疗

DNET的首选治疗是手术切除，无论全切还是大部切除后预后均良好。对难治性癫痫的患者行肿瘤扩大切除可有效改善症状。在一组39例患者的报道中，17例患者经手术大部切除后

长期随访未见肿瘤复发（Daumas-Duport et al 1988）。Kirkpatrick等（1993）发现在31例癫痫手术患者中，有27例的病理结果显示为DNET。最近Chan等（2006）报道了一组表现为癫痫的DNET患者行颞前叶切除和肿瘤切除的比较，结论是与肿瘤切除相比，颞前叶切除对癫痫控制的短期及长期效果较好（Chan et al 2006）。肿瘤全切的患者未见复发，且癫痫控制效果好于大部切除患者（Kirkpatrick et al 1993）。MRI引导的术中导航或术中MRI扫描可能有助于肿瘤全切除。尽量选择手术切除，仅仅行立体定向活检可能因为获取的标本太小，含有少突胶质细胞成分造成诊断错误。单独放疗效果不佳。13例接受术后放疗的患者与26例未接受术后放疗的患者相比，在生存期和肿瘤复发方面均没有优势（Daumas-Duport et al 1988）。没有化疗的相关报道，因此无论原发还是复发肿瘤治疗手段都是手术。

3.4.6 临床预后

尽管是一种较新的分型，但是DNET的诊断很重要，因为它代表着预后良好。但是最近Ray等（2009）报道了5例患者在手术后2~7年复发。复发肿瘤病理学也表现为良性肿瘤，但是1例患者表现为间变性星形细胞瘤（Ray et al 2009）。类似地，Josan等（2007）报道了1例DNET术后复发表现为毛细胞星形细胞瘤。在年轻患者中做出DNET的诊断可以让他们免于放化疗。DNET还是颞叶癫痫的原因之一，肿瘤切除后癫痫可获得良好的长期控制。

3.5 神经节细胞胶质瘤

3.5.1 人口统计学特征

神经节细胞胶质瘤，也称为节细胞胶质瘤，首次于1930年由Courille命名，用以描述由星形胶质细胞和神经元共同组成的一类肿瘤（Kaye & Laws 1995）。神经节细胞胶质瘤占所有脑肿瘤的0.4%~0.9%，占所有儿童颅内肿瘤的1%~4%，占所有脊髓髓内肿瘤的1%（Kalyan-Raman & Olivero 1987；Miller et al 1990b；Zhang et al 2008）。大多数患者年龄小于30岁，且发病高峰年龄是10~20岁（Safavi-Abbasi et al 2007）。然而，该病的确诊年龄从新生儿至70岁不等（Benitez et al 1990；Castillo et al 1990；Price et al

1997）。神经节细胞胶质瘤的发病无明显性别、遗传或种族倾向。虽然已有报告同时患有神经纤维瘤病1型（neurofibromatosis type 1，NF-1）和神经节细胞胶质瘤，但目前尚未发现与该病相联系的其他疾病（Parizel et al 1991）。Courville 最初认为神经节细胞胶质瘤主要位于第三脑室底，但随后的相关研究表明大多数神经节细胞胶质瘤多位于大脑半球，且大脑半球的任何部位都可能发病，以颞叶最为常见（Zentner et al 1994；Kaye 和 Laws 1995；Lagares et al 2001）。在年轻人群当中，肿瘤多发生于中线部位（Haddad et al 1992）。此外，肿瘤其他少见的发病部位还包括视神经、视交叉和视束（Bergin et al 1988；Chilton et al 1990；Sugiyama et al 1992），下丘脑（Liu et al 1996）、三叉神经（Athale et al 1999）、脑干（Garcia et al 1984；Davidson et al 1992）、小脑（Mizuno et al 1987；Safavi-Abbasi et al 2007）、丘脑（Johnson et al 2001）、松果体（Hunt & Johnson 1989；Johnson et al 1995）和脊髓（Johannsson et al 1981）等。虽然该病发生转移十分罕见，但是已有报道指出该病可发生软脑膜和蛛网膜下腔的播散（Tien et al 1992；Wacker et al 1992）。在之前的章节中已经提及该病与多形性黄色星形细胞胶质瘤混合发病（Perry et al 1997）。此外，也有肿瘤呈多部位发病的报道（Zhang et al 2008）。

3.5.2 诊断

神经节细胞胶质瘤患者最为常见的临床表现为癫痫症状。癫痫症状可能在疾病确诊前已经存在数月至数年不等（Demierre et al 1986；Chamberlain & Press 1990；Diepholder et al 1991）。该病的其他症状和体征与患者年龄、肿瘤部位、肿瘤的侵袭性密切相关（Fletcher et al 1988）。在年幼患者当中，往往会由于颅高压而出现头围增大的临床表现（Demierre et al 1986；Hunt & Johnson 1989；Diepholder et al 1991）。眶内神经节细胞胶质瘤患者可出现眼球突出和视力障碍等临床表现（Bergin et al 1988；Chilton et al 1990），而位于脑干的肿瘤则可引起偏瘫和脑神经受损的相关症状（Garcia et al 1984；Nelson et al 1987；Davidson et al 1992）。例如，病变位于左侧小脑的患者主要表现为听力障碍和共济失调症状（Dhillon 1987）。由于神经节细胞胶质瘤大多数侵袭性较低，所以相关研究的结论通常需要较长

的时间周期。曾有病例报道了一位病变位于延髓上部的神经节细胞胶质瘤患者，患者已经有46年的神经功能障碍的病史，但患者最终却死于肺炎（Davidson et al 1992）。神经节细胞胶质瘤是典型的脑内病变，但也有一例报道称该肿瘤可发生于脑外，并主要由脑膜中动脉供血（Siddique et al 2002）。

脑血管造影可显示肿瘤血运不丰富，但除此之外没有其他意义（Silver et al 1991）。CT扫描通常表现为低密度或无明显增强等密度病灶（Rommel & Hamer 1983）。Castillo 根据肿瘤CT的不同表现可将神经节细胞胶质瘤分为两组。小脑、颞、额叶、顶叶部位的神经节细胞胶质瘤，其病灶发生囊性变的概率逐渐降低。在颞叶的病灶更多地表现为实性。实性病灶可有明显强化（Castillo et al 1990）。此外，CT上可清楚地显示病灶内的钙化（Dorne et al 1986；Im et al 2002a）。间变性神经节细胞胶质瘤在CT上主要表现为不均匀信号，对比强化明显（Hall et al 1986）。由肿瘤引起的骨侵蚀现象十分罕见，影像学检查可以明确（Zhang et al 2008）。

神经节细胞胶质瘤在MRI表现具有多样性（Tampieri et al 1991；Berenguer et al 1994）。有些肿瘤在MRI上可显示为边界清楚，有些病灶则边界不清（Im et al 2002a；Zhang et al 2008）。通常无瘤周水肿，有些患者可存在轻、中度水肿（Zhang et al 2008）。磁共振成像在显示囊性的肿瘤成分方面具有明显优势（图26.16）（Furuta et al 1992；Haddad et al 1992）。有学者根据MRI的表现，将肿瘤分为三个亚型：囊性肿瘤（无实性成分）、囊实性肿瘤（实体瘤内包含囊肿）和实性肿瘤（无囊性成分）（Zhang et al 2008）。肿瘤内囊肿的形态是多样的，囊壁可有强化。肿瘤内囊肿在 T_1 加权像及 FLAIR 上表现为低信号，T_2 加权像上表现为高信号。大部分的实体肿瘤部分在 T_1 加权像上相对于灰质为低信号，在 T_2 加权像上相对于灰质为高信号（Benitez et al 1990；Tampieri et al 1991）。注射对比剂后肿瘤的实质成分可呈现多种强化方式，但主要为均匀或斑片状强化（Zhang et al 2008）。另外，也有些肿瘤并不强化（Im et al 2002a）。与大多数肿瘤一样，MRI可详细地显示肿瘤与周围组织的相关解剖关系。例如，在一例报告中就提到，MRI能够显示脑膜转移瘤患者出现的沿大脑中动脉和右外

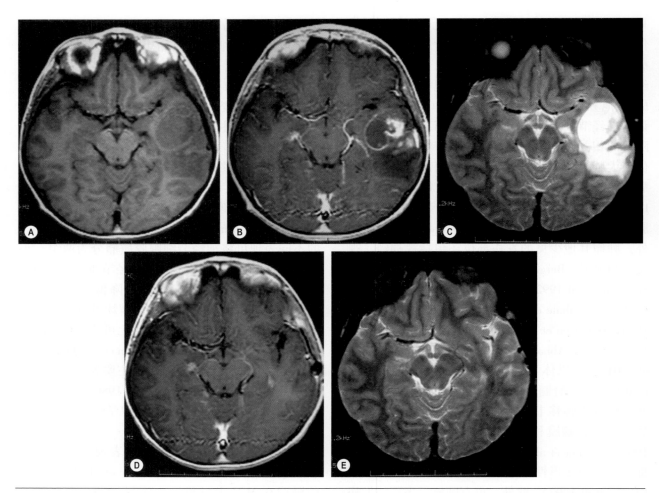

图 26.16 神经节细胞胶质瘤。患者为 11 岁男性，主诉为渐进性头痛和行为改变数月。不伴癫痫及神经功能损害症状。肿瘤在平顺 MRI（T$_1$ 加权像）上与灰质信号相似（A）。增强扫描显示病灶不规则强化（B）。T$_2$ 加权像显示瘤周广泛的水肿（C）。术后 3 个月 MR 扫描（T$_1$ 像）未见肿瘤残余（D），T$_2$ 加权像显示瘤周水肿消失（E）。该患者未接受任何辅助治疗。术后神经功能基本正常。术前影像学检查提示高级别胶质瘤的可能性比节细胞胶质瘤的大

侧裂发生的软脑膜和蛛网膜下腔转移（Tien et al 1992）。另外，病理学确诊为神经节细胞胶质瘤而无明显影像学表现的病例也有报道（Tampieri et al 1991）。

近期关于神经节细胞胶质瘤的其他影像学表现也有相关研究。例如，正电子发射断层显像（positron emission tomography，PET）可显示肿瘤代谢率低。而在单光子发射计算机断层扫描（single photon emission computed tomography，SPECT）上，神经节细胞胶质瘤则表现为低灌注。在磁共振波谱（magnetic resonance spectroscopy，MRS）上相对于正常脑组织，肿瘤组织主要表现为胆碱/肌酸（choline/creatine，Cho／Cr）比值和 N- 乙酰天冬氨酸/胆碱（N-aspartyl-acetate/

creatine，NAA/Cr）比值的降低，而 Cho/NAA 的比值升高（Im et al 2002a）。

3.5.3 病理

在大体标本上，神经节细胞胶质瘤主要表现为色灰质硬，可有囊性成分（Kaye & Laws 1995）。光学显微镜下，肿瘤主要由神经元和神经胶质细胞成分组成。轻度至中度的细胞密度，核分裂象及细胞异型性罕见（图 26.17）。可有微小钙化灶和结缔组织增生性改变（Zhang et al 2008）。在肿瘤的胶质成分当中可见到细胞退行性变性病变（Allegranza et al 1990）。少数情况下，其他肿瘤细胞，包括多形性黄色星形细胞瘤（Furuta et al 1992）、骨瘤（Hori et al 1988）以及黑色素瘤

（Hunt & Johnson 1989）的肿瘤细胞可能会混杂于神经节细胞胶质瘤当中。

在电子显微镜下，可观察到三个主要的细胞成分：具有致密核心囊泡的神经节细胞，胶质细胞和富含胶原纤维的间质细胞（Rubinstein & Herman 1972）。在神经节细胞胶质瘤中可见到特征性的神经变性改变包括：神经丝蛋白聚集体以及 Hirano、Lafora 和 Zebra 小体等（Takahashi et al 1987）。肿瘤性神经节细胞可高度表达突触素和神经元特异性烯醇化酶（neuron-specific enolase，NSE）。突触素是一种相对分子质量为 38 000 大小的糖蛋白，主要位于突触囊泡膜表面，因此对其染色可以显示出神经元胞体的边界（Miller et al 1990a；Diepholder et al 1991；Zhang et al 2008）。肿瘤当中的胶质成分中 GFAP 可阳性表达（Zhang et al 2008）。约 80% 的肿瘤细胞表达干细胞标志物 CD34（Blumcke & Wiestler 2002）。Kawai 证实了肿瘤中酪氨酸羟化酶（一种儿茶酚胺合成途径的限速酶）的存在，在神经节细胞胶质瘤的神经元细胞当中也存在众多的致密核心囊泡，提示这些细胞可能起源于异位神经嵴组织（Kawai et al 1987；Diepholder et al 1991；Issidorides & Arvanitis 1993）。其他神经内分泌标志物，包括血清素、生长抑素、脑啡肽、脑啡肽和 P 物质等在致密核心颗粒当中的表达并不恒定（Takahashi et al 1989）。

神经节细胞胶质瘤的流式细胞分析显示，在肿瘤坏死区域和非典型区域都可见到异倍体（Bowles et al 1988）。一项研究对各种癌基因包括 *sis*、*myc* 和 *v-fos* 的表达情况进行了评估，发现在神经节细胞胶质瘤和其他良性肿瘤当中 *sis* 和 *v-fos* 的表达增加（Fujimoto et al 1988）。另一项研究发现，在恶性肿瘤中 *PFGF-3* 和 *ras* 基因的 mRNA 表达增加，这其中包括一例神经节细胞胶质瘤，但在良性肿瘤中则并非如此（Mapstone et al 1991）。有研究在恶性神经节胶质细胞瘤的患者肿瘤组织当中发现了 17p 染色体丢失（Wacker et al 1992）。

神经节细胞胶质瘤在 WHO 分级当中为 Ⅰ 级或 Ⅲ 级。Ⅱ 级目前已被剔除（Brat et al 2008）。

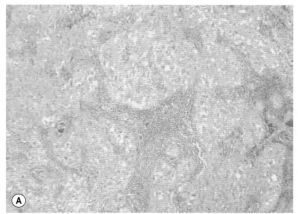

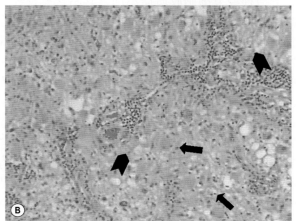

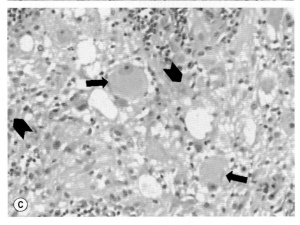

图 26.17 （A）神经节细胞胶质瘤的特征性表现为混杂的神经元和胶质细胞，并被纤维血管结构分隔，其中可有淋巴细胞聚集（H&E×40）。（B）神经节细胞胶质瘤在显微镜下可见大小和形状不一的神经元细胞（箭头）。其胶质成分主要包含无异型性的星形胶质细胞和少突胶质细胞（箭形）（H&E×100）。（C）神经节细胞胶质瘤的切片显示神经胶质岛。神经节细胞大小不一，可从小的神经元（箭头）到大的节细胞，并伴有 Nissl 基质和外周胞质空泡形成（箭形）。胶质细胞主要包括星形细胞和少突胶质细胞（H&E×200）

3.5.4 鉴别诊断

胶质瘤的确诊主要依赖于 CT 及 MRI，这通常会造成神经节细胞胶质瘤术前的误诊（Zhang et al 2008）。需与神经节细胞胶质瘤进行鉴别的疾病主要包括神经节细胞瘤、胚胎发育不良性神经上皮肿瘤和少突胶质细胞瘤。神经节细胞瘤通常发生在小脑（Lhermitte–Duclos disease），主要为正常的小脑结构的改变，导致颗粒细胞层神经细胞的肥大。此外，在神经节细胞瘤当中不含胶质细胞成分（Reznik & Schoenen 1983）。脑胶质瘤在组织学上与神经节细胞胶质瘤不同，其不含有神经元的成分（Russell & Rubinstein 1989）。在影像学上，胶质瘤患者病灶周围的瘤周水肿较常见，且病灶当中常有坏死、出血，肿瘤界线常不清。在 MRS 上，胶质瘤与神经节细胞胶质瘤相比主要区别为 Cho/Cr 比率的升高和 NAA/Cr 比率的降低（Im et al 2002a；Zhang et al 2008）。在神经节细胞胶质瘤的 MRS 上可有 NAA/Cr 比率升高，这也提示神经节细胞胶质瘤中的神经元成分的存在。胚胎发育不良性神经上皮肿瘤，通常发生在颞叶，具有特征性的胶质元素和结节性成分，与皮质发育不良密切相关（Daumas–Duport et al 1988）。最后，少突胶质细胞瘤因其不含有神经元成分而与神经节细胞胶质瘤不同，并且其主要起源于少突胶质细胞（Russell & Rubinstein 1989）。

小脑神经节胶质细胞瘤与少年毛细胞型星形细胞瘤、血管母细胞瘤的影像学表现类似。囊性成分在这三种肿瘤当中均常见，但血管母细胞瘤的瘤壁结节在神经节细胞胶质瘤当中并不常见。

3.5.5 治疗

对于手术可及的神经节细胞胶质瘤，目前的主要治疗方法是手术切除。肿瘤全切是延长生存期的最佳方式（Haddad et al 1992；Kaye & Laws 1995）。即使是间变性神经节细胞胶质瘤，其手术的目的仍是达到肿瘤的全切。相关研究报道了 6 岁的间变性神经节细胞胶质细胞瘤患者在全切术后获得了长期生存（Hall et al 1986）。对于病变位于脑干和视束神经的神经节细胞胶质瘤患者主要采取肿瘤次全切除（Garcia et al 1984；Chilton et al 1990）。由于对于中线部位的肿瘤通常只采取部分切除，因此这些患者有较高的复发概率（Haddad et al 1992）。目前，对于神经节细胞胶质瘤放射治疗的效果尚不明确。对于次全切以及肿瘤复发

或肿瘤当中包含间变性成分的患者通常采取放疗（40~60Gy）（Cox et al 1982；Silver et al 1991）。一项研究表明，对次全切术后的高级别病灶给予放疗可明显降低患者的复发率（Selch et al 1998）。对于全切的良性的神经节细胞胶质瘤患者不应给予放疗。由于在年幼的患者采取放疗可能导致患者智力下降并影响患者内分泌水平，因此对于年幼的患者应慎重考虑是否采取放疗（Ellenberg et al 1987）。术后放疗也被一些专家认为在神经节细胞胶质瘤发生恶性变当中起着一定的作用（Kalyan–Raman & Olivero 1987；Jay et al 1994；Sasaki et al 1996）。相关研究指出，对于采取放射治疗的神经节细胞胶质瘤患者，与未采取放疗的患者相比，其肿瘤发生恶变的概率明显增高（Rumana & Valadka 1998）。

对于神经节细胞胶质瘤的化疗鲜有相关文献报道，尚未发现化疗对该病的明显益处（Silver et al 1991）。对于高级别和复发的神经节细胞胶质瘤的患者，已有使用的辅助化疗的相关报道（Kang et al 2007；Liauw et al 2007）。化疗可作为已接受放疗的晚期患者最后的拯救性治疗方案。

3.5.6 临床预后

神经节细胞胶质瘤通常在组织学上表现为低级别，其临床预后往往较佳（Zhang et al 2008）。如果病变能达到全切往往可获得较长的生存期。对于肿瘤全切的患者其癫痫症状也可以得到很好的控制（Sutton et al 1983；Sutton et al 1987；Otsubo et al 1990；Silver et al 1991；Haddad et al 1992）。最近的一系列病例报告指出，76% 的具有癫痫症状的患者可在肿瘤切除后达到无癫痫状态（Im et al 2002b）。

一些神经节细胞胶质瘤尽管组织学上提示良性但却拥有侵袭性的生物行为。同时，高级别神经节细胞胶质瘤与低级别的神经节细胞胶质瘤相比具有较差的临床预后（Selch et al 1998）。另外，在神经节细胞胶质瘤当中组织学的高级别也并不是都代表病变具有较强的侵袭性（图 26.18）（Kalyan–Raman & Olivero 1987）。目前，关于神经节细胞胶质瘤沿脑膜扩散也有相关报道，但十分罕见（Tien et al 1992；Wacker et al 1992）。神经节细胞胶质瘤的扩散可能与组织学分级无明显相关性，因此很难通过肿瘤级别预测肿瘤发生扩散的概率（Liu et al 1996）。如果神经节细胞胶质

瘤发生恶性变，通常是肿瘤当中的胶质成分发生恶性变所引起，常见的是星形胶质细胞的去分化（Rumana & Valadka 1998）。然而，也有关于间变性肿瘤的神经元和星形细胞成分发生恶变的相关报道（Jay et al 1994）。

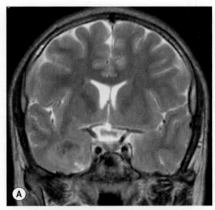
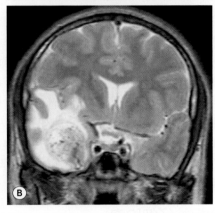

图 26.18 一例间变性神经节细胞胶质瘤。患者为 14 岁男孩，主诉为癫痫 4 年。（A）MRI T$_2$ 像示右侧颞叶前部为等－低的混杂信号。（B）1 年以后患者的癫痫发作频率增加。复查 MRI 发现肿瘤体积明显增大，并伴有周围严重的水肿。患者接受了手术治疗，但 6 个月后肿瘤复发，并进行了再次手术。第一次肿瘤标本的病理为神经节细胞胶质瘤，而第二次则显示出间变性特征

3.6 极性成胶质细胞瘤

3.6.1 人口统计学特征

Russell 和 Cairns 于 1947 年首次报道了极性成胶质细胞瘤，这是一种罕见的位于中线结构的肿瘤。现有报道共 12 例患者。这些肿瘤大多数位于下丘脑、第三脑室外侧壁、第四脑室、视交叉。也有报道该肿瘤位于额叶、脊髓，还有 2 例患者发生了脑脊液播散。年龄范围 6 个月至 46 岁，年

龄中位数为 8.5 岁。因为该肿瘤罕见，患者的性别、家族或种族的差异无法评估。

3.6.2 诊断

患者的临床表现与肿瘤部位相关，表现为间脑综合征及癫痫发作。关于影像学诊断的数据是有限的。1 例患者的 CT 扫描显示，在额叶有一低密度病灶并伴有钙化。目前缺乏 MRI 数据资料。

3.6.3 病理

肉眼下肿瘤呈灰白色，质硬，通常边界清楚。如果发生蛛网膜下转移，厚层的软灰色组织可能存在（Rubinstein 1972）。光学显微镜下肿瘤细胞排列成典型的平行状，像阶梯一样，形成紧凑的条带状，继而排列成栅栏样的细胞核。细胞在形态上瘦薄，为单极或双极的形状，含有黑色椭圆形的细胞核。如果存在神经胶质纤维，那么它在星形胶质细胞分化的区域更显突出（图 26.19）（Rubinstein 1972）。

极性成胶质细胞瘤在细胞遗传学上被认为起源于胚胎星形胶质细胞，因此在 1979 年的 WHO 分类中它曾被认为是原始神经胶质肿瘤，但是这一观点已被驳回，在新的 WHO 分类中它被认为是未明确起源的神经上皮肿瘤（Kleihues et al 1993）。超微结构研究和免疫组织化学显示了神经内分泌的本性。电子显微镜显示了三个区域的分化：①稠密的细胞区符合光学显微镜所看到的栅栏；②纤维区域由细长的细胞质突起组成，介于栅栏与血管壁之间；③血管周区域与相应的血管。De Chadarevian 等（1984）由这种三边体系结构提出了类似于下丘脑神经内分泌系统的组织，包含血管周细胞排列，细胞质内微管，以及膜结合致密性核心颗粒。Jansen 等（1990）也发现在肿瘤细胞质中存在显著的内质网和微管结构，这提示了肿瘤的神经元起源。免疫组织化学显示一些肿瘤细胞的神经元特异性烯醇酶染色阳性。大多数肿瘤细胞的 GFAP 染色阴性，但除外星形细胞分化更显著的部分肿瘤细胞。Bignami 等（1989）指出在神经上皮肿瘤中，如星形细胞瘤、少突胶质细胞瘤、髓母细胞瘤和室管膜瘤，神经胶质透明质酸结合蛋白（glial hyaluronate binding protein，GHA）染色阴性。然而，神经外胚层肿瘤 GHA 染色阳性，这提示它们起源于更原始的神经胶质前体，就像

在 22 周大的人类胚胎中组成室周胚胎层的未成熟神经胶质细胞的 GHA 染色阳性。

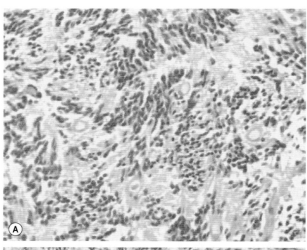

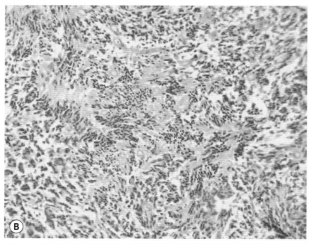

图 26.19 （A）极性成胶质细胞瘤显示典型的生长模式，呈平行带状排列的肿瘤细胞和栅栏样排列的细胞核（H & E×100）。（B）极性成胶质细胞瘤。在疏松的纤维背景中可见紧密平行排列的原始肿瘤细胞（H & E×200）

3.6.4 鉴别诊断

成胶质细胞瘤的鉴别诊断包括所有含有栅栏样细胞核的神经上皮肿瘤，如室管膜瘤、少突胶质细胞瘤、毛细胞性星形细胞瘤、小脑星形细胞瘤、髓母细胞瘤和大脑神经母细胞瘤。Schiffer 等（1993）认为不应该将极性成胶质细胞瘤看成是一类肿瘤。他们认为恰好在这些肿瘤中细胞核呈栅栏样排列代表了一种显著的组织学特征，而有证据表明，在其他神经上皮肿瘤中，这只是一种结构特征。相似的观点已被 Langford 和 Camel（1987）以及 Itoh 等（1987）证实，他们认为大脑星形细胞瘤或神经母细胞瘤也可含有类似于极性成胶质细胞瘤的栅栏样细胞核（Yagashita et al 1996）。

3.6.5 治疗

治疗首选手术切除。Russell 和 Cairns（1947）报道的第 1 例患者有蛛网膜下腔的播散，只存活了 1 年。最近有报道位于额叶或顶叶的肿瘤全切除后患者长期生存。Steinberg（1985）曾报道过 1 例第四脑室成胶质细胞瘤患者，肿瘤次全切除后行放疗，随访 15 年无复发。放疗的疗效是褒贬不一的。虽然多数报道指出放疗可能是有用的，但一些患者的生存期没有改善（Jansen et al 1990）。目前暂无化疗的相关资料。

3.6.6 临床预后

这些小群体患者的临床预后呈现多样化。患者肿瘤次全切除后接受放疗，也可达到长期生存。非常差的预后也有报道。Fuller 等（2006）报道过 1 例急性病程的脊髓成胶质细胞瘤患者，尽管用了化疗和激素，肿瘤仍进行性的坏死并颅内转移，发病不到 1 个月患者死亡了。Ng 等（1994）报道过另一个病例，有脑脊髓的转移，播散到脚间池、对侧脑室，脊髓硬脊膜也有转移。

3.7 中枢神经细胞瘤

3.7.1 人口统计学特征

中枢神经细胞瘤（central neurocytoma，CN）是一种罕见的中枢神经系统神经元肿瘤，Hassoun 等于 1982 年对其进行了首次报道。它大约占所有成人脑室内肿瘤的 50%，但只占所有中枢神经系统肿瘤的 0.25%~0.5%。该肿瘤多发于青壮年（通常 30 多岁，也有约 20% 的中枢神经细胞瘤发生于 18 岁以下的儿童）（Schmidt et al 2004）。尽管该肿瘤通常位于侧脑室、室间孔区域（Hassoun et al 1993；Kerkovsky et al 2008），但是脑室系统外的中枢神经细胞瘤也有报道（Cemil et al 2009；Sharma et al 2006；Takao et al 2003；Yang et al 2009）。虽然男女发病比率无数据统计，但一些小样本研究报道男性多发。

3.7.2 诊断

中枢神经细胞瘤的典型特点是位于脑室内，几乎所有的肿瘤都位于侧脑室或第三脑室，或两者都有。典型的病例是一个年轻患者具有逐渐加重的颅内高压症状和体征，包括头痛，视力改变继而视盘水肿，合并视神经或神交叉受压，以及偶有精神状态减弱。如果侵犯鞍区或鞍上区也会发生内分泌改变（Chen et al 2008；Dodero et al 2001）。

影像学检查包括 CT 扫描，典型的表现是一均匀强化的等密度肿块。如果有钙化可显示在 CT 上，形状上显示为成群的、粗糙的、球形的瘤结节。在 CT 上很少看到急性的瘤内出血（Goergen et al 1992；Hanel et al 2001；Kim et al 1992）。另外，MRI 平扫或增强也是重要的诊断方法。在 T_1 和 T_2 加权图像中，中枢神经细胞瘤通常是与大脑灰质皮层等强度（图 26.20）（McConanchie et al 1994）。它们通常表现为均匀的强化，强化不均匀的区域可能是继发的肿瘤钙化，肿瘤囊变和瘤内的血管流空影。位于脑室内的肿瘤 MRI 扫描比 CT 更容易显影（Goergen et al 1992）。最近，磁共振波谱（MR spectroscopy，MRS）也应用于中枢神经细胞瘤的诊断。Kocaoglu 等（2009）回顾性分析了 7 例病理诊断为中枢神经细胞瘤的患者，并用了 MRS 和弥散加权成像（diffusion weighted images，DWI）。MRS 分析显示胆碱 / 肌酸比值显著增大，N- 乙酰天冬氨酸 / 胆碱比值显著减小，这与高级别胶质瘤的 MRS 分析结果一致。此外，当与对侧顶叶白质比较时，肿瘤显示不均一的高信号。最近，Chuang 等（2005）报道用 MRS 分析了 3 例中枢神经细胞瘤，发现其中 1 例有异常的甘氨酸波峰。

3.7.3 病理

在组织结构上，中枢神经细胞瘤的特点是形状规则的小圆形或卵圆形细胞与不规则斑块状的纤维基质相交替（图 26.21）。细胞核是无丝分裂的，圆形的，通常有核周晕，类似于少突胶质细胞瘤（Patil et al 1990）。在免疫组织化学上，中枢神经细胞瘤有神经元分化的标志物，特别是突触囊泡蛋白，它是一种相对分子质量为 38 000 的蛋白质，存在于突触小泡内（Barbosa et al 1990）。其他的神经元分化标志物有神经元特异性烯醇酶，Leu-7 和 S-100。此外，已证实在复发的非典型中枢神经细胞瘤中，神经元标志物缺失，而神经胶质标志物（如 GFAP）增加，这个类似于更具侵袭性的肿瘤（Chen et al 2008）。最近，Soylemezoglu 等（2003）发现在甲醛固定的石蜡包埋组织中，神经元核抗原（neuronal nuclear antigen，NeuN）可用于区别中枢神经细胞瘤与其他肿瘤，中枢神经细胞瘤的细胞核 NeuN 染色呈均匀阳性，而少突胶质细胞瘤染色呈阴性。电子显微镜的超微结构分析发现，中枢神经细胞瘤具有神经元特点，包含突触、分泌囊泡、突触前清除囊泡和专门的突触连接处。不论是成熟的突触或未成熟的突触，都有清除囊泡和分泌囊泡（Hassoun et al 1982；Kubota et al 1991）。

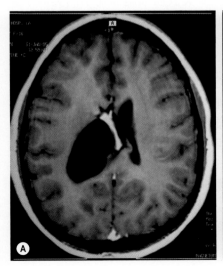
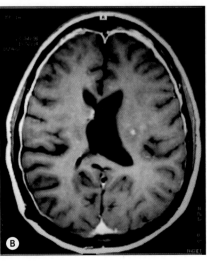

图 26.20 一例中枢神经细胞瘤。该患者为一名 15 岁的女孩，表现为颅内压增高的症状。MRI 显示一个巨大的强化明显的肿瘤占据了胼胝体，并长入双侧脑室和第三脑室。手术采用大脑半球间入路，并分两次将肿瘤切除，MRI 扫描未见肿瘤残留。（A）6 个月后复查增强 MRI（T_1 加权像）显示肿瘤复发。虽然肿瘤已经全切，但在第三脑室附近的脑实质内可见弥散的微小病灶。患者接受了全程放疗，但未行化疗。此后肿瘤未再复发，增强 MRI（T_1 加权像）显示疾病无进展（B）。然而，患者的智力受损，情感也存在波动

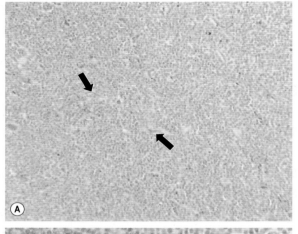

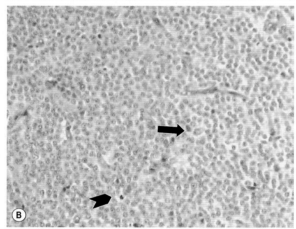

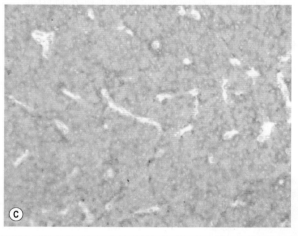

图 26.21　（A）中枢神经细胞瘤由中等大小的、单形性细胞构成。在肿瘤细胞之间有分散的、树杈状的血管结构（箭形）（H & E × 10）。（B）中枢神经细胞瘤的细胞单一。细胞核呈圆形或卵圆形，染色质呈颗粒状，核膜清晰。小的核仁可见于分散的细胞中。细胞质少，呈淡嗜酸性。可见单个较大的神经节样细胞（箭形）。有丝分裂少见（箭头）（H & E × 200）。（C）中枢神经细胞瘤。突触素染色显示细胞质弥漫性着色，这印证了肿瘤的神经细胞起源（突触素 × 200）

大多数中枢神经细胞瘤生长缓慢。Favereaux 等（2000）在一篇 10 例的病例报道中指出 8 例典型的中枢神经细胞瘤 MIB-1（增殖标志物）标记指数（LI）<2.3%，而 2 例"非典型"中枢神经细胞瘤 MIB-1 LI>5.2%。Chen 等（2008）在一组 9 例患者中，发现 2 例复发的中枢神经细胞瘤的 MIB-1 LI 值增高（26.8%），并将其分类为非典型中枢神经细胞瘤。除了 MIB-1 LI 值增高，非典型中枢神经细胞瘤还有其他的组织学特征，如肿瘤坏死和无神经元分化（Favereaux et al 2000）。Sharma 等（1998）两两比较了增殖标志物与银染核仁形成区（nucleolar organizer region，AgNOR），增殖细胞核抗原以及 MIB-1 标记指数，但未发现两者中任何一方有显著的优势。

混合性的中枢神经细胞瘤极为罕见，然而有报道了 1 例中枢神经细胞瘤混合了小神经节细胞成分，这与曾报道过的神经节中枢神经细胞瘤一致（Buhl et al 2004）。

3.7.4　鉴别诊断

脑室内肿瘤的鉴别诊断包括脑室内少突胶质细胞瘤、星形细胞瘤、脑膜瘤、室管膜瘤、室管膜下瘤、脉络丛乳头状瘤、胶样囊肿、颅咽管瘤、生殖细胞肿瘤（Sharma et al 2006；Tacconi et al 1997）。最近，Iida 等（2008 年）完成了脑室内肿瘤的超微结构研究，包括中枢神经细胞瘤、少突胶质细胞瘤、大脑神经母细胞瘤、小脑神经母细胞瘤。中枢神经细胞瘤和小脑神经母细胞瘤显示突触结构，大脑神经母细胞瘤显示不成熟的神经突。另一方面，少突胶质细胞瘤显示出类似于少突神经胶质细胞的特性。

3.7.5　治疗

最佳的治疗方法是手术全切除。大约 50% 的中枢神经细胞瘤可全切除。手术没有全切的中枢神经细胞瘤可能需要再次手术切除，化疗或放疗。建议后续影像学随访来确定是否有肿瘤大小的变化。如果实现全切除，患者将有望获得长期无进展生存。大多数辅助疗法已经用于复发的中枢神经细胞瘤患者。虽然中枢神经细胞瘤的化疗疗效没有大样本研究经验，但有单独的报告证实化疗是有效的。Dodds 等（1997）首次公布了中枢神经细胞瘤的良好化疗疗效，肿瘤部分切除后，用依托泊苷、异环磷酰胺、卡铂联合化疗。Amini 等（2008）使用类似的方案治疗一个 5 岁复发中枢神经细胞瘤合并脊髓种植转移的患者，用托泊替康、异环磷酰胺、卡铂联合化疗完全有效。Nishio 等（1988）报道了 5 例中枢神经细胞瘤部分切除或全切除后行放疗的疗效。放疗耐受性良好，所有患者放疗后长期随访 15~227 个月均无复发。Rodriguez 等（2004）使用放疗治疗一个患者，效果很好。Tyler-Kabara 等（2001）用放疗治疗 4 例术后残留的中枢神经细胞瘤，无一例复发。

Rades 和 Schild（2006）最近发表了一篇关于中枢神经细胞瘤治疗的大综述，回顾性分析了 438 例中枢神经细胞瘤患者（包括 73 例儿童和 365 例成人）。儿童定义为年龄 ≤ 18 岁。作者得出的结论是，肿瘤全切除的患者不需要放疗。放疗对于肿瘤次全切除的患者是有效的，对于典型肿瘤或儿童放疗剂量为 50Gy，而对于成人的非典型中枢神经细胞瘤放疗剂量增加为 55~50Gy 才有效。

3.7.6　临床预后

经治疗后患者一般预后较好。肉眼全切除肿瘤可能是有效的。尽管肉眼全切除肿瘤，复发也会发生。然而，肿瘤通常是局限的，重复手术切除或放射治疗的疗效良好。复发的肿瘤通常有较高的肿瘤增殖率，血管增生的证据和突触囊泡蛋白的表达。Soylemezoglu 等（1997）单独分析了 36 例活检的中枢神经细胞瘤的 MIB-1 LI。作者将患者分为 MIB-1 LI <2% 和 MIB-1LI>2% 两组。在 150 个月的观察期内，前组中有 22% 的患者复发，而后组则有 63% 的患者复发。最近，Lenzi 等（2006）基于一组 20 例中枢神经细胞瘤患者的治疗经验，发表了中枢神经细胞瘤的治疗方案建议。他们把患者分为全切除或部分切除两组。肿瘤全切除以及 MIB-1 LI<4% 的患者只需观察；如果 MIB-1 LI>4%，他们建议患者行系统放疗。如果肿瘤进行了次全切除，系统放疗联合或不联合化疗都不被推荐。研究人员认为，不典型的病理组织类型和 MIB LI>4% 与不良预后显著相关。究竟组织学异型性与 MIB-1 LI 哪个指标对判断预后更有意义，Mackenzie（1999）对 15 例肿瘤进行了相关研究，最后得出结论是与组织学异型性相比 MIB-1 LI>2% 更能预测肿瘤的

复发或不良预后（例如细胞多形性、内皮细胞增殖和坏死）。然而，建议对有高增殖潜能或组织学异型性的患者进行密切随访。

Rades 等（2004）最近研究了 85 例非典型中枢神经细胞瘤患者的疗程（MIB-1 LI>2%，非典型的组织学特征）。肿瘤全切除的患者，但是术后未行辅助治疗，3 年的肿瘤局部控制率为 73%，5 年的控制率为 57%。肿瘤全切除并且术后行放疗的患者，3 年的局部控制率为 81%，5 年的控制率为 53%。而肿瘤未全切除的患者术后控制率为 21% 和 7%；在增加放疗后肿瘤控制率则上升到 85% 和 70%。只行肿瘤全切除的患者 5 年生存率为 93%，行肿瘤全切除和放疗的患者 5 年生存率为 90%，只行肿瘤不全切除的为 43%，肿瘤不全切除和放疗的为 78%。

中枢神经细胞瘤也可发生于脑室外。脑室外的肿瘤罕见，然而这并非一定预示着患者预后不良。Cemil 等（2009）最近报道了 1 例左侧额顶叶的中枢神经细胞瘤。这例患者接受了肿瘤全切除以及辅助放化疗，疗效很好。Yang 等（2009）回顾性研究了 3 例脑室外的中枢神经细胞瘤（额叶、顶叶、鞍区），均有很好的手术和治疗效果。Takao 等（2003）报道了 1 例脑脊髓播散转移的中枢神经细胞瘤，在 T_4 水平的病变接受了放疗。

4　主要起源于神经节的肿瘤

4.1　神经节细胞瘤

4.1.1　人口统计学特征

神经节细胞瘤是一种罕见的中枢神经系统肿瘤，主要是由成熟神经元细胞组成（Serri et al 2008）。神经节细胞瘤缺乏肿瘤神经胶质细胞，这可与神经节细胞胶质瘤区分，神经节细胞胶质瘤中包含神经节和神经胶质两种肿瘤细胞（Kim et al 2001；Jacob et al 2005）。在中枢神经系统肿瘤中，已报道的神经节细胞瘤的发病率为 0.1%~0.5%（Izukawa et al 1988；Kim et al 2001；Jacob et al 2005）。患者通常都是儿童和 30 岁以下的成人（Tureyen et al 2008）。颅内神经节细胞瘤最常发生于颞叶，但也可发生在额叶、顶叶、第三脑室底部、鞍区和小脑（Russo et al 1995；Mikami et al 2008；Minkin et al 2008；Serri et al 2008）。幕上的病变通常发生在脑皮质区，但皮

质下的肿瘤也有报道（Itoh et al 1987）。位于脑表面的肿瘤可能类似于脑膜瘤。脊髓的神经节细胞瘤所占比例 <10%，通常与脊柱旁的交感神经节链相关（Choi et al 2001；Jacob et al 2005）。

如果神经节细胞瘤仅局限于小脑，则可诊断为 Lhermitte-Duclos 病（Lhermitte-Duclos disease，LDD）。LDD 是一种罕见的神经节细胞肿瘤，也是本节关注的重点。在这里我们简要讨论一下位于幕上的神经节细胞瘤。

4.1.2　诊断

幕上的神经节细胞瘤患者最常见的症状为癫痫（Altman 1988；Minkin et al 2008；Tureyen et al 2008）。其他症状可能包括鞍区肿瘤内分泌功能异常，头痛，局部神经功能障碍和颅内压增高（Sherazi 1998；Mikami et al 2008；Tureyen et al 2008）。

4.1.3　影像学

不同的病例报告影像学描述也不同。CT 扫描可见低密度钙化灶，对比增强后有强化，有水肿和占位效应。磁共振成像上，神经节细胞瘤在 T_1 加权像上为低信号强度，在 T_2 加权像上为高信号，对比增强后通常表现为均匀强化（Peretti-Viton et al 1991；Sherazi 1998；Kim et al 2001）。而其他报告描述在 CT 上病灶为高密度，不强化，占位效应很轻。在这些病例中，MRI 显示病变无明显占位效的混合信号强度，在 T_1 加权像上为混合信号强度，在 T_2 加权像上为低信号（Altman 1988）。此外，病变也可能呈囊性（Tureyen et al 2008）。

4.1.4　病理学

在神经节细胞瘤和局部皮层发育不良（focal cortical dysplasia，FCD）中，干细胞标志物 CD34 呈阳性，提示了这两种疾病的发病机制可能有联系，这种情况也可见于其他可导致癫痫的肿瘤和发育畸形（Blumcke et al 1999a，b）。神经节细胞瘤属于 WHO I 级肿瘤（Tureyen et al 2008）。

4.1.5　鉴别诊断

神经节细胞瘤的鉴别诊断包括胶质瘤、神经节神经胶质瘤和脑膜瘤（Kim et al 2001）。神经节神经胶质瘤具有类似的影像学表现，组织学上根据是否具有肿瘤神经胶质成分来鉴别。在 T_2 加权像上呈高信号可用于术前鉴别神经节细胞瘤和脑膜瘤。神经胶质瘤与神经节神经胶质瘤的区别可能在于病理组织学上存在肿瘤神经胶质成分。微管相关蛋白 2（microtubule associated protein 2，MAP2）染色和扩增试验也可协助在病理组织学上区分识别肿瘤神经元细胞（Tureyen et al 2008）。

神经节细胞瘤患者的常见症状为癫痫。然而，药物难治性癫痫可能有其他原因，比如大脑皮质发育不良，可根据影像学表现来鉴别。

4.1.6　治疗和临床预后

治疗首选手术切除，患者可获得长期的无瘤生存（Tureyen et al 2008）。对于癫痫患者，手术治疗通常可以显著地减少或根治癫痫发作。关于放疗或化疗研究数据较少。合并内分泌功能异常的患者可能需要针对相关内分泌疾病进行对症治疗（McCowen et al 1999；Isidro et al 2005）。

4.2　Lhermitte-Duclos 病

4.2.1　人口统计学特征

Lhermitte-Duclos 病（Lhermitte-Duclos disease，LDD）又称为小脑发育不良性神经节细胞瘤，是一种罕见的肿瘤，Lhermitte 和 Duclos 于 1920 年首次报道，迄今文献报道超过了 220 例（Sabin et al 1988；Robinson & Cohen 2006；Inoue et al 2007）。虽然这种病变也有报道发生在下丘脑和脊髓，但绝大多数起源于小脑（Bevan et al 1989；Azzarelli et al 1991）。发病年龄范围从出生至 60 岁，但最常见的肿瘤确诊年龄是 30~40 岁，平均年龄为 34 岁（Koch et al 1999）。发病没有性别或人种的差异（Roessmann & Wongmongkolrit 1984；Faillot et al 1990），但 LDD 可以与 Cowden 病同时出现，而 Cowden 病患者的男女比例为 1:4（Murata et al 1999）。LDD 通常是单侧病变，左侧小脑半球比右侧更易受累（Wolansky et al 1996）。尽管有文献报道了母亲和儿子同时患有肿瘤的情况（Ambler et al 1969），但目前还未发现 Lhermitte-Duclos 病的遗传基础。关于该病变的病因仍然存在争议，它可能是错构瘤、肿瘤或发育不良（Koch et al 1999；Nakagawa et al 2007）。

4.2.2　诊断

大多数患者表现为小脑功能障碍的症状和体征（共济失调、轮替运动障碍、眼球震颤）或脑积水后颅内压增高（头痛、视盘水肿、恶心、呕吐）。不太常见的临床表现，如意识丧失、蛛网膜下腔出血和单侧面肌痉挛也有报道（Stapleton et al 1992；Inoue et al 2007；Minkin et al 2008）。Lhermitte–Duclos病可能与其他中枢神经系统畸形有关，包括脊髓积水、大脑异位、巨脑畸形（Reznik & Schoenen 1983）。许多学者发现LDD与Cowden病相关，后者是一种常染色体显性遗传的多发错构瘤，常累及皮肤和黏膜，频发于甲状腺、乳腺、结肠和子宫附件（Padberg et al 1991；Tan & Ho 2007）。目前，成人发病的LDD被认为是Cowden病在中枢神经系统的表现（Robinson & Cohen 2006）。大约60%的LDD患者是偶发的，而近40%的LDD患者发生与Cowden病相关（Murata et al 1999）。有病例报道发现LDD患者也有其他中枢神经系统疾病，如神经纤维瘤病I型（Yesildag et al 2005）、脊髓动静脉瘘（Akiyama et al 2006）、脊髓室管膜瘤（Farhadi et al 2007）和间变性神经节细胞胶质瘤（Takei et al 2007）。

4.2.3　影像学

在CT上，肿瘤表现为一个低密度小脑占位性病变，有轻微的对比增强（图26.22）（Di Lorenzo et al 1984；Smith et al 1989）。可伴有局部钙化。MRI扫描显示在T_2加权像上有特征性的条纹状高信号，也称为"虎纹征"（Wolansky et al 1996；Klisch et al 2001）。肿瘤在T_1加权像上呈低信号，注射对比剂后无明显强化（Buhl et al 2003）。MRI的DWI序列可能显示弥散受限（Cianfoni et al 2008），或没有受限（Wu et al 2006）。MRS显示一个乳酸峰，NAA/Cr和NAA/Cho的比值均减少，以及接近正常的Cho/Cr比值（Wu et al 2006；Thomas et al 2007）。与CT一样，在MRI上肿瘤有轻度强化。在T_2加权像上肿瘤呈现板层状，对应区域的病理学表现为增厚的小脑皮层。根据CT和MRI结果不难想象，肿瘤在血管造影上会表现为一个无血管的肿块（Roski et al 1981；Sabin et al 1988；Faillot et al 1990；Murata et al 1999）。此外，在确定是否有残余肿瘤时，MRI是很有用的（Marano et al 1988；

Reeder et al 1988；Smith et al 1989；Ashley et al 1990；Faillot et al 1990）。氟脱氧葡萄糖正电子发射断层扫描（fluorodeoxyglucose positron emission tomography，FDG–PET）可能显示肿瘤呈高代谢（Nakagawa et al 2007；Hayasaka et al 2008）。[11]C–蛋氨酸–PET还显示了一个与病灶有关的高摄取区域（Van Calenbergh et al 2006）。

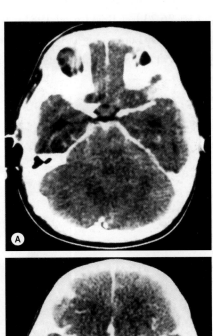
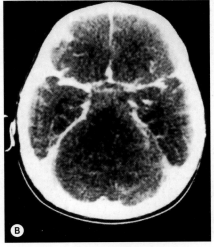

图26.22　一例神经节细胞瘤（Lhermitte-Duclos病）。该患者为7岁男孩，表现为发育迟缓，但最终死于急性脑积水。CT扫描显示一个无强化的低密度病变占据了绝大部分小脑，并造成了基底池阻塞（A，平扫；B，增强）。尸检证实为神经节细胞瘤

4.2.4　病理学

肉眼下，神经节细胞瘤表现为小脑回增宽（Sabin et al 1988）。外科手术往往很难区分神经节细胞瘤和正常小脑之间的界面。显微镜下，正

常小脑结构有改变，小脑皮层分为三层（分子层、Purkinje 细胞层和颗粒细胞层）。相反，分子层增厚，颗粒细胞层加宽，而 Purkinje 细胞层消失，小脑活树（译者注：小脑表面形成皱褶，其纵切面因有树枝状分支，故称为活树）减少（Inoue et al 2007）。多形性神经节细胞没有侵袭性，取代了颗粒细胞层。新生血管增生可能存在于神经元最密集的区域。极大量的有髓鞘的轴突存在于分子层（图 26.23）（Roski et al 1981；Reznik & Schoenen 1983；Di Lorenzo et al 1984；Reeder et al 1988；Sabin et al 1988；Smith et al 1989；Padberg et al 1991）。

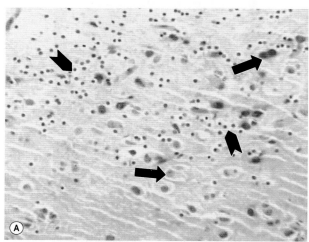

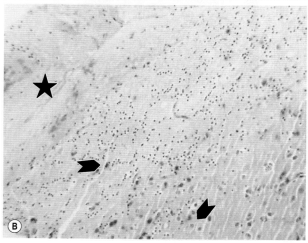

图 26.23　（A）一例神经节细胞瘤的切片显示多形性巨大的神经元细胞（箭形），并通过增生取代了内颗粒层的小神经元（箭头）（H & E×200）。（B）神经节细胞瘤。小脑叶呈弥漫性肥大。神经元增生明显，其中一些可变得与 Purkinje 细胞一样大（箭头）。它们的树枝状结构在分子层形成了一个很厚的丛（星号）（H & E×100）

免疫组织化学显示神经元特异性烯醇酶（neuron-specific enolase，NSE）和突触囊泡蛋白染色阳性，GFAP 染色阴性（Inoue et al 2007）。S-100 染色既可能呈阳性又可能呈阴性（Murata et al 1999）。MIB-1 通常低表达，但有报道 MIB-1 表达高达 5%（Inoue et al 2007）。一份病例报告描述了一个脊髓髓内神经节细胞瘤的患者在手术期间突发高血压。这个患者的肿瘤免疫组织化学显示，在成熟的神经节细胞内的致密核心小泡的抗酪氨酸羟化酶抗体染色阳性，这表明瞬间的高血压继发于儿茶酚胺释放（Azzarelli et al 1991）。与其他神经节细胞肿瘤类似，LDD 属于 WHO Ⅰ级（Inoue et al 2007）。

LDD 与 PTEN 基因的种系突变有关。最近的研究揭示了在 LDD 中，哺乳动物类雷帕霉素靶点（mammalian target of rapamycin，mTOR）（一种 PTEN/AKT 通路下游的效应物）的激活可能与颗粒细胞过度生长有关（Abel et al 2005）。

4.2.5　鉴别诊断

LDD 的鉴别诊断包括神经节细胞瘤（如上所述）、低级别胶质瘤和错构瘤。组织病理学上，缺乏肿瘤神经胶质成分可排除神经胶质瘤。如果明显在 MRI 上呈条纹状和板层状的独特影像学表现，可大大缩小差别。如果证实在颗粒细胞层中神经节细胞增生并破坏了小脑结构，即可确诊 LDD。

4.2.6　治疗

治疗首选手术切除，应尽可能全切肿瘤（Buhl et al 2003）。然而，全切除几乎不可能，因为很难区分正常小脑和神经节细胞瘤之间的界面，而且这种肿瘤往往延伸到小脑脚和脑干相邻（Murata et al 1999）。术中活检肿瘤边界和术中 MRI 有助于实现肿瘤全切除（Buhl et al 2003）。然而，有时单纯次全切除就足以缓解肿瘤的占位效应。此外，在某些情况下可以考虑再次手术缩减肿瘤体积（Marano et al 1988）。有报道的治疗方法包括颅骨切除术、C_1 椎板切除术和硬脑膜减压成形术，可治疗局部压迫症状和脑积水（Tuli et al 1997）。辅助放化疗可考虑治疗复发的不可切除的病变，但是暂无这种辅助疗法的使用数据，因此其功效是未知的

（Buhl et al 2003）。一些作者报道放射治疗可能导致病变恶性转化的风险增加（Hayashi et al 2001）。

4.2.7 临床预后

小脑神经节细胞瘤的总体预后尚可（Buhl et al 2003）。尽管许多报道强调仅次全切除肿瘤，随访的患者通常显示长期无进展生存（Roski et al 1981；Reznik and Schoenen 1983；Marano et al 1988）。虽然肿瘤在组织学上呈良性，却有肿瘤在初诊20年后出现进展及复发的报道（Marano et al 1988；Stapleton et al 1992；Inoue et al 2007）。这些复发的相关报道对LDD的错构瘤起源提出了质疑（Inoue et al 2007）。治疗肿瘤复发或进展通常是再行次全切除手术。病理组织切片证实LDD与Cowden病有关的患者，需要做一系列全身性检查来明确是否有其他错构瘤病变，以评估是否存在恶变（Vantomme et al 2001）。放化疗治疗LDD的有效性是未知的，因此不推荐用于新诊断或适合手术的复发病变（Marano et al 1988；Buhl et al 2003）。

4.3 下丘脑错构瘤

4.3.1 人口统计学特征

第一例下丘脑错构瘤是在1934年报道的（Le Marquand & Russell 1934）。虽然在全世界文献中病例数很少（<200例），已诊断和治疗的肿瘤总数则远远超过这个数字（Albright & Lee 1993）。绝大多数肿瘤位于下丘脑腹侧面，其次也有位于灰结节、乳头体，肿瘤外观无柄或有柄。虽然大多数患儿3岁之前就出现性早熟，8岁大的患儿也有报道。在一项下丘脑错构瘤的调查中，84%的患儿3岁前出现性早熟。在性别、家族或种族上没有差异偏好。下丘脑错构瘤可能与中线畸形有关，包括胼胝体发育不全，视神经畸形，半球发育不全。

4.3.2 诊断

大多数患者出现同性性早熟。男性患者可出现声音加深，肌肉发育，痤疮，阴毛，睾丸和阴茎增大。在女性，可表现为乳房发育，月经，阴毛，过度的肌肉发达（Albright & Lee 1993）。患儿相对于他们的年龄来看体型偏大，骨龄提前至

少3年。通常父母会注意到患儿的行为变化，以及出现"青春期性格"（Albright & Lee 1993）。神经病学症状是常见的。智力低下并不少见。Boyko等（1991）认为有蒂的病变表现为性早熟，无蒂的病变表现为癫痫。其他症状包括头痛，视力障碍，自律性功能障碍的证据（摄食过量、活动过度或嗜睡）。

痴笑性癫痫或痴笑发作发生在多达21%的患者。最近在详细研究痴笑性癫痫的病因及其继发的全身强直性阵挛性癫痫发作和部分癫痫发作。其他癫痫综合征也可发生在下丘脑错构瘤患者。许多研究者记录了这些患者的复杂部分发作（complex partial seizures，CPS）、强直性发作（tonic seizures，TS）和继发的全身性发作。他们都认为癫痫起源于下丘脑错构瘤，从痴笑性癫痫发展到强直阵挛性癫痫发作或复杂部分发作，但不能两者兼得（Striano et al 2005；Castro et al 2007；Harvey & Freeman 2007）。

已证实增高的黄体生成素（luteinizing hormone，LH）、卵泡刺激素（follicle stimulating hormone，FSH）、雌二醇或睾酮水平可能促进了性早熟。促性腺激素释放激素（gonadotropin releasing hormone，GnRH）连续的刺激可抑制LH和FSH。催乳素的水平也会升高，但生长激素（growth hormone，GH）和促甲状腺激素（thyroid stimulating hormones，TSH）水平通常是正常的。下丘脑-垂体轴通常不成熟。在一个性早熟的男性患者，下丘脑-垂体轴对氯米芬无反应。研究发现这种药物刺激反应只在性成熟的中后期阶段。没有刺激反应表明缺乏与正常青春期相关的成熟的中枢神经系统活动。负反馈是完整的，但对类固醇抑制剂有部分耐药。

MRI是首选的影像学诊断方法。T_1加权像能很好地将错构瘤与周围脑组织分辨开。肿瘤不强化（图26.24）。T_2加权像显示错构瘤等信号或高信号相对于灰质。然而，T_2加权像可能更难解释，因为难以区分肿瘤与鞍上池周围的CSF（Albright & Lee 1993）。虽然没有大量的错构瘤MRI检查扫描，在MRI信号特征和组织病理学之间似乎没有任何差异（Boyko et al 1991）。Freeman等（2004）用MRI研究了72例致癫痫的下丘脑错构瘤，证实了这些肿瘤与乳头体、穹隆、乳头丘脑束有直接关系，提示这些结构与患者的癫痫发作有关。最近Amstutz等（2006）使用MRS来研究MR光谱模式与下丘脑错

构瘤组织学之间的联系。作者发现肿瘤与正常脑组织相比 NAA/Cr 比值减少，mI/Cr 和 Cho/Cr 的比值增加。CT 扫描在过去就被使用，但已不再需要这些 CT 片，因为与 MRI 扫描相比没有优势。肿瘤在 CT 上显示与灰质一样的等密度，对比增强后不强化。肿瘤在脑血管造影上并不显影。

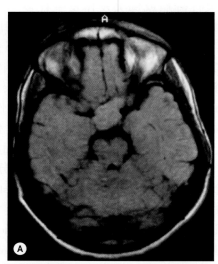
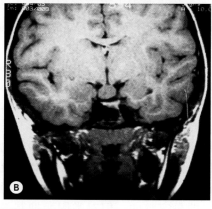

图 26.24　MR 扫描（T$_1$ 加权像）显示无蒂（A）和有蒂（B）的下丘脑错构瘤，其信号强度与灰质相同

4.3.3　病理学

　　大多数错构瘤是有柄的，侵入脚间池，包含一个有髓鞘神经纤维柄。其他错构瘤是无柄的，有一个宽基底附着于下丘脑腹侧面或融合于下丘脑本身。错构瘤通常为实性的，直径为 0.5~4.0cm。在无症状的患者中，他们通常直径小于 1.5cm（Albright & Lee 1993）。显微镜下，下丘脑错构瘤主要是由成熟的神经元与散在的胶质细胞构成。有适度的神经胶质细胞结构覆盖了纤维，没有肿瘤分化（图 26.25）。

独立的神经内分泌单元与含有神经内分泌颗粒的神经元，血管与有孔的血管内皮，双重基底膜可能存在。在电子显微镜下可看到致密核心颗粒。这些病理研究结果表明有两种可能的性早熟机制：①机械加压的抑制性通路来自下丘脑和神经垂体；②错构瘤的直接神经内分泌功能。在这两种机制中，都存在 GnRH 分泌过多的情况，这可导致腺垂体对 LH 和 FSH 的不适当分泌（Boyko et al 1991）。最近，Beggs 等（2008）用电子显微镜研究了痴笑性癫痫患者的下丘脑错构瘤组织。他们发现所有标本显示了罕见的树突状静脉曲张，有大小不等的神经元与大量的抑制和兴奋性突触相连，与导致癫痫发作的组织一致。Coons 等（2007）研究了 57 例下丘脑错构瘤，发现小的成熟神经元有增加，产生大量的突触相关蛋白，导致这些小神经元成为肿瘤结节。与皮质发育不良相比，没有发现不规则的巨大的神经节样气球样细胞。

4.3.4　鉴别诊断

　　患儿出现性早熟的鉴别诊断包括下丘脑星形细胞瘤、视神经/交叉胶质瘤、生殖细胞瘤、颅咽管瘤和鞍上囊肿。MRI 扫描通常可以区分这些病变。在组织病理学上，错构瘤需要与低级别胶质瘤、神经节神经胶质瘤、神经节细胞瘤鉴别。低级别胶质瘤有星形细胞肿瘤分化，没有神经元成分。神经节神经胶质瘤有神经胶质肿瘤分化，但也有神经节成分。神经节细胞瘤通常位于小脑（Lhermitte–Duclos 病），但也有发生于下丘脑的报道（Reznik & Schoenen 1983；Bevan et al 1989）。二者之间的显著区别是错构瘤含有多形性的神经节细胞。

4.3.5　治疗

　　下丘脑错构瘤的治疗可能是基于药物治疗或手术切除。错构瘤的非手术治疗现在可用长效 GnRH 类似物。因为波动的 GnRH 释放是启动青春期的关键，连续的 GnRH 刺激会抑制促性腺激素的分泌。GnRH 治疗的缺点是多方面的：① GnRH 治疗费用高。②它可能不能逆转肌肉发达的情况，此外，食欲增加以及"青春期"个性经常出现在这些患者中。③根据患儿的年龄，可能需要长期使用 GnRH（Albright & Lee 1993）。值得注意的是，GnRH 已使用长达 13 年，并没有明显的后遗症。接近青春期

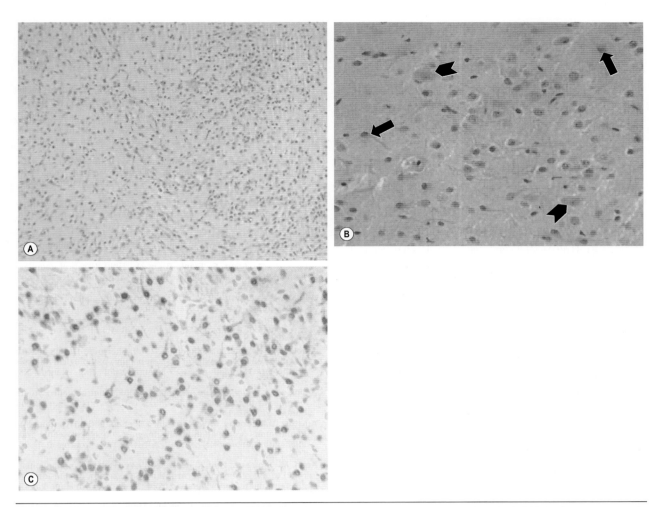

图 26.25　（A）下丘脑错构瘤含有高度密集且不规则分布的神经元，并未见到神经元聚集而成的核团（H & E×100）。（B）下丘脑错构瘤主要由外观正常的神经元构成，其大小和形状各不相同（箭头）。神经胶质成分表现出活性变化，表现为增加的细胞质和凸出的星形细胞突触（箭形）（H & E×200）。（C）NeuN 免疫组织化学染色突出了神经元的范围大小和不规则分布，也突出了染色阴性的神经胶质成分（NeuN×200）

的患者，也许没有合适的治疗。Starceski 等（1990）报道了一个 8 岁零 7 个月大的男孩并没有接受任何治疗，也长到了成人的身高。此外，应该指出，年轻患者中即使没有任何形式的药物治疗，相对于加速增长的高大身材，不良反应是有限的，通常会出现儿童性早熟和成人身材矮小。

　　年轻患者首选手术治疗，否则将长期服用 GnRH 类似物治疗，患者虽有性早熟，但有正常的青春期内分泌器官，有望停止过早的青春期发育。带蒂的肿瘤首选手术切除（Starceski et al 1990）。下丘脑错构瘤最初的治疗方法都集中在各种基础手术入路，包括颞下、额底、翼点和额颞入路。Albright 和 Lee（1993）已报道经颞下入路手术切除有柄的和无柄的肿瘤效果良好，觉得经颞下入路可很好地看到正常解剖结构。由于错

构瘤的背侧面常附着于脑干前面并与基底动脉粘连，这种入路需要术中暴露基底动脉（Albright & Lee 1993）。Rosenfeld 等（2001）推广了经胼胝体穹隆间手术入路方法。前入路的方法有助于直接看到肿瘤，能够从乳头体上减小或断开下丘脑错构瘤，避免了脑神经和血管的损伤（Addas et al 2008）。使用这种入路最常见的并发症来自于试图全切肿瘤时损伤了下丘脑，损伤穹隆部可发生短期或长期记忆丧失。前入路还适用于内镜切除，已成功地应用于小的下丘脑错构瘤手术。虽然"微创"，但这种方法可能会导致临时或永久的并发症，包括穹隆部损伤和下丘脑损伤。从理论上讲，对于有蒂的肿瘤，仅将蒂切断而不切除错构瘤也应该能纠正内分泌紊乱，但是切除肿瘤可以明确诊断。无蒂的病变难以切除，当肿瘤侵入

下丘脑，通常全切除是不可能的。在这种情况下，肿瘤附着于下丘脑腹侧面，次全切除肿瘤是可行的（Albright & Lee 1993）。在经颞下入路进行手术时，最可能发生的手术并发症是因切除肿瘤而牵拉动眼神经，进而造成的短暂性动眼神经麻痹。另一方面，需要指出手术治疗也并非总能成功（Albright & Lee 1993）。

放射治疗也被用于治疗下丘脑错构瘤。Arita等（1998）报道了第一例放射治疗患者，随后在其他几个小型病例研究中也有报道。Régis等（2006）报道了27例患者经伽马刀治疗继发于下丘脑错构瘤的癫痫发作。他们发现59%的患者癫痫发作停止或改善，且没有明显的副作用。与伽马刀治疗类似，Schulze-Bonhage和Ostertag（2007）报道用^{125}I放射性粒源治疗了24例下丘脑错构瘤患者。他们发现在大约50%的患者中痴笑发作有显著减少。副作用包括4例患者出现体重显著增加，5例患者出现继发于下丘脑水肿的认知副作用（包括嗜睡，短期记忆障碍，疲乏）。在瘤周水肿减退后，这些副作用也陆续消失（Schulze-Bonhage & Ostertag 2007）。在一项研究中，13例男患者中有7例接受了术后放疗，并没有发现生存期有明显改变。使用抗肿瘤药物没有意义。

4.3.6 临床预后

临床预后通常良好。即使病变未完全切除，也少有患者死于下丘脑错构瘤。如果病变有柄，可通过手术治愈内分泌病，然而，部分切除可足以恢复正常的内分泌轴（Albright & Lee 1993）。一旦达到了生化方面的治愈，则意味着患者的基础内分泌水平已经恢复。先前的青春期身体改变（例如阴毛，睾丸增大，乳房发育）将恢复正常（Albright & Lee 1993）。手术干预只适用于GnRH抑制或无其他可行治疗方案的病例。

（汪雷 曾春 黄磊 译）

参考文献

Abel, T.W., Baker, S.J., Fraser, M.M., et al., 2005. Lhermitte-Duclos disease: a report of 31 cases with immunohistochemical analysis of the PTEN/AKT/mTOR pathway. J. Neuropathol. Exp. Neurol. 64, 341–349.

Addas, B., Sherman, E.M.S., Hader W.J., 2008. Surgical management of hypothalamic hamartomas in patients with gelastic epilepsy. Neurosurg. Focus 25, E8.

Adriaensen, M.E., Schaefer-Prokop, C.M., Stijnen, T., et al., 2009. Prevalence of subependymal giant cell tumors in patients with tuberous sclerosis and a review of the literature. Eur. J. Neurol. 16, 691–696.

Akiyama, Y., Ikeda, J., Ibayashi, Y., et al., 2006. Lhermitte-Duclos disease with cervical paraspinal arteriovenous fistula. Neurol. Med. Chir. (Tokyo) 46, 446–449.

Alaraj, A., Chan, M., Oh, S., et al., 2007. Astroblastoma presenting with intracerebral hemorrhage misdiagnosed as dural arteriovenous fistula: review of a rare entity. Surg. Neurol. 67, 308–313.

Albanese, A., Mangiola, A., Pompucci, A., et al., 2005. Rosette-forming glioneuronal tumour of the fourth ventricle: report of a case with clinical and surgical implications. J. Neurooncol. 71, 195–197.

Albright, A.L., Lee, P.A., 1993. Neurosurgical treatment of hypothalamic hamartomas causing precocious puberty. J. Neurosurg. 78, 77–82.

Alexiou, G.A., Stefanaki, K., Sfakianos, G., et al., 2008. Desmoplastic infantile ganglioglioma: a report of 2 cases and a review of the literature. Pediatr. Neurosurg. 44, 422–425.

Allegranza, A., Pileri, S., Frank, G., et al., 1990. Cerebral ganglioglioma with anaplastic oligodendroglial component. Histopathology 17, 439–441.

Allende, D.S., Prayson, R.A., 2009. The expanding family of glioneuronal tumors. Adv. Anat. Pathol. 16, 33–39.

Altman, N.R., 1988. MR and CT characteristics of gangliocytoma: a rare cause of epilepsy in children. AJNR Am. J. Neuroradiol. 9, 917–921.

Ambler, M., Pogacar, S., Sidman, R., 1969. Lhermitte-Duclos disease (granule cell hypertrophy of the cerebellum) pathological analysis of the first familial cases. J. Neuropathol. Exp. Neurol. 28, 622–647.

Amini, E., Roffidal, T., Lee, A., et al., 2008. Central neurocytoma responsive to topotecan, ifosfamide, carboplatin. Pediatr. Blood Cancer 51, 137–140.

Amstutz, D.R., Coons, S.W., Kerrigan, J.F., et al., 2006. Hypothalamic hamartomas: Correlation of MR imaging and spectroscopic findings with tumor glial content. AJNR Am. J. Neuroradiol. 27, 794–798.

Anan, M., Inoue, R., Ishii, K., et al., 2009. A rosette-forming glioneuronal tumor of the spinal cord: the first case of a rosette-forming glioneuronal tumor originating from the spinal cord. Hum. Pathol. 40, 898–901.

Arita, K., Kurisu, K., Koji, I., et al., 1998. Subsidence of seizure induced by stereotactic radiation in a patient with hypothalamic hamartoma. J. Neurosurg. 89, 645–648.

Ashley, D.G., Zee, C.S., Chandrasoma, P.T., et al., 1990. Lhermitte-Duclos disease: CT and MR findings. J. Comput. Assist. Tomogr. 14, 984–987.

Athale, S., Hallet, K.K., Jinkins, J.R., 1999. Ganglioglioma of the trigeminal nerve: MRI. Neuroradiology 41, 576–578.

Atri, S., Sharma, M.C., Sarkar, C., et al., 2007. Papillary glioneuronal tumour: a report of a rare case and review of literature. Childs Nerv. Syst. 23, 349–353.

Azzarelli, B., Luerssen, T.G., Wolfe, T.M., 1991. Intramedullary secretory gangliocytoma. Acta Neuropathol. 82, 402–407.

Bachli, H., Avoledo, P., Gratzl, O., et al., 2003. Therapeutic strategies and management of desmoplastic infantile ganglioglioma: two case reports and literature overview. Childs Nerv. Syst. 19, 359–366.

Bignami, A., Adelman, L.S., Perides, G., et al., 1989. Glial hyaluronate-binding protein in polar spongioblastoma. J. Neuropathol. Exp. Neurol. 48, 187–196.

Bailey, P., Bucy, P.C., 1930. Astroblastomas of the brain. Acta Psychiatr. Neurol. 5, 439–461.

Baka, J.J., Patel, S.C., Roebuck, J.R., et al., 1993. Predominantly extraaxial astroblastoma: imaging and proton MR spectroscopy features. AJNR Am. J. Neuroradiol. 14, 946–950.

Bannykh, S.I., Fan, X., Black, K.L., 2007. Malignant astroblastoma with rhabdoid morphology. J. Neurooncol. 83, 277–278.

Barbosa, M.D., Balsitis, M., Jaspan, T.J., et al., 1990. Intraventricular neurocytoma: a clinical and pathological study of three cases and review of the literature. Neurosurgery 26, 1045–1054.

Barnes, N.P., Pollock, J.R., Harding, B., et al., 2002. Papillary glioneuronal tumour in a 4-year-old. Pediatr. Neurosurg. 36, 266–270.

Beggs, J., Nakada, S., Fenoglio, K., et al., 2008. Hypothalamic hamartomas associated with epilepsy: ultrastructural features. J. Neuropathol. Exp. Neurol. 67, 65t7–68.

Bell, J.W., Osborn, A.G., Salzman, K.L., et al., 2007. Neuroradiologic characteristics of astroblastoma. Neuroradiology 49, 203–209.

Benitez, W.I., Glasier, C.M., Husain, M., et al., 1990. MR findings in childhood gangliogliomas. J. Comput. Assist. Tomogr. 14,

712–716.

Berenguer, J., Bargallo, N., Bravo, E., et al., 1994. An unusual frontal ganglioglioma: CT and MRI. Neuroradiology 36, 311–312.

Bergin, D.J., Johnson, T.E., Spencer, W.H., et al., 1988. Ganglioglioma of the optic nerve. Am. J. Ophthalmol. 105, 146–149.

Bevan, J.S., Asa, S.L., Rossi, M.L., et al., 1989. Intrasellar gangliocytoma containing gastrin and growth hormone-releasing hormone associated with a growth hormone-secreting pituitary adenoma. Clin. Endocrinol. (Oxf.) 30, 213–224.

Blom, R.J., 1988. Pleomorphic xanthoastrocytoma: CT appearance. J. Comput. Assist. Tomogr. 12, 351–352.

Blumcke, I., Giencke, K., Wardelmann, E., et al., 1999a. The CD34 epitope is expressed in neoplastic and malformative lesions associated with chronic, focal epilepsies. Acta Neuropathol. 97, 481–490.

Blumcke, I., Lobach, M., Wolf, H.K., et al., 1999b. Evidence for developmental precursor lesions in epilepsy-associated glioneuronal tumors. Microsc. Res. Tech. 46, 53–58.

Blumcke, I., Wiestler, O.D., 2002. Gangliogliomas: an intriguing tumor entity associated with focal epilepsies. J. Neuropathol. Exp. Neurol. 61, 575–584.

Bonnin, J.M., Rubinstein, L.J., 1989. Astroblastomas: a pathological study of 23 tumors, with a postoperative follow-up in 13 patients. Neurosurgery 25, 6–13.

Bonnin, J.M., Rubinstein, L.J., Papasozomenos, S.C., et al., 1984. Subependymal giant cell astrocytoma. Significance and possible cytogenetic implications of an immunohistochemical study. Acta Neuropathol. 62, 185–193.

Bouvier-Labit, C., Daniel, L., Dufour, H., et al., 2000. Papillary glioneuronal tumour: clinicopathological and biochemical study of one case with 7-year follow up. Acta Neuropathol. 99, 321–326.

Bowles, A.P., Jr., Pantazis, C.G., Allen, M.B., Jr., et al., 1988. Ganglioglioma, a malignant tumor? Correlation with flow deoxyribonucleic acid cytometric analysis. Neurosurgery 23, 376–381.

Boyko, O.B., Curnes, J.T., Oakes, W.J., et al., 1991. Hamartomas of the tuber cinerium: CT, MR, and pathologic findings. Am. J. Neuroradiol. 12, 309–314.

Braeuninger, S., Schneider-Stock, R., Kirches, E., et al., 2007. Evaluation of molecular genetic alterations associated with tumor progression in a case of gliomatosis cerebri. J. Neurooncol. 82, 23–27.

Brat, D.J., Hirose, Y., Cohen, K.J., et al., 2000. Astroblastoma: clinicopathologic features and chromosomal abnormalities defined by comparative genomic hybridization. Brain Pathol. 10, 342–352.

Brat, D.J., Parisi, J.E., Kleinschmidt-DeMasters, B.K., et al., 2008. Surgical neuropathology update: a review of changes introduced by the WHO classification of tumours of the central nervous system. Arch. Pathol. Lab. Med. 132, 993–1007.

Broholm, H., Madsen, F.F., Wagner, A.A., et al., 2002. Papillary glioneuronal tumor – a new tumor entity. Clin. Neuropathol. 21, 1–4.

Buccoliero, A.M., Franchi, A., Castiglione, F., et al., 2009. Subependymal giant cell astrocytoma (SEGA): Is it an astrocytoma? Morphological, immunohistochemical and ultrastructural study. Neuropathology 29, 25–30.

Buccoliero, A.M., Giordano, F., Mussa, F., et al., 2006. Papillary glioneuronal tumor radiologically mimicking a cavernous hemangioma with hemorrhagic onset. Neuropathology 26, 206–211.

Buhl, R., Barth, H., Hugo, H.H., et al., 2003. Dysplastic gangliocytoma of the cerebellum: rare differential diagnosis in space occupying lesions of the posterior fossa. Acta Neurochir (Wien) 145, 509–512.

Buhl, R., Huang, H., Hugo, H.H., et al., 2004. Ganglioneurocytoma of the third ventricle. J. Neuro-oncology 66, 341–344.

● Burel-Vandenbos, F., Varlet, P., Lonjon, M., et al., 2007. [Ependymal variant of dysembryoplastic neuro-epithelial tumor]. Ann. Pathol. 27, 320–323.

Cabello, A., Madero, S., Castresana, A., et al., 1991. Astroblastoma: electron microscopy and immunohistochemical findings: case report. Surg. Neurol. 35, 116–121.

Caroli, E., Salvati, M., Esposito, V., et al., 2004. Cerebral astroblastoma. Acta Neurochir (Wien) 146, 629–633.

Castillo, M., Davis, P.C., Takei, Y., et al., 1990. Intracranial ganglioglioma: MR, CT, and clinical findings in 18 patients. AJNR Am. J. Neuroradiol. 11, 109–114.

Castro, L.H., Ferreira, L.K., Teles, L.R., et al., 2007. Epilepsy syndromes associated with hypothalamic hamartomas. Seizure 16, 50–58.

Cemil, B., Tun, K., Guvenc, Y., et al., 2009. Extraventricular neurocytoma: report of a case. Neurol. Neurochir. Pol. 43, 191–194.

Chamberlain, M.C., Press, G.A., 1990. Temporal lobe ganglioglioma in refractory epilepsy: CT and MR in three cases. J. Neurooncol. 9, 81–87.

● Chan, C.H., Bittar, R.G., Davis, G.A., et al., 2006. Long-term seizure outcome following surgery for dysembryoplastic neuroepithelial tumor. J. Neurosurg. 104, 62–69.

Chang, H.T., Latorre, J.G., Hahn, S., et al., 2006. Pediatric cerebellar pleomorphic xanthoastrocytoma with anaplastic features: a case of long-term survival after multimodality therapy. Childs Nerv. Syst. 22, 609–613.

Chen, C.L., Shen, C.C., Wang, J., et al., 2008. Central neurocytoma: a clinical, radiological and pathological study of nine cases. Clin. Neurol. Neurosurg. 110, 129–136.

Chilton, J., Caughron, M.R., Kepes, J.J., 1990. Ganglioglioma of the optic chiasm: case report and review of the literature. Neurosurgery 26, 1042–1045.

Choi, Y.H., Kim, I.O., Cheon, J.E., et al., 2001. Gangliocytoma of the spinal cord: a case report. Pediatr. Radiol. 31, 377–380.

Chuang, M.T., Lin, W.C., Tsai, H.Y., et al., 2005. 3-T proton magnetic resonance spectroscopy of central neurocytoma: 3 case reports and review of the literature. J. Comput. Assist. Tomogr. 29, 683–688.

Cianfoni, A., Wintermark, M., Piludu, F., et al., 2008. Morphological and functional MR imaging of Lhermitte-Duclos disease with pathology correlate. J. Neuroradiol. 35, 297–300.

Coons, S.W., Rekate, H.L., Prenger E.C., et al., 2007. The histopathology of hypothalamic hamartomas: study of 57 cases. J Neuropathol. Exp. Neurol. 66, 131–141.

Cox, J.D., Zimmerman, H.M., Haughton, V.M., 1982. Microcystic ganglioglioma treated by partial removal and radiation therapy. Cancer 50, 473–477.

Daumas-Duport, C., 1993. Dysembryoplastic neuroepithelial tumours. Brain Pathol. 3, 283–295.

Daumas-Duport, C., Scheithauer, B.W., Chodkiewicz, J.P., et al., 1988. Dysembryoplastic neuroepithelial tumor: a surgically curable tumor of young patients with intractable partial seizures. Report of thirty-nine cases. Neurosurgery 23, 545–556.

Davidson, L.A., Graham, D.I., Carey, F.A., 1992. Chronic neurological dysfunction attributable to a ganglioglioma. Histopathology 21, 275–278.

Davies, K.G., Maxwell, R.E., Seljeskog, E., et al., 1994. Pleomorphic xanthoastrocytoma – report of four cases, with MRI scan appearances and literature review. Br. J. Neurosurg. 8, 681–689.

De Chadarevian, J.P., Guyda, H.J., Hollenberg, R.D., 1984. Hypothalamic polar spongioblastoma associated with the diencephalic syndrome. Virchows Arch. 402, 465–474.

De Munnynck, K., Van Gool, S., Van Calenbergh, F., et al., 2002. Desmoplastic infantile ganglioglioma: a potentially malignant tumor? Am. J. Surg. Pathol. 26, 1515–1522.

De Reuck, J., Van de Velde, E., vander Eecken, H., 1975. The angioarchitecture of the astroblastoma. Clin. Neurol. Neurosurg. 78, 89–98.

Demierre, B., Stichnoth, F.A., Hori, A., et al., 1986. Intracerebral ganglioglioma. J. Neurosurg. 65, 177–182.

Denaro, L., Gardiman, M., Calderone, M., et al., 2008. Intraventricular astroblastoma. Case report. J. Neurosurg. Pediatrics 1, 152–155.

Dhillon, R.S., 1987. Posterior fossa ganglioglioma–an unusual cause of hearing loss. J. Laryngol. Otol. 101, 714–717.

Di Lorenzo, N., Lunardi, P., Fortuna, A., 1984. Granulomolecular hypertrophy of the cerebellum (Lhermitte-Duclos disease). Case report. J. Neurosurg. 60, 644–646.

Diepholder, H.M., Schwechheimer, K., Mohadjer, M., et al., 1991. A clinicopathologic and immunomorphologic study of 13 cases of ganglioglioma. Cancer 68, 2192–2201.

Dodds, D., Nonis, J., Mehta, M., et al., 1997. Central neurocytoma: a clinical study of response to chemotherapy. J. Neurooncol. 34, 279–283.

Dodero, F., Alliez, J.R., Metellus, P., et al., 2001. Central neurocytoma: 2 case reports and review of the literature. Acta Neurochir. 142, 1417–1422.

Dorne, H.L., O'Gorman, A.M., Melanson, D., 1986. Computed tomography of intracranial gangliogliomas. AJNR Am. J. Neuroradiol. 7, 281–285.

Duffner, P.K., Burger, P.C., Cohen, M.E., et al., 1994. Desmoplastic infantile gangliogliomas: an approach to therapy. Neurosurgery 34, 583–589.

Edgar, M.A., Rosenblum, M.K., 2007. Mixed glioneuronal tumors: recently described entities. Arch. Pathol. Lab. Med. 131, 228–233.

Ellenberg, L., McComb, J.G., Siegel, S.E., et al., 1987. Factors affecting intellectual outcome in pediatric brain tumor patients. Neurosurgery 21, 638–644.

Elshaikh, M.A., Stevens, G.H., Peereboom, D.M., et al., 2002. Gliomatosis cerebri: treatment results with radiotherapy alone. Cancer 95, 2027–2031.

Faillot, T., Sichez, J.P., Brault, J.L., et al., 1990. Lhermitte-Duclos disease (dysplastic gangliocytoma of the cerebellum). Report of a case and review of the literature. Acta Neurochir (Wien) 105, 44–49.

Fan, X., Larson, T.C., Jennings, M.T., et al., 2001. December 2000:6 month old boy with 2 week history of progressive lethargy. Brain Pathol. 11, 265–266.

Farhadi, M.R., Rittierodt, M., Stan, A., et al., 2007. Intramedullary ependymoma associated with Lhermitte-Duclos disease and Cowden syndrome. Clin. Neurol. Neurosurg. 109, 692–697.

Fathi, A.R., Novoa, E., El-Koussy, M., et al., 2008. Astroblastoma with rhabdoid features and favorable long-term outcome: report of a case with a 12-year follow-up. Pathol. Res. Pract. 204, 345–351.

Favereaux, A., Vital, A., Loiseau, H., et al., 2000. Histopathological variants of central neurocytoma: report of 10 cases. Ann. Pathol. 20, 558–563.

Fletcher, W.A., Hoyt, W.F., Narahara, M.H., 1988. Congenital quadrantanopia with occipital lobe ganglioglioma. Neurology 38, 1892–1894.

Freeman, J.L., Coleman, L.T., Wellard, R.M., et al., 2004. MR imaging and spectroscopic study of epileptogenic hypothalamic hamartomas: analysis of 72 cases. Am. J. Neuroradiol. 25, 450–462.

Freund, M., Hahnel, S., Sommer, C., et al., 2001. CT and MRI findings in gliomatosis cerebri: a neuroradiologic and neuropathologic review of diffuse infiltrating brain neoplasms. Eur. Radiol. 11, 309–316.

Fujimoto, M., Weaker, F.J., Herbert, D.C., et al., 1988. Expression of three viral oncogenes (v-sis, v-myc, v-fos) in primary human brain tumors of neuroectodermal origin. Neurology 38, 289–293.

Fujiwara, S., Takaki, T., Hikita, T., et al., 1989. Subependymal giant-cell astrocytoma associated with tuberous sclerosis. Do subependymal nodules grow? Childs Nerv. Syst. 5, 43–44.

Fuller, C., Helton, K., Dalton, J., et al., 2006. Polar spongioblastoma of the spinal cord: a case report. Pediatr. Dev. Pathol. 9, 75–80.

Furuta, A., Takahashi, H., Ikuta, F., et al., 1992. Temporal lobe tumor demonstrating ganglioglioma and pleomorphic xanthoastrocytoma components. Case report. J. Neurosurg. 77, 143–147.

Garcia, C.A., McGarry, P.A., Collada, M., 1984. Ganglioglioma of the brain stem. Case report. J. Neurosurg. 60, 431–434.

Giannini, C., Scheithauer, B.W., Burger, P.C., et al., 1999. Pleomorphic xanthoastrocytoma: what do we really know about it? Cancer 85, 2033–2045.

Giannini, C., Scheithauer, B.W., Lopes, M.B., et al., 2002. Immunophenotype of pleomorphic xanthoastrocytoma. Am. J. Surg. Pathol. 26, 479–485.

Glasser, R.S., Rojiani, A.M., Mickle, J.P., et al., 1995. Delayed occurrence of cerebellar pleomorphic xanthoastrocytoma after supratentorial pleomorphic xanthoastrocytoma removal. Case report. J. Neurosurg. 82, 116–118.

Goergen, S.K., Gonzales, M.F., McLean, C.A., 1992. Intraventricular CN: radiologic features and review of the literature. Radiology 182, 787–792.

Goldring, S., Rich, K.M., Picker, S., 1986. Experience with gliomas in patients presenting with a chronic seizure disorder. Clin. Neurosurg. 33, 15–42.

Gomez, J.G., Garcia, J.H., Colon, L.E., 1985. A variant of cerebral glioma called pleomorphic xanthoastrocytoma: case report. Neurosurgery 16, 703–706.

Grant, J.W., Gallagher, P.J., 1986. Pleomorphic xanthoastrocytoma. Immunohistochemical methods for differentiation from fibrous histiocytomas with similar morphology. Am. J. Surg. Pathol. 10, 336–341.

Haddad, S.F., Moore, S.A., Menezes, A.H., et al., 1992. Ganglioglioma: 13 years of experience. Neurosurgery 31, 171–178.

Hader, W.J., Ozen, L., Hamiwka L., et al., 2008. Neuropsychological and quality of life outcome after endoscopic resection of hypothalamic hamartomas. Can J. Neurol. Sci. 335, S73.

Hall, W.A., Yunis, E.J., Albright, A.L., 1986. Anaplastic ganglioglioma in an infant: case report and review of the literature. Neurosurgery 19, 1016–1020.

Hamlat, A., Le Strat, A., Guegan, Y., et al., 2007. Cerebellar pleomorphic xanthoastrocytoma: case report and literature review. Surg. Neurol. 68, 89–95.

Hanel, R.A., Montano, J.C., Gasparetto, E., et al., 2001. Uncommon presentation of central neurocytoma causing intraventricular hemorrhage: case report. Arq. Neuropsiquiatr. 59, 628–632.

Harvey, A.S., Freeman J.L., 2007. Epilepsy in hypothalamic hamartoma: clinical and EEG features. Semin. Pediatr. Neurol. 14, 60–64.

Hassoun, J., Gambarelli, D., Grisoli, F., et al., 1982. Central neurocytoma: an electron microscopic study of two cases. Acta Neuropathol. (Berl.) 56, 151–156.

Hassoun, J., Soylemezoglu, F., Gambarelli, D., et al., 1993. Central neurocytoma: a synopsis of clinical and histological features. Brain Pathol. 3, 297–306.

Hayasaka, K., Nihashi, T., Takebayashi, S., et al., 2008. FDG PET in Lhermitte-Duclos disease. Clin. Nucl. Med. 33, 52–54.

Hayashi, Y., Iwato, M., Hasegawa, M., et al., 2001. Malignant transformation of a gangliocytoma/ganglioglioma into a glioblastoma multiforme: a molecular genetic analysis. Case report. J. Neurosurg. 95, 138–142.

Herrlinger, U., Felsberg J., Kuker, W., et al., 2002. Gliomatosis cerebri: molecular pathology and clinical course. Ann. Neurol. 52, 390–399.

Heyerdahl Strom, E., Skullerud, K., 1983. Pleomorphic xanthoastrocytoma: report of 5 cases. Clin. Neuropathol. 2, 188–191.

Hirose, T., Scheithauer, B.W., Lopes, M.B., et al., 1995. Tuber and subependymal giant cell astrocytoma associated with tuberous sclerosis: an immunohistochemical, ultrastructural, and immunoelectron and microscopic study. Acta Neuropathol. 90, 387–399.

Hoag, G., Sima, A.A., Rozdilsky, B., 1986. Astroblastoma revisited: a report of three cases. Acta Neuropathol. 70, 10–16.

Horst, E., Micke, O., Romppainen, M.L., et al., 2000. Radiation therapy approach in gliomatosis cerebri – case reports and literature review. Acta Oncol. 39, 747–751.

Hori, A., Weiss, R., Schaake, T., 1988. Ganglioglioma containing osseous tissue and neurofibrillary tangles. Arch. Pathol. Lab. Med. 112, 653–655.

Hosokawa, Y., Tsuchihashi, Y., Okabe, H., et al., 1991. Pleomorphic xanthoastrocytoma. Ultrastructural, immunohistochemical, and DNA cytofluorometric study of a case. Cancer 68, 853–859.

Hoving, E.W., Kros, J.M., Groninger, E., et al., 2008. Desmoplastic infantile ganglioglioma with a malignant course. J. Neurosurg. Pediatrics 1, 95–98.

Hunt, S.J., Johnson, P.C., 1989. Melanotic ganglioglioma of the pineal region. Acta Neuropathol. 79, 222–225.

Husain, A.N., Leestma, J.E., 1986. Cerebral astroblastoma: immunohistochemical and ultrastructural features. Case report. J. Neurosurg. 64, 657–661.

Iida, M., Tsujimoto, S., Nakayama, H., et al., 2008. Ultrastructural study of neuronal and related tumors in the ventricles. Brain Tumor Pathol. 25, 19–23.

Im, S.H., Chung, C.K., Cho, B.K., et al., 2002a. Intracranial ganglioglioma: preoperative characteristics and oncologic outcome after surgery. J. Neurooncol. 59, 173–183.

Im, S.H., Chung, C.K., Cho, B.K., et al., 2002b. Supratentorial ganglioglioma and epilepsy: postoperative seizure outcome. J. Neurooncol. 57, 59–66.

Inoue, T., Nishimura, S., Hayashi, N., et al., 2007. Ectopic recurrence of dysplastic gangliocytoma of the cerebellum (Lhermitte-Duclos disease): a case report. Brain Tumor. Pathol. 24, 25–29.

Isidro, M.L., Iglesias Diaz, P., Matias-Guiu, X., et al., 2005. Acromegaly due to a growth hormone-releasing hormone-secreting intracranial gangliocytoma. J. Endocrinol. Invest. 28, 162–165.

Issidorides, M.R., Arvanitis, D., 1993. Histochemical marker of human catecholamine neurons in ganglion cells and processes of a temporal lobe ganglioglioma. Surg. Neurol. 39, 66–71.

Itoh, Y., Yagishita, S., Chiba, Y., 1987. Cerebral gangliocytoma. An ultrastructural study. Acta Neuropathol. 74, 169–178.

Iwaki, T., Fukui, M., Kondo, A., et al., 1987. Epithelial properties of pleomorphic xanthoastrocytomas determined in ultrastructural and immunohistochemical studies. Acta Neuropathol. 74, 142–150.

Izukawa, D., Lach, B., Benoit, B., 1988. Gangliocytoma of the cerebellum: ultrastructure and immunohistochemistry. Neurosurgery 22, 576–581.

Jacob, J.T., Cohen-Gadol, A.A., Scheithauer, B.W., et al., 2005. Intramedullary spinal cord gangliocytoma: case report and a review of the literature. Neurosurg. Rev. 28, 326–329.

Jansen, G.H., Troost, D., Dingemans, K.P., 1990. Polar spongioblastoma: an immunohistochemical and electron microscopical study. Acta Neuropathol. 81, 228–232.

Javahery, R.J., Davidson, L., Fangusaro, J., et al., 2009. Aggressive variant of a papillary glioneuronal tumor. Report of 2 cases. J. Neurosurg. Pediatrics 3, 46–52.

Jay, V., Squire, J., Becker, L.E., et al., 1994. Malignant transformation in a ganglioglioma with anaplastic neuronal and astrocytic components. Report of a case with flow cytometric and cytogenetic analysis. Cancer 73, 2862–2868.

Jea, A., Ragheb, J., Morrison, G., 2002. Unique presentation of pleomorphic xanthoastrocytoma as a lytic skull lesion in an eight-year-old girl. Pediatr. Neurosurg. 37, 254–257.

Jelinek, J., Smirniotopoulos, J.G., Paarisi, J.E., et al., 1990. Lateral ventricular neoplasms of the brain: differential diagnosis based on clinical, CT, and MR findings. Am. J. Neuroradiol. 11, 567–574.

● Jensen, R.L., Caamano, E., Jensen, E.M., et al., 2006. Development of contrast enhancement after long-term observation of a dysembryoplastic neuroepithelial tumor. J. Neurooncol. 78, 59–62.

Johannsson, J.H., Rekate, H.L., Roessmann, U., 1981. Gangliogliomas: pathological and clinical correlation. J. Neurosurg. 54, 58–63.

Johnson, M.D., Jennings, M.T., Lavin, P., et al., 1995. Ganglioglioma of the pineal gland: clinical and radiographic response to stereotactic radiosurgical ablation. J. Child. Neurol. 10, 247–249.

Johnson, M.D., Jennings, M.T., Toms, S.T., 2001. Oligodendroglial ganglioglioma with anaplastic features arising from the thalamus. Pediatr. Neurosurg. 34, 301–305.

Johnson, M., Pace, J., Burroughs, J.F., 2006. Fourth ventricle rosette-forming glioneuronal tumor. Case report. J. Neurosurg. 105, 129–131.

Jones, M.C., Drut, R., Raglia, G., 1983. Pleomorphic xanthoastrocytoma: a report of two cases. Pediatr. Pathol. 1, 459–467.

• Josan, V., Smith, P., Kornberg, A., et al., 2007. Development of a pilocytic astrocytoma in a dysembryoplastic neuroepithelial tumor. Case report. J. Neurosurg. 106, 509–512.

Joseph, V., Wells, A., Kuo, Y.H., et al., 2008. The 'rosette-forming glioneuronal tumor' of the fourth ventricle. Neuropathology 29, 309–314.

Jozwiak, S., Kwiatkowski, D., Kotulska, K., et al., 2004. Tuberin and hamartin expression is reduced in the majority of subependymal giant cell astrocytomas in tuberous sclerosis complex consistent with a two-hit model of pathogenesis. J. Child Neurol. 19, 102–106.

Kalyan-Raman, U.P., Olivero, W.C., 1987. Ganglioglioma: a correlative clinicopathological and radiological study of ten surgically treated cases with follow-up. Neurosurgery 20, 428–433.

Kang, D.H., Lee, C.H., Hwang, S.H., et al., 2007. Anaplastic ganglioglioma in a middle-aged woman: a case report with a review of the literature. J. Korean Med. Sci. 22 (Suppl.), S139–S144.

Kawai, K., Takahashi, H., Ikuta, F., et al., 1987. The occurrence of catecholamine neurons in a parietal lobe ganglioglioma. Cancer 60, 1532–1536.

Kaye, A.H., Laws, E.R., 1995. Brain tumors: an encyclopedic approach. Churchill Livingstone, Edinburgh.

Kepes, J.J., Rubinstein, L.J., Eng, L.F., 1979. Pleomorphic xanthoastrocytoma: a distinctive meningocerebral glioma of young subjects with relatively favorable prognosis. A study of 12 cases. Cancer 44, 1839–1852.

Kepes, J.J., 1989. Glioblastoma multiforme masquerading as a pleomorphic xanthoastrocytoma. Childs Nerv. Syst. 5, 127.

Kerkovsky, M., Zitterbart, K., Svoboda, K., et al., 2008. Central neurocytoma: the neuroradiological perspective. Childs Nerv. Syst. 24, 1361–1369.

Khaddage, A., Chambonniere, M.L., Morrison, A.L., et al., 2004. Desmoplastic infantile ganglioglioma: a rare tumor with an unusual presentation. Ann. Diagn. Pathol. 8, 280–283.

Kilickesmez, O., Sanal, H.T., Haholu, A., et al., 2005. Coexistence of pleomorphic xanthoastrocytoma with Sturge-Weber syndrome: MRI features. Pediatr. Radiol. 35, 910–913.

Kim, D.S., Park, S.Y., Lee, S.P., 2004. Astroblastoma: a case report. J. Korean Med. Sci. 19, 772–776.

Kim, D.G., Chi, J.G., Park, S.H., et al., 1992. Intraventricular neurocytoma: clinicopathological analysis of seven cases. J. Neurosurg. 76, 759–765.

Kim, D.G., Yang, H.J., Park, I.A., et al., 1998. Gliomatosis cerebri: clinical features, treatment, and prognosis. Acta Neurochir (Wien) 140, 755–762.

Kim, H.S., Lee, H.K., Jeong, A.K., et al., 2001. Supratentorial gangliocytoma mimicking extra-axial tumor: a report of two cases. Korean J. Radiol. 2, 108–112.

Kirkpatrick, P.J., Honavar, M., Janota, I., et al., 1993. Control of temporal lobe epilepsy following en bloc resection of low-grade tumors. J. Neurosurg. 78, 19–25.

Kleihues, P., Burger, P.C., Scheithauer, B.W., et al., 1993. Histological typing of tumours of the central nervous system. Springer-Verlag, Berlin.

Kleihues, P., Cavenee, W.K., and International Agency for Research on Cancer, 2000. Pathology and genetics of tumours of the nervous system. IARC Press, Lyon.

Klisch, J., Juengling, F., Spreer, J., et al., 2001. Lhermitte-Duclos disease: assessment with MR imaging, positron emission tomography, single-photon emission CT, and MR spectroscopy. AJNR Am. J. Neuroradiol. 22, 824–830.

Kocaoglu, M., Ors, F., Bulakbasi, N., et al., 2009. Central neurocytoma: proton MR spectroscopy and diffusion weighted MR imaging findings. Magn. Reson. Imaging 27, 434–440.

Koch, R., Scholz, M., Nelen, M.R., et al., 1999. Lhermitte-Duclos disease as a component of Cowden's syndrome. Case report and review of the literature. J. Neurosurg. 90, 776–779.

Koeller, K.K., Dillon, W.P., 1992. Dysembryoplastic neuroepithelial tumors: MR appearance. AJNR Am. J. Neuroradiol. 13, 1319–1325.

Komori, T., Scheithauer, B.W., Anthony, D.C., et al., 1998. Papillary glioneuronal tumor: a new variant of mixed neuronal-glial neoplasm. Am. J. Surg. Pathol. 22, 1171–1183.

Komori, T., Scheithauer, B.W., Hirose, 2002. A rosette-forming glioneuronal tumor of the fourth ventricle: infratentorial form of dysembryoplastic neuroepithelial tumor? Am. J. Surg. Pathol. 26,

582–591.

Kordek, R., Hennig, R., Jacobsen, E., et al., 2003. Papillary glioneuronal tumor–a new variant of benign mixed brain neoplasm. Pol. J. Pathol. 54, 75–78.

Kros, J.M., Vecht, C.J., Stefanko, S.Z., 1991. The pleomorphic xanthoastrocytoma and its differential diagnosis: a study of five cases. Hum. Pathol. 22, 1128–1135.

Kubota, T., Hayashi, M., Kawano, H., et al., 1991. Central neurocytoma: immunohistochemical and ultrastructural study. Acta Neuropathol. 81, 418–427.

Kubota, T., Hirano, A., Sato, K., et al., 1985. The fine structure of astroblastoma. Cancer 55, 745–750.

Kuchelmeister, K., Bergmann, M., von Wild, K., et al., 1993. Desmoplastic ganglioglioma: report of two non-infantile cases. Acta Neuropathol 85, 199–204.

Kuhajda, F.P., Mendelsohn, G., Taxy, J.B., et al., 1981. Pleomorphic xanthoastrocytoma: report of a case with light and electron microscopy. Ultrastruct. Pathol. 2, 25–32.

• Labate, A., Briellmann, R.S., Harvey, A.S., et al., 2004. Temporal lobe dysembryoplastic neuroepithelial tumour: significance of discordant interictal spikes. Epileptic. Disord. 6, 107–114.

Lagares, A., Gomez, P.A., Lobato, R.D., et al., 2001. Ganglioglioma of the brainstem: report of three cases and review of the literature. Surg. Neurol. 56, 315–324.

Lamszus, K., Makrigeorgi-Butera, M., Laas, R., et al., 2003. A 24-year-old female with a 6-month history of seizures. Brain Pathol. 13, 115–117.

Langford, L.A., Camel, M.H., 1987. Palisading patterns in cerebral neuroblastoma mimicking the primitive polar spongioblastoma. An ultrastructural study. Acta Neuropathol. 73, 13–19.

Le Marquand, H.S., Russell, D.S., 1934. A case of pubertas praecox (macrogenitosomia praecox) in a boy associated with a tumor in the floor of the third ventricle. Berkely Hosp. Rep. 3, 31–61.

Lenzi, J., Salvati, M., Raco, A., et al., 2006. Central neurocytoma: a novel appraisal of a polymorphic pathology. Our experience and a review of the literature. Neurosurg. Rev. 29, 286–292.

Levin, N., Gomori, J.M., Siegal, T., 2004. Chemotherapy as initial treatment in gliomatosis cerebri: results with temozolomide. Neurology 63, 354–356.

Liauw, S.L., Byer, J.E., Yachnis, A.T., et al., 2007. Radiotherapy after sub-totally resected or recurrent ganglioglioma. Int. J. Radiat. Oncol. Biol. Phys. 67, 244–247.

Lindboe, C.F., Cappelen, J., Kepes, J.J., 1992. Pleomorphic xanthoastrocytoma as a component of a cerebellar ganglioglioma: case report. Neurosurgery 31, 353–355.

Liu, G.T., Galetta, S.L., Rorke, L.B., et al., 1996. Gangliogliomas involving the optic chiasm. Neurology 46, 1669–1673.

Loiseau, H., Rivel, J., Vital, C., et al., 1991. [Pleomorphic xanthoastrocytoma. Apropos of 3 new cases. Review of the literature]. Neurochirurgie 37, 338–347.

Lonnrot, K., Terho, M., Kahara, V., et al., 2007. Desmoplastic infantile ganglioglioma: novel aspects in clinical presentation and genetics. Surg. Neurol. 68, 304–308.

Lopes, M.B., Altermatt, H.J., Scheithauer, B.W., et al., 1996. Immunohistochemical characterization of subependymal giant cell astrocytomas. Acta Neuropathol. 91, 368–375.

Louis, D.N., Ohgaki, H., Wiestler, O.D., et al., 2007. The 2007 WHO classification of tumours of the central nervous system. Acta Neuropathol. 114, 97–109.

Lubansu, A., Rorive, S., David, P., et al., 2004. Cerebral anaplastic pleomorphic xanthoastrocytoma with meningeal dissemination at first presentation. Childs Nerv. Syst. 20, 119–122.

Mackenzie, I.R., 1999. Central neurocytoma: histologic atypia, proliferation potential, and clinical outcome. Cancer 85, 1606–1610.

MacKenzie, J.M., 1987., Pleomorphic xanthoastrocytoma in a 62-year-old male. Neuropathol. Appl. Neurobiol. 13, 481–487.

• Maehara, T., Nariai, T., Arai, N., et al., 2004. Usefulness of [11C] methionine PET in the diagnosis of dysembryoplastic neuroepithelial tumor with temporal lobe epilepsy. Epilepsia 45, 41–45.

Maleki, M., Robitaille, Y., Bertrand, G., 1983. Atypical xanthoastrocytoma presenting as a meningioma. Surg. Neurol. 20, 235–238.

Mallucci, C., Lellouch-Tubiana, A., Salazar, C., et al., 2000. The management of desmoplastic neuroepithelial tumours in childhood. Childs Nerv. Syst. 16, 8–14.

Mapstone, T., McMichael, M., Goldthwait, D., 1991. Expression of platelet-derived growth factors, transforming growth factors, and the ros gene in a variety of primary human brain tumors. Neurosurgery 28, 216–222.

Marano, S.R., Johnson, P.C., Spetzler, R.F., 1988. Recurrent Lhermitte-Duclos disease in a child. Case report. J. Neurosurg. 69, 599–603.

Marhold, F., Preusser, M., Dietrich, W., et al., 2008. Clinicoradiological features of rosette-forming glioneuronal tumor (RGNT) of the fourth ventricle: report of four cases and literature review. J. Neurooncol. 90, 301–308.

Martin, D.S., Levy, B., Awwad, E.E., et al., 1991. Desmoplastic infantile ganglioglioma: CT and MR features. AJNR Am. J. Neuroradiol. 12, 1195–1197.

Marton, E., Feletti, A., Orvieto, E., et al., 2007. Malignant progression in pleomorphic xanthoastrocytoma: personal experience and review of the literature. J. Neurol. Sci. 252, 144–153.

Mascalchi, M., Muscas, G.C., Galli, C., et al., 1994. MRI of pleomorphic xanthoastrocytoma. Case report. Neuroradiology 36, 446–447.

McConanchie, N.S., Worthington, B.S., Cornford, E.J., et al., 1994. Review article: computed tomography and magnetic resonance in the diagnosis of intraventricular cerebral masses. Br. J. Radiol. 67, 223–243.

McCowen, K.C., Glickman, J.N., Black, P.M., et al., 1999. Gangliocytoma masquerading as a prolactinoma. Case report. J. Neurosurg. 91, 490–495.

McNatt, S.A., Gonzalez-Gomez, I., Nelson, M.D., et al., 2005. Synchronous multicentric pleomorphic xanthoastrocytoma: case report. Neurosurgery 57, E191.

Mikami, S., Kameyama, K., Takahashi, S., et al., 2008. Combined gangliocytoma and prolactinoma of the pituitary gland. Endocr. Pathol. 19, 117–121.

Miller, D.C., Koslow, M., Budzilovich, G.N., et al., 1990a. Synaptophysin: a sensitive and specific marker for ganglion cells in central nervous system neoplasms. Hum. Pathol. 21, 271–276.

Miller, G., Towfighi, J., Page, R.B., 1990b. Spinal cord ganglioglioma presenting as hydrocephalus. J. Neurooncol. 9, 147–152.

Minkin, K., Tzekov, C., Naydenov, E., et al., 2008. Cerebellar gangliocytoma presenting with hemifacial spasms: clinical report, literature review and possible mechanisms. Acta Neurochir (Wien) 150, 719–724.

Mizuno, J., Nishio, S., Barrow, D.L., et al., 1987. Ganglioglioma of the cerebellum: case report. Neurosurgery 21, 584–588.

Murata, J., Tada, M., Sawamura, Y., et al., 1999. Dysplastic gangliocytoma (Lhermitte-Duclos disease) associated with Cowden disease: report of a case and review of the literature for the genetic relationship between the two diseases. J. Neurooncol. 41, 129–136.

Nagib, M.G., Haines, S.J., Erickson, D.L., et al., 1984. Tuberous sclerosis: a review for the neurosurgeon. Neurosurgery 14, 93–98.

Nakagawa, T., Maeda, M., Kato, M., et al., 2007. A case of Lhermitte-Duclos disease presenting high FDG uptake on FDG-PET/CT. J. Neurooncol. 84, 185–188.

Nakajima, T., Kumabe, T., Shamoto, H., et al., 2006. Malignant transformation of pleomorphic xanthoastrocytoma. Acta Neurochir (Wien) 148, 67–71.

Nakamura, Y., Becker, L.E., 1983. Subependymal giant-cell tumor: astrocytic or neuronal? Acta Neuropathol. 60, 271–277.

Narayanan, V., 2003. Tuberous sclerosis complex: genetics to pathogenesis. Pediatr. Neurol. 29, 404–409.

Nelson, J., Frost, J.L., Schochet, S.S., Jr., 1987. Sudden, unexpected death in a 5-year-old boy with an unusual primary intracranial neoplasm. Ganglioglioma of the medulla. Am. J. Forensic Med. Pathol. 8, 148–152.

Newton, H.B., Dalton, J., Ray-Chaudhury, A., et al., 2008. Aggressive papillary glioneuronal tumor: case report and literature review. Clin. Neuropathol. 27, 317–324.

Nishio, S., Takatoshi, T., Takeshita, I., et al., 1988. Intraventricular neurocytoma: clinicopathological features of six cases. J. Neurosurg. 68, 665–670.

Ng, H.K., Tang, N.L., Poon, W.S., 1994. Polar spongioblastoma with cerebrospinal fluid metastases. Surg. Neurol. 41, 137–142.

Ng, T.H., Fung, C.F., Ma, L.T., 1990. The pathological spectrum of desmoplastic infantile gangliogliomas. Histopathology 16, 235–241.

Nikas, I., Anagnostara, A., Theophanopoulou, M., et al., 2004. Desmoplastic infantile ganglioglioma: MRI and histological findings case report. Neuroradiology 46, 1039–1043.

Notarianni, C., Akin, M., Fowler, M., et al., 2008. Brainstem astroblastoma: a case report and review of the literature. Surg. Neurol. 69, 201–205.

● O'Brien, D.F., Farrell, M., Delanty, N., et al., 2007. The Children's Cancer and Leukaemia Group guidelines for the diagnosis and management of dysembryoplastic neuroepithelial tumours. Br. J. Neurosurg. 21, 539–549.

Otsubo, H., Hoffman, H.J., Humphreys, R.P., et al., 1990. Evaluation, surgical approach and outcome of seizure patients with gangliogliomas. Pediatr. Neurosurg. 16, 208–212.

Padberg, G.W., Schot, J.D., Vielvoye, G.J., et al., 1991. Lhermitte-Duclos disease and Cowden disease: a single phakomatosis. Ann.

Neurol. 29, 517–523.

Painter, M.J., Pang, D., Ahdab-Barmada, M., et al., 1984. Connatal brain tumors in patients with tuberous sclerosis. Neurosurgery 14, 570–573.

Palma, L., Maleci, A., Di Lorenzo, N., et al., 1985. Pleomorphic xanthoastrocytoma with 18-year survival. Case report. J. Neurosurg. 63, 808–810.

Parizel, P.M., Martin, J.J., Van Vyve, M., et al., 1991. Cerebral ganglioglioma and neurofibromatosis type I. Case report and review of the literature. Neuroradiology 33, 357–359.

Park, S., Suh, Y.L., et al., 2009. Gliomatosis cerebri: clinicopathologic study of 33 cases and comparison of mass forming and diffuse types. Clin. Neuropathol. 28, 73–82.

● Parmar, H.A., Hawkins, C., Ozelame, R., et al., 2007. Fluid-attenuated inversion recovery ring sign as a marker of dysembryoplastic neuroepithelial tumors. J. Comput. Assist. Tomogr. 31, 348–353.

Passone, E., Pizzolitto, S., D'Agostini, S., et al., 2006. Non-anaplastic pleomorphic xanthoastrocytoma with neuroradiological evidences of leptomeningeal dissemination. Childs Nerv. Syst. 22, 614–618.

Patil, A.A., McComb, R.D., Gelber, B., et al., 1990. Intraventricular neurocytoma: a report of two cases. Neurosurgery 26, 140–144.

Paulus, W., Peiffer, J., 1988. Does the pleomorphic xanthoastrocytoma exist? Problems in the application of immunological techniques to the classification of brain tumors. Acta Neuropathol. 76, 245–252.

Paulus, W., Schlote, W., Perentes, E., et al., 1992. Desmoplastic supratentorial neuroepithelial tumours of infancy. Histopathology 21, 43–49.

Perentes, E., Rubinstein, L.J., 1986. Immunohistochemical recognition of human neuroepithelial tumors by anti-Leu 7 (HNK-1) monoclonal antibody. Acta Neuropathol. 69, 227–233.

Peretti-Viton, P., Perez-Castillo A.M., Raybaud, C., et al., 1991. Magnetic resonance imaging in gangliogliomas and gangliocytomas of the nervous system. J. Neuroradiol. 18, 189–199.

Perry, A., Giannini, C., Scheithauer, B.W., et al., 1997. Composite pleomorphic xanthoastrocytoma and ganglioglioma: report of four cases and review of the literature. Am. J. Surg. Pathol. 21, 763–771.

Petropoulou, K., Whiteman, M.L., Altman, N.R., et al., 1995. CT and MRI of pleomorphic xanthoastrocytoma: unusual biologic behavior. J. Comput. Assist. Tomogr. 19, 860–865.

Pierallini, A., Bonamini, M., Di Stefano, et al., 1999. Pleomorphic xanthoastrocytoma with CT and MRI appearance of meningioma. Neuroradiology 41, 30–34.

Pimentel, J., Resende, M., Vaz, A., et al., 2008. Rosette-forming glioneuronal tumor: pathology case report. Neurosurgery 62, E1162–E1163.

Pizer, B.L., Moss, T., Oakhill, A., et al., 1995. Congenital astroblastoma: an immunohistochemical study. Case report. J. Neurosurg. 83, 550–555.

Pollock, J.M., Whitlow, C.T., Tan, H., et al., 2009. Pulsed arterial spin-labeled MR imaging evaluation of tuberous sclerosis. Am. J. Neuroradiol. 30, 815–820.

Powell, S.Z., Yachnis, A.T., Rorke, L.B., et al., 1996. Divergent differentiation in pleomorphic xanthoastrocytoma. Evidence for a neuronal element and possible relationship to ganglion cell tumors. Am. J. Surg. Pathol. 20, 80–85.

Prayson, R.A., 2000. Papillary glioneuronal tumor. Arch. Pathol. Lab. Med. 124, 1820–1823.

Preusser, M., Dietrich, W., Czech, T., et al., 2003. Rosette-forming glioneuronal tumor of the fourth ventricle. Acta Neuropathol. 106, 506–508.

Price, D.B., Miller, L.J., Drexler, S., et al., 1997. Congenital ganglioglioma: report of a case with an unusual imaging appearance. Pediatr. Radiol. 27, 748–749.

Rades, D., Fehlauer, F., Schild, S.E., 2004. Treatment of atypical neurocytomas. Cancer 100, 814–817.

Rades, D., Schild, S.E., 2006. Treatment recommendations for the various subgroups of CNs. J. Neurooncol. 77, 305–309.

Raju, G.P., Urion, D.K., Sahin, M., 2007. Neonatal subependymal giant cell astrocytoma: new case and review of the literature. Pediatr. Neurol. 36, 128–131.

● Raghavan, R., White, C.L., 3rd., Rogers, B., et al., 2000. Alpha-synuclein expression in central nervous system tumors showing neuronal or mixed neuronal/glial differentiation. J. Neuropathol. Exp. Neurol. 59, 490–494.

● Ray, W.Z., Blackburn, S.L., Casavilca-Zambrano S., et al., 2009. Clinicopathologic features of recurrent dysembryoplastic neuroepithelial tumor and rare malignant transformation: a report of 5 cases and review of the literature. J. Neurooncol. 94, 283–292.

Reeder, R.F., Saunders, R.L., Roberts, D.W., et al., 1988. Magnetic resonance imaging in the diagnosis and treatment of Lhermitte-

Duclos disease (dysplastic gangliocytoma of the cerebellum). Neurosurgery 23, 240–245.

Regis, J., Bartolomei, F., de Toffol, B., et al., 2000. Gamma knife surgery for epilepsy related to hypothalamic hamartomas. Neurosurgery 47, 1343–1352.

Régis, J., Scavarda, D., Tamura, M., et al., 2006. Epilepsy related to hypothalamic hamartomas: surgical management with special reference to gamma knife surgery. Childs Nerv. Syst. 22, 881–895.

Reznik, M., Schoenen, J., 1983. Lhermitte-Duclos disease. Acta Neuropathol. 59, 88–94.

Rippe, D.J., Boyko, O.B., Radi, M., et al., 1992. MRI of temporal lobe pleomorphic xanthoastrocytoma. J. Comput. Assist. Tomogr. 16, 856–859.

Robinson, S., Cohen, A.R., 2006. Cowden disease and Lhermitte-Duclos disease: an update. Case report and review of the literature. Neurosurg. Focus 20, E6.

Rodriguez, D.L., De La Lama, A., Lopez-Ariztegui, N., et al., 2004. Treatment of central CN. Experience at single institution. Neurocirugia 15, 128–136.

Roessmann, U., Wongmongkolrit, T., 1984. Dysplastic gangliocytoma of cerebellum in a newborn. Case report. J. Neurosurg. 60, 845–847.

Romeike, B.F., Mawrin, C., 2008. Gliomatosis cerebri: growing evidence for diffuse gliomas with wide invasion. Expert Rev. Neurother. 8, 587–597.

Rommel, T., Hamer, J., 1983. Development of ganglioglioma in computed tomography. Neuroradiology 24, 237–239.

Rosenblum, M.K., 2007. The 2007 WHO Classification of Nervous System Tumors: newly recognized members of the mixed glioneuronal group. Brain Pathol. 17, 308–313.

Rosenfeld, J.V., Harvey, A.S., et al., 2001. Transcallosal resection of hypothalamic hamartomas, with control of seizures, in children with gelastic epilepsy. Neurosurgery 48, 108–118.

Roski, R.A., Roessmann, U., Spetzler, R.F., et al., 1981. Clinical and pathological study of dysplastic gangliocytoma. Case report. J. Neurosurg. 55, 318–321.

Rosner, M., Hanneder, M., Siegel, N., et al., 2008. The tuberous sclerosis gene products hamartin and tuberin are multifunctional proteins with a wide spectrum of interacting partners. Mutat. Res. 658, 234–246.

Rout, P., Santosh, V., Mahadevan, A., et al., 2002. Desmoplastic infantile ganglioglioma –clinicopathological and immunohistochemical study of four cases. Childs Nerv. Syst. 18, 463–467.

Rubinstein, L.J., Armed Forces Institute of Pathology (U.S.) and Universities Associated for Research and Education in Pathology, 1972. Tumors of the central nervous system. Armed Forces Institute of Pathology, Washington.

Rubinstein, L.J., Herman, M.M., 1972. A light- and electron-microscopic study of a temporal-lobe ganglioglioma. J. Neurol. Sci. 16, 27–48.

Rubinstein, L.J., Herman, M.M., 1989. The astroblastoma and its possible cytogenic relationship to the tanycyte. An electron microscopic, immunohistochemical, tissue- and organ-culture study. Acta Neuropathol. 78, 472–483.

Rumana, C.S., Valadka, A.B., 1998. Radiation therapy and malignant degeneration of benign supratentorial gangliogliomas. Neurosurgery 42, 1038–1043.

Russell, D.S., Rubinstein, L.J., 1989. Pathology of tumours of the nervous system. Williams & Wilkins, Baltimore, MD.

Russo, C.P., Katz, D.S., Corona, R.J., Jr., et al., 1995. Gangliocytoma of the cervicothoracic spinal cord. AJNR Am. J. Neuroradiol. 16, 889–891.

Sabin, H.I., Lidov, H.G., Kendall, B.E., et al., 1988. Lhermitte-Duclos disease (dysplastic gangliocytoma): a case report with CT, MRI Neurochir (Wien) 93, 149–153.

Safavi-Abbasi, S., Di Rocco, F., Chantra, K., et al., 2007. Posterior cranial fossa gangliogliomas. Skull Base 17, 253–264.

Saikali, S., Le Strat, A., Heckly, A., et al., 2005. Multicentric pleomorphic xanthoastrocytoma in a patient with neurofibromatosis type 1. Case report and review of the literature. J. Neurosurg. 102, 376–381.

Sanson, M., Cartalat-Carel, S., Taillibert, S., et al., 2004. Initial chemotherapy in gliomatosis cerebri. Neurology 63, 2270–2275.

Sarkar, C., Roy, S., Bhatia, S., 1990. Xanthomatous change in tumours of glial origin. Indian J. Med. Res. 92, 324–331.

Sasaki, A., Hirato, J., Nakazato, Y., et al., 1996. Recurrent anaplastic ganglioglioma: pathological characterization of tumor cells. Case report. J. Neurosurg. 84, 1055–1059.

Sawyer, J.R., Thomas, E.L., Roloson, G.J. et al., 1992. Telomeric associations evolving to ring chromosomes in a recurrent pleomorphic xanthoastrocytoma. Cancer Genet. Cytogenet. 60, 152–157.

Scheithauer, B.W., Silva, A.I., Ketterling, R.P., et al., 2009. Rosette-forming glioneuronal tumor: report of a chiasmal-optic nerve example in neurofibromatosis type 1: Special pathology report. Neurosurgery 64, E771–E772.

Schiffer, D., Cravioto, H., Giordana, M.T., et al., 1993. Is polar spongioblastoma a tumor entity? J. Neurosurg. 78, 587–591.

Schmidt, M.H., Gottfried, O.N., von Koch, C.S., et al., 2004. Central neurocytoma: a review. J. Neurooncol. 66, 377–384.

Schulze-Bonhage, A., Ostertag, C., 2007. Treatment options for gelastic epilepsy due to hypothalamic hamartoma: interstitial radiosurgery. Semin. Pediatr. Neurol. 14, 80–87.

Selch, M.T., Goy, B.W., Lee, S.P., et al., 1998. Gangliogliomas: experience with 34 patients and review of the literature. Am. J. Clin. Oncol. 21, 557–564.

Serri, O., Berthelet, F., Belair, M., et al., 2008. An unusual association of a sellar gangliocytoma with a prolactinoma. Pituitary 11, 85–87.

Sharma, M.C., Rathore, A., Karak, A.K., et al., 1998. A study of proliferative markers in central neurocytoma. Pathology 30, 355–359.

Sharma, M.C., Deb, P., Sharma, S., et al., 2006. Neurocytoma: a comprehensive review. Neurosurg. Rev. 29, 270–285.

Sharma, S., Sarkar, C., Gaikwad, S., et al., 2005. Primary neurocytoma of the spinal cord: a case report and review of the literature. J. Neurooncol. 74, 47–52.

Sharma, M.C., Ralte, A.M., Gaekwad, S., et al., 2004. Subependymal giant cell astrocytoma – a clinicopathological study of 23 cases with special emphasis on histogenesis. Pathol. Oncol. Res. 10, 219–224.

Shepherd, C.W., Scheithauer, B.W., Gomez, A.K., et al., 1991. Subependymal giant cell astrocytoma: a clinical pathological, and flow cytometric study. Neurosurgery 28, 864–868.

Sherazi, Z.A., 1998. Gangliocytoma–magnetic resonance imaging characteristics. Singapore Med. J. 39, 373–375.

Siddique, K., Zagardo, M., Gujrati, M., et al., 2002. Ganglioglioma presenting as a meningioma: case report and review of the literature. Neurosurgery 50, 1133–1136.

Silver, J.M., Rawlings, C.E., 3rd, Rossitch, E., Jr., et al., 1991. Ganglioglioma: a clinical study with long-term follow-up. Surg. Neurol. 35, 261–266.

Smith, R.R., Grossman, R.I., Goldberg, H.I., et al., 1989. MR imaging of Lhermitte-Duclos disease: a case report. AJNR Am. J. Neuroradiol. 10, 187–189.

Soylemezoglu, F., Scheithauer, B.W., Esteve, J., et al., 1997. Atypical central neurocytoma. J. Neuropathol. Exp. Neurol. 56, 551–556.

Soylemezoglu, F., Onder, S., Tezel, G.G., et al., 2003. Neuronal nuclear antigen (NeuN): a new tool in the diagnosis of central neurocytoma. Pathol. Res. Pract. 199, 463–468.

Sperner, J., Gottschalk, J., Neumann, K., et al., 1994. Clinical, radiological and histological findings in desmoplastic infantile ganglioglioma. Childs Nerv. Syst. 10, 458–463.

Stapleton, S.R., Wilkins, P.R., Bell, B.A., 1992. Recurrent dysplastic cerebellar gangliocytoma (Lhermitte-Duclos disease) presenting with subarachnoid haemorrhage. Br. J. Neurosurg. 6, 153–156.

Starceski, P.J., Lee, P.A., Albright, A.L., et al., 1990. Hypothalamic hamartomas and sexual precocity. Evaluation of treatment options. Am. J. Dis. Childhood 144, 225–228.

Steinberg, G.K., Shuer, L.M., Conley, F.K., et al., 1985. Evolution and outcome in malignant astroglial neoplasms of the cerebellum. J. Neurosurg. 62, 9–17.

Stewart, L., Steinbok, P., Daaboul, J., 1998. Role of surgical resection in the treatment of hypothalamic hamartomas causing precocious puberty. Report of six cases. J. Neurosurg. 88, 340–345.

Striano, S., Striano, P., Sarappa, C., et al., 2005. The clinical spectrum and natural history of gelastic epilepsy-hypothalamic hamartoma syndrome. Seizure 14, 232–239.

Sugita, Y., Kepes, J.J., Shigemori, M., et al., 1990. Pleomorphic xanthoastrocytoma with desmoplastic reaction: angiomatous variant. Report of two cases. Clin. Neuropathol. 9, 271–278.

Sugiyama, K., Goishi, J., Sogabe, T., et al., 1992. Ganglioglioma of the optic pathway. A case report. Surg. Neurol. 37, 22–25.

Sutton, L.N., Packer, R.J., Rorke, L.B., et al., 1983. Cerebral gangliogliomas during childhood. Neurosurgery 13, 124–128.

Sutton, L.N., Packer, R.J., Zimmerman, R.A., et al., 1987. Cerebral gangliogliomas of childhood. Prog. Exp. Tumor. Res. 30, 239–246.

Suzuki, T., Izumoto, S., Fujimoto, Y., et al., 2005. Clinicopathological study of cellular proliferation and invasion in gliomatosis cerebri: important role of neural cell adhesion molecule L1 in tumor invasion. J. Clin. Pathol. 58, 166–171.

Tacconi, L., Thom, M., Symon, L., 1997. Central neurocytoma: a clinico-pathological study of five cases. Br. J. Neurosurg. 11, 286–291.

Taillibert, S., Chodkiewicz, C., Laigle-Donadey, F., et al., 2006. Gliomatosis cerebri: a review of 296 cases from the ANOCEF database and the literature. J. Neurooncol. 76, 201–205.

Takahashi, H., Ikuta, F., Tsuchida, T., et al., 1987. Ultrastructural alterations of neuronal cells in a brain stem ganglioglioma. Acta Neuropathol. 74, 307–312.

Takahashi, H., Wakabayashi, K., Kawai, K., et al., 1989. Neuroendocrine markers in central nervous system neuronal tumors (gangliocytoma and ganglioglioma). Acta Neuropathol. 77, 237–243.

Takao, H., Nakagawa, K., Ohtomo, K., 2003. Central neurocytoma with craniospinal dissemination. J. Neurooncol. 61, 255–259.

Takei, H., Dauser, R., Su, J., et al., 2007. Anaplastic ganglioglioma arising from a Lhermitte-Duclos-like lesion. J. Neurosurg. 107, 137–142.

Takeshima, H., Kawahara, Y., Hirano, H., et al., 2003. Postoperative regression of desmoplastic infantile gangliogliomas: report of two cases. Neurosurgery 53, 979–984.

Tamburrini, G., Colosimo, C., Jr., Giangaspero, F., et al., 2003. Desmoplastic infantile ganglioglioma. Childs Nerv. Syst. 19, 292–297.

Tampieri, D., Moumdjian, R., Melanson, D., et al., 1991. Intracerebral gangliogliomas in patients with partial complex seizures: CT and MR imaging findings. AJNR Am. J. Neuroradiol. 12, 749–755.

Tan, C.C., Gonzales, M., Veitch, A., 2008. Clinical implications of the infratentorial rosette-forming glioneuronal tumor: case report. Neurosurgery 63, E175–E176.

Tan, T.C., Ho, L.C., 2007. Lhermitte-Duclos disease associated with Cowden syndrome. J. Clin. Neurosci. 14, 801–805.

Tanaka, Y., Yokoo, H., Komori, T., et al., 2005. A distinct pattern of Olig2-positive cellular distribution in papillary glioneuronal tumors: a manifestation of the oligodendroglial phenotype? Acta Neuropathol. 110, 39–47.

Taratuto, A.L., Monges, J., Lylyk, P., et al., 1984. Superficial cerebral astrocytoma attached to dura. Report of six cases in infants. Cancer 54, 2505–2512.

Tekkok, I.H., Sav, A., 2004. Anaplastic pleomorphic xanthoastrocytomas. Review of the literature with reference to malignancy potential. Pediatr. Neurosurg. 40, 171–181.

Thomas, B., Krishnamoorthy, T., Radhakrishnan, V.V., et al., 2007. Advanced MR imaging in Lhermitte-Duclos disease: moving closer to pathology and pathophysiology. Neuroradiology 49, 733–738.

Tien, R.D., Tuori, S.L., Pulkingham, N., et al., 1992. Ganglioglioma with leptomeningeal and subarachnoid spread: results of CT, MR, and PET imaging. AJR Am. J. Roentgenol. 159, 391–393.

Tonn, J.C., Paulus, W., Warmuth-Metz, M., et al., 1997. Pleomorphic xanthoastrocytoma: report of six cases with special consideration of diagnostic and therapeutic pitfalls. Surg. Neurol. 47, 162–169.

Trehan, G., Bruge, H., Vinchon, M., et al., 2004. MR imaging in the diagnosis of desmoplastic infantile tumor: retrospective study of six cases. AJNR Am. J. Neuroradiol. 25, 1028–1033.

Tsukayama, C., Arakawa, Y., 2002. A papillary glioneuronal tumor arising in an elderly woman: a case report. Brain Tumor. Pathol. 19, 35–39.

Tuli, S., Provias, J.P., Bernstein, M., 1997. Lhermitte-Duclos disease: literature review and novel treatment strategy. Can J. Neurol. Sci. 24, 155–160.

Tureyen, K., Senol, N., Sav, A., 2008. Gangliocytoma associated with focal cortical dysplasia in a young-adult: a case report. Turk. Neurosurg. 18, 259–263.

Tyler-Kabara, E., Kondziolka, D., Flickinger, J.C., et al., 2001. Stereotactic radiosurgery for residual neurocytoma. Report of four cases. J. Neurosurg. 95, 879–882.

Vajtai, I., Arnold, M., Kappeler, A., et al., 2007. Rosette-forming glioneuronal tumor of the fourth ventricle: report of two cases with a differential diagnostic overview. Pathol. Res. Pract. 203, 613–619.

Vajtai, I., Kappeler, A., Lukes, A., et al., 2006. Papillary glioneuronal tumor. Pathol. Res. Pract. 202, 107–112.

Van Calenbergh, F., Vantomme, N., Flamen, P., et al., 2006. Lhermitte-Duclos disease: 11C-methionine positron emission tomography data in 4 patients. Surg. Neurol. 65, 293–297.

VandenBerg, S.R., Herman, M.M., Rubinstein, L.J., 1987a. Embryonal central neuroepithelial tumors: current concepts and future challenges. Cancer Metastasis Rev. 5, 343–365.

VandenBerg, S.R., May, E.E., Rubinstein, L.J., et al., 1987b. Desmoplastic supratentorial neuroepithelial tumors of infancy with divergent differentiation potential ('desmoplastic infantile gangliogliomas'). Report on 11 cases of a distinctive embryonal tumor with favorable prognosis. J. Neurosurg. 66, 58–71.

Vantomme, N., Van Calenbergh, F., Goffin, J., et al., 2001. Lhermitte-Duclos disease is a clinical manifestation of Cowden's syndrome. Surg. Neurol. 56, 201–205.

Vaquero, J., Coca, S., 2007. Atypical papillary glioneuronal tumor. J. Neurooncol. 83, 319–323.

Vogt, H., 1908. Zur pathologie und pathologishen Anatomie der verschiedenen idiotie-formen: Tuberose sklerose. Monatsschr. Psychiatry Neurol. 24, 106–150.

Wacker, M.R., Cogen, P.H., Etzell, J.E., et al., 1992. Diffuse leptomeningeal involvement by a ganglioglioma in a child. Case report. J. Neurosurg. 77, 302–306.

Weldon-Linne, C.M., Victor, T.A., Groothuis, D.R., et al., 1983. Pleomorphic xanthoastrocytoma. Ultrastructural and immunohistochemical study of a case with a rapidly fatal outcome following surgery. Cancer 52, 2055–2063.

● Whittle, I.R., Dow, G.R., Lammie, G.A., et al., 1999. Dsyembryoplastic neuroepithelial tumour with discrete bilateral multifocality: further evidence for a germinal origin. Br. J. Neurosurg. 13, 508–511.

Whittle, I.R., Gordon, A., Misra, B.K., et al., 1989. Pleomorphic xanthoastrocytoma. Report of four cases. J. Neurosurg. 70, 463–468.

Williams, S.R., Joos, B.W., Parker, J.C., et al., 2008. Papillary glioneuronal tumor: a case report and review of the literature. Ann. Clin. Lab. Sci. 38, 287–292.

Wolansky, L.J., Malantic, G.P., Heary, R., et al., 1996. Preoperative MRI diagnosis of Lhermitte-Duclos disease: case report with associated enlarged vessel and syrinx. Surg. Neurol. 45, 470–476.

Wu, C.H., Chai, J.W., Lee, C.H., et al., 2006. Assessment with magnetic resonance imaging and spectroscopy in Lhermitte-Duclos disease. J. Chin. Med. Assoc. 69, 338–342.

Yagishita, S., Kawano, N., Oka, H., et al., 1996. Palisades in cerebral astrocytoma simulating the so-called polar spongioblastoma: a histological, immunohistochemical, and electron microscopic study of an adult case. Noshuyo Byori 13, 21–25.

Yang, G.F., Wu, S.Y., Zhang, L.J., et al., 2009. Imaging findings of extraventricular neurocytoma: report of 3 cases and review of the literature. Am. J. Neuroradiol. 30, 581–585.

Yeh, D.J., Hessler, R.B., Stevens, E.A., et al., 2003. Composite pleomorphic xanthoastrocytoma-ganglioglioma presenting as a suprasellar mass: case report. Neurosurgery 52, 1465–1469.

Yesildag, A., Baykal, B., Ayata, A., et al., 2005. Lhermitte-Duclos disease associated with neurofibromatosis type-1 and non-ossifying fibroma. Acta Radiol. 46, 97–100.

Yin, X.L., Hui, A.B., Liong, E.C., et al., 2002. Genetic imbalances in pleomorphic xanthoastrocytoma detected by comparative genomic hybridization and literature review. Cancer Genet. Cytogenet. 132, 14–19.

Yoshino, M.T., Lucio, R., 1992. Pleomorphic xanthoastrocytoma. AJNR Am. J. Neuroradiol. 13, 1330–1332.

Zentner, J., Wolf, H.K., Ostertun, B., et al., 1994. Gangliogliomas: clinical, radiological, and histopathological findings in 51 patients. J. Neurol. Neurosurg. Psychiatry 57, 1497–1502.

Zhang, D., Henning, T.D., Zou, L.G., et al., 2008. Intracranial ganglioglioma: clinicopathological and MRI findings in 16 patients. Clin. Radiol. 63, 80–91.

Zorzi, F., Facchetti, F., Baronchelli, C., et al., 1992. Pleomorphic xanthoastrocytoma: an immunohistochemical study of three cases. Histopathology 20, 267–269.

髓母细胞瘤和原始神经外胚层肿瘤

Ryan DeMarchi， Michael Ellis， Cynthia Hawkins， James T.Rutka

第 27 章

1 简介

　　髓母细胞瘤（medulloblastoma，MB）是一种起源于小脑的恶性的神经外胚层肿瘤。髓母细胞瘤及其他类型的幕下原始神经外胚层肿瘤（infratentorial primitive neuroectodermal tumors，iPNETs）是儿童最常见的一种恶性肿瘤，也是儿童中因癌症死亡的主要原因。近几十年来，影像学诊断技术、手术、放疗及化疗均有了很大的进步，并形成了目前的多模态的诊疗策略。最近临床和分子标志物的研究已经用于预估患者的生存期以及揭示新的治疗靶点。尽管如此，近年来这些疾病的预后仅有轻微的改善，而且存活的患者仍然遭受治疗相关的长期并发症的折磨。

2 流行病学

　　在儿童期所有的实体性肿瘤中，脑肿瘤的发病率位于第二位，死亡率则排名第一位（Gurney 1999；Gurney et al 1999）。髓母细胞瘤约占儿童期所有脑肿瘤的 25%，也是儿童期最常见的后颅窝恶性肿瘤（Rutka 1997；Agerlin et al 1999；Davis et al 2001）。近期一个大规模的回顾性研究发现髓母细胞瘤是 1 岁以下的儿童中最为常见的一种中枢神经系统肿瘤，占同期儿童肿瘤的 12.2%（Larouche et al 2007）。在北美、欧洲及亚洲不同国家进行的以人口为基础的研究显示其总体发病率存在很大差异。此外，髓母细胞瘤的发病率似乎有下降趋势，但对此看法仍存在争论（Helseth & Mørk 1989；Lannering et al 1990；Thorne et al 1994；Kuratsu & Ushio 1996；Farinotti et al 1998；Gjerris et al 1998；Agerlin et al 1999；Hjalmars et al 1999）。

　　髓母细胞瘤的平均诊断年龄为 6~9 岁。在大多数的病例报告中，男性患儿居多［男女比例为（1.5~2）：1］（Farwell et al 1984；Agerlin et al 1999；Packer et al 1999a；Gurney & Kadan-Lottick 2001）。髓母细胞瘤较少发生于成年患者，在所有髓母细胞瘤中，成年患者约占 30%。据估计成年患者的年发病率为 0.05/100 000（Farwell & Flannery 1987；Carrie et al 1994；Giordana et al 1999）。

3 临床表现

　　根据患儿的年龄、肿瘤大小和生长速度的不同，儿童髓母细胞瘤也存在多种临床表现。大多数患儿的症状呈进展性，病史较短，约 75% 的患儿病史小于 3 个月，50% 的患儿病史小于 1.5 个月（Park et al 1983）。肿瘤体积增大可堵塞脑脊液循环通路，进而造成脑积水，这也是一个十分常见的临床表现。婴幼儿患者可以出现易激惹，食欲下降，体重下降，生长发育停滞等。髓母细胞瘤最常见的三联征是头痛、嗜睡和呕吐。颅内压升高引起的其他临床表现还有困倦，落日征，前囟饱满及头围增大等。年龄较大的儿童可以在体格检查时发现颈部强直，眩晕，复视，共济失调，眼球震颤，辨距不良及脑神经麻痹。促结缔组织增生型髓母细胞瘤好发于外侧的小脑半球，因此在临床上偶尔会表现为外侧小脑综合征。患者出现头部歪斜或异常姿势常表示肿瘤将小脑扁桃体向下挤入枕骨大孔，从而造成脑膜刺激或对 C1、C2 脊神经的压迫。

当发生椎管内转移时，根据脊髓受累节段可表现为背部或颈部疼痛，局部肌无力，麻木以及大小便障碍。尽管在最初发病时常常存在肿瘤播散，但只有不到 5% 的髓母细胞瘤患者出现全身性转移（Kombogiorgas et al 2007）。

4　诊断

目前有多种影像诊断方法可以用于评估髓母

细胞瘤。在平扫头颅 CT 上，肿瘤典型表现为质地均匀，边界清楚，位于中线的高密度病变，可伴有不同程度的脑积水和瘤周水肿。一小部分肿瘤中也可以见到钙化、出血、坏死、囊变等。在注射对比剂后，肿瘤一般呈均匀一致的强化（Blaser & Harwood-Nash 1996）。

MRI 是目前首选的检查手段，可以用于术前诊断、筛查和临床分期（图 27.1）。如果怀疑有髓母细胞瘤的可能，就需要行全脑脊髓的平扫及强化 MRI 检查，这也是目前的标准诊疗方法（Bartels et al 2006）。此外，术后早期行 MRI 检查（48 小时内）是非常关键的，通过其可以评估肿瘤残余及明确肿瘤的分期以指导下一步治疗。

在 MRI 的 T_1 加权像上，髓母细胞瘤多表现

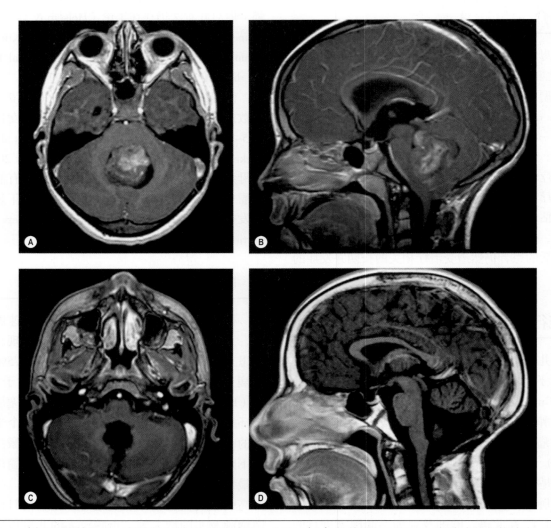

图 27.1　一例 7 岁男性患儿，表现为头痛、恶心和呕吐 1 个月。（A）轴位强化 MRI 示后颅窝中线部位肿瘤，充满第四脑室。（B）矢状位强化 MRI 可以显示出肿瘤的范围。注意小脑扁桃体已突入到枕骨大孔下方。（C）术后 5 年的轴位强化 MRI 显示肿瘤完全切除。（D）术后矢状位 MRI 显示无残余肿瘤，且后颅窝未见肿瘤复发

为低至等信号；在 T$_2$ 加权像上则表现为等至高信号（Meyers et al 1992；Vézina，Packer 1994）。肿瘤的强化一般较均匀，但是也有轻微不一致的情况（Meyers et al 1992；Mueller et al 1992；Vézina，Packer 1994）。MRI 较 CT 敏感度更高，大约 75% 的肿瘤可见囊变（Mueller et al 1992）。弥散加权成像（diffusion weighted imaging，DWI）可显示弥散受限，并且联合磁共振波谱成像（magnetic resonance spectorcopy，MRS）后可以更好地将髓母细胞瘤与其他后颅窝肿瘤进行区分（Davies et al 2008；Koral et al 2008）。在增强的 T$_1$ 像上脊髓播散和转移可以表现为局灶性强化（图 27.2）。

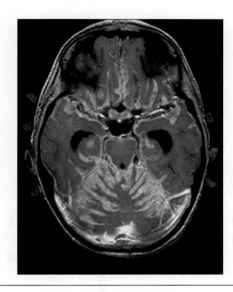

图 27.2　轴位增强 MRI 显示髓母细胞瘤发生转移，并表现为软脑膜的广泛种植

5　病理

MB 最初属于 PNET 的范畴，名下的其他肿瘤包括视网膜母细胞瘤、神经母细胞瘤和松果体母细胞瘤（Rorke 1983）。这个分类方法注重细胞分化的特点，而没有考虑肿瘤的位置因素。后来基因研究证实 MB 实际上是一个独立的种类，与幕上 PNET 有明显不同（Pomeroy et al 2002）。2007 年世界卫生组织（World Health Organization，WHO）对中枢神经系统肿瘤的分类进行了修订，关于髓母细胞瘤的分类也有一些变化（Louis et al 2007b）。修改后的 WHO 分类将所有的髓母细胞瘤划为 WHO Ⅳ 级肿瘤，包括以下几个类型：经

典型、促结缔组织增生 / 结节型、弥漫结节型（MB extensive nodularity，MBEN）、间变型和大细胞亚型（图 27.3）。

大体病理检查可发现 MB 呈灰红色，起源于髓帆，并充满第四脑室。肿瘤内部常可见小血管，偶尔伴有出血灶。如果手术时肿瘤已经发生 CSF 播散，则可见小脑表面呈白色或"糖衣"样。有些肿瘤质硬、孤立，而另一些则质软、易碎。

免疫组化检查发现大多数 MB 可呈现神经元分化，并特征性地表达突触素、神经元特异性烯醇化酶、Ⅲ 型微管蛋白（Coffin et al 1990；Maraziotis et al 1992；Washiyama et al 1996；Louis et al 2007b）。肿瘤也可出现胶质细胞方向的分化和 GFAP 阳性表达，但是这些表现并不常见（Palmer et al 1981；Keles et al 1992；Maraziotis et al 1992）。

经典型髓母细胞瘤最为多见，约占所有类型的 80%。病理检查可见肿瘤细胞丰富，呈圆形，细胞质较少，而细胞核浓染并呈嗜碱性（Louis et al 2007b）。肿瘤的核分裂指数可能较高，另可见局灶性坏死。丰富的 Homer-Wright 菊形团是髓母细胞瘤的一个特征性表现。在多达 50% 的病例中可以见到肿瘤细胞沿胶质细胞或神经元方向分化（Packer et al 1984；Janss et al 1996）。

促结缔组织增生 / 结节型髓母细胞瘤占 15%～20%，但文献中该比例的差异很大（McManamy et al 2007）。此类型 MB 多位于小脑半球的外侧部分，并起源于软脑膜 – 蛛网膜表面附近（Burger & Fuller 1991）。显微镜下其特征性表现为间断的、苍白的、无网硬蛋白的结节，周围环绕以含有网硬蛋白的胶原纤维（Louis et al 2007b）。

MBEN 主要发生于 3 岁以下儿童，临床预后较好（Giangaspero et al 1999；Suresh et al 2004）。其特点是扩大的、无网硬蛋白的结节形成葡萄样外观。该类型肿瘤的组织病理学表现类似于促纤维增生 / 结节型，但前者结节之间的网硬蛋白阳性纤维明显减少（Louis et al 2007b）。

间变型髓母细胞瘤的临床预后极差。尽管所有类型的 MB 均可存在不同程度的间变，但是该亚型的特征性表现是显著的核异形性，细胞核挤压排列以及核分裂活跃（Louis et al 2007a，b）。

大细胞型髓母细胞瘤约占 4%，其与间变型 MB 有许多共同点，包括临床预后很差。该型的镜下特点是大而圆的细胞核，核仁突出，核挤压以及细胞质丰富。目前的临床研究常常将大细胞型和

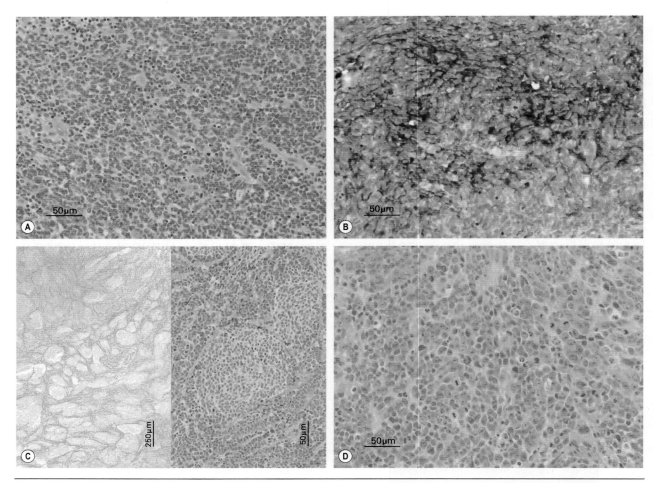

图 27.3 （A）经典型髓母细胞瘤。肿瘤细胞由片状的小蓝色细胞组成（HE×200）。（B）经典型髓母细胞瘤。可以见到部分区域 GFAP 染色阳性。（GFAP×200）。（C）促结缔组织增生型髓母细胞瘤。左侧：在结节间网硬蛋白增多，这也突显出了结节的形态（网硬蛋白×40）。右侧：高倍镜下可以见到结节内部的细胞密度要明显小于结节间区域（H&E×200）。（D）大细胞型髓母细胞瘤，肿瘤细胞核增大，核仁明显，核分裂增多，可见凋亡小体（H&E×200）

间变型归为一类，即 LC/A 亚型（Louis et al 2007a，b）。除了 WHO 提出的上述 5 个组织亚型之外，极少数的 MB 还可以表现为局灶的肌源性分化和黑色素分化，即相对应的髓肌母细胞瘤和黑色素髓母细胞瘤（Er et al 2008；Zanini et al 2008）。

5.1 分子及遗传学研究

正常发育机制的失控可能是肿瘤形成的一个主要原因（Marino 2005；Grimmer & Weiss 2006）。证据显示肿瘤很有可能来源于发育中小脑所含有的颗粒细胞前体细胞（granule cell precursor，GCP），但是确切的起源及谱系分化仍有待进一步研究。也有人认为 MB 可能为多种细胞起源（Behesti & Marino 2009；Gilbertson & Ellison 2008），其依据在于 MB 在组织学和分子学水平上表现并不一致。越

来越多的研究表明，MB 的细胞来源可以追溯到神经元干细胞，或仅限于 GCP 谱系的神经元前体细胞（Schüller et al 2008；Yang et al 2008）。

大多数 MB 为散发病变，但也可以合并家族性肿瘤综合征，例如 Gorlin 综合征、Turcot 综合征、Li-Fraumeni 综合征和 Rubinstein-Taybi 综合征（Taylor et al 2000）。对这些综合征的发病机制和分子基础进行的研究也为 MB 提供了宝贵资料。

Gorlin 综合征，又称为痣样基底细胞癌综合征（nevoid basal cell carcinoma syndrome，NBCCS）是一种常染色体显性遗传疾病。患者可以表现为多发性皮肤基底细胞癌，并伴有骨骼畸形、下颌囊肿和硬膜钙化等（Evans et al 1991；Gorlin 1995）。有3%~5% 的 Gorlin 综合征患者会发生 MB，并且绝大多数为促结缔组织增生型 MB（Evans et al 1991；

Amlashi et al 2003；Kool et al 2008）。该综合征是由 *PTCH1* 基因发生胚系突变所致，经测序发现该基因位于染色体 9q31 处（Farndon et al 1992；Gailani et al 1992；Johnson et al 1996）。*PTCH1* 基因的编码一种跨膜受体，并参与到"刺猬索尼克"（Sonic hedgehog，Shh）信号转导通路中，而该通路在小脑的发育过程中扮演了不可或缺的角色（Wallace 1999）。*PTCH1* 的突变会导致 GCP 发育过程中 Shh 通路的过度活化，因此被认为是肿瘤发生中的重大事件（Pietsch et al 2004；Dellovade et al 2006）。在高达 25% 的散发 MB 中也可以发现该基因或 Shh 通路的下游基因（*SUFU*、*PTCH2*、*SMO*）突变（Zurawel et al 2000；Taylor et al 2002；Gilbertson 2004；Taylor et al 2004a；Carlotti et al 2008）。

Turcot 综合征是一种罕见的遗传性疾病，其特点是结直肠腺瘤合并脑肿瘤（Hamilton et al 1995）。尽管该综合征可具有多种表现，但基本可以分为两种类型。第一种类型的患者存在 DNA 错配修复基因的突变，比如 *hMSH2*、*hMLH2* 和 *hPMS2* 基因（Lee et al 1998；Carlotti et al 2008），表现为遗传性非息肉样结肠癌（hereditary non-polyposis colon cancer，HNPCC）和胶质母细胞瘤（glioblastoma multiforme，GBM）（Hamilton et al 1995；Paraf et al 1997；Carlotti et al 2008）。另外一种亚型则与本章内容关系更近，患者可表现为 MB 合并家族性腺瘤样息肉（familial adenomatosis polypi，FAP）（Hamilton et al 1995；Paraf et al 1997；Hamada et al 1998；Carlotti et al 2008）。FAP 患者可能患有数百个结肠息肉，并且容易发生恶变（Hamilton et al 1995；Carlotti et al 2008）。研究发现腺瘤性肠息肉（adenomatous polyposis coli，APC）抑癌基因发生胚系突变是该亚型的主要遗传学改变（Lasser et al 1994；Carlotti et al 2008）。APC 蛋白作为多聚蛋白复合体的一部分，可对 Wnt 信号通路进行调控（Hamilton et al 1995；Paraf et al 1997；Taylor et al 2004a；Polkinghorn & Tarbell 2007；Carlotti et al 2008）。在大约 18% 的散发 MB 中可以见到 Wnt 通路相关基因的突变，其中以 β 连环蛋白的激活最为常见（Zurawel et al 1998；Eberhart et al 2000；Yokota et al 2002；Baeza et al 2003）。然而，APC 基因的突变仅见于很小一部分散发 MB 中（Huang et al 2000）。

MB 也可以发生于 Li-Fraumeni 综合征中（Adesina et al 1994）。此疾病很罕见，其与 *P53* 抑癌基因的突变有关（Varley et al 1997；Barel et al 1998）。这些患者罹患其他肿瘤的风险很高，这包括肉瘤、白血病、乳腺癌、脑肿瘤及腺癌等（Varley et al 1997；Barel et al 1998）。在散发 MB 中很少见到有 *P53* 基因的突变（Adesina et al 1994）。

研究发现在 Rubinstein-Taybi 综合征中，MB 的发病率明显增加。该综合征是由 16 号染色体上的 CREB 结合蛋白基因发生胚系突变引起的（Petrij et al 1995）。该病的特征性表现为多种先天性发育异常，例如生长发育迟滞、骨骼畸形及小头畸形（Allanson & Hennekam 1997）。患者容易罹患多种中枢神经系统肿瘤，如 MB、少突胶质细胞肿瘤和脑膜瘤（Taylor et al 2000）。另外，MB 也可以见于 Aicardi 综合征中（Taylor et al 2000）。

近期的研究显示，一些与上述家族性综合征无关的信号转导通路也可以导致 MB 的发生（Marino 2005；Sjölund et al 2005；Kelleher et al 2006）。Notch 信号通路决定了细胞分化的方向，并参与了多种细胞和组织的分化过程（Sjölund et al 2005）。在急性 T 细胞淋巴母细胞性白血病中，人们第一次发现该信号通路与肿瘤有关（Sjölund et al 2005）。最近的一篇回顾性报道称，在 15% 的 MB 肿瘤中都存在 Notch 通路受体失调和扩增（Sjölund et al 2005）。

在 MB 中也可见到一些非随机的染色体异常。最常发生细胞遗传学重排的是 17 号等臂染色体，即 i（17q），其表现为 17 号染色体短臂的杂合性缺失，这种情况可见于高达 50% 的 MB 患者（Bigner & Schröck 1997；Bayani et al 2000；Mendrzyk et al 2006）。然而，17 号染色体上相关的肿瘤抑制基因还有待研究确认。

5.2 肿瘤分期及预后因素

准确的术前及术后分期对于指导治疗及判断预后是至关重要的。最早用于对 MB 患儿进行分期的是 Chang 系统。该系统主要分为肿瘤期（T）和转移期（M）两部分（Chang et al 1969）。肿瘤期的分类依据是肿瘤的大小、位置和是否有局部浸润。但这种设定在评估预后和指导辅助治疗方面具有明显的局限性。另一方面，M 分期则在上述两个方面具有更好的临床实用性（Zeltzer et al 1999）。最初的 Chang 系统将 M 期分为 5 类。M_0 期是指没有肉眼、脑脊液、血液系统的播散；M_1 期是指 CSF 细胞学检查阳性；M_2 期是指发生了蛛网膜下腔和脑室系统的结节样播散；M₃ 期则是特指脊髓蛛网膜下腔的结节样种植；M₄ 期是指出现远处、中枢神经系统外的转移（Zeltzer et al 1999）。

目前的肿瘤分期将 MB 患者分为低危组和高危组。低危组患者是指年龄 ≥ 3 岁的患儿，没有肉眼或镜下的播散，且手术后肿瘤残余 <1.5cm²。高危组患儿则是指患儿 <3 岁，存在肿瘤转移，和（或）术后肿瘤残余 >1.5cm²。

患儿的年龄与预后明显相关（Raimondi & Tomita 1979；Evans et al 1990；Duffner et al 1993；Albright et al 1996）。在诊断年龄 <3 岁的患者其总体生存率（overall survival，OS）会较 3 岁以上患儿明显下降（36.3% 相对于 73.4%）（Kombogiorgas et al 2007）。另外，近期加拿大儿童脑肿瘤协作组的研究结果显示，青少年 MB 的至复发时间与确诊时年龄成线性比例（Tabori et al 2006）。然而，对于年龄本身是否为一个危险因素尚无统一的意见。年幼患儿的临床预后较差可能与治疗方式的变动有关，例如延迟放疗或无法放疗等（David et al 1997；Grotzer et al 2000）。但是在年幼患儿中，MBEN 要比其他类型的 MB 预后更好。

如果诊断时无肿瘤转移迹象，则患者的总体生存率和无事件生存率（event free survival，EFS）会明显提高（Schofield et al 1992；Bouffet et al 1994；Zeltzer et al 1999；Lamont et al 2004；Ray et al 2004；Sanders et al 2008）。在低危组患儿中，M₀、M₁、M₂ 期肿瘤的 5 年无进展生存率（progression free survival，PFS）分别为 70%、57% 和 40%（Zeltzer et al 1999）。在高风险患者中的情况也基本类似（Verlooy et al 2006）。

传统上认为，最大程度地、安全地切除肿瘤是 MB 患者的最佳初始治疗。如果术后肿瘤残留极少，特别是没有转移迹象，则患者的 PFS 会明显延长（Raimondi & Tomita 1979；Berry et al 1981；Tomita & McLone 1986；Jenkin et al 1990；Schofield et al 1992；Sure et al 1995；Albright et al 1996；Agerlin et al 1999；Massimino et al 2000）。儿童癌症协作组（Children's Cancer Group，CCG）第 921 号临床研究显示，对于确诊时无转移疾病的 MB 患儿，当肿瘤残留 <1.5cm² 及 >1.5cm² 时，5 年 PFS 分别为 78% 和 54%（Zeltzer et al 1999）。此外，研究发现只要肿瘤残留 <1.5cm²，切除程度（全切对比近全切除）就不会对患儿的 PFS 造成明显的影响（Gajjar et al 1996；Sutton et al 1996）。

当前的临床分期系统被人诟病的一点是对于低危患者，其无法判断哪些患儿适合于更为激进的治疗以便延长生存期，哪些患儿则需要采用较缓和的治疗以最大可能地减少并发症发生。已经有很多研究试图找出与预后有关的组织学和分子学标志物，并用于制订与风险等级相适合的治疗方案（表 27.1）。大量研究显示存在 TRKC 的高表达的患儿往往生存率较高（Segal et al 1994；Grotzer et al 2000；Ray et al 2004；Grotzer et al 2007）。一项研究发现 TRKC 高表达患儿的 5 年 OS 为 89%，而 TRKC 低表达的患儿 5 年 OS 为 46%（Segal et al 1994）。然而这一结果并没有在所有其他的研究中得到证实（Gajjar et al 2004）。

研究显示 MYC 癌基因（MYCC 和 MYCN）的扩增在 MB 肿瘤发生过程中起重要作用（Guessous et al 2008）。MYC 低表达被认为是临床预后良好的标志（de Haas et al 2008），而 MYC 高表达常常见于 LC/A 型 MB 中，对于这些患者则可能意味着临床预后不良（Eberhart et al 2004；Lamont et al 2004）。也有研究将 MYC 基因和 TRKC 结合起来（Grotzer et al 2007）。其中一项研究发现 TRKC 高表达合并 MYCC 低表达的患者属于"良性风险"（good risk）组，而 TRKC 低表达合并 MYCC 高表达的患者预后较差（Grotzer et al 2007）。然而，如同 TRKC 一样，MYC 的扩增和预后的关系也并未得到完全证实（Gajjar et al 2004）。

ERBB2 是另外一个与 MB 形成有关的原癌基因（Guessous et al 2008）。研究显示该基因的高表达提示预后不佳，并且常见于 LC/A 亚型中（Gilbertson et al 1995；Gajjar et al 2004；Ray et al 2004）。最近一项研究发现，对于低危组的 MB 患儿，若 ERBB2 为阴性则 5 年存活率为 100%，而 ERBB2 阳性者 5 年生存率仅为 54%（Gajjar et al 2004）。

此外，研究显示 Wnt 信号转导通路也是一个预后良好的因素（Ellison et al 2005；Clifford et al 2006）。β 连环蛋白标志着 Wnt 通路的激活，其在所有 MB 亚型中均可表达，并可使患者的 OS 和 EFS 提高（Ellison et al 2005）。

对于 MB 分子机制的深入探究也有利于从中发现新的治疗方法。丙戊酸、厄洛替尼、环巴胺以及一些小分子抑制剂均已在体外实验中显示了其具有下调 MB 的分子通路的作用（Taipale et al 2000；Shu et al 2006；Lauth et al 2007；Carlotti et al 2008）。

表 27.1 髓母细胞瘤的预后因子

预后因子	描述	作用
TRKC	一种酪氨酸激酶受体，介导神经元的分化、生长和神经营养因子的其他作用	高表达提示预后较好
MYC	一种家族性基因，编码转录因子	高表达提示预后差，通常见于大细胞型和间变型 MB
ERBB2	位于细胞膜上的酪氨酸激酶受体，参与信号传导通路从而影响细胞生长和分化	高表达提示预后差，通常见于大细胞型和间变型 MB
β 连环蛋白	一种细胞质的磷酸蛋白，是 Wnt 转导通路的标志，也是细胞间黏附和胚胎发育的重要调节因子	高表达提示预后较好

6 治疗

髓母细胞瘤的治疗需要神经外科医师、肿瘤科医师、神经放射医师、神经病理医师之间的共同协作。大多数患者需要进行多模态的治疗，即以安全为前提下最大限度地切除肿瘤，并结合全脑脊髓放疗（cranial–spinal irradiation，CSI）和化疗。

6.1 手术切除

手术切除对于 MB 的治疗至关重要。手术的目的是明确诊断，最大限度并安全地切除肿瘤，重新恢复正常的脑脊液循环和缓解肿瘤对重要神经结构的压迫效应。

大多数后颅窝 MB 患儿在确诊时会有一定程度的脑积水（Rappaport & Shalit 1989；Fritsch et al 2005；Due–Tønnessen and Helseth 2007）。在疾病早期，临床医师需要根据患儿的症状和脑积水的严重程度，来决定是否需要针对脑积水进行治疗。具体方法包括脑室外引流术（external ventricular drain，EVD）、脑室腹腔分流术（ventriculoperitoneal shunt，VPS）、内镜第三脑室底部造瘘术（endoscopic third ventriculostomy，ETV）。在肿瘤切除后只有

1%~40% 的患者需要行永久性的 CSF 分流手术（Rappaport & Shalit 1989；Lee et al 1994；Fritsch et al 2005；Morelli et al 2005；Kombogiorgas et al 2008），因此临床医师需要在 VPS 和 ETV 之间做出权衡。与后颅窝其他肿瘤相比，MB 患儿术后发生脑积水及需要行 VPS 的概率更高（Morelli et al 2005；Due–Tønnessen and Helseth 2007）。与术后行永久性 VPS 有关的高危因素有包括患儿低龄、肿瘤体积较大以及诊断时脑积水较严重（Lee et al 1994；Due–Tønnessen and Helseth 2007；Kombogiorgas et al 2007；Kombogiorgas et al 2008）。根据我们的经验，大多数 MB 患儿在切除肿瘤前并不需要行分流手术，激素类药物即可很好地缓解患儿的临床症状。对于那些因脑积水导致神经功能受损严重的患儿，一般会行紧急的 EVD 治疗。

手术时患儿通常采用俯卧位。这样可以更方便地使用头架或马蹄形头托，而后者更加适合于年幼患儿。手术中还应该使的辅助设备包括无框架导航系统、术中超声、诱发电位和脑神经监测等。当肿瘤充满第四脑室时，手术显微镜会显得尤其重要。如果患儿的脑室比较大，可以在骨窗旁另钻一孔并行脑室穿刺置管，以便在剪开硬膜前通过释放 CSF 来降低颅内压力。

手术采用标准的后正中入路。皮肤切口上达枕外隆凸，下达后颈中部。从中线的无血管区域进行分离，然后将颈部肌肉从枕部和颈椎上剥离并牵开。在进行后颅窝开颅时需要注意避免损伤横窦。如果术前影像学显示肿瘤已经延伸到颈部椎管内，则需要打开上颈椎的椎板。Y 形剪开硬膜（图 27.4）。如果枕窦和环窦发生出血则必须彻底止住，且应尽量采用缝扎的方法，因为银夹会对术后 MRI 成像造成伪影。

打开硬脑膜后，首先分开小脑扁桃体，然后采用经小脑蚓入路到达第四脑室。利用棉片来创造肿瘤和周围脑组织之间的界面。在行肿瘤内减压前需要尽可能地分离肿瘤周边。为了达到充分的暴露，可能需要切开小脑蚓部的远端。一旦发现第四脑室底部，则需要用棉片覆盖以对其进行保护，这也有助于判断切除的深度。最初肿瘤切除应在其背侧进行，这时经常会遇到小脑后下动脉，应予以保护。通过瘤内减压，既可以获取肿瘤组织进行病理检查，也有利于制造肿瘤与小脑之间的分离界面。

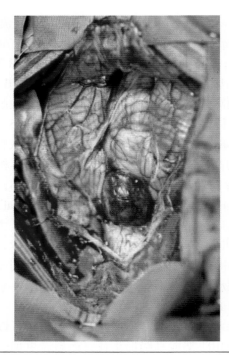

图 27.4　一例 7 岁男性患儿的术中照片。手术采用后颅窝开颅。硬脑膜已经打开。在小脑扁桃体之间可以见到肿瘤突出。采用后正中经小脑蚓入路切除肿瘤

在进入第四脑室后，要仔细观察肿瘤是否已经侵及第四脑室底部和小脑中脚。因为术后可能出现非常严重的神经功能损害，故不推荐对这些位置的肿瘤进行积极切除。在肿瘤切除后，术者应该仔细检查中脑导水管，第四脑室外侧孔，闩部是否有残余肿瘤。

有些学者还提出了其他的手术入路。经膜髓帆入路可使术者不需要切开小脑蚓部就能到达肿瘤所在的第四脑室（Matsushima et al 1992）。当肿瘤更靠外侧时，也可以在距离肿瘤最近的小脑半球表面进行皮层造瘘。

关颅前需要彻底地止血，这可以通过仔细的双极电凝止血或轻柔的压迫止血而实现。采用 Valsalva 动作可以判断止血效果。硬脑膜需要进行水密缝合。然后骨瓣复位，并分层缝合软组织和皮肤。

如果术中留置了 EVD，那么术后早期就要逐渐减少引流量并最终拔除引流管。如果 EVD 撤管困难或有假性脑膜膨出，则提示进展性脑积水的存在，这时需要考虑是否行脑室腹腔分流手术。所有的患者都需要在手术后 48 小时内行 MRI 检查，以评估肿瘤残余。如上所述，当肿瘤残余较多时（>1.5cm²），就需要考虑是否早期进行二次手

术切除残余肿瘤。

手术后可能出现的并发症包括头痛、呕吐、脑神经麻痹、延髓麻痹、辨距不良、复视及共济失调 等（Albright et al 1989；Cochrane et al 1994）。手术后永久性的伤残率和死亡率已经大幅下降，目前分别为 5%~10% 和 1%~3%（Belza et al 1991；Sutton et al 1996；Helseth et al 1999）。MB 术后并发症情况和其他后颅窝手术大致相同，包括颅内感染，脑脊液漏，假性脑膜膨出以及持续性脑积水。

后颅窝肿瘤术后一个独特的并发症是小脑性缄默症。这个并发症通常发生于术后 1~2 天，发生率为 10%~25%（Wisoff & Epstein 1984；Pollack et al 1995；Gajjar et al 1996；Robertson et al 2006）。最为严重的症状为轻度言语困难并逐渐进展到缄默以及共济障碍。其他症状则包括情绪不稳定，神经行为异常，肌张力减退，脑神经麻痹等（Pollack et al 1995；Robertson et al 2006）。症状的严重程度不一，有报道称大概 43% 为重度患者，49% 为中度患者，8% 为轻度患者（Robertson et al 2006）。大多数患者通常在数周至数月内恢复（Huber et al 2006）。小脑性缄默症出现的原因目前尚不清楚，可能与术中劈开小脑蚓部及压迫小脑而导致小脑上脚和中脚水肿有关（Wisoff & Epstein 1984）。小脑水肿可能会损伤小脑的运动传导通路，这些纤维经过小脑上、中脚止于齿状核（Pollack et al 1995）。最近的一项前瞻性研究发现小脑性缄默症的出现与肿瘤侵及脑干有关，而与肿瘤大小、小脑蚓切开长度及手术入路无关（Pollack et a1995；Robertson et al 2006）。

6.2　放射治疗

在对髓母细胞瘤患者进行辅助 CSI 之后，其临床预后有了明显改善（Rutka & Hoffman 1996；Polkinghorn & Tarbell 2007）。单纯局部放疗与局部放疗联合 CSI 放疗相比，患者 5 年 PFS 分别为 <10% 和 50%（Paterson & Farr 1953；Bloom et al 1969；Packer et al 1999b）。过去传统 CSI 的放疗方案为使用 36Gy 对全脑和脊髓照射，而对后颅窝进行 54Gy 的强化照射。大于 3 岁的高危组患者一般接受标准剂量的 CSI（36Gy），55.8Gy 的后颅窝强化放疗，并联合辅助化疗（Paulino 1997）。针对低危组患者的治疗方案也与以前不同，通常需要根据风险大小而做出调整。

考虑到放疗潜在的并发症，很多单位针对低剂量 CSI 对 MB 患者的安全性和有效性进行了探

索（Paulino 1997；Thomas et al 2000）。早期的研究将 CSI 剂量从 36Gy 降低到 23.4Gy，而后颅窝仍然采用 54Gy，结果肿瘤的复发率明显增加，5 年 PFS 显著降低（Paulino 1997；Thomas et al 2000）。

在近期的几个研究中，低危组 MB 患者在化疗后接受低剂量放疗（Oyharcabal-Bourden 2005），结果发现 5 年 OS 和 PFS 分别为 73.8% 和 64.8%，效果可与标准剂量的 CSI 媲美（Bailey et al 1995；Thomas et al 2000）。类似地，也有学者针对低剂量 CSI 联合之后的化疗进行了研究。结果大致等同于在低危组患者中使用的标准剂量 CSI，患者的 5 年 OS 和 PFS 分别达到了 85% 和 83%（Packer et al 1994；Packer et al 1999b；Gajjar et al 2006）。在这种情况下，低剂量 CSI 并没有导致肿瘤的复发率增加（Halberg et al 1991）。因此，在低危组患者中，无论接受放疗前还是放疗后的化疗方案，都可以在肿瘤控制方面达到与标准剂量 CSI 类似的效果。此外，也有研究针对更低剂量的 CSI（18Gy）对其疗效和安全性进行评估。随着低剂量放疗的研究逐渐深入，一些学者也在尝试将标准方案中对后颅窝进行的 54Gy 强化放疗集中对瘤床进行照射，但该方法的安全性和有效性还有待验证（Fukunaga-Johnson et al 1998；Wolden et al 2003）。

研究显示对 MB 患者进行标准剂量 CSI 联合瘤床适形放疗，其 5 年 PFS 及 OS 分别为 84% 和 85%（Wolden et al 2003），并且与传统的后颅窝强化放疗相比，其 5 年和 10 年的肿瘤控制率也基本相同（Wolden et al 2003）。另外，研究发现将 CSI 放疗剂量降低至 23.4Gy 并联合之后的化疗和对瘤床的适形放疗，患者的临床预后或肿瘤控制率并无明显下降（Douglas et al 2004；Merchant et al 2008）。总之，这些研究结果表明针对瘤床的适形放疗与传统的全后颅窝放疗相比，具有类似的肿瘤控制率。

也有学者对放疗时机进行了探讨。早期的数据来源于放疗联合新型辅助化疗的研究，结果显示在手术后 6~8 周开始放疗非常重要（Kühl et al 1998）。最近也有研究发现放疗的持续时间较放疗的开始时间更为关键（del Charco et al 1998；Taylor et al 2003；Taylor et al 2004b）。如果能够在术后 50 天内完成放射治疗，则患者的 EFS 和 OS 都会显著提高（Taylor et al 2004b）。

虽然放射治疗非常有效，但是仍有一些短期和长期的副作用。短期副作用通常呈自限性，主要有头痛、呕吐、疲乏、恶心、易激惹、困倦和

脱发等。CSI 的长期副作用通常导致神经、认知和内分泌功能的损害，以及整体生活质量下降（Ribi et al 2005）。在一项包含 51 例 MB 患者的研究中，有 61% 出现了下丘脑-垂体功能低下，并可导致肥胖，甲状腺功能减退，性早熟和发育迟滞（Ribi et al 2005）。对脊髓的放疗可能会导致身材矮小和脊柱侧弯。几乎所有患者都可出现神经认知功能损害，主要包括注意力、学习、记忆力、语言、执行和社交功能的障碍（Ribi et al 2005）。因此，大约有 72% 的患者会出现学习成绩下降（Ribi et al 2005）。许多学者认为这些长期副作用与放疗剂量有明显关系，使用低剂量 CSI 可以更好地保护患儿的智力，但目前该观点并没有得到完全证实（Ris et al 2001；Mulhern et al 2005）。此外，低龄也是导致神经认知功能障碍的一个危险因素（Ris et al 2001；Mabbott et al 2005；Mulhern et al 2005）。最后要说的是放疗可以导致 10% 的患者出现肿瘤和血管性病变（Jenkin 1996；Ullrich et al 2007）。对于合并家族性肿瘤综合征的 MB 患者，其出现继发性肿瘤的风险较高，因此需要特别注意（Jenkin 1996）。

6.3 化疗

辅助化疗仍然在 MB 的治疗中扮演重要角色。既往化疗仅用于一些高危组或病情进展的患者，但随着研究的深入，化疗的应用也越来越广泛。不同的单位可能会使用不同的化疗方案。虽然单一化疗药物也可以有良好的反应率，但目前大多数学者仍推荐采用多药联合的治疗方法（Packer et al 1994；Kortmann et al 2000；Strother et al 2001；Taylor et al 2003；Matsutani 2004）。

早在 20 世纪 70 年代和 80 年代就已经有关于化疗在 MB 中的随机前瞻性研究。研究将患者随机分为两组，一组接受标准剂量的 CSI，另一组则在 CSI 之后行多药化疗。这些研究发现化疗并没有使低危组患者获益。但对于肿瘤次全切、肿瘤侵犯脑干及肿瘤播散的患者，化疗可能具有一定的作用（Evans et al 1990；Tait et al 1990）。随后针对高危患者的化疗研究也逐渐开展。对于这些患者，手术加放疗与在此基础上联合化疗相比，后者对预后的改善更为明显（Krischer et al 1991；Packer et al 1991）。此后，越来越多的研究显示化疗无论在高危险组还是低危险组患者中，均具有良好的效果（Packer et al 1994；Packer et al 1999b；Gajjar et al 2006）。由于

这些新型化疗药物非常有效，甚至有学者开始质疑放疗的必要性。Rutkowski 等（2005）对 43 例患者进行了单纯术后化疗，结果显示对于肿瘤全切且无肿瘤播散的患者，其 5 年 PFS 和 OS 分别为 82% 和 93%。

关于化疗的时机也有相关的研究报道。由于手术后血 - 脑屏障的通透性增加，未行放疗的患者骨髓的恢复能力更好且药物毒副作用的风险较低，因此理论上新辅助化疗应该在术后短期内及放疗前进行（Kühl et al 1998）。但是最初针对放疗前进行化疗的研究显示，其与常规的辅助化疗方法相比并无明显优势（Bailey et al 1995）。对接受该方法治疗的低危组和高危组患者，其 5 年的生存率分别为 74% 和 57%（Gentet et al 1995）。

目前的资料并不支持对高危组 MB 患者使用新辅助化疗。许多临床研究显示放疗前进行化疗与传统化疗方案相比，前者对肿瘤的控制率并无明显提高，甚至有所下降（Zeltzer et al 1999；Taylor et al 2005）。

新辅助化疗在低危患者组中的作用也尚不明确。一些随机的前瞻性研究发现接受放疗前化疗的患者其 3 年 EFS 为 78%，而接受传统治疗方案者为 65%（Kortmann et al 2000；Taylor et al 2004b）。SIOP Ⅲ 研究中也得出了类似的结果（Taylor et al 2003）。然而，至少有一项研究显示新辅助化疗可能会导致放疗相关的骨髓抑制的发生率增加，并且也会造成治疗中断（Kortmann et al 2000）。另外，长期的随访发现患儿的生活质量也受到了影响（Bull et al 2007）。

MB 的另一种治疗方法是大剂量、清髓性化疗，随后进行造血干细胞移植。这项治疗方法需要采集自体骨髓干细胞，并用于化疗后骨髓功能重建。该疗法相关的死亡率在 10%~20%（Guruangan et al 1998；Finlay 1999；Dhall et al 2008）。其最早用于治疗各种儿童恶性的复发性脑肿瘤，并显示出了一定的效果，其后便有学者将其应用于 MB 的治疗中（Mahoney et al 1996；Graham et al 1997；Guruangan et al 1998；Mason et al 1998；Finlay 1999）。此疗法在 MB 患者中的临床应用包括一些复发性肿瘤，以及对无术后肿瘤残余患儿的治疗（Graham et al 1997）。研究显示 MB 患者在接受了 CSI、清髓性化疗和造血干细胞移植后，其 2 年 PFS 达到了 93.6%（Strother et al 2001）。对于高危组患者或确诊时存在肿瘤播散的患者，在接受该方法治疗后，其 3 年 EFS 和 OS 分别达到 60% 和 49%。由于 3 岁以下的患儿应避免放射治疗，故此方法更加适用于这些患者。Dhall 等（2008）对 36 个月以下且无肿瘤播散的 MB 患儿进行治疗并评估了效果，具体方案为手术切除肿瘤并进行诱导化疗，随后给予清髓性化疗和干细胞移植治疗。在该研究中，放疗并没有作为初始治疗，而是仅用于疾病复发时。肿瘤全切患儿的 5 年 OS 和 EFS 分别达到 79% 和 64%，而那些术后有肿瘤残余的患者，其 5 年 OS 和 EFS 分别为 57% 和 29%（Dhall et al 2008）。

化疗的副作用很多。常见不良反应一般都发生于治疗后早期，包括有疲乏、恶心、呕吐、食欲下降、胃炎和感染（Kadota et al 2008）。化疗的另一个并发症是骨髓抑制，通常在治疗后很快发生，而且在接受联合放化疗的患者中，骨髓抑制的发生率会明显增加（Krischer et al 1991；Kortmann et al 2000）。另外，化疗还会引起一些比较少见但更为严重的并发症。根据化疗药物的不同，临床上可能还需要注意肾脏毒性，肝脏毒性，心肌病，感觉神经性耳聋，急性髓系白血病以及膀胱或肺纤维化等（Blatt et al 1991）。

7 肿瘤复发和影像监测

虽然 MB 的诊断及治疗方法已经有很大进展，但是肿瘤复发仍然是一个重要的问题（图 27.5）。据报道其复发率为 30%~40%，并且多发生于术后 2 年内（Bouffet et al 1998；Yalçin et al 2002）。肿瘤以原位复发最为常见，但也能见到肿瘤在椎管内或软脑膜上复发（Belza et al 1991）。

考虑到 MB 较高的复发率，大多数神经外科医师均建议对 MB 患者行严密的临床和影像学随访。除了在术后早期（手术切除肿瘤的 48 小时内）复查 MRI 之外，大多数患者还需要在术后的 2 年内每 3~6 个月进行一次 MRI 检查（Friedman & Kun 1995）。这种严密的监测可以在患者出现临床症状之前就发现肿瘤复发，并且此时进行积极干预则可以提高患者的生存率（Shaw et al 1997；Saunders et al 2003）。然而，也有人持有不同的观点，认为通过影像监测而发现无症状肿瘤的概率并不高（Torres et al 1994；Bartels et al 2006）。此外，当没有明确的颅内肿瘤复发时，行全脊髓 MR 检查意义不大（Bartels et al 2006）。

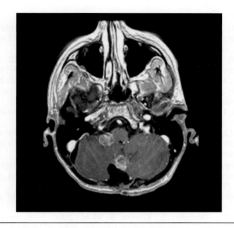

图 27.5 一例 14 岁男性 LC/A 型 MB 患者。其在接受了高强度和高风险的治疗后 1 年，肿瘤出现复发。轴位强化 MRI 显示肿瘤在后颅窝的局部复发，以及右侧 CPA 区的孤立性结节灶

Collin 法则也被用于预测 MB 可能复发的时间。该法则认为肿瘤复发应该出现在患者的年龄 +9 个月的时间范围内，如在此期间肿瘤无复发可以认为患者得到治愈（Latchaw et al 1985；Friedberg et al 1997）。虽然很多的研究显示 MB 的复发也遵循了 Collin 法则，但是也有大量报道称 MB 患者可以出现晚期复发（Friedberg et al 1997；Modha et al 2000；Allan et al 2004）。

关键点

- 髓母细胞瘤多为散发病例，但是也可以合并很多家族性遗传性综合征（例如 Gorlin 综合征、Rubinstei-Taybi 综合征）。
- 全脑脊髓 MRI 检查是诊断和肿瘤分期的主要方法。
- 在 WHO 对中枢神经系统肿瘤的分类中，髓母细胞瘤可分为 5 种亚型，所有的亚型均为 WHO Ⅳ级。
- 手术治疗的目的是在保证安全的前提下，最大限度地切除肿瘤，并且恢复患儿的脑脊液循环通路。有 10%~40% 的患者需要行永久性脑脊液分流术。
- 术后全脑脊髓放疗可以明显改善患儿的临床预后。
- 化疗更适用于年幼 MB 患儿，肿瘤体积较大和（或）肿瘤播散患者。
- 目前正在针对肿瘤发生中的信号转导通路而开展不同的靶向调控治疗研究。
- 肿瘤复发仍是髓母细胞瘤治疗中的主要问题，并且多为后颅窝原位复发。
- 对于髓母细胞瘤患者，手术和辅助治疗的晚期并发症仍是一个重要问题。

（姜涛 译）

参考文献

Adesina, A.M., Nalbantoglu, J., Cavenee, W.K., 1994. p53 gene mutation and mdm2 gene amplification are uncommon in medulloblastoma. Cancer Res. 54 (21), 5649–5651.

Agerlin, N., Gjerris, F., Brincker, H., et al., 1999. Childhood medulloblastoma in Denmark 1960–1984. A population-based retrospective study. Childs Nerv. Syst. 15 (1), 29–37.

Albright, A.L., Wisoff, J.H., Zeltzer, P.M., et al., 1996. Effects of medulloblastoma resections on outcome in children: a report from the Children's Cancer Group. Neurosurgery 38 (2), 265–271.

Albright, A.L., Wisoff, J.H., Zeltzer, P.M., et al., 1989. Current neurosurgical treatment of medulloblastomas in children. A report from the Children's Cancer Study Group. Pediatr. Neurosci. 15 (6), 276–282.

Allan, R., Gill, A., Spittaler, P., 2004. Recurrent medulloblastoma – violation of Collin's law by 14 years. J. Clin. Neurosci. 11 (7), 756–757.

Allanson, J.E., Hennekam, R.C., 1997. Rubinstein-Taybi syndrome: objective evaluation of craniofacial structure. Am. J. Med. Genet. 71 (4), 414–419.

Amlashi, S.F., Riffaud, L., Brassier, G., et al., 2003. Nevoid basal cell carcinoma syndrome: relation with desmoplastic medulloblastoma in infancy. A population-based study and review of the literature. Cancer 98 (3), 618–624.

Baeza, N., Masuoka, J., Kleihues, P., et al., 2003. AXIN1 mutations but not deletions in cerebellar medulloblastomas. Oncogene 22 (4), 632–636.

Bailey, C.C., Gnekow, A., Wellek, S., et al., 1995. Prospective randomised trial of chemotherapy given before radiotherapy in childhood medulloblastoma. International Society of Paediatric Oncology (SIOP) and the (German) Society of Paediatric Oncology (GPO): SIOP II. Med. Pediatr. Oncol. 25 (3), 166–178.

Barel, D., Avigad, S., Mor, C., et al., 1998. A novel germ-line mutation in the noncoding region of the p53 gene in a Li-Fraumeni family. Cancer Genet. Cytogenet. 103 (1), 1–6.

Bartels, U., Shroff, M., Sung, L., et al., 2006. Role of spinal MRI in the follow-up of children treated for medulloblastoma. Cancer 107 (6), 1340–1347.

Bayani, J., Zielenska, M., Marrano, P., et al., 2000. Molecular cytogenetic analysis of medulloblastomas and supratentorial primitive neuroectodermal tumors by using conventional banding, comparative genomic hybridization, and spectral karyotyping. J. Neurosurg. 93 (3), 437–448.

Behesti, H., Marino, S., 2009. Cerebellar granule cells: Insights into proliferation, differentiation, and role in medulloblastoma pathogenesis. Int. J. Biochem. Cell Biol. 41 (3), 435–445.

Belza, M.G., Donaldson, S.S., Steinberg, G.K., et al., 1991. Medulloblastoma: freedom from relapse longer than 8 years – a therapeutic cure? J. Neurosurg. 75 (4), 575–582.

Berry, M.P., Jenkin, R.D., Keen, C.W., et al., 1981. Radiation treatment for medulloblastoma. A 21-year review. J. Neurosurg. 55 (1), 43–51.

Bigner, S.H., Schröck, E., 1997. Molecular cytogenetics of brain tumors. J. Neuropathol. Exp. Neurol. 56 (11), 1173–1181.

Blaser, S.I., Harwood-Nash, D.C., 1996. Neuroradiology of pediatric posterior fossa medulloblastoma. J. Neurooncol. 29 (1), 23–34.

Blatt, J., Penchansky, L., Phebus, C., et al., 1991. Leukemia in a child with a history of medulloblastoma. Pediatr. Hematol. Oncol. 8 (1), 77–82.

Bloom, H.J., Wallace, E.N., Henk, J.M., 1969. The treatment and prognosis of medulloblastoma in children. A study of 82 verified cases. Am. J. Roentgenol. Radium. Ther. Nucl. Med. 105 (1), 43–62.

Bouffet, E., Doz, F., Demaille, M.C., et al., 1998. Improving survival in recurrent medulloblastoma: earlier detection, better treatment or still an impasse? Br. J. Cancer 77 (8), 1321–1326.

Bouffet, E., Gentet, J.C., Doz, F., et al., 1994. Metastatic medulloblastoma: the experience of the French Cooperative M7 Group. Eur. J. Cancer 30A (10), 1478–1483.

Bull, K.S., Spoudeas, H.A., Yadegarfar, G., et al., 2007. Reduction of health status 7 years after addition of chemotherapy to craniospinal irradiation for medulloblastoma: a follow-up study in PNET 3 trial survivors on behalf of the CCLG (formerly UKCCSG). J. Clin. Oncol. 25 (27), 4239–4245.

Burger, P.C., Fuller, G.N., 1991. Pathology – trends and pitfalls in histologic diagnosis, immunopathology, and applications of oncogene research. Neurol. Clin. 9 (2), 249–271.

Carlotti, C.G., Jr., Smith, C., Rutka, J.T., 2008. The molecular genetics of medulloblastoma: an assessment of new therapeutic targets. Neurosurg. Rev. 31 (4), 359–369.

Carrie, C., Lasset, C., Alapetite, C., et al., 1994. Multivariate analysis of prognostic factors in adult patients with medulloblastoma. Retrospective study of 156 patients. Cancer 74 (8), 2352–2360.

Cervoni, L., Maleci, A., Salvati, M., et al., 1994. Medulloblastoma in late adults: report of two cases and critical review of the literature. J. Neurooncol. 19 (2), 169–173.

Chang, C.H., Housepian, E.M., Herbert, C., Jr., 1969. An operative staging system and a megavoltage radiotherapeutic technic for cerebellar medulloblastomas. Radiology 93 (6), 1351–1359.

Clifford, S.C., Lusher, M.E., Lindsey, J.C., et al., 2006. Wnt/Wingless pathway activation and chromosome 6 loss characterize a distinct molecular sub-group of medulloblastomas associated with a favorable prognosis. Cell Cycle 5 (22), 2666–2670.

Cochrane, D.D., Gustavsson, B., Poskitt, K.P., et al., 1994. The surgical and natural morbidity of aggressive resection for posterior fossa tumors in childhood. Pediatr. Neurosurg. 20 (1), 19–29.

Coffin, C.M., Braun, J.T., Wick, M.R., et al., 1990. A clinicopathologic and immunohistochemical analysis of 53 cases of medulloblastoma with emphasis on synaptophysin expression. Mod. Pathol. 3 (2), 164–170.

David, K.M., Casey, A.T., Hayward, R.D., et al., 1997. Medulloblastoma: is the 5-year survival rate improving? A review of 80 cases from a single institution. J. Neurosurg. 86 (1), 13–21.

Davies, N.P., Wilson, M., Harris, L.M., et al., 2008. Identification and characterisation of childhood cerebellar tumours by in vivo proton MRS. NMR in biomedicine 21 (8), 908–918.

Davis, F.G., Kupelian, V., Freels, S., et al., 2001. Prevalence estimates for primary brain tumors in the United States by behavior and major histology groups. Neuro. Oncology. 3 (3), 152–158.

de Haas, T., Hasselt, N., Troost, D., et al., 2008. Molecular risk stratification of medulloblastoma patients based on immunohistochemical analysis of MYC, LDHB, and CCNB1 expression. Clin.Cancer. Res. 14 (13), 4154–4160.

del Charco, J.O., Bolek, T.W., McCollough, W.M., et al., 1998. Medulloblastoma: time-dose relationship based on a 30-year review. Int. J. Radiat. Oncol. Biol. Phys. 42 (1), 147–154.

Dellovade, T., Romer, J.T., Curran, T., et al., 2006. The hedgehog pathway and neurological disorders. Annu. Rev. Neurosci. 29, 539–563.

Deutsch, M., Thomas, P.R., Krischer, J., et al., 1996. Results of a prospective randomized trial comparing standard dose neuraxis irradiation (3,600 cGy/20) with reduced neuraxis irradiation (2,340 cGy/13) in patients with low-stage medulloblastoma. A Combined Children's Cancer Group-Pediatric Oncology Group Study. Pediatr. Neurosurg. 24 (4), 167–177.

Dhall, G., Grodman, H., Ji, L., et al., 2008. Outcome of children less than three years old at diagnosis with non-metastatic medulloblastoma treated with chemotherapy on the 'Head Start' I and II protocols. Pediatr. Blood Cancer 50 (6), 1169–1175.

Douglas, J.G., Barker, J.L., Ellenbogen, R.G., et al., 2004. Concurrent chemotherapy and reduced-dose cranial spinal irradiation followed by conformal posterior fossa tumor bed boost for average-risk medulloblastoma: efficacy and patterns of failure. Int. J. Radiat. Oncol. Biol. Phys. 58 (4), 1161–1164.

Due-Tønnessen, B.J., Helseth, E., 2007. Management of hydrocephalus in children with posterior fossa tumors: role of tumor surgery. Pediatr. Neurosurg. 43 (2), 92–96.

Duffner, P.K., Horowitz, M.E., Krischer, J.P., et al., 1993. Postoperative chemotherapy and delayed radiation in children less than three years of age with malignant brain tumors. N. Engl. J. Med. 328 (24), 1725–1731.

Eberhart, C.G., Kratz, J., Wang, Y., et al., 2004. Histopathological and molecular prognostic markers in medulloblastoma: c-myc, N-myc, TrkC, and anaplasia. J. Neuropathol. Exp. Neurol. 63 (5), 441–449.

Eberhart, C.G., Kratz, J.E., Schuster, A., et al., 2002. Comparative genomic hybridization detects an increased number of chromosomal alterations in large cell/anaplastic medulloblastomas. Brain Pathol. 12 (1), 36–44.

Eberhart, C.G., Tihan, T., Burger, P.C., 2000. Nuclear localization and mutation of beta-catenin in medulloblastomas. J. Neuropathol. Exp. Neurol. 59 (4), 333–337.

Ellison, D.W., Onilude, O.E., Lindsey, J.C., et al., 2005. beta-Catenin status predicts a favorable outcome in childhood medulloblastoma: the United Kingdom Children's Cancer Study Group Brain Tumour Committee. J. Clin. Oncol. 23 (31), 7951–7957.

Er, U., Yigitkanli, K., Kazanci, B., et al., 2008. Medullomyoblastoma: teratoid nature of a quite rare neoplasm. Surgical neurology 69 (4), 403–406.

Evans, A.E., Jenkin, R.D., Sposto, R., et al., 1990. The treatment of medulloblastoma. Results of a prospective randomized trial of radiation therapy with and without CCNU, vincristine, and prednisone. J. Neurosurg. 72 (4), 572–582.

Evans, D.G., Farndon, P.A., Burnell, L.D., et al., 1991. The incidence of Gorlin syndrome in 173 consecutive cases of medulloblastoma.

Br. J. Cancer 64 (5), 959–961.

Farinotti, M., Ferrarini, M., Solari, A., et al., 1998. Incidence and survival of childhood CNS tumours in the Region of Lombardy, Italy. Brain 121 (Pt 8), 1429–1436.

Farndon, P.A., Del Mastro, R.G., Evans, D.G., et al., 1992. Location of gene for Gorlin syndrome. Lancet 339 (8793), 581–582.

Farwell, J.R., Dohrmann, G.J., Flannery, J.T., 1984. Medulloblastoma in childhood: an epidemiological study. J. Neurosurg. 61 (4), 657–664.

Farwell, J.R., Flannery, J.T., 1987. Adult occurrence of medulloblastoma. Acta. Neurochir. 86 (1–2), 1–5.

Finlay, J.L., 1999. The role of high-dose chemotherapy and stem cell rescue in the treatment of malignant brain tumors: a reappraisal. Pediatr. Transplant. 3 (Suppl), 87–95.

Friedberg, M.H., David, O., Adelman, L.S., et al., 1997. Recurrence of medulloblastoma: violation of Collins' law after two decades. Surg. Neurol. 47 (6), 571–574.

Friedman, H.S., Kun, L.E., 1995. More on surveillance of children with medulloblastoma. N. Engl. J. Med. 332 (3), 191.

Fritsch, M.J., Doerner, L., Kienke, S., et al., 2005. Hydrocephalus in children with posterior fossa tumors: role of endoscopic third ventriculostomy. J. Neurosurg. 103 (Suppl), 40–42.

Fukunaga-Johnson, N., Lee, J.H., Sandler, H.M., et al., 1998. Patterns of failure following treatment for medulloblastoma: is it necessary to treat the entire posterior fossa? Int. J. Radiat. Oncol. Biol. Phys. 42 (1), 143–146.

Gailani, M.R., Bale, S.J., Leffell, D.J., et al., 1992. Developmental defects in Gorlin syndrome related to a putative tumor suppressor gene on chromosome 9. Cell 69 (1), 111–117.

Gajjar, A., Chintagumpala, M., Ashley, D., et al., 2006. Risk-adapted craniospinal radiotherapy followed by high-dose chemotherapy and stem-cell rescue in children with newly diagnosed medulloblastoma (St Jude Medulloblastoma-96): long-term results from a prospective, multicentre trial. Lancet Oncol. 7 (10), 813–820.

Gajjar, A., Hernan, R., Kocak, M., et al., 2004. Clinical, histopathologic, and molecular markers of prognosis: toward a new disease risk stratification system for medulloblastoma. J. Clin. Oncol. 22 (6), 984–993.

Gajjar, A., Sanford, R.A., Bhargava, R., et al., 1996. Medulloblastoma with brain stem involvement: the impact of gross total resection on outcome. Pediatr. Neurosurg. 25 (4), 182–187.

Gentet, J.C., Bouffet, E., Doz, F., et al., 1995. Preirradiation chemotherapy including eight drugs in 1 day regimen and high-dose methotrexate in childhood medulloblastoma: results of the M7 French Cooperative Study. J. Neurosurg. 82 (4), 608–614.

Giangaspero, F., Perilongo, G., Fondelli, M.P., et al., 1999. Medulloblastoma with extensive nodularity: a variant with favorable prognosis. J. Neurosurg. 91 (6), 971–977.

Gilbertson, R.J., 2004. Medulloblastoma: signalling a change in treatment. Lancet Oncol. 5 (4), 209–218.

Gilbertson, R.J., Ellison, D.W., 2008. The origins of medulloblastoma sub-types. Ann. Rev. Pathol. 3, 341–365.

Gilbertson, R.J., Pearson, A.D., Perry, R.H., et al., 1995. Prognostic significance of the c-erbB-2 oncogene product in childhood medulloblastoma. Br. J. Cancer 71 (3), 473–477.

Giordana, M.T., Schiffer, P., Lanotte, M., et al., 1999. Epidemiology of adult medulloblastoma. Int. J. Cancer 80 (5), 689–692.

Gjerris, F., Agerlin, N., Børgesen, S.E., et al., 1998. Epidemiology and prognosis in children treated for intracranial tumours in Denmark 1960–1984. Childs Nerv. Syst. 14 (7), 302–311.

Gök, A., Alptekin, M., Erkutlu, I., 2004. Surgical approach to the fourth ventricle cavity through the cerebellomedullary fissure. Neurosurg. Rev. 27 (1), 50–54.

Gorlin, R.J., 1995. Nevoid basal cell carcinoma syndrome. Dermatologic clinics 13 (1), 113–125.

Graham, M.L., Herndon, J.E., 2nd., Casey, J.R., et al., 1997. High-dose chemotherapy with autologous stem-cell rescue in patients with recurrent and high-risk pediatric brain tumors. J. Clin. Oncol. 15 (5), 1814–1823.

Grimmer, M.R., Weiss, W.A., 2006. Childhood tumors of the nervous system as disorders of normal development. Curr. Opin. Pediatr. 18 (6), 634–638.

Grotzer, M.A., Janss, A.J., Fung, K., et al., 2000. TrkC expression predicts good clinical outcome in primitive neuroectodermal brain tumors. J. Clin. Oncol. 18 (5), 1027–1035.

Grotzer, M.A., von Hoff, K., von Bueren, A.O., et al., 2007. Which clinical and biological tumor markers proved predictive in the prospective multicenter trial HIT'91 – implications for investigating childhood medulloblastoma. Klin. Pädiatr. 219 (6), 312–317.

Guessous, F., Li, Y., Abounader, R., 2008. Signaling pathways in medulloblastoma. J. Cell Physiol. 217 (3), 577–583.

Gurney, J.G., 1999. Topical topics: Brain cancer incidence in children: time to look beyond the trends. Med. Pediatr. Oncol. 33 (2), 110–112.

Gurney, J.G., Kadan-Lottick, N., 2001. Brain and other central nervous system tumors: rates, trends, and epidemiology. Current opinion in oncology 13 (3), 160–166.

Gurney, J.G., Wall, D.A., Jukich, P.J., et al., 1999. The contribution of nonmalignant tumors to CNS tumor incidence rates among children in the United States. Cancer Causes Control 10 (2), 101–105.

Guruangan, S., Dunkel, I.J., Goldman, S., et al., 1998. Myeloablative chemotherapy with autologous bone marrow rescue in young children with recurrent malignant brain tumors. J. Clin. Oncol. 16 (7), 2486–2493.

Halberg, F.E., Wara, W.M., Fippin, L.F., et al., 1991. Low-dose craniospinal radiation therapy for medulloblastoma. Int. J. Radiat. Oncol. Biol. Phys. 20 (4), 651–654.

Hamada, H., Kurimoto, M., Endo, S., et al., 1998. Turcot's syndrome presenting with medulloblastoma and familiar adenomatous polyposis: a case report and review of the literature. Acta. Neurochir. 140 (6), 631–632.

Hamilton, S.R., Liu, B., Parsons, R.E., et al., 1995. The molecular basis of Turcot's syndrome. N. Engl. J. Med. 332 (13), 839–847.

Helseth, A., Mørk, S.J., 1989. Neoplasms of the central nervous system in Norway. III. Epidemiological characteristics of intracranial gliomas according to histology. APMIS 97 (6), 547–555.

Helseth, E., Due-Tonnessen, B., Wesenberg, F., et al., 1999. Posterior fossa medulloblastoma in children and young adults (0–19 years): survival and performance. Childs Nerv. Syst. 15 (9), 451–456.

Hjalmars, U., Kulldorff, M., Wahlqvist, Y., et al., 1999. Increased incidence rates but no space-time clustering of childhood astrocytoma in Sweden, 1973–1992: a population-based study of pediatric brain tumors. Cancer 85 (9), 2077–2090.

Huang, H., Mahler-Araujo, B.M., Sankila, A., et al., 2000. APC mutations in sporadic medulloblastomas. Am. J. Pathol. 156 (2), 433–437.

Huber, J.F., Bradley, K., Spiegler, B.J., et al., 2006. Long-term effects of transient cerebellar mutism after cerebellar astrocytoma or medulloblastoma tumor resection in childhood. Childs Nerv. Syst. 22 (2), 132–138.

Janss, A.J., Yachnis, A.T., Silber, J.H., et al., 1996. Glial differentiation predicts poor clinical outcome in primitive neuroectodermal brain tumors. Ann. Neurol. 39 (4), 481–489.

Jenkin, D., 1996. The radiation treatment of medulloblastoma. J. Neurooncol. 29 (1), 45–54.

Jenkin, D., Goddard, K., Armstrong, D., et al., 1990. Posterior fossa medulloblastoma in childhood: treatment results and a proposal for a new staging system. Int. J. Radiat. Oncol. Biol. Phys. 19 (2), 265–274.

Johnson, R.L., Rothman, A.L., Xie, J., et al., 1996. Human homolog of patched, a candidate gene for the basal cell nevus syndrome. Science 272 (5268), 1668–1671.

Kadota, R.P., Mahoney, D.H., Doyle, J., et al., 2008. Dose intensive melphalan and cyclophosphamide with autologous hematopoietic stem cells for recurrent medulloblastoma or germinoma. Pediatr. Blood Cancer 51 (5), 675–678.

Keles, G.E., Berger, M.S., Lim, R., et al., 1992. Expression of glial fibrillary acidic protein in human medulloblastoma cells treated with recombinant glia maturation factor-beta. Oncol. Res. 4 (10), 431–437.

Kelleher, F.C., Fennelly, D., Rafferty, M., 2006. Common critical pathways in embryogenesis and cancer. Acta. Oncol. (Stockholm, Sweden) 45 (4), 375–388.

Kombogiorgas, D., Natarajan, K., Sgouros, S., 2008. Predictive value of preoperative ventricular volume on the need for permanent hydrocephalus treatment immediately after resection of posterior fossa medulloblastomas in children. J. Neurosurg. Pediatr. 1 (6), 451–455.

Kombogiorgas, D., Sgouros, S., Walsh, A.R., et al., 2007. Outcome of children with posterior fossa medulloblastoma: a single institution experience over the decade 1994–2003. Childs Nerv. Syst. 23 (4), 399–405.

Kool, M., Koster, J., Bunt, J., et al., 2008. Integrated genomics identifies five medulloblastoma sub-types with distinct genetic profiles, pathway signatures and clinicopathological features. PLoS ONE 3 (8), e3088.

Koral, K., Gargan, L., Bowers, D.C., et al., 2008. Imaging characteristics of atypical teratoid-rhabdoid tumor in children compared with medulloblastoma. AJR. Am. J. Roentgenol. 190 (3), 809–814.

Kortmann, R.D., Kühl, J., Timmermann, B., et al., 2000. Postoperative neoadjuvant chemotherapy before radiotherapy as compared to immediate radiotherapy followed by maintenance chemotherapy in the treatment of medulloblastoma in childhood: results of the German prospective randomized trial HIT '91. Int. J. Radiat. Oncol. Biol. Phys. 46 (2), 269–279.

Krischer, J.P., Ragab, A.H., Kun, L., et al., 1991. Nitrogen mustard, vincristine, procarbazine, and prednisone as adjuvant chemotherapy in the treatment of medulloblastoma. A Pediatric Oncology Group study. J. Neurosurg. 74 (6), 905–909.

Kühl, J., Müller, H.L., Berthold, F., et al., 1998. Preradiation chemotherapy of children and young adults with malignant brain tumors: results of the German pilot trial HIT'88/'89. Klin. Pädiatr. 210 (4), 227–233.

Kuratsu, J., Ushio, Y., 1996. Epidemiological study of primary intracranial tumors in childhood. A population-based survey in Kumamoto Prefecture, Japan. Pediatr. Neurosurg. 25 (5), 240–247.

Lamont, J.M., McManamy, C.S., Pearson, A.D., et al., 2004. Combined histopathological and molecular cytogenetic stratification of medulloblastoma patients. Clin. Cancer. Res. 10 (16), 5482–5493.

Lannering, B., Marky, I., Nordborg, C., 1990. Brain tumors in childhood and adolescence in west Sweden 1970–1984. Epidemiology and survival. Cancer 66 (3), 604–609.

Larouche, V., Huang, A., Bartels, U., et al, 2007. Tumors of the central nervous system in the first year of life. Pediatr. Blood Cancer 49 (Suppl), 1074–1082.

Lasser, D.M., DeVivo, D.C., Garvin, J., et al., 1994. Turcot's syndrome: evidence for linkage to the adenomatous polyposis coli (APC) locus. Neurology 44 (6), 1083–1086.

Latchaw, J.P., Hahn, J.F., Moylan, D.J., et al., 1985. Medulloblastoma. Period of risk reviewed. Cancer 55 (1), 186–189.

Lauth, M., Bergström, A., Shimokawa, T., et al., 2007. Inhibition of GLI-mediated transcription and tumor cell growth by small-molecule antagonists. Proc. Natl. Acad. Sci. USA 104 (20), 8455–8460.

Lee, M., Wisoff, J.H., Abbott, R., et al., 1994. Management of hydrocephalus in children with medulloblastoma: prognostic factors for shunting. Pediatr. Neurosurg. 20 (4), 240–247.

Lee, S.E., Johnson, S.P., Hale, L.P., et al., 1998. Analysis of DNA mismatch repair proteins in human medulloblastoma. Clin. Cancer Res. 4 (6), 1415–1419.

Louis, D.N., Ohgaki, H., Wiestler, O.D., et al., 2007a. The 2007 WHO classification of tumours of the central nervous system. Acta. Neuropathol. 114 (2), 97–109.

Louis, D.N., Ohgaki, H., Wiestler, O.D., et al., 2007b. WHO Classification of Tumors of the Central Nervous System, 4th edn. IARC, Lyon.

Mabbott, D.J., Spiegler, B.J., Greenberg, M.L., et al., 2005. Serial evaluation of academic and behavioral outcome after treatment with cranial radiation in childhood. J. Clin. Oncol. 23 (10), 2256–2263.

Mahoney, D.H., Jr., Strother, D., Camitta, B., et al., 1996. High-dose melphalan and cyclophosphamide with autologous bone marrow rescue for recurrent/progressive malignant brain tumors in children: a pilot pediatric oncology group study. J. Clin. Oncol. 14 (2), 382–388.

Maraziotis, T., Perentes, E., Karamitopoulou, E., et al., 1992. Neuron-associated class III beta-tubulin isotype, retinal S-antigen, synaptophysin, and glial fibrillary acidic protein in human medulloblastomas: a clinicopathological analysis of 36 cases. Acta. Neuropathol. 84 (4), 355–363.

Marino, S., 2005. Medulloblastoma: developmental mechanisms out of control. Trends Mol. Med. 11 (1), 17–22.

Mason, W.P., Grovas, A., Halpern, S., et al., 1998. Intensive chemotherapy and bone marrow rescue for young children with newly diagnosed malignant brain tumors. J. Clin. Oncol. 16 (1), 210–221.

Massimino, M., Gandola. L., Cefalo, G., et al., 2000. Management of medulloblastoma and ependymoma in infants: a single-institution long-term retrospective report. Childs. Nerv. Syst. 16 (1), 15–20.

Matsushima, T., Fukui, M., Inoue, T., et al., 1992. Microsurgical and magnetic resonance imaging anatomy of the cerebello-medullary fissure and its application during fourth ventricle surgery. Neurosurgery 30 (3), 325–330.

Matsutani, M., 2004. Chemoradiotherapy for brain tumors: current status and perspectives. Int. J. Clin. Oncol. 9 (6), 471–474.

McManamy, C.S., Pears, J., Weston, C.L., et al., 2007. Nodule formation and desmoplasia in medulloblastomas-defining the nodular/desmoplastic variant and its biological behavior. Brain Pathol. 17 (2), 151–164.

Mendrzyk, F., Korshunov, A., Toedt, G., et al., 2006. Isochromosome breakpoints on 17p in medulloblastoma are flanked by different classes of DNA sequence repeats. Genes Chromosomes Cancer 45 (4), 401–410.

Merchant, T.E., Kun, L.E., Krasin, M.J. et al., 2008. Multi-institution prospective trial of reduced-dose craniospinal irradiation (23.4 Gy) followed by conformal posterior fossa (36 Gy) and primary site irradiation (55.8 Gy) and dose-intensive chemotherapy for average-risk medulloblastoma. Int. J. Radiat. Oncol. Biol. Phys. 70 (3), 782–787.

Meyers, S.P., Kemp, S.S., Tarr, R.W., 1992. MR imaging features of medulloblastomas. AJR. Am. J. Roentgen. 158 (4), 859–865.

Modha, A., Vassilyadi, M., George, A., et al., 2000. Medulloblastoma in children – the Ottawa experience. Childs Nerv. Sys. 16 (6), 341–350.

Morelli, D., Pirotte, B., Lubansu, A., et al., 2005. Persistent hydrocephalus after early surgical management of posterior fossa tumors in children: is routine preoperative endoscopic third ventriculostomy justified? J. Neurosurg. 103 (Suppl), 247–252.

Mueller, D.P., Moore, S.A., Sato, Y., et al., 1992. MRI spectrum of medulloblastoma. Clin. Imaging 16 (4), 250–255.

Mulhern, R.K., Palmer, S.L., Merchant, T.E. et al., 2005. Neurocognitive consequences of risk-adapted therapy for childhood medulloblastoma. J. Clin. Oncol. 23 (24), 5511–5519.

Oyharcabal-Bourden, V., Kalifa, C., Gentet, J.C., et al., 2005. Standard-risk medulloblastoma treated by adjuvant chemotherapy followed by reduced-dose craniospinal radiation therapy: a French Society of Pediatric Oncology Study. J. Clin. Oncol. 23 (21), 4726–4734.

Packer, R.J., Cogen, P., Vezina, G., et al., 1999a. Medulloblastoma: clinical and biologic aspects. Neuro. Oncology 1 (3), 232–250.

Packer, R.J., Goldwein, J., Nicholson, H.S., et al., 1999b. Treatment of children with medulloblastomas with reduced-dose craniospinal radiation therapy and adjuvant chemotherapy: A Children's Cancer Group Study. J. Clin. Oncol. 17 (7), 2127–2136.

Packer, R.J., Sutton, L.N., Elterman, R., et al., 1994. Outcome for children with medulloblastoma treated with radiation and cisplatin, CCNU, and vincristine chemotherapy. J. Neurosurg. 81 (5), 690–698.

Packer, R.J., Sutton, L.N., Goldwein, J.W., et al., 1991. Improved survival with the use of adjuvant chemotherapy in the treatment of medulloblastoma. J. Neurosurg. 74 (3), 433–440.

Packer, R.J., Sutton, L.N., Rorke, L.B., et al., 1984. Prognostic importance of cellular differentiation in medulloblastoma of childhood. J. Neurosurg. 61 (2), 296–301.

Palmer, J.O., Kasselberg, A.G., Netsky, M.G., 1981. Differentiation of Medulloblastoma. Studies including immunohistochemical localization of glial fibrillary acidic protein. J. Neurosurg. 55 (2), 161–169.

Paraf, F., Jothy, S., Van Meir, E.G., 1997. Brain tumor-polyposis syndrome: two genetic diseases? J. Clin. Oncol. 15 (7), 2744–2758.

Park, T.S., Hoffman, H.J., Hendrick, E.B., et al., 1983. Medulloblastoma: clinical presentation and management. Experience at the hospital for sick children, Toronto, 1950–1980. J. Neurosurg. 58 (4), 543–552.

Paterson, E., Farr, R.F., 1953. Cerebellar medulloblastoma: treatment by irradiation of the whole central nervous system. Acta. Radiol. 39 (4), 323–336.

Paulino, A.C., 1997. Radiotherapeutic management of medulloblastoma. Oncology 11 (6), 813–831.

Petrij, F., Giles, R.H., Dauwerse, H.G., et al., 1995. Rubinstein-Taybi syndrome caused by mutations in the transcriptional co-activator CBP. Nature 376 (6538), 348–351.

Pietsch, T., Taylor, M.D., Rutka, J.T., 2004. Molecular pathogenesis of childhood brain tumors. J. Neurooncol. 70 (2), 203–215.

Polkinghorn, W.R., Tarbell, N.J., 2007. Medulloblastoma: tumorigenesis, current clinical paradigm, and efforts to improve risk stratification. Nature clinical practice Oncology 4 (5), 295–304.

Pollack, I.F., Polinko, P., Albright, A.L., et al., 1995. Mutism and pseudobulbar symptoms after resection of posterior fossa tumors in children: incidence and pathophysiology. Neurosurgery 37 (5), 885–893.

Pomeroy, S.L., Tamayo, P., Gaasenbeek, M., et al., 2002. Prediction of central nervous system embryonal tumour outcome based on gene expression. Nature 415 (6870), 436–442.

Raimondi, A.J., Tomita, T., 1979. Medulloblastoma in childhood: comparative results of partial and total resection. Child's brain 5 (3), 310–328.

Rappaport, Z.H., Shalit, M.N., 1989. Perioperative external ventricular drainage in obstructive hydrocephalus secondary to infratentorial brain tumours. Acta. Neurochir. 96 (3–4), 118–121.

Ray, A., Ho, M., Ma, J., et al., 2004. A clinicobiological model predicting survival in medulloblastoma. Clin. Cancer Res. 10 (22), 7613–7620.

Ribi, K., Relly, C., Landolt, M.A., et al., 2005. Outcome of medulloblastoma in children: long-term complications and quality of life. Neuropediatrics 36 (6), 357–365.

Ris, M.D., Packer, R., Goldwein, J., et al., 2001. Intellectual outcome after reduced-dose radiation therapy plus adjuvant chemotherapy for medulloblastoma: a Children's Cancer Group study. J. Clin. Oncol. 19 (15), 3470–3476.

Robertson, P.L., Muraszko, K.M., Holmes, E.J., et al., 2006. Incidence and severity of postoperative cerebellar mutism syndrome in children with medulloblastoma: a prospective study by the Children's Oncology Group. J. Neurosurg. 105 (6 Suppl), 444–451.

Rorke, L.B., 1983. The cerebellar medulloblastoma and its relationship to primitive neuroectodermal tumors. J. Neuropathol. Exp. Neurol. 42 (1), 1–15.

Rutka, J.T., 1997. Medulloblastoma. Clin. Neurosurg. 44, 571–585.

Rutka, J.T., Hoffman, H.J., 1996. Medulloblastoma: a historical perspective and overview. J. Neurooncol. 29 (1), 1–7.

Rutkowski, S., Bode, U., Deinlein, F., et al., 2005. Treatment of early childhood medulloblastoma by postoperative chemotherapy alone. N. Engl. J. Med. 352 (10), 978–986.

Sanders, R.P., Onar, A., Boyett, J.M., et al., 2008. M1 Medulloblastoma: high risk at any age. J. Neurooncol. 90 (3), 351–355.

Saunders, D.E., Hayward, R.D., Phipps, K.P., et al., 2003. Surveillance neuroimaging of intracranial medulloblastoma in children: how effective, how often, and for how long? J. Neurosurg. 99 (2), 280–286.

Schofield, D.E., Yunis, E.J., Geyer, J.R., et al., 1992. DNA content and other prognostic features in childhood medulloblastoma. Proposal of a scoring system. Cancer 69 (5), 1307–1314.

Schüller, U., Heine, V.M., Mao, J., et al., 2008. Acquisition of granule neuron precursor identity is a critical determinant of progenitor cell competence to form Shh-induced medulloblastoma. Cancer Cell 14 (2), 123–134.

Segal, R.A., Goumnerova, L.C., Kwon, Y.K., et al., 1994. Expression of the neurotrophin receptor TrkC is linked to a favorable outcome in medulloblastoma. Proc. Natl. Acad. Sci. USA 91 (26), 12867–12871.

Shaw, D.W., Geyer, J.R., Berger, M.S., et al., 1997. Asymptomatic recurrence detection with surveillance scanning in children with medulloblastoma. J. Clin. Oncol. 15 (5), 1811–1813.

Shu, Q., Antalffy, B., Su, J.M., et al., 2006. Valproic Acid prolongs survival time of severe combined immunodeficient mice bearing intracerebellar orthotopic medulloblastoma xenografts. Clin. Cancer Res. 12 (15), 4687–4694.

Sjölund, J., Manetopoulos, C., Stockhausen, M.T., et al., 2005. The Notch pathway in cancer: differentiation gone awry. Eur. J. Cancer 41 (17), 2620–2629.

Strother, D., Ashley, D., Kellie, S.J., et al., 2001. Feasibility of four consecutive high-dose chemotherapy cycles with stem-cell rescue for patients with newly diagnosed medulloblastoma or supratentorial primitive neuroectodermal tumor after craniospinal radiotherapy: results of a collaborative study. J. Clin. Oncol. 19 (10), 2696–2704.

Sure, U., Berghorn, W.J., Bertalanffy, H., et al., 1995. Staging, scoring and grading of medulloblastoma. A postoperative prognosis predicting system based on the cases of a single institute. Acta. Neurochir. 132 (1–3), 59–65.

Suresh, T.N., Santosh, V., Yasha, T.C., et al., 2004. Medulloblastoma with extensive nodularity: a variant occurring in the very young-clinicopathological and immunohistochemical study of four cases. Childs Nerv. Syst. 20 (1), 55–60.

Sutton, L.N., Phillips, P.C., Molloy, P.T., 1996. Surgical management of medulloblastoma. J. Neurooncol. 29 (1), 9–21.

Tabori, U., Sung, L., Hukin, J., et al., 2006. Distinctive clinical course and pattern of relapse in adolescents with medulloblastoma. Int. J. Radiat. Oncol. Biol. Phys. 64 (2), 402–407.

Taipale, J., Chen, J.K., Cooper, M.K., et al., 2000. Effects of oncogenic mutations in Smoothened and Patched can be reversed by cyclopamine. Nature 406 (6799), 1005–1009.

Tait, D.M., Thornton-Jones, H., Bloom, H.J., et al., 1990. Adjuvant chemotherapy for medulloblastoma: the first multi-centre control trial of the International Society of Paediatric Oncology (SIOP I). Eur. J. Cancer 26 (4), 464–469.

Taylor, M.D., Liu, L., Raffel, C., et al., 2002. Mutations in SUFU predispose to medulloblastoma. Nat. Genet. 31 (3), 306–310.

Taylor, M.D., Mainprize, T.G., Rutka, J.T., 2000. Molecular insight into medulloblastoma and central nervous system primitive neuroectodermal tumor biology from hereditary syndromes: a review. Neurosurgery 47 (4), 888–901.

Taylor, M.D., Zhang, X., Liu, L., et al., 2004a. Failure of a medulloblastoma-derived mutant of SUFU to suppress WNT signaling. Oncogene 23 (26), 4577–4583.

Taylor, R.E., Bailey, C.C., Robinson, K. et al., 2003. Results of a randomized study of preradiation chemotherapy versus radiotherapy alone for nonmetastatic medulloblastoma: The International Society of Paediatric Oncology/United Kingdom Children's Cancer Study Group PNET-3 Study. J. Clin. Oncol. 21 (8), 1581–1591.

Taylor, R.E., Bailey, C.C., Robinson, K.J., et al., 2004b. Impact of radiotherapy parameters on outcome in the International Society of Paediatric Oncology/United Kingdom Children's Cancer Study Group PNET-3 study of preradiotherapy chemotherapy for M0-M1 medulloblastoma. Int. J. Radiat. Oncol. Biol. Phys. 58 (4), 1184–1193.

Taylor, R.E., Bailey, C.C., Robinson, K.J., et al., 2005. Outcome for patients with metastatic (M2-M3) medulloblastoma treated with

SIOP/UKCCSG PNET-3 chemotherapy. Eur. J. Cancer 41 (5), 727–734.

Thomas, P.R., Deutsch, M., Kepner, J.L., et al., 2000. Low-stage medulloblastoma: final analysis of trial comparing standard-dose with reduced-dose neuraxis irradiation. J. Clin. Oncol. 18 (16), 3004–3011.

Thorne, R.N., Pearson, A.D., Nicoll, J.A., et al., 1994. Decline in incidence of medulloblastoma in children. Cancer 74 (12), 3240–3244.

Tomita, T., McLone, D.G., 1986. Medulloblastoma in childhood: results of radical resection and low-dose neuraxis radiation therapy. J. Neurosurg. 64 (2), 238–242.

Torres, C.F., Rebsamen, S., Silber, J.H., et al., 1994. Surveillance scanning of children with medulloblastoma. N. Engl. J. Med. 330 (13), 892–895.

Ullrich, N.J., Robertson, R., Kinnamon, D.D., et al., 2007. Moyamoya following cranial irradiation for primary brain tumors in children. Neurology 68 (12), 932–938.

Varley, J.M., Evans, D.G., Birch, J.M., 1997. Li-Fraumeni syndrome – a molecular and clinical review. Br. J. Cancer 76 (1), 1–14.

Verlooy, J., Mosseri, V., Bracard, S., et al., 2006. Treatment of high risk medulloblastomas in children above the age of 3 years: a SFOP study. Eur. J. Cancer 42 (17), 3004–3014.

Vézina, L.G., Packer, R.J., 1994. Infratentorial brain tumors of childhood. Neuroimaging Clin. North Am. 4 (2), 423–436.

Wallace, V.A., 1999. Purkinje-cell-derived Sonic hedgehog regulates granule neuron precursor cell proliferation in the developing mouse cerebellum. Curr. Biol. 9 (8), 445–448.

Washiyama, K., Muragaki, Y., Rorke, L.B., et al., 1996. Neurotrophin and neurotrophin receptor proteins in medulloblastomas and other primitive neuroectodermal tumors of the pediatric central nervous system. Am. J. Pathol. 148 (3), 929–940.

Wisoff, J.H., Epstein, F.J., 1984. Pseudobulbar palsy after posterior fossa operation in children. Neurosurgery 15 (5), 707–709.

Wolden, S.L., Dunkel, I.J., Souweidane, M.M., et al., 2003. Patterns of failure using a conformal radiation therapy tumor bed boost for medulloblastoma. J. Clin. Oncol. 21 (16), 3079–3083.

Yalçin, B., Büyükpamukçu, M., Akalan, N., et al., 2002. Value of surveillance imaging in the management of medulloblastoma. Med. Pediatr. Oncol. 38 (2), 91–97.

Yang, Z.J., Ellis, T., Markant, S.L., et al., 2008. Medulloblastoma can be initiated by deletion of Patched in lineage-restricted progenitors or stem cells. Cancer Cell 14 (2), 135–145.

Yokota, N., Nishizawa, S., Ohta, S., et al., 2002. Role of Wnt pathway in medulloblastoma oncogenesis. Int. J. Cancer 101 (2), 198–201.

Zanini, C., Mandili, G., Pulerà, F., et al., 2008. Immunohistochemical and proteomic profile of melanotic medulloblastoma. Pediatr. Blood Cancer 52 (7), 875–877.

Zeltzer, P.M., Boyett, J.M., Finlay, J.L., et al., 1999. Metastasis stage, adjuvant treatment, and residual tumor are prognostic factors for medulloblastoma in children: conclusions from the Children's Cancer Group 921 randomized phase III study. J. Clin. Oncol. 17 (3), 832–845.

Zurawel, R.H., Allen, C., Chiappa, S., et al., 2000. Analysis of PTCH/SMO/SHH pathway genes in medulloblastoma. Genes Chromosomes Cancer 27 (1), 44–51.

Zurawel, R.H., Chiappa, S.A., Allen, C., et al., 1998. Sporadic medulloblastomas contain oncogenic beta-catenin mutations. Cancer Res. 58 (5), 896–899.

第28章　听神经瘤（前庭神经鞘瘤）

Andrew H.Kaye，Robert J.S.Briggs，Andrew P.Morokoff

1　流行病学

1.1　肿瘤的发病率和流行率

据以往统计，听神经瘤（前庭神经鞘瘤）占全部颅内肿瘤的 6%~8%，约占桥小脑角病变的 78%（Cushing 1932；Revilla 1947）。然而，该比例在近来的一些病例报道中发生了不小的变化，可能是由于参照标准有所不同。这些听神经瘤病例中有 4%~5% 为双侧病变。

目前为止，仅有一项在特定地区开展的关于听神经瘤发病率的大规模流行病学调查，即 Tos 等（1992a）在丹麦进行的研究，显示该肿瘤发病率为每年 9.4/100 万人。然而，这一发病率比起尸检发现听神经瘤的概率低得多。Hardy 和 Crowe（1936）在对 250 块颞骨进行解剖研究的过程中发现了 6 例微小的无症状的神经鞘瘤，发生率为 2.4%。在一项类似的研究中，Leonard 和 Talbot（1970）报道了其检出率在 1.7% 左右。这些根据尸检得出的发生率可能偏高。因为这些研究中通常包含听力检测结果，而且标本的选取并未遵循随机连续的原则，这就提示在取材方面可能存在偏倚，即入组的病例均为有听力问题的患者。近来 Karjalainen 等（1984）对 298 例随机的颞骨标本进行解剖，并没有发现隐性的神经鞘瘤。Guyot 等（1992）对 9 176 例存在神经性听力功能障碍的患者进行了检查统计，仅有 0.76% 的患者在桥小脑角区发现了肿瘤，其中有一部分为听神经瘤。不管真实的发病率如何，但听神经瘤的临床和病理学研究之间的差异至少说明了两点问题：①大量的听神经瘤未产生症状或未被发现；②这种隐匿的听神经瘤可能呈良性进展（Brack-mann & Kwartler 1990a）。在过去的十年间，接受治疗的听神经瘤患者人群增多，这应该得益于对疾病认识的提高，以及影像学技术的进步使得早期诊断率提高，其实听神经瘤的患病率并没有增加（Glasscock et al 1987；Tos et al 1992a）。

1.2　生长速度

听神经瘤的自然病程在不同的患者中各不相同，这就导致症状的持续时间也千差万别。通常这种肿瘤长得很慢。在一些病例研究中，采取保守治疗的听神经瘤大约有 40% 在观察期内没有体积增大，有些甚至缩小（Luetje et al 1988；Valvassori & Guzman 1989；Thomsen & Tos 1990；Selesnick & Johnson 1998）。总体而言，78% 的肿瘤直径每年增加不超过 2mm（Nedzelski et al 1992）。在其他一些病例报道中，肿瘤的增长速度要更快，直径每年增加 2.5~4mm（Wazen et al 1985；Laasonen & Troupp，1986）。在高龄患者中，肿瘤的增长速度将会更慢，研究表明其平均增长速度为每年 1.4mm（Sterkers et al 1992）。然而，Valvassori 和 Guzman（1989）的研究却发现肿瘤的生长速度与患者的年龄无关。此外，还有研究显示就诊时的年龄和肿瘤的体积之间存在着负相关，巨大的肿瘤在年轻人群中更常见（Thomsen et al 1992）。

据报道，肿瘤的进展情况可以通过短期的影像学检查来预测。在 18 个月至 3 年的监测中，如果肿瘤生长缓慢或停止生长，那么它之后出现明显进展的概率也是非常小的（Nedzelski et al 1992）。Valvassori 和 Guzman（1989）在对 35 个病例的研究中得到了相同的结论。如果肿瘤有生长的趋势，通常会在第一年就显示出相关迹象。另一方面，Noren 和 Greitz（1992）对 93 例患者共 98 个听神经瘤进行了 12~183 个月的研究，发现 66% 的肿瘤在 1~2 年体积增大，86% 的肿瘤在 3~4 年体积增大，但是如果随访时间超过 4 年，几乎 100% 的肿瘤体积都会增大。貌似一些肿瘤会在开始的沉默期之后出现明显的生长。Charabi 等（Charabi et al 1998）报道了 23 例听神经鞘瘤的患者，其中开始的沉默期平均为 1.6 年，之后肿瘤直径以每年 0.48cm 的速度增长（Charabi et al, 1995）。在一项丹麦的最新研究中，对 123 个病例进行了平均 3.8 年的随访，发现在 82% 的病例中出现了肿瘤的生长，12% 的病例没有肿瘤的生长，还有 6% 的病例出现了肿瘤的负生长。

流式细胞研究已证实了在不同听神经瘤中存在有丝分裂率的差异，并且表明这种差异在临床上与肿瘤的生长速度有关联（Wennerberg & Mercke 1989）。DNA 细胞荧光分析可用于确定处于细胞周期中 S 期的细胞比例，但结果显示这与就诊时肿瘤的大小或症状持续的时间无关（Rasmussen et al 1984）。临床研究也发现诊断时肿瘤的大小与其生长速率之间没有统计学上的关联，这也支持了上述实验结果（Nedzelski et al 1992）。体积大的肿瘤并不一定比体积小的肿瘤生长速度快。除了有丝分裂活性以外，影响肿瘤扩增速度的因素包括出血、囊性变和瘤周水肿。其中任何一个因素都有可能引起肿瘤的快速生长。

一种与牛垂体生长因子密切相关的激素可能在听神经瘤中 Schwann 细胞的增殖过程中发挥了作用（Brockes et al 1986）。其他一些激素受体也发现存在于不同比例的肿瘤细胞之中，其中包括雌激素受体和孕激素受体。尽管女性患者更易患该类肿瘤，但这两个受体都未发现对肿瘤细胞的生长有影响（Markwalder et al 1986；Whittle et al 1987）。雌激素相关受体在男性和女性听神经瘤患者中的阳性率分别为 45% 和 48%（Martuza et al 1981）。然而，有报道称女性患者的肿瘤更容易增大且血运更加丰富，特别是在妊娠期间（Allen et al 1974）。近来有证据表明一些肿瘤可能会自分泌一些生长因子，其与细胞膜上特定的受体进行结合进而加速细胞周期的进程（Rutka et al 1990）。

双侧听神经瘤的生长速度也存在很大差异，但是与单侧听神经瘤比较而言，双侧病变的平均生长速度要快得多（Kasantikul et al 1980a）。然而，其中的机制并不清楚，也许是它们的生物学起源不同，或是这一现象发生在一组年轻的特殊人群，即一个已知的生长速度快的亚群（Graham & Sataloff 1984）。

1.3　年龄分布

听神经瘤多发于中年。据 House 研究小组的 1 113 例病例报道，大约 50% 的患者在 50~70 岁发病，只有 15% 的病例在 30 岁以下（图 28.1）。听神经瘤患者中，伴随 2 型神经纤维瘤病的患者更倾向于早发病，30~40 岁为发病高峰（Revilla 1947；Eldridge 1981；Evans et al 1992a）。除了 2 型神经纤维瘤病的患者，儿童听神经瘤极为少见（Allcutt et al 1991）。文献报道的最小的发病年龄是 12 个月（Fabiani et al 1975）。儿童的临床表现经常出现的比较晚，可能与单侧耳聋未引起重视有关（Allcutt et al 1991）。也有报道认为听神经瘤、唾液腺瘤和儿童颅脑放射之间存在着联系（Shore-Freedman et al 1983）。

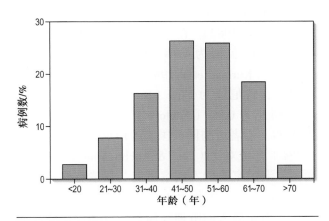

图 28.1　1 113 例听神经瘤患者的年龄分布

1.4　性别分布

大规模的系统性回顾分析一致显示，女性更易患听神经瘤。在所有的病例中，女性患者约占

57%，而男性患者占 43%（图 28.2）。然而，这一结论在儿童病例中并不成立，据统计儿童患听神经瘤的比例男女均等（Hermanz-Schulman et al 1986）。Borcck 和 Zülch（1951）发现不同性别之间肿瘤的年龄分布不同。男性发病高峰（36~42 岁）比女性（42~56 岁）要早，但这一结论并没有在后续研究中得到证实。

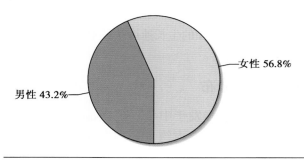

女性 56.8%

男性 43.2%

图 28.2　肿瘤的性别分布

1.5　种族、民族和地域问题

至今为止，没有进行过任何大规模的多民族人口统计学调查来研究听神经瘤发病的人口因素。然而，不同种族的人群脑肿瘤患者中听神经瘤患者所占的比例确实相差很大。不过，这并不能完全说明问题，因为该比例还要受到其他类型肿瘤的影响。听神经瘤发病率最高的地区是在远东，例如印度的听神经瘤患者占全部原发脑肿瘤的 10.6%（Dastur et al 1968），中国该比例约为 10.2%（Huang et al 1982）。在中东和埃及为 9%（Sorour et al 1973）。英国为 4.9%（Barker et al 1976），美国为 4%（Kurland et al 1982）。比例最低的要数非洲黑人，肯尼亚为 2.6%（Ruberti & Poppi 1971）、尼日利亚为 0.9%（Adeloye 1979）、原罗德西亚为 0.5%。后者可与同一国家的白色人种的发病率（3.7%）形成对比（Levy & Auchterlonie 1975）。然而，非洲国家的低发病率可能与误诊有一定的关系。通过免疫组织化学法，Simpson 等（1990）认为一些南非黑人的听神经瘤被误诊为脑膜瘤，而他们的真实发病率大约在 3.7%。据我们的经验，听神经瘤在非洲黑人群体中非常少见，有记载的家族遗传性的双侧听神经瘤案例更是少之又少。此外，尽管我们没有注意到有任何关于社会因素对疾病影响的研究，但我们发现听神经瘤在中产阶级人群中的发病率要高于低等社会阶层，原因可能是社会阶层低的人不会因为一些小毛病去医院做检查。

2　遗传因素

听神经瘤可以以散发或遗传的形式出现，但是大多数（96%）为单侧散发病例。遗传性的听神经瘤则与 NF-2（也称为双侧听神经瘤；中枢型神经纤维瘤病）有关。NF-2 最先于 1822 年被苏格兰外科医师 Wishart 报道，但是双侧听神经瘤长期以来一直被视为 von Recklinghausen 病（NF-1）的中枢表现形式。Cushing 曾经把他们视为同一种病的不同部分，然而，现在认为这两种病在临床上和基因上截然不同（Kanter et al 1980）。NF-1 更常见，其发病率在 1/4 000 左右（Korf 1990）。这种病最突出的特点是颅内外多发的神经纤维瘤、胶质瘤和一些其他病变，NF-1 基因位于 17 号染色体上（Barker et al 1987）。如今已证实，在 NF-1 的病例中，神经鞘瘤的发病率并没有提高（Holt 1978；Huson et al 1988），并且双侧的听神经瘤也格外少见（Rubenstein 1986）。

比起 NF-1 来，NF-2 少见的多，人群发病率只有 1/33 000~1/50 000（Evans et al 2000）。这种疾病属于常染色体显性遗传病。该病的自然突变率很高，大约在 50%，而且由于染色体嵌合发生率较高，以至于该病的遗传图谱非常复杂。双侧听神经瘤只是这种病的一种病理类型，并不是完全显性遗传的。该病同时也会伴发一些其他颅脑和脊髓的肿瘤。该病发病的平均年龄在 22 岁，诊断的平均年龄在 28 岁。NF-2 的自然病程也有差异，男性患者相比女性患者症状出现的时间要早得多（18.2 岁相对于 24.5 岁）。41% 的患者会出现牛奶咖啡（Café -au-lait）斑，38% 的患者会出现早发型晶状体浑浊或下囊白内障。NF-2 的诊断标准中，除了之前提到的双侧听神经瘤，还包括有一个直系亲属患有该病，或患有单侧的听神经瘤合并下列疾病中的两种：神经纤维瘤或神经鞘瘤，脑膜瘤，胶质瘤，青少年型晶状体后囊浑浊。一般情况下，听神经瘤不会一直自发性生长。通过几个月或几年的观察或许可以将单纯的听神经瘤和 NF-2 区分开来。

2.1　NF-2 基因和 Merlin 蛋白

在对散发性肿瘤患者的肿瘤组织进行研究

分析的过程中发现，22 号染色体上缺失的部分片段作为常见的细胞遗传学标记在疾病发生的早期便出现了部分缺失（Seizinger et al 1986），这一发现随后在对神经鞘瘤患者的基因连锁分析中得以证实（Rouleau et al 1987）。之前也有发现认为 22 号染色体区域在脑膜瘤病例中也存在异常（Zang 1982），并且貌似在神经鞘瘤，神经纤维瘤和脑膜瘤中也存在变异（Seizinger et al 1987b；Jacoby et al 1990；Fontaine et al 1991；Twist et al 1994）。此外，与 NF-2 相关联的肿瘤发生通过经典的 Knudsen "二次打击" 机制导致 NF-2 染色体等位基因发生突变，与此同时 NF-2 的等位基因也会出现异常。人类位于 22q12.2 的 NF-2 基因在 1933 年被克隆出来（Rouleau et al 1993；Trofatter et al 1993）并被发现有 17 个外显子，编码一个含有 595 个氨基酸的蛋白质，该蛋白质与 Ezrin，Radixin，以及 Moesin（ERM）蛋白超家族具有同源性。所以 NF-2 基因产物被命名为 Merlin（Moesin Ezrin Radixin-like 蛋白）或 Schwannomin。16 号外显子在 C 末端的交替性拼接生成了两种 Merlin 蛋白的亚型。亚型 1 由 595 个氨基酸组成，而亚型 2 由 590 个氨基酸组成（Bianchi et al 1995）。亚型 1 貌似具有肿瘤抑制活性态并且可以表现出一种封闭的构型（Sherman et al 1997）。

ERM 家族的蛋白质有一个高度保守的氨基末端称为 FERM 区（F 代表 4.1 蛋白，E 代表 Ezrin 蛋白，R 代表 Radixin 蛋白，M 代表 Moesin 蛋白）（Chishti et al 1998）。FERM 区形成了一个三叶草结构，从而能够和多种蛋白质分子伴侣结合（McClatchey et al 2009）。该蛋白的第二部分包括一个长的 α- 螺旋，后面接一个 C- 末端，相对来说保守性低一些（图 28.3）。包含 FERM 区的蛋白质有一个共同点是它们都参加了细胞骨架与细胞质膜的连接，Merlin 蛋白也是如此。尽管很容易推测出许多适用于 ERM 蛋白的调控机制对 Merlin 蛋白也同样适用，然而，ERM 蛋白并没有像 Merlin 蛋白一样被认为参与了肿瘤的抑制，ERM 蛋白水平在 NF-2 相关性肿瘤中通常是表达正常的（Stemmer-Rachamimov et al 1997）。

2.1.1 Merlin 和细胞增殖

NF-2 基因缺失在肿瘤中常见，故被认为是一种抑癌基因，它的表达产物是 Merlin 蛋白，最初被确认为对细胞增殖有抑制的作用，可能是通过拮抗 Ras 机制来实现的（Tikoo et al 1994；Lutchman et al 1995；Pelton et al 1998）。Merlin 的缺失也被认为与细胞转化有联系（Kissil et al 2002）。建立一个稳定的 Merlin 细胞模型有很多障碍，最难以克服的要数建成的细胞系要有稳定的 Merlin 的表达。然而，近些年来，一系列的证据渐渐澄清了 Merlin 的正常功能和功能丧失会导致细胞生长失调甚至癌变的机制。例如，Merlin 的表达会下调 Ras 和 Rac 的表达（Jin et al 2006），通过结合 PI₃ 激酶增强子（PI3 kinase enhancer long, PIKE-L）来阻止 PI₃ 激酶途径，通过结合肝细胞生长因子受体酪氨酸激酶作用底物（hepatocyte-growth factor receptor tyrosine kinase substrate, HRS）来下调 STAT 的功能，同时它也是一种运送生长因子受体去降解途径的蛋白分子（Scoles et al 2002）。Merlin 也表现出下调 NF-KappaB 活性以及抑制细胞凋亡的效应（Utermark et al 2005；Kim et al 2002）。

表皮生长因子受体家族是膜生长因子群体的重要组成部分，它包括 EGFR（ErbB1）、ErbB2 和 ErbB3。ErbB2 和 ErbB3 和它们对应的生长因子配体，即神经调节蛋白（neuregulin, NRG）在与肿瘤发生相关的神经鞘瘤细胞增殖过程中发挥重要作用，其机制是通过轴突产生的 NRG 激活相应的受体（Simons et al 2007）。近期，Merlin 被发现可以下调 ErbB2/3 的功能，从而使 MAPK 途径的活性下降，其机制可能是通过限制细胞膜上一些受体的可用性起作用（Lallemand et al 2009）。据报道，Neuregulin、ErbB2 和 ErbB3 表达水平和磷酸化状态在神经鞘瘤中有所增加（Hansen et al 2004），并介导了肿瘤的放疗抵抗（Hansen et al 2008）。此外，ErbB 阻滞剂可以减少神经鞘瘤细胞在体外的增殖（Hansen et al 2006；Clark et al 2008），这提示该途径有可能成为神经鞘瘤分子治疗的一个潜在的靶点（Stonecypher et al 2006；Doherty et al 2008）。Merlin 也会下调 EGFR 的表达（Curto et al 2007），以及其他的生长因子受体例如胰岛素样生长因子 1 受体（insulin-like growth factor-1 receptor, IGF1R）和血小板源生长因子受体（platelet-derived growth factor receptor, PDGFR）的表达（Lallemand et al 2009）。另外，Merlin 会增加 PDGFR 的下调（Fraenzer et al 2003）。

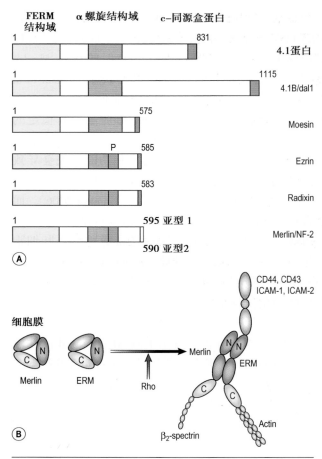

图 28.3 （A）4.1 蛋白超家族结构图。该图描绘了该家族 6 个成员的结构域。每个结构域都包含一个保守的 N- 末端 FERM 区（黄色）和一个更接近中心的功能不明确的 α 螺旋区（橙色）。Merlin 蛋白、ezrin 蛋白、radixin 蛋白都有一个富含脯氨酸区（蓝色），该区可能与 SH3 区蛋白相互作用。带 4.1 蛋白和 4.1B/dal1 的 C- 末端都是保守序列（粉色），同样 moesin 蛋白、ezrin 蛋白和 radixin 蛋白（绿色）的 C- 末端也是如此。对 Merlin 蛋白的两个亚型也进行了描绘。（B）Merlin 相关蛋白的相互作用假设模型。Merlin 蛋白的 1 亚型被认为可以在开放态和闭合态之间转化，从而与其他细胞蛋白进行关联。可能的机制是，Merlin 蛋白被 Rho 激酶和第二信使途径激活，从而跃入开放态，该形态与 ERM 蛋白相似，进而与 ERM 蛋白、细胞骨架成分和完整的膜受体发生相互作用

2.1.2 Merlin 在细胞骨架组织中的作用

在过去的几年里，人们对 Merlin 有了一个非常重要的认识，即尽管它作为细胞增殖抑制剂的作用很温和，但是它在膜组织构成和细胞接触抑制的过程中起着重要的作用。实际上，Merlin 的这一个特征让它在所有的肿瘤抑制基因里显得独一无二。接触抑制是细胞生长至汇合处的一个现象，由包含钙

黏素的一种胞间蛋白质复合物（又称为黏着连接）来介导，一旦形成坚固的细胞黏着面便开始发挥作用来限制细胞增殖。另一方面，位于细胞外基质中的处于半汇合状态的正常细胞和肿瘤细胞，形成了多灶性接触，帮助肿瘤细胞进行迁移。迁移过程需要板状伪足，即细胞行进的前沿伸出的突出物，内含大量肌动蛋白。灶性接触需要蛋白质 β 整合素，黏着斑激酶（focal adhesion kinase，FAK）和桩蛋白的参与。多个证据证明 Merlin 参与了神经鞘瘤细胞黏着的细胞骨架的组织构建。Merlin 被发现存在于肌动蛋白丰富的细胞突触中，例如板状伪足和膜褶皱中（Gonzalez-Agosti et al 1996；Schmucker et al 1997）以及存在于分别由黏着斑和黏着蛋白形成的细胞间和细胞与基质间的连接中（Fernandez-Valle et al 2002；Lallemand et al 2003）。Merlin 的丢失可以导致接触抑制的消失，更加伸张的细胞形状和更易于在细胞外基质中黏附和运动，但是以上的特点在恢复 Merlin 表达后都会逆转（Gutmann et al 1999；Bashour et al 2002）。已知的神经鞘瘤细胞黏着性增加是由于整合素 α6、β1 和 β4 的活化，同时 Merlin 缺失的神经鞘瘤细胞黏着斑的数量增加，使得肿瘤细胞更易与细胞外基质黏着，从而可以预想肿瘤细胞更容易发生非正常转移（Utermark et al 2003）。

Merlin 上的 FERM 区也可以结合膜糖蛋白 CD43 和 CD44。在生长阻滞期和当细胞发生接触抑制时，Merlin 将会出现在与 CD44 和其他 ERM 蛋白形成的复合体中（Morrison et al 2001），并且会负性调节与糖蛋白结合的 CD44，从而减少 ECM 的附着（Bai et al 2007）。

Merlin 也可以和其他细胞黏附过程中的蛋白质结合，例如 Na^+/H^+ 交换调节因子 1 和 2（Na^+/H^+ exchanger regulatory factor-1 and 2，NHERF1/2），FAK，桩蛋白和 β1- 整合蛋白（Stemmer-Rachamimov et al 2001；Poulikakos et al 2006；Obremski et al 1998；Fernandez-Valle et al 2002）。此外，Merlin 调节 EGFR 的表达，使这种作用于细胞接触抑制过程的细胞因子表达下降，通过将 EGFR 隔绝于胞膜的无信号的隔间里来实现（Curto et al 2007）。转接器 PDZ 区包含蛋白质 Erbin，已经被发现是 Merlin、黏着连接以及 MAPK 活化间可能的连接点。

不同于其他 ERM 蛋白在 C- 末端包含一个肌动蛋白连接位点，Merlin 的 N 末端能够直接结合 F 肌动蛋白，后者是细胞骨架的重要组成部分，虽然 Merlin 的这一作用相较其他 ERM 家

族的成员要弱一些（James et al 2001）。Merlin 也结合并因此阻止 N-Wiskott-Aldrich 综合征蛋白（Wiskott-Aldrich Syndrome Protein，WASP），后者通过 Arp2/3 使肌动蛋白发生聚合（Manchanda et al 2005）。因此，Merlin 可能参与了细胞骨架的稳定，但是它作用的机制还不清楚。

Merlin 的 C- 末端可以自己向后折叠（自我折叠），然后同时阻断了 N- 末端（FERM）和 C- 末端的结合位点。在 ERM 蛋白中，这种自我折叠貌似切断了这种蛋白的功能，然而现有的证据表明即便在这种封闭的构型下 Merlin 依然有肿瘤抑制的活性，对这一观点目前仍存在争议（McClatchey et al 2005）。值得一提的是，大多数 NF-2 错义突变影响外显子 2，导致 FERM 区的蛋白质发生替换，可能打乱自缔合的过程（Okada et al 2007）。

在 Merlin 的 C 末端有酪氨酸磷酸化位点（T230）和丝氨酸磷酸化位点（S518），后者在功能上起至关重要的作用。磷酸化的 Merlin 貌似使蛋白质保持在一种开放的（可以生长）状态，然而当其去磷酸化，它可以自缔合然后转变为关闭状态（Rong et al 2004a）。就这一点来说，Merlin 与其他 ERM 蛋白恰恰相反。GTP 酶家族（Rho、Rac 和 cdc42）中的 Rho 家族是至关重要的膜——细胞骨架调节分子，可以促进整合蛋白连接从而形成黏着斑，在 Merlin 发挥功能和活化的过程中起着重要作用。Merlin 在 S518 位点被 p21 活化的激酶（p21-activated kinase，PAK1）磷酸化，该激酶是 Rac 和 cdc 下游的效应器（Sherman et al 1997；Xiao et al 2002；Kissil et al 2003；Alfthan et al 2004）。此外，Merlin 与 Rac，PAK1 和 PI$_3$K 一起参与了一个负反馈环的调节过程（Shaw et al 2001；Kaempchen et al 2003；Kissil et al 2003；Hirokawa et al 2004；Okada et al 2007），因此，当 Merlin 丢失或磷酸化，Rac 便在细胞膜上被激活，促使膜边缘波动和不成熟黏着连接的增加（Flaiz et al 2007；Lallemand et al 2003）。另外，Merlin 可以被蛋白激酶 A（protein kinase A，PKA）磷酸化，后者作为 NRG 结合 ErbB2/EebB3 后的效应产物（Alfthan et al 2004；Thaxton et al 2008），同时 Merlin 也可以被 PI$_3$ 激酶磷酸化（Ye，2007；Okada et al 2009）。另一方面，去磷酸化的 Merlin 增多是生长停滞和接触抑制所必需的（Shaw et al 1998b）。Merlin 可以被肌球蛋白磷酸酶（myosin phosphatase，MYPT-1-PP1δ）去磷酸化。例如，与 CD4 结合的透明质酸

和黏着连接构造都可以激活 MYPT1，后者使 Merlin 去磷酸化以至于生长抑制的闭合型细胞积聚增多（Okada et al 2007）。MYPT 抑制蛋白 CPI-17 也被发现通过促进 Merlin 的磷酸化来参与肿瘤生成过程。

总体而言，Merlin 可能在细胞增殖的接触抑制以及与细胞外基质粘连的过程中发挥着关键的调节作用。这也就解释了缺少有功能的 Merlin 的神经鞘瘤细胞为什么会继续生长，尽管细胞汇合处密集度很大，并且细胞环绕神经周围细胞外基质形成了"假轴系膜"而不是在轴索周围形成正常的髓鞘（Dickersin 1987）。目前已知 Merlin 可与超过 30 种不同的蛋白质相结合（Scoles 2008），其中一些蛋白的功能尚不清楚，但是正在被逐步阐明。对这些通路的进一步了解可能会为神经鞘瘤的药物靶向治疗找到更明确的靶点。

2.2　NF-2 基因小鼠模型

近几年通过 NF-2 基因敲除小鼠模型的发展，人们了解到了 NF-2 基因在细胞中特定的功能以及在肿瘤起源中发挥的作用。这些模型表明 NF-2/merlin 对正常胚胎发育非常重要。NF-2 敲除（NF-2-/-）的老鼠由于在发育过程中缺乏中胚层形成（McClatchey et al 2005）所需的胚外结构，在原肠胚形成之前就死亡。NF-2 表达上调可能是在细胞间粘连后组织融合的最后阶段进行，此时正是神经管关闭时，这一过程发生在迁移的神经嵴细胞中（Akhmametyeva et al 2006）。Merlin 可能在组织黏附和融合中发挥重要的作用，尤其是在神经系统中，这与它在稳定细胞间黏附功能起到的作用一致（Lallemand et al 2003）。

与 NF-2 患者相对窄谱的良性肿瘤相比，NF-2 杂合（NF2 +/-）的小鼠可形成各种恶性肿瘤，主要是骨肉瘤、纤维肉瘤和肝癌，这些呈现了野生型等位基因的额外损失（McClatchey et al 1998）。这些杂合的老鼠出现其他肿瘤的发病率相对低而对石棉的敏感性增加，但它们没有呈现出 NF-2 基因缺失的经典特性。然而，当使用 flox-cre 系统在小鼠的 Schwann 细胞和神经嵴细胞中将 NF-2 的两个等位基因有条件地敲除后，神经鞘瘤、Schwann 细胞增生、白内障和大脑钙化确实都发生了（Giovannini et al 2000），这一点表明了与人类 NF-2 患者相比，杂合的老鼠模型 NF-2 第二等位基因突变率相对不足。同样，当 NF-2 基因在小鼠

蛛网膜细胞中敲除，也会发生不同的亚型的脑膜瘤（Kalamarides et al 2002）。

然而，一个重要的区别是，在这些NF-2基因的小鼠模型中神经鞘瘤没有偏嗜前庭神经。小鼠的神经鞘瘤也往往表现得更具侵袭性（Stemmer-Rachamimov et al 2004）。为什么小鼠模型神经鞘瘤与人类不同，存在两种可能的解释，包括在鼠和人体组织之间merlin锚定伴侣表达的背景差异与merlin基因突变的时间差异。小鼠动物模型在后期发展出肿瘤表明，另一个突变"打击"是因为除野生型NF-2等位基因之外的基因。但在NF-2肿瘤患者中没有发现额外的遗传或表观遗传事件。最近的一份报告表明，NF-2-/-胶质细胞导致Src、FAK和桩蛋白活性的上调。此外，ErbB2的抑制可以缓解Merlin缺失引起的肿瘤增殖（Houshmandi et al 2009）。虽然这些模型是有启发性的，但仍然需要进一步理解和开发能更准确地代表听神经鞘瘤和NF-2基因缺失的模型。

2.3　神经鞘瘤的分子学改变

大多数散发型神经鞘瘤存在NF-2等位基因成对的缺失（Stemmer-Rachamimov et al 1997），这一现象也发生于许多脑膜瘤和散发型石棉暴露相关的肺间皮瘤（Bianchi et al 1995）、甲状腺癌、肝细胞癌细胞系以及神经周围肿瘤，这些都表明NF-2在各种不同的肿瘤发生中起着共同的作用。NF-2基因的突变类型中，错义突变的发生率非常低，几乎所有的突变都来自于无义突变、移码突变和剪接位点突变，所有的突变类型都会生成N-末端缩短的Merlin蛋白。值得注意的是，在原发性肿瘤样本中很少发现缩短型的Merlin蛋白，这一现象表明突变的Merlin蛋白不稳定并且极容易被降解。对一组肿瘤内部镶嵌现象多发的神经鞘瘤的调查研究中发现，一对NF-2基因都发生突变的比例占65%（Mohyuddin et al 2002）。尝试将NF-2基因的突变率和NF-2相关性肿瘤类型结合起来评价Merlin在这些肿瘤中的阳性率显然是不全面的。虽然NF-2相关的基因缺失并不见于全部的神经鞘瘤中，但是Merlin蛋白的失表达发生率确是100%（Stemmer-Rachamimov et al 1997）。Merlin蛋白在散发型脑膜瘤，神经鞘瘤和脑膜瘤中同样存在生成减少或缺失（Kimura et al 1998；Gutmann 1997；Lee 1997）。这表明在以上列举的这些肿瘤中存在频繁的翻译后调节机制来

下调Merlin蛋白的表达。如前所述，Merlin蛋白S518位点的磷酸化是切断蛋白对细胞生长抑制活动的重要的生理学机制。在神经鞘瘤中，磷酸化的Merlin水平升高恰恰支持了以上观点（Cai et al 2008；Wang et al 2009）。被钙蛋白酶裂解是Merlin蛋白降解的另一个重要的机制（Kimura et al 1998；Kaneko 2001）。

除了NF-2/Merlin，很可能有其他的基因或蛋白质替代物参与了神经鞘瘤的形成。微列阵cDNA分析被用来监测基因在神经鞘瘤和培养的Schwann细胞中的不同的表达模式，发现41个基因调节过程发生改变，其中13个经过了实时PCR的验证分析（Hanemann et al 2006）。这些基因中有一些也参与了其他肿瘤的发生，这使得对神经鞘瘤做进一步的分子发病机制研究显得必要。

前庭神经鞘瘤也可以是Carney复合体的一个表现，后者是一种独特的多发性内分泌瘤综合征，包括黏液瘤、多发性色素沉着和内分泌的过度活跃（Carney et al 1985，1986；Mansell et al 1991）。这种综合征通常是散发的，尽管有常染色体显性遗传（Carney et al 1986）。有趣的是，在这些肿瘤中发现了蛋白激酶A1α调节亚单位（protein kinase A1α regulatory，PRKAR1A）的突变（Boikos et al 2006），并且蛋白激酶A是与Merlin（C末端磷酸化）相关的主要蛋白之一，表明在有Merlin参与的分子信号转导通路上存在其他部分的突变可能是神经鞘瘤发展的原因。要想完全阐明Merlin的功能以及它是如何促进神经鞘瘤的生成还需要做大量的工作，但是近几年来这种吸引人的肿瘤抑制分子的神秘面纱正在被慢慢地揭开。对以上描述的一个或多个分子更深入的理解将会促进在其指导下治疗神经鞘瘤和NF-2的新的靶点的发展。

2.4　好发部位

人们认为听神经瘤起源于外周的Schwann细胞和成纤维细胞取代中央胶质神经鞘的地方。这种转换通常位于内听道（Obersteiner-Redlich区）。然而，以上的界定存在着变异性，意思是一些肿瘤偏一侧起源于内部耳道内，而其他肿瘤则完全源于桥小脑角（Neely & Hough 1986）。曾经有一段时间人们相信肿瘤主要源于前庭上神经，但现有的证据表明前庭上神经与前庭下神经病变的概率几乎相等（Clemis et al 1986）。很少起源于耳蜗相关部

位（Bebin 1979）。Clemis 等（1986）得出的结论是，50%~60% 的肿瘤源自上前庭神经，40%~50% 源于前庭下神经，而源于耳蜗神经的肿瘤不超过 10%。神经鞘瘤可以起源于颞骨内其他神经，但有时很难准确地判断其神经来源（Best 1968）。

该病变高发于前庭神经的原因至今还不清楚，但是它的确包含过量的 Schwann 细胞（Schwann cells, SC）的胚胎前体细胞（Bebin 1979）。有研究表明，神经鞘瘤表达未成熟 Schwann 细胞的核心标志物（Hung et al 2002），然而也有研究发现了去分化现象（Harrisingh et al 2004）。Schwann 细胞的前体细胞起源于神经崤，并沿着周围神经和脑神经迁移。在胚胎形成的过程中，形成了一群基因上具有独特性、短暂存在的、没有峰值的细胞群，它们被称作边界帽细胞，被认为进一步分化为 Schwann 细胞的前体细胞和不成熟的 Schwann 细胞，后者继续沿着神经根迁移并形成髓鞘（Coulpier et al 2009；Maro et al 2004）。这些边界帽细胞位于中枢神经系统和周围神经系统的边缘，这里也是喉神经鞘瘤的起源部位（Feltri et al 2008）。是否神经鞘瘤和胶质瘤一样起源于一种干细胞，例如边界帽细胞还有待于研究。

3　临床表现

最常见的临床表现是单侧感觉神经性耳聋、耳鸣和平衡失调，然而具有以上症状的患者中仅有 10% 的患者通过检查发现有听神经瘤（Valvassori & Potter 1982）。该病的临床表现形式与肿瘤的体积和早期的一些症状是否被忽视有关。在过去的 40 年里，小肿瘤的发现率稳固上升，因此，其临床表现也从占位效应向其他形式转变（Symon et al 1989）。据统计听神经瘤最常见的症状包括单侧感音性听力丧失（96%），步态不稳（77%），耳鸣（71%），乳突痛或耳痛（28%），头痛（29%），面部麻木（7%）和复视（7%）（Hardy et al 1989a）。大约只有 1/3 的患者因为听力问题以外的症状来就医（Hart et al 1983），并且在描述病情的时候，仅有 50% 的患者会有除第Ⅷ对脑神经以外的其他神经查体发现。

几乎所有患者的首发症状都是单侧或非对称的感觉神经性耳聋，且持续时间为 1~3 年（Johnson 1977）。如果听力丧失未能引起注意，则将会有一个 1~4 年甚至更长的"沉默期"，在这一

时期内肿瘤将会长入桥小脑角池。随后肿瘤压迫小脑、周围脑神经或脑干而产生相关症状。当病变直径大于 4cm 时，58% 的患者将会出现小脑的功能障碍，53% 的患者则有角膜或面部的感觉减退（Thomsen et al 1983）。

3.1　听力丧失

当出现单侧或双侧非对称性感觉神经性耳聋，或者无法解释的单侧耳鸣时，应该进行检查以排除听神经瘤的可能。肿瘤对语言识别的影响比纯音听力的下降更为明显，常表现为无法通过电话交谈。响度重振（译者注：指响度随声强异常快速增加）并不常见。尽管听力丧失通常是渐进的，但有时也会突然发作，这可能是由内耳的供血减少所致。突发听力丧失的发病率在不同的病例报道中存在着差异，但基本上在 10%~20%（Sataloff et al 1985）。然而，在突发听力丧失的病例中，仅有大约 1% 是因为听神经瘤所致（Shaia & Sheehy 1976），但近来有报道称，随着 MRI 的应用，在此类情况中发现听神经瘤的概率将大大地增加（Chaimoff et al 1999）。听力丧失很少发生波动（Pensak et al 1985；Berg et al 1986）。仅有大约 5% 的听神经瘤患者拥有正常的听力，这多见于体积较小的肿瘤中，抑或病变局限于桥小脑角池而没有明显的内听道内扩展（Beck et al 1986）。这些肿瘤常表现为平衡失调，三叉神经或面神经功能障碍，头痛或单侧主观的听力受损（Lustig et al 1998）。

如果症状不典型，或听力丧失恰巧与某个特殊原因有关，那么就更容易出现诊断延迟或漏诊的情况。如果患者已经患有长期的耳功能失调如 Ménière 病，则更是如此。另外一组容易被漏诊的患者是检查结果正常的患者，而在听神经瘤患者中这些检查几乎都存在异常（纯音测听和脑干听觉诱发电位，见下文）。极少数情况下，可出现耳蜗型听力丧失而非耳蜗后型（Flood & Brightwell 1984）。

3.2　平衡失调

因为肿瘤几乎总是起源于前庭神经，故平衡失调和眩晕非常常见。但真正的阵发性眩晕很少见（6.3%）（Morrison 1975），且一般均伴有恶心。与 Ménière 病不同，听神经瘤引起的眩晕很少呈急性发作，只有 5% 的患者有此典型表现。由于患者在就诊前就可能患有多年的轻度慢性平衡失

调，故通常不会把共济失调或眩晕作为主诉症状。一侧前庭神经损毁并不会引起残疾，原因在于脑干和对侧的前庭器官起到了代偿作用，但老年人的代偿能力要差一些。

临床上，轻微的平衡异常可以通过 Unterberger 踏步实验发现（Moffat et al 1989a）。患者直立，双眼紧闭，双上肢平伸向正前方，然后进行原地踏步（即交替抬腿至大腿水平位）。阳性标准为患者偏离原点超过 50cm，或在 50 步内旋转角度大于 30°。严重的共济失调则高度提示患者的小脑受到压迫，或者因脑干扭曲引起了继发的脑积水。小脑受累可引起运动不协调，主要影响下肢，并多向肿瘤侧偏斜。脑干受压则经常会影响感觉和运动的传导，一般对侧更为常见。

3.3　耳鸣

大约 3% 的患者以耳鸣作为主诉症状（Wie-gand & Fickel 1989），并且偶尔这也是听神经瘤唯一的临床表现。57%~83% 的患者存在术前耳鸣症状，但是发展到难以忍受程度的只有 13%~38%（Brow 1979；Wiegand & Fickel 1989）。症状往往较轻，呈持续性，并且仅限于受累侧耳。耳鸣的声音存在着很大的差异。

3.4　颅内压升高

病变直径大于 3cm 的患者几乎都毫无例外地存在视盘水肿，但总体上此表现可见于 7%~15% 的患者中（Hardy et al 1989a；Boesen et al 1992）。巨大的肿瘤可使小脑移位及脑干扭曲，从而压迫第四脑室或中脑导水管。伴随症状包括自发性眼球震颤，视动性眼球震颤和三叉神经功能损害，这些症状在视盘水肿的患者中要比那些肿瘤体积相当但是没有视盘水肿的患者更为常见（Boesen et al 1992）。巨大的肿瘤可能引起小脑扁桃体疝。

3.5　眼球震颤

眼球震颤可能是自发的、体位性的（当颈部过伸并且头向左侧或右侧旋转时可诱发）或视动性的（当一个旋转的物体的影像投射到视网膜上时可触发）。如果脑桥的凝视中枢受到严重的压迫，则可能出现视动性眼震（Thomsen et al1983）。临床上最常见的类型是单侧迷路性眼球震颤，即表现为从远离病变一侧开始的眼球节律性水平摆动。这种眼震来源于外周的前庭神经，并且通过使用 Frenzel 眼镜让患者失去注视能力，可使眼震更加明显。在听神经瘤引起的眼震患者中，有 16% 为 Bruns 型眼震，这往往提示巨大肿瘤造成了脑干严重扭曲。它包括双向的眼球震颤，向病灶同侧凝视触发的粗大的凝视诱发性眼球震颤，以及凝视病灶对侧引起的高频小幅的前庭神经眼震（Croxson et al1988）。眼震电流描记法显示超过 80% 的病例都存在前庭神经功能损伤，但是这是一个非特异性的表现，因此其诊断价值有限。

3.6　颅神经麻痹

三叉神经受累则通常表现为角膜或脸面下部感觉减退。全面部感觉均受影响的情况很少见，并且三叉神经的运动通常不受累。面瘫不常见，并几乎仅出现于巨大的肿瘤的患者中（Portmann & Sterkers 1975）。程度较轻的面瘫会表现为瞬目反射迟钝或消失（Pulec & House 1964），而且有可能以轻微的面部抽搐为先导，累及眼轮匝肌时格外明显（Jackler & Pitts 1990）。半侧面肌痉挛是另一个少见的临床表现，仅仅发生于 1% 的患者。当出现明显的面肌痉挛时，表皮样囊肿、动脉瘤和面神经鞘瘤才是主要的鉴别诊断。外听道后部由中间神经支配，有报道称该处的感觉异常可见于 95% 的患者（Hitselberger 1966）。味觉的改变少有报道。如果肿瘤较小并伴有面神经功能障碍，则更可能是面神经鞘瘤或脑膜瘤，而非听神经瘤。

关于术前和术后的面神经功能分级，曾经有许多种方法。其中 House-Brackmann（1985）分级系统得到了广泛的认可，见表 28.1。

表 28.1　面神经分级系统（House & Brackmann 1985）

等级	描述	临床表现
I	正常	面神经一切正常
II	轻度功能障碍	整体上：仔细检查发现轻微的功能不足，可能存在细小的连带运动 静息态：面部对称，言语正常 运动态： 前额：功能正常或中度异常 眼：稍用力即可完全闭合 嘴：轻度不对称

续表

等级	描述	临床表现
III	中度功能障碍	整体上：双侧面部存在显而易见但是无伤大雅的不对称；可以察觉但是不严重的连带运动，挛缩，和（或）半侧面肌痉挛 静息态：面部对称，言语正常 运动态： 前额：轻中度不自主运动 眼：眼睛闭合费力 嘴：费力可以使其基本对称
IV	中重度功能障碍	整体：明显虚弱，和（或）严重面部不对称 静息态：面部对称，言语正常 运动态： 前额：无 眼：不全闭合 嘴：费力无法使其对称
V	重度功能障碍	整体：仅存可察觉的运动 静息态：不对称 运动态： 前额：无 眼：不完全闭合 嘴：几乎不能运动
VI	完全瘫痪	运动功能丧失

摘自 House J W & Brackmann D E（1985）Facial nerve grading system.Otolaryngol Head Neck Surg 93：146-147.

有时体积非常大的肿瘤会压迫颈静脉孔区的神经，引起吞咽困难，构音困难。在一些晚期病例中，会发生完全的延髓麻痹。然而，对于神经纤维瘤病患者，咽反射消失或声带麻痹往往提示在颈静脉孔处存在着另外一个神经鞘瘤。

除非肿瘤体积特别巨大，否则展神经很少直接受累。偶尔颅内压的升高会导致脑干向尾部移位，从而使得展神经被其上方的小脑前下动脉压迫而发生变形（Bebin 1979）。

3.7　其他临床表现

几例个案报道描述了听神经瘤一些不典型的临床表现，包括蛛网膜下腔出血（Gleeson et al 1978；Yonemitsu et al 1983），肿瘤位于外耳道（Tran Ba Huy et al 1987）或中耳（Amoils et al 1992）。内耳迷路神经鞘瘤也被报道过。这些肿瘤可能起源于耳蜗或前庭神经，因此肿瘤可仅位于内耳，而未突入内听道或桥小脑角（详见 Amoils

et al 1992）。在极少数情况下，脑干受压可能产生对侧的临床症状，表现为对侧的三叉神经功能障碍（Koenig et al 1984），面部疼痛或面肌痉挛（Nishi et al1987；Snow & Fraser 1987），但这种情况在脑膜瘤患者中更常见。

尽管听神经瘤通常生长缓慢，但是它们也可导致神经功能急性恶化，其原因为肿瘤内出血（图28.4）或囊变的急性扩张。一般肿瘤内出血仅见于超过2cm的病变（Goetting & Swanson 1987）。据统计，囊腔的急性扩张可发生于2%的病例中（Lanser et al1992）。桥小脑角区病变的迅速增大可导致多发脑神经麻痹、小脑功能障碍和脑干受压表现，并可能被误诊为后颅窝的急性血管病变

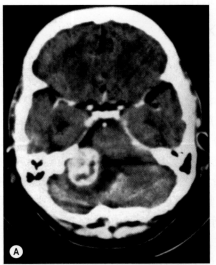

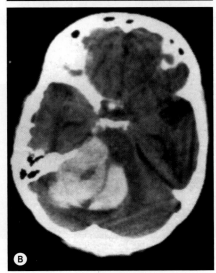

图28.4　（A）增强CT扫描显示一例巨大的听神经瘤，伴有局部囊变。（B）在等待手术的过程中病情突然发生恶化，复查CT显示肿瘤内部出血

（Lanser et al 1992）。

4 影像学诊断

在近几十年里，影像学在诊断方面的敏感性得到了显著提高。临床应用的影像技术也在不断发展，从平片、X线多面断层扫描、空气对比和油基对比脑池造影术、血管造影以及伴或不伴脑池空气或静脉对比的计算机断层扫描（computed tomography，CT）到最近出现的顺磁性物质对比增强的磁共振成像（magnetic resonance imaging，MRI）。毫无疑问，听神经瘤检查方法的敏感性的提高不仅会引起临床表现形式的改变，还将影响疾病的治疗策略和结果。MRI 是听神经瘤诊断和随访的最佳选择。

4.1 X线

根据以往的报道，通过 X 线断层扫描可以发现 80%~90% 的病例存在内听道的扩大。肿瘤压迫使破骨活性增强，从而导致内听道扩大，但并没有引起颅骨硬膜面的坏死（Pulec & House 1964）。两侧的内听道相差 1~2mm 以上就有意义，特别是伴随着内听道形状改变、骨质侵蚀或内听道的后壁骨质变薄（图 28.5）（Valvassori 1984）。然而，正常的断层图像并不能排除听神经瘤的诊断。Pulec 等（1971）发现 10% 患者的断层扫描结果是阴性，而 Ojemann 等（1972）则报道此概率为 18%。对于微小肿瘤，过去曾使用阳性对比剂脑池造影术作为辅助诊断方法，不过现在已经被 CT 和 MRI 取代。

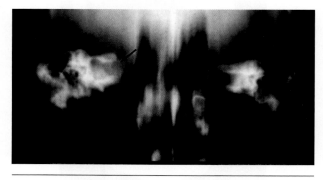

图 28.5 X 线断层扫描显示内听道口的扩大（箭头）和内听道形态的改变

4.2 CT

在 MRI 兴起之前，CT 是首选的影像学诊断方法（Curtin 1984）。使用轴位层厚 5mm 的增强 CT 对颅底进行扫描，可以发现桥小脑角区几乎所有很小的软组织肿物。在一项对 131 例肿瘤的研究中，未发现假阴性的结果（Harner & Reese 1984），但是其他的报道显示假阳性率为 0.6%（Charabi et al 1992）。为了避免部分容积效应导致内听道内小肿瘤的漏诊，应该以内听道为中心进行扫描。

听神经瘤在 CT 上的典型表现是集中于内听道的等密度或低密度的病变，静脉注射对比剂后肿瘤均匀强化（图 28.6）。桥小脑角脑膜瘤可能也具有类似表现，但是在平扫 CT 上通常呈高密度，并且与内听道口的关系不对称。脑膜瘤中很少见到内听道口的骨质破坏，但有时可以看到岩锥后表面的骨质侵蚀。而后一种表现在听神经瘤中极为罕见，除非是体积较大的肿瘤。另一个区分脑膜瘤和听神经瘤的特征是肿瘤和硬膜交界处的表现。脑膜瘤一般以扁平的宽基底与岩骨相连，而听神经瘤则与岩骨呈锐角（Wu et al 1986）。如果肿瘤基底部附近与之相延续的硬脑膜出现强化，则高度提示脑膜瘤（Aoki et al 1990）。同样，钙化的存在也有鉴别意义，其可见于约 25% 的脑膜瘤中（Moller et al 1978），而听神经瘤中的钙化极其少见（Thomsen et al 1984）。

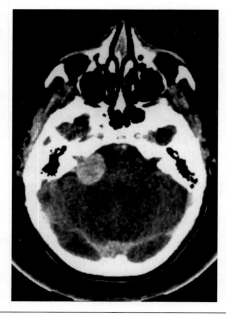

图 28.6 增强 CT 扫描显示肿瘤以内听道为中心，呈不均匀强化

在目前所有的影像学检查手段中，CT 对骨性解剖结构的显示最好。骨性结构的细节非常重要，原因有以下几点。首先，明确诊断。这对于那些强化不明显的小肿瘤而言尤为适用，因为内听道扩张是其早期的表现（图 28.7）。由脑膜瘤引起的内听道扩张非常少见，但是 CT 可显示胆脂瘤、面神经鞘瘤或癌引起的颞骨破坏，从而有助于鉴别诊断。其次，CT 对于颞骨解剖结构的显示为外科医师提供了非常有用的信息。应注意内耳道下和迷路旁气房的大小。如果颞骨气化不良，则预示颈静脉球的位置可能会偏高（Graham 1975），然而如果乳突气化良好，气房可能会向内侧延伸甚至达内听道口。这就使得在去除内听道的后壁时脑脊液漏的发生率增加，因此提醒外科医师特别注意要封闭这些气房。高分辨率 CT 也可用来理清半规管、前庭和内耳道的关系（图 28.7）。这一点对于经枕下入路手术并计划保留听力时候尤为重要。在乙状窦内面和内听道基底部之间作一条假想的连线，如果后半规管或总脚位于线的内侧，那么当显露内听道内肿瘤时就可能会对其造成损伤（Tatagiba et al 1992）。此外，也应特别注意肿瘤对颈静脉球处骨质的破坏。

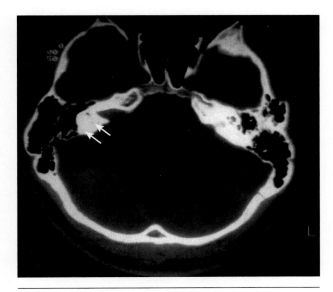

图 28.7　岩骨的高分辨率 CT 扫描显示一例内听道内的听神经瘤。内听道因肿瘤作用而出现扩张。乳突气化良好，并且后半规管（箭头）和内听道基底部的关系分明

CT 显示后颅窝结构的一个主要限制是条带状线束硬化（Hounsfield）伪影，这种伪影来自于岩骨，对周围软组织的显影造成干扰。桥小脑角池

引入少量气体（空气对比脑池造影）会提高 CT 对于微小病变的辨识力（图 28.8），但一些学者指出这种方法存在假阳性检查结果。其原因可能为空气 – 脑脊液界面的新月效应，小脑前下动脉在内听道内的血管襻，或空气注入硬膜下（Khangure & Moijtahedi 1983；Barrs et al 1984a；Larsson & Holtas 1986）。

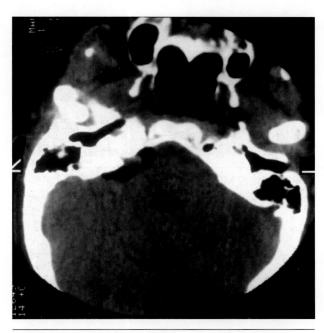

图 28.8　CT 空气对比造影显示一个小听神经瘤

4.3　MRI

目前 MRI 是首选的影像学检查方式，特别是针对内听道型肿瘤（Valvassori 1984；House et al 1986；Stack et al 1988）。大多数听神经瘤能在平扫的 T_1 加权像上显示（图 28.9），但由于肿瘤可能与脑脊液信号强度相等，故在 T_2 加权像上无法发现。一些微小神经鞘瘤可能和周围脑实质信号相似，静脉注射钆 –DTPA 进行对比增强的 MRI 可以提高其发现率（Glasscock et al 1988；Brackmann & Kwartler 1990a）。在注射对比剂后（图 28.10），肿瘤明显强化，甚至可以发现小至 2~3mm 的病变（Welling et al 1990）。MRI 相对于 CT 的主要优势在于其对比度和清晰度高，没有线束硬化伪影，可于多个维度显示肿瘤，可通过对血管结构的辨识评估主要血管的移位和包裹情况。然而，因为皮质骨不会产生信号，所以 MRI 在对颞骨岩部的显像上逊色于 CT。使用更新的 MRI 技术

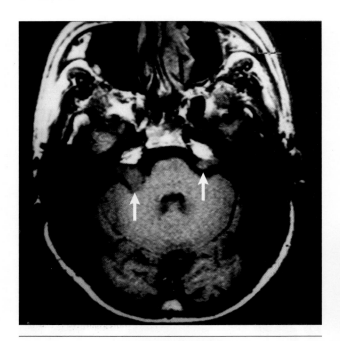

图 28.9　轴位 MR T$_1$ 加权像显示双侧听神经瘤（箭头）

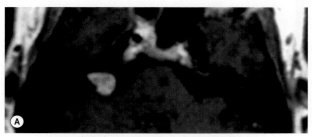

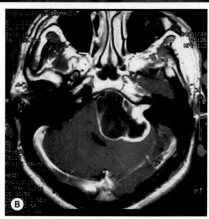

图 28.10 （A）增强 MR 扫描显示一例小听神经瘤。（B）囊性听神经瘤，肿瘤边缘强化明显

例如 T$_2$ 快速自旋回波（fast spin echo，FSE）序列和三维稳态进动结构相干（three dimensional Fourier transformation-constructive interference in steady state，3DFT-CISS）序列能够获得高解析度的迷路图像，以及脑脊液与骨或脑组织界面的显像（Casselman et al 1993；Phelps 1994）。这些

新技术能够在不借助顺磁性对比剂的前提下，显示桥小脑角区的听神经瘤、神经和血管的轮廓（图 28.11）。此外，也可以评估内听道（internal auditory canal，IAC）基底部与肿瘤及后半规管的位置关系。CT 对于 MRI 仅有的优势在于术前对岩骨尖、迷路周围气化情况和颈静脉球位置的精确评估。另外，有报道称 MRI 将蛛网膜炎或粘连误诊为肿瘤的情况时有发生（Haberman & Kramer 1989；Von Glass et al 1991）。

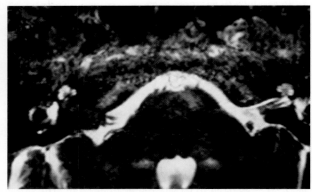

图 28.11　MRI 的 T$_2$ "CISS" 序列显示一例听神经瘤，其表现为右侧内听道内的充盈缺损

4.4　动脉造影

随着 CT 和 MRI 的发展，动脉造影的适应证也显著减小，但是如果怀疑是血管瘤或 AVM，造影则仍有必要（Dalley et al 1986）。一些外科医师依然提倡用血管造影来明确巨大病变的血管结构。个别情况下，动脉造影可能有助于区分一个巨大的听神经瘤和脑膜瘤，特别是当脑膜瘤中存在扩张的 Bernasconi 小脑幕动脉时。另外，有些学者也主张对儿童肿瘤进行血管造影检查，因为这些肿瘤可能血运非常丰富，故进行术前栓塞治疗不无裨益（Allcutt et al 1991）。

4.5　肿瘤大小的评估

衡量肿瘤的体积的常规方法是 CT 和 MRI。遗憾的是，目前有许多不同的分类标准，且没有一种能广为接受。按照 Pulec 等（1971）的分类标准，肿瘤被分为三组：小型（内听道内型）、中型（突出内听道外，但在 2.5cm 以内）和大型（超过 2.5cm）。上述分型方法和 Koos（1988）分型，可能比其他分型应用更为广泛。然而，在首届听神经瘤国际会议上，Tos 和 Thomsen（1992）提出了下面的分类方法，并呼吁广泛采纳，从而使听神经瘤的研究标准化。他们建议不对肿瘤内听道部分（通常 1~1.5cm）进行测量，而仅用内听道外部分的最大直径来衡量肿瘤的体积。肿瘤被分为内耳道型、小型（1~10mm）、中型（11~25mm）、大型（26~40mm）和特大型（>40mm）。但该分类标准能否被广泛接受，或者仅是在这些林林总总的分类上又轻描淡写地增添了一笔，目前还不得而知。但就目前形势看来，随着计算机 3D 重建技术的发展，肿瘤体积的测量终将替代最大直径成为分级的依据。

5 实验室诊断

5.1 听力测定

气导、骨导和语言听力测试是听神经瘤主要的筛查方法。纯音听力测定（pure tone audiometry，PTA）中最常见的异常是高频听力丧失（Johnson 1977）。仅有 5% 的患者有正常的听力和言语识别能力（Beck et al 1986），这使得 PTA 成为神经耳科中一项重要而且可靠的检查项目。听力丧失的模式多种多样。在几个大型的研究中，听力丧失的表现存在明显差异，35%~66% 的患者有高频听力丧失，4%~9% 的患者有低频音调听力丧失，而 13%~18% 的患者的听力图为平坦型（所有频率下纯音阈值的差别不超过 10dB），4%~12% 为槽型，16%~27% 的患者为听力完全丧失（Johnson 1977；Bebin 1979；Hardy et al 1989a）。听力图的异常似乎与肿瘤的体积相关（Johnson 1977）。然而，即便纯音测听正常，言语识别力也常常是受损的，并且几乎所有这种患者的听觉诱发脑干反应都会出现异常（Musiek et al 1986）。音调衰退以及没有重振现象也是听力检查的典型发现（Johnson 1977）。其他听力检查包括 Bekesey 听力测试，SISI 测试，两侧交替响度平衡测试（alternate bilateral loudness balance，ABLB）和听觉反射测试，这些在 Johnson（1979）的著作中都有详细的描述，然而目前临床中已很少应用这些"定位性"的检查方法。

5.2 语言辨别

语言辨别能力与纯音听力损伤的程度并没有明显的关联。有些患者纯音听力测试几乎接近正常，但言语识别能力很差。在一个包含 425 例听神经瘤患者的研究中，言语识别评分结果如下：35% 的患者为 0%，21% 的患者为非常差（2%~30%），16% 为中等至差（32%~60%），剩余 28% 的患者评分为中等至良好（62%~100%）（Johnson 1977）。总体而言，只有 20% 的听神经瘤患者的言语识别能力正常。

在考虑进行听力保留手术时，言语识别能力评分是一项重要的参考指标。在病变对侧听力正常的情况下，如果言语识别良好并且病变对侧纯音听力测试在 30dB 以内，那么手术侧残留的听力才有意义。

5.3 变温试验

多年来，人们在对可疑听神经瘤患者的前庭系统检查上投入了大量的时间和精力，寄希望能找到一种简单且廉价的检查方法。Barany 提出了变温试验，并为此获得了 1914 年的诺贝尔奖。在现代神经外科影像以前的那个时代，区分迷路和小脑引起的共济失调非常重要。在用变温试验评估听神经瘤患者的前庭功能时经常会发现同侧半规管轻瘫，但是该表现是非特异性的，且在体积小的肿瘤患者中经常看不到（Dix 1974）。对于直径大于 4.5cm 的病变，其阳性率要高得多。在这类肿瘤中，Hallpike 变温试验（译者注：即双温交替冷热试验）结果显示在小于 4% 的患者中前庭功能是正常的，33% 患者的前庭功能是减弱的，在剩余的 70% 的患者中则是消失的（Boesen et al 1992）。在许多医疗中心，眼震电流描记法已经取代了双温冷热试验（Linthicum & Churchill 1968）。

在一项对 409 例不对称性听力丧失或耳鸣患者的前瞻性研究中，变温试验对发现听神经瘤的敏感度达到了 80%，而特异性仅有 50%（Swan & Gatehouse 1992）。这就使得该检查不适合用于筛查，一方面因为漏诊的肿瘤太多，另一方面假阳性率太高。其他情况如前庭神经炎和 Ménière 病都会导致变温试验结果异常。该检查的敏感性低的原因之一是其仅仅刺激外半规管，从而仅能反映前庭上神经的功能。

5.4 听觉脑干诱发反应

听觉脑干诱发反应（auditory brain stem evoked responses，ABRs）是对耳蜗后病变最敏感的检测手段，且相对于其他非影像学筛查方法而言，同时兼具更高的检出率和更低的假阳性率（Selters & Brackmann 1977）。与耳蜗的病变不同，肿瘤对蜗神经的压迫和牵拉会导致反应的潜伏期延迟，甚至于在听力正常的患者中就可能发现这种改变。耳机发出滴答声作为刺激物，引出的电反应将会被放置于乳突和头顶皮肤上的电极所记录。未接受测试的一侧耳朵用白噪音进行掩盖，最后用电脑将听觉反应从杂乱的信号中提取出来。一般来说，ABR 测试仅适用于听力超过 70dB 的患者。

蜗后型听力损失的患者在进行 ABRs 测试时表现出两耳之间存在 V 波潜伏期的区别（Selters & Brackmann 1977）。正常的上限是 0.2 毫秒。其他的用于发现蜗后病变的算法包括 V 波的绝对潜伏期，以及 I 波和 V 波的间隔（正常的高限为 4.5 毫秒）。据报道，在 95% 的听神经瘤都存在 ABRs 检查的异常（Josey et al 1980），假阳性率在 10% 左右（Brackmann & Kwartler 1990a）。然而，在其他病例报告中，发现 ABRs 比上述病例特异性低得多。Weiss 等（1990）报道，在 ABRs 不正常的病例中发现桥小脑角肿瘤的概率大约为 15%。这并不奇怪，因为 ABRs 将听觉系统作为一个整体对其功能进行检测。尽管存在上述的缺陷，同时阴性结果并不能排除诊断，而 ABR 仍然作为筛选程序被广泛地应用。最近一项研究表明 ABR 发现管外肿瘤的敏感度为 94%，而管内肿瘤只有 77%（Godey et al 1998）。从潜伏期延长的程度不能预测肿瘤的体积。然而，体积巨大的病变会压迫脑干从而影响对侧潜伏期（Selters & Brackmann 1977）。有趣的是，在 NF-1 阳性组的患者中，ABRs 不正常的概率超过 30%，尽管组中存在听神经瘤很少（Schorry et al 1989）。

5.5　镫骨肌反射试验

镫骨肌反射试验是对蜗后病变的进一步检测，但是敏感度不如 ABR。在大约 80% 的病例中会发现异常。

5.6　耳蜗电图检查

经鼓膜的耳蜗电图检查（electroneuronography，ECOG）通常是非特异性的，尽管有人认为，在主观听力丧失的情况下如果动作电位存在则可以确定诊断（Morrison et al 1976）。EcoG 和 ABR 可以结合起来一起检测，特别是前者对 I 波的发现更加敏感。

当 I-V 间隔可以被度量时，上述方法增加了被检出的病例（Prasher & Gibson 1983）。

5.7　神经电图

神经电图（electroneuronography，EnoG）已经用于术前评估颞骨肿瘤的面神经累及情况。对面神经主干进行最高强度的双极刺激记录一个复合动作电位，病变侧的振幅与对侧进行对比。振幅下降被认为与肿瘤体积相关联，但其并不能预测术后的面神经功能（Kartush et al 1987）。

5.8　筛查方法

Moffat 和 Hardy（1989）指出无论从经济还是人文的角度，听神经瘤的早期诊断都有重要意义。不幸的是，在大多数国家中，对于那些不对称性听力丧失或桥小脑角区肿瘤患者而言，以 MRI 和 CT 作为常规筛查的手段太过昂贵。过去的这些年里，许多检查结果被认为是蜗后型听力丧失的诊断特征，但后来证实并非如此，所有这些表现必须结合进一步的检查才能明确诊断。例如，响度重振现象，异常迅速的音调衰减，言语识别能力不成比例地下降以及镫骨肌反射阈值等。

为了减轻众多患者进行放射学检查的经济负担，同时也避免漏检许多肿瘤，几个非诊断性检查组合在一起形成了一套筛查手段。每一个病例都需要在灵敏度和特异性之间做出取舍。听神经瘤的患者，超过 98% 的患者都会在下述的三项检查中有至少两项是异常的：变温试验，ABR 和内听道的平片检查（Thomsen et al 1992）。如果检查的结果不正常或模棱两可，那么就要再进行放射学评估。Barrs 和 Olsson（1987）在对 82 例桥小脑角肿瘤可疑病例的研究中发现，用 ABR 试验测定两耳间 V 波（IT5）潜伏期差异的敏感度达到了 100%，特异性达到了 80%。每三个 IT5 的异常结果就可以诊断一个肿瘤。尽管非放射学筛选的敏感度很高，一小部分肿瘤用此方法也不可避免地被遗漏，这个也许有法医学意义。

随着微小听神经瘤成像技术的发展，听觉脑干诱发试验明显开始退出历史舞台。如果平扫的 MRI-FSE 技术得以广泛地应用，则用 MRI 进行筛查的花费将会大幅下降。尽管目前仅有很少的非增强 MRI-FSE 技术可以用来显示内听道和桥小脑角的病变，但该技术对发现听神经瘤的敏感度最高且花费最少（Daniels et al 1998）。

6 大体形态特征

典型的听神经瘤是边界清、有包膜的硬质实性肿瘤，能造成脑组织的受压、变形，而非侵入其中。肿瘤外覆薄层蛛网膜，实体部分呈黄白色、胶样，有弹性。肿瘤血运并不丰富，但在儿童患者中或体积巨大时则不然（Kasantikul et al 1980a）。如果肿瘤内有红色或棕色部分，提示其存在新鲜或陈旧性的出血。大听神经瘤的表面常呈不规则或分叶状。肿瘤通常为实性，也能看到小的、有薄层壁的囊性组织，偶尔病变的绝大部分为囊性结构（图28.10B）。大的听神经瘤会压迫小脑、脑桥侧面、延髓上部和桥臂，并使之变形；巨大肿瘤则可占据小脑下方的空间，导致小脑扁桃体下疝。

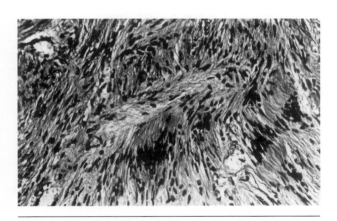

图28.12 听神经瘤含有成束的纺锤形细胞，后者形成 Antoni A 型组织。可见一个 Verocay 小体（H & E×380）

7 组织学

1842年，Cruveilhier 详细报道了一名死于听神经瘤的26岁患者的临床和病理学特征。脑内神经鞘瘤明显倾向起源于感觉神经，特别是第Ⅷ对脑神经——前庭神经。通常，肿瘤仅限于第Ⅷ对脑神经的前庭部，但有文献报道肿瘤侵袭蜗神经（Neely，1981；Marquet et al 1990）和面神经（Luetje et al 1983）。肿瘤起源于神经上皮和胶质的连接部，或该连接部与迷路内的神经起点之间的任何部位（Stewart et al 1975）。目前仍没有起源于神经胶质部位的原发肿瘤的报道。

根据肿瘤的肉眼观，Virchow 称之为神经瘤。根据显微镜下所见，肿瘤内有许多被误认为是轴突的平行纤维，因此以后的专业术语将其命名为神经鞘瘤。Murray 和 Stout（1940）利用体外组织培养技术确定该肿瘤的起源细胞是 Schwann 细胞。尽管如此，目前仍然存在一些关于 Schwann 细胞或相关的神经周围的成纤维细胞到底哪个是肿瘤的真正起源的争论。

镜下，听神经瘤存在两种结构特点截然不同的类型，在个别肿瘤内这两种结构相互交混，但易于区分。这两种结构分别是 Antoni A 型和 B 型，此为诊断的基础（Antoni 1920）。肿瘤中 Antoni A 型组织占主导地位，其由一群胞核细长、深染的纺锤形细胞组成，细胞质染色淡，富含纤维，这些纤维是大量的沿细胞长轴排列的发样嗜银纤维（图28.12）（Russell & Rubinstein 1989）。一般而言，神经鞘瘤的特征性表现是栅栏状结构，虽然这在听神经瘤中并不常见。这类细胞分组聚集成束（Verocay 小体），每束中的细胞大致与它们的细胞核平行排列成行，并由清晰的透明带分隔开。纤维组织将那些不同角度的细胞束相互交织在一起。

Antoni B 型组织的结构较为疏松。这类细胞形态多样、有空泡，并由松散的嗜酸性粒细胞基质分隔开（图28.13）。虽然 AntoniB 型组织并非是变性的 A 型组织，但其微囊变化频繁（Murray & Stout 1940）。肿瘤区域的融合形成囊泡，这种现象有时是此类肿瘤的特征性表现。B 型组织因脂质堆积也可成为黄色瘤，致使肉眼下肿瘤呈黄色。

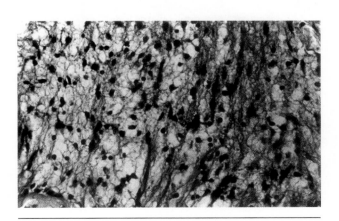

图28.13 镜下听神经瘤 Antoni B 型组织形态。此类细胞的多形性比 Antoni A 型更常见，细胞间以疏松的嗜酸性基质分隔（H & E×380）

肿瘤内细胞构成的变化很大，有些神经鞘瘤可发生继发性改变，特别是在富含血管的肿瘤中可出现出血或梗死；有时肿瘤内可见血管瘤与神经鞘瘤共存，此以女性多见（Kasantikul et al 1980b）；有含铁血黄素沉积的巨噬细胞可出现在肿瘤内的变性区域，也可见于坏死区域；有些肿瘤中可有局灶性的钙化。被称为"古听神经瘤"的肿瘤其细胞核不典型、深染、增大，基质致密，富含纤维，但"古听神经瘤"的有丝分裂活性并未增高，细胞的形态及多形性也未表现出恶性变。有报道称偶尔有转移至听神经的转移瘤（le Blanc 1974），以及极罕见的黑色素型听神经瘤（Russell & Rubinstein 1989）。

尽管脑膜瘤偶可存在 Verocay 小体而表现出与神经鞘瘤相似的特点，但良性神经鞘瘤的组织学诊断并不困难，故免疫组织化学标记对于该肿瘤通常无特殊价值（Sobel & Michaud 1985）。S-100 蛋白在听神经瘤的免疫组化呈强阳性（图 28.14），它是一种细胞质蛋白，对神经鞘瘤无特异性，主要用于鉴定神经鞘瘤、无色素恶性黑色素瘤和肌上皮细胞。相比之下，S-100 蛋白在脑膜瘤的染色呈弱阳性。为进一步区分神经鞘瘤和脑膜瘤，可利用两者对 HMFG（一种上皮膜抗原）的差异反应加以区别（Schnitt & Vogel 1986；Simpson et al 1990）。一部分听神经瘤对胶质纤维酸性蛋白（glial fibrillary acidic protein，GFAP）染色呈阳性（Stanton et al 1987）。

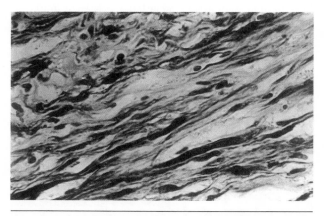

图 28.14　一例听神经瘤的对 S-100 蛋白染色呈阳性

有双侧听神经瘤的 NF-2 与散发的听神经瘤在显微镜下观察组织结构基本一致，然而，前者还是表现出与周围组织易粘连的倾向（Linthicum &

Brackmann 1980）。脑膜瘤和神经鞘瘤的镜下观察差别大，不易混淆（Gruskin & Carberry 1979）。

电子显微镜下，Antoni A 型组织存在由基膜所覆盖的细长细胞突所构成的薄层状结构，被细胞间的基底膜所分隔开。Antoni B 型组织含大量的与高水平新陈代谢有关的细胞器和细胞液（Russell & Rubinstein 1989）。其他电镜下的特征包括长间距的胶原纤维和由双层膜紧密排列而成的漩涡或板状结构。

恶性听神经瘤

与脑神经相比，恶性神经鞘瘤更多发生于外周神经。绝大多数的恶性神经鞘瘤始发即为恶性，而非由最初的良性病变恶化而来（Yousem et al 1985）。有 50%~70% 的恶性肿瘤与 von Recklinghausen 病有关，此类患者的年龄显著低于散发病例（Russell & Rubinstein 1989）。

恶性听神经鞘瘤极为罕见，世界上仅有少数案例的文献报道。Russell 和 Rubinstein（1989）收集了 6 例年龄在 26~72 岁的此类患者，其中 1 例考虑有肿瘤的骨侵蚀，而 3 例为手术切除后肿瘤的复发。组织学上，恶性神经鞘瘤表现出与纤维肉瘤相似的细胞多形性和有丝分裂相的增多。肿瘤最初有完整包膜，但随后它们表现出局部侵袭的特性。手术后的复发是极为常见的，随着时间的推移，这些肿瘤逐渐出现更多的间变。尽管想通过罕见的肿瘤恶性变来获取肿瘤生物学行为的精确细节尚显不足，但复发却预示着存在长期预后不良的风险。大量恶性周围神经鞘瘤的研究结果表明转移不常见，即使出现也发生较晚，不能根据有丝分裂和间变的程度来预测患者生存期（Ducatman et al 1986）。Nager（1969）通过检索文献未能发现有关听神经鞘瘤发生恶变的报道。尽管后来 McLean 等（1990）描述了一例恶性变案例，但回想起来，肿瘤一开始就具有一些非典型的特征。

存在横纹肌母细胞分化的恶性神经鞘瘤被称为恶性蝾螈瘤。这是一种极其罕见的软组织肉瘤，几乎只存在于外周神经，通常发生在 von Reck-linghausen 病的患者中。极少有听神经蝾螈瘤的病例报道（Best 1987；Han et al 1992；Comey et al 1998）。该肿瘤的治疗包括全切并辅助放化疗，但所有病例的预后均较差。有人提出放射治疗听神经瘤可能会诱发其恶变。发生在周围神经的蝾螈瘤的 5 年生存率为 12%（Brooks et al 1995）。

8 一般治疗方案

8.1 鉴别诊断

听神经瘤是桥小脑角区最为常见的肿瘤。1948 年，Revilla 回顾分析了 205 例 CPA 肿瘤，发现 78% 的肿瘤为神经鞘瘤（绝大多数是听神经瘤），6% 为脑膜瘤，6% 为胆脂瘤，6% 为胶质瘤，剩下 4% 为其他类型肿瘤。脑膜瘤的表现可与听神经瘤相似，但由于常起源于内听道口的前缘和上缘，故早期即可引起面神经和三叉神经相关症状，而很少影响听力（Sekhar & Jannetta 1984）。类似地，脑膜瘤向下发展也可累及颈静脉孔区的脑神经。相对于听神经瘤，肿瘤与脑神经的位置关系更加多变，但其听力保留的成功率却更高，特别是在较大的病变中。诸如三叉神经、面神经、舌咽神经、迷走神经等脑神经的神经鞘瘤同样可见于桥小脑角区。面神经鞘瘤约占桥小脑角肿瘤的 1%，可能与术前的听神经瘤较难鉴别。然而，面神经鞘瘤有时起源于膝状神经节区域并通过侵蚀颞骨岩部长入颅中窝（King & Morrison 1990）。当然，体积巨大的听神经瘤也有可能通过小脑幕切迹延伸到中颅窝，但是这种情况较少见。面神经鞘瘤可表现为膝状神经节区域的强化病变，而这在一般的听神经瘤中并不常见，因此也有助于鉴别诊断。面神经鞘瘤也可能起源于面神经的鼓室段和乳突段。颞骨部位的其他神经鞘瘤还可能来自于鼓索神经、舌咽神经耳支（Jacobson 神经）、迷走神经耳支（Arnold 神经）（Amoils et al 1992）。有时很难，甚至无法确定岩骨神经鞘瘤的真实起源（Best 1968）。

除了需要与脑膜瘤及相邻脑神经的神经鞘瘤相鉴别之外，听神经瘤的鉴别诊断还包括表皮样囊肿、动脉瘤、动静脉畸形、颈静脉球瘤、脉络丛乳头状瘤、血管瘤、脂肪瘤、淋巴瘤、髓母细胞瘤、肠源性囊肿以及颞骨的转移瘤等（Schisano & Olivecrona 1960；Brackmann & Bartels 1980；Robinson & Rudge 1983；Wakabayashi et al 1983；Yoshi et al 1989；Umezu et al 1991；Yamada et al 1993）。这些病变的影像学特征各有不同，通常不难鉴别。

8.2 保守治疗和手术时机

关于听神经瘤的手术时机目前仍无定论，但随着时间推移该问题的许多方面也逐渐明朗。对于小的听神经瘤，或者患者体质虚弱以及由于其他原因不愿接受手术，可采取密切随访观察的策略。尽管这相对手术而言可能是一个合理的选择，但 Samii 等（1992）认为年龄本身并非手术的禁忌证。

在 CT 的问世前，人们很难对肿瘤生长速度进行评估。另外，从 20 世纪 60 年代至 80 年代，听神经瘤的手术死亡率和致残率明显下降，因此多数人认为，除一些特例之外，所有听神经瘤都应进行手术治疗。支持这种观点的另一个依据是肿瘤越大，术后并发症发生的概率越高，特别是面神经功能、听力的保留、良好的生活质量等无法保证。即便如此，对于是否立即进行手术干预也没有达成一致的认同。临床医师对疾病认识和诊断筛查水平的提高，使得更多的肿瘤在早期甚至无症状阶段就被诊断出来。另一方面，尽管在此大环境下，手术在面神经功能和总的并发症率方面可能已经表现得十分出色，但遗憾的是听力保护上仍束手无策。随着 MRI 的问世，以及后续文献报道多达 50% 的未处理的小肿瘤并未进一步生长，保守治疗在某些情况下成为一种替代手术的可行方法。有人主张对小肿瘤可先行保守治疗，直到随访证实病灶确实增大后再考虑手术切除。Valvassori 和 Guzman（1989）对 35 例患者进行了研究，认为肿瘤进展一般出现在随访 12 个月之内。因此，仅通过一个相对较短的观察期就可以筛选出那些呈惰性生长的肿瘤。但研究显示终身随访仍是必需的（Charabi et al 1995，1998）。

然而，这并不意味着延迟治疗可适用于所有的患者，实际上其仅限于小部分患者。对于年轻患者而言，因为他们的肿瘤生长速度更快，故保守治疗可能并不明智。同样，随访观察的策略不适用于肿瘤大于 2cm 的情况，因为但凡肿瘤的增大都有可能导致手术并发症风险明显升高。根据我们的经验，相对于患侧听力的保留，绝大多数患者更关心他们的面神经功能，并希望有较好的预后。我们认为早期手术对大多数患者仍然是首选的治疗，因为肿瘤体积与预后的关系十分显著。如果对患者首先采取了保守治疗，则建议其在 8 个月、18 个月及随后每间隔 2 年复查 MRI

（Valvassori & Guzman 1989）。

8.3　神经纤维瘤病 2 型

对于 NF-2 患者而言，要想取得满意的治疗结果尤其具有挑战性。NF-2 除了双侧听神经瘤外，还可发生脑神经和脊神经的神经鞘瘤、脑膜瘤、室管膜瘤。任何 30 岁以下的听神经瘤或脑膜瘤患者，都应怀疑 NF-2 的可能，因此需行增强 MRI 来筛查对侧小的病灶和其他的颅内肿瘤。

NF-2 治疗的主要目标是尽可能长时间地保留听力，但遗憾的是听觉症状常发生在晚期（Linthicum & Brackmann 1980；Bess et al 1984）。Kitamura 等（1992）报道了 9 例的双侧听神经瘤患者，均给予保守治疗，观察发现所有患者均出现了听力的迅速恶化，年下降幅度为 11~16dB。然而，Baldwin 等（1991）认为与散发肿瘤一样，双侧肿瘤的进展速度也存在很大差异。肿瘤的快速生长，以及肿瘤增大后所带来的不良预后，促使我们应该及时采取措施对其进行治疗。然而，Linthicum 和 Brackmann（1980）对 NF-2 患者的颞骨进行检查后发现肿瘤对蜗神经和内耳的微小侵袭较散发肿瘤更为常见。这就意味着对听力保留更为不利（Brackmann 1979）。对于是进行早期干预还是直到有用听力丧失之后或肿瘤体积足够大时再进行手术，这些问题仍然悬而未决。前者是保留长期听力的唯一希望，即便听力很微弱；而后者可以在患者听力尚存之际训练其如何应对即将到来的寂静的世界。对于医师来说，处理这类患者时，听力丧失不是面临的唯一困难，面神经的受累更为常见（Martuza & Ojemann 1982；Baldwin et al 1991），相应的面神经功能的保留率也更差。

对于有症状的大肿瘤患者，应选择手术且无需顾及全聋的风险。除非肿瘤很大，每一例 NF-2 的手术均应关注听力的保留。美国国立卫生研究院（1988）的共识文件指出，如果肿瘤小且听力好，则应切除其中一侧肿瘤。我们倾向于首先切除听力较差一侧的肿瘤（这一般是两者之间较大的一个，但也不一定）。幸运的话，有效听力可不受损，对侧病变则可稍晚处理。然而，如果首次术后听力丧失，则有四种选择：第一，直到有效听力丧失后再处理对侧病变，因为即使很微弱的听力也有助于患者唇读；第二，针对剩余的肿瘤进行手术治疗；第三，对另一侧肿瘤也可考虑

行立体定向放射外科治疗；第四，对肿瘤进行次全切除来缓解内听道内的压力，以延缓听力恶化的进程（Miyamoto et al 1991）。然而，研究发现即便是次全切除也能导致全聋（Wigand et al 1988；Baldwin et al 1991），而且如肿瘤直径 >2cm，全切几乎不可能保留听力（Hughes et al 1982）。在行次全切除但没能保留听力的情况下，应当于短期内再行全切术。在一篇关于 19 例双侧听神经瘤患者的报道中，手术组中有 65% 的患者术后面神经功能得到保留，但手术与非手术组患者的听力结果令人沮丧（Baldwin et al 1991）。Slattery 等（1998）针对 NF-2 患者的听力保护情况进行了研究，其采用经中颅底入路对 18 例患者施行了 23 次手术，肿瘤的平均大小为 1.1cm，结果显示有效听力的保存率为 65%，此结果进一步强调了早期诊断和家庭式筛查对 NF-2 患者的重要性。未经治疗的 NF-2 患者的病程多变，加上手术和立体定向放疗两者均无法很好地保护听力，故我们认为，对于仅存单侧听力且肿瘤较小的患者，不应进行手术治疗。

如果考虑行双侧肿瘤切除术，则第二次手术应尽可能推迟到面神经功能恢复之后进行。即使可能性极小，手术存在双侧而非仅仅是单侧耳聋的风险（Linthicum & Brackmann，1980；Miyamoto et al 1990）。有时，切除一侧肿瘤可使对侧残存听力有某种程度的改善。

除手术之外，NF-2 的另外一个治疗选择是立体定向放射外科治疗，后者也能导致双侧迟发性听力丧失和面瘫。听力持续性恶化或完全丧失的发生率为 64%（Hirsch & Noren 1988）。新近的研究指出，降低肿瘤边缘剂量可获得更好的听力保护。在对非 NF-2 相关肿瘤的研究中，结果显示此方法具有良好的肿瘤长期控制率。与此相似，分次立体定向放射治疗与单次高剂量治疗相比，前者的听力保存率较高（Lederman et al 1997）。如果分割的立体定向放射治疗能够达到对肿瘤的长期控制，则其可能会在 NF-2 的治疗中发挥重要的作用。

在罕见的情况下，多发神经纤维瘤病患者中 CPA 的肿瘤可起源于面神经而非听神经，那么，理论上在全切肿瘤的情况下能保留听力（Piffko & Pasztor 1981）。King 和 Morrison（1990）发现，在他们的面神经鞘瘤的患者中，有 21% 患有 NF-2。对于此类肿瘤，因经迷路入路更容易到达病变的

岩骨段，加上正常的面神经在肿瘤上方，故比乙状窦后入路更为适合，但不幸的是该入路会破坏听力。

8.4 单侧听力及同侧肿瘤

有些患者仅存单耳听力，而肿瘤恰恰长在有听力的一侧。对于这类患者，处理起来与 NF-2 一样具有挑战性。肿瘤一经诊断，接下来如何处理仍存争议，而且处理方法的选择往往取决于个人的判断。一些学者主张早期手术，理由是肿瘤的增大只会降低听力保存的成功率（Pensak et al 1991）。但目前术后听力保留的成功率仅有 1/3 左右。因此，我们认为手术导致耳聋的风险过高，尤其是在疾病自然史尚不明确的情况下。最初，我们主张保守治疗，除非肿瘤过大并表现出占位效应。对于大的肿瘤，我们施行彻底的囊内切除。以较低的肿瘤边缘剂量进行立体定向放射外科治疗可以使听力保存率得以提高，此方法也成为许多治疗中心的一线选择。

9 手术治疗

9.1 历史

1894 年，Charles Balance 爵士成功施行了首例桥小脑角区肿瘤切除术，不幸的是术后患者因三叉神经及面神经麻痹所致并发症而最终不得不摘除眼球。1903 年，Krause 描述了经乙状窦后枕下入路切除肿瘤，在当时的条件下，术中常用手指伸入后颅窝将肿瘤抠出，很容易造成基底动脉分支、脑神经及脑干的损伤，故当时该入路的手术死亡率高达 67%~84%（Dandy 1925）。正因为手术效果很差，Cushing 提出了肿瘤次全切的技术，即切除病变的中心部分，并用 Zinker 液进行瘤腔止血，再结合充分的枕下去骨瓣减压术，使得手术死亡率在 1917 年降至约 25%，到 1931 年时更是降到 4%（Cushing 1917，1931）。然而，有 40% 的患者于术后 5 年内死于肿瘤复发（Cushing 1931）。German（1961）对 Cushing 的技术和手术效果进行了总结（1961）。另一方面，Hugh Cairns 爵士于 1932 年首次在保留面神经的前提下成功全切肿瘤。实践中，人们逐渐认识到很多重要的问题，如小脑前下动脉常与肿瘤包膜紧密粘连，生命体征的变化常与脑干缺血有关，保护好 CPA 区

域内的动脉才能获得良好的手术结果等等，这些在该肿瘤的手术治疗历史上具有里程碑式的意义（Adams 1943；Atkinson 1949）。1954 年，Elliott 和 McKissock 可能首次报道了成功保留听力的听神经瘤手术。1961 年，McKissock 报道了小听神经瘤患者在无放大设备辅助的情况下进行手术治疗的情况，每例患者的面、听神经均完好无损，甚至一些患者还有残余听力。

1904 年，Panse 提出了经迷路入路的手术方式，术中需行根治性乳突切除术，切除范围包括迷路、耳蜗及面神经。由于显露范围有限，仅能次全切除肿瘤，面神经的损伤，静脉窦的出血，脑脊液漏以及死亡率高等原因，该术式很快饱受非议而被人弃用（Dandy 1925）。之后，有人尝试联合应用经迷路入路和枕下入路，但死亡率仍居高不下，主要原因是继发于脑脊液漏的脑膜炎。1964 年，House 通过现代显微外科技术重新运用经迷路入路治疗听神经瘤。在其关于听神经瘤手术的划时代的专著中，共有 41 例患者接受了治疗，无一死亡，而且几乎所有患者的面神经功能都有某种程度的恢复。来自 House 团队的结果大大地激励了人们，掀起了努力追求卓越手术技术的浪潮。现今，听神经瘤的手术死亡率已很低，人们的关注点也从手术死亡率转移到保留听力和正常面神经功能上。

9.2 外科学解剖

关于脑桥小脑角区的详细解剖可以参考 Rhoton（1986） 以 及 Rhoton 与 Tedeschi（1992）的著作。简言之，脑桥小脑角池由外侧的岩骨面、内侧的脑桥、上方的小脑幕围成，三叉神经、面神经、前庭蜗神经、小脑前下动脉（anterior inferior cerebellar artery，AICA） 及岩上静脉等结构穿行其中。尽管面神经和前庭蜗神经乍看起来好像是从脑桥延髓交界处发出向内听道走行的一束神经，但实际上二者是分开的。前庭上神经和前庭下神经位于神经束的后上方，耳蜗神经位于后下方，神经间可见一浅沟，具有分界作用；面神经位于前方略靠上，在面神经和前庭神经之间为中间神经。迷路动脉（偶尔是小脑前下动脉的主干）常行走于面神经与前庭神经之间。除外一些极小的肿瘤，随着肿瘤体积的增大，各神经之间的位置关系将发生变化。由于面神经的本身所处的位置，其通常向前、向上移位，仅约 5% 的

病例中面神经位于肿瘤的后方。

在肿瘤切除过程中，这些神经结构的内侧和外侧是较为恒定的解剖标志。在内听道内，这些神经被两个骨性中隔相互分开，即横嵴和垂直嵴（后者又称为 Bill 棒，以 William House 命名）。内听道内神经的位置关系为：后方是前庭上、下神经，前上方是面神经，蜗神经位于前下方。因此，辨认出 Bill 棒就能分辨出其前方的面神经和蜗神经，以及其后方的前庭上、下神经。

在脑干端，面神经、蜗神经和前庭神经比内听道处更为分散。此处有助于辨别这些神经的重要解剖学标志包括绒球和脉络丛。脉络丛自第四脑室外侧孔突出，后者位于桥延沟的外侧缘，正好是舌咽神经根进入区的背侧（Rhoton 1986）。前庭蜗神经紧邻脉络丛的前上方入脑干，面神经则起自前庭蜗神经前方 1~2mm 的桥延沟内。

AICA 可以从面神经、前庭蜗神经的前方、腹侧（最常见的情况）或两者之间绕行脑干。在一组 132 例患者的数据中，仅有 23% 的 AICA 与神经无明显的位置相关性（Sunderland 1945）。AICA 形成的血管祥与内听道之间的位置关系存在不同程度的变异。动脉进入内听道的情况约占总数的 14%，此种情况的动脉很容易受到损伤；大多数（50%）的动脉祥行向侧方几乎可达内听道；有时也可不形成动脉祥，AICA 紧贴脑干走行，此种情况约占总数的 16%。动脉祥穿过神经后会恒定地于绒球的上方返回到小脑中脚表面（Rhoton 1986）。偶尔，AICA 为小脑后下动脉的分支所取代。AICA 的穿支进入脑桥和延髓上部，供应面神经和前庭神经核团、三叉神经脊束核、部分内侧丘系，以及小脑中脚和小脑下脚的大部。

岩上静脉（即 Dandy 静脉）收集小脑上部回流的血液并汇入岩上窦。必要时，术中可离断单支或由数支静脉组成的岩上静脉以增加显露。如果牵拉小脑过程中存在静脉撕裂的危险时也可先将其切断。然而，有人提出少数情况下离断岩上静脉会加重术后小脑的肿胀，尤其是在应用枕下入路切除肿瘤时。

对蛛网膜解剖层次的认识非常重要，因为这是将肿瘤从周围结构上分离下来的关键所在。在内听道内，神经和内听动脉被蛛网膜呈套袖状覆盖。因此，起源于前庭神经的肿瘤也将被蛛网膜包裹在内。当肿瘤由内听道口向 CPA 池生长时，覆盖在肿瘤表面的蛛网膜将逐渐与小脑和 CPA 池

内附近的神经、血管表面的蛛网膜相接触（Tos et al 1988）。肿瘤与面神经、蜗神经，以及前庭蜗神经复合体的脑干段之间则缺少蛛网膜间隔。因此，当肿瘤向内侵犯时，在肿瘤表面与脑干及小脑之间就存在双层蛛网膜，为术中分离肿瘤提供了一个重要的界面。

肿瘤的血供有两个来源。主要的血供是通过内听道处岩锥表面的硬脑膜获得。在切除肿瘤过程中此处一旦出血会十分棘手。肿瘤的另一供血来源是其内侧的迷路动脉以及 AICA 的其他分支。

肿瘤除了向内侧侵犯到小脑和脑干以外，当其进一步增大时可累及展神经和基底动脉；肿瘤上极则累及三叉神经，甚至触及小脑幕下表面。但是，位于小脑幕切迹的滑车神经几乎不受影响。肿瘤下部可逐渐与颈静脉孔区的结构相粘连。

颈静脉球的高度存在很大的变异，有时甚至可在内听道下缘水平之上（Shao et al 1993）。这会对手术造成重大影响，因为在经迷路入路中高位颈静脉球将限制手术的显露，而在枕下入路中磨除内听道后壁时可能造成颈静脉球的损伤。因此，术前行颞骨高分辨率 CT 扫描将有助于判定颈静脉球与内听道的关系。

9.3 术中监测

术中应用肌电图（electromyographic，EMG）持续监测面神经功能已作为听神经瘤手术中必要的技术。术中的手术操作或使用单极、双极电刺激器会对面神经造成刺激，这种刺激可引发肌肉动作电位，并被置于同侧眼轮匝肌和口轮匝肌的电极探测到并记录下来。尽管有反对意见认为监测的电流会造成神经的损伤，但该说法并未得到临床实践的证实。为了使面神经的 EMG 监测达到最佳效果，术中麻醉最好不要使用肌松剂。

Dickins 和 Graham（1991）对 108 例患者进行了研究，发现术中面神经监测确实能改善术后面神经功能。术中应用刺激器可以帮助辨认面神经的位置及走行，提醒术者其操作或牵拉等是否引起了神经的损伤，在肿瘤切除后还能帮助确定神经的生理功能及解剖结构的完整性。肿瘤切除后可以通过测量刺激的阈值以及刺激面神经近端后的反应波幅来预判术后早期的面神经功能（Mandpe et al 1998）。在肿瘤切除过程中，应尽可能地降低刺激电流的强度，尤其是在应用单极刺激器时（0.25m/A），否则在刺激附近的非神经组织时电流会漏到面神经

上，从而产生假阳性的结果。必须注意不要将三叉神经受刺激后引起的咬肌收缩与刺激面神经后的面肌运动相混淆。术中由内侧向外侧进行分离可能更充分发挥监测的优势。很明显，如若在肿瘤切除过程中发现神经某处的生理功能消失，那么监测对于从该点至面神经近端之间的分离将无法起到帮助作用。紧邻内听道口内侧的肿瘤常是术中最难切除的部分。然而，采用何种方式将肿瘤从神经上分离下来需要根据术中情况进行适当调整，从技术角度来说，从外向内进行分离常常更容易些，尤其是在经迷路入路中。

在需要保留听力的手术中应该使用听力监测（Ojimann et al 1984）。当前可用的方法包括鼓室内监测和鼓室外监测。前者通过将电极经鼓膜下部置于中耳内侧壁的岬来监测耳蜗电图（electrocochleogram，EcoG），后者使用头皮电极来记录脑干听觉诱发电位（brain stem auditory evoked potentials，BAEPs）。此外，还有用于直接监测耳蜗神经的耳声发射。EcoG 相对 BAEP 有更大的信噪比，因而敏感度更高。当出现 BAEP 的 V 波振幅显著下降或潜伏期改变时，则警示术者应更为轻柔地进行分离、切除、牵拉等操作或暂停使用双极电凝。对于 V 波来说，即使术中某一阶段出现暂时性的消失，只要在手术结束时监测结果未发生变化则说明有效听力得以保留（Nadol et al 1992）。然而，这种监测的价值仍不明确。在许多情况下，术中波形的变化会比较突兀、明显或不可逆，这反映内耳血管或迷路受到了损伤（Ojemann et al 1984）。但是与面神经的监测不同，此种监测需要进行均值化处理，故存在反应的延迟情况。对第Ⅷ对脑神经进行直接监测能减少这种延迟效应，使监测到的变化更接近实时性。仅在少数情况下，手术技术的变化，如调整对小脑的牵拉，会使监测电位恢复（Sekiya & Moller 1987）。然而，如果通过识别与听力丧失有关的不良事件外科医师能够在以后的病例中改良自己手术技术，那么从这个角度上讲，这种监测仍大有神益。Kveton 和 Book（1992）对 28 例患者进行了研究，发现术中行 BAEP 监测对最终手术结果并无明显改善，但是其他团队却并不认可此观点（Ebersold et al 1992；Fischer et al 1992）。

9.4 手术器械

除了常规的成套显微手术器械外，Brackmann

型有孔吸引器头也有助于神经和血管的分离以及最大限度地降低损伤神经的风险。Tos 等认为吸引器引起的损伤是术后面神经麻痹的主要原因（Tos et al 1992c）。外科超声吸引器（cavitron ultrasonic surgical aspirator，CUSA）或 House–Urban 旋转剥离子可用于大型肿瘤的瘤内减压。有学者认为 CO_2 或 NdYAG 激光刀在切除肿瘤方面具有优势（Takeuchi et al 1982；Cerullo & Mardichian，1987），但我们没有此方面的经验。Gardner 等（1983）认为激光刀的优势在于对肿瘤或神经血管等结构牵拉最少的前提下达到快速的瘤内减压效果。但是因为激光刀会对邻近组织产生不可控的热能，从而使其缺乏精准性，并可造成神经的潜在损伤，所以激光刀未能在临床得到广泛的应用。

9.5 手术入路

CPA 听神经瘤的手术入路有三种：通过切除迷路（经迷路入路），通过后颅窝颅骨切除（枕下或乙状窦后）以及经中颅窝入路。有时，在一期或分期手术中可联合应用多种入路。

具体哪种手术入路是最佳的选择，目前尚无定论，每一手术入路均有其各自的明确的优缺点。入路的选择取决于肿瘤的大小、听力损害的程度、对侧的听力水平，以及术者的偏好和专业技术水准。如今已有诸多文献对枕下入路和经迷路入路进行了深入的分析比较（Di Tullio et al 1978；Tos & Thomsen，1982；Glasscock et al 1986；Mangham 1988；Hardy et al 1989a）。每一种方法都取得了不错的结果，而且随着手术医师经验的积累，患者的治疗效果也不断提高。有人指出为了保持熟练的手术技术，每位医师每年应该至少完成十台相同的手术。

经迷路入路的主要优势在于术中早期就能在肿瘤侧方辨别出面神经，并能很好地到达内听道基底部。此外，术中几乎无需牵拉小脑，因此术后小脑发生水肿的可能性很小。该入路的主要缺点是残存听力的不可逆的丧失。神经外科医师对该入路熟悉程度有限，需要和精通于颞骨解剖的神经耳科医师密切合作。有学者认为，该入路即便显露有限，也能经其安全切除巨大肿瘤（Briggs et al 1994；Lanman et al 1999）

随着手术效果的进一步改善，人们逐渐将关注点从手术死亡率和面神经功能保留转移到有效听力的保留上。枕下入路能很好地显露桥小脑角区，但如欲保留听力，经此入路很难做到直视内听道底的肿瘤，尤其在后半规管位置偏内的情况下。理论上，肿瘤全切率与经迷路入路相比会有所下降。Haberkamp 等（1998）认为可以经中颅底入路打开内听道顶来弥补此不足，但是 Bill 棒仍然会阻碍对内听道底的下半部分的观察。最近，人们对于经中颅底入路又重新燃起了兴趣，并通过其切除内听道内肿瘤或那些 CPA 部分较小的肿瘤，特别是内听道内的瘤体一直长到基底部者。人们陆续报道了采用该入路能在面神经功能未受损的同时获得很高的听力保留率（Brackmann et al 1994；Weber & Gantz 1996）。但是，该入路对于 CPA 的显露有限，故仅适用于小的肿瘤。

在选择手术入路时，应慎重考虑听力保留的问题。需要指出内耳和蜗神经的解剖学保留并不能保证其功能，而且术后听力并不能在术前的基础之上有所改善（Telian et al 1988）。残存听力是否为有效听力要看对侧的听力水平。当对侧听力正常时，患侧听力在失去作用之前不会对患者生活造成太大影响。而有效的听力必须具备两个条件，即良好的言语识别和对侧纯音测听结果在 20~40dB 内（House & Nelson 1979）。另一个问题是两耳间听力的失衡，其可造成定向听力困难，也难以应对嘈杂的环境。在一组随机病例中，术前听力完好的患者中仅有 16% 还能在术后用患耳接听电话，这占所有行枕下入路肿瘤切除术的患者总人数的 4.4%（Bentivoglio et al 1988a）。除了听力保留率低下之外，同时出现的另一个问题是为了保留听力而影响肿瘤的全切。Neely 分别在 1981 年和 1984 年提出了肿瘤可能会累及蜗神经，试图保留听力可能会与手术的主要目标，即切除肿瘤相冲突。

对于大肿瘤，无论患者听力如何，我们倾向于选用经迷路入路；对于听力差的中等大小肿瘤，我们也选用该入路。经迷路入路的优点是能很直接地到达 CPA，对小脑的牵拉几乎可以忽略。我们的研究显示，与枕下入路相比，经迷路手术术后的并发症率更低，住院时间也有所缩短。如需保留听力，本章的两位作者（AK 和 RB）则主张对于向 CPA 突出不到 2cm 的肿瘤可采取乙状窦后入路，尤其是在内听道内肿瘤外侧可见 CSF 影时。中颅窝入路适用于内听道型肿瘤，以及那些瘤体充满 IAC 并向 CPA 突出最多 1cm 的肿瘤。不

同入路的优势将在关于手术结果的一节中进一步讨论。

9.5.1 分期手术

对于大听神经瘤而言，手术既困难又费时。早在 1972 年，Ojemann 等就提出针对直径大于 4cm 的巨大听神经瘤有计划地分成两次手术切除，即分期手术。Ojemann 和 Crowell（1978）、Sheptak 和 Jannetta（1979 年）又分别对分期手术进行了描述。但是，目前对于此类肿瘤基本都实施一期手术。1979 年，Hitselberger 和 House 发现因术中生命体征的持续不稳定而不得已终止手术的患者，对二次手术的耐受性表现比第一次手术时更好，由此他们推测在手术间期肿瘤与脑干及主要血管的粘连可能发生了松动，从而减轻了对血管的压迫。与此相反，Mangham（1988）发现分期手术的致残率要明显高于一期切除，尤其是与面神经功能相关的并发症。如果因为技术原因手术被迫终止而肿瘤未能全切，则应进行二次手术，除非有重要缘故不支持这样做。最好在第一次手术后的 2~4 天进行，原因是此时间段之后粘连开始形成，手术部位也开始充血。

9.5.2 肿瘤次全切除术

肿瘤次全切除术适用于年老或体弱患者，这类患者的手术目标是在保护面神经功能的前提下达到脑干安全减压的目的。肿瘤次全切除术还可适用于那些想尽可能长时间地保留残存听力的双侧肿瘤患者。更多的争议是关于同时实现两个目标，即肿瘤全切和听力保留。Neely（1984）的组织学研究显示肿瘤对蜗神经的显微侵袭是常见的。然而，他的研究结果未得到 Perre 等（1990）的肯定，后者发现除 NF-2 患者外，听神经瘤并未侵袭蜗神经。次全切除术后即便肿瘤有残留，也不见得一定复发。残留囊壁可能不具有临床意义，并的确可以发生萎缩。后面我们还会回到这个话题上来。

9.5.3 枕下 / 乙状窦后入路

尽管许多的神经外科医师仅仅使用枕下 / 乙状窦后入路行听神经瘤切除术，但我们认为该入路仅适用于试图保留听力的手术。枕下入路确实为手术提供了广阔的视野，并能做到听力的保留，许多团队也已报道了他们应用该入路进行手术所取得的

良好结果（Ojemann et al 1972；Ojemann 1978，1979，1980，1990，1992，1993，1996；Ojemann & Crowell 1978；Ojemann et al 1984；Nadol et al 1987；Ojemann & Black 1988；Ojemann &Martuza 1990；Nadol et al 1992；Rhoton 1986；Symon et al 1989；Klemink et al 1990；Ebersold et al 1992；Samii et al 1992；Gormley et al 1997；Samii & Matthies 1997a，b；Koos et al 1998）。在其他的一些出版物（Ojemann et al 1984；Ojemann & Martuza 1990；Ojemann 1992，1993，1996，2001）中已对该入路及其技术进行了详细的描述和图解。术中需要与耳科医师协作完成，由耳科医师显露内听道并在内听道内仔细分离、解剖肿瘤。

术前药物治疗

如肿瘤较大或存在小脑水肿，术前通常可应用类固醇药物。术后可继续使用类固醇治疗，一般在3~7天后停用，具体根据肿瘤大小和面神经功能来决定。对于小听神经瘤我们不行类固醇治疗。至于抗菌药物的使用，我们选用静脉注射抗生素并持续到术后24小时。

术前脑积水的处理

如今，听神经瘤患者伴发症状性脑积水者已不多见，一旦发生，通常应用类固醇治疗即可得到改善。术中偶尔需要行脑室穿刺外引流，并可保留至术后数天。仅有极少数患者第一步就需行脑室－腹腔分流术。

听神经瘤患者可伴有无症状的脑室扩张，对此无需特殊治疗。偶尔有些合并脑室扩张的老年听神经瘤患者会出现脑积水症状，多提示正常压力性脑积水。在这种情况下，如患者仅有听力丧失的症状，唯一的治疗可能仅仅是脑室－腹腔分流术；如果出现脑干和小脑受压的症状，就需要同时对肿瘤进行手术治疗。

手术体位

听神经瘤有多种手术体位，包括半坐位、俯卧位、仰卧/斜位、侧卧位或长椅位、侧斜位等。我们通常选用侧卧或侧俯卧位进行手术，而对于肿瘤巨大、颈部较短的患者，我们则用半坐位。术中将手术侧置于上方，在躯干和腋下置放手术护垫、护卷。将患者双下肢屈曲，两腿间垫放护垫；臀部用手术约束带固定，腰部用支架支撑，手臂放置在手架上。头部用三钉头架固定，并向地面旋转10°~15°；同侧的肩膀用手术约束带向尾侧牵拉以增大开颅的操作空间。术中可以用无框架导航系统帮助确定和引导

手术的入路，尤其是可以标记出横窦和乙状窦的位置。

术中需要对面神经功能进行持续的电生理监测，有些医师应用听觉诱发电位来帮助患者保留听力。

切口和显露

手术于横窦－乙状窦交界后方约一指宽处做一直切口或S形切口，切口下极略转向内侧。用电刀纵行切开枕下肌肉，从颅骨表面分离下肌肉，显露二腹肌沟根部。二腹肌沟的前方有茎乳孔，面神经经此孔出颅，术中注意避免热传导对面神经颅外段的损伤。这时可以分离骨膜以用于关颅时硬膜的修补。特别注意在开颅过程中会在肌肉层间遇到枕动脉。枕神经在分离过程中会被离断。在乳突内侧区域常可碰到导静脉，此处出血可用骨蜡封闭。最终显露小脑半球外侧部分的颅骨。

于星点附近钻骨孔，显露横窦－乙状窦交界处的静脉窦"拐角"，用铣刀铣下骨瓣。在乙状窦处常有大的引流静脉，可用磨钻磨除其周围骨质予以显露，将其自骨瓣上游离，电凝后切断。静脉窦上如有小的破损，可以取小片明胶海绵和棉片覆盖。为了避免术野受骨檐阻挡，需要向前磨除骨质到乙状窦缘，但这么做可能会开放乳突气房，需用骨蜡严密封闭。

我们一般采用骨瓣开颅（而不是咬除骨质）的方式，即在颅骨上钻三个孔，第一个孔位于骨窗的前、上方，即星点区；第二个孔位于沿横窦边向后距第一个孔约2cm处；第三个位于下方很薄的骨质处。然而，由于老年患者的颅骨与硬脑膜粘连紧密，谨慎起见可以将颅骨去除，这样以保证硬脑膜不受损，并能确保在关颅时硬膜的水密缝合。需向外侧、上方扩大骨窗，直至显露乙状窦和横窦边缘，如此方可在悬吊硬脑膜后能牵开这些静脉窦，从而直视颞骨岩部的后表面。

然后，以不对称的Y形打开硬脑膜，将硬脑膜瓣分别翻向侧方的乙状窦和上方的横窦。接下来的关键步骤是打开小脑侧下方脑池的蛛网膜，释放脑脊液，使小脑松弛。术前留置腰椎穿刺引流会使该步骤变得更为容易。如果肿瘤大，则有必要采用此方法。安装Greenberg牵开器，并用脑压板将小脑轻轻地牵开。然后，可移入显微镜，镜下显露CPA区，即可见到肿瘤。

　　术中必须辨别清楚肿瘤周围的蛛网膜界面，其对于分离肿瘤周边的神经血管结构非常有帮助。在肿瘤上方可见岩静脉，此静脉离开小脑或小脑中脚后汇入岩上窦，术中尽可能地予以保留。如果为了增加肿瘤的显露效果，也可将该静脉离断。与操作不小心将静脉自岩上窦撕裂后再处理相比，术中预先离断岩静脉要好得多。

　　切除肿瘤的第一步，电刺激肿瘤后壁以确定面神经位置。绝大多数情况下，面神经位于肿瘤的前表面，故最初的刺激不会引起反应。但是，有些患者的面神经较为靠上，尤其是面神经即将进入内听道前的部分，这种情况下的首次刺激可能会引起面神经的反应。此外，面神经还能沿着脑干向内、前方移位，居于肿瘤前上方。此时，面神经可紧贴脑神经 V。少数情况下，面神经可位于肿瘤包膜的下表面或后表面（Ojemann 2001）。

　　在辨别脑神经 IX、X、XI 后，仔细分离小脑附近的蛛网膜来显露肿瘤的内下方。打开后组脑神经上的蛛网膜将有助于显露，并避免对神经的牵拉。此区域内常有起源于小脑前下动脉的动脉袢。当切除大的肿瘤时，需仔细地将脑神经 IX、X 自肿瘤上分离，电凝并切断到达肿瘤包膜的动脉分支。在之后的手术操作过程中必须严格保护好后组脑神经。

　　除了巨大肿瘤之外，通常能够在打开肿瘤包膜前，沿着肿瘤与小脑之间的界面一直向下分离到脑干。仔细辨别并保护肿瘤包膜与周围神经结构之间的界面，将对分离大有裨益。

　　在将肿瘤包膜与小脑分开，并确认后组脑神经之后，在肿瘤的后壁做一直切口，并联合运用锐性分离、双极电凝、超声吸引器进行瘤内减压。术中可将双极电凝的电压调低至最小有效值以防止热传导对脑神经造成的损伤，使用滴水或不粘双极也有所帮助。随着瘤内的进一步减压，蛛网膜界面会更清晰，更容易沿着此界面分离。然后，可以将肿瘤包膜从小脑处向外侧牵开，对于中等大小的肿瘤，仅需很少的分离后即可见第 VIII 脑神经复合体。如肿瘤巨大，最初并不能见到这些神经，只有待肿瘤切除到一定程度后方可显现。

　　对于肿瘤上部进行瘤内减压可使肿瘤翻外侧远离小脑，并翻向下方远离小脑幕。这样可显露脑神经 V，其通常受肿瘤推挤向上方、前方移位，并铺散在脑干表面。通常，分离最好应遵循沿肿瘤各个方位"全面推进"的策略，而非仅限于某

一局部进行操作。

　　如果手术无需保留听力，可将进入肿瘤的前庭神经和蜗神经纤维电凝后锐性离断。术者需要仔细寻找小脑前下动脉的分支，该分支可在这些神经的后方或神经之间形成动脉袢。面神经正好位于第 VIII 对脑神经复合体的下面或距其仅数毫米。其颜色略显苍白，借此可与脑干相区分。术中可通过间断性的电刺激并监测面神经反应，来帮助确定面神经的位置。当然，还可沿神经 IX 追踪到其入脑干处，而面神经正好起源于该部位附近。

　　在进行充分的瘤内减压后，可将瘤壁自脑干和包括面神经在内的脑神经上逐渐分离下来。虽然肿瘤与脑干之间常有界面存在，但有时肿瘤会嵌入脑干并与之紧密粘连，此种情况下操作必须更为小心。可借助锋利的蛛网膜刀或显微剪刀锐性分离蛛网膜界面，从而辨别出面神经边界。为避免抻拉所致的面神经损伤，最好运用"边到边"（side to side）的方法将面神经从肿瘤上分离下来，而非沿面神经长轴进行分离。

　　对于那些需要保留听力的手术，在瘤内充分减压之前需先辨认前庭神经和蜗神经以及它们与肿瘤之间的解剖学关系，这将有助于保留神经和瘤体间的界面。术中运用锐性分离的方法打开神经与肿瘤间的蛛网膜，确认界面后再行瘤内减压，然后进一步将肿瘤从神经上分离下来。

　　切除完 CPA 的部分瘤体后接下来的步骤是显露内听道内肿瘤。先切开内听道后壁的硬脑膜，形成一硬脑膜瓣，其基底位于内听道口后缘。接着从岩骨后壁上将硬脑膜瓣掀起以显露内听道后壁，再用高速磨钻磨除后壁骨质，同时一边持续冲水冷却，一边持续用吸引器吸除。此过程中，为阻挡骨屑随脑脊液播散，可在蛛网膜下腔放置明胶海绵。偶尔，在磨除后壁骨质时会遇到高位颈静脉球。另外，需要注意的是，应避免磨开迷路，否则将导致听力丧失。在内听道充分显露后，切开硬膜，并运用锐性分离技术切除内听道内肿瘤，这样可避免对神经结构的过度牵拉。

　　在内听道内分离时要考虑肿瘤与前庭神经、蜗神经及面神经的解剖关系。在一些患者中，前庭神经走行于肿瘤内侧缘，将其切断后可见蜗神经和面神经，这样可自内向外进行分离。而对于另一些患者，术中很难在肿瘤内侧发现蜗神经，此时应在内听道外侧端小心翻转肿瘤，并寻找位于前上方的面神经和前下方的蜗神经。需要再次

重申的是，要避免过分牵拉蜗神经和面神经，防止神经纤维的撕裂。术中应用电生理监测可进一步确认面神经的位置和走行。有时需要进行瘤内减压，以增加显露。在沿着面神经和蜗神经进行分离时应使用显微剪刀和锋利的蛛网膜刀进行操作。分离过程中，不要拘泥于仅从单一方向切除肿瘤，而应多方向寻找最容易分离的界面进行操作，界面越清晰，操作越简便，对神经的牵拉、损伤也就越小。

在有些患者中，可能因内听道骨质的阻挡而无法显露位于内听道内最外侧的肿瘤，此时我们常规使用 70° 的内镜，这样既可以明确肿瘤管内部分是否已全切，又可以在内镜辅助下将外侧的残留部分切除。

关颅

切除肿瘤后，必须先用骨蜡严密封闭打开的内听道，以防 CSF 漏。然后将硬膜瓣复位，并用氧化纤维素（oxycellulose）将其固定在岩骨后表面。在关闭硬脑膜前，所有病例都必须严格止血。对于硬脑膜要争做到严密缝合，但大多数情况下都需要用骨膜或人工材料进行修补。接着骨瓣复位并用小的钛连接片固定，颅骨缺损可用骨替代物填补。完整的颅骨修补能减少术后头痛的发病率。最后分层缝合手术切口。

术后治疗

一般来说，术后 24~48 小时患者需在神经外科重症监护室接受治疗。静脉应用抗生素 24 小时。需格外注意术后血压的控制。我们主张术后应尽量少用激素，除非存在脑干或小脑的水肿。患者术后应尽早活动，并进行抗血栓治疗。术后第 1 天常规行平扫 CT 检查以排除血肿和脑积水。迟发性的面神经麻痹可于术后 14 天出现，常用短期的口服激素治疗，且一般都能恢复。

9.5.4 经迷路入路

经迷路手术由 William House（1964a）重新引入神经外科。该入路经由乙状窦、颈静脉球和岩上窦构成的 Trautmann 三角打开后颅窝硬脑膜，通过牺牲骨质来获得操作空间而无需牵拉小脑，对 CPA 的显露较枕下入路更为直接。该入路的手术视野相对有限，尤其是对于大肿瘤的下极区域的显露，但是相比枕下入路来说其对 CPA 尖部的显露要更充分。前置的乙状窦或高位颈静脉球可能会增加入路的难度，但是极少会导致严重

的问题。颞骨高位颈静脉球的发生率为 9%~18%，多见于岩骨气化不良的情况（Turgut & Tos 1992；Shao et al 1993）。然而，可以通过以下三种方法来提高经迷路入路的显露效果：①在上方，可打开中颅窝硬脑膜，切开小脑幕；②在后方，可切断或不切断乙状窦（如果考虑结扎并切断乙状窦，则需要行血管造影确定优势侧的静脉窦并评估窦汇的大小）；③在前方，可经耳囊入路。

1980 年，Jenkins 和 Fisch 提出了经耳囊入路。经耳囊入路是对 House 和 Hitselberger（1976）提出的经耳蜗入路的改良，其实质上是行岩骨的次全切除，但术中将面神经轮廓化而非移位，这样可显露内听道四周的结构。在处理原发性听神经瘤时，我们尚未遇到需要使用此扩大经迷路入路的情况。

牺牲残余听力是经迷路入路的主要缺点。然而，据报道仅仅有 1% 的患者在行枕下入路后能够保留患侧正常的听力（Harner et al 1984），且术后听力比术前有所改善者实属罕见（Telian et al 1988）。下文还会对听力保留问题进行讨论。经迷路入路的禁忌证包括慢性鼓膜穿孔、急性中耳炎和急性乳突炎，因为这些疾病有导致脑膜炎的危险。手术中操作需要神经外科医师和神经耳科医师紧密配合和协作。House（1979）建议神经外科医师和神经耳科医师均应精通该入路的全过程，相互间能互换角色。但我们认为大可不必，每位专家应该在术中充分施展其自身专业领域强于他人的知识技能。

偶然情况下，术中所见与术前听神经瘤的诊断不相符。尽管经迷路入路的操作空间很有限，但是 King 和 Morrison（1980）应用该入路成功切除了三个颈静脉孔神经鞘瘤。较枕下入路而言，该入路到达岩尖部位更不成问题，但因与岩骨后表面的夹角要更小，故在处理起源于内耳门之前的脑膜瘤时可能会更困难些。对于这些病例，可通过术中打开上方颞叶的硬脑膜，离断岩上窦，切开小脑幕来获取更大的空间。因此，应预先计划好在经迷路入路之外联合小范围颞部开颅。特殊情况下，我们可以通过向上延长乳突切口到颞骨鳞部来完成此操作。

手术技术

患者取仰卧位，插管全身麻醉，术中持续面神经 EMG 监测。头部旋转约 45°，避免压迫颈部的大静脉。既往曾经普遍保留患者的自主呼吸，

并用于判断潜在的脑干功能损害，但是因为机械通气能降低颅内压，故目前已常规应用。术前准备工作包括建立持续的动脉压监测、心电监测、中心静脉压的监测，建立好静脉通路，插好导尿管。肿瘤切除过程中出现血压（血压升高）或心率（心动过缓或心律不齐）的变化，提示对脑干有压迫或牵拉，或有供血不足的情况。对岩骨的处理会持续 1.5~2 小时，所以要注意防止皮肤压疮以及患者的保温。从右大腿的外侧取脂肪和筋膜备用，并浸泡在抗生素溶液中直到需要时取出。如果肿瘤大可以静脉滴注甘露醇。

手术切口类似于一个倒置的曲棍球棒，始于乳突尖下，在耳郭根部后方约 2cm 处上行，弧形向前止于外耳道上约 1cm 处。虽然该切口提供的显露已超出了必要的范围，但能使止血钳远离手术视野，并且如有需要能通过离断岩上窦和切开小脑幕到达中颅窝。对于听神经瘤手术来说没有必要显露到中颅窝，但是对于处理 CPA 的其他病变可能是适合的。切开头皮后将皮瓣翻向前，用电刀切开骨膜也翻向前方，显露外耳道的后缘骨质。本章的两位作者（AK 和 RB）主张用三钉头架固定患者头部，这样可以在切除颞骨的过程中用 Greenberg 牵开器牵开乙状窦和硬脑膜。一般在手术结束前从腹部现取脂肪而非从大腿获取组织。我们也倾向于使用乳突及乙状窦后的更大的 C 形切口。在翻开头皮瓣后，以 T 形切开骨膜，这样可以确保在填塞脂肪后进行复位和封闭（图 28.15）。

接下来由神经耳科医师用气动钻行广泛的乳突皮质切除，收集骨屑以备后用。最初的操作在直视下进行，深部显露则需借助于手术显微镜。开口大致像一个大的锁孔。外面的开口应尽可能地大，以便需要时在硬膜外牵拉小脑和颞叶，尤其在乙状窦前置或中颅窝硬膜位置低的情况下。骨质去除的范围如下：前方，磨薄外耳道的后壁；上方，需要显露中颅窝硬脑膜的边界和岩上窦。磨除骨质应在外耳道上方尽可能地向前。向后，显露乙状窦及窦后约 1cm 的硬脑膜，但在窦上可以留一小片骨质（Bill 岛），这样可对其压迫而不会造成窦损伤（图 28.16）。向下，将乳突内部骨质掏空，尤其重要的是向后、向上磨除足够的骨质，以便能通过牵拉硬脑膜来增加显露范围。骨窗的边缘需打磨光滑并磨成斜面，避免上方出现骨檐，这也可能会降低术后慢性伤口疼痛的风险。

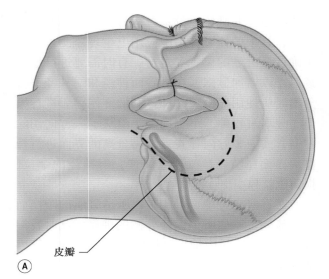

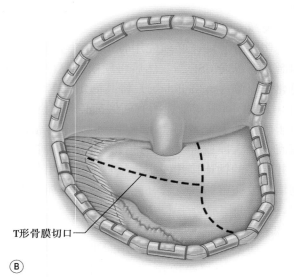

图 28.15 （A）经迷路入路的皮肤切口；（B）T 形骨膜切口以显露乳突骨皮质

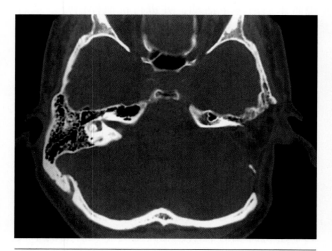

图 28.16 术后 CT 显示，经迷路入路切除巨大听神经瘤后左侧颞骨缺损。与经枕下入路相比，该入路对 CPA 和内听道的显露要更为直接

在中颅窝硬脑膜和外耳道上缘之间继续深入分离，打开乳突窦及其开口，显露砧骨和锤骨头，去除砧骨。于鼓室上隐窝的内侧壁可见外半规管，这是辨别面神经水平段的重要解剖学标志。面神经与外半规管平行并走行于其前部下方。一旦确定了面神经的位置，接下来可将面神经的垂直段轮廓化，面神经的垂直段是该入路显露范围的前界（图 28.17A）。即便有薄层的骨质存在，仍可以使用刺激器来对岩骨内的面神经进行定位，但刺激时需要将电流临时调高。

耳囊的标志是围绕半规管的密质骨。首先，磨除外侧半规管，其前肢通向前庭。沿后半规管和上半规管找到总脚。注意后半规管的壶腹无需切除，因为其位于面神经第二个膝部的深面。迷路静脉穿过上半规管的圆拱，这可作为一个有用的解剖学标志（图 28.17B）。磨除骨质暴露后颅窝硬脑膜，并切除前庭导水管和内淋巴囊。辨别颈静脉球。此处的暴露应该充分，这样有利于之后对肿瘤下极的处理。就此而言，去除颈静脉球和硬脑膜夹角之间的骨质特别有用。颈静脉球的位置存在很大的变异，有时高位的颈静脉球几乎可达后半规管的壶腹（House 1979）。对于损伤颈静脉球导致的出血，可用止血纱布或肌肉填塞控制。完成迷路的切除后，需要在内侧将面神经的水平段和垂直段轮廓化，从而获得前庭和内听道最大的显露。

内听道位于前庭的深部，并与之紧邻。进入内听道的最佳方法是切除椭圆囊和球囊，辨清前庭上神经后沿着神经穿过薄层骨质进入。显露内听道，用金刚砂钻头切除整个后壁，以及尽可能多的上壁和下壁。起初，在下方的颈静脉球和内听道之间进行骨切除。打开耳蜗导水管，再向内侧即为后颅窝硬脑膜。此为骨质切除范围的最下方，再往下会损伤下方的脑神经。在耳蜗导水管上方向前切除骨质，至少要显露到内听道的前壁。磨除内听道上缘前部的骨质时，由于面神经正好位于硬膜下，故操作必须十分谨慎。选择合适的钻头磨除位于中颅窝硬脑膜与内听道硬脑膜之间的颅骨，如有可能，钻头最好能正转、反转，以便于当钻头与神经发生缠绕时能及时调整钻头旋转方向，让两者直接脱离。内耳门侧方的骨质切除需待内耳门的唇去除后方算完成。如有需要，对于面神经岩骨内部分，可用金刚砂钻头将位于

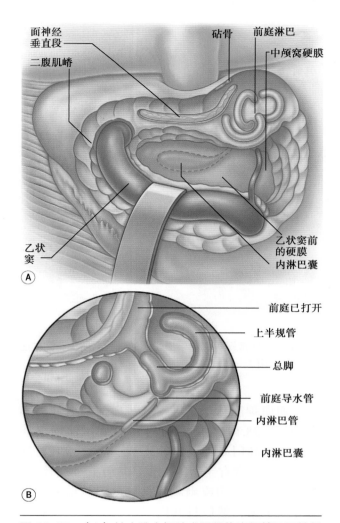

图 28.17 （A）扩大乳突切除术需要将半规管及面神经下降段轮廓化。（B）完成迷路切除

内听道与膝状神经节之间的岩骨部分一并磨除。解剖上，在内听道的外侧末端，在面神经与前庭上神经之间有一骨嵴，即 Bill 棒，此可以作为用于识别面神经的恒定解剖学标志（图 28.18）。

切除颞骨骨质后获得的骨性空腔大致呈锥形，后界为乙状窦和后颅窝硬脑膜，上界为中颅窝硬脑膜和岩上窦，前界为岩骨、中耳腔和面神经，而内听道为其顶端。用剥离子将硬脑膜上残留的小骨片去除后，耳科解剖即告结束。

接下来由神经外科医师进行下一步的操作。打开硬脑膜时应遵循如下顺序，先打开后颅窝硬脑膜，再打开内听道硬脑膜。后颅窝硬脑膜切开的范围取决于肿瘤的大小，对于大的肿瘤，从内听道向后切开硬脑膜，然后向上和向下切开，向上的切口朝向乙状窦和岩上窦的夹角处，向下的

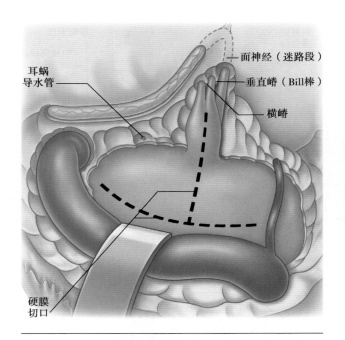

图28.18 完成颞骨和内听道骨质的解剖后所见。图中虚线为硬膜切口

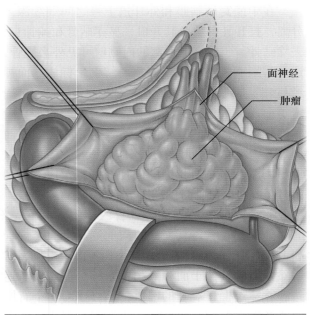

图28.19 在切开硬膜并将其悬吊牵开后显露肿瘤

切口朝向颈静脉球；再用缝线向两侧牵开硬脑膜瓣（图28.19）。接着向内耳门处延伸硬脑膜切口，内耳门处的硬脑膜形成一个纤维环，这个纤维环常常有丰富的血供。待打开硬膜环后，用钝头的显微钩或剥离子将硬脑膜从前庭神经上分离下来，然后打开内听道内菲薄的硬脑膜直至内听道底。向下轻轻地牵开肿瘤和前庭上神经，观察到位于肿瘤和Bill棒前方的面神经，并再次通过电刺激器确定是否为面神经。在肿瘤外侧将前庭上神经和前庭下神经切断。如需要，可用钝头显微钩置于其后方以助分离。切除肿瘤时，将肿瘤内听道内部分的顶端向后牵开，必须打开面神经两侧的蛛网膜，利用锐性分离技术沿着肿瘤与面神经之间的界面进行分离，让肿瘤逐渐从与其粘连的蛛网膜和硬脑膜上游离下来，注意操作中不要人为地过度牵拉神经。如果肿瘤很小，可沿着肿瘤与面神经的界面持续分离直至内耳道口，此处肿瘤常与硬脑膜紧密粘连，需小心处理。然而，对于大的肿瘤来说，如此操作并不是最佳策略，原因有两个：首先，面神经走行到内听道口时常突然变向（几乎总是向前或向上），此处很容易失去肿瘤与神经之间的界面，而进入包膜下；其二，如果先将肿瘤与内听道口内硬脑膜完全分离，游离的肿瘤会悬吊在面神经上，肿瘤的重量对神经造

成牵拉，并引起神经的功能障碍。基于这些原因，处理占据CPA的大肿瘤时应先行囊内减压，缩小瘤体，之后再解剖分离内听道口处的粘连，尤其要注意的是，当沿着内听道口的下缘分离的时候，此处最有可能会遇到小脑前下动脉。

肿瘤分离应从桥小脑角区开始。首先切开小脑和肿瘤的后部之间的蛛网膜，并打开颈静脉孔区的延髓池释放脑脊液，然后将第Ⅸ～Ⅺ对脑神经与肿瘤游离。此处常可见到小脑前下动脉和椎动脉。严格在肿瘤与小脑之间进行分离。对于血管的处理需谨慎，仅能电凝那些确切地进入肿瘤的血管。对于易碎的肿瘤，为了防止其包膜在分离时破裂，可先在包膜上放置一块小棉片，然后用吸引器的头端抵在其上起轻度的牵拉作用。当分离充分后或见到重要的解剖学标志后，可在此处放置一小棉片或硅胶片作为标记，接着从别的方向进行分离操作。然而，在操作界面放置过多的材料也是不正确的，故应尽可能地少用。对于大的肿瘤，必须达到充分的瘤内减压后才能继续进行分离，而超声吸引器（Cavitron ultrasonic aspirator，CUSA）恰恰是一种理想的瘤内减压工具。术中要小心不要分破肿瘤的包膜或对肿瘤包膜进行过度的移动，因为这样可能招致神经的损伤或邻近血管的痉挛。随着瘤内减压的进行，进一步地沿蛛网膜界面进行分离，最终可见到脑干。很少情况下，肿瘤的血供可能过于丰富，使

用诱导性低血压可能会有帮助，或者用蘸过生理盐水、凝血酶或过氧化氢的一块小棉片暂时置于肿瘤腔内，来达到止血目的。术中收缩压可以长时间控制在 80~100mmHg，而不至于引起不良后果。

　　术中能看到脑干呈白色，而小脑为黄色，两者容易区分。进一步可辨明绒球以及从四脑室外侧孔突出的脉络丛，这对于周围的脑神经而言是重要的解剖学标志。对于更大的肿瘤来说，要直接显露面神经的脑干端是困难的，只有待肿瘤几乎被切除之后方可显露。实际上，肿瘤与脑干很少会紧密粘连，但是此处常会碰到一些静脉，而且这些静脉的出血可能会给分离造成很大的麻烦。对于动脉来说，由于可能同时给肿瘤和脑干供血，故保留所有动脉的完好是至关重要的。

　　对于动脉性出血，需要很有耐心地处理，可以在出血点放置一片大小合适的止血纱并轻轻地压迫。如果麻醉师报告说此时或在分离切除肿瘤的任何时候出现生命体征的变化，则需要停止对肿瘤的牵拉。有时可能还需要去除一些填塞物以减少对邻近血管的压迫。一旦将前庭神经及耳蜗神经与面神经区分开，就可以将前二者离断，但需要注意有时小脑前下动脉和（或）迷路动脉可能位于前庭神经的前方。

　　只有在辨认清楚面神经的位置后才可以移动肿瘤的上极和下极。一般情况下，面神经会移位到肿瘤的前方，而少数情况下会位于肿瘤的上表面。在分离肿瘤的上极过程中，能在肿瘤的深面正下方见到三叉神经，其呈一白色的神经束，经蛛网膜下腔进入 Meckel 腔。在靠近脑桥处，三叉神经常与肿瘤粘连在一起，在两者的深处可以看到基底动脉和展神经。

　　最后将肿瘤从面神经的外侧、内侧和上方与之分离。要使用锐性分离，因其对神经造成的损伤比钝性分离要小，并避免对神经的牵拉。在整个分离过程中，需要不断地用生理盐水冲洗，一方面冲洗掉出血以保持术野干净，另一方面可以保持神经湿润。一般沿由外到内的方向将面神经自肿瘤上分离下来要更为容易。但如果两者间的界面在内耳道口内侧消失，则可以用吸引器将肿瘤推向下方，并在内耳道口的深面或略上方可见面神经，然后通过锐性分离将其与内耳道口分开。有时面神经位于肿瘤的

上极，极少情况下会位于肿瘤的后表面，在这些情形下需要从面神经的深面进行分离，因此其很容易受到损伤。为了减少对面神经的损伤，在肿瘤瘤内减压和分离过程中有必要应用持续的 EMG 监测。此外，在分离中以及切除肿瘤后，可以通过刺激神经的近端来评估神经功能的损伤程度。

　　肿瘤切除后（图 28.20）必须仔细检查面神经、内听道及内听道口处是否残留有肿瘤或肿瘤囊壁。如果发现有残留又无法切除，可以电凝残留部分，这样或许能降低肿瘤再生长的可能（Lye et al 1992），但必须注意防止在电凝过程中对邻近结构造成热损伤。一般而言，不应一味追求切除残余的肿瘤组织而破坏神经的完整性。另一种方法是切除残余肿瘤并行神经移植，这对于术者而言是一种痛苦的抉择。然而，有人指出因少量的囊壁残留而导致症状性复发的可能性微乎其微（Lye et al 1992）。如果在试图全切肿瘤的过程中已经对神经造成了无法挽回的损伤，而又没有切除粘连的残余肿瘤，这是最不愿意见到的结果。

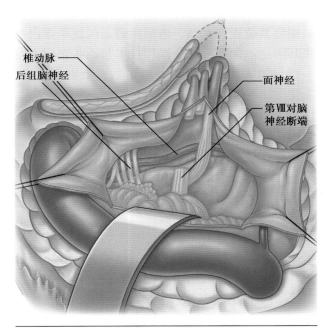

图 28.20　肿瘤切除后的残腔。图中显示面神经最常见的位置，即向内侧和向上移位

　　在手术的收尾阶段应该对面神经生理功能的完整性进行测试。结果显示功能丧失并不能完全排除预后良好的可能，但是成功通过测试则几乎

可以保证将来面神经的功能（Mandpe et al 1998）。对于面神经离断的情况，下文会对具体处理技术进行阐述。切除肿瘤后，取出术野中所有的棉片、硅胶片，并吸除全部的小血凝块。止血必须一丝不苟，并且在关闭手术切口前需将血压恢复至术前水平。一些术者可能会在小脑和脑干表面上覆盖止血纱，但我们建议不应过度使用，因为这些材料中的纤维素会吸收液体而发生膨胀，并会对周围结构造成压迫。只有认真缝合手术切口，脑脊液漏（听神经瘤术后最常见的并发症）才有可能完全避免。在切除迷路过程中收集的骨沫可与少量血液混合，从而成为稠厚的糨糊样（骨粉），用于封闭开放的气房。

在切除迷路过程中需要磨除砧骨，并且要将后鼓室切开以显露中耳腔及咽鼓管的中鼓室端。关颅过程中，取数块麦粒大小的脂肪组织，将其填塞到咽鼓管和中耳腔内。要特别注意鼓窦开口处、锤骨头和镫骨底板。用制作的骨粉覆盖在磨钻磨过的岩骨表面、内听道后壁以及所有已打开的乳突气房。用大小 2.5cm×2.0cm 的阔筋膜片或腹部筋膜瓣放入该区域，然后用纤维蛋白胶封闭。不要尝试去闭合硬脑膜缺损。对于颞骨缺损可用 2~3 个手指大小的脂肪条进行填充，并经硬脑膜缺损将其放置到 CPA，然后用剩余的纤维蛋白胶将其固定。余下的关颅操作技术与乙状窦后入路一样。如果皮肤已经从外耳道后壁上剥离下来，需要用铋碘仿凡士林膏（BIPP）纱填塞耳部 7 天。作者（AK 和 RB）主张用脯氨酸缝线间断缝合硬脑膜缺损，但如果破损比较零散，可根据需要在相应破损处放置筋膜或真皮组织并缝合固定。因为并未闭合内听道口的硬膜缺损，故这种处理方法无法达到水密性，但其更大的意义在于形成一个可以填塞腹部脂肪的安全的基垫。对于广泛气化的岩骨，需要去除砧骨，并按如上所述的方法闭塞咽鼓管。对于气化不佳的颞骨，砧骨应予保留，并在鼓窦口内用肌肉围绕砧骨进行填塞，再用长条的脂肪封闭经迷路入路产生的缺损。之后，牢固地缝合骨膜瓣以固定填塞的脂肪，避免其发生移动。

9.5.5 中颅窝入路

中颅窝入路由 House 于 1961 年首先描述，其独特之处在于可以在不影响听力的情况下到达面神经迷路段。对于局限于内听道内或向 CPA 突入

小于 5mm 的肿瘤，单独使用该入路可以在切除肿瘤的同时保留听力（Glasscock et al 1986）。此外，该入路可以与经迷路或枕下乙状窦后入路联合使用来切除大型肿瘤（Glasscock et al 1986）。但该入路存在暴露范围有限的问题，而且可能出现一些并发症，如颞叶癫痫、失语、脑内血肿以及面神经损伤风险较高（Glasscock et al 1986）。由于后颅窝暴露非常有限，可能无法进行确切的止血。另外，在该入路中，因面神经位于肿瘤的上方，故需要术者在面神经周围进行操作。这样一来，此入路对面神经的干扰比经迷路或枕下乙状窦后入路更加严重，因此术后早期的面神经功能略差。尽管有上述不足，但为了保留听力，目前仍有很多中心喜欢采用中颅底入路来切除肿瘤，尤其是术前影像检查显示肿瘤已达内听道基底部的情况（Brackman et al 1994；Weber & Gantz 1996）。

手术技术

在这里介绍的是作者 RB 和 AK 目前正在使用的技术。患者采用仰卧位，头向对侧旋转至完全侧位（矢状窦平行地面），头架固定。先行腰椎穿刺置管，以利于术中硬脑膜和颞叶的抬起。预留出腹部的一片区域，以便获取脂肪组织用于修补颅底。术者坐在手术床头侧。

文献报道了各种各样的手术切口，比如耳前直切口或倒 U 形切口。我们采用的是耳上弧形切口，切口的下缘紧靠耳轮的前方，这样可以使皮瓣向前翻起。将颞肌单独翻向前下方，然后，在颞骨鳞部开一个约 5cm×4cm 的骨瓣（图 28.21）。骨窗下缘至中颅窝底水平，即平颧弓根，骨窗的 2/3 位于外耳孔前，1/3 位于外耳孔后。开颅时即开放腰大池引流。先从骨窗两侧和下界分离硬脑膜。对于骨窗下缘可能需要用咬骨钳或磨钻将骨质去除至颞底。如果后部的乳突气房开放，可用骨蜡封闭。自后向前逐步抬起乳突盖、鼓室盖及弓状隆起表面的硬脑膜。这种分离方法可以避免将岩浅大神经向上抬起而对面神经造成损伤。在大约 5% 的病例中，面神经管裂孔处岩浅大神经和膝状神经节表面的骨质会缺如（Rhoton et al 1968；Buchheit & Rosenwasser 1988）。向前分离抬起硬脑膜直到暴露棘孔和脑膜中动脉（图 28.22）。向内辨认岩上窦，并且小心地将其从岩上窦沟中抬起，以暴露颞骨的真正的后表面。对于硬膜的牵开，可以采用专门设计的固定于骨窗

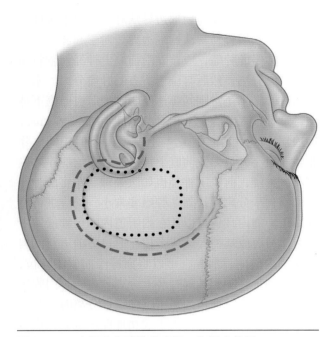

图 28.21　中颅窝入路的头皮切口和骨窗位置

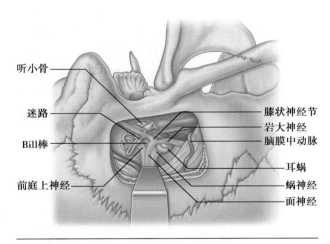

听小骨
迷路
Bill棒
前庭上神经

膝状神经节
岩大神经
脑膜中动脉
耳蜗
蜗神经
面神经

图 28.22　中颅窝入路示意图。图中硬脑膜已抬起，并标出了颞骨相关结构

边缘的 House-Urban 颅中窝牵开器。我们喜欢使用 Greenberg 牵开器及 1cm 宽的脑压板，这种脑压板可弯曲以避免自动牵开器突出的部位。脑压板的顶端要放置于上抬的硬脑膜根部，且一边分离一边深入。在任何阶段，如硬脑膜撕裂都应立即修复，以防止颞叶疝出。弓状隆起前内侧的颞骨表面较平坦，由于它位于内听道的区域上方，故被称为"道上平面"。内听道均分上半规管（superior semicircular canal，SSC）与岩浅大神经（greater superficial petrosal nerve，GSPN）的夹角。

在分离硬脑膜时，出血可能会带来一些麻烦。对于小的硬脑膜血管出血可采用双极电凝止血，而骨表面的静脉出血可用骨蜡控制。对于静脉窦出血（如在棘孔周围），可以通过止血纱（Surgicel）进行填塞。

文献报道了很多确定内听道（internal auditory canal，IAC）的方法。在早期人们曾使用 GSPN 和 SSC 作为标记来确定 IAC 的位置。具体来说，先在面神经管裂孔处辨认岩浅大神经，然后沿神经向后磨除骨质，直至暴露膝状神经节。在神经节的内侧辨明面神经迷路段，再向内侧即暴露内听道。在磨除弓状隆起处骨质后，可见蓝色轮廓的上半规管，其可以作为进一步显露的后方标志。这些操作需要十分细致的技术，且容错率很低，因为上半规管的壶腹端和耳蜗与面神经迷路段仅相隔数毫米。相比之下，我们更多采用由 Garcia-Ibanez 和 Garcia-Ibanez（1980）描述的方法来辨认和解剖内听道，Brackmann 等（1994）也介绍过这种方法。首先从道上平面的内侧开始进行骨磨除，因为此处上半规管距离耳蜗最远。骨质磨除沿 GSPN 和 SSC 夹角平分线方向进行，直至暴露内耳道的硬脑膜。为方便安全地切除肿瘤，应广泛地去除骨质，向前至岩骨尖、耳蜗听囊内侧，向后至 SSC 水平。骨质沿着 IAC 内侧逐步磨除，直到后颅窝硬脑膜和 IAC 硬脑膜暴露角度超过 270°。内听道内侧暴露后，再逐渐向外侧磨除骨质。将半规管轮廓化，然后辨别面神经迷路段及外侧的垂直嵴。应注意在内听道外侧的骨质磨除不要超过 120° 的范围，以避免误入耳蜗或上半规管壶腹。随着 IAC 的硬脑膜的暴露，内听道的精确长度可以通过用小钩或剥离子在硬膜外探查进行评估。为确保在硬脑膜及面神经管暴露过程中骨质磨除不造成损伤，连续面神经 EMG 监测非常必要。将硬脑膜从骨性的 IAC 分离还有助于防止意外损伤硬脑膜和其下的面神经。Bill 棒，即内听道基底部的垂直骨嵴，标志着内听道外侧边界，同时也是前庭上神经和面神经之间的明显分隔（图 28.23）。

在骨磨除完成后，在内听道口的后部和岩上窦之间切开后颅窝硬脑膜，暴露脑桥小脑角。在分离蛛网膜并释放脑脊液后，沿着内耳道外侧继续切开硬脑膜。然后，将硬脑膜向前方牵拉，以暴露覆盖在肿瘤的前方的面神经（图 28.24）。在内听道口附近的硬脑膜可能与肿瘤和神经粘连紧密，分离时必须非常小心。在内耳道基底处，从

Bill 棒后方将硬膜剪开至面神经上方，直到前庭上神经和面神经分隔清晰可见。这时，可以将用于连续监测第Ⅷ对脑神经的电极放置在牵开的硬膜瓣下方或放在小脑脑桥角区的蜗神经内侧。

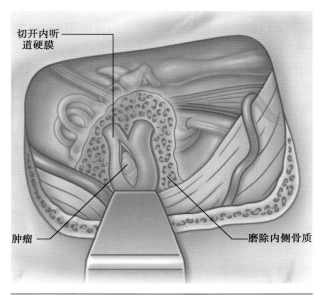

图 28.23　内听道的骨质磨除

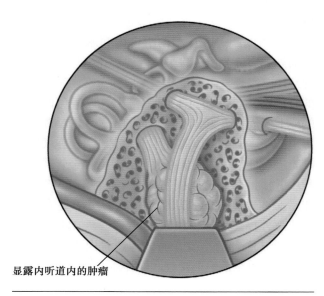

图 28.24　切开内听道硬膜后暴露肿瘤

要想切除肿瘤并成功地保护面神经功能，应首先将面神经与前庭上神经（superior vestibular nerve，SVN）和肿瘤分离。如果肿瘤起源于前庭上神经，则神经外侧的纤维与肿瘤融为一体，这种情况下需要将面神经后部边界从肿瘤包膜上锐性分离。从外侧很容易辨认解剖边界。对于起源于前庭下神经神经的肿瘤，应首先沿前庭上神经长轴将面神经与之分离，然后与位于下方的肿瘤分离。术前冷热试验结果正常则间接地证明肿瘤源自前庭下神经，这是该入路的一个相对禁忌证（House & Luetje 1979）。肿瘤切除的原则与上文所讲述的相同。除非肿瘤很小并只累及前庭上神经，否则均应在外侧离断该神经，前庭下神经也如法处理。在将面神经与肿瘤初步分离后，除非肿瘤非常小，均应进行瘤内减压。瘤内减压可以让在内听道内的后续操作中不对面神经或蜗神经造成牵拉。通过之前进行的岩前耳蜗内侧的骨磨除，可以将面神经向岩尖移位，从而有利于将肿瘤从蜗神经上分离。在内耳门附近面神经与肿瘤粘连最为紧密，在锐性分离时，必须清楚神经的确切走行。为了成功地保护听力，供应耳蜗的动脉必须保留，所以双极只在必要时才能使用。在内听道前半部，这些供血动脉走行于面神经和蜗神经之间，因此在此处操作时必须尽可能地保护好这些血管。同样，在分离肿瘤内侧时，必须小心地辨认和保护好小脑前下动脉，该动脉可能在内耳门处及面神经和前庭窝神经之间形成一个血管袢。在充分进行瘤内减压后，应由内向外将肿瘤与蜗神经分离。这样可以避免对螺旋孔处进入耳蜗的纤弱的神经纤维造成牵拉，因此对于听力保留来说非常重要（图 28.25）。

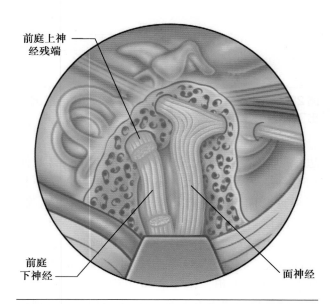

图 28.25　肿瘤已完全切除。前庭上神经也已经离断，蜗神经位于面神经下方

在全切肿瘤和彻底止血后，将翻向前方的硬膜瓣复位以保护面神经。想要严密地缝合硬膜是不可能的，但可通过缝合一针将后颅窝硬脑膜拉紧，以支撑用于填补内听道缺损的腹部脂肪。颞骨表面任何开放的气房都要用骨蜡封闭，必要时使用颞肌筋膜加固。骨窗周边悬吊硬脑膜，骨瓣复位固定，常规分层缝合切口。手术结束时拔除腰大池引流。

9.5.6　联合入路

如果暴露不够充分，经迷路可以和经小脑幕或枕下入路线联合使用，以便从枕下或中颅底进行操作。虽然我们过去采取联合入路，并且现在偶尔在切除桥小脑角其他肿瘤（尤其是脑膜瘤）时使用，但我们认为在切除听神经瘤时，这种联合入路没有必要。

9.5.7　术后护理

手术结束后拔出患者气管插管，并在其麻醉苏醒后转入神经外科重症监护室进行 24 小时的看护。如果手术时间长尤其是患者术中体温低，术后最好采用短时间人工通气。尽管这样做的好处是能降低颅内压，但其中一个主要的缺点是容易掩盖桥小脑角血肿的早期征象。患者头部应抬高 15° 来降低静脉压。围术期应该给予抗生素。对于地塞米松而言，不管是用于减轻小脑的水肿，还是通过减轻面神经的肿胀来延缓面瘫的出现，其作用可能有限。

当切除的肿瘤体积较大时，应该在患者开始进流食前对其延髓麻痹情况进行评估。面瘫的处理将在后面描述。如果头晕和呕吐症状较重，可以使用前庭镇静剂，但是尽可能地少用。术后的第 7 天可行伤口拆线，并取出外耳道内填塞的 BIPP 纱条。

9.5.8　疗效

上述三种入路相关的并发症基本类似。唯一不同之处在于癫痫和失语，其只出现于经中颅窝手术以及术中需要切开小脑幕的患者。同样由专科医疗中心的经验丰富的医师主刀，三种入路的死亡率基本一致，为 0~2%。几乎所有的死亡病例都为肿瘤体积巨大的患者，主要的死亡原因是脑干梗死和桥小脑角区的出血，其他死亡原因包括心血管或呼吸系统并发症。

就死亡率、面神经功能和总体的良好恢复而言，肿瘤的大小是最重要的预后因素（Olivecrona 1967；House & Luetje 1979）。有几个大宗病例研究显示手术效果与肿瘤大小有关。其中，如果患者能继续从事之前的工作则视为手术效果优秀，如果能独立生活但是无法进行工作则为效果一般，而如果丧失了独立生活的能力则视为效果差。这种分类并未包含面神经的功能。表 28.2 列出了 5 组病例研究的结果。

一直以来，有许多文献对枕下、经迷路和中颅窝入路到达桥小脑角进行了比较，并分析了其各自的优缺点。每一种入路都有效果不错的报道，这说明经验、显微外科的手术技术和术后管理远比手术入路本身更加重要。直接对采用两种不同手术技术的病例研究进行比较常常会得出误导性的结果，其原因有二。首先，尽管肿瘤的大小是最重要的预后因素，但目前还没有一个公认的标准的分类方法。其次，经枕下和中颅窝入路的方法常常用于需保留听力的患者，在这些患者中小肿瘤占的比例远高于那些采用经迷路入路的患者，而后者更适用于肿瘤较大且术前听力很差的患者，因此前两种入路的预后自然更好。另外，与大肿瘤患者相比，小型和中型肿瘤患者的平均住院时间也显著缩短（Mangham 1988）。

在针对每一个患者选择手术入路时，我们同意 Chen 和 Fisch（1992）的观点，即"大多数患者认为彻底切除肿瘤和面神经功能的保护比听力保留更重要"。正是主要基于这个原因，对于大多数患者我们倾向采用经迷路入路。尽管经迷路入路由于术中脑脊液与鼻咽部微生物接触，会导致术后脑膜炎发生率稍高（Mangham 1988），但是经迷路患者术后的并发症率和住院时间都大大地降低（Tos & Thomsen 1982；Gardner et al 1983；Tator & Nedzelski 1985）。Sterkers 等（1984）最开始青睐于经迷路入路，随后为了保护听力改用经枕下入路，但由于经枕下入路并发症和面神经麻痹的概率偏高，他们又重新选择了经迷路入路。尽管文献报道每一个手术入路的效果都非常好，但值得注意的是，其中的手术医师均为业内精英。而对于缺乏经验的神经外科医师来讲，使用经迷路入路可能更容易获得好的疗效，因为这个入路能更好地暴露肿瘤基底，并早期辨认位于其外侧的面神经。然而，大多数神经外科医师不熟悉这种入路，操作时无法得心应手，至少在开始时会这样。

表 28.2 不同肿瘤大小的手术结果

作者	例数	入路	肿瘤大小	比例（%）[a]	死亡率（%）	面神经结果（%）[b]	术后患者的状态 优秀（%）	一般（%）	差（%）
Yasargil & Fox 1974	100	枕下	小	4	0		95	5	0
			中	19	0	85	82	13	5
			大	77	4		56	37	7
Ojemann et al 1984	123	枕下	小	15	0		100	0	0
			中	30	0		100	0	0
			大	35	1		91	7	2
King & Morrison 1980	150	经迷路[c]	小	11	0	100	94	6	0
			中	42	2	80	100	0	0
			大	47	3	20	93	5	2
Bentivoglio et al 1988a	94	枕下	小	14	0	100	100	0	0
			中	28	0	85	92	4	4
			大	58	4	45	66	28	8
Hardy et al 1989a	100	经迷路	小	4	0		100	0	0
			中	30	0	82	83	17	0
			大	66	4		66	29	5

[a] 因为肿瘤大小界定标准不同，故从严格的意义上讲，这些研究结果并无法相提并论。小、中、大的分类大致与 Pulec 的分类相似
[b] 在一些研究中面神经的结果指的是解剖保留率，而其他研究中则为功能保留情况
[c] 表示主要的手术入路，其研究中还包含其他手术入路

9.6 面神经功能

总体来看，对于枕下入路手术，面神经的解剖保留率一般在 71%~90%（Yasargil et al 1977；Sugita & Kobayashi 1982；Harner & Ebersold 1985；Bentivoglio et al 1988a），而采用迷路入路面神经的解剖保留率为 80%~96%（House & Luetje 1979；Whittaker & Luetje 1985；Hardy et al 1989a）。在两组数据中均没有为了面神经解剖保留而采用 Di Tullio 等（1978）所建议的肿瘤次全切策略。神经保留的成功率主要取决于肿瘤的大小（表 28.2）。House 和 Luetje 在 1979 年报道的一组 444 例的患者中，小肿瘤患者中没有面神经麻痹发生，中型肿瘤患者的面神经麻痹发生率为 10.4%，而在大型肿瘤中此概率为 21.4%。

Gantz 等（1986）报道了一组 43 例经颅中窝入路的小肿瘤患者，共 42 例患者得到了面神经的解剖保留。然而，这其中 60% 的患者在术后立即出现面神经功能障碍，38% 出现完全面瘫。最终，86% 患者面神经功能恢复接近正常。同一个中心

的后续病例报道显示，无论是听力还是面神经功能保护方面手术效果都有所提高（Weber & Gantz 1996）。Shelton 等（1989）报道了 106 例经中颅窝入路的治疗结果，面神经功能接近正常的患者为89%，59% 的患者有部分听力保留。经颅中窝入路对面神经损伤概率增加可能是术后早期面瘫发生率高的原因。

面神经的解剖保留并不能保证其短期或长期的功能。如果患者面神经解剖保留完整而手术后却出现完全面瘫，则其中 90% 的患者面神经功能可以得到不同程度的恢复，但很难完全恢复（Hitselberger 1979）。面神经的恢复速度也预示着最终结果。尽管神经功能恢复进程可能持续 3 年，但 Hitselberger（1979）发现如果直到术后 4 个月面神经功能仍未完全恢复，则最终也很难恢复如初。短暂的面部疼痛可能预示着面神经功能即将恢复。此外，面神经功能障碍对面部不同区域的影响程度往往也不一样。口角运动正常的概率是眼睛完全闭合的两倍，而额纹不对称相对来说更常见（Wiegand & Fickel 1989）。术前面肌无力将

导致术中面神经损伤的风险增加，但如果解剖保留完整，最终面神经功能恢复将和其他患者一样（Wiegand & Fickel 1989）。研究显示在术前面神经功能正常的患者中 91% 的面神经得到解剖保留，但术前有面肌力弱的患者中此概率只有 67%。然而，尚不清楚两组之间的差异是否由于肿瘤的大小不同所致。

通过比较刺激肿瘤近端和远端面神经而获得的动作电位波幅，可以对术后早期面瘫程度进行预测。如果波幅大于 90%，那么预计早期面神经功能将非常好。如果波幅为 50%~90%，则早期可能出现面肌力弱，但最终可能能恢复良好。如果波幅小于 50%，那么意味着将存在不同程度的永久性面瘫，并可考虑在同期手术的麻醉状态下临时缝合眼睑（Ebersold et al 1992）。我们更倾向于在术后对面部神经功能进行评估，以选用最有效且最美观的方法来保护眼睛。

9.7　听力保护

尽管听神经及听觉器官得到解剖保留，但在听力保护手术中仅有 30%~50% 的患者能够保留功能性的听力（Tatagiba et al 1992）。对于那些小肿瘤来说，听力保留率可以更高，特别是采用中颅窝入路的患者。一篇文章分析了从 1954 年到 1986 年的相关英语文献，发现在小肿瘤占优的病例报道中，听力保留率为 33%。如此高的失败率可能是由多种因素造成的，其中包括分离神经时造成的神经髓鞘的破坏（Sekiya & Moller 1987），对内耳和耳蜗的血管损伤（Ebersold et al 1992），在磨除外耳道后壁时热和震动对神经和耳蜗的损伤以及对迷路的损伤（Tatagiba et al 1992）。Ojemann 等（1984）根据他们术中监测的经验，发现听力保护的一个关键步骤是切除内听道内侧方肿瘤。他们认为分离肿瘤时会对筛区的一些进入耳蜗轴的蜗神经造成撕脱。最常损伤的迷路结构是上半规管和下半规管汇合成的总脚以及后半规管（Tatagiba et al 1992）。迷路损伤后听力丧失的原因是淋巴液从内耳流出，但如果迷路开放后能很快被堵住，则全聋是可以避免的（Tatagiba et al 1992）。

一般认为，只有术后听力仍然有用才视为成功的听力保留。常用的原则是 50/50，即在纯音范围听力小于 50 分贝，且语言分辨率大于 50%。然而，如果对侧听力完好，这个标准则过低，此时必须要求纯音听力均值（pure tone average，PTA）达到 30 分贝，语言分辨评分（speech discrimination score，SDS）>70%。

对于肿瘤大小与面神经功能，目前尚无一致的分类方法用于预测听力保留结果。Shelton-Brackmann 分类方法（Shelton et al 1989b）得到了最多认可。在该分类中，听力可分为：良好（PTA <30dB，SDS >70%），有用（PTA <50dB，SDS>50%），可测量（任何残余听力）以及完全丧失。最近，关于听神经瘤的听力保护，美国耳鼻喉和头颈部外科听力平衡委员会提出一个听神经瘤听力和平衡力保留的分级标准（1995）。听觉的阈值是指 0.5、1.0、2.0 和 3.0kHz 的气导纯音听阈的平均值。同时需要记录患者在治疗前后达到 40dB 水平的最佳语言分辨率。听力分类方法见表 28.3。对患者进行正式的测试是必要的，而对于患者自评的残余听力则要格外留意。一些患者称在经迷路入路术后其听力没有改变。显然事实并非如此，因为对侧正常耳朵对听觉刺激具有正常反应能力。为此，进行评价时必须确保将健侧耳充分地掩蔽。在不同研究中听力保留率差异较大，Wigand 等（1991）报道了一组病例，其中肿瘤最大者达 3cm，结果显示听力保留率达 51%。Brackmann 等（1994）报道了 24 例小肿瘤，均使用中颅窝入路进行手术，术后听力与术前持平的患者达 71%。Nadol 等（1992）研究发现，在肿瘤向桥小脑角区突入 5mm 以内的患者中，有用听力的保留率达 50%，但在肿瘤突入桥小脑角区超过 25mm 的患者中，有用听力保留率只有 12%。

仅有极少数患者的听力比术前有所改善，Nadol 等（1992）报道的病例中有 5% 听力较术前改善，而 Gardner 和 Robertson（1988）报告此比例为 6%。造成这种情况的可能原因包括：在失去神经支配后 Corti 器发生萎缩，外淋巴中蛋白质浓度升高导致外毛细胞损伤，肿瘤在内耳门压迫迷路动脉导致内耳缺血。Perlman 和 Kimura（1955）的研究显示，短暂闭塞血管达 30 分钟就足以导致严重的外毛细胞和螺旋神经节细胞死亡，从而产生永久听力损害。另外一个原因是蜗神经本身可能已为肿瘤侵犯（Neely 1981）。Kveton（1990）推测听力改善是由于传导阻滞的逆转。研究表明，肿瘤体积小，良好的术前语言分辨率，男性与良好的听觉保留率显著相关（Nadol et al 1992）。同样，有学者推荐在肿瘤切除后对蜗神经局部使用罂粟碱处理以预防缺血（Brackmann et al 1994）。

在术后数个月或数年间听力可能恶化或时好时坏，这可能是蜗神经周围的瘢痕组织或内听道磨除面的充填物压迫导致的（Shelton et al 1990）。然而，由于肿瘤有时可能侵入蜗神经，故迟发的听力丧失常预示肿瘤复发（Neely 1984）。迟发水肿可能是早期听力丧失的另外一个原因，糖皮质激素治疗可能有效（Goel et al 1992）。有学者建议预防性使用尼莫地平，以预防内听动脉血管痉挛和保护神经功能（Nadol et al 1987）。

在听力成功保留的患者中，即使肿瘤没有复发，也仍有 50% 以上的患者随着时间延长听力将有明显下降（Shelton et al 1990）。在一组 25 例患者长达 8 年的随访研究中，非手术侧的听力在随访期间一直良好（Shelton et al 1990）。这表明，保留任何可测的听力来预防对侧听力丧失的观点是没有依据的。考虑到晚期的恶化，据估计，在所有接受听力保留手术的患者中，长期保留有用听力者仅有 7%~9%（Whittaker & Luetje 1992）。

也许有人会推测，与长入内听道的肿瘤相比，内置型的肿瘤（即那些没长入内听道的基底部的肿瘤）的面神经功能和听力保存会相对更好。研究发现，尽管内侧生长的肿瘤更容易辨认位于外侧的神经，但这一亚类的患者无论是面神经功能恢复或听力保留，并不比其他类型的患者效果好。可能是因为这些患者常较晚才出现症状，并且肿瘤往往相对较大（Tos et al 1992b）。

表 28.3　听神经瘤听力保护的分类		
分级	纯音听阈	语言分辨（%）
A	<30 dB	>70 dB
B	>30 dB 并 <50 dB	>50 dB
C	>50 dB	>50 dB
D	任何水平	<50 dB

美国耳鼻喉和头颈外科学会（听力和平衡分会，1995）

9.8　手术并发症

9.8.1　术腔血肿

血肿是一种少见但有可能致命的术后并发症，如果止血仔细的话，这种并发症的发生率小于 2%。患者可以很快出现深昏迷、呼吸衰竭及肺水肿，并伴有明显的体温升高。如果怀疑该诊断，

则需要立即采取措施。应紧急行人工通气以保护气道，并且如果已经额部钻孔，应行侧脑室穿刺降低颅内压。应以最快速度将患者运往手术室。如果患者状态危急，甚至可以在病房里开放伤口，不过应该尽可能地避免这种情况，因为血肿常位于深部，附着于脑桥。若要达到清除血肿的同时不对脑神经和脑干血管造成损伤，则需要最佳的手术条件，而这没有良好的照明、手术显微镜的放大作用以及操作器械难以实现。大量冲水和一个纤细的吸引器能有助于清除血肿的同时减少脑神经损伤。如需二次探查清除血肿，则建议术后一段时期内采用呼吸机辅助呼吸。

9.8.2　脑干梗死

损伤小脑前下动脉可造成灾难性的神经功能损伤。这类手术需遵循的一条基本原则是桥小脑角内的任何大小的动脉都应保留，即便它们牢牢地黏附于肿瘤包膜。只有进入肿瘤实质的小血管分支才可以电灼和分离。对于更大的血管，则必须将其从肿瘤包膜中分离出来；如果不可行，则应残留与血管粘连的部分包膜。出于同样的原因，一些医师认为少数情况下应将紧紧黏附于脑干的肿瘤壁留下，因为在这个区域的软膜下分离可能同样会造成灾难性的后果。脑干血管出血可用一片碎肌肉或止血纱布轻轻地压迫止血。

9.8.3　脑脊液漏

除了面部神经麻痹外，脑脊液从伤口或中耳腔（鼻腔）漏出是听神经瘤最常见的术后并发症（House et al 1982；Tos & Thomsen 1985；Gordon & Kerr 1986；Brackmann & Kwartler 1990a）。在多数病例报道中脑脊液漏的发生率为 10%~15%（Di Tullio et al 1978；King & Morrison 1980；Glasscock et al 1986；Hardy et al 1989a；Ebersold et al 1992）。主要影响因素包括伤口愈合不良，脑积水，内耳道或乳突气房开放。在经迷路或枕下乙状窦后入路中，脑脊液可能渗漏到经耳道或面后的气房中，或通过硬膜缺损进入乳突气房，然后进入中耳和咽鼓管。除了脑脊液漏，还可能发生症状性气颅。

严密的伤口缝合技术可以显著地减少这种并发症的发生率。通过使用上面介绍的方法，Hardy等（1993）报道在最近一组 230 例患者中脑脊液漏发生率减少到 1.6%。一些作者认为不应该用脂

肪封闭伤口，因为它可能影响对随后 MRI 检查结果的判读（Ebersold et al 1992），但在该作者的病例报道中，仅用骨蜡封闭骨质缺损，其脑脊液漏发生率却高得令人难以接受。其实使用现有技术与增强 MRI 脂肪抑制序列组合能够非常敏感地识别复发或残留的肿瘤。我们之前没有使用人工骨代替材料的经验。离聚物水泥可以黏附于骨表面，甚至可用于潮湿的环境，据报道其优于其他合成材料如聚甲基丙烯酸甲酯（Ramsden et al 1992）。然而，离聚物水泥与脑脊液直接接触时的毒性是必须考虑的一个因素。氢磷石灰水泥已被成功地应用于修补枕下开颅的颅骨缺损，不过它只能用于相对干燥的部位。

如果发生脑脊液漏，采取保守治疗，如腰大池引流或加缝伤口，能够治愈大约 25% 的患者（Hardy et al 1989a），但是其余的仍需要重新开放探查。一般来讲，保守治疗对脑脊液从伤口渗出的效果比起脑脊液鼻漏更好。预防性使用抗生素仍有争议。对于封闭漏口或缺损的技术与上文所述相同。首先用骨粉填充开放的气房，然后用一片阔筋膜覆盖并用纤维蛋白胶将进行固定。脂肪用于封闭骨质缺损，并同样用纤维蛋白胶固定。对于经迷路入路术后持续脑脊液漏，可以采取永久性封闭外耳道，去除骨性外耳道和中耳耳裂，并且直接封闭原鼓室中的咽鼓管，这样可以做到非常牢靠的封闭，但在去除外耳道和鼓膜上的黏膜时必须非常小心。此外，可能需要持续腰椎穿刺置管引流数天以降低颅内压，促进伤口愈合。

9.8.4　脑膜炎

术后脑膜炎的风险不仅与术后脑脊液漏的发生有关，长时间的手术与手术部位与咽鼓管沟通也是重要的因素。文献报道感染发生率为 3%~6%（Di Tullio et al 1978；King & Morrison 1980；Bentivoglio et al 1988b；Hardy et al 1989a）。

9.8.5　复视

术后单侧展神经麻痹必须与脑桥外侧凝视中心受损所致的凝视麻痹区分开来，后者通常术后几天内可以恢复，而外展神经损伤恢复可能需要相当长的时间。复视可以通过眼罩进行治疗，但如果患者伴有面瘫，可以采用眼睑缝合术达到相同的治疗效果。迟发性展神经麻痹需要考虑脑膜炎的可能。

9.8.6　听力丧失

后颅窝手术后听力一过性下降是很常见的，目前的推测是脑脊液低压力经前庭水管传导致外周淋巴液，导致外淋巴张力减退所致（Walstead et al 1991）。听神经瘤切除术后对侧听力受损可能与自身免疫反应有关（Harris et al 1985）。Clemis 等（1982）报告了 3 例这样的患者，最后均自愈。

9.9　特殊问题

9.9.1　老年和身体虚弱的肿瘤患者

鉴于肿瘤生长速度缓慢，在老年人和身体虚弱的患者中，特别是肿瘤很小的情况下，选择保守治疗是恰当的。然而，在身体状况良好的老人中这一观望策略的价值则不那么明朗。Nedzelski 等（1986）随访了 50 例未经任何治疗的听神经瘤老年患者，观察肿瘤在 12~144 个月的生长行为，结果显示大约 20% 的患者在其预期寿命的 1/3 的时间内需要进行手术治疗，即使年龄很大的患者也能耐受肿瘤切除手术。在最近的两个病例报道中，一个是采用枕骨下入路，另一个是采用经迷路入路，均表明年龄不是手术的禁忌证。House 等（1987）报告了一组 116 例年龄在 65 岁以上的患者，只有一例死亡，面神经功能保留率为 91%。Samii 等（1992）报道了 61 例患者，无死亡病例，面神经解剖保存率达 95%，听力保留达 41%。这两组病例绝大多数是在肉眼下切除的（分别为 91% 和 97%）。和肿瘤大小以及占位效应一样，致残性症状如眩晕也是早期干预的指征。效果不佳的预后因素包括术前麻醉（American Society of Anesthesiologists，ASA）评分 >3 分、Karnofsky 评分 <80 分、肿瘤直径 >3cm（Samii et al 1992）。对于身体虚弱且有症状的患者，应尽量缩短手术时间，可对肿瘤进行次全切除，或肉眼下切除肿瘤而不必刻意保留面神经。

9.9.2　次全切除

次全切可以是预先计划的方案，例如，患者患有一侧巨大肿瘤且只有该侧有听力，或者如果患者完全不能接受术后面瘫。少数情况下，残留与脑干或血管粘连的部分肿瘤包膜也是必要的。Olivecrona（1967）观察了 83 例肿瘤部分切除的患者，50% 无症状。Wazen 等（1985）也有类似经验，13 例有肿瘤残留的高龄患者，随访 6 年中有 11 例残余肿瘤术后无明显生长。Lownie 和 Drake（1991）对 12 例巨大肿瘤的患者进行了根治性包膜内切除，并随访了 22 年，发现只有 2 例复发，且均为术后 3 年内。然而，Hitselberger 和 House（1979）的研究显示肿瘤远期复发且需要再次手术的概率很高，而且第二次手术风险更高。Ransohoff 等（1961）发现在 20 世纪 30 年代接受肿瘤次全切的患者最终 60% 死于肿瘤复发或需要二次手术。在 Cushing 的一组 182 例接受肿瘤次全切的患者中，肿瘤复发所致的死亡距离首次手术平均间隔为 5 年（German 1961）。

除 NF-2 患者外，对于小型或中型的肿瘤，选择次全切除是不妥当的，且效果并不理想。如果肿瘤不大，在无法达到治愈的情况下，手术治疗应推迟直到症状明显时才采用。更棘手的问题在于是应该为完全切除肿瘤而冒着损伤脑神经的风险，还是残留部分包膜或肿瘤成分以尽量减少神经和脑干的损伤。最近的研究表明，对于残留沿面神经生长的一小部分的肿瘤以保留神经的解剖和功能的完整性，这种做法是合理的。Ohta 等（1998）发现在 8 例残留肿瘤在面神经上的患者，仅有一例肿瘤生长。因此，他们提出将内耳道部分肿瘤切除后肿瘤再次生长的可能性不大，这个观点对于试图保留听力尤为重要，因为成功保留听力的概率普遍很低，并且残存的听力很可能是无用听力。要想很好地解答这个问题，很显然长期的 MRI 研究是必要的，因为该残余肿瘤的生长速度不可预测。Lye 等（1992）最近报道了 14 例在重要结构上有瘤壁残留的患者，在 MRI 平均随访 70 个月中，50% 的患者 MRI 检查可见肿瘤存在。其中 4 例患者的肿瘤呈进行性增大，但都没有临床症状且 CT 检查正常。如果未对残余的肿瘤组织进行烧灼，那么肿瘤一般会持续存在。

9.9.3 面神经鞘瘤

在术前诊断为听神经瘤的病例中，面神经鞘瘤的占比不到 2%（House & Luetje 1979），二者影像学的鉴别诊断已在前文进行了讨论。术中可见面神经纤维进入肿瘤，且无法将它与肿瘤分离。肿瘤向侧方生长的程度显著高于前庭神经起源的肿瘤，而且可能包括整个面神经的颞骨段。除了面神经需要离断，手术的基本原则和切除听神经瘤一样。对于面神经，可采取直接端端吻合或用耳大神经或腓肠神经进行移植。

10 放射治疗的适应证和结果

放射治疗曾用于肿瘤次全切患者的常规辅助治疗或晚期患者的治疗（Cushing 1921），在一组 31 例接受术后放疗的患者中，Wallner 等（1987）报道称患者对于 50~55Gy 的放射剂量有良好的耐受性，并将复发的概率从 46% 减少到 6%，每周治疗 5 天，每次给予 1.8Gy 的剂量。然而，如果肿瘤 90% 以上被切除，照射治疗并不能改善复发率，并且手术后接受放疗的患者肿瘤再次复发后，预后相对较差。据报道，放射治疗也能减少肿瘤血运（Wallner et al 1987），因此可用于对血供丰富肿瘤的术前处理（Ikeda et al 1988）。放射治疗的后遗症包括各种脑神经麻痹、脑干水肿、脑干缺血（Brackmann & Kwartler 1990a）。

10.1 立体定向放射外科

自从 Lars Leksell 于 1967 年用 201 个 ^{60}Co 源的伽马刀完成第一例前庭神经鞘瘤的立体放射治疗以来，很多中心都在治疗听神经瘤方面积累了大量经验（Leksell 1971）。一般来说，只有病灶 <3cm 适合这种形式的治疗，该技术的原理是大量 γ 光束汇聚到一个焦点，通过固定于颅骨上的立体定向框架的引导，作用于病灶。肿瘤周边剂量为 10~15Gy，中央剂量为 15~25Gy（Noren et al 1992）。整个剂量在 10~20 分钟内进行一次性照射。在靶组织边缘辐射剂量下降梯度非常陡峭。

立体定向放射外科抑制肿瘤生长的机制仍然不明朗。体外研究表明，鞘瘤细胞遭受单次剂量达 30Gy 后出现不可逆的损伤（Anniko et al 1981）。病理组织学显示间质性纤维化、肿瘤坏死、血管增生和透明化（Lunsford et al 1992）。此外，也有肿瘤细胞凋亡的相关报道（Fukuoka et al 1998）。

10.2 肿瘤控制率

最初的放疗对听力保留不佳，且三叉神经和面神经功能障碍的发生率很高，后来人们认识到脑神经病变的发生率与肿瘤边缘放射剂量直接相关。因此，在 1987—1992 年，肿瘤边缘的放射剂量从 16Gy 降低为 12~13Gy（Flickinger et al 1996；Miller et al 1999）。许多机构已经发表了一系列 5

年以上的随访结果（表 28.4）。多数大宗病例报道显示，肿瘤的控制率（通常定义为未行进一步治疗）在 90%~100%。匹兹堡团队对 252 例的患者进行了 10 年的随访，他们所使用的肿瘤边缘剂量 为 12~13Gy（Lunsford et al 2005；Chopra et al 2007）。肿瘤在没有任何进一步干预下的控制率为 98%。佛罗里达中心的 Gainesville 报道了 5 年内肿瘤控制率为 98%（Friedman 2008；Friedman et al 2006）。日本小牧市伽马刀中心也报道一组 317 位患者长期的随访结果，患者平均随访期为 7.8 年，肿瘤边缘剂量为 13.2Gy，10 年的控制率为 92%（Hasegawa et al 2005）。尽管如此，5~10 年的无进展生存期并没有多大的差别；作者指出，肿瘤控制失败大多发生在治疗后的 3 年内。和目前所知相比，可能即便随访更长时间，肿瘤的复发率也不会明显增加。

关于达到肿瘤控制的确切剂量仍存在争论。在上述小牧市的病例报道中，那些接受边缘剂量 >13Gy 和 ≤ 13Gy 的患者中是有明显差别的，前者的无进展生存期是 97%，后者的无进展生存期是 89%（Hasegawa et al 2005）。但是，在另外的一份报道中，边缘放射剂量在 12Gy 和 13Gy 之间并没有多大的差别，只有在边缘放射剂量 <12Gy 时，治疗的失败率才会增加（Chung et al 2005）。

对 NF-2 的肿瘤的控制率相对较差，但是必须明白，为了保护听力，这些肿瘤给予的边缘剂量往往更低（Wowra et al 2005）。

最后，显然大肿瘤的控制率更低（Hasegawa et al 2005），所以对于直径 >3cm 肿瘤，手术治疗应该成为首选方案。

在大宗的放射治疗病例报道中，后续需要外科手术治疗的比率为 1%~4%，常常在治疗后的 25~30 个月的时间内进行（Chopra et al 2007；Pollock et al 2006；Pollock et al 1998b；Friedman 2008）。因为放射治疗会导致肿瘤纤维化，故许多学者担心放射外科会导致手术风险增高。组织病理学检查显示复发肿瘤和桥小脑角周围的纤维化程度各不相同，这表明辐射作用的影响并非像原来推测那样均匀一致（Lee et al 2003）。在之前梅奥诊所报道的病例中，对于放射治疗后的病例，有 2/3 患者的手术比正常情况更加困难，但这一结果并没有显著统计学意义（Pollock et al 1998a）。在 1992 年之前的接受治疗的患者，由于治疗剂量更大，手术难度的增加也会更加明显，但是最近接受治疗的病例也遇到了同样的问题。一组 38 例回顾性分析的病例报道，结果显示与首选手术治疗的患者相比，立体定向放射外科（stereotactic radiosurgery，SRS）治疗后再行手术治疗的肿瘤与周围组织发生中至重度粘连的比例更高，术后面瘫发生率也更高（Friedman et al 2005）。法国马赛的一个研究小组的报道显示，在放射治疗后的 39 个月内进行手术的患者，50% 的肿瘤切除不理想（Friedman et al 2005）。我们的经验是 SRS 之后手术难度和风险会显著增加，因为肿瘤与邻近血管和神经之间的结构粘连紧密。

尽管放射治疗后肿瘤的生长广为人知，但放疗失败的原因仍不清楚。众所周知，在 SRS 治疗后开始的最初几个月里，肿瘤也会肿胀。Delsanti

表 28.4 近期发表的采用低边缘剂量放射治疗的效果

作者	年份	病例数	边缘剂量（Gy）	中位随访时间（年）	肿瘤控制率（%）（相应时间）	
Flickinger et al	2004	313	12–13	2	98	（6 年）
Chung et al	2005	195	12–13	3	95	（6 年）
Wowra et al	2005	111	13	7	95	
Hasegawa et al	2005a	317	13.2	7.8	92	（10 年）
Hasegawa et al	2005b	73	14.6	11	87	
Chopra et al	2007	216	12–13	5.7	98	
Friedman et al	2008	450	12.5	5	99	
Pollock et al	2009	293	13	5	94	（7 年）

等（2008）报道了一组 332 例经 SRS 治疗后的患者，发现 6 个月内肿瘤体积明显增大的患者占 53%，3 年内仍有 22% 的肿瘤进一步增大。其他组别报道仅 6% 的患者在一开始的 6~12 个月内肿瘤进行性增大（Lunsford et al 2005）。多数治疗中心报道长期有 50%~60% 的患者肿瘤明显缩小，40%~50% 的患者病情稳定。一般推荐在 SRS 治疗后定期行 MRI 检查，但没有一个指南能明确具体随访时间，有报道称肿瘤甚至可以在 SRS 治疗 15 年后复发（Friedman et al 2005）。有人指出，神经鞘瘤放射治疗效果会延迟发生，因此补救性的外科手术治疗应该推迟，直到从影像学检查证实肿瘤进行性生长，而一旦占位效应导致的症状进行性加重，则需要立即采用手术治疗。

最近有报道称，对于复发肿瘤采用 12Gy 边缘剂量的 SRS 治疗，对听力的保护率下降，但是面神经功能得以保护（Yomo et al 2009；Dewan & Norén 2008），但这种做法还有待进一步探讨。

10.3 听力保护

有一系列研究关注 SRS 治疗后听力保留率。在美国匹兹堡的一组 121 例病例中，随访 3 年发现听力保留良好，71% 保持在治疗前相同的听力水平，74% 保留有用的听力和 95% 保留有可测得的听力（Chopra et al 2007）。在内听道内的小肿瘤 SRS 治疗后，听力保留率明显更好。法国马赛的研究小组报道了迄今为止最大的一组病例，研究人员对 184 例在 SRS 前均具有有用听力（Gardner-Robertson Ⅰ级或Ⅱ级）的患者进行了至少 3 年的随访，结果显示治疗前听觉功能为 G-R Ⅰ级的患者，有用听力保留率达 77.8%（Regis et al 2008）。其他组有相似的统计结果（Kano et al 2009）。预示良好听力保留的因素包括：边缘剂量 < 12.5Gy、治疗前有耳鸣的症状、年龄 <60 岁、治疗前纯音听阈均值 < 20dB 以及体积较小的肿瘤（Regis et al 2008；Kano et al 2009）。不过最近的一项系统回顾分析发现，年龄 >65 岁与年龄 <65 岁的患者，治疗效果无显著差异（Yang et al 2009）。Linskey 等（2008）认为，限制最大边缘剂量不超过 12Gy，精确的肿瘤三维适形，对蜗神经核腹侧的照射剂量 < 9Gy，对耳蜗的剂量 < 4Gy 是 SRS 治疗后最大限度地保留听力的关键因素。

10.4 面神经和其他脑神经的结果

Pollock 等（2006）对 SRS 和显微外科手术的循证医学证据进行了回顾，仅找到了 5 项病例对照研究（Ⅲ级证据），1 项前瞻性队列研究（Ⅱ级证据），而没有相关的随机对照试验（Ⅰ级证据）。这 5 项研究表明，与手术组相比，接受 SRS 的患者脑神经功能更好，性价比和生活质量（quality of life，QoL）更高。其中有一项对 82 例患者的前瞻性队列研究（其中 46 例患者行 SRS 治疗，36 例接受手术治疗），中位随访期为 3.5 年，结果显示 SRS 治疗组有更好的面听神经保留，更好的短期生活质量，相似的肿瘤的控制率（SRS 组和手术组分别为 96%，100%）。

挪威最新的一项前瞻性非随机研究纳入 91 例患者，结果显示与枕下乙状窦后入路切除肿瘤相比，当肿瘤 ≤ 25mm 时，伽马刀治疗组（肿瘤边缘剂量为 12Gy）患者的面听神经功能更好（Myrseth et al 2009）。然而，在治疗后 2 年，两组患者在眩晕、平衡和生活质量方面并没有明显差异。在 60 例采用 SRS 治疗的患者中，有一例在治疗后 18 个月时肿瘤体积增大了，并最终接受了手术，患者术后出现了面瘫。

SRS 治疗后三叉神经功能障碍的发生率约为 2%（Pollock et al 2006）。采用显微外科治疗的患者泪腺功能障碍与干眼症的发生率明显更高（Tamura et al 2004）。

虽然 SRS 治疗具有较好的短期生活质量评分，但对 2 年或以上长期预后它并没有优势。话说回来，对于体积较小的肿瘤，SRS 在面神经、听神经、三叉神经的功能保护方面的确显示了更好的效果。目前仍无长期的（>10 年）肿瘤控制率相关资料，但一些中心对于肿瘤直径 <3cm，高龄患者以及全身状况较差的患者，推荐 SRS 治疗。

另外有一种担忧是关于 SRS 治疗后远期可能诱发肿瘤，但就目前资料来看，这种发生率很低（<0.1%）。不过，在推荐 SRS 治疗时仍需向患者说明这种情况。

交通性脑积水是 SRS 后的一个并发症（Thomsen et al 1990；Noren et al 1992），即使肿瘤没有继续生长也可出现。发生率 1%~9%，但其中只有一部分患者需要接受分流手术（Pollock et al 2006；Hasegawa et al 2005；Roche et al 2008a；Rogg et al 2005）。从 SRS 治疗到分流手术的时间一

般为 12~18 个月。这种现象可能与 CSF 中蛋白升高有关，但确切机制仍存在争议。高龄患者、大型肿瘤、双侧肿瘤、NF2 患者是 SRS 治疗后脑积水的危险因素。

10.5 其他放射治疗技术

除了以 ^{60}Co 为放射源的伽马刀外，立体定向放射治疗也可以使用一个直线加速器（linear accelerator，LINAC）将射线送达靶点位置。直线加速器利用一个可以在多个非共面弧形轨道上旋转的放射源来达到治疗目的，而不像伽马刀那样同时由多个放射源产生射线（Mendenhall et al 1994）。来自放射治疗中心的结果显示直线加速器的治疗效果与伽马刀类似（Friedman et al 2005）。此外，有报道称使用射波刀（Accuray，Sunnyvale，CA）机器人立体定向 SRS 平台可以在不同的治疗阶段对放射剂量进行分割，以达到更好的照射效果（Ishihara et al 2004；Sakamoto et al 2009）。

为了避免与单剂量立体定向放射相关的潜在的神经功能缺损，许多中心现在提倡分次立体定向放射治疗（Lederman et al 1997）。相对于单剂量 SRS 治疗方案来说，有学者主张将总剂量分 2~5 或 20~30 次治疗（Koh et al 2007）。早期的报道证实了分割放疗效果优于随访观察（Shirato et al 1999）。然而，由于没有长期的随访资料，分割放射治疗是否优于单剂量放射治疗仍不确定，而单剂量放射治疗技术上也有改进，特别是在肿瘤等剂量靶向治疗的精确度方面。事实上，由于前庭神经鞘瘤具有放射迟发反应以及细胞增殖指数低的生物学特性，因而更适合于单次高剂量放射治疗而不是分割放疗（Linskey 2008）。虽然目前的证据表明，分割放疗更有利于听力的保护，特别是采用 2~5 次剂量分割方案时，但是肿瘤的长期控制仍然是一个问题，而肿瘤控制是治疗的主要目标，因此，有人担心这种获得短期功能改善的方案可能会以降低肿瘤长期控制率。这种担忧已经在脑膜瘤的治疗方案中得到了证实，研究显示，单剂量 SRS 具有 93% 的肿瘤控制率，而分割方案的长期控制率只有 76%~81%（Kondziolka et al 2008）。

10.6 治疗策略

对于直径为 3cm 及以上、有占位效应或含有很大囊性成分的肿瘤，手术切除是首选的治疗方式。手术可以实现对肿瘤的长期控制甚至治愈，并且在一些专科治疗中心术后患者面听神经的功能也相当不错。对于直径 ≤ 3cm 的肿瘤，目前许多中心将放射治疗作为首选。由于患者和医师对于某种治疗存在偏好或当地专家的可及性不一样，因此对听神经瘤患者进行立体定向放射治疗和手术切除之间的随机对照研究是不可能的，治疗决策的制订必须基于已有的证据，主要是病例研究结果。尽管在肿瘤控制、听力保留、面神经功能方面，SRS 治疗效果非常好且不断改善，但是目前随访 10 年以上的病例、采用现代剂量方案的患者数量还较少。未来几年应明确 95% 或更好的肿瘤控制率是否能长期维持，还有一些其他问题需要进一步研究。对于 SRS 治疗未能控制的肿瘤，在什么时间用什么方法治疗仍然是有争议的，每个治疗中心都有自己的偏好。众所周知，一小部分肿瘤在 SRS 治疗后将继续生长 6~12 个月后才稳定，所以这一点应该考虑在内。SRS 治疗后的患者再行手术时手术风险会明显增加。SRS 治疗后发生恶性肿瘤的风险尽管很低，但确实证实会发生，这一点对于年轻患者来说必须考虑，因为他们的预期生存时间在 40 年以上，这远远超过了目前对采用 SRS 治疗的患者进行随访的时间。对于脑膜瘤而言，SRS 治疗后远期复发的肿瘤具有更强的侵袭性（Couldwell et al 2007），但在神经鞘瘤中这种风险可能更低，但仍然是一个问题。最后在制订治疗方案时，需要考虑到当地专家（神经外科或放疗科）的可及性，患者自己的喜好，对手术和并发症的耐受性以及当地相对于不同治疗方式的专家团队的经验。

11 化疗指征及效果

化疗对于该肿瘤作用不大，但对于双侧听神经瘤来说，其可能作为一种替代治疗（Jahrsdoerfer & Benjamin 1988）。有学者对 6 例患者采用环磷酰胺、氮烯唑胺及阿霉素进行了为期 6 个月的治疗，结果发现其中两例肿瘤生长停止，且患者听力稳定。不过这组病例仅随访了 15 个月，还是缺乏长期随访的数据。

12 相关问题的处理

12.1 眼睛的处理

眼睑闭合不全和流泪减少使术后患者易感染

和暴露性角膜炎，尤其是当角膜感觉功能下降时。眼睑闭合不全、睑外翻、Bell 麻痹以及不闭合的眨眼可能导致角膜和结膜干燥，导致角膜上皮损伤。角膜感觉功能下降不仅加重了损伤的可能性，还使角膜愈合受损，进而导致神经营养性角膜炎。角膜可以用人工眼泪如羧甲基纤维素来保护，但缺点在于需要频繁地应用。软膏（例如 Lacrilube）可维持更长的时间，且由于使用造成的视力模糊在夜间不会对患者造成显著影响，故软膏更适合在晚上使用。抗生素如氯霉素可以在感染发生时使用，而角膜损伤的治疗则可能需要谨慎地使用外用类固醇和睫状肌麻痹剂。虽然眼睛可能会在夜间被软膏剂保护，但仍有干燥的风险，因为这个原因，我们更多地使用气泡护镜（译者注：eye bubble，一种治疗干眼症的眼罩），以保持角膜湿润和防止外物与角膜接触。在白天则可以佩戴防护性眼镜。

如果眼睛闭合不全和 Bell 麻痹使角膜外露，则需考虑行外侧眼睑缝合术，但应尽可能地避免，因为这样做会影响容貌。最好能通过联合术中及术后电生理试验来准确地评估长期面神经功能恢复的可能性（见下文）。如果早期恢复的可能性较大，则使用肉毒毒素或暂时的眼睑缝合术是合理的。如果恢复可能延迟或永久性面瘫，则更适合借助于整形外科进行早期干预，如上眼睑黄金植入术联合内眦成形术和下眼睑缩短术。如果恢复良好，可去除植入的金属。眼睑弹簧植入技术对眼睛闭合的效果最佳（Levine 1994）。尽管一些中心取得了优异的成绩，但金属丝弹簧突出一直是一个重要的问题，因此黄金植入术更常用。

12.2　面神经的处理

即使面神经在解剖上保持着连续性，但是在将面神经从肿瘤包膜上分离下来时可能会导致神经机能性失用。由于面神经的桥小脑角段缺乏上皮的保护，故该神经受损的风险相应增加（Sunderland 1978）。面神经能否得到解剖和功能的成功保留取决于肿瘤的大小。在一些神经解剖保留但仍出现完全面瘫的患者中，一部分在手术后数周内症状迅速改善，而最终的面神经功能是可以接受的（Morgon et al 1985）。然而，仍有 9%~18% 的患者无法恢复面部张力或主动运动（House & Luetje 1979；Moffat et al 1989c）。发生 Wallerian 变性的患者比神经功能失用的患者预后

差（Gantz et al 1984）。Croxson 等（1989）和 Hardy 等（1989b）报道，在面神经完全麻痹的患者中，术后 1 周使用神经电生理检测是一个很好的预测手段。通过同侧复合动作电位与正常侧的比较计算出衰退比。在这两组研究中，所有动作电位波幅未完全衰减的患者均达到了 House I~II 级，而那些发生完全衰减的患者则表现为延迟的、不完全的恢复。与神经移植相比，解剖完整的面神经自发再生有更大的概率获得良好的面容结果。如果神经解剖保留完整，面神经恢复可能长达 12 个月左右，在此之前不应进行任何辅助手术。然而，如果最后面神经功能仅为 House III 级或更糟的话，那么解剖学保存完整的神经再生、早期面神经修复，或面 – 舌下神经吻合术在影响外观容貌方面的差异并不显著（King et al 1993）。

12.2.1　早期面神经修复

如果面神经在术中离断，那么立即修复可能获得最满意的功能。虽然研究发现修复后的功能与神经旁路移植术的结果相比没有明显的差别（Stennert 1979），但是主要的优点是不需要牺牲一根正常的神经，而且不需要再次手术。尽管旁路移植术后 1 年时的神经功能无法预测，但 65% 左右的患者效果较好（Barrs et al 1984b）。NF-2 患者预后相对差，可能是由于 NF-2 相关肿瘤的生长更具侵袭性（Jääskeläinen et al 1990）。

由于神经已被肿瘤拉伸，面神经直接端端吻合是完全可行的。在一组枕下开颅病变切除的患者中，37% 的患者可直接吻合，不需要神经移植术（Ebersold et al 1992）。如果采用经迷路入路，通过面神经从面神经管移位和岩浅大神经从膝状神经节分离可以获得额外 1cm 的长度（Whittaker & Luetje 1985），然而这种做法在实际操作过程中意义不大。如果没有足够的长度允许直接端 – 端吻合，那么腓肠神经或耳大神经可以当作移植物使用。神经吻合术可以采用缝合的方式，或用阔筋膜将神经包裹成管状并以纤维蛋白胶密封。此外，Fisch 等（1987）提出可以用开窗的胶原夹板行神经吻合术。

如果面神经在脑干部位离断或剩余部分残缺不全，那么早期面神经修复是无法进行的。在这种情况下有几个选择。面神经远端可以与舌下神经、副神经脊髓段（migliavacca 1967）、舌咽神经（Duel 1934）或膈神经（Conley & Baker 1979）吻

合，或行跨面神经吻合（Smith 1979）。在这些选项中，由于去神经支配可带来无法接受的后果，膈神经和舌咽神经不适合作为供体。对于副神经脊髓段与面神经吻合，不管是否保存支配斜方肌的分支，都有一些成功的病例报道（Migliavacca 1967；Ebersold & Quast 1992），但其他人发现舌下－面神经吻合的成功率更大（Mingrino & Zuccarello 1981）。这可能是因为与肩部相比舌头在大脑皮质的代表区域更大，与面部的关系更密切。跨面神经吻合在技术上要求更高，涉及的腓肠神经移植物连接两侧面神经之间。结果通常比舌下神经－面神经吻合差，也许与神经支配相关的轴突再生减少相关（Tran Ba Huy et al 1985；Zini et al 1985）。基于这些原因，我们更推崇面神经－舌下神经吻合，除非患者存在延髓麻痹。

如果面神经功能有所恢复，但在美容上仍不满意的话，整形手术或许有所帮助。上眼睑的黄金植入可以改善眼睛闭合，面部不对称可以用阔筋膜悬吊术修复。如果有必要，可以辅以面部拉皮手术、提眉术或眦成形术。然而，这些手段都针对静态的面容，并不能满足动态动作。通过颞肌移位或许能恢复部分运动功能。

12.2.2　舌下－面神经吻合术

1901 年 Korte 首次尝试通过舌下－面神经吻合术进行面神经功能恢复（Pitty & Tator 1992）。文献中有许多病例报道，他们的研究结果有好有坏（Pitty & Tator 1992）。在年轻的患者和当神经离断与吻合间隔时间短时结果较好，不过 Hitselberger（1979）已对后者提出质疑。在最近的一篇 22 个案例报道中，77% 的患者出现了很好或相对较好的结果。59% 的患者于移植术后 3~6 个月可见神经再支配的证据，剩下的患者于 8 个月内可见神经再支配（Pitty & Tator 1992）。可能是由于神经系统的可塑性，随着时间的推移结果也会变好。

手术技巧

手术时患者取仰卧位，头部处于中立位。手术过程中避免颈部的旋转，因为这会加大解剖舌下神经的困难程度。只有在远端纤维发生 Wallerian 变性之前进行手术，面部神经刺激器才能帮助定位。皮肤切口始于耳屏前，向后弯曲至耳翼之下，继续切至颈部，距离下颌角下一指。在可能的情况下，应尽可能地保留耳大神经。

面神经经茎乳孔出颅，在乳突尖端的前方和深部走行。双肌支向后走形支配枕颞肌枕腹和二腹肌后腹，主干道向前平伸进入腮腺后内表面，并在此处分为颞颧部和颈面部两个分支。面神经在术中可以通过三种方式进行识别。至胸锁乳突肌平面前可以使用锐性分离，二腹肌后腹从位于乳突尖内侧的二腹肌沟暴露其起源处，确认支配二腹肌的神经并向近端追踪至面神经主干，面神经前方及稍深处是一个有用的标志——茎突。第二种方法就是使用 Hitselberger（1979）所描述的方法，通过切除乳突皮质骨，确认位于面神经管下降部内的面神经。从面神经管水平段到茎乳孔中点向外轮廓化面神经管，在近端离断，移至颈部。第三种技术就是显露耳屏软骨，这也是我们最常用的技术。在软骨下缘 1cm、深 1cm 处可以找到面神经（耳屏点）（Mattox 1992）。

舌下神经在颈前三角很容易识别，舌骨大角是一个有用的参考标志，其上即为舌下神经。面总静脉在韧带之间分开，舌下神经位于颈动脉鞘之上、颈内静脉和二腹肌后腹的深部，它穿过颈外动脉下方分支的前方，在入舌前不远处分为若干支。如果无法识别舌下神经主干，可以在颈内静脉前方显露和追溯舌下神经降支（支配舌骨下肌群），然后向近端寻找。

舌下神经主干一直分至舌下神经在舌部开始分叉时为止。很重要的一点就是尽可能地向远侧离断神经，否则可能会因长度不够而无法与面神经吻合。在放大及舌下神经和远端面神经无张力的条件下采用 8-0 缝线进行神经外膜间断端端吻合，随后在缝合处涂上纤维蛋白胶。如果试图减少术后舌肌萎缩，可能需要游离舌下神经降支并和舌下神经远端残端进行吻合。Hammerschlag 等（1992）采用舌下神经降支远端斜行半切，再用腓肠神经或耳大神经移植物缝合至舌下神经半切部位以及面神经远端。他们发现采用这项技术既避免了舌肌的萎缩，又降低了面部肌肉张力过高的风险。

结果

Pitty 和 Tator（1992）总结了过去的 37 年中舌下－面神经吻合术的文献，并包含了 562 例患者，其中效果良好者占 65%，22% 相对较好，剩下的 13% 手术效果较差或无效。尽管进行了神经移植术，眼睛闭合不全和面部肌肉连带运动仍很明显，这需要进一步的整形手术（如上所述）。半侧舌肌萎缩造成的功能损害并不明显（影响对口腔内食物的搅动），而且舌下神经降支和远端残端的吻合不会造成偏侧萎缩（Pitty & Tator 1992）。虽然早期进行吻合效果更好，但是有报道显示，即便在神经离断后多年再行手术治疗，个别病例仍有可能获得令人满意的效果（McKen-zie & Alexander 1950；Hitselberger 1979）。

13 耳聋与听觉脑干植入

对于术后单侧听力丧失患者，信号对传线路（contralateral routing of signals，CROS）的助听器可能会有所帮助。双侧听神经瘤患者或肿瘤发生在一侧唯一有听力的耳内，患者则可能会出现全聋。如果术后出现听力丧失或双侧耳聋，则有两种潜在的手术方法可用于保存听力。如果蜗神经在生理得到了保留，但由于内耳血运受损或迷路损害而导致听力完全丧失，那么对圆窗和鼓岬的刺激有反应预示着人工耳蜗植入很有可能成功（Waltzman et al 1990；Friedman et al 1998）。人工耳蜗是一个放在内耳以刺激蜗神经的电子装置。然而，如果无法找到蜗神经或毛细胞和螺旋神经节细胞遭到破坏，那唯一的方法就是通过听觉脑干植入对蜗神经核进行直接电刺激（Hitselberger et al 1984）。目前已经在 22 通道人工耳蜗的基础上研制出了一种多电极可植入的假体。欧洲主要使用 21 个电极阵列，而美国和澳大利亚则用 8 个电极阵列。通常在完成经迷路入路听神经瘤切除后，将电极阵列需要放置在第四脑室外侧隐窝内的蜗神经核的表面上。虽然一些中心通过乙状窦后入路也成功地放置了电极，但经迷路入路提供了最直接的侧方路径并能更好地显露第四脑室外侧孔。根据电极描记结果，刺激是通过一个经皮线圈系统并结合各种处理策略来进行的。大多数情况下都可以使用多通道电刺激（Brackmann et al 1993；Laszig et al 1999）。尽管多通道脑干听觉植入仍处于试验性使用阶段，但结果显示大多数受试者都在唇读和感知环境声音方面获得了较大帮助。然而只有少数患者（1%）真正实现了对开放式讲话的理解。某些电极的刺激可能会使患者获得非听觉的感觉，但在多数情况下，可以通过选择性编程电极来避免这种情况（Shannon et al 1993）。目前对于所有神经纤维瘤病 2 型患者，如果接受了非保存听力的听神经瘤切除术，都应考虑听觉脑干植入。手术适应症包括肿瘤大小不限但没有可用听力，或是存在有效听力但由于肿瘤的大小使得听力保存困难。如果有双侧听力丧失，那么在第一次肿瘤切除时行同侧听觉脑干植入是一个合理的选择。这种做法也适用于对侧有效听力尚存的患者，特别是当对侧肿瘤较大并即将发生进一步的听力丧失时。

14 延髓麻痹

巨大肿瘤切除后患者可能会发生短暂的延髓麻痹。如果后组脑神经完好，则预后一般较好（Hardy et al 1989）。为了减少误吸的风险，应该在术后开始进食流食之前对患者进行吞咽功能评估，以确保延髓的功能正常。

15 肿瘤复发

House（1968）发现，肿瘤再生长多发生在首次切除后的 4 年内。肿瘤不完全切除可能是术中有意为之，最常见的情况是肿瘤紧密黏附于脑干或其他重要结构（例如 AICA）和为了保存良好的面神经功能。残余肿瘤的生长方式是无法预测的，并非都会导致复发，而残余肿瘤的自然消退也有记载（Shea et al 1985）。然而，一项研究对带有残余肿瘤的 33 位患者平均随访 5.5 年，其中有 36.5% 的患者因肿瘤复发产生的症状需要再次手术，9% 死亡（Shea et al 1985）。大多数报道中，"完全"切除肿瘤后其复发率都不到 1%~2%。前面的章节中已经提到了无意的次全切除，最有可能的原因是内耳道基底部的显露不足。有报道称在试图保护听力的经乙状窦后入路肿瘤切除术中，复发率高达 15%（Cerullo et al 1998）。在立体定向放射治疗的患者中 5%~15% 的肿瘤会继续生长。

复发肿瘤的处理

有人提出复发性肿瘤的生长速度比原发病变更快（Sterkers et al 1992）。复发的少见意味着没有大量的数据来准确评估再次手术的风险。许多大宗病例研究中也有一少部分复发肿瘤，结果显示再次手术切除肿瘤的风险与首次手术并没有显著差异（Ebersold et al 1992），不过 Shea 等（1985）却发现二次手术的并发症发生率明显高于首次手术患者，并且死亡率高达25%。初次手术所致的蛛网膜粘连会妨碍对神经的识别，而且可能加大从脑干及邻近血管周围游离病变的难度。但Hitselberger和House（1979）认为经迷路手术之后，分离界面并不会模糊。Tos等（1988）报道了4例经迷路手术的患者，在1~6个月之后再次进行了相同入路的手术，术中并没有出现明显的困难。两次手术之间的间隔时间可能对粘连的紧密程度有十分重要的影响。

复发肿瘤的治疗方案与原发肿瘤相似。如果首次手术后面神经功能失用，再次手术的难度可能会大大地减少。如果以前的手术是通过乙状窦后入路或颅中窝入路，那么经迷路入路就是理想的选择。因为这样在遇到瘢痕组织之前，就可以在肿瘤的侧方辨别面神经。经迷路入路手术后再次手术也可以选择乙状窦后入路或经耳蜗入路，这样一来，即便因以前的手术使肿瘤区域的正常解剖平面变得模糊不清，至少仍有一些重要的标志可供辨认。但患者的听力保护是非常困难的，相比于原发肿瘤面神经保护的效果也会相对较差。

16 治疗结果

与手术结果相关的死亡、面神经功能及听力保护已在相关章节中讨论过。

16.1 头痛

根据我们及其他一些人（Schessel et al 1992）的经验，与经迷路入路手术相比，采用枕下入路手术的患者术后头痛更常见，该症状可能会在术后持续数年。病因尚不清楚，但可能与颈部肌肉的切开、枕大神经和枕小神经的瘢痕形成以及附着于肌肉的硬脑膜的牵拉有关。后颅窝骨瓣的还纳和尽可能小地减切开肌肉有助于降低并发症的发生率。值得考虑的一个因素是，在经迷路手术过程中，要在硬脑膜打开前完成颞骨的磨除。相反，采用经枕下入路手术时，磨除内耳道后壁时骨沫会进入基底池，从而导致化学性脑膜炎。

16.2 耳鸣

许多人认为耳鸣是由耳蜗（Molle 1984）、蜗神经（Shea et al 1981）或脑干（Pulec et al 1978）产生的。有时即便切断蜗神经，耳鸣也可能无法消除。肿瘤切除后，耳鸣症状改善的机会为

40%~60%，也有6%~40%的概率症状会发生恶化（Silverstein et al 1986；Goel et al 1992）。上述概率部分由术前症状的严重程度来决定。最近Baguley等（1992）报道了一组129例经迷路入路手术对于耳鸣的影响。如果术前不存在耳鸣现象，那么术后出现耳鸣的概率为27%，但基本不会对患者造成明显的影响。如果在术前出现轻度或中度的耳鸣，那么术后耳鸣消失的概率为25%，加重的概率为37%。然而，在这样的情况下，术后严重耳鸣的概率仅为2.5%左右。严重的耳鸣极有可能在术后获得改善，并且约有1/5的患者症状会完全消失。

16.3 前庭功能的康复

最初人们发现，在迷路切除术或前庭神经切断术后，患者向手术侧转身时会出现共济失调。此外，也可见朝向患侧的慢相水平性眼球震颤。虽然推测小肿瘤以及术前前庭功能正常的患者中上述症状和体征可能表现更为明显，但事实并非如此。Jenkins（1985）发现年龄、性别、肿瘤大小，或脑干压迫的存在并不会明显影响术后前庭功能代偿情况。大多数患者的症状是短暂的，一般在几周内眼球震颤便会消失，共济失调也会得到最大程度的改善（Fisch 1973）。最近一项研究发现，在听神经瘤切除术后31%患者的平衡失调会持续3个月以上。与不良预后有关的因素包括年龄>55.5岁、女性、术前持续失衡>3.5个月以及在眼震电图描记中枢性异常（Driscoll et al 1998）。

动物实验表明，早期的视觉和体感刺激决定了前庭损伤后的恢复快慢和最终恢复程度（Igarashi et al 1979）。出于这个原因，术后早期的前庭练习就显得非常重要。双侧前庭神经损伤、视觉受损或本体感觉改变的患者恢复良好的可能性小。单侧前庭损伤的健康患者应有一个康复锻炼计划，并应着重于头部运动。起初患者会有不稳定的感觉，但应尽量避免使用迷路镇静剂，因为可能会延迟代偿过程。有关前庭损伤修复的锻炼方法可参见Goebel（1992）的著作。然而，尽管有良好的代偿，迷路切除术后的患者都会有一些慢性姿势平衡障碍，不过临床意义不大（House & Nelson 1979）。

16.4 生活质量

与肿瘤大小相关的生活质量的数据可见表

28.2。虽然按惯例将面神经结果从这一分析中剔除，但因面神经功能损伤而导致的毁容可能会对患者产生严重的社会影响，尤其是当听力丧失和面容毁损同时出现，就可能会导致患者不愿重新进行社会交往（Wiegand & Fickel 1989）。对其他方面来说，手术对于患者心理的影响较小，而对于身体的影响更大，特别是平衡功能障碍。从患者的角度对疾病及康复等内容的详细描述可参见Wiegand 和 Fickel（1989）的著作。最近，关于听神经瘤术后生活质量的客观研究越来越多，结果显示手术会对患者的整体生活质量产生显著影响（Nickolopoulos et al 1998）。

关键点

- 自从 20 世纪初早期的手术开展以及 1964 年 House 里程碑式的论著以来，治疗的结果有显著改善。在这期间，主要是由于引入现代麻醉与手术显微镜，死亡率从 80% 下降到 5% 以下。
- 现在的主要目标是减少并发症，尤其是在保留良好的面神经功能和挽救残留听力方面。
- 在未来十年，随着手术技术的改进，新技术如立体定向放射治疗的使用，以及对肿瘤分子遗传学的认识，听神经瘤的治疗效果将会进一步提高。

（周大彪　万伟庆　肖新如　译）

参考文献

Adams, R.D., 1943. Occlusion of the anterior inferior cerebellar artery. Arch. Neurol. Psychiatry 49, 765–770.

Adeloye, A., 1979. Neoplasms of the brain in the African. Surg. Neurol. 11, 247–255.

Akhmametyeva, E.M., Mihaylova, M.M., Luo, H., et al., 2006. Regulation of the neurofibromatosis 2 gene promoter expression during embryonic development. Dev. Dyn. 235, 2771–2785.

Alfthan, K., Heiska, L., Gronholm, M., et al., 2004. Cyclic AMP-dependent protein kinase phosphorylates merlin at serine 518 independently of p21-activated kinase and promotes merlin-ezrin heterodimerization. J. Biol. Chem. 279, 18559–18566.

Allcutt, D.A., Hoffman, H.J., Isla, A., et al., 1991. Acoustic schwannoma in children. Neurosurgery 29, 14–18.

Allen, J., Eldridge, R., Koerber, T., 1974. Acoustic neuroma in the last months of pregnancy. Am. J. Obstet. Gynecol. 119, 516–520.

Amoils, C.P., Lanser, M.J., Jackler, R.K., 1992. Acoustic neuroma presenting as a middle ear mass. Otolaryngol. Head Neck Surg. 107, 478–482.

Anniko, M., Arndt, J., Noren, G., 1981. The human acoustic neuroma in organ culture. II. Tissue changes after gamma irradiation. Otolaryngology (Stockh) 91, 223–235.

Antoni, N. 1920. Ueber Ruckenmarksrumoren und neurofibroma. Bergmann, Munich.

Aoki, S., Sasaki, Y., Machida, T., et al., 1990. Contrast-enhanced M R images in patients with meningioma. Importance of enhancement of the dura adjacent to the tumor. Am. J. Neuroradiol. 11, 935–938.

Atkinson, W.J., 1949. The anterior inferior cerebellar artery, its variations, pontine distribution and significance in the surgery of the cerebellopontine angle tumors. J. Neurol. Neurosurg. Psychiatry 12, 137–151.

Baguley, D.M., Moffat, D.A., Hardy, D.G., 1992. What happens to tinnitus after translabyrinthine acoustic neuroma removal? In: Tos, M.Q., Thomsen, J. (Eds.), Acoustic neuroma. Kugler, Amsterdam, pp. 895–898.

Bai, Y., Liu, Y.J., Wang, H., et al., 2007. Inhibition of the hyaluronan-CD44 interaction by merlin contributes to the tumor-suppressor activity of merlin. Oncogene 26, 836–850.

Baldwin, D., King, T.T., Chevretton, E., et al., 1991. Bilateral cerebellopontine angle tumors in neurofibromatosis type-2. J. Neurosurg. 74, 910–915.

Ballance, C.A., 1894. Some points in the surgery of the brain and in membranes. Macmillan, London, p. 276.

Barker, D.P., Weller, R.O., Garfield, J.S., 1976. Epidemiology of primary tumors of the brain and spinal cord: a regional survey in southern England. J. Neurol. Neurosurg. Psychiatry 39, 290–296.

Barker, D., Wright, E., Nguyen, K., et al., 1987. Gene for von Recklinghausen's neurofibromatosis is in the pericentromeric region of chromosome 17. Science 236, 1100–1109.

Barrs, D.M., Olsson, J.E., 1987. The audiologic evaluation of cerebellopontine angle tumor suspects: A review of tumor and non-tumor suspects. Otolaryngol. Head Neck Surg. 96, 523–532.

Barrs, D.M., Brackmann, D.E., Hitselberger, D.E., 1984b. Facial nerve anastomosis in the cerebellopontine angle: a review of 24 cases. Am. J. Otol. 5, 269–272.

Barrs, D.M., Luxford, W.M., Becker, T.S., et al. 1984a. Computed tomography with gas cisternography for detection of small acoustic tumors. Arch. Otolaryngol. 110, 535–537.

Bashour, A.M., Meng, J.J., Ip, W., et al., 2002. The neurofibromatosis type 2 gene product, merlin, reverses the F-actin cytoskeletal defects in primary human Schwannoma cells. Mol. Cell Biol. 22, 1150–1157.

Bebin, J., 1979. Pathophysiology of acoustic tumors. In: House, W.F., Luetje, C.M. (Eds.), Acoustic tumors, vol. 1. University Park Press, Baltimore, MD, pp. 45–83.

Beck, H.J., Beatty, C.W., Hamer, S.G., 1986. Acoustic neuromas with normal pure tone hearing levels. Otolaryngol. Head Neck Surg. 94, 96–103.

Bentivoglio, P., Cheesman, A.D., Symon, L., 1988a. Surgical management of acoustic neuromas during the last five years. Part II. Results for facial and cochlear nerve function. Surg. Neurol. 29, 205–209.

Bentivoglio, P., Cheesman, A.D., Symon, L., 1988b. Surgical management of acoustic neuromas during the last five years. Part I. Surg. Neurol. 29, 197–204.

Berg, H.M., Cohen, N.L., Hammerschlag, P.E., et al., 1986. Acoustic neuroma presenting a sudden hearing loss with recovery. Otolaryngol. Head Neck Surg. 94, 15–22.

Bess, F.H., Josey, A.F., Glasscock, M.E. III, et al., 1984. Audiologic manifestation in bilateral acoustic tumors (von Recklinghausen's disease). J. Speech Hear Disord. 49, 177–182.

Best, P.V., 1968. Erosion of the petrous temporal bone by neurilemmoma. J. Neurosurg. 28, 445–451.

Best, P.V., 1987. Malignant triton tumor in the cerebellopontine angle. Report of a case. Acta Neuropathol. 74, 92–96.

Bianchi, A.B., Mitsunaga, S.I., Cheng, J.Q., et al., 1995. High frequency of inactivating mutations in the neurofibromatosis type 2 gene (NF2) in primary malignant mesotheliomas. Proc. Natl. Acad. Sci. U. S. A. 92, 10854–10858.

Boesen, T., Moller, H., Charabi, S., et al., 1992. Papilledema in patients with acoustic neuromas: vestibular and other otoneurosurgical findings. In: Tos, M., Thomsen, J. (Eds.), Acoustic neuroma. Kugler, Amsterdam, pp. 235–238.

Boikos, S.A., Stratakis, C.A., 2006. Carney complex: pathology and molecular genetics. Neuroendocrinology 83, 189–199.

Borcck, W.F., Zülch, K.J., 1951. Über die Erbangungshaufigkeit der Geschlechter an Hirngeschwulsten. Zentralb. Neurochir. 11, 333–350.

Brackmann, D.E., 1979. Middle cranial fossa approach. In: House, W.F., Luetje, C.J. (Eds.), Acoustic tumors, vol. II. Management. University Park Press, Baltimore, MD, pp. 15–41.

Brackmann, D.E., Bartels, L.J., 1980. Rare tumors of the cerebellopontine angle. Otolaryngol. Head Neck Surg. 88, 555–559.

Brackmann, D.E., Kwartler, J.A., 1990a. A review of acoustic tumors: 1983–1988. Am. J. Otol. 11, 216–232.

Brackmann, D.E., Hitselberger, W.E., Nelson, R.A., et al., 1993. Auditory brain stem implant: 1. Issues in surgical implantation. Otolaryngol. Head Neck Surg. 108, 624–633.

Brackmann, D.E., House, J.R., Hitselberger, W.E., 1994. Technical modifications to the middle cranial fossa approach in removal of acoustic neuromas. Am. J. Otol. 15, 614–619.

Briggs, R.J.S., Luxford, W.M., Atkins, J.S., et al., 1994. Translabyrinthine removal of large acoustic neuromas. Neurosurgery 34,

785–791.

Brockes, J.P., Breakefield, K.O., Martuza, R.I., 1986. Glial growth factor-like activity in Schwann cell tumors. Ann. Neurol. 20, 317–320.

Brooks, J.S.J., Freeman, M., Enterline, H.T., 1985. Malignant 'triton' tumors. Natural history of immunohistochemistry of nine new cases with literature review. Cancer 55, 2543–2549.

Brow, R.E., 1979. Pre- and postoperative management of the acoustic tumor patient. In: House, W.F., Luetje, C.J. (Eds.), Acoustic tumors, vol. II. Management. University Park Press, Baltimore, MD, pp. 153–173.

Buchheit, W.A., Rosenwasser, R.H., 1988. Tumors of the cerebellopontine angle. Clinical features and surgical management. In: Schmidek, H.H., Sweet, W.H. (Eds.), Operative neurosurgical techniques. Indications, methods and results, 2nd edn. Grune & Stratton, Orlando, pp. 673–683.

Cai, L.H., Wu, H., Lu, J.R., et al., 2008. [Expression of S518 phosphorylated Merlin and its interaction with CD44 in vestibular schwannoma]. Zhonghua Er Bi Yan Hou Tou Jing Wai Ke Za Zhi 43, 910–914.

Cairns, H., 1932. Acoustic neurinomas of right cerebello-pontine angle. Complete removal. Spontaneous recovery from postoperative facial palsy. Proc. R. Soc. Med. 25, 35–40.

Carney, J.A., Gordon, J., Carpenter, P.C., et al., 1985. The complex of myxomas, spotty pigmentation and endocrine overactivity. Medicine 64, 270–283.

Carney, J.A., Hurska, L.S., Beauchamp, G.D., et al., 1986. Dominant inheritance of the complex of myxomas, spotty pigmentation and endocrine overactivity. Mayo Clin. Proc. 61, 165–172.

Casselman, J.W., Kuhweide, R., Deimling, M., et al., 1993. Pathology of the membranous labyrinth: Comparison of T1 and T2 weighted and gadolinium enhanced spin echo and 3DFT-CISS imaging. Am. J. Neuroradiol. 14, 427–457.

Cerullo, L.J., Mardichian, F.H., 1987. Acoustic nerve tumor surgery before and since the laser: comparison of results. Lasers Surg. Med. 7, 224–228.

Cerullo, L., Grutsch, J., Osterdock, R., 1998. Recurrence of vestibular (acoustic) schwannomas in surgical patients where preservation of facial and cochlear nerve is the priority. Br. J. Neurosurg. 12, 547–554.

Chaimoff, M., Nagino, B.I., Sulkes, J., et al., 1999. Sudden hearing loss as a presenting symptom of acoustic neuroma. Am. J. Otol. 20 (3), 157–160.

Charabi, S., Thomsen, J., Mantoni, M., et al., 1995. Acoustic neuroma (vestibular schwannoma): Growth and surgical and non-surgical consequences of the wait and see policy. Otolaryngol. Head Neck Surg. 113, 5–14.

Charabi, S., Thomsen, J., Tos, M., et al., 1992. False-positive C T findings in a series of 525 patients with acoustic neuromas. In: Tos, M., Thomsen, J. (Eds.), Acoustic neuroma. Kugler, Amsterdam, pp. 127–130.

Charabi, S., Thomsen, J., Tos, M., et al., 1998. Acoustic neuroma – vestibular schwannoma growth: Past, present and future. Acta Otolaryngol. (Stockh) 118 (3), 327–332.

Chen, J.M., Fisch, U., 1992. The transotic approach to acoustic neuroma surgery. In: Tos, M., Thomsen, J. (Eds.), Acoustic neuroma. Kugler, Amsterdam, pp. 317–323.

Chishti, A.H., Kim, A.C., Marfatia, S.M., et al., 1998. The F E R M domain, a unique module involved in the linkage of cytoplasmic proteins to the membrane. Trends Biochem. Sci. 23, 281–282.

Chopra, R., Kondziolka, D., Niranjan, A., et al., 2007. Long-term follow-up of acoustic schwannoma radiosurgery with marginal tumor doses of 12 to 13 Gy. Int. J. Radiat. Oncol. Biol. Phys. 68, 845–851.

Chung, W.Y., Liu, K.D., Shiau, C.Y., et al., 2005. Gamma knife surgery for vestibular schwannoma: 10-year experience of 195 cases. J. Neurosurg. 102 (Suppl.), 87–96.

Clark, J.J., Provenzano, M., Diggelmann, H.R., et al., 2008. The ErbB inhibitors trastuzumab and erlotinib inhibit growth of vestibular schwannoma xenografts in nude mice: a preliminary study. Otol. Neurotol. 29, 846–853.

Clemis, J.D., Ballad, W.J., Baggot, P.J., et al., 1986. Relative frequency of inferior vestibular schwannoma. Arch. Otolaryngol. Head Neck Surg. 112, 190–194.

Clemis, J.D., Mastricola, P.G., Schuler-Vogler, M., 1982. Sudden hearing loss in the contralateral ear in postoperative acoustic tumor: three case reports. Laryngoscope 92, 77–79.

Comey, C.H., McLaughlin, M.R., Jho, H.D., et al., 1998. Death from a malignant cerebellopontine angle triton tumor despite stereotactic radiosurgery. J. Neurosurg. 89, 653–658.

Committee on Hearing and Equilibrium, 1995. Guidelines for the evaluation of hearing preservation in acoustic neuroma (vestibular schwannoma). Otolaryngol. Head Neck Surg. 113, 179–180.

Conley, J., Baker, D.C., 1979. Hypoglossal facial nerve anastomosis for reinnervation of paralysed face. Plast Reconstr. Surg. 63, 63–72.

Couldwell, W.T., Cole, C.D., Al-Mefty, O., 2007. Patterns of skull base meningioma progression after failed radiosurgery. J. Neurosurg. 106, 30–35.

Coulpier, F., Le Crom, S., Maro, G.S., et al., 2009. Novel features of boundary cap cells revealed by the analysis of newly identified molecular markers. Glia 57, 1450–1457.

Croxson, G.R., Moffat, D.A., Baguley, D., 1988. Bruns bidirectional nystagmus in cerebellopontine angle tumors. Clin. Otolaryngol. 13, 153–157.

Croxson, G.R., Moffat, D.A., Hardy, D.G., et al., 1989. Role of postoperative electroneuronography in predicting facial nerve recovery after acoustic neuroma removal: a pilot study. J. Laryngol. Otol. 103, 60–62.

Cruveilhier, J., 1842. Anatomic pathologique du corps human II, part 26. Baillière, Paris, pp. 1–8.

Curtin, R.D., 1984. CT of acoustic neuroma and other tumors of the ear. Radiol. Clin. N. Am. 22, 77–105.

Curto, M., Cole, B.K., Lallemand, D., et al., 2007. Contact-dependent inhibition of EGFR signaling by Nf2/Merlin. J. Cell Biol. 177, 893–903.

Cushing, H., 1917. Intracranial tumors. Charles C. Thomas, Springfield, IL.

Cushing, H., 1921. Further concerning the acoustic neuromas. Laryngoscope 31, 209–228.

Cushing, H., 1931. Tumors of the nervus acousticus and the syndrome of the cerebellopontine angle. WB Saunders, Philadelphia, PA, p. 277.

Cushing, H., 1932. Intracranial tumors. Charles C. Thomas, Springfield, IL.

Dalley, R.W., Robertson, W.D., Nugent, R.A., et al., 1986. Computed tomography of anterior inferior cerebellar artery aneurysm mimicking an acoustic neuroma. J. Comput. Assist. Tomogr. 10, 881–884.

Dandy, W.E., 1925. An operation for the total removal of the cerebellopontine (acoustic) tumors. Surg. Gynecol. Obstet. 41, 129–148.

Daniels, R.L., Shelton, C., Hansberger, H.R., 1998. Ultra high resolution in non-enhanced fast spin echo magnetic resonance imaging: Cost effective screening for acoustic neuroma in patients with sudden sensory neural hearing loss. Otolaryngol. Head Neck Surg. 119 (4), 364–369.

Dastur, D.K., Lalitha, V.S., Prabhakar, V., 1968. Pathological analysis of intracranial space-occupying lesions in 1000 cases including children: Part I. Age, sex and pattern, and the tuberculomas. J. Neurol. Sci. 6, 575–592.

Delsanti, C., Roche, P.H., Thomassin, J.M., et al., 2008. Morphological changes of vestibular schwannomas after radiosurgical treatment: pitfalls and diagnosis of failure. Prog. Neurol. Surg. 21, 93–97.

Dewan, S., Norén, G., 2008. Retreatment of vestibular schwannomas with Gamma Knife surgery. J. Neurosurg. 109 (Suppl.), 144–148.

Di Tullio, M.V., Malkasian, D., Rand, R.W., 1978. A critical comparison of neurosurgical and otolaryngological approaches to acoustic neuromas. J. Neurosurg. 48, 1–12.

Dickersin, G.R., 1987. The electron microscopic spectrum of nerve sheath tumors. Ultrastruct. Pathol. 11, 103–146.

Dickins, J., Graham, J., 1991. A comparison of facial nerve monitoring systems in cerebellopontine angle surgery. Am. J. Otol. 12, 1–6.

Dix, M.R., 1974. The vestibular acoustic system. In: Vinken, P.J., Bruyn, B.W. (Eds.), Handbook of clinical neurology, vol. 16. Elsevier, New York.

Doherty, J.K., Ongkeko, W., Crawley, B., et al., 2008. ErbB and Nrg: potential molecular targets for vestibular schwannoma pharmacotherapy. Otol. Neurotol. 29, 50–57.

Driscoll, C.L., Lynn, S.G., Harner, S.G., et al., 1998. Preoperative identification of patients at risk of developing persistent disequilibrium after acoustic neuroma removal. Am. J. Otol. 19, 491–495.

Ducatman, B.S., Scheithauer, B.W., Piepgras, D.G., et al., 1986. Malignant peripheral nerve sheath tumors. A clinicopathologic study of 120 cases. Cancer 57, 2006–2021.

Duel, A.B., 1934. Advanced methods in the surgical treatment of facial paralysis. Ann. Otol. Rhinol. Laryngol. 13, 76–88.

Ebersold, M.J., Quast, L.M., 1992. Long-term results of spinal accessory nerve facial nerve anastomosis. J. Neurosurg. 77, 51–54.

Ebersold, M.J., Harner, S.G., Beatty C.W., et al., 1992. Current results of the retrosigmoid approach to acoustic neurinomas. J. Neurosurg. 76, 901–909.

Eldridge, R., 1981. Central neurofibromatosis with bilateral acoustic neuroma. In: Riccardi, V.M., Mulvihill, J.J. (Eds.), Advances in neurology, vol. 29. Neurofibromatosis. Raven, New York, pp.

57–65.

Elliott, F.A., McKissock, W., 1954. Acoustic neuroma. Early diagnosis. Lancet ii, 1189–1191.

Evans, D.G.R., Huson, S.M., Donnai, D., et al., 1992a. A genetic study of type 2 neurofibromatosis in the United Kingdom. I. Prevalence, mutation rate, fitness and confirmation of maternal transmission effect on severity. J. Med. Genet. 29, 841–846.

Evans, D.G., Sainio, M., Baser, M.E., 2000. Neurofibromatosis type 2. J. Med. Genet. 37, 897–904.

Fabiani, A., Croveri, G., Torta, A., 1975. Neurinoma de la fossa posteriore in un bambino di un anno. Acta Neurologica (Napoli) 30, 218–222.

Feltri, M.L., Suter, U., Relvas, J.B., 2008. The function of RhoGTPases in axon ensheathment and myelination. Glia 56, 1508–1517.

Fernandez-Valle, C., Tang, Y., Ricard, J., et al., 2002. Paxillin binds schwannomin and regulates its density-dependent localization and effect on cell morphology. Nat. Genet. 31, 354–362.

Fisch, U., 1973. The vestibular response following unilateral vestibular neurectomy. Acta. Otolaryngol. (Stockh) 76, 229–238.

Fisch, U., Dobie, R.A., Gmur, A., et al., 1987. Intracranial facial nerve anastomosis. Am. J. Otol. 8, 23–29.

Fischer, G., Fischer, C., Remond, J., 1992. Hearing preservation in acoustic neuroma surgery. J. Neurosurg. 76, 910–917.

Flaiz, C., Kaempchen, K., Matthies, C., et al., 2007. Actin-rich protrusions and nonlocalized GTPase activation in Merlin-deficient schwannomas. J. Neuropathol. Exp. Neurol. 66, 608–616.

Flickinger, J.C., Kondziolka, D., Pollock, B.E., et al., 1996. Evolution in technique for vestibular schwannoma radiosurgery and effect on outcome. Int. J. Radiat. Oncol. Biol. Phys. 36, 275–280.

Flood, L.M., Brightwell, A.P., 1984. Cochlear deafness in the presentation of a large acoustic neuroma. J. Laryngol. Otol. 98, 87–92.

Fontaine, B., Rouleau, G.A., Seizinger, B.R., et al., 1991. Molecular genetics of neurofibromatosis 2 and related tumors (acoustic neuroma and meningioma). Ann. NY Acad. Sci. 615, 338–343.

Fraenzer, J.T., Pan, H., Minimo, L. Jr., et al., 2003. Overexpression of the NF2 gene inhibits schwannoma cell proliferation through promoting PDGFR degradation. Int. J. Oncol. 23, 1493–1500.

Friedman, R.A., Brackmann, D.E., Mills, D., 1998. Auditory nerve integrity after middle fossa acoustic tumor removal. Otolaryngol. Head Neck Surg. 119 (6), 588–592.

Friedman, R.A., Brackmann, D.E., Hitselberger, W.E., et al., 2005. Surgical salvage after failed irradiation for vestibular schwannoma. Laryngoscope 115, 1827–1832.

Friedman, W.A., 2008. Linear accelerator radiosurgery for vestibular schwannomas. Prog. Neurol. Surg. 21, 228–237.

Friedman, W.A., Bradshaw, P., Myers, A., et al., 2006. Linear accelerator radiosurgery for vestibular schwannomas. J. Neurosurg. 105, 657–661.

Fukuoka, S., Oka, K., Seo, Y., et al., 1998. Apoptosis following gamma knife radiosurgery in a case of acoustic schwannoma. Stereotact. Funct. Neurosurg. 70 (Suppl. 1), 88–94.

Gantz, B.J., Gmuer, A.A., Holliday, M., 1984. Electroneurographic evaluation of the facial nerve. Method and technical problems. Ann. Otol. Rhinol. Laryngol. 93, 394–398.

Gantz, B.J., Parnes, L.S., Harker, L.A., et al., 1986. Middle cranial fossa acoustic neuroma excision: results and complications. Ann. Otol. Rhinol. Laryngol. 95, 454–459.

Garcia-Ibanez, E., Garcia-Ibanez, J.L., 1980. Middle fossa neurectomy: A report of 373 cases. Otolaryngol. Head Neck Surg. 88, 486–490.

Gardner, G., Robertson, J.H., 1988. Hearing preservation in unilateral acoustic neuroma surgery. Ann. Otol. Rhinol. Laryngol. 97, 55–66.

Gardner, G., Robertson, J.H., Clark, W.C., 1983. 105 patients operated upon for cerebellopontine angle tumors – experience using combined approach and CO2 laser. Laryngoscope 93, 1049–1055.

German, W.J., 1961. Acoustic neurinomas: A follow-up. Clin. Neurosurg. 7, 21–39.

Giovannini, M., Robanus-Maandag, E., Van Der Valk, M., et al., 2000. Conditional biallelic Nf2 mutation in the mouse promotes manifestations of human neurofibromatosis type 2. Genes Dev. 14, 1617–1630.

Glasscock, M.E. III, Devine, S.C., McKennan, K.X., 1987. The changing characteristics of acoustic neuroma patients over the last ten years. Laryngoscope 97, 1164–1167.

Glasscock, M.E. III, McKennan, K.X., Levine, S.C., 1988. False negative M R I scan in an acoustic neuroma. Otolaryngol. Head Neck Surg. 98, 612–614.

Glasscock, M.E., Kveton, J.F., Jackson, C.G., et al., 1986. A systemic approach to the surgical management of acoustic neuroma. Laryngoscope 96, 1088–1094.

Gleeson, R.K., Butzer, J.F., Grin, O.D. Jr., 1978. Acoustic neuroma presenting as subarachnoid hemorrhage: Case report. J. Neurosurg. 49, 602–604.

Godey, B., Morandi, X., Beust, L., et al., 1998. Sensitivity of auditory brainstem response in acoustic neuroma screening. Acta Otolargngol. (Stockh) 118, 501–504.

Goebel, J.A., 1992. Experimental and practical considerations for rehabilitation following vestibular injury. In: Tos, M., Thomsen, J. (Eds.), Acoustic neuroma. Kugler, Amsterdam, pp. 905–911.

Goel, A., Sekhar, L.N., Langheinrich, W., et al., 1992. Late course of preserved hearing and tinnitus after acoustic neurilemmoma surgery. J. Neurosurg. 77, 685–689.

Goetting, M.G., Swanson, S.E., 1987. Massive hemorrhage into intracranial neurinomas. Surg. Neurol. 27, 168–172.

Gonzalez-Agosti, C., Xu, L., Pinney, D., et al., 1996. The merlin tumor suppressor localizes preferentially in membrane ruffles. Oncogene 13, 1239–1247.

Gordon, D.S., Kerr, A.G., 1986. Cerebrospinal fluid rhinorrhea following surgery for acoustic neuroma. J. Neurosurg. 64, 676–678.

Gormley, W.B., Sekhar, L.N., Wright, D.C., et al., 1997. Acoustic neuromas: Results of current surgical management. Neurosurgery 41, 50–58.

Graham, M.D., 1975. The jugular bulb in anatomic and clinical considerations in contemporary otology. Arch. Otolaryngol. 101, 560–564.

Graham, M.D., Sataloff, R.T., 1984. Acoustic tumors in the young adult. Arch. Otolaryngol. 110, 405–407.

Gruskin, P., Carberry, J.N., 1979. Pathology of acoustic tumors. In: House, W.F., Luetje, C.M. (Eds.), Acoustic Tumors, vol. I. Diagnosis. University Park Press, Baltimore, pp. 85–148.

Gutmann, D.H., Giordano, M.J., Fishback, A.S., Guha, A., 1997. Loss of merlin expression in sporadic meningiomas, ependymomas and schwannomas. Neurology 49, 267–270.

Gutmann, D.H., Haipek, C.A., Hoang Lu, K., 1999. Neurofibromatosis 2 tumor suppressor protein, merlin, forms two functionally important intramolecular associations. J. Neurosci. Res. 58, 706–716.

Guyot, J.P., Hausler, R., Reverdin, A., et al., 1992. The value of otoneurologic diagnosis procedures compared with radiology and operative findings. In: Tos, M., Thomsen, J. (Eds.), Acoustic neuroma. Kugler, Amsterdam, pp. 31–37.

Haberkamp, T.J., Meyer, G.A., Fox, M., 1998. Surgical exposure of the fundus of the internal auditory canal: Anatomic limits of the middle fossa versus the retrosigmoid transcanal approach. Laryngoscope 108, 1190–1194.

Haberman, R.S. II, Kramer, M.B., 1989. False positive MRI and CT findings of an acoustic neuroma. Am. J. Otol. 10, 301–303.

Hammerschlag, P.E., Cohen, N.L., Brundy, J., 1992. Rehabilitation of facial paralysis following acoustic neuroma excision with jump interpositional graft hypoglossal facial anastomosis and gold weight lid implantation. In: Tos, M., Thomsen, J., (Eds.) Acoustic neuroma. Kugler, Amsterdam, pp. 789–792.

Han, D.H., Kim, D.G., Chi, J.B., et al., 1992. Malignant triton tumor of the acoustic nerve: Case report. J. Neurosurg. 76, 874–877.

Hanemann, C.O., Bartelt-Kirbach, B., Diebold, R., et al., 2006. Differential gene expression between human schwannoma and control Schwann cells. Neuropathol. Appl. Neurobiol. 32, 605–614.

Hansen, M.R., Linthicum, F.H. Jr., 2004. Expression of neuregulin and activation of erbB receptors in vestibular schwannomas: possible autocrine loop stimulation. Otol. Neurotol. 25, 155–159.

Hansen, M.R., Clark, J.J., Gantz, B.J., et al., 2008. Effects of ErbB2 signaling on the response of vestibular schwannoma cells to gamma-irradiation. Laryngoscope 118, 1023–1030.

Hansen, M.R., Roehm, P.C., Chatterjee, P., et al., 2006. Constitutive neuregulin-1/ErbB signaling contributes to human vestibular schwannoma. Proliferation Glia 53, 593–600.

Hardy, D.G., Macfarlane, R., Moffat, D.A., 1993. Wound closure after acoustic neuroma surgery. Br. J. Neurosurg. 7, 171–174.

Hardy, D.G., Macfarlane, R., Baguley, D., et al., 1989a. Surgery for acoustic neuroma. An analysis of 100 translabyrinthine operations. J. Neurosurg. 71, 799–804.

Hardy, D.G., Macfarlane, R., Baguley, D., et al., 1989b. Facial nerve recovery following acoustic neuroma surgery. Br. J. Neurosurg. 3, 675–680.

Hardy, M., Crowe, S.J., 1936. Early asymptomatic acoustic tumors. Arch. Surg. 32, 292–301.

Harner, S.G., Ebersold, M.J., 1985. Management of acoustic neuromas, 1978–1983. J. Neurosurg. 63, 175–179.

Harner, S.G., Reese, D.F., 1984. Roentgenographic diagnosis of acoustic neurinoma. Laryngoscope 94, 306–309.

Harner, S.G., Laws, E.R. Jr., Onofrio, B.M., 1984. Hearing preservation after removal of acoustic neuroma. Laryngoscope 94, 1431–1434.

Harris, J.P., Low, N.C., House, W.F., 1985. Contralateral hearing loss following inner ear injury, sympathetic cochleolabyrinthitis? Am. J. Otol. 6, 371–377.

Harrisingh, M.C., Perez-Nadales, E., Parkinson, D.B., et al., 2004. The Ras/Raf/ERK signalling pathway drives Schwann cell dedifferentiation. The EMBO J. 23, 3061–3071.

Hart, R.G., Gardner, D.P., Howieson, J., 1983. Acoustic tumors – atypical features and recent diagnostic tests. Neurology 33, 211–221.

Hasegawa, T., Fujitani, S., Katsumata, S., et al., 2005a. Stereotactic radiosurgery for vestibular schwannomas: analysis of 317 patients followed more than 5 years. Neurosurgery 57, 257–265.

Hermanz-Schulman, M., Welch, K., Strand, R., et al., 1986. Acoustic neuromas in children. AJNR Am. J. Neuroradiol. 7, 519–521.

Hirokawa, Y., Tikoo, A., Huynh, J., et al., 2004. A clue to the therapy of neurofibromatosis type 2: NF2/merlin is a PAK1 inhibitor. Cancer J 10, 20–26.

Hirsch, A., Noren, G., 1988. Audiological findings after stereotactic radiosurgery in acoustic neurinoma. Acta. Otolaryngol. (Stockh) 106, 244–251.

Hitselberger, W.E., 1966. External auditory canal hypesthesia. An early sign of acoustic neuroma. Am. Surg. 32, 741–743.

Hitselberger, W.E., 1979. Hypoglossal facial anastomosis. In: House, W.F., Luetje, C.M. (Eds.) Acoustic tumors, vol. II. Management. University Park Press, Baltimore, MD, pp. 97–103.

Hitselberger, W.E., House, W.F., 1979. Partial versus total removal of acoustic tumors. In: House, W.F., Luetje, C.M. (Eds.), Acoustic tumors, vol. II. Management. University Park Press, Baltimore, MD, pp. 265–268.

Hitselberger, W., House, W., Edgerton, B., et al., 1984. Cochlear nucleus implant. Otolaryngol. Head Neck Surg. 92, 52–54.

Holt, G., 1978. ENT manifestations of von Recklinghausen's disease. Laryngoscope 88, 1617–1632.

House, J.W., Brackmann, D.E., 1985. Facial nerve grading system. Otolaryngol. Head Neck Surg. 93, 146–147.

House, J.W., Hitselberger, W.E., House, W.F., 1982. Wound closure and cerebrospinal fluid leak after translabyrinthine surgery. Am. J. Otol. 4, 126–128.

House, J.W., Nissen, R.L., Hitselberger, W.E., 1987. Acoustic tumor management in senior citizens. Laryngoscope 97, 129–130.

House, J.W., Waluch, V., Jachler, R.K., 1986. Magnetic resonance imaging in acoustic neuroma diagnosis. Ann. Otol. Rhinol. Laryngol 95, 16–20.

House, W.F., 1961. Surgical exposure of the internal auditory canal and its contents through the middle cranial fossa. Laryngoscope 71, 1363–1385.

House, W.F., 1964a. Evolution of transtemporal bone removal of acoustic tumors. Laryngoscope 94, 731–742.

House, W.F., 1968. Partial tumor removal and recurrence in acoustic tumor surgery. Arch. Otolaryngol. 88, 644–654.

House, W.F., 1979. The translabyrinthine approach. In: House, W.F., Luetje, C.M. (Eds.), Acoustic tumors, vol. II. Management. University Park Press, Baltimore, MD, pp. 43–89.

House, W.F., Hitselberger, W.E., 1976. The transcochlear approach to the skull base. Arch. Otolaryngol. 102, 334–342.

House, W.F., Luetje, C.M., 1979. Evaluation and preservation of facial function. In: House, W.F., Luetje, C.M. (Eds.), Acoustic tumors. University Park Press, Baltimore, pp. 89–94.

House, W.F., Nelson, J.R., 1979. Long-term cochleo-vestibular effects of acoustic tumor surgery. In: House, W.F., Luetje, C.M. (Eds.), Acoustic tumors, vol. II. Management. University Park Press, Baltimore, MD, pp. 207–234.

Houshmandi, S.S., Emnett, R.J., Giovannini, M., et al., 2009. The neurofibromatosis 2 protein, merlin, regulates glial cell growth in an ErbB2- and Src-dependent manner. Mol. Cell Biol. 29, 1472–1486.

Huang, W.-Q., Zheng, S.-J., Tian, Q.-S., et al., 1982. Statistical analysis of central nervous system tumors in China. J. Neurosurg. 56, 555–564.

Hughes, G.B., Sismanis, A., Glasscock, M.E. III, et al., 1982. Management of bilateral acoustic tumors. Laryngoscope 92, 1351–1359.

Hung, G., Colton, J., Fisher, L., et al., 2002. Immunohistochemistry study of human vestibular nerve schwannoma differentiation. Glia 38, 363–370.

Huson, S.M., Harper, P.S., Compston, D.A.S., 1988. Von Recklinghausen neurofibromatosis: a clinical and population study in south east Wales. Brain 111, 355–381.

Igarashi, M., Levy, J.K., Takahashi, M., et al., 1979. Effect of exercise upon locomotor balance modification after peripheral vestibular lesions (unilateral utricular neurotomy) in squirrel monkeys. Adv. Otorhinolaryng. 25, 82–87.

Ikeda, K., Ito, H., Kashihara, K., et al., 1988. Effective preoperative irradiation of highly vascular cerebellopontine angle neurinoma. Neurosurgery 22, 566–573.

Ishihara, H., Saito, K., Nishizaki, T., et al., 2004. CyberKnife radio-surgery for vestibular schwannoma. Minim. Invasive Neurosurg. 47, 290–293.

Jääskeläinen, J., Pyykkö, I., Blomstedt, G., et al., 1990. Functional results of facial nerve suture after removal of acoustic neurinoma: an analysis of 25 cases. Neurosurgery 27, 408–411.

Jackler, R.K., Pitts, L.H., 1990. Acoustic neuroma. Neurosurg. Clin. N. Am. 1, 199–223.

Jacoby, L.B., Pulaski, K., Rouleau, G.A., et al., 1990. Clonal analysis of human meningiomas and schwannomas. Cancer Res. 50, 6783–6786.

Jahrsdoerfer, R.A., Benjamin, R.S., 1988. Chemotherapy of bilateral acoustic neuromas. Otolaryngol. Head Neck Surg. 98, 273–282.

James, M.F., Manchanda, N., Gonzalez-Agosti, C., et al., 2001. The neurofibromatosis 2 protein product merlin selectively binds F-actin but not G-actin, and stabilizes the filaments through a lateral association. Biochem. J. 356, 377–386.

Jenkins, H.A., 1985. Long-term adaptive changes of the vestibulo-ocular reflex in patients following acoustic neuroma surgery. Laryngoscope 95, 1224–1234.

Jenkins, H.A., Fisch, U., 1980. The transotic approach to resection of difficult acoustic tumors of the cerebellopontine angle. Am. J. Otol. 2, 70–76.

Jin, H., Sperka, T., Herrlich, P., Morrison, H., 2006. Tumorigenic transformation by CPI-17 through inhibition of a merlin phosphatase. Nature 442, 576–579.

Johnson, E.W., 1977. Auditory test results in 500 cases of acoustic neuroma. Arch. Otolaryngol. 103, 152–158.

Johnson, E.W., 1979. Results of audiometric tests in acoustic tumor patients. In: House, W.F., Luetje, C.M. (Eds.), Acoustic tumors, vol. I. Diagnosis. University Park Press, Baltimore, MD, pp. 209–224.

Josey, A.F., Jackson, C.G., Glasscock, M.E., 1980. Brainstem evoked audiometry in confirmed 8th nerve tumors. Am. J. Otolaryngol. 1, 285–290.

Kaempchen, K., Mielke, K., Utermark, T., et al., 2003. Upregulation of the Rac1/JNK signaling pathway in primary human schwannoma cells. Hum. Mol. Genet. 12, 1211–1221.

Kalamarides, M., Niwa-Kawakita, M., Leblois, H., et al., 2002. Nf2 gene inactivation in arachnoidal cells is rate-limiting for meningioma development in the mouse. Genes Dev. 16, 1060–1065.

Kaneko, T., Yamashima, T., Tohma, Y., et al., 2001. Calpain-dependent proteolysis of merlin occurs by oxidative stress in meningiomas: a novel hypothesis of tumorigenesis. Cancer 92, 2662–2672.

Kano, H., Kondziolka, D., Khan, A., et al., 2009. Predictors of hearing preservation after stereotactic radiosurgery for acoustic neuroma. J. Neurosurg. 111, 863–873.

Kanter, W.R., Eldridge, R., Fabricans, R., et al., 1980. Central neurofibromatosis with bilateral acoustic neuroma. Genetic, clinical and biochemical distinctions from peripheral neurofibromatosis. Neurology 30, 851–859.

Karjalainen, S., Nuutinen, J., Neitaammaki, H., et al., 1984. The incidence of acoustic neuroma in autopsy material. Arch. Otorhinolaryngol. 240, 91–93.

Kartush, J.M., Niparko, J.K., Graham, M.D., et al., 1987. Electroneuronography: preoperative facial nerve assessment for tumors of the temporal bone. Otolaryngol. Head Neck Surg. 97, 257–261.

Kasantikul, V., Netsky, M.G., Glasscock, M.E. III, et al., 1980a. Acoustic neurilemmoma, clinicoanatomical study of 103 patients. J. Neurosurg. 52, 28–35.

Kasantikul, V., Netsky, M.G., Glasscock, M.E. III, et al., 1980b. Intracanalicular neurilemmomas: clinicopathologic study. Ann. Otol. Rhinol. Laryngol 89, 29–32.

Khangure, M.S., Moijtahedi, S., 1983. Air C T cisternography of anterior inferior cerebellar artery loop simulating an intracanalicular acoustic neuroma. Am. J. Neuroradiol. 4, 994–995.

Kim, J.Y., Kim, H., Jeun, S.S., et al., 2002. Inhibition of NF-kappaB activation by merlin. Biochem. Biophys. Res. Commun. 296, 1295–1302.

Kimura, Y., Koga, H., Araki, N., et al., 1998. The involvement of calpain-dependent proteolysis of the tumor suppressor NF-2 (merlin) in schwannomas and meningiomas. Nat. Med. 4, 915–922.

King, T.T., Morrison, A., 1980. Translabyrinthine and transtentorial removal of acoustic nerve tumors. Results of 150 cases. J. Neurosurg. 52, 210–216.

King, T.T., Morrison, A.W., 1990. Primary facial nerve tumors within the skull. J. Neurosurg. 72, 1–8.

King, T.T., Sparrow, O.C., Arias, J.M., et al., 1993. Repair of facial nerve after removal of cerebellopontine angle tumors: a comparative study. J. Neurosurg. 78, 720–725.

Kissil, J.L., Johnson, K.C., Eckman, M.S., et al., 2002. Merlin phosphorylation by p21-activated kinase 2 and effects of phosphorylation on merlin localization. J. Biol. Chem. 277, 10394–10399.

Kissil, J.L., Wilker, E.W., Johnson, K.C., et al., 2003. Merlin, the product of the Nf2 tumor suppressor gene, is an inhibitor of the p21-activated kinase, Pak1. Mol. Cell. 12, 841–849.

Kitamura, K., Kakoi, H., Ishida, T., 1992. Audiological assessment of bilateral acoustic tumors during conservative management. In: Tos, M., Thomsen, J. (Eds.), Acoustic neuroma. Kugler, Amsterdam, pp. 835–838.

Klemink, J.L., laRouare, M.J., Kileny, P.R., et al., 1990. Hearing preservation following suboccipital removal of acoustic neuromas. Laryngoscope 100, 597–601.

Koenig, M., Kalyan-Raman, K., Sureka, O.N., 1984. Contralateral trigeminal nerve dysfunction as a false localizing sign in acoustic neurinoma: a clinical and electrophysiological study. Neurosurgery 14, 335–337.

Koh, E.S., Millar, B.A., Menard, C., et al., 2007. Fractionated stereotactic radiotherapy for acoustic neuroma: single-institution experience at The Princess Margaret Hospital. Cancer 109, 1203–1210.

Kondziolka, D., Mathieu, D., Lunsford, L.D., et al., 2008. Radiosurgery as definitive management of intracranial meningiomas. Neurosurgery 62, 53–58; discussion 58–60.

Koos, W.T., 1988. Criteria for preservation of vestibulo-cochlear nerve function during microsurgical removal of acoustic neurinomas. Acta Neurochir. 92, 55–66.

Koos, W.T., Day, J.D., Matula, C., et al., 1998. Neurotopographic considerations in microsurgical treatment of small acoustic neuromas. J. Neurosurg. 88, 506–512.

Korf, B.R., 1990. The genetic basis of neurofibromatosis. Neurol. Forum 2, 2–7.

Krause, F., 1903. Zur Freilegung der hinteren Felsenheinflache und des Kleinhims. Beitr. Klin. Chir. 37, 728–764.

Kurland, L.T., Schoenberg, B.S., Annegers, J.F., et al., 1982. The incidence of primary intracranial neoplasms in Rochester, Minnesota 1935–1977. Ann. NY Acad. Sci. 381, 6–16.

Kveton, J.F., 1990. Delayed spontaneous return of hearing after acoustic tumor surgery: evidence for cochlear nerve conduction block. Laryngoscope 100, 473–476.

Kveton, J.F., Book, J., 1992. A comparison of auditory nerve monitoring techniques in acoustic tumor surgery. In: Tos, M., Thomsen, J., (Eds.) Acoustic neuroma. Kugler, Amsterdam, pp. 537–542.

Laasonen, E.M., Troupp, H., 1986. Volume growth rate of acoustic neurinomas. Neuroradiology 28, 203–207.

Lallemand, D., Curto, M., Saotome, I., et al., 2003. NF2 deficiency promotes tumorigenesis and metastasis by destabilizing adherens junctions. Genes Dev. 17, 1090–1100.

Lallemand, D., Manent, J., Couvelard, A., et al., 2009. Merlin regulates transmembrane receptor accumulation and signaling at the plasma membrane in primary mouse Schwann cells and in human schwannomas. Oncogene 28, 854–865.

Lanman, T.H., Brackmann, D.E., Hitselberger, W.E., et al., 1999. Report of 190 consecutive cases of large acoustic tumors (vestibular schwannoma) removed via the translabyrinthine approach. J. Neurosurg. 90 (4), 617–623.

Lanser, M.J., 1992. The genetics of acoustic neuromas: a linkage and physical map of chromosome 22. In: Tos, M., Thomsen, J. (Eds.), Acoustic neuroma. Kugler, Amsterdam, pp. 165–171.

Lanser, M.J., Jackler, R.K., Pitts, L.H., 1992. Intratumoral hemorrhage and cyst expansion as causes of acute neurological deterioration in acoustic neuroma patients. In: Tos, M., Thomsen, J. (Eds.), Acoustic neuroma. Kugler, Amsterdam, pp. 229–234.

Larsson, E.M., Holtas, S., 1986. False diagnosis of acoustic neuroma due to subdural injection during gas CT cisternogram. J. Comput. Assist. Tomogr. 10, 1025–1026.

Laszig, R., Marangos, N., Sollmann, W.P., et al., 1999. Central electrical stimulation of the auditory pathway in neurofibromatosis type 2. Ear Nose Throat. J. 78, 110–111, 115–117.

Le Blanc, R.A., 1974. Metastasis of bronchogenic carcinoma to acoustic neurinoma. Case report. J. Neurosurg. 41, 614–617.

Lederman, G., Lowry, J., Wertheim, S., et al., 1997. Acoustic neuroma: Potential benefits of fractionated stereotactic radiosurgery. Stereotact. Funct. Neurosurg. 69, 175–182.

Lee, D.J., Westra, W.H., Staecker, H., Long, D., Niparko, J.K., Slattery, W.H., 3rd., 2003. Clinical and histopathologic features of recurrent vestibular schwannoma (acoustic neuroma) after stereotactic radiosurgery. Otol. Neurotol. 24, 650–660; discussion 660.

Lee, J.H., Sundaram, V., Stein, D.J., Kinney, S.E., Stacey, D.W., Golubic, M., 1997. Reduced expression of schwannomin/merlin in human sporadic meningiomas. Neurosurgery 40, 578–587.

Lee, J.P., Wang, A.D., 1989. Acoustic neurinoma presenting as intratumoral bleeding. Neurosurgery 24, 764–768.

Leksell, L., 1971. A note on the treatment of acoustic tumors. Acta Chir. Scand. 137, 763–765.

Leonard, J.R., Talbot, M.L., 1970. Asymptomatic acoustic neurilemmoma. Arch. Otolaryngol. 91, 171–224.

Levine, R.E., 1994. Eye lid reanimation. In: Brackmann, D.E., Shelton, C.E., Aviaga, A. (Eds.), Otologic surgery. WB Saunders, Philadelphia, PA, pp. 717–740.

Levy, L.F., Auchterlonie, W.C., 1975. Primary cerebral neoplasia in Rhodesia. Int. Surg. 60, 286–293.

Linskey, M.E., 2008. Hearing preservation in vestibular schwannoma stereotactic radiosurgery: what really matters? J. Neurosurg. 109 (Suppl.), 129–136.

Linthicum, F.H., Brackmann, D.E., 1980. Bilateral acoustic tumors. A diagnostic and surgical challenge. Arch. Otolaryngol. 106, 729–733.

Linthicum, F.H., Churchill, D., 1968. Vestibular test results in acoustic tumor cases. Arch. Otolaryngol. 88, 604–607.

Lownie, S.P., Drake, C.G., 1991. Radical intracapsular removal of acoustic neurinomas. Long-term follow-up of 11 patients. J. Neurosurg. 74, 422–425.

Luetje, C.M., Whittaker, C.K., Callaway, L.A., et al., 1983. Histological acoustic tumor involvement of the VIIth nerve and multicentric origin in the VIIIth nerve. Laryngoscope 93, 1133–1139.

Luetje, C.M., Whittaker, C.K., Davidson, K.C., et al., 1988. Spontaneous acoustic tumor involution: a case report. Otolaryngol. Head Neck Surg. 98, 95–97.

Lunsford, L.D., Linskey, M.E., Flickinger, J.C., 1992a.. Stereotactic radiosurgery for acoustic nerve sheath tumors. In: Tos, M., Thomsen, J. (Eds.), Acoustic neuroma. Kugler, Amsterdam, pp. 279–287.

Lunsford, L.D., Niranjan, A., Flickinger, J.C., et al., 2005. Radiosurgery of vestibular schwannomas: summary of experience in 829 cases. J. Neurosurg. 102 (Suppl.), 195–199.

Lustig, L.R., Rifkin, S., Jackler, R.K., et al., 1998. Acoustic neuromas presenting with normal or symmetrical hearing: Factors associated with diagnosis and outcome. Am. J. Otol. 19 (2), 212–218.

Lutchman, M., Rouleau, G.A., 1995. The neurofibromatosis type 2 gene product, schwannomin, suppresses growth of NIH 3T3 cells. Cancer Res. 55, 2270–2274.

Lye, R.H., Dutton, J., Ramsden, R.T., et al., 1982. Facial nerve preservation during surgery for removal of acoustic nerve tumors. J. Neurosurg. 57, 739–746.

Lye, R.H., Pace-Balzan, A., Rasden, R.T., et al., 1992. The fate of tumor rests following removal of acoustic neuromas: an MRI Gd-DTPA study. Br. J .Neurosurg. 6, 195–201.

Manchanda, N., Lyubimova, A., Ho, H.Y., et al., 2005. The NF2 tumor suppressor Merlin and the E R M proteins interact with N-WASP and regulate its actin polymerization function J. Biol. Chem. 280, 12517–12522.

Mandpe, A.H., Mikulse, A., Jackler, R.K., et al., 1998. Am. J. Otol. 19 (1), 112–117.

Mangham, C.A., 1988. Complications of translabyrinthine vs. suboccipital approach for acoustic tumor surgery. Otolaryngol. Head Neck Surg. 99, 396–400.

Mansell, P.I., Higgs, E., Reckless, J.P., 1991. A young woman with spotty pigmentation, acromegaly, acoustic neuroma and cardiac myxoma: Carney's complex. J. R. Soc. Med. 84, 496–497.

Markwalder, T.M., Waelti, E., Markwalder, R.V., 1986. Estrogen and progestin receptors in acoustic and spinal neurilemmomas. Clinicopathologic correlation. Surg. Neurol. 26, 142–148.

Maro, G.S., Vermeren, M., Voiculescu, O., et al., 2004. Neural crest boundary cap cells constitute a source of neuronal and glial cells of the PNS. Nat. Neurosci. 7, 930–938.

Marquet, J.F.E., Fotton, G.E.J., Offeciers, F.E., et al., 1990. The solitary Schwannoma of the eighth cranial nerve. An immunohistochemical study of the cochlear nerve–tumor interface. Arch. Otolaryngol. Head Neck Surg. 116, 1023–1025.

Martuza, R.L., Ojemann, R.G., 1982. Bilateral acoustic neuroma: clinical aspects, pathogenesis and treatment. Neurosurgery 10, 1–22.

Martuza, R.L., MacLaughlin, D.T., Ojemann, R.G., 1981. Specific estradiol binding in Schwannomas, meningiomas and neurofibromatosis. Neurosurgery 9, 665–671.

Mattox, D.E., 1992. Infratemporal fossa approaches (Fisch) to the clivus. In: Long, D.M. (Ed.), Surgery for skull base tumors. Blackwell, Oxford, pp. 204–210.

Maurer, P.K., Okawara, S.H., 1988. Restoration of hearing after removal of cerebellopontine angle meningioma: diagnostic and therapeutic implications. Neurosurgery 22, 573–575.

McClatchey, A.I., Fehon, R.G., 2009. Merlin and the ERM proteins – regulators of receptor distribution and signaling at the cell cortex. Trends Cell Biol. 19, 198–206.

McClatchey, A.I., Giovannini, M., 2005. Membrane organization and tumorigenesis – the NF2 tumor suppressor, Merlin. Genes Dev. 19, 2265–2277.

McClatchey, A.I., Saotome, I., Mercer, K., et al., 1998. Mice heterozygous for a mutation at the NF2 tumor suppressor locus develop a range of highly metastatic tumors. Genes Dev. 12,

1121–1133.

McKenzie, K.G., Alexander, E. Jr., 1950. Restoration of facial function by nerve anastomosis. Ann. Surg. 132, 411–415.

McKissock, W., 1961, cited by Walsh L., 1965. Acoustic tumors. Proc. R. Soc. Med. 58, 1033–1037.

McLean, C.A., Laidlaw, J.D., Brownbill, D.S.B., et al., 1990. Recurrence of acoustic neurilemmoma as a malignant spindle-cell neoplasm. Case report. J. Neurosurg. 73, 946–950.

Mendenhall, W.M., Friedman, W.A., Bova, F.J., 1994. Linear accelerated based radiosurgery for acoustic schwannoma. Int. J. Radiat. Oncol. Bio. Phys. 28, 803–810.

Migliavacca, F., 1967. Facial nerve anastomosis for facial paralysis following acoustic neuroma surgery. Acta Neurochir. 17, 274–279.

Miller, R.C., Foote, R.L., Coffey, R.J., et al., 1999. Decreasing cranial nerve complications after radiosurgery for acoustic neuromas: A prospective study of dose and volume. Int. J. Radiat. Oncol. Biol. Phys. 43, 305–311.

Mingrino, S., Zuccarello, M., 1981. Anastomosis of the facial nerve with accessory or hypoglossal nerves. In: Samii, M., Jannetta, P.J. (Eds.), The cranial nerves. Springer-Verlag, Berlin, pp. 512–514.

Miyamoto, R.T., Campbell, R.L., Fritsch, M., et al., 1990. Preservation of hearing in neurofibromatosis 2. Otolaryngol. Head Neck Surg. 103, 619–624.

Miyamoto, R.T., Roos, K.L., Campbell, R.L., et al., 1991. Contemporary management of neurofibromatosis. Ann. Otol. Rhinol. Laryngol. 100, 38–43.

Moffat, D.A., Hardy, D.G., 1989. Early diagnosis and surgical management of acoustic neuroma: is it cost effective? J. R. Soc. Med. 82, 329–332.

Moffat, D.A., Croxson, G.R., Baguley, D.M., et al., 1989c. Facial nerve recovery after acoustic neuroma removal. J. Laryngol. Otol. 103, 169–172.

Moffat, D.A., Hardy, D.G., Baguley, D.M., 1989b. The strategy and benefits of acoustic neuroma searching. J. Laryngol. Otol. 103, 51–59.

Moffat, D.A., Harries, M.L., Baguley, D.M., et al., 1989a. Unterberger's stepping test in acoustic neuroma. J. Laryngol. Otol. 103, 839–841.

Mohyuddin, A., Neary, W.J., Wallace, A., et al., 2002. Molecular genetic analysis of the NF2 gene in young patients with unilateral vestibular schwannomas J. Med. Genet. 39, 315–322.

Moller, A.R., 1984. Pathophysiology of tinnitus. Ann. Otol. Rhinol. Laryngol. 93, 39–44.

Moller, A.R., Hattam, H., Olivecrona, H., 1978. The differential diagnosis of pontine angle meningioma and acoustic neuroma with computed tomography. Neuroradiology 17, 21–23.

Morgon, A., Disant, F., Fischer G., et al., 1985. In: Portmann, M. (Ed.), Facial nerve. Masso, New York, pp. 445–450.

Morrison, A.W., 1975. Management of sensorineural deafness. Butterworths, London.

Morrison, H., Sherman, L.S., Legg, J., et al., 2001. The NF2 tumor suppressor gene product, merlin, mediates contact inhibition of growth through interactions with CD44. Genes Dev. 15, 968–980.

Morrison, Q.W., Gibson, W.P.R., Beagley, H., 1976. Transtympanic electrocochleography in the diagnosis of retrocochlear tumors. Clin. Otolaryngol. 1, 153–167.

Murray, M.R., Stout, A.P., 1940. Schwann cell versus fibroblast as origin of specific nerve sheath tumor, observations upon normal nerve sheaths and neurilemomas in vitro. Am. J. Pathol. 16, 41–60.

Musiek, F.E., Kibbe-Michal, K., Guerkink, N.A., et al., 1986. ABR results in patients with posterior fossa tumors and normal pure tone hearing. Otolaryngol. Head Neck Surg. 94, 568–573.

Myrseth, E., Moller, P., Pedersen, P.H., et al., 2009. Vestibular schwannoma: surgery or gamma knife radiosurgery? A prospective, nonrandomized study. Neurosurgery 64, 654–661; discussion 661–663.

Nadol, J.B. Jr., Chiong, C.M., Ojemann, R.G., et al., 1992. Preservation of hearing and facial nerve function in resection of acoustic neuroma. Laryngoscope 102, 1153–1158.

Nadol, J.B. Jr., Levine, R.A., Ojemann, R.G., et al., 1987. Preservation of hearing in surgical removal of acoustic neuromas of the internal auditory canal and cerebellar pontine angle. Laryngoscope 97, 1287–1294.

Nager, G.T., 1969. Acoustic neuromas: pathology and differential diagnosis. Arch. Otolaryngol. 89, 252–279.

National Institutes of Health, 1988. Consensus Development Conference. Neurofibromatosis. Conference Statement. Arch. Neurol. 45, 575–578.

Nedzelski, J.M., Canter, R.J., Kassel, E.E., et al., 1986. Is no treatment good treatment in the management of acoustic neuromas in the elderly. Laryngoscope 96, 825–829.

Nedzelski, J.M., Schessel, D.A., Pfleiderer, A., et al., 1992. The natural history of growth of acoustic neuroma and the role in non-operative management. In: Tos, M., Thomsen, J. (Eds) Acoustic neuroma. Kugler, Amsterdam, pp. 149–158.

Neely, J.G., 1981. Gross and microscopic anatomy of the eighth cranial nerve in relationship to the solitary schwannoma. Laryngoscope 91, 1512–1531.

Neely, J.G., 1984. Is it possible to totally resect an acoustic tumor and preserve hearing? Otolaryngol. Head Neck Surg. 92, 162–167.

Neely, J.G., Hough, J., 1986. Histologic findings in two very small intracanalicular solitary schwannomas of the eighth nerve. Ann. Otol. Rhinol. Otolaryngol. 95, 460–465.

Nickolopoulos, T.P., Johnson, I., O'Donoghue, G.M., 1998. Quality of life after acoustic neuroma surgery. Laryngoscope 108, 1382–1385.

Nishi, T., Matsukado, Y., Nagaturo, S., et al., 1987. Hemifacial spasm due to contralateral acoustic neuroma: case report. Neurology 37, 339–342.

Noren, G., Greitz, D., 1992. The natural history of acoustic neurinomas. In: Tos, M., Thomsen, J. (Eds.), Acoustic neuroma. Kugler, Amsterdam, pp. 191–192.

Noren, G., Greitz, D., Hirsch, A., et al., 1992. Gamma Knife radiosurgery in acoustic neurinomas. In: Tos, M., Thomsen, J. (Eds.) Acoustic neuroma. Kugler, Amsterdam, pp. 289–292.

Obremski, V.J., Hall, A.M., Fernandez-Valle, C., 1998. Merlin, the neurofibromatosis type 2 gene product, and beta1 integrin associate in isolated and differentiating Schwann cells. J. Neurobiol. 37, 487–501.

Ohta, S., Yokayama, T., Nishizawa, S., et al., 1998. Regrowth of the residual tumor after acoustic neurinoma surgery. Br. J. Neurosurg. 12 (5), 419–422.

Ojemann, R., Crowell, R.C., 1978. Acoustic neuromas treated by microsurgical suboccipital operations. Prog. Neurol. Surg. 9, 337–373.

Ojemann, R.G., Martuza, R., 1990. Acoustic neuroma, In: Youmans, J.R. (Ed.), Neurological surgery, 3rd edn. WB Saunders, Philadelphia, PA, pp. 3316–3350.

Ojemann, R.G., 1978. Microsurgical suboccipital approach to cerebellopontine angle tumors. Clin. Neurosurg. 25, 461–479.

Ojemann, R.G., 1979. Acoustic neuroma. Contemp. Neurosurg. 20, 1–6.

Ojemann, R.G., 1980. Comments on Fischer G, Costantini JL, Mercier P: Improvement of hearing after microsurgical removal of acoustic neuroma. Neurosurgery 7, 158.

Ojemann, R.G., 1990. Strategies to preserve hearing during resection of acoustic neuroma. In: Wilkins, R.H., Rengachary, S.S. (Eds.), Neurosurgery update I. McGraw Hill, New York, pp. 424–427.

Ojemann, R.G., 1992. Suboccipital approach to acoustic neurinomas. In: Wilson, C.B. (Ed.), Neurosurgical procedures: personal approaches to classic techniques. Williams and Wilkins, Baltimore, MD, pp. 78–87.

Ojemann, R.G., 1993. Management of acoustic neuroma (vestibular schwannoma). Clin. Neurosurg. 40, 498–535.

Ojemann, R.G., 1996. Acoustic neurinoma (vestibular schwannomas). In: Youmans, J.R. (Ed.), Neurological surgery, 4th edn. WB Saunders, Philadelphia, PA, p. 2841.

Ojemann, R.G., 2001. Acoustic neurinoma (vestibular schwannomas) – the suboccipital approach. In: Kaye, A.H., Laws, E.R. (Eds.), Brain tumors, 2nd edn. Churchill Livingstone, Edinburgh, pp. 671–686.

Ojemann, R.G., Black, P.McL., 1988. Difficult decisions in managing patients with benign brain tumors. Clin. Neurosurg. 35, 254–284.

Ojemann, R.G., Levine, R.A., Montgomery, W.M., et al., 1984. Use of intraoperative auditory evoked potentials to preserve hearing in unilateral acoustic neuroma removal. J. Neurosurg. 61, 938–948.

Ojemann, R.G., Montgomery, W.W., Weiss, A.D., 1972. Evaluation and surgical treatment of acoustic neuroma. N. Engl. J. Med. 287, 895–899.

Okada, M., Wang, Y., Jang, S.W., et al., 2009. Akt phosphorylation of merlin enhances its binding to phosphatidylinositols and inhibits the tumor-suppressive activities of merlin. Cancer Res. 69, 4043–4051.

Okada, T., You, L., Giancotti, F.G., 2007. Shedding light on Merlin's wizardry. Trends Cell. Biol. 17, 222–229.

Olivecrona, H., 1967. Acoustic tumors. J. Neurosurg. 26, 6–13.

Panse, R., 1904. Ein Gliom des Akustikus. Arch. Ohrenheilk. 61, 251–255.

Pelton, P.D., Sherman L.S., Rizvi T.A., et al., 1998. Ruffling membrane, stress fiber, cell spreading and proliferation abnormalities in human Schwannoma cells. Oncogene 17, 2195–2209.

Pensak, J.L., Glasscock, M.E. III, Josey, A.F., et al., 1985. Sudden hearing loss and cerebellopontine angle tumors. Laryngoscope

95, 1188–1193.

Pensak, M., Tew, J., Keith, R., et al., 1991. Management of acoustic neuroma in an only hearing ear. Skull Base Surg. 1, 93–96.

Perlman, H., Kimura, R., 1955. Observation of the living blood vessels of the cochlea. Ann. Oto. Rhinol. Laryngol. 64, 1176–1192.

Perre, J., Viala, P., Foncin, J.F., 1990. Involvement of the cochlear nerve in acoustic tumors. Acta Otolaryngol. (Stockh) 110, 245–252.

Phelps, P.E., 1994. Fast spin echo in otology. J. Laryngol. Otol. 108, 385–394.

Piffko, P., Pasztor, E., 1981. Operated bilateral acoustic neuromas with preservation of hearing and facial nerve function. Otol. Rhinol. Laryngol. 43, 255–261.

Pitty, L.F., Tator, C.H., 1992. Hypoglossal–facial nerve anastomosis for facial nerve palsy following surgery for cerebellopontine angle tumors. J. Neurosurg. 77, 724–731.

Pollock, B.E., 2008. Vestibular schwannoma management: an evidence-based comparison of stereotactic radiosurgery and microsurgical resection. Prog. Neurol. Surg. 21, 222–227.

Pollock, B.E., Driscoll, C.L., Foote, R.L., et al., 2006. Patient outcomes after vestibular schwannoma management: a prospective comparison of microsurgical resection and stereotactic radiosurgery. Neurosurgery 59, 77–85; discussion 77–85.

Pollock, B.E., Lunsford, L.D., Flickinger, J.C., et al., 1998a. Vestibular schwannoma management. Part I. Failed microsurgery and the role of delayed stereotactic radiosurgery. J. Neurosurg. 89, 944–948.

Pollock, B.E., Lunsford, L.D., Kondziolka, D., et al., 1998b. Vestibular schwannoma management. Part II. Failed radiosurgery and the role of delayed microsurgery. J. Neurosurg. 89, 949–955.

Portmann, M., Sterkers, J.M., 1975. The internal auditory meatus. In: Portmann, M., Sterkers, J.M., Charaction, R., et al. (Eds.), Tumors of the internal auditory meatus and surrounding structures. Churchill Livingstone, Edinburgh, pp. 193–232.

Poulikakos, P.I., Xiao, G.H., Gallagher, R., et al., 2006. Re-expression of the tumor suppressor NF2/merlin inhibits invasiveness in mesothelioma cells and negatively regulates FAK. Oncogene 25, 5960–5968.

Prasher, D.K., Gibson, W.P., 1983. Brainstem auditory-evoked potentials and electrocochleography: comparison of different criteria for detection of acoustic neuroma and other cerebellopontine angle tumors. Br. J. Audiol. 17, 163–174.

Pulec, J.L., House, W.F., 1964. Facial nerve involvement and testing in acoustic neuroma. Arch. Otolaryngol. 80, 685–692.

Pulec, J.L., Hodel, S.F., Anthony, P.F., 1978. Tinnitus: diagnosis and treatment. Ann. Otol. Rhinol. Laryngol. 87, 821–839.

Pulec, J.L., House, W.F., Britton, B.H. Jr., et al., 1971. A system of management of acoustic neuroma based on 364 cases. Trans. Am. Acad. Ophthalmol. Otolaryngol. 75, 48–55.

Ramsden, R.T., Panizza, F., Lye, R.H., 1992. The use of ionomeric bone cement in the prevention of CSF leakage following acoustic neuroma surgery. In: Tos, M., Thomsen, J. (Eds.), Acoustic neuroma. Kugler, Amsterdam, pp. 725–727.

Rangwala, R., Banine, F., Borg, J.P., et al., 2005. Erbin regulates mitogen-activated protein (MAP) kinase activation and MAP kinase-dependent interactions between Merlin and adherens junction protein complexes in Schwann cells. J. Biol. Chem. 280, 11790–11797.

Ransohoff, J., Potanos, J., Boschenstein, F., et al., 1961. Total removal of recurrent acoustic tumor. J. Neurosurg. 18, 804–810.

Rasmussen, N., Tribukait, B., Thomsen, J., et al., 1984. Implications of D N A characterization of human acoustic neuromas. Acta Otolaryngol. Suppl. (Stockh) 406, 278–281.

Regis, J., Tamura, M., Delsanti, C., et al., 2008. Hearing preservation in patients with unilateral vestibular schwannoma after gamma knife surgery. Prog. Neurol. Surg. 21, 142–151.

Revilla, A.G., 1947. Neurinoma of the cerebellopontine angle recess. Clinical study of 160 cases including operative mortality and end results. Bull. Johns Hopkins Hosp. 80, 254–296.

Revilla, A.G., 1948. Differential diagnosis of tumors at the cerebellopontine recess. Bull. Johns Hopkins Hosp. 83, 187.

Rhoton, A. Jr., 1986. Microsurgical anatomy of the brainstem surface facing an acoustic neuroma. Surg. Neurol. 25, 326–339.

Rhoton, A.L., Tedeschi, H., 1992. Microsurgical anatomy of acoustic neuroma. Otolaryngol. Clin. N. Am. 25 (2), 257–294.

Rhoton, A.L., Pulec, J.L., Hall, G.M., et al., 1968. Absence of bone over the geniculate ganglion. J. Neurosurg. 28, 48–53.

Robinson, K., Rudge, P., 1983. The differential diagnosis of cerebellopontine angle lesions. J. Neurol. Sci. 60, 1–21.

Roche, P.H., Khalil, M., Soumare, O., et al 2008a. Hydrocephalus and vestibular schwannomas: considerations about the impact of gamma knife radiosurgery. Prog. Neurol. Surg. 21, 200–206.

Roche, P.H., Khalil, M., Thomassin, J.M., et al., 2008b. Surgical removal of vestibular schwannoma after failed gamma knife radiosurgery. Prog. Neurol. Surg. 21, 152–157.

Rogg, J.M., Ahn, S.H., Tung, G.A., et al., 2005. Prevalence of hydrocephalus in 157 patients with vestibular schwannoma. Neuroradiology 47, 344–351.

Rong, R., Surace, E.I., Haipek, C.A., et al., 2004a. Serine 518 phosphorylation modulates merlin intramolecular association and binding to critical effectors important for NF2 growth suppression. Oncogene 23, 8447–8454.

Rong, R., Tang, X., Gutmann, D.H., et al., 2004b. Neurofibromatosis 2 (NF2) tumor suppressor merlin inhibits phosphatidylinositol 3-kinase through binding to PIKE-L. Proc. Natl. Acad. Sci. U. S. A. 101, 18200–18205.

Rouleau, G.A., Merel, P., Lutchman, M., et al., 1993. Alteration in a new gene encoding a putative membrane-organizing protein causes neurofibromatosis type 2. Nature 363, 515–521.

Rouleau, G.A., Wertelecki, W., Haines, J.L., et al., 1987. Genetic linkage of bilateral acoustic neurofibromatosis to a DNA marker on chromosome 22. Nature 329, 246–248.

Rubenstein, A.E., 1986. Neurofibromatosis: A review of the clinical problem. Ann. NY Acad. Sci. 486, 1–13.

Ruberti, R.F., Poppi, M., 1971. Tumors of the central nervous system in the African. East Afr. Med. J. 48, 576–584.

Russell, D.S., Rubinstein, L.J., 1989. Pathology of tumors of the nervous system, 5th edn. Edward Arnold, London, pp. 541–545.

Rutka, J.T., Trent, J.M., Rosenblum M.L., 1990. Molecular probes in neuro-oncology: a review. Cancer Invest 8, 419–432.

Sakamoto, G.T., Blevins, N., Gibbs, I.C., 2009. Cyberknife radiotherapy for vestibular schwannoma. Otolaryngol. Clin. North Am. 42, 665–675.

Samii, M., Matthies, C., 1997a. Management of 1000 vestibular schwannomas (acoustic neuromas): Surgical management and results with an emphasis on complications and how to avoid them. Neurosurgery 40, 11–21.

Samii, M., Matthies, C., 1997b. Management of 1000 vestibular schwannomas (acoustic neuromas): Hearing function in 1000 tumor resections. Neurosurgery 40, 248–260.

Samii, M., Tatagiba, M., Matthies, C., 1992. Acoustic neurinoma in the elderly: factors predictive of postoperative outcome. Neurosurgery 31, 615–620.

Sataloff, R.T., Davies, B., Myers, D.L., 1985. Acoustic neuromas presenting as sudden deafness. Am. J. Otol. 6, 349–352.

Schessel, D.A., Nedzelski, J.M., Rowed, D.W., et al., 1992. Pain after surgery for acoustic neuroma. Otolaryngol. Head Neck Surg. 107, 424–429.

Schisano, G., Olivecrona, H., 1960. Neurinomas of the gasserian ganglion and trigeminal root. J. Neurosurg. 17, 306–322.

Schmucker, B., Ballhausen, W.G., Kressel, M., 1997. Subcellular localization and expression pattern of the neurofibromatosis type 2 protein merlin/schwannomin. Eur. J. Cell Biol. 72, 46–53.

Schnitt, S.J., Vogel, H., 1986. Meningiomas: Diagnostic value of immunoperoxidase staining for epithelial membrane antigen. Am. J. Surg. Pathol. 10, 640–649.

Schorry, E.K., Stowens, D.W., Crawford, A.H., et al., 1989. Summary of patient data from a multidisciplinary neurofibromatosis clinic. Neurofibromatosis 2, 129–134.

Scoles, D.R., 2008. The merlin interacting proteins reveal multiple targets for NF2 therapy. Biochim. Biophys. Acta 1785, 32–54.

Scoles, D.R., Nguyen, V.D., Qin, Y., et al., 2002. Neurofibromatosis 2 (NF2) tumor suppressor schwannomin and its interacting protein HRS regulate STAT signaling. Hum. Mol. Genet. 11, 3179–3189.

Seizinger, B.R., Martuza, R.L., Gusella, J.F., 1986. Loss of genes on chromosome 22 in tumorigenesis of human acoustic neuroma. Nature 322, 644–647.

Seizinger, B.R., Rouleau, G., Ozelius, L.J., et al., 1987b. Common pathogenetic mechanism for three tumor types in bilateral acoustic neurofibromatosis. Science 236, 317–319.

Sekhar, L.N., Jannetta, P.J., 1984. Cerebellopontine angle meningiomas. Microsurgical excision and follow-up results. J. Neurosurg. 60, 500–505.

Sekiya, T., Moller, A.R., 1987. Cochlear nerve injuries caused by cerebellopontine angle manipulation. An electrophysiology and morphological study in dogs. J. Neurosurg. 67, 244–249.

Selesnick, S.H., Johnson, G., 1998. Radiologic surveillance of acoustic neuromas. Am. J. Otol. 19, 846–849.

Selters, W.A., Brackmann, D.E., 1977. Acoustic tumor detection with brainstem evoked electric response audiometry. Arch. Otolaryngol. 103, 181–187.

Shaia, F.T., Sheehy, J.L., 1976. Sudden sensorineural hearing impairment; a report of 1220 cases. Laryngoscope 86, 389–398.

Shannon, R.V., Fayad, J., Moore, J., et al., 1993. Auditory brain stem implant. II. Post surgical issues and performance. Otolaryngol. Head Neck Surg. 108, 634–642.

Shao, K.-N., Tatagiba, M., Samii, M., 1993. Surgical management of high jugular bulb in acoustic neurinoma via retrosigmoid approach. Neurosurgery 32, 32–37.

Shaw, R.J., McClatchey, A.I., Jacks, T., 1998b. Localization and functional domains of the neurofibromatosis type II tumor suppressor, merlin. Cell Growth Differ. 9, 287–296.

Shaw, R.J., Paez, J.G., Curto, M., et al., 2001. The Nf2 tumor suppressor, merlin, functions in Rac-dependent signaling. Dev. Cell 1, 63–72.

Shea, J.J., Emmett, J.R., Orchik, D.J., et al., 1981. Medical treatment of tinnitus. Ann. Otol. Rhinol. Otolaryngol. 90, 601–606.

Shea, J.J. 3rd, Hitselberger, W.E., Benecke, J.E., et al., 1985. Recurrence rate of partially resected acoustic tumors. Am. J. Otol. Nov. (Suppl.), 107–109.

Shelton, C., Brackmann, D.E., House, W.F., et al., 1989a. Middle fossa acoustic tumor surgery: results in 106 cases. Laryngoscope 99, 405–408.

Shelton, C., Brackmann, D.E., House, W.F., et al., 1989b. Acoustic tumor surgery: prognostic factors in hearing preservation. Arch. Otolaryngol. Head Neck Surg. 115, 1213–1216.

Shelton, C., Hitselberger, W.E., House, W.F., et al., 1990. Hearing preservation after acoustic tumor removal: longterm results. Laryngoscope 100, 115–119.

Shelton, C., Hitselberger, W.E., House, W.F., et al., 1992. Long-term results of hearing preservation after acoustic tumor removal. In: Tos, M., Thomsen, J. (Eds.) Acoustic neuroma. Kugler, Amsterdam, pp. 661–664.

Sheptak, P.E., Jannetta, P.J., 1979. The two-stage excision of huge acoustic neurinomas. J. Neurosurg. 51, 37–41.

Sherman, L., Xu, H.M., Geist, R.T., et al., 1997. Interdomain binding mediates tumor growth suppression by the NF2 gene product. Oncogene 15, 2505–2509.

Shirato, H., Sakamoto, T., Sawamura, Y., et al., 1999. Comparison between observation policy and fractionated stereotactic radiotherapy (SRT) as an initial management for vestibular schwannoma. Int. J. Radiat. Oncol. Biol. Phys. 44, 545–550.

Shore-Freedman, E., Abraham, C., Recant, W., et al., 1983. Neurilemmoma and salivary gland tumors of the head and neck following childhood irradiation. Cancer 51, 2159–2163.

Silverstein, H., Haberkamp, T., Smouha, E., 1986. The state of tinnitus after inner ear surgery. Otolaryngol. Head Neck Surg. 99, 438–441.

Simons, M., Trotter, J., 2007. Wrapping it up: the cell biology of myelination. Curr. Opin. Neurobiol. 17, 533–540.

Simpson, R.H.W., Sparrow, O.C., Duffield, M.S., 1990. Cerebellopontine angle tumors in black South Africans – how rare are acoustic schwannomas? S. Afr. Med. J. 78, 11–14.

Slattery, W.H. III, Brackmann, D.E., Hitselberger, W., 1998. Hearing preservation in neurofibromatosis type 2. Am. J. Otol. 19 (5), 638–643.

Smith, J.W., 1979. Treatment of facial palsy by cross-face nerve grafting. In: Buchheit, W.A., Truex, R.C., Jr. (Eds.), Surgery of the posterior fossa. Raven Press, New York, pp. 173–179.

Snow, R.B., Fraser, R.A., 1987. Cerebellopontine angle tumor causing contralateral trigeminal neuralgia: a case report. Neurosurgery 21, 84–86.

Sobel, R.A., Michaud, J., 1985. Microcystic meningioma of the falx cerebri with numerous palisaded structures: an unusual histological pattern mimicking schwannoma. Acta Neuropathol. (Berl.) 68, 256–258.

Sorour, O., Rifaat, M., Loth, M., 1973. The relative frequency of brain tumors in Egypt. Afr. J. Med. Sci. 4, 178–186.

Stack, J.P., Ramsden, R.T., Antoun, N.M., et al., 1988. Magnetic resonance imaging of acoustic neuromas: the role of gadolinium-DTPA. Br. J. Radiol. 61, 800–805.

Stanton, C., Perentes, E., Collins, V.P., et al., 1987. GFA-protein reactivity in nerve sheath tumors: a polyvalent and monoclonal antibody study. J. Neuropathol. Exp. Neurol. 46, 634–643.

Stemmer-Rachamimov, A.O., Louis, D.N., Nielsen, G.P., et al., 2004. Comparative pathology of nerve sheath tumors in mouse models and humans. Cancer Res. 64, 3718–3724.

Stemmer-Rachamimov, A.O., Wiederhold, T., Nielsen, G.P., et al., 2001. NHE-RF, a merlin-interacting protein, is primarily expressed in luminal epithelia, proliferative endometrium, and estrogen receptor-positive breast carcinomas. Am. J. Pathol. 158, 57–62.

Stemmer-Rachamimov, A.O., Xu, L., Gonzalez-Agosti, C., et al., 1997. Universal absence of merlin, but not other ERM family members, in schwannomas. Am. J. Pathol. 151, 1649–1654.

Stennert, E., 1979. Hypoglossal facial anastomosis: its significance for modern facial surgery. II. Combined approach in extratemporal facial nerve reconstruction. Clin. Plast. Surg. 6, 471–486.

Sterkers, J.M., Degorges, M., Sterkers, O., et al., 1984. Our present approach to acoustic neuroma surgery. Adv. Otorhinolaryngol. 34, 160–163.

Sterkers, O., El Dine, M.B., Martin, N., et al., 1992. Slow versus rapid

growing acoustic neuromas. In: Tos, M., Thomsen, J. (Eds.), Acoustic neuroma. Kugler, Amsterdam, pp. 145–147.

Stewart, T.J., Liland, J., Schuknecht, H., 1975. Occult schwannomas of the vestibular nerve. Arch. Otolaryngol. 101, 91–95.

Stonecypher, M.S., Chaudhury, A.R., Byer, S.J., et al., 2006. Neuregulin growth factors and their ErbB receptors form a potential signaling network for schwannoma tumorigenesis. J. Neuropathol. Exp. Neurol. 65, 162–175.

Sugita, K., Kobayashi, S., 1982. Technical and instrumental improvements in the surgical treatment of acoustic neuroma. J. Neurosurg. 57, 747–752.

Sunderland, S., 1945. The arterial relations in the internal auditory meatus. Brain 68, 23–27.

Sunderland, S., 1978. Nerves and nerve injuries, 2nd edn. Churchill Livingstone, London.

Swan, J.R.C., Gatehouse, S., 1992. Screening for acoustic neuromas in routine otolaryngological practice. In: Tos, M., Thomsen, J. (Eds.), Acoustic neuroma. Kugler, Amsterdam, pp. 13–15.

Symon, L., Bord, L.T., Compton, J.S., et al., 1989. Acoustic neuroma: a review of 392 cases. Br. J. Neurosurg. 3, 343–348.

Takeuchi, J., Handa, H., Taki, W., et al., 1982. The Nd YAG laser in neurological surgery. Surg. Neurol. 18, 140–142.

Tamura, M., Murata, N., Hayashi, M., et al., 2004. Injury of the lacrimal component of the nervus intermedius function after radiosurgery versus microsurgery. Neurochirurgie 50, 338–344.

Tatagiba, M., Samii, M., Matthies, C., et al., 1992. The significance for postoperative hearing of preserving the labyrinth in acoustic neuroma surgery. J. Neurosurg. 77, 677–684.

Tator, C.H., Nedzelski, J.M., 1985. Preservation of hearing in patients undergoing excision of acoustic neuromas and other cerebellopontine angle tumors. J. Neurosurg. 63, 168–174.

Telian, S.A., Kemink, J.L., Kileny, P., 1988. Hearing recovery following suboccipital excision of acoustic neuroma. Arch. Otolaryngol. Head Neck Surg. 114, 85–87.

Thaxton, C., Lopera, J., Bott, M., et al., 2008. Neuregulin and laminin stimulate phosphorylation of the NF2 tumor suppressor in Schwann cells by distinct protein kinase A and p21-activated kinase-dependent pathways. Oncogene. 27, 2705–2715.

Thomsen, J., Tos, M., 1990. Acoustic neuroma: clinical aspects, audiovestibular assessment, diagnostic delay, and growth rate. Am. J. Otol. 11, 12–19.

Thomsen, J., Klinken, L., Tos, M., 1984. Calcified acoustic neurinoma. J. Laryngol. Otol. 98, 727–732.

Thomsen, J., Tos, M., Borgesen, S., 1990. Gamma knife hydrocephalus as a complication of the stereotactic radiosurgical treatment of acoustic neuroma. Am. J. Otol. 11, 330–333.

Thomsen, J., Tos, M., Moller, H., 1992. Diagnostic strategies in acoustic neuroma surgery: findings in 504 cases. In: Tos, M., Thomsen, J. (Eds.), Acoustic neuroma. Kugler, Amsterdam, pp. 69–72.

Thomsen, J., Zilstorff, K., Tos, M., 1983. Acoustic neuromas (diagnostic value of testing the function of the trigeminal nerve, cerebellum and opticokinetic nystagmus). J. Laryngol. Otol. 97, 801–812.

Tikoo, A., Varga, M., Ramesh, V., et al., 1994. An anti-Ras function of neurofibromatosis type 2 gene product (NF2/Merlin). J. Biol. Chem. 269, 23387–23390.

Tos, M., Thomsen, J., 1982. The price of preservation of hearing in acoustic neuroma surgery. Ann. Otol. Rhinol. Laryngol. 91, 240–245.

Tos, M., Thomsen, J., 1985. Cerebrospinal fluid leak after translabyrinthine surgery. Laryngoscope 95, 351–354.

Tos, M., Thomsen, J., 1992. Proposal of classification of tumor size in acoustic neuroma surgery. In: Tos, M., Thomsen, J. (Eds.), Acoustic neuroma. Kugler, Amsterdam, pp. 133–137.

Tos, M., Drozdziewicz, D., Thomsen, J., 1992b. The medial acoustic neuroma: a new clinical subgroup. In: Tos, M., Thomsen, J. (Eds.) Acoustic neuroma. Kugler, Amsterdam, pp. 211–215.

Tos, M., Thomsen, J., Charabi, S., 1992a. Epidemiology of acoustic neuromas: has the incidence increased during the last years? In: Tos, M., Thomsen, J. (Eds.), Acoustic neuroma. Kugler, Amsterdam, pp. 3–6.

Tos, M., Thomsen, J., Harmsen, A., 1988. Results of translabyrinthine removal of 300 acoustic neuromas related to tumor size. Acta Otolaryngol. Suppl. (Stockh) 452, 38–51.

Tos, M., Youssef, M., Thomsen, J., et al 1992c. Causes of facial nerve paresis after translabyrinthine surgery for acoustic neuroma. Ann. Otol. Rhinol. Laryngol. 101, 821–826.

Tran Ba Huy, P., Hassan, J.M., Wassef, M., et al., 1987. Acoustic schwannoma presenting as a tumor of the external canal. Case report. Ann. Otol. Rhinol. Laryngol. 96, 415–418.

Tran Ba Huy, P., Monteil, J.P., Rey, A., 1985. Results of twenty cases of transfacio-facial anastomosis as compared with those of XII–VII anastomosis. In: Portmann, M. (Ed.), Facial nerve. Masson, New York, pp. 85–87.

Trofatter, J.A., MacCollin, M.M., Rutter, J.L., et al., 1993. A novel moesin-, ezrin-, radixin-like gene is a candidate for the neurofibromatosis 2 tumor suppressor. Cell 72, 791–800.

Turgut, S., Tos, M., 1992. Relation between temporal bone pneumatization and jugular bulb variations. In: Tos, M., Thomsen, J. (Eds.), Acoustic neuroma. Kugler, Amsterdam, pp. 257–261.

Twist, E.C., Ruttledge, M.H., Rousseau, M., et al., 1994. The neurofibromatosis type 2 gene is inactivated in schwannomas. Hum. Mol. Genet. 3, 147–151.

Umezu, N., Alba, T., Unakami, M., 1991. Enterogenous cyst of the cerebellopontine angle cistern: case report. Neurosurgery 28, 462–466.

Utermark, T., Kaempchen, K., Hanemann, C.O., 2003. Pathological adhesion of primary human schwannoma cells is dependent on altered expression of integrins. Brain Pathol. 13, 352–363.

Utermark, T., Kaempchen, K., Antoniadis, G., et al., 2005. Reduced apoptosis rates in human schwannomas. Brain Pathol. 15, 17–22.

Valvassori, G.E., 1984. Radiologic evaluation of eighth nerve tumors. Am. J. Otolaryngol. 5, 270–280.

Valvassori, G.E., Guzman, M., 1989. Growth rate of acoustic neuromas. Am. J. Otol. 10, 174–176.

Valvassori, G.E., Potter, G.D., 1982. Radiology of the ear, nose and throat. Georg Thieme Verlag, Stuttgart, p. 95.

Von Glass, W., Haid, C.T., Gidinsky, K., et al., 1991. False-positive M R imaging in the diagnosis of acoustic neuromas. Otolaryngol. Head Neck Surg. 103, 583–585.

Wakabayashi, T., Tamaki, N., Satoh H., et al., 1983. Epidermoid tumor presenting painful tic convulsif. Surg. Neurol. 19, 244–246.

Wallner, K.E., Sheline, G.E., Pitts, L.H., et al., 1987. Efficacy of irradiation for incompletely excised acoustic neurilemmomas. J. Neurosurg. 67, 858–863.

Walstead, A., Salomon, G., Olsen, K.S., 1991. Low frequency hearing loss after spinal anesthesia perilymphatic hypotonia. Scand Audiol. 20, 211–215.

Waltzman, S.B., Cohen, N.L., Shapiro, W.H., et al., 1990. The prognostic value of round window electrical stimulation in cochlear implant patients. Otolaryngol. Head Neck Surg. 103, 102–106.

Wang, Z., Lu, Y., Tang, J., et al., 2009. The phosphorylation status of merlin in sporadic vestibular schwannomas. Mol. Cell Biochem. 324, 201–206.

Wazen, J., Silverstein, H., Norrell, H., et al., 1985. Preoperative and postoperative growth rate in acoustic neuromas documented with CT scanning. Otolaryngol. Head Neck Surg. 93, 151–155.

Weber, P.C., Gantz, D.J., 1996. Results and complications from acoustic neuroma excision via middle cranial fossa approach. Am. J. Otol. 17, 669–675.

Weiss, M.N., Kisiel, D., Bhatia, P., 1990. Predictive value of brainstem evoked response in the diagnosis of acoustic neuroma. Otolaryngol. Head Neck Surg. 103, 583–585.

Welling, D.B., Glasscock, M.E., Woods, C I., et al., 1990. Acoustic neuroma: a cost-effective approach. Otolaryngol. Head Neck Surg. 103, 364–370.

Wennerberg, J., Mercke, U., 1989. Growth potential of acoustic neuromas. Am. J. Otol. 10, 293–296.

Whittaker, C.K., Luetje, C.M., 1985. Translabyrinthine removal of large acoustic tumors. Am. J. Otol. (Nov. suppl.), 155–160.

Whittaker, C.R., Luetje, C.M., 1992. Vestibular schwannomas. J. Neurosurg. 76, 897–900.

Whittle, I.R., Hawkins, R.A., Miller, J.D., 1987. Sex hormone receptors in intracranial tumors and normal brain. Eur. J. Surg. Oncol. 13, 303–307.

Wiegand, D.A., Fickel, V., 1989. Acoustic neuroma: the patient's perspective subjective assessment of symptoms, diagnoses, therapy, and outcome in 541 patients. Laryngoscope 99, 179–187.

Wigand, M.E., Goertzen, W., Berg, M., 1988. Transtemporal planned partial resection of bilateral acoustic neurinomas. Acta Neurochir. (Wien) 92, 50–54.

Wigand, M.E., Haid, T., Berg, M., 1991. Extended middle cranial fossa approach for acoustic neuroma surgery. Skull Base Surg. 1, 183–187.

Wowra, B., Muacevic, A., Jess-Hempen, A., et al., 2005. Outpatient gamma knife surgery for vestibular schwannoma: definition of the therapeutic profile based on a 10-year experience. J. Neurosurg. 102 (Suppl.), 114–118.

Wu, E.H., Tang, Y.S., Zhand, Y.T., et al., 1986. CT in diagnosis of acoustic neuromas. AJNR Am. J. Neuroradiol. 7, 645–650.

Xiao, G.H., Beeser, A., Chernoff, J., et al., 2002. p21-activated kinase links Rac/Cdc42 signaling to merlin. J. Biol. Chem. 277, 883–886.

Yamada, S., Alba, T., Hara, M., 1993. Cerebellopontine angle medulloblastoma: case report and literature review. Br. J. Neurosurg. 7, 91–94.

Yang, I., Aranda, D., Han, S.J., et al., 2009. Hearing preservation after stereotactic radiosurgery for vestibular schwannoma: a systematic review. J. Clin. Neurosci. 16, 742–747.

Yasargil, M.G., Fox, J.L., 1974. The microsurgical approach to acoustic neurinomas. Surg. Neurol. 2, 393–398.

Yasargil, M.G., Smith, R.D., Gasser, J.C., 1977. Microsurgical approach to acoustic neuromas. Adv. Tech. Stand Neurosurg. 4, 93–129.

Ye, K., 2007. Phosphorylation of merlin regulates its stability and tumor suppressive activity. Cell Adh. Migr. 1, 196–198.

Yomo, S., Arkha, Y., Delsanti, C., et al., 2009. Repeat gamma knife surgery for regrowth of vestibular schwannomas. Neurosurgery 64, 48–54; discussion 54–55.

Yonemitsu, T., Nizuma, H., Kodama, N., et al., 1983. Acoustic neurinoma presenting as subarachnoid hemorrhage. Surg. Neurol. 20, 125–130.

Yoshi, I.Y., Yamada, S., Aibi, T., et al., 1989. Cerebellopontine angle lipoma with abnormal bony structures. Neurol. Med. Chir. (Tokyo) 29, 48–51.

Yousem, S.A., Colby, T.V., Urich, H., 1985. Malignant epithelioid schwannoma arising in a benign schwannoma. A case report. Cancer 55, 2799–2803.

Zang, K.D., 1982. Cytological and cytogenetical studies on human meningioma. Cancer Genet. Cytogenet. 6, 249–274.

Zini, C., Sanna, M., Gandolfi, A., 1985. Hypoglossal facial anastomosis in the rehabilitation of irreversible facial nerve palsies. In: Portmann, M. (Ed.), Facial nerve. Masson, New York, pp. 519–522.

其他脑神经的神经鞘瘤

Kalmon D.Post，Scott A.Meyer

第29章

1 简介

神经鞘瘤是一类起源于周围神经鞘的良性、缓慢生长的肿瘤，可起源于自神经鞘起始部直至少突胶质细胞-Schwann细胞髓鞘形成的交界处的各个部位。在既往文献中曾使用"neuromas""neurinomas"（Verocay 1910）和"neurilemmomas"（Stout 1935）等命名。正如其名，此类肿瘤起源于Schwann细胞，此细胞通过生成髓磷脂将外周的轴突与外界隔绝开来。神经鞘瘤不同于创伤性神经瘤，后者是在神经部分或完全横断部位Schwann细胞的非肿瘤性增殖（Burger 1991）。神经鞘瘤也不同于神经纤维瘤，神经纤维瘤是浸润性周围神经鞘膜肿瘤，其细胞的起源尚未明确（Erlandson 1982）。

作为起源于周围神经鞘膜的肿瘤，神经鞘瘤可发生于颅内、椎管内或外周。感觉支比运动支更易受累，好发于女性（Burger 1991）。神经鞘瘤占颅内肿瘤的5%~10%（Rubinstein 1972；Zulch 1962），好发年龄为30~60岁（Das Gupta 1969）。颅内神经鞘瘤多沿脑神经纤维束生长，但也有些报道称肿瘤可发生于脑实质或脑室内（Gibson 1966；Hanada 1982；New 1972；Prakash 1980；V anRensberg 1975）。颅内神经鞘瘤以起源于第Ⅷ对脑神经前庭支者最为常见，其次为三叉神经（Pool 1970）。其中大多数为单发和原发的肿瘤。然而，一部分却与2型或"中央型"神经纤维瘤病有关。这是一种常染色体显性遗传的斑痣性错构瘤病，容易发生颅内和椎管内的神经纤维瘤，以及胶质瘤和脑膜瘤（Rubinstein 1972）。双侧听神经瘤是该病的特征

性表现（Kante 1980）。除了自发及神经纤维瘤病相关的肿瘤外，还有关于放疗后出现神经鞘瘤的报道（Salvati 1992）。

大体上，神经鞘瘤是典型单发的有完整包膜的肿瘤。此类肿瘤沿神经呈离心性生长，而神经纤维瘤与之相反，沿神经呈梭形扩张。肿瘤表面光滑呈分叶状，颜色多呈黄色至褐色，个别病例还曾报道过"黑色素型"颅内神经鞘瘤（Dastur 1967）。神经鞘瘤可发生囊变并且成为肿瘤的重要部分，但囊腔的大小千差万别。

高倍光镜下，神经鞘瘤经典的描述是由Antoni A型和B型组成（图29.1）。Antoni A型由排列整齐的伸长的梭形细胞组成，细胞核深染色呈雪茄形，浸润在嗜酸性细胞质里。细胞核排列成栅栏状，栅栏之间隔以无细胞核的空白区，这类结构称为Verocay小体。Antoni B型是由排列疏

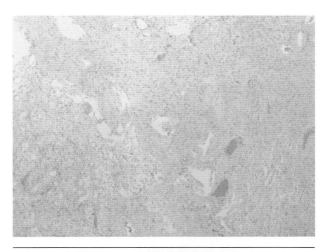

图29.1 图片显示神经鞘瘤的组织学表现。可见Antoni A型（右侧区域）和Antoni B型（左侧区域）（H & E染色）。（由Dr Mary Fowkes 供图）

松的大空泡细胞组成，细胞核浓缩或不规则。囊性变，血管的透明样变伴血栓及血管周边含铁血黄素沉着较常见。Antoni B 型提示退行性变。椎管内及周围神经的神经鞘瘤具备典型的组织学表现，但颅内神经鞘瘤则缺少显著的栅栏结构，常由过渡的结构组成。

神经鞘瘤在镜下具有两种组织表现。"原始型"神经鞘瘤一般体积大，病程长，有显著的退变（Burger 1991），细胞核形态奇特且呈多形性，但这并不表明肿瘤恶变。目前尚没有颅内"原始型"神经鞘瘤的文献报道。"细胞的"神经鞘瘤表现为显著的 Antoni 型，缺乏细胞核的栅栏结构和 Verocay 小体（Woodruff 1981），有丝分裂常见，但并非表明恶变。细胞的神经鞘瘤在面神经及三叉神经鞘瘤中被提及（White 1990）。肿瘤的全部成分最终取决于囊性的 Antoni B 型或实性的 Antoni A 型的构成比。

超微结构的特征是长而复杂缠绕的细胞突起包裹着嵌入的基质以类似于正常的轴索 Schwann 细胞 – 轴索鞘状排列（假轴突系膜）。相对应的神经纤维瘤是真正的轴索在肿瘤中被 Schwann 细胞突起包绕（轴突系膜）（Erlandson 1982）。界限清楚的连续的基底膜将细胞突起和周围基质分开。这种特性可以用于鉴别肿瘤来源于 Schwann 细胞还是其他的周围神经鞘细胞、神经束膜细胞和成纤维细胞。

免疫组化，肿瘤常显示 S-100 蛋白呈阳性（Johnson 1988）。肿瘤还可能表现为髓鞘相关糖蛋白（Leu-7）及胶质酸性蛋白（glial fibrillary acidic protein，GFAP）阳性（Kawahara 1988）。髓磷脂碱蛋白及上皮膜抗原常显示阴性。

在神经损伤后 Schwann 细胞增殖且释放一些促进神经再生及神经转化的神经营养因子。在细胞水平上，有许多促有丝分裂因子被分离和克隆。生长因子家族先前称为神经胶质生长因子，现在扩展为调节蛋白、Neu 分化因子和神经鞘瘤衍生生长因子等。细胞分子学研究表明，NF-2 基因编码的肿瘤抑制因子被命名为 Merlin 蛋白。Merlin 的缺失被认为是神经鞘瘤进展的诱发因素（Twist 1994）。在受累的 Schwann 细胞中 Merlin 与细胞表面生长因子受体络氨酸激酶表皮生长因子受体 B2 相关（Fernandez-Valle 2002）。

神经鞘瘤的恶变极为罕见，文献仅有 9 例相关报道，如果严格地按照由典型神经鞘瘤发生恶变的标准衡量，则仅有 5 例符合（Hanada 1982；McLean 1990；Robey 1987；Woodruff 1981）。其中有一例是听神经瘤在全切除 11 个月后复发，并表现为恶性神经鞘瘤（McLean 1990）。一般而言，恶性周围神经鞘肿瘤为原发病变或起源于之前存在的神经纤维瘤，尤其见于 von Recklinghausen 病中。对于这些肿瘤是否来源于 Schwann 细胞是有争议的，因此要避免使用"恶性神经鞘瘤"这一说法（Ghatak 1975）。

颅内神经鞘瘤的临床表现和影像学特征因受累神经的不同而有差异。大体上，这类肿瘤侵犯起源的神经并压迫周围的神经、脑干和小脑，从而表现出神经功能异常。有时能在颅骨平片上见到颅底骨孔扩大及颅底骨的侵蚀破坏等改变（图 29.2A）。肿瘤通常在血管造影上不显影，其血供来自颈外动脉的分支。CT 上显示为等或轻度高密度，边界清楚的占位，增强扫描呈均匀显著强化。和颅骨平片表现一样，肿瘤在 CT 骨窗上呈现为颅底的良性改变（图 29.2B）。肿瘤在 MRI T_1 像呈低信号，T_2 像呈高信号（图 29.2C）。同 CT 增强扫描一样，注射造影剂后肿瘤呈均匀显著强化（图 29.2D）。

如能完全切除神经鞘瘤则可获得治愈。由于受累神经及肿瘤扩张程度不同，手术入路及相关并发症各异。立体定向放疗在治疗听神经瘤方面已积累了大量经验（Flickinger 2004），而且在其他脑神经鞘瘤的应用也逐渐增多（Pan 2005；Phi 2007）。传统放疗可能在降低肿瘤次全切后的复发率方面也具有一定的作用（Wallner 1987）。

超过 90% 的颅内神经鞘瘤来自第Ⅷ对脑神经，其他的脑神经鞘瘤很少，仅见于个案或小数量的病例报道。本章将对其他脑神经鞘瘤的诊疗进行总结综述。

2 三叉神经鞘瘤

虽然起源于三叉神经的鞘瘤是发病率排第二位的颅内神经鞘瘤，但仍然少见。Smith 于 1849 年报道了第一例原发的三叉神经半月节肿瘤（Peet 1927）。该类肿瘤占全部颅内肿瘤的 0.07%~0.36%，占颅内神经鞘瘤的 0.8%~8%（McCormick 1988；Pollack 1989）。三叉神经鞘瘤多发于中年，40~50 岁是发病高峰（Abdel 1999；

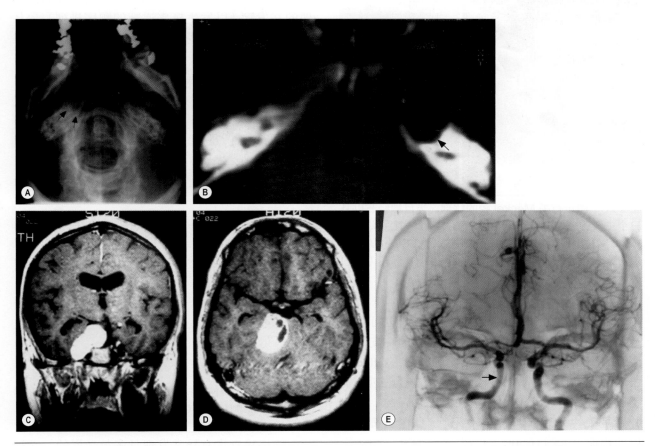

图29.2 （A）颅骨X线平片。颅底像显示右侧岩尖（箭头）的骨质中断。（B）另一个患者的轴位CT显示左侧岩尖（箭头）出现了类似的侵蚀。（C）冠状位MRI T₁加权像显示脑外的占位病变通过侵蚀中颅窝底而进入翼窝。肿瘤信号不均且相对周边脑组织呈高信号。（D）轴位MRI T₁加权像示肿瘤和海绵窦的关系。注意硬膜很完整，并可清楚地区分出肿瘤和海绵窦。注意由三叉神经支配的咀嚼肌出现萎缩。（E）双侧颈内动脉脑血管造影（叠加像）显示右侧颈内动脉海绵窦前段（箭头）向内移位

Jefferson 1955），也有报道38~40岁是高发年龄（Konovalov 1996），任何年龄段包括幼儿都可发病，女性略多见（McCormick 1988）。Frazier于1918年报道首次成功地切除了原发半月神经节肿瘤（Frazier 1918）。

　　三叉神经自脑桥腹外侧部发出，通过桥小脑池向上、向前外侧并朝岩骨尖的方向走行。其根部距脑干0.5~3.57mm处开始有Schwann细胞鞘包裹（Nadich et al 2009）。在周围脑神经中，三叉神经根的中枢或胶质段长度位居第二，仅次于前庭耳蜗神经。神经根在走行至中颅窝时，其表面的后颅窝蛛网膜和硬脑膜分别构成了神经束膜和固有硬膜。神经继续向前并在小脑幕侧缘下方穿过中颅窝底的硬膜，即三叉神经口（porus trigeminus）。半月神经节位于岩骨锥体前内侧的沟

中，此即为Meckel腔。三叉神经节和三叉神经的第三支位于中颅窝的硬膜外，而第一支和第二支则穿入海绵窦的外侧壁。滑车神经位于三叉神经根上方，第Ⅶ对和第Ⅷ对脑神经位于其下方，在海绵窦中动眼神经和展神经位于三叉神经节的前内侧。小脑上动脉和大脑后动脉跨过神经根上方，小脑前下动脉从神经根下穿过。颈内动脉海绵窦前的水平段、咽鼓管和岩浅大神经走行于神经节远端的下方。中颅底常有骨质缺损，以至于颈内动脉海绵窦前段和神经节之间仅隔有一层硬膜。岩静脉位于神经根的侧后方，而神经根在岩上窦的下方进入三叉神经口。运动纤维走行于神经根的内侧，但在神经节水平感觉支转至前内侧，运动支则转向下。运动纤维随着下颌支进入卵圆孔（图29.3）。

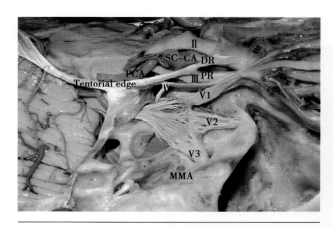

图 29.3 图示有关 Meckel 腔的解剖。半月神经节以及三个主要的感觉分支清晰可见。脑神经 Ⅱ、Ⅲ、Ⅳ、V1、V2 和 V3 已标出。（MMA）脑膜中动脉，（SC-CA）颈内动脉床突上段，（PCA）大脑后动脉，（DR）远环，（PR）近环

三叉神经鞘瘤多源于半月神经节，也可源于近端的三叉神经根或节后三个分支中的一支。起源于眼支者较上颌支和下颌支更为常见。Jefferson（1955）最早依据部位的不同将肿瘤分为三型。A 型肿瘤主要在中颅窝，B 型肿瘤在后颅窝，C 型肿瘤呈哑铃型，位于中、后颅窝，且在三叉神经口处相连。大约有 50% 肿瘤位于中颅窝，30% 位于后颅窝，20% 呈哑铃型横跨于中后颅窝。根据肿瘤的部位不同，其主要的临床症状和手术入路也有所区别。肿瘤引起的主要症状是三叉神经分布区感觉减退，其他还包括听力受损，局灶癫痫，轻偏瘫，步态不稳，颅内压增高（Yasui 1989；McCormick 1988），耳痛，突眼，第 Ⅲ、Ⅳ、Ⅵ 对脑神经的麻痹及后颅窝的相关症状（Nager 1984）。患者就诊时最常见的症状为同侧面部的感觉障碍（McCormick 1988）（表 29.1）。症状的持续时间可以从数月至 15 年以上（McCormick 1988；Pollack 1989）。感觉障碍多表现为麻木，还包括疼痛或感觉异常等。症状可能局限于神经的一个分支，但更多的是三个分支均受到不同程度的影响。然而，三个分支的完全麻痹的情形不常见，如果出现则提示半月神经节遭受恶性侵蚀（Jefferson 1955）。鞘瘤引发的疼痛与三叉神经痛有所不同，前者发作持续时间常为几个小时且缺少触发区域。感觉紊乱最常见于中颅窝病变。在中颅窝的肿瘤可压迫海绵窦内的神经导致复视，还可扩展至眶尖引起突眼和视力减退。位于后颅窝的肿瘤可导致听力减退，耳鸣或步态不稳等（Pollack 1989）。哑铃

型的肿瘤可同时具有中颅窝及后颅窝的症状。其他的并发症（以发生概率递减的顺序排列）包括头痛、癫痫和面肌痉挛（McCormick 1988）。

表 29.1 120 例三叉神经鞘瘤的首发症状[a]

症状	病例	
	例数	百分比 %
三叉神经功能紊乱	72	55
麻木	35	27
疼痛	30	23
感觉异常	7	5
头痛	19	15
复视	13	10
听觉减退 / 耳鸣	10	8
视力减退	7	5
耳痛	4	3
其他	10	8

[a] 其他症状：蛛网膜下腔出血、眩晕、癫痫、眼球突出、步态不稳、半侧面肌痉挛。其中两例患者具有多种症状

体格检查常有异常发现且多与受累的三叉神经相关。80%~90% 的患者可出现一处或几处面部感觉减退伴角膜反射减弱或消失（Lesois 1986）。30%~40% 患者表现为咀嚼肌的轻度乏力（Bordi 1989；McCormick 1988）。在 75% 的病例中出现毗邻脑神经的相关异常（McCormick 1988）。中颅窝肿瘤由于咽鼓管的破坏可出现传导性的听力减退，还可出现面神经管受压或岩浅大神经牵拉导致的面瘫（Jefferson 1955；Nager 1984）。起源于根部且体积较大的肿瘤常引起桥小脑角综合征，其包括听神经和面神经受累导致的听力减退或面瘫，还有继发于小脑或脑干受压的共济失调和痉挛。肿瘤还可向下发展引发后组脑神经的症状包括声音嘶哑、吞咽困难及吞咽反射减退。体积大的哑铃型肿瘤常表现为中、后颅窝的综合症状。尽管客观的体格检查异常多见，但仍有 10%~20% 的患者神经系统查体正常（Jefferson 1955；Mello 1972）（表 29.2）。

颅骨平片常显示岩尖的骨质中断（Holman 1961；Palacios 1972），且断面平滑没有硬化，这不同于此区域较常见的原发恶性骨肿瘤（图 29.2A）。另外，中颅窝底可能受侵蚀，并且可见

颅底一个或多个骨孔扩大（图 29.2B）。起源于半月节的肿瘤向前扩展不仅可侵蚀颅底外侧面和鞍背或床突，还可引起眶上裂和视神经孔扩大。同时，它还可向颅外扩展侵蚀翼突内侧板。孤立的后颅窝肿瘤引起的颅骨变化不显著，不太可能依靠颅骨平片发现。然而，它可能侵蚀内听道口的前唇而被误认为听神经瘤，也可引起鞍内或颅内与颅内压增高有关的非特异变化。

表 29.2 136 例三叉神经鞘瘤病例在入院时的临床表现 [a]

神经功能异常	病例	
	例数	百分比 %
三叉神经		
感觉减退	100	74
角膜反射减弱或消失	93	68
疼痛	52	38
力量减弱	53	39
其他的脑神经缺失		
II	14	10
III	19	14
IV	9	7
VI	47	35
VII	31	23
VIII	44	32
IX、X	11	8
XI	2	1
XII	4	3
小脑征象	31	23
锥体束征象	22	16
视盘水肿	14	10

[a] 仅有 27 例（21%）患者有与三叉神经有关的异常表现

脑血管造影可显示颈内动脉的海绵窦前段向内下移位（Chase 1963；McCormick 1988）（图 29.2E），该表现是中颅窝肿瘤的特征。后颅窝肿瘤常使大脑后动脉和小脑上动脉抬高并向内移位。基底动脉则可能向后、向对侧移位。岩静脉也可能被抬高或在增强后不显影。虽文献提到 20%~25% 的肿瘤在血管造影上可因海绵窦前段或颈外动脉的供血而显影（McCormick 1988；Mello 1972；Palacios 1972；Westberg 1963），但大多数肿瘤并不显影。造影时可行同侧颈内动脉的球囊闭塞试验，来评估在需术中夹闭颈内动脉时对

侧循环的代偿情况（Pollack 1989）。

颅骨平片中的颅骨改变可在 CT 骨窗像上更为清晰地显示（图 29.2B）。肿瘤组织与周边脑组织相比常显示出等或高密度改变（Goldberg 1980）。肿瘤有时可出现囊性变（图 29.4 A~C）。注射对比剂后肿瘤常表现为显著均匀强化（Goldberg 1980；Nager 1984），但环形或不规则强化也不少见。肿瘤组织通常在 MRI 的 T_1 像上呈低信号，T_2 像上为高信号（Rigamonti 1987）。与 CT 增强表现类似，肿瘤在 MRI 上也呈显著均匀强化（图 29.2 C，D）。CT 及 MRI 对于明确肿瘤的范围和规划手术入路很关键（图 29.4）。MRI 的动态自旋回波（TR/TE 200/15 ms）技术有助于鉴别脑膜瘤和神经鞘瘤（Ikushima 1997）。在动态的 MRI 中，脑膜瘤的动态表现较神经鞘瘤更多变。使用类似这样新的影像技术会对外科治疗有所帮助。

在大多数情况下，通过临床和神经影像学检查都能得出准确的术前诊断。双侧的听神经瘤是中央型（2 型）神经纤维瘤病的特征性表现（Nager 1984）。具体鉴别诊断包括颅底转移瘤、原发骨肿瘤、脑膜瘤、表皮样囊肿及听神经鞘瘤。转移瘤及原发性骨肿瘤如软骨肉瘤或脊索瘤，常表现为骨质的不规则破坏而并非平滑的扇贝形改变。脑膜瘤常表现为骨增生而非破坏，并还常具有神经鞘瘤不常见的瘤内钙化。表皮样囊肿常显示骨质破坏区的边缘硬化且在弥散加权像上显示弥散受限的特征，而神经鞘瘤则不常见。听神经瘤常有不对称的内听道扩大，而且听力受损是听神经鞘瘤早期且主要的症状。在近期文献报道中，其他一些类似于三叉神经鞘瘤的病变有特发性三叉神经病（Dominguez 1999）及 Meckel 腔的原发性淋巴瘤（Abdel 1999）。

原则上手术入路取决于肿瘤的部位及分布范围，因此必须对术前神经影像进行详细的评估。在肿瘤切除过程中，应首先使用双极电凝或超声吸引等进行瘤内减压。然后，仔细地将肿瘤的囊壁与周围结构分离。对于体积大的肿瘤，滑车神经通常位于其上极，而面、听神经则在下极。在肿瘤内侧可见颈内动脉、动眼神经和展神经。由于肿瘤的包裹，可能需要部分或完全切除三叉神经。过去许多肿瘤因与海绵窦、颈内动脉或脑干粘连而不得已行次全切除。但目前对次全切除的长期效果存在争议。一些作者报道了通常在 3 年后即出现不可避免的症状性复发（Pollack 1989）。还有一些

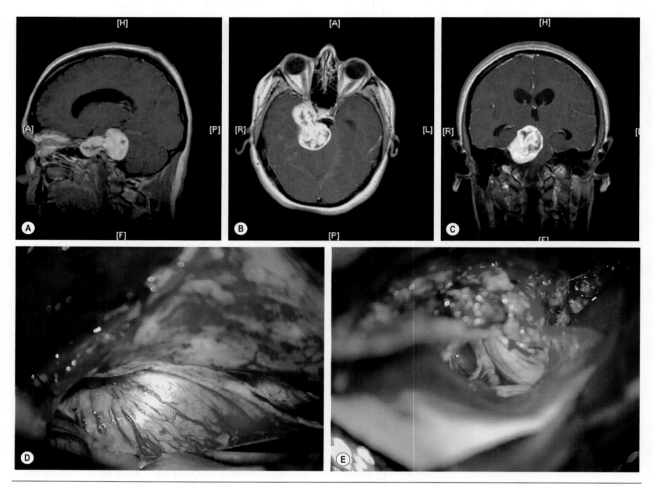

图 29.4　（A）矢状位增强 MRI 示一例哑铃型的肿瘤，低信号区域表示坏死或囊变。（B）轴位增强 MRI 示哑铃型的肿瘤延伸至 Meckel 腔并累及后床突。（C）冠状位增强 MRI 示肿瘤呈较均匀的强化并含有囊性成分。（D）术中照片显示右侧中颅窝的三叉神经鞘瘤。（E）术中照片显示切除 D 图中肿瘤后三叉神经的下颌支得到保留

报道显示临床结果满意，仅有很少的症状性复发（Bordi 1989；Pollack 1989）。多数肿瘤的复发率与肿瘤的部位和切除程度有关。最近研究发现很多三叉神经鞘瘤都有望得到全切，而报道的全切率可达 76%~81%（Sharma 2008；Zhang 2008）。全切率与海绵窦浸润情况密切相关。一项研究显示对于未累及海绵窦的三叉神经鞘瘤全切率为 81%，而海绵窦受累者仅为 40%（Zhang 2008）。

　　过去的文献按照部位将三叉神经鞘瘤分为三类（Lesois 1986；McCormick 1988）。最近又有文献报道了第四类，即肿瘤向颅底多个区域扩展（Dolenc 1994；Konovalov 1996；Samii 1995a；Yoshida 1999）。36%~59% 的三叉神经鞘瘤累及前中后多个颅底部位。这四种类型为：①后颅窝肿瘤；②半月神经节肿瘤；③哑铃型及幕上 – 下

肿瘤；④三叉神经周围支肿瘤（Konovalov 1996）。此外，对上述分类可以进行扩展，包括肿瘤同时累及多个颅底区域的情况，例如中、后颅窝，中颅窝和颅外，以及中、后颅窝和颅外（Yoshida 1999）。文献中最常见的入路是颞下经中颅窝硬膜内入路，因为大部分肿瘤来源于神经节且主要位于中颅窝（图 29.4 D，E）。另外，对于横跨中、后颅窝而没有扩展至内听道下方的肿瘤，可通过中颅底入路切除，且术中需要切开小脑幕缘并结扎岩上窦。相对而言，通过标准的枕下入路则很难处理中颅底的病变。因此，枕下入路仅限于肿瘤完全位于后颅窝时。联合或经岩入路适用于体积大的哑铃型肿瘤，并扩展到脑干下方腹侧及内听道水平以下。肿瘤常沿着三叉神经的走行从脑干向 Meckel 腔生长（图 29.5）。

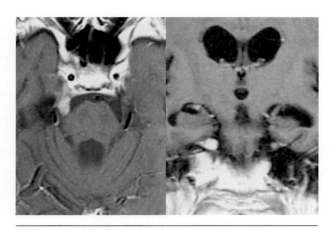

图 29.5　增强 MRI 显示一例主要位于后颅窝的小三叉神经鞘瘤，肿瘤沿三叉神经从脑干向 Meckel 腔生长。可见左侧正常的三叉神经

对于体积大的中颅窝肿瘤，颅底入路联合眶颧切开有利于显露海绵窦并减少颞叶的牵拉（Sekhar 1987）。颅底技术的应用显著提高了外科切除程度并减少术后的并发症。依据肿瘤部位的不同，三叉神经鞘瘤的手术入路可分为以下几种：位于周围神经或神经节的肿瘤可使用颞极硬膜外入路（Day 1998）。除传统的颞下硬膜内入路，其他的硬膜外入路还有：眶颧颞下入路、颧骨颞下入路、颧骨经岩入路和乙状窦前经岩骨 - 经小脑幕联合入路（Zhang 2009）。病变局限于后颅窝的一般使用侧方枕下入路。哑铃型肿瘤则使用联合的经岩入路。颅底入路的优势在于对颞叶的牵拉减少且更易于处理前颅底病变。

现代显微外科技术的应用使该病的死亡率显著下降。在最近报道的一组 41 例患者中仅有一例因手术死亡，死亡率为 2.2%（Bordi 1989；McCormick 1988；Pollack 1989）。并发症包括脑神经损伤、脑脊液漏、脑膜炎和脑积水。许多患者会有不同程度的永久性三叉神经功能障碍。术后最常见的症状是持续的三叉神经感觉减退（Day 1998），并应告知此类患者症状可能无法好转。有时可能需要缝合眼睑来预防神经营养性角膜炎。术后新出现的脑神经损害，如展神经和动眼神经麻痹等大多在 4 个月内缓解。一些术前的神经功能异常如小脑和脑干压迫综合征，复视，面部疼痛和无力以及听力受损等术后可能改善。脑脊液漏和（或）脑积水可能需要行分流手术。

有关立体定向放射外科治疗三叉神经鞘瘤的报道逐渐增多（Wang et al 2005；Pan et al 2005）。

一项研究对 16 例患者进行了超过 44 个月的随访，其中 6 例患者在放疗前进行了手术（Huang et al 1999）。9 例患者的肿瘤缩小，7 例肿瘤无进展。尽管没有患者出现新的脑神经问题，但 11 例患者的临床症状无明显改善。关于立体定向放射外科的具体作用和适应证目前仍不清楚，特别是针对体积较大的肿瘤。Wang 等（2005）评估了 30 例大小在 3.1~5.3cm 的三叉神经鞘瘤，接受放射外科治疗后肿瘤控制率为 90%，但有两例患者由于肿瘤急剧增大或囊变接受了急诊手术。

值得关注的是，最近有关三叉神经鞘瘤恶变的文献报道越来越多。在先前的一篇综述（Dolenc 1994）中没有恶变的报道，但一篇最近的报道显示恶变率为 7.9%（Day 1998）。

3　面神经鞘瘤

起源于面神经的鞘瘤约占颅内神经鞘瘤的 1.9%（Symon et al 1993）。其患病率排在颅内神经鞘瘤的第三位（在听神经和三叉神经之后）。首例病例由 Schmidt 在 1931 年报道。从那以后，陆陆续续有一些个案报道及少量的病例研究，总数超过 180 例（Murata et al 1985；Neely et al 1974；Rosenblum et al 1987；Saito et al 1972）。通过对颞骨岩部尸检偶然发现肿瘤的概率为 0.8%，但面神经鞘瘤的实际发生率可能更高（Saito et al 1972）。此类肿瘤多见于 40~50 岁，但也有 1 岁儿童患病的报道（O'Donoghue et al 1989）。在多数的病例研究中女性患者居多。15%~21% 的患者是神经纤维瘤病患者（Isamat et al 1975；Symon et al 1993）。

面神经从脑干到茎乳孔的距离较长且走行复杂。尽管面神经鞘瘤常来源于神经的感觉支，但实际上肿瘤可发生在面神经的任何部位。面神经自略高于桥延交界处的脑干侧面发出后，向上及外侧走行并进入内听道口，此处面神经位于蜗神经上表面的浅沟内。其具体走行可以按解剖和临床功能分为五段（Schuknecht et al 1986）。第一段位于桥小脑角池内。第二段在内听道内走行 7~8mm，其位于内听道内的前上 1/4。在内听道外侧端，面神经越过横嵴进入颞骨岩部的面神经管。第三段也称为迷路段，在耳蜗和前庭上方向前外侧走行，这是最短的一段，仅 3~4mm 长，并垂直于颞骨岩锥的长轴。此段终止于膝状神经节。膝状神经节含有中间神经的副交感神经元，位于中颅窝的下方，有时仅有硬脑膜与之分隔。神经结构在膝状神经节处进行了重组，而面神经鞘瘤也常发生在此区域。一些自主神经纤维组成了岩浅大神经，经过颞骨岩锥部表面的面神经裂孔向前进入中颅窝。其余的面神经纤维急转向后转沿着鼓室内壁向后外侧走行。第四段，即水平段或鼓室段平行于岩骨的长轴。在穿过鼓室内侧壁后，神经急转向下形成第二个膝部。第五段又称为垂直段或乳突段，神经在中耳的后方走行直至茎乳孔，并在行程中发出鼓索神经的副交感纤维和镫骨肌神经（图29.6）。

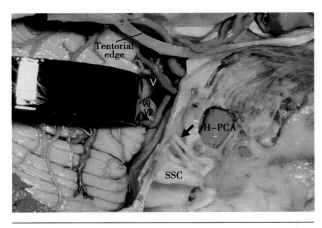

图29.6 解剖图片显示了面神经的走行。第Ⅶ对脑神经和第Ⅷ对脑神经已标出。SSC—上半规管，H-PCA—颈内动脉水平－岩骨段

　　面神经在自脑干发出约2mm后就具有了神经鞘（Nadich et al 2009）。因此，理论上肿瘤可能起源于前面提到的神经走行中的任何位置。较早的文献报道肿瘤好发于神经的垂直段或乳突段（Lipkin 1987）。然而，更多最近的研究表明膝状神经节段是最常见的好发部位（Fisch et al 1977；Horn et al 1981；O'Donoghue et al 1989；Symon et al 1993）。根据起源，毗邻结构，生长的方向和程度等情况，临床症状和征象也各有不同。神经鞘瘤可以是多中心的，即可涉及面神经不同的分支和节段。

　　最常见的症状是听力受损、面瘫、面部疼痛、半侧面肌痉挛、耳鸣、眩晕、耳漏和耳痛。大部分肿瘤涉及神经的两段或多段。最早的症状是听力损害，发生率占41%~91%（King et al 1990；Symon et al 1993；Yamaki et al 1998）。如果肿瘤位于神经的脑池段或面神经管段，则听力损伤是感

觉神经性的，如果位于鼓室段或乳突段则引起传导性听力受损。耳鸣的发生率高达60%，而眩晕则有34%（Symon et al 1993）。面瘫并非常见的首发症状，但在就诊时很普遍。46%~90%的患者有面瘫、面肌痉挛或两种症状都有（King et al 1990；O'Donoghue et al 1989；Symon et al 1993）。面瘫呈缓慢渐进性发展，提示症状是由肿瘤所致而非炎症。如出现了逐渐进展的面瘫，那么在其他原因被查明之前，应该考虑神经肿瘤的可能。然而，有20%的患者会表现为突发的面瘫，并可能会被误诊为Bell麻痹（Fisch 1977；Pulec 1969）。此外，面瘫也可表现为反复发作，并在发作间歇期不能完全恢复。尽管面瘫是此病常见的表现，但只有5%的周围性面瘫是由面神经鞘瘤引起的（Neely et al 1974）。其他的症状和体征包括中耳的占位，耳痛，耳漏，面部疼痛或感觉减退，头痛，癫痫，共济失调和干眼症等（Symon et al 1993）（表29.3）。

表29.3 面神经鞘瘤的症状和体征

听力下降 　感觉神经性的——脑池段或面神经管段 　传导性的——鼓室或乳突段	41%~91%
耳鸣	60%
眩晕	34%
面瘫	46%~90%
突然发作	20%
其他 　中耳占位 　耳痛 　耳漏 　面部疼痛 　感觉减退 　干眼症	

　　CT和MRI是最佳的术前检查。如见到面神经管的一段或多段扩张，且其内含有均匀强化的软组织，则可基本做出诊断（图29.7）。CT对显示骨改变有优势，而MRI对发现小的肿瘤及明确肿瘤范围更敏感。颞骨影像诊断技术的提高使术前准确诊断的可能性大大地增加（Yamaki et al 1998）。原发脑池或神经管段的肿瘤与更为常见的听神经鞘瘤鉴别非常困难，据报道误诊率可达

36%（O'Donoghue 1989）。对于体积较大并扩展至中颅窝的肿瘤，需依据它们的生长情况与听神经瘤或三叉神经鞘瘤鉴别。面神经鞘瘤通过岩骨中段进行扩展，而三叉神经鞘瘤对岩尖造成破坏，听神经鞘瘤则通过小脑幕切迹继续生长（Inouye et al 1987）。术前的神经耳科检查很大程度上已被详细的神经影像取代。

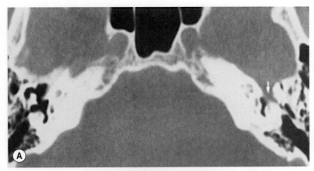

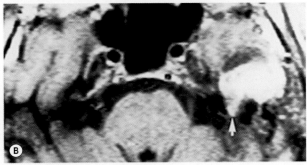

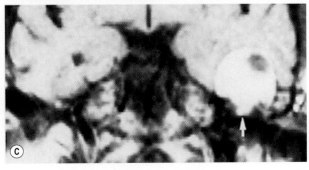

图 29.7　（A）轴位 CT 显示一例较大的面神经鞘瘤导致岩骨破坏以及面神经管扩张。（B）轴位增强 MRI 显示左侧面神经鞘瘤。（C）冠状位增强 MRI 显示一例体积较大且均匀强化的肿瘤，累及左侧颞骨岩部（由 Dr Peter Som 供图）

肿瘤的入路由肿瘤部位、大小和患者的术前神经功能情况决定。对于每一例患者的手术策略应根据以下情况行个体化的规划：①肿瘤的主体部位；②面神经的受累情况；③涉及的听觉器官（Yamaki et al 1998）。位于近端到膝状神经节的

肿瘤可经中颅窝、后颅窝或经迷路入路切除。如果听力功能已丧失，经迷路入路可更好地暴露肿瘤，游离面神经的近端和远端，并且能兼顾中颅窝和后颅窝（Fisch et al 1977；Lipkin et al 1987；O'Donoghue et al 1989；Pulec 1972）。如需保留听力，那么除非肿瘤主体位于桥小脑角，否则颞下 / 中颅窝入路是最合适的选择。对桥小脑角的肿瘤则选择枕下侧方入路（Symon et al 1993）。在颞下或枕下入路中很难进行神经修复，并且枕下入路对于中颅窝的显露也有限。单纯的乳突切除术可用于鼓室段或乳突段的神经肿瘤。一些学者认为对于面神经完好的病例以及无颅内扩展的病例应采用更加保守的入路（King et al 1990）。而其他学者则主张为了最大化地保证神经移植的成功，在面瘫发生前应尽可能地行手术治疗（Fisch 1977；Symon et al 1993）。

切除这类肿瘤的技术与切除听神经鞘瘤及三叉神经鞘瘤类似。首先行瘤内减压，然后将肿瘤与周边神经血管组织分离。切除的程度可从瘤内减压到全切同时行神经重建不等（McMonagle et al 2008）。尽管有大于 50% 的面神经得以解剖保留，术后的功能仍不理想，因此可考虑在切除后立刻行神经吻合。如果无论在原位还是通过远端改接的方式能使神经的两个断端对在一起，则可用缝合或纤维胶粘合的方式进行吻合。另一种方法是选用腓肠神经或耳大神经进行移植。这两种技术对面神经功能恢复的效果类似。影响结果的关键因素是术前面瘫的持续时间（O'Donoghue et al 1989；Symon et al 1993）。如果面瘫时间大于 2 年，则不建议再行移植术。另外，移植成功后功能的恢复可能需要半年到 1 年的时间。对于术前面瘫时间不长，且无法进行立刻的神经吻合或吻合不成功的患者，可以考虑面神经 - 舌下神经吻合术。然而，无论采用何种操作，面神经功能也最多能恢复到 House-Brackmann（House & Brackmann 1985）Ⅲ级（表 29.4）。在治疗过程中，可以采用一些措施来保护眼睛，包括眼睑缝合、金属植入或水泡眼罩的使用。

面神经鞘瘤全切后可治愈。使用现代显微外科技术后该病的死亡率非常低。并发症除了面瘫外还有听力受损，发生率可高达 33%，并且其中 1/2 为永久受损（Symon et al 1993）。其他的并发症包括脑脊液漏、脑膜炎和（或）脑积水。需要注意的是，乳突气房、外耳道和咽鼓管等结构开放

表 29.4　面神经功能分级系统（House & Brackmann 1985）

分级	类别	临床特征
I	正常	所有面部功能正常
II	轻度功能障碍	大体观察：眼睑闭合检查轻度无力；可能有非常轻微的连带运动 静止状态：面部对称，张力正常 运动状态： 　额部：功能中度到良好 　眼部：轻度用力可完全闭合 　嘴部：轻微不对称
III	中度功能障碍	大体观察：面部两侧有明显差异但不影响外观，明显可见但不严重的连带运动，痉挛和（或）半侧面肌痉挛 静止状态：面部对称，张力正常 运动状态： 　额部：轻度至中度运动 　眼部：用力可完全闭合眼睑 　嘴部：用最大力仍有轻度无力
IV	中 - 重度功能障碍	大体观察：明显的无力和（或）影响外观的不对称 静止状态：面部对称，张力正常 运动状态： 　额部：无运动 　眼部：闭合不完全 　嘴部：用最大力仍有不对称
V	重度功能障碍	大体观察：只有非常轻微的可察觉的运动 静止状态：不对称 运动状态： 　额部：无运动 　眼部：闭合不完全 　嘴部：仅有轻度运动
VI	完全无功能	无运动

后需要完全封闭。

　　放射外科在面神经鞘瘤治疗方面也取得了显著进展。在近期的一项研究中，6 例面神经鞘瘤的患者接受了边缘剂量为 12~12.5Gy 的放射外科治疗，效果较理想。所有的患者平均随访时间为 46 个月（Madhok et al 2009），面神经功能和听力保持了治疗前的水平。对放射外科治疗效果的评估还有赖于长期的随访，但初步效果令人满意。

4　颈静脉孔神经鞘瘤

　　1878 年，Gerhardt 在报道中指出神经鞘瘤也可起源于穿出颈静脉孔的神经根（Gerhardt 1878）。

这类肿瘤的特点是造成第IX、X 和 XI 切对脑神经麻痹。1935 年，Cairns 首次成功地切除了此类肿瘤（Cohen 1937）。自那以后，陆续报道的颈静脉孔的神经鞘瘤超过 200 例（Bakar et al 2008）。多数患者发病年龄在 30~50 岁，女性稍多见。大多数报道没有明确此类肿瘤起源的神经根，但舌咽神经似乎是最常见的受累神经，大约有 28 例的相关报道（Samii et al 1995b）。

　　舌咽神经、迷走神经和副神经以数条神经细根的形式自延髓的橄榄后沟发出，向下外侧行走行至颈静脉孔。在根进入区的 1.1mm 范围内就已出现神经鞘，这就使得神经根的胶质段最短（Suzuki et al 1989；Nadich et al 2009）。颈静脉孔本身被纤维性或骨性分隔为神经部和血管部两个部分（DiChiro et al 1964）。前者容纳舌咽神经和岩下窦，后者容纳迷走神经、副神经、颈静脉和脑膜后动脉（图 29.8）。

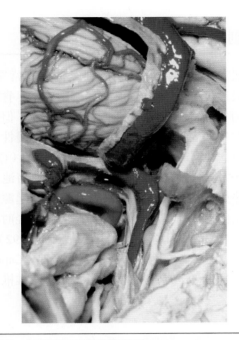

图 29.8　颈静脉孔区的解剖结构

Kaye 等（1984）根据颈静脉孔神经鞘瘤的发生部位，将此类肿瘤分为三类：后颅窝桥小脑池内、颅底内或经颈静脉孔向下延伸至颈部。最近有学者报道了迄今为止最大的一组病例，共包括 53 例颈静脉孔神经鞘瘤患者，并且对 Kaye 的分类进行了改良（Bulsara et al 2008）。Bulsara 等（2008）根据术前影像资料将其分为三型：A 型与 Kaye 的颅内型相同。如果没有骨质受累，则可通过乙状窦后入路切除肿瘤；若有明显骨质受累，则可考虑极外侧颈静脉下经结节入路（extreme lateral infrajugular transtubercular approach，ELITE）。B 型为哑铃型肿瘤伴局限性颈部扩展者，可经 ELITE 入路切除。C 型为哑铃型肿瘤伴高颈部扩展者，可经 ELITE 入路，或经颈静脉孔联合高颈部入路切除。

此类肿瘤的临床表现因以上分类不同而存在差异。其症状和体征一般在诊断前多年即可出现，平均 2.7 年（Hakuba et al 1979）。一般来讲，视物模糊是常见的主诉（Hakuba et al）。局限于后颅窝的肿瘤最常表现为同侧的神经性耳聋，有时可伴有耳鸣。这种情况可见于超过 90% 的舌咽神经

肿瘤（Fink et al 1978；Kadri et al 2004；Samii et al 1995b；Shiroyama et al 1988）。也可出现面部麻木、面瘫或面肌痉挛。较大肿瘤可引起脑干和（或）小脑压迫症状，如眼球震颤和共济失调，并伴有颅内压增高表现，如头痛、恶心、呕吐和视盘水肿。颈静脉孔神经麻痹表现并不常见（Shiroyama et al 1988）。位于颈静脉孔区和向颈部扩展的肿瘤常表现为后组脑神经麻痹，如声音嘶哑、吞咽困难和（或）胸锁乳突肌和斜方肌的无力和萎缩。咽反射消失伴单侧声带麻痹常见。患者很少诉味觉消失，体格检查时也鲜有发现。

增强 MR 和 CT 等详细的神经影像学检查是最重要的术前评估内容。颈静脉孔通常扩大，CT 骨窗像显示颈静脉孔边缘呈扇贝形。MR 是最为敏感的检查，可发现较小的肿瘤以及显示肿瘤的范围（图 29.9）。肿瘤在血管造影上可表现为无血管肿物，并使小脑前下动脉向上内侧移位，小脑后下动脉向下内侧移位（Hakuba et al 1979）。血管造影的静脉相对于评估颈静脉球和颈静脉尤其重要，常见的表现为静脉闭塞。鉴别诊断包括听神经鞘瘤、脑膜瘤、转移瘤和颈静脉球瘤。听神经瘤通常造成内听道扩大，而非颈静脉孔。脑膜瘤更倾向于导致骨质增生，而不是骨质破坏或呈扇贝形改变，血管造影中肿瘤染色也会更明显。转移瘤和颈静脉球瘤对骨质的破坏多呈现不规则形，而不是较为光滑的侵蚀表现或扇贝形改变。另外，颈静脉球瘤在血管造影中染色极为明显，且多对颈静脉球和颈静脉造成侵犯，而不是压迫。

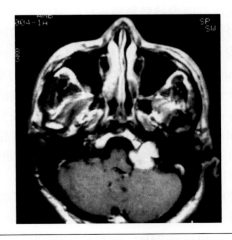

图 29.9　轴位增强 MRI 显示一例第Ⅸ神经鞘瘤

手术入路的选择取决于肿瘤的部位和扩展情况。对于局限于后颅窝的肿瘤，可采用与切除听神经瘤一样的标准枕下外侧开颅即可（Shiroyama et al 1988）（图 29.10）。对于主体位于颈静脉孔的肿瘤，可采用乙状窦前迷路下乳突切除术和乙状窦后联合入路，这样可结扎乙状窦并能直接显露颈静脉孔的外侧缘（Hakuba et al 1979；Kadri et al 2004）。此联合入路还可使术者到达肿瘤的距离最短。另外，也可采用标准的外侧枕下入路，去除枕大孔和内听道之间的三角形骨质，从颅内打开颈静脉孔（Hakuba et al 1979）。对于向颈部扩展较多的肿瘤，需要在耳鼻喉科医师的帮助下采用联合入路，并可同时或分期进行手术（Kadri et al 2004）。行颈部肿瘤分离时，需要控制颈动脉、颈静脉和颅底下方的后组脑神经。近期，Bulsara 等（2008）报道了通过上述手术入路切除肿瘤，包括 ELITE 和乳突后入路，并根据肿瘤的分类决定是否行高颈部显露。为基于肿瘤扩展情况而选择合适的入路提供了一个较好的范例。

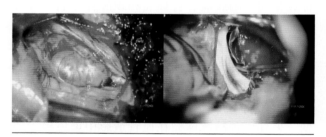

图 29.10　通过枕下入路切除第 IX、第 X 对脑神经复合体的神经鞘瘤。术中照片显示肿瘤完全切除前后的对比

和所有颅内神经鞘瘤一样，完全手术切除肿瘤可以达到治愈。一般来讲，次全切除的肿瘤容易复发并产生神经系统症状（Samii et al 1995b；Shiroyama et al 1998）。然而，通过长期随访发现也有近全切除的患者并未出现神经系统功能的恶化（Samii et al 1995b）。有关放射治疗对于减少复发概率和延长复发时间的作用，目前尚无可靠的资料。由于神经鞘瘤生长缓慢，所以随访时间要长，否则难以客观地评估治疗效果。

肿瘤切除后常见的并发症多与吞咽功能相关。许多报道中都提到了这种情况（Hakuba et al 1979；Kadri et al 2004；Samii et al 1995b），一些作者建议早期行气管切开（Naunton et al 1969）。但是近期的报道却显示严重的吞咽障碍和误吸发生

率很低（Bulsara et al 2008）。因此，许多患者可以给予临时的鼻饲饮食和仔细的气道管理。多数患者最后可以适应和耐受规律的饮食。其他的并发症还包括脑脊液漏、脑膜炎和脑积水。

5　副神经鞘瘤

起源于第 XI 对脑神经的神经鞘瘤非常罕见，文献报道仅有 12 例（Ohkawa et al 1996）。脊髓副神经鞘瘤经常和颈静脉孔神经鞘瘤伴发，但也可独立发病，表现为由于肌肉痉挛引起的慢性颈痛或肩痛。肿瘤通常发生于副神经的脊髓根（Caputi et al 1997）。在 CT 和 MR 上肿瘤显示为脑池内病变，并呈不均一强化。如果副神经鞘瘤起源于颈静脉孔自身，并累及第 IX、X、XI 对脑神经时，也可表现为颈静脉孔综合征（Sawada et al 1992）。副神经鞘瘤还可有蛛网膜下腔出血的表现（Caputi et al 1997）。标准入路包括枕下开颅联合寰椎椎板切除术。

6　舌下神经鞘瘤

1933 年，de Martel 报道了第一例起源于舌下神经颅内段的神经鞘瘤。此后，文献共报道了约 70 例舌下神经鞘瘤（Ho et al 2005）。舌下神经是纯运动神经，一般认为很少发生神经鞘瘤。如果运动神经受累，则通常与 von Recklinghausen 病有关。一篇回顾性分析研究显示，35 例舌下神经鞘瘤中约 14%（5 例）伴发中枢型神经纤维瘤病（Fujiwara et al 1980；Morelli 1966）。发病年龄为 17~62 岁，平均诊断年龄为 41 岁。多数病例报道中神经鞘瘤的女性患者多见，这种特点在舌下神经鞘瘤中尤为突出。在上述 30 例非神经纤维瘤病的舌下神经鞘瘤中，有 23 例为女性。

舌下神经以一些细根的形式从延髓锥体和下橄榄之间的橄榄前沟发出。这些神经细根发出后相互合并，且通常形成两支运动神经。舌下神经自脑干发出 0.1mm 内就具有神经鞘（Tarlov et al 1937；Nadich et al 2009）。神经向前、下、外侧走行，穿过小脑延髓池到达舌下神经管。在小脑延髓池段，舌下神经于小脑后下动脉发出的水平跨过椎动脉。舌下神经管位于颈静脉孔下内侧的枕骨中。除了舌下神经之外，管内通常还有一支脑膜动脉和一个静脉丛。管的后外侧面即为枕髁的

前内侧面。这一点在处理有颅外扩展的哑铃型肿瘤时至关重要。神经在穿过舌下神经管后走行于颈静脉和颈动脉之间。舌下神经是唯一的既跨过颈内动脉又跨过颈外动脉分支的脑神经。

单纯舌下神经功能障碍很少引起明显的临床症状。多数患者表现为颅内高压或脑干、小脑、邻近的后组脑神经受压的症状。头痛，通常为枕下部或颈项部疼痛，是最常见的主诉症状，发生率约为73%（Morelli et al 1966）。此外，还可伴恶心、呕吐和视盘水肿。这些临床表现在早期的文献报道中尤其常见，因为那时肿瘤通常生长到较大时才被诊断。邻近的颈静脉孔中的神经功能障碍也很常见（67%）（Odake 1989），可表现为吞咽困难、声音嘶哑、咽部感觉减退以及同侧腭偏移和咽反射减退。多达66%的患者表现有锥体束压迫而导致的痉挛性偏瘫（Odake 1989）。前庭小脑症状以共济失调、头晕、眩晕、眼震较为常见。其他症状包括面部麻木或无力，感觉神经性听觉丧失，同侧胸锁乳突肌和斜方肌无力或萎缩（表29.5）。体格检查时典型表现为单侧舌肌萎缩伴有肌震颤和伸舌同向偏斜。由于此体征对患者影响较小，因此可出现多年而未察觉。

表29.5 舌下神经鞘瘤的症状和体征	
症状	（%）
舌半侧萎缩	
头痛	73
IX、X、XI神经功能障碍	67
肢体力弱（痉挛性）	66
共济失调、眩晕、眼震	
面瘫、听力丧失	

颅骨平片对诊断帮助不大。特殊断层照相有时可显示舌下神经孔扩大，但多已经被CT所代替。由于舌下神经管和髁管位于枕骨特别厚实的部位，所以扩大表现并不像其他部位的骨孔那样常见。有些病例会对附近颈静脉孔造成侵蚀，使得难以进行鉴别诊断（图29.11A）（Morelli 1966）。CT通常显示为脑干下段腹侧的等或高密度占位病变，注射对比剂后呈明显均一强化。增强MRI是最敏感的检查方法，可显示软组织肿块的形状和范围，为手术计划的制订提供有效的参考（图29.11 A~C）。血管造影显示为不显影的肿块，周围血管受肿瘤推挤移位，同侧椎动脉上抬常见。颈静脉和颈静脉球通常无阻塞或侵蚀表现。这一点可有助于与颈静脉孔鞘瘤、颈静脉球瘤以及其他肿瘤相鉴别。

手术入路的选择主要取决于肿瘤的范围。明显局限于颅内的舌下神经鞘瘤，可像听神经瘤一样采用标准的枕下外侧入路（Bartal et al 1973；Morelli et al 1966；Scott et al 1949）。Hakuba 等（1979）描述的乳突切除合并迷路后岩骨切除术，可更直接地显露舌下神经管区（Dolan et al 1982；Odake et al 1989）。伴有明显颅外扩展的哑铃型肿瘤可采用 Sen 和 Sekhar 描述的极外侧入路（1990），包括切除后半部分的枕髁和寰椎侧块。对于哑铃型肿瘤也可行分期手术，即分别行标准的乙状窦后入路和颈部手术。有文献报道了对巨大哑铃型鞘瘤采用枕下外侧入路合并部分乳突切除，同时切除肿瘤侧的寰椎后弓进行了一期切除。寰椎后弓切除的范围要达到椎动脉出现的横突孔处。由于没有完全切除枕髁，因此不影响寰枕关节的稳定性（Kachhara et al 1999）。如同其他神经鞘瘤一样，在分离肿瘤壁和神经血管结构粘连之前，应先行肿瘤的囊内减压。上述报道中有大多数均提到术中需要切断受累的舌下神经。

由于舌下神经鞘瘤的表现类似于颅底肿瘤，因此需要进行广泛地切除。Myatt（1998）报道了一例发生于右侧颅底的舌下神经鞘瘤，采用后外侧入路将其切除（Myatt et al 1998）。术中行枕下开颅，乳突切除和寰椎侧突切除，这样可自下方显露颈静脉孔和舌下神经管，便于在后组脑神经出颅时进行辨认。髁上入路手术并发症较少，但显露有限（Gilsbach et al 1998）。该入路适合于处理舌下神经管和颈静脉结节的良性病变，并对肿瘤或囊肿进行减压。手术野的外侧受限于颈静脉球，内侧和基底部为残余的枕髁所限，背侧则为硬脑膜所限。因此该入路多用于较小病变的切除或扩大活检术。

肿瘤完全切除后是可以治愈的，次全切除则可能出现复发，但目前仍缺乏长期随访资料。较早文献报道死亡率约为7%（Odake 1989）。主要原因为呼吸困难合并误吸和肺炎。然而，多数这些病例发生在显微外科时代之前，并发症包括脑脊液漏、脑膜炎和脑积水。若术前即存在后组脑神经功能障碍，术后也鲜有改善，但脑干和小脑

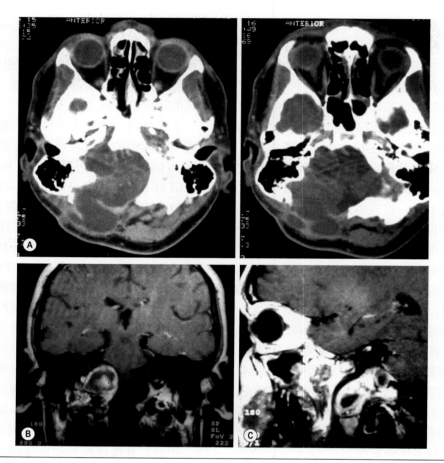

图 29.11 （A）轴位 CT 显示Ⅻ神经鞘瘤导致舌下神经孔和附近颅底骨质的侵蚀破坏。（B）同一神经鞘瘤的冠状位增强 MRI。注意肿瘤经颅底向外扩展。（C）矢状位增强 MRI 很好地显示了肿瘤的颅外扩展

症状术后可有明显改观（Odake 1989）。

7 眼外神经鞘瘤

起源于动眼神经、滑车神经或展神经的颅内神经鞘瘤非常罕见。因为它们是纯运动神经，除非合并 von Recklinghausen 病，否则起源于这些眼神经的神经鞘瘤极其少见。Kovacs（1972）可能首先通过尸检发现并报道了起源于动眼神经鞘的孤立肿瘤。与颅内的其他神经鞘瘤相似，此类肿瘤一般于中年发病，高峰年龄为 40~50 岁，女性稍常见（女性 58%，男性 42%）（Celli et al 1992）。

动眼神经起自于中脑水平的大脑脚内侧面的动眼神经沟。它穿过脚间池，在出脑干 0.6mm 就具有了神经鞘（Tarlov 1937；Nadich et al 2009）。该神经向下外侧走行，穿过大脑后动脉和小脑上动脉之间，行向海绵窦。通过前床突、后床突和

床突间韧带形成的三角形硬脑膜皱襞进入海绵窦顶部。向前方经过海绵窦外侧壁的上表面，最后经眶上裂出颅（图 29-3）。动眼神经从中枢神经系统过渡为外周神经系统发生于出脑干后约 0.6mm 处（Tarlov 1937；Nadich et al 2009）。因此，理论上讲，此点以远的任何部位均可发生神经鞘瘤，如脚间池、桥前池、鞍旁、海绵窦区或眶尖。

滑车神经起自脑干背侧中脑 – 脑桥结合部水平，自上髓帆处发出，走行于下丘的稍下方，并在发出后 0.6mm 处出现神经鞘（Tarlov 1937；Nadich et al 2009）。在环池中小脑上脚和大脑脚附近绕过脑干前行。其继续在小脑幕游离缘下方向前走行，并在后床突的后方穿入海绵窦硬脑膜。在海绵窦外侧壁内向前走行，然后于动眼神经下方经眶上裂出颅。

展神经于桥延沟腹侧面发出，向前经桥前池穿入覆于鞍背的硬脑膜。该神经的胶质段约 0.5mm 长（Tarlov 1937）。展神经于斜坡上段在于

硬脑膜的脑膜层和骨膜层之间上行。在后床突基底处、Gruber韧带下方的切迹进入海绵窦背侧。在海绵窦内，展神经位于颈内动脉的外侧。最后经眶上裂入眶。

Celli等（1922）根据病变的范围将这组肿瘤分为三类。此分类方法类似于Jefferson（1955）对三叉神经鞘瘤的分类。肿瘤分为脑池型、海绵窦型或脑池海绵窦型（哑铃型）。与其他脑神经的神经鞘瘤不同，眼外神经鞘瘤的起源部位通常远离胶质段和神经鞘段的结合部。主体位于蛛网膜下腔和脑干周围者为脑池型，主体位于海绵窦者为海绵窦型，在脑池和海绵窦都较明显者为脑池海绵窦型。不同类别的肿瘤的症状、体征和手术入路均有不同。

多数动眼神经鞘瘤（70%）（Celli et al 1992）以动眼神经麻痹为始发表现。有些人甚至提出，首发动眼神经麻痹可看作是动眼神经鞘瘤的特征性表现（Okamoto et al 1985）。若不处理，动眼神经麻痹可进展为完全的眼肌瘫痪。随之而来或几乎同时发生的是同侧的视神经功能障碍，并最终进展为全盲（Leunda et al 1982）。临床后期典型表现为单侧眼球突出、额眶神经痛或三叉神经V1区感觉障碍。相关的鉴别诊断包括蝶骨嵴脑膜瘤、三叉神经鞘瘤、海绵窦肿瘤、动脉瘤、软骨瘤、巨大垂体腺瘤和转移癌。

动眼神经鞘瘤大致可均分为脑池型和海绵窦型。脑池型一般向上扩展至脚间池和鞍上池，压迫脑干、第三脑室和下丘脑。患者可表现为单一的动眼神经麻痹，或合并脑干受压表现。海绵窦型可压迫海绵窦内的神经，偶有也对视神经造成压迫，并分别表现为海绵窦综合征或眶上裂综合征。

滑车神经鞘瘤多为脑池型。可向上生长至小脑幕切迹，向内至桥前池或脚间池。滑车神经麻痹是较常见的表现，可见于不到1/2（44%）的病例中（Celli et al 1992）。回顾性研究显示至少45%的患者术前没有滑车神经受累的表现（Santorenos et al 1997）。而多达1/3的患者却表现出动眼神经麻痹的症状。当肿瘤在环池内的体积较大时，可出现一种典型的临床综合征，也被称为"共济失调性偏瘫"（ataxic hemiparesis）的（Bendheim & Berg 1981）。此综合征是由于小脑上脚和大脑脚受压，导致同侧肢体共济失调和对侧肢体痉挛性偏瘫。

展神经鞘瘤多为脑池海绵窦型。多数表现为展神经麻痹合并颅内压增高的症状和体征。另外，可因脑干受压而导致偏瘫，或出现海绵窦内其他神经的麻痹症状。该肿瘤与更为常见的、可伴发展神经麻痹的三叉神经鞘瘤难以鉴别。

对于脑池海绵窦型的肿瘤，颅骨平片和CT骨窗像可见床突、蝶鞍和岩尖出现扇贝样骨质改变。海绵窦型可见眶上裂扩大或中颅窝底骨质破坏。脑池型可见由于颅内压增高导致的蝶鞍非特异性改变。与其他神经鞘瘤相同，注射对比剂后这类鞘瘤通常明显强化。MR有助于区分脑池型鞘瘤与脑干内肿瘤，对于较小病变也是最敏感的检查方法（Garen et al 1987）（图29.12）。MRI同样可提示海绵窦段颈内动脉的移位。滑车神经鞘瘤在MRI上的特点为等T_1、等T_2信号，增强扫描显示病变明显强化（Santorenos et al 1997）。

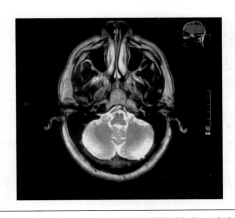

图29.12　偶然发现的后组脑神经神经鞘瘤。肿瘤未造成明显的占位效应，故选择对其进行随访观察

脑池型的动眼神经鞘瘤可向上生长至鞍上池，可采用额颞开颅将其切除。对于滑车神经鞘瘤则应采用经颞底/经小脑幕入路。有时滑车神经鞘瘤和展神经鞘瘤完全位于后颅窝，可考虑枕下外侧入路。大多数脑池型肿瘤均可完全切除，并明确起源神经。对脑池海绵窦型肿瘤可采用经颞底入路或额颞入路，而海绵窦型通常采用额颞入路。结合眶颧切除术的联合颅底入路有助于切除主体明显侵犯海绵窦的肿瘤。眶颧入路很适合显示海绵窦和脚间池。迄今为止，此类肿瘤的全切率仅为50%，而术中能判定神经起源的也仅为50%（Celli et al 1992）。由于在鞍旁区内起源的脑神经以及眼神经位置相近，所以术中不是总能分辨肿瘤来源，尤其是较大的肿瘤。术中可见到典

型的神经苍白和增厚表现，但这也并不能代表肿瘤发源于此，因为神经在受到严重的慢性局部压迫时，压迫点的近端也可出现节段性增厚，即所谓的"假神经瘤样"反应。

目前仅有一例手术死亡报道。然而，肿瘤切除常常需要牺牲起源神经，导致眼外肌永久性麻痹。尽管次全切除比例很大，但只有一例症状性复发的报道（Vaquero et al 1985）。然而，由于随访不充分，目前尚缺乏有关次全切除后的复发率和复发时间的可靠数据。

近期研究显示，立体定向放射外科在控制肿瘤以及改善症状方面都有比较好的作用。Kim 等（2008）评估了共 8 例动眼神经、滑车神经和展神经鞘瘤。其中 7 例首次治疗即用伽马刀治疗，1 例为次全切除术后进行伽马刀治疗。MRI 随访显示所有肿瘤都有缩小，平均无复发时间为 21 个月。另外，滑车神经鞘瘤导致复视的病例中，80% 在放疗后症状改善（Kim et al 2008）。放射外科在眼外神经鞘瘤的治疗中可能会占据越来越重要的地位。

8　嗅神经鞘瘤

文献报道起源于嗅神经的神经鞘瘤有 23~26 例（Christin et al 1920；Molter 1920；Sehrbundt et al 1973；Spiller et al 1903；Sturm et al 1968；Ulrich et al 1978；Kanaan et al 2008）。一般认为此类肿瘤的起源于嗅丝，后者在离开嗅球 0.5mm 后具有神经鞘（Tarlov 1937；Nadich et al 2009）。关于嗅神经鞘瘤的流行病学和临床表现知之甚少。目前报道的单发病例都为青年男性。肿瘤发现时通常已很巨大，并有嗅觉丧失、视力下降、癫痫和颅内压增高表现。MRI 表现与其他神经鞘瘤相似，可呈均匀强化并伴有不同程度的囊变。CT 可通过对病变周围骨质改变的显示来帮助鉴别诊断。如果出现扇贝样外观则提示神经鞘瘤，而若出现骨质增生则高度怀疑嗅沟脑膜瘤。在上述报道中，肿瘤体积在手术或尸检时已经很大，因此很难证实肿瘤确是来源于嗅神经。虽然近期有其他手术入路的报道，但通常的标准入路为经额底入路。Kanaan 等（2008）最近报道了一例采用内镜下扩大经鼻入路切除嗅神经鞘瘤的病例（Kanaan et al 2008）。

（曹晓昱　齐巍　译）

参考文献

Abdel Aziz, K.M., van Loveren, H.R., 1999. Primary lymphoma of Meckel's cave mimicking trigeminal schwannoma: case report. Neurosurgery 44, 859–862.

Bakar, B., Percin, A.K., Tekkok, I.H., 2008. Retro-tympanic pulsatile mass originating from dumb-bell jugular foramen schwannoma. Acta. Neurochir. (Wien). 150, 291–293.

Bartal, A.D., Djaldetti, M.M., Mandel, E.M., et al., 1973. Dumb-bell neurinoma of the hypoglossal nerve. J. Neurol. Neurosurg. Psychiatry 36, 592–595.

Bendheim, P.E., Berg, B.O., 1981. Ataxic hemiparesis from a midbrain mass. Ann. Neurol. 9, 405–406.

● Bordi, L., Compton, J., Symon, L., 1989. Trigeminal neuroma. Surg. Neurol. 31, 272–276.

Bulsara, K.R., Sameshima, T., Friedman, A.H., et al., 2008. Microsurgical management of 53 jugular foramen schwannomas: lessons learned incorporated into a modified grading system. J. Neurosurg. 109, 794–803.

Burger, P.C., Scheithauer, B.W., Vogel, F.S., 1991. Surgical pathology of the nervous system and its coverings, 3rd edn. Churchill Livingstone, New York.

Caputi, F., de Sanctis, S., Gazzeri, G., et al., 1997. Neuroma of the spinal accessory nerve disclosed by a subarachnoid hemorrhage: case report. Neurosurgery 41, 946–950.

● Celli, P., Ferrante, L., Acqui, M., et al., 1992. Surgical Neurinoma of the third, fourth, and sixth cranial nerves: a survey and report of a new fourth nerve case. Neurology 38, 216–224.

Chase, N.E., Taveras, J.M., 1963. Carotid angiography in the diagnosis of extradural parasellar tumors. Acta Radiologica (Diagn) 1, 214–224.

Christin, E., Naville, F., 1920. A propos de neurofibromatoses centrales. Leurs formes familiales et hereditaires. Les neurofibromes des nerfs optiques. Cas a evolution atypique. Diversites des structures histologiques (etude clinique et anatomique). Anna. Med. 8, 30–50.

Cohen, H., 1937. Glosso-pharyngeal neuralgia. J. Laryngol. Otol. 52, 527–536.

Das Gupta, T.K., Brasfield, R.D., Strong, E.W., et al., 1969. Benign solitary schwannomas (neurilemmomas). Cancer 24, 355–366.

Dastur, D.K., Sinh, G., Pandya, S.K., 1967. Melanotic tumor of the acoustic nerve. J. Neurosurg. 27:166–170.

● Day, J.D., Fukushima, T., 1998. The surgical management of trigeminal neuromas. Neurosurgery 42, 233–240.

de Martel, T., Subirana, A., Guillaume, J., 1933. Los tumores de la fossa cerebral posterior: voluminos neurinoma del hipogloso con desarrollojuxta-bulbo-protuberancial. Operacion-curacion. Ars. Medicina 9, 416–419.

DiChiro, G., Fisher, R.L., Nelson, K.B., 1964. The jugular foramen. J. Neurosurg. 21, 447–460.

Dolan, E.J., Tucker, W.S., Rotenberg, D., et al., 1982. Intracranial hypoglossal schwannoma as an unusual cause of facial nerve palsy. J. Neurosurg. 56, 420–423.

Dolenc, V.V., 1994. Frontotemporal epidural approach to trigeminal neurinomas. Acta Neurochirurgica 130, 55–65.

Dominguez, J., Lobato, R.D., Madero, S., et al., 1999. Surgical findings in idiopathic trigeminal neuropathy mimicking a trigeminal neurinoma. Acta Neurochirurgica 141, 269–272.

Erlandson, R.A., Woodruff, J.M., 1982. Peripheral nerve-sheath tumors: an electron micro-scopic Study of 43 cases. Cancer 49, 273–287.

Fernandez-Valle, C., Tang, Y., Richard, J., et al., 2002. Paxillin binds schwannomin and regulates its density- dependent localization and effect on cell morphology. Nat. Genet. 31, 354–362.

Fink, K.H., Early, C.B., Bryan, R.N., 1978. Glossopharyngeal schwannomas. Surg. Neurol. 9, 239–245.

Fisch, V., Ruttner, J., 1977. Pathology of intratemporal tumours involving the facial nerve. In: Fisch, V. (Ed.), Facial nerve surgery. Aesculapius, Birmingham, pp. 448–456.

● Flickinger, J.C., Kondziolka, D., Niranjan, A., et al., 2004. Acoustic neuroma radiosurgery with marginal tumor doses of 12 to 13 Gy. Int. J. Radiat. Oncol. Biol. Phys. 60 (1), 225–230.

Frazier, C.H., 1918. An operable tumor involving the gasserian ganglion. Am. J. Med. Sci. 156, 483–490.

Fujiwara, M., Hachisuga, S., Numaguchi, Y., 1980. Intracranial hypoglossal neurinoma; report of a case. Neuroradiology 20, 87–90.

Garen, P.D., Harper, C.G., Teo, C., et al., 1987. Cystic schwannoma of the trochlear nerve mimicking a brain-stem tumor. Case report. J. Neurosurg. 67, 928–930.

Gerhardt, C., 1878. Zur diagnostik multipler nerombildung. Deutsh Arch. Klin. Med. 21, 268–289.

• Ghatak, N.R., Norwood, C.W., Davis, C.H., 1975. Intracerebral schwannoma. Surg. Neurol. 3, 45–47.

Gibson, A.A., Hendrick, E.B., Cowen, P.E., 1966. Intracerebral schwannoma: a report of a case. J. Neurosurg. 24, 552–557.

Gilsbach, J.M., Sure, U., Mann, W., 1998. The supracondylar approach to the jugular tubercle and hypoglossal canal. Surg. Neurol. 50, 563–570.

Goldberg, R., Byrd, S., Winter, J., 1980. Varied appearance of trigeminal neuromas on CT. Am. J. Radiol. 134, 57–60.

• Hakuba, A., Hashi, K., Fujita, K., et al., 1979. Jugular foramen neurinomas. Surg. Neurol. 11, 83–94.

Hanada, M., Tanaka, T., Kanayama, S., et al., 1982. Malignant transformation of intrathoracic ancient neurilemmoma in a patient without von Recklinghausen's disease. Acta Pathologica Japonica 32, 527–536.

Ho, C.L., Deruytter, M.J., 2005. Navigated dorsolateral suboccipital transcondylar (NADOSTA) approach for treatment of hypoglossal schwannoma. Case report and review of the literature. Clin. Neurol. Neurosurg. 107 (3), 236–242.

Holman, C.B., Olive, I., Svien, H.J., 1961. Roentgenologic features of neurofibromas involving the gasserian ganglion. Am. J. Radiol. 86, 148–153.

Horn, K.L., Crumley, R.L., Schindler, R.A., 1981. Facial neurilemmomas. Laryngoscope 91, 1326–1331.

House, J.W., Brackmann, D.E., 1985. Facial nerve grading systems. Otolaryngol. Head Neck Surg. 93, 146–147.

• Huang, C.F., Kondziolka, D., Flickinger, J.C., et al., 1999. Stereotactic radiosurgery for trigeminal schwannomas. Neurosurgery 45, 11–16.

Ikushima, I., Korogi, Y., Kuratsu, J., et al., 1997. Dynamic M R I of meningiomas and schwannomas: is differential diagnosis possible? Neuroradiology 39, 633–638.

• Inouye, Y., Tabuchi, T., Hakuba, A., et al., 1987. Facial nerve neuromas: CT findings. J. Comp. Assist. Tomogr. 11, 942–947.

Isamat, F., Bartumeus, F., Mirand, A.M., et al., 1975. Neurinomas of the facial nerve: report of three cases. J. Neurosurg. 43, 600–613.

Jefferson, G., 1955. The trigeminal neurinomas with some remarks on malignant invasion of the gasserian ganglion. Clin. Neurosurg. 1, 11–54.

Johnson, M.D., Glick, A.D., Davis, B.N., 1988. Immunohistochemical evaluation of Leu-7, myelin basic- protein, S100-protein, glial fibrillary acidic-protein, and LN3 immunoreactivity in nerve sheath tumors and sarcomas. Arch. Pathol. Lab. Med. 112, 155–160.

Kachara, R., Nair, S., Radhakrishnan, V.V., 1998. Oculomotor nerve neurinoma: Report of two cases. Acta Neurochirurgica 140, 1147–1151.

Kachhara, R., Nair, S., Radhakrishnan, V.V., 1999. Large dumbbell neurinoma of hypoglossal nerve: case report. Br. J. Neurosurg. 13, 338–340.

Kadri, P.A., Al-Mefty, O., 2004. Surgical treatment of dumbbell-shaped jugular foramen schwannomas. Neurosurg. Focus 17 (2), E9.

Kanaan, H.A., Gardner, P.A., Yeaney, G., et al., 2008. Expanded endoscopic endonasal resection of an olfactory schwannoma. J. Neurosurg. Pediatr. 2, 261–265.

Kanter, W.R., Eldridge, R., Fabricant, R., 1980. Central neurofibromatosis with bilateral acoustic neuroma: genetic, clinical and biochemical distinctions from peripheral neurofibromatosis. Neurology 30, 851–859.

Kawahara, E., Oda, Y., Ooi, Y., et al., 1988. Expression of glial fibrillary acidic protein (GFAP) in peripheral nerve sheath tumors. Am. J. Surg. Pathol. 12, 115–120.

• Kaye, A.H., Hahn, J.F., Kinney, S.E., et al., 1984. Jugular foramen schwannomas. J. Neurosurg. 60, 1045–1053.

Kim, I.Y., Kondziolka, D., Niranjan, A., et al., 2008. Gamma Knife surgery for schwannomas originating from cranial nerves III, IV, and VI. J. Neurosurg. 109 (Suppl.), 149–153.

King, T.T., Morrison, A.W., 1990. Primary facial nerve tumors within the skull. J. Neurosurg. 72, 1–8.

Konovalov, A.N., Spallone, A., Mukhamedjanov, D.J., et al., 1996. Trigeminal neurinomas. A series of 111 surgical cases from a single institution. Acta Neurochirurgica 138, 1027–1035.

Kovacs, W., 1927. Ueber ein solitares neuinom des nervus oculomotorius. Zentralbl. Allg. Pathol. 40, 518–522.

Lesois, F., Rousseaux, M., Villette, L., 1986. Neurinomas of the trigeminal nerve. Acta Neurochirurgica 82, 118–122.

Leunda, G., Vaquero, J., Cabezudo, J., et al., 1982. Schwannoma of the oculomotor nerve. Report of four cases. J. Neurosurg. 57, 563–565.

Lipkin, A.F., Coker, N.J., Jenkins, H.A., et al., 1987. Intracranial and intratemporal facial neuroma. Otolaryngol-Head Neck Surg. 96, 71–79.

• Madhok, R., Kondziolka, D., Flickinger, J.C., et al., 2009. Gamma knife radiosurgery for facial schwannomas. Neurosurgery 64 (6), 1102–1105.

• McCormick, P.C., Bello, J.A., Post, K.D., 1988. Trigeminal schwannoma: surgical series of 14 patients and a review of the literature. J. Neurosurg. 70, 737–745.

McLean, C.A., Laidlaw, J.D., Brownbill, D.S., et al., 1990. Recurrence of acoustic neurilemmoma as a malignant spindle-cell neoplasm. J. Neurosurg. 73, 946–950.

• McMonagle, B., Al-Sanosi, A., Croxson, G., et al., 2008. Facial schwannoma: results of a large case series and review. J. Laryngol. Otol. 122 (11), 1139–1150.

Mello, L.R., Tanzer, A., 1972. Some aspects of trigeminal neurinomas. Neuroradiology 4, 215–221.

Molter, K., 1920. Uber gleichzeitige cerebrale, medullare und periphere. Neurofibrofibrosis naugural dissertation, Universitat zu Jena). Wendt und Klauwell, Jena.

Morelli, R.J., 1966. Intracranial neurilemmoma of the hypoglossal nerve: review and case report. Neurology 158, 709–713.

Murata, T., Hakuba, A., Okumura, T., et al., 1985. Intrapetrous neurinomas of the facial nerve: report of three cases. J. Neurosurg. 23, 507–512.

Myatt, H.M., Holland, N.J., Cheesman, A.D., 1998. A skull base extradural hypoglossal neurilemmoma resected via an extended posterolateral approach. J. Laryngol. Otol. 112, 1052–1057.

Nadich, T.P., Duvernoy, H.M., Delman, B.N., et al., 2009. Duvernoy's atlas of the human brain stem and cerebellum. Springer Wien, New York.

Nager, G.T., 1984. Neurinomas of the trigeminal nerve. Am. J. Otolaryngol. 5, 301–331.

Naunton, R.F., Proctor, L., Elpern, B.S., 1969. The audiologic signs of ninth nerve neurinoma. Arch. Otolaryngol. 87, 20–25.

Neely, J.G., Alford, B.R., 1974. Facial nerve neuromas. Arch. Otolaryngol. 100, 298–301.

New, P.F.J., 1972. Intracerebral schwannoma: case report. J. Neurosurg. 36, 795–797.

O'Donoghue, G.M., Brackmann, D.E., House, J.W., et al., 1989. Neuromas of the facial nerve. Am. J. Otol. 10, 49–54.

Odake, G., 1989. Intracranial hypoglossal neurinoma with extracranial extension: review and case report. Neurosurgery 24, 583–587.

Ohkawa, M., Fujiwara, N., Takashima, H., et al., 1996. Radiologic manifestation of spinal accessory neurinoma: a case report. Radiat. Med. 14, 269–273.

Okamoto, S., Handa, H., Yamashita, J., 1985. Neurinoma of the oculomotor nerve. Surg. Neurol. 24, 275–278.

Palacios, E., MacGee, E.E., 1972. The radiographic diagnosis of trigeminal neurinomas. J. Neurosurg. 36, 153–156.

Pan, L., Wang, E.M., Zhang, N., et al., 2005. Long-term results of Leksell gamma knife surgery for trigeminal schwannomas. J. Neurosurg. 102 (Suppl.), 220–224.

Peet, M.M., 1927. Tumor of the gasserian ganglion. With the report of two cases of extra-cranial carcinoma infiltrating the ganglion by direct extension through the maxillary division. Surg. Gynecol. Obstet. 44, 202–207.

Phi, J.H., Paek, S.H., Chung, H.T., et al., 2007. Gamma Knife surgery and trigeminal schwannoma: is it possible to preserve cranial nerve function? J. Neurosurg. 107, 727–732.

Pollack, I.F., Sekhar, L.N., Janetta, P.J., et al., 1989. Neurilemmomas of the trigeminal nerve. J. Neurosurg. 17, 306–322.

Pool, J.L., Pava, A.A., 1970. Acoustic nerve tumors. Charles C Thomas, Springfield, IL.

Prakash, B., Roy, S., Tandon, P.N., 1980. Schwannoma of the brain stem. Case report. J. Neurosurg. 53, 121–123.

Pulec, J.L., 1969. Facial nerve tumors. Ann. Otol. Rhinol. Laryngol. 78, 962–982.

Pulec, J.L., 1972. Symposium on ear surgery. II. Facial nerve neuroma. Laryngoscope 82, 1160–1176.

Rigamonti, D., Spetzler, R.F., Shetter, A., et al., 1987. Magnetic resonance imaging and trigeminal schwannoma. Surg. Neurol. 28, 67–70.

Robey, S.S., deMent, S.H., Eaton, K.K., et al., 1987. Malignant epithelioid peripheral nerve sheath tumor arising in a benign schwannoma. Surg. Neurol. 48, 441–446.

Rosenblum, B., Davis, R., Camins, M., 1987. Middle fossa facial schwannoma removed via the intracranial extradural approach: case report and review of the literature. Neurosurgery 21, 739–741.

Rubinstein, L.J., 1972. Tumors of the central nervous system. Armed Forces Institute of Pathology, Washington.

Saito, H., Baxter, H., 1972. Undiagnosed intratemporal facial nerve neurilemmomas. Arch. Otolaryngol. 95:415–419.

Salvati, M., Ciapetta, P., Raco, A., et al., 1992. Radiation-induced schwannomas of the neuraxis. Report of three cases. Tumori 78, 143–146.

● Samii, M., Migliori, M.M., Tatagiba, M., et al., 1995a. Surgical treatment of trigeminal schwannomas. J. Neurosurg. 82, 711–718.

Samii, M., Babu, R.P., Tatagiba, M., et al., 1995b. Surgical treatment of jugular foramen schwannomas. J. Neurosurg. 82, 924–932.

Santorenos, S., Hanieh, A., Jorgensen, R.E., 1997. Trochlear nerve schwannomas occurring in patients without neurofibromatosis: case report and review of the literature. Neurosurgery 41, 28–34.

Sawada, H., Udaka, F., Kameyama, M., et al., 1992. Accessory nerve neuroma presenting as recurrent jugular foramen syndrome. Neuroradiology 34, 417–419.

Schmidt, C., 1931. Neurinom des nervus facialis. Zentralblatt Hals Nas-Ohrenheilk 16, 329.

Schuknecht, H.F., Gulya, A.J., 1986. Anatomy of the temporal bone with surgical implications. Lea & Febiger, Philadelphia, PA.

Scott, M., Wycis, H., 1949. Intracranial neurinoma of the hypoglossal nerve, successful removal, case report. J. Neurosurg. 6, 333–336.

● Sehrbundt, V., Pau, A., Turtas, S., 1973. Olfactory groove neurinomas. J. Neurosurg. Sci. 17, 193–196.

Sekhar, L.N., 1987. Operative management of tumors involving the cavernous sinus. In: Sekhar, L.N., Schramm, V.S., Jr. (Eds.), 1987 Tumors of the cranial base: diagnosis and treatment. Futura Publishing, Mt. Kisco, New York, pp. 393–419.

● Sen, C.N., Sekhar, L.N., 1990. An extreme lateral approach to intradural lesions of the cervical spine and foramen magnum. Neurosurgery 27, 197–204.

Sharma, B.S., Ahmad, F.U., Chandra, P.S., et al., 2008. Trigeminal schwannomas: experience with 68 cases. J. Clin. Neurosci. 15 (7), 738–743.

Shiroyama, Y., Inoue, S., Tshua, M., et al., 1988. Intracranial neurinomas of the jugular foramen and hypoglossal canal. No Shinkei Geka 16, 313–319.

Spiller, W.G., Hendrickson, W.F., 1903. A report of two cases of multiple sarcomatosis of the central nervous system and one case of intramedullary primary sarcoma of the spinal cord. Am. J. Med. Sci. 126, 10–33.

Stout, A.P., 1935. Peripheral manifestations of a specific nerve sheath tumor (neurilemmoma). Am. J. Cancer 24, 751–796.

Sturm, K., Bohnis, G., Kosmaoglu, V., 1968. Uber ein Neurinom der Lamina cribrosa. Zentralblatt Fur Neurochirurgiebl 29, 217–222.

Suzuki, F., Hanada, J., Todo, G., 1989. Intracranial glossopharyngeal neurinomas. Report of two cases with special emphasis on computer tomography and magnetic resonance imaging findings. Surg. Neurol. 13, 390–394.

● Symon, L., Cheesman, A.D., Kawauchi, M., et al., 1993. Neuromas of the facial nerve: a report of 12 cases. Br. J. Neurosurg. 7, 13–22.

Tarlov, I.M., 1937. Structure of the nerve root. II. Differentiation of sensory from motor roots; observations on identification of function in roots of mixed cranial nerves. Arch. Neurol. Psychiatry 37, 1338–1355.

Twist, E.C., Ruttledge, M.H., Rousseau, M., et al., 1994. The neurofibromatosis type 2 gene is inactivated in schwannomas. Hum. Molec. Genet. 3, 147–151.

Ulrich, J., Levy, A., Pfister, C., 1978. Schwannoma of the olfactory groove. Case report and review of previous cases. Acta Neurochirurgica 40, 315–321.

VanRensberg, M.J., Proctor, N.S., Danzinger, J., et al., 1975. Temporal lobe epilepsy due to an intracerebral schwannoma: case report. J. Neurol. Neurosurg. Psychiatry 38, 703–709.

Vaquero, J., Martinez, R., Salazar, J., 1985. Suprasellar recurrnce of a third nerve neurinoma (letter). J. Neurosurg. 62, 317.

Verocay, J., 1910. Zur kenntnis der neurofibrome. Beitrage Zur Pathologischen Anatomie und Zur Allgemeinen Pathologie 48, 1–69.

Wallner, K.E., Sheline, G.E., Pitts, L.H., et al., 1987. Efficacy of irradiation for incompletely excised acoustic neurilemmomas. J. Neurosurg. 67, 858–863.

Wang, E.M., Pan, L., Wang, B.J., et al., 2005. Gamma knife radiosurgery for large trigeminal schwannomas. Zhonghua Yi Xue Za Zhi 85 (18), 1266–1269.

Westberg, G., 1963. Angiographic changes in neurinoma of the trigeminal nerve. Acta Radiologica (Diagn) 1, 513–520.

White, W., Shiu, M.H., Rosenblum, M.K., et al., 1990. Cellular schwannoma: a clinicopathologic study of 57 patients and 58 tumors. Cancer 66, 1266–1275.

● Woodruff, J.M., Godwin, T.A., Erlandson, R.A., et al., 1981. Cellular schwannoma. Am. J. Surg. Pathol. 5, 733–744.

Yamaki, T., Morimoto, S., Ohtaki, M., et al., 1998. Intracranial facial nerve neurinoma: surgical strategy of tumor removal and functional reconstruction. Surg. Neurol. 49 (5), 538–546.

Yasui, T., Hakuba, A., Kim, S.H., et al., 1989. Trigeminal neurinomas: operative approach in eight cases. J. Neurosurg. 71, 506–511.

● Yoshida, K., Kawase, T., 1999. Trigeminal neurinomas extending into multiple fossae: surgical methods and review of the literature. J. Neurosurg. 91, 202–211.

● Zhang, L., Yang, Y., Xu, S., et al., 2009. Trigeminal schwannomas: a report of 42 cases and review of the relevant surgical approaches. Clin. Neurol. Neurosurg. 111 (3), 261–269.

Zulch, K.J., 1962. Brain tumors: their biology and pathology. Springer-Verlag, New York.

神经纤维瘤病相关脑肿瘤

Ashok R.Asthagiri，Katherine E.Warren，Russell R.Lonser

第 30 章

1 简介

从遗传学角度，神经纤维瘤病包括三种不同类型的综合征。由于深受 Harvey Cushing 的影响以及此类肿瘤多具有向神经鞘瘤转化的倾向，直到 20 世纪末，神经纤维瘤病在诊断上仍被归为一类疾病（Cushing 1917）。尽管报道中描述 I 型神经纤维瘤病（neurofibromatosis，NF-1）与 II 型神经纤维瘤病（NF-2）具有不同的临床特点，但直到 1987 年这类疾病才有了正式的专业术语命名和独立的诊断标准（NIH 1987）。近期，从 NF-2 中区分出了第三种在临床和遗传学特征与其不同的类型，命名为神经鞘瘤病。在本章节里，我们讨论此类疾病的遗传学，分子病理学，诊断与鉴别诊断，以及与一般人群患者中类似颅内肿瘤的不同治疗方式。

2 1型神经纤维瘤病

Mark Akenside 是一名英国诗人和医师，他于 1768 年首次报道了 NF-1（Von Recklinghausen 病，周围神经纤维瘤）（Akenside 1768）。在报道中，他描述了一名 60 岁的男性患者，该患者遗传了他父亲的多发带蒂的皮肤肿瘤（皮肤纤维瘤）。该疾病以德国病理学家 Friedrich Daniel von Recklinghausen 的名字命名，他将此类肿瘤称为"神经纤维瘤"并系统地描述了其病理表现（Von Recklinghausen 1882）。NF-1 是最常见的神经纤维瘤病亚型，其发病率约为 1∶3 000（Huson et al 1989；Lammert et al 2005）。无性别和种族差异。

2.1 遗传和分子生物学

NF-1 为常染色体显性遗传疾病，尽管具有

相同基因突变的家族成员之间的基因表达性可能有明显差异，但到 20 岁时此病的外显率几乎为 100%（Obringer et al 1989；DeBella et al 1999）。约有 50% 的病例由新发的基因突变引起（Friedman 1999）。这些散发病例可能是胚系突变的结果，也有少数是由胚胎发育合子后阶段的 NF-1 基因突变引起。后者导致了体细胞嵌合体现象。在体细胞嵌合的患者中，受累细胞和组织类型的比例随着胚胎形成期基因突变的时间以及细胞类型的差异而不尽相同。因此，临床表型可以是全身型也可以仅为局限型（Ruggieri & Huson 2001）。

NF-1 是由位于 17 号染色体长臂上的 *NF-1* 肿瘤抑制基因突变引起的多发肿瘤综合征（multiple neoplasia syndrome）。*NF-1* 基因于 1990 年分离和测序成功，其包含 350kb 染色体 DNA，可以编码相对分子质量为 220~250kDa 的蛋白，即"神经纤维瘤蛋白"（neurofibromin）（Wallace et al 1990；DeClue et al 1991；Gutmann et al 1991）。蛋白测序结果显示此蛋白包含 1 个由 360 个氨基酸组成的结构域，其与鸟苷三磷酸酶（GTPase）激活蛋白（GAP）的催化区域非常相似（Xu et al 1990）。后续研究发现神经纤维瘤蛋白通过对 Ras（与信号转导、肿瘤生长及恶变有关的一种关键调节因子）的抑制而发挥其抑制肿瘤作用（DeClue et al 1992）。与 Knudson 的肿瘤发生二次打击模型相似，NF-1 患者脑肿瘤的发生与 NF-1 位点的杂合性缺失有关（loss of heterozygosity，LOH）（Gutmann et al 2000）。有趣的是，NF-1 单倍剂量不足可以促进星形胶质细胞的自主性生长，这表明某些 NF-1 患者的非肿瘤性神经系统病变可能与杂合子以及单倍剂量不足有关（Bajenaru et al 2001）。

2.2　临床特点与诊断

NF-1 患者会发生累及神经系统的良性或恶性的肿瘤，这些肿瘤亦可累及其他部位，如血管、皮肤、骨骼以及眼部。NF-1 的 NIH 诊断标准包括患者具有至少两种典型的临床特征，或者具有一种典型临床特征且有一名患有 NF-1 的一级亲属。这些临床特征主要包括：①6 个及以上的皮肤牛奶咖啡斑（最大直径：青春期前儿童 >5mm，青春期后成人 >15mm）；②2 个及以上任何类型的神经纤维瘤或 1 个以上的丛状神经纤维瘤；③腋窝或腹股沟雀斑；④视路神经胶质瘤；⑤2 个或以上的 Lisch 结节（虹膜错构瘤）；⑥1 个特征性的骨损害（蝶骨大翼发育不良、长骨发育不良）（表 30.1）（Stumpf et al 1988）。

NF-1 的临床表现多在患者 8 岁之前出现，然而这些表现有时并不足以满足 NIH 对携带 NF-1 突变的婴儿和儿童的诊断标准（Korf 1992）。尽管 NF-1 的临床表现多种多样，但疾病总体上是呈进展性的。尽管皮肤神经纤维瘤或丛状神经纤维瘤导致的颜面损毁是 NF-1 最明显的外在表现，但导致患者致残与致死的最重要原因是视路和脑干的良性胶质瘤。NF 患者 70 岁时患有中枢神经系统肿瘤的累积风险为 7.9%，而普通人群仅为 4.6%（Walker et al 2006）。NF-1 患者的患癌率也明显高于普通人群，为普通人群的 2.7 倍（Walker et al 2006）。多系统受累以及 NF-1 相关恶性肿瘤是导致生存期缩短的重要原因。一项由美国卫生统计中心针对 1983~1997 年美国 NF-1 死亡患者的回顾性研究表明，NF-1 患者死亡的平均年龄为

表 30.1　神经纤维瘤病的诊断标准

NF-1（NIH 1988） 必须有以下两项或以上：	NF-2（Evans et al 2005a） 主要症状	其他症状	神经鞘瘤病（Baser et al 2006） • 必须不满足 NF-2 的诊断标准 • MRI 检查未发现前庭神经鞘瘤 • 没有患 NF-2 的一级亲属 • 没有先天的 NF-2 基因突变
6 个及以上的皮肤牛奶咖啡斑（最大直径：青春期前儿童 >0.5cm，青春期后成人 >1.5cm）	双侧前庭 + 神经鞘瘤	无	**明确的**
2 个及以上任何类型的神经纤维瘤或 1 个以上的丛状神经纤维瘤	家族史 +	单侧前庭神经鞘瘤或两种 NF-2 相关病变（脑膜瘤，胶质瘤，神经纤维瘤，神经鞘瘤，白内障）	年龄 >30 岁 + 2 个以上非皮内神经鞘瘤，至少 1 个病理确诊
腋窝或腹股沟雀斑	单侧前庭神经鞘瘤 +	两种 NF-2 相关病变（脑膜瘤，胶质瘤，神经纤维瘤，神经鞘瘤，白内障）	1 个病理确诊 +1 名一级亲属符合上述的神经鞘瘤标准
视路的神经胶质瘤	多发脑膜瘤 +	单侧前庭神经鞘瘤或两种 NF-2 相关病变（脑膜瘤，胶质瘤，神经纤维瘤，神经鞘瘤，白内障）	**可能的**
2 个或以上的 Lisch 结节（虹膜错构瘤） 1 个特征性的骨损害（蝶骨大翼发育不良，长骨发育不良） NF-1 一级亲属			年龄小于 30 岁 + 2 个或以上的非皮内神经鞘瘤，至少 1 个病理确诊 年龄大于 45 岁 + 2 个或以上的非皮内神经鞘瘤，至少 1 个病理确诊 影像学发现 +1 级亲属符合神经鞘瘤病确诊标准
			部分的 符合确诊或可能的神经鞘瘤病诊断标准，但仅限于一个肢体或小于 5 个脊椎节段

54.4 岁，中位死亡年龄为 59 岁。正常人群平均死亡年龄和中位死亡年龄分别为 70.1 岁和 74 岁（Rasmussen et al 2001）。

2.3 颅脑肿瘤类型

2.3.1 视路胶质瘤

视路胶质瘤占儿童颅脑肿瘤的 2%~5%，其中大多数（70%）与 NF-1 相关（Listernick et al 1999a；Czyzyk et al 2003）。NF-1 患者中视路胶质瘤的患病率高达 15%~21%（Lewis et al 1984；Lund & Skovby 1991）。主要类型为毛细胞型星形细胞瘤（WHO Ⅰ 级）。毛细胞型星形细胞瘤是最常见的儿童颅内原发肿瘤（17%），但是散发病例中多发生在幕下（CBTRUS 2008）。

典型的 NF-1 相关的视路胶质瘤主要累及视神经，也可能会累及视交叉及视束（图 30.1）。只有 NF-1 患者才会出现双侧视路受累。多数的 NF-1 视路胶质瘤在儿童早期发病，高峰年龄为 4~6 岁（Listernick et al 1994）。当症状出现后，患者可能表现出继发性内分泌疾病（性早熟），眼部症状（眼球突出，视力下降，斜视），颅内压增高和（或）其他神经功能障碍（运动障碍，精神运动发育迟缓，癫痫发作）。眼球突出和无痛性单眼视力下降常伴随眼眶内病变。根据病变的解剖部位，视交叉和视交叉后的病变常出现双眼视力下降，内分泌紊乱（下丘脑相关）和颅内压增高（脑积水）。

增强 MRI 是诊断视路胶质瘤的主要方法，抑脂像有助于辨别眶内肿瘤的边界，FLAIR 或 T_2 加权像有助于辨别视交叉后的视神经纤维和相关的瘤周囊肿。由于影像学阳性肿瘤中大约只有 50% 可以引起明显的症状和体征，并且多数无症状患者的肿瘤不会进展，也不需要治疗，所以视路胶质瘤治疗组（Optic Pathway Glioma Task Force）不推荐对无症状的 NF-1 患儿进行常规头部 MRI 扫描（King et al 2003）。对 8 岁以下的无症状 NF-1 患儿的监测评估应包括每年一次的神经 - 眼科功能全面检查以及监测患儿的生长曲线（鉴别性早熟）（Listernick et al 2007）。已有报道 NF-1 患者会出现迟发性或迟发进展性视路胶质瘤，因此对 NF-1 患儿而言，应持续监测视神经胶质瘤的相关症状直至成年（Listernick et al 2004）。

与非 NF-1 患者（散发病例）相比，NF-1 患者视路胶质瘤的自然病史和疾病进展的相关性较小（Listernick et al 1995）。因此，对于 NF-1 确诊患者来说，密切的神经系统、内分泌及影像学检测同样重要。关于初次治疗的时机尚无统一看法，而对于治疗的指征也千差万别，其中包括一些反映影像和临床症状进展的指标。部分专家认为当肿瘤在影像学上出现进展时就应开始治疗，然而其他专家认为应在临床症状进展时开始治疗。视路胶质瘤 MRI 常表现为不同形式的增强效应，但并不意味着肿瘤存在影像学进展。在眼科的评估中，与视力下降无关的视路萎缩或肿胀不应视为临床症状进展。此外，由于视交叉前的病变并不会沿着视路向后发展至视交叉，不能将此种担忧作为进行治疗

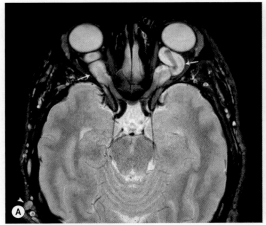
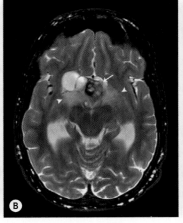
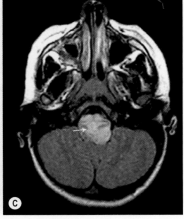

图 30.1　1 型神经纤维瘤病相关肿瘤。（A）MRI 的 FLAIR 像显示双侧视神经胶质瘤（箭形所示），仅见于 NF-1。（B）MRI 的 T_2 加权像显示视交叉处（箭形所示）胶质瘤（箭头所示）以及瘤旁囊肿。（C）MRI 的 FLAIR 像显示延髓处的胶质瘤（星形细胞瘤）

的依据（Liu 2006）。

大部分 NF-1 患者的视路胶质瘤为良性，具有典型的影像学表现，由于视路非常脆弱，对任何操作都比较敏感，因此对于仍有视力的 NF-1 患者来说，并不推荐行手术治疗或活检。少数患者的病变出现不典型表现或快速增大时，需要接受活检。视交叉或视交叉后较大的病变可能引起颅内压增高和脑积水，需行脑室 - 腹腔分流术或肿瘤切除术。当眶内视路胶质瘤体积较大导致使患者视力严重下降或失明时，需手术治疗，防止眼球外凸（Tenny et al 1982；Liu 2006）。

由于手术治疗会对视力造成不可逆损伤，并且早期报道称放射治疗对视路胶质瘤局部控制疗效确切，因此外放射治疗的应用较为广泛（Taveras et al 1956）。但近年来发现传统分割放疗会增加 NF-1 患者发生继发性神经系统肿瘤、内分泌疾病、脑血管病（烟雾病）的风险，因此放射治疗仅应用于对化疗无效、肿瘤快速增长而即将失明的患者，并尽量避免对任何年龄段的儿童使用（Kestle et al 1993；Kortmann et al 2002；Sharif et al 2006；Ullrich et al 2007b）。为了找出更为适形的放射剂量，并降低周围正常组织受到照射的风险，有学者对 15 例视路胶质瘤患者给予分割的立体定向放射外科治疗（线性加速器，LINAC）并进行评估。虽然这次实验对 NF-1 患者的适用性有限（只有 3 例 NF-1 患者），而且随访时间过短，不利于评价迟发效应，但此研究结果显示出良好的短期肿瘤控制效果（3 年和 5 年的无进展生存率分别为 92% 和 72%），在随访期间没有患者出现内分泌疾病和继发肿瘤（Cohen et al 2005）。

基于上述原因，对视路胶质瘤有明确进展的 NF-1 患儿可采用长春新碱（Vincristine，VCR）和卡铂（Carboplatin）联合化疗的方法，此种治疗方法有效且耐受性好（Packer et al 1997；Listernick et al 1999b；Mahoney et al 2000）。对于一些对卡铂过敏的患者，每周使用长春新碱常可以作为二线治疗（Lafay-Cousin et al 2005）。其他三线化疗方法包括单独使用替莫唑胺（Temozolomide），6- 硫代鸟嘌呤（Thioguanine，6-TG）、甲基苄肼（Procarbazine，PCZ）、洛莫司汀（Lomustine）及与长春新碱联合应用（Jahraus & Tarbell 2006）。影响 RAS 通路的药物和抗血管生成药物（贝伐单抗（Bevacizumab））的临床试验也正在进行中。

2.3.2　脑干胶质瘤

脑干胶质瘤占儿童中枢神经系统肿瘤的 10%~20%，4%~18% 的 NF-1 患者会发生脑干胶质瘤（Molloy et al 1995；Ullrich et al 2007a）。尽管由于脑积水或局部占位效应会导致患者出现头痛、视力改变、歪头或其他脑神经病变等症状，但许多脑干胶质瘤是 NF-1 患者在头颈部影像学检查或研究前筛选的环节中意外发现的（图 30.1）。诊断和鉴别脑干胶质瘤（brainstem glioma，BSG）的最佳方法是增强 MRI。NF-1 相关的脑干胶质瘤一般在 MRI 的 T_2 加权像和 FLAIR 像中呈明显高信号，在强化前的 T_1 加权像序列中呈明显的低信号，但有时其强化表现并不一致（Aoki et al 1989；Duffner et al 1989；Sevick et al 1992；Itoh et al 1994）。NF-1 相关脑干胶质瘤应与 NF-1 相关的不明高亮病变（unidentified bright objects，UBO）相鉴别，后者都表现为良性病程，T_2 像呈高信号。与脑干胶质瘤不同，UBO 无明显水肿、占位效应和明显强化。

脑干胶质瘤是一种异质性肿瘤，包含低级别（WHO Ⅰ，Ⅱ 级）和高级别（WHO Ⅲ，Ⅳ 级）星形细胞瘤。为了进一步明确手术指征及应用影像学资料判断预后，专家对脑干胶质瘤进行了若干分类（Epstein & McCleary 1986；Stroink et al 1986；Barkovich et al 1990）。与预后良好有关的 MRI 特点包括为肿瘤为局灶性（与肿瘤起源或位置无关），肿瘤中心位于延髓或中脑（Fischbein et al 1996）。弥散内生型脑桥胶质瘤（diffused intrinsic pontine gliomas，DIPGs）通常为高级别纤维型星形细胞胶质瘤，即便行放射治疗（± 化学治疗），中位生存期也仅有 9 个月，3 年生存率小于 20%（Kaplan et al 1996；Frazier et al 2009）。

60%~75% 的散发脑干胶质瘤是弥散内生型脑桥胶质瘤，与之不同，大多 NF-1 相关脑干胶质瘤中心位于延髓（Kaplan et al 1996；Frazier et al 2009）。对 NF-1 相关脑干胶质瘤患者的纵向研究发现，89%（54/61）的肿瘤在 5 年的随访期内会保持平稳状态，体积减小或自发地消失（Molloy et al 1995；Pollack et al 1996；Ullrich et al 2007a）。这些患者中，只有 20% 接受过治疗，这提示对于大多数此类患者，尤其是无症状的儿童，定期观察是最佳的处理方法。事实上，多数 NF-1 相关脑干胶质瘤患者呈良性病程，对于脑干胶质瘤的患儿来说，被诊断为 NF-1 也许是一种良好的预后因素（Cohen et al 1986；Milstein et al 1989；Raffel et al 1989）。

如果 NF-1 相关脑干胶质瘤患者出现临床和影像学进展，目前尚无有效的治疗方式。对梗阻性脑积水患者可以行脑室 – 腹腔分流术或第三脑室底造瘘术。对于局灶性的肿瘤和符合毛细胞型星形细胞瘤表现的肿瘤，可考虑手术治疗。弥散内生型脑干胶质瘤无法通过手术切除（Epstein & McCleary 1986），其主要治疗方法还是分次放射治疗，尽管放射治疗后可能导致严重并发症，如对迟发性神经损伤，继发性肿瘤以及血管病变。正因为放射治疗存在这样或那样的并发症，而全身化疗又有副作用大和疗效差的问题，人们正在研究通过手术直接对肿瘤给药的化疗方法，如聚合物植入，对流增强输送（Degen et al 2003；Murad et al 2007；Frazier et al 2009）。

3 2 型神经纤维瘤病

1822 年，Scottish surgeon 和 JH Wishart 报道了第一例 2 型神经纤维瘤（neurofibromatosis type 2，NF-2）。患者 30 岁时出现耳聋，尸检中发现"累及颅骨、硬脑膜和大脑的多发肿瘤"（Wishart 1822）。2 型神经纤维瘤病并不罕见（新生儿发病率为 1/25 000~1/30 000）（Evans et al 1992b）。没有性别和种族差异。

3.1 遗传学及分子生物学

2 型神经纤维瘤病（Neurofibromatosis type 2，NF-2），又称中枢型神经纤维瘤病或双侧听神经瘤型神经纤维瘤病，是一种由于位于 22 号染色体长臂上的 NF-2 肿瘤抑制基因突变引起的多瘤综合征。NF-2 基因的突变可以造成神经系统、眼部及皮肤损害。2 型神经纤维瘤病为常染色体显性遗传，在 60 岁时外显率几乎达到 100%（Feiling & Ward 1920；Gardner & Frazier 1930；Evans et al 1992b；Evans et al 2005b）。但 50% 的 NF-2 患者无家族史，而是获得了 NF-2 基因的新发突变。在具有典型双侧神经鞘瘤的 NF-2 患者中，至少有 25%~33% 为遗传嵌合体，即由于突变事件发生在胚胎形成的合子后阶段，导致 NF-2 基因突变只存在于部分体细胞中（Kluwe & Mautner1998；Moyhuddin et al 2003；Evans et al 2007）。遗传嵌合

现象导致超过 60% 的 NF-2 患者表现为新发的单侧前庭神经鞘瘤（Evans et al 2007）。体细胞嵌合体患者的病情严重程度不一，主要取决于基因突变细胞的比例以及现阶段突变种类。虽然 NF-2 基因突变遗传率遵循孟德尔遗传模式的常染色体遗传规律（1/2），但基因嵌合患者将突变遗传给后代的风险明显减少。

根据 Kundon 的肿瘤"二次打击模型"，在散发的脑膜瘤及神经鞘瘤中 22 号染色体杂合性缺失表明该位点存在一个抑癌基因（Knudson 1971；Seizinger et al 1986；Dumanski et al 1987；Seizinger et al 1987）。1993 年两个研究团队通过定位克隆的方式发现了 NF-2 抑癌基因，其含有 17 个外显子，长度约 110 kb，由其编码的长度为 69kDa 的蛋白被命名为 merlin（moesin–ezrin–radixin–like protein），也被称为"神经膜蛋白"（Rouleau et al 1993；Trofatter et al 1993）。通过选择性剪接的方法发现人体存在两种 merlin 蛋白亚型（Bianchi et al 1994；Pykett et al 1994）。亚型 I 由外显子 1~15 及 17 编码的 595 个氨基酸构成的功能性蛋白。蛋白序列分析显示该蛋白具有 3 个结构域，包括一个球形氨基末端蛋白 4.1，Ezrin，Radixin，Moesin（FERM）域（残基 1~302），一个长 α 螺旋域（残基 303~478）和一个带电羧基末端域（残基 479~595）（图 30.2）。其高度保守的氨基末端结构域与 4.1 蛋白超家族成员中发现的 FERM 域保持显著的同源性。该蛋白超家族成员参与质膜蛋白与肌动蛋白细胞骨架之间的连接（Sunet al 2002）。Merlin 蛋白位于细胞膜 – 细胞骨架的界面上，其无法直接控制细胞周期活动，这点与其他肿瘤抑制蛋白不同。

Merlin 蛋白的抑癌作用机制尚不明确，但是免疫共沉淀研究已经发现一些能与 merlin 相互作用的蛋白，它们只能与特定激活或关闭状态的 merlin 蛋白结合。磷酸化是 merlin 蛋白的分子内折叠与激活关键调节因素。磷酸化阻止分子内的结合，导致 merlin 蛋白失活与再定位（Kissil et al 2002；Alfthan et al2004）。在其处于去磷酸化状态时，FERM 域中的分子缔合使蛋白二次折叠，导致 merlin 蛋白关闭从而处于激活状态（Sherman et al 1997）。亚型 II 是由外显子 1~15 及 16 编码的含 590 个氨基酸蛋白，该亚型缺乏生长抑制功能，不能产生具有功能活性的关闭状态的 merlin 蛋白。

一旦处于激活状态，merlin 蛋白可以通过调节不同的细胞内信号转导途径从而影响膜结构、细胞黏附及接触抑制，细胞骨架结构及生长因子受体反应。其中最重要的是 PI_3K 信号通路和小 G 蛋白信号通路。Merlin 蛋白可能通过抑制 PI_3K 信号通路的多个位点，导致 mTOR 激活蛋白转录紊乱。Merlin 蛋白也可以直接或间接地与多种蛋白结合从而影响小 G 蛋白信号通路（Rab，Raf，Rho，Rac，Cdc42，Ral，Ras）产生生长抑制作用（Scoles 2008）。虽然药物治疗可以有效地调节这些细胞活动，但是对于 merlin 蛋白在调整这些进程中的作用以及这些进程在 NF-2 发病中的重要性知之甚少，因此很难评估针对这些信号通路特定部分的治疗收益。

对 *NF-2* 基因的鉴定及测序，其在肿瘤发生中的作用越发清楚以及基因检测技术的进步，人们开始探究基因突变类型是否为遗传同质性疾病具有不同临床表现的原因。在患病家庭中已经发现了基因型与表现型的某些特定相关性。通常，*NF-2* 基因的无义突变或移码突变会产生截短蛋白，与病情严重的 NF-2 有关，而错义突变及结构内缺失则与轻型 NF-2 相关（Bourn et al 1994；Parry et al 1996；Ruttledge et al 1996；Evans et al 1998）。剪接位点突变与疾病的不同严重程度相关，位于外显子 1~5（编码 FERM 域）的突变会使病情加重。由于基因的表现度建立在随机表观遗传因素的基础上，因此尽管在同一家族中 NF-2 的突变型相同，但疾病严重程度及病情进展速度依然难以预测。NF-2 的临床异质性给遗传咨询和基于突变分析的预后判断带来困难。

3.2 临床特征及诊断

双侧前庭神经（第Ⅷ对脑神经）鞘瘤是 NF-2 的典型表现，但 NF-2 患者的神经鞘瘤也可发生在其他脑神经、脊神经及周围神经。患者还易患其他神经系统肿瘤如脑膜瘤、胶质瘤（主要是脊髓室管膜瘤）及罕见的神经纤维瘤。同样，还可以出现无肿瘤压迫效应的其他外周神经病变。NF-2 相关的眼部病变包括早期白内障、视网膜前膜及视网膜错构瘤。NF-2 患者的皮肤表现包括皮肤斑及皮下肿瘤（大多为神经鞘瘤）。

由于超过 50% 的患者为散发基因突变致病，NF-2 的诊断仍然主要依靠临床表现。Manchester 标准于 1992 年开始使用，是由美国国立卫生研究院的 NF-2 诊断标准扩展补充而来，是目前应用最为广泛的诊断标准（表 30.1）（NIH 1991；Evans et al 1992a）。Manchester 诊断标准中包含无 NF-2 家族史的患者或双侧前庭神经鞘瘤伴多种 NF-2 相关损害的患者。尽管增加了诊断标准的范围和敏感度，Manchester 标准仍只能发现 14% 的疾病初期患者（Baser et al 2002a）。

早期的研究评估了 NF-2 的临床表现并确定了 NF-2 的两个主要临床表型（Eldridge et al 1991；Evans et al 1992a；Parry et al 1994）。Wishart 型（中型 / 重型）的特点是症状出现时间早（小于 20 岁），除前庭神经鞘瘤外合并多种其他类型的中枢神经系统肿瘤，而且临床进展速度快，可能导致患者在 30~40 岁时死亡（Wishart 1822）。相比之下，Gardner 型（轻型）患者在 30 岁前通常没有症状，除前庭神经鞘瘤外很少罹患其他中枢神经系统肿瘤，且病情进展较慢（Gardner & Frazier 1930）。

此病平均发病年龄为 17~22 岁，平均确诊年龄为 22~28 岁（Kanter et al 1980；Evans et al 1992a；Parryet al 1994；Mautner et al 1996）。 随着对 NF-2 认识的加深及对高危人群的筛查，平均确诊年龄及从症状出现至确诊的时间明显下降。10 岁及以下儿童的临床表现与成人差异很大。NF-2 患儿通常表现为视觉障碍（白内障、错构瘤），皮肤表现（咖啡牛奶斑、皮肤肿块及皮下神经鞘瘤和神经纤维瘤），单纯神经病变（面神经麻痹、足下垂）以及由脊髓肿瘤和非前庭神经的颅内肿瘤（脑膜瘤、神经鞘瘤）导致的神经功能障碍（Evans et al 1999；Nunes & MacCollin 2003；Ruggieri et al 2005）。听觉丧失和耳鸣是成人 NF-2 患者最常见的症状，通常在 30 岁发病（Evans et al 1992a；Parry et al 1994）。NF-2 的病程是渐进式的，病情严重程度（确诊年龄、脑膜瘤存在与否）及患者能否获得专业及有效诊治直接影响 NF-2 患者的生存期（Baser et al 2002b）。

3.3 脑肿瘤分型

3.3.1 前庭神经鞘瘤

双侧前庭神经鞘瘤是 NF-2 的特征性表现，可见于 90%~95% 的患者中（Evans et al 1992b；Parry et al 1994；Mautner et al 1996）。尽管肿瘤起源于前庭神经，但仅有 3%~8% 的患者出现眩晕及平衡障碍（Evans et al 1992b；Parry et al 1994）。

60% 成人及 15%~30% 儿童会出现听觉丧失及耳鸣，且常为单侧发病（Maccollin & Mautner 1998；Evans et al 1999；Nunes & MacCollin 2003；Evans et al 2005a；Ruggieri et al 2005）。听力丧失使得 NF-2 患者的病情变得更加复杂。在一项关于新诊断的 NF-2 患者的研究中，通过对听力改变的自然史进行回顾性分析，研究人员发现即使不进行治疗，患侧的听力都很可能会保持稳定并长达 2 年之久。虽然出现听力迅速丧失的患者也不在少数，但这可能与肿瘤的大小及生长速度无显著关系（Masuda et al 2004）。此外，患者双侧听力下降的速度不一致也使得对 NF-2 患者病情评估及治疗更为复杂。虽然在使用增强 MRI 对肿瘤进行测量中存在选择偏倚且分析受限，4 个纵向研究仍显示 NF-2 前庭神经鞘瘤的生长速度差异较大，但有随着年龄增长，生长速度呈下降的趋势（Abaza et al 1996；Baser et al 2002c；Mautner et al 2002；Slattery et al 2004；Baser et al 2005b）。

前庭神经鞘瘤在高分辨率磁共振成像 T_1 加权增强扫描相上有较好的成像效果（图 30.2）。与其他前庭神经鞘瘤相比，此类肿瘤呈现分叶较小，在 MR 图像上表现为葡萄样聚集（Cushing 1917；Sobel 和 Wang 1993）。在术前的评估过程中，脂肪饱和信号的测量对评估肿瘤非常关键，而且手术过程中手术医师可能会应用自体脂肪。T2 加权或者 FLAIR 序列可以用来量化肿瘤周围水肿及囊肿，

有助于准确地判断脑神经在脑池中的走行。

由于 NF-2 中基因突变类型、前庭神经鞘瘤的大小、生长速度与听力丧失之间无显著相关性，因此治疗方式需结合不同的地域特点和诊疗经验。尽管对手术时机存在争议，手术切除依然是 NF-2 前庭神经鞘瘤的"金标准"。手术相关的神经损伤发生率较高，因为 NF-2 肿瘤更容易侵犯破坏蜗神经及面神经，而相比之下偶发的神经鞘瘤往往对周围结构造成推挤和压迫（Sobel & Wang 1993；Jääskeläinen et al 1994）。对较小的前庭神经鞘瘤（小于 3cm），早期积极的手术治疗能够使患者术后有效听力及面神经功能保存率分别达到 57%~70% 和 75%~92%（Brackmann et al 2001；Samii et al 1997）。

NF-2 前庭神经鞘瘤的另一种治疗方法为立体定向放射外科。基于增强 MRI 的立体定向放射治疗（边缘剂量 14Gy 或更低，最大剂量小于 28Gy）在平均超过 54 个月的随访时间里，对肿瘤的局部控制率高达 74%~100%。有效听力及正常面神经功能保存率分别达到 33%~57% 和 92%~100%（Kida et al 2000；Roche et al 2000；Rowe et al 2003；Mathieu et al 2007）。长期随访显示肿瘤仍然有较小的恶变风险，所以对肿瘤的长期局部控制仍有必要（Baser et al 2000；Rowe et al 2007）。另外，放疗导致的肿瘤瘢痕形成以及对蜗神经活性的影响会增加手术难度以及影响日后听力的康复，

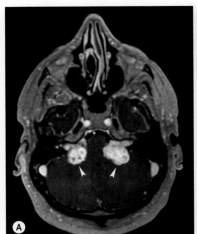 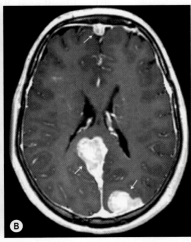 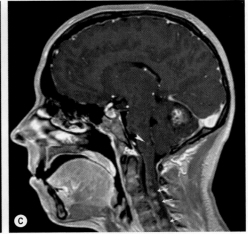

图 30.2　MRI 增强 T_1 加权成像显示典型的 NF-2 相关肿瘤。（A）双侧前庭神经鞘瘤（箭头）是 NF-2 的特征性表现。随着肿瘤增大，肿瘤的后颅窝部分可呈现小叶状外观。（B）颅内脑膜瘤存在于 45%~58% 的 NF-2 患者中。这些肿瘤是多发性的，并表现为均匀强化的轴外病变（箭形）。（C）胶质瘤（主要为室管膜瘤）存在于 18%~53% 的 NF-2 患者中，主要位于椎管内（箭形），但也可能位于脑干（箭头）

这些也是行放射治疗需要考虑的问题。

对于听力丧失但鼓岬电刺激证实耳蜗神经解剖及生理功能完整的患者，人工耳蜗植入术可改善听力（Hoffman et al 1992；Neff et al 2007）。当患者神经的生理完整性受损时，听觉脑干植入（auditory brainstem implant，ABI）是目前听力康复的唯一选择。植入多路 ABI 的 NF-2 患者可以获取环境声音，并且对唇读有明显的辅助作用，但是很少患者能恢复到开集语音理解的水平（Otto et al 2002；Schwartz et al 2008）。

目前，包括抗血管生成药物（贝伐单抗，PTC2999）和酪氨酸激酶抑制剂（拉帕替尼（lapatinib））在内的化疗药物，已经进入早期临床试验阶段。有研究显示贝伐单抗对患者听力的改善率达 57%，影像学上肿瘤体积的缩小率达 60%（体积减小 20%）。

3.3.2 脑膜瘤

脑膜瘤是与 NF-2 相关的第二常见的颅内肿瘤。45%~58% 的患者会出现颅内脑膜瘤（Evans et al 1992a；Parry et al 1994；Mautner et al 1996）。NF-2 相关脑膜瘤较散发性脑膜瘤起病时间更早，大部分为多发（Parry et al 1994；Mautner et al 1996；Evans et al 1999；Nunes & MacCollin 2003）。起初表现为"散发性"脑膜瘤的儿童，有 10%~18% 可能最终被确诊为 NF-2，因此应该对这些患者进行全面的筛查及纵向的随访（Evans et al 1999；Evans et al 2005b）。

NF-2 患者的脑膜瘤通过压迫邻近神经结构产生临床症状，其临床症状由肿瘤的位置决定。凸面脑膜瘤在引起头痛、视敏度改变及癫痫等症状之前体积可能已经较大。与之相反，在视神经鞘、颅底或椎管中的较小肿瘤就可以引起严重的症状。由于巨大前庭神经鞘瘤的存在，在桥小脑角位置的脑膜瘤可能不容易被发现。关于 NF-2 患者脑膜瘤的自然史尚未深入研究，但是脑膜瘤的存在标志着 NF-2 患者病情较为严重。

颅内脑膜瘤在 MRI 增强 T_1 加权相上有较好的成像效果（图 30.2）。这些病变均匀强化，边界清楚。T_2 加权及 FLAIR 序列可显示瘤周水肿范围。磁共振成像特征性表现是一部分增强区域可能从肿瘤中心沿着硬脑膜逐渐减弱，被称为"硬脑膜尾征"（Goldsher et al 1990）。影像学评估的难点主要在于识别早期的视神经鞘脑膜瘤，这时

可能需要对眼眶进行冠状位、高分辨率和脂肪抑制增强扫描（Jackson et al 2003；Wichmann 2004）。此外，在海绵窦和桥小脑角的脑膜瘤可能难以与同样位置的巨大、增强明显的神经鞘瘤进行鉴别。

位于大脑凸面的脑膜瘤通常是界限清楚的脑外病变，具有完整的蛛网膜界面。当肿瘤侵及周围脑组织时，复发的风险会增加（Perry et al 1997）。颅底脑膜瘤可能包绕脑神经或与脑神经一同长入颅底孔隙内或海绵窦。纤维型脑膜瘤比例最大，但所有的组织学类型的脑膜瘤均可见于 NF-2 患者中。如果发现肿瘤细胞增殖更为活跃或非典型肿瘤（WHO Ⅱ级）和间变型肿瘤（WHO Ⅲ级）更多见，则临床表现一般也更严重（Antinheimo et al 1997；Perry et al 2001）。

由于全切的风险较小且治疗效果显著，手术切除仍然是治疗症状性 NF-2 椎管内和大脑凸面脑脊膜瘤的主要方式。在颅底，包括海绵窦、桥小脑角、床突和颞骨岩部的肿瘤，通过手术可改善脑神经功能并减轻肿瘤占位效应，但是过度追求肿瘤全切可能会导致过高的致残率（Larson et al 1995；Couldwell et al 1996）。如果在肿瘤组织尚未侵入视神经管时发现视神经鞘脑膜瘤，则成功全切的可能性较大。对于散发病例中的这些"高危"肿瘤，手术的效果有限，应辅以立体定向放疗来提高肿瘤的局部控制率（Kondziolka et al 1999）。然而关于对这些"高危"脑膜瘤进行联合治疗的安全性及有效性，目前尚无研究报道（Couldwell et al 2006）。

3.3.3 非前庭神经鞘瘤及神经胶质瘤

神经鞘瘤可能起源于其他脑神经（图 30.3）。近 50% 的 NF-2 患者可能会出现非前庭神经鞘瘤，通常来源于第Ⅲ，第 V，第Ⅶ脑神经，而后组脑神经与症状进展的关系更密切（Mautner et al 1996；Samii et al 1997；Fisher et al 2007）。脑胶质瘤（主要是室管膜瘤）存在于 18%~53% 的 NF-2 患者中，但是只在不到 20% 的患者出现临床症状（Asthagiri et al 2009）。这些肿瘤大多数位于脊髓，只有一小部分位于脑干腹侧。然而，由于 NF-2 患者的非前庭神经鞘瘤及神经胶质瘤的自然史尚不清楚，因此治疗方式需要根据症状的进展来决定，主要治疗手段为手术。

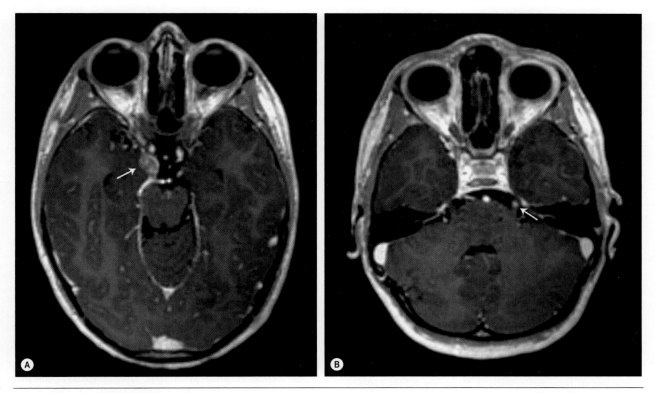

图 30.3 MRI 增强 T₁ 加权成像显示非前庭神经鞘瘤中的（A）动眼神经鞘瘤（箭头）和（B）三叉神经鞘瘤（箭头）。这些肿瘤可能在 NF-2 或者神经鞘瘤病的患者中被发现。非前庭神经鞘瘤和疑似神经鞘瘤病的患者应该彻底检查是否存在其他 NF-2 相关病变

4 神经鞘瘤病

由于 20 世纪 90 年代中期之前，人们对 NF-2 的认识尚不够深入，加之 NF-2 和神经鞘瘤病的临床表现存在着一定的重叠，因此在早期的报道中，具有多发神经鞘瘤的患者常常包括 NF-2 和神经鞘瘤病患者（Shishiba et al 1984；Purcell & Dixon 1989）。随着病例报道的增多，人们发现了一组患者表现为多发的外周神经鞘瘤，但没有 NF-2 其他的临床表现，此即为第三类神经鞘肿瘤综合征，也称"神经鞘瘤病"、"多发神经纤维瘤"和"多发神经鞘瘤"（Tanabe et al 1997；Shin et al 1998；Pandit et al 2000）。随后，在家族性神经鞘瘤病的病例中排除了 NF-2 位点突变，并发现了肿瘤抑制基因 *INI1/SMARCB1* 是家族性和散发神经鞘瘤病的易感基因（MacCollin et al 2003；Buckley et al 2005；Hulsebos et al 2007；Hadfield et al 2008）。目前暂无该病患病率和发病率的报道，但一项芬兰的人口普查认为神经鞘瘤病每年的新发病例与 NF-2 相似（Antinheimo et al 2000）。

神经鞘瘤病的临床表现与 NF-2 不同。神经鞘瘤病的诊断需排除 NF-2，MRI 检查未见前庭神经鞘瘤，没有 NF-2 家族史，患者没有已知的（无需基因检查排除 NF-2）先天 NF-2 基因突变（MacCollin et al 2005；Baser et al 2006）。神经鞘瘤病的患者也没有 NF-2（白内障、视网膜血肿）和 NF-1（Lisch 结节）患者的特征性眼部异常。因此，对疑似神经鞘瘤病的患者需要早期进行眼科检查及内听道高分辨率 MRI 检查。

尽管神经鞘瘤病可通过常染色体进行遗传，但多数的病例为新发病例，新发病例下一代的遗传风险会明显降低（15%）（MacCollin et al 2003）。神经鞘瘤病患者最常见的临床表现为难治性的疼痛，通常是由肿瘤压迫周围神经造成的（MacCollin et al 2005）。神经鞘瘤病患者可能会发生非前庭神经的脑神经鞘瘤，可能出现运动功能障碍、麻木、疼痛，或局部占位效应（Westhout et al 2007）。神经鞘瘤病相关的颅内肿瘤的治疗目的是解除症状，并通过切除病变解除占位效应。

（王博　李智　译）

参考文献

Abaza, M.M., Makariou, E., Armstrong, M., et al., 1996. Growth rate characteristics of acoustic neuromas associated with neurofibromatosis type 2. Laryngoscope 106 (6), 694–699.

Akenside, M., 1768. Observations on cancers. Med. Trans. Coll. Phys. Lond. 1, 64–92.

Alfthan, K., Heiska, L., Grönholm, M., et al., 2004. Cyclic AMP-dependent protein kinase phosphorylates merlin at serine 518 independently of p21-activated kinase and promotes merlin-ezrin heterodimerization. J. Biol. Chem. 279 (18), 18559–18566.

Antinheimo, J., Haapasalo, H., Haltia, M., et al., 1997. Proliferation potential and histological features in neurofibromatosis 2-associated and sporadic meningiomas. J. Neurosurg. 87 (4), 610–614.

Antinheimo, J., Haapasalo, H., Seppälä, M., et al., 1995. Proliferative potential of sporadic and neurofibromatosis-2-associated Schwannomas as studied by MIB-1 (Ki-67) and PCNA labeling. J. Neuropathol. Exp. Neurol. 54 (6), 776–782.

Antinheimo, J., Sankila, R., Carpén, O., et al., 2000. Population-based analysis of sporadic and type 2 neurofibromatosis-associated meningiomas and schwannomas. Neurology 54 (1), 71–76.

Aoki, S., Barkovich, A.J., Nishimura, K., et al., 1989. Neurofibromatosis types 1 and 2: Cranial MR findings. Radiology 172 (2), 527–534.

Asthagiri, A.R., Parry, D.M., Butman, J.A., et al., 2009. Neurofibromatosis type 2. Lancet 373 (9679), 1974–1986.

Bajenaru, M.L., Donahoe, J., Corral, T., et al., 2001. Neurofibromatosis 1 (NF-1) heterozygosity results in a cell-autonomous growth advantage for astrocytes. Glia 33 (4), 314–323.

Barkovich, A.J., Krischer, J., Kun, L.E., et al., 1990. Brain stem gliomas: A classification system based on magnetic resonance imaging. Pediatr. Neurosurg. 16 (2), 73–83.

Baser, M.E., Evans, D.G., Jackler, R.K., et al., 2000. Neurofibromatosis 2, radiosurgery and malignant nervous system tumours. Br. J. Cancer 82 (4), 998.

Baser, M.E., Friedman, J.M., Aeschliman, D., et al., 2002a. Predictors of the risk of mortality in neurofibromatosis 2. Am. J. Hum. Genet. 71 (4), 715–723.

Baser, M.E., Friedman, J.M., Evans, D.G., 2006. Increasing the specificity of diagnostic criteria for schwannomatosis. Neurology 66 (5), 730–732.

Baser, M.E., Friedman, J.M., Wallace, A.J., et al., 2002b. Evaluation of clinical diagnostic criteria for neurofibromatosis 2. Neurology 59 (11), 1759–1765.

Baser, M.E., Kuramoto, L., Woods, R., et al., 2005a. The location of constitutional neurofibromatosis 2 (NF-2) splice site mutations is associated with the severity of NF-2. J. Med. Genet. 42 (7), 540–546.

Baser, M.E., Makariou, E.V., Parry, D.M., 2002c. Predictors of vestibular schwannoma growth in patients with neurofibromatosis Type 2. J. Neurosurg. 96 (2), 217–222.

Baser, M.E., Mautner, V.F., Parry, D.M., et al., 2005b. Methodological issues in longitudinal studies: Vestibular schwannoma growth rates in neurofibromatosis 2. J. Med. Genet. 42 (12), 903–906.

Bianchi, A.B., Hara, T., Ramesh, V., et al., 1994. Mutations in transcript isoforms of the neurofibromatosis 2 gene in multiple human tumour types. Nat. Genet. 6 (2), 185–192.

Bourn, D., Carter, S.A., Evans, D.G., et al., 1994. A mutation in the neurofibromatosis type 2 tumor-suppressor gene, giving rise to widely different clinical phenotypes in two unrelated individuals.

Am. J. Hum. Genet. 55 (1), 69–73.

Brackmann, D.E., Fayad, J.N., Slattery, W.H. 3rd, et al., 2001. Early proactive management of vestibular schwannomas in neurofibromatosis Type 2. Neurosurgery 49 (2), 274–283.

Buckley, P.G., Mantripragada, K.K., Díaz de Ståhl, T., et al., 2005. Identification of genetic aberrations on chromosome 22 outside the NF-2 locus in schwannomatosis and neurofibromatosis type 2. Hum. Mutat. 26 (6), 540–549.

CBTRUS, 2008. Statistical Report: Primary brain tumors in the United States, 2000–2004. Central Brain Tumor Registry of the United States, Hinsdale, IL. Online. Available at: www.cbtrus.org

Cohen, M.E., Duffner, P.K., Heffner, R.R., et al., 1986. Prognostic factors in brainstem gliomas. Neurology 36 (5), 602–605.

Cohen, M.E., Duffner, P.K., Heffner, R.R., et al., 2005. Fractionated stereotactic radiotherapy of optic pathway gliomas: tolerance and long-term outcome. Int. J. Radiat. Oncol. Biol. Phys. 62 (3), 814–819.

Couldwell, W.T., Fukushima, T., Giannotta, S.L., et al., 1996. Petroclival meningiomas: Surgical experience in 109 cases. J. Neurosurg. 84 (1), 20–28.

Couldwell, W.T., Kan, P., Liu, J.K., et al., 2006. Decompression of cavernous sinus meningioma for preservation and improvement of cranial nerve function: Technical note. J. Neurosurg. 105 (1), 148–152.

Cushing, H., 1917. Tumors of the nervus acusticus and the syndrome of the cerebellopontine angle. WE Dandy, Philadelphia, PA.

Czyzyk, E., Jóźwiak, S., Roszkowski, M., et al., 2003. Optic pathway gliomas in children with and without neurofibromatosis 1. J. Child Neurol. 18 (7), 471–478.

DeBella, K., Szudek, J., Friedman, J.M., 1999. Use of the N I H criteria for diagnosis of NF-1 in children. Pediatrics 105, 608–614.

DeClue, J.E., Cohen, B.D., Lowy, D.R., 1991. Identification and characterization of the neurofibromatosis type 1 protein product. Proc. Natl. Acad. Sci. USA 88 (22), 9914–9918.

DeClue, J.E., Papageorge, A.G., Fletcher, J.A., et al., 1992. Abnormal regulation of mammalian p21(ras) contributes to malignant tumor growth in von Recklinghausen (type 1) neurofibromatosis. Cell 69 (2), 265–273.

Degen, J.W., Walbridge, S., Vortmeyer, A.O., et al., 2003. Safety and efficacy of convection-enhanced delivery of gemcitabine or carboplatin in a malignant glioma model in rats. J. Neurosurg. 99 (5), 893–898.

Duffner, P.K., Cohen, M.E., Seidel, F.G., et al., 1989. The significance of M R I abnormalities in children with neurofibromatosis. Neurology 39 (3), 373–378.

Dumanski, J.P., Carlbom, E., Collins, V.P., et al., 1987. Deletion mapping of a locus on human chromosome 22 involved in the oncogenesis of meningioma. Proc. Natl. Acad. Sci. USA 84 (24), 9275–9279.

Eldridge, R., Parry, D.M., Kaiser-Kupfer, M.I., 1991. Neurofibromatosis 2 (NF-2): Clinical heterogeneity and natural history based on 39 individuals in 9 families and 16 sporadic cases. Am. J. Hum. Genet. 49 (Suppl.), 133.

Epstein, F., McCleary, E.L., 1986. Intrinsic brain-stem tumors of childhood: surgical indications. J. Neurosurg. 64 (1), 11–15.

Evans, D.G., Birch, J.M., Ramsden, R.T., 1999. Paediatric presentation of type 2 neurofibromatosis. Arch. Dis. Childh. 81 (6), 496–499.

Evans, D.G., Huson, S.M., Donnai, D., et al., 1992a. A clinical study of type 2 neurofibromatosis. Q. J. Med. 84 (304), 603–618.

Evans, D.G., Huson, S.M., Donnai, D., et al., 1992b. A genetic study of type 2 neurofibromatosis in the United Kingdom. I. Prevalence, mutation rate, fitness, and confirmation of maternal transmission effect on severity. J. Med. Genet. 29 (12), 841–846.

Evans, D.G., Ramsden, R.T., Shenton, A., et al., 2007. Mosaicism in neurofibromatosis type 2: An update of risk based on uni/bilaterality of vestibular schwannoma at presentation and sensitive mutation analysis including multiple ligation-dependent probe amplification. J. Med. Genet. 44 (7), 424–428.

Evans, D.G., Trueman, L., Wallace, A., et al., 1998. Genotype/phenotype correlations in type 2 neurofibromatosis (NF-2): Evidence for more severe disease associated with truncating mutations. J. Med. Genet. 35 (6), 450–455.

Evans, D.G., Baser, M.E., O'Reilly, B., et al., 2005a. Management of the patient and family with neurofibromatosis 2: a consensus conference statement. Br. J. Neurosurg. 19 (1), 5–12.

Evans, D.G., Watson, C., King, A., et al., 2005b. Multiple meningiomas: differential involvement of the NF-2 gene in children and adults. J. Med. Genet. 42 (1), 45–48.

Evans, D.G., Moran, A., King, A., et al., 2005c. Incidence of vestibular schwannoma and neurofibromatosis 2 in the North West of England over a 10-year period: Higher incidence than previously thought. Otol. Neurotol. 26 (1), 93–97.

Feiling, A., Ward, E., 1920. A familial form of acoustic tumour. BMJ 10, 496–497.

Fischbein, N.J., Prados, M.D., Wara, W., et al., 1996. Radiologic classification of brain stem tumors: Correlation of magnetic resonance imaging appearance with clinical outcome. Pediatr. Neurosurg. 24 (1), 9–23.

Fisher, L.M., Doherty, J.K., Lev, M.H., et al., 2007. Distribution of nonvestibular cranial nerve schwannomas in neurofibromatosis 2. Otol. Neurotol. 28 (8), 1083–1090.

Frazier, J.L., Lee, J., Thomale, U.W., et al., 2009. Treatment of diffuse intrinsic brainstem gliomas: Failed approaches and future strategies – A review. J. Neurosurg. Pediatr. 3 (4), 259–269.

Friedman, J.M., 1999. Epidemiology of neurofibromatosis type 1. Am. J. Med. Genet. 89 (1), 1–6.

Gardner, W.J., Frazier, C.H., 1930. Bilateral acoustic neurofibromas: A clinical study and field survey of a family of five generations with bilateral deafness in thirty-eight members. Arch. Neurol. Psychiatr. 23, 266–302.

Goldsher, D., Litt, A.W., Pinto, R.S., et al., 1990. Dural 'tail' associated with meningiomas on Gd-DTPA-enhanced M R images: Characteristics, differential diagnostic value, and possible implications for treatment. Radiology 176 (2), 447–450.

Gutmann, D.H., Donahoe, J., Brown, T., et al., 2000. Loss of neurofibromatosis 1 (NF-1) gene expression in NF-1-associated pilocytic astrocytomas. Neuropathol. Appl. Neurobiol. 26 (4), 361–367.

Gutmann, D.H., Wood, D.L., Collins, F.S., 1991. Identification of the neurofibromatosis type 1 gene product. Proc. Natl. Acad. Sci. USA 88 (21), 9658–9662.

Hadfield, K.D., Newman, W.G., Bowers, N.L., et al., 2008. Molecular characterisation of SMARCB1 and NF-2 in familial and sporadic schwannomatosis. J. Med. Genet. 45 (6), 332–339.

Hoffman, R.A., Kohan, D., Cohen, N.L., 1992. Cochlear implants in the management of bilateral acoustic neuromas. Am. J. Otol. 13 (6), 525–528.

Hulsebos, T.J., Plomp, A.S., Wolterman, R.A., et al., 2007. Germline mutation of INI1/SMARCB1 in familial schwannomatosis. Am. J. Hum. Genet. 80 (4), 805–810.

Huson, S.M., Compston, D.A., Clark, P., et al., 1989. A genetic study of von Recklinghausen neurofibromatosis in south east Wales. I prevalence, fitness, mutation rate, and effect of parental transmission on severity. J. Med. Genet. 26 (11), 704–711.

Itoh, T., Magnaldi, S., White, R.M., et al., 1994. Neurofibromatosis type 1: The evolution of deep gray and white matter M R abnormalities. AJNR Am. J. Neuroradiol. 15 (8), 1513–1519.

Jääskeläinen, J., Paetau, A., Pyykkö, I., et al., 1994. Interface between the facial nerve and large acoustic neurinomas. Immunohistochemical study of the cleavage plane in NF-2 and non-NF-2 cases. J. Neurosurg. 80 (3), 541–547.

Jackson, A., Patankar, T., Laitt, R.D., 2003. Intracanalicular optic nerve meningioma: A serious diagnostic pitfall. AJNR. Am. J. Neuroradiol. 24 (6), 1167–1170.

Jahraus, C.D., Tarbell, N.J., 2006. Optic pathway gliomas. Pediatr. Blood Cancer 46 (5), 586–596.

Jallo, G., 2006. Brainstem gliomas. Childs Nerv. Syst. 22 (1), 1–2.

Kanter, W.R., Eldridge, R., Fabricant, R., et al., 1980. Central neurofibromatosis with bilateral acoustic neuroma: genetic, clinical and biochemical distinctions from peripheral neurofibromatosis. Neurology 30 (8), 851–859.

Kaplan, A.M., Albright, A.L., Zimmerman, R.A., et al., 1996. Brainstem gliomas in children. A children's cancer group review of 119 cases. Pediatr. Neurosurg. 24 (4), 185–192.

Kestle, J.R., Hoffman, H.J., Mock, A.R., 1993. Moyamoya phenomenon after radiation for optic glioma. J. Neurosurg. 79 (1), 32–35.

Kida, Y., Kobayashi, T., Tanaka, T., et al., 2000. Radiosurgery for bilateral neurinomas associated with neurofibromatosis type 2. Surg. Neurol. 53 (4), 383–390.

King, A., Listernick, R., Charrow, J., et al., 2003. Optic pathway gliomas in neurofibromatosis type 1: The effect of presenting symptoms on outcome. Am. J. Med. Genet. 122 A(2), 95–99.

Kissil, J.L., Johnson, K.C., Eckman, M.S., et al., 2002. Merlin phosphorylation by p21-activated kinase 2 and effects of phosphorylation on merlin localization. J. Biol. Chem. 277 (12), 10394–10399.

Kluwe, L., Mautner, V.F., 1998. Mosaicism in sporadic neurofibromatosis 2 patients. Hum. Mol. Genet. 7 (13), 2051–2055.

Knudson, A.G. Jr., 1971. Mutation and cancer: statistical study of retinoblastoma. Proc. Natl. Acad. Sci. U. S. A. 68 (4), 820–823.

Kondziolka, D., Levy, E.I., Niranjan, A., et al., 1999. Long-term outcomes after meningioma radiosurgery: Physician and patient perspectives. J. Neurosurg. 91 (1), 44–50.

Korf, B.R., 1992. Diagnostic outcome in children with multiple cafe au lait spots. Pediatrics 90 (6), 924–927.

Kortmann, R.D., Timmermann, B., Paulsen, F., et al., 2002. The role of radiotherapy in the management of low grade glioma of the visual pathway in children. Neuro-Ophthalmol. 27 (1–3), 17–37.

Lafay-Cousin, L., Holm, S., Qaddoumi, I., et al., 2005. Weekly vinblastine in pediatric low-grade glioma patients with carboplatin allergic reaction. Cancer 103 (12), 2636–2642.

Lammert, M., Friedman, J.M., Kluwe, L., et al., 2005. Prevalence of neurofibromatosis 1 in German children at elementary school enrollment. Arch. Dermatol. 141 (1), 71–74.

Larson, J.J., van Loveren, H.R., Balko, M.G., et al., 1995. Evidence of meningioma infiltration into cranial nerves: Clinical implications for cavernous sinus meningiomas. J. Neurosurg. 83 (4), 596–599.

Lewis, R.A., Gerson, L.P., Axelson, K.A., et al., 1984. Von Recklinghausen neurofibromatosis. II. Incidence of optic gliomata. Ophthalmology 91 (8), 929–935.

Listernick, R., Charrow, J., Greenwald, M., et al., 1994. Natural history of optic pathway tumors in children with neurofibromatosis type 1: A longitudinal study. J. Pediatr. 125 (1), 63–66.

Listernick, R., Charrow, J., Gutmann, D.H., 1999a. Intracranial gliomas in neurofibromatosis type 1. Am. J. Med. Genet. 89 (1), 38–44.

Listernick, R., Charrow, J., Tomita, T., et al., 1999b. Carboplatin therapy for optic pathway tumors in children with neurofibromatosis type-1. J. Neurooncol. 45 (2), 185–190.

Listernick, R., Darling, C., Greenwald, M., et al., 1995. Optic pathway tumors in children: The effect of neurofibromatosis type 1 on clinical manifestations and natural history. J. Pediatr. 127 (5), 718–722.

Listernick, R., Ferner, R.E., Liu, G.T., et al., 2007. Optic pathway gliomas in neurofibromatosis-1: Controversies and recommendations. Ann. Neurol. 61 (3), 189–198.

Listernick, R., Ferner, R.E., Piersall, L., et al., 2004. Late-onset optic pathway tumors in children with neurofibromatosis 1. Neurology 63 (10), 1944–1946.

Liu, G.T., 2006. Optic gliomas of the anterior visual pathway. Curr. Opin. Ophthalmol. 17 (5), 427–431.

Lund, A.M., Skovby, F., 1991. Optic gliomas in children with neurofibromatosis type 1. Eur. J. Pediatr. 150 (12), 835–838.

MacCollin, M., Chiocca, E.A., Evans, D.G., et al., 2005. Diagnostic criteria for schwannomatosis. Neurology 64 (11), 1838–1845.

MacCollin, M., Mautner, V.F., 1998. The diagnosis and management of neurofibromatosis 2 in childhood. Semin. Pediatr. Neurol. 5 (4), 243–252.

MacCollin, M., Willett, C., Heinrich, B., et al., 2003. Familial schwannomatosis: Exclusion of the NF-2 locus as the germline event. Neurology 60 (12), 1968–1974.

Mahoney, D.H. Jr., Cohen, M.E., Friedman, H.S., et al., 2000. Carboplatin is effective therapy for young children with progressive optic pathway tumors: A Pediatric Oncology Group phase II study. Neuro-Oncology 2 (4), 213–220.

Masuda, A., Fisher, L.M., Oppenheimer, M.L., et al., 2004. Hearing changes after diagnosis in neurofibromatosis Type 2. Otol. Neurotol. 25 (2), 150–154.

Mathieu, D., Kondziolka, D., Flickinger, J.C., et al., 2007. Stereotactic radiosurgery for vestibular schwannomas in patients with neurofibromatosis Type 2: An analysis of tumor control, complications, and hearing preservation rates. Neurosurgery 60 (3), 460–468.

Mautner, V.F., Baser, M.E., Thakkar, S.D., et al., 2002. Vestibular schwannoma growth in patients with neurofibromatosis Type 2: A longitudinal study. J. Neurosurg. 96 (2), 223–228.

Mautner, V.F., Lindenau, M., Baser, M.E., et al., 1996. The neuroimaging and clinical spectrum of neurofibromatosis 2. Neurosurgery 38 (5), 880–886.

Milstein, J.M., Geyer, J.R., Berger, M.S., et al., 1989. Favorable prognosis for brainstem gliomas in neurofibromatosis. J. Neurooncol. 7 (4), 367–371.

Molloy, P.T., Bilaniuk, L.T., Vaughan, S.N., et al., 1995. Brainstem tumors in patients with neurofibromatosis type 1: A distinct clinical entity. Neurology 45 (10), 1897–1902.

Moyhuddin, A., Baser, M.E., Watson, C., et al., 2003. Somatic mosaicism in neurofibromatosis 2: Prevalence and risk of disease transmission to offspring. J. Med. Genet. 40 (6), 459–463.

Murad, G.J., Walbridge, S., Morrison, P.F., et al., 2007. Image-guided convection-enhanced delivery of gemcitabine to the brainstem. J. Neurosurg. 106 (2), 351–356.

Neff, B.A., Wiet, R.M., Lasak, J.M., et al., 2007. Cochlear implantation in the neurofibromatosis type 2 patient: Long-term follow-up. Laryngoscope 117 (6), 1069–1072.

NIH, 1987. National Institutes of Health Consensus Development Conference Statement on Neurofibromatosis. Neurofibromatosis Res. Newsl. 3, 3–6.

NIH, 1988. Neurofibromatosis. Conference statement. National Institutes of Health Consensus Development Conference. Arch. Neurol. 45, 575–578.

NIH, 1991. NIH Consensus development conference: Acoustic neuroma. NIH. Consensus Statement 9, 1–24.

Nunes, F., MacCollin, M., 2003. Neurofibromatosis 2 in the pediatric population. J. Child Neurol. 18 (10), 718–724.

Obringer, A.C., Meadows, A.T., Zackai, E.H., 1989. The diagnosis of neurofibromatosis-1 in the child under the age of 6 years. Am. J. Dis. Child 143 (6), 717–719.

Otto, S.R., Brackmann, D.E., Hitselberger, W.E., et al., 2002. Multichannel auditory brainstem implant: Update on performance in 61 patients. J. Neurosurg. 96 (6), 1063–1071.

Packer, R.J., Ater, J., Allen, J., et al., 1997. Carboplatin and vincristine chemotherapy for children with newly diagnosed progressive low-grade gliomas. J. Neurosurg. 86 (5), 747–754.

Pandit, S.K., Rattan, K.N., Gupta, U., et al., 2000. Multiple neurilemmomas of the penis. Pediatr. Surg. Int. 16 (5–6), 457.

Parry, D.M., Eldridge, R., Kaiser-Kupfer, M.I., et al., 1994. Neurofibromatosis 2 (NF-2): Clinical characteristics of 63 affected individuals and clinical evidence for heterogeneity. Am. J. Med. Genet. 52 (4), 450–461.

Parry, D.M., MacCollin, M.M., Kaiser-Kupfer, M.I., et al., 1996. Germline mutations in the neurofibromatosis 2 gene: Correlations with disease severity and retinal abnormalities. Am. J. Hum. Genet. 59 (3), 529–539.

Perry, A., Giannini, C., Raghavan, R., et al., 2001. Aggressive phenotypic and genotypic features in pediatric and NF-2-associated meningiomas: A clinicopathologic study of 53 cases. J. Neuropathol. Exp. Neurol. 60 (10), 994–1003.

Perry, A., Stafford, S.L., Scheithauer, B.W., et al., 1997. Meningioma grading: an analysis of histologic parameters. Am. J. Surg. Pathol. 21 (12), 1455–1465.

Plotkin, S.R., Stemmer-Rachamimov, A.O., Barker, F.G. 2nd, et al., 2009. Hearing improvement after bevacizumab in patients with neurofibromatosis type 2. N. Engl. J. Med. 361 (4), 358–367.

Pollack, I.F., Shultz, B., Mulvihill, J.J., 1996. The management of brainstem gliomas in patients with neurofibromatosis 1. Neurology 46 (6), 1652–1660.

Purcell, S.M., Dixon, S.L., 1989. Schwannomatosis: An unusual variant of neurofibromatosis or a distinct clinical entity? Arch. Dermatol. 125 (3), 390–393.

Pykett, M.J., Murphy, M., Harnish, P.R., et al., 1994. The neurofibromatosis 2 (NF-2) tumor suppressor gene encodes multiple alternatively spliced transcripts. Hum. Mol. Genet. 3 (4), 559–564.

Raffel, C., McComb, J.G., Bodner, S., et al., 1989. Benign brain stem lesions in pediatric patients with neurofibromatosis: Case reports. Neurosurgery 25 (6), 959–964.

Rasmussen, S.A., Yang, Q., Friedman, J.M., 2001. Mortality in neurofibromatosis 1: An analysis using U.S. death certificates. Am. J. Hum. Genet. 68 (5), 1110–1118.

Roche, P.H., Régis, J., Pellet, W., et al., 2000. Neurofibromatosis type 2. Preliminary results of gamma knife radiosurgery of vestibular schwannomas. Neurochirurgie 46 (4), 339–354.

Rouleau, G.A., Merel, P., Lutchman, M., et al., 1993. Alteration in a new gene encoding a putative membrane-organizing protein causes neuro-fibromatosis type 2. Nature 363 (6429), 515–521.

Rowe, J., Grainger, A., Walton, L., et al., 2007. Safety of radiosurgery applied to conditions with abnormal tumor suppressor genes. Neurosurgery 60 (5), 860–863.

Rowe, J.G., Radatz, M.W., Walton, L., et al., 2003. Clinical experience with gamma knife stereotactic radiosurgery in the management of vestibular schwannomas secondary to type 2 neurofibromatosis. J. Neurol. Neurosurg. Psychiatry 74 (9), 1288–1293.

Ruggieri, M., Huson, S.M., 2001. The clinical and diagnostic implications of mosaicism in the neurofibromatoses. Neurology 56 (11), 1433–1443.

Ruggieri, M., Iannetti, P., Polizzi, A., et al., 2005. Earliest clinical manifestations and natural history of neurofibromatosis type 2 (NF2) in childhood: A study of 24 patients. Neuropediatrics 36 (1), 21–34.

Ruttledge, M.H., Andermann, A.A., Phelan, C.M., et al., 1996. Type of mutation in the neurofibromatosis type 2 gene (NF-2) frequently determines severity of disease. Am. J. Hum. Genet. 59 (2), 331–342.

Samii, M., Matthies, C., Tatagiba, M., 1997. Management of vestibular schwannomas (acoustic neuromas): Auditory and facial nerve function after resection of 120 vestibular schwannomas in patients with neurofibromatosis 2. Neurosurgery 40 (4), 696–706.

Schwartz, M.S., Otto, S.R., Shannon, R.V., et al., 2008. Auditory brainstem implants. Neurotherapeutics 5 (1), 128–136.

Scoles, D.R., 2008. The merlin interacting proteins reveal multiple targets for NF-2 therapy. Biochimica et Biophysica Acta – Reviews on Cancer 1785 (1), 32–54.

Seizinger, B.R., Martuza, R.L., Gusella, J.F., 1986. Loss of genes on chromosome 22 in tumorigenesis of human acoustic neuroma. Nature 322 (6080), 644–647.

Seizinger, B.R., Rouleau, G., Ozelius, L.J., et al., 1987. Common pathogenetic mechanism for three tumor types in bilateral acoustic neurofibromatosis. Science 236 (4799), 317–319.

Sevick, R.J., Barkovich, A.J., Edwards, M.S., et al., 1992. Evolution of white matter lesions in neurofibromatosis type 1: MR findings. AJR. Am. J. Roentgenol. 159 (1), 171–175.

Sharif, S., Ferner, R., Birch, J.M., et al., 2006. Second primary tumors in neurofibromatosis 1 patients treated for optic glioma: Substantial risks after radiotherapy. J. Clin. Oncol. 24 (16), 2570–2575.

Sherman, L., Xu, H.M., Geist, R.T., et al., 1997. Interdomain binding mediates tumor growth suppression by the NF-2 gene product. Oncogene 15 (20), 2505–2509.

Shin, K.H., Moon, S.H., Suh, J.S., et al., 1998. Multiple neurilemmomas: A case report. Clin. Orthop. Relat. Res. (357), 171–175.

Shishiba, T., Niimura, M., Ohtsuka, F., et al., 1984. Multiple cutaneous neurilemmomas as a skin manifestation of neurilemmomatosis. J. Am. Acad. Dermatol. 10 (5 I), 744–754.

Slattery, W.H. 3rd, Fisher, L.M., Iqbal, Z., et al., 2004. Vestibular schwannoma growth rates in Neurofibromatosis type 2 Natural History Consortium subjects. Otol. Neurotol. 25 (5), 811–817.

Sobel, R.A., Wang, Y., 1993. Vestibular (acoustic) schwannomas: Histologic features in neurofibromatosis 2 and in unilateral cases. J. Neuropathol. Exp. Neurol. 52 (2), 106–113.

Stroink, A.R., Hoffman, H.J., Hendrick, E.B., et al., 1986. Diagnosis and management of pediatric brain-stem gliomas. J. Neurosurg. 65 (6), 745–750.

Stumpf, D.A., Alksne, J.F., Annegers, J.F., 1988. National Institutes of Health consensus development statement on neurofibromatosis. Arch. Neurol. 45 (5), 575–578.

Sun, C.X., Robb, V.A., Gutmann, D.H., et al., 2002. Protein 4.1 tumor suppressors: Getting a FERM grip on growth regulation. J. Cell Sci. 115 (21), 3991–4000.

Tanabe, K., Tada, K., Ninomiya, H., 1997. Multiple schwannomas in the radial nerve. J. Hand Surg. 22B (5), 664–666.

Taveras, J.M., Mount, L.A., Wood, E.H., 1956. The value of radiation therapy in the management of glioma of the optic nerves and chiasm. Radiology 66, 518–528.

Tenny, R.T., Laws, E.R. Jr., Younge, B.R., et al., 1982. The neurosurgical management of optic glioma. Results in 104 patients. J. Neurosurg. 57 (4), 452–458.

Trofatter, J.A., MacCollin, M.M., Rutter, J.L., et al., 1993. A novel moesin-, ezrin-, radixin-like gene is a candidate for the neurofibromatosis 2 tumor suppressor. Cell 75 (4), 826.

Ullrich, N.J., Raja, A.I., Irons, M.B., et al., 2007a. Brainstem lesions in neurofibromatosis type 1. Neurosurgery 61 (4), 762–766.

Ullrich, N.J., Robertson, R., Kinnamon, D.D., et al., 2007b. Moyamoya following cranial irradiation for primary brain tumors in children. Neurology 68 (12), 932–938.

Von Recklinghausen, F., 1882. Ueber die multiplen Fibrome der Haut und ihre Beziehung zu den multiplen Neuromen. Festschrift für Rudolf Virchow, Berlin.

Walker, L., Thompson, D., Easton, D., et al., 2006. A prospective study of neurofibromatosis type 1 cancer incidence in the UK. Br. J. Cancer 95 (2), 233–238.

Wallace, M.R., Marchuk, D.A., Andersen, L.B., et al., 1990. Type 1 neurofibromatosis gene: Identification of a large transcript disrupted in three NF-1 patients. Science 249 (4965), 181–186.

Westhout, F.D., Mathews, M., Paré, L.S., et al., 2007. Recognizing schwannomatosis and distinguishing it from neurofibromatosis type 1 or 2. J. Spinal. Disord. Tech. 20 (4), 329–332.

Wichmann, W., 2004. Reflexions about imaging technique and examination protocol: 2. MR-examination protocol. Eur. J. Radiol. 49 (1), 6–7.

Wishart, J.H., 1822. Case of tumours in the skull, dura mater and brain. Edinburgh Med. Surg. J. 18, 393–397.

Xu, G.F., O'Connell, P., Viskochil, D., et al., 1990. The neurofibromatosis type 1 gene encodes a protein related to GAP. Cell 62 (3),

599–608.

Zhao, Y., Kumar, R.A., Baser, M.E., et al., 2002. Intrafamilial correlation of clinical manifestations in neurofibromatosis 2 (NF-2). Gene. Epidemiol. 23 (3), 245–259.

脑膜肿瘤

第31章 脑膜瘤

Samer Ayoubi，Ian F.Dunn，Ossama Al-Mefty

1 简介

正是因为外科手术具有治愈脑膜瘤的能力，所以神经外科医师才孜孜不倦地对简单部位的脑膜瘤进行手术治疗，力图达到既全切除肿瘤及其基底，又不造成神经功能损害的效果，并且致力于运用同样的策略和方法来处理那些困难部位的脑膜瘤。这些不懈的努力不仅促进了脑膜瘤治疗的进步，也推动了神经外科的发展。

早在史前，脑膜瘤就以骨质增生的形式在人类的颅骨上留下了它们的印记。在18世纪和19世纪时，只有颅骨发生了明显的改变才能做出脑膜瘤的诊断。有人报道了从1743年至1896年间的13例脑膜瘤手术，其中有9例患者死亡（Al-Rodhan et al 1991）。英国格拉斯哥大学的解剖学教授 John Cleland 在1864年率先指出脑膜瘤来源于蛛网膜而不是硬脑膜，而且它们在组织结构上类似于蛛网膜颗粒（Cushing 1922）。1915年，Cushing 和 Weed 重申了 Cleland 的观点，即脑膜瘤来源于蛛网膜细胞簇。Cushing 根据肿瘤的组织病理特点创造了"meningioma"一词，这在那时引起了广泛争议（Cushing 1922）。1938年，Cushing 和 Eisenhardt 共同出版了他们的经典著作《脑膜瘤及其分类、局部表现、自然病史以及手术效果》。在这部专著中，他们详细地报道了在1903年到1932年收治的313例脑膜瘤病例（Cushing & Eisenhardt 1938）。

2 病理学

2.1 细胞起源

脑膜瘤的细胞起源于一种特别的脑膜上皮细胞，即蛛网膜帽细胞（Kepes 1982；Haines & Frederickson 1991；Ragel & Jensen 2005）。蛛网膜呈绒毛状突入静脉窦中，并完全或部分地与静脉内皮细胞相接触。在后一种情况下，这些呈部分接触的内皮细胞被称为蛛网膜帽细胞，而蛛网膜绒毛的其余部分则为一层纤维包膜所覆盖。蛛网膜绒毛在上矢状窦数量最多，其次是海绵窦、鞍结节、筛板、枕骨大孔以及窦汇（图31.1）。大而明显的蛛网膜绒毛则称为蛛网膜颗粒或 Pacchionian 小体。

2.2 WHO 分类

2007年，WHO 中枢神经系统肿瘤分类将脑膜瘤归为"脑膜肿瘤"之下（Louis et al 2000；Perry et al 2007）。WHO 依据病理标准将脑膜瘤分为三级，分别反映了不同的复发风险以及侵袭性（表31.1）。

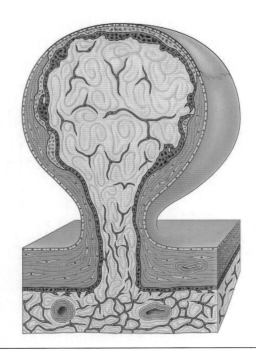

Figure 31.1 Diagrammatic representation of the arachnoid granulation shows the continuity of its layers and spaces with those of the meninges on the surface of the brain. (From Kida S, Yamashima T, Kubota T, Ito H, Yamamoto S. A light and electron microscopic and immunohistochemical study of human arachnoid villi . J Neurosurg. 1988 Sep;69(3):429-435.)

注：中文版图 31.1 见附录第 946 页。

表 31.1　脑膜瘤的分级

Ⅰ级

内皮型脑膜瘤

纤维型（纤维母细胞型）脑膜瘤

过渡（混合）型脑膜瘤

砂粒型脑膜瘤

血管瘤型脑膜瘤

微囊型脑膜瘤

分泌型脑膜瘤

淋巴浆细胞丰富型脑膜瘤

化生型脑膜瘤

Ⅱ级

非典型脑膜瘤

透明细胞型（颅内）脑膜瘤

脊索样脑膜瘤

Ⅲ级

横纹肌样脑膜瘤

乳头状脑膜瘤

间变性（恶性）脑膜瘤

摘自Louis DN，Scheithauer BW，Budka H，et al.Meningiomas. In：Kleihues P，Cavenee WK，editors：Pathology and Genetics of Tumours of the Nervous System.Lyon：IARC Press；2000.176-180.

2.3　大体表现

典型的脑膜瘤呈球形，附着在硬脑膜上。脑膜瘤的切面可呈灰白色半透明或均匀的红褐色，这取决于肿瘤内血管形成的数量。一般质地均一。标本固定后其切面可呈涡轮状。瘤内出血、坏死少见。尽管常常侵袭硬膜和硬膜窦，但通常易于与软脑膜分离。切面的情况并不能代表肿瘤的所有特征（Sindou & Alaywan 1998）。脑膜瘤"板片状"是指脑膜瘤适应颅骨的形状以扁平的肿瘤鞘的形式出现。这在蝶骨部位较常见，多与颅骨增生有关。瘤周脑水肿的程度可有很大不同。现在认为静脉回流不畅不是由于邻近的皮层静脉受压，而是由于肿瘤的静脉引流系统发育较差。血管内皮细胞生长因子在水肿形成中起重要作用，但如果脑膜瘤的引流静脉发育较好，即使有血管内皮细胞生长因子的局部产物，肿瘤也不会产生瘤周水肿，因为血液流经肿瘤内血管的时间短，对血管内皮细胞生长因子的冲刷相对较快（Tanaka et al 2006）。一般认为，病灶周围区域是缺血的。据测量瘤周水肿区域的平均脑血流及脑血容量比正常脑组织低，同时，到达峰值的时间比正常脑组织长（Sergides et al 2009）。

2.4　分布

最常见的部位在矢状窦旁或大脑镰区域（20%~25%）、凸面（19%~35%）、蝶骨嵴（17%~20%）、脑室内（5%）、鞍结节（3%~10%）、幕下（13%）及其他部位（4%）。儿童脑膜瘤更常见于后颅窝和脑室系统。在更为少见的部位如脑室或大脑实质中，此处脑膜瘤很可能起源于血管周围蛛网膜细胞（Drummond et al 2004）。大脑凸面的脑膜瘤，尤其是矢状窦旁的脑膜瘤，具有更明显的侵袭性，复发概率较高，相比而言颅底脑膜瘤则很少有侵袭性，复发概率较小（Ketter et al 2008）。

2.5　电镜

良性脑膜瘤和正常蛛网膜颗粒的超微结构相似：细胞质膜有趾状突起，与波形蛋白免疫组织化学检测相符的大量细胞质中间丝（10nm），细胞间常可见有中间丝附着的半桥粒，以及局灶性的胞间电子致密颗粒物沉积。蛛网膜和脑膜瘤细胞是通过上皮－钙黏素（Ca^{2+} 依赖的黏附分子）相连接的，二者都表达非谷胱甘肽依赖的前列腺素

D₂ 合成酶（Yamashima et al 1997）。

2.6　微观表现

组织学上，内皮型（多核体）脑膜瘤的特点是细胞密集排列成片状，没有明显的可辨别的细胞质边界（图31.2）。显微镜下它们与正常蛛网膜细胞相似，可见螺纹但并不明显，包含钙磷灰石和胶原的矿化的螺纹被称为砂粒体（来源于希腊词汇 *psammos*，意思是砂子）。脑膜瘤的特征性表现是细胞质的假包涵体，它的内部有残余的细胞质突入细胞核内部并取代了细胞核的染色质。另一个有意义的特征就是所谓的 "Orphan Annie 之眼" 细胞核，它们是一些中央消退，染色质周边着色的细胞核。

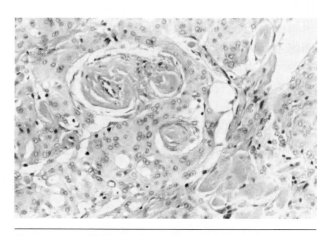

图 31.2　HE 染色显示内皮型脑膜瘤的组织形态特点以及细胞质不清晰的多角形细胞

显微镜下纤维型脑膜瘤表现为交错拉长的纺锤细胞多层排列，相互交错的基质是由网硬蛋白纤维和胶原组成的（图31.3）。过渡型脑膜瘤表现为内皮型和纤维型特点的结合。从特征上可见细胞的螺纹以及拉长的纺锤细胞。脑膜瘤组织学上的不同可以反映出不同的基因突变位点。纤维型脑膜瘤22号染色体杂合性缺失（loss of heterozygosity，LOH）比内皮型更常见（Wellenreuther et al 1997）。

要讨论的一个重要的变异就是血管外皮脑膜瘤。有时脑膜瘤部分或完全由一些小细胞组成，这些小细胞具有血管外皮的生长特性。这种类型脑膜瘤的生物学行为没有明显的特异性。区分这些所谓的血管外皮脑膜瘤（内皮起源）和真正的血管外皮细胞瘤很重要，后者是非内皮起源的间

叶肿瘤。脑膜的血管外皮细胞瘤与身体其他部位的血管外皮细胞瘤具有共同的生物学特征，即早期复发且有转移倾向。

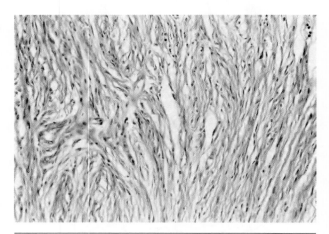

图 31.3　HE 染色显示纤维型脑膜瘤由片状伸长的纺锤样细胞组成

2.7　非典型脑膜瘤

非典型脑膜瘤的特征是复发概率高，呈侵袭性生长。非典型脑膜瘤细胞有丝分裂活动增强并具有三个以上特征：细胞质含量增加，可见核 – 浆比例高的小细胞，核仁显著，连续的无特定形状或薄片状生长，自发性坏死。对于这种类型的脑膜瘤，有丝分裂活动增加定义为每10个高倍视野，可见4个或更多的有丝分裂（Louis et al 2000）（图31.4）。非典型脑膜瘤患者累及颅骨者预后较差。与不累及颅骨相比这种肿瘤更具侵袭性，因对病损颅骨无法彻底处理，治疗效果较差（Gabeau–Lacet et al 2009）。

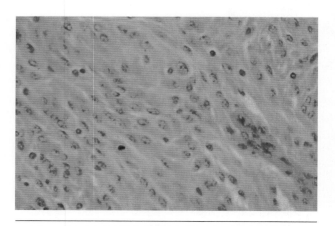

图 31.4　HE 染色显示非典型脑膜瘤，中间部分可见有丝分裂象

2.8 间变型脑膜瘤

间变和恶性脑膜瘤的确切定义仍有争议（Perry et al 1999）。恶性脑膜瘤的一个标志性特征就是神经组织以外远隔部位转移（Figueroa et al 1999）。转移最常见的部位是肝、肺、胸膜和淋巴结。明显的脑实质的侵袭也会带来不良的预后。间变脑膜瘤和非典型脑膜瘤相比，表现出明显的恶性肿瘤的特征。这些特征包括明显的恶性细胞特点（如与肉瘤、癌或黑色素瘤相似的表现）或具有高度有丝分裂指数（≥20个有丝分裂/10 HPF）（图31.5）。MIB-1标记指数与脑膜瘤组织分级间具有相关性。尽管良性、非典型以及间变脑膜瘤的MIB-1标记指数存在着明显的交叉，但高MIB-1标记指数与不良预后有关（Yang et al 2008）。10%的良性脑膜瘤有p53的过度表达，非典型脑膜瘤为25%，间变脑膜瘤为79%，随着组织学恶性程度的增加，p53过度表达的概率明显提高（Yang et al 2008）。

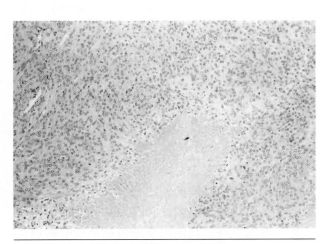

图31.5 HE染色显示此脑膜瘤含有明显恶性细胞，且核分裂指数很高

2.9 免疫组织化学

80%的脑膜瘤上皮膜抗原（epithelial membrane antigen，EMA）阳性。S-100染色结果差异很大。脑膜瘤也可以表达纤维母细胞的标记（如波形蛋白）以及上皮细胞标记（如EMA和细胞角蛋白）。雪旺氏施万细胞中常见的阳性抗体Antileu 7，在脑膜瘤中是阴性的。尽管脑膜瘤的GFAP染色阴性，但一些GFAP阳性病例也已有报道（Su et al 1997）。

过渡型脑膜瘤表达E（上皮）-钙黏蛋白，这是一个Ca^{2+}离子依赖细胞黏附分子（Yamashima et al 1992）。免疫组织化学的另一个用途在于鉴别非典型脑膜瘤和病理学类似但明显不同的肿瘤，如分泌型脑膜瘤，转移癌（Assi et al 1999）。

2.10 骨质增生

骨质增生是脑膜瘤引起的特征性改变，尤其见于斑块状脑膜瘤中。组织学研究发现，在大多数由脑膜瘤所致的增生骨质中，板障和Haversian管内都能见到肿瘤细胞（Pieper et al 1999）。

2.11 肿瘤进展

脑膜瘤也具有一个肿瘤进展的过程。肿瘤进展是指肿瘤特征上的不可逆改变（Al-Mefty et al 2004a；Yang et al 2008），这些改变反映了细胞亚群在遗传学上出现的新特性（Nowell 1986）。在一些病例中，肿瘤长到肉眼可见的大小之前，性质就已经为恶性。另一些病例中，分化较好以及缓慢生长的肿瘤可以在出现侵袭性以前维持很多年。原发的非典型脑膜瘤和间变脑膜瘤与从良性脑膜瘤进展来的非典型和间变脑膜瘤在临床行为、激素受体状态、增殖指数以及细胞发生上都有所不同（Krayenbühl et al 2007）。转变而来的非典型脑膜瘤孕激素受体阴性，但有较高的增殖指数，似乎比原发的非典型脑膜瘤亚群具有更明显的侵袭性（Krayenbühl et al 2007）。肿瘤的侵袭性与基因改变有关，10号染色体单体或部分缺失以及1号和14号染色体增加，主要发生在恶性转化而来的亚群，这类肿瘤预后都很差（Krayenbühl et al 2007）。P53的过度表达与脑膜瘤的恶性变有关（Yang et al 2008）。

2.12 临床行为

有很多关于脑膜瘤的临床特点和恶性潜能的研究工作，这些工作主要集中在脑膜瘤病理学的不同方面：组织学、标志物、核型和遗传学、影像学和激素受体。一些组织学特性预示了肿瘤的侵袭性。这些特性包括细胞过多，结构缺失，核多型性，有丝分裂指数增加，局灶坏死，血管过度增生，含铁血黄素沉积以及小细胞形成（Perry et al 1999）。标记技术可以量化脑膜瘤的有丝分裂速度，因而可以预测肿瘤的生物学行为。溴脱氧尿苷（bromodeoxy-uridine，

BUdR）标记能够检测有丝分裂 S 期的细胞百分比，可以替代 BudR 标记技术的是增殖细胞核抗原（proliferating cell nuclear antigen，PCNA）免疫组织标记技术（图 31.6）。新鲜标本也可以用来标记单克隆抗体 Ki-67 或 MIB-1，后者可以用于任何石蜡包埋的标本。任何方法指示的高标记指数都意味着肿瘤更具侵袭性（Cobb et al 1996；Hsu et al 1998；Yang et al 2008）。在既往行放疗的肿瘤中也可见 Ki-67 标记指数增加（Jennelle et al 1999）。Ki-67 标记指数是非典型和间变脑膜瘤复发以及总生存预后的独立的预估指标（Bruna et al 2007）。α- 转化生成因子的免疫反应性也与肿瘤恶性表现有关（Schwechheimer et al 1998）。良性脑膜瘤的上皮细胞钙黏蛋白免疫组织化学呈阳性，无论该肿瘤是何种组织形态学亚型，或者是否侵及硬膜、颅骨、脑组织以及肌肉等。但在大多数恶性脑膜瘤中，上皮细胞钙黏蛋白免疫组织化学呈阴性（Schwechheimer et al 1998）。SPARC（富含半胱氨酸的酸性分泌蛋白）是一种调节细胞黏附及迁移的分泌型细胞外基质相关蛋白，它在侵袭性肿瘤中高表达。组织学上缺乏肿瘤 – 脑界面的良性脑膜瘤可以应用 SPARC 来评价其侵袭性（Rempel et al 1999）。原癌基因转录因子 Ets-1 在肿瘤细胞侵袭过程中起着重要作用，它可以诱导尿激酶型纤溶酶原激活剂（urokinase-type plasminogen activator，u-PA），进而增加肿瘤侵袭性。在良性和高级

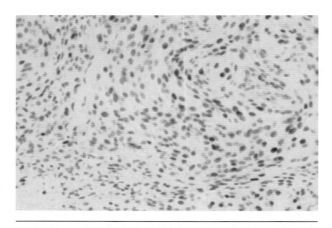

图 31.6 一例脑膜瘤的增殖细胞核抗原染色。染色显著的部分表示肿瘤具有侵袭性。无着色细胞位于切片下方，呈蓝色

别脑膜瘤中 Ets-1 和 u-PA 表达有着明显区别（Kitange et al 2000）。细胞核多形性在良性脑膜瘤占 34%，非典型占 45%，间变脑膜瘤占 70%（Cerda-Nicolas et al 2000）。

2.13 多发脑膜瘤

同一个患者同时或连续出现两个或更多的脑膜瘤称为多发脑膜瘤（Rosa & Luessenhop 1991）。多发脑膜瘤的报道随着 CT、MRI 等新的影像技术的出现而增多，其发生率占脑膜瘤的 1%~16%。多发脑膜瘤中 60%~90% 是女性患者，并且与 2 型神经纤维瘤病有关。此外，有报道称其也发生于与 2 型神经纤维瘤病无关的家族中（Maxwell et al 1998）。多发脑膜瘤可能来自于手术切缘的复发或通过脑脊液发生的术后种植。研究发现复发的脑膜瘤与最初的肿瘤同源，这也更加支持了这种推测（Von Deimling et al 1999）。

2.14 骨内脑膜瘤和神经系统外脑膜瘤

这两类脑膜瘤比较罕见。所有报道的骨内脑膜瘤都发生在颅骨。神经系统外脑膜瘤可发生在眼眶、鼻旁窦、鼻咽、皮肤和皮下、肺、纵隔和肾上腺。

2.15 转移

中枢神经系统的肿瘤可以转移至原发性颅内肿瘤。尽管脑膜瘤只占颅内肿瘤的 32%，但转移性中枢神经系统肿瘤中有 3/4 的转移目标是脑膜瘤。造成这种转移倾向的原因有很多，其中一个是脑膜瘤生长缓慢，因此转移至脑膜瘤的风险比其他脑肿瘤更高。其他因素还包括脑膜瘤的血运丰富以及肿瘤特殊的微环境。

3 流行病学

根据美国脑肿瘤注册登记中心的资料，脑膜瘤占所有脑肿瘤的 32%，年发病率为 5.3/10 万，女性发病率是男性的 2 倍（男性每年 3.17/10 万，女性每年 7.19/10 万），黑人和白人的发病率相同（CBTRUS 2008）。北欧国家男性发病率是每年 1.9/10 万，女性则为每年 4.5/10 万（Klaeboe et al 2005；Larjavaara et al 2008）。日本男性发病率是每年 1.82/10 万，女性是每年 3.95/10 万（Kuratsu et al 2001；Kaneko et al 2002）。在非洲，尽管既往研究资料显示发病率较高（Froman & Lipschitz 1970；Giordano & Lamouche 1973；Levy 1973；Manfredonia 1973；Odeku & Adeloye 1973），但实际发病比例与其他地区相似（Ruberti 1995）。然而，脑膜瘤的发病率很可能被严重地低估（Larjavaara et al 2008）。脑膜瘤的发生概率在 65 岁以后大幅增加，甚至到 85 岁及以上的年龄发病率都居高不下（Kurland et al 1982；Preston-Martin et al 1982；Sutherland et al 1987；CBTRUS 2008）。有报道显示近 15 年来脑膜瘤发病率趋于稳定，甚至有下降趋势。而 20 世纪 70 年代后期至 80 年代初期，发病率增加可能与诊断手段的提高有关（Kaneko et al 2002，Klaeboe et al 2005）。对 20 世纪 80 年代关于颅内肿瘤的三项大型研究进行综合分析，结果显示脑膜瘤的整体发病率是 2.6/10 万（Kurland et al 1982；Preston-Martin et al 1982；Sutherland et al 1987）。在一般人群中，通过 MRI 检查偶然发现脑膜瘤的比例为 0.9%。这些偶发肿瘤的直径为 5~60mm，并见于 1.1% 的女性和 0.7% 的男性（Vernooij 2007）。据统计，美国 2000 年脑膜瘤患病率（包括新诊断的患者和已经诊断且存活的患者）是 50.4/10 万，预计脑膜瘤患者可达 138 388 人。因此，患者的生活质量（quality-of-life，QoL）需引起重视，尤其是长期生存患者（Davis et al 2001）。儿童脑膜瘤发病率很低，占全部脑肿瘤的 1%~2%，其中 71% 为男性（Bondy & Ligon 1996）。

4　病因学

4.1　创伤

20 世纪 30 年代 Cushing 提出创伤是脑肿瘤发展中的重要原因（Cushing & Eisenhardt 1938），相关独立研究对该理论予以支持（Barnett et al 1986；Kotzen et al 1999）然而一些病例对照研究却得出了不同的结果。一些研究表明头部外伤在脑肿瘤发生危险中只起到一定的作用（Preston-Martin et al 1980；Phillips et al 2002）。如果头部外伤是脑膜瘤的一个致病因素，那么人群归因危险度的百分比不会高于 23%（Phillips et al 2002）。在 Phillips 的研究中提示了外伤与脑膜瘤存在因果关系，研究发现创伤发生先于脑膜瘤发病，创伤发生后最易发脑膜瘤的时间段在 10~19 年，对于生长缓慢的脑膜瘤这似乎是一个合理的诱导期，并且随着创伤发生的次数增加风险逐渐增加（Phillips et al 2002）。可能的机制包括脑膜组织愈合，炎症以及生长因子的释放（Barnett et al 1986；Phillips et al 2002）。其他研究并没有发现这种联系（Choi et al 1970；Annegers et al 1979；Inskip et al 1998）。此外，创伤和脑膜瘤之间的联系无法解释这种肿瘤在女性中发病率高，但是创伤在男性中发生率更高（Longstreth et al 1993）。

4.2　病毒

人类脑膜瘤细胞中 RNA 或 DNA 病毒蛋白的出现，表明病毒在肿瘤诱导、转化的维系中可能发挥作用。涉及的病毒可单独起作用，也可与其他诱变剂协同发挥作用（Fisher et al 1999；Cuomo et al 2001；Del Valle et al 2001；Wrensch et al 2001）。一些病毒的基因序列已经在发生肿瘤的脑组织中被发现（Delbue et al 2005）。多瘤病毒科家族日益受到重视，因为这些病毒似乎涉及肿瘤的发病机制。几项新近报道表明，脑肿瘤和人类多瘤病毒如 JC 病毒，BK 病毒，猴病毒 40 之间可能存在联系（De Mattei et al 1995；Krynska et al 1999；Arrington et al 2000；Caldarelli-Stefano et al 2000），但它们的作用尚不明确（Delbue et al 2005）。JC 病毒和 BK 病毒通常在儿童时期感染，早期感染通常没有症状，这些病毒可以长期隐藏在肾脏细胞中，当机体免疫受到抑制时病毒复活。SV40 天然情况下并不感染人类，但在 20 世纪 50 年代后期通过感染脊髓灰质炎病毒疫苗而感染了人类（Delbue et al 2005）。两例脑膜瘤患者中发现共同感染 JCV 和 BKV，表明在病毒和细胞因子间有可能存在相互作用。另外，一种多瘤病毒对细胞的作用可以因另一种病毒的出现而得到提高（Delbue et al 2005）。但是病毒的致癌作用难以解释清楚，而且人类肿瘤 BKV 的作用尚不清楚（Delbue et al 2005）。多瘤病毒令人关注的另一个原因是，全世界75%的成年人潜在感染这种病毒，但却没有任何明显的并发症。鉴于病毒与宿主之间的相互影响及致癌作用，有将JVC和BKV作为致癌危险因素的趋势（Delbue et al 2005）。Inoue-Melnick病毒（Inoue-Melnick virus, IMV）是与亚急性脊髓视神经病有关的DNA病毒。从7例人脑膜瘤细胞中的6例分离出了这一病毒，但在其他脑肿瘤细胞培养中并没有分离出来（Inoue 1991）。尽管有足够的生物化学证据表明DNA肿瘤病毒与人类脑膜瘤有关，但是病毒在肿瘤发展中的作用仍然不清楚。一些接种病毒的实验动物产生了中枢神经系统肿瘤。所有的多瘤病毒（SV40）都是乳头多瘤病毒的一个亚群，在动物中能够产生中枢神经系统肿瘤（Rachlin & Rosenblum 1991）。免疫组织化学技术已经确认了人类脑膜瘤中存在乳头多瘤空泡病毒抗原（Weiss et al 1975）。同样，DNA杂交技术已经在脑膜瘤中发现SV40病毒DNA（乳头多瘤病毒）和腺病毒DNA，但是在所有案例中病毒DNA物质都没有整合到肿瘤细胞DNA中去（Fiori & Di Mayorca 1976; Ibelgaufts & Jones 1982）。人类脑膜瘤RNA或DNA病毒蛋白的出现表明，病毒可能在肿瘤细胞的诱导、转化中发挥作用。这些病毒可以独立发挥作用，也可以在其他诱变剂作用下起作用。当然，病毒的出现并不能说明病毒与脑膜瘤的形成有确切的关系，病毒在人脑肿瘤形成中的作用尚不清楚。

4.3　射线

　　1953年，Mann和Collegues首先报道了一例射线诱发的脑膜瘤。一个6岁患儿在视神经胶质瘤切除术后接受了6500 rad的射线照射。4年后在放射治疗区域内发现一个脑膜瘤。无疑射线损害是脑膜瘤发展中的一个因素。射线引发脑膜瘤的标准包括：①肿瘤必须出现在照射区域；②组织学特征必须不同于先前的肿瘤；③脑膜瘤被诊断以前必须在照射后有一段潜伏或诱导期（通常大于5年）；④没有斑痣性错构瘤病家族史；⑤肿瘤非复发或转移；⑥肿瘤非先于放射治疗出现（Al-Mefty et al 2004b）。很多报道，不同剂量的放射治疗都可诱发脑膜瘤，如过去给头癣的低剂量放疗（1 000cGy）（Modan et al 1974; Sadetzki et al 2002），原发头颈恶性肿瘤的高剂量放疗，以及中等剂量的放疗（Mack et al 1993; Al-Mefty 2004a）。AL-Mefty等（Bogdanowicz & Sachs 1974; Waga & Handa 1976; Al-Mefty et al 2004b）发现大剂量放射线诱导脑膜瘤的潜伏期为6~58年（平均24.6年）（图31.7）。低剂量为34~46年（平均40年）。另一项研究提示低剂量放疗诱发脑膜瘤的潜伏期在36年（Sadetzki et al 2002）。另外，对长崎、广岛原子弹爆炸幸存者的分析表明暴露人群的发病率高于非暴露者，而且随着时间逐渐增加（Shibata et al 1994; Sadamori et al 1996; Shintani et al 1999）。长崎幸存者发病率增加要比广岛幸存者增加晚6年（Shintani et al 1999）。发病率依赖于接受放射的剂量。核爆幸存者中恶性侵袭性脑膜瘤并不常见，表明单独一次暴露对肿瘤组织学影响不大。而频繁长期暴露也许会影响肿瘤的组织学（Shibata et al 1994; Sadamori et al 1996; Shintani et al 1999）。射线诱发的脑膜瘤的染色体改变不同于非射线诱发的脑膜瘤（Al-Mefty et al 2004b）（图31.8）似乎在射线诱导的脑膜瘤中存在核型的不稳定性以及染色体的重排（Kleinschmidt-DeMasters & Lillehei 1995; Chauveinc et al 1997; Al-Mefty et al 2004b）。射线诱发的脑膜瘤与散发的脑膜瘤不同，其NF-2基因失活或22号染色体缺失较少见（Shoshan et al 2000; Al-Mefty et al 2004b）。其他的畸变包括全部或部分1p染色体缺失，或1p染色体杂合性缺失（Shoshan et al 2000; Zattara-Cannoni et al 2001; Al-Mefty et al 2004b），也可出现6号染色体结构上的异常，这些都与侵袭性有关（Al-Mefty et al 2004b）。关于使用手机是否增加罹患脑肿瘤风险的研究正在进行。没有证据支持使用手机和发生脑肿瘤有关（Inskip et al 2001; Kan et al 2008）。从手机的问世到广泛使用，脑膜瘤的发病率并没有发生大的变化（Lonn et al 2004）。

4.4　遗传学和分子生物学

　　脑膜瘤是最早从基因异常角度来分析的实性肿瘤。Giemsa染色、FISH、比较基因组杂交以及光谱核型杂交分析等技术都被用于研究脑膜瘤有关的染色体异常（Ragel & Jensen 2005）。

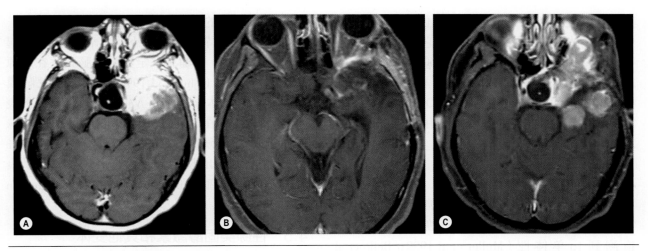

图 31.7　MRI 显示一例垂体腺瘤患者在接受放射治疗后出现的脑膜瘤，肿瘤位于左侧海绵窦、眼眶和额叶。肿瘤最初的表现（A）；多次手术中的其中一次术后（B）；肿瘤最终还是复发（C）

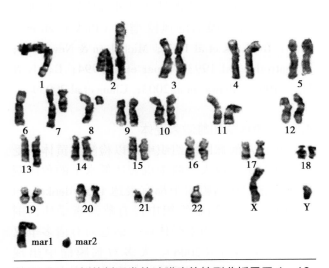

图 31.8　一例放射诱发的脑膜瘤的核型分析显示 1、16、22 号染色体单体

4.4.1　22 号染色体

　　22 号染色体长臂异常和脑膜瘤的关系最初是在神经纤维瘤病 2 型（neurofibromatosis type 2，NF-2）患者身上发现的（Ragel & Jensen 2005；Keller et al 2009）。NF-2 肿瘤抑制基因定位在 22 号染色体 22q12.1。它的蛋白产物被称为神经鞘蛋白或 Merlin 蛋白，其是一种膜蛋白，是细胞骨架相关蛋白家族中 4.1 带的一部分。Merlin 蛋白的过度表达能够明显抑制人类脑膜瘤细胞的增殖（Ikeda et al 1999）。尽管在一些散发脑膜瘤中可见神经鞘蛋白 /Merlin 蛋白表达减少，但是 Merlin 蛋白的单独缺失（通常是由于 NF-2 基因的变异

引起）并不足以导致脑膜瘤的发生。现在一般认为脑膜瘤的发生是由于 NF-2 或其他肿瘤抑制基因的缺失同时伴有原癌基因激活引起的（Zankl & Zang 1980；Collins et al 1990；Khan et al 1998；Maxwell et al 1998；Ragel & Jensen 2005）。多数脑膜瘤是单发的、散发的。然而，在所有 NF-2 相关脑膜瘤和 54%~78% 的散发脑膜瘤中都发现 22 号染色体的缺失（Seizinger et al 1987；Ruttledge et al 1994；Ragel & Jensen 2005）。NF-2 基因突变在纤维型和过渡型脑膜瘤中比内皮型突变率高，在非典型和间变脑膜瘤中的突变率与纤维型和过渡型相似，这表明 NF-2 基因突变很可能参与肿瘤的发生但不参与肿瘤的进展。脑膜瘤中 22 号染色体杂合性缺失发生率较高而 NF-2 基因突变率较低，这一事实促使人们去寻找 22q 上的第二个抑癌基因，其类似于 NF-2 基因但又与之不同（Peyrard et al 1994；Lekanne-Deprez et al 1995，Ragel & Jensen 2005）。可能的基因包括 BAM22、LARGE、MN1 和 INI1 基因（Ragel & Jensen 2005）。位于 22q12 染色体上的 BAM22 基因是 β- 衔接蛋白基因家族的一员，它在转运高尔基体网络系统中起细胞内转送蛋白的作用。LARGE 基因位于 22q12.3-13.1 区域，它的蛋白在结构上与在肿瘤发生上起作用的 N- 乙酰葡萄糖氨基转移酶家族成员相似。LARGE 基因位于 22 号染色体，但却没有直接证据表明其与脑膜瘤的发生有关。MN1 基因在肿瘤抑制方面可能发挥作用，根据 MN1 蛋白的氨基酸结构，它很可能在基因转录方面起作用，但

其确切功能尚不清楚。*INI1* 基因位于染色体 22q 上，尽管尚不知道它的功能，但它的结构提示它可能在基因转录调节方面起作用（Ragel & Jensen 2005）。*INI1*（*SMARCB1/hSNF5*）基因与横纹肌样瘤的发病机制有关，它对 WHO 肿瘤分类中增加横纹肌样脑膜瘤发挥了重要作用（Schmitz et al 2001）。

4.4.2　1 号染色体

1 号染色体短臂缺失是第二常见的改变，在 70% 的非典型脑膜瘤和 100% 间变脑膜瘤中可以检测到 1p 单体性（Muller et al 1999；Bello et al 2000；Ragel & Jensen 2005，Keller et al 2009）。这表明染色体 1P 缺失与脑膜瘤的进展有关（Ragel & Jensen 2005）。同时 1P 缺失也与肿瘤复发有关。碱性磷酸酶是一种可能的肿瘤抑制因子，它位于染色体 1p（1P34-1P36.1），它的功能缺失与高级别脑膜瘤有关（Ragel & Jensen 2005，Keller et al 2009）。

4.4.3　其他染色体

很多细胞遗传学的改变与脑膜瘤的进展以及典型或间变的组织学有关，包括出现双着丝点或环状染色体，1p、6q、7、9p、10、14q、18q、19 或 20 号染色体的缺失，及 1q、9q、12q、15q、17q 或 20q 的扩增（Weber et al 1997；Khan et al 1998；Lamszus et al 1999；Leone et al 1999；Ozaki et al 1999；Ragel & Jensen 2005）。位于染色体 9p 上的肿瘤抑制基因的改变，包括 *CDKN2A* 和 *CDKN2B* 可于间变脑膜瘤中检测到（Ragel & Jensen 2005）。细胞膜相关蛋白 4.1 家族的 *DAL-1* 位于染色体 18P11.3，也是一种肿瘤抑制基因（Gutmann et al 2000；Ragel & Jensen 2005）。

4.4.4　癌基因表达

尽管在脑膜瘤发展中没有单一的癌基因与之直接相关，但是很可能有一个或多个癌基因参与了这个过程，这些包括作用于酪氨酸受体激酶的 *myc*、*ras*、*ROS1* 癌基因，以及 *bcl-2* 原癌基因，它们与高级别脑膜瘤有关（Ragel & Jensen 2005）。

4.4.5　脑膜瘤的克隆类型

有证据支持这样的观点：尽管脑膜瘤在起源上是单克隆，但确有一定数量的脑膜瘤在起源上是多克隆的（Zhu et al 1999）。至于多发脑膜瘤，X - 染色体分析以及 *NF-2* 基因突变分析表明多发脑膜瘤在起源上是单克隆的，其通过蛛网膜下腔发生硬膜播散。尽管如此，大约 50% 的多发脑膜瘤出现不同的 *NF-2* 基因突变，表明存在不同的独立的肿瘤起源（Ragel & Jensen 2005）。

4.5　性腺类固醇激素和其他受体

女性易罹患脑膜瘤，在妊娠期、月经期以及皮下植入避孕药埋植剂后，脑膜瘤都可出现快速增长，这些都表明脑膜瘤的生长与性腺类固醇激素有关。无论是内源性还是外源性激素增加都使女性患者脑膜瘤的风险增加（Bickerstaff et al 1958；Roelvink et al 1987；Michelsen & New 1969；Longstreth et al 1993；Piper et al 1994；Bondy & Ligon 1996；Jhawar et al 2003；Claus et al 2005）。

4.5.1　黄体酮和雌激素受体

在正常的蛛网膜组织中可以检测到黄体酮受体，同时正常成人脑膜中也表达低水平的黄体酮受体。它们在脑膜瘤中都有表达（Pravdenkova et al 2006）。正常脑膜组织中没有雌激素受体，围绕脑膜瘤存在雌激素受体这一话题尚有诸多争议（Pravdenkova et al 2006）。大多数脑膜瘤中出现的雌激素受体是 II 型受体，与在乳腺癌中发现的经典的 I 型受体相比，它的亲和力和特异性较低（McCutcheon 1996）。脑膜瘤受体中与雌激素的结合小于 30%，这些受体中大多数是 II 型中的亚型（Smith & Cahill 1994；McCutcheon 1996）。脑膜瘤中单独表达黄体酮受体与肿瘤的临床及生物学行为有关（Brandis et al 1993；Nagashima et al 1995；Hsu et al 1997；Fewings et al 2000；Pravdenkova et al 2006）。黄体酮受体和雌激素受体的联合缺失，或雌激素受体表达伴/不伴黄体酮受体表达，都与侵袭性的组织病理特征以及异常核型的数量和性质有关，尤其在女性新生肿瘤中更为突出。在肿瘤进展以及复发时最初的受体情况可能会发生改变（Pravdenkova et al 2006）。

4.5.2 雄激素受体

脑膜瘤中雄性受体出现概率与黄体酮受体出现概率大致相同（Smith & Cahill 1994）。这些受体在女性脑膜瘤中出现更为频繁，可能有助于调节黄体酮受体的活性（Carroll et al 1995）。

4.5.3 生长抑素受体

脑膜瘤组织和正常人的软脑膜中都存在生长抑素受体，这些受体的确切功能并不清楚（Reubi et al 1986，1989；Lamberts et al 1992a）。但是生长抑素受体闪烁显像技术可以有效地识别脑膜瘤，区分残余肿瘤和术后其他改变（Klutmann et al 1998）。

4.5.4 多巴胺 D_1 受体

脑膜瘤中也存在多巴胺 D_1 受体。这些受体在脑膜瘤中的功能仍然不太清楚，但是，外科手术无法切除的脑膜瘤可以应用特异性 D1 受体拮抗剂来治疗（Carroll et al 1996）。表皮生长因子（epidermal growth factor，EGF）受体在正常细胞的瘤性转化以及肿瘤的生长中起一定作用（Westphal & Herrmann 1986；Horsfall et al 1989；Reubi et al 1989）。血小板源性生长因子（platelet derived growth factor，PDGF）对于这类受体有正向的调节作用（Weisman et al 1986）。PDGF-2（一种蛋白丝裂原）和 PDGF 受体的同时表达形成了一个自分泌环，有助于这些肿瘤的生长和维持（Glick et al 1992；Tsutsumi et al 1994）。其他生长因子包括胰岛素样生长因子、成纤维细胞生长因子（fibroblast growth factors），也通过内分泌途径影响脑膜瘤细胞的生长（Takahashi et al 1990；Takahashi et al 1991）。生长激素受体 mRNA 在脑膜瘤中广泛表达（Friend et al 1999）。封闭生长激素受体，抑制胰岛素样生长因子1，可使很多脑膜瘤的生长速度得到控制（Friend et al 1999）。上述这些脑膜瘤的辅助治疗方式仍需进一步探索。

5 临床表现：症状和体征

没有任何一个单独的症状或体征能够判断患者患有颅内脑膜瘤。实际上，一些肿瘤是偶然发现的，患者并没有任何症状或体征。而另一些患者则有各种各样的临床表现，包括头痛、轻瘫、癫痫、人格改变、思维混乱以及视力损害等。

Rohringer 等（1989）对 193 名颅内脑膜瘤患者的研究发现，头痛和癫痫是最常见的症状和体征，发生率分别为 36% 和 30%。另外恶性脑膜瘤患者往往更容易出现临床症状。

一些特定部位的脑膜瘤都或多或少具有典型的临床表现。例如嗅沟脑膜瘤，很早人们就认识到其可引起嗅觉障碍以及 Foster-Kennedy 综合征（同侧视神经萎缩和对侧视盘水肿）；鞍结节脑膜瘤早期可导致明显的视力下降（通常是"视交叉综合征"，即同侧视神经萎缩和非对称性双颞侧偏盲）（Al-Mefty & Smith 1991）；海绵窦脑膜瘤会导致眼球突出、复视或原发的动眼神经联带运动（Schatz et al 1977）；而枕大孔脑膜瘤会引起颈后及枕下的疼痛，并逐渐产生四肢的感觉和运动障碍（Meyer et al 1984）。相比于成人患者的众多症状和体征，儿童患者可能仅具有颅内压增高表现，而没有明显的定位性体征。

6 影像学诊断

6.1 颅内脑膜瘤的 CT 表现

CT 扫描可以发现大多数的脑膜瘤，并且在多数情况下能够确定肿瘤的范围（Latchaw & Hirsch 1991）。脑膜瘤在 CT 平扫上的典型表现为均匀一致的等密度或稍高密度影，可伴有钙化，其程度可从点状到完全致密的钙化（Latchaw & Hirsch 1991）（图 31.9）。脑膜瘤可出现不同程度的水肿，其在 CT 上表现为低密度（Ginsberg 1996）。CT 灌注可以测量瘤周水肿的平均脑血流量和脑血容量，从而对颅内脑膜瘤周围脑组织的缺血情况进行评估（Sergides et al 2009）。CT 在显示骨质增生或骨质破坏方面最为理想。脑膜瘤引起的颅骨改变通常反映了肿瘤对骨质的侵袭而并非骨质的反应性增生（Bikmaz et al 2007）。静脉注射对比剂后可见肿瘤明显均匀强化，常见的形态学特征包括肿瘤清楚的边界，宽广的基底以及游离的硬膜边缘等。大约 15% 的良性脑膜瘤的 CT 表现并不常见，如高密度、低密度以及不均匀的增强，这些可能分别代表出血、囊变及坏死（Russell et al 1980）。有时单从影像学上就能分辨出侵袭性脑膜瘤，其特征是肿瘤边界不清、形状不规则或瘤体上发出的蘑菇状的突起（图 31.10）。单光子发射计算机断层扫描（single-photon emission computed tomography，SPECT）显示（99m）Tc–Tetrofosmin（TF）的摄取与肿瘤级别和 Ki–67 表达之间均存在明显的相关性，这意味着（99m）Tc–TF 脑 SPECT 可以用来鉴别良性和间变性脑膜瘤，并且可以反映肿瘤的增殖活性（Fotopoulos et al 2008）。使用 C–11 胆碱的正电子发射计算机断层扫描（Positron emission tomography/computed tomography，PET/CT）也可以用于脑膜瘤的评估和随访，研究显示所有脑膜瘤中 C–11 胆碱的摄取增加，而且 II 级肿瘤比 I 级摄取更多（Giovacchini et al 2009）。

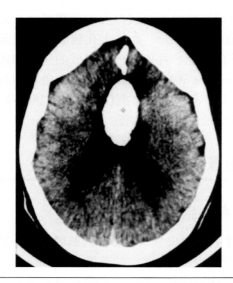

图 31.9　轴位 CT 显示一例体积巨大且完全钙化的大脑镰脑膜瘤

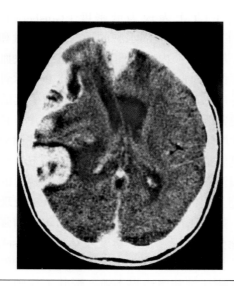

图 31.10　一例多次复发的恶性脑膜瘤在轴位增强 CT 上表现为蘑菇状。可见从肿瘤的主体向外发出的无规则状突起。患者有颅骨切除手术史

6.2　颅内脑膜瘤的血管造影

血管造影在颅内脑膜瘤的诊断上曾经发挥了重要作用，后来逐渐被高分辨率的 CT、MRI、MRA 所取代。以往静脉窦的通畅程度需要血管造影明确，但现在 MRA 即可清晰地显示，故而这一点不再是血管造影的指征。但是血管造影在确定术前栓塞的可行性及安全性方面仍是重要的手段，并且可以判断侧支循环的建立情况。

随着脑膜瘤的生长，它们首先获得附近脑膜动脉的供血。最初的这些滋养动脉因供应肿瘤中心部位而一直保留。其通常从中心向周边发出放射状的分支。在血管造影进入中后静脉期时，可以见到均匀的染色。肿瘤的静脉回流则通常与脑组织同步。巨大脑膜瘤也会有软膜的小动脉参与供血，它在血管造影的动脉相可以显影（Jacobs & Harnsberger 1991）。有人认为软膜供血显影提示软膜外切除肿瘤的可能性降低（Sindou & Alaywan 1998），但这种情况对显微外科手术的影响尚不清楚（DeMonte & Sawaya 1998）。

6.3　颅内脑膜瘤的磁共振成像

脑膜瘤在高场强 MR 上的成像特点基本是一致的。在 T_1 加权像上，60%~90% 的脑膜瘤呈等信号，10%~30% 为稍低信号（Spagnoli et al 1986；Elster et al 1989；Demaerel et al 1991a；Zimmerman 1991）（图 31.11）。T_2 加权像上显示 30%~45% 的脑膜瘤是高信号，约 50% 是等信号（Spagnoli et al 1986；Elster et al 1989；Demaerel et al 1991a；Zimmerman 1991）。

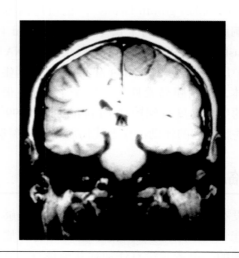

图 31.11　冠状位 T_1 加权像 MRI 显示一例窦旁脑膜瘤，其表现为与灰质相等或稍低信号。肿瘤周边的低信号表明它起源于脑实质外

在对血管扭曲，血管包绕以及肿瘤血运情况的评价上，MR成像明显优于CT扫描。通过血液流动所产生的流空效应可以判断肿瘤局部的血管情况。此外，MRI在判别肿瘤的脑外位置方面也有优势。Spagnoli等（1986）应用1.5T MRI对肿瘤边缘进行了研究，并发现了一些特点，其中典型的特点包括血管的移位、脑和肿瘤之间脑脊液裂隙的出现以及灰白质交界向内移位（Ginsberg 1996）。

T_2加权像对脑膜瘤亚型的鉴别能力仍有争议，一些研究报道其准确性为75%~96%，而其他研究认为二者没有相关性（Spagnoli et al 1986；Elster et al 1989；Demaerel et al 1991a；Kaplan et al 1992）。有报道认为脑膜瘤引起的脑水肿程度有助于脑膜瘤亚型的鉴别（Elster et al 1989；Demaerel et al 1991a；Chen et al 1992；Kaplan et al 1992），但是区分这些对于治疗脑膜瘤的临床意义并不大。T_2加权像上的高信号一般提示肿瘤血供丰富且质地较软（Chen et al 1992），这表明可以容易地将肿瘤与周围脑组织分离并切除（Ildan et al 1999）。增强MRI在脑膜瘤诊断中意义最大（Zimmerman 1991）。MRI在脑膜瘤诊断方面的特异性很高。对于敏感性而言，MRI在低级别脑膜瘤中敏感度最高，在高级别脑膜瘤上反而最低（Julià-sapé et al 2006）。大部分脑膜瘤在静脉注射顺磁对比剂后呈均匀明显增强。大约有10%的多发脑膜瘤中小的脑膜瘤在非增强MRI成像上会漏诊（图31.12）。同样，肿瘤边缘延及的硬膜明显强化是脑膜瘤的特征性表现，但这也可见于其他一些以硬膜为基底的病变中。这种"脑膜尾征"代表肿瘤的延伸，将其切除对于减少肿瘤复发非常重要。术后

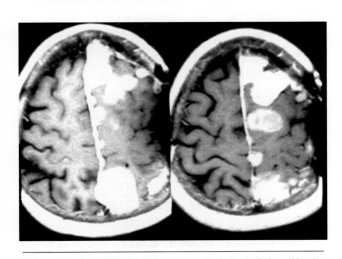

图31.12 轴位增强MRI T_1像显示多发脑膜瘤。增强扫描前肿瘤的范围和数量都被严重低估了

增强MRI可以更敏感、准确地发现残余或复发肿瘤。厚的、结节状增强往往代表肿瘤残余或复发（Weingarten et al 1992）。此外，有一些临床影像学特征与脑膜瘤的增殖潜能有关。增殖能力较低的脑膜瘤可表现以下几个特征：弥漫性钙化、体积小、圆形以及无瘤周水肿。相反，高度增殖的脑膜瘤则表现为分叶状、瘤周水肿、与脑组织的边界不清以及没有钙化（Nakasu et al 1995）。

6.4 颅内脑膜瘤的磁共振波谱

MR质子（^{1}H MR）波谱分析是一项无创性技术，它在术前脑肿瘤诊断方面有重要作用。这项技术可以提供组织的代谢信息，对MR成像获得的解剖信息是一个重要补充（Majós et al 2004；Roda et al 2000）。另外，可通过参数的调整来对^{1}H MR的波谱数据进行优化。这些参数决定了波谱的形态以及从中提取的信息。其中最有用的一个参数是TE（自旋回波时间）（Majós et al 2004）。总体上短TE ^{1}H MR波谱分析（TE = 30）的结果准确性略高，而长TE（TE = 136）更适合于疑诊脑膜瘤时（Majós et al 2004）。脑组织的正常^{1}H MR波谱可见图31.13A。清晰的胆碱峰出现在3.2ppm，磷酸肌酸/肌酸（phosphocreatine/creatine，PCr/Cr）出现在3.0ppm，N-乙酰天冬氨酸（N-acetylaspartate，NAA）出现在2.0ppm。而欠清晰的乳酸的峰出现在1.3ppm。脑膜瘤典型的质子MR波谱分析结果见图31.13B。注意其中胆碱信号显著增强，这反映活动的细胞膜前体的浓度增加。在细胞增殖中，细胞膜成分的增加是必需的。由于胆碱峰增高在大多数肿瘤中都可出现，因此对脑膜瘤并无特异性（Demaerel et al 1991b；Kugel et al 1992），但可以为脑膜瘤和胶质母细胞瘤及转移瘤之间的鉴别提供一些信息（Majós et al 2004）。

脑膜瘤中通常可以见到NAA和PCr/Cr峰值的显著降低。由于NAA本来就局限于神经元内，所以这个结果并不意外。尽管许多体内的磷MRS研究、体外^{1}H MRS研究以及生物化学研究都证实脑膜瘤的PCr/CR峰值显著降低，但其具体的原因并不清楚（Lowry et al 1977）。其降低的程度比星形细胞瘤更明显（Kugel et al 1992；Peeling & Sutherland 1992）。一些脑膜瘤可在1.47ppm出现一个额外的丙氨酸峰（Kugel et al 1992；Ott et al 1993）（图31.13B），而丙氨酸（Ala）有助于区分脑膜瘤和胶质瘤以及转移瘤（Majós et al 2004）。

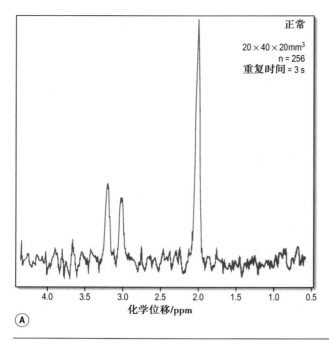

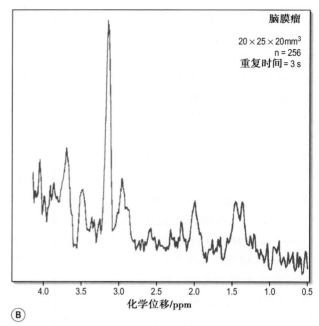

图 31.13 （A）正常脑组织的 MRS。胆碱波峰在 3.2ppm，磷酸肌酸 / 肌酸的波峰出现在 3.0ppm，N- 乙酰天门冬氨酸的波峰出现在 2.0ppm。在 1.3ppm 乳酸波峰不明显。（B）典型脑膜瘤的 MRS。表现为胆碱波峰显著增高，磷酸肌酸 / 肌酸和 N- 乙酰天门冬氨酸波峰显著降低。在刚低于 1.5ppm 出现第四个波峰，即丙氨酸波峰（经同意后 引 用 Demaerel P，Johannlk K，Van Hecke P.Localized 1H NMR spectroscopy in fifty cases of newly diagnosed intracranial tumors.J Comput Assist Tomogr 1991b；15（1）：67-76）

体外研究表明 ^{1}H MRS 可以对包括脑膜瘤在内的多种低级别肿瘤进行鉴别（Tugnoli et al 1998）。此外，Preul 等（1996）应用 ^{1}HMRS 检查准确地诊断了 90~91 例肿瘤，包括 9 例脑膜瘤。也有证据表明 ^{1}H MRS 有助于对肿瘤侵袭性进行分级以及区分肿瘤复发与治疗反应（Ott et al 1993）。

7　治疗

7.1　手术

　　脑膜瘤的主要治疗方式依然是手术切除。决定手术难易程度的因素包括肿瘤部位、大小、质地、血供以及与神经的关系等；对于复发肿瘤，还取决于上次手术切除情况及是否接受过放射治疗等。为了防止肿瘤复发，应不仅切除肿瘤，还要将受累的硬膜、软组织及骨质一并切除。

　　1957 年 Simpson 介绍了脑膜瘤切除五级分级法（Simpson 1957）。分级越高，肿瘤复发率越高。1992 年 Kobayashi 等依据显微镜下切除肿瘤的程度对 Simpson 分级进行了修改（表 31.2），并将连

同肿瘤周边 2cm 硬膜一并切除定为 0 级切除。这进一步降低了肿瘤复发率（Kinjo et al 1993）。0 级切除不仅对于凸面脑膜瘤可行，对于小的蝶骨嵴脑膜瘤也同样适用，即将硬膜与中颅底及海绵窦外侧壁分离并切除。

表 31.2　改良的 Shinshu 分级或 Okudesa-Kobayashi 分级

Ⅰ级	镜下全切肿瘤、基底硬膜及受累骨质
Ⅱ级	镜下全切肿瘤，电灼基底硬膜
ⅢA级	镜下全切硬膜内和硬膜外肿瘤，未切除或电灼基底硬膜
ⅢB级	镜下全切硬膜内肿瘤，未切除或电灼基底以及硬膜外肿瘤
ⅣA级	全切基底硬膜，为保护血管或神经而次全切除肿瘤
ⅣB级	部分切除肿瘤，残留肿瘤体积 <10%
Ⅴ级	部分切除肿瘤，残留肿瘤体积 >10%，或仅行减压术伴或不伴活检

　　摘自 Kobayashi K，Okudera H，Tanaka Y：Surgical considerations on skull base meningioma.Paper presented at the First International Skull Base Congress，June 18，1992，Hanover，Germany.

7.1.1 术前准备

所有患者术前均应行 MRI、CT 骨窗扫描，并整合入导航系统中。行 MRA 或 CTA 检查以了解血管结构。给予患者抗癫痫药物、地塞米松、抗生素和 H_2 受体阻滞剂治疗。双腿安装气压按摩装置。必要时行腰椎穿刺置管以备术中释放脑脊液。放置电极以对术中涉及的相关神经进行肌电、运动诱发电位、体感诱发电位及听觉诱发电位等监测。

7.1.2 一般手术操作

一个好的手术体位应该能最大限度地保证患者安全，增加肿瘤的暴露，而又不影响静脉回流，并尽可能地利用重力以减少对脑组织的牵拉以及照顾到术者的舒适性。

除了最大限度地利用重力的帮助以外，还有一些方法可以用来减少对脑组织的牵拉，如腰椎穿刺置管引流。但是当肿瘤巨大或有梗阻性脑积水时，腰椎穿刺引流要慎重。术中过度通气（PCO_2 维持在 25~30mmHg），应用 20% 的甘露醇（0.25 g/kg）也对实现脑组织松弛有所帮助。

尽管如此，减少对脑组织不必要牵拉的最佳方法是采用颅底入路。这些入路通过眶颧骨质切开以及去除更多的颅底骨质，实现了从更为低平的角度和路径到达颅底的肿瘤（Jane et al 1982；Al-Mefty et al 1988；Sen & Sekhar 1990；Al-Mefty et al 1991；DeMonte & Al-Mefty 1993a）。

皮瓣的基底要宽，这样方能保证血供，同时还要照顾到将来的二次手术。因此最好是直切口、弧形切口或冠状切口（尽量不要用"马蹄形切口"）。

在绝大多数的初次手术中，脑膜瘤与脑实质和神经血管间存在一层蛛网膜界面。沿这个界面分离，可减少神经血管损伤。有助于识别蛛网膜界面的一种做法是先对肿瘤进行充分的减压，从而使肿瘤包膜向内塌陷。瘤内减压的方法可为吸除、电凝、锐性切除或使用超声吸引器或激光刀，需要根据肿瘤的质地、血运及部位而定。

在完成肿瘤切除后，还要仔细切除受累硬膜和颅骨。切除颅骨的范围可参考 CT 骨窗像，所有增生的骨质均应视为含有肿瘤细胞。不应因怕开放乳突气房或进入鼻旁窦，而不敢切除受累骨质。硬膜应广泛切除，缺损处用骨膜、颞肌筋膜或阔筋膜修补。

7.2 颅-眶-颧入路

该入路最适于位于鞍上、鞍旁、鞍后区域，侵入海绵窦或眶以及沿小脑幕切迹生长的巨大肿瘤。术中可通过额下、经侧裂或颞下入路切除深部肿瘤。

7.2.1 体位

患者处于仰卧位，头向对侧旋转 30°~40°，略垂向地面，Mayfield 头架固定。

7.2.2 开颅技术

取发迹后弧形切口，起自同侧颧弓，越过中线达对侧颞上线。平行于颧弓切开颞浅筋膜和颞深筋膜，保护面神经额部分支。游离带血运的骨膜瓣。然后斜行切断颧弓前后段。分离颞肌并牵向下。于关键孔钻孔，该孔可达前颅底及眶周。再于中颅底钻孔，并将骨孔相连。眶顶用 V 形骨刀切开。先将骨瓣完整取出，再单独将眶顶和眶外侧壁卸下（图 31.14）。

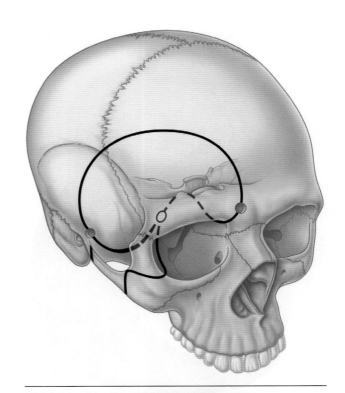

图 31.14 颅-眶-颧入路开颅范围示意图

后面的步骤取决于病变的大小和侵及的范围。

硬膜外磨除前床突，暴露颈内动脉床突下段和岩骨段是打开海绵窦的关键点。进入海绵窦的部位和路径则取决于肿瘤在海绵窦内的解剖关系。

7.3 经颞扩展中颅窝入路

这一入路可以联合岩前入路切除内听道水平以上的岩斜区肿瘤。

7.3.1 患者体位

患者头向对侧旋转 30°~40° 并稍向下倾斜，Mayfield 头架固定。腰椎穿刺置管。

7.3.2 手术技术

头皮切口起自颧弓根下缘，耳屏前方，绕外耳道口向上、向后，再弧形向前内，止于中线发迹后。将皮瓣与颞肌筋膜分离，并在颞浅和颞深筋膜前部将其切开以保护面神经额支。骨膜下分离颧弓和颧弓根，并在颧弓的前后段各自斜行切断颧弓。颧弓连带附着的咬肌翻向下。分离颞肌，肌瓣翻向下。于近中颅底颅骨钻两孔。可在颞上线再钻 1~2 个孔（图 31.15）。铣下骨瓣，咬除部分颞骨使骨窗下缘尽可能平中颅窝底。

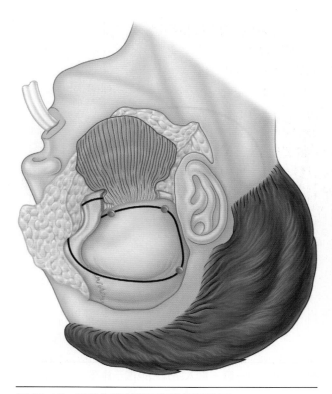

图 31.15 岩前入路眶颧开颅范围示意图

对于位于蝶岩骨并沿小脑幕发展的脑膜瘤，可能需采用岩前入路。在显微镜下分离中颅底硬膜。腰椎穿刺置管引流脑脊液可能对此过程有所帮助。确认三叉神经的第 2 支和第 3 支，并在棘孔处辨明脑膜中动脉，电凝后将其切断。其后方可见岩浅大神经。岩浅大神经的内下则为颈内动脉岩骨段。在大多数情况下，颈内动脉岩骨段与中颅窝仅有一层薄的纤维组织相隔。如果手术需从侧方进入海绵窦时，则要暴露颈内动脉岩骨段。详尽了解颞骨的解剖对于进行岩前入路操作是非常必要的（图 31.16）。在标准的扩大中颅窝入路或联合岩前入路中，硬膜切开的位置应该更靠内侧，以避免对颞叶及其引流静脉的过度牵拉。

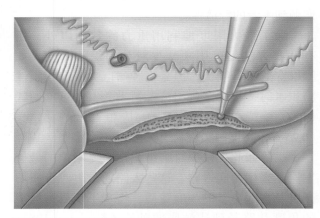

图 31.16 经颞骨岩前入路示意图。在切断脑膜中动脉后，于 V3 后方磨除岩尖骨质

7.4 经岩骨入路和扩大经岩骨入路

当肿瘤位于岩斜区并侵及中脑桥周围时，可用经岩骨入路。对于侵及床突和颈动脉池区域的肿瘤，应考虑扩大经岩骨入路。为了到达这些区域，经岩骨入路具有很多优点：手术操作距离较乙状窦后入路短；对小脑和颞叶牵拉更少；更好地保护脑神经（如第Ⅶ、第Ⅷ对脑神经）；内耳结构（如耳蜗、迷路、半规管）也得到保留；保留主要静脉窦（如横窦和乙状窦）、Labbe 静脉、其他颞叶引流静脉和基底静脉。

7.4.1 患者体位

患者处于仰卧位，头及躯干上抬 20°。同侧肩下垫高，头向对侧转约 50° 并略垂向地面。Mayfield 头架固定。

7.4.2 手术技术

头皮切口起自耳屏前方的颧弓，然后向上向后向下，距离耳上 2~3cm，形成一围绕外耳的切口，止于乳突后方。皮瓣自骨膜和筋膜锐性分离。然后切开颞极筋膜，注意不要破坏其与胸锁乳突肌的连续性。将颞肌从颞骨上分离并翻向前下。

颅骨钻四孔，两个位于横窦两侧。第一个孔位于星点内下方，即横窦和乙状窦夹角处。第二个孔在颞骨鳞部与乳突的连接处以及颞上线的延长线上，该孔位于幕上。最后两个孔打在上述两孔的内侧 2~3cm、横窦的两侧。先分别铣开颞顶部和枕骨外部的骨瓣，再用 Midas Rex 钻（Midas-Rex，Fort Worth，TX）的 B-1 附件（没有足形保护板）磨通跨窦的两对骨孔。仔细分离窦与颅骨的粘连，即可取下完整的骨瓣。

这一阶段的操作要求术者必须非常熟悉颞骨及其周围结构的解剖。用高速气钻磨除乳突。当接近重要神经及耳结构时则应使用金刚砂磨头。暴露乙状窦直至颈静脉球。暴露 Citelli 角，即窦硬脑膜角，通过其可确定岩上窦的位置。随后磨除表浅乳突气房及深部（面神经管后）气房。确认面神经管、外半规管及后半规管。向岩尖方向磨除部分岩骨（图 31.17）。

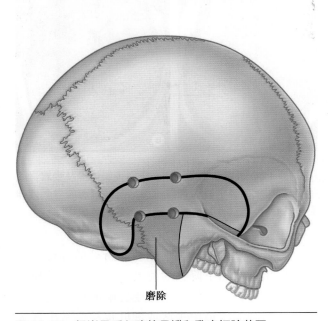

磨除

图 31.17 经岩骨后入路的骨瓣和乳突切除范围

在乙状窦前切开后颅窝的硬膜。然后将颞窝硬膜切开直至岩上窦汇合处。根据 Labbe 静脉的

解剖变异，可能需要沿其走行方向进行游离，以免损伤该静脉。对岩上窦进行电凝或结扎，然后将其剪断。平行于岩锥剪开小脑幕，直达切迹。注意要在滑车神经进入小脑幕的后方剪开小脑幕，以免损伤该神经。当肿瘤较大并侵及后颅窝和CPA 时，可以打开乙状窦后方的硬脑膜，这样可以提供更大的、更靠下的操作空间，并且从上方和下方均可以达横窦。在该入路及其他所有的入路中均不要损伤横窦。

7.5 经髁入路

7.5.1 患者体位

尽管该入路有很多名称，如远外侧入路、后外侧入路、极外侧入路或经髁入路，但在本质上都是基于一种入路，并在患者体位、皮肤切口、肌肉牵开以及开颅范围上稍加变化。现就将我们使用的经髁入路介绍如下。

为了维持椎动脉正常解剖位，及方便固定，患者头颈部应保持中立位。将患者向对侧轴位旋转 45°，Mayfield 头架固定。同侧肩向下牵引固定，以避免阻挡术野。同侧大腿消毒铺巾，以备取脂肪或阔筋膜。

7.5.2 开颅技术

头皮切口为乳突后两指的耳后弧形切口，起自外耳道水平，弧形向下达 C4 椎体水平，下端可向前延伸至颈部皮纹。皮瓣向侧方牵开，用拉钩固定。这种皮瓣血供良好，且如需联合其他入路也方便做出调整。

该处的肌肉有三层。第一层为胸锁乳突肌。首先从其乳突附着处将其剥离。该肌肉由副神经支配。副神经在 C3 椎体水平自内侧进入肌肉，应予以游离和保护。第二层肌肉为头夹肌、头最长肌、半棘肌，也沿着胸锁乳突肌分离，并牵向内下。

第三层肌肉形成了两个三角：上枕下三角和下枕下三角。上枕下三角的内上界为头后大直肌，外上界为头上斜肌，外下界为头下斜肌。该三角深处是静脉丛，其内有椎动脉颅外水平段及其分支，以及 C_1 神经。下枕下三角由头下斜肌、颈半棘肌和颈最长肌构成。该三角深处是椎动脉枕下段的垂直部及其分支，动脉周围静脉丛以及 C_2 神经的前后支。两个三角的外侧角汇于寰椎横突，位于乳突尖下 1cm。

分离第三层肌肉，并牵向内侧或将其切除。为增加暴露，可分离二腹肌后腹并牵向外侧。

左侧椎动脉通常较粗。切除枕大孔脑膜瘤时会遇到两段椎动脉：枕下段（V3）和颅内段（V4）。暴露和游离 V3 复合体可以控制椎动脉近端。将 V3 复合体移位后可以磨除枕髁、暴露肿瘤腹侧并安全地进行分离。V3 又进一步分为垂直部（V3v）和水平部（V3h）。

打开后部的寰枕筋膜，磨除寰椎横突孔后壁，小心地进行骨膜下分离。分离时注意保护外（骨膜）环，这对于 V3 复合体处理非常有用。

C2 神经后支（枕下神经）必须牺牲掉。乙状窦周围的纤维膜以及其表面的蜂窝状骨组织要保持完整，以避免出血及空气栓塞。在完成上述步骤后进行开颅术。采用外侧后颅窝开颅，磨除乳突尖以暴露枕髁（图 31.18）。充分显露乙状窦和颈静脉球，并磨除部分寰椎和枕髁。枕髁磨除的范围可根据手术的不同需要进行调整。肿瘤位于腹侧时磨除的范围要大，而肿瘤位于侧方时则仅需去除小部分枕髁。切除寰椎后弓，有时枢椎的椎板也需要去除。

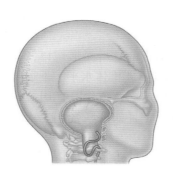

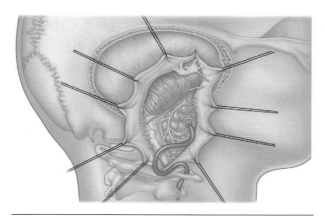

图 31.18　经髁入路的骨瓣及椎动脉移位

以椎动脉硬膜环为中心切开硬膜。打开硬膜环时要留有足够多的硬膜边缘。然后沿乙状窦走行切开硬膜，向下至硬膜环。切口之后再向下向外延伸达寰椎水平，如有必要甚至可到更低的水平。硬膜悬吊牵向外侧。

7.6　关颅和重建

颅底入路手术对关颅要求更加严格。硬膜的缝合必须达到水密性方能避免出现脑脊液漏。一般取自体阔筋膜进行硬膜的减张缝合。而带血运的骨膜瓣则是颅底重建的主要保护结构。当采用扩大颞底入路时，还可用带血管的颞肌瓣加强修补颅底。

7.7　不同部位肿瘤的入路和手术技术

7.7.1　凸面脑膜瘤

大脑凸面脑膜瘤是最有可能达到全切并彻底治愈的肿瘤，因为它们所在的部位往往允许切除更多的基底硬膜。即使肿瘤侵犯颅骨和软组织，仍可能完整地将其切除，即"0 级"切除（Kinjo et al 1993）（图 31.19）。

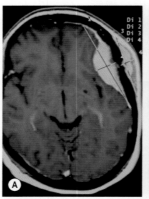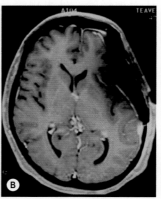

图 31.19　0 级切除包括肿瘤、正常硬膜边缘及受累骨质的全部切除。（A）轴位像显示肿瘤已经穿透颅骨而延伸到帽状腱膜下。（B）术后 MRI 显示达到 0 级切除

患者多病史较长。根据肿瘤所处的部位，患者可以出现智力下降，对侧肢体无力，感觉异常以及视野缺损。当优势半球受影响时可出现语言障碍。当肿瘤压迫中央区或颞叶皮层，常出现癫痫症状。极少数情况下，头部肿物是唯一的检查发现。

切除所有脑膜瘤时非常重要的一步是识别蛛网膜界面。对于凸面脑膜瘤而言，需沿其周围锐性分离，并将棉条置于蛛网膜与肿瘤包膜之间。刚开始从大脑表面分离这一界面往往比较困难，但在表面下方的数毫米处此界面就变得清晰起来。然而，对于复发脑膜瘤和浸润生长的脑膜瘤，这一界面并不明显，需在纤维镜下仔细地进行锐性分离，以减少对皮层的损伤。

如果肿瘤侵及颅骨，可在肿瘤周围稍远处钻一系列骨孔，以显露肿瘤周围正常的硬膜。应距肿瘤边缘2cm环形切开硬膜，然后完整地将肿瘤切除（图31.20）。

位于侧裂的凸面脑膜瘤往往与大脑中动脉及其分支粘连紧密。最好从动脉未粘连的部分朝向肿瘤进行分离。除非手术界面不正确或再次手术，按照这种方法动脉分支多可顺利地分离。

在切除肿瘤及其周围的硬膜后，需要用骨膜、颞肌筋膜或阔筋膜对硬膜缺损进行严密地修补。如果切除了受累的骨质，则可用亚克力或钛板进行颅骨修补。

7.7.2　矢状窦旁和大脑镰脑膜瘤

矢状窦旁和大脑镰脑膜瘤的症状体征取决于肿瘤所在的部位。肿瘤位于矢状窦前1/3，可出现头痛，缓慢进行性智力下降，颅压高引起的视力下降或癫痫大发作。肿瘤位于中1/3时多出现局灶性癫痫或Jackson癫痫。这种癫痫和对侧下肢的运动障碍多是该区域肿瘤的首发症状。与矢状窦前1/3的肿瘤类似，位于其后1/3的肿瘤往往起病隐匿，常见症状有头痛，精神症状和高颅压表现，但该区域肿瘤所特有的症状是同向偏盲。

采用双额冠状切口，这样可以最大限度地保留皮瓣的血供。分离骨膜并单独牵开。肿瘤周围多处钻孔，使孔与孔相邻。跨上矢状窦钻孔，以利颅骨与硬膜安全分离。显微镜下分离肿瘤包膜。最重要的是要保留正常皮层的血管，即使是很小的静脉也应如此，这是因为脑组织的血液回流有赖于这些静脉。损伤这些血管结果可能是致命的。关于窦的处理应该进行个体化考量，这取决于几个方面：患者的年龄及症状、窦的通畅程度、肿瘤的位置以及与皮层静脉侧支代偿（图31.21）。无论在什么位置，只要窦完全闭塞了，此处的窦就可以完全切除。肿瘤浸润一侧窦壁时，切除肿瘤后应行静脉窦修补。静脉与受累的窦壁外层间往往存在界面，沿这一界面分离可以保留引流静脉。矢状窦壁的一层或两层均可切除，重建后仍可保持较好的通畅率。单从技术上讲，窦全切后行静脉移植是可行的，但这样做的远期通畅率仅为50%。因此，对于中后1/3矢状窦行静脉移植要慎重。采用窦腔内分流技术，可以保证窦重建时维持窦内血流（Hakuba et al 1979）。这一技术对于后1/3段矢状窦的操作尤为重要，因为在该

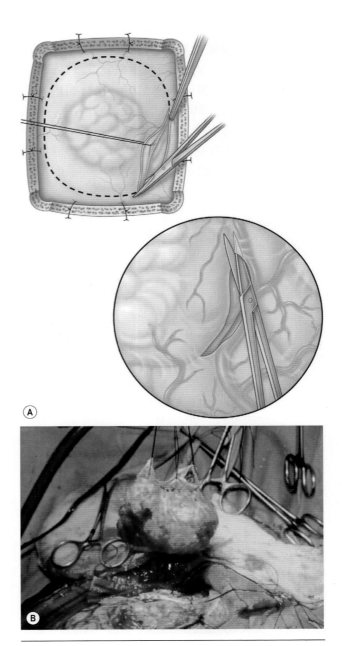

图31.20　在确认瘤周蛛网膜界面后，应严格地在软膜外沿此界面进行分离（A）。分离动脉及皮层静脉并以棉片保护。这种方法围绕肿瘤进行分离，可以使整块肿瘤娩出且出血较少。最关键的技术要点是保护好所有的皮层动静脉，并避免损伤软膜。最后肿瘤就可以完整地从瘤床上取出

部位即使窦的暂时闭塞也会引起脑充血和脑肿胀。目前的研究表明，肿瘤及受累窦全切后，肿瘤复发率相对较低（4%）。

窦结扎可以引起静脉性梗死，而且只有前 1/3 段上矢状窦可以结扎。研究发现与静脉窦重建组相比，未重建的患者术后症状较重。因此当风险不太大时，应尽可能地保证窦通畅（Chernov 2007）。

当矢状窦旁的巨大脑膜瘤向下延伸至纵裂深处时，以及大脑镰脑膜瘤，大脑前动脉分支往往在大脑镰下缘附近与肿瘤底部粘连。

大脑镰脑膜瘤比窦旁脑膜瘤少见（少 20%~50%），多为双侧，较少累及上矢状窦（Gautier-Smith 1970）。切除窦旁脑膜瘤时，先行瘤内大部切除可以减少脑组织牵拉。切除大脑镰后，不仅可以达到完全的切除，还可以处理长到对侧的肿瘤。下矢状窦通常受累，除非担负重要静脉的引流，否则其可随肿瘤一并切除。

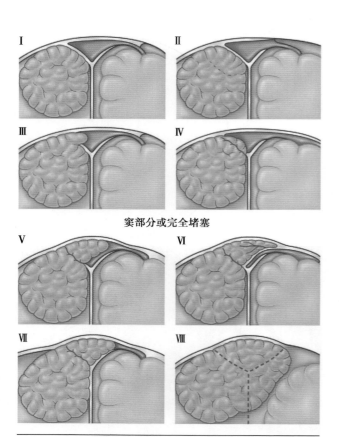

图 31.21 矢状窦旁脑膜瘤对上矢状窦的不同侵袭程度及分级

7.7.3 嗅沟和鞍结节脑膜瘤

嗅沟脑膜瘤和鞍结节脑膜瘤的手术入路在很多方面是相似的（图 31.22）。这两类肿瘤均位于中线，供血动脉主要为眼动脉发出的筛动脉、脑膜中动脉的前支、颈内动脉脑膜支。因此首先要阻断这些动脉的供血（Al-Mefty & Smith 1991）。随后以超声吸引器或激光刀行瘤内减压，最后分离肿瘤包膜，切除肿瘤（图 31.23）。

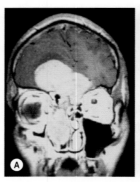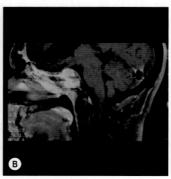

图 31.22 嗅沟脑膜瘤。（A）术前 MRI 示肿瘤体积巨大，大脑前动脉移位。（B）术后 MRI 示肿瘤全切，使用骨膜进行了颅底重建

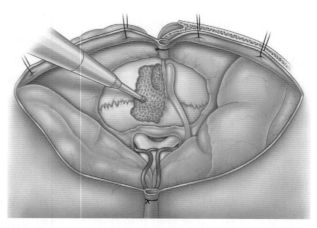

图 31.23 经眶上双额入路暴露嗅沟脑膜瘤。先阻断肿瘤血供，然后进行瘤内减压直至瘤壁菲薄，再仔细将其与大脑前动脉、视器及大脑皮层分离。最后一并切除受累的硬膜及骨质

通常单侧眶上开颅即可满足切除肿瘤的要求，但必要时该入路也可容易地扩展成双侧开颅。将嗅神经从额底游离，这样当肿瘤较小时，嗅觉往往可得到保留。

鞍结节脑膜瘤和大的嗅沟脑膜瘤多向后外侧挤压视神经，有时甚至将视神经挤到颈内动脉外

侧。由于视神经可能变得菲薄并难以与肿瘤包膜区分，需要极其小心地镜下操作，用精细双极进行显微分离。有时，需要先找到视交叉，再沿视交叉分离辨认对侧视神经。视神经进入视神经管的位置是固定的，也可从该处开始分离。应常规探查视神经管，尤其是对于鞍结节脑膜瘤，因为小部分肿瘤可能长入双侧视神经管，如未仔细探查则会导致肿瘤残留。

切除鞍结节或嗅沟脑膜瘤时极易损伤大脑前动脉及其分支。A1段多被肿瘤严重推挤或与之紧密粘连（图31.24）。另外，大脑前动脉的一些小分支参与肿瘤供血。在对其阻断之前，需确认血管不参与下丘脑或视神经的供血。

垂体柄常被挤向后外侧，可以通过独特的脉管结构和颜色进行区分。

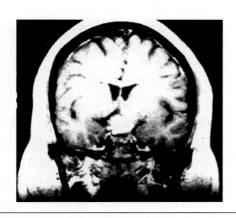

图31.24　一例鞍结节脑膜瘤的增强 MRI T_1 像。肿瘤对左侧大脑前动脉 A1 段形成包裹，可见血管流空影。术中需要仔细分离以保护 A1 及前交通动脉发出的穿支血管

第一次手术时，Liliequist 膜大多完整，因此将向后生长的肿瘤与上段基底动脉分离往往较为容易。肿瘤可能累及筛窦或鼻腔。尽管可通过二期手术切除肿瘤颅外部分，但最好尽可能一次切除颅内外肿瘤。

术中一旦打开蝶窦或鼻腔，应清除窦黏膜，用脂肪填塞窦腔，修补硬膜，并用骨膜瓣重建前颅底以防脑脊液漏。嗅沟脑膜瘤的后期复发率很高，有人认为这与术中对受累颅骨的处理过于保守有关（Obeid & Al-Mefty 2003）。

尽管在文献中，大多数鞍隔脑膜瘤都被归入鞍结节脑膜瘤，但其实鞍隔脑膜瘤有独特的临床解剖特征。肿瘤位于视交叉后，并以下丘脑功能紊乱为主要表现。相对于鞍结节脑膜瘤而言，鞍

隔脑膜瘤的切除更为困难，因为肿瘤位置深在且与垂体柄分离更困难。切除鞍隔脑膜瘤可用眶上入路，这样对脑组织牵拉更小，并能更早控制肿瘤的供血动脉。

单纯经鼻内镜手术切除鞍结节和鞍隔脑膜瘤并结合多层颅底重建，也可作为一种微创手术的选择（Laufer et al 2007）。对于鞍结节脑膜瘤和鞍隔脑膜瘤，尤其是体积大有钙化的肿瘤，开颅手术较经鼻内镜手术肿瘤全切率更高，并发症更少。再者，单纯内镜手术难以处理视神经管内的肿瘤并对视神经减压。另外，内镜手术脑脊液漏的发生率也较高。然而，在一些情况下，内镜联合显微镜对一些术野盲区的观察非常有帮助。

7.7.4　蝶骨嵴脑膜瘤

蝶骨嵴和床突脑膜瘤可根据肿瘤起源于蝶骨嵴的位置分为床突、蝶骨嵴中段或外侧段三类（Cushing & Eisenhardt 1938；Bonnal et al 1980；Al-Mefty 1990）。斑片状脑膜瘤也发生在蝶骨嵴区域。这种肿瘤很少向颅内生长，主要表现为蝶骨骨质增生、无痛性突眼以及偶尔会有多发脑神经症状（因骨孔受累所致）。肿瘤可广泛侵及额、颞、眶和蝶骨区硬膜。术中应全部切除蝶骨大小翼（包括前床突），打开颅底骨孔，切除眶上壁和眶外侧壁，以利于切除全部受累硬膜。有时也应切除眶上裂硬膜和海绵窦外侧壁硬膜。切除肿瘤后以阔筋膜修补颅底硬膜，并可根据需要使用自体脂肪、颅骨骨膜、颞肌、颞肌筋膜来进行加固。

蝶骨嵴外 1/3 脑膜瘤可引起局部头痛以及额颞骨局限性隆起。癫痫和对侧肢体轻瘫并不少见。这些肿瘤的切除方法与凸面脑膜瘤的类似。在磨除蝶骨嵴后，沿肿瘤周围切除基底硬膜。蝶骨嵴脑膜瘤主要由上颌动脉的分支供血，因此磨除蝶骨嵴可以阻断肿瘤血供，利于肿瘤切除，减少手术失血。该区域脑膜瘤可以侵及侧裂，粘连或包绕大脑中动脉分支。即使这样，肿瘤与动脉间仍有蛛网膜界面，小心沿该界面解剖可以分离出血管。

硬膜外磨除蝶骨嵴同样也可阻断蝶骨嵴内侧脑膜瘤血供，也便于打开视神经管行视神经减压。游离床突下段颈内动脉，以便于控制海绵窦段颈内动脉，利于打开海绵窦和切除海绵窦内肿瘤。如果准备切除海绵窦内肿瘤，在岩骨段或颈部控制近端颈内动脉是必要的。

颅-眶-颧入路是切除蝶骨嵴脑膜瘤的理想选择，并可以根据不同患者进行个体化调整。

切除蝶骨嵴中、内1/3段的（翼段和床突段）脑膜瘤时，需要小心保护颈内动脉、大脑中动脉、大脑前动脉及其分支，以及视神经、动眼神经、嗅神经等血管神经等结构。前床突脑膜瘤常侵入海绵窦，影响第Ⅲ～Ⅵ对脑神经（Bonnal et al 1980；Al-Mefty 1990）。Ⅰ型前床突脑膜瘤的外膜常与床突上段颈内动脉粘连，切除时易伤及该处颈内动脉（图31.25）。

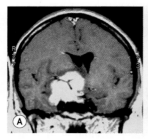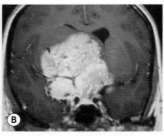

图31.25　一例前床突脑膜瘤对颈内动脉形成包绕。（A）Ⅰ型肿瘤与颈内动脉紧密粘连。（B）Ⅱ型肿瘤与动脉之间则存在蛛网膜界面

尽管肿瘤造成了正常解剖的扭曲，但沿脑膜瘤周围的蛛网膜界面小心分离，仍可游离出血管神经结构（Ⅰ型前床突脑膜瘤除外）。首先于侧裂暴露大脑中动脉远端，再沿该动脉逆向分离至肿瘤。用相同的方法，从额底分离嗅神经，再沿嗅神经逆行分离至视神经和颈内动脉。辨别对侧视神经，从而分辨出视交叉。沿视交叉分离则可找出同侧的视神经（图31.26）。

瘤内减压有利于分离肿瘤的蛛网膜界面，但在颈内动脉视神经三角和颈内动脉分叉后方处理时要小心，损伤穿动脉可引起失明和偏瘫。视神经颈内动脉三角的前部有眼动脉穿过，要注意保护。

床突段脑膜瘤的临床表现常有单侧视力下降或失明以及视神经萎缩，术中需要打开视神经管和视神经鞘，因为鞘内大多有肿瘤侵及，该处肿瘤残留是术后视力无法改善的主要原因。如前所述，床突段脑膜瘤常通过浸润上壁而累及海绵窦（Bonnal et al 1980；Al-Mefty 1990）。肿瘤可通过内侧三角、前内侧三角和旁正中三角进入海绵窦上壁，因此切除该区域肿瘤需要充分显露海绵窦段颈内动脉前曲。

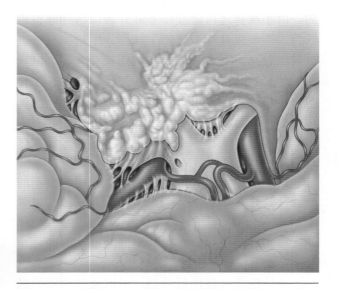

图31.26　经颅-眶-颧入路暴露床突脑膜瘤。在分离侧裂后，辨认大脑中动脉远端，并沿该血管向近端分离，逐步显露被包裹的颈内动脉分叉

7.7.5　海绵窦脑膜瘤

海绵窦脑膜瘤可以起源于海绵窦内部，也可由床突、蝶骨嵴、鞍结节或蝶岩脑膜瘤发展而来。累及海绵窦的脑膜瘤仍可积极手术切除，进行性神经功能损害和（或）MRI复查发现肿瘤进行性增大是手术的指征（图31.27）。术前需详细地了解相关解剖结构及侧支循环的代偿能力，从而预估颈内动脉闭塞引发脑缺血的风险。切开海绵窦前，需要先显露并控制颈内动脉近端和远端，有时需要显露颈部或岩骨段颈内动脉。可于内侧三角或外侧三角进入海绵窦。切除肿瘤可按以下步骤进行。首先沿视神经管方向纵行打开视神经鞘的硬膜（DeMonte & Al-Mefty 1993a）。然后打开颈内动脉远环，并向后打开动眼神经三角，从而打开近端硬膜环，从而保证了从前方和上方进入海绵窦有充足空间。近端和远端硬膜环游离后，可将颈内动脉推向外侧，这样便于海绵窦内侧的操作。侧方进入海绵窦时要在动眼神经下方切开并剥除海绵窦外侧壁的外层硬膜。打开动眼神经及滑车神经间隙及滑车神经与三叉神经第一支之间的间隙（Parkinson三角），即可见到颈内动脉。展神经在颈内动脉侧方，V1深处且平行于V1。海绵窦内的肿瘤可以通过吸除、双极电凝或锐性分离的方式切除，常常可分出肿瘤与颈内动脉间的界面。当切除肿瘤后，海绵窦内静脉丛的压迫

解除会造成静脉性出血，但在肿瘤充满海绵窦时这种情况通常并不严重。用氧化纤维素或其他类似止血材料填充海绵窦可以止血。

在作者的病例中76%患者的海绵窦脑膜瘤可达到全切。手术的主要并发症发生率和死亡率分别为4.8%和2.4%。术后神经症状改善14%，无变化80%，恶化6%。7例患者术后共出现10处新的脑神经障碍（DeMonte et al 1994）。

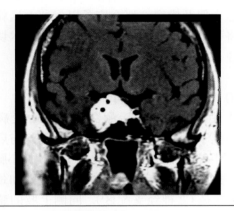

图31.27 一例海绵窦脑膜瘤的冠状增强MRI T$_1$像。虽然右侧视神经受压明显，但患者却没有明显的临床症状

7.7.6 后颅窝脑膜瘤

后颅窝脑膜瘤占颅内脑膜瘤的10%，其中有近50%位于桥小脑角（cerebellopontine angle，CPA），40%位于小脑幕或小脑半球，9%位于斜坡，6%位于枕大孔（Castellano & Ruggiero 1953；Yasargil et al 1980；Martinez et al 1983）。位于三叉神经内侧的脑膜瘤（岩斜脑膜瘤）需要与三叉神经外侧（CPA脑膜瘤或岩后脑膜瘤）区别对待，因为岩斜脑膜瘤的手术并发症发生率更高（Castellano & Ruggiero 1953；Sekhar & Jannetta 1984；Al-Mefty et al 1988）。

7.7.7 CPA（岩锥后部）脑膜瘤

该区域脑膜瘤可引起很多脑神经症状。多见听力丧失、面部疼痛或麻木、面瘫或面肌痉挛、头痛以及小脑半球体征（DeMonte & Al-Mefty 1993a）。

后颅窝脑神经与CPA脑膜瘤的关系相对固定：滑车神经在肿瘤的外上方，三叉神经在肿瘤前上方；展神经在肿瘤前方；第Ⅶ、第Ⅷ对脑神经在肿瘤后方；第Ⅸ~Ⅺ对脑神经在肿瘤下方（DeMonte & Al-Mefty 1993b）。

通常标准的乙状窦后入路即可为切除肿瘤提供充分的显露（Sekhar & Jannetta 1984；Samii & Ammirati 1991），但有时需要暴露乙状窦前的硬脑膜，以通过牵拉乙状窦来扩大手术视野。对于肿瘤附着于岩骨后方的硬脑膜，应循序渐进地电凝后切断，从而阻断肿瘤的血供。但注意不要误伤脑神经。若肿瘤较大，可先行瘤内减压。当肿瘤减压充分并且已阻断供血后，就可以将肿瘤包膜与周围的脑神经、脑干、小脑上动脉（superior cerebellar artery，SCA；内上方）、小脑前下动脉（anterior inferior cerebellar artery，AICA；内侧）、小脑后下动脉（posterior inferior cerebellar artery，PICA；内下方）分离。切除肿瘤后，应切除或热灼（用双极或激光）肿瘤基底硬膜，增生的骨质应磨除，同时注意保护附近的内耳结构。

7.7.8 岩斜脑膜瘤

与CPA脑膜瘤类似，此部位肿瘤会引起多支脑神经功能障碍。80%以上的患者出现面部感觉过敏，50%患者有听力受损，40%患者出现面瘫。1/3患者有后组神经症状和眼球运动障碍（通常是外展受限）。头痛和共济失调症状较常见（DeMonte & Al-Mefty 1993b）。

对于岩斜脑膜瘤（图31.28），经岩骨入路是理想选择（图31.29）。该入路更靠外侧，对肿瘤显露更好，也减少了对小脑不必要的牵拉。岩斜脑膜瘤与脑神经的关系类似于CPA脑膜瘤。不同的是，对于前者，展神经更靠近肿瘤的前下方，有时甚至被包裹在肿瘤内（DeMonte & Al-Mefty 1993b）。基底动脉被肿瘤挤压向后方或对侧，或者也可被包裹在肿瘤内。大脑后动脉（posterior cerebral artery，PCA）、SCA、AICA和PICA常常位于肿瘤后内侧，但也可能被包裹在肿瘤内。

首先，应循序渐进地电凝和切断肿瘤来自于小脑幕、岩锥及斜坡处的血供。然后分离肿瘤表面的蛛网膜，切开肿瘤包膜，进行瘤内减压。如上文所述，神经血管可被包裹在肿瘤内，操作时要格外小心，尤其是用超声吸引器或激光切除肿瘤时更是如此。将肿瘤包膜与周围结构分离时操作要轻柔，以免刺激迷走神经而诱发低血压和心动过缓。一定要保护脑干的动脉穿通支以及脑神经。

对于CPA区脑膜瘤，脑膜瘤基底硬膜要电灼处理，并用金刚砂磨钻在持续冲洗下磨除增厚的颅骨。切除肿瘤后，硬膜要进行水密性缝合，磨除的岩骨用自体脂肪贴附，并用颞肌翻转覆盖骨缺损区，再与胸锁乳突肌缝合。最后逐层缝合软组织。

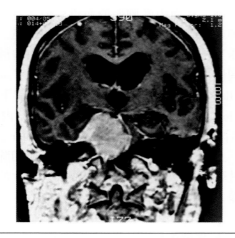

图31.28 一例巨大岩斜脑膜瘤的冠状增强MRI T_1 像。肿瘤仅引起梗阻性脑积水和右侧面部三叉神经分布区的感觉过敏

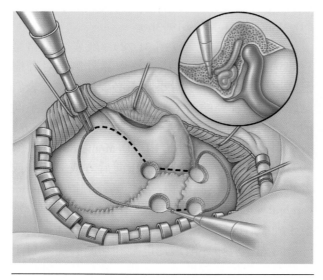

图31.29 经岩后入路的骨瓣及骨质去除的示意图

7.7.9 小脑幕及小脑凸面脑膜瘤

小脑凸面脑膜瘤和小脑幕脑膜瘤幕下占位效应明显时，会表现出高颅压、头痛、进行性小脑体征（辨距不良、共济失调、肌张力减退和眼球震颤）。若小脑幕脑膜瘤的幕上占位效应明显，则可出现视野缺损。

小脑凸面脑膜瘤和小脑幕脑膜瘤在很多方面与矢状窦旁和大脑镰脑膜瘤相似。横窦的通畅情况是需要关注的主要问题。若横窦完全闭塞可将闭塞的窦连同残余肿瘤一并切除，而窦不完全闭塞时则处理方式与矢状窦旁脑膜瘤一致。当两侧横窦在窦汇处相通时，可用临时静脉阻断夹临时阻断横窦并测量灌注压。若脑组织无明显肿胀，静脉无充血或灌注压增长幅度小于7~10mmHg，则可将受累的横窦一并切除（Spetzler et al 1992）。若肿瘤未侵及横窦，那么应予以保留，这就要求术者将手术视角从幕上调整为幕下。手术切除技巧同幕上矢状窦旁镰旁脑膜瘤。

7.7.10 枕骨大孔脑膜瘤

枕大孔脑膜瘤在后颅窝脑膜瘤中发病率最低，多位于延颈交界的腹侧和腹外侧，与后组脑神经（XI~ XII）、椎动脉及其分支（尤其是小脑后下动脉）关系密切。典型临床症状是枕下和颈部疼痛（通常是C2神经支配区），同侧上肢的感觉减退，对侧分离性感觉缺失，起自同侧上肢并以逆时针方式进展的进行性肌无力，以及手部肌肉萎缩（DeMonte & Al-Mefty 1993b）。传统的后正中入路无法暴露肿瘤腹侧基底，故应采用经髁或远外侧入路（Sen & Sekhar 1990；DeMonte & Al-Mefty 1993b）（图31.18）。

小心地打开肿瘤包膜，避免损伤脑神经和血管，然后进行瘤内减压。将肿瘤基底与斜坡分离，以减少肿瘤血供。沿肿瘤周围的蛛网膜界面仔细分离，保护脑干、上颈髓、后组脑神经、椎动脉。肿瘤基底硬膜及增生骨质一并切除，硬膜水密缝合。若切除了整个枕髁，需做枕颈融合。根据融合程度，决定术后采用颈托或头胸支具。手术的主要并发症是后组脑神经损伤，为避免这一情况发生，许多中心都常规对这些神经进行电生理监测（DeMonte et al 1993）。

术后的主要并发症是后组脑神经损伤，因此仔细评估患者气道的功能是非常必要的。有时可能需要进行早期气管切开，以避免吸入性肺炎的发生。

7.7.11 脑室内脑膜瘤

侧脑室脑膜瘤起自脉络丛或脉络丛中的蛛网膜组织，占颅内脑膜瘤的1%。90%位于侧脑室三角区。肿瘤供血来自脉络膜前动脉；三角区脑膜瘤较大时，脉络膜后动脉也参与供血（Konovalov et al 1991）。

此部位肿瘤的手术入路较多，包括颞中回入路，顶后旁正中入路和颞顶外侧入路等（Fornari et al 1981；Guidetti et al 1985；Criscuolo & Symon 1986）。有术者提出可切除部分枕叶或颞叶来暴露肿瘤（Spencer et al 1991）。由于上述这些入路需要进行皮层造瘘，因此术后癫痫的可能性增加。同时，术中长时间对脑组织的牵拉可能会造成局部皮层功能障碍。Kempe 和 Blaylock（1976 年）采用经纵裂胼胝体入路切除侧脑室三角区脑膜瘤，该入路避免了皮层造瘘，McComb 和 Apuzzo 改良了该入路并减少了脑组织牵拉（McComb & Apuzzo 1987）。但当患者有右侧同向偏盲时应禁用该入路，因为这种情况下完全切开胼胝体压部可导致不伴失写的失读症，这是一种严重功能损害。对于术前视野缺损达 40%~70% 的患者，也应禁用该入路（Fornari et al 1981；Konovalov et al 1991）。对于这些患者以及肿瘤巨大的患者，颞中回或后中线旁的顶枕入路应是更佳选择。

尽管如此，经胼胝体入路仍是首选。患者取侧卧位、长椅位或 3/4 俯卧位，患侧朝下（McComb & Apuzzo 1987）。头部向上侧屈，床头抬高 30°。开颅的骨瓣应跨窦，硬膜剪开并翻向窦，并分离、保护桥静脉。剪开与大脑镰粘连的蛛网膜，可使同侧半球因重力作用下垂，而坚韧的大脑镰可以看作为牵开器并对对侧脑组织起到固定支持作用。在确认胼胝体和胼周动脉后，在两动脉之间切开胼胝体，长 1.5~2.0cm，并进入患侧侧脑室。处理供血动脉，分块切除肿瘤。肿瘤巨大时不易暴露供血动脉，仔细沿肿瘤边缘将肿瘤与脑室壁及脉络丛组织分离。注意大脑内静脉走行于大脑横裂的中央帆，其可与长入脉络膜裂的肿瘤粘连。

7.7.12　松果体区脑膜瘤

松果体区脑膜瘤少见，多起自镰幕结合处，也可起自中间帆后部（Tung & Apuzzo 1991）。患者多以颅压高和脑积水就诊，而神经眼科学症状体征（上视不能，瞳孔反射消失）并不多见。切除该肿瘤主要采用两种入路，幕下小脑上入路和幕上入路。幕上入路最常用于镰幕脑膜瘤，便于处理大脑镰和小脑幕，以增加显露或控制肿瘤血供（Tung & Apuzzo 1991）。幕下小脑上入路的优势是

路径更短、更直接，而且大多数情况下，大脑内静脉及大脑大静脉位于肿瘤前上方。

7.8　放疗

对于小到中等大小的脑膜瘤，传统的外放疗已经基本为立体定向放射外科所取代。后者又可以分为两种形式，第一种为使用固定头架，对病灶进行立体定位，并将射线集中对病灶进行单次照射；第二种为在立体定向引导下，使用更小的剂量进行多次照射，也称为立体定向放疗（Elia et al 2007）。目前使用的放射能量源有很多种，其中最常用的是 ^{60}Co 的 γ 射线（伽马刀）、直线加速器（linear accelerators，LINAC）以及回旋加速器发射的重粒子（质子，氦离子）。对于无临床症状的中小体积脑膜瘤，放射治疗是非常不错的治疗方法。对于术后残留、复发肿瘤或无法行常规手术的脑膜瘤，放疗也是理想的选择（Kondziolka et al 1999a；Chin et al 2003；Iwai et al 2008）。伽马刀首次用于治疗脑膜瘤是在 1970 年（Steiner et al 1991）。

决定放疗剂量的因素包括：肿瘤体积、肿瘤与敏感组织如视神经、面神经、脑干和语言中枢的距离，以及以前曾经进行和以后将要进行的放疗等。最适合伽马刀治疗的是 3cm 以下的病变。当病变直径较大时，放射剂量要减少，以免正常组织出现放射性坏死（Chin et al 2003）。有报道指出直径达 47.2mm 的肿瘤可进行两次放疗（Hasegawa et al 2007；Kollová et al 2007；Iwai et al 2008）。

脑膜瘤的理想放疗剂量仍存在争议。有报道称当剂量 <12Gy 时，难以控制脑膜瘤生长（Kollová et al 2007）。肿瘤放射剂量 >22Gy、边缘剂量 ≥ 12Gy 时，肿瘤缩小率较高（Davidson et al 2007；Hasegawa et al 2007；Kollová et al 2007）。推荐肿瘤周边剂量为 12~16Gy（Chin et al 2003；Davidson et al 2007；Hasegawa et al 2007；Kollová et al 2007）。研究显示更高的肿瘤周边剂量会带来更高的风险，却不能增加肿瘤控制率（Hasegawa et al 2007；Kollová et al 2007）。肿瘤体积也是影响周边剂量选择的因素之一。推荐肿瘤周边剂量为 18Gy（<1cm），16Gy（1~3cm），以及 12~14Gy（>3cm）（Chin et al 2003）。

尽管有报道称仅对很短的一段视神经（<9~12mm）进行 10Gy 的照射也未引起视神经损

伤（Morita et al 1999；Kondziolka et al 1999b），但公认的视神经最大安全放射剂量仍为 8Gy（Chin et al 2003；Kollová et al 2007；Iwai et al 2008；Kondziolka et al 2008）。垂体放疗剂量不要超过15Gy，以避免下丘脑垂体放射性损伤（Kollovà et al 2007）。根据肿瘤大小，对于沿颅底生长的后颅窝脑膜，放疗剂量要小于 12~16Gy，以防损伤脑干和面神经（Chin et al 2003）。脑干的放疗剂量不能超过 14~15Gy。面听神经复合体放疗剂量不能超过 12Gy（Chin et al 2003；Kollová et al 2007；Kondziolka et al 2008）。

与其他脑神经相比，海绵窦内的运动神经对射线的耐受最好（Tishler et al 1993；Leber et al 1998；Chin et al 2003；Kondziolka et al 2008）。三叉神经放疗剂量要小于 19Gy（Chin et al 2003）。

放疗对脑膜瘤的总体疗效很好。83%~95% 的肿瘤可获控制（Steiner et al 1991；Kondziolka et al 1999a；Chin et al 2003），5 年的无进展生存率为 93%~100%（Davidson et al 2007；Kollová et al 2007；Iwai et al 2008），10 年无进展生存率为 83%~97%（Davidson et al 2007；Hasegawa et al 2007；Iwai et al 2008）。

据报道，13.9%~69.7% 的肿瘤缩小，27.8%~83.3% 的肿瘤体积不变，2.5%~12% 的肿瘤增大（Davidson et al 2007；Hasegawa et al 2007；Kollová et al 2007；Iwai et al 2008）。短期并发症发生率为 10.2%，永久性并发症率为 5.7%。6% 的患者出现局部复发，10% 出现照射野外复发（Iwai et al 2008）。

相对于颅底肿瘤，在对窦旁和凸面脑膜瘤进行放射外科治疗时，瘤周水肿的发生率更高（Chin et al 2003）。直径小于 3cm，且未引起神经功能障碍的肿瘤可行单纯放疗。有临床症状或大于 3cm 的肿瘤应该行手术切除，并对残余肿瘤施行放疗（Chin et al 2003）。对于海绵窦脑膜瘤尤其是小于 3cm 者，放疗是有效且安全的（Chin et al 2003；Davidson et al 2007；Hasegawa et al 2007）。但对于体积更大，引起视野缺损或紧邻视路但未造成实质性压迫的肿瘤，应先行肿瘤切除并缓解视器受压情况，从而降低肿瘤放疗剂量，并把对视器的照射剂量限制于 8~10Gy（Chin et al 2003）。仅当岩斜脑膜瘤很小时才适合单纯行立体定向放射外科治疗。当岩斜脑膜瘤较大时，应先行手术切除，再对残余肿瘤施行放疗（Chin et al 2003）。

放疗诱发新生肿瘤的概率较低。但少数大样本伽马刀治疗的长期随访显示放疗确实有一定的概率诱发肿瘤。无论医师还是患者都应了解这种风险的存在（Sheehan et al 2006）。立体定向放疗后肿瘤可能恶性变，但现在还无法证明是残余肿瘤自发恶性变，还是放疗诱发恶性变（Kunert et al 2009；Iwai et al 2008），而且立体定向放疗后的恶变率远远小于传统的分次放疗（Chin et al 2003）。放疗失败会导致肿瘤侵袭性复发，甚至可在放疗多年后出现（长达 14 年），这提示脑膜瘤放疗后也应长期持续随访（Couldwell et al 2007）。

直线加速器的治疗经验还很有限，据报道肿瘤 5 年控制率可达 89.3%~100%（Chang et al 1998；Hakim et al 1998；Shafron et al 1999）。对于脑膜瘤，目前尚无研究对直线加速器和伽马刀的疗效进行比较。

近距离放疗

有几组研究报道了用立体定向植入放射粒子治疗脑膜瘤疗效较好。但目前病例较少，随访时间较短（Gutin et al 1987；Kumar et al 1991）。因为放疗的放射线是由核素（通常为 ^{125}I）缓慢释放的，故与单纯立体定向放疗相比，近距离放疗对肿瘤体积没有严格要求。

精准的放射剂量至关重要。在治疗过程中有时能发现肿瘤体积的明显增大，这往往提示放射粒子发生了位移，并可能对正常神经血管组织造成放射损伤（Al-Mefty 1991）。如果这种情况能够得以解决，近距离放疗可以作为脑膜瘤很好的辅助治疗手段。

7.9 化学治疗

脑膜瘤辅助化学治疗的效果尚待确定（Newton 2007）。化疗用于无法手术的，特别是放疗后有进展或复发的脑膜瘤（Newton 2007）。目前已采取的方法包括细胞毒性药物、分子制剂、免疫调节剂和激素调节剂。尽管这些药物尚无特效，但对有些患者的肿瘤却可产生中度抑制作用（Newton 2007）。传统化疗（氟尿嘧啶、亚叶酸、左旋咪唑、环磷酰胺、阿霉素、长春新碱）（Bernstein et al 1994；Chamberlain 1996；Newton 2007）和干扰素 a-2B 显示了中度肿瘤抑制的效果（Kaba et al 1997；Newton 2007）。而其他药物如异构酶抑制剂依立替康对于恶性和良性脑膜瘤的抑制效果尚在研究中（Gupta et al 2007）。抗雌激素药物（他莫替芬）（Goodwin et al 1993）和抗孕酮制剂（RU-486）（Grunberg et al 1991；Lamberts et al 1992b）基本无效。肿瘤生长因子受体参与了脑膜瘤的形成，对于肿瘤生长因子受体抑制剂（伊马替尼和厄洛替尼）的治疗作用尚在研究中（Newton 2007）。

核苷酸还原酶可以调节 DNA 合成和修复过程，羟基脲通过抑制核苷酸还原酶起到了治疗作用（Newton 2007）。羟基脲是治疗脑膜瘤很有前景的药物之一，对于无法手术和复发脑膜瘤有中度抑制作用，用药患者常常能维持临床及影像学上的稳定（Schrell et al 1997a，b；Cusimano 1998；Newton 2007）。

（张鹏飞　韩利江　译）

参考文献

Al-Mefty, O., 1990. Clinoidal meningiomas. J. Neurosurg. 73 (6), 840–849.

Al-Mefty, O., 1991. Comment on **Kumar, P.P., Patil, A.A., Liebrock, L.G.**, et al. Brachytherapy: a viable alternative in the management of basal meningiomas. Neurosurgery 29 (5), 680.

Al-Mefty, O., Fox, J.L., Smith, R.R., 1988. Petrosal approach for petroclival meningiomas. Neurosurgery 22 (3), 510–517.

Al-Mefty, O., Kadri, P., Pravdenkova, S., et al., 2004a. Malignant progression in meningioma: Documentation of a series and analysis of cytogenetic findings. J. Neurosurg. 101 (2), 210–218.

Al-Mefty, O., Smith, R.R., 1991. Tuberculum sellae meningiomas. In: **Al-Mefty, O.** (Ed.), Meningiomas. Raven Press, New York, pp. 397–398.

Al-Mefty, O., Topsakal, C., Pravdenkova, S., et al., 2004b. Radiation-induced meningiomas: Clinical, pathological, cytokinetic, and cytogenetic characteristics. J. Neurosurg. 100 (6), 1002–1013.

Al-Rodhan, N.R.F., Laws, E.R. Jr., 1991. The history of intracranial meningiomas. In: **Al-Mefty, O.** (Ed.), Meningiomas. Raven Press, New York, pp. 1–7.

Annegers, J.F., Laws, E.R. Jr., Kurland, L.T., et al., 1979. Head trauma and subsequent brain tumors. Neurosurgery 4 (3), 203–206.

Arrington, A.S., Lednicky, J.A., Butel, J.S., 2000. Molecular characterisation of SV40 DNA in multiple samples from a human mesothelioma. Anticancer Res. 20 (2A), 879–884.

Assi, A., Declich, P., Iacobellis, M., et al., 1999. Secretory meningioma, a rare meningioma subtype with characteristic glandular differentiation: an histological and immunohistochemical study of 9 cases. Adv. Clin. Pathol. 3 (3), 47–53.

Barnett, G.H., Chou, S.M., Bay, J.W., 1986. Posttraumatic intracranial meningioma: a case report and review of the literature. Neurosurgery 18 (1), 75–78.

Bello, M.J., de Campos, J.M., Vaquero, J., et al., 2000. High-resolution analysis of chromosome arm 1p alterations in meningioma. Cancer Genet. Cytogenet. 120 (1), 30–36.

Bernstein, M., Villamil, A., Davidson, G., et al., 1994. Necrosis in a meningioma following systemic chemotherapy. J. Neurosurg. 81 (2), 284–287.

Bickerstaff, E.R., Small, J.M., Guest, I.A., 1958. The relapsing course of certain meningiomas in relation to pregnancy and menstruation. J. Neurol. Neurosurg. Psychiatry 21 (2), 89–91.

Bikmaz, K., Mrak, R., Al-Mefty, O., 2007. Management of bone-invasive, hyperostotic sphenoid wing meningiomas. J. Neurosurg. 107 (5), 905–912.

Bogdanowicz, W.M., Sachs, E., 1974. The possible role of radiation in oncogenesis of meningioma. Surg. Neurol. 2 (6), 379–383.

Bondy, M., Ligon, B.L., 1996. Epidemiology and etiology of intracranial meningiomas: A review. J. Neurooncol. 29 (3), 197–205.

Bonnal, J., Thibaut, A., Brotchi, J., et al., 1980. Invading meningiomas of the sphenoid ridge. J. Neurosurg. 53 (3), 587–599.

Brandis, A., Mirzai, S., Tatagiba, M., et al., 1993. Immunohistochemical detection of female sex hormone receptors in meningiomas: correlation with clinical and histological features. Neurosurgery 33 (2), 212–218.

Bruna, J., Brell, M., Ferrer, I., et al., 2007. Ki-67 proliferative index predicts clinical outcome in patients with atypical or anaplastic meningioma. Neuropathology 27 (2), 114–120.

Caldarelli-Stefano, R., Boldorini, R., Monga, G., et al., 2000. JC virus in human glial-derived tumours. Hum. Pathol. 31 (3), 394–395.

Carroll, R.S., Schrell, U.M., Zhang, J., et al., 1996. Dopamine D1, dopamine D2, prolactin receptor messenger ribonucleic acid expression by the polymerase chain reaction in human meningiomas. Neurosurgery 38 (2), 367–375.

Carroll, R.S., Zhang, J., Dashner, K., et al., 1995. Androgen receptor expression in meningiomas. J. Neurosurg. 82 (3), 453–460.

Castellano, F., Ruggiero, G., 1953. Meningiomas of the posterior fossa. Acta Radiol. 104 (Suppl.), 1–177.

CBTRUS, 2008. Statistical Report: Primary brain tumors in the United States, 2000–2004. Central Brain Tumor Registry of the United States, Hinsdale, IL.

Cerda-Nicolas, M., Lopez-Gines, C., Perez-Bacete, M., et al., 2000. Histopathological and cytogenetic findings in benign, a typical and anaplastic human meningiomas: A study of 60 tumors. Clin. Neuropathol. 19 (6), 259–267.

Chamberlain, M.C., 1996. Adjuvant combined modality therapy for malignant meningiomas. J. Neurosurg. 84 (5), 733–736.

Chang, S.D., Adler, J.R., Martin, D.P., 1998. LINAC radiosurgery for cavernous sinus meningiomas. Stereotact. Funct. Neurosurg. 71 (1), 43–50.

Chauveinc, L., Ricoul, M., Sabatier, L., et al., 1997. Dosimetric and cytogenetic studies of multiple radiation induced meningiomas for a single patient. Radiother. Oncol. 43 (3), 285–288.

Chen, T.C., Zee, C.S., Miller, C.A., et al., 1992. Magnetic resonance imaging and pathological correlates of meningiomas. Neurosurgery 31 (6), 1015–1022.

Chernov, M., 2007. Meningiomas of the superior sagittal sinus. J. Neurosurg. 106 (4), 736–737.

Chin, L.S., Szerlip, N.J., Regine, W.F., 2003. Stereotactic radiosurgery for meningiomas. Neurosurg. Focus 14 (5), E6–1–E6–E6–1–E6.

Choi, N.W., Schuman, L.M., Gullen, W.H., 1970. Epidemiology of primary central nervous system neoplasms II. Case-control study. Am. J. Epidemiol. 91 (5), 467–485.

Claus, E.B., Bondy, M.L., Schildkraut, J.M., et al., 2005. Epidemiology of intracranial meningioma. Neurosurgery 57 (6), 1088–1095.

Cobb, M.A., Husain, M., Andersen, B.J., et al., 1996. Significance of proliferating cell nuclear antigen in predicting recurrence of intracranial meningioma. J. Neurosurg. 84 (1), 85–90.

Collins, V.P., Nordenskjöld, M., Dumanski, J.P., 1990. The molecular genetics of meningiomas. Brain Pathol. 1 (1), 19–24.

Couldwell, W.T., Cole, C.D., Al-Mefty, O., 2007. Patterns of skull base meningioma progression after failed radiosurgery. J. Neurosurg. 106 (1), 30–35.

Criscuolo, G.R., Symon, L., 1986. Intraventricular meningioma. A review of 10 cases of the National Hospital, Queen Square (1974–1985) with reference to the literature. Acta Neurochir. (Wien) 83 (3–4), 83–91.

Cuomo, L., Trivedi, P., Cardillo, M.R., et al., 2001. Human herpesvirus 6 infection in neoplastic and normal brain tissue. J. Med. Virol. 63 (1), 45–51.

Cushing, H., 1922. The meningiomas (dural endotheliomas): their source, and favoured seats of origin. Brain 45, 282–316.

Cushing, H., Eisenhardt, L., 1938. Meningiomas: Their classification, regional behavior, life history, and surgical end results. Charles, C. Thomas, Springfield, IL.

Cushing, H., Weed, L.H., 1915. Studies on the cerebrospinal fluid and its pathway. No. IX. Calcareous and osseous deposits in the arachnoidea. Bull. Johns Hopkins Hosp. 26, 367.

Cusimano, M.D., 1998. Hydroxyurea for treatment of meningioma (letter). J. Neurosury. 88 (5), 938–939.

Davidson, L., Fishback, D., Russin, J.J., 2007. Postoperative Gamma Knife surgery for benign meningiomas of the cranial base. Neurosurg. Focus 23 (4), E6.

Davis, F.G., Kupelian, V., Freels, S., et al., 2001. Prevalence estimates for primary brain tumors in the United States by behavior and major histology groups. Neuro. Oncol. 3 (3), 152–158.

Del Valle, L., Gordon, J., Assimakopolou, M., et al., 2001. Detection of JC virus DNA sequences and expression of the viral regulatory protein T-antigen in tumors of the central nervous system. Cancer Res. 61 (10), 4287–4293.

Delbue, S., Pagani, E., Guerini, F.R., et al., 2005. Distribution, characterization and significance of polyomavirus genomic sequences in tumors of the brain and its covering. J. Med. Virol. 77 (3), 447–454.

Demaerel, P., Wilms, G., Lammens, M., et al., 1991a. Intracranial meningiomas: correlation between MR imaging and histology in fifty patients. J. Comput. Assist. Tomogr. 15 (1), 45–51.

Demaerel, P., Johannik, K., Van Hecke, P., et al., 1991b. Localized ^{1}H NMR spectroscopy in fifty cases of newly diagnosed intracranial tumors. J. Comput. Assist. Tomogr. 15 (1), 67–76.

De Mattei, M., Martini, F., Corallini, A., et al., 1995. High incidence of BK virus large T-antigen-coding sequences in normal human tissues and tumors of different histotypes. Int. J. Cancer 61 (6), 756–760.

DeMonte, F., Al-Mefty, O., 1993a. Anterior clinoidal meningiomas. In: Rengachary, S.S., Wilkins, R.H. (Eds.), Neurosurgical operative atlas, vol. 3. Williams & Wilkins, Baltimore, MD, pp. 49–61.

DeMonte, F., Al-Mefty, O., 1993b. Neoplasms and the cranial nerves of the posterior fossa. In: Barrow, D.L. (Ed.), Surgery of the cranial nerves of the posterior fossa. American Association of Neurological Surgeons, Park Ridge, IL, pp. 253–274.

DeMonte, F., Sawaya, R.E., 1998. Comments on Sindou, M.P. & Alaywan, M. Most intracranial meningiomas are not cleavable tumors: Anatomic-surgical evidence and angiographic predictability. Neurosurgery 42 (3), 480.

DeMonte, F., Smith, H.K., Al-Mefty, O., 1994. Outcome of aggressive removal of cavernous sinus meningiomas. J. Neurosurg. 81 (2), 245–251.

DeMonte, F., Warf, P., Al-Mefty, O., 1993. Intraoperative monitoring of the lower cranial nerves during surgery of the jugular foramen and lower clivus. In: Loftus, C., Traynelis, V. (Eds.), Intraoperative monitoring techniques in neurosurgery. McGraw-Hill, New York, pp. 205–212.

Drummond, K.J., Zhu, J.J., Black, P.M., 2004. Meningiomas: updating basic science, management, and outcome. Neurologist 10 (3), 113–130.

Elia, A.E., Shih, H.A., Loeffler, J.S., 2007. Stereotactic radiation treatment for benign meningiomas. Neurosurg. Focus 23 (4), E5.

Elster, A.D., Challa, V.R., Gilbert, T.H., et al., 1989. Meningiomas: MR and histopathologic features. Radiology 170 (3 pt. 1), 857–862.

Fewings, P.E., Battersby, R.D., Timperley, W.R., et al., 2000. Long-term follow up of progesterone receptor status in benign meningioma: a prognostic indicator of recurrence. J. Neurosurg. 92 (3), 401–405.

Figueroa, B.E., Quint, D.J., McKeever, P.E., et al., 1999. Extracranial metastatic meningioma. Br. J. Radiol. 72 (857), 513–516.

Fiori, M., Di Mayorca, G., 1976. Occurrence of BK virus DNA in DNA obtained from certain human tumors. Proc. Natl. Acad. Sci. USA 73 (12), 4662–4666.

Fisher, S.G., Weber, L., Carbone, M., 1999. Cancer risk associated with simian virus 40 contaminated polio vaccine. Anticancer Res. 19 (3B), 2173–2180.

Fornari, M., Savoiardo, M., Morello, G., et al., 1981. Meningiomas of the lateral ventricles: neuroradiological and surgical considerations in 18 cases. J. Neurosurg. 54 (1), 64–74.

Fotopoulos, A.D., Alexiou, G.A., Goussia, A., et al., 2008. (99m) Tc-Tetrofosmin brain SPECT in the assessment of meningiomas-correlation with histological grade and proliferation index. J Neurooncol. 89 (2), 225–230.

Friend, K.E., Radinsky, R., McCutcheon, I.E., 1999. Growth hormone receptor expression and function in meningiomas: effect of a specific receptor antagonist. J. Neurosurg. 91 (1), 93–99.

Froman, C., Lipschitz, R., 1970. Demography of tumors of the central nervous system among the Bantu (African) population of the Transvaal, South Africa. J. Neurosurg. 32 (6), 660–664.

Gabeau-Lacet, D., Aghi, M., Betensky, R.A., et al., 2009. Bone involvement predicts poor outcome in atypical meningioma. J. Neurosurg. 111 (3), 464–471.

Gautier-Smith, P.C., 1970. Parasagittal and falx meningiomas. Butterworths, London.

Ginsberg, L.E., 1996. Radiology of meningiomas. J. Neurooncol. 29 (3), 229–238.

Giordano, C., Lamouche, M., 1973. Méningiomes en Côte D'Ivoire. Afr. J. Med. Sci. 4 (2), 259–263.

Giovacchini, G., Fallanca, F., Landoni, C., et al., 2009. C-11 choline versus F-18 fluorodeoxyglucose for imaging meningiomas: an initial experience. Clin. Nucl. Med. 34 (1), 7–10.

Glick, R.P., Unterman, T.G., Van der Woude, M., et al., 1992. Insulin and insulin-like growth factors in central nervous system tumors. Part V: Production of insulin-like growth factors I and II in vitro. J. Neurosurg. 77 (3), 445–450.

Goodwin, J.W., Crowley, J., Stafford, B., et al., 1993. A phase II evaluation of tamoxifen in unresectable or refractory meningiomas: a southwest oncology group study. J. Neurooncol. 15 (1), 75–77.

Grunberg, S.M., Weiss, M.H., Spitz, I.M., et al., 1991. Treatment of unresectable meningiomas with the antiprogesterone agent mife-pristone. J. Neurosurg. 74 (6), 861–866.

Guidetti, B., Delfini, R., Gagliardi, F.M., et al., 1985. Meningiomas of the lateral ventricles. Clinical, neuroradiologic and surgical consideration in 19 cases. Surg. Neurol. 24 (4), 364–370.

Gupta, V., Su, Y.S., Samuelson, C.G., et al., 2007. Irinotecan: a potential new chemotherapeutic agent for atypical or malignant meningiomas. J. Neurosurg. 106, 455–462.

Gutin, P., Leibel, S.A., Hosobuchi, Y., et al., 1987. Brachytherapy of recurrent tumors of the skull base and spine with iodine-125 sources. Neurosurgery 20 (6), 938–945.

Gutmann, D.H., Donahoe, J., Perry, A., et al., 2000. Loss of DAL-1, a protein 4. 1-related tumor suppressor, is an important early event in the pathogenesis of meningiomas. Hum. Mol. Genet. 9 (10), 1495–1500.

Haines, D.E., Frederickson, R.G., 1991. The meninges. In: Al-Mefty, O. (Ed.), Meningiomas. Raven Press, New York, p. 9.

Hakim, R., Alexander, E., Loeffler, J.S., et al., 1998. Results of linear accelerator-based radiosurgery for intracranial meningiomas. Neurosurgery 42 (3), 446–454.

Hakuba, A., Huh, C.W., Tsujikawa, S., et al., 1979. Total removal of a parasagittal meningioma of the posterior third of the sagittal sinus and its repair by autogenous vein graft: case report. J. Neurosurg. 51, 379–382.

Hasegawa, T., Kida, Y., Yoshimoto, M., et al., 2007. Long-term outcomes of Gamma Knife surgery for cavernous sinus meningioma. J. Neurosurg. 107 (4), 745–751.

Horsfall, D.J., Goldsmith, K.G., Ricciardelli, C., et al., 1989. Steroid hormone and epidermal growth factor receptors in meningiomas. Aust. N. Z. J. Surg. 59 (11), 881–888.

Hsu, D.W., Efird, J.T., Hedley-Whyte, E.T., 1997. Progesterone and estrogen receptors in meningiomas: prognostic considerations. J. Neurosurg. 86 (1), 113–120.

Hsu, D.W., Efird, J.T., Hedley-Whyte, E.T., 1998. MIB-1 (Ki-67) index and transforming growth factor-alpha (TGF alpha) immunoreactivity are significant prognostic predictors for meningiomas. Neuropathol. Appl. Neurobiol. 24 (6), 441–452.

Ibelgaufts, H., Jones, K.W., 1982. Papovavirus-related RNA sequences in human neurogenic tumours. Acta Neuropathol. 56 (2), 118–122.

Ikeda, K., Saeki, Y., Gonzalez-Agosti, C., et al., 1999. Inhibition of NF-2-negative and NF-2-positive primary human meningioma cell proliferation by overexpression of merlin due to vector-mediated gene transfer. J. Neurosurg. 91 (1), 85–92.

Ildan, F., Tuna, M., Göçer, A.P., et al., 1999. Correlation of the relationships of brain–tumor interfaces, magnetic resonance imaging, and angiographic findings to predict cleavage of meningiomas. J. Neurosurg. 91 (3), 384–390.

Inoue, Y.K., 1991. Inoue-Melnick virus and associated diseases in man: Recent advances. Prog. Med. Virol. 38, 167–179.

Inskip, P.D., Mellemkjaer, L., Gridley, G., et al., 1998. Incidence of intracranial tumors following hospitalization for head injury (Denmark). Cancer Causes Control 9 (1), 106–116.

Inskip, P.D., Tarone, R.E., Hatch, E.E., et al., 2001. Cellular-telephone use and brain tumors. N. Engl. J. Med. 344 (2), 79–86.

Iwai, Y., Yamanaka, K., Ikeda, H., 2008. Gamma Knife radiosurgery for skull base meningioma: long-term results of low-dose treatment. J. Neurosurg. 109 (5), 804–810.

Jacobs, J.M., Harnsberger, H.R., 1991. Diagnostic angiography and meningiomas. In: Al-Mefty, O. (Ed.), Meningiomas. Raven Press, New York, pp. 225–241.

Jane, J.A., Park, T.S., Pobereskin, L.H., et al., 1982. The supraorbital approach: Technical note. Neurosurgery 11 (4), 537–542.

Jennelle, R., Gladson, C., Palmer, C., et al., 1999. Paradoxical labeling of radiosurgically treated quiescent tumors with Ki67, a marker of cellular proliferation. Stereotact. Funct. Neurosurg. 72 (Suppl. 1), 45–52.

Jhawar, B.S., Fuchs, C.S., Colditz, G.A., et al., 2003. Sex steroid hormone exposures and risk for meningioma. J. Neurosurg. 99 (5), 848–853.

Julià-sapé, M., Acosta, D., Majós, C., et al., 2006. Comparison between neuroimaging classifications and histopathological diagnoses using an international multicenter brain tumor magnetic resonance imaging database. J. Neurosurg. 105 (1), 6–14.

Kaba, S.E., DeMonte, F., Bruner, J.M., et al., 1997. The treatment of recurrent unresectable and malignant meningiomas with interferon alpha-2B. Neurosurgery 40 (2), 271–275.

Kan, P., Simonsen, S.E., Lyon, J.L., et al., 2008. Cellular phone use and brain tumor: A meta-analysis. J. Neurooncol. 86 (1), 71–78.

Kaneko, S., Nomura, K., Yoshimura, T., et al., 2002. Trend of brain tumor incidence by histological subtypes in Japan: estimation from the Brain Tumor Registry of Japan, 1973–1993. J. Neurooncology 60 (1), 61–69.

Kaplan, R.D., Coons, S., Drayer, B.P., et al., 1992. MR characteristics of meningioma subtypes at 1.5 Tesla. J. Comput. Assist. Tomogr.

16 (3), 366–371.

Keller, A., Ludwig, N., Backes, C., et al., 2009. Genome wide expression profiling identifies specific deregulated pathways in meningioma. Int. J. Cancer 124 (2), 346–351.

Kempe, L.G., Blaylock, R., 1976. Lateral-trigonal intraventricular tumors: a new operative approach. Acta Neurochir. (Wien) 35 (4), 233–242.

Kepes, J.J., 1982. Meningiomas: Biology, pathology and differential diagnosis. Masson, New York.

Ketter, R., Rahnenfuhrer, J., Henn, W., et al., 2008. Correspondence of tumor localization with tumor recurrence and cytogenetic progression in meningiomas. Neurosurgery 62 (1), 61–69.

Khan, J., Parsa, N.Z., Harada, T., et al., 1998. Detection of gains and losses in 18 meningiomas by comparative genomic hybridization. Cancer Genet. Cytogenet. 103 (2), 95–100.

Kida, S., Yamashima, T., Kubota, T., Ito, H., Yamamoto, S., 1988. A light and electron microscopic and immunohistochemical study of human arachnoid villi. J. Neurosurg. 69 (3), 429–435.

Kinjo, T., Al-Mefty, O., Kanaan, I., 1993. Grade zero removal of supratentorial convexity meningiomas. Neurosurgery 33 (3), 394–399.

Kitange, G., Tsunoda, K., Anda, T., et al., 2000. Immunohistochemical expression of Ets-1 transcription factor and the urokinase-type plasminogen activator is correlated with the malignant and invasive potential in meningiomas. Cancer 89 (11), 2292–2300.

Klaeboe, L., Lonn, S., Scheie, D., et al., 2005. Incidence of intracranial meningiomas in Denmark, Finland, Norway and Sweden, 1968–1997. Int. J. Cancer 117 (6), 996–1001.

Kleinschmidt-DeMasters, B.K., Lillehei, K.O., 1995. Radiation-induced meningioma with a 63-year latency period. Case report. J. Neurosurg. 82 (3), 487–488.

Klutmann, S., Bohuslavizki, K.H., Brenner, W., et al., 1998. Somatostatin receptor scintigraphy in postsurgical follow-up examinations of meningioma. J. Nucl. Med. 39 (11), 1913–1917.

Kobayashi, K., Okudera, H., Tanaka, Y., 1992. Surgical considerations on skull base meningioma. Presented at the First International Skull Base Congress, June 18, Hanover, Germany.

Kollová, A., Liscák, R., Novotný, J., Jr., et al., 2007. Gamma Knife surgery for benign meningioma. J. Neurosurg. 107 (2), 325–336.

Kondziolka, D., Levy, E.I., Niranjan, A., et al., 1999a. Long-term outcomes after meningioma radiosurgery: physician and patient perspectives. J. Neurosurg. 91 (1), 44–50.

Kondziolka, D., Niranjan, A., Lunsford, L.D., et al., 1999b. Stereotactic radiosurgery for meningiomas. Neurosurg. Clin. N. Am. 10 (2), 317–325.

Kondziolka, D., Flickinger, J.C., Lunsford, L.D., 2008. The principles of skull base radiosurgery. Neurosurg. Focus 24 (5), E11.

Konovalov, A.N., Filatov, Y.M., Belousova, O.B., 1991. Intraventricular meningiomas. In: Schmidek, H.H. (Ed.), Meningiomas and their surgical management. WB Saunders, Philadelphia, PA, p. 364.

Kotzen, R.M., Swanson, R.M., Milhorat, T.H., et al., 1999. Posttraumatic meningioma: case report and historical perspective. J. Neurol. Neurosurg. Psychiatry 66 (6), 796–798.

Krayenbühl, N., Pravdenkova, S., Al-Mefty, O., 2007. De novo versus transformed atypical and anaplastic meningiomas: Comparisons of clinical course, cytogenetics, cytokinetics, and outcome. Neurosurgery 61 (3), 494–504.

Krynska, B., Del Valle, L., Croul, S., et al., 1999. Detection of human neurotropic JC virus DNA sequence and expression of the viral oncogenic protein in pediatric medulloblastomas. Proc. Natl. Acad. Sci. 96 (20), 11519–11524.

Kugel, H., Heindel, W., Ernestus, R.I., et al., 1992. Human brain tumors: spectral patterns detected with localized H_1 MR spectroscopy. Radiology 183 (3), 701–709.

Kumar, P.P., Patil, A.A., Leibrock, L.G., et al., 1991. Brachytherapy: a viable alternative in the management of basal meningiomas. Neurosurgery 29 (5), 676–680.

Kunert, P., Matyja, E., Janowski, M., 2009. Rapid growth of small, asymptomatic meningioma following Radiosurgery. Br. J. Neurosurg. 23 (2), 206–208.

Kuratsu, J., Takeshima, H., Ushio, Y., 2001. Trends in the incidence of primary intracranial tumors in Kumamoto, Japan. Int. J. Clin. Oncol. 6 (4), 183–191.

Kurland, L.T., Schoenberg, B.S., Annegers, J.F., et al., 1982. The incidence of primary intracranial neoplasms in Rochester, Minnesota. Ann. N. Y. Acad. Sci. 381, 6–16.

Lamberts, S.W., Reubi, J.C., Krenning, E.P., 1992a. Somatostatin receptor imaging in the diagnosis and treatment of neuroendocrine tumors. J. Steroid. Biochem. Mol. Biol. 43 (1–3), 185–188.

Lamberts, S.W., Tanghe, H.L., Avezaat, C.J., et al., 1992b. Mifepristone (RU 486) treatment of meningiomas. J. Neurol. Neurosurg. Psychiatry 55 (6), 486–490.

Lamszus, K., Kluwe, L., Matschke, J., et al., 1999. Allelic losses at 1p, 9q, 10q, 14q and 22q in the progression of aggressive meningiomas and undifferentiated meningeal sarcomas. Cancer Genet. Cytogenet. 110 (2), 103–110.

Larjavaara, S., Haapasalo, H., Sankila, R., et al., 2008. Is the incidence of meningiomas underestimated? A regional survey. Br. J. Cancer 99 (1), 182–184.

Latchaw, R.E., Hirsch, W.L., 1991. Computerized tomography of intracranial meningiomas. In: Al-Mefty, O. (Ed.), Meningiomas. Raven Press, New York, pp. 195–207.

Laufer, I., Anand, V.K., Schwartz, T.H., 2007. Endoscopic, endonasal extended transsphenoidal, transplanum transtuberculum approach for resection of suprasellar lesions. J. Neurosurg. 106 (3), 400–406.

Leber, K.A., Bergloff, J., Pendl, G., 1998. Dose response tolerance of the visual pathways and cranial nerves of the cavernous sinus to stereotactic radiosurgery. J. Neurosurg. 88 (1), 43–50.

Lekanne-Deprez, R.H., Riegman, P.H., Groen, N.A., et al., 1995. Cloning and characterization of MN 1, a gene from chromosome 22q11, which is disrupted by a balanced translocation in a meningioma. Oncogene. 10, 1521–1528.

Leone, P.E., Bello, M.J., de Campos, J.M., et al., 1999. NF-2 mutations and allelic status of 1p, 14q and 22q in sporadic meningiomas. Oncogene 18 (13), 2231–2239.

Levy, L.F., 1973. Brain tumors in Malawi, Rhodesia and Zambia. Afr. J. Med. Sci. 4 (4), 393–397

Longstreth, W.T., Dennis, L.K., McGuire, V.M., et al., 1993. Epidemiology of intracranial meningioma. Cancer 72 (3), 639–648.

Lonn, S., Klaeboe, L., Hall, P., et al., 2004. Incidence trends of adult primary intracerebral tumors in four Nordic countries. Int. J. Cancer 108 (3), 450–455.

Louis, D.N., Scheithauer, B.W., Budka, H., et al., 2000. Meningiomas. In: Kleihues, P., Cavenee, W.K. (Eds.), Pathology and genetics of tumours of the nervous system. IARC Press, Lyon, pp. 176–180.

Lowry, O.H., Bergers, S.J., Chi, M.M., et al., 1977. Diversity of metabolic patterns in human brain tumors. I. High energy phosphate compounds and basic composition. J. Neurochem. 29 (6), 959–977.

Mack, E.E., Wilson, C.B., 1993. Meningiomas induced by high-dose cranial irradiation. J. Neurosurg. 79 (1), 28–31.

Majós, C., Julia-Sape, M., Alonso, J., et al., 2004. Brain tumor classification by proton MR spectroscopy: comparison of diagnostic accuracy at short and long TE. AJNR: Am. J. Neuroradiol. 25 (10), 1696–1704.

Manfredonia, M., 1973. Tumors of the nervous system in the African in Eritrea (Ethiopia). Afr. J. Med. Sci. 4 (4), 383–387.

Mann, I., Yates, P.C., Ainslie, J.P., 1953. Unusual case of double primary orbital tumour. Br. J. Ophthalmol. 37 (12), 758–762.

Martinez, R., Vaquero, J., Areitio, E., et al., 1983. Meningiomas of the posterior fossa. Surg. Neurol. 19, 237–243.

Maxwell, M., Shih, S.D., Galanopoulos, T., et al., 1998. Familial meningioma: Analysis of expression of neurofibromatosis 2 protein merlin. Report of two cases. J. Neurosurg. 88 (3), 562–569.

McComb, J.G., Apuzzo, M.L., 1987. Posterior interhemispheric retrocallosal and transcallosal approaches. In: Apuzzo, M.L. (Ed.), Surgery of the third ventricle. Williams & Wilkins, Baltimore, pp. 623–626.

McCutcheon, I.E., 1996. The biology of meningiomas. J. Neurooncol. 29 (3), 207–216.

Meyer, F.B., Ebersold, M.J., Reese, D.F., 1984. Benign tumors of the foramen magnum. J. Neurosurg. 61 (1), 136–142.

Michelsen, J.J., New, P.F., 1969. Brain tumour and pregnancy. J. Neurol. Neurosurg. Psychiatry 32 (4), 305–307.

Modan, B., Baidatz, D., Mart, H., 1974. Radiation-induced head and neck tumors. Lancet 1 (7852), 277–279.

Morita, A., Coffey, R.J., Foote, R.L., et al., 1999. Risk of injury to cranial nerves after gamma knife radiosurgery for skull base meningiomas: experience in 88 patients. J. Neurosurg. 90 (1), 42–49.

Muller, P., Henn, W., Niedermayer, I., et al., 1999. Deletion of chromosome 1p and loss of expression of alkaline phosphatase indicate progression of meningiomas. Clin. Cancer Res. 5 (11), 3569–3577.

Nagashima, G., Aoyagi, M., Wakimoto, H., et al., 1995. Immunohistochemical detection of progesterone receptors and the correlation with Ki-67 labeling indices in paraffin-embedded sections of meningiomas. Neurosurgery 37 (3), 478–483.

Nakasu, S., Nakajima, M., Matsumura, K., et al., 1995. Meningioma: Proliferating potential and Clinicoradiological features. Neurosurgery 37 (6), 1049–1055.

Newton, H.B., 2007. Hydroxyurea chemotherapy in the treatment of meningiomas. Neurosurg. Focus 23 (4), E11, 1–8.

Nowell, P.C., 1986. Mechanisms of tumor progression. Cancer Res. 46 (5), 2203–2207.

Obeid, F., Al-Mefty, O., 2003. Recurrence of olfactory groove meningioma. Neurosurgery 53 (3), 534–542.

Odeku, E.L., Adeloye, A., 1973. Cranial meningiomas in the Nigerian Africans. Afr. J. Med. Sci. 4 (2), 275–287.

Ott, D., Hennig, J., Ernst, T., 1993. Human brain tumors: assessment with in vivo proton M R spectroscopy. Radiology 186 (3), 745–752.

Ozaki, S., Nishizaki, T., Ito, H., et al., 1999. Comparative genomic hybridization analysis of genetic alterations associated with malignant progression of meningioma. J. Neurooncol. 41 (2), 167–174.

Peeling, J., Sutherland, G., 1992. High-resolution ^{1}H NMR spectroscopy studies of extracts of human cerebral neoplasms. Magn. Reson. Med. 24, 123–136.

Perry, A., Louis, D.N., Scheithauer, B.W., et al., 2007. Meningiomas. In: Louis, D.N., Ohgaki, H., Wiestler, O.D., et al. (Eds.), WHO classification of tumors of the central nervous system. IARC Press, Lyon, pp. 164–172.

Perry, A., Scheithauer, B.W., Stafford, S.L., et al., 1999. 'Malignancy' in meningiomas: A clinicopathologic study of 116 patients, with grading implications. Cancer 85 (9), 2046–2056.

Peyrard, M., Fransson, I., Xie, Y.G., et al., 1994. Characterization of a new member of the human beta-adaptin gene family from chromosome 22q12, a candidate meningioma gene. Hum. Mol. Genet. 3 (8), 1393–1399.

Phillips, L.E., Koepsell, T.D., van Belle, G., et al., 2002. History of head trauma and risk of intracranial meningioma: population-based case-control study. Neurology 58 (12), 1849–1852.

Pieper, D.R., Al-Mefty, O., Hanada, Y., et al., 1999. Hyperostosis associated with meningioma of the cranial base: Secondary changes or tumor invasion. Neurosurgery 44 (4), 742–746.

Piper, J.G., Follett, K.A., Fantin, A., 1994. Sphenoid wing meningioma progression after placement of a subcutaneous progesterone agonist contraceptive implant. Neurosurgery 34 (4), 723–725.

Pravdenkova, S., Al-Mefty, O., Sawyer, J., et al., 2006. Progesterone and estrogen receptors: Opposing prognostic indicators in meningioma. J. Neurosurg. 105 (2), 163–173.

Preston-Martin, S., Henderson, B.E., Peters, J.M., 1982. Descriptive epidemiology of central nervous system neoplasms in Los Angeles County. Ann. NY. Acad. Sci. 381, 202–208.

Preston-Martin, S., Paganini-Hill, A., Henderson, B.E., et al., 1980. Case-control study of intracranial meningiomas in women in Los Angeles County, California. J. Natl. Cancer Inst. 65 (1), 67–73.

Preul, M.C., Caramanos, Z., Collins, D.L., et al., 1996. Accurate, noninvasive diagnosis of human brain tumors by using proton magnetic resonance spectroscopy. Nat. Med. 2 (3), 323–325.

Rachlin, J.R., Rosenblum, M.L., 1991. Etiology and biology of meningiomas. In: Al-Mefty, O. (Ed.), Meningiomas. Raven Press, New York, p. 27.

Ragel, B.T., Jensen, R.L., 2005. Molecular genetics of meningiomas. Neurosurg. Focus 19 (5), E9, 1–8.

Rempel, S.A., Ge, S., Gutierrez, J.A., 1999. SPARC: A potential diagnostic marker of invasive meningiomas. Clin. Cancer Res. 5 (2), 237–241.

Reubi, J.C., Horisberger, U., Lang, W., et al., 1989. Coincidence of E G F receptors and somatostatin receptors in meningiomas but inverse, differentiation-dependent relationship in glial tumors. Am. J. Pathol. 134 (2), 337–344.

Reubi, J.C., Maurer, R., Klijn, J.G., et al., 1986. High incidence of somatostatin receptors in human meningiomas: biochemical characterization. J. Clin. Endocrinol. Metab. 63 (2), 433–438.

Rohringer, M., Sutherland, G.R., Louw, D.F., et al., 1989. Incidence and clinicopathological features of meningioma. J. Neurosurg. 71 (5 pt. 1), 665–672.

Roda, J.M., Pascual, J.M., Carceller, F., et al., 2000. Nonhistological diagnosis of human cerebral tumors by ^{1}H magnetic resonance spectroscopy and amino acid analysis. Clin. Cancer Res. 6 (10), 3983–3993.

Roelvink, N.C., Kamphorst, W., van Alphen, H.A., et al., 1987. Pregnancy-related primary brain and spinal tumors. Arch. Neurol. 44 (2), 209–215.

Rosa, L., Luessenhop, A.J., 1991. Multiple meningiomas. In: Schmidek, H.H. (Ed.), Meningiomas and their surgical management. WB Saunders, Philadelphia, p. 83.

Ruberti, R.F., 1995. The surgery of meningiomas: a review of 215 cases. Afr. J. Neurol. Sci. 14 (1), 1.

Russell, E.J., George, A.E., Kricheff, I.I., et al., 1980. Atypical computed tomographic features of intracranial meningioma: radiological-pathological correlation in a series of 131 consecutive cases. Radiology 135, 673–682.

Ruttledge, M.H., Sarrazin, J., Rangaratnam, S., et al., 1994. Evidence for the complete inactivation of the NF-2 gene in the majority of sporadic meningiomas. Nat. Genet. 6 (2), 180–184.

Sadamori, N., Shibata, S., Mine, M., et al., 1996. Incidence of intracranial meningiomas in Nagasaki atomic-bomb survivors. Int. J. Cancer 67 (3), 318–322.

Sadetzki, S., Flint-Richter, P., Ben-Tal, T., et al., 2002. Radiation-induced meningioma: a descriptive study of 253 cases. J. Neurosurg. 97 (5), 1078–1082.

Samii, M., Ammirati, M., 1991. Cerebellopontine angle meningiomas (posterior pyramid meningiomas). In: Al-Mefty, O. (Ed.), Meningiomas. Raven Press, New York, pp. 508–511.

Schatz, N.J., Savino, P.J., Corbett, J.J., 1977. Primary aberrant oculomotor regeneration. A sign of intracavernous meningioma. Arch. Neurol. 34 (1), 29–32.

Schmitz, U., Mueller, W., Weber, M., et al., 2001. INI1 mutations in meningiomas at a potential hotspot in exon 9. Br. J. Cancer 84 (2), 199–201.

Schrell, U.M., Rittig, M.G., Anders, M., et al., 1997a. Hydroxyurea for treatment of unresectable and recurrent meningiomas. II. Decrease in the size of meningiomas in patients treated with hydroxyurea. J. Neurosurg. 86 (5), 840–844.

Schrell, U.M., Rittig, M.G., Anders, M., et al., 1997b. Hydroxyurea for treatment of unresectable and recurrent meningiomas. I. Inhibition of primary human meningioma cells in culture and in meningioma transplants by induction of the apoptotic pathway. J. Neurosurg. 86 (5), 845–852.

Schwechheimer, K., Zhou, L., Birchmeier, W., 1998. E-Cadherin in human brain tumours: Loss of immunoreactivity in malignant meningiomas. Virchows Arch. 432 (2), 163–167.

Seizinger, B.R., De la Monte, S., Atkins, L., et al., 1987. Molecular genetic approach to human meningioma: Loss of genes on chromosome 22. Proc. Natl. Acad. Sci. USA. 84 (15), 5419–5423.

Sekhar, L.N., Jannetta, P.J., 1984. Cerebellopontine angle meningiomas. Microsurgical excision and follow-up results. J. Neurosurg. 60 (3), 500–505.

Sen, C.N., Sekhar, L.N., 1990. An extreme lateral approach to intradural lesions of the cervical spine and foramen magnum. Neurosurgery 27 (2), 197–204.

Sergides, I., Hussain, Z., Naik, S., et al., 2009. Utilization of dynamic C T perfusion in the study of intracranial meningiomas and their surrounding tissue. Neurol. Res. 31 (1), 84–89.

Shafron, D.H., Friedman, W.A., Buatti, J.M., et al., 1999. LINAC radiosurgery for benign meningiomas. Int. J. Radiat. Oncol. Biol. Phys. 43 (2), 321–327.

Sheehan, J., Yen, C.P., Steiner, L., 2006. Gamma Knife surgery-induced meningioma. Report of two cases and review of the literature. J. Neurosurg. 105 (2), 325–329.

Shoshan, Y., Chernova, O., Juen, S.S., et al., 2000. Radiation-induced meningioma: a distinct molecular genetic pattern? J. Neuropathol. Exp. Neurol. 59 (7), 614–620.

Shibata, S., Sadamori, N., Mine, M., et al., 1994. Intracranial meningiomas among Nagasaki atomic bomb survivors. Lancet 344 (8939–8940), 1770.

Simpson, D., 1957. The recurrence of intracranial meningiomas after surgical treatment. J. Neurol. Neurosurg. Psychiatry 20, 22–39.

Shintani, T., Hayakawa, N., Hoshi, M., et al., 1999. High incidence of meningioma among Hiroshima atomic bomb survivors. J. Radiat. Res. 40 (1), 49–57.

Sindou, M.P., Alaywan, M., 1998. Most intracranial meningiomas are not cleavable tumors: Anatomic-surgical evidence and angiographic predictability. Neurosurgery 42 (3), 476–480.

Smith, D.A., Cahill, D.W., 1994. The biology of meningiomas. Neurosurg. Clin. N. Am. 5 (2), 201–215.

Spagnoli, M.V., Goldberg, H.I., Grossman, R.I., et al., 1986. Intracranial meningiomas: high-field MR imaging. Radiology 161 (2), 369–375.

Spencer, D.D., Collins, W., Sass, K.J., 1991. Surgical management of lateral intraventricular tumors. In: Schmidek, H.H. (Ed.), Meningiomas and their surgical management. WB Saunders, Philadelphia, pp. 345–348.

Spetzler, R.F., Daspit, C.P., Pappas, C.T., 1992. The combined supra- and infratentorial approach for lesions of the petrous and clival regions, experience with 46 cases. J. Neurosurg. 76 (4), 588–599.

Steiner, L., Lindquist, C., Steiner, M., 1991. Meningiomas and gamma knife radiosurgery. In: Al-Mefty, O. (Ed.), Meningiomas. Raven Press, New York, pp. 263–272.

Su, M., Ono, K., Tanaka, R., et al., 1997. An unusual meningioma variant with glial fibrillary acidic protein expression. Acta Neuropathol. 94 (5), 499–503.

Sutherland, G.R., Florell, R., Louw, D., et al., 1987. Epidemiology of primary intracranial neoplasms in Manitoba, Canada. Can. J. Neurol. Sci. 14 (4), 586–592.

Takahashi, J.A., Mori, H., Fukumoto, M., et al., 1990. Gene expression of fibroblast growth factors in human gliomas and meningiomas: demonstration of cellular source of basic fibroblast growth factor mRNA and peptide in tumor tissue. Proc. Natl. Acad. Sci. USA 87 (15), 5710–5714.

Takahashi, J.A., Suzui, H., Yasuda, Y., et al., 1991. Gene expression of fibroblast growth factor receptors in the tissues of human gliomas and meningiomas. Biochem. Biophys. Res. Commun. 177 (1), 1–7.

Tanaka, M., Imhof, H.G., Schucknecht, B., et al., 2006. Correlation between the efferent venous drainage of the tumor and peritumoral edema in intracranial meningiomas: superselective angiographic analysis of 25 cases. J. Neurosurg. 104 (3), 382–388.

Tishler, R.B., Loeffler, J.S., Lunsford, L.D., et al., 1993. Tolerance of cranial nerves of the cavernous sinus to radiosurgery. Int. J. Radiat. Oncol. Biol. Phys. 27 (2), 215–221.

Tsutsumi, K., Kitagawa, N., Niwa, M., et al., 1994. Effect of suramin on ^{125}I-insulin-like growth factor-I binding to human meningiomas and on proliferation of meningioma cells. J. Neurosurg. 80 (3), 502–509.

Tugnoli, V., Tosi, M.R., Barbarella, G., et al., 1998. Magnetic resonance spectroscopy study of low grade extra and intracerebral human neoplasms. Oncol. Rep. 5 (5), 1199–1203.

Tung, H., Apuzzo, M.L., 1991. Meningiomas of the third ventricle and pineal region. In: Al-Mefty, O. (Ed.), Meningiomas. Raven Press, New York, pp. 583–591.

Vernooij, M.W., Ikram, M.A., Tanghe, H.L., et al., 2007. Incidental findings on brain MRI in the general population. N. Engl. J. Med. 357 (18), 1821–1828.

von Deimling, A., Larson, J., Wellenreuther, R., et al., 1999. Clonal origin of recurrent meningiomas. Brain Pathol. 9 (4), 645–650.

Waga, S., Handa, H., 1976. Radiation-induced meningioma: with review of literature. Surg. Neurol. 5 (4), 215–219.

Weber, R.G., Bostrom, J., Wolter, M., et al., 1997. Analysis of genomic alterations in benign, atypical, and anaplastic meningiomas: toward a genetic model of meningioma progression. Proc. Natl. Acad. Sci. USA 94 (26), 14719–14724.

Weingarten, K., Ernst, R.J., Jahre, C., et al., 1992. Detection of residual or recurrent meningioma after surgery: value of enhanced vs unenhanced M R imaging. Am J. Radiol. 158 (3), 645–650.

Weisman, A.S., Villemure, J.G., Kelly, P.A., 1986. Regulation of D N A synthesis and growth of cells derived from primary human meningiomas. Cancer Res. 46 (5), 2545–2550.

Weiss, A.F., Portmann, R., Fischer, H., et al., 1975. Simian virus 40-related antigens in three human meningiomas with defined chromosome loss. Proc. Natl. Acad. Sci. USA 72 (2), 609–613.

Wellenreuther, R., Waha, A., Vogel, Y., et al., 1997. Quantitative analysis of neurofibromatosis type 2 gene transcripts in meningiomas supports the concept of distinct molecular variants. Lab. Invest. 77 (6), 601–606.

Westphal, M., Herrmann, H.D., 1986. Epidermal growth factor-receptors on cultured meningioma cells. Acta Neurochir. (Wien) 83 (1–2), 62–66.

Wrensch, M., Weinberg, A., Wiencke, J., et al., 2001. Prevalence of antibodies to four herpesviruses among adults with glioma and controls. Am. J. Epidemiol. 154 (2), 161–165.

Yamashima, T., Sakuda, K., Tohma, Y., et al., 1997. Prostaglandin D synthase (beta-trace) in human arachnoid and meningioma cells: Roles as a cell marker or in cerebrospinal fluid absorption, tumorigenesis, and calcification process. J. Neurosci. 17 (7), 2376–2382.

Yamashima, T., Tohma, Y., Junkoh, Y., 1992. Expression of cell adhesion molecule: Epithelial-cadherin in meningiomas. Noshuyo. Byori. Brain Tumor Pathol. 9, 33–50.

Yang, S.Y., Park, C.K., Park, S.H., 2008. Atypical and anaplastic meningiomas: prognostic implications of clinicopathological features. J. Neurol. Neurosurg. Psychiatry 79 (5), 574–580.

Yasargil, M.G., Mortara, R.W., Curcic, M., 1980. Meningiomas of basal posterior cranial fossa. Adv. Tech. Stand. Neurosurg. 7, 3–115.

Zankl, H., Zang, K.D., 1980. Correlations between clinical and cytogenetical data in 180 human meningiomas. Cancer Genet. Cytogenet. 1, 351–356.

Zattara-Cannoni, H., Roll, P., Figarella-Branger, D., et al., 2001. Cytogenetic study of six cases of radiation-induced meningiomas. Cancer Genet. Cytogenet. 126 (2), 81–84.

Zhu, J.J., Maruyama, T., Jacoby, L.B., et al., 1999. Clonal analysis of a case of multiple meningiomas using multiple molecular genetic approaches: Pathology case report. Neurosurgery 45 (2), 409–416.

Zimmerman, R.D., 1991. MRI of intracranial meningiomas. In: Al-Mefty, O. (Ed.), Meningiomas. Raven Press, New York, pp. 209–223.

第 32 章

脑膜血管外皮细胞瘤

Charles S.Cobbs，Barton L.Guthrie

1 简介

脑膜血管外皮细胞瘤是一种肉瘤样的恶性肿瘤。其可能源于脑膜毛细血管周细胞或是具有血管母细胞分化倾向的前体细胞（Stout & Murray 1942a；Horten et al 1977）。关于该肿瘤的资料来自于大约 300 个病例报道，其中一些是大型的脑膜瘤研究，它被称为"血管母细胞型脑膜瘤"（Simpson 1957；Skullerud & Loken 1974；Jellinger & Slowik 1975；Kepes 1982；de la Monte et al 1986；Dziuk et al 1998），而其他报道则仅包含该肿瘤（Simpson 1957；Skullerud & Loken 1974；Jellinger & Slowik 1975；Kepes 1982；de la Monte et al 1986；Dziuk et al 1998）。

脑膜血管外皮细胞瘤的命名过程颇为有趣。1938 年 Cushing 和 Eisenhardt 在对脑膜瘤进行分类时，发现了一种血管类型的肿瘤，并将其称之为血管母细胞型脑膜瘤。该肿瘤具有三种表现形式：第一种为血管性，属于普通的脑膜瘤（血管瘤型脑膜瘤）；第二种主要发生于后颅窝，本质上为血管母细胞瘤；第三种可能来源于具有血管母细胞特征的脑膜上皮细胞。他们还注意到最后一种肿瘤呈恶性，即使积极地切除，还是容易局部复发。因此"血管母细胞型"这个名词就被用于描述该类型的肿瘤（Bailey et al 1928；Cushing & Eisenhardt 1938）。在 1942 年，Stout 和 Murray 描述了一种软组织的恶性的血管性肿瘤（大腿、臀部、腹膜后），其由类似于毛细血管周细胞的肿瘤细胞组成。他们便将其命名为血管外皮细胞瘤。从那以后，其逐渐成为一种为众人熟识的软组织肉瘤（Enzinger & Smith 1976）。后来，他们又报道了一例累及脑膜的血管外皮细胞瘤（Stout

& Murray 1942b），但认为这仅仅是肿瘤对脑膜的侵犯而并非直接起源于此。Begg 和 Garret（1954）首次报道了原发于颅内脑膜的血管外皮细胞瘤。重要的是，他们发现这种肿瘤的组织学特点与 Stout 和 Murray（1942）报道的软组织血管外皮细胞瘤，以及 Cushing 和 Eisenhardt 在 1938 年最初描述的侵袭性血管母细胞型脑膜瘤基本一致。因此，他们指出 Cushing 和 Eisenhardt 所描述的血管母细胞型脑膜瘤实际上就是脑膜血管外皮细胞瘤，并且与全身的血管外皮细胞瘤具有同样的侵袭性。

在这些早期报道之后，很多学者一直在争论脑膜血管外皮细胞瘤是否为脑膜瘤的一种。Popoff 等（1974）发现，脑膜血管外皮瘤在组织学和超微结构上与其他软组织的血管外皮细胞瘤相同，因此提出此肿瘤不应该归类为脑膜瘤。另一方面，Horten 等（1977）仔细研究了 79 例血管性（血管母细胞型）脑膜瘤，并在这些肿瘤中发现了血管外皮细胞瘤和纤维型脑膜瘤和（或）血管母细胞瘤之间的移行区域。他们的结论是这些肿瘤和普通脑膜瘤均起源于多潜能的前体细胞，因此按照其起源于毛细血管周细胞的说法，将脑膜血管外皮细胞瘤归为血管母细胞瘤型脑膜瘤是成立的。然而，最新的 WHO 分类将脑膜血管外皮细胞瘤划分为 Ⅱ 级，因此应与脑膜瘤区分对待（Kleihues et al 1993）。与良性肿瘤相比，脑膜血管外皮细胞瘤在生物学方面恶性程度更高，故需将其作为独立的肿瘤类型，而不应将二者混淆。

2 大体和显微病理

脑膜血管外皮细胞瘤呈分叶状，颜色可从粉

灰色到红色。它们的质地通常比较硬，偶尔较软（图 32.1）。它们的血管结构非常丰富，在手术中极易出血。肿瘤通常附着于硬脑膜，但往往不会侵入脑组织，二者之间界限清晰（Jääskeläinen et al 1985；Guthrie et al 1989）。值得注意的是，它们不呈扁平样生长，且很少出现钙化。

显微镜下，肿瘤细胞形态从圆形到椭圆形不等（图 32.2）。肿瘤不同部位的结构也存在差异，有时类似于内皮型或纤维型脑膜瘤（Horten et al 1977；Guthrie et al 1989）。肿瘤细胞排列在薄壁血管周围，而这些血管的内面则由非肿瘤性的内皮细胞构成。这种窦状的、鹿角形的毛细血管数量众多，是一种特征性表现（Rubinstein 1972；Horten et al 1977；Kochanek et al 1986）。

有丝分裂常见，且区域间也会有差异，每个高倍视野可见一至数个分裂象（Kochanek et al 1986；Guthrie et al 1989）。另外，还可以看到微囊，坏死和乳头状结构（Guthrie et al 1989），有报道称出现这些情况的概率为 50%（Kochanek et al 1986）。肿瘤不含有漩涡结构和砂粒体（Kochanek et al 1986；Guthrie et al 1989）。肿瘤的网硬蛋白通常很丰富，且往往包裹单个细胞。而与此不同的是，在脑膜瘤中网硬蛋白会包裹一群细胞，从而使得肿瘤呈现典型的分叶状。

脑膜血管外皮细胞瘤几乎都含有表达因子ⅩⅢa的细胞亚群，这可以作为诊断依据（Probst.Cousin et al 1996）。因子ⅩⅢa的表达意味着这些肿瘤细胞存在向纤维组织细胞的分化，这点与脑膜瘤和其他软组织肿瘤截然不同（Nemes 1992；Molnar & Nemes 1995）。血管外皮肿瘤还可表达其他标志物，包括波形蛋白、HLD.DR、CD34、Leu 7 和 S.100 蛋白（Probst.Cousin et al 1996）。肿瘤细胞对 fⅧRA、上皮膜抗原（epithelial membrane antigen，EMA）和 GFAP 的免疫组化染色均为阴性（Nakamura et al 1987）。在透射电子显微镜下，血管外皮细胞瘤细胞表现出平滑肌母细胞分化特性，并分泌基底膜样物质，但细胞膜表面缺乏特殊结构（镶嵌连接，桥粒，黏着小带，缝隙连接）（Pena 1977；Brunori et al 1997）。对肿瘤组织学的全面描述可参考 Kochanek 等（1986）的论著。

脑膜血管外皮细胞瘤通常在手术治疗后复发，且复发后组织学特征不会改变。原发性和转移性血管外皮细胞瘤的病理特征也相同（Guthrie et al 1989）。脑膜血管外皮细胞瘤不同于非典型或

恶性脑膜瘤，后者具有脑膜上皮结构，而这在脑膜血管外皮细胞瘤中并不常见。但其可有不同程度的非典型特征和间变特征，如结构缺失、细胞增多、核多形性，有丝分裂，坏死或脑组织浸润（Jääskeläinen et al 1986）。

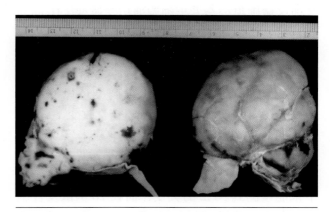

图 32.1 完整切除的脑膜血管外皮细胞瘤。可见硬脑膜附着和小叶状外观

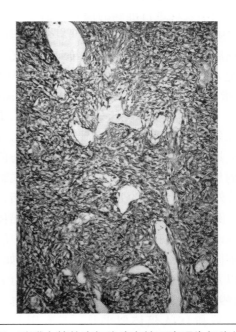

图 32.2 脑膜血管外皮细胞瘤在镜下表现为细胞片状排列，"鹿角状"的血管空隙很多

3 分子特征与生物学行为

分子生物学研究表明，血管外皮细胞瘤在基因上不同于脑膜瘤。一项研究报道了在 28 例脑膜

血管外皮细胞瘤中发现了 7 例 *CDKN2 / p16* 基因纯合缺失现象，而在 26 例脑膜瘤中仅发现 1 例 (*P* = 0.03) (Ono et al 1996)。染色体 12q13 重排在血管外皮细胞瘤中是常见的。在这一区域还存在几个癌基因，包括 *MDM2*、*CDK4* 和 *CHOP/GADD153*。而包括染色体 19q13，和 7p15 在内的其他区域则很少会发生细胞遗传学改变 (Henn et al 1993；Mandahl et al 1993)。在脑膜血管外皮细胞瘤形成过程中，可能会出现肿瘤抑制基因 *p16* 的功能丧失，以及染色体 12q13 上的癌基因活化。与此相反，在脑膜瘤中很少见到染色体 12q13，19q13，6p21，和 7p15 的细胞遗传学改变 (Joseph et al 1995)。在血管外皮细胞瘤中并未发现 NF.2 抑癌基因的突变，而脑膜瘤中却很常见。通过聚合酶链反应的方法，在 28 例脑膜血管外皮细胞瘤中未能检测到 NF.2 的突变，而在 26 例散发性脑膜瘤中却发现了 9 例 NF.2 突变 (*p*<0.001) (Joseph et al 1995)。

组织学上为恶性的肿瘤可能表现为良性的发病过程，反之亦然。因此，很难根据血管外皮细胞瘤的组织学表现进行准确的预后评估 (Enzinger & Smith 1976)。曾有学者试图根据有丝分裂能力来判断预后，但很遗憾结果没有统计学意义。一项研究显示 62 例脑膜血管外皮细胞瘤的 MIB.1 和 Ki.67 指数范围为 1.24%~39% (Probst.Cousin et al 1996)。从这些肿瘤的统计分析数据来看，染色指数和无复发生存期之间没有显著相关性。但是，通过长期观察 (多于 100 个月) 发现，染色指数 <5% 的患者生存期更长。有研究使用流式细胞仪对血管外皮细胞瘤中的 DNA 倍体进行分析，结果表明 7 例肿瘤中只有 1 例存在 DNA 非整倍体干系 (Zellner et al 1998)。这些结果与脑膜瘤中的情况截然不同，在脑膜瘤中 DNA 倍体数量与如坏死、浸润以及有丝分裂活性等病理特征有关 (Zellner et al 1998)。因此，对于血管外皮细胞瘤，有丝分裂指数和 DNA 倍体似乎并不是有用的生物学指标。

4 发病率

脑膜血管外皮细胞瘤是罕见的疾病。在大宗的脑膜瘤病例中，脑膜血管外皮细胞瘤的发病率是 2%~4%，在颅内肿瘤中发病率远远低于 1% (Simpson 1957；Pitkethly et al 1970；Jellinger & Slowik 1975；Wara et al 1975；Fabiani et al 1980；Chan & Thompson 1985；Jääskeläinen et al 1985；Mirimanoff et al 1985；Guthrie et al 1989)。 约有 10% 的脑膜血管外皮细胞瘤可发生于儿童 (Herzog et al 1995)。不可否认的是，由于此病较为罕见，故经常会有误诊发生。

4.1 临床表现

与脑膜瘤不同，脑膜血管外皮细胞瘤多见于男性 (56%~75%)，在脊柱部位亦是如此 (Jääskeläinen et al 1985；Schroder et al 1986；Guthrie et al 1989)。但最近一项研究显示，女性患者稍多于男性患者 (Chiechi et al 1996)。诊断时的平均年龄为 38~42 岁 (Kochanek et al 1986；Schroder et al 1986；Guthrie et al 1989；Chiechi et al 1996)。发病部位与脑膜瘤相似，约 15% 位于后颅窝，15% 位于脊柱 (Cappabianca et al 1981；Schroder et al 1986；Guthrie et al 1989)。 而在脊柱肿瘤中，大约有一半位于颈部 (Schroder et al 1986)。绝大多数肿瘤都基于脑膜，但据报道至少有 3 例发生在松果体区 (Stone et al 1983；Lesoin et al 1984；Sell et al 1996)。原发的多灶性脑膜血管外皮细胞瘤尚无报道 (Schroder et al 1986；Guthrie et al 1989)。

患者从出现症状到就诊的平均时间不到 1 年，尤其是在 CT 和 MRI 的条件下 (Guthrie et al 1989)。症状的表现形式与肿瘤位置有关 (Jääskeläinen et al 1985；Kochanek et al 1986；Schroder et al 1986；Guthrie et al 1989)，其中最常见者为头痛 (Goellner et al 1978；Chiechi et al 1996)。大约只有 16% 的幕上肿瘤患者以癫痫发作作为始发症状，这也从侧面表明，这些肿瘤不会侵犯脑组织，而且生长得相当迅速 (Guthrie et al 1989)。

4.2 影像学表现

脑膜血管外皮瘤在影像学上与脑膜瘤相似。肿瘤在平片上唯一的特点是没有明显骨质增生。即使有骨质的变化，也表现为骨质侵蚀 (Osborne et al 1981；Jääskeläinen et al 1985；Guthrie et al 1989)。

CT 通常显示肿瘤通过狭窄的或宽阔的基底附着于脑膜。CT 平扫可见大多数肿瘤呈高密度，并伴有局灶性低密度，增强扫描可肿瘤不均匀强化 (Chiechi et al 1996)。另外，也可见到一些恶性肿瘤的特点 (肿瘤对脑组织的侵袭可在影像上表现为"蘑菇样"不均匀强化或边界不规则）（New et al 1982）。50% 以上的血管外皮细胞瘤可表现出骨质侵蚀。

血管外皮细胞瘤通常与灰质信号强度相同，且在 T_1 和 T_2 加权 MR 图像上，可见明显的血管流空影（Chiechi et al 1996；Akiyama et al 2004）。肿瘤在 T_1 增强像上最常见的表现是非均匀强化。大约 50% 的肿瘤有硬膜尾征。CT 和 MRI 有助于区分血管外皮细胞瘤和脑膜瘤，包括窄基底的硬脑膜附着（在血管外皮细胞瘤更常见）和邻近骨质增生（常见于脑膜瘤，但在血管外皮细胞瘤中非常罕见）（Chiechi et al 1996；Akiyama et al 2004）。此外，有两篇报道显示磁共振波谱成像也有助于区分血管外皮细胞瘤和良性脑膜瘤（Cho et al 2003；Hattingen et al 2003）。与脑膜瘤相比，血管外皮细胞瘤的胆碱峰有所升高。

这些肿瘤在血管造影中通常具有典型的表现，包括"开瓶器样"（译者注：指红酒的开塞钻）血管结构和长时相的静脉期显影（Marc et al 1975）（图 32.3）。多达 50% 的肿瘤具有明显的颈内动脉供血（Marc et al 1975；Jääskeläinen et al 1985；Guthrie et al 1989），且早期很少出现静脉回流，这是区别于普通脑膜瘤的另一个特征（Jääskeläinen et al 1985；Guthrie et al 1989）。尽管具有这些特点，Guthrie 等（1989）发现在 20 例血管造影中，只有一例诊断出了脑膜血管外皮细胞

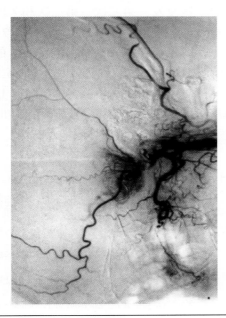

图 32.3　一例鞍结节脑膜血管外皮细胞瘤的血管造影表现。早期充盈的血管可呈现出"开瓶器样"特征。另可见早期引流静脉

瘤。Jääskeläinen 等（1985）回顾了 17 例脑膜血管外皮细胞瘤的血管造影，发现在了解上述特征后，可以至少对 8 例做出诊断。

在与普通脑膜瘤的鉴别诊断方面，增强 MRI 有助于显示解剖结构，但不具有特异性（Guthrie et al 1989）。DiChiro 等（1987）研究发现，通过正电子发射断层显像（positron emission tomography，PET）上的高代谢活性可以对代谢活跃的脑膜瘤，包括血管母细胞性脑膜瘤（即血管外皮细胞瘤）进行区分，并且 PET 上的"热点"对预后有重要意义。

5　治疗

脑膜血管外皮细胞瘤患者的治疗比较困难。在最初发病时，这些患者通常被诊断为脑膜瘤。但是如果病史短，且通过 CT，MRI 或 MRA 发现病灶血运极为丰富后，就应怀疑有脑膜血管外皮细胞瘤的可能性。若条件允许，则手术是首选治疗方案。如果怀疑是血管外皮细胞瘤，可以考虑行脑血管造影并对肿瘤栓塞，这可以极大地降低术中出血。值得注意的是，这些肿瘤也可侵及脑内的血管结构，因此单纯栓塞脑膜供血血管可能无法像对脑膜瘤那样有效地控制术中出血。同样，在手术过程中，将肿瘤从脑膜基底上切断可能不会有效地阻断供血，且仍然会有大出血的可能。

脑膜血管外皮细胞瘤有复发的倾向，因此在初次手术的时候要努力争取将其全部切除。然而，在大宗手术治疗的病例报道中，全切率仅为 50%~67%（Jääskeläinen et al 1985；Schroder et al 1986；Guthrie et al 1989）。如果肿瘤被完全切除（Simpson Ⅰ 级），那么治愈的可能性很高（Soyuer et al 2004；Bassiouni et al 2007）。如果不能全切，则建议进行辅助性放射治疗。一些学者建议在术前放疗，然后等待数月且放疗起效后再行手术治疗（Wara et al 1975；Fuki et al 1980）。然而，鉴于对手术区的照射会加大手术的操作难度，因此并不推荐常规进行行术前放疗。

5.1　放射外科治疗

放射外科的实用性及潜在魅力使之成为一种治疗选择。有报道称，放射外科可以有效地治疗无法手术的脑膜瘤（Duma et al 1993）。但是其对血管外皮细胞瘤是否有效目前尚不清楚。这种肿

瘤边界较清晰，并对放射线敏感，因此放射外科似乎是个不错的选择。Galanis 等（1998）使用立体定向放射外科对 10 例复发病进行治疗。其中 3 例先前未接受放疗的患者（病变直径均小于 25mm）获得了完全缓解并维持了 3 年（中位数），14 例患者（70%）达到了部分缓解，中位期为 12 个月，3 例肿瘤（15%）无明显进展。其他的研究表明，手术后进行放射外科治疗能够预防局部复发，但无法阻止肿瘤发生转移（Dufour et al 2001）。在最近的一项对 14 例复发性血管外皮细胞瘤患者的研究中，有 11 人在行放射外科治疗后肿瘤得到了局部控制（Sheehan et al 2002）。通过随访的影像学检查发现，15 个肿瘤中的 12 个在体积上有了明显的缩小。伽马刀治疗可以使 80% 的复发血管外皮细胞瘤得到局部控制。因此，如果在手术或放疗后发现有肿瘤残余，那么应考虑早期进行放射外科治疗。不过尽管局部肿瘤得到了控制，但远处转移的风险仍然存在。

在上述研究中有一例患者在接受放射外科治疗后，短期出现了十分显著的治疗效果。然而，正如所有新的治疗方式一样，推荐放射外科为首选治疗时须慎重，且最好仅用于无法进行手术治疗的患者。

5.2　化疗

关于对颅内血管外皮细胞瘤进行化疗的资料非常匮乏。有一项研究报道了对手术和放疗后复发的患者进行化疗的情况（Chamberlain & Glantz 2008）。在这些患者中，先使用 4 个周期的环磷酰胺、阿霉素和长春新碱，之后又使用了 α 干扰素和两个周期的异环磷酰胺、顺铂和依托泊苷进行治疗。患者化疗后的中位生存期为 14 个月。该作者认为挽救性化疗的效果差强人意，对于手术和放疗后复发的颅内血管外皮细胞瘤患者而言，其毒副作用是可以接受的。

5.3　手术死亡率

脑膜血管外皮细胞瘤的手术死亡率为 9%~27%，其中许多患者死于失血过多（Jääskeläinen et al 1985；Schroder et al 1986；Guthrie et al 1989）。Guthrie 等（1989）报道了自 1974 年以来，使用包括栓塞在内的现有的技术对患者进行治疗，无一例手术死亡，而且如果仔细处理，手术并发症也是微乎其微的。与大多数肿瘤一样，复发后

再手术的风险增加，无论是并发症发生率还是死亡率都很高（Guthrie et al 1989）。

5.4　复发

脑膜血管外皮细胞瘤很容易复发。由于衡量肿瘤复发的标准不同，所以文献中报道的首次手术之后的无复发生存期也是不同的。Schroder 等（1986）对 1985 年以前的所有相关文献进行了回顾，发现中位无复发时间为 50 个月（范围为 1 个月至 26 年）。Jääskeläinen 等（1985）总结了 18 例患者，其平均复发时间为 78 个月。Guthrie 等（1989）将症状的进展，以及经过影像和手术的确认作为评判复发的标准，发现患者的中位无复发时间为 40 个月（平均为 47 个月）。Brunori 等（1997）报道在 7 例患者中，有 5 例的平均复发时间为 85 个月，而另外 2 例只分别随访了 3 年和 1 年。通过文献回顾，Schroder 等（1986）发现 5 年的复发率为 60% 左右。Guthrie 等（1989）通过统计分析计算出 5 年、10 年和 15 年的复发率分别为 65%、76% 和 87%（表 32.1）。从这些数据中可以看到，脑膜血管外皮细胞瘤比脑膜瘤更具侵袭性，存活 5 年的患者多出现复发，且存活时间越长复发率就越高。事实上，如果患者的生命足够长，肿瘤终会复发。

在第一次复发后，脑膜血管外皮瘤的复发间隔往往会缩短。Guthrie 等（1989）报道了 44 例患者，总共进行了 79 次手术，发现后续复发的平均间隔短于首次复发。第二次、第三次和第四次的平均复发时间分别是 38 个月、35 个月和 17 个月。此外，该作者发现在第一次手术后，53% 的患者症状有所改善，3% 的患者病情加重。在第二次手术后，只有 33% 的患者病情改善，但却有 13% 的患者的病情加重，这表明切除肿瘤的最佳时机是第一次手术。

表 32.1　脑膜血管外皮细胞瘤患者的预后（%）			
	5 年	10 年	15 年
复发率	65	76	87
转移率	13	33	64
生存率	67	40	23

资料来源于 Guthrie B L, Ebersold M J, Scheithauer B W et al.（1989）Meningeal hemangiopericytoma: histopathological features, treatment, and long.term followup of 44 cases.Neurosurgery 25: 514–522

5.5 转移

不同于任何其他的原发性颅内肿瘤，脑膜血管外皮细胞瘤常在 CNS 外发生转移。转移最常见的部位是骨、肺和肝（Simpson 1957；Kruse 1961；Pitkethly et al 1970；Horten et al 1977；Thomas et al 1981；Kepes 1982；Inoue et al 1984；Jääskeläinen et al 1985；Schroder et al 1986；Guthrie et al 1989）。需要注意的是，肿瘤可在多年无明显进展的情况下出现远处转移，这说明对患者进行长期治疗是至关重要的。

5.6 生存期

Guthrie 等（1989）发现，第一次手术后患者的中位生存期为 60 个月，5 年、10 年和 15 年的生存率分别为 67%、40% 和 23%（表 32.1）。Schroder 等（1986）回顾了 1985 年以前的文献，共包括 118 个病例，发现 5 年、10 年、15 年的累积生存率分别为 65%、45% 和 15%，而这与上文所述的数据基本相符。

5.7 影响预后的因素

与任何颅内肿瘤一样，某些临床和病理特点对于预测病程的发展是非常重要的。Guthrie 等（1989）对 44 例血管外皮细胞瘤患者进行了详尽的回顾，并分析了多种因素对远期预后的影响。结果显示年龄和性别并不重要，且包括有丝分裂活性在内的肿瘤组织学特征也与预后无关。另一方面，Kochanek 等（1986）认为有丝分裂率高的肿瘤侵袭性更强，复发得更快。但对于血管外皮细胞瘤而言还有待证实。与脑膜瘤不同，肿瘤切除程度与复发的关系并不明显（Kochanek et al 1986）。Guthrie 等（1989）发现肿瘤完全切除后患者的平均生存期为 109 个月，而不完全切除的生存期为 65 个月。然而奇怪的是，无复发生存期与切除程度没有关系，这可能是因为肿瘤明显残余的患者往往会接受放射治疗（Jääskeläinen et al 1985；Guthrie et al 1989）。

中枢神经系统以外的转移是灾难性的，其会极大地缩短患者的生存期。在梅奥诊所的 44 例患者中，有 10 例在平均 99 个月时出现了颅外转移。转移后平均生存期为 24 个月。相较之下，有 5 例患者也存活了 99 个月但没有出现转移，这些患者又继续生存了 76 个月（Guthrie et al 1989）。

与预后关系最大的治疗方法是术后放疗。Chan 和 Thompson（1985）发现 12 例恶性脑膜瘤患者（很可能是血管外皮细胞瘤）在接受术后放射治疗后，平均生存期为 4.6 年，而那些未行术后放疗的患者生存期则不足 1 年。Guthrie 等（1989）发现对于第一次手术后进行放疗的患者，其 5 年和 10 年的复发率分别为 38% 和 64%，平均复发时间为 74 个月。未行放疗患者的 5 年和 10 年的复发率均为 90%，平均复发时间为 29 个月（Guthrie et al 1989，表 32.2）。该作者发现，当放疗剂量小于 4 500cGy 时，患者的复发时间要短于接受 5 000cGy 及以上剂量治疗的患者。此外，该研究还显示第一次手术后进行放疗的患者平均生存期为 92 个月，而未行放疗的患者的生存期为 62 个月。其他学者也报道了放疗对颅内及外周血管外皮细胞瘤可产生类似的治疗效果（Friedman & Egan 1960；Lal et al 1976；Mira et al 1977；Fuki et al 1980；Schroder et al 1986）。

表 32.2 脑膜血管外皮细胞瘤术后放疗的效果

	复发的可能性（%）		
	3 年	5 年	10 年
放疗	30	50	70
未放疗	50	100	100

6 讨论

无论是否将脑膜血管外皮细胞瘤归类为脑膜瘤，其恶性本质早已为人所知（Rubinstein 1972；Horten et al 1977；Zülch 1979；Popoff et al 1974；Pena 1977；Goellner et al 1978；Fabiani et al 1980；Kochanek et al 1986），而且作为患者的主治医师必须认识到其生物学行为与脑膜瘤是截然不同的。脑膜瘤的女性患者和男性患者比例为 1.5:1~ 3:1（Cushing & Eisenhardt 1938；Simpson 1957；Jellinger & Slowik 1975；MacCarty & Taylor 1979；Adegbite et al 1983；Chan & Thompson 1985），但脑膜血管外皮瘤患者中男性略高于女性。脑膜血管外皮细胞瘤患者的平均发病年龄为 8~42 岁，而脑膜瘤患者为 50 岁（Skullerud & Loken 1974；Jellinger & Slowik 1975；Yamashita et al 1980；Chan & Thompson 1985；Mirimanoff et al 1985）。大多数血

管外皮细胞瘤的病史不到 1 年，而脑膜瘤患者的症状可能持续几年的时间。脑膜血管外皮细胞瘤患者很少出现癫痫发作。这两种肿瘤的发病部位相似，但脑膜血管外皮瘤仅为单发，而多灶性脑膜瘤的比例高达 16%（Kepes 1982）。

脑膜血管外皮细胞瘤比脑膜瘤更具侵袭性，5 年和 10 年的复发率分别为 65% 和 76%（Guthrie et al 1989），而脑膜瘤的复发率分别为 20% 和 30%（Adegbite et al 1983；Mirimanoff et al 1985）。与许多恶性和良性肿瘤一样，脑膜血管外皮细胞瘤对放疗相对敏感（King et al 1966；Carella et al 1982；Guthrie et al 1989）。脑膜血管外皮细胞瘤与脑膜瘤的最显著的区别是前者更容易发生转移。Kepes（1982）在其关于脑膜瘤的专著中提到普通脑膜瘤发生转移的情况十分少见。与之相比，脑膜血管外皮细胞瘤患者 5 年、10 年和 15 年的转移率分别为 13%、33% 和 64%（Guthrie et al 1989），且转移的概率会随着生存时间延长而升高。

脑膜血管外皮细胞瘤不应等同于非典型或恶性脑膜瘤。后者表现为结构缺失、细胞增多、核异型性和有丝分裂增加。Jääskeläinen 等（1986）对一组非典型和间变性脑膜瘤病例进行了研究，发现这些肿瘤比普通脑膜瘤更具侵袭性，但不及脑膜血管外皮细胞瘤，尤其是恶性脑膜瘤很少或从不发生转移。

综上所述，脑膜血管外皮细胞瘤是一种侵袭性的、轴外的中枢神经系统肿瘤，其表现类似于软组织肉瘤。这种疾病往往会出现局部复发，且即便肿瘤得到了局部控制，也可发生远处转移。最佳的治疗方法是在第一次手术时积极切除肿瘤，随后给予至少 5 000~5 500cGy 的放射治疗和（或）放射外科治疗。所有的患者都需要进行周密的长期随访，并且为了排查肿瘤转移，需定期做胸部 X 线检查，针对骨痛进行检查以及肝功能异常相关的检查。

关键点

- 脑膜血管外皮细胞瘤是恶性肿瘤，占颅内肿瘤不到 1%。其与脑膜瘤发病部位相同，表现类似软组织肉瘤。
- 在病理学上，这些肿瘤类似于脑膜瘤，但它们来自纤维组织细胞的前体细胞。在分子水平上，其与脑膜瘤不同，常伴有染色体 12q13 重排。

续表

关键点

- 患者就诊时的平均年龄为 40 岁，大多数患者的症状与肿瘤部位有关，其中最常见的是头痛。
- 增强 MRI 是首选的影像学检查。
- 此类肿瘤血运丰富，可能有较大的肿瘤血管。
- 手术是最佳的治疗方式，术前栓塞可能会有所帮助。
- 肿瘤注定会复发，因此建议进行辅助放疗。放射外科是治疗局部复发性病变的理想方法。
- 5 年和 10 年的复发率分别为 65% 和 75%。
- 5 年和 10 年中位生存率分别为 65% 和 40%。在众多治疗方式中，与预后明显有关的是术后进行至少 5 000~5 500cGy 的放射治疗。
- 必须时刻提防远处转移的发生，因此需要对患者进行周密的随访。

（戚继　译）

参考文献

Adegbite, A.B., Khan, M.I., Paine, K.W.E., et al., 1983. The recurrence of intracranial meningiomas after surgical treatment. J. Neurosurg. 58, 51–56.

Akiyama, M., Sakai, H., Onoue, H., et al., 2004. Imaging intracranial haemangiopericytomas: study of seven cases. Neuroradiology 46 (3), 194–197.

Bailey, P., Cushing, H., Eisenhardt, L., 1928. Angioblastic meningiomas. Arch. Pathol. 6, 953–990.

Bassiouni, H., Asgari, S., Hübschen, U., et al., 2007. Intracranial hemangiopericytoma: treatment outcomes in a consecutive series. Zentralbl. Neurochir. 68 (3), 111–118.

Begg, C.F., Garret, R., 1954. Hemangiopericytoma occurring in the meninges. Cancer 7, 602–606.

Brunori, A., Delitala, A., Oddi, G., et al., 1997. Recent experience in the management of meningeal hemangiopericytomas. Tumori. 83, 856–860.

Cappabianca, P., Mauri, F., Pettinato, G., et al., 1981. Hemangiopericytoma of the spinal canal. Surg. Neurol. 15, 298–302.

Carella, R.J., Ransohoff, J., Newal, J., 1982. Role of radiation therapy in the management of meningioma. Neurosurgery 10, 332–339.

Chamberlain, M.C., Glantz, M.J., 2008. Sequential salvage chemotherapy for recurrent intracranial hemangiopericytoma. Neurosurgery 63 (4), 720–727.

Chan, R.C., Thompson, G.B., 1985. Morbidity, mortality, and quality of life following surgery for intracranial meningiomas. A retrospective study in 257 cases. J. Neurosurg. 62, 18–24.

Chiechi, M.V., Smirniotopoulos, J.G., Mena, H., 1996. Intracranial hemangiopericytomas: MR and CT features. AJNR Am. J. Neuroradiol. 17 (7), 1365–1371.

Cho, Y.D., Choi, G.H., Lee, S.P., et al., 2003. (1)H-MRS metabolic patterns for distinguishing between meningiomas and other brain tumors. Magn. Reson. Imaging 21 (6), 663–672.

Cushing, H., Eisenhardt, L., 1938. Meningiomas: their classification, regional behavior, life history, and surgical end results. Charles C Thomas, Springfield, IL.

de la Monte, S.M., Flickinger, J., Linggood, R.M., 1986. Histopathologic resection. Am. J. Surg. Pathol. 10, 836–843.

DiChiro, G., Hatazawa, J., Katz, D.A., et al., 1987. Glucose utilization by intracranial meningiomas as an index of tumor aggressivity and probability of recurrence: a PET study. Radiology 167,

521–526.

Dufour, H., Métellus, P., Fuentes, S., et al., 2001. Meningeal hemangiopericytoma: a retrospective study of 21 patients with special review of postoperative external radiotherapy. Neurosurgery 48 (4), 756–763.

Duma, C.M., Lunsford, L.D., Kondziolka, D., et al., 1993. Stereotactic radiosurgery of cavernous sinus meningiomas as an addition or alternative to microsurgery. Neurosurgery 32, 699–705.

Dziuk, T.W., Woo, S., Butler, E.B., et al., 1998. Malignant meningioma: an indication for initial aggressive surgery and adjuvant radiotherapy. J. Neurooncol. 37 (2), 177–188.

Enzinger, F., Smith, B., 1976. Hemangiopericytoma: an analysis of 106 cases. Hum. Pathol. 7, 61–82.

Fabiani, A., Favero, M., Trebini, F., 1980. On the primary meningeal tumors with special concern to the hemangiopericytoma pathology and biology. Zentralbl. Neurochir. 41, 273–284.

Friedman, M., Egan, J.W., 1960. Irradiation of hemangiopericytoma of Stout. Radiology 74, 721–729.

Fuki, M., Kitamura, K., Nakagaki, H., et al., 1980. Irradiated meningiomas: a clinical evaluation. Acta Neurochir. 54, 33–34.

Galanis, E., Buckner, J.C., Scheithauer, B.W., et al., 1998. Management of recurrent meningeal hemangiopericytoma. Cancer 82 (10), 1915–1920.

Goellner, J.R., Laws, E.R. Jr., Soule, E.H., et al., 1978. Hemangiopericytoma of the meninges: Mayo Clinic experience. J. Clin. Pathol. 70, 375–380.

Guthrie, B.L., Ebersold, M.J., Scheithauer, B.W., et al., 1989. Meningeal hemangiopericytoma: histopathological features, treatment, and long-term followup of 44 cases. Neurosurgery 25, 514–522.

Hattingen, E., Pilatus, U., Good, C., et al., 2003. An unusual intraventricular haemangiopericytoma: MRI and spectroscopy. Neuroradiology 45 (6), 386–389.

Henn, W., Wullich, B., Thonnes, M., et al., 1993. Recurrent t(12;19) (q13;q13.3) in intracranial and extracranial hemangiopericytoma. Cancer Genet. Cytogenet. 71, 151–154.

Herzog, C., Leeds, N., Bruner, J., et al., 1995. Intracranial hemangiopericytomas in children. Pediatr. Neurosurg. 22 (5), 274–279.

Horten, B.C., Urich, H., Rubinstein, L.J., et al., 1977. The angioblastic meningioma: a reappraisal of a nosological problem. J. Neurol. Sci. 31, 387–410.

Inoue, H., Tamura, M., Koizumi, H., et al., 1984. Clinical pathology of malignant meningiomas. Acta Neurochir. 73, 179–191.

Jääskeläinen, J., Haltia, M., Servo, A., 1986. Atypical and anaplastic meningiomas: radiology, surgery, radiotherapy and outcome. Surg. Neurol. 25, 233–242.

Jääskeläinen, J., Servo, A., Haltia, M., et al., 1985. Intracranial hemangiopericytoma: radiology, surgery, radiotherapy, and outcome in 21 patients. Surg. Neurol. 23, 227–236.

Jellinger, K., Slowik, F., 1975. Histological subtypes and prognostic problems in meningiomas. J. Neurol. 208, 279–298.

Joseph, J., Lisle, D., Jacoby, L., et al., 1995. NF 2 gene analysis distinguishes hemangiopericytoma from meningioma. Am. J. Pathol. 147 (5), 1450–1455.

Kepes, J.J., 1982. Meningiomas: biology, pathology and differential diagnosis. Masson, New York.

King, D.L., Chang, C.H., Pook, J.L., 1966. Radiotherapy in the management of meningiomas. Acta Radiol. 5, 26–33.

Kleihues, P., Burger, P.C., Scheithauer, B.W., 1993. The new WHO classification of brain tumors. Brain Pathol. 3, 255–268.

Kochanek, S., Schroder, R., Firsching, R., 1986. Hemangiopericytoma of the meninges. I Histopathological variability and differential diagnosis. Zentralbl. Neurochir. 47, 183–190.

Kruse, F. Jr., 1961. Hemangiopericytoma of the meninges (angioblastic meningioma of Cushing and Eisenhardt). Clinicopathologic aspects and follow-up studies in 8 cases. Neurology 11, 771–777.

Lal, H., Sanyal, B., Pant, C.G., et al., 1976. Hemangiopericytoma: report on three cases regarding the role of radiation therapy. Am. J. Roentgenol. 126, 887–891.

Lesoin, F., Bouchez, B., Krivosic, I., et al., 1984. Hemangiopericytic meningioma of the pineal region. Case report. Eur. Neurol. 23, 274–277.

MacCarty, C.S., Taylor, W.F., 1979. Intracranial meningiomas: experiences at the Mayo Clinic. Neurol. Med. Chir. (Tokyo) 19, 569–574.

Mandahl, N., Orndal, C., Heim, S., et al., 1993. Aberrations of chromosome segment 12q13–12q15 characterize a subgroup of hemangiopericytomas. Cancer 71, 3001–3013.

Marc, J.A., Takei, Y., Schecter, M.M., et al., 1975. Intracranial hemangiopericytomas: angiography, pathology, and differential diagnosis. Am. J. Roentgenol. 125, 823–832.

Mira, J.G., Chu, F.C.H., Fomter, J.F., 1977. The role of radiotherapy in the management of malignant hemangiopericytoma: report of eleven new cases and review of the literature. Cancer 39, 1254–1259.

Mirimanoff, R.O., Dosoretz, D.E., Linggood, R.M., et al., 1985. Meningioma: analysis of recurrence and progression following neurosurgical resection. J. Neurosurg. 62, 18–24.

Molnar, P., Nemes, Z., 1995. Hemangiopericytoma of the cerebellopontine angle. Diagnostic pitfalls and the diagnostic value of the subunit A of Factor XIII as a tumor marker. Clin. Neuropathol. 14, 19–24.

Nakamura, M., Inoue, H., Ono, N., et al., 1987. Analysis of hemangiopericytic meningioma by immunohistochemistry, electron microscopy and cell culture. J. Neuropathol. Exp. Neurol. 46, 57–71.

Nemes, Z., 1992. Differentiation markers in hemangiopericytoma. Cancer 69, 133–140.

New, P.F., Hesselink, J.R., O'Carroll, C.P., et al., 1982. Malignant meningiomas: CT and histologic criteria, including a new CT sign. AJNR Am. J. Neuroradiol. 3, 267–276.

Ono, Y., Ueki, K., Joseph, J., et al., 1996. Homozygous deletions of the CDKN2/p16 gene in dural hemangiopericytomas. Acta Neuropathol. 91 (3), 221–225.

Osborne, D.R., Dubois, P., Drayer, B., et al., 1981. Primary intracranial meningeal and spinal hemangiopericytoma: radiologic manifestations. AJNR 2, 69–74.

Pena, C.E., 1977. Meningioma and intracranial hemangiopericytoma. A comparative electron microscopic study. Acta Neuropathol. (Berl.) 39, 69–74.

Pitkethly, D.T., Hardman, J.M., Kempe, L.G., et al., 1970. Angioblastic meningiomas. Clinicopathologic study of 81 cases. J. Neurosurg. 32, 539–544.

Popoff, N.A., Malinin, T., Rosomoff, H.L., 1974. Fine structure of intracranial hemangiopericytoma and angiomatous meningioma. Cancer 34, 1187–1197.

Probst-Cousin, S., Bergmann, M., Schroder, R., et al., 1996. Ki-67 and biological behavior in meningeal haemangiopericytomas. Histopathology 29, 57–61.

Rubinstein, L.J., 1972. Tumors of the central nervous system. Armed Forces Institute of Pathology, Washington DC, 2nd series, Fascicle 6.

Schroder, R., Firsching, R., Kochanek, S., 1986. Hemangiopericytoma of the meninges II. General and clinical data. Zentralbl. Neurochir. 47, 191–199.

Sell, J., Hart, B., Rael, J., 1996. Hemangiopericytoma: a rare pineal mass. Neuroradiology 38 (8), 782–784.

Sheehan, J., Kondziolka, D., Flickinger, J., et al., 2002. Radiosurgery for treatment of recurrent intracranial hemangiopericytomas. Neurosurgery 51 (4), 905–911.

Simpson, D., 1957. The recurrence of intracranial meningiomas after surgical treatment. J. Neurol. Neurosurg. Psychiatry 20, 22–39.

Skullerud, K., Loken, A.C., 1974. The prognosis in meningiomas. Acta Neuropathol. (Berl.) 29, 337–344.

Soyuer, S., Chang, E.L., Selek, U., et al., 2004. Intracranial meningeal hemangiopericytoma: the role of radiotherapy: report of 29 cases and review of the literature. Cancer 100 (7), 1491–1497.

Stone, J.L., Cybulski, G.R., Rhee, H.L., et al., 1983. Excision of a large pineal region hemangiopericytoma (angioblastic meningioma, hemangiopericytoma type). Surg. Neurol. 19, 181–189.

Stout, A.P., Murray, M.R., 1942a. Hemangiopericytoma: a vascular tumor featuring Zimmerman's pericyte. Ann. Surg. 116, 26–33.

Stout, A.P., Murray, M.R., 1942b. Hemangiopericytoma occurring in the meninges. Cancer 2, 1027–1035.

Thomas, H.G., Dolman, C.L., Berry, K., 1981. Malignant meningioma: clinical and pathological features. J. Neurosurg. 55, 929–934.

Uttley, D., Clifton, A.C., Wilkins, P.R., 1995. Haemangiopericytoma: a clinical and radiological comparison with atypical meningiomas. Br. J. Neurosurg. 9 (2), 127–134.

Wara, W.M., Sheline, G.E., Newman, H., et al., 1975. Radiation therapy of meningiomas. Am. J. Roentgenol. Radium. Ther. Nucl. Med. 123, 453–458.

Yamashita, J., Handa, H., Iwaki, K., et al., 1980. Recurrence of intracranial meningiomas, with special reference to radiotherapy. Surg. Neurol. 14, 33–40.

Zellner, A., Meixensberger, J., Roggendorf, W., et al., 1998. DNA ploidy and cell-cycle analysis in intracranial meningiomas and hemangiopericytomas: a study with high-resolution DNA flow cytometry. Int. J. Cancer 79, 116–120.

Zülch, K.J., 1979. Histological typing of tumors of the central nervous system. World Health Organization, Geneva.

第 33 章　脑膜肉瘤

Georges F.Haddad，Ian F.Dunn，Ossama Al-Mefty

> 肉瘤，也称为蕈样瘤，是在发病部位汲取营养而形成的肉样赘生物。
>
> Ambroise Paré（1517—1590）
> （由 Bailey 1929 年引用）

1　简介

"肉瘤（sarcoma）"一词由希腊语中的 sarx（意为"肉"）和 oma 组合而成，由于其含有很少的结缔组织间质并呈肉质样外观而得名（*Churchill's Medical Dictionary* 1989）。在病理学上，肉瘤被定义为起源于间叶组织的恶性肿瘤（Cotran et al 1999）。

2　历史

Virchow 第一次对脑肿瘤进行了系统的分类（Virchow 1869, quoted in Rubinstein 1971）。他把原发的、呈肉样的、恶性的中枢神经系统肿瘤称为"肉瘤"，而把对应的偏良性的肿瘤称为"胶质瘤"。Rubinstein（1971）认为他所说的"肉瘤"很可能是指多形性胶质母细胞瘤。Virchow 的分类方式解释了为什么在早期的数据统计中肉瘤可占脑肿瘤的 30%~40%（Zülch 1986），而在近期的研究中其发病率却不足 3%。

1929 年，Bailey 报道了 8 例肉瘤，并将它们分为 5 种类型。此后相继产生了多种不同的分类方法，有的根据肿瘤在颅内的发生部位（如硬脑膜、软脑膜），有的根据组织结构（如血管周围、外皮、腺泡），还有的根据组织亚型（Rubinstein 1971）。Christensen 和 Lara（1953）采用了后一种分类方式，他们回顾了 24 例原发颅内肉瘤，并将它们分为纤维型、纺锤细胞型、多形细胞型，其恶性度依次递增。

由于缺乏公认的统一的分型方法，以及无法确定某些肿瘤究竟来源于间叶组织（即肉瘤）还是来源于神经外胚层（即胶质瘤），使得关于颅内肉瘤的研究受到限制。譬如怪细胞肉瘤，Kernohan 和 Uihlein（1962）将其视为真正的肉瘤，而 Rubinstein（1971）则认为它是巨细胞多形性胶质母细胞瘤。再譬如所谓的"局限性蛛网膜小脑肉瘤"，此名称由 Foerster 和 Gagel（1939）首先提出，但 Rubinstein 和 Northfield（1964）则判断它是促纤维增生型髓母细胞瘤。此外，对髓肌母细胞瘤的分类也存在困难，有人认为它是肉瘤，而另一些人认为其是存在横纹肌母细胞分化的原始神经外胚层肿瘤（primitive neuroectodermal tumor, PNET）。考虑到原发脑膜肉瘤非常罕见，以下的内容将包括一些关于原发大脑肉瘤（浅表和深部）的参考文献和研究进展。

3　分类

脑膜瘤是最常见的脑膜肿瘤，起源于脑膜上皮细胞，而肉瘤则起源于间叶细胞。这些间叶细胞的可来自于硬脑膜、软脑膜、脑白质深部穿动脉上所覆盖的软膜或外膜成纤维细胞、脉络膜及脉络丛基质（Bruner et al 1998）。因此，原发的颅内肉瘤如累及脑膜则可位于表浅的部位（如脑膜肉瘤），也可以因起源于脑实质或脑室内而发生在脑组织深部。Bruner 等（1998）还对颅内间叶细胞起源的原发脑膜肉瘤和继发于脑膜瘤的脑膜肉瘤进行了区分。肉瘤可以通过直接扩展（颅底、颅顶、静脉窦或脑内肉瘤）或远处转移而侵及脑膜。

　　根据世界卫生组织最新的分类方法，"脑膜肉瘤"这一诊断术语不再特别提及，因为它在从前的文献中既属于肉瘤，又属于恶性脑膜瘤（Paulus et al 2007）。本章所讲述的脑膜肉瘤归类于"间叶来源的非脑膜上皮肿瘤"之下。这一类肿瘤（在本章中不予讨论）还包括：

　　（1）血管外皮细胞瘤。

　　（2）胶质肉瘤：由封闭的胶质细胞岛发生恶变而形成的肿瘤。

　　（3）脑膜黑色素细胞瘤。

　　（4）脂肪瘤。

　　有些肿瘤也曾经被归于"颅内肉瘤"下，同样不在本章的讨论范围内。它们是：

　　（1）中枢神经系统淋巴瘤，曾被称为网织细胞肉瘤（Zülch 1971；Paulus & Scheithauer 1997）。

　　（2）促纤维增生型髓母细胞瘤，曾报道为小脑蛛网膜肉瘤（Zülch 1971；Paulus & Scheithauer 1997）。

　　（3）巨细胞胶质母细胞瘤，曾报道为怪细胞肉瘤（Zülch 1971；Paulus & Scheithauer 1997）。

　　（4）脑膜粒细胞肉瘤，因粒细胞对硬膜的浸润而得名，常为急性髓系白血病的晚期并发症（Guthrie et al 1990），也见于其他骨髓增生性病变（Roy et al 1989）。

　　Enzinger 和 Weiss（1988）在其关于肉瘤的文章中提到"早期的分类大多是描述性的，而最近的分类是基于肿瘤的分化，即肿瘤细胞分化形成的组织类型而不是肿瘤起源于哪种组织"。Scheithauer（1990）赞成这种观点，他指出"从历史趋势上看，人们总是关注组织发生，并把这种'细胞起源'的思维方式运用于肿瘤的分类中，也许我们应当摒弃这种想法，并将我们在诊断方面的努力集中用于揭示特定的细胞分化。"

　　对软组织肉瘤的遗传学研究进展也适用于脑和脑膜的肉瘤。总的来说，颅内肉瘤的分子特征和其他部位肉瘤类似。在腺泡状横纹肌肉瘤中发现有两个恒定的染色体易位，即 t（2，13）和 t（1，13），后者相对少见（Bell 1999）。在尤文肉瘤和外周原始神经外胚层肿瘤（peripheral primitive neuroectodermal tumors，pPNETs）中，t（11，22）一般被认为具有诊断意义，但是有报道称 t（11，22）的易位也可见于腺泡状横纹肌肉瘤中（Thorner 1996）。毫无疑问，对肉瘤的分子和遗传基质的深入研究将进一步完善其分类。

　　在本书更早的版本中，这一章所使用的"纺锤细胞肉瘤"和"多形细胞肉瘤"的称谓现今已不再适用（Haddad & Al-Mefty 1995）。因此，我们对脑膜肉瘤的讨论应当基于细胞分化的分类，如纤维肉瘤、平滑肌肉瘤、横纹肌肉瘤、软骨肉瘤和恶性纤维组织细胞瘤。

4　发病率

　　Zülch 认为颅内肉瘤的平均发病率为 2%~3%。Tomita 和 Gonzalez-Crussi（1984）回顾了 402 例儿童颅内肿瘤，发现 8 例原发肉瘤，占儿童颅内肿瘤的 2%。Bruner 等（1998）对 Kernohan 和 Uihlein（1962）的数据进行了调整，认为其真实的发病率约为 1.2%。Coons & Johnson（1994）则报道原发肉瘤在所有颅内肿瘤中不足 1%。Paulus 等（1991）在 25 000 例脑肿瘤活检病例中发现 19 例原发颅内肉瘤，其发生率不足 0.1%。然而，上述作者在他们的报道中并未包括脑膜肉瘤病。Bigner 和 Johnston（1994）指出原发的颅内肉瘤比转移至中枢神经系统的肉瘤更为多见。常见的肿瘤类型包括纤维肉瘤、恶性纤维组织细胞瘤和未分化肉瘤（Paulus et al 1991；Oliveira et al 2002）。

5　病理

　　脑膜肉瘤通常体积较大。起源于硬膜的肿瘤常比软膜或脑内起源者更为坚韧。肿瘤有些部分与邻近脑组织界限清晰，但其没有包膜，而其他部分则常对脑组织造成浸润。肿瘤有时会像外套一样沿脑沟和脑回在皮层上播散（Russell & Rubinstein 1989）。肿瘤切面常较坚韧，可见坏死和出血灶（Coons & Johnson 1994）。

　　脑膜肉瘤和其他部位肉瘤的镜下表现类似。我们不去描述间叶细胞所有可能的分化，也不去具体引用针对每个亚型的综述和个案报告，而仅是指出脑膜肉瘤是可以发生多种分化的，包括纤维组织（纤维肉瘤）、软骨（软骨瘤、软骨肉瘤和间叶性软骨肉瘤）、平滑肌（平滑肌肉瘤）、横纹肌（横纹肌肉瘤）、骨（骨肉瘤）、脂肪组织（脂肪瘤）和血管（血管肉瘤）。分化较差的细胞则形成"恶性纤维组织细胞瘤"。

　　纤维肉瘤的镜下特征为交织成束的纺锤细胞，

形如"人"字，核分裂象多见，并可见坏死区域（Paulus & Scheithauer 1997）。肿瘤含有丰富的网硬蛋白。此外，波形蛋白也可呈阳性表达，但这个特点无法用于和其他颅内肉瘤的鉴别（Bruner et al 1998）。

大多数原发颅内恶性纤维组织细胞瘤均起源于脑膜（Burger et al 1991），而极少数可来源于脑实质（Mitsuhashi et al 2004）。恶性纤维组织细胞瘤由多种不同形态的细胞构成，如纤维母细胞、黄色瘤细胞、组织细胞型细胞以及多核巨细胞（Tomita & Gonzalez-Crussi 1984；Ho et al 1992）。大量的核分裂和常见的坏死是肿瘤的特征（Paulus & Scheithauer 1997）。Paulus 等（1991）报道的 19 例肉瘤中，6 例为恶性纤维组织细胞瘤。该作者指出"以前诊断的颅内肉瘤中最常见者为纤维肉瘤，但目前认为这些肿瘤大多数都是其他类型，尤其是恶性纤维组织细胞瘤"。然而，另一方面 McKeever 等（1997）却认为大多数恶性纤维组织细胞瘤都应该划归纤维肉瘤。从这可以看出，颅内肉瘤的分类仍旧处于不断变化的状态中。

含软骨成分的肉瘤既可以归类为软骨肉瘤，也可以为间叶软骨肉瘤（Tomita & Gonzalez-Crussi 1984；Cybulski et al 1985；Katayama et al 1987）。在软骨肉瘤中，只有软骨成分具有肿瘤特性（图 33.1）；而在间叶软骨肉瘤中，软骨成分和间叶成分都是肿瘤性的（图 33.2）（Harsh & Wilson 1984；Shuangshoti & Kasantikul 1989）。后者在光镜下可见不典型的软骨分化混杂于致密的间叶肿瘤组织中，曾有人将其比作"天空中的云朵"（Burger et al 1991）。一些学者还发现其恶性软骨细胞可以对 GFAP 染色呈阳性（Shuangshoti & Kasantikul 1989）。那些曾被认为是"软骨样脊索瘤"的肿瘤现在看来应该属于低级别软骨肉瘤（Coons & Johnson 1994）。最新有报道指出对 D2-40 抗原呈阳性反应可用于辨别骨外黏液样软骨肉瘤（Sangoi et al 2009）。Forbes 和 Eljamel（1998）对脑（脊）膜软骨肉瘤的病例进行了回顾，他们从文献中挑选了 29 例病例，并加上自己的 2 例，其中颅内肿瘤为 20 例，椎管内 11 例。有 22 例为间叶软骨肉瘤。所有的非间叶软骨肉瘤（9 例）皆位于颅内。该作者认为间叶软骨肉瘤在骨外最常见的发生部位为脑（脊）膜，颅内最常见部位则为大脑镰。仅有两例发生转移。患者的平均生存期为 4.5 年。

颅内的细胞也可沿肌肉谱系分化。起源于平滑肌的肉瘤称为平滑肌肉瘤，起源于横纹肌的肉瘤则称为横纹肌肉瘤。一般认为，出现微丝和致密体即可确定为平滑肌分化（表 33.1）。然而，平滑肌分化并不等同于平滑肌起源，因为成纤维细胞也可以沿平滑肌细胞系分化。有报道称在一例 HIV 阳性患者的硬膜平滑肌肉瘤中，于肿瘤的细胞核内发现了 Epstein-Barr 病毒（Morgello et al 1997；Zevallos-Giampietri et al 2004）。确实，在见诸报道的脑平滑肌肉瘤中，有接近 50% 患者出现免疫功能低下。

HE 染色显示大多数脑膜横纹肌肉瘤均由小的非特异性细胞组成。免疫组织化学和电镜技术常用于明确诊断（Paulus & Scheithauer 1997）。据报道，一例存在横纹肌母细胞分化的脑膜肉瘤患者存活了 10 年。但并不清楚其到底是原发肉瘤还是脑膜瘤发生了恶性转变（Ferracini et al 1992）。横纹肌肉瘤患者的生存期鲜有超过两年者（Celli et al 1998）。颅内脂肪肉瘤极为罕见（Paulus & Scheithauer 1997）。

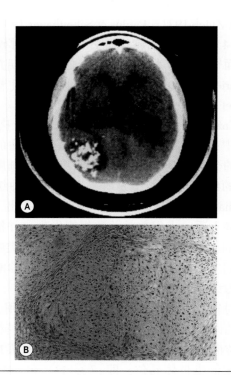

图 33.1 （A）一例 33 岁女性软骨肉瘤患者的 CT 平扫。肿瘤为低密度，伴有钙化。病变在脑血管造影中未显影。（B）光镜下肿瘤为分叶状，肿瘤细胞呈星形，被大量黏液样细胞间物质包绕（H & E ×150）。（经许可后引用 Hassounah M，Al-Mefty O，Akhtar M et al.1985. Primary cranial and intracranial chondrosarcomas：a survey.Acta Neurochir 78：123-132.）

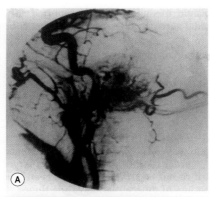

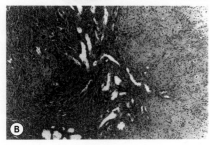

图 33.2　（A）一例65岁男性患者，患有间叶软骨肉瘤。DSA 侧位像显示肿瘤着色显著。（B）光镜下肿瘤呈双相表现，一部分肿瘤由未分化的纺锤形细胞构成，另一部分则含有中度分化的软骨组织（H & E ×150）。（经许可后引用 Hassounah M, Al-Mefty O, Akhtar M et al.1985. Primary cranial and intracranial chondrosarcomas：a survey.Acta Neurochir 78：123-132. ）

　　关于原发性中枢神经系统尤文肉瘤也有过数例报告（Russell & Rubinstein 1989）。区分颅内尤文肉瘤和 PNET 非常重要，只需发现多个 *EWS* 基因易位中的任何一个即可明确诊断（Navarro et al 2007）。

　　原发性脑膜肉瘤病是指在没有局灶性肿瘤的情况下由肉瘤播散而造成广泛的软脑膜受累。这种播散过程可以累及全部的脊髓（Russell & Rubinstein 1989）。脑脊液蛋白含量通常较高，而葡萄糖水平较低（Guthrie et al 1990）。脑脊液细胞

学检查通常可发现恶性细胞。然而，在文献报道的脑膜肉瘤病中，有相当一部分可能实际上是髓母细胞瘤的脑膜种植或转移性脑膜癌病（Stanley 1997）。肉瘤可以在蛛网膜下腔种植，尤其是低分化者（Bishop et al 1983；Russell & Rubinstein 1989）。神经系统外的转移亦有报道（Bishop et al 1983；Russell & Rubinstein 1989；Gaspar et al 1993；Younis et al 1995）。病灶切除或脑脊液分流手术可能是导致肿瘤全身种植的原因之一。脑膜肉瘤病极为罕见，在一些报道中仅占颅内肉瘤的10%（Bruner et al 1998），预后一般很差（Uluc et al 2004）。

　　在很多肿瘤中都可以见到胶质和间叶成分混杂的情况。有时，脑膜肉瘤边缘可对反应性增生的纤维胶质岛进行包裹（Rubinstein 1971；Russell & Rubinstein 1989）。这些胶质岛可为正常组织，也可发生恶性转变，进而形成“肉胶质瘤”。与之相对，“胶质肉瘤”一词则指的是胶质细胞肿瘤中周围的间叶细胞发生恶变而形成的肿瘤。上述两种肿瘤有时不易鉴别。

　　对于每一例脑膜肉瘤而言，都应通过一系列的检查明确其肿瘤亚型。光镜下可能发现一些明显的特征性改变（如软骨岛，骨性成分）。特殊染色也能有所帮助，如使用 PAS 染色显示横纹肌肉瘤的糖原成分，或使用脂肪染色检测脂肪肉瘤。然而，往往还需要进行免疫组织化学和电镜检查才能明确诊断。有关这两种方法的技术细节不在本章节中讨论，但读者一定要清楚，检查所需的标本要使用特殊的方式处理，一定要结合其他所有的检查结果再进行分析，并且可以出现假阳性和假阴性结果。尽管如此，免疫组织化学和电镜仍旧是研究脑膜肉瘤的重要手段（表33.1，表33.2）。

表33.1　特定颅内肿瘤的超微结构

肿瘤	超微结构
脑膜瘤	细胞突起形成复杂的镶嵌连接 完整的桥粒连接 细胞质纤维结构松散，可附着于桥粒。相比之下，GFAP 纤维则排列紧密并充满细胞质 缺乏基底层
神经鞘瘤	纤薄的细胞质突起形成复杂的镶嵌连接 有基底层 Luse 小体（具有长间距带状结构的粗胶原纤维）

续表

肿瘤	超微结构
平滑肌肿瘤	含肌动蛋白的微丝通常呈纵向排列，具有与肌丝接触的小卵圆形或纺锤形电子致密斑块（致密体）。这些致密体将平滑肌纤维与几乎存在于每个细胞中的非特异性中间丝区别开来 附着斑：与致密体类似，不同之处是其位于质膜附近 细胞外周的基底层和明显的胞饮活动：非特异性但是对诊断有帮助
纤维母细胞肿瘤	纺锤形细胞，细胞质中等，粗面内质网池内含有中等电子密度的物质。 无具有诊断价值的超微结构。可用排除法诊断，即没有： 1. 基底层 2. 胞饮小泡 3. 相互交错的胞突
黑色素瘤	细胞质含有黑色素颗粒（黑色素体），细胞连接结构罕见
横纹肌肉瘤	肌丝粗细不等，在纵切面上可平行排列，在横切面上则呈六边形排列可能含有基底层

数据来源：Mrak R（1997）Tumors：Application of ultras-tructural methods.In：Garcia J（ed.）Neuropathology：The Diagnostic Approach. St.Louis：Mosby，2007（经 Elsevier 允许使用）

表33.2 在脑膜肉瘤诊断中有用的免疫组织化学染色

GFAP	中枢神经系统肿瘤中反映胶质分化的极好标志物
神经丝蛋白	存在于肿瘤性的神经元及其细胞质中
微管相关蛋白2	神经母细胞分化的敏感标志物
表皮生长因子	在脑膜瘤中免疫反应呈阳性
Leu 7 单克隆抗体	在少枝胶质细胞瘤和周围神经肿瘤中呈阳性反应 在神经纤维肉瘤中可能呈阳性
细胞角蛋白	在脊索瘤和一些转移癌中呈阳性 在颅内生殖细胞肿瘤中可能为阳性 在一些胶质瘤（如胶质母细胞瘤）、横纹肌样肿瘤、平滑肌肉瘤和横纹肌肉瘤中也可呈阳性
上皮膜抗原	在脑膜瘤、脊索瘤和神经纤维瘤中呈阳性 血管外膜细胞瘤呈阴性
结蛋白	存在于所有肌细胞的中间丝
肌动蛋白	存在于所有肌细胞
肌红蛋白	存在于骨骼肌，在 <50% 的横纹肌肉瘤中呈阳性。与结蛋白相比，其特异性强但敏感性弱
波形蛋白	在间叶组织细胞中呈阳性，在很多脑膜瘤、神经鞘瘤、血管母细胞瘤、脊索瘤和肉瘤中也呈阳性
S-100	在星形细胞瘤、少突胶质细胞瘤、室管膜瘤、胶质母细胞瘤、神经鞘瘤、脊索瘤、软骨肉瘤、脂肪肉瘤和黑色素瘤中呈阳性

数据来源：Cáccamo D & Rubinstein L，Tumors：Application of immunocytological methods.In：Garcia J（ed.）Neuropathology：The Diagnostic Approach.St.Louis：Mosby，1997；Wikstrand C，Fung K，Trojanowski J et al.（1998）Antibodies and molecular biology.In：Bigner D，McLendon R & Bruner J（eds）Russell & Rubinstein's Pathology of Tumors of the Nervous System，6th edn.London：Edward Arnold（经 Elsevier 允许使用）

6　年龄和性别

脑膜肉瘤可在任何年龄发病，但最常见于10岁前。需要注意的是，恶性纤维组织细胞瘤和纤维肉瘤好发于成人，而存在肌肉分化的肉瘤则好发于儿童（Malat et al 1986；Russell & Rubinstein 1989；Paulus et al 1991；Coons & Johnson 1994）。原发脑膜肉瘤病多见于婴儿及儿童，且男性可能发病率更高（Russell & Rubinstein 1989）。多数脑膜肉瘤的发病率并无性别差异（Zülch 1986；Russell & Rubinstein 1989；Paulus et al 1991）。

7　部位

Paulus 等（1991）报道了19例颅内肉瘤，其中12例累及脑膜，剩余7例则单纯位于脑实质内。脑膜肉瘤并无明显的好发部位（Zülch 1986；Russell & Rubinstein 1989）。Russell 和 Rubinstein（1989）发现大多数横纹肌肉瘤起源于中线部位。也有学者对纤维肉瘤进行回顾并指出其好发于顶部（Cai & Kahn 2004）。

8　病因

一些报道指出在肉瘤中可以见到脑膜上皮成　分（Russell & Rubinstein 1989；Ferracini et al 1992）。在这些病例中，有时很难确定哪些肿瘤是原发及哪些是继发。Russell 和 Rubinstein（1989）也承认有时难以区分原发肉瘤和继发于脑膜瘤的肉瘤样改变。另一方面，Zülch（1986）则认为没有迹象表明肉瘤可以起源于间变型脑膜瘤。

有学者把创伤看作是肉瘤的形成的一个诱因。Zülch（1986）引用了 Reinhardt（1928年）记录的一个病例，后者在一例"肉瘤样脑膜肿瘤（脑膜瘤？）"中发现一根嵌入其中的金属丝。Kristoferitsch 和 Jellinger（1986）报道了一名接受脊髓切开术的患者在5年后原手术部位出现了血管肉瘤。Ho 等（1992）也报道了一名患者在行后交通动脉瘤夹闭术后3个月于手术部位发生恶性纤维组织细胞瘤。脑膜肉瘤可能同时合并硬膜下积液，或在硬膜下血肿引流术后数年出现于原血肿部位（Kothandaram 1970；Cinalli et al 1997；Nussbaum et al 1995）。

还有一些报道提示脑膜肉瘤的发生可能与因脑肿瘤、垂体瘤或白血病而行脑部放疗有关（Russell & Rubinstein 1989）。脑膜肉瘤也可见于 AIDS 患者中（平滑肌肉瘤和 Kaposi 肉瘤）（Ariza & Kim 1988；Morgello et al 1997；Paulus & Scheithauer 1997）。

据报道，纤维肉瘤在神经纤维瘤病中发病率更高（Malat et al 1986）。颅内软骨肉瘤常伴随 Maffucci 综合征，而骨肉瘤则常与 Paget 病相关（Paulus & Scheithauer 1997）。此外，也有家族性脑肉瘤的报道（Gainer et al 1975）。

9　鉴别诊断

原发脑膜肉瘤的鉴别诊断如下（Paulus et al 1991）：

（1）颅外肉瘤的脑膜转移。

（2）颅骨或其他邻近脑膜部位的肉瘤发生颅内扩展（横纹肌肉瘤，软骨肉瘤）。

（3）其他恶性间叶肿瘤，如血管外皮细胞瘤，有间叶组织分化（如横纹肌母细胞分化）的胚胎性肿瘤及脊索瘤等。

（4）含有肿瘤性间叶成分的神经外胚层肿瘤（胶质肉瘤，存在横纹肌母细胞、平滑肌母细胞或软骨分化的髓母细胞瘤，星形细胞瘤产生的软骨岛）。

（5）恶性脑膜瘤。

（6）一些良性肿瘤可具有与肉瘤相似的特点，如多形性（多形性黄色星形细胞瘤、良性纤维组织细胞瘤）或排列成束的纺锤细胞伴结缔组织形成（浅表的大脑星形细胞瘤）

如果病例疑诊为原发肉瘤性脑膜炎时，则必须除外以下疾病：髓母细胞瘤种植、粒细胞浸润和转移癌。

10　临床表现

脑（脊）膜肉瘤可表现为局部占位（Katayama et al 1987；Reusche et al 1990），或新发的癫痫（Cybulski et al 1985）、脑积水以及脊髓受累症状（Bishop et al 1983）。

11　影像学表现

脑膜肉瘤没有有特征性的影像学表现。在 CT

和 MRI 上，肿瘤表现为单发或多发的病灶，并可呈不均一强化或环形强化（Cybulski et al 1985；Katayama et al 1987）。有时可为囊性（Reusche et al 1990）。肿瘤通常在 T_1 加权像上呈低信号，在 T_2 加权像呈高信号（Lee et al 1988）。脂肪肉瘤由于含脂肪成分可在 T_1 像上呈高信号。脑膜肉瘤可造成邻近脑组织的严重水肿（Wang et al 1986），但也有不伴水肿的情况（Lee et al 1988）。颅骨侵蚀可见于 25% 的病例（Guthrie et al 1990），但并没有证据表明肿瘤会引起骨质增生。脑膜肉瘤的血管造影表现多样，可为无血管区（Lee et al 1988）、血管浓染（Wang et al 1986）或含有新生血管的肿物（Guthrie et al 1990）。肿瘤血液供应既可来自于颈内动脉，也可来源于颈外动脉（Guthrie et al 1990）。此外，颅内血管可被肿瘤包裹（Tomita & Gonzalez-Crussi 1984）。

12　预后

据报道，脑膜肉瘤患者术后 5 年生存率为 16%，平均生存期 32 个月（Guthrie et al 1990），不过也有肿瘤完全切除后长期存活的病例（Christensen & Lara 1953；Rubinstein 1971；Harsh & Wilson 1984；Ferracini et al 1992）。一些患者经过手术及放疗后可生存达 20 年之久（Rubinstein 1971）。对于边界清楚、分化良好的病变，根治性手术可以带来不错的结果（Rubinstein 1971）。Gaspar 等（1993）报道了 9 例原发大脑纤维肉瘤，其中 5 例位置表浅。所有患者在治疗前均未接受放疗。44% 的病例出现了脑膜种植和远处转移，中位生存期为 6 个月。

13　治疗

大多数作者认为根治性手术可以为长期生存提供最好的机会（Tomita & Gonzalez-Crussi 1984）。放疗和化疗的作用仍不明确（Reynier et al 1984；Tomita & Gonzalez-Crussi 1984）。尽管一些人质疑放疗的有效性（Gasparini et al 1990），但对于脑膜周围的肉瘤，尤其是未分化者，放化疗的作用似乎已得到了印证（Raney et al 1987；Alert et al 1988）。不过应注意化疗可能导致死亡，曾经有报道称一例颅内骨肉瘤患者在静脉应用甲氨蝶呤后出现了广泛的脑水肿，从而引起致命性的脑疝

（Villareal et al 1990）。

13.1　建议

尽管一些作者把脑膜肉瘤、非典型脑膜瘤、恶性脑膜瘤和血管外皮细胞瘤统称为"侵袭性脑膜肿瘤"，但我们还是应该努力去深入了解这些罕见肿瘤的特性。只有对每一例脑膜肉瘤进行深入的研究，才能换来治疗和预后方面的进步。所有可疑的脑膜肉瘤病例都需要由多个学科医师组成的团队共同讨论，这包括神经外科医师、病理科医师、肿瘤科医师、放射科医师、放疗科医师，必要时还要包括儿科医师。对影像学表现应仔细判读。此外，要注意排除那些可能为原发肉瘤转移至脑膜的病例。病理医师应广泛取材，并充分利用光镜、免疫组织化学及电镜等一系列检查手段。只要条件允许，就应该对这种侵袭性肿瘤进行分子和基因水平的研究。

关键点

- 脑膜肉瘤在所有脑肿瘤中不足 3%。
- 其起源于间叶细胞。
- 最新的分类主要基于肿瘤的分化方向，即肿瘤细胞形成的组织类型而不是肿瘤起源于哪种组织。脑膜肉瘤和其他部位肉瘤在光镜下的表现类似。这些肿瘤可以产生纤维组织（纤维肉瘤）、软骨（软骨瘤、软骨肉瘤和间叶软骨肉瘤）、平滑肌（平滑肌肉瘤）、横纹肌（横纹肌肉瘤）、骨（骨肉瘤）、脂肪组织（脂肪肉瘤）和血管（血管肉瘤）。低分化的细胞则可形成恶性纤维组织细胞瘤。
- 脑膜肉瘤通常体积较大，起源于硬膜者常比软膜或脑内起源者更为坚韧。肿瘤的一些部分与邻近脑组织界限清晰，但没有包膜，有些部分常对脑组织造成浸润。
- 肉瘤可在蛛网膜下腔种植，特别是分化最差者。
- 很多肿瘤中都可看到混杂的胶质成分和间叶组织成分。
- 脑膜肉瘤可在任何年龄发病，但最常见于 10 岁前。恶性纤维组织细胞瘤和纤维肉瘤则例外，其好发于成人。而表现为肌肉分化的肉瘤更常见于儿童。

（任同　译）

参考文献

Alert, J., Longchong, M., Valdés, M., et al., 1988. Cranial irradiation of children with soft-tissue sarcomas arising in parameningeal sites. Neoplasma. 35, 627–633.

Ariza, A., Kim, J., 1988. Kaposi's sarcoma of the dura mater. Hum. Pathol. 19 (12), 1461–1462.

Bailey, P., 1929. Intracranial sarcomatous tumors of leptomeningeal origin. Arch. Surg. 18, 1359–1402.

Bell, R., Winder, J., Andrulis, I., 1999. Molecular alterations in bone and soft tissue sarcoma. Can. J. Surg. 42, 259–266.

Bigner, S., Johnston, W., 1994. Cytopathology of the central nervous system. American Society of Clinical Pathologists, Chicago.

Bishop, N., Chakrabarti, A., Piercy, D., et al., 1983. A case of sarcoma of the central nervous system presenting as a Guillain–Barré syndrome. J. Neurol. Neurosurg. Psychiatry 46, 352–354.

Bruner, J., Tien, R., Enterline, D., 1998. Tumors of the meninges and related tissues. In: Bigner, D., McLendon, R., Bruner, J. (Eds.), Russell & Rubinstein's pathology of tumors of the nervous system, sixth ed. Edward Arnold, London.

Burger, P., Scheithauer, B., Vogel, S., 1991. Surgical pathology of the nervous system and its coverings. Churchill Livingstone, New York.

Cáccamo, D., Rubinstein, L., 1997. Tumors: Application of immunocytological methods. In: Garcia, J. (Ed.), Neuropathology: The diagnostic approach. Mosby, St. Louis.

Cai, N., Kahn, L.B., 2004. A report of primary brain fibrosarcoma with literature review. J. Neurooncol. 68 (2), 161–167.

Celli, P., Cervoni, L., Maraglino, C., 1998. Primary rhabdomyosarcoma of the brain: observations on a case with clinical and radiological evidence of cure. J. Neurooncol. 36 (3), 259–267.

Christensen, E., Lara, D., 1953. Intracranial sarcomas. J. Neuropath. Exp. Neurol. 12, 41–56.

Churchill Livingstone, 1989. Churchill's medical dictionary. Churchill Livingstone, New York.

Cinalli, G., Zerah, M., Carteret, M., et al., 1997. Subdural sarcoma associated with chronic subdural hematomas. J. Neurosurg. 86, 553–557.

Coons, S., Johnson, P., 1994. Pathology of primary intracranial malignant neoplasms. In: Morantz, R., Walsh, J. (Eds.), Brain tumors: a comprehensive text. Marcel Dekker, New York.

Cotran, R., Kumar, V., Collins, T., 1999. Robbins pathologic basis of disease, sixth ed. WB Saunders, Philadelphia, PA.

Cybulski, G., Russell, E., D'Angelo, C., et al., 1985. Falcine chondrosarcoma: case report and literature review. Neurosurgery 16, 412–415.

Enzinger, F., Weiss, S., 1988. Soft tissue tumors, second ed. Mosby, St Louis.

Ferracini, R., Poggi, S., Frank, G., et al., 1992. Meningeal sarcoma with rhabdomyoblastic differentiation. Neurosurgery 30, 782–785.

Foerster, O., Gagel, O., 1939. Das umschriebene arachoidealsarkom des kleinhirns. Ztschr. Ges. Neurol. u Psychiat. 144:565.

Forbes, R., Eljamel, M., 1998. Meningeal chondrosarcomas, a review of 31 patients. Br. J. Neurosurg. 12 (5), 461–464.

Gainer, J., Chou, S., Chadduck, W., 1975. Familial cerebral sarcomas. Arch. Neurol. 32, 665–668.

Gaspar, L., MacKenzie, I., Gilbert, J., et al., 1993. Primary cerebral fibrosarcomas. Cancer 72, 3277–3281.

Gasparini, M., Lombardi, F., Gianni, M., et al., 1990. Questionable role of CNS radioprophylaxis in the therapeutic management of childhood rhabdomyosarcoma with meningeal extension. J. Clin. Oncol. 8, 1854–1857.

Guthrie, B., Ebersold, M., Scheithauer, B., 1990. Neoplasms of the intracranial meninges In: Youmans, J. (Ed.), Neurological surgery, vol. 5, third ed. WB Saunders, Philadelphia, pp. 3250–3315.

Haddad, G., Al-Mefty, O., 1995. Meningeal sarcoma. In: Kaye, A., Laws, E. (Eds.), Brain tumors, first ed. Churchill Livingstone, Edinburgh.

Harsh, G.I.V., Wilson, C., 1984. Central nervous system mesenchymal chondrosarcoma: case report. J. Neurosurg. 61, 375–381.

Hassounah, M., Al-Mefty, O., Akhtar, M., et al., 1985. Primary cranial and intracranial chondrosarcoma: A survey. Acta Neurochir. (Wien.) 78, 123–132.

Ho, Y., Wei, C., Tsai, M., et al., 1992. Intracerebral malignant fibrous histiocytoma: case report and review of the literature. Neurosurgery 31, 567–571.

Katayama, Y., Tsubokawa, T., Maejima, S., et al., 1987. Meningeal chondrosarcomatous tumor associated with meningocytic differentiation. Surg. Neurol. 28, 375–380.

Kernohan, J., Uihlein, A., 1962. Sarcomas of the brain. Charles C. Thomas, Springfield, IL.

Kothandaram, P., 1970. Dural liposarcoma associated with subdural hematomas. J. Neurosurg. 33, 85–87.

Kristoferitsch, W., Jellinger, K., 1986. Multifocal spinal angiosarcoma after chordotomy. Acta Neurochir. (Wien.) 79, 145–153.

Lee, Y., Van Tassel, P., Raymond, A., 1988. Intracranial dural chondrosarcoma. AJNR Am. J. Neuroradiol. 9, 1189–1193.

Malat, J., Virapongse, C., Palestro, C., et al., 1986. Primary intraspinal fibrosarcoma. Neurosurgery 19, 434–436.

Mathieson, C.S., St George, E.J., Stewart, W., et al., 2009. Primary intracranial leiomyosarcoma: a case report and review of the literature. Childs Nerv. Syst. 25 (8), 1013–1017.

McKeever, P., Blaivas, M., Nelson, J., 1997. Tumors: Applications of light microscopic methods. In: Garcia, J. (Ed.), Neuropathology: The diagnostic approach. Mosby, St Louis.

Mitsuhashi, T., Watanabe, M., Ohara, Y., et al., 2004. Multifocal primary intracerebral malignant fibrous histiocytoma – case report. Neurol. Med. Chir. 44 (5), 249–254.

Morgello, S., Kotsianti, A., Gumprecht, J., et al., 1997. Epstein–Barr virus-associated dural leiomyosarcoma in a man infected with human immunodeficiency virus. J. Neurosurg. 86, 883–887.

Mrak, R., 1997. Tumors: Application of ultrastructural methods. In: Garcia, J. (Ed.), Neuropathology: The diagnostic approach. Mosby, St Louis.

Navarro, R., Laguna, A., de Torres, C., et al., 2007. Primary Ewing sarcoma of the tentorium presenting with intracranial hemorrhage in a child. J. Neurosurg. 107 (5), 411–415.

Nussbaum, E., Wen, D., Latchaw, R., et al., 1995. Meningeal sarcoma mimicking an acute subdural hematoma on CT. J. Comput. Assist. Tomogr. 19, 643–645.

Oliveira, A.M., Scheithauer, B.W., Salomao, D.R., et al., 2002. Primary sarcomas of the brain and spinal cord: a study of 18 cases. Am. J. Surg. Pathol. 26, 1056–1063.

Paulus, W., Scheithauer, B., 1997. Mesenchymal, non-meningothelial tumours. In: Kleihues, P., Cavenee, W. (Eds.), Pathology and genetics of tumours of the nervous system. International Agency for Research on Cancer, IARC, Lyon.

Paulus, W., Scheithauer, B., Perry, A., 2007. Mesenchymal, non-meningothelial tumours. In: Louis, D., Ohgaki, H., Wiestler, O.D., et al. (Eds.), WHO classification of tumors of the central nervous system. IARC, Lyon.

Paulus, W., Slowik, F., Jellinger, K., 1991. Primary intracranial sarcomas: histopathological features of 19 cases. Histopathology 18, 395–402.

Raney, R. Jr., Tefft, M., Newton, W., et al., 1987. Improved prognosis with intensive treatment of children with cranial soft tissue sarcomas arising in nonorbital parameningeal sites: a report from the Intergroup Rhabdomyosarcoma Study. Cancer 59, 147–155.

Reusche, E., Rickels, E., Reale, E., et al., 1990. Primary intracerebral sarcoma in childhood: case report with electron-microscope study. Neurology 237, 382–384.

Reynier, Y., Hassoun, J., Vittini, F., et al., 1984. Meningeal fibrosarcomas. Neurochirurgie. 30, 1–10.

Roy, E. III, Rogers, J.I., Riggs, J., 1989. Intracranial granulocytic sarcoma in postpolycythemia myeloid metaplasia. South Med. J. 82, 1564–1567.

Rubinstein, L., 1971. Sarcomas of the nervous system. In: Minckler, J. (Ed.), Pathology of the nervous system, vol. 2. McGraw-Hill, New York.

Rubinstein, L., Northfield, D., 1964. The medulloblastoma and the so-called 'arachnoidal cerebellar sarcoma': a critical re-examination of a nosological problem. Brain 87, 379–410.

Russell, D., Rubinstein, L., 1989. Pathology of tumours of the nervous system, fifth ed. Edward Arnold, London.

Sangoi, A.R., Dulai, M.S., Beck, A.H., et al., 2009. Distinguishing chordoid meningiomas from their histologic mimics: an immunohistochemical evaluation. Am. J. Surg. Pathol. 33 (5), 669–681.

Scheithauer, B., 1990. Tumors of the meninges: proposed modifications of the World Health Organization classification. Acta Neuropathol. (Berl.) 80, 343–354.

Shuangshoti, S., Kasantikul, V., 1989. View from beneath: pathology in focus. Primary intracranial mesenchymal chondrosarcoma. J. Laryngol. Otol. 103, 545–549.

Stanley, M., 1997. Cerebrospinal fluid: cytology. In: Garcia, J. (Ed.), Neuropathology: The diagnostic approach. Mosby, St Louis.

Thorner, P., Squire, J., Chilton-MacNeil, S., et al., 1996. Is the EWS/FLI-1 fusion transcript specific for Ewing sarcoma and peripheral primitive neurectodermal tumor? Am. J. Pathol. 148, 1125–1138.

Tomita, T., Gonzalez-Crussi, F., 1984. Intracranial primary nonlymphomatous sarcomas in children: experience with eight cases and review of the literature. Neurosurgery 14, 529–540.

Uluc, K., Arsava, E.M., Ozkan, B., et al., 2004. Primary leptomeningeal sarcomatosis; a pathology proven case with challenging MRI and clinical findings. J. Neurooncol. 66, 307–312.

Villareal, B., Baum, L., Vinters, H., et al., 1990. Transtentorial herniation caused by an intracranial mass lesion following high-dose methotrexate. Am. J. Pediatr. Hematol. Oncol. 12, 215–219.

Virchow, R., 1869. Paul Aronssohn (trans): Pathologies des tumeurs, vol. 2. Germer Baillière, Paris.

Wang, A., Fitzgerald, T., Lichtman, A., et al., 1986. Neuroradiologic features of primary falx osteosarcoma. AJNR Am. J. Neuroradiol. 7, 729–732.

Wikstrand, C., Fung, K., Trojanowski, J., et al., 1998. Antibodies and molecular biology. In: Bigner, D., McLendon, R., Bruner, J. (Eds.), Russell & Rubinstein's pathology of tumors of the nervous system, sixth ed. Edward Arnold, London.

Younis, G., Sawaya, R., DeMonte, F., et al., 1995. Aggressive meningeal tumors: a review of a series. J. Neurosurg. 82, 17–27.

Zevallos-Giampietri, E.A., Yañes, H.H., Orrego, P.J., et al., 2004. Primary meningeal Epstein–Barr virus-related leiomyosarcoma in a man infected with human immunodeficiency virus: review of literature emphasizing the differential diagnosis and pathogenesis. Appl. Immunohistochem. Mol. Morphol. 12, 387–391.

Zülch, K., 1971. Atlas of the histology of brain tumors. Springer-Verlag, Berlin.

Zülch, K., 1986. Brain tumors: Their biology and pathology, third ed. Springer-Verlag, Berlin, p. 383.

松果体细胞肿瘤和生殖细胞肿瘤

Jeffrey N.Bruce， E.Sander Connolly， Adam M.Sonabend

第 34 章

1 简介

由于围绕松果体细胞肿瘤和生殖细胞肿瘤的命名系统比较复杂，因此通常理解起来比较困难。尽管大多数松果体细胞肿瘤和生殖细胞肿瘤位于松果体区，但该区域肿瘤类型却多种多样，还包括星形细胞瘤、脑膜瘤、室管膜瘤和转移瘤等。因此，必须强调所谓"松果体区肿瘤"，并不仅限于松果体细胞肿瘤和生殖细胞肿瘤。另外，松果体细胞肿瘤一般都是起源于松果体腺体，而生殖细胞肿瘤却可以起源于松果体区以外的部位，例如鞍上区。

生殖细胞肿瘤是指起源于生殖细胞的一组胚胎性肿瘤，具有多向分化能力和恶性特征。其中偏良性的肿瘤包括畸胎瘤、皮样囊肿、表皮样囊肿等，而内胚窦瘤、胚胎细胞肿瘤和绒毛膜癌等为恶性肿瘤。生殖细胞瘤、未成熟畸胎瘤则位于良恶性之间。颅内大多数生殖细胞肿瘤位于松果体区，但也有很多位于鞍上区。

松果体细胞肿瘤，或称为松果体实质肿瘤，源于松果体腺体内的松果体实质细胞，主要位于松果体区。其可分为松果体细胞瘤、松果体母细胞瘤以及混合型肿瘤。

"松果体瘤"一词最早于 1923 年由 Krabbe 提出，用于描述松果体实质肿瘤（Krabbe，1923）。后来该词的涵义越来越广泛，用于指代松果体区所有的肿瘤。目前该词已被摒弃，改用"松果体区肿瘤"来描述位于松果体区各种类型的肿瘤。

由于该词包含松果体区的所有肿瘤，因此应该指出肿瘤具体类型以避免产生歧义（例如"松果体区畸胎瘤"）。

与此相似，生殖细胞肿瘤的命名也容易产生混淆。如果这些肿瘤发生于睾丸，就称之为精原细胞瘤；如果发生于卵巢则称为无性细胞瘤。尽管生殖细胞瘤与发生于性腺的肿瘤在组织学上一致，但是前者特指位于颅内的肿瘤。以往文献有时使用旧命名即"不典型畸胎瘤"。此外，其他肿瘤如脑膜瘤、血管母细胞瘤、脉络丛乳头状瘤、松果体区乳头状瘤、转移瘤、化学感受器瘤、腺癌、淋巴瘤都可以发生于松果体区（Bruce 1993b，Jouvet et al 2003；Kashiwagi et al 1989；Pluchino et al 1989；Smith et al 1966）。另外，很多血管病变也可能在该区域出现，例如海绵状血管畸形、动静脉畸形和 Galen 静脉畸形（Fukui et al 1983；Ventureyra 1981）。

2 发病率和患病率

对松果体细胞瘤和生殖细胞肿瘤真实的发病率和患病率进行评估存在许多困难，主要由于以下几个原因。第一，以往有很多疑诊患者是在病理诊断不明的情况下接受了经验性治疗。第二，病理学命名已经发生改变，因此很难对早期的研究进行分析。第三，对某种肿瘤所占比例的分析往往都存在着天然的偏倚，这与擅长该病诊治的医疗中心的转诊模式有关。多数报道中的数据都是来源于某一中心内此类肿瘤占所有脑肿瘤的相对比例,并不能反映其在某特定人群中的真实比例。尽管这些发病率和患病率的数据也具有参考价值,但是只有通过现代病理分型进行基于人群的前瞻性研究才能得出准确的数据。

2.1 松果体区肿瘤

在分析松果体区肿瘤的流行病学数据时,需注意的是这些肿瘤常包含了多种多样的病理种类。松果体细胞瘤和生殖细胞肿瘤经常合并一起报道,因此经常无法得出松果体区肿瘤的单独数据,也无法进一步对具体病理类型展开统计分析。尽管如此,一些针对松果体区肿瘤的研究已经得出了相关的流行性病学数据,并且分析显示该病存在明显的分布特点。美国脑肿瘤注册中心统计的20 675例肿瘤数据显示0.5%的CNS肿瘤位于松果体区(Surawicz et al 1999)。其他一些对脑肿瘤的综合分析,例如Zimmerman(4 865例),Cushing(2 141例),印度的Daster(774例),日本的Ito(1 365例)和德国的Zülch(5 955例),显示"松果体瘤"的发病率分别为0.6%、0.7%、0.9%、5.9%和0.4%(Zimmerman & Bilaniuk 1982)。Zülch和Ito的研究还提到了畸胎瘤的发病率(分别为0.2%和1.6%)。在这些研究中,"松果体瘤"和"畸胎瘤"的定义仍不明确,但"松果体瘤"大概等同于松果体细胞肿瘤,而"畸胎瘤"则是指生殖细胞肿瘤。这种对疾病名称不恰当的理解导致了一直以来人们认为在日本松果体区肿瘤(包括生殖细胞肿瘤和松果体细胞肿瘤)的发病率远高于其他地区。Sano等统计松果体区肿瘤比例为4%(Sano 1984),1965—1974年日本每年的尸检病理发现3 382例脑肿瘤中有6.23%为松果体区肿瘤(Koide et al 1980),这两项研究结论均显示日本是此病的高发地区。

很多学者对日本高发病率的真实性提出了质疑,并认为可能与病例选择的偏倚有关(Ojeda et al 1987)。在一项基于人群的前瞻性研究中,通过对比日本新潟地区(0.07/100 000人/每年)与澳大利亚西部地区(0.06/100 000)的松果体区肿瘤发病率发现,两地区并无统计学差异。另外其他基于人群的数据也显示,英格兰南部(0.02)(Barker et al 1976),康涅狄格(0.03)(Schoenberg et al 1976)和整个日本(0.02)(Araki & Matsumoto 1969)相比,日本的发病率并没有高于世界其他地区(图34.1)。必须再次强

调的是,这些数据所反映的松果体区肿瘤包括此区域所有的病变类型,而不仅仅局限于松果体细胞和生殖细胞来源的肿瘤。

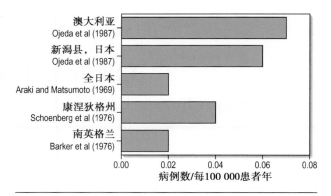

图34.1 松果体区肿瘤发病率的地区差异

2.2 生殖细胞肿瘤

颅内生殖细胞肿瘤包括许多肿瘤类型,如生殖细胞瘤、畸胎瘤、胚胎细胞肿瘤、内胚窦(卵黄囊)肿瘤、绒毛膜癌、皮样和表皮样肿瘤。在美国和欧洲中,每年新发的生殖细胞肿瘤占颅内肿瘤的0.4%~3.4%(Jennings et al 1985;Surawicz et al 1999)。而在美国,中枢神经系统中生殖细胞肿瘤的发病率为0.09/100 000(Surawicz et al 1999)。发病率在不同地区之间有明显的差异,其中最高者是日本,为2.1%~4.8%(Arita et al 1980;Sanl 1976,Takakura 1985)。

生殖细胞瘤是颅内生殖细胞肿瘤最常见的类型。大型的病例研究显示,单纯生殖细胞瘤占所有生殖细胞肿瘤的40%~65%,在美国其平均发病率约为0.1/100 000(Bruce et al 2000;Horowitz & Hall 1991),而畸胎瘤(18%~20%),内胚窦瘤(3%~5%),绒毛膜癌(3%~5%)则相对较少(图34.2)(Jennings et al 1985)。另外,对大量组织标本分析后发现25%的生殖细胞肿瘤为混合型(Bruce et al 2000;Russell & Rubinstein 1989b;Stein & Bruce 1992)。不同人群中单纯生殖细胞瘤的比例也有所不同,在台湾地区生殖细胞瘤占生殖细胞肿瘤的82%,而在西方国家的普通人群中为50%左右,西方儿童则为16%(Ho & Liu 1992;Jennings et al 1985)。

大多数生殖细胞肿瘤在30岁前发病,且发病特点在儿童中存在地区差异。在美国生殖细胞瘤诊

断的平均年龄为 22 岁（Surawicz et al 1999）。在日本儿童中生殖细胞肿瘤占所有脑肿瘤的 4.8%~15%（Matsutani et al 1987；Sano 1976b；Takakura 1985）。在西方国家中儿童发病率为 0.3%~3.4%（Hoffman et al 1984；Jenkin et al 1978；Jennings et al 1985；Wara et al 1979）。Ho 和 Liu（1992）报道台湾地区儿童发病率有所升高（11%），而成人患病率则不及欧洲人（0.6%）。

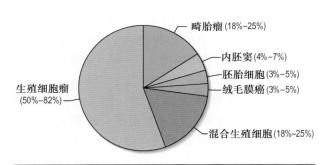

图 34.2　颅内生殖细胞肿瘤中各组织亚型的相对比例（总发病率为每年 0.1/100 000）（Bruce et al 2000；Horowitz & Hall 1991；Jennings et al 1985；Russell & Rubinstein 1989b；Stein & Bruce 1992）。

2.3　松果体细胞肿瘤

　　松果体细胞肿瘤的真实发病率并不清楚，但根据 Schild 及其同事（1993）的数据可以推算出此类肿瘤在美国的发病率约为每年 0.01/100 000 人。同时他们发现 15%~30% 的松果体区肿瘤起源于松果体细胞，且在每年新诊断的 17 000 例脑肿瘤中，该病占 0.4%~1.0%。近来，美国对 20 765 例 CNS 肿瘤进行的流行病学研究显示，松果体实质性肿瘤占所有 CNS 肿瘤的 0.2%（Surawicz et al 1999）。

　　Schild 对 30 例松果体实性肿瘤的研究发现，其中大约 50% 为松果体母细胞瘤，30% 为松果体细胞瘤，20% 为混合型肿瘤。然而在同一文章中，该作者对以往文献中的 110 例病例进行了分析，显示松果体细胞瘤比例略高，为 53%，而松果体母细胞瘤占 47%。在 Russel 和 Rubinstein（1989b）对 53 例松果体细胞肿瘤的研究中，松果体细胞瘤占 57%。纽约神经疾病研究所对 135 例松果体区肿瘤的手术患者进行了分析，发现有 57% 为松果体细胞瘤，23% 为松果体母细胞瘤，20% 为混合型肿瘤（Bruce & Stein 1995b）（不同研究中肿瘤

类型的百分比见图 34.3）。

　　虽然日本的松果体区肿瘤发病率比美国高 4~5 倍，但日本的松果体细胞肿瘤比例仅为 11%，而美国则为 30%。因此，两国松果体细胞肿瘤的总体发病率基本相同（Koide et al 1980）。如前所述，Ojeda 等（1987）发现日本新潟地区的 10 年患病率与澳大利亚西部基本一致。

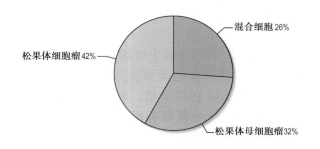

图 34.3　在美国松果体细胞肿瘤中各组织类型的相对比例（总发病率为每年 0.1/100 000）。数据基于 Herrick & Rubinstein（1979），Bruce（1993a，b）及 Schild et al（1993）的研究，共 90 例肿瘤（经牛津大学出版社同意引用）

3　年龄分布

3.1　生殖细胞肿瘤

　　颅内生殖细胞肿瘤的高发年龄为 10~12 岁（27%），70% 的患者在 10~21 岁发病，95% 在 33 岁之前发病（图 34.4）（Jennings et al 1985）。诊断时的平均年龄为 22 岁（Surawicz et al 1999）。男女比例之间无明显差异。生殖细胞瘤的发病年龄与上述相似，10~12 岁患者占 26%，10~21 岁占 65%，27 岁之前占 95%。虽然有 1 例 16 月龄男童的病例报道，但只有 11% 的患者于 9 岁前发病（Ammar et al 1991）。女性发病年龄略低于男性，但无统计学意义。总体看来，非生殖细胞瘤的生殖细胞肿瘤的年龄分布与生殖细胞肿瘤相似，只是在小于 9 岁的年龄组中，前者发病率（24%）是后者的 2 倍。在年龄较小的儿童中，畸胎瘤和绒毛膜癌占相当一大部分比例，而这两种肿瘤中有 1/3 于儿童早期发病。

　　畸胎瘤有两个发病高峰：9 岁以下患患者数最多，但仍有 20% 患者于 16~18 岁发病。总体来说，66% 的畸胎瘤患者于 4~18 岁发病，95% 患

者于 36 岁之前发病。绒毛膜癌也通常见于低龄患儿，其中 35% 于 9 岁前发病，25% 于 7~9 岁发病，70% 于 7~15 岁发病，95% 于 1~21 岁发病。相反，内胚窦瘤和胚胎细胞肿瘤则更常见于青春期中、后阶段。内胚窦瘤中 40% 于 13~15 岁发病，65% 于 10~15 岁发病，95% 于 4~21 岁发病，只有 12% 患者于 9 岁之前发病。胚胎细胞肿瘤中，30% 于 16~18 岁发病，70% 于 10~18 岁发病，95% 于 7~27 岁发病，只有 10% 于低龄儿童中发病。

总之，几乎所有的生殖细胞肿瘤均在 30 岁之前发病。生殖细胞瘤可见于任何青年阶段，但最常发生于青春期早期。非生殖细胞瘤的肿瘤与此相似，绒毛膜癌和畸胎瘤多见于低龄儿童，内胚窦瘤和胚胎性肿瘤则多发生于青春期后期。

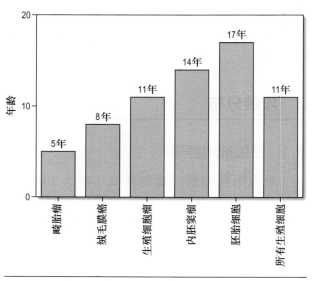

图 34.4 颅内生殖细胞肿瘤的好发年龄

3.2 松果体细胞肿瘤

在 Schild 的病例报道中，松果体细胞肿瘤的平均发病年龄为 22 岁，范围为 11 个月至 77 岁（图 34.5）（Schild et al 1993）。Surawicz 等（1999）对 20 765 例患者进行了前瞻性研究，发现生殖细胞肿瘤的平均诊断年龄为 28 岁。在纽约神经病学研究所的一组 50 例松果体细胞肿瘤患者中，发病年龄平均为 36 岁，范围为 7~70 岁（Bruce et al 2000）。在 Schild 所报道的 9 例松果体细胞瘤患者中，发病年龄为 17~72 岁，平均为 36 岁。

Russell 和 Rubinstein（1989b）报道了 30 例松果体细胞瘤，其中 25 例为成人，仅 5 例（17%）为儿童，且都小于 10 岁。纽约神经病学研究所也报道了 20 例成人患者，其平均年龄为 40 岁，范围为 21~57 岁。

Schild 等（1993）的病例报道中有 15 例松果体母细胞瘤，患者年龄为 11 个月至 66 岁。Russell 和 Rubinstein（1989b）也发现这种恶性程度更高的肿瘤常见于年龄更小的患者，在其报道的 23 例患者中 14 例（61%）小于 10 岁，其他患者均小于 40 岁。在纽约神经病学研究所报告的 8 例成人患者中，平均年龄为 33 岁，如果不考虑一例 70 岁的患者，则平均年龄仅为 27 岁。

总之，松果体细胞肿瘤一般发生于 30~40 岁。然而该病也可能出现地更早，特别是恶性程度更高的松果体母细胞瘤（61% 在 10 岁以前发病）发病年龄可能更早。散发病例更常见于老年人。

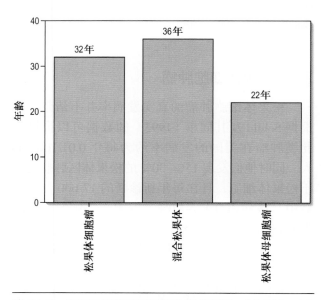

图 34.5 松果体细胞肿瘤的平均发病年龄，基于 Herrick & Rubinstein（1979）；Bruce（1993b）；Schild et al（1993）的 90 例病例报道。（经牛津大学出版社同意后引用）

4 性别分布

4.1 生殖细胞肿瘤

颅内生殖细胞肿瘤男性多见。美国脑肿瘤

注册中心通过调查研究发现，男性发病率（每年 0.14/100 000 人）明显高于女性（每年 0.04/100 000 人）（Surawicz et al 1999）。另外，在英语文献中，Jennings 等（1985）发现所有颅内生殖细胞肿瘤中男性比女性高 2.24 倍。单纯生殖细胞瘤的男女比例为 1.88∶1，而在非生殖细胞瘤的生殖细胞肿瘤中男女比例则更高，达到 3.25∶1。男性发病部位更倾向于在松果体区（65%），而女性更容易累及鞍区（75%）。但是另一些研究发现鞍上生殖细胞肿瘤的发病并无性别差异（Hoffman et al 1984；Jennings et al 1985；Takeuchi et al 1978）。

4.2 松果体细胞肿瘤

根据大宗病例的研究，松果体细胞肿瘤似乎没有性别倾向，仅有一项小型研究得出男性发病更高的结论（Bruce et al 2000；Russell & Rubinstein 1989b；Schild et al 1993）。日本文献也显示男性患者比例略高（Koide et al 1980）。

5 家族史和基因研究

5.1 生殖细胞肿瘤

生殖细胞肿瘤没有家族发病倾向，文献中仅报道了一例兄弟二人同时患有混合型生殖细胞肿瘤的情况（Wakai et al 1980）。有报道称骶前区畸胎瘤具有遗传倾向，但也仅限于个例（Hunt et al 1977）。

5.2 松果体细胞肿瘤

松果体细胞肿瘤发生遗传的病例罕见，仅有一例 12 岁女孩和其 43 岁母亲同患松果体母细胞瘤的报道（Lesnick et al 1985）。另一篇关于家族性发病的报道涉及大约 30 例三侧视网膜母细胞瘤患者。在这种儿童期的综合征中，患者同时存在松果体母细胞瘤和双侧视网膜母细胞瘤（Bader et al 1982）。有趣的是，对于有家族性 Rb 基因变异的儿童，如果其患有松果体母细胞瘤，则可能比无 Rb 基因变异者预后更差（Plowman et al 2004）。视网膜母细胞瘤，尤其是双侧者，具有遗传性并与基因删失有关（Murphree & Benedict 1984；Russell & Rubinstein 1989b）。在三侧视网膜母细胞瘤中，松果体母细胞瘤可能源

于松果体中退化的光学感受器细胞。后者在形态学上与视网膜的光感受器相似，提示了二者可能具有相同的胚胎起源，但松果体内的光感受器在进化过程中已经失去功能（Bader et al 1982）。研究显示在三侧视网膜母细胞瘤患者中，肿瘤对神经元特异性烯醇化酶、S- 抗原和视网膜紫质染色呈阳性（Rodrigues et al 1987）。

6 好发部位

6.1 生殖细胞肿瘤

生殖细胞肿瘤可发生于中线结构的不同部位，性腺和纵隔最常见，也可见于骶尾部、腹膜后、鼻咽部和眼眶（Gonzalez–Crussi 1982）。在中枢神经系统，其最常见于松果体区，其次为鞍上区；也有可能同时在这两个位置出现（图 34.6）（Jennings et al 1985；Russell & Rubinstein 1989a；Sugiyama et al 1992）。Russell 和 Rubinstein（1989a）回顾了 120 例生殖细胞肿瘤，发现肿瘤还可累及中线的其他神经结构，这包括松果体区（45 例）、鞍上（33 例）、鞍内（3 例）、第四脑室（18 例）、椎管内（5 例）、颅内多发（3 例）、其他部位（13 例）。Bjornsson 报道了 41 例生殖细胞瘤，其中 25 例位于三脑室前部，16 例位于三室后部（Bjornsson et al 1985）。Jennings 等（1985）回顾了 389 例颅内生殖细胞肿瘤，发现 95% 位于中线，37% 位于鞍上池，48% 位于松果体区，而有 6% 在两个位置都有。该项大型研究还显示生殖细胞瘤更倾向于发生在鞍上区，而非生殖细胞瘤的其他生殖细胞肿瘤则更多位于松果体区，但是需要注意此研究中的患者可能存在转诊偏倚。

颅内生殖细胞肿瘤还可见于其他罕见部位，包括丘脑、基底核、脑室系统、小脑、额部和透明隔等（Jennings et al 1985；Ogata et al 1964；Tanaka & Ueki 1979）。漏斗和视交叉的生殖细胞瘤也有报道（Manor et al 1990）。

6.2 松果体细胞肿瘤

松果体细胞肿瘤起源于松果体细胞（Russell & Rubinstein 1989a；Russell & Rubinstein 1989b）。尽管松果体细胞肿瘤可能播散到脑脊液循环通路的任何位置，但原发病变总是位于松果体内。

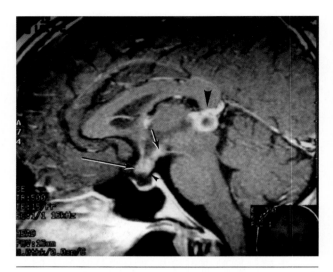

图 34.6　一例 33 岁女性患者的增强 MRI 示。其表现为视力下降、闭经和尿崩症。MRI 显示生殖细胞瘤可见于松果体（大箭头），视交叉（长箭形），垂体柄（短箭头）和三脑室底（小箭形）

7　临床表现

7.1　鞍上生殖细胞肿瘤

鞍上生殖细胞肿瘤最常见的表现是尿崩、视野缺损和其他下丘脑 – 垂体损害（图 34.6）（Hoffman et al 1991；Jennings et al 1985；Sakai et al 1988）。神经内分泌障碍可能包括垂体功能低下、性发育延迟、生长发育迟滞和性早熟。少数情况下，下丘脑功能障碍可引起嗜睡、行为异常、厌食症、肥胖症等。肿瘤生长到一定大小则可能导致脑积水。

7.2　松果体区肿瘤

无论病理类型如何，松果体区肿瘤都可能因为以下三种机制而出现临床症状：①脑积水导致的颅压增高；②脑干和小脑直接受压；③内分泌异常（Bruce et al 2000；Bruce et al 1993b；Sawaya et al 1990）。头痛是最常见的临床症状，一般因为第三脑室出口或中脑导水管阻塞而导致。脑积水进一步发展可导致恶心、呕吐、视盘水肿、嗜睡和其他认知功能损害。

肿瘤直接压迫脑干可以导致眼球运动障碍，一般称为 Parinaud 综合征（Parinaud 1886；Posner & Horrax 1946）。具体包括上视或汇聚障碍、退缩性

眼球震颤和瞳孔对光反射障碍。中脑背侧或中脑导水管附近受到压迫或侵犯时可能导致下视障碍、上睑下垂和眼睑退缩。此外，还可出现滑车神经麻痹所导致的视物重影，但非常罕见。脑积水也可造成眼球运动障碍，在这种情况下行脑室分流术可能会缓解这些症状。小脑上脚受累可能导致共济失调和辨距障碍。听力损害并不常见，这可能是由于下丘受压迫所致（DeMonte et al 1993；Missori et al 1995）。

内分泌障碍非常少见，可能由于肿瘤直接侵犯下丘脑或是脑积水的继发作用（Bruce et al 2000；Fetel & Stein 1986）。一般情况下，尿崩和其他神经内分泌异常都提示肿瘤对下丘脑的侵犯，即便影像学表现不明显时也是如此（Jennings et al 1985）。以往认为性早熟与松果体区肿瘤有关，然而确有记录的病例却很少见（Borit 1981；Fetell & Stein 1986；Krabbe 1923；Zondek et al 1953）。此综合征一般仅限于男孩，是由于异位的绒毛膜癌细胞或生殖细胞瘤的合体滋养层细胞分泌 β– 人促绒毛膜性腺激素（beta-human chorionic gonadotropin，β-hCG） 所导致（Fetell & Stein 1986；Jennings et al 1985）。β-hCG 刺激睾丸的 Leydig 细胞分泌雄激素而导致性早熟，更确切地说是假性性早熟。

一种罕见的却值得关注的表现是松果体肿瘤或松果体囊肿出血导致的卒中（图 34.7）（Burres &

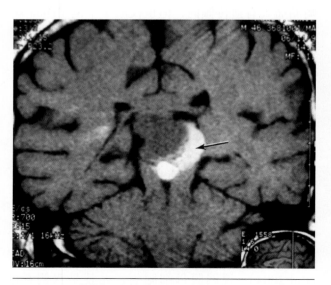

图 34.7　一例松果体细胞瘤的平扫 MRI。该患者为 40 岁男性，表现为急性脑积水。图中高信号区（箭头）在术中证实为急性出血

Hamilton 1979；Herrick & Rubinstein 1979；Higashi & 1979；Patel et al 2005；Steinbok et al 1977）。 松果体细胞肿瘤最常出现此种情况，其次为绒毛膜癌，原因可能在于其这些肿瘤丰富的血管结构。这些特点也使得更容易出现术后血肿（Bruce & Stein 1993a）。临床表现则包括突发的、严重的头痛或急性加剧，可伴或不伴有脑积水（Patel et al 2005）。

8 影像学诊断

MRI 已经取代 CT 成为所有松果体肿瘤的主要诊断手段。高分辨 MRI 增强扫描可以显示肿瘤大小、血管结构、不同质地以及肿瘤和周围结构的关系。除了能发现脑积水外，MRI 还可以为制订手术计划提供必要的信息，这包括肿瘤在第三脑室的位置，肿瘤向侧方和幕上的扩展，肿瘤侵犯脑干的程度以及肿瘤与深静脉系统的关系。实际上，松果体肿瘤一般会将其背侧的深静脉向上推挤。这点对规划手术入路非常有用，因为绝大多数肿瘤都可以与周围静脉和中脑分开（Stein & Bruce 1992）。需要注意有些例外包括起源于中间帆的脑膜瘤，表皮样囊肿或其他起源于胼胝体的肿瘤。这些肿瘤往往将深静脉系统推向腹侧和下方，这可为 MRI 影像诊断提供线索。肿瘤与深静脉系统的关系非常重要，因为这可能决定手术需要采用幕上还是幕下入路。尽管深静脉的位置或许在 MRI 上清晰可见，但 MR 静脉成像能更好地显示这些血管结构。

MRI 的诊断作用也存在某些局限性。虽然在成像上有明显的优势，却无法仅靠影像学特点来准确地判断肿瘤的病理类型（Bruce 1993b；Ganti et al 1986；Muller-Forell et al 1988；Tien et al 1990；Zimmerman 1985）。CT 也可以提供一些额外的信息，例如钙化的情况，血-脑屏障的破坏和血管的丰富程度等。另外，MRI 上的肿瘤的边界情况和规则程度可从侧面反映肿瘤的侵袭性。然而，肿瘤包膜是否完整只有在手术中才能明确（Stein & Bruce 1992）。除非怀疑存在血管异常，否则血管造影一般没有太大意义。

8.1 生殖细胞肿瘤

在 CT 扫描上，生殖细胞瘤一般质地均匀，与脑灰质密度相等或稍高，并有中等到明显的强化。鞍上和松果体区的生殖细胞瘤都可能有钙化，且为肿瘤包裹或环绕（图 34.8）（Chang et al 1981；Ganti et al 1986；Smirniotopoulos et al 1992）。在 MRI T_1 像上，生殖细胞瘤与正常白质信号大致相等，而在 T_2 相则呈稍高信号（图 34.9）。偶尔可见囊变（Tien et al 1990；Zee et al 1991）。增强后肿瘤的显示更加清楚，其表现为显著并均匀一致的强化（图 34.9C）。

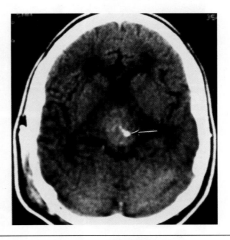

图 34.8 一例 18 岁男性生殖细胞瘤患者的平扫 CT。可见肿瘤内部有钙化（箭头）

畸胎瘤的组织学成分不同，反映在影像学上则表现为显著的异质性、多分叶和不规则强化（图 34.10）。信号强弱不等的特点提示其含有脂质、软组织成分、钙化和囊变。恶性畸胎瘤也有类似的特征，但与良性者的区别是前者对周围组织有侵犯（Tien et al 1990）。CT 上畸胎瘤一般边界清楚，且与其他大多数松果体肿瘤不同的是，其含有脂质造成的低密度区。增强 CT 和 MRI 显示肿物为不规则、不均匀或环形强化。

对于恶性非生殖细胞瘤性生殖细胞肿瘤而言，要想准确地描述其影像学特点比较困难，这是因为这些疾病在临床研究中相对罕见。影像学常表现为质地不均，这可能代表了肿瘤内部具有混合性的生殖细胞成分。一般来说，恶性生殖细胞肿瘤容易出现边缘浸润的情况并有不同程度的增强。陈旧性出血灶可见，尤其是在绒毛膜癌中。

表皮样囊肿表现为 T_1 低信号，T_2 高信号

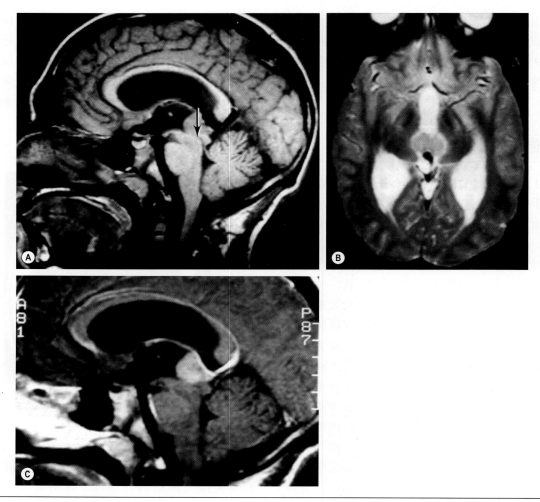

图 34.9 一例 21 岁男性生殖细胞瘤患者的 MRI。（A）平扫 T_1 加权像显示肿瘤呈等信号，其阻塞了中脑导水管（箭头）而导致脑积水。（B）轴位平扫 T_2 加权像显示肿瘤与脑实质相比呈高信号，但与脑脊液相比呈低信号。（C）矢状位 T_1 像显示肿瘤呈均匀一致的强化

（Tien et al 1990）。与其不同的是皮样囊肿在 T_1 和 T_2 都是高信号，但也有报道其在 T_2 像上可呈等信号（Hudgins et al 1987；Tien et al 1990）。

8.2 松果体细胞肿瘤

松果体细胞瘤和松果体母细胞瘤均在 T_1 像上表现为低信号或等信号，而在 T_2 像为高信号（图 34.11）。总体上松果体细胞肿瘤偏向于成分一致并呈均匀强化（Chiechi et al 1995）。松果体母细胞瘤倾向于体积更大，且出血和坏死更为常见，而松果体细胞瘤中可偶尔见到囊变（Smirniotopoulos et al 1992）。松果体细胞瘤没有包膜，但边界一般比较清楚。可有钙化，但钙化方式与生殖细胞瘤不同（图 34.11D）。松果体细胞肿瘤的钙化一般是瘤内钙化，而生殖细胞瘤则通常表现为对钙化松果体的包裹（Ganti et al 1996；Smirniotopoulos et al 1992）。

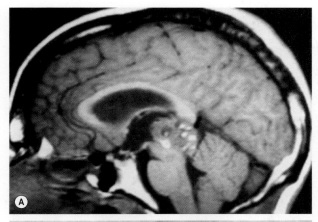

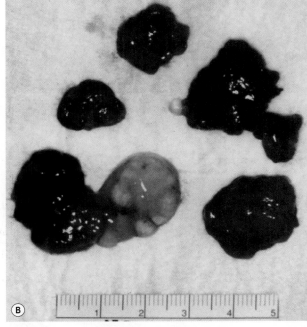

图 34.10 （A）矢状位 MRI 显示一例 21 岁男性患者患有松果体区的混合型生殖细胞肿瘤，其表现为脑积水。肿瘤得到了全切，病理发现肿瘤含有多种成分，包括内胚窦瘤、胚胎细胞癌、未成熟畸胎瘤和成熟畸胎瘤。（B）肿瘤大体标本，可见多种不同成分

9 实验室诊断

肿瘤标志物 α- 瘤 胎 蛋 白（α-fetoprotein，AFP）和 β-hCG 对于恶性生殖细胞肿瘤成分具有特异性，故应该在所有松果体区肿瘤患者中例行检查（Allen et al 1979；Bruce & Stein 1990；Sawaya et al 1990）。正因为它们是恶性生殖细胞肿瘤的可靠标志物，所以若结果为阳性则就没有必要再进行手术或活检，而应该给予患者放疗及化疗。生殖细胞瘤标志物的检测不仅具有诊断意义，

还可用于观察疗效及早期发现肿瘤复发。针对这些指标应进行血和脑脊液的化验，脑脊液检测一般更敏感（Allen et al 1979；Arita et al 1980；Chan et al 1984；Ono et al 1982；Sano 1984；Sawaya et al 1990）。

AFP 是一种由胚胎卵黄囊产生的糖蛋白，其生物半衰期为 5 天（Sawaya et al 1990）。AFP 在内胚窦瘤患者中明显升高，而胚胎细胞癌和未成熟畸胎瘤也可见轻度增高（Allen et al 1985；Allen et al 1979；Arita et al 1980；Jennings et al 1985；Jooma & Kendall 1983；Sawaya et al 1990；Wilson et al 1979）。尽管生殖细胞瘤中 AFP 的升高也有报道（Arita et al 1980），但这可能是由于肿瘤为混合型而造成的取样错误。成熟畸胎瘤不分泌 AFP 或 β-hCG，但未成熟畸胎瘤可有轻度的 AFP 水平 升 高（Bruce 1993b；Ho & Liu 1992；Jooma & Kendall 1983）。

β-hCG 是一种正常情况下由胎盘滋养组织分泌的糖蛋白，其半衰期为 15~20 小时（Sawaya et al 1990）。绒毛膜癌中 β-hCG 明显增高，而胚胎细胞癌和生殖细胞瘤中也会有轻度升高（Allen et al 1979；Arita et al 1980；Bruce 1993b，Haase & Norgaard-Pedersen 1979；Jennings et al 1985；Jooma & Kendall 1983；Neuwelt & Smith 1979；Page et al 1986；Sawaya et al 1990；Takeuchi et al 1978）。大多数生殖细胞瘤不分泌 β-hCG，但是剩下一小部分因合体滋养层巨细胞的存在而含有少量的 β-hCG（Arita et al 1980；Bloom 1983；Bruce 1993b，Jennings et al 1985；Neuwelt et al 1979；Takeuchi et al 1978）。生殖细胞瘤中 β-hCG 水平增高可能意味着预后更差（Uematsu et al 1992；Yoshida et al 1993）。当出现 AFP 或 β-hCG 无明显增高的情况，需要谨慎地判断，因为这并不能完全排除生殖细胞瘤或胚胎细胞癌的可能。同样，生殖细胞瘤如有 AFP 升高应该警惕可能存在混合性肿瘤成分，如胚胎细胞癌或内胚窦瘤（Russel & Rubinstein 1989a）。生殖细胞肿瘤的其他生物标志物还包括乳酸脱氢酶和胚胎碱性磷酸酶（Metcalfe & Sikora 1985；Sawaya et al 1990；Shinoda et al 1988）。这些标志物在肿瘤标本的免疫组织化学分析中具有一定的诊断价值，但无法与血清和脑脊液中的标志物相提并论。

对于松果体实质肿瘤而言，目前没有可靠的肿瘤标志物。褪黑素是松果体腺主要分泌的蛋

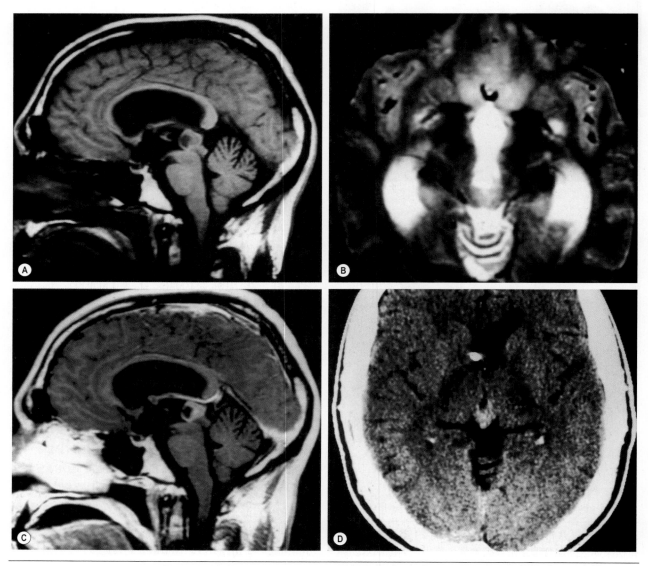

图 34.11 一例 41 岁男性松果体细胞瘤患者。（A）平扫 T_1 加权像显示肿瘤呈等信号，且其前部可见一小囊肿。（B）肿瘤在 T_2 加权像上表现为比脑组织更高的信号。（C）除囊变部分外肿瘤强化均匀。（D）平扫 CT 显示松果体细胞瘤典型的钙化特点

白，对调节人类昼夜节律有重要作用（Bruce et al 1991；Erlich & Apuzzo 1985）。不少学者在松果体肿瘤患者中对其进行检测，但结论并不一致（Arendt 1978；Barber et al 1978；Miles et al 1985；Vorkapic et al 1987；Wurtman & Kammer 1966）。奇怪的是，褪黑素水平增高也可见于其他颅内或全身恶性肿瘤，但这种情况的意义尚不得而知（Dempsey & Chandler 1984；Erlich & Apuzzo 1985；Tamarkin et al 1982；Vaughan 1984）。

9.1 大体病理特征

9.1.1 生殖细胞肿瘤

生殖细胞瘤一般为灰红色、质软的肿物。多数质地较脆，但呈均匀的颗粒状。可有局灶性出血和囊变，但并不常见。生殖细胞瘤一般边界不清，位于松果体区者还可对周围结构如四叠体、后联合、丘脑、三脑室顶等造成浸润（Russel & Rubinstein 1989a）。小的生殖细胞瘤边界可能相对清晰。鞍上生殖细胞瘤容易侵犯终板、视交叉、

透明隔和下丘脑，有时仅表现为组织增厚而并无明确肿块。恶性程度高的肿瘤可表现为三脑室底长出的分叶状肿块，并且可压迫视交叉和垂体柄而产生相应症状。

胚胎细胞癌和内胚窦瘤可根据其所含成分比例不同而具有不同的外观（图34.10）。绒毛膜癌一般边界清楚并可见出血征象。

畸胎瘤为边界清楚、质地不均的肿瘤，表面常呈分叶状。分化良好的畸胎瘤可能含有软骨、骨、头发以及牙齿等（Russel & Rubinstein 1989a）。可有囊变，其内含有类似于真皮层脱落的皮肤碎屑。相比之下，未成熟畸胎瘤侵袭性更强，发生出血和坏死的可能性也更高。

9.1.2　松果体细胞肿瘤

松果体母细胞瘤为灰红色质软的肿物，可有出血、坏死或囊变（图34.7，图34.11）（Russel & Rubinstein 1989b；Schild et al 1993）。肿瘤可有相对清晰的轮廓，也可边界不清并对周围组织造成浸润和侵犯。该肿瘤通常在生长过程中逐渐破坏松果体腺体。相比较而言，松果体细胞瘤边界较为清楚，呈灰色，表面为分叶状。与松果体母细胞瘤类似的是，其在生长过程中逐渐取代正常的松果体，但出血和坏死罕见。

9.2　镜下病理表现

9.2.1　生殖细胞肿瘤

生殖细胞瘤组织学表现类似于睾丸精原细胞瘤和卵巢无性细胞瘤（图34.12）（Gonzalenz-Crussi 1982）。生殖细胞瘤的特征性表现为较大的原始生殖细胞和较小的淋巴细胞（Ho & Liu 1992；Russell & Rubinstein 1989a）。对于松果体区的肿瘤，纤维结缔组织可包绕生殖细胞，并将肿瘤分为许多小叶，而鞍上的肿瘤却很少见到此种表现。生殖细胞为较大的、多边形或球形的细胞，细胞边界不清，并含有较大的、圆形及空泡状细胞核。有时可见有丝分裂和核仁。细胞质为灰白色、结构不清，可能含有空泡和糖原。另一种细胞是相对较小的淋巴细胞，单克隆抗体技术确定其为T细胞（Neuwelt et al 1979）。这些淋巴细胞的浸润在血管周围更为明显，有些学者认为其可能代表一种粒细胞反应，但在免疫学的意义尚不清

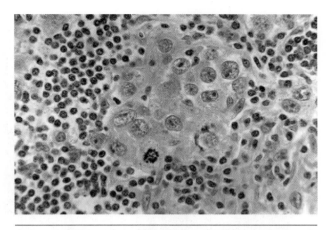

图34.12　生殖细胞瘤典型的组织学表现。注意其包含两种细胞，即较大生殖细胞和较小浸润性淋巴细胞。中心部分可见有丝分裂

楚（Kraichoke et al 1988；Marshall & Dayan 1964；Russell & Rubinstein 1989a）。

电子显微镜证实了生殖细胞瘤和睾丸精原细胞瘤在超微结构上的相似性（Cravioto & Dart 1973；Markesbery et al 1976）。电镜下生殖细胞瘤表现为糖原颗粒、环状片层、显著的高尔基体、大量粗面内质网以及成束的细胞质丝。有时可见多核的合体滋养层巨细胞，并表达β-hCG（Bjornsson et al 1985；Shokry et al 1985）。生殖细胞瘤的肿瘤细胞对胚胎碱性磷酸酶染色呈阳性，尤其是在细胞膜上最为明显（Ho & Liu 1992；Shinoda et al 1988）。此外，生殖细胞瘤中细胞角蛋白、上皮膜抗原（epithelial membrane antigen，EMA）或波形蛋白可呈阳性表达（Russell & Rubinstein 1989a）。

畸胎瘤由分化良好的组织构成，共来源于三个胚层：外胚层、中胚层和内胚层（Russell & Rubinstein 1989a）。成熟畸胎瘤可能包含以下特点：实性或囊性鳞状上皮细胞团、软骨、腺管状或管状结构（内壁为柱状黏液分泌细胞或未分化的立方上皮）（图34.13）。这些管状结构可能被含有许多非横纹肌肌束的间质分隔。另外，肿瘤可有多种分化程度。

未成熟畸胎瘤与成熟畸胎瘤不同的是其原始特征略微明显，一般主要含有来自单一胚层的细胞（图34.14）（Russell & Rubinstein 1989a）。未成熟畸胎瘤含有密集的低分化的非神经上皮细胞，通常表达CEA、细胞角蛋白或上皮膜抗原（Ho &

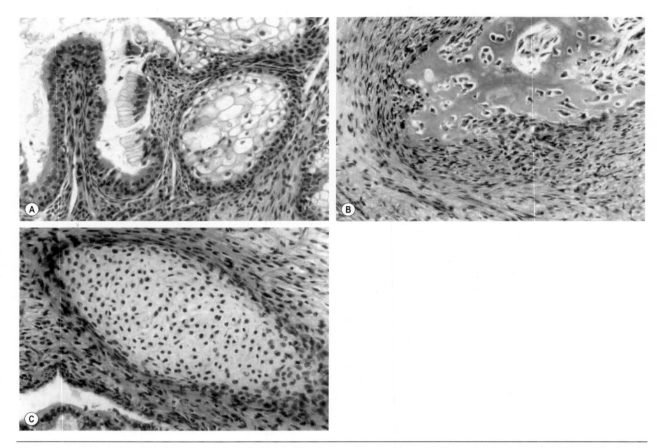

图 34.13 成熟畸胎瘤含有来自三个胚层的分化良好的组织，因而可呈现不同的特点：（A）非角化的鳞状细胞上皮，部分为纤毛柱状上皮；（B）骨样组织，周围为骨膜组织和间质；（C）软骨组织

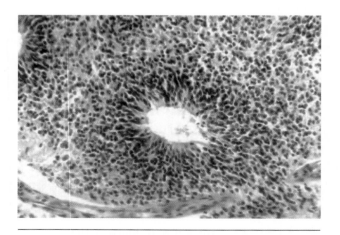

图 34.14 未成熟畸胎瘤含有密集的原始细胞，结构类似于胚胎神经管

Liu 1992）。未成熟的腺样上皮则常对 AFP 免疫染色呈阳性。此外，肿瘤可含有原始横纹肌母细胞成分（Bjornsson et al 1985；Glass & Culbertson 1946；Preissig et al 1979）。

胚胎细胞癌含有低分化上皮细胞，且呈片状或带状排列（图 34.15）（Russell & Rubinstein 1989a）。细胞质和细胞外小滴都可表达 AFP（Bjornsson et al 1985；Naganuma et al 1984；Russell & Rubinstein 1989a；Shokry et al 1985）。如果存在多核的合体滋养层巨细胞，则可对 β-hCG 染色呈阳性。然而，很多胚胎细胞癌对上述两种标志物染色均为阴性。有关该肿瘤的电镜检查报道不多，但可以确定的是细胞含有丰富的分泌颗粒。

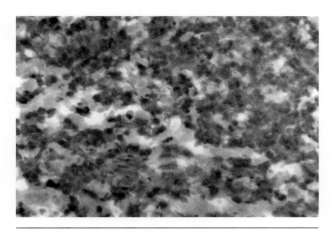

图 34.15 胚胎细胞癌由无序、片状的原始细胞组成，有丝分裂象常见

内胚窦肿瘤的特征是由矮立方形上皮细胞形成的乳头状突起（Eberts & Ransburg 1979；Russell & Rubinstein 1989a）。这些突起内含有薄壁的毛细血管，精密的结缔组织网对其起到支撑作用。肿瘤特征性结构包括：胚胎样小体，Schiller-Duval 小体以及类似于未成熟胎盘绒毛的结构（可具有腺管样和腺泡样结构）（图 34.16）。细胞内外都可见 AFP 染色阳性的小滴或膜结合小泡。内胚窦瘤的超微结构显示在内胚层细胞形成的腺样组织表面存在明显的微绒毛结构（Masuzawa et al 1986；Stachura & Mendelow 1980；Takei & Pearl 1981）。此外，可见细胞内连接复合体，包括紧密连接和桥粒。

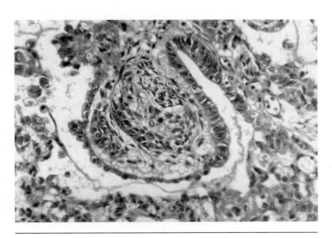

图 34.16 内胚窦肿瘤的特征性的 "Schiller-Duval" 小体

绒毛膜癌的特点是由多核巨细胞区、合体滋养层分化区和明显的血窦结构组成（图 34.17）（Russell & Rubinstein 1989a），可见坏死和出血

（Ho & Liu 1992）。其中的合体滋养层成分可对 β-hCG、人胎盘催乳素和妊娠特异性抗原染色呈强阳性。

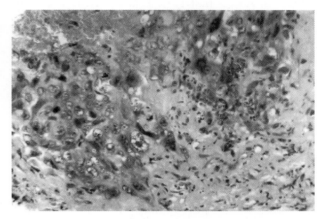

图 34.17 绒毛膜癌的奇异的、多形性的合体滋养层细胞，其 β-hCG 免疫组织化学染色为阳性

混合型生殖细胞肿瘤约占生殖细胞肿瘤的 1/4（Bruce & Stein 1993a；Russell & Rubinstein 1989a）。近期有假说认为混合型生殖细胞肿瘤和所有非生殖细胞瘤性生殖细胞肿瘤可能不是起源于一个原始生殖细胞，而是由异位的、处于不同分化阶段的生殖细胞偶然进入发育中的脑组织所导致（Sano 1999）。相关肿瘤标志物的免疫组织化学特征有助于确定各种肿瘤成分。如果肿瘤标志物的检测结果和肿瘤标本的组织学表现差别明显，则需要考虑是否为标本取样不足所致。

9.2.2 松果体细胞肿瘤

在妊娠期第二个月中，覆在间脑顶内面的神经上皮细胞增殖形成松果体（Russell & Rubinstein 1989b）。正常的松果体腺体接受交感神经系统的支配，其由大量的松果体细胞和周围的星形细胞组成，并分为多个小叶（Erlich & Apuzzo 1985）。松果体细胞是特殊的神经元细胞，含有分泌颗粒和血管周围的嗜银性细胞质突起。松果体细胞和光感受器细胞具有相似的发育过程，二者 S- 抗原染色都为阳性（Perentes et al 1986；Rodrigues et al 1987）。

松果体实质肿瘤有时会保留松果体细胞的一些神经内分泌功能。松果体实质肿瘤的病理谱是连续的，其中松果体细胞瘤为分化最好的肿瘤，而松果体母细胞瘤则代表分化最差的肿瘤。对于这两型肿瘤的描述比较简单，而对于中间级别的肿瘤应如何界定仍有争议。松果体母细胞瘤的细胞密度高，由未分化、未成熟细胞组成。其细胞核小而圆、细胞质不多并缺少松果体细胞瘤中广泛的细胞突起（图 34.18）。镜下见到的有丝分裂数也各不相同。肿瘤可能含有 Homer Wrght 或 Flexner–Wintersteiner 菊形团，局灶出血，巨细胞或坏死（Borit et al 1980；Schild et al 1993）。其高细胞密度、分化差以及细胞呈片状排列等特点与髓母细胞瘤及其他原始神经外胚层肿瘤非常相似（Becker & Hinton 1983；Borit et al 1980；Herrick & Rubinstein 1979；Rubinstein 1985；Schild et al 1993）。肿瘤的 S– 抗原染色可呈阳性（Perentes et al 1986；Rodrigues et al 1987），但黑色素罕见（Herrick & Rubinstein 1979）。对肿瘤超微结构的描述并不系统，但研究发现肿瘤细胞的细胞质凸起与人类胚胎松果体的终球类似，并且具有 9+0 结构的大型棒状纤毛，从而表明这些肿瘤细胞与低等脊椎动物松果体的光感受器细胞有共同之处（Markesbery et al 1981；Russell & Rubinstein 1989b）。

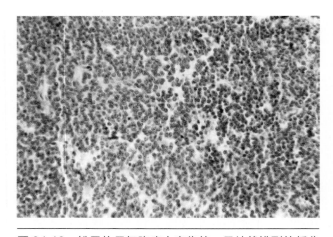

图 34.18 松果体母细胞瘤由密集的、呈片状排列的低分化细胞组成

松果体细胞瘤的细胞密度也可以很高，但不及松果体母细胞瘤。肿瘤细胞为良性且分化完全，可能与正常松果体细胞无明显差别，并呈片状或弥散小叶状排列（图 34.19）。也可有巨细胞，但有丝分裂象不常见。使用 Bielschowski 染色经常可以在血管周围见到肿瘤细胞伸出的胞突（Schild et al 1993）。松果体细胞瘤可能呈现神经元或星形细

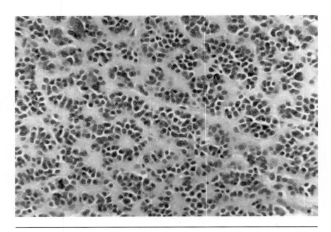

图 34.19 松果体细胞瘤由良性的分化良好的细胞构成，可见菊形团

胞分化（Borit & Blackwood 1979；Borit et al 1980；Herrick & Rubinstein 1979）。这种分化的原因尚不清楚，可能是松果体实质肿瘤具有多向分化的潜能或由邻近的星形细胞或神经元转化而成。神经分化常伴有松果体细胞瘤菊形团的形成，其中心可见由嗜银性胞突缠绕而成的小结。此外，"松果体细胞瘤菊形团"一词有别于原始的 Homer Wright 菊形团（Borit et al 1980；Schild et al 1993）。肿瘤可对突触素、神经丝蛋白或嗜铬素 A 染色呈阳性，从侧面也反映了其可向神经元分化（Jouvet et al 1994；Schild et al 1993）。松果体细胞瘤也可能对 S 抗原呈阳性（Korf et al 1986；Perentes et al 1986；Rodrigues et al 1987）。松果体细胞瘤在电镜下的特征：细胞突起中含有致密核心的小泡，具有特征性 9+0 结构的纤毛，带状突触，含有微管的球状细胞突起。此外，偶可见含有突触的空心小泡（Herrick & Rubinstein 1979；Markesbery et al 1981；Russell & Rubinstein 1989b）。也有报道描述了亲电子性及疏电子性细胞通过黏着连接交替排列，以及由空泡和细胞器形成的，与正常哺乳动物松果体细胞类似的复合系统（Hassoun et al 1983）。如果肿瘤沿神经感觉的路径分化，肿瘤细胞可能含有由环状排列的小泡形成的棒状结构或纤维细丝，而若向神经内分泌分化则可见有致密核心的小泡（Jouvet et al 1994）。

尽管松果体细胞瘤和松果体母细胞瘤都具有特征性表现，但分化程度介入二者中间的肿瘤却表现多种多样，因此更难以对其进行描述。此类肿瘤可能兼有松果体细胞瘤和松果体母细胞瘤的特点，然而对于分化良好的松果体细胞瘤从何

处开始向未分化松果体母细胞瘤过渡，目前尚未达成共识。以前混合型肿瘤的含义是肿瘤出现向神经元、神经胶质、胶质神经元等明显的分化（Borit et al 1980）。然而，目前更倾向于将同时含有松果体细胞瘤和松果体母细胞瘤两种成分的类型称为混合型肿瘤（Schild et al 1993）。正是因为对混合型肿瘤的界定缺乏统一意见，所以很难在松果体细胞肿瘤的不同报道中判断这类肿瘤的临床特点。

9.2.3　松果体区乳头状瘤

松果体区乳头状瘤（papillary tumor of the pineal region，PTPR）是一种最近才得到确认的肿瘤，其最早的报道见于 2003 年（Jouvet et al 2003），并于 2007 年引入 WHO 脑肿瘤分类中。一般认为此类肿瘤起源于下连合器的室管膜（Hasselblatt et al 2006；Jouvet et al 2003；Shibahara et al 2004）。由于发现较晚，故对该肿瘤的临床特点尚不完全清楚。Fevre-Montange 等（2006b）报道了目前最大的一组病例，共对 31 例患者进行了回顾性分析。患者年龄范围为 5~66 岁（中位年龄为 29 岁），女性稍多。有 21 例患者进行手术并完全切除了肿瘤，其中 15 例又接受了术后放疗。尽管如此，多数患者都出现了复发。在预后方面，患者 5 年生存率为 73%，无进展生存率为 27%（Fevre-Montange et al 2006b）。PTPR 的组织学特点为肿瘤呈上皮样生长，其中血管被多层柱状或立方状肿瘤细胞包绕，从而形成的血管周围的假菊形团（Fevre-Montange et al 2006b；Jouvet et al 2003）。免疫组织化学的特点为其可表达转甲状腺素蛋白（transthyretin，TTR）和细胞角蛋白（cytokeratin，CK）18，而 CK7 和 CK20 则为弱表达或不表达。而后两种标志物常见于转移癌，因此可用于鉴别这两种疾病（Fevre-Montange et al 2006ab）。有趣的是，在下连合器中也有 CK18 和 TTR 的表达，这也支持 PTPR 由此起源的假说（Kasper et al 1990；Montecinos et al 2005）。通过免疫组织化学可以将 PTPR 与脉络丛乳头状瘤区别开来，前者大多数缺少 Kir7.1 的表达，而该标志物在脉络丛肿瘤中非常丰富（Hasselblatt et al 2006）。

10　恶变的定义和发生率

10.1　生殖细胞肿瘤

恶性生殖细胞肿瘤可能发生全身和 CSF 转移。其可通过多种途径播散，包括血源性播散（Borden et al 1973；Galassi et al 1984；Stowell et al 1945；Tompkins et al 1950）、直接侵犯脊柱旁组织（Dayan et al 1966；Rubery & Wheeler 1980）和通过脑室–腹腔分流进行播散（Dayan et al 1966；Jennings et al 1985；Kun et al 1981；Neuwelt et al 1979；Rubery & Wheeler 1980；Salazar et al 1979；Takei & Pearl 1981；Wilson et al 1979）。据报道，生殖细胞肿瘤发生神经系统外转移的比例高达 3%，最常见的部位是肺和骨，也可见于肾脏、膀胱、纵隔、胃肠道、乳腺和肠系膜（Borden et al 1973；Dayan et al 1966；Galassi et al 1984；Jennings et al 1985；Rubery & Wheeler 1980；Salazar et al 1979；Stowell et al 1945；Tompkins et al 1950）。据估计，脑脊液播散的概率为 5%~57%；而大宗病例研究得出的数据约为 10%（Brada & Rajan 1990；Bruce et al 1990；Chapman & Linggood 1980；Jenkin et al 1978；Jennings et al；Sano & Matsutani 1981）。尽管脑脊液细胞学阳性可能是发生脊髓种植的一项证据，然而这种猜测目前尚未被证实（Jennings et al 1985）。同样，CSF 细胞学检查阴性也并不能除外发生软脑膜播散的可能性（chapman 和 Linggood 1980；Jooma & Kendall 1983；Sung et al 1978）。此外，手术治疗并不增加脑脊液播散的风险（Brada & Rajan 1990）。

生殖细胞瘤可以沿三脑室底和脑室壁直接扩散，或沿脑脊液循环通路进行播散（Jennings 1985）。有报道发现，生殖细胞瘤可以在视神经鞘内种植和浸润（Manor et al 1990；Stefanko et al 1979）。一般来说非生殖细胞瘤性的恶性生殖细胞肿瘤发生转移播散的概率更高。Jennings 等（1985）发现播散可能存在以下几种形式的关联：①同时累及下丘脑和三脑室；②累及三脑室和远处播散；③病变向脊髓扩展以及其他部位转移。松果体区生殖细胞肿瘤较其他位置更容易发生脊髓转移（Jennings et al 1985）。

10.2 松果体细胞肿瘤

松果体实质肿瘤也具有沿脑脊液通路播散的能力（图 34.20）（Borit et al 1980；Herrick 和 Rubinstein 1979；Schild et al 1993）。尽管有沿脑室 - 腹腔分流管播散的病例报道，但远处转移很罕见（Lesoin et al 1987；Pfletschinger et al 1986）。一般来说松果体母细胞瘤恶性程度和发生脑脊液播散的可能性都高于松果体细胞瘤（Borit et al 1980；Schild et al 1993）。Herrick 和 Rubinstein（1979）对 11 例松果体母细胞瘤患者进行了尸检，发现所有患者均存在软脑膜播散；而 Hoffman 等（1984）在 13 例松果体母细胞瘤患者中发现 6 例出现转移。松果体细胞瘤虽然生长速度和恶性程度都较低，却容易发生脑脊液播散（Bruce et al 1990；D'Andrea et al 1987；Disclafani et al 1989；Herrick & Rubinstein1979）。

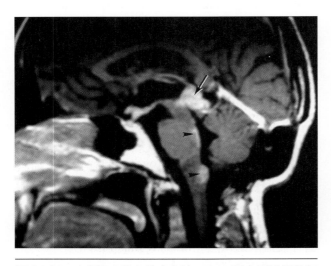

图 34.20 一例 44 岁女性患者的 MRI。混合型松果体细胞肿瘤手术后 10 年。MRI 发现肿瘤在松果体区复发（箭形）并播散到第四脑室（箭头）

Schild 等（1993）报道了患者在放疗后出现软脑膜播散的比例：0/4 例松果体细胞瘤患者；0/4 例中间分化型松果体实质肿瘤；1/2 例混合型松果体实质肿瘤；4/9 例松果体母细胞瘤。软脑膜转移仅发生于原发肿瘤存在的情况下。该研究包括 21 例松果体实质肿瘤，在其中的 11 例松果体母细胞瘤中仅有 1 例在诊断时就发现了影像学上的播散。21 例中有 3 例在 CSF 中检出了恶性细胞（2 例松果体母细胞瘤和 1 例中间分化型松果体实质肿瘤），然而细胞学检测阳性与脊

髓播散是否有关仍然值得商榷。关于肿瘤的神经元分化与预后及恶性程度的关系也存在很大争论（Herrick & Rubinstein 1979；Schild et al 1993）。区分松果体细胞瘤和松果体母细胞瘤对于预测脑脊液播散比预测局部肿瘤复发更有帮助（Schild et al 1993）。

11 一般治疗计划

所有疑似生殖细胞肿瘤或松果体细胞肿瘤的患者均应做下列检查：

1. 头部高分辨率磁共振平扫及强化检查，尤其注意脑脊液通路中可能存在的多发病灶。

2. 检测血清及脑脊液的 AFP 及 β-hCG 水平以发现恶性生殖细胞成分。

3. 在行三室底造瘘手术或脑室分流手术时，留取脑脊液进行细胞学检查。

4. 如果怀疑存在内分泌异常，应评估垂体功能。

5. 对于鞍上肿瘤进行规范的视野检查。

在完善了以上术前检查后，必须做出明确的组织学诊断。尽管在某些情况下可考虑行立体定向活检术，但开颅手术更好。多数患者都能从肿瘤全切中获益。

术后辅助治疗的选择取决于肿瘤的组织学类型。对于良性肿瘤，手术切除通常可以治愈。多数恶性生殖细胞或松果体细胞肿瘤需要进行放疗。恶性非生殖细胞瘤性生殖细胞肿瘤通常需要在放疗前进行化疗。

11.1 手术治疗

11.1.1 脑积水的处理

多数患者因为中脑导水管梗阻而出现继发性脑积水，因此最好先暂缓手术，直到进行第三脑室底造瘘或脑室腹腔分流并留取脑脊液进行细胞学及肿瘤标志物的检查。对于多数松果体区肿瘤而言，在切除肿瘤前均需要进行脑脊液分流手术。有症状的患者最好在切除肿瘤前先行立体定向下内镜第三脑室底造瘘手术，以逐步降低颅内压并缓解症状（Goodman 1993）。此种方法优于脑室腹腔分流，因为其可以避免如感染、引流过度及肿瘤腹腔种植等可能的并发症。对于症状轻微的患者，如果预计手术能全切肿瘤，可以在术中放置脑室外引流（Bruce & Ogden 2004；Edwards et al

1988）。根据情况，引流管可以在术后拔除或转行分流手术。

11.1.2 组织诊断：活检与开颅切除

由于松果体区可以存在多种肿瘤类型，因此必须有组织学诊断才能制订最佳的治疗方案（Bruce & Ogden 2004；Calaminus et al 2004；Fevre-Montange et al 2006b；Konovalov & Pitskhelauri 2003；Stein & Bruce 1992；Villano et al 2008）。每一个肿瘤的组织学类型都对术后辅助治疗的选择、转移灶的检查、预后的评估及长期随诊计划的制订有重要影响。尽管通过脑脊液细胞学及影像学检查可以做出组织学诊断，但由于其敏感性不高，故无法替代标本组织的病理诊断（D'Andrea et al 1987；Fujimaki et al 1994；Kersh et al 1988；Liang et al 2002；Satoh et al 1995；Wood et al 1981；Zee et al 1991）。CSF 细胞学偶尔可以发现恶性肿瘤细胞，但很难据此作出诊断。唯一不需要获取组织进行诊断的情况是恶性生殖细胞的标志物检测呈阳性。这时，不需活检即可进行化疗及放疗（Bruce & Ogden 2004；Choi et al 1998；Kersh et al 1988）。

组织诊断可以通过立体定向活检或开颅手术实现。方案的选择与患者的临床特征，肿瘤的影像学特点及外科医师的操作经验有关。一成不变或教条式地使用任一种方法都是不适合的。一般而言，如果患者已有原发全身性肿瘤，多发病变，或健康状况差以致开放手术活危险性高，则更适合进行立体定向活检（Bruce et al 2001；Bruce & Ogden 2004）。对影像学上侵及脑干的病变也倾向于行立体定向活检，但是影像学所反映的肿瘤侵袭程度可能会具有误导性，其可能无法显示出一个确实可以手术切除的肿瘤包膜。开放手术的优势是可以取得更多的组织标本及进行更广泛的检查。这点通常对松果体区病变，特别是生殖细胞肿瘤尤为重要，因为肿瘤类型较多且混合性细胞成分十分常见。这种多样性使病理医师在样本很少的情况下难以做出准确的组织学诊断（Bruce & Ogden 2004；Chandrasoma et al 1989；Edwards et al 1988；Ho & Liu1992；Kraichoke et al 1988）。

此外，通过开放手术减小肿瘤负荷也对临床有益。松果体区肿瘤约 1/3 为良性肿瘤，手术往往可以全切肿瘤并达到治愈的效果，因此而使其成为明确的治疗选择（Bruce & Ogden 2004；Bruce & Stein 1995b；Stein & Bruce 1992）。在恶性肿瘤中，减瘤手术的获益则并不明显，但是有证据证明，尽可能彻底地切除肿瘤可提高辅助治疗的效果（Bruce & Ogden 2004；Bruce & Stein 1995b；Lapras et al 1987；Sawamura et al 1997；Schild et al 1996）。此外，对于某些轻度脑积水的患者，肿瘤如果能完全切除则可以免于行分流手术（Bruce & Ogden2004；Edwards et al 1988）。

立体定向活检与开放手术相比的优势在于操作相对简单并且手术并发症更少（Dempsey et al 1992；Kreth et al 1996；Pecker et al 1979；Pluchino et al 1989；Regis et al 1996）。通常在局部麻醉下即可进行。但是立体定向活检具有出血的风险，原因包括穿刺导致血供丰富的肿瘤出血，损伤深部静脉系统，以及出血破入脑室且组织肿胀不足以压迫止血（Bruce & Ogden 2004；Chandrasoma et al 1989；Edwards et al 1988；Pecker et al 1979；Peragut et al 1987）。虽然存在上述风险，一些大型研究仍然显示尽管病变所处的位置相当危险，但立体定向活检是相对安全的。值得一提的是，有报道发现松果体母细胞瘤会沿着活检穿刺通道出现种植转移（Rosenfeld et al 1990）。

11.1.3 立体定向操作

虽然的立体定向手术操作相对简单，但是对于松果体区病变仍需要谨慎对待。要想成功地进行活检则需要避开大量的陷阱。充分理解活检部位和手术通道的复杂解剖是非常关键的。

大部分的靶向立体定向框架系统都可以满足活检手术的要求。CT 影像足以提供精确的目标位置以及在三维上显示穿刺通道。MRI 对于软组织的显像更为敏感，且现有的软件可以最大限度地减少空间上的误差。容量治疗规划可以用于在轴位、矢状及冠状平面上确认穿刺轨迹。对于立体定向穿刺入路，有两种不错的方法（Dempsey et al 1992；Maciunas 2000；Pluchino et al 1989；Sawaya et al 1990）。最常用的是在冠状缝前穿刺，通过前－外－上的路径到达肿瘤以避开侧脑室内壁，并从大脑内静脉下方和外侧经过以降低出血风险。另一种入路是在顶枕交界处穿刺，经过后－外－上的路径到达肿瘤，可用于向外侧或上方生长的肿瘤。

在可能的情况下，最好行多点活检，但是

由于肿瘤常常较小，故这种方法在一般无法实行（Dempsey et al 1992；Krethet al 1996）。侧切套管式活检针优于活检钳，后者可能会撕破血管。如果发生出血，可能需要进行长达 15 分钟的持续吸引以及冲洗。如果怀疑有出血，需要立即行 CT 扫描以判断脑室内出血的情况和脑积水的程度，从而确定是否需要行脑室外引流。

11.1.4　内镜活检技术

内镜下经过脑室对松果体区病变进行活检被视为另一种获得组织诊断的手段（Chernov et al 2006；Ferrer et al 1997；Gaab & Schroeder 1998；Pople et al 2001；Yamini et al 2004）。除了取样失误之外，此方法主要的缺点是在肿瘤的脑室面进行活检，而在该处没有组织膨胀可以对出血点进行压迫。即使在脑脊液中很小的出血点也有可能出现问题，而许多松果体肿瘤的供血丰富的特性使得这一问题变得更加严峻。采用这种方法时一般会联合脑室造瘘术。然而，即便使用软镜也很难同时活检和脑室造瘘术，这是因为两种操作的路径不同。经脑室内镜活检的诊断敏度大概为 75%，并发症（在该研究中为可逆转的）发生率为 15%（Al-Tamimi et al 2008）。使用硬镜操作时很难在避免损伤穹窿以及室间孔附近的膈静脉及丘纹静脉。硬镜可经额部合适的进入点进行操作，但相对于简单的立体定向活检技术没有任何优势。

内镜更典型的应用是对松果体囊肿进行穿刺抽吸，但此种治疗的效果并不确切。事实上，近期有一些学者报道了在内镜下通过幕下小脑上入路进行松果体囊肿抽吸术（Cardia et al 2006；Gore et al 2008）。尽管使用内镜经幕下小脑上入路提供了一个新颖的"微创"的方法，但是将此种技术应用于肿瘤切除则要比进行囊肿切开更加复杂。到目前为止，内镜经幕下小脑上技术仍处于探索阶段，且缺乏证据证明其比标准的开颅手术更有优势。

11.1.5　松果体区病变的手术入路

随着手术技术及神经麻醉的进步，以及深入认识到积极切除和准确诊断在松果体区肿瘤后续治疗中的价值，手术也变得越来越重要。由于松果体区可见各种各样的肿瘤类型及混合型肿瘤，因此明确病理诊断就是开放手术的优先要务（Bruce & Stein 1990；Chapman & Linggood 1980；Dempsey et al

1992；Edwards et al 1988；Fuller et al 1993；Graziano et al 1987；Hoffman et al 1983；Neuwelt 1985；Packer et al 1984b；Pluchino et al 1989；Rout et al 1984；Shokry et al 1985；Stein 1971；Stein & Bruce 1992；Suzuki & Iwabuchi 1965；Ventureyra 1981）。精确的病理诊断可以指导术后选择辅助治疗，是否需要进行转移灶的检查，制订长期随访计划，以及评估远期预后。影像学检查、肿瘤标志物检查、脑脊液细胞学检查等可以用于推测肿瘤的病理类型，但是准确的组织学诊断只能通过手术标本获得（D'Andrea et al 1987；Ganti et al 1986；Kersh et al 1988；Wood et al 1981；Zimmerman 1985）。

手术除了可以提供准确的病理诊断之外，积极切除病变在改善患者预后方面的作用也越来越受到重视。对于良性肿瘤，全切除病变可以达到治愈的效果（Stein & Bruce 1992）；对于恶性肿瘤，部分切除可以改善预后及辅助治疗的效果（Hoffman et al 1991；Lapras & Patet 1987；Sano 1976a；Schild et al 1996；Shokry et al 1985；Stein & Bruce 1992）。在某些情况下，对恶性肿瘤完全切除是可以实现的，但这并不意味着治愈（Neuwelt 1985；Stein & Bruce 1992）。

松果体区肿瘤可以通过幕上或幕下的不同入路进行切除。幕上入路包括 Dandy（1921）常用的经顶部纵裂入路，以及由 Horrax（1937）提出，后经 Poppen（1966）改进的枕下经小脑幕入路。幕上入路适用于处理肿瘤明显向幕上生长以及向侧方扩展至侧脑室三角区的情况（Bruce 1993b）。幕上入路的优势是可以提供充分的暴露，但缺点是肿瘤恰好位于深部静脉系统下方，而静脉会妨碍肿瘤切除。经胼胝体 – 半球间入路采取了大脑镰及右侧顶叶之间的中线旁路径，并需要切部分胼胝体达到病灶（Dandy 1936；Lapras & Patet 1987）。牵拉额叶可能会造成相应的并发症，而损伤桥静脉可能引起静脉性梗死（Bruce & Stein 1993b）。枕下经小脑幕入路需要通过牵拉枕叶以及切开小脑幕来获得足够的显露，该入路可以充分暴露四叠体，但是也有导致患者视野缺损的可能（Nazzaro et al 1992；Reid & Clark 1978）。

幕下经小脑上入路是通过幕下及小脑上方的中线区域进入（Bruce & Stein 1992；Krause 1926；Stein 1971）。从手术角度可见肿瘤位于深部静脉的下方，因此静脉一般不影响手术切除。同时重力的作用不仅使小脑自然下垂，以暴露松果体区，也可最大限度地减少使术野积血，以及有利于分离肿瘤与深部静脉系统的粘连。尽管操作距离较远，但对于延伸至室间孔的肿瘤也可以通过此入路切除。

上述三种入路可以采用多种不同的体位。坐位一般用于幕下小脑上入路及经胼胝体 – 半球间入路。其可能的并发症有脑室及皮层塌陷、硬膜下血肿、气颅、空气栓塞等（Bruce & Stein 1993a；Bruce & Stein 1993b）。但是此种入路使得可以在重力的帮助下将肿瘤从第三脑室顶分离，并且避免术区积血，而 3/4 侧俯卧可以避免上述风险，通常用于枕下经小脑幕入路，但是重力无法对术者的操作提供帮助。有人提出"协和式"体位（译者注：一种颈部屈曲的俯卧位，像协和式飞机一样），既结合了前述体位的优点，同时又降低了并发症的风险。

松果体区手术的最常见并发症为眼球运动障碍、精神状态改变及共济失调，少见的并发症为分流管故障及无菌性脑膜炎。许多术前神经系统损害症状可能在术后的段时间内加重。大部分术后神经功能损害是暂时性的并可随时间改善。一些因素可能与术后神经损害的高风险及严重性有关，这包括术前放疗、术前症状进展、恶性程度更高、肿瘤的侵袭性等（Bruce & Stein 1993a；Bruce & Stein 1993b；Stein 1979）。幕上入路可以导致癫痫、偏瘫或偏盲（Bruce & Stein 1993b；Hoffman et al 1984；Nazzaro et al 1992）。松果体区手术最严重的并发症是残余肿瘤的出血。出血是松果体区肿瘤常见的问题，特别是对于松果体区实质肿瘤而言（图 34-7）（Bruce & Stein 1993a；Bruce & Stein 1993b；Dempsey et al 1992；Herrick & Rubinstein 1979；Peragut et al 1987）。在术后长达数天之内都有可能发生出血，这可能与肿瘤血管特性以及恶性程度相关。部分肿瘤可能在术前就发生了出血，表现为松果体卒中。

在显微手术时代，多数的大宗临床研究（每项研究均含有不少于 20 例患者，并包括松果体区的所有的病变类型）显示，术后死亡率为 0~8%，永久致残率为 0~12%（Bruce & Stein 1995b；Jooma & Kendall 1983；Lapras et al 1987；Neuwelt 1985；Pendl 1985；Rout et al 1984；Sano 1987；Wood et al 1981）。在最大的一组临床数据中，87% 的良性肿瘤及 29% 的恶性肿瘤可以达到完全切除。

恶性肿瘤术后的远期预后取决于肿瘤的切除程度、病理类型以及对辅助治疗的反应。对恶性肿瘤完全切除可以获得较好的预后。对于良性肿瘤（畸胎瘤、皮样囊肿、表皮样囊肿、脂肪瘤），外科手术的远期效果极佳，并且通常可以治愈。有一少部分松果体细胞瘤（高达 16% 的松果体细胞肿瘤）较为孤立，在组织学上呈良性，并可完全切除。这些患者预后很好，术后仅需进行密切观察而不需要进行任何辅助治疗。

11.1.6 鞍上生殖细胞肿瘤的手术入路

鞍上的肿瘤通常可以经额下入路或翼点入路切除。切除范围受肿瘤对视路结构及下丘脑的侵袭程度所限制。使用额下入路可经终板到达第三脑室，但需要考虑是否存在视交叉前置的情况。使用翼点入路可以到达鞍上及鞍旁区域，但是除非联合额下入路，否则其对于第三脑室的暴露并不充分。所有至鞍区的手术入路的风险包括：损伤视路结构而导致视力下降，下丘脑或垂体柄的损伤可以导致出现内分泌紊乱，尤其是尿崩症，穹隆及前联合的损伤可以引起认知障碍及失忆。对于侵犯到室间孔的肿瘤，经胼胝体入路可能为最佳的选择，但该入路对于视路结构的暴露有限。理论上，对于此类肿瘤可以通过扩大的室间孔切除，但是如果暴露不足，则可以采用穹隆间入路或脉络膜下 – 经中间帆入路切除肿瘤。经胼胝体入路可能会因为损伤穹隆而导致记忆力丧失。

11.1.7 并发症

术后早期患者通常会出现眼动障碍，特别是上视及双眼内聚受限（Bruce & Stein 1993a；Bruce & Stein 1995b；Little et al 2001）。也会出现不同程度的瞳孔损伤及聚焦困难。大部分的眼外症状为短暂的，并可以在术后几天内缓解，但也有持续数月的情况。尽管轻度的上视受限并不少见，且临床意义不大，但是严重的永久性损伤却十分罕见。与大多的神经功能损害一样，眼外症状的持续时间及严重程度与术前表现成正比（Bruce & Stein 1993a；Lapras & Patet 1987）。同样，共济失调也常出现，但一般在术后几天内缓解。

更为严重的并发症则较为罕见，但是可发生于手术对脑干骚扰过重的情况下。这可能导致认知功能障碍，甚至其最严重者可表现为无动性缄默症。这些并发症通常见于术前放疗、侵袭性肿瘤以及术前症状进展的患者（Bruce & Stein 1993a；Lapras & Patet 1987）。

其中最具有灾难性的一种并发症是残留肿瘤的出血。血供丰富、侵袭性强的恶性松果体实质肿瘤患者发生此并发症的风险最高（Bruce & Stein 1993a；Dempsey et al 1992；Herrick & Rubinstein 1979；Peragut et al）。少量出血可以保守治疗，不过出血量大的情况下必须及时清除血肿。选择治疗方案时必须考虑到可能出现梗阻性脑积水的情况。

幕上入路的并发症包括牵拉脑组织及牺牲桥静脉所导致的偏瘫（Apuzzo & Litofsky 1993；Bruce & Stein 1993a；Bruce & Stein 1993b）。幸运的是，这种损伤通常可以自愈，而梗死及永久性功能损伤比较少见。预防性抗癫痫治疗在术后短期内是可取的，长期的使用则没有必要。牵拉顶叶可以造成对侧深、浅感觉障碍（Apuzzo & Tung 1993）。在经小脑幕入路时对枕叶的牵拉可以导致视野缺损（Apuzzo & Tung 1993；Lapras et al 1987；Nazzaro et al 1992）。尽管有报道切开部分胼胝体可以导致失联合综合征，但根据我们的经验，即使在胼胝体压部切开的情况下，这种问题也极少出现（Apuzzo & Tung 1993；Bruce 2000）。

与坐位有关的并发症包括硬膜下血肿、硬膜下积液和脑室塌陷等（Bruce & Stein 1993b；Bruce & Stein 1995b；Stein & Bruce 1992）。这些症状通常可以自愈。空气栓塞通常不足为虑，其可以通过潮气末二氧化碳水平的下降及多普勒超声来发现。

松果体肿瘤患者通常年龄较轻，且少有其他系统疾病。因此，发生内科并发症如心脏及呼吸系统问题的概率较低。

11.1.8　手术结果

松果体区手术极具艰苦性和挑战性，其手术结果与医师的个人经验相关。随着现代显微手术技术发展，大于 20 例的临床研究所报道的手术死亡率介于 0~8%，出现永久严重的神经功能损伤的概率为 0~12%（Bruce & Ogden 2004；Bruce & Stein 1995b；Chandy & Damaraju 1998；Edwards et al 1988；Konovalov & Pitskhelauri 2003）。外科手术的远期预后主要与肿瘤的病理性质及对辅助治疗的反应相关。对于良性肿瘤，如畸胎瘤、毛细胞星型细胞瘤、皮样囊肿、表皮样囊肿及低级别松

果体肿瘤，可以达到完全切除，长期随访结果极好，甚至可能治愈（Bruce & Ogden 2004；Bruce & Stein 1995a；Deshmukh et al 2004；Rubinstein 1981；Stein & Bruce 1992；Vaquero et al 1990）。

对于恶性肿瘤，由于针对手术进行的临床研究较少，因此对于肿瘤切除程度与预后关系目前尚无定论。但是一般认为，除了生殖细胞瘤以外，更积极的切除肿瘤可以改善预后及辅助治疗的效果（Bruce & Ogden 2004；Lapras & Patet 1987；Sano 1984；Sawamura et al 1997；Stein & Bruce 1992）。有少部分松果体细胞瘤（约占 16% 的松果体细胞肿瘤）是游离的，有完整包膜，在组织学上呈良性并可以做到完全切除（Bruce & Ogden 2004；Dandy 1936；Peragut et al 1987；Rubinstein 1981；Stein & Bruce 1992；van Wagenen 1931；Vaquero et al 1990）。单凭手术就可以使肿瘤得到长期控制，而并不需要进行辅助治疗，但此类患者仍然需要定期复查 MRI。

11.2　放射治疗

所有恶性生殖细胞肿瘤及松果体细胞肿瘤患者均需进行放疗，包括 4 000cGy 针对脑室系统，1 500cGy 针对瘤床。总剂量为 5 500cGy，分割后每天给予 180cGy。近期研究显示，使用更小的照射野可同样有效，并能避免脑室暴露相关的不良反应（Dattoli & Newall 1990）。

对于那些少见的良性松果体细胞瘤，如果手术已经全切肿瘤，则应避免放疗（Stein & Bruce 1992；Vaquero et al 1990）。识别此类肿瘤依赖于术中所见（边界清楚的病变）及术后病理确认。对于这些肿瘤，单独手术即可获得对肿瘤的长期控制，但必须定期随访。

生殖细胞瘤是对放疗最为敏感的恶性肿瘤之一，并很大部分可通过放疗治愈。对于生殖细胞瘤患者，通过外科手术及 5 000~6 000cGy 的放疗，可以达到 75% 的 5 年生存率及 69% 的 10 年生存率（Edwards et al 1988；Sano & Matsutani 1981；Sung et al 1978；Wolden et al 1995）。当放疗剂量小于 5 000cGy 时，松果体细胞肿瘤及生殖细胞肿瘤的局部放疗失败率会增高。

松果体区肿瘤患者的放疗长期并发症是一个需要特别关注的问题，因为这类患者往往生存期很长，甚至能获得治愈。颅内放疗的迟发并发症主要有认知障碍、下丘脑及内分泌功能障碍、脑

组织坏死及肿瘤复发等（Bruce1993b；Duffner et al 1985；Edwards et al 1988；Hodges et al 1992；Nighoghossian et al 1988；Noell & Herskovic 1985；Sakai et al 1988）。儿童患者尤其容易出现放疗不良反应（Bendersky et al 1988；Donahue 1992；Rowland et al 1984）。在一项研究中，27 例松果体区生殖细胞瘤患者接受放射治疗，其中 26% 患者的术前尿崩症状无明显改善，22% 出现垂体低功下，全部有轻度的生长缺陷，且绝大部分存在不同轻度的认知障碍（Jenkin et al 1990）。另一项研究报道，26 例生殖细胞肿瘤患者中有 7 例在放疗后出现智力低下及反应迟钝（Sakai et al 1988）。

所有的恶性生殖细胞肿瘤或松果体细胞肿瘤患者均应在术后进行全脊髓 MRI 检查，来评估是否有肿瘤种植（Bruce & Stein 1993b）。MRI 已取代 CT 脊髓造影检查成为筛选的标准手段（Rippe et al 1990；Stein & Bruce 1992）。早期研究建议将脑脊液细胞学检查作为脊髓转移的诊断方法，但是目前来看肿瘤转移与脑脊液细胞学的相关性并不强（DeGirolami & Schmidek 1973；Shibamoto et al 1988；Ueki & Tanaka 1980；Waga et al 1979）。因为预防性应用脊髓放疗存在一定的争议，故明确肿瘤有无脊髓转移是非常重要的。以往对所有的恶性松果体区肿瘤都常规建议行全脑脊髓放疗（Griffin et al 1981；Jenkin et al1978；Rich et al 1985；Sung et al 1978）。但是，一些研究发现肿瘤脊髓转移的发生率较低，因此不建议预防性应用脊髓放疗（Bruce et al 1990；Bruce & Stein 1990；Dattoli & Newall 1990；Disclafani et al 1989；Edwards et al 1988；Linstadt et al 1988；Wood et al 1981）。Jennings 对颅内生殖细胞肿瘤进行了回顾，发现脊髓种植的发生概率为 10%（Jennings et al 1985）。这项研究还指出，生殖细胞瘤发生脊髓转移的概率为 11%，内胚窦瘤为 23%，松果体区肿瘤要比鞍上肿瘤概率更高。由于区分松果体细胞瘤和松果体母细胞瘤的标准并不一致，因而对松果体细胞肿瘤发生脊髓种植概率的估计也差别很大（Bruce & Stein 1995b；Schild et al 1993）。目前主流的推荐是在明确存在脊髓种植的情况下，按照 3 500cGy 的剂量给予脊髓放疗（Bruce et al 1990；Bruce & Stein 1990；Disclafani et al 1989；Edwards et al 1988；Rao et al 1981；Rippe et al 1990；Wood et al 1981）。

11.3 化疗

化疗对于非生殖细胞瘤的恶性生殖细胞肿瘤患者最有帮助。现有的化疗方药物可以明显改善这些患者的长期预后。含有合体滋养层巨细胞成分的生殖细胞瘤预后略差，可能需要更积极的治疗，即化疗联合放疗才能使患者受益（Bruce et al 1995；Bruce & Ogden 2004；Stein & Bruce 1992）。

大多数的生殖细胞肿瘤化疗方案是由颅外生殖细胞肿瘤的治疗经验外推而来的，这些方案在颅外病变的治疗中取得了令人瞩目的成绩（Einhorn 1981；Hainsworth & Greco 1983；Logothetis et al 1985；McLeod et al 1988）。不幸的是，这些药物在治疗颅内肿瘤方面却无法达到同样的效果（Edwards et al 1988；Haase & Norgaard-Pedersen 1979；Jennings et al 1985；Kobayashi et al 1989；Packer et al 1984b；Parsa et al 2001；Patel et al 1992；Prioleau & Wilson 1976；Takakura 1985；Yoshida et al 1993）。大部分有效的方案是由治疗睾丸癌的 Einhorn 方案演变而来，即顺铂、长春新碱和博莱霉素。其他组合，包括环磷酰胺、依托泊苷也有人做过研究（Calaminus et al 2004；Einhorn & Donohue 1977；Parsa et al 2001）。近期的研究显示，使用依托泊苷（VP-16）来代替长春新碱、博莱霉素不仅可以避免肺毒性，还可提高化疗反应率并减少并发症（Kobayashi et al 1989；Patel et al 1992；Yoshida et al 1993）。目前使用顺铂或卡铂联合依托泊苷是应用最广泛的化疗方案。

放疗联合化疗在这些肿瘤中的作用尚不得而知（Merchant et al 1998）。尽管放疗一般先于化疗进行，但最佳的时间点仍不确定。由于这些肿瘤的预后差，进行积极的治疗显得非常合理。一些研究显示使用化疗、放疗和手术相结合的方案对患者进行更为积极的治疗可以提高生存率，但是对于放疗联合化疗与单纯化疗相比是否能够延长患者生存期却并不清楚（Bamberg et al 1984；Bruceet al 2001；Calaminus et al 2004；Chan et al 1984；Herrmann et al 1994；Hoffman et al 1991；Jennings et al 1985；Robertson et al 1997；Takakura 1985）。如果放疗及化疗后仍有肿瘤残留，且在肿瘤标志物恢复正常的情况下，可考虑行手术治疗（Friedman et al 2001；Weiner et al 2002）。这些残余肿瘤很可能是良性的生殖细胞成分，对放疗及化疗均不敏感。对于单纯生殖细胞瘤来说，由于其对放疗敏感性很高，因此除非是复发或转移肿瘤，否则化疗的意义不大。放疗的成功也引发了更多的关注，其中一些学者考虑通过化疗来降低放疗总剂量（Allen et al 1994；Allen et al 1987；Aoyama et al 2002；Kochi et al 2003；Sawamura et al 1998；Silvani et al 2005）。尽管这种策略很合理，但是其远期效果并不像单纯放疗那样经受住了长时间的检验。

对于松果体实质肿瘤，化疗主要用于治疗复发或播散的病变（Jakacki et al 1995；Packeret al 1984b，Sawaya et al 1990；Schild et al 1993）。使用长春新碱、顺铂、依托泊苷、洛莫司汀、环磷酰胺、放线菌素 D、氨甲蝶呤的不同组合进行化疗也取得了一定的效果。但这些效果都比较有限，因此不能得出明确的结论（Chang et al 1995）。

11.4　放射外科治疗

松果体区肿瘤治疗的最新进展之一就是放射外科的应用（Backlund et al 1974；Casentini et al 1990；Dempsey et al 1992；Kobayashi et al 2001）。尽管目前缺乏长期随访结果，但有好几项研究明确展示了此技术的相对安全。放射外科的问题并不在于肿瘤对于放疗的反应，而在于放疗范围以外的肿瘤复发。放射外科治疗一般仅适用于直径小于 3cm 的肿瘤中。

在选择最佳治疗方案时，必须考虑到放射外科与常规分割放疗在放射生物效应方面的显著不同。例如，生殖细胞瘤患者进行常规放疗后远期效果极佳，而放射外科似乎并不能获得更好的结果。此外，由于放射外科的治疗范围不覆盖脑室系统，故肿瘤如松果体细胞肿瘤、生殖细胞肿瘤更容易在脑室系统内复发。放射外科最大的作用可能在于其可对瘤床进行局部强化照射，从而使脑室系统及周边脑组织的放射暴露减少（Casentini et al 1990；Hasegawa et al 2003）。此外，其同样可以应用于局部复发的肿瘤。

11.5　治疗失败的形式

11.5.1　生殖细胞肿瘤

生殖细胞肿瘤最常出现局部治疗失败（Dearnaley et al 1990；Sano & Matsutani 1981）。脊髓治疗失败通常和局部失败同时出现。全身转移较少见，但是生殖细胞瘤可以转移至骨骼，恶性畸胎瘤可以转移至肺（Dearnaley et al 1990；Farwell & Flannery 1989）。关于生殖细胞瘤在放疗区域外复发也有报道（Uematsu et al 1992）。

11.5.2　松果体细胞肿瘤

松果体细胞肿瘤最容易出现局部失败，且一旦出现脊髓治疗失败时，往往合并肿瘤残余或肿瘤局部复发（Schild et al 1993）。尸检发现，几乎所有致命性的松果体母细胞瘤及危害程度小一些的松果体细胞瘤均出现室管膜和软脑膜播散（图 34.20）（Borit & Blackwood 1979；Herrick & Rubinstein 1979；Packer et al 1984b）。

12　肿瘤复发的处理

由于病例数较少，故对于复发病例的处理需因人而异。可能的方案包括放射外科、化疗、或再次放疗（尤其是前次未达到最大放疗剂量）（Merchant et al 1998）。对于那些生长缓慢的肿瘤，如果患者病情稳定，术后预期寿命较长及预后较好，则可以考虑行二次手术（Bruce & Stein 1990）。化疗可能对放疗后复发的生殖细胞肿瘤及松果体细胞肿瘤有一定的作用（Allen et al 1985；Edwards et al 1988，Einhorn & Donohue 1977；Neuwelt et al 1980；Sawaya et al 1990；Schild et al 1993；Siegal et al 1983）。高剂量化疗联合干细胞治疗的应用给那些治疗风险很高的患者带来了一些希望。

13　远期疗效

13.1　生殖细胞肿瘤

生殖细胞肿瘤的远期疗效主要依赖于肿瘤的病理。良性生殖细胞肿瘤，如畸胎瘤、皮样囊肿、表皮样囊肿在单纯手术后 5 年及 10 年生存率可以达到 100%（Bjornsson et al 1985；Stein & Bruce 1992）。

在恶性生殖细胞肿瘤中，生殖细胞瘤与非生殖细胞瘤性肿瘤有很大差异。生殖细胞瘤在经过外科手术及放疗后，5 年生存率可以达到 80%~90%（Bruce 1993b；Hoffman et al 1991；Matsutani et al1997；Wolden et al 1995）。对于鞍上的生殖细胞瘤是否比松果体区的肿瘤预后更好且前仍不明确。Takakura（1985）报道了49例松果体区生殖细胞瘤的5年及10年生存率均为65%，而22例鞍上生殖细胞瘤的生存率分别为90%及84%。其他的报告中提到鞍上生殖细胞瘤在手术及放疗后5年生存率最高可以达到100%（Legido et al 1988；Sano & Matsutani 1981）。含合体滋养层巨细胞成分的生殖细胞瘤复发率较高（Uematsu et al 1992；Yoshida et al 1993）。儿童生殖细胞瘤的预后要好于成人（Jenkin et al 1978；Sano & Matsutani 1981）。

恶性非生殖细胞瘤性的生殖细胞肿瘤预后最差，患者的生存期很少超过2年（Chan et al 1984；Edwards et al 1988；Jennings et al 1985；Packer et al 1984a；Page et al 1986；Tavcar et al 1980）。但是化疗的进展使得这些肿瘤的预后得到改善（Kobayashi et al 1989；Matsutaniet al 1997；Neuwelt 1985；Patel et al 1992；Yoshida et al 1993）。在恶性非生殖细胞瘤性的生殖细胞肿瘤中，未成熟畸胎瘤预后稍好，其5年生存率约为25%。肿瘤标志物的升高通常与预后不佳相关（Takakura 1985）。可使生存期延长的因素包括扩大切除、大剂量放疗及应用化疗（Schild et al 1996）。

13.2 松果体细胞肿瘤

由于研究规模小，缺乏统一的病理标准，缺乏统一的治疗方案，使确定松果体细胞肿瘤的预后因素比较困难。其中病例最多的研究报道了手术切除加放疗后患者5年生存率为55%~62%，但该研究也包括了一小部分接受化疗的患者（Schild et al 1993；Stein & Bruce 1992）。研究发现当放疗剂量大于50Gy时，患者的长期预后可以得到显著改善（Schild et al 1996）。松果体细胞瘤预后较好，其5年生存率可大于80%。其中有小一部分游离的、组织学为良性、可以全切的松果体细胞瘤，单纯手术即可获得极佳的效果（Stein & Bruce 1992；Vaquero et al 1990）。对于松果体母细胞瘤，其预后与就诊时疾病的累及范围有关（Chang et al 1995）。

14 结论

松果体区肿瘤包含一组少见且复杂的病变，且这些病变在组织学、流行性病学及预后等方面均存在明显差异。大部分肿瘤都具有相似的临床表现，包括脑积水和脑干受压产生的相关症状（包括Parinaud综合征）等。对于可疑的松果体区肿瘤患者，首先需进行肿瘤标志物的检查，以排除生殖细胞肿瘤的可能，因为对该类肿瘤而言放疗就能产生不错的效果。如果未发现明显的肿瘤标志物，那么为了获取组织明确病理诊断以及争取最大限度地切除，手术切除则是大部分患者的下一步治疗。当组织学诊断明确后，需根据患者及肿瘤的特点给予进一步的辅助治疗如化疗及放疗。松果体区肿瘤的治疗是一个具有挑战性的领域，一些新颖的手术及药物治疗方法正在不断发展和研究当中，并且有希望能改变此类疾病的治疗标准。

关键点

- 松果体区肿瘤包含一系列不同组织学类型的肿瘤，其中不仅有良性和恶性肿瘤，还包括中间分化的类型以及混合细胞类型。
- 松果体区生殖细胞肿瘤在男性较多见。松果体细胞肿瘤及鞍上生殖细胞瘤的男女发病率基本相等。
- 松果体区肿瘤通常会引起梗阻性脑积水并导致颅内压增高。中脑及小脑受压可以出现眼球运动障碍及共济失调。
- 松果体区肿瘤的一般检查包括MRI及肿瘤标志物检测（AFP，β-hCG）。
- 恶性的生殖细胞肿瘤及松果体细胞肿瘤可以沿脑脊液循环通路播散至脑室系统及脊髓。
- 由于松果体区肿瘤可含有很多不同的亚型，因此明确病理诊断是选择最佳治疗方案的必要条件。唯一例外的是，根据肿瘤标志物的升高即可诊断恶性生殖细胞肿瘤。
- 尽管现代显微外科技术使手术的致死率、致残率降至可以接受的程度，但手术操作仍非常不易。手术通常可以治愈良性的松果体细胞肿瘤及生殖细胞肿瘤，而且切除程度也与许多恶性肿瘤的预后成正相关。
- 对于恶性生殖细胞肿瘤及松果体细胞肿瘤应进行放疗。化疗主要用于恶性生殖细胞肿瘤。

（于洮 李春德 译）

参考文献

Allen, J., DaRosso, R., Donahue, B., et al., 1994. A phase II trial of preirradiation carboplatin in newly diagnosed germinoma of the central nervous system. Cancer 74, 940–944.

Allen, J.C., Bosl, G., Walker, R., 1985. Chemotherapy trials in recurrent primary intracranial germ cell tumors. J. Neurooncol. 3, 147–152.

Allen, J.C., Kim, J.H., Packer, R.J., 1987. Neoadjuvant chemotherapy for newly diagnosed germ-cell tumors of the central nervous system. J. Neurosurg. 67, 65–70.

Allen, J.C., Nisselbaum, J., Epstein, F., et al., 1979. Alphafetoprotein and human chorionic gonadotropin determination in cerebrospinal fluid. An aid to the diagnosis and management of intracranial germ-cell tumors. J. Neurosurg. 51, 368–374.

Al-Tamimi, Y.Z., Bhargava, D., Surash, S., et al., 2008. Endoscopic biopsy during third ventriculostomy in paediatric pineal region tumours. Childs Nerv. Syst. 24, 1323–1326.

Ammar, A., Al-Majid, H., Kutty, M., 1991. Germinoma in a 16-month old baby: A case report and brief review of the literature. Acta. Neurochir. (Wien) 110, 189–192.

Aoyama, H., Shirato, H., Ikeda, J., et al., 2002. Induction chemotherapy followed by low-dose involved-field radiotherapy for intracranial germ cell tumors. J. Clin. Oncol. 20, 857–865.

Apuzzo, M., Litofsky, N., 1993. Surgery in and around the anterior third ventricle. In: Apuzzo, M. (Ed.), Brain surgery: complication avoidance and management, Vol 1. Churchill Livingstone, New York, pp. 541–579.

Apuzzo, M., Tung, H., 1993. Supratentorial approaches to the pineal region. In: Apuzzo, M. (Ed.), Brain surgery: Complication avoidance and management. Churchill-Livingstone, New York, pp. 486–511.

Araki, C., Matsumoto, S., 1969. Statistical re-evaluation of pinealoma and related tumours in Japan. Prog. Exp. Tumor. Res. 30, 307–312.

Arendt, J., 1978. Melatonin as a tumour marker in a patient with pineal tumour. BMJ 2, 635–636.

Arita, N., Ushio, Y., Hayakawa, T., et al., 1980. Serum levels of alphafetoprotein, human chorionic gonadotropin and carcinoembryonic antigen in patients with primary intracranial germ cell tumors. Oncodev. Biol. Med. (Amsterdam) 1, 235–240.

Ausman, J.I., Malik, G.M., Dujovny, M., et al., 1988. Three-quarter prone approach to the pineal-tentorial region. Surg. Neurol. 29, 298–306.

Backlund, E.-O., Rahn, T., Sarby, B., 1974. Treatment of pinealomas by stereotaxic radiation surgery. Acta. Radiol. Ther. Phys. Biol. 13, 368–376.

Bader, J.L., Meadows, A.T., Zimmerman, L.E., et al., 1982. Bilateral retinoblastoma with ectopic intracranial retinoblastoma: trilateral retinoblastoma. Cancer Genet Cytogenet 5, 201–213.

Bamberg, M., Metz, K., Alberti, W., et al., 1984. Endodermal sinus tumor of the pineal region. Metastasis through a ventriculoperitoneal shunt. Cancer 54, 903–906.

Barber, S., Smith, J., Hughes, R., 1978. Melatonin as a tumour marker in a patient with pineal tumour. Lancet ii, 328.

Barker, D., Weller, R., Garfield, J., 1976. Epidemiology of primary tumors of the brain and spinal cord: a regional survey in southern England. J. Neurol. Neurosurg. Psychiatry 39, 290–296.

Becker, L.E., Hinton, D., 1983. Primitive neuroectodermal tumors of the central nervous system. Hum. Pathol. 14, 538–550.

Bendersky, M., Lewis., M., Mandelbaum, D.E., et al., 1988. Serial neuropsychological follow-up of a child following craniospinal irradiation. Dev. Med. Child Neurol. 30, 808–820.

Bjornsson, J., Scheithauer, B., Okazaki, H., et al., 1985. Intracranial germ cell tumors: Pathobiological and immunohistochemical aspects of 70 cases. J. Neuropathol. Exp. Neurol. 44, 32–46.

Bloom, H., 1983. Primary intracranial germ cell tumours. Clin. Oncol. 2, 233–257.

Borden, S., Weber, A.L., Toch, R., et al., 1973. Pineal germinoma. Long term survival despite hematogenous metastases. J. Pathol. 114, 9–12.

Borit, A., 1981. History of tumors of the pineal region. Am. J. Surg. Pathol. 5, 613–620.

Borit, A., Blackwood, W., 1979. Pineocytoma with astrocytomatous differentiation. J. Neuropathol. Exp. Neurol. 38, 253–258.

Borit, A., Blackwood, W., Mair, W.G., 1980. The separation of pineocytoma from pineoblastoma. Cancer 45, 1408–1418.

Bosl, G., Motzer, R., 1997. Testicular germ-cell cancer. New Engl. J. Med. 337, 242–253.

Brada, M., Rajan, B., 1990. Spinal seeding in cranial germinoma. Br. J. Cancer 61, 339–340.

Bruce, J.N., 1993a. Intracranial germinomas. Neurosurgical Consultations 4, 1–8.

Bruce, J.N., 1993b. Management of pineal region tumors. Neurosurg. Q. 3, 103–119.

Bruce, J.N., 2000. Posterior third ventricular tumors. In: Kaye, A.H., Black, P.M. (Eds.), Operative neurosurgery, Vol 1. Churchill Livingstone, London, pp. 769–775.

Bruce, J.N., Balmaceda, C., Stein, B., et al., 2000. Pineal region tumors. In: Rowland, L. (Ed.), Merritt's textbook of neurology, 10th edn. Williams & Wilkins, Baltimore, pp. 341–347.

Bruce, J.N., Connolly, E.S., Stein, B.M., 1995. Pineal and germ cell tumors. In: Kaye, A.H., Laws, E.R. (Eds.), Brain tumors. Churchill Livingstone, London, pp. 725–755.

Bruce, J.N., Connolly, E.S., Stein, B.M., 2001. Pineal and germ cell tumors. In: Kaye, A.H., Laws, E.R. (Eds.), Brain tumors, 2nd edn. Churchill Livingstone, London, pp. 771–800.

Bruce, J.N., Fetell, M.R., Stein, B.M., 1990. Incidence of spinal metastases in patients with malignant pineal region tumors: Avoidance of prophylactic spinal irradiation. J. Neurosurg. 72, 354A.

Bruce, J.N., Ogden, A.T., 2004. Surgical strategies for treating patients with pineal region tumors. J. Neurooncol. 69, 221–236.

Bruce, J.N., Stein, B.M., 1990. Pineal tumors. In: Rosenblum, M. (Ed.), The role of surgery in brain tumor management. WB Saunders, Philadelphia, PA, pp. 123–138.

Bruce, J.N., Stein, B.M., 1992. Infratentorial approach to pineal tumors. In: Wilson, C.B. (Ed.), Neurosurgical procedures: Personal approaches to classic operations. Williams & Wilkins, Baltimore, MD, pp. 63–76.

Bruce, J.N., Stein, B.M., 1993a. Supracerebellar approaches in the pineal region. In: Apuzzo, M. (Ed.) Brain surgery: Complication avoidance and management. Churchill-Livingstone, New York, pp. 511–536.

Bruce, J.N., Stein, B.M., 1993b. Complications of surgery for pineal region tumors. In: Post, K.D., Friedman, E.D., McCormick, P.C. (Eds.). Postoperative complications in intracranial neurosurgery. Thieme, New York, pp. 74–86.

Bruce, J.N., Stein, B.M., 1995a. Supracerebellar approach for pineal region neoplasms. In: Schmidek, H.H., Sweet, W.H. (Eds.). Operative neurosurgical techniques, 3rd edn. W B Saunders, Philadelphia, PA, pp. 755–763.

Bruce, J.N., Stein, B.M., 1995b. Surgical management of pineal region tumors. Acta. Neurochir. 134, 130–135.

Bruce, J.N., Tamarkin, L., Riedel, C., et al., 1991. Sequential cerebrospinal fluid and plasma sampling in humans: 24-hour melatonin measurements in normal subjects and after peripheral sympathectomy. J. Clin. Endo. Metab. 72, 819–823.

Burres, K.P., Hamilton, R.D., 1979. Pineal apoplexy. Neurosurgery 4, 264–268.

Calaminus, G., Bamberg, M., Jurgens, H., et al., 2004. Impact of surgery, chemotherapy and irradiation on long term outcome of intracranial malignant non-germinomatous germ cell tumors: results of the German Cooperative Trial MAKEI 89. Klin. Padiatr. 216, 141–149.

Cardia, A., Caroli, M., Pluderi, M., et al., 2006. Endoscope-assisted infratentorial-supracerebellar approach to the third ventricle: an anatomical study. J. Neurosurg. 104, 409–414.

Casentini, L., Colombo, F., Pozza, F., et al., 1990. Combined radiosurgery and external radiotherapy of intracranial germinomas. Surg. Neurol. 34, 79–86.

Chan, H., Humphreys, R., Hendrick, E., et al., 1984. Primary intracranial choriocarcinoma. A report of two cases and a review of the literature. Neurosurgery 15, 540–545.

Chandrasoma, P.T., Smith, M.M., Apuzzo, M.L., 1989. Stereotactic biopsy in the diagnosis of brain masses: comparison of results of biopsy and resected surgical specimen. Neurosurgery 24, 160–165.

Chandy, M.J., Damaraju, S.C., 1998. Benign tumours of the pineal region: a prospective study from 1983. to 1997. Br. J. Neurosurg. 12, 228–233.

Chang, C., Kageyama, T., Yoshida, J., et al., 1981. Pineal tumors: Clinical diagnosis, with special emphasis on the significance of pineal calcification. Neurosurgery 8, 656–668.

Chang, S.M., Lillis-Hearne, P.K., Larson, D.A., et al., 1995. Pineoblastoma in adults. Neurosurgery 37, 383–391.

Chapman, P.H., Linggood, R.M., 1980. The management of pineal area tumors: a recent reappraisal. Cancer 46, 1253–1257.

Chernov, M.F., Kamikawa, S., Yamane, F., et al., 2006. Neurofiberscopic biopsy of tumors of the pineal region and posterior third ventricle: indications, technique, complications, and results. Neurosurgery 59, 267–277.

Chiechi, M.V., Smirniotopoulos, J.G., Mena, H., 1995. Pineal parenchymal tumors: CT and MR features. J. Comput. Assist. Tomogr. 19, 509–517.

Choi, J.U., Kim, D.S., Chung, S.S., et al., 1998. Treatment of germ cell tumors in the pineal region. Childs Nerv. Syst. 14, 41–48.

Cossu, M., Labinu, M., Orunesu, M., et al., 1984. Subchoroidal approach to the third ventricle: Microsurgical anatomy. Surg. Neurol. 21, 552–565.

Cravioto, H., Dart, D., 1973. The ultrastructure of 'pinealoma' (Seminoma-like tumor of the pineal region). J. Neuropathol. Exp. Neurol. 32, 552–564.

D'Andrea, A.D., Packer, R.J., Rorke, L.B., et al., 1987. Pineocytomas of childhood. A reappraisal of natural history and response to therapy. Cancer 59, 1353–1357.

Dandy, W.E., 1921. An operation for the removal of pineal tumors. Surg. Gynecol. Obstet. XXXIII, 113–119.

Dandy, W.E., 1936. Operative experience in cases of pineal tumor. Arch. Surg. 33, 19–46.

Dattoli, M.J., Newall, J., 1990. Radiation therapy for intracranial germinoma: the case for limited volume treatment. Int. J. Radiat. Oncol. Biol. Phys. 19, 429–433.

Dayan, A., Marshall, A., Miler, A., et al., 1966. Atypical teratomas of the pineal and hypothalamus. J. Pathol. Bacteriol. 92, 1–25.

Dearnaley, D.P., A'Hern, R.P., Whittaker, S., et al., 1990. Pineal and CNS germ cell tumors: Royal Marsden Hospital experience 1962–1987. Int. J. Radiat. Oncol. Biol. Phys. 18, 773–781.

DeGirolami, U., Schmidek, H., 1973. Clinicopathological study of 53 tumors of the pineal region. J. Neurosurg. 39, 455–462.

DeMonte, F., Zelby, A., Al-Mefty, O., 1993. Hearing impairment resulting from a pineal region meningioma. Neurosurgery 32, 665–668.

Dempsey, P.K., Kondziolka, D., Lunsford, L.D., 1992. Stereotactic diagnosis and treatment of pineal region tumours and vascular malformations. Acta. Neurochir. (Wien) 116, 14–22.

Dempsey, R., Chandler, W., 1984. Abnormal serum melatonin levels in patients with intrasellar tumors. Neurosurgery 15, 815–819.

Deshmukh, V.R., Smith, K.A., Rekate, H.L., et al., 2004. Diagnosis and management of pineocytomas. Neurosurgery 55, 349–357.

Disclafani, A., Hudgins, R.J., Edwards, S.B., et al., 1989. Pineocytomas. Cancer 63, 302–304.

Donahue, B., 1992. Short- and long-term complications of radiation therapy for pediatric brain tumors. Pediatr. Neurosurg. 18, 207–217.

Duffner, P., Cohen, M., Thomas, P., et al., 1985. The long-term effects of cranial irradiation on the central nervous system. Cancer 56, 1841–1846.

Eberts, T.J., Ransburg, R.C., 1979. Primary intracranial endodermal sinus tumor. J. Neurosurg. 50, 246–252.

Edwards, M.S., Hudgins, R.J., Wilson, C.B., et al., 1988. Pineal region tumors in children. J. Neurosurg. 68, 689–697.

Einhorn, L.H., 1981. Testicular cancer as a model for curable neoplasm. Cancer Res. 41, 3275–3280.

Einhorn, L.H., Donohue, J., 1977. Cis-Diaminedichloroplatinum, Vinblastine, and Bleomycin combination therapy in disseminated testicular cancer. Ann. Intern. Med. 87, 293–298.

Erlich, S., Apuzzo, M., 1985. The pineal gland: Anatomy, physiology and clinical significance. J. Neurosurg. 63, 321–341.

Farwell, J.R., Flannery, J.T., 1989. Pinealomas and germinomas in children. J. Neurooncol. 7, 13–19.

Ferrer, E., Santamarta, D., Garcia-Fructuoso, G., et al., 1997. Neuroendoscopic management of pineal region tumours. Acta. Neurochir. (Wien) 139, 12–21.

Fetell, M.R., Stein, B.M., 1986. Neuroendocrine aspects of pineal tumors. In: Zimmeman, E.A., Abrams, G.M. (Eds.), Neurologic clinics: Neuroendocrinology and brain peptides, Vol 4. WB Saunders, Philadelphia, PA, pp. 877–905.

Fevre-Montange, M., Champier, J., Szathmari, A., et al., 2006a. Microarray analysis reveals differential gene expression patterns in tumors of the pineal region. J. Neuropathol. Exp. Neurol. 65, 675–684.

Fevre-Montange, M., Hasselblatt, M., Figarella-Branger, D., et al., 2006b. Prognosis and histopathologic features in papillary tumors of the pineal region: a retrospective multicenter study of 31 cases. J. Neuropathol. Exp. Neurol. 65, 1004–1011.

Friedman, J.A., Lynch, J.J., Buckner, J.C., et al., 2001. Management of malignant pineal germ cell tumors with residual mature teratoma. Neurosurgery 48, 518–523.

Fujimaki, T., Matsutani, M., Funada, N., et al., 1994. CT and MRI features of intracranial germ cell tumors. J. Neurooncol. 19, 217–226.

Fukui, M., Matsuoka, S., Hasuo, K., et al., 1983. Cavernous hemangioma in the pineal region. Surg. Neurol. 20, 209–215.

Fuller, B., Kapp, D., Cox, R., 1993. Radiation therapy of pineal region tumors: 25 new cases and a review of 208 previously reported cases. Int. J. Radiat. Oncol. Biol. Phys. 28, 229–245.

Gaab, M.R., Schroeder, H.W., 1998. Neuroendoscopic approach to intraventricular lesions. J. Neurosurg. 88, 496–505.

Galassi, E., Tognetti, F., Frank, F., et al., 1984. Extraneural metastases from primary pineal tumors. Review of the literature. Surg. Neurol. 21, 497–504.

Ganti, S.R., Hilal, S.K., Silver, A.J., et al., 1986. CT of pineal region tumors. AJNR Am. J. Neuroradiol. 7, 97–104.

Glass, R., Culbertson, C., 1946. Teratoma of the pineal gland with choriocarcinoma and rhabdomyosarcoma. Arch. Pathol. 41, 552–555.

Gonzalez-Crussi, F., 1982. Extragonadal teratomas. Armed Forces Institute of Pathology, Washington, DC.

Goodman, R., 1993. Magnetic resonance imaging-directed stereotactic endoscopic third ventriculostomy. Neurosurgery 32, 1043–1047.

Gore, P.A., Gonzalez, L.F., Rekate, H.L., et al., 2008. Endoscopic supracerebellar infratentorial approach for pineal cyst resection: technical case report. Neurosurgery 62, 108–109.

Graham, M.L., Herndon, J.E., 2nd., Casey, J.R., et al., 1997. High-dose chemotherapy with autologous stem-cell rescue in patients with recurrent and high-risk pediatric brain tumors. J. Clin. Oncol. 15, 1814–1823.

Graziano, S.L., Paolozzi, F.P., Rudolph, A.R., et al., 1987. Mixed germ-cell tumor of the pineal region. J. Neurosurg. 66, 300–304.

Griffin, B., Griffin, T., Tong, D., et al., 1981. Pineal region tumors: results of radiation therapy and indications for elective spinal irradiation. Int. J. Radiat. Oncol. Biol. Phys. 66, 300–304.

Haase, J., Norgaard-Pedersen, B., 1979. Alpha-fetoprotein (AFP) and human chorionic gonadotropin (HCG) as biochemical markers of intracranial germ cell tumors. Acta. Neurochir. 53, 269–274.

Hainsworth, J., Greco, F., 1983. Testicular germ cell neoplasms. Am. J. Med. 75, 817–832.

Hasegawa, T., Kondziolka, D., Hadjipanayis, C.G., et al., 2003. Stereotactic radiosurgery for CNS nongerminomatous germ cell tumors. Report of four cases. Pediatr. Neurosurg. 38, 329–333.

Hasselblatt, M., Blumcke, I., Jeibmann, A., et al., 2006. Immunohistochemical profile and chromosomal imbalances in papillary tumours of the pineal region. Neuropathol. Appl. Neurobiol. 32, 278–283.

Hassoun, J., Gambarelli, D., Peragut, J.C., et al., 1983. Specific ultrastructural markers of human pinealomas. A study of four cases. Acta. Neuropathol. 62, 31–40.

Herrick, M.K., Rubinstein, L.J., 1979. The cytological differentiating potential of pineal parenchymal neoplasms (true pinealomas). A clinicopathological study of 28 tumours. Brain 102, 289–320.

Herrmann, H.D., Westphal, M., Winkler, K., et al., 1994. Treatment of nongerminomatous germ-cell tumors of the pineal region. Neurosurgery 34, 524–529.

Higashi, K., Katayama, S., Orita, T., 1979. Pineal apoplexy. J. Neurol. Neurosurg. Psychiatry 42, 1050–1053.

Ho, D.M., Liu, H.-C., 1992. Primary intracranial germ cell tumor: pathologic study of 51 patients. Cancer 70, 1577–1584.

Hodges, L.C., Smith, L.J., Garrett, A., et al., 1992. Prevalence of glioblastoma multiforme in subjects prior to therapeutic radiation. J. Neurosci. Nurs. 24, 79–83.

Hoffman, H., 1987. Considerations and techniques in the pediatric age group. In: Apuzzo, M., (Ed.) Surgery of the third ventricle. Williams and Wilkins, Baltimore, MD, pp. 727–750.

Hoffman, H.J., Otsubo, H., Bruce, E., et al., 1991. Intracranial germ-cell tumors in children. J. Neurosurg. 74, 545–551.

Hoffman, H., Yoshida, M., Becker, L., et al., 1983. Pineal region tumors in childhood. Experience at the Hospital for Sick Children. In: Humphreys, R. (Ed.) Concepts in pediatric neurosurgery 4. Karger, Basel, pp. 360–386.

Hoffman, H.J., Yoshida, M., Becker, L.E., et al., 1984. Experience with pineal region tumors in childhood. Neurol. Res. 6, 107–112.

Horowitz, M.B., Hall, W.A., 1991. Central nervous system germinomas. Arch. Neurol. 48, 652–657.

Horrax, G., 1937. Extirpation of a huge pinealoma from a patient with pubertas praecox. Arch. Neurol. Psychiatry 37, 385–397.

Hudgins, R.J., Rhyner, P.A., Edwards, M.S., 1987. Magnetic resonance imaging and management of pineal region dermoid. Surg. Neurol. 27, 558–562.

Hunt, P., Davidson, K., Ashcraft, K., 1977. Radiography of hereditary presacral teratoma. Radiology 122, 187–191.

Jakacki, R.I., Zeltzer, P.M., Boyett, J.M., et al., 1995. Survival and prognostic factors following radiation and/or chemotherapy for primitive neuroectodermal tumors of the pineal region in infants and children: a report of the Children's Cancer Group. J. Clin. Oncol. 13, 1377–1383.

Jenkin, D., Berry, M., Chan, H., et al., 1990. Pineal region germinomas in childhood treatment considerations. Int. J. Radiat. Oncol. Biol. Phys. 18, 541–545.

Jenkin, R.D., Simpson, W.J., Keen, C.W., 1978. Pineal and suprasellar germinomas. Results of radiation treatment. J. Neurosurg. 48, 99–107.

Jennings, M.T., Gelman, R., Hochberg, F., 1985. Intracranial germ-cell tumors: natural history and pathogenesis. J. Neurosurg. 63, 155–167.

Jooma, R., Kendall, B.E., 1983. Diagnosis and management of pineal tumors. J. Neurosurg. 58, 654–665.

Jouvet, A., Fauchon, F., Liberski, P., et al., 2003. Papillary tumor of the pineal region. Am. J. Surg. Pathol. 27, 505–512.

Jouvet, A., Fevre-Montange, M., Besancon, R., et al., 1994. Structural and ultrastructural characteristics of human pineal gland, and pineal parenchymal tumors. Acta. Neuropathol. 88, 334–348.

Kashiwagi, S., Hatano, M., Yokoyama, T., 1989. Metastatic small cell carcinoma to the pineal body: case report. Neurosurgery 25, 810–813.

Kasper, M., Terpe, H.J., Perry, G., 1990. Age-dependent pattern of intermediate filament protein expression in the human pineal gland. J. Hirnforsch. 31, 215–221.

Kersh, C.R., Constable, W.C., Eisert, D.R., et al., 1988. Primary central nervous system germ cell tumors: effect of histologic confirmation on radiotherapy. Cancer 61, 2148–2152.

Kobayashi, T., Kida, Y., Mori, Y., 2001. Stereotactic gamma radiosurgery for pineal and related tumors. J. Neurooncol. 54, 301–309.

Kobayashi, S., Sugita, K., Tanaka, Y., et al., 1983. Infratentorial approach to the pineal region in the prone position: Concorde position. J. Neurosurg. 58, 141–143.

Kobayashi, T., Yoshida, J., Ishiyama, J., et al., 1989. Combination chemotherapy with cisplatin and etoposide for malignant intracranial germ-cell tumors. An experimental and clinical study. J. Neurosurg. 70, 676–681.

Kochi, M., Itoyama, Y., Shiraishi, S., et al., 2003. Successful treatment of intracranial nongerminomatous malignant germ cell tumors by administering neoadjuvant chemotherapy and radiotherapy before excision of residual tumors. J. Neurosurg. 99, 106–114.

Koide, O., Watanabe, Y., Sato, K., 1980. A pathological survey of intracranial germinoma and pinealoma in Japan. Cancer 45, 2119–2130.

Konovalov, A.N., Pitskhelauri, D.I., 2003. Principles of treatment of the pineal region tumors. Surg. Neurol. 59, 250–268.

Korf, H.W., Klein, D.C., Zigler, J.S., et al., 1986. S-antigen-like immunoreactivity in a human pineocytoma. Acta. Neuropathol. (Berl) 69, 165–167.

Krabbe, K.H., 1923. The pineal gland, especially in relation to the problem on its supposed significance in sexual development. Endocrinology 7, 379–414.

Kraichoke, S., Cosgrove, M., Chandrasoma, P.T., 1988. Granulomatous inflammation in pineal germinoma. A cause of diagnostic failure at stereotaxic brain biopsy. Am. J. Surg. Pathol. 12, 655–660.

Krause, F., 1926. Operative Frielegung der Vierhugel, nebst Beobachtungen uber Hirndruck und Dekompression. Zentrabl. Chir. 53, 2812–2819.

Kreth, F.W., Schatz, C.R., Pagenstecher, A., et al., 1996. Stereotactic management of lesions of the pineal region. Neurosurgery 39, 280–291.

Kun, L.E., Tang, T.T., Sty, J.R., et al., 1981. Primary cerebral germinoma and ventriculoperitoneal shunt metastasis. Cancer 48, 213–215.

Lapras, C., Patet, J.D., 1987. Controversies, techniques and strategies for pineal tumor surgery. In: Apuzzo, M.L. (Ed.), Surgery of the third ventricle. Williams and Wilkins, Baltimore, MD, pp. 649–662.

Lapras, C., Patet, J.D., Mottolese, C., et al., 1987. Direct surgery for pineal tumors: occipital-transtentorial approach. Prog. Exp. Tumor. Res. 30, 268–280.

Legido, A., Packer, R.J., Sutton, L.N., et al., 1988. Suprasellar germinomas in childhood. A reappraisal. Cancer 63, 340–344.

Lesnick, J.E., Chayt, K.J., Bruce, D.A., et al., 1985. Familial pineoblastoma. Report of two cases. J. Neurosurg. 62, 930–932.

Lesoin, F., Cama, A., Dhellemes, P., et al., 1987. Extraneural metastasis of a pineal tumor. Report of 3 cases and review of the literature. Eur. Neurol. 27, 55–61.

Liang, L., Korogi, Y., Sugahara, T., et al., 2002. MRI of intracranial germ-cell tumours. Neuroradiology 44, 382–388.

Linstadt, D., Wara, W.M., Edwards, M.S.B., et al., 1988. Radiotherapy of primary intracranial germinomas: the case against routine craniospinal irradiation. Int. J. Radiat. Oncol. Biol. Phys. 15, 291–297.

Little, K.M., Friedman, A.H., Fukushima, T., 2001. Surgical approaches to pineal region tumors. J. Neurooncol. 54, 287–299.

Logothetis, C.J., Samuels, M.L., Selig, D.E., et al., 1985. Chemotherapy of extragonadal germ cell tumors. J. Clin. Oncol. 3, 316–325.

Maciunas, R., 2000. Stereotactic biopsy of pineal region lesions. In: Kaye, A., Black, P. (Eds.) Operative neurosurgery, Vol 1. Churchill Livingstone, London, pp. 841–848.

Manor, R.S., Bar-Ziv, J., Tadmor, R., et al., 1990. Pineal germinoma with unilateral blindness. Seeding of germinoma cells with optic nerve sheath. J. Clin. Neuro. Ophthalmol. 10, 239–243.

Markesbery, W.R., Brooks, W.H., Milsow, L., et al., 1976. Ultrastructural study of the pineal germinoma in vivo and in vitro. Cancer 37, 327–337.

Markesbery, W.R., Haugh, R.M., Young, A.B., 1981. Ultrastructure of pineal parenchymal neoplasms. Acta. Neuropathol. (Berl) 55, 145–149.

Marshall, A., Dayan, A., 1964. An immune reaction against seminomas, dysgerminomas, pinealomas and mediastinal tumours of similar histological appearance. Lancet 2, 1102–1104.

Masuzawa, T., Shimabukuro, H., Nakahara, N., et al., 1986. Germ cell tumors (germinoma and yolk sac tumor) in unusual sites in the brain. Clin. Neuropathol. 5, 190–202.

Matsutani, M., Sano, K., Takakura, K., et al., 1997. Primary intracranial germ cell tumors: a clinical analysis of 153 histologically verified cases. J. Neurosurg. 86, 446–455.

Matsutani, M., Takakura, K., Sano, K., 1987. Primary intracranial germ cell tumors: pathology and treatment. Prog. Exp. Tumor. Res. 30, 307–312.

McComb, J.G., Apuzzo, M.L.J., 1988. The lateral decubitus position for the surgical approach to pineal location tumors. Concepts. pediat. Neurosurg. 8, 186–199.

McLeod, D.G., Taylor, H.G., Skoog, S.J., et al., 1988. Extragonadal germ cell tumors. Clinicopathologic findings and treatment experience in 12 patients. Cancer 61, 1187–1191.

Merchant, T.E., Davis, B.J., Sheldon, J.M., et al., 1998. Radiation therapy for relapsed CNS germinoma after primary chemotherapy. J. Clin. Oncol. 16, 204–209.

Metcalfe, S., Sikora, K., 1985. A new marker for testicular cancer. Brit. J. Cancer 52, 127–129.

Miles, A., Tidmarsh, S., Philbrick, D., et al., 1985. Diagnostic potential of melatonin analysis in pineal tumors. N. Engl. J. Med. 313, 329–330.

Missori, P., Delfini, R., Cantore, G., 1995. Tinnitus and hearing loss in pineal region tumours. Acta. Neurochir. 135, 154–158.

Montecinos, H.A., Richter, H., Caprile, T., et al., 2005. Synthesis of transthyretin by the ependymal cells of the subcommissural organ. Cell Tissue Res. 320, 487–499.

Müller-Forell, W., Schroth, G., Egan, P.J., 1988. MR imaging in tumors of the pineal region. Neuroradiology 30, 224–231.

Murphree, A., Benedict, W., 1984. Retinoblastoma: Clues to human oncogensis. Science 223, 1028–1033.

Naganuma, H., Inoue, H., Misumi, S., et al., 1984. Intracranial germ-cell tumors. Immunohistochemical study of three autopsy cases. J. Neurosurg .61, 931–937.

Nazzaro, J.M., Shults, W.T., Neuwelt, E.A., 1992. Neuroophthalmological function of patients with pineal region tumors approached transtentorially in the semisitting position. J. Neurosurg. 76, 746–751.

Neuwelt, E., 1985. An update on the surgical treatment of malignant pineal region tumors. Clin. Neurosurg. 32, 397–428.

Neuwelt, E., Frenkel, E., Smith, R., 1980. Suprasellar germinomas (ectopic pinealomas): Aspects of immunological characterization and successful chemotherapeutic responses in recurrent disease. Neurosurgery 7, 352–358.

Neuwelt, E., Glasberg, M., Frenkel, E., et al., 1979. Malignant pineal region tumors. J. Neurosurg. 51, 597–607.

Neuwelt, E., Smith, R., 1979. Presence of lymphocyte membrane surface markers on 'small cells' in a pineal germinoma. Ann. Neurol. 6, 133–136.

Nighoghossian, N., Confavreaux, C., Sassolas, G., et al., 1988. Insuffisance hypothalamique apres irradiation demence tardive, subaigue et curable. Rev. Neurol. (Paris) 144, 215–218.

Noell, K., Herskovic, A., 1985. Principles of radiotherapy of CNS tumors. In: Wilkins, R., Rengachary, S. (Eds.) Neurosurgery, Vol 1. McGraw-Hill, New York, pp. 1084–1095.

Ogata, M., Yamashita, T., Ishikawa, T., et al., 1964. Report on treatment results on ectopic pinealoma apparently arising from septum pellucidum. No To Shinkei 16, 615–618.

Ojeda, V.J., Ohama, E., English, D.R., 1987. Pineal neoplasms and third-ventricular teratomas in Niigata (Japan) and Western Australia. A comparative study of their incidence and clinicopathological features. Med. J. Aust. (Sydney) 146, 357–359.

Ono, N., Takeda, F., Uki, J., et al., 1982. A suprasellar embryonal carcinoma producing alpha-fetoprotein and human chorionic gonadotropin; treated with combined chemotherapy followed by radiotherapy. Surg. Neurol. 18, 435–443.

Packer, R.J., Sutton, L.N., Rorke, L.B., et al., 1984a. Intracranial embryonal cell carcinoma. Cancer 54, 520–524.

Packer, R.J., Sutton, L.N., Rosenstock, J.G., et al., 1984b. Pineal region tumors of childhood. Pediatrics 74, 97–101.

Page, R., Doshi, B., Sharr, M., 1986. Primary intracranial choriocarcinoma. J. Neurol. Neurosurg. Psych. 49, 93–95.

Parinaud, H, 1886. Paralysis of the movement of convergence of the eyes. Brain 9, 330–341.

Parsa, A.T., Pincus, D.W., Feldstein, N., et al., 2001. Pineal region tumors. In: Keating, R.F., Goodrich, J.T., Packer, R. (Eds.), Tumors of the pediatric central nervous system. Thieme, New York, pp. 308–325.

Patel, A.J., Fuller, G.N., Wildrick, D.M., et al., 2005. Pineal cyst apoplexy: case report and review of the literature. Neurosurgery 57, E1066.

Patel, S.R., Buckner, J.C., Smithson, W.A., et al., 1992. Cisplatin-based chemotherapy in primary central nervous system germ cell tumors. J. Neurooncol. 12, 47–52.

Pecker, J., Scarabin, J.-M., Vallee, B., et al., 1979. Treatment in tumours of the pineal region: value of stereotaxic biopsy. Surg. Neurol. 12, 341–348.

Pendl, G., (Ed.), 1985. Case material. Pineal and midbrain lesions. Springer-Verlag, Wien, pp. 128–207.

Peragut, J.C., Dupard, T., Graziani, N., et al., 1987. De la prévention des risques de la biopsie stéréotaxique de certaines tumeurs de la région pinéale: a propos de 3 observations. Neurochirurgie 33, 23–27.

Perentes, E., Rubinstein, L.J., Herman, M.D., et al., 1986. S-antigen immunoreactivity in human pineal glands and pineal parenchymal tumors. A monoclonal antibody study. Acta. Neuropathol. (Berl) 71, 224–227.

Pfletschinger, J., Olive, D., Czorny, A., et al., 1986. Metastases peritoneales d'un pinealoblastome chez une patiente porteuse d'une derivation ventriculo-peritoneale. Pediatritie XXXXI, 231–236.

Plowman, P.N., Pizer, B., Kingston, J.E., 2004. Pineal parenchymal tumours: II. On the aggressive behaviour of pineoblastoma in patients with an inherited mutation of the RB1 gene. Clin. Oncol. (R Coll Radiol) 16, 244–247.

Pluchino, F., Broggi, G., Fornari, M., et al., 1989. Surgical approach to pineal tumours. Acta. Neurochir. (Wien) 96, 26–31.

Pople, I.K., Athanasiou, T.C., Sandeman, D.R., et al., 2001. The role of endoscopic biopsy and third ventriculostomy in the management of pineal region tumours. Br. J. Neurosurg. 15, 305–311.

Poppen, J.L., 1966. The right occipital approach to a pinealoma. J. Neurosurg. 25, 706–710.

Posner, M., Horrax, G., 1946. Eye signs in pineal tumors. J. Neurosurg. 3, 15–24.

Preissig, S., Smith, M., Huntington, H., 1979. Rhabdomyosarcoma arising in a pineal teratoma. Cancer 44, 281–284.

Prioleau, G., Wilson, C., 1976. Endodermal sinus tumor of the pineal region. Cancer 38, 2489–2493.

Rao, Y., Medini, E., Haselow, R., et al., 1981. Pineal and ectopic pineal tumors: the role of radiation therapy. Cancer 48, 708–713.

Regis, J., Bouillot, P., Rouby-Volot, F., et al., 1996. Pineal region tumors and the role of stereotactic biopsy: review of the mortality, morbidity, and diagnostic rates in 370 cases. Neurosurgery 39, 907–914.

Reid, W.S., Clark, W.K., 1978. Comparison of the infratentorial and transtentorial approaches to the pineal region. Neurosurgery 3, 1–8.

Rich, T., Cassady, J., Strand, R., et al., 1985. Radiation therapy for tumors of the pineal region. Cancer 55, 932–940.

Rippe, J.D., Boyko, O.B., Friedman, H.S., et al., 1990. Gd-DTPA-enhanced MR imaging of leptomeningeal spread of primary intracranial CNS tumor in children. AJNR Am. J. Neuroradiol. 11, 329–332.

Robertson, P.L., DaRosso, R.C., Allen, J.C., 1997. Improved prognosis of intracranial non-germinoma germ cell tumors with multimodality therapy. J. Neurooncol. 32, 71–80.

Rodrigues, M.M., Bardenstein, D.S., Donoso, L.A., et al., 1987. An immunohistopathologic study of trilateral retinoblastoma. Am. J. Ophthalmol. 103, 776–781.

Rosenfeld, J.V., Murphy, M.A., Chow, C.W., 1990. Implantation metastasis of pineoblastoma after stereotactic biopsy. J. Neurosurg. 73, 287–290.

Rout, D., Sharma, A., Radhakrishnan, V.V., et al., 1984. Exploration of the pineal region: observations and results. Surg. Neurol. 21, 135–140.

Rowland, J.H., Glidewell, O.J., Sibley, R.F., et al., 1984. Effects of different forms of central nervous system prophylaxis on neuropsychologic function in childhood leukemia. J. Clin. Oncol. 2, 1327–1335.

Rubery, E., Wheeler, T., 1980. Metastases outside of the central nervous system from a presumed pineal germinoma. Case report. J. Neurosurg. 53, 562–565.

Rubinstein, L.J., 1981. Cytogenesis and differentiation of pineal neoplasms. Hum. Pathol. 12, 441–448.

Rubinstein, L.J., 1985. Embryonal central neuroepithelial tumors and their differentiating potential. A cytogenetic view of a complex neuro-oncological problem. J. Neurosurg. 62, 795–805.

Russell, D.S., Rubinstein, L.J., (Eds.), 1989a. Tumours and tumour-like lesions of maldevelopmental origin. In: Pathology of tumours of the nervous system. Williams and Wilkins, Baltimore, MD, pp. 664–765.

Russell, D.S., Rubinstein, L.J. (Eds.), 1989b. Tumours of specialized tissues of central neuroepithelial origin. In: Pathology of tumours of the nervous system. Williams and Wilkins, Baltimore, MS, pp. 351–420.

Sakai, N., Yamada, H., Andoh, T., et al., 1988. Primary intracranial germ-cell tumors. A retrospective analysis with special reference to long-term results of treatments and the behavior of rare types of tumors. Acta. Oncol. 27, 43–50.

Salazar, O.M., Castro-Vita, H., Bakos, R.S., et al., 1979. Radiation therapy for tumors of the pineal region. Int. J. Radiat. Oncol. Biol. Phys. 5, 491–499.

Sano, K., 1976a. Diagnosis and treatment of tumours in the pineal region. Acta. Neurochir. 34, 153–157.

Sano, K., 1976b. Pinealoma in children. Childs Brain 2, 67–72.

Sano, K., 1984. Pineal region tumors: problems in pathology and treatment. Clin. Neurosurg. 30, 59–89.

Sano, K., 1987. Pineal region and posterior third ventricular tumors: a surgical overview. In: Apuzzo, M. (Ed.), Surgery of the third ventricle. Williams and Wilkins, Baltimore, MD, pp. 663–683.

Sano, K., 1999. Pathogenesis of intracranial germ cell tumors reconsidered. J. Neurosurg. 90, 258–264.

Sano, K., Matsutani, M., 1981. Pinealoma (germinoma) treated by direct surgery and postoperative irradiation. Childs Brain 8, 81–97.

Satoh, H., Uozumi, T., Kiya, K., et al., 1995. MRI of pineal region tumours: relationship between tumours and adjacent structures. Neuroradiology 37, 624–630.

Sawamura, Y., de Tribolet, N., Ishii, N., et al., 1997. Management of primary intracranial germinomas: diagnostic surgery or radical resection? J. Neurosurg. 87, 262–266.

Sawamura, Y., Shirato, H., Ikeda, J., et al., 1998. Induction chemotherapy followed by reduced-volume radiation therapy for newly diagnosed central nervous system germinoma. J. Neurosurg. 88, 66–72.

Sawaya, R., Hawley, D.K., Tobler, W.D., et al., 1990. Pineal and third ventricular tumors. In: Youmans, J. (ed.) Neurological surgery. WB Saunders, Philadelphia, PA, pp. 3171–3203.

Schild, S.E., Scheithauer, B.W., Haddock, M.G., et al., 1996. Histologically confirmed pineal tumors and other germ cell tumors of the brain. Cancer 78, 2564–2571.

Schild, S.E., Scheithauer, B.W., Schomberg, P.J., et al., 1993. Pineal parenchymal tumors. Clinical, pathologic, and therapeutic aspects. Cancer 72, 870–880.

Schoenberg, B., Christine, B., Whisnant, J., 1976. The descriptive epidemiology of primary intracranial neoplasms. The Connecticut experience. Am. J. Epidemiology 104, 499–510.

Shibahara, J., Todo, T., Morita, A., et al., 2004. Papillary neuroepithelial tumor of the pineal region. A case report. Acta. Neuropathol. 108, 337–340.

Shibamoto, Y., Abe, M., Yamashita, J., et al., 1988. Treatment results of intracranial germinoma as a function of irradiated volume. Int. J. Radiat. Oncol. Biol. Phys. 15, 285–290.

Shinoda, J., Yamada, H., Sakai, N., et al., 1988. Placental alkaline phosphatase as a tumor marker for primary intracranial germinoma. J. Neurosurg. 68, 710–720.

Shokry, A., Janzer, R.C., Von Hochstetter, A.R., et al., 1985. Primary intracranial germ-cell tumors. A clinicopathological study of 14 cases. J. Neurosurg. 62, 826–830.

Siegal, T., Pfeffer, M.R., Catane, R., et al., 1983. Successful chemotherapy of recurrent intracranial germinoma with spinal metastases. Neurology. 33, 631–633.

Silvani, A., Eoli, M., Salmaggi, A., et al., 2005. Combined chemotherapy and radiotherapy for intracranial germinomas in adult patients: a single-institution study. J. Neurooncol. 71, 271–276.

Smirniotopoulos, J.G., Rushing, E.J., Mena, H., 1992. Pineal region masses: differential diagnosis. Radiographics 12, 577–596.

Smith, W.T., Hughes, B., Ermocilla, R., 1966. Chemodectoma of the pineal region, with observations of the pineal body and chemoreceptor tissue. J. Path. Bact. 92, 69–76.

Stachura, I., Mendelow, H., 1980. Endodermal sinus tumor originating in the region of the pineal gland. Cancer 45, 2131–2137.

Stefanko, S.Z., Talerman, A., Mackay, W.M., et al., 1979. Infundibular germinoma. Acta. Neurochir. (Wien) 50, 71–78.

Stein, B.M., 1971. The infratentorial supracerebellar approach to pineal lesions. J. Neurosurg. 35, 197–202.

Stein, B.M., 1979. Surgical treatment of pineal region tumors. Clin. Neurosurg. 26, 490–510.

Stein, B.M., Bruce, J.N., 1992. Surgical management of pineal region tumors (honored guest lecture). Clin. Neurosurg. 39, 509–532.

Steinbok, P., Dolmen, C., Kaan, K., 1977. Pineocytomas presenting as subarachnoid hemorrhage. Report of 2 cases. J. Neurosurg. 47, 776–780.

Stowell, R., Sachs, E., Russell, W., 1945. Primary intracranial chorioepithelioma with metastases to lung. Am. J. Pathol. 21, 787–801.

Sugiyama, K., Uozumi, T., Kiya, K., et al., 1992. Intracranial germ-cell tumor with synchronous lesions in the pineal and suprasellar regions: report of six cases and review of the literature. Surg. Neurol. 38. 114–120.

Sung, D.I., Harisiadis, L., Chang, C.H., 1978. Midline pineal tumors and suprasellar germinomas: highly curable by irradiation. Radiology 128, 745–751.

Surawicz, T.S., McCarthy, B.J., Kupelian, V., et al., 1999. Descriptive epidemiology of primary brain and CNS tumors: results from the Central Brain Tumor Registry of the United States, 1990–1994. Neuro. Oncol. 1, 14–25.

Suzuki, J., Iwabuchi, T., 1965. Surgical removal of pineal tumors (pinealomas & teratomas). Experience in a series of 19 cases. J. Neurosurg. 23, 565–571.

Takakura, K., 1985. Intracranial germ cell tumors. Clin. Neurosurg. 32, 429–444.

Takei, Y., Pearl, G.S., 1981. Ultrastructural study of intracranial yolk sac tumor: with special reference to oncologic phylogeny of germ cell tumors. Cancer 48, 2038–2046.

Takeuchi, J., Handa, H., Nagata, I., 1978. Suprasellar germinoma. J. Neurosurg. 49, 41–48.

Tamarkin, L., Danforth, D., Lichter, A., 1982. Decreased nocturnal plasma meltonin peak in patients with estrogen positive breast cancer. Science 216, 1003–1005.

Tanaka, R., Ueki, K., 1979. Germinomas in the cerebral hemisphere. Surg. Neurol. 12, 239–241.

Tavcar, D., Robboy, S.J., Chapman, P., 1980. Endodermal sinus tumor of the pineal region. Cancer 45, 2646–2651.

Tien, R.D., Barkovich, A.J., Edwards, M.S.B., 1990. M. R. Imaging of pineal tumors. AJNR Am. J. Neuroradiol. 11, 557–565.

Tompkins, V., Haymaker, W., Campbell, E., 1950. Metastatic pineal tumors. A clinicopathological report of two cases. J. Neurosurg. 7, 159–169.

Ueki, K., Tanaka, R., 1980. Treatment and prognoses of pineal tumors – experience of 110 cases. Neurol. Med. Chir. 20, 1–26.

Uematsu, Y., Tsuura, Y., Miyamoto, K., et al., 1992. The recurrence of primary intracranial germinomas. Special reference to germinoma with STGC (syncytiotrophoblastic giant cell). J. Neurooncol. 13, 247–256.

Van Wagenen, W.P., 1931. A surgical approach for the removal of certain pineal tumors. Surg. Gynecol. Obstet. 53, 216–220.

Vaquero, J., Ramiro, J., Martinez, R., et al., 1990. Clinicopathological experience with pineocytomas: report of five surgically treated cases. Neurosurgery 27, 612–619.

Vaughan, G., 1984. Melatonin in humans. Pineal. Res. Rev. 2, 141–201.

Ventureyra, E.C., 1981. Pineal region: surgical management of tumours and vascular malformations. Surg. Neurol. 16, 77–84.

Villano, J.L., Propp, J.M., Porter, K.R., et al., 2008. Malignant pineal germ-cell tumors: an analysis of cases from three tumor registries. Neuro. Oncol. 10, 121–130.

Vorkapic, P., Waldhauser, F., Bruckner, R., et al., 1987. Serum melatonin levels: a new neurodiagnostic tool in pineal region tumors? Neurosurgery 21, 817–824.

Waga, S, Handa, H., Yamashita, J., 1979. Intracranial germinomas: treatment and results. Surg. Neurol. II, 167–172.

Wakai, W., Segawa, H., Kithara, S., et al., 1980. Teratoma in the pineal region in two brothers. Case reports. J. Neurosurg. 53, 239–243.

Wara, W.M., Jenkin, R.T.D., Evans, A., et al., 1979. Tumors of the pineal and suprasellar region: Children's cancer study group treatment results 1960–1975. Cancer 43, 698–701.

Weiner, H.L., Lichtenbaum, R.A., Wisoff, J.H., et al., 2002. Delayed surgical resection of central nervous system germ cell tumors. Neurosurgery 50, 727–734.

Wilson, E.R., Takei, Y., Bikoff, W.T., et al., 1979. Abdominal metastases of primary intracranial yolk sac tumors through ventriculoperitoneal shunts: report of three cases. Neurosurgery 5, 356–364.

Wolden, S.L., Wara, W.M., Larson, D.A., et al., 1995. Radiation therapy for primary intracranial germ-cell tumors. Int. J. Radiat. Oncol. Biol. Phys. 32, 943–949.

Wood, J.H., Zimmerman, R.A., Bruce, D.A., et al., 1981. Assessment and management of pineal-region and related tumors. Surg. Neurol. 16, 192–210.

Wurtman, R.J., Kammer, H., 1966. Melatonin synthesis by an ectopic pinealoma. N. Engl. J. Med. 274, 1233–1237.

Yamini, B., Refai, D., Rubin, C.M., et al., 2004. Initial endoscopic management of pineal region tumors and associated hydrocephalus: clinical series and literature review. J. Neurosurg. 100, 437–441.

Yoshida, J., Sugita, K., Kobayashi, T., et al., 1993. Prognosis of intracranial germ cell tumours: effectiveness of chemotherapy with cisplatin and etoposide (CDDP & VP-16). Acta. Neurochir. (Wien) 120, 111–117.

Zee, C.-S., Segall, H., Apuzzo, M., et al., 1991. MR imaging of pineal region neoplasms. J. Comput. Assist. Tomogr. 15, 56–63.

Zimmerman, R., 1985. Pineal region masses: Radiology. In: Wilkins, R., Rengachary, S., (Eds.) Neurosurgery, Vol 1. McGraw-Hill, New York, pp. 680–686.

Zimmerman, R.A., Bilaniuk, L.T., 1982. Age-related incidence of pineal calcification detected by computed tomography. Neuroradiology 142, 659–662.

Zondek, H., Kaatz, A., Unger, H., 1953. Precocious puberty and choriepithelioma of the pineal gland with report of a case. J. Endocrinol. 10, 12–16.

无功能性垂体腺瘤

Rudolf Fahlbusch，Venelin M.Gerganov

第 35 章

1 简介

大约 1/3 的垂体腺瘤并不会导致内分泌疾病或血液循环中激素水平升高。这部分肿瘤被称为无功能性垂体腺瘤（non-functioning adenomas，NFA），其可分为两类，即静止性腺瘤和裸细胞腺瘤。在手术治疗的大腺瘤中 60%~80% 为无功能性垂体腺瘤（表 35.1）。NFA 肿瘤细胞要么只能合成无活性的肽类和糖蛋白，要么存在激素分泌缺陷。静止性腺瘤的病理学诊断主要基于对特殊转录因子的免疫染色，如静止性促性激素细胞瘤中的类固醇生成因子（steroidogenic factor，SF-1），以及对激素的免疫组织化学染色，如静止性促性激素细胞瘤中的 FSH 和 LH，静止性促肾上腺皮质激素细胞瘤中的 ACTH。临床上大多数静止性腺瘤都由促性腺激素细胞构成（表 35.2）（Asa et al 1996；Asa & Ezzat 2009；de Oliveira Machado et al 2005）。

表 35.1　1982—2005 年经手术治疗的 3 299 例垂体腺瘤及相关内分泌类型（作者个人的资料）

内分泌类型	经蝶	经颅入路	经蝶联合开颅
NFA	1 413	170	72
PRL 腺瘤	589	19	6
GH 腺瘤	781	25	16
ACTH 腺瘤			
Cushing 病	452	5	1
Nelson 综合征	37	4	0
TSH 腺瘤	27	3	1
合计	3 299	226	96

表 35.2　无功能性垂体腺瘤

肿瘤类型	例数	比例（%）
性激素缺陷 / 裸细胞腺瘤		
裸细胞腺瘤	668	33.2
嗜酸性细胞腺瘤	216	10.7
静止性腺瘤		
FSH/LH 腺瘤	865	43
PRL 腺瘤，稀疏颗粒型	31	1.5
PRL 腺瘤，致密颗粒型	3	0.15
GH 腺瘤，稀疏颗粒型	19	0.94
混合型 GH/PRL 腺瘤	1	0.05
嗜酸性干细胞腺瘤	1	0.05
TSH 腺瘤	18	0.9
α- 亚单位腺瘤	10	0.5
多激素腺瘤	36	1.8
未分类腺瘤	33	1.6
ACTH 腺瘤，稀疏颗粒型	89	4.4
ACTH 腺瘤，致密颗粒型	22	1.1
合计	2 011	100

数据来自德国垂体瘤登记平台，修改自 Saeger W，Lüdecke DK，Buchfelder M，Fahlbusch R，Quabbe HJ，Petersenn S Pathohistological classification of pituitary tumors：10 years of experience with the German Pituitary Tumor Registry.Eur J Endocrinol.2007 Feb；156（2）：203–216.

注：在新的 WHO 分类中静止性和非静止性 ACTH 腺瘤是不同的两种类型

静止性促性腺激素细胞瘤可以根据超微结构特点分为两个亚型，即亚型 Ⅰ 和亚型 Ⅱ。亚型 Ⅰ由致密颗粒构成，亚型 Ⅱ 中则含疏松颗粒。近来，有学者提出了亚型 Ⅲ 腺瘤，这是一种罕见的具有侵袭性的肿瘤（Erickson et al 2009）。此亚型的肿瘤通常不引起内分泌症状，但有时也可分泌过量的生长激素和泌乳素。相关标志物免疫组织化学染色可全部呈阴性，或有可能对生长激素、泌乳素或 TSH 中的一种或几种呈阳性（Erickson et al 2009）。亚型Ⅲ的病理学诊断主要依靠电子显微镜检查（Horvath et al 1980）。

真正的激素阴性或裸细胞腺瘤约占全部垂体腺瘤的 5%。与静止性腺瘤相似，其通常表现为局部占位效应。其中，嗜酸性细胞亚型肿瘤的特点是其细胞的细胞质内含有大量线粒体。裸细胞腺瘤的组织发生学尚不清楚。然而，有研究表明裸细胞腺瘤与促性腺激素细胞具有共同的转录因子（Ishii et al 2006），同时裸细胞腺瘤中还可见到糖蛋白激素基因的表达（Jameson et al 1987）。这些结果提示裸细胞可能是低分化的促性腺激素细胞。

2 诊断

无功能性垂体腺瘤的诊断主要基于其引起的内分泌和眼科症状，以及 MR 影像学表现（Fahlbusch et al 1999）。在我们手术治疗的 721 例无功能性垂体腺瘤中，48% 表现为内分泌紊乱，31% 为视力损害，10% 存在头痛，而 10% 出现了垂体卒中（Nomikos et al 2004）。此外，其中 4% 的肿瘤是偶然发现的。

无功能性垂体腺瘤起源于腺垂体，向鞍内、鞍上及两侧海绵窦生长，进而压迫正常垂体组织或垂体柄。肿瘤在鞍内明显生长可在早期就导致垂体功能低下，一般生长激素和促性腺激素不足（性欲缺乏、性功能减退或月经过少或闭经）最早出现，然后是继发性甲状腺功能减退（畏寒）和肾上腺皮质功能减退（乏力）。如果肿瘤向鞍上生长的话，那么垂体功能低下的症状可能会较晚出现。无论肿瘤大小，尿崩症均十分罕见，其通常见于颅咽管瘤或浸润性垂体疾病，如淋巴细胞性垂体炎、结节病或淋巴瘤（Vance 2004）。

在我们这一组病例中，最常见的内分泌不足是继发性性腺功能减退。部分或完全继发性肾上腺皮质功能减退可见于约 35% 的患者，而甲状腺功能低下则占 18%。28% 的患者（199/721）出现高泌乳素血症，其中 36 例接受了多巴胺受体激动剂治疗。在一些文献中高泌乳素血症的发生率更

高，其中 Marazuela 等（1994）报道了 48% 的发生率，而 Comtois 等（1991）称其可高达 65%。在我们病例中，泌乳素水平轻度升高至正常水平的 6 倍以内，并且不超过 3 150 μU/ml，则被视为非肿瘤性的或无功能性高泌乳素血症，多由垂体柄移位或损伤导致。这应该与 PRL 腺瘤所引起的高泌乳素血症相区别。此外，没有一例患者出现尿崩症。

垂体功能低下应该引起高度重视，因为这些患者容易出现生活质量下降以及寿命缩短（Bevan & Burke 1986；Bülow et al 1997；Rosen & Bengtsson 1990）。即使患者接受了足量的激素替代治疗，相关心脑血管疾病也会导致死亡率增加（Bülow et al 1997；Rosen & Bengtsson 1990）。根据不同的视交叉位置（前置型、正常型、后置型），肿瘤生长最终可引起相应的视交叉综合征。其最初可表现为视野缺损，继而出现视力下降，最后则出现视神经萎缩（见第 11 章）。典型的双颞侧偏盲仅能见于 50% 的患者，当肿瘤在视束下方向上、向后生长时，可出现同向性偏盲。肿瘤向外侧生长压迫或侵及海绵窦可损伤第Ⅲ、Ⅳ、Ⅵ对脑神经，进而引起眼球运动障碍；当第Ⅴ对脑神经受损时，还可出现眶周疼痛（详见第 11 章）。

巨大垂体腺瘤（肿瘤直径 4cm 以上）约占本组病例的 5%。肿瘤压迫间脑可产生不同的自主神经症状，而阻塞室间孔则会引起梗阻性脑积水，并产生颅高压症状，这也是垂体腺瘤另一个危及生命的情况（Mortini et al 2007；Thapar & Laws 2001）。当肿瘤向外侧扩展累及颞叶时则可引起癫痫发作。

垂体卒中

垂体卒中可见于 0.6%~9% 的垂体腺瘤，男性略多，平均发病年龄 46.7 岁，是一种可危及生命的急症。由于垂体腺瘤迅速膨胀，其可表现为典型的眼球运动障碍。50% 以上的病例是由瘤内出血所致，其次是肿瘤内部梗死（Bills et al 1993；Liu & Weiss 2003；Sherman et al 2008）。这种情况可以作为垂体腺瘤患者的首发表现。Semple 等（2005）研究表明 81% 的垂体卒中患者并没有明确的垂体腺瘤病史。目前垂体卒中的发病诱因尚不明确（Liu & Weiss 2003；Rovit & Fein 1972），而且其与肿瘤的亚型也没有关系。患者通常表现为突发的头痛、恶心、呕吐、意识改变和（或）

视物障碍（主要是眼球运动障碍），并伴完全性垂体功能低下，极少数情况下可为部分性垂体功能减退。其中以动眼神经受累引起的眼球运动障碍最为常见（Cardoso & Peterson 1984）。急性肾上腺皮质功能不全伴低钠血症需立即给予大剂量皮质醇替代治疗和补钠治疗。如果出血进入蛛网膜下腔，则临床表现可与动脉瘤破裂导致的蛛网膜下腔出血相似，因此需要进行鉴别（Liu & Weiss 2003）。垂体卒中诊断主要依靠 MRI。研究表明对于肿瘤相关的出血或梗死，MRI 的敏感度近乎 100%（Bills et al 1993；Piotin et al 1999）。此外，垂体卒中应与肿瘤内出血相鉴别。瘤内出血也可变现为突发的头痛和视力下降，但远不及垂体卒中那么显著。

如果对于这一威胁生命的综合征未能及时地发现和治疗，则患者可能会失明或出现严重的后果。主流观点认为，当患者出现视力下降或神经功能损害时应考虑经蝶手术治疗（Bills et al 1993；Cardoso & Peterson 1984；da Motta et al 1999；Onesti & Wisniewski 1990；Randeva et al 1999；Rovit & Fein 1972）。如视力下降明显、全盲或意识下降则有急诊手术指征（Sherman et al 2008）。然而，患者术前一般状况的稳定是至关重要的。首先，要维持电解质平衡和腺垂体功能。我们支持 Sibal 等（2004）的观点，即对于没有神经眼科体征，或只有轻度非进展性体征的患者，应该在急性期采取保守治疗。肿瘤出血可以对活动性的内分泌疾病（如肢端肥大症）起到缓解作用，但是实性的、微小的肿瘤残余则容易被忽略，这也是后期复发的原因（Kamiya et al 2000）。因此，对患者定期随访观察是十分必要的。

3 术前评估

对 NFA 的治疗首先要从明确诊断开始，这主要基于内分泌、眼科以及神经影像学的检查。其目的是对临床、解剖和内分泌检查结果进行综合分析，进而制订个体化的治疗方案（Fahlbusch & Thapar 1999；Vance 2004）。

3.1 内分泌功能检查

内分泌筛查的目的在于明确是否存在激素分泌不足或过量。应检测的基本激素指标如下：泌乳素，用于排除真正的泌乳素瘤；LH、FSH、雌激素或睾酮，用于评估性腺轴功能；TSH、T_3 和 T_4，用于评估甲状腺轴功能；皮质醇，用于评估肾上腺功能。对可疑有肾上腺功能不全的应行 ACTH（Synacthen）试验，即在给予 ACTH 后分别采集 0 分钟、30 分钟和 60 分钟的血液标本进行检测。胰岛素低血糖（insulin hypoglycemia，IHT）实验通过采集 – 15 分钟、0 分钟（注射胰岛素 0.15U/kg）、30 分钟、60 分钟和 90 分钟的血液样本进行分析，不但可以评估生长激素水平，从而发现早期的垂体功能减退（生长激素过少症），还可以对皮质醇和 ACTH 进行检测以发现应激障碍。

3.2 眼科检查

所有患者均需要进行系统的神经眼科学检查（见第 11 章）。其中视野检查应包括面对面的粗测以及应用 Goldmann 视野计和（或）半自动视野计进行测量。视力检查应包括矫正和非矫正视力。眼底镜检查用来明确是否存在视神经萎缩。此外，还需要排除一些原发性眼科疾病，如青光眼导致的盲点、糖尿病性视网膜病或动脉硬化造成的眼底改变。

3.3 神经影像学

近年来，MRI 已成为诊断和鉴别垂体病变的重要检查方式。针对垂体和鞍区病变，标准 MRI 检查需包括矢状位增强和平扫的 T_1 和 T_1 加权像（Kucharczyk et al 1994；Zee et al 2003）。T_2 和 T_2 加权像通常用来诊断垂体大腺瘤。肿瘤一般在 T_1 加权像上表现为低信号到等信号，在 T_2 加权象上表现为混杂信号（Zee et al 2003）。20%~30% 的肿瘤有既往出血的表现（图 35.1）。在大腺瘤中蝶鞍扩大者占 94%~100%。肿瘤强化不均。增强 MRI 不仅可以区分腺瘤和移位的垂体腺体，还可以了解海绵窦的侵袭情况，并有助于鉴别鞍区的各种病变（Cottier et al 2000；Elster 1994；Kucharczyk et al 1994）。

垂体腺瘤侵及海绵窦的情况占 6%~10%，但实际判断起来仍比较困难（Daita et al 1995）。垂体大腺瘤通常将海绵窦内侧壁向外侧推挤而并没有真正侵入其内。然而，如患者出现眼球运动障碍，则提示肿瘤可能已穿透海绵窦内壁而进入其内（Visot et al 2006）。肿瘤侵及海绵窦的影像学征象包括：肿瘤包绕 ICA 海绵窦段（Scotti et al 1988），海绵窦内侧部分被肿瘤代替（Cottier et al 2000），肿瘤超出 ICA 海绵窦段与床突上段的连线（Knosp et al 1993）。高场强 MR 更有利于判断肿瘤是否侵及海绵窦。Wolfsberger 等（2004a，b）对高场强 MR 在鞍区病变诊断中的作用进行了研究，发现这项技术可以通过直接显示病变与静脉窦之间的边界，即海绵窦内侧壁，从而评估肿瘤的侵袭性。场强 3.0T MR 鉴别肿瘤侵及海绵窦的敏感度为 83%，特异度为 84%，术中相符率为 84%。

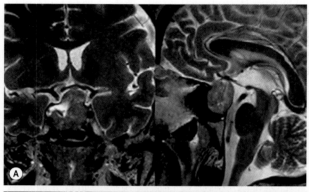

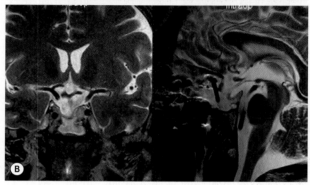

图 35.1　（A）一例 45 岁女性患者患有体积较大的 NFA。1.5T MRI T$_2$ 加权像提示肿瘤曾发生过出血；（B）肿瘤完全切除后，术中 MRI 显示垂体柄和腺垂体均得以保留

MRI 血管成像可以很好地显示肿瘤与颈内动脉和基底动脉及其分支的关系，以及血管移位或狭窄等改变，故很少情况下才会使用传统的脑血管造影进行鉴别诊断，比如排除血栓性动脉瘤。如果肿瘤侵及骨质，破坏鞍底而进入蝶窦，则应行 CT 骨窗像检查。此外，当患者颅内放置了铁磁性动脉瘤夹或装有心脏起搏器时，CT 可替代 MRI 成为重要的检查手段。

4　手术指征

手术的目标是从形态和内分泌上消除肿瘤

且不引起并发症，从而治愈患者。大多数学者主张对于 NFA 应早期行手术治疗（Karavitaki et al 2007；Thapar & Laws 2001）。手术指征包括：影像学或临床上有视交叉受压表现，肿瘤侵入蝶窦或颞叶，和（或）有垂体功能低下。

早期手术的禁忌证包括：不可逆的瘤周水肿，这是一种主要发生在巨大和侵袭性垂体腺瘤的非常少见的情况；不可逆的下丘脑功能障碍，常表现为睡眠觉醒周期紊乱，严重的电解质紊乱（低钠或高钠血症）以及热量和体温调节障碍等。对有这些临床表现的患者应该在术前纠正代谢紊乱或给予对症治疗。此外，对于全身状态较差的患者（ASA Ⅲ级和Ⅳ级）也应如此。

偶发瘤

偶发瘤是指患者因眼科和（或）内分泌无关的症状而进行头部检查时发现的鞍区病变。其中大多数是 NFA。对于这些偶发瘤，应该进行早期手术还是晚期手术治疗，或采取随访观察，目前仍然存在争议。

一些尸检研究显示偶然发现的垂体腺瘤可见于高达 10% 的病例，其中主要为无功能性腺瘤（Buurman & Saeger 2006）。Arita 等（2006）对 45 例偶发瘤患者进行了 5 年的随访，发现 40% 的肿瘤体积增大，20% 的患者出现临床症状。几个关于无功能性垂体大腺瘤的自然史的研究发现，7%~51% 的肿瘤有进一步生长的趋势（Dekkers et al 2006；Dekkers et al 2007；Fainstein et al 2004；Molitch 1993，2008；Sanno et al 2003）。然而，在 5 年的随访期中，这一比例可超过 50%。这些研究结果加之偶发瘤手术极少出现并发症，说明有必要对其进行积极治疗。另一个外科手术指征是出现生长激素过少症和（或）性功能减退。Karavitaki 等（2007）报道了 24 例诊断明确但仅行保守观察的 NFA。其中 50% 的肿瘤继续生长，57% 的患者出现视野障碍。此外，还有 21% 的病例中出现肿瘤与视交叉或视神经相接触的情况。这一结果强烈提示早期积极的手术治疗是合理的。一项对 16 例垂体微腺瘤进行保守观察的研究发现，只有 12% 的肿瘤体积增大，进而证明保守治疗是这一类肿瘤的明智选择。

目前对于偶发瘤的自然病程仍无法预测，因此很难制定出明确的治疗指南。每一名患者的治疗都需要进行个体化考量。如患者出现内分泌功能障碍，肿瘤占位效应相关的临床症状，或肿瘤有继续生长的迹象，则应考虑手术治疗。对于没有任何临床症状的患者则建议定期进行 MRI、眼科及内分泌随访检查（Visot et al 2006）。

5 手术入路的选择

90%~97% 的 NFA 可通过经蝶入路切除（Fahlbusch & Marguth 1981；Honegger et al 2007；Laws & Thapar 1999；Nomikos et al 2004；Visot et al 2006）（图 35.2）。其具体适用于以下情况：完全位于鞍内的肿瘤伴或不伴蝶窦内侵袭；位于鞍旁向海绵窦生长的肿瘤，不管海绵窦是否受压或局部受侵；大多数向鞍上生长的垂体腺瘤。经蝶入路不适合下列情况：向鞍上呈不对称性生长的肿瘤，且主体位于颈内动脉和视神经或视交叉之间；有蝶窦炎的患者（Maartens & Kaye 2006）。当颈内动脉海绵窦段向中线扩张（呈亲吻状）时，经蝶手术也是相对禁忌证（Liu & Weiss 2006）。但是经验丰富的神经外科医师可以在导航的帮助下完成这种手术。

开颅手术适用于经蝶入路无法切除的肿瘤，常见于下列情况：肿瘤向额下、鞍后或颞下生长；肿瘤的鞍上部分明显大于鞍内部分；鞍膈入口较窄妨碍全部鞍上肿瘤下降。在上述情形中，也可考虑分期手术，即第一步进行经蝶手术，第二步则行开颅手术。对于大的鞍上型垂体腺瘤，如果其达到视交叉或视交叉以上平面，且没有引起视

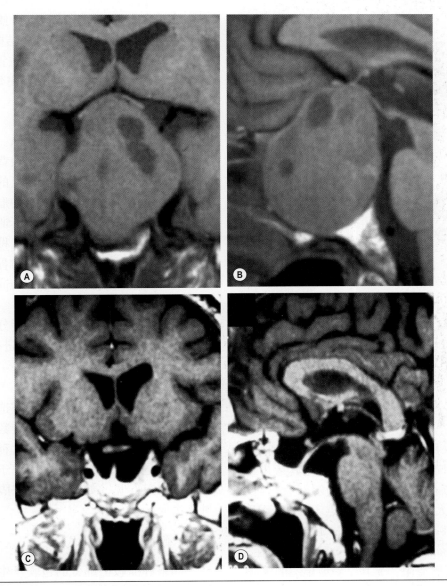

图 35.2 一例 57 岁男性患者的巨大无功能性垂体腺瘤（A、B）；经蝶手术全切肿瘤（C、D）

交叉综合征，则提示肿瘤包膜可能尚未形成。这些肿瘤通常包绕视神经或视交叉，如果行经蝶手术则出血或视器损伤的风险将大大地增加。因此，在这些情况下，术中不应该苛求全切肿瘤。

如果选择经蝶或开颅手术均不能一次性完全切除肿瘤，则应考虑分两次进行手术（图35.3）。在这种情况下，第一步通常采用经蝶入路，而开颅手术至少要在第一次手术后8~10天进行，如此则鞍底重建更加可靠，脑脊液漏的风险也会降低。根据视交叉受压程度和术后缓解情况，第二阶段开颅手术可推迟2~3个月进行。在此期间，垂体和视神经功能可进一步恢复。尽管有人主张应用经蝶和开颅联合入路切除巨大垂体腺瘤（D'Ambrosio et al 2009），但患者通常无法耐受，尤其是高龄患者，因此不应作为常规手术方案。

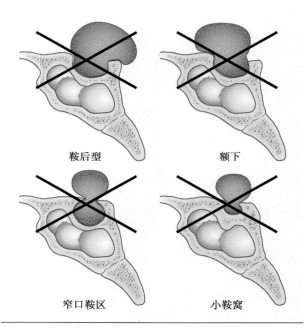

鞍后型　　　　　　　额下

窄口鞍区　　　　　　小鞍窝

图 35.3　经蝶入路的禁忌证

5.1　经蝶入路

早期手术采用唇下切口经鼻或中隔旁到达蝶窦，现在仍适用于鼻孔较小的患者，尤其是儿童。经蝶入路的优点在于利用鼻腔作为解剖通路到达蝶窦，更符合人的生理结构特点（Fahlbusch & Marguth 1981; Fahlbusch & Thapar 1999; Laws & Thapar 1999; Thapar & Laws 2001）。缺点是当在显微镜下操作时视野受限，尤其是斜坡尾端的区域，以及鼻腔填塞。

Griffith 和 Veerapen（1987）将经鼻入路逐步推广，他们在显微镜下经单鼻孔操作，并通过 C 形臂判断矢状面。中线是通过鼻棘和与犁状骨的连线延长至鞍底来确定的，也可在神经导航的辅助下来完成。

内镜可以使术者通过单鼻孔或双鼻孔进行手术，既可以单独完成，也可作为一种辅助手段。

本章第一作者（RF）已经应用内镜辅助技术进行经蝶手术近 20 年。首先用 0° 内镜确认中鼻甲及鼻后孔，然后在显微镜下于鼻后孔前约 1.5cm 处切开鼻中隔黏膜（图35.4）。用金刚砂钻头在犁状骨水平将骨性鼻中隔后部磨除，同时注意避免损伤对侧鼻黏膜。进入蝶窦后，置入鼻窥器扩大工作通道，并且可以保护两侧鼻黏膜，以避免手术器械在反复进出过程中对其造成损伤。

在手术操作的早期阶段，可使用内镜观察蝶鞍和两侧的颈内动脉隆起（这一结构在显微镜下辨别困难）。这样就可以明确中线位置。蝶窦黏膜要尽可能地去除干净，避免术后蝶窦黏液囊肿形成。

5.2　切除肿瘤

垂体大腺瘤中大多数为 NFA。对于向鞍上及鞍旁生长的肿瘤，我们首先切除背侧及两旁的肿瘤组织，然后再处理腹侧及鞍上的肿瘤部分。这样可以防止鞍膈过早塌陷影响肿瘤的切除。当肿瘤质地软并侵入海绵窦内时，可通过海绵窦内侧壁破孔追踪肿瘤至颈内动脉。这种情况下可以通过切除鼻甲，并且磨除海绵窦的骨性外壁来增加显露，然后在内镜（Frank & Pasquini 2006）下或在内镜辅助下对肿瘤进行切除。

对于质地较硬的肿瘤，连续分块切除则比较困难，唯一能达到全切的方法是进行整块切除。

垂体的保护

正常垂体组织通常受肿瘤压迫而向后外侧移位，并位于鞍膈的下方。在极少数情况下，垂体可位于肿瘤前方。术中如遇到这种情况，则应将其推开，进而暴露肿瘤。垂体位于中线或中线旁的情况极其罕见，如同将肿瘤分隔，一般发生于肿瘤出血后。

5.3　鞍底重建

如果肿瘤鞍上部分的包膜发生破裂或遭到破坏，则可引起脑脊液漏，这就必须进行严密的鞍

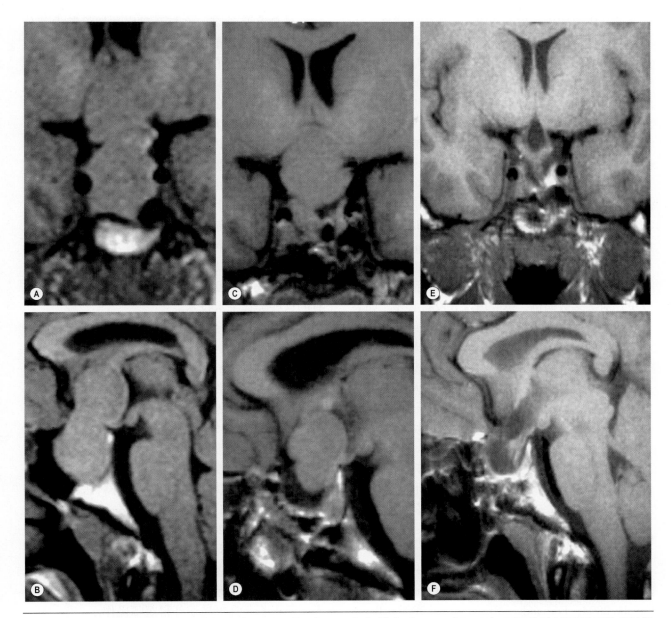

图 35.4　分期切除巨大的 NFA。（A，B）术前影像；（C，D）经蝶术后 MRI；（E，F）开颅术后 MRI 显示肿瘤已经完全切除

底重建。尽管目前人工材料的使用越来越多，但自体材料仍要优于人工材料。尽管使用人工材料的经验不断增加，而且一些学者认为早期的效果十分不错（Dusick et al 2006；Semple et al 2005），但这些研究所包含的病例并不统一，甚至还包括术中没有明显的脑脊液漏的患者，另外也缺乏术后长期的随访资料。

我们一般在大腿或腹部取皮下脂肪组织和阔筋膜用于修补。这些移植物需完全覆盖于缺损处——如缺损不明显，则将其覆盖整个鞍膈及周围结构。对于鞍内肿瘤，修补材料应置于蝶鞍入口或鞍底。此外，还需使用小块脂肪组织，其既可以在多处

缺损或缺损较大时可作为第一层修补材料，也可将其置于蝶窦内作为筋膜组织的支撑。术中还可将小块脂肪呈沙漏状放置于硬膜内外。应用人纤维蛋白胶也可以进一步防止脑脊液漏的发生。术中如发现脑脊液漏很明显，可考虑行腰椎穿刺置管，并根据脑脊液漏的程度，每天引流 3~4 次，每次 10~20ml，引流 3~5 天。

如果没有脑脊液漏发生，为安全起见（防止迟发性脑脊液漏）可在鞍底放置一块 Tachocomb（一种带有纤维蛋白胶涂层的胶原纤维网）。明胶海绵没有密封作用，但可作为填充物将鞍内和蝶窦分隔开。应注意不要把蝶窦内填塞得过满，否则会阻碍

引流液从蝶窦流出，进而造成术后头痛或感染。

有些医师在内镜手术中采用鼻中隔软骨或骨性结构进行鞍底重建，我们认为没有必要（Cappabianca & Cavallo 2004）。我们早期再手术的经验发现，如果鞍底没有明显扩大，则其可以在8~10个月内完全或近乎完全恢复。在内镜颅底肿瘤手术中应用鼻中隔黏膜或带蒂黏膜瓣覆盖鞍底缺损十分重要，而对于经蝶垂体瘤手术则不需要这一操作（Fernandez-Miranda et al 2009；Hadad et al 2006）。原则上，只要能将脑脊液漏、再手术及脑膜炎的发生率控制在1%以下，采取任何形式的鞍底重建技术都不为过（Nomikos et al 2004）。

结束手术之前，最好在内镜下检查鼻黏膜是否有出血并进行严格止血。然后将鼻中隔和中鼻甲复位。对大多数病例，鼻腔填塞并没有必要。如果术者认为止血存在困难，特别是高血压或先前有鼻黏膜出血的患者，可考虑在单侧或双侧鼻孔内并且平行于鼻中隔填入小块压迫物，1天后拔除。

即使进行了仔细地处理，术后几天内仍可能发生再出血。如果出血较轻，可填充压迫3~5天。对于比较严重的病例，需再次手术确切止血，并针对眶内侧壁水平的筛动脉进行电凝。有时出血可能为骨折碎片刺破黏膜所致。在极其罕见的病例中，血管造影可以发现黏膜血管畸形，甚至可发生于术区之外，这种情况应进行栓塞治疗。

5.4 神经内镜

随着现代经蝶手术的发展，单独应用内镜进行垂体瘤手术也为越来越多的人所倡导（Cappabianca & Cavallo 2004；Fernandez-Miranda Et al 2009；Jho & Alfieri 2001）。总体而言，手术采用外径为4mm的0°或30°硬式内镜。不同公司提供了多种多样的手术工具，包括为单人或双人手术设计，且可通过单鼻孔或双鼻孔进行的肿瘤切除、冲洗和吸引等器械。这种硬式内镜也可以通过特殊的支架固定在手术床上。近期，也有一些关于在导航下通过机器人系统操作内镜的报道（Bumm et al 2005）。

与显微镜相比，内镜的优势在于它的鱼眼效应，在蝶窦内能获得更为广泛的手术视野。在蝶窦气化较好且间隔较少的情况下，可获得近120°的全景式视野，包括能看到视神经管和颈内动脉隆起等结构。因此，不需要术中X线和导航的帮助也可以准确地找到中线结构。神经内镜的另一个显著优势在于可以察看边角的情况，以及显示

蝶窦外侧和海绵窦。在打开鞍底并切除鞍内部分肿瘤后，将内镜前端靠近海绵窦内侧壁，这样可以更好地观察残存在海绵窦内的肿瘤。内镜下可以发现鞍膈下降以及其上的微小病灶，当然这也是发生脑脊液漏的潜在风险。当鞍底扩大延伸至蝶窦顶部或肿瘤大部分侵入蝶窦内造成空间狭小时，可能会限制内镜的应用。再者，控制蝶窦内广泛的出血也需要消耗更多的时间。骨性鼻中隔有可能延续至颈内动脉隆起处，这也是单独应用内镜要面临的一个问题。

显微镜和内镜仅仅是术中用于观察照明的工具，具体选用哪种方式，主要看术者的个人喜好或习惯。手术成功的关键取决于手术医师的经验。相信将来还会有更新的发明创造来超越或替代现有的这些经典手术技术。

5.5 导航

许多神经外科医师使用导航技术来提高手术的准确性和安全性，这也推动了神经导航在经蝶手术中的发展。早在CT和MRI导航技术出现之前，经蝶手术的先驱之一Jules Hardy（1999）就已开始应用导航进行手术。神经导航可以通过CT引导、MRI引导及荧光透视引导中的一种或几种实现，这主要取决于病例特点和外科医师的个人偏好（Elias et al 1999；Fox & Wawrzyniak 2008；Jagannathan et al 2006；Jane et al 2001）。导航的方式可为探针式或显微镜式（图35.5，图35.6）。后者可以在导航下直接观察分段式结构如颈内动脉、基底动脉以及肿瘤组织。与探针式导航相比，技术上要求不高且更易于外科医师操作。

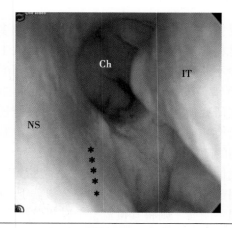

图35.5 内镜鼻腔视图。Ch，鼻后孔；IT，下鼻甲；NS，鼻中隔；斑点线，黏膜切口，约在鼻后孔前1.5cm

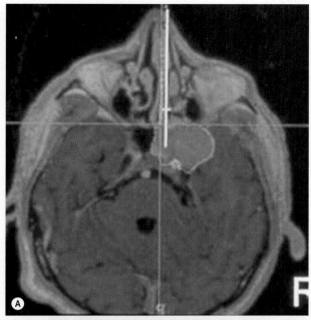

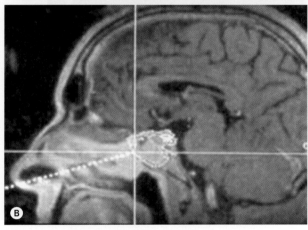

图35.6　导航下经口鼻蝶入路切除侵袭左侧海绵窦的NFA

大多数从事垂体瘤手术的医师认为神经导航适合于对残留或复发肿瘤的二次手术（Jagannathan et al 2006；Lasio et al 2002）。在这些手术中，鼻腔和蝶鞍的正常结构通常已改变，鼻窦、蝶窦和前颅窝底的解剖标志可能已经被破坏、消失或被手术瘢痕掩盖。通过神经导航能够准确、可靠地辨认中线结构。在这些情况下，术中荧光透视是另一种选择（Jagannathan et al 2006）。神经导航优势还体现在"亲吻状"颈内动脉的病例中，这时蝶鞍的横径只有6~8mm，以及肿瘤侵及海绵窦并包绕颈内动脉的情况。导航的另一指征是蝶鞍正常的垂体微腺瘤，但这种观点仍有争议（Fox & Wawrzyniak 2008）。

总之，对于NFA，显微镜式导航适用于下列

情形：双侧颈内动脉之间的空隙变窄，侵袭性垂体瘤包裹颈内动脉，正常解剖标志缺失的二次手术。

6　术中磁共振成像

传统的术中影像是通过C形臂X线机获取的，其可以清楚并精确地显示矢状位的骨性结构以及术野内的金属手术器械。术中磁共振成像（intraoperative MRI）是近年来兴起的新技术，其不仅可以实时地显示手术进程，而且还能发现肿瘤残余，从而实现肿瘤的完全切除（图35.7）（Bohinski et al 2001；Fahlbusch & Thapar 1999；Fahlbusch et al 2001；Martin et al 1999；Nimsky et al 2006；Pergolizzi et al 2001）。术者对肿瘤切除程度的评估与iopMRI结果之间的对比更加凸显了后者的重要性（Fahlbusch & Thapar 1999）。据报道，在高达42%的病例中二者的评估结果存在差异，即术中MRI显示有肿瘤残留，然而外科医师要么没有发现，要么认为肿瘤的位置不允许进一步手术切除（Nimsky et al 2006）。鞍上的肿瘤残余可以因为肿瘤体积太小，或隐藏在下降的鞍膈褶皱内而逃过了术者的眼睛。然而，即使是低场强的术中MRI也能够在1/3的垂体大腺瘤中发现这种残留（Fahlbusch & Thapar 1999）。和低场强MRI相比，高场强MRI可更精确地显示鞍内、鞍旁空间及海绵窦的侵袭程度。此外，高场强术中MRI能够提供更好的图像质量，从而能够解决低场强MRI中碰到的一些困难，如因金刚砂钻头产生的金属碎屑以及血液造成的伪影。

在一项对106例无功能性垂体大腺瘤的研究中，所有患者均接受经蝶手术，且术中应用高场强MRI进行评估（Nimsky et al 2006）。结果显示术中MRI是安全并且高度可靠的。术中由外科医师来决定行MR扫描的时机，其目的在于判断手术切除程度，或在肿瘤不完全切除的情况下决定后续的手术策略。手术过程因MR扫描而中断15分钟，但除此之外整个经蝶手术操作则与在普通手术室所进行的并无二致。我们在5G线上使用普通的手术器械。但建议使用带陶瓷涂层的磨钻，这样可避免金属碎屑造成的伪影。当影像发现肿瘤残余并且适合进一步切除时，则可继续手术操作。在手术结束前进行最后一次MRI扫描。

在上述研究中有57例的术中MRI发现肿瘤残余，其中37例继续行手术切除治疗（图35.8）。

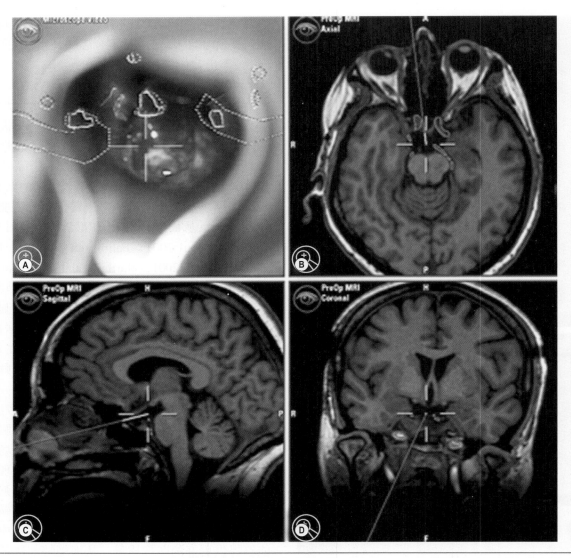

图 35.7 （A-D）相比于唇下入路，经鼻入路因鼻窥器的置入使操作受到限制，这可使得导航操作不便及出现失准，如图（C）

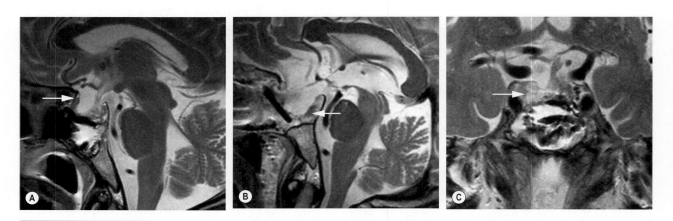

图 35.8 术中 MRI 发现的肿瘤残余。（A）前部的肿瘤残余（箭头），原因是担心脑脊液漏；（B）后部的肿瘤残余（箭头），原因是骨质磨除及暴露不够充分；（C）侧方的肿瘤残余（箭头），原因是海绵窦出血。用于将蝶窦和鞍内空间分隔开的蜡板在所有影像中都清晰可见

在 85 例计划进行全切的肿瘤中，术中 MRI 显示 36 例（42%）有明确的或可疑的肿瘤残余。因此，肿瘤的全切率可从 58% 升高至 82%。

术中 MRI 的另一个优势是能够立即获取肿瘤切除后的 MR 影像。因此，即使残余的肿瘤无法安全地切除，但是医师能根据影像及时地制订出后续治疗策略，如经颅手术、随访或放疗（Dina et al 1993）。

判别鞍区内容物的其他方法

超声

术中超声最早用于帮助术者更好地发现和确定鞍内微腺瘤的位置，这种情况通常见于 Cushing 综合征患者中（Ram & Bruck 1999）。后来，超声的应用也扩展到了垂体大腺瘤中，并用于确定肿瘤切除程度。多普勒超声可以识别海绵窦内的颈内动脉，从而避免在切除海绵窦内肿瘤的过程中损伤颈内动脉（Arita et al 1998）。Suzuki 等（2004）在右额部行颅骨钻孔并在其中放置回声探针，以获得普通 B 超影像和多普勒彩色影像。这些影像能够在大腺瘤的切除过程中实时地显示肿瘤及肿瘤周围的情况，包括主要的动脉和脑池结构，因而能够增加手术的安全性及提高切除肿瘤的程度。但是相比于术中 MRI，这种有创的超声监测因其较低的成像质量而无法清晰地显示肿瘤，故其使用价值仍需进一步讨论。

历史上还有一些间接方法用于辨别鞍区病变，但后被证实效果不佳。激光多普勒血流仪曾被用于腺垂体、神经垂体以及肿瘤的鉴别，而实际上这种情况下肿瘤已经基本取代了蝶鞍内外的正常垂体组织（Steinmeier et al 1991）。另一项技术是通过监测鞍内压力（Lees et al 1994）来判断腺瘤侵袭海绵窦的情况。在那时，这种情况还无法从 CT 及早期的 MRI 上发现。利物浦和埃尔朗根的一项协作研究对此方法进行了评估。该研究显示在海绵窦受累严重的病例中，鞍内的压力值明显升高。

7　经颅手术入路

7.1　额外侧入路

最近几年作者最喜欢使用的入路是额外侧入路。其安全灵活，能够充分显露鞍区、鞍上和鞍旁区域，还能够在直视下看到位于视神经之间的肿瘤（Samii & Gerganov 2008）。手术切口位于额颞发际内。骨瓣一般在眶上缘上方，宽 30~35mm，高 20~25mm。骨瓣的内侧边界应根据额窦的大小来进行相应的调整，但是一般应该达到眶上切迹。如遇到额窦较大的情况，开颅时应该更偏向外侧。弧形切开硬膜并翻向额底，打开底部的脑池，充分释放脑脊液，这样可以减少对额叶的牵拉。如果在蛛网膜界面内对嗅神经进行仔细的锐性分离，则能做到保留同侧的嗅神经。但是在视交叉前置的病例中，这种手术入路受到一定的限制，选择额颞入路可能更为合适。

额外侧入路暴露的范围与单额、双额开颅相近。但是可避免后两种入路的弊端，如额窦破损、静脉或静脉窦相关的并发症、双侧额叶挫伤以及嗅神经损伤等（Liu & Weiss 2003）。

7.2　额颞入路

额颞入路已为人熟知。其能提供到达鞍上池的最短路径，并且可以通过颈内动脉外侧、颈内动脉及视神经之间、两侧视神经之间的空隙切除向侧方生长的肿瘤（Buchfelder & Kreutzer 2008；Maartens & Kaye 2006）。手术中应格外注意保护小的穿支血管（Liu & Weiss 2003）。额颞手术入路的最大的缺点是左侧视神经和鞍区内容物的显露受限（Visot et al 2006）。因此该入路通常用于处理向侧方生长的肿瘤。

7.3　颞下入路

这种手术入路很少采用，通常用于处理向鞍旁、颞下和视交叉后显著生长的垂体腺瘤（Buchfelder & Kreutzer 2008）。该入路最大的困难是不能完全切除肿瘤的鞍内部分。

7.4　上方入路

这种手术入路适用于高达室间孔，甚至突入侧脑室的巨大垂体腺瘤（Maartens & Kaye 2006）。但是对于这种肿瘤，通常切除部分肿瘤并缓解压迫即可，目的是为了防止将来瘤内或瘤周出血而威胁患者生命。

7.5　颅底手术技术

许多学者提出了不同的颅底手术入路，如颅眶颧入路、额底入路、颞前硬膜外颅底入路、扩大经蝶入路、唇下 – 鼻中隔入路联合鼻内上颌窦切开术、经筛骨入路、唇下 – 经鼻窦入路（Maartens & Kaye 2006）。但是这些入路很少会用到。同样，只有在特殊的病例中，才考虑使用海绵窦入路（Dolenc 1997；Youssef & Agazzi 2005）。

上述手术入路的并发症多与牵拉额叶和颞叶、损伤主要的血管以及搔扰视神经有关（Visot et al 2006）。需要格外注意的是，手术中对视神经、视交叉以及视束的过分搔扰可能损伤细小的供血动脉，进而导致术后视力下降。

8 手术结果

在上文提到的作者的病例资料中，共有500 例垂体腺瘤患者，其中 275 例肿瘤通过经蝶手术完全切除。术后的 MRI 检查发现其中 120 例有可疑的肿瘤残余，25 例有少量残留，而 80 例具有较大的残留，并需要进行再次手术或放射治疗。经蝶手术的效果主要与患者的年龄、肿瘤的大小、肿瘤的侵袭性及免疫组织化学的特点有关。效果最好的是肿瘤直径 <3cm 的中年患者（全切除率为 87%，而直径 >3cm 者为 46.5%）。影像学上表现为非侵袭性的肿瘤，其全切率为 95%，而侵袭性肿瘤全切率为 42%。有意思的是，病理检查发现的肿瘤侵袭性却与全切率没有关系。

9 内分泌结果

几乎所有患者的垂体功能都能得到保留（Sibal et al 2004），在作者的病例资料中只有 4% 的患者在经蝶手术后出现新的内分泌功能损害（Nomikos et al 2004）。术后内分泌的情况与手术入路的方式有关，开颅手术引起的内分泌问题更为严重。大约 62.5% 的开颅手术患者会出现新的内分泌功能障碍。对于术前即有不同程度的垂体功能低下的患者，其在接受经蝶手术后，有19.6% 的垂体功能在术后一年恢复正常，30.1% 有所改善，48.9% 没有任何好转，而 1.4% 出现恶化。其他作者也报道了相似的结果，术后内分泌功能改善的患者为 35.7%~65.3%，没有改善者为32.1%~45%（Arafah 1986；Marazuela et al 1994；Nelson & Tucker 1984；Webb et al 1999）。开颅手术的患者内分泌问题更为严重，没有一例患者的内分泌功能得到恢复，11.3% 的患者有所改善，

73.7% 没有变化，而 15% 出现恶化。

通常情况下，患者术后 3 个月的内分泌状态对长期预后有提示作用。对于高泌乳素血症来说，研究显示 95.5% 的患者在术后 1 年时泌乳素水平恢复正常。其中大部分（80%）患者在 1 周内恢复，16% 的患者在 3 个月内恢复正常。经蝶手术患者中，34.8% 存在部分或完全继发性肾上腺皮质功能衰竭，手术后 40.8% 患者恢复正常，31.1% 患者有所改善，23.6% 无改善，4.5% 恶化，而0.8% 的患者出现新发的肾上腺皮质功能障碍。相比之下，在开颅手术患者中，没有一例肾上腺皮质功能完全恢复正常，有 11.7% 的患者有所改善，但是有 29.6% 的患者出现新发的功能障碍。在性腺激素方面，术前存在继发性性功能减退的患者在经蝶手术后有 16% 得到缓解，但是仍有 84% 的患者在术后 1 年时没有改善。在开颅手术的患者中，仅仅 4% 的患者恢复正常，且两组中新出现的功能障碍的发生率分别为 2.1% 和 50%。对于继发性甲状腺功能低下的患者，经蝶手术后有 34% 能够缓解，66% 仍然没有改善，1.5% 出现新的功能障碍。而在开颅手术患者中 28.5% 患者能够缓解，71.5% 仍然没有改善，新的内分泌功能不足发生率为 7.3%。虽然 34% 的患者在术后早期出现尿崩症状，但是只有 4 例（0.5%）患者在手术 1 年仍存在尿崩。其他研究也报道了相似的比率，并显示 3%~5% 的患者术后存在永久性尿崩（Comtois 1991；Ebersold et al 1986）。

10 眼科结果

术后立即对患者的视觉功能进行检查非常重要。第一次神经眼科检查应该在术后 7 天内进行，并且在术后 3 个月、12 个月进行复查（详见第 11章）。术后早期对视力进行监测格外重要。应尽早发现任何视觉上的改变并查明可能出现的原因，包括出血，以及视神经、视交叉或视束受压，并及时处理。经蝶手术对视觉通路的影响及出现视力恶化的风险非常低，并且有 85% 以上的患者能够有所改善（Bevan & Burke 1986；Ebersold et al 1986；Losa et al 2008；Thapar & Laws 2001；Zhang et al 1999）。在我们的手术病例中，仅有一名患者出现永久性的视觉损害，但该患者在术前就已经具有视交叉综合征表现。检查发现导致视力恶化的原因是鞍上残余肿瘤的出血。在术后 1 年时，

26%的患者视力恢复正常，70%有所改善，2%仍然未好转（表35.3）。Thapar和Laws等（2001）报道了相似的结果：术后视力有87%的患者改善，9%正常，4%下降。Losa等（2008）报道在279名术前有视力下降的患者中，39%视力恢复正常，51%有所改善。术前22名患者存在动眼神经麻痹，其中18人症状得到改善。如果患者因实性NFA导致失明，那么视力几乎不可能恢复。但是如果失明是由于垂体卒中引起的，早期手术治疗则可以使视力得到显著的改善。有报道称大约1/3患者的视力在2周内开始恢复，2/3患者在3个月内恢复，<5%的患者在1年时间内恢复（Erickson et al 2009）。视力恢复程度与患者的年龄有关，年龄>65岁的患者很少能完全恢复。

表35.3　1982—2005年3299名垂体腺瘤患者术后的视力情况

	术后1周	术后3个月	术后12个月
正常	9.4	25.3	26.1
改善	77.4	69.5	69.5
未改善	2.4	2.4	1.6
恶化	10.8	2.8	2.8

在我们的病例中，术后新发的动眼神经损伤非常罕见。处理海绵窦内病变时需非常仔细方可避免。如果患者术前的动眼神经麻痹是由肿瘤卒中或海绵窦被实性肿瘤推挤（较罕见）所致，那么术后患者的动眼神经功能一般能完全恢复。

11　侵袭性

垂体肿瘤通常具有侵袭性，尤其易于侵犯海绵窦和（或）蝶窦（Knosp et al 1993）。近来的研究显示垂体微腺瘤与大腺瘤具有不同的生物学特征。研究发现侵袭性肿瘤及垂体癌中常常可见P53基因表达（Lasio et al 2002）。更多的研究证实细胞增殖指数Ki-67与肿瘤的侵袭性有关联（Salehi et al 2009）。但是这一指标的特异性不高，即在侵袭性和非侵袭性肿瘤中Ki-67指数存在很大的重叠区间，而且这种重叠还见于垂体腺瘤和垂体癌之间。研究发现功能性垂体腺瘤Ki-67明显高于无功能性腺瘤（Thapar et al 1996；Webb et al 1999），但其临床意义还不明确。Salehi等指出虽然很多研究发现Ki-67与肿瘤的侵袭性有重要

的关联，但结果并不一致（Mastronardi et al 1999；Thapar et al 1996）。

肿瘤侵袭的范围包括鞍底、鞍膈及海绵窦。应注意影像学、术中及组织学对侵袭的判断有所不同。在组织学上，鞍底受累并没有实际的临床意义，而肿瘤是否侵入海绵窦内则只有在术中才能明确。在我们的病例中，几乎所有巨大的垂体腺瘤（>4 cm）都具有侵袭性，在大腺瘤中占40%，而微腺瘤中仅占5%。

12　复发/残余

据统计，经验丰富的医师对NFA的全切率在61.4%~70.2%（Losa et al 2008；Nomikos et al 2004；Zhang et al 1999）。最近的研究显示，高场强术中MRI的应用可以将全切率提高到82%（Nomikos et al 2004）。有报道称与肿瘤不能全切有关的因素是海绵窦的侵袭、肿瘤的体积较大及未发生肿瘤卒中（Losa et al 2008）。

NFA在完全切除后复发的几率较低。根据我们的经验，肿瘤全切后10年复发率为5.1%，术后MRI检查显示可疑肿瘤残余者复发率为28.3%，而肿瘤未全切的复发率为52%（图35.9）。大多数复发出现在术后5年内，其中肿瘤全切组为4%，可疑肿瘤残留组为22.5%，肿瘤未全切组为40%（图35.10，图35.11，图35.12）。此外，研究发现一些细胞增殖指数及分子生物学指标，如Ki-67指数、DNA倍增指数，均无法用于预测潜在的复发（Tanaka et al 2003）。

对于肿瘤复发或残余肿瘤进行性增大，目前公认的再次手术指征是：肿瘤体积的增大、新出现的内分泌功能不足和新出现的视力问题。对于复发的患者需要针对一些因素进行个性化考量，如复发的时间，肿瘤的大小和位置，患者的年龄，一般情况，视觉和神经功能以及内分泌情况（Ciric et al 2000）。对于年轻患者，若肿瘤复发引起了相关症状，则可考虑再次行经蝶手术，若无症状也可采取同样措施。初次手术后至复发的时间也是一个需要重点考虑的问题。如果肿瘤在全切后很短的时间内复发，那么再次手术后可考虑行放射治疗（图35.13，35.14）。小的、无症状的复发肿瘤可以通过常规MRI和眼科检查进行随访。而对于年长患者或合并严重全身性疾病的患者，保守观察可能是最佳的干预手段（图35.15）。

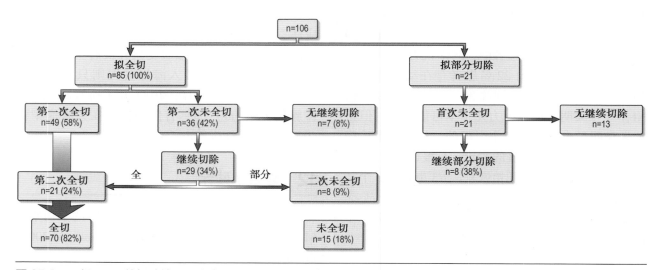

图 35.9　一组 NFA 的切除情况，术中使用了 1.5T MR（源于 Nimsky C，von Keller B，Ganslandt O，Fahlbusch R.Intraoperative high-field magnetic resonance imaging in transsphenoidal surgery of hormonally inactive pituitary macroadenomas.Neurosurgery.2006；59：105-114）

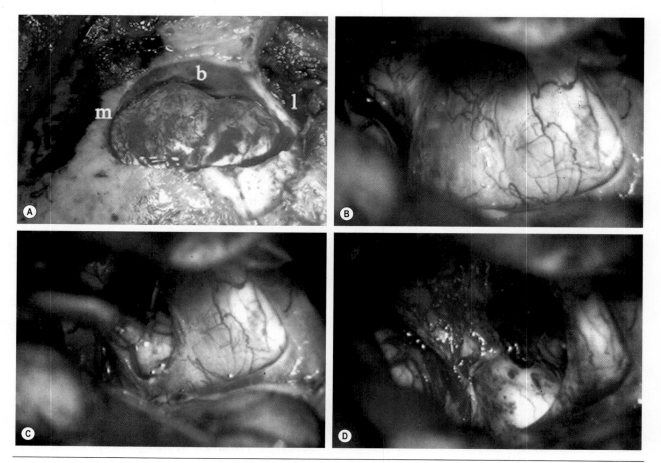

图 35.10　额外侧手术入路（A）和显微镜下鞍上区的视野（b，颅底；m，中线；l，外侧）（B）肿瘤显露；（C）肿瘤切除；（D）图片显示肿瘤被完全切除，并且所有视路结构的滋养血管都得到了保留。

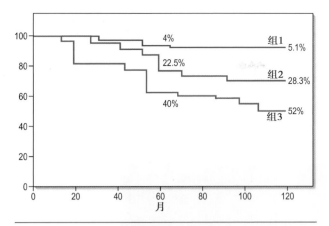

图 35.11 术后 10 年（120 个月）的无复发生存率。组
1：肿瘤完全切除；组 2：：可疑肿瘤残留；组 3：肿瘤
未全切

研究表明肿瘤的免疫组织化学类型与复发风
险相关（表 35.4）。ACTH 阳性的垂体腺瘤复发概率
最高，可达 23%；其次是裸细胞腺瘤，复发率为
12%。因此，对于这些病例需要更加细致的随访。

表 35.4 免疫组织化学类型及复发率

免疫组织化学 肿瘤类型	比率		复发率	
	n	%	n	%
裸细胞 / 嗜酸 细胞型	359/500	71.8	44/359	12.2
FSH	34/500	6.8	4/34	11.7
LH	21/500	4.2	2/21	9.5
FSH–LH	64/500	12.8	6/64	9.3
ACTH	22/500	4.4	5/22	22.7

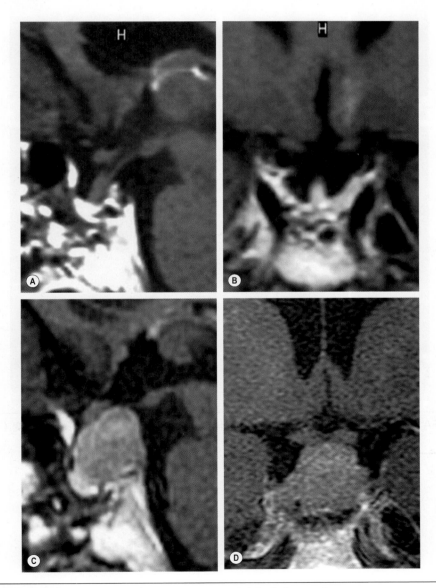

图 35.12 虽然垂体腺瘤被完全切除（A、B），但 6 年后发现肿瘤复发（C、D）

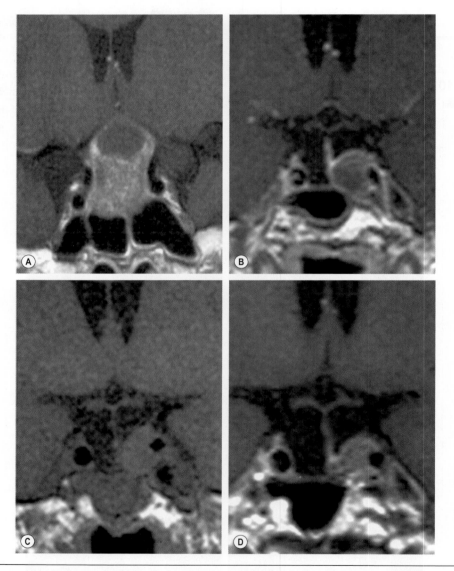

图 35.13 一例 NFA 在经蝶术后存在残留（A）。经过 10 年以上的随访发现肿瘤体积未见明显改变（B~D）

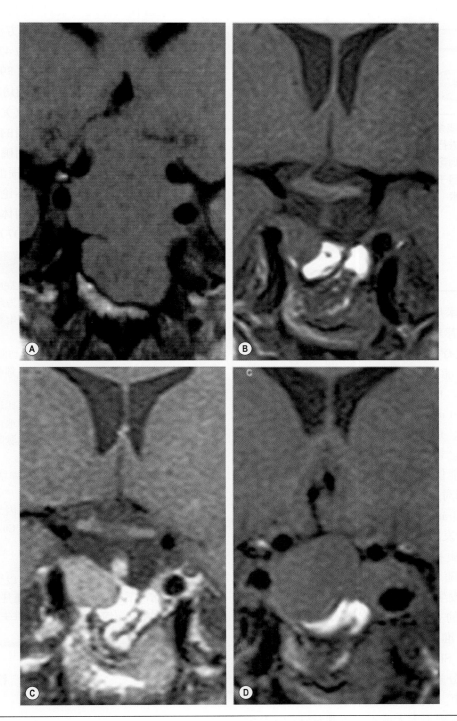

图 35.14　一例巨大 NFA（A），经蝶手术进行了大部切除（B）。随访发现残余肿瘤渐进性增大（C，D）

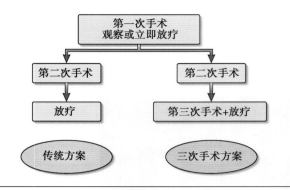

图35.15 肿瘤残余的处理策略：在 NFA 初次手术后，对残余的肿瘤可进行保守观察或立即行放射治疗。如果其呈现生长趋势，则可考虑二次手术并联合术后放疗。如果腺瘤无侵袭性，且于术后 5~10 年出现复发，则甚至可以考虑行第三次手术

13 放疗

尽管对于术后是否行放疗还有争议，但大多数学者都不推荐对肿瘤全切或近全切的患者术后进行预防性放疗。对于肿瘤残余很多而无法切除，全垂体功能低下以及在初次切除后短时间内复发的患者，可考虑行术后放疗（Minniti et al 2007；Nelson et al 1989）。总的来说，术后放疗作为辅助性治疗，通常当再次手术未达到预期效果时才考虑使用。需要注意放疗可出现长期的副作用，如垂体功能低下的发生率高达 50%（Nomikos et al 2004），相对少见的并发症有视神经萎缩、视力恶化等（Brada et al 1993；Brada & Jankowska 2008）。这些并发症通常会被内分泌科医师反复提及，因为他们更喜欢药物治疗并对其他方法不屑一顾。此外，随着新技术的发展，如适形放疗，这些并发症的发生率在下降（Prasad 2006）。

最近兴起的立体定向放疗技术能够将高能量的射线更加精准地照射到靶向目标（Ghostine & Ghostine 2008；Sheehan et al 2005）。放疗剂量可单次给予也可分多次给予，照射方式包括伽马刀、LINCA 或质子束。该方法主要用于残余的肿瘤，或者肿瘤复发但体积不太大或不接近视觉结构（至少 5mm 以上）。对患者随访 6~60 个月的结果显示肿瘤控制率达 87%~100%，5 年无进展生存率达 90%（Brada & Ajith-kumar 2004；Pollock et al 2008；Sherman et al 2008）。另外，此方法引起腺垂体功

能障碍的风险较低。然而，目前大多数研究的随访时间相对较短，因此立体定向放疗对于垂体功能、视觉功能的长期影响并不明确。Pollock 等在 2008 年报道在立体定向放射外科治疗 5 年后垂体功能低下的发生率较高。另一种方法是调强放疗，有报道称在对患者进行中位数为 42.5 个月的随访后发现，肿瘤的局部控制率可达 89%（Mackley et al 2007），但这一结果仍需长期随访验证。

因为缺少相关对比研究，故关于立体定向放射外科、传统和适形放疗在肿瘤的控制率和并发症方面的长期效果，目前并不明确（Minniti et al 2006）。但是对于已导致视野缺损的垂体大腺瘤，手术治疗仍是第一选择，因为不论哪种方式的放疗都需要数月的时间才能使肿瘤体积缩小并减轻肿瘤造成的压迫（Pamir et al 2007）。

关键点

- NFA 压迫垂体柄导致的高催乳素血症应该与泌乳素腺瘤区分开来。后者主要的治疗手段为药物。
- 对于肿瘤卒中的患者，应首先处理电解质紊乱及垂体功能低下（皮质醇减少）。
- 90%~97% 的 NFA 可通过经蝶手术切除。
- 无论在垂体微腺瘤还是大腺瘤中，都可以采用选择性腺垂体切除术。
- 内镜能够有效地扩大手术视野，尤其是蝶窦内。
- 使用神经导航定位能够安全、精准地切除肿瘤，尤其是在颈内动脉被肿瘤包裹、颈内动脉间距过窄或者有经蝶手术史等情况。
- 术中 MRI 能够实时反映肿瘤的切除情况并且提高肿瘤的全切率。
- 需要特别关注静止性 ACTH 腺瘤，因为它可能转变为具有内分泌活性的肿瘤，从而引起 Cushing 病。此外，其复发率较高。
- 增殖指数不能预测肿瘤复发的风险。
- 虽然一些具有局部侵袭性的肿瘤可以被完全切除，但是通常情况下正是肿瘤的侵袭性使其无法完全切除。这种情况下残留的 NFA 发生进行性生长的风险较高，可能需要进行放疗。

（陈思源 钱珂 译）

参考文献

Arafah, B.M., 1986. Reversible hypopituitarism in patients with large nonfunctioning pituitary adenomas. J. Clin. Endocrinol. Metab. 62, 1173–1179.

Arita, K., Kurisu, K., Tominaga, A., et al., 1998. Trans-sellar color Doppler ultrasonography during transsphenoidal surgery. Neurosurgery 42, 81–86.

Arita, K., Tominaga, A., Sugiyama, K., et al., 2006. Natural course of incidentally found nonfunctioning pituitary adenoma, with special reference to pituitary apoplexy during follow-up examination. J. Neurosurg. 104, 884–891.

● Asa, S.L., Ezzat, S., 2009. The pathogenesis of pituitary tumors. Annu. Rev. Pathol. 4, 97–126.

Asa, S.L., Bamberger, A.-M., Cao, B., et al., 1996. The transcription activator steroidogenic factor-1 is preferentially expressed in the human pituitary gonadotroph. J. Clin. Endocrinol. Metab. 81, 2165–2170.

Bevan, J.S., Burke, C.W., 1986. Non-functioning pituitary adenomas do not regress during bromocriptine therapy but possess membrane bound dopamine receptors which bind bromocriptine. Clin. Endocrinol. (Oxf.) 25, 561–572.

Bills, D.C., Meyer, F.B., Laws, E.R., et al., 1993. A retrospective analysis of pituitary apoplexy. Neurosurgery 33, 602–608.

Bohinski, R.J., Warnick, R.E., Gaskill-Shipley, M.F., et al., 2001. Intraoperative magnetic resonance imaging to determine the extent of resection of pituitary macroadenomas during transsphenoidal microsurgery. Neurosurgery 49, 1133–1144.

Brada, M., Rajan, B., Traish, D., et al., 1993. The long-term efficacy of conservative surgery and radiotherapy in the control of pituitary adenomas. Clin. Endocrinol. (Oxf.) 38, 571–578.

Brada, M., Ajithkumar, T.V., Minniti, G., 2004. Radiosurgery for pituitary adenomas. Clin. Endocrinol. (Oxf.) 61, 531–543.

Brada, M., Jankowska, P., 2008. Radiotherapy for pituitary adenomas. Endocrinol. Metab. Clin. North Am. 37, 263–275.

Buchfelder, M., Kreutzer, J., 2008. Transcranial surgery for pituitary adenomas. Pituitary 11, 375–384.

Bülow, B., Hagmar, L., Mikoczy, Z., et al., 1997. Increased cerebrovascular mortality in patients with hypopituitarism. Clin. Endocrinol. (Oxf.) 46, 75–81.

Bumm, K., Wurm, J., Rachinger, J., et al., 2005. An automated robotic approach with redundant navigation for minimal invasive extended transsphenoidal skull base surgery. Minim. Invasive Neurosurg. 48, 159–164.

Buurman, H., Saeger, W., 2006. Subclinical adenomas in postmortem pituitaries: classification and correlations to clinical data. Eur. J. Endocrinol. 154, 753–758.

Cardoso, E.R., Peterson, E.W., 1984. Pituitary apoplexy: a review. Neurosurgery 14, 363–373.

Cappabianca, P., Cavallo, L.M., de Divitiis, E., 2004. Endoscopic endonasal transsphenoidal surgery. Neurosurgery 55, 933–940.

Ciric, I., Rosenblatt, S., Kerr, W. Jr., et al., 2000. Perspective in pituitary adenomas: an end of the century review of tumorigenesis, diagnosis, and treatment. Clin. Neurosurg. 47, 99–111.

Comtois, R., Beauregard, H., Somma, M., et al., 1991. The clinical and endocrine outcome to transsphenoidal microsurgery of non-secreting pituitary adenomas Cancer 68, 860–866.

Cottier, J.P., Destrieux, C., Brunereau, L., et al., 2000. Cavernous sinus invasion by pituitary adenoma: MR imaging. Radiology 215, 463–469.

Daita, G., Yonemasu, Y., Nakai, H., et al., 1995. Cavernous sinus invasion by pituitary adenomas—relationship between magnetic resonance imaging findings and histologically verified dural invasion. Neurol. Med. Chir. 35, 17–21.

D'Ambrosio, A.L., Syed, O.N., Grobelny, B.T., et al., 2009. Simultaneous above and below approach to giant pituitary adenomas: surgical strategies and long-term follow-up. Pituitary 12, 217–225.

da Motta, L.A., de Mello, P.A., de Lacerda, C.M., et al., 1999. Pituitary apoplexy. Clinical course, endocrine evaluations and treatment analysis. J. Neurosurg. Sci. 43, 25–36.

Dekkers, O.M., Perreira, A.M., Roelfsma, F., et al., 2006. Observation alone after transsphenoidal surgery for non-functioning pituitary adenomas. J. Clin. Endocr. Metab. 91, 1796–1801.

Dekkers, O.M., Hammer, S., de Keizer, R.J., et al., 2007. The natural course of non-functioning pituitary macroadenomas. Eur. J. Endocrinol. 156, 217–224.

de Oliveira Machado, A.L., Adams, E.F., Schott, W., et al., 2005. Analysis of secretory, immunostaining and clinical characteristics of Human 'functionless' pituitary adenomas: Transdifferentiation or gonadotropinomas? Exp. Clin. Endocrinol. Diabetes 113, 344–349.

Dina, T.S., Feaster, S.H., Laws, E.R. Jr., et al., 1993. MR of the pituitary gland postsurgery: serial M R studies following transsphenoidal resection. AJNR. Am. J. Neuroradiol. 14, 763–769.

Dolenc, V.V., 1997. Transcranial epidural approach to pituitary tumors extending beyond the sella. Neurosurgery 41, 542–550.

Dusick, J.R., Mattozo, C.A., Esposito, F., 2006. BioGlue for prevention of postoperative cerebrospinal fluid leaks in transsphenoidal surgery: A case series. Surg. Neurol. 66, 371–376.

Ebersold, M.J., Quast, L.M., Laws, E.R. Jr., et al., 1986. Long-term results in transsphenoidal removal of nonfunctioning pituitary

adenomas. J. Neurosurg. 64, 713–719.

Elster, A.D., 1994. High-resolution, dynamic pituitary M R imaging: standard of care or academic pastime? AJR. Am. J. Roentgenol. 163, 680–682.

Elias, W.J., Chadduck, J.B., Alden, T.D., et al., 1999. Frameless stereotaxy for transsphenoidal surgery. Neurosurgery 45, 271–277.

Erickson, D., Scheithauer, B., Atkinson, J., et al., 2009. Silent subtype 3 pituitary adenoma: a clinicopathological analysis of the Mayo Clinic experience. Clin. Endocrinol. (Oxf.) 71, 92–99.

Fahlbusch, R., Marguth, F., 1981. Optic nerve compression by pituitary adenomas. In: Samii, M., Janetta, P.J. (Eds.), Cranial nerves. Springer Verlag, Berlin, pp. 140–147.

Fahlbusch, R., Thapar, K., 1999. New developments in pituitary surgical techniques. Baillière's Best Pract. Res. Clin. Endocrinol. Metab. 13, 471–484.

Fahlbusch, R., Ganslandt, O., Buchfelder, M., et al., 2001. Intraoperative magnetic resonance imaging during transsphenoidal surgery. J. Neurosurg. 95, 381–390.

Fahlbusch, R., Buchfelder, M., Honegger, J., et al., 1999. Nonfunctional pituitary adenomas In: Krisht, A.F., Tindall, G. (Eds.), Pituitary disorders. Lippincott, Williams and Wilkins.

Fainstein Day, P., Guitelman, M., Artese, R., et al., 2004. Retrospective multicentric study of pituitary incidentalomas. Pituitary 7, 145–148.

● Fernandez-Miranda, J.C., Prevedello, D.M., Gardner, P., et al., 2009. Endonasal endoscopic pituitary surgery: is it a matter of fashion? Acta. Neurochir. (Wien) 152 (8), 1281–1282.

Fox, W.C., Wawrzyniak, S., Chandler, W.F., 2008. Intraoperative acquisition of three-dimensional imaging for frameless stereotactic guidance during transsphenoidal pituitary surgery using the Arcadis Orbic System. J. Neurosurg. 108, 746–750.

Frank, G., Pasquini, E., 2006. Endoscopic endonasal cavernous sinus surgery, with special reference to pituitary adenomas. Front Horm. Res. 34, 64–82.

Ghostine, S., Ghostine, M.S., Johnson, W.D., 2008. Radiation therapy in the treatment of pituitary tumors. Neurosurg. Focus 24, E8.

● Griffith, H.B., Veerapen, R., 1987. A direct transnasal approach to the sphenoid sinus. Technical note. J. Neurosurg. 66, 140–142.

Hadad, G., Bassagasteguy, L., Carrau, R.L., et al., 2006. A novel reconstructive technique after endoscopic expanded endonasal approaches: vascular pedicle nasoseptal flap. Laryngoscope 116, 1882–1886.

Hardy, J., 1999. Neuronavigation in pituitary surgery. Surg. Neurol. 52, 648–649.

Honegger, J., Ernemann, U., Psaras, T., et al., 2007. Objective criteria for successful transsphenoidal removal of suprasellar Nonfunctioning pituitary adenoma. A prospective study. Acta Neurochir. 149, 21–29.

Horvath, E., Kovacs, K., Killinger, D.W., et al., 1980. Silent corticotropic adenomas of the human pituitary gland: a histologic, immunocytologic and ultrastructural study. Am. J. Pathol. 98, 617–638.

Jagannathan, J., Prevedello, D.M., Ayer, V.S., et al., 2006. Computer-assisted frameless stereotaxy in transsphenoidal surgery at a single institution: review of 176 cases. Neurosurg. Focus 20, E9.

Ishii, Y., Suzuki, M., Takekoshi, S., et al., 2006. Immunonegative 'null cell' adenomas and gonadotropin (Gn) subunit (SUs) immunopositive adenomas share frequent expression of multiple transcription factors. Endocr. Pathol. 17 (1), 35–43.

Jameson, J.L., Klibanski, A., Black, P.M., et al., 1987. Glycoprotein hormone genes are expressed in clinically non-functioning pituitary adenomas. J. Clin. Invest. 80, 1472–1478.

Jane, J.A. Jr., Thapar, K., Alden, T.D., et al., 2001. Fluoroscopic frameless stereotaxy for transsphenoidal surgery. Neurosurgery 48, 1302–1308.

Jho, H.D., Alfieri, A., 2001. Endoscopic endonasal pituitary surgery: evolution of surgical technique and equipment in 150 operations. Minim. Invasive Neurosurgery. 44, 1–12.

Kamiya, Y., Jin-No, Y., Tomita, K., et al., 2000. Recurrence of Cushing's disease after long-term remission due to pituitary apoplexy. Endocr. J. 47, 793–797.

Karavitaki, H., Collison, K., Halliday, J., et al., 2007. What is the natural history of non operated nonfunctioning pituitary adenomas? Clin. Endocrinol. (Oxford) 67 (6), 938–943.

● Knosp, E., Steiner, E., Kitz, K., et al., 1993. Pituitary adenomas with invasion of the cavernous sinus space: a magnetic resonance imaging classification compared with surgical findings. Neurosurgery 33, 610–618.

Kucharczyk, W., Bishop, J.E., Plewes, D.B., et al., 1994. Detection of pituitary microadenomas: Comparison of dynamic keyhole fast spin echo, unenhanced, and conventional contrast enhanced MR imaging. AJR. Am. J. Roentgenol. 163, 671–679.

Lasio, G., Ferroli, P., Felisati, G., et al., 2002. Image-guided endoscopic transnasal removal of recurrent pituitary adenomas. Neurosurgery 51, 132–137.

● Laws, E.R. Jr., Thapar, K., 1999. Pituitary surgery. Endocrinol. Metab. Clin. North. Am. 28, 119–131.

Lees, P.D., Fahlbusch, R., Zrinzo, A., et al., 1994. Intrasellar pituitary tissue pressure, tumor size and endocrine status–an international comparison in 107 patients. Br. J. Neurosurg. 8 (3), 313–318.

Liu, J.K., Weiss, M.H., Couldwell, W.T., 2003. Surgical approaches to pituitary tumors. Neurosurg. Clin. N. Am. 14, 93–107.

Losa, M., Mortini, P., Barzaghi, R., et al., 2008. Early results of surgery in patients with nonfunctioning pituitary adenoma and analysis of the risk of tumor recurrence. J. Neurosurg. 108 (3), 525–532.

Mackley, H.B., Reddy, C.A., Lee, S.Y., et al., 2007. Intensity-modulated radiotherapy for pituitary adenomas: the preliminary report of the Cleveland Clinic experience. Int. J. Radiat. Oncol. Biol. Phys. 67, 232–239.

Marazuela, M., Astigarraga, B., Vicente, A., et al., 1994. Recovery of visual and endocrine function following transsphenoidal surgery of large non-functioning pituitary adenomas. J. Endocrinol. Invest. 17, 703–707.

Maartens, N.F., Kaye, A.H., 2006. Role of transcranial approaches in the treatment of sellar and suprasellar lesions. Front Horm. Res. 34, 1–28.

Martin, C.H., Schwartz, R., Jolesz, F., et al., 1999. Transsphenoidal resection of pituitary adenomas in an intraoperative M R I unit. Pituitary 2, 155–162.

Mastronardi, L., Guiducci, A., Spera, C., et al., 1999. Ki-67 labelling index and invasiveness among anterior pituitary adenomas: analysis of 103 cases using the MIB-1 monoclonal antibody. J. Clin. Pathol. 52, 107–111.

Minniti, G., Traish, D., Ashley, S., et al., 2005. Risk of second brain tumor after conservative surgery and radiotherapy for pituitary adenoma: update after an additional 10 years. J. Clin. Endocrinol. Metab. 90, 800–804.

Minniti, G., Traish, D., Ashley, S., et al., 2006. Fractionated stereotactic conformal radiotherapy for secreting and nonsecreting pituitary adenomas. Clin. Endocrinol. (Oxf.) 64, 542–548.

Minniti, G., Jaffrain-Rea, M.L., Osti, M., et al., 2007. Radiotherapy for nonfunctioning pituitary adenomas: from conventional to modern stereotactic radiation techniques. Neurosurg. Rev. 30, 167–175.

Molitch, M.E., 1993. Incidental pituitary adenomas. Am. J. Med. Sci. 306, 262–264.

Molitch, M.E., 2008. Nonfunctioning pituitary tumors and pituitary incidentalomas. Endocrinol. Metab. Clin. North Am. 37, 151–171.

Mortini, P., Barzaghi, R., Losa, M., et al., 2007. Surgical treatment of giant pituitary adenomas: strategies and results in a series of 95 consecutive patients. Neurosurgery 60, 993–1002.

Nelson, A.T. Jr., Tucker, H.S. Jr., Becker, D.P., 1984. Residual anterior pituitary function following transsphenoidal resection of pituitary macroadenomas. J. Neurosurg. 61, 577–580.

Nelson, P.B., Goodman, M.L., Flickenger, J.C., et al., 1989. Endocrine function in patients with large pituitary tumors treated with operative decompression and radiation therapy. Neurosurgery 24, 398–400.

● Nimsky, C., von Keller, B., Ganslandt, O., et al., 2006. Intraoperative high-field magnetic resonance imaging in transsphenoidal surgery of hormonally inactive pituitary macroadenomas. Neurosurgery 59, 105–114.

● Nomikos, P., Ladar, C., Fahlbusch, R., et al., 2004. Impact of primary surgery on pituitary function in patients with nonfunctioning pituitary adenomas-a study on 721 patients. Acta Neurochir. 146, 27–35.

Onesti, S.T., Wisniewski, T., Post, K.D., 1990. Clinical versus subclinical pituitary apoplexy: presentation, surgical management, and outcome in 21 patients. Neurosurgery 26, 980–986.

Pamir, M.N., Kilic, T., Belirgen, M., et al., 2007. Pituitary adenomas treated with gamma knife radiosurgery: volumetric analysis of 100 cases with minimum 3 year follow-up. Neurosurgery 61, 270–280.

Pergolizzi, R.S. Jr., Nabavi, A., Schwartz, R.B., et al., 2001. Intraoperative M R guidance during trans-sphenoidal pituitary resection: preliminary results. J. Magn. Reson. Imaging 13, 136–141.

Piotin, M., Tampieri, D., Rufenacht, D.A., et al., 1999. The various MRI patterns of pituitary apoplexy. Eur. Radiol. 9, 918–923.

● Pollock, B.E., Cochran, J., Natt, N., et al., 2008. Knife radiosurgery for patients with nonfunctioning pituitary adenomas: results from a 15-year experience. Int. J. Radiat. Oncol. Biol. Phys. 70, 1325–1329.

Prasad, D., 2006. Clinical results of conformal radiotherapy and radiosurgery for pituitary adenoma. Neurosurg. Clin. N. Am. 17, 129–141.

Ram, Z., Bruck, B., Hadani, M., 1999. Pituitary. Ultrasound in Pituitary Tumor Surgery 2, 133–138.

Randeva, H.S., Schoebel, J., Byrne, J., et al., 1999. Classical pituitary apoplexy: clinical features, management and outcome. Clin. Endocrinol. 51, 181–188.

Rovit, R.L., Fein, J.M., 1972. Pituitary apoplexy: a review and reappraisal. J. Neurosurg. 37, 280–288.

Rosen, T., Bengtsson, B.A., 1990. Premature mortality due to cardiovascular disease in hypopituitarism. Lancet 336, 285–288.

Saeger, W., Lüdecke, D.K., Buchfelder, M., et al., 2007. Pathohistological classification of pituitary tumors: 10 years of experience with the German Pituitary Tumor Registry. Eur. J. Endocrinol. 156 (2), 203–216.

● Salehi, F., Agur, A., Scheithauer, B.W., et al., 2009. Ki-67 in pituitary neoplasms: a review – part I. Neurosurgery 65, 429–437.

Samii, M., Gerganov, V.M., 2008. Surgery of extra-axial tumors of the cerebral base. Neurosurgery 62 (6 Suppl. 3), 1153–1166.

Sanno, N., Oyama, K., Tahara, S., et al., 2003. A survey of pituitary incidentaloma in Japan. Eur. J. Endocrinol. 149, 123–127.

Scotti, G., Yu, C.Y., Dillon, W.P., et al., 1988. MR imaging of cavernous sinus involvement by pituitary adenomas. AJR. Am. J. Roentgenol. 151, 799–806.

Sheehan, J.P., Niranjan, A., Sheehan, J.M., et al., 2005. Stereotactic radiosurgery for pituitary adenomas: an intermediate review of its safety, efficacy, and role in the neurosurgical treatment armamentarium. J. Neurosurg. 102, 678–691.

Sherman, J.H., Pouratian, N., Okonkwo, D.O., et al., 2008. Reconstruction of the sellar dura in transsphenoidal surgery using an expanded polytetrafluoroethylene dural substitute. Surg. Neurol. 69, 73–76.

● Semple, P.L., Webb, M.K., de Villiers, J.C., et al., 2005. Pituitary apoplexy. Neurosurgery 56, 65–73.

Sibal, L., Ball, S.G., Connolly, V., et al., 2004. Pituitary apoplexy: a review of clinical presentation, management and outcome in 45 cases. Pituitary 7, 157–163.

Steinmeier, R., Fahlbusch, R., Powers, A.D., et al., 1991. Pituitary microcirculation: physiological aspects and clinical implications. A laser-Doppler flow study during transsphenoidal adenomectomy. Neurosurgery 29, 47–54.

Suzuki, R., Asai, J., Nagashima, G., et al., 2004. Transcranial echoguided transsphenoidal surgical approach for the removal of large macroadenomas. J. Neurosurg. 100, 68–72.

Thapar, K., Scheithaner, W., Kovacs, K., et al., 1996. P53 expression in pituitary adenomas and carcinomas: correlation with invasiveness and tumor growth fractions. Neurosurg. 38, 763–770.

Thapar, K., Laws, E.R. Jr., 2001. Pituitary tumors. In: Kaye, A.H., Laws, E.R. Jr. (Eds.), Brain tumors. An encyclopedic approach, 2nd edn. Churchill Livingstone, Edinburgh, pp. 803–856.

Tanaka, Y., Hongo, K., Tada, T., et al., 2003. Growth pattern and rate in residual nonfunctioning pituitary adenomas: correlations among tumor volume doubling time, patient age and MIB-1 index. J. Neurosurg. 98, 359–365.

Vance, M.L., 2004. Treatment of patients with a pituitary adenoma: one clinician's experience. Neurosurg. Focus 16, Article 1.

Visot, A., Pencalet, P., Boulin, A., et al., 2006. Surgical management of endocrinologically silent pituitary tumors. In: Schmidek, Roberts (Ed.), Schmidek and Sweet's operative neurosurgical techniques. Elsevier, p 355–371.

Webb, S.M., Rigla, M., Wägner, A., et al., 1999. Recovery of hypopituitarism after neurosurgical treatment of pituitary adenomas. Clin. Endocrinol. Metab. 84, 3696–3700.

Wolfsberger, S., Ba-Ssalamah, A., Pinker, K., et al., 2004a. Application of three-tesla magnetic resonance imaging for diagnosis and surgery of sellar lesions. J. Neurosurg. 100, 278–286.

● Wolfsberger, S., Kitz, K., Wunderer, J., et al., 2004b. Multiregional sampling reveals a homogenous distribution of Ki-67 proliferation rate in pituitary adenomas. Acta Neurochir. (Wien) 146, 1323–1327.

Youssef, A.S., Agazzi, S., van Loveren, H.R., 2005. Transcranial surgery for pituitary adenomas. Neurosurgery 57, 168–175.

● Zee, C.S., Go, J.L., Kim, P.E., et al., 2003. Imaging of the pituitary and parasellar region. Neurosurg. Clin. N. Am. 14, 55–80.

Zhang, X., Fei, Z., Zhang, J., et al., 1999. Management of nonfunctioning pituitary adenomas with suprasellar extensions by transsphenoidal microsurgery. Surg. Neurol. 52, 380–385.

功能性垂体腺瘤的诊断与治疗

Edward R.Laws Jr, John A.Jane Jr, Kamal Thapar

第 36 章

1 简介

众所周知，垂体腺瘤是一组在病理、内分泌及生物学方面表现多样的病变，而且不同亚型垂体腺瘤其手术效果也各不相同。我们总结了本单位超过 3 000 例垂体腺瘤病例（表 36.1）（Jane & Laws 2001），并对于不同类型功能性垂体腺瘤的手术情况及相关问题讨论如下（图 36.1~图 36.3）。

表 36.1　垂体腺瘤经蝶术后缓解率和复发率（1972—2000，n=3093）

临床表现	n[a]	缓解率[b]	复发率[c]
肢端肥大症	537	微腺瘤 88% 大腺瘤 65%	1.3%
泌乳素瘤	889	微腺瘤 87% 大腺瘤 56%	13%
Cushing 病	490	微腺瘤 91% 大腺瘤 65%	12%（成人） 42%（儿童）
Nelson-Salassa 综合征	65	微腺瘤 70% 大腺瘤 40%	40%
无功能性[d] 或其 他垂体腺瘤	1073		16%（影像性） 6%（症状性）

　[a] 全部肿瘤数量（包括大腺瘤和微腺瘤）。

　[b] 缓解标准如下：（i）肢端肥大症：基础 GH<2.5ng/ml；口服糖耐量试验 GH <1.0ng/ml；IGF-1 水平正常；（ii）泌乳素腺瘤：血清 PRL <20ng/ml；（iii）Cushing 病：24 小时尿游离皮质醇正常；（iv）Nelson-Salassa 综合征：血清 ACTH 达正常值。

　[c] 复发率以百分比显示，每位患者均随访 10 年以上。

　[d] 无功能腺瘤以视力恢复作为治疗评判标准。结果如下：改善 87%，不变 9%，减退 4%。

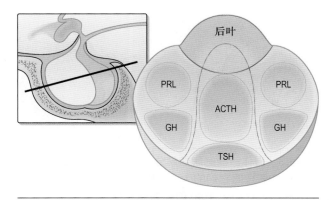

图 36.1　脑腺垂体组织结构。在垂体中，各种激素分泌细胞的分布不是随机的，而是不同类型的细胞聚集并位于相对固定的部位。这些位置也大致对应于各类型垂体腺瘤的起源。但促性腺激素细胞在腺体内呈弥漫分布，因此其肿瘤可以发生于垂体内的任何部位

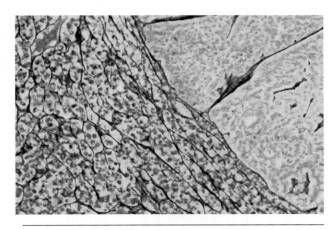

图 36.2　垂体腺瘤的组织学。可见腺瘤由单一形态的细胞组成，并与正常腺体界限清楚（原始放大 ×200；网硬蛋白染色）

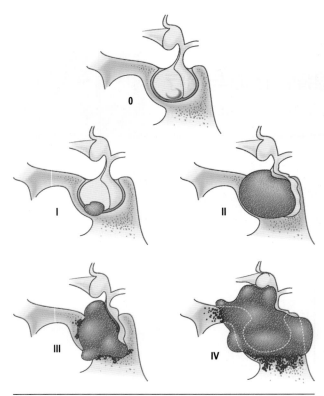

图36.3 垂体腺瘤的影像学分类。Hardy（1973）提出将垂体肿瘤按照它们的大小、侵袭性和生长模式进行分类。肿瘤直径小于1cm的称为微腺瘤，大于1cm者为大腺瘤。0级：垂体内微腺瘤；蝶鞍外观正常。Ⅰ级：垂体内微腺瘤；鞍壁膨出。Ⅱ级：鞍内垂体大腺瘤；蝶鞍广泛扩大，但没有侵袭性。Ⅲ级：大腺瘤；蝶鞍局部侵袭和（或）破坏。Ⅳ级：大腺瘤；蝶鞍广泛侵袭和（或）破坏。可进一步根据肿瘤在鞍外扩展情况（鞍上或鞍旁）进行分类

2 泌乳素腺瘤

泌乳素腺瘤是临床中最常见的垂体肿瘤，约占所有垂体腺瘤的30%。目前对泌乳素腺瘤的自然发展史已有较多了解，特别是肿瘤的增殖潜能。从临床实用的角度出发，泌乳素腺瘤可呈现出两种不同的生物学特性，但是这种差异与组织病理无关（图36.4）。一部分泌乳素腺瘤仅表现为微腺瘤，肿瘤边界清晰，生长速度缓慢，易于全切（图36.5）。相比之下，另一部分泌乳素腺瘤则呈侵袭性，有较强的增殖潜能。在临床中，后者几乎全部为大腺瘤，具有较强侵袭性，易于复发，因而手术不易全切，且术后效果不佳（图36.6，图36.7）。诚然，这些都是该疾病两种极端的表现形式，尽管有些泌乳素腺瘤的生物学表现介于这两者之间，但在临床中大部分泌乳素腺瘤都可划

归为两者中的一类。

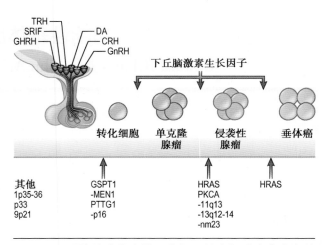

图36.4 垂体肿瘤发生的示意图。其中与肿瘤发生有关的重要事件和推测的出现时间均已列出。这一理论模型假定肿瘤从惰性到侵袭性是一个线性变化过程，但事实可能并非如此。肿瘤的侵袭能力可能是生来就有的，并不需要按部就班地从惰性肿瘤进展而来。但该模型仍然是有用的，其揭示了文献中一些数据的来龙去脉。假如下丘脑的激素在此过程中发挥作用，则其很有可能参与了转化细胞的生长/进展过程

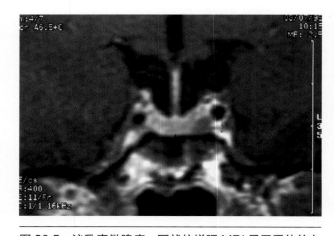

图36.5 泌乳素微腺瘤。冠状位增强MRI显示垂体的左侧有一个孤立的低信号区，符合泌乳素微腺瘤的表现

基于前述的临床观察和尸检结果，发现几乎全部泌乳素腺瘤均为微腺瘤，可以推断尽管泌乳素大腺瘤是由微腺瘤发展而来，但并不是所有的微腺瘤都注定演变成为大腺瘤。许多关于泌乳素腺瘤的自然病史的研究已经证实了这一重要的临床观点。在一篇早期报道中，研究者使用多面断层扫描或早期的CT对43例泌乳素微腺瘤患者进行了平均4年的随访，发现最终只有2例腺瘤明显增大（March

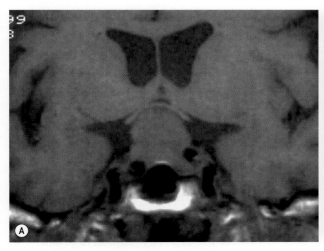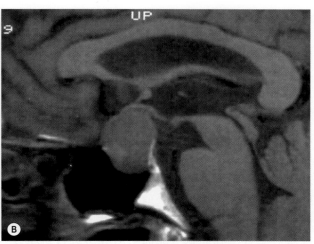

图 36.6 视交叉受压。冠状位（A）和矢状位（B）MRI 显示垂体腺瘤向鞍上生长，并对视交叉造成压迫

et al 1981）。Weiss 等（1983a）的研究也得出了相似的结论，他们对 27 例非手术治疗泌乳素微腺瘤进行了 6 年随访，发现肿瘤在影像上明显增大的只有 3 例。Sisam 等（1987）使用高分辨率 CT 对 38 例泌乳素微腺瘤进行了平均 50 个月的随访，结果未发现一例肿瘤明显增大。此外，其中有 21 例患者的泌乳素水平下降。另一项研究显示，在对 13 例泌乳素微腺瘤随访 5 年后，仅有 2 例肿瘤出现进展（Schlechte et al 1989）。这些研究都得出了相似的结论，即微腺瘤发展成为大腺瘤的风险很低，3%~7%。尽管所有的大腺瘤都需要进行某种形式的治疗，但其发生、发展仍是未解之谜。值得一提的是，泌乳素大腺瘤患者在妊娠期间可能增大，这种情况可见于 5%~15% 的患者。

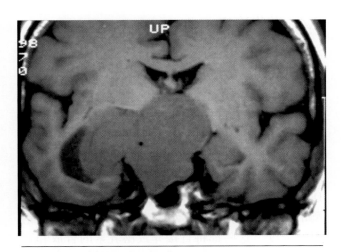

图 36.7 垂体腺瘤。MRI 显示巨大垂体腺瘤向鞍上、中颅窝、鞍下生长。要想全切病变，可能需要开颅和经蝶两次手术完成

2.1 临床表现

尽管闭经 – 泌乳综合征自古以来就被人们所熟知，但直到 20 世纪，临床医师（Forbes and associates in 1954）才将闭经泌乳的症状与垂体腺瘤联系起来。近 20 年后，泌乳素作为垂体分泌的一种激素被分离出来，其生理特性得到详细描述，证实了以前的发现及在此病病理生理变化中的重要作用。

泌乳素型垂体腺瘤的临床特征是持续高泌乳素血症引起的内分泌症状，和（或）鞍区占位造成的神经症状。泌乳素水平升高将影响促性腺激素释放激素（gonadotrophin-releasing hormone，GnRH）神经元的脉冲式分泌，因此，高泌乳素血症的主要表现是性功能减退。在育龄女性当中，不同形式的月经不调是最突出的临床症状。其典型表现是继发性闭经，其他形式包括月经稀发、月经延迟、原发性闭经以及月经规律却不孕。在这些患者当中，有 30%~80% 会出现泌乳现象。临床中也能观察到雌激素缺乏的症状，如性欲减退、性交痛，这取决于病程的长短。此外，长期的雌激素缺乏还可引起骨质疏松症。几乎 50% 的女性患者出现头痛症状，但由于在女性患者中垂体微腺瘤居多，因此头痛发生与患者的肿瘤大小并无关系。同样原因不明的是，泌乳素腺的女性瘤患者偶尔会出现心理和自主神经症状，如易怒、抑郁、焦虑和体重增加等。

由于缺乏典型的月经不调症状，泌乳素腺瘤的男性患者及绝经后的女性患者早期临床症状不明显。大多数肿瘤直到体积显著增大，并产生明显的临床症状时才被发现。因此，男性和绝经后女性患者典型的临床症状是头痛和视力视野障碍。随着肿瘤体积的增加，眼肌麻痹和其他神经症状也相继出现。由于肿瘤通常体积较大，压迫正常垂体，不同程度的垂体功能低下也是常见症状之一。和女性患者相同，过量的 PRL 也将引起男性患者性功能减退，但男性患者很少因为这一症状就医。尽管性欲减退、阳痿、不育等是男性泌乳素腺瘤患者早期的临床表现，但往往被患者和医师误认为是"功能性的"或人体老化，因此直到出现明显的占位效应和垂体功能低下时肿瘤才被发现。尽管泌乳症状可能需要对乳房进行挤压方能体现，但一小部分高泌乳素血症的男性患者也会有泌乳表现。

无论对于男性还是女性患者，高泌乳素血症的一个常见并发症是骨质疏松（Klibanski & Greenspan 1986；Klibanski & Zervas 1991；Schlechte 1995）。曾经一度认为骨质疏松症是由高泌乳素血症直接导致的，但现在的观点是，骨质疏松的出现主要与性腺功能减退以及女性患者中的雌激素缺乏相关。

2.2 实验室诊断

当怀疑有泌乳素腺瘤时，应首先进行血清 PRL 的内分泌评估。在妊娠或哺乳期时，PRL 通常低于 20ng/ml。如果其明显升高（如高于 200ng/ml），则单纯的血清 PRL 测定即可诊断泌乳素腺瘤。然而，若只是轻度升高则还需详细鉴别，因为许多鞍内病变，诸多全身性疾病，各种药物（如氯丙嗪、氟哌啶醇、甲氧氯普胺、维拉帕米、西咪替丁等）均可能引起血清泌乳素中度增高。当分析血清 PRL 水平变化时，应特别注意排除如甲状腺功能减退、慢性肾衰竭、肝硬化等可能伴有中度高泌乳素血症的疾病（Molitch 1992b）。特别是甲状腺功能减退可能导致垂体中促甲状腺激素细胞增生，从而引起垂体明显增大，易误认为肿瘤。同样，一份详细的药物摄入史可以避免额外的检查。

在排除因其他疾病和药物引起的高泌乳素血症之后，对于累及鞍区或下丘脑的病变就可以基本上确定为泌乳素腺瘤，而泌乳素血症的严重程度对病理性质的判断有至关重要的意义。一个比较实用的规则是，当血清 PRL 水平超过 200ng/ml，几乎可以判定为单纯的泌乳素瘤或含有泌乳素成分的混合性垂体腺瘤；而当血清 PRL 水平超过 1 000ng/ml 提示为侵袭性泌乳素腺瘤。关于泌乳素的测定有一点需要格外注意，即当实际血样中泌乳素水平极高时，检测结果却可能较低，这就是所谓的"钩状效应"，通常见于较大的泌乳素腺瘤。检测时可通过连续稀释的方法来避免出现这种情况（St-Jean et al 1996）。

当 PRL 水平低于 200ng/ml，原因可能是一个小的泌乳素瘤，但需要与非 PRL 腺瘤、其他类型肿瘤、炎症或鞍旁的病变进行鉴别诊断（Smith & Laws 1994）。一些病变可因"垂体柄效应"而导致血清 PRL 水平中度升高，此即通常所说的"假性泌乳素腺瘤"。需要谨记的一点是血清 PRL 水平的高低与肿瘤的大小大致成正比。因此，当一个大腺瘤仅伴有中度升高的 PRL 时，病变更倾向于伪泌乳素腺瘤。真正的巨大泌乳素腺瘤应表现出更高的 PRL 水平，即远高于 200ng/ml 的诊断标准。

2.3 治疗

泌乳素瘤的治疗方法包括药物控制、手术切除和放射治疗。正因为临床上积累了丰富的治疗经验，人们对每一种方法都已经进行了全面研究。特别是最近十年中，从这些研究中已经能够准确地了解每种治疗方式的优缺点，并且对于各自的适应证也达成了一些共识。不过，诸如肿瘤的大小、泌乳素高低、临床表现以及患者的意愿等因素，都将影响主诊医师对治疗方式的选择，特别是针对性药物治疗和外科干预。

2.4 药物治疗

泌乳素腺瘤是第一种已证实的可以以药物治疗作为基本方案的垂体肿瘤。事实上，多巴胺受体激动剂在降低泌乳素水平、恢复生育能力以及缩小肿瘤体积方面的效果已经使其成为大部分泌乳素腺瘤患者的首选治疗方案。

以溴隐亭为例，多巴胺能药物治疗泌乳素腺瘤的作用机制为选择性地激活泌乳素细胞表面的 D_2 型多巴胺受体，从而抑制细胞内腺苷酸环化酶的活性，降低 cAMP 水平，同时降低细胞内钙离子浓度，这些都将直接导致泌乳素的合成和释放减少。通过对术前接受溴隐亭或其他多巴胺能药物治疗的泌乳素腺瘤进行组织病理学及超微结构的研究，人们对这类药物作用机制有了更加深入的了解。在对药物敏感的肿瘤中，显著的细胞质容量减少十分常见，这提示治疗后肿瘤体积缩小的主要原因是肿瘤细胞质的丢失。有研究发现治疗后肿瘤细胞的粗面内质网以及 Golgi 复合体发生退化，提示药物作用的另一个靶点为与分泌相关的细胞器（Kovacs & Horvath 1986；Tindall et al 1982）。在亚细胞水平，多巴胺能药物可以降低 PRL 基因的转录和翻译，并分别表现为 PRL mRNA 转录片段减少和 PRL 免疫活性的丧失（Kovacs et al 1991）。有研究对治疗敏感的肿瘤患者进行了 PET 扫描，发现肿瘤的代谢活动明显降低（Muhr et al 1991）。此外，如果长时间应用多巴胺能药物治疗，可能会引起不同程度的钙化及淀粉样变，以及同时出现血管周围及间质纤维化。如果纤维化程度严重，则可能会对将来手术切除肿瘤带来不利影响（Bevan et al 1987；Landolt et al 1982）。

除了上述的药理学作用，还有如下两点需要注意。第一，尽管在大部分病例中多巴胺能药物疗效良好，但仍存在治疗不佳的情况。对于大多数效果明显的病例，在开始治疗后的数小时（Spark & Dickstein 1979）、数天（Chiodini et al 1981）和数周（Fahlbusch et al 1987）即可观察到血清 PRL 水平显著下降，客观的视力改善以及影像学上肿瘤缩小。另一方面，也有小部分完全耐药的肿瘤，血清泌乳素水平不降低，肿瘤体积也无明显缩小。研究发现这些耐药患者可能存在多巴胺能受体或受体后缺陷（Pellegrini et al 1989）。第二，在停止多巴胺能药物治疗后，除纤维化外所有药物作用均是可逆的。因此，这类药物不能杀死肿瘤细胞，但是其提供了一种用药控制疾病的方法，而且患者需要持续服药来维持其长期的疗效。一旦停止治疗，患者几乎无一例外地迅速回到治疗前的状态，包括肿瘤体积的增长和泌乳素水平的升高。当然，也有报道称经过几年的多巴胺激动剂治疗后泌乳素微腺瘤出现了退化和并得到了治愈（Colao et al 2003）。

大量的研究报道表明溴隐亭及相关的多巴胺能药物（包括培高利特、麦角乙脲、卡麦角林以及非麦角类化合物喹高利特）在治疗泌乳素腺瘤方面的具有不错的疗效。但其中培高利特已经不再推荐用于泌乳素腺瘤，麦角乙脲也已停止使用。虽然有些学者担心卡麦角林可能会引起心脏瓣膜病变（Horvath et al 2004），但目前其仍是公认的最有效的治疗药物，并且在推荐治疗剂量下是安全的。

Vance 等对 13 篇报道中共计 286 例应用溴隐亭初治的高泌乳素血症女性病例进行了回顾分析，结果显示 64%~100% 的病例血清泌乳素达到正常水平，57%~100% 重新出现月经并有排卵记录（Vance et al 1984；Vance & Thorner 1987）。Molitch（1992b）对 19 篇报道共计 236 例病例进行分析后发现，应用溴隐亭治疗的患者中 77% 出现肿瘤体积不同程度的缩小。Webster 等在 1994 年的研究表明卡麦角林的疗效等同于溴隐亭，甚至在缩小肿瘤体积方面的表现较溴隐亭更佳。

由于广泛的临床应用证实其疗效确切，多巴胺能药物治疗泌乳素腺瘤的适应证在不断扩大。实际上除了少数病例，多巴胺能药物可常规作为泌乳素腺瘤最佳首选治疗方案（Klibanski & Zervas 1991）。在泌乳素巨腺瘤病例中，其即时的疗效至少可以媲美外科治疗，从长期效果来看甚至可能优于手术。有众多的报道显示 70%~100% 的泌乳素微腺瘤对溴隐亭治疗反应良好，包括血清 PRL 水平恢复正常，泌乳减少，生育能力恢复以及肿瘤体积缩小（Corenblum & Taylor 1983；Johnston et al 1983；Jordan & Kohler 1987；Klibanski & Zervas 1991；Molitch 1992b；Vance et al 1984；Vance & Thorner 1987；Winfield et al 1984）。在泌乳素巨腺瘤方面，多巴胺能激动剂作为最有效的治疗方案同样让手术治疗黯然失色。在一项纳入 27 名泌乳素巨腺瘤患者的前瞻性研究中，患者仅接受溴隐亭治疗，最终 67% 的病例血清泌乳素水平恢复正常，并且有 50% 的肿瘤体积缩小了 1/2 以上（Molitch et al 1985）。

2.5 手术治疗

手术曾经是泌乳素腺瘤的主要治疗方法，但鉴于上述研究结果，其地位已被多巴胺药物取代。尽管如此，手术仍然是这类肿瘤治疗方案的必要组成部分，而且在某些情况下手术是最合适的一线治疗方案，甚至是唯一有效的方案（图 36.8~图 36.14）。

手术治疗泌乳素腺瘤的适应证有很多（框 36.1）。其中最明确的一项为垂体卒中。当 MRI 提示瘤内有出血和（或）坏死时候多巴胺激动剂在缩小肿瘤体积方面的效果并不理想。同样的情况也见于囊性泌乳素瘤，其最佳的治疗方式为手术治疗（图 36.15）。此外，有小部分患者无法耐受多巴胺激动剂的副作用，对于这类病例也推荐手术治疗，并且同样能达到理想的效果。

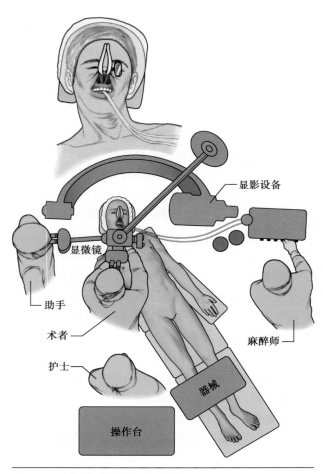

图 36.8 进行经蝶手术时手术室的配置

框 36.1 泌乳素腺瘤的手术适应证

泌乳素微腺瘤

- 多巴胺能药物耐药或效果一般
- 不能耐受多巴胺能药物治疗
- 患者不愿意长期服药

泌乳素巨腺瘤

- 垂体卒中
- 囊性泌乳素腺瘤
- 多巴胺能药物耐药或效果一般
- 为增强药物、放疗或放射外科的疗效而行减瘤手术
- 泌乳素腺瘤对蝶窦广泛侵袭，用药使瘤体缩小，但脑脊液漏风险较大
- 对于准备妊娠的女性患者，手术切除的目的是为了降低妊娠致瘤体增大的风险
- 孕期出现肿瘤的占位效应
- 泌乳素腺瘤的诊断不能明确，需获取组织进行病理检查

另一个手术适应证是对多巴胺能药物耐药。耐药性一般表现为两种情况。一是血清泌乳素水平不能降至正常，这种情况下，不论是否继续服药，患者都仍然存在较高的泌乳素血症，同时也存在肿瘤体积继续增大的风险（图 36.16）。另一种情况则是患者在接受药物治疗后血清泌乳素水平能很好地降至正常，然而在缩小肿瘤体积方面却收效甚微。这种情况中有一类为假性泌乳素腺瘤，即鞍区病变压迫垂体柄而引起高泌乳素血症，而非真正的泌乳素瘤。以上两种药效不佳的情况为明确的手术适应证。研究表明对于该类患者进行手术治疗，可有高达 36% 的患者能获得不错的疗效（Hamilton et al 2005）。

而对于巨大的侵袭性泌乳素腺瘤，尽管可以预测到该类病例对多巴胺能药物治疗反应性良好，但由于广泛的颅底侵蚀破坏，在药物治疗使肿瘤体积缩小后存在脑脊液漏的风险，故这种情况亦推荐手术治疗。对于不孕症以及计划妊娠或已经妊娠的病例，手术相关的问题及适应证均在下文单独一节进行讨论。

手术切除作为泌乳素腺瘤的一种治疗方案，其有别于药物治疗的、最为人称道的一点就是手术提供了唯一可能"治愈"该类疾病的机会。然而事实上，从长期效果看，仅有一小部分泌乳素大腺瘤患者达到了治愈，且随着时间的推移，所有的泌乳素腺瘤病例在"治愈性"全切后的复发率也会越来越高。

2.5.1 垂体微腺瘤

如果根据术后泌乳素水平是否达到正常来判断手术切除程度，那么垂体微腺瘤的治愈性切除率最高，特别是泌乳素水平低于 100ng/ml 时。在梅奥诊所的一组病例中，100 例泌乳素腺瘤患者有 32 例符合上述标准，术后泌乳素水平正常化的比例达到 88%（Randall et al 1983）。肿瘤较大和（或）伴有泌乳素水平明显升高时，手术治愈率急剧下降。当垂体微腺瘤患者的术前泌乳素水平超过 100ng/ml 时，手术治愈率仅为 50%。其他报道也得出了相似的结果（Landolt 1981）。Molitch 对 31 篇相关研究中的 1 224 例垂体微腺瘤患者进行了分析（Molitch 1992b），发现内分泌的总体治愈率为 71.2%，且与术前泌乳素水平无关。同样，在一个国际多中心研究中，1 518 例垂体微腺瘤患者总体手术治愈率为 74%（Zervas 1984）。

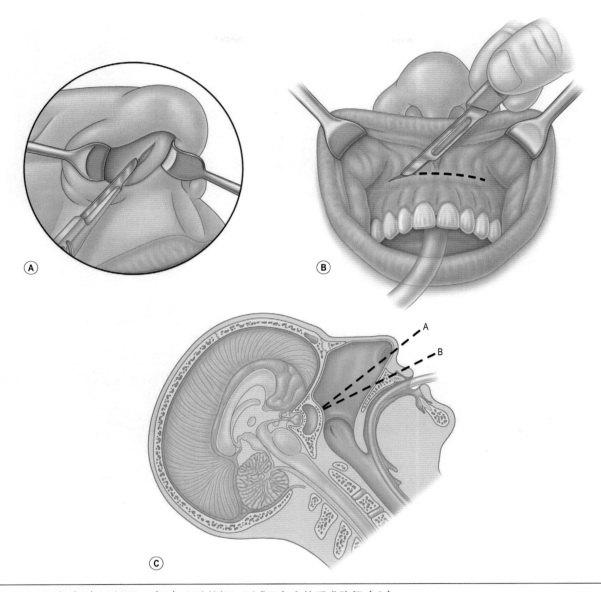

图 36.9　经鼻（A）及经唇下（B）入路的切口形式及各自的手术路径（C）

2.5.2　垂体大腺瘤

泌乳素大腺瘤的手术效果并不理想。在梅奥诊所的另一项研究中，仅 53% 的垂体大腺瘤患者术后泌乳素水平恢复正常。而当存在局部侵袭时，手术治愈率则降低至 28%（Randall et al 1985）。其他相关手术研究中也得出了相似结果。在上述对 31 篇文献的综述（Molitch 1992b）中，统计了 1 256 例垂体大腺瘤患者，其总体手术治愈率为 31.8%。前文提到的国际多中心研究（Zervas 1984）中分析了 1 022 例行手术治疗的垂体大腺瘤患者，其手术治愈率为 30%。对于那些药物治疗失败的患者，尽管手术后内分泌水平很难达到正常，但绝大部分都能起到缓解肿瘤占位效应的作用。

由于高泌乳素血症可以反映肿瘤的体积和侵袭程度，故术前血清泌乳素水平已被视为可靠的预测手术预后的指标。通常情况下，当术前泌乳素水平超过 200ng/ml，治愈性手术切除率明显下降，这一说法已被多项研究所证实。据报道当泌乳素水平在该阈值以下，手术治愈率为 74%~88%，当泌乳素水平超过 200ng/ml 时，手术治愈率则降低至 18%~47%（Molitch 1992b）。而当术前泌乳素水平超过 1 000ng/ml，单纯手术治疗很难治愈。

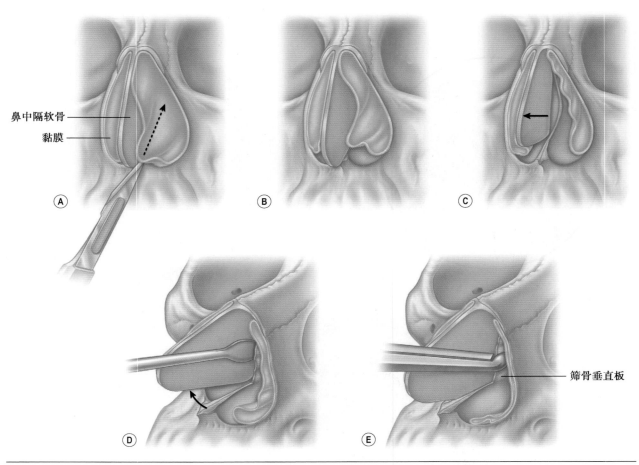

图 36.10　将鼻道连通（A），并抬起（B）。将鼻中隔推向右侧（C），并在上颌嵴将其折断（D）。去除筛骨的垂直板（E）

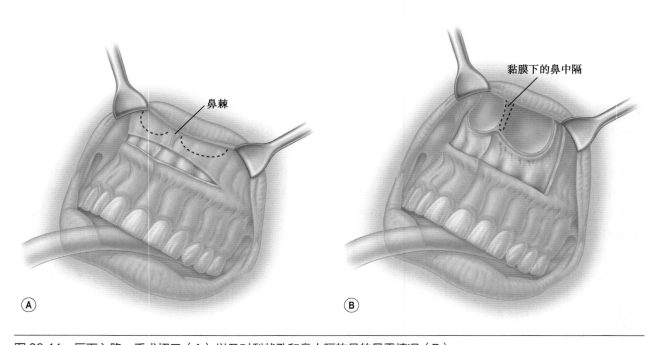

图 36.11　唇下入路。手术切口（A）以及对梨状孔和鼻中隔软骨的暴露情况（B）

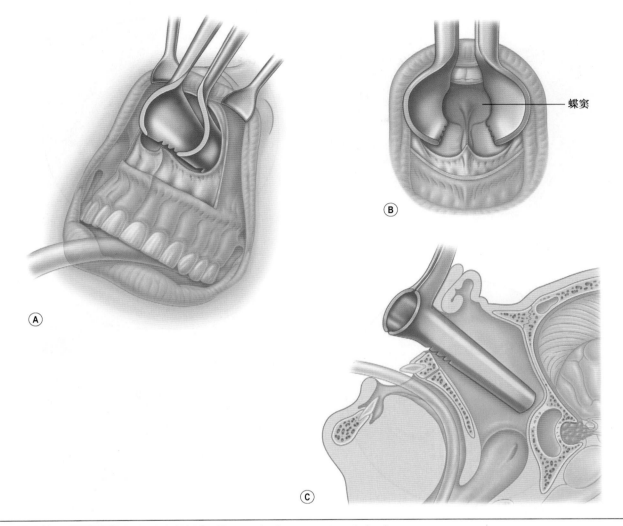

图 36.12　放置鼻窥器（A），术者视野下的蝶骨（B）以及手术通路（C）

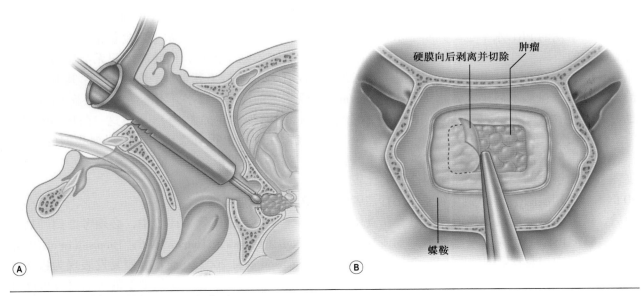

图 36.13　去除鞍底（A），硬膜开窗（B）

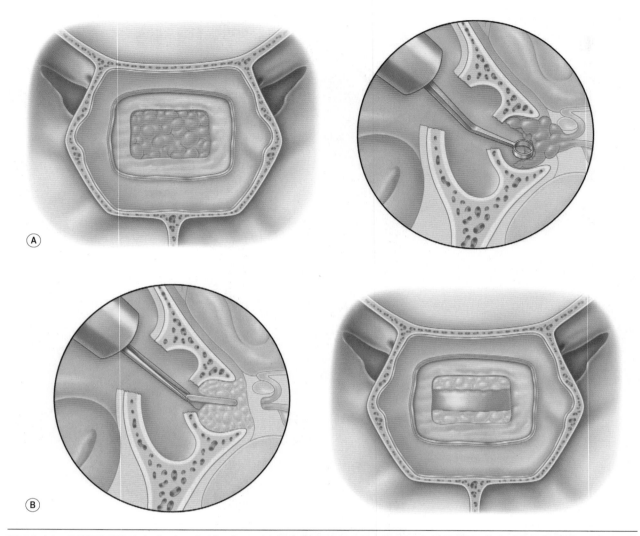

图 36.14　用刮圈刮除腺瘤（A）。肿瘤切除后，用脂肪或明胶海绵填充鞍内，鞍底用鼻软骨作为支架进行重建（B）

　　术前泌乳素水平不仅可以预测手术治愈率，而且术后早期的 PRL 水平也是判断手术是否真正达到治愈的指标。如果术后泌乳素水平几近正常，尤其是低于 10ng/ml 时，则可认为已经达到了长期治愈的效果。虽然术后泌乳素水平在 11~20ng/ml 也可称为"治愈"，但这些患者远期肿瘤复发的风险依然存在（Serri et al 1983）。

　　有人提出术前应用多巴胺受体激动剂来改善泌乳素腺瘤手术的预后。一项回顾性研究比较了 20 例术前应用溴隐亭及 20 例单纯手术治疗患者的预后，结果显示经过溴隐亭治疗的患者在垂体小腺瘤（87% 相比于 50%）及垂体大腺瘤（33% 相比于 17%）中均有较好的预后（Perrin et al 1991）。Weiss 团队（1983b）的研究也得出了相似的结果。他们对 19 例垂体大腺瘤患者进行了溴隐亭预处

理，发现 10 例肿瘤缩小大于 30%，而在这些患者中术后 70% 的泌乳素水平恢复正常。其余 9 例患者虽经溴隐亭治疗，但肿瘤体积无明显缩小，且仅有 22% 术后泌乳素水平恢复正常。其他研究发现了术前应用溴隐亭并不能使患者获益（Hubbard et al 1987；Wilson 1984）。虽然这一药物预处理的概念在理论上很有吸引力，但根据我们的经验，其对手术效果最多也只是轻度改善。

2.5.3　术后复发

　　在手术总体效果评价中，必须考虑到肿瘤复发问题（Laws & Thapar 1996；Thomson et al 1994；Thomson et al 2002）。通常肿瘤复发表现为再次出现的高泌乳素血症。影像学上的肿瘤复发可能并不常见，也不是必须的诊断依据。之前的研究所

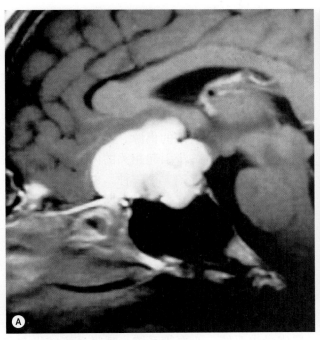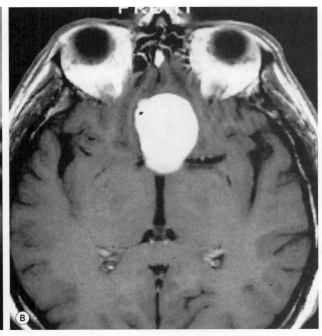

图 36.15   垂体腺瘤。MRI 图像所示为一个囊性无功能性垂体腺瘤，开颅手术相对于经蝶窦切除更加合适。其鞍上部分非常显著并向前延伸，蝶鞍相对较小，并且术前无法明确病理类型，这些情况均属于开颅手术的指征

报道的肿瘤复发率不尽相同。Serri 团队（1983）报道微腺瘤的复发率为 50%，而大腺瘤的复发率为 80%，其缓解期分别为 4 年和 2.5 年。迄今为止，此研究是最为完善的并且引用最为频繁的，但是它得出的复发率也是所有类似研究中最高的。Molitch（1992b）的研究得出了更好的结果，复发的高泌乳素血症在垂体小腺瘤和垂体大腺瘤中的发生率分别为 17.4%（82/471）和 18.6%（48/235）。同样，Post 和 Habas（1990）对患者进行了 5 年以上的随访，发现垂体小腺瘤和垂体大腺瘤的复发率分别为 17% 和 20%，这些数据更接近于我们的经验。

值得一提的是，在大多数"复发"肿瘤中，尤其是垂体微腺瘤，其复发倾向于表现在生化方面，而非影像学上。例如，在一项对 58 例垂体大腺瘤女性患者的 10 年随访研究中，患者全部进行了成功的经蝶手术治疗，其中 43% 患者再次出现 PRL 水平的中度升高，而只有 2 例具有影像学复发的证据（Massoud et al 1996）。对于迟发的高泌乳素血症这一特殊现象，目前还知之甚少，但更多认为与"垂体柄离断效应"相关。在大多数情况下，这种高泌乳素血症只是中等程度，并不一定会出现症状，且可以自然缓解。此外，也极少在影像学上表现为复发，因此并不需要治疗。

2.5.4   与生育和妊娠有关的外科问题

泌乳素腺瘤给计划或已妊娠患者提出三大难题：不孕（Alexander et al 1980），孕期肿瘤生长（Arafah et al 1980），治疗对胎儿的影响（Assie et al 2007）。妊娠期间垂体泌乳素细胞增生活跃是正常的生理现象，并且垂体体积能够达到正常时的两倍。对于垂体微腺瘤而言，肿瘤增大的风险较低，1.6% 的病例表现出相应症状，而有明显影像学证据者的占 4.5%（Molitch 1985）。相反，垂体大腺瘤在妊娠期间有明显的增长趋势，伴和不伴相应症状者分别占 15.5% 和 8.5%（Molitch 1985）。妊娠前曾接受手术或放射治疗的垂体大腺瘤患者，其妊娠期间肿瘤复发风险明显降低（4.3%）。

垂体微腺瘤患者有生育需求时，溴隐亭与手术治疗在生育能力方面的效果相似（80%~85%）。服用溴隐亭治疗的患者需要在发现妊娠时停药。卡麦角林则禁用于备孕的女性。患者妊娠期间需要接受严密临床检查以排除微腺瘤增大的可能。妊娠前 3 个月可出现非肿瘤引起的泌乳素水平升高。

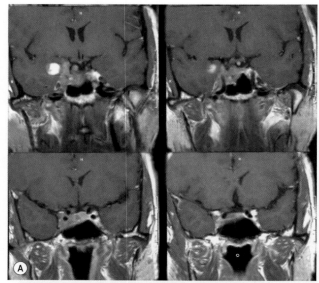
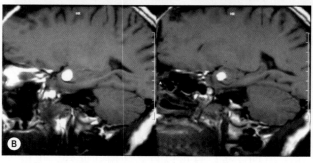

图 36.16 泌乳素腺瘤。MRI 图像所示一例泌乳素大腺瘤，患者接受了多巴胺受体激动剂最大剂量治疗，但效果不佳，因此需要开颅切除肿瘤

垂体大腺瘤患者有生育需求时，有几种治疗方案的可供选择，每种方案可以避免妊娠期间肿瘤增大的风险（15%~35%）。我们认为首选的，也是相对保守的方案是治愈性手术。如果术后仍有持续的高泌乳素血症并未能正常排卵，再利用溴隐亭进行治疗，这样妊娠期肿瘤增大的风险也将大大地降低（4.5%）。另一方案是初始便使用多巴胺激动剂，在发现妊娠时停药，并在妊娠期间进行严密的临床及神经眼科相关检查。当肿瘤增大导致相关症状出现时，可考虑进行紧急手术或在妊娠期间采用溴隐亭药物治疗。

3 生长激素型垂体腺瘤

3.1 临床特征

生长激素型腺瘤在 40~50 岁多见，男性和女性发病率大致相同。生长激素腺瘤的临床

特征与肿瘤本身的占位效应和 GH 过度分泌有关。在肢端肥大症中肿瘤对局部的影响尤为重要，因为研究发现大腺瘤在生长激素型腺瘤中的比例（>60%）明显高于其他功能性垂体腺瘤（Scheuthauer et al 1986；Thapar et al 1995）。不过，内分泌紊乱才是生长激素腺瘤本身最显著的疾病特征和常见临床表现的根源。疾病所致的生长激素过度分泌可进一步引起相关的内分泌改变，临床可有两种表现形式。第一种，也是最常见的一种是肢端肥大症，它是由青春期后生长激素持续分泌所致。如果骨骺闭合前出现生长激素的过度释放，则可导致身体骨骼成线性比例增长，最终导致另一种情况，即"巨人症"。

生长激素在人生理活动中发挥着广泛的作用，因此肢端肥大症的临床表现也具有相应的多样性。其主要的临床病理变化包括皮肤和关节的改变、肌肉骨骼系统、心血管系统、呼吸系统的异常和糖耐量的减低。尽管多系统的病理改变和身体形态的明显异常都提示肢端肥大症的存在，但该病却很少能在早期确诊。相反肢端肥大症常呈隐匿性进展，在发病初始到确诊的平均间隔达 8.7 年（Molitch 1992a）。

几乎所有患者在临床症状上都有一些骨骼和软组织过度生长的表现，通常表现在人体主要部位上。面部特征很粗糙，肥厚的嘴唇，鼻唇沟皮肤皱褶很深，饱满并且粗大的鼻子，皱褶和沟痕明显的头皮。前额增厚，颧骨凸出，上颌骨增宽，牙齿咬合不正，牙间缝隙增宽，以上这些特征令人印象深刻。此外，还有声音低沉洪亮，咽喉部组织肥厚，鼻旁窦扩大，可导致打鼾和呼吸睡眠暂停。舌肥厚也是一种常见症状，其为软组织过度生长所致，这也反映了肢端肥大症患者的内脏普遍增大。

软组织的过度肥大也表现在手和脚上，即手指增粗，脚跟垫增厚。汗毛孔和皮脂腺过度增生，导致油脂分泌旺盛，狐臭明显。由于肌肉骨骼的不正常发育，故关节病在肢端肥大症的患者中很常见，最终可导致肢端肥大症患者的关节功能丧失。新生的骨组织使脊柱延长并增宽、骨赘增生、椎间盘退化，并导致脊柱弯曲、椎管狭窄。肋软骨连接处骨骺无法闭合，导致胸廓增大，形成桶状胸。关节病在肢端肥大症的患者的发生率约为70%。50% 以上的患者症状严重，日常生活受限。承重关节比如膝关节和髋关节经常受累。在承重

关节中，增生的关节软骨出现损伤和断裂，随着新骨形成，关节滑液黏稠，最终导致不可逆的关节炎。大约 1/3 的肢端肥大症患者可发生心血管疾病，这也是肢端肥大症患者重要的死亡原因。高血压、心肌病和心律失常是导致不良后果的主要并发症。关于肢端肥大症和恶性肿瘤发生之间的联系，尤其是与结肠癌之间的联系，有学者对两组大样本的肢端肥大症患者进行了回顾性分析，结果显示肢端肥大症并没有增加罹患恶性肿瘤的风险（Mustacchi & Shimkin 1957；Nabarro 1987）。但是一些病例报告却提示两者之间存在潜在的联系（Ezzat & Melmed 1991；Ezzat et al 1991）。现在有一些观点认为肢端肥大症可能使结肠癌或癌前息肉发病风险增加，甚至高达 3~8 倍。皮赘是结肠息肉的外周表现，可见于几乎所有被病理证实的结肠癌患者。研究表明肢端肥大症患者罹患结肠癌的危险因素包括：男性、年龄 >50 岁、有明确结肠癌的家族史、超过 3 处皮赘以及结肠息肉病史（Ezzat 和 Melmed 1991；Ezzat et al 1991）。

三项流行病学研究证实了肢端肥大症可使患者的平均寿命缩短（Alexander et al 1980；Bengtsson et al 1988；Wright et al 1970）。在一项研究中，Wright 等（1970）发现肢端肥大症患者的死亡率超过正常人群两倍，其中心血管疾病、脑血管疾病、恶性肿瘤和呼吸系统疾病各占死亡原因的 24%、15%、15.5% 和 15.5%。另一项来自英国纽卡斯尔地区的研究中也得出了类似结论，该研究发现男性和女性肢端肥大症患者各自的死亡率分别是正常人群的 4.8 倍和 2.4 倍（Alexander et al 1980）。有报道称在瑞典的哥德堡地区，肢端肥大症的患者死亡率升高了 3 倍。同样，血管性疾病和恶性肿瘤也是导致患者过早死亡的主要原因（Bengtsson et al 1988）。有研究表明在肢端肥大症患者中，将血液 GH 水平降至 <2.5ng/ml，可以预防或逆转相关的心血管并发症（Bates et al 1993；Swearingen et al 1998）。

3.2 内分泌诊断

虽然肢端肥大症患者的临床表现具有特异性，但是生长激素过度释放仍然需要详细的内分泌检测来证实。内分泌评价标准包括：（Alexander et al 1980）基础 GH 水平增高（>2.5ng/ml）；（Arafah et al 1980）口服葡萄糖耐量试验抑制 GH 释放不足（>0.8ng/ml）；（Assie et al 2007）血清胰岛素样生长因子 -1（insulin-like growth factor 1，IGF-1）水平增高（Bonadonna et al 2005；Force 2004；Freda et al 1998a，b；Giustina et al 2000；Growth Hormone Research Society & Pituitary Society 2004；Melmed et al 2002）。虽然符合以上这些评价标准就可证明 GH 激素过度释放，并且绝大多数病例中这种 GH 过度释放提示存在生长激素型腺瘤，甚至在影像学上也发现鞍区占位，但也不能盲目地做出诊断。通常来讲，需要排除异位肢端肥大症的可能，其原因是在垂体外其他部位存在促生长激素释放激素（growth hormone-releasing hormone，GHRH）肿瘤，从而导致垂体过多分泌 GH。虽然这种可能性在肢端肥大症患者中比例很小，但是这种少见的异位 GHRH 肿瘤在诊断上十分重要。具体包括胃肠道或肺的类癌、胰岛细胞肿瘤、小细胞肺癌及少见的嗜络细胞瘤等（Faglia et al 1992）。由于这些肿瘤产生 GHRH，诱发了生长激素细胞病理性增生，导致鞍区扩大，生长激素过度生成，产生肢端肥大症的临床症状，这种临床表现无法与正常的生长激素型垂体腺瘤区分。下丘脑错构瘤和神经节细胞瘤也可以诱发生长激素水平异常增高和肢端肥大症（Scheithauer et al 1986）。如果治疗前没有考虑到或排除这些异位隐匿性疾病引起的肢端肥大症的话，将导致治疗不当。如果怀疑临床症状是由产生 GHRH 的异位病变引发，则可以通过放射免疫检查确诊。这种异位病变会导致血浆中 GHRH 水平增高（Thorner 1999）。

近 1/3 的肢端肥大症患者中存在血清 PRL 水平轻微增高。在一些情况下，这种血浆 PRL 增高为"垂体柄离断效应"，而在其他情况下来自于多激素型生长激素腺瘤所过度分泌的 PRL。此外，因为生长激素腺瘤可出现在多种遗传性综合征中，比如常染色体显性遗传多发内分泌腺瘤 1 型综合征（包括垂体腺瘤，甲状旁腺瘤和胰岛细胞瘤）、Carney 综合征、纤维骨营养不良综合征、家族性肢端肥大症等，所以应该通过内分泌检查来明确或排除这些疾病（Horvath & Stratakis 2008；O'Brien et al 1996；Scheithauer et al 1987）。

3.3 治疗

生长激素腺瘤的治疗选择范围比其他类型的垂体腺瘤要广泛得多，包括手术切除、生长抑素类似物治疗、多巴胺受体激动剂、生长激素受体拮抗剂、放射治疗和放射外科治疗。没有一种单独的治疗方案是绝对有效的，因此目前对于肢端肥大症患者主要采取联合治疗方案。临床医师可以为肢端肥大症患者选择一种综合的、连续性的治疗方案。

手术治疗

对于绝大多数肢端肥大症患者，手术切除肿瘤是首选的治疗方案。手术治疗的效果由若干因素决定，包括肿瘤大小、侵袭性和术前 GH 水平。在最有利的情况下，例如非侵袭性、鞍内生长的微腺瘤并且基础 GH 水平 <45ng/ml，单纯手术能够治愈（图 36.17）。在其他情况下，例如一些侵袭性大腺瘤，以及术前生长激素水平超过 50ng/ml 的肿瘤，尽管术后会有肿瘤残余，可能出现持续的 GH 分泌过多，且最后还是需要辅助治疗，但根治性切除仍是比较合理的手术目标（Laws et al 1979, Shimon et al 2001）。最差的情况是患者肿瘤大小和侵袭程度明显超出手术能切除的范围。对于这类肿瘤，手术的目的主要是缓解肿瘤的占位效应。通过手术治疗，肿瘤负荷也能减少，因此有可能提高辅助的药物治疗和（或）放射治疗的效果。

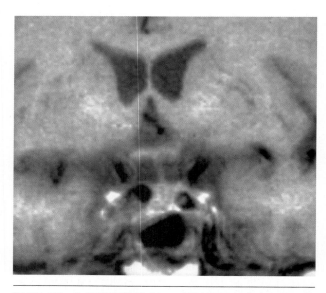

图 36.17 生长激素微腺瘤。一例肢端肥大症患者的冠状位 MRI，其中可见颈内动脉旁的微腺瘤，并注意到两侧颈内动脉之间间距狭窄，这对于经蝶手术来说是一个潜在的风险

在绝大多数经外科治疗的肢端肥大症患者中，包括术后已经达到内分泌缓解，以及术后 GH 水平明显降低但未达到正常水平的患者，术后一些临床症状可以得到迅速缓解。头痛常常可以立即

改善，随后几天，多汗、感觉异常和软组织肿胀也随之改善。上述症状的改善可见于 97% 的手术患者（Laws 1990）。外科手术对于肢端肥大症相关糖尿病也有明显改善。在术后 GH 水平恢复正常的患者中，糖尿病和（或）糖耐量减低的缓解率达到 80%~100%（Balagura et al 1981；Tucker et al 1980）。对于术后 GH 水平降低但并未达到正常的患者，糖耐量也有显著改善。然而，与其他临床表现相比，高血压通过手术改善的效果相当有限（Balagura et al 1981；Tucker et al 1980）。尽管术后血压可能有所降低，但是高血压一般持续存在，即便手术很成功也是如此。

40%~50% 的生长激素腺瘤伴有高泌乳素血症，这常常是由能同时分泌 GH 和 PRL 的双激素腺瘤导致的。在处于生育期的肢端肥大的女性患者中，有近 50% 出现闭经（Nabarro 1987）。我们曾经报道过 6 例闭经的女性患者，其中 4 例患者术后月经恢复，这 4 例月经恢复的患者中 2 例最终受孕（Laws et al 1979）。其他研究也有类似的报道（Arafah et al 1980）。

在大部分病例中，手术可以缓解由肿瘤占位效应所引起的症状。据报道，90%~100% 患者的视野得到改善（Grisoli et al 1985；Laws et al 1977）。

3.4　内分泌缓解的界定

尽管目前认为判断手术是否全切应该基于内分泌学指标的测定，但是在定义"缓解"或"治愈"方面仍明显缺乏统一、明确的内分泌学标准。对于肢端肥大症来说，"治愈"的概念已经发生了巨大的变化，目前公认的是其必须达到最低要求的生化标准（Bonadonna et al 2005；Force 2004；Freda et al 1998a, b；Giustina et al 2000；Growth Hormone Research Society & Pituitary Society 2004；Melmed et al 2002）。首先，这些生化指标更适合称为缓解而不是"治愈"，因为手术的远期效果仍不明确，而且无论内分泌标准多苛刻，也没有任何一种能绝对保证患者永久免除疾病的困扰。目前，除了明显改善的临床症状以外，肢端肥大症患者的内分泌缓解还要求与年龄相对应的血浆 IGF-1 水平正常。在 OGTT 中 GH 水平能达到正常低限（<0.14 μg/ml）的患者，与 GH 低值仍在 0.14 μg/ml 以上的患者相比，前者出现 IGF-1 水平复发性升高的几率明显降低（Freda et al 2004；Freda et al 1998a）。在几乎所有满足上述内分泌标准的患者

中，基础 GH 水平 <2.5ng/ml，但是鉴于激素水平常有反复（可能不一定正确），人们已经逐渐放弃后一种标准，或者说不再以任何基础或随机的 GH 水平作为唯一的缓解标准（Kreutzer et al 2001）。如果缓解标准非要以某种 GH 临界点为参考的话，那么唯一证实与预后有关的标准是平均 GH 水平 <2.5ng/ml。如前所述，平均 GH 水平 <2.5ng/ml 已经被证实是降低肢端肥大症患者死亡率的最重要因素（Bates et al 1993）。因此，如果把 GH 水平的降低作为衡量手术成功的标准的话，GH 水平低于该阈值将是一个合理的治疗终点。

3.5　内分泌缓解率

关于内分泌缓解率的报道总结在表 36.2

中，表中仅包括采用公认的生化标准的研究（Beauregard et al 2003；Biermasz et al 2000b；De et al 2003；Freda et al 1998b；Gittoes et al 1999；Kreutzer et al 2001；Labat-Moleur et al 1991；Losa et al 1989；Nomikos et al 2005；Shimon et al 2001；Swearingen et al 1998；Tindall et al 1993；Trepp et al 2005）。肿瘤大小和侵袭程度与手术疗效有明确的关系。可以理解，就缓解率而言，微腺瘤最高，弥漫生长的大腺瘤有所下降，而侵袭性大腺瘤和那些有鞍外扩展的大腺瘤会显著下降。据报道，生长激素型微腺瘤的术后内分泌缓解率为 73%~91%（表 36.2）。对于大腺瘤，包括所有级别的侵袭性和鞍外生长的肿瘤，术后缓解率只有 48%~66%。当把弥漫型（例如 II 级）和侵袭性

表 36.2　生长激素型垂体腺瘤首次经蝶手术的结果（缓解率）

研究项目	例数	临床缓解率	微腺瘤	大腺瘤	缓解标准
Losa et al 1989	29	16/29（55%）	N/A	N/A	OGTT 试验中 GH 最小值 <1ng/ml 和 IGF-1 水平正常
Tindall et al 1993[a]	91	75/91（82%）	N/A	N/A	GH ≤ 5ng/ml 和（或）IGF-1 水平正常
Freda et al 1998[b]	115	61%	88%	53%	OGTT 试验中 GH 最小值 ≤ 2ng/ml 和（或）IGF-1 正常
Swearingen et al 1998	162	57%	91%	48%	OGTT 试验中 IGF-1 或 GH 最小值 <2ng/ml
Gittoes et al 1999	66	64%	86%	52%	随机 GH<2.5ng/ml 或者 OGTT 试验中 GH 最小值 <1ng/ml
Biermasz et al 2000b	59	67%	6/8（75%）	33/50（66%）	OGTT 试验中 GH 最小值 <1ng/ml
Kreutzer et al 2001	57	61.1%OGTT 70.2%IGF-1			OGTT 试验中 GH 最小值 <1ng/ml 或 IGF-1 正常
Shimon et al 2001	98	74%	84%	64%	反复查禁食或 OGTT 试验中 GH 最小值 <2ng/ml 或 IGF-1 正常
Beauregard et al 2003	99	56/99（57%）	82%	大腺瘤：60% 侵袭性腺瘤：24%	随机 GH<2.5ng/L 或 OGTT 试验中 GH 最小值 <1ng/ml 或 IGF-1 正常
De et al 2003	90	57/90（63%）	79%	56%	连续 GH<2.5ng/L 或 OGTT 试验中 GH 最小值 <1ng/ml，或 IGF-1 正常
Trepp et al 2005	94		80%	1~2cm：65% ≥ 2cm：27%	随机 GH<2.5ng/L，OGTT 试验中 GH 最小值 <1ng/ml 或 IGF-1 正常
Nomikos et al 2005	506	290/506 （57.3%）	75.3%	鞍内：74.2% 其他：41.8% 巨大：10%	随机 GH<2.5ng/L，OGTT 试验中 GH 最小值 <1ng/ml，IGF-1 正常
Authors' series 1988–1997	117	64/117（55%）	16/22 （73%）	48/95（50.5%）	GH ≤ 2.5ng/ml；OGTT 试验中 GH<1ng/ml；IGF- 水平正常

[a] 结果来自 103 例患者中未经治疗的 91 例患者。

[b] 有 10 例术后缓解的患者接受了放疗。

（例如Ⅲ~Ⅳ级）大腺瘤分开统计时，后者的手术效果很不乐观。Tindall 等（1993）的报道称Ⅱ级、Ⅲ级和Ⅳ级的肿瘤缓解率分别为 60%、23.1% 和 0。有趣的是，在 Ross 和 Wilson（1988）的研究中，肿瘤大小/分级与疗效之间的关系并不显著。除了Ⅳ级肿瘤的缓解率只有 23% 外，Ⅱ级和Ⅲ级肿瘤缓解率基本一致（57%）。在我们对 445 例肢端肥大症患者的研究中，使用了 GH<2ng/ml 作为内分泌缓解标准，结果显示微腺瘤、弥漫性大腺瘤和侵袭性大腺瘤的缓解率分别为 65%、55% 和 52%。

3.6　药物治疗

有三类药物可以用于降低肢端肥大症患者的 GH 水平：多巴胺激动剂、生长抑素类似物和生长激素受体拮抗剂（培维索孟）（Bush & Vance 2008）。

3.6.1　多巴胺激动剂

虽然多巴胺激动剂可作为肢端肥大症的首要治疗和辅助治疗，但是效果充其量只是中等；只有一小部分患者的 GH 水平可降至正常，而肿瘤体积明显减小的患者则更加稀少。Jaffe 和 Barkan（1992）在他们的综述中提到，在溴隐亭治疗的肢端肥大症患者中，只有 20% 的患者 GH 水平被抑制到 5ng/ml 以下，10% 患者的 IGF-1 水平达到正常。在同一分析中，服用溴隐亭治疗的患者中有近 30% 的肿瘤体积缩小，然而这些缩小常常是微不足道的。在同时表达 GH 和 PRL 的肿瘤患者中，溴隐亭治疗效果最佳。当多巴胺激动剂和奥曲肽单一药物治疗反应不佳时，将二者联用可能会取得不错的效果。

3.6.2　生长抑素类似物

生长抑素类似物的治疗原理来源于生长抑素可生理性地抑制脑垂体生长激素细胞分泌 GH。这些抑制剂中，对奥曲肽的研究最多，针对其进行的全面临床研究已经持续了近 20 年。这种 8 个氨基酸的化合物在抑制 GH 释放的效能方面是天然生长抑素的 45 倍。它不像多巴胺激动剂那样会引起细胞皱缩和肿瘤组织学上的显著改变，在其治疗后肿瘤形态上没有发生相应的变化。然而，这些抑制剂具有明显的抗增殖作用，从而使肿瘤生长率显著下降（Thapar et al 1997）。

在国际多中心肢端肥大症研究组的一项研究中，189 例患者接受了生长抑素类似物治疗，其中 94% 的患者 GH 水平下降；GH 和 IGF-1 水平恢复正常者分别占 47% 和 46%（Vance & Harris 1991）。在一项对 116 例肢端肥大症患者的双盲、安慰剂对照的试验中，患者接受了 6 个月的奥曲肽治疗，结果发现 GH 和 IGF-1 水平下降的患者分别占总数的 71% 和 93%（Ezzat et al 1992）。在包含 39 名患者的一个亚组中，研究人员对患者 GH 的分泌进行了评估，发现 GH 水平被抑制在 5ng/ml 以下的占 49%，在 2ng/ml 以下的占 26%。除了生化明显改善外，大部分患者的肢端肥大症状也获得了快速的、有时甚至是令人吃惊的缓解。头痛和关节痛迅速消失，软组织肿胀，感觉异常和多汗症均得到缓解。然而只有 1/3 的患者出现肿瘤体积减小，且并不十分明显（Ezzat et al 1992）。肿瘤缩小程度也不一样，在大多数病例中缩小的程度极小，而在少数病例中非常明显（Lamberts et al 1992；Lamberts et al 1996）。一般来说，30% 患者的肿瘤会缩小，而这些患者中肿瘤缩小程度小于 30%。

起初奥曲肽的应用受到限制是因为其需要每天多次皮下注射（100~500ug/q8h），而奥曲肽长效制剂（奥曲肽 LAR）的出现则克服了这一问题。这种长效制剂仅需每隔 28 天进行一次肌内注射，而且能有效地降低 GH 水平，稳定肿瘤大小（Davies et al 1998；Flogstad et al 1997；Stewart et al 1995）。据报道，其他长效生长抑素类似物，如兰瑞肽，对肢端肥大症也有作用（Cannavo et al 2000；Caron et al 1997；Morange et al 1994；Turner et al 1999）。

虽然生长抑素类似物一般具有较好的耐受性，但也存在胃肠道副作用，例如稀便、腹痛、恶心、轻度消化不良和胆结石形成等，尤其是胆结石发生率可高达 10%~20%，其可能与抑制胆囊动力有关。有观点认为术前应用生长抑素类似物，可以提高手术缓解率，然而目前并未显示其能给患者带来明显益处，故对此仍有争议（Cappabianca et al 2003；Colao et al 1997；Kristof et al 1999；Wasko et al 2000）。培维索孟是一种生长激素受体拮抗剂，可能对生长抑素类似物无效的患者有一定的作用。这种新型的药物能有效地使 IGF-1 水平恢复正常，并可以改善胰岛素敏感性和葡萄糖耐量（Jawiarczyk et al 2008）。它不会对胆囊动力造成负面影响，但可以导致肝脏酶类的暂时性升高。虽然在用药后 GH 水平仍维持在较高的水平，但药物并不促进肿瘤生长（Jimenez et al 2008）。最近很多研究数据提示，培维索孟不但可以作为生长抑素类似物治疗失败后的一种备用治疗方案，而且也可以作为生长抑素类似物的辅助治疗。有报道称对于生长抑素类似物治疗后 IGF-1 水平正常的患者，在联合培维索孟治疗后其生活质量和肢端肥大症状有了显著改善（Neggers et al 2008）。

3.7 放射治疗

术后有肿瘤残余或复发的肢端肥大症患者应考虑进行放射治疗。关于生长激素腺瘤放疗的研究很多，其效果非常明显（Eastman et al 1992；Eastman et al 1979）。经过放疗后，GH 水平可在前两年下降到基线的 50%，5 年后下降到 75%。对于大多数肢端肥大症患者，放疗后 GH 水平降至 5ng/ml 以下需要 10 年时间。考虑到为了预防肢端肥大症患者过早死亡，通常需要尽快将 GH 控制到正常水平，因此在等待放疗起效的期间可以使用生长抑素类似物和多巴胺激动剂来暂时控制 GH 的过度分泌。幸运的是，放疗在控制肿瘤生长方面展现了立竿见影的效果。在几乎所有的病例中，包括生长迅速的和局部侵袭的肿瘤，放疗都能有效地阻止肿瘤进展（Eastman et al 1992）。放疗诱发的垂体功能低下与放疗时间相关，类似于放疗引起的脑血管病变（Biermasz et al 2000a；Eastman et al 1992；Eastman et al 1979；Feek et al 1984；Gutt et al 2001；Guy et al 1991；Hasegawa et al 2000；Peck & McGov-ern 1966；Rauhut et al 2002；Tsang et al 1996）。

研究显示相对于标准分次放疗，放射外科的远期疗效也非常不错（Castinetti et al 2007；Jagannathan et al 2008b；Jezkova et al 2006；Landolt et al 1998；Laws et al 2004；Pollock et al 2007；Roberts et al 2007；Sheehan et al 2005）。Landolt 等（1998）对 16 例经伽马刀放射外科治疗的难治型肢端肥大症患者和接受标准放疗的 50 例肢端肥大症患者进行了比较。虽然两组患者中 GH 最终恢复正常的比例没有显著差异（70%~80%），但是伽马刀放射外科治疗使激素正常化的平均时间

为 1.4 年，而传统放疗的时间为 7.1 年。包括垂体功能减退在内的并发症也更多见于传统放疗患者中。Jagannathan 等（2008b）对 95 例患者进行了伽马刀放射外科治疗，发现 IGF-1 水平恢复正常者占 53%，平均时间为 29.8 个月。射波刀放射外科的相关研究也报道了类似结果（Roberts et al 2007）。

3.8 肿瘤复发

肢端肥大症患者的复发率取决于缓解标准的定义和随访时间。当缓解标准界定比较严格时，例如 OGTT 中 GH 水平抑制在 1ng/ml 以下和 IGF-1 水平正常，则患者常常能获得长时间的缓解，而且复发也较少见。一些平均随访时间为 2.9~16 年的大型研究所报道的复发率为 0~18.5%（表 36.3），平均复发率接近 6%（Biermasz et al 2000b；Buchfelder et al 1991；Davis et al 1993；Freda et al 1998b；Losa et al 1989；Shimon et al 2001；Swearin-gen et al 1998）。而当内分泌缓解标准定为 GH<5ng/ml 时，在手术后达到内分泌缓解的患者中，经过 10 年随访发现复发率达到 8%（Laws et al 1996）。Davis 等（1993）的研究强调了长期随访的重要性，并指出复发风险随时间的推移而增高。术后 IGF-1 水平正常患者的复发风险可以通过术后 OGTT 来预测。GH 水平抑制在 0.14 μg/ml 以下的患者与未达到此水平的患者相比复发率显著降低（Freda et al 2004）。

对于很多复发的肢端肥大症患者可考虑再次手术，不过应该针对手术的指征和相对于其他治疗方法的地位进行个体化考量。既往习惯性地将复发和持续存在的肢端肥大症都归为"复发"，这意味着对于真正复发的生长激素型腺瘤而言，手术疗效方面的数据会比较匮乏。我们最近报道了 29 例复发的肢端肥大症患者，其中接受再次手术而获得第二次缓解的占 48%（Laws et al 1996）。Nicola（1991）也报道了 10 例再次手术的复发患者，同样得出了类似的结果。此外，该作者认为任何复发的肢端肥大症患者都应该接受再次手术。对于那些术后无法达到缓解的肿瘤，辅助放疗仍然可作为后续治疗进行，尤其是那些影像上有明显肿瘤残余者。

表 36.3　生长激素腺瘤在手术成功治疗后的复发率

研究	缓解病例（N）	复发率	平均随访时间（年）	最初的缓解标准
Losa et al 1989	16	0.0%	2.9	OGTT 试验 GH<1ng/ml，和 IGF-1 水平正常
Buchfelder et al 1991	61	6.6%	6.0	GH<5ng/ml，
Buchfelder et al 1991	63	0.0%	6.5	OGTT 试验 GH<2ng/ml，
Davis et al 1993	90	17.8%	5.8	GH<2ng/ml（空腹或 OGTT 试验）
Freda et al 1986b[a]	61	5.4%	5.4	OGTT 试验 GH<2ng/ml，和（或）IGF-1 水平正常
Swearinger et al 1998[a]	124	在 10 年内 6%；在 15 年内 10%	7.8	OGTT 试验 GH<2ng/ml，或 IGF-1 水平正常
Biermasz et al 2000b	27	18.5%	16	GH<1ng/ml，或 IGF-1 水平正常
Shimon et al 2001	73	1.4%	3.9	反复空腹或最小 GH<2ng/ml，或 IGF-1 水平正常

[a]32% 患者术后接受放疗（10/32 患者已通过单纯手术获得缓解）。
[b]40% 患者接受术后放疗。

4　促肾上腺皮质激素腺瘤：Cushing 病和 Nelson 综合征

从诊断和治疗的角度来看，没有哪一种垂体腺瘤比促肾上腺皮质激素腺瘤的治疗更具挑战。这类肿瘤过度分泌促肾上腺皮质激素，导致皮质醇增多症也就是 Cushing 综合征。区分 Cushing 病和 Cushing 综合征有着实际的重要性。Cushing 综合征在某种程度上没有特异的病因，指的是病理上或医源性的糖皮质激素过度释放状态。Cushing 病是一种更精确的临床病理名称，特别是指那些由促肾上腺皮质激素型垂体腺瘤引发的皮质醇增多症。由于 Cushing 病和 Cushing 综合征有相同的临床表型，所以诊断的挑战在于如何区分哪些是垂体腺瘤引起的，哪些是其他原因引起的糖皮质激素过多释放。虽然鉴别起来不容易，但这种鉴别是必须要做的，这是采取恰当干预措施的前提。

4.1　Cushing 综合征：病因学

从病因上区别皮质醇增多症的来源是促肾上腺皮质激素依赖性还是非促肾上腺皮质激素依赖性是比较恰当的（框 36.2）。促肾上腺皮质激素依赖性皮质醇增多症最重要的病因是促肾上腺皮质激素腺瘤，占成人非医源性 Cushing 综合征的 70%。其他少见的病因包括异位促肾上腺皮质激素综合征，包括多种分泌促肾上腺皮质激素释放的病灶，例如小细胞肺癌、支气管和前肠类癌、甲状腺髓样癌、胰岛细胞瘤、嗜铬细胞瘤和

罕见的卵巢和睾丸肿瘤。促肾上腺皮质激素依赖性皮质醇增多症的病因中也包括一些罕见的促肾上腺皮质激素释放激素分泌型肿瘤，包括下丘脑神经节细胞瘤、小细胞肺癌、前列腺肿瘤、结肠癌、肾母细胞瘤、甲状腺髓样癌和支气管类癌。Cushing 综合征中非依赖性促肾上腺皮质激素病因包括各种原发的肾上腺疾病，例如良性肾上腺腺瘤、肾上腺癌和罕见的肾上腺结节样增生。

Cushing 综合征的鉴别诊断还应考虑到多囊卵巢综合征和其他非肿瘤病变，或具有 Cushing 综合征样的表型或与轻度的糖皮质激素过量有关。这些症状通常被称为"假性 Cushing 样状态"，更常见的表现包括肥胖症、抑郁症、酗酒、外源的糖皮质激素摄入和不同状态的生理应激反应。

框 36.2　Cushing 综合征的鉴别诊断

Cushing 综合征
- ACTH 依赖（80%）
- 垂体病变（85%）
  - 促肾上腺皮质激素腺瘤
  - 促肾上腺皮质激素癌（罕见）
  - 原发性促肾上腺皮质激素细胞增生（罕见）
- 异位 ACTH 病变（15%）
  - 小细胞肺癌
  - 类癌
  - 胰岛细胞肿瘤
  - 甲状腺髓样癌
  - 嗜铬细胞瘤
  - 其他罕见肿瘤

- 异位分泌 CRH 病变（罕见）
- ACTH 非依赖（20%）
- 肾上腺腺瘤
- 肾上腺癌
- 结节性肾上腺增生（罕见）
- 外源性类固醇激素

假性 Cushing 样状态
- 抑郁症
- 酒精中毒
- 肥胖
- 糖尿病

4.2 Cushing 病

促肾上腺皮质激素腺瘤占所有手术切除的垂体腺瘤的 10%~16%（Jane & Laws 2001；Kovacs & Horvath 1986）。女性多于男性，在既往报告中女性和男性的患病比例为 3∶1 至 10∶1。虽然促肾上腺皮质激素腺瘤可以于任何年龄发病，但发病高峰集中在 30~50 岁。在成人中 70% 的非医源性 Cushing 病由促肾上腺皮质激素腺瘤引起，而在儿童中仅有 30% 的高皮质醇血症是由促肾上腺皮质激素腺瘤引起，儿童中原发肾上腺肿瘤才是主要病因。

4.3 临床表现

大多数促肾上腺皮质激素腺瘤患者因为内分泌异常而就诊。由于这些肿瘤都很小且局限于鞍内，患者很少因为肿瘤的占位效应就诊。Cushing 病的临床表现是由于糖皮质激素慢性分泌过多所致。该病最显著的特征是以向心性脂肪沉积为特点的体重增加，这也是最常见的特征性主诉。脂肪蓄积在面部以及锁骨上与颈背面的脂肪垫，导致典型的"满月脸"和"水牛背"。其他的体型圆胖表现在脂肪蓄积于胸部和腹部（躯干性肥胖）。Cushing 病常有皮肤改变。由于表皮和皮下结缔组织的萎缩，致使皮肤非常易于受损，甚至轻微创伤也能造成损害。再加上毛细血管脆性增大，往往导致皮肤易损并于皮肤和脸上有多血样表现。很多患者有宽大紫纹，通常位于腹部和侧腹。其他皮肤表现还有多毛和较为少见的色素沉着。

代谢异常是 Cushing 病的显著特点，其也会导致高致死率。高血压及不同程度的葡萄糖耐量受损是常见的表现，这些都会导致动脉粥样硬化加速和其他心血管并发症，在长期患病的患者中尤为明显。几乎所有患者都有不同程度的骨质疏松，骨质脱钙以椎体表现最为突出；在很大一部分无症状患者中可发现压缩性骨折，而且几乎 50% 患者会有背部疼痛。病理性骨折也可发生在其他部位，特别是肋骨、足部和骨盆。在此病患者中鞍背脱钙在头颅 X 射线检查中多见，这是由皮质醇过多所致，而不是鞍区肿瘤压迫蝶鞍造成的。另外一个常见的骨骼肌肉问题是类固醇性肌病，虽然只有大约 50% 的患者会诉肌肉无力，但在实际测试中多数患者能测出近端肌肉病变。

男女生殖功能通常都会受损。女性中，过多皮质醇和雄激素产生的抗生殖腺作用可导致月经失调和不孕症。男性可出现性欲降低和不育。和所有高皮质醇血症状态一样，Cushing 病患者也有宿主防御系统缺陷。患者特别容易发生浅部真菌感染，尤其是花斑癣及皮肤黏膜念珠菌病；其他感染，如普通呼吸道感染，在正常个体是普通感染，但在 Cushing 病患者中往往变得严重和致命。此外，精神症状在 Cushing 病患者中极为常见，表现从情绪低落、情绪不稳到躁狂和精神病，这些表现与死亡率高度相关。

对于大多数症状明显的患者，不难做出正确的诊断。但确实存在一些轻度的、处于发展阶段的、临床表现不明显的病例。不少有临床表现的患者经过很长时间才最终确诊，这说明此病很容易误诊或漏诊。

从历史文献看，Cushing 病自然病史预后较差，从出现症状开始的 5 年内病死率接近 50%（Plotz et al 1952）。心血管并发症是主要死因，其次是感染和自杀。所以 Cushing 病较其他类型的激素高分泌状态的垂体腺瘤亟须治疗。

4.4 实验室评估

其他类型垂体瘤，影像学检查往往是最重要的诊断依据，而与之相比促肾上腺皮质激素腺瘤的诊断主要依赖于基础和动态性内分泌特征。对于这一病变，需要进行全面的内分泌评估（Newell-Price et al 1998；Thorner et al 1992）。即使在现今，一些治疗失败的病例往往是由于没有进行全面和完整的内分泌评估，就过早开始干预治疗。另一方面，促肾上腺皮质激素腺瘤必须有明确的内分泌诊断，从而可以为确诊垂体腺瘤提供依据以便能够选择性地切除肿瘤。

诊断促肾上腺皮质激素腺瘤有三个基本步骤：明确皮质醇增多症；区分皮质醇增多症是 ACTH 依赖性还是非 ACTH 依赖性；排除异位促肾上腺皮质激素异常分泌。我们下面要讨论到促肾上腺皮质激素腺瘤 /Cushing 病的内分泌表现，包括尿游离皮质醇水平升高；低剂量地塞米松抑制试验皮质醇不被抑制；高剂量地塞米松抑制试验皮质醇被抑制；ACTH 水平中度升高。

4.4.1　第一步：确诊高皮质醇血症

24 小时尿液游离皮质醇测定是一种确认高皮质醇血症的简单、敏感的首选手段。尿游离皮质醇是一种生物学相关的标志物，反映过去 24 小时内血浆游离皮质醇活度。由于血浆中皮质醇的大量增加，尿皮质醇的水平也呈指数增长，这就使检测变得极其敏感，事实上在非医源性 Cushing 综合征中均能检测到尿皮质醇的升高。在基础血浆皮质醇测定发现升高时，可证实内源性高皮质醇血症状态，但是单一样本的检测结果和正常人有很大的重叠，从而限制了对结果的判定。唾液皮质醇测定为确定皮质醇过剩还是正常的昼夜变化提供了可靠手段，可在晚上 11 点取唾液样本测定（Findling & Raff 1999）。

第二个筛查试验是低剂量地塞米松抑制试验，也应常规用于验证高皮质醇血症。在正常个体中，通过对下丘脑和垂体负反馈抑制的方式，低剂量地塞米松（1~4mg）将抑制 ACTH 分泌，降低上午皮质醇水平至 <5μg/dl。所有原因导致的高皮质醇血症中，低剂量地塞米松都不会导致皮质醇水平降低。最初，该试验需在 48 小时内完成，每 6 小时给予地塞米松 0.5mg。现在时间缩短，如隔夜地塞米松抑制试验（晚上 11 点给予 1mg 地塞米松，测定上午 8 时血浆皮质醇水平）。虽然后一种方法是极好的门诊筛选手段，但是在很多情况下会出现较高的假阳性率（如抑郁、短暂的紧张状态、肥胖、酒精中毒、甲状腺功能亢进症和使用某些药物）。

4.4.2　第二步：区分高皮质醇血症病因是 ACTH 依赖型还是非 ACTH 依赖型

一旦高皮质醇血症的诊断成立，接下来就是明确其来源。第一个需要明确的为高皮质醇血症病因是 ACTH 依赖的，还是非 ACTH 依赖的。血浆 ACTH 水平的测定提供了一个初始的线索，因

为在原发性肾上腺疾病中，ACTH 水平会被抑制。但在促肾上腺皮质激素腺瘤、异位 ACTH 综合征以及一些产生 CRH 的肿瘤中，ACTH 会升高。通常情况下，促肾上腺皮质激素腺瘤只引起 ACTH 中度升高（80~200pg/ml），而典型的异位病变 ACTH 会显著升高（>200pg/ml）。但是促肾上腺皮质激素腺瘤和异位产 ACTH 病灶之间的 ACTH 水平有相当大的重叠，因此仅靠 ACTH 基础水平的测定，并不能区分二者。

4.4.3　第三步：区分 Cushing 病和异位 ACTH 状态

与异位分泌 ACTH 的病变不同，促肾上腺皮质激素腺瘤的分泌活性是非自主的。在大多数情况下，促肾上腺皮质激素腺瘤保留糖皮质激素的负反馈效应，只不过对这一反馈效应的灵敏度阈值较正常个体上升很多。因此，在一个量足够大的糖皮质激素的刺激下，促肾上腺皮质激素腺瘤的分泌活性可以被抑制，这就是大剂量地塞米松试验的基础。经典的大剂量地塞米松试验，在 48 小时内给予大剂量的地塞米松（每 6 小时 2mg），并测定尿皮质醇或 17- 羟皮质醇。如果在试验中尿皮质醇减少 50%，说明皮质醇被抑制，强烈提示存在促肾上腺皮质激素腺瘤；而异位产生的 ACTH 一般不会被抑制。一个更为简化和省时有效的方法是：晚上 11 点给予地塞米松单次剂量 8mg，在清晨测量血浆皮质醇水平。同样，若血浆皮质醇水平降低 50%，则提示存在正常的抑制反应。虽然大多数促肾上腺皮质激素腺瘤可被 8mg 地塞米松剂量抑制，但一些肿瘤需要剂量增高至 32mg 才产生抑制；临床诊断更关注的是能否产生抑制，这比使用的地塞米松实际剂量更重要。有人提出，Cushing 病过夜测试的灵敏度、特异度和诊断准确度分别为 89%、100% 和 91%（Luciano & Oldfield 1990）。需要强调的是，该试验不是万无一失的，偶尔异位产生 ACTH 的病变也会表现出类似的抑制反应。因此，常常还需要促肾上腺皮质激素腺瘤的其他确凿的证据。

促肾上腺皮质激素释放激素（corticotropin-releasing hormone，CRH）刺激试验提供了区分促肾上腺皮质激素腺瘤和产生异位 ACTH 的病变的补充手段。此测试的理论基础是产生促肾上腺皮质激素的腺瘤中有 CRH 受体的表达，会对静脉输入 CRH 有反应。患者的促肾上腺皮质激素腺瘤会

对 CRH 刺激产生过度反应，导致促肾上腺皮质激素和皮质醇水平迅速、剧烈地增长。阳性的反应标准包括血浆 ACTH 水平增加了 50% 或血浆皮质醇水平增加到基线水平的 20% 以上。通常异位产 ACTH 病变不会有此反应，因为异位 ACTH 病变诱发的高皮质醇血症状态使正常垂体促肾上腺皮质激素细胞的功能受到长期抑制，对 CRH 的刺激抵抗。但是偶尔也有例外，对 CRH 刺激不反应的促肾上腺皮质激素腺瘤和有反应的异位产 ACTH 病变都可能存在。尽管如此，CRH 测试结果结合高剂量地塞米松抑制试验进行综合评估，促肾上腺皮质激素腺瘤的诊断准确度接近 98%（Kaye & Crapo 1990）。

在多数情况下，上述的测试足以确诊 Cushing 病。但是在一小部分患者中，这些测试的结果不典型，甚至相互矛盾，或很难得出结论，因此不得不需要进一步检查。在这些复杂的情况下，双侧岩下窦（inferior petrosal sinus，IPS）采血是确认或排除促肾上腺皮质激素过多是否是垂体来源的有效手段（Oldfield et al 1991）。这一方法的理论基础是促肾上腺皮质激素腺瘤的静脉引流是向外侧至同侧岩下窦。因此，如果是垂体腺瘤导致的促肾上腺皮质激素升高，岩下窦采血的 ACTH 水平应比外周血高很多。这一操作需要经股静脉逆行插管至双侧岩下窦。若是促肾上腺皮质激素腺瘤，岩下窦血和外周血 ACTH 基础浓度梯度几乎总是 >2.0。异位产 ACTH 病变的梯度 <1.7。这一方法和 CRH 刺激试验结合起来，可进一步提高确诊率，若中央对外周 ACTH 水平的梯度比值 >3.0，可诊断为 Cushing 病。岩下窦采血除了可以区分过多 ACTH 产生的来源，还可以确定促肾上腺皮质激素腺瘤在垂体的哪一侧。如果一侧采样的结果高于另一侧 1.5 倍以上，那么腺瘤就极有可能位于 ACTH 高的一侧。这一技术有助于在术中确认一些太小而在影像上不能发现的肿瘤。以我们的 IPS 采样经验来看，这一方法是有帮助的，但绝不是诊断皮质醇增多症来源于垂体腺瘤或识别腺瘤侧别的金标准。在 Newell-Price（1998）的综述中认为 IPS 采样诊断 Cushing 病具有 96% 的灵敏度和 100% 特异度，确定腺瘤侧别的准确度达 78%。

4.5 影像学

一般来说，促肾上腺皮质激素腺瘤的诊断建立在内分泌检查的基础上；影像学的检查虽然也很重要，但重要性次于内分泌学检查。钆增强 MRI 检查是识别这类病变最敏感的影像手段。肿瘤在强化的图像上明显而易被辨别，表现为低信号的充盈缺损。在 Cushing 病检测促肾上腺皮质激素腺瘤的诊断中，磁共振成像具有大约 70% 的灵敏度和 87% 的特异度（Klibanski & Zervas 1991）。图像的质量可以通过垂体动态强化的方法得以提高（Friedman et al 2007；Tabarin et al 1998）。除了动态强化影像，破坏性稳态梯度回聚回波（SPGR）序列虽不是常规检查的序列，但可提高诊断的准确性（Patronas et al 2003），一般用于影像检查阴性的疑似患者。

必须引起注意的是，偶然发现微腺瘤并不少见，许多肿瘤是无功能的。所以只有在内分泌检查确认 Cushing 病的情况下，才能将其归因于垂体腺瘤（图 36.18）。另一方面，即使 MRI 上未发现肿瘤，如果内分泌检查确认为 Cushing 病，那么依然高度怀疑存在促肾上腺皮质激素腺瘤。

颅外的影像检查（如胸部和腹部的 CT 或 MRI 检查）取决于内分泌诊断促肾上腺皮质激素腺瘤的可靠程度。如果不能排除肾上腺疾病或异位产 ACTH 或 CRH 的病变，有必要行颅外部分的影像检查。

4.6 治疗

一旦确定皮质醇增多症病因是促肾上腺皮质激素腺瘤，手术是无可争议的首选治疗（Blevins et al 1998；Bochicchio et al 1995；Chandler et al 1987；Guilhaume et al 1988；Mampalam et al 1988；Nakane et al 1987；Petruson et al 1997；Semple et al 2000；Tindall et al 1990）。事实上，经蝶窦手术选择性的切除肿瘤，可使皮质醇水平降至正常，并能保护正常腺体的功能。但由于大多腺瘤都只有数毫米大小，且常常在垂体深部，手术中单纯发现这些病变就是很大的挑战，特别是在术前影像检查中没有发现病变的病例中尤为突出。在这种情况下就需要对蝶鞍内容物进行系统探查。如果切开硬膜没有看到肿瘤，检查完垂体表面也没有发现肿瘤迹象，必须切开腺体并仔细探查。组织颜色或质地微妙变化，或腺体轮廓改变将有助于辨别肿瘤，并把肿瘤与正常腺体区分开。如果探查中没有发现肿瘤，需要切除部分腺体活检，一般从中央黏液楔部开始。如果切下的组织中没有

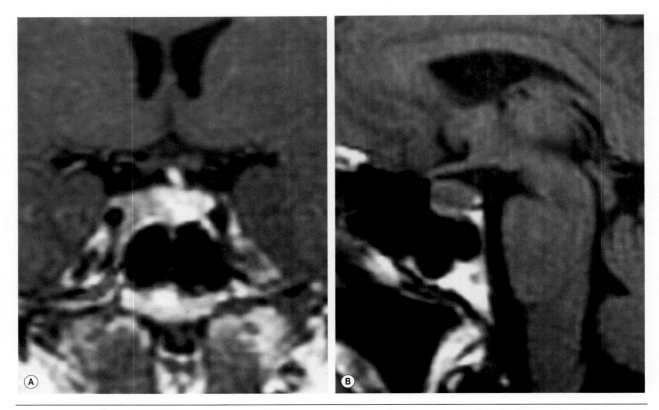

图 36.18 一例 Cushing 病的鞍区 MRI。注意肿瘤位于右侧，呈低信号改变，并将垂体和垂体柄推向左侧。在经蝶手术探查中发现垂体的右侧存在一个促肾上腺皮质激素微腺瘤

发现腺瘤，则需要仔细探查腺体侧翼，必要时切除。若在这个阶段依然不能识别肿瘤，在成年患者中，若不再考虑生育问题，可行垂体次全切除术，只留连接到垂体柄的腺垂体组织。如果切下的组织中仍然没有发现腺瘤，双侧的海绵窦和神经垂体也需要探查。在神经垂体中，可能有极少发生的小腺瘤样结节。如果此时仍然没有发现腺瘤，就要怀疑是否存在鞍膈上的肿瘤结节。考虑到鞍膈上方手术的风险，若影像中没有提示病变位于鞍上，一般不对鞍上进行探查。

以我们对 380 例促肾上腺皮质激素腺瘤的诊疗经验，大于 90% 的微腺瘤和 60% 的大腺瘤患者病情可以通过手术缓解（Jane & Laws 2001）。Prevedello 认为微腺瘤的手术缓解率为 89%（Prevedello et al 2008）。即使是术前 MRI 检查正常（没有发现病变）也能取得类似的疗效（Semple et al 2000）。对于大腺瘤和复发腺瘤，总的缓解率也能达到 46%（Thapar & Laws 2000）。儿童 Cushing 病的手术缓解率能达到 76%（Kanter et al 2005）。其他研究也报道了类似的结果（表 36.4）（Blevins

et al 1998；Bochicchio et al 1995；Chee et al 2001；Chen et al 2003；Esposito et al 2006；Flitsch et al 2003；Guilhaume et al 1988；Hammer et al 2004；Mampalam et al 1988；Nakane et al 1987；Patil et al 2008；Prevedello et al 2008；Semple & Laws 1999；Tindall et al 1990；Yap et al 2002）。

外科手术是否有效可在术后第 2 天或第 3 天揭晓。如果治疗有效，清晨皮质醇水平应 <3μg/dl，且测不到血清 ACTH。有些患者皮质醇水平不会迅速下降，常在术后几天才低于正常值。事实上，即使术后皮质醇降至"正常水平"，甚至比术前显著下降，但其实肿瘤并没有完全切除，疾病没有治愈。患者在数月内 Cushing 样特征会消退，垂体-肾上腺轴功能恢复正常。患者常常感觉身体和精神上的全面恢复。根据垂体切除的程度，可能需要激素替代治疗，只有一小部分患者需要接受长期的激素替代治疗。

即使获得缓解，生化指标和影像上的复发仍然较为常见：根据经验，10 年内大约有 12% 的患者复发。随着时间的推移，复发率逐步上

升（Blevins et al 1998；Bochicchio et al 1995；Chandler et al 1987；Guilhaume et al 1988；Jane & Laws 2001；Laws & Thapar 1996；Mampalam et al 1988；Nakane et al 1987；Patil et al 2008；Petruson et al 1997；Tindall et al 1990）。

表36.4　经蝶手术治疗 Cushing 病的结果（缓解率）

研究	例数	缓解率（%）	复发率（%）	随访时间（年）
Nakane et al 1987	100	86	9	3.2
Guilhaume et al 1988	64	66	14	2
Mampalam et al 1988	216	79	5	3.9
Tindall et al 1990	53	85	2	4.8
Bochicchio et al 1995[a]	668	76	8	3.8
Blevins et al 1998[b]	21	67	36	5.2
Semple & Laws 1999	105	75.2	未描述	未描述
Chee et al 2001	61	78.7	14.6	7.3
Yap et al 2002	97	68.5	11.5	7.7
Chen et al 2003	174	74	7	5 年以上
Flitsch et al 2003	147	98	6.1	未描述
Hammer et al 2004	289	82	9	11.1
Esposito et al 2006	100	79.5	3	2.7
Patil et al 2008	215	85.6	17.4	3.75
Prevedello et al 2008[c]	167	88.6	12.8	3.25

[a] 数据来自欧洲 Cushing 病调查组的一项多中心回顾性研究。
[b] 研究仅包括垂体大腺瘤。
[c] 研究包括 MRI 阳性的垂体微腺瘤。

4.6.1　顽固性/复发性疾病的处理

如果手术没有治愈患者，还有四种治疗措施可以采用：再次经蝶窦手术（Alexander et al 1980）、药物治疗（Arafah et al 1980）、放射治疗（Assie 2007）和双侧肾上腺切除（Balagura et

al 1981）。如果手术治疗失败，外科医师应该首先弄清失败的原因。有时，如肿瘤侵袭性生长进入双侧海绵窦，即使再手术也不能缓解病情，再次手术则不是合理的选择。然而，更常见的治疗失败是由于无法确切地发现和切除肿瘤，可能是由于技术原因，也可能是误诊（例如，高皮质醇血症不是垂体源性的）。此时，就需要把术前相关检查重新评估和确认，以保证病因是垂体源性的。如果之前没有进行双侧岩下窦采血检查，此时应该考虑进行此检查。最后，病理标本也需要由经验丰富的病理医师复诊，以确认病理组织是正常的垂体、ACTH 免疫组织化学阳性的腺瘤还是促肾上腺皮质激素细胞增生。如根据以上所有结果依然高度怀疑垂体源性，可以考虑再次手术探查，当然这一决定的可行性和有效性也与前次手术是否已经全面探查有关。在一组病例中，通过再次鞍区探查，70% 病例病情缓解（Ram et al 1994）。我们推荐在如下情况下再次行鞍区探查术：①组织病理检查证实为 ACTH 腺瘤且肿瘤在影像上没有侵犯海绵窦；②病理检查阴性，但是前次手术对垂体的探查有限。当然，对于侵袭性或者不考虑再次手术的病例，可以考虑进行辅助治疗。

4.6.2　放射治疗

对鞍区手术探查无效的患者，接下来最有效治疗可能就是放疗。Tsang 等（1996）对顽固性/复发的 29 个病例给予 50Gy 的照射剂量，随访10年，缓解率为 53%。在另一组最近的病例中，Estrada 报告了 30 例顽固性或复发的 Cushing 病患者，采用传统放疗（平均 50Gy 的剂量），在平均 42 个月的随访期内，缓解率达到 83%（Estrada 1997）。大多数病情缓解发生在两年内，但也有病例 60 个月才缓解。

放射外科也可作为难治性促肾上腺皮质激素腺瘤治疗的有效选择。Degerblad 和他的同事最早报告了一组病例（Degerblad 1986），放射外科治疗使 76% 的病例皮质醇水平降至正常。大概 50% 的病例在 1 年内皮质醇水平降至正常，其他病例在 3 年内"治愈"。疗效似乎也很持久，在 3~9 年的随访期内未见生化指标复发。其他人也得出了类似的结果，50%~66% 的患者在 12~20 个月内高皮质醇血症恢复正常（Jagannathan et al 2008a；Jagannathan et al 2007b；Mauermann et al 2007；Pollock 2007；Sheehan et al 2000）。我们的经验来看，即使在放射外科治疗后病情得到缓解，也需要监测随访。最近的研究发现 20% 的患者在放疗后平均 27 个月复发（Jagannathan et al 2007）。在同一个研究中，7 例患者接受了再次伽马刀治疗，其中 3 例患者病情得到缓解。但是再次接受伽马刀治疗的 7 例患者中，有 4 例出现了脑神经功能障碍。在随访的 45 个月中，1/5 的患者出现新的内分泌异常。在等待放疗起效的过程中，患者的 Cushing 病依然活跃，需要药物治疗以减少皮质醇水平，最常使用的是类固醇合成的抑制剂，如酮康唑（Chou & Lin 2000；Sonino & Boscaro 1999；Sonino et al 1991）。

4.6.3 药物治疗

药物治疗可能是治疗促肾上腺皮质激素腺瘤的最后选择。尽管有不少药物用于治疗此肿瘤，但功效不一、潜在毒性和需要终身服药及密切监测，使得药物治疗成为第三选择。但有一些情况下除了药物治疗别无选择。其中一种情况，就是偶有患者因高皮质醇血症变得极度虚弱，希望通过药物治疗来改善患者状态以达到麻醉和手术的标准。还有一种较为常见的情况是使用药物治疗以等待放射治疗起效。如上两种情况，这些药物都是短期的治疗。最后，有极罕见的难治的患者，除了双侧肾上腺切除术外所有的治疗失败，就要考虑长期药物治疗了。

有两类基本药物可以用来治疗 Cushing 病，第一类是中枢性药物，通过不同机制，直接抑制 ACTH 分泌，包括赛庚啶、溴隐亭、生长抑素类似物和丙戊酸钠等。每种药物在不同患者中疗效差异很大，药物治疗反应的稳定性和持续性很差，因此对大多数患者而言不选择此类药物。

另一种更为有效的药物是外周性的肾上腺受体阻滞剂，它能抑制肾上腺类固醇的合成，产生药理学上的去肾上腺状态。这组药物包括抗肾上腺素剂米托坦，皮质醇合成抑制剂酮康唑、依托咪酯、甲吡酮、氨鲁米特和曲洛司坦。这些药物可有效地降低皮质醇水平，但都伴随一系列不同的副作用。当使用这些药物时，因为伴随肾上腺部分或完全性阻滞，因此都存在肾上腺功能不全的风险，所以密切监测非常必要。

4.6.4 双侧肾上腺切除

对所有治疗措施都无效的患者，双侧肾上

腺全切术后辅以终身糖皮质激素和盐皮质激素替代治疗可以作为最后的选择。这些患者大多尝试过多次经蝶窦手术，但是要么均未发现肿瘤，要么肿瘤侵袭性生长而不能全切。其中一些患者需要等待放射治疗起效，很多不能耐受长期的药物治疗。对于这类患者，尤其是身体太虚弱而不能耐受持续高皮质醇血症的患者，双侧肾上腺切除是可以迅速缓解临床症状的最终选择。经腹腔镜肾上腺切除术的应用，大大地降低了这一术式的高并发症和致残率。双侧肾上腺切除术后常规要对垂体进行放射治疗，以减少 Nelson 综合征的发生率（Liu et al 2007；Mauermann et al 2007；McCutcheon & McCutcheon 2002；Pollock et al 2002）。

4.7　Nelson 综合征

Nelson 综合征是指患者罹患促肾上腺皮质激素垂体腺瘤，做了双侧肾上腺切除之后出现垂体腺瘤进展。这是一种医源性病理状态，在因为 Cushing 病行双侧肾上腺皮质切除的患者中，至少 10%~15% 会出现 Nelson 综合征（Assie et al 2007；Fleseriu et al 2007；GilCardenas et al 2007；Kasperlik–Zaluska et al 2006；Thompson et al 2007）。虽然 Nelson 综合征导致的促肾上腺皮质激素腺瘤和 Cushing 病在形态上很难区分，但是前者更具侵袭性。这部分肿瘤绝大多数为大腺瘤，通常生长迅速而且严重侵袭周围结构。Nelson 综合征患者通常既往有促肾上腺皮质激素腺瘤导致的高皮质醇血症病史，但没有考虑到该病，或没有检查出来，或者只是部分切除肿瘤，因此接下来为了控制高皮质醇血症做了双侧肾上腺切除术，临床症状只是短暂的缓解，其后出现肿瘤迅速生长，并因肿瘤生长扩大至鞍旁出现神经系统症状。一般情况下，这些肿瘤表现出极大的内分泌活性，导致 ACTH 水平显著增高，同时阿片 – 促黑素细胞皮质素原相关肽也升高，如黑素细胞刺激素。后者水平增高可能是产生 Nelson 综合征典型的色素沉着的原因。

虽然只有一部分切除肾上腺的促肾上腺皮质激素腺瘤的患者会出现 Nelson 综合征，但是并不能预测具体哪些患者在什么时间发病。Nelson 综合征一般会在肾上腺切除后数月到数年后出现，但是也有数十年后才出现症状的。一旦发生 Nelson 综合征，处理起来总是十分棘手。根治性切除肿瘤有些不切实际，因为肿瘤一般是侵袭性大腺瘤，经蝶窦切除肿瘤主要还是姑息性手术。不过，有时还是有必要手术或再次手术去解决巨大肿瘤的占位效应。根据我们对 60 例 Nelson 综合征患者的治疗经验（Jane & Laws 2001），手术治疗后约 50% 患者的色素沉着可以缓解并能明显降低血清 ACTH 水平。在我们最近的总结中，只有 17% 患者术后病情缓解（De Tommasi et al 2005）。手术治疗无效的患者，若既往没有做过放射治疗，推荐行放射治疗。此类肿瘤呈侵袭性生长，这意味着多达 20% 的患者虽然采用各种可能的治疗手段干预，最终还是因为肿瘤的生长导致死亡。

5 促甲状腺素垂体腺瘤

促甲状腺素垂体腺瘤占垂体腺瘤的不到 1%，在功能性垂体腺瘤类型里发病率最低。Beck-Peccoz 和他的同事进行了一份详尽的综述（Beck-Peccoz 1996），一共纳入了 280 个病例。曾经的观点认为，大多数促甲状腺素腺瘤源于长期甲状腺功能减退症，因为反馈抑制的缺失，诱导促甲状腺素细胞增生，并最终转变为腺瘤。这一理论符合早期的实验研究，研究发现在切除甲状腺的鼠中，很容易出现促甲状腺素垂体腺瘤。但是仔细研究临床促甲状腺素垂体腺瘤病例，发现事实并非如此（Furth et al 1973）。实际上在大多数报告的病例中，首先表现为甲状腺功能亢进和甲状腺肿大，和 TSH 的过度分泌导致的临床症状完全一致。因此促甲状腺素腺瘤患者很难从更为常见的原发性甲状腺功能亢进患者中鉴别出来，所以很多促甲状腺素腺瘤患者误诊并采取了不同程度的甲状腺切除术。这些治疗方式可以在一段时间内改善症状，但最终会出现鞍区肿瘤增大导致的进行性加重的症状，这时候才考虑到鞍区病变才是病因。由于确诊的延迟，很多肿瘤已经长得较大，肿瘤向蝶鞍周围呈侵袭性、破坏性地生长。

促甲状腺素腺瘤可发生于任何年龄阶段（11~84 岁），而且没有性别差异。大多数的促甲状腺素腺瘤表现为甲状腺功能亢进的症状和体征。通常会表现为甲状腺弥漫性肿大。这些肿瘤可以同时分泌生长激素，少部分患者会表现为真性肢端肥大。依照肿瘤的大小和对垂体（柄）压迫的情况，内分泌表现可以有垂体功能低下和中度的泌乳素增高。神经系统的症状也很常见，特别是

在甲状腺切除术后的患者更严重。在一个综述中，至少有 50% 的病例在发现病变时出现视野缺损（Greenman & Melmed 1995）。另一个研究指出，1/3 的肿瘤局限于鞍内，1/3 生长至鞍外，剩下 1/3 侵及鞍旁结构（Beck-Peccoz et al 1996）。

此类肿瘤的内分泌学的主要特征是在高甲状腺素水平的情况下能仍能检测到 TSH。虽然有一些 TSH 不适当分泌的罕见病例，如家族性异常白蛋白血症，某些药物（胺碘酮、安非他明、口服造影剂），甲状腺素外周抵抗和转运蛋白增加状态（甲状腺结合球蛋白，白蛋白，转甲状腺素蛋白），但大都可通过病史和临床检查排除（Beck-Peccoz et al 1996）。80% 以上的促甲状腺素腺瘤中可检测到糖蛋白激素 α 亚基升高。α 亚单位和 TSH 的比值若超过 1，则促甲状腺素腺瘤可能性大。1/3 的患者中，GH 和（或）PRL 可能增高；FSH 和 LH 升高较少见。

手术治疗、放射治疗和生长抑素类药物治疗是促甲状腺素腺瘤的主要治疗方式（Laws et al 2006）。如果诊断为促甲状腺素腺瘤，首选的治疗应该是手术治疗。目前报告的此类病例中，大部分因为诊断延误，或因甲状腺切除术后的去抑制作用，导致肿瘤变大和（或）具有侵袭性。手术治疗仅能使很少一部分患者内分泌缓解。Beck-Peccoz 等（1996）总结了 177 例患者，单独手术治疗的内分泌缓解率仅为 33%。类似地，美国国立卫生研究院报告的单一机构研究中 22 个手术治疗患者仅有 35% 通过手术使病情得到缓解（Brucker-Davis et al 1999）。如果手术治疗没有使病情缓解，那么放射治疗或生长抑素类似物单独或联合治疗是重要的辅助治疗。已有关于奥曲肽治疗促甲状腺素腺瘤的疗效研究（Chanson et al 1993），在 33 例患者中，药物治疗使 78% 患者的甲状腺素和 72% 患者 TSH 水平恢复正常。25 例长期药物治疗的患者中 10 例患者的肿瘤体积不同程度的缩小（Chanson et al 1993）。

6 非典型垂体腺瘤和垂体腺癌

虽然垂体腺瘤通常在局部可表现为侵袭性生长，但这些上皮样肿瘤却很少发生远处转移。事实上，转移性垂体肿瘤，如垂体癌非常罕见。Pernicone 和他的同事综述了相关英文文献，纳入了 52 例此类患者，并增加了自己的 12 个新病例

（Pernicone et al 1997）。垂体腺癌，是指腺垂体起源的伴有脑脊髓和（或）全身转移的肿瘤。与其他大多数人类癌肿相比，常见的恶性肿瘤组织学诊断标准（核异型性和多形性、有丝分裂活动、坏死、出血以及侵袭力）不足以确诊垂体腺癌，因为在良性垂体腺瘤中也有类似表现。事实上，诊断是依照肿瘤的行为特性，而相对不依赖于组织病理学。转移播散多发生在脑脊液轴上，包括幕上和幕下的任何部分和（或）椎管内。神经系统外的播散更少见，但似乎也没有部位限制，骨、肝、淋巴结、肺、肾和心脏都有被累及的报告。垂体肿瘤的脑侵袭一般被认为是恶性标志。然而，从诊断的角度看，这个标准很少采用，因为没有可靠的影像指标能够区分脑移位和真正的肿瘤侵袭，也几乎从来不会在垂体手术时取到脑组织标本。所以，除了极罕见的病历外，脑侵袭都是尸检时发现而不是活检诊断。

垂体腺癌可以发生在任何年龄，但主要发生在成人。和良性的垂体腺瘤一样，女性患者较多。从内分泌学和肿瘤学角度看，临床表现各不相同。报告病例中 75% 的肿瘤都有内分泌活性。以分泌泌乳素和促肾上腺皮质激素为多，并表现出高激素分泌水平下的一些临床变化。对于产 ACTH 的垂体腺癌，患者可出现 Nelson 综合征。垂体腺癌合并生长激素分泌而出现肢端肥大者少见，分泌促甲状腺素的垂体腺癌更为罕见，仅有个案报告（Mixon et al 1993；Stewart et al 1992）。临床上大约 1/4 的垂体腺癌是无功能性的。如果从肿瘤学的角度看，在病情的初期很难将其和良性垂体腺瘤区别开来，肿瘤可伴/不伴局部侵袭，病理上可以都是良性的表现。这种类型的肿瘤病程迁延，肿瘤多次局灶复发，随后出现转移播散。在一些病例中（不是所有病例），转移病灶的病理较初始病灶的恶性程度增高。上述疾病进展过程可以看成是良性肿瘤的恶性转化。原发的恶性垂体腺瘤较少见。这类肿瘤从一开始就表现为恶性生物学行为，从一开始就局部侵犯，破坏周围结构，细胞学上为非典型鞍区病变并迅速转移播散。直到目前，垂体腺癌的原发肿瘤都是垂体大腺瘤，没有源自垂体微腺瘤转移的报道。从起病到出现转移播散时间为几个月到数年（平均 7 年）（Pernicone et al 1995）。

虽然导致垂体腺癌转移播散的因素并不明确，但对转移扩散的机制有一定的了解。根据转移灶出现的部位推断，经脑脊液播散、经血和经淋巴转移都有可能，可以是单途径转移，也可以是多种途径共同参与。如前所述，主要的转移灶位于脑 - 脊髓轴内，这提示肿瘤首先侵入蛛网膜下腔，随 CSF 持续地渗透和播散。很多颅脊柱的转移播散病灶大多位于浅表部位，软膜下或脑室壁处也是如此。一般认为深部的转移灶，尤其是脑实质深部的转移是肿瘤通过血管周围（Virchow-Robin）间隙或侵入静脉窦所致。

垂体腺癌通过血液或淋巴途径向神经系统外转移。肿瘤侵入海绵窦为肿瘤通过岩静脉进入颈内静脉提供了必要的静脉转移途径。虽然垂体本身没有淋巴引流，但是肿瘤侵及颅底，最终可以和颅底的多淋巴网络建立联系，从而可以间接全身播散。垂体腺癌的确切诊断是既往有过垂体腺瘤治疗的患者出现转移病灶。转移病灶应该和原发肿瘤具有相同的免疫组织化学类型。由于全身其他部位来源的肿瘤转移到垂体并不少见，因此在诊断原发性垂体腺癌之前，必须仔细在临床和病理检查上排除其他部位转移到垂体的病变。

由于此类肿瘤非常少见，还没有相关的临床指南。由于主要的临床症状通常由原发病灶引起，治疗上采用类似于生长活跃的垂体腺瘤的处理方式。主要通过一次或多次的手术，放射治疗，药物治疗（如果治疗敏感）来控制原发肿瘤。虽然有已发表的临床经验作为证据，但由于该疾病很少见，诊疗仍比较困难。近来的病例报告推荐用烷化剂化疗药物替莫唑胺治疗此类患者（Fadul et al 2006；Kovacs et al 2007；Lim et al 2006；Neff et al 2007；Syro et al 2006）。但是病例数量太少，还不能得出明确的结论。转移的病灶，特别是在颅脑和椎管内的病灶，如果产生了症状，可能需要手术切除。此类患者的死因大多是无法控制的局部肿瘤的占位效应。全身转移灶的出现和治疗均不会严重影响该病的预后，所以许多没有功能的转移灶，即使存在也很可能发现不了。因此，垂体腺癌真实的发生率可能比目前报道的要高。垂体腺癌的预后差，Pernicone 和他的同事报告的 15 例患者中，66% 在确诊一年内死亡，没有患者生存超过 8 年（Pernicone et al 1997）。

7　垂体卒中

垂体卒中经典的定义是指突发的，偶尔可致

灾难性后果的垂体腺瘤出血性梗死（图 36.19）。临床表现易于辨认，包括急性头痛、假性脑膜炎、视力障碍、眼肌麻痹及意识改变。如果没有得到及时救治，患者会因为蛛网膜下腔出血，颅内压增高或致命的垂体功能低下而死亡。特别重要的是，患者在发病时并不知道患有垂体腺瘤，肿瘤卒中可能是垂体腺瘤的首发症状。1%~2% 的垂体腺瘤会发生卒中。有 20% 亚临床的垂体腺瘤卒中，如出血、坏死和囊变等是在手术病理中发现的，而这些患者病史中没有突发卒中表现。曾经有人对垂体卒中做了详尽的综述（Bills et al 1993；Bonicki et al 1993；Cardoso & Peterson 1984；Ebersold et al 1983；Laws 1997；Mohr & Hardy 1982；Semple et al 2006，2007，2008）。哪种类型的肿瘤易发卒中并没有共识。有些人认为具有内分泌活性的生长激素腺瘤和促肾上腺皮质激素腺瘤容易卒中，然而有人认为大的无功能腺瘤卒中的风险大。

垂体腺瘤卒中的病理生理基础仍不明确。肿瘤快速增长导致缺血性坏死，垂体腺瘤特有的内在的血管异常；肿瘤向鞍膈方向压迫垂体上动脉都被认为是引起出血性卒中的机制（Cardoso & Peterson 1984）。出血可能与如下因素有关：溴隐亭治疗、抗凝治疗、糖尿病酮症酸中毒、头部外伤、雌激素治疗和垂体照射。在大多数情况下垂体卒中没有明确的诱因。

按时间顺序，肿瘤卒中开始于肿瘤和周围腺体的梗死，其后出现出血和水肿，肿瘤内压力增加，导致肿瘤体积急剧膨胀，视路和海绵窦内结构受压。尽管出血渗入蛛网膜下腔也较常见，但是出血通常被肿瘤包膜限制。如果是向鞍上生长的大腺瘤且鞍上部分较大，梗阻性脑积水会进一步使卒中复杂化。卒中会对腺体产生不同程度的破坏，可产生部分或全部、短暂或持久的垂体功能低下。由于垂体后叶有自身的血供，常常能免于受损，所以尿崩症在垂体瘤卒中中少见。

垂体瘤急性出血性梗死是真正的神经外科急症。快速识别这种情况并给予糖皮质激素替代是最重要的第一步治疗。手术或非手术的应激反应可能导致急性肾上腺功能不全，如果治疗不及时，会使病情急转直下甚至危及生命。我们认为这种情况下手术切除肿瘤和出血，快速有效地对蝶鞍减压才是最合适的治疗方式。以往，垂体腺瘤卒中常常引发生命危险，现今的激素替代治疗和紧急手术减压，使该病的大部分患者都能获得良好的预后。虽然视力和动眼神经麻痹的恢复并不明确，但是随着时间的推移通常能够恢复。我们的总结显示，缺血性梗死后引起的视力障碍要比出血导致的更易恢复（Semple et al 2006）。

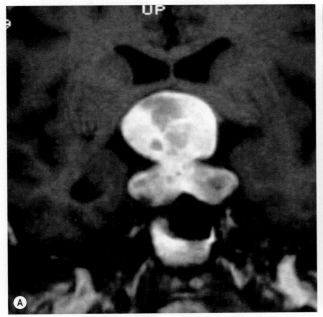
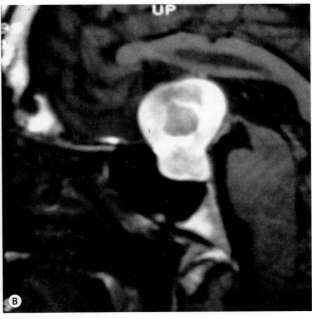

图 36.19　垂体卒中。矢状位和冠状位 MRI 显示一例垂体腺瘤发生出血，并导致突发头痛和视力丧失

关键点

- 垂体腺瘤是常见的病变,占颅内原发肿瘤的10%~15%。

- 正常垂体包括泌乳素细胞、生长激素细胞、促肾上腺皮质激素细胞、促甲状腺激素细胞和促性腺激素细胞,其中任何成分都可以向肿瘤转化,出现的肿瘤都会保留分泌能力以及细胞形态特征,并以起源的细胞命名。

- 垂体肿瘤被认为是特定的体细胞突变导致的单克隆肿瘤。

- 垂体肿瘤可表现为高内分泌状态(闭经溢乳综合征,肢端肥大症,皮质醇增多症,或继发性甲亢)或肿瘤占位效应,其中也包括垂体功能低下。

- 诊断包括内分泌诊断和解剖诊断,前者需要特定的基础态和激发态的激素分析,后者要借助于 MRI 影像。

- 治疗的目标包括:①纠正内分泌异常和恢复正常垂体功能;②解除占位效应,恢复正常神经功能;③消除或最小化肿瘤复发的可能;④获得明确的病理诊断。

- 治疗方法包括手术、药物治疗、传统的放疗以及立体定向放射外科治疗。每个患者都需要个性化治疗方案,通常首先采用经蝶手术,再根据手术后不同反应性决定其他治疗的选择。

- 泌乳素腺瘤最好的治疗方法是采用多巴胺激动剂治疗,仅对药物治疗不敏感或不能耐受的患者行手术治疗。

- 经蝶手术是生长激素腺瘤的首选治疗。根据肿瘤的大小和侵袭状态,手术可以使 50%~75% 的患者缓解。对于手术不能缓解的患者(GH>2.5ng/ml),可以考虑以下辅助治疗:生长抑素类似物,生长激素受体拮抗剂,放射外科治疗,或传统放射治疗。

- 对 Cushing 病的病因诊断需要全面的内分泌评估,以确定促肾上腺皮质激素腺瘤是过量皮质醇的来源。大部分的微腺瘤可以通过经蝶手术切除,需要仔细探查正常垂体。在大多数情况下,促肾上腺皮质激素腺瘤可在手术中得到证实,接近 90% 的病例能获得持续的缓解率。

- 临床上无功能垂体腺瘤通常长至足够大以产生占位效应时才有临床表现。大多数患者中经蝶入路切除肿瘤可以缓解压迫症状,而不需要采用其他辅助治疗。如果肿瘤进行性快速生长,可以考虑放疗。经过治疗,大约 75% 患者可长期无症状和(或)无进展生存。

- 所有垂体腺瘤患者,特别是手术的患者,需要定期监测激素是否缺乏,激素替代治疗可以非常显著地减少与之相关的并发症的发生率。

(贾旺 毕智勇 刘伟明 译)

参考文献

Alexander, L., Appleton, D., Hall, R., et al., 1980. Epidemiology of acromegaly in the Newcastle region. Clin. Endocr. 12, 71–79.

Arafah, B.M., Brodkey, J.S., Kaufman, B., et al., 1980. Transsphenoidal microsurgery in the treatment of acromegaly and gigantism. J. Clin. Endocrinol. Metab. 50, 578–585.

Assie, G., Bahurel, H., Coste, J., et al., 2007. Corticotroph tumor progression after adrenalectomy in Cushing's Disease: A reappraisal of Nelson's Syndrome. J. Clin. Endocrinol. Metab. 92, 172–179.

Balagura, S., Derome, P., Guiot, G., 1981. Acromegaly: analysis of 132 cases treated surgically. Neurosurgery 8, 413–416.

Bates, A.S., Van't Hoff, W., Jones, J.M., et al., 1993. An audit of outcome of treatment in acromegaly. Q. J. Med. 86, 293–299.

Beauregard, C., Truong, U., Hardy, J., et al., 2003. Long-term outcome and mortality after transsphenoidal adenomectomy for acromegaly. Clin. Endocrinol. 58, 86–91.

Beck-Peccoz, P., Brucker-Davis, F., Persani, L., et al., 1996. Thyrotropin-secreting pituitary tumors. Endocr. Rev. 17, 610–638.

Bengtsson, B.A., Eden, S., Ernest, I., et al., 1988. Epidemiology and long-term survival in acromegaly. A study of 166 cases diagnosed between 1955 and 1984. Acta Medica Scandinavica 223, 327–335.

Bevan, J.S., Adams, C.B., Burke, C.W., 1987. Factors in the outcome of transsphenoidal surgery for prolactinoma and non-functioning pituitary tumor, including pre-operative bromocriptine therapy. Clin. Endocrinol. 26, 541–546.

Biermasz, N.R., van Dulken, H., Roelfsema, F., 2000a. Postoperative radiotherapy in acromegaly is effective in reducing GH concentration to safe levels. Clin. Endocrinol. 53, 321–327.

Biermasz, N.R., van Dulken, H., Roelfsema, F., 2000b. Ten-year follow-up results of transsphenoidal microsurgery in acromegaly. J. Clin. Endocrinol. Metab. 85, 4596–4602.

Bills, D., Meyer, F., Laws, E.R. Jr., et al., 1993. A retrospective analysis of pituitary apoplexy. Neurosurgery 33, 602–609.

Blevins, L.S., Christy, J.H., Khajavi, M., et al., 1998. Outcomes of therapy for Cushing's disease due to adrenocorticotropin-secreting pituitary macroadenomas. J. Clin. Endocrinol. Metab. 83, 63–67.

Bochicchio, D., Losa, M., Buchfelder, M., 1995. Factors influencing the immediate and late outcome of Cushing's disease treated by transsphenoidal surgery: A retrospective study by the European Cushing's disease survey group. J. Clin. Endocrinol. Metab. 80, 3114–3120.

Bonadonna, S., Doga, M., Gola, M., et al., 2005. Diagnosis and treatment of acromegaly and its complications: consensus guidelines. J. Endocrinol. Invest. 28, 43–47.

Bonicki, W., Kasperlik-Zaluska, A., Koszewski, W., 1993. Pituitary apoplexy: endocrine, surgical and oncological emergency. Incidence, clinical course and treatment with reference to 799 cases of pituitary adenomas. Acta Neurochirurgica 120, 118–122.

Brucker-Davis, F., Oldfield, E.H., Skarulis, M.C., et al., 1999. Thyrotropin-secreting pituitary tumors: diagnostic criteria, thyroid hormone sensitivity, and treatment outcome in 25 patients followed at the National Institutes of Health. J. Clin. Endocrinol. Metab. 84, 476–486.

Buchfelder, M., Brockmeier, S., Fahlbusch, R., 1991. Recurrence following transsphenoidal surgery for acromegaly. Horm. Res. 35, 113–118.

Bush, Z.M., Vance, M.L., 2008. Management of acromegaly: Is there a role for primary medical therapy? Rev. Endocrinol. Metab. Disord. 9, 83–94.

Cannavo, S., Squadrito, S., Curto, L., et al., 2000. Results of a two-year treatment with slow release lanreotide in acromegaly. Horm. Metab. Res. 32, 224–229.

Cappabianca, P., Cavallo, L.M., Esposito, F., et al., 2003. Rationale of pre-surgical medical treatment with somatostatin analogs in acromegaly. J. Endocrinol. Invest. 26, 55–58.

Cardoso, E., Peterson, E., 1984. Pituitary apoplexy: a review. Neurosurgery 14, 363–373.

Caron, P., Morange-Ramos, I., Cogne, M., et al., 1997. Three year follow-up of acromegalic patients treated with intramuscular slow-release lanreotide. J. Clin. Endocrinol. Metab. 82, 18–22.

Castinetti, F., Morange, I., Dufour, H., et al., 2007. Radiotherapy and radiosurgery in acromegaly. Pituitary 1–8.

Chandler, W.F., Schteingart, D., Lloyd, R., et al., 1987. Surgical treatment of Cushing's disease. J. Neurosurg. 66, 204–212.

Chanson, P., Weintraub, B.D., Harris, A.G., 1993. Octreotide therapy for thyroid-stimulating hormone-secreting pituitary adenomas. A follow-up of 52 patients. Ann. Intern. Med. 119, 236–240.

Chee, G.H., Mathias, D.B., James, R.A., et al., 2001. Transsphenoidal pituitary surgery in Cushing's disease: can we predict outcome? Clin. Endocrinol. 54, 617–626.

Chen, J.C., Amar, A.P., Choi, S., et al., 2003. Transsphenoidal microsurgical treatment of Cushing disease: postoperative assessment of surgical efficacy by application of an overnight low-dose dexamethasone suppression test. J. Neurosurg. 98, 967–973.

Chiodini, P., Liuzzi, A., Cozzi, R., 1981. Size reduction of macroprolactinomas by bromocriptine or lisuride treatment. J. Clin. Endocrinol. Metab. 53, 737–743.

Chou, S.C., Lin, J.D., 2000. Long-term effects of ketoconazole in the treatment of residual or recurrent Cushing's disease. Endocrinol. J. 47, 401–406.

Colao, A., Di Sarno, A., Cappabianca, P., et al., 2003. Withdrawal of long-term cabergoline therapy for tumoral and nontumoral hyperprolactinemia. N. Engl. J. Med. 349, 2023–2033.

Colao, A., Ferone, D., Cappabianca, P., et al., 1997. Effect of octreotide pretreatment on surgical outcome in acromegaly. J. Clin. Endocrinol. Metab. 82, 3308–3314.

Corenblum, B., Taylor, P.J., 1983. Long-term follow-up of hyperprolactinemic women treated with bromocriptine. Fertil. Steril. 40, 596–599.

Davies, P.H., Stewart, S.E., Lancranjan, L., et al., 1998. Long-term therapy with long-acting octreotide (Sandostatin-LAR) for the management of acromegaly [published erratum appears in Clin. Endocrinol. (Oxf.) 1998 May;48(5):673]. Clin. Endocrinol. 48, 311–316.

Davis, D.H., Laws, E.R. Jr., Ilstrup, D.M., et al., 1993. Results of surgical treatment for growth hormone-secreting pituitary adenomas. J. Neurosurg. 79, 70–75.

De, P., Rees, D.A., Davies, N., et al., 2003. Transsphenoidal surgery for acromegaly in Wales: Results based on stringent criteria of remission. J. Clin. Endocrinol. Metab. 88, 3567–3572.

De Tommasi, C., Vance, M.L., Okonkwo, D.O., et al., 2005. Surgical management of adrenocorticotropic hormone-secreting macroadenomas: outcome and challenges in patients with Cushing's disease or Nelson's syndrome. J. Neurosurg. 103, 825–830.

Degerblad, M., Rahn, T., Bergstrand, G., et al., 1986. Long-term results of stereotactic radiosurgery to the pituitary gland in Cushing's disease. Acta Endocrinologica 112, 310–314.

Eastman, R.C., Gorden, P., Glatstein, E., et al., 1992. Radiation therapy of acromegaly. Endocrinol. Metab. Clin. North Am. 21, 693–712.

Eastman, R.C., Gorden, P., Roth, J., 1979. Conventional supervoltage irradiation is an effective treatment for acromegaly. J. Clin. Endocrinol. Metab. 48, 931–940.

Ebersold, M.J., Laws, E.R. Jr., Scheitauer, B.W., et al., 1983. Pituitary apoplexy treated by transsphenoidal surgery: A clinicopathological and immunocytochemical study. J. Neurosurg. 58, 315–320.

Esposito, F., Dusick, J.R., Cohan, P., et al., 2006. Clinical review: Early morning cortisol levels as a predictor of remission after transsphenoidal surgery for Cushing's disease. J. Clin. Endocrinol. Metab. 91, 7–13.

Estrada, J., Boronat, M., Mielgo, M., et al., 1997. The long-term outcome of pituitary irradiation after unsuccessful transsphenoidal surgery in Cushing's disease. N. Engl. J. Med. 336, 172–177.

Ezzat, S., Melmed, S., 1991. Are patients with acromegaly at increased risk for neoplasia? J. Clin. Endocrinol. Metab. 72, 245–249.

Ezzat, S., Snyder, P., Young, W.F. Jr., et al., 1992. Octreotide treatment of acromegaly. A randomized, multicenter study. Ann. Intern. Med. 117, 711–718.

Ezzat, S., Strom, C., Melmed, S., 1991. Colon polyps in acromegaly. Ann. Intern. Med. 114, 754–755.

Fadul, C.E., Kominsky, A.L., Meyer, L.P., et al., 2006. Long-term response of pituitary carcinoma to temozolomide. Report of two cases. J. Neurosurg. 105, 621–626.

Faglia, G., Arosio, M., Bazzoni, N., 1992. Ectopic acromegaly. Endocrinol. Metab. Clin. North Am. 21, 575–595.

Fahlbusch, R., Buchfelder, M., Schrell, U., 1987. Short-term preoperative treatment of macroprolactinomas by dopamine agonists. J. Neurosurg. 67, 807–815.

Feek, C.M., McLelland, J., Seth, J., et al., 1984. How effective is external pituitary irradiation for growth hormone-secreting pituitary tumors? Clin. Endocrinol. 20, 401–408.

Findling, J.W., Raff, H., 1999. Newer diagnostic techniques and problems in Cushing's disease. Endocrinol. Metab. Clin. North Am. 28, 191–210.

Fleseriu, M., Loriaux, D.L., Ludlam, W.H., et al., 2007. Second-line treatment for Cushing's disease when initial pituitary surgery is unsuccessful. Curr. Opin. Endocrinol. Diabetes Obes. 14, 323–328.

Flitsch, J., Knappe, U.J., Ludecke, D.K., 2003. The use of postoperative A C T H levels as a marker for successful transsphenoidal microsurgery in Cushing's disease. Zentralblatt Neurochirurgie 64, 6–11.

Flogstad, A.K., Halse, J., Bakke, S., et al., 1997. Sandostatin L A R in acromegalic patients: long-term treatment. J. Clin. Endocrinol. Metab. 82, 23–28.

Forbes, A.P., Henneman, P.H., Griswold, G.C., et al., 1954. Syndrome characterized by galactorrhea, amenorrhea and low urinary FSH: comparison with acromegaly and normal lactation. J. Clin. Endocrinol. Metab. 14, 265–271.

Force, A.A.G.T., 2004. AACE Medical Guidelines for Clinical Practice for the diagnosis and treatment of acromegaly. [erratum appears in Endocrinol. Pract. 2005 11(2):144]. Endocr. Pract. 10, 213–225.

Freda, P.U., Nuruzzaman, A.T., Reyes, C.M., et al., 2004. Significance of 'abnormal' nadir growth hormone levels after oral glucose in postoperative patients with acromegaly in remission with normal insulin-like growth factor-I levels. J. Clin. Endocrinol. Metab. 89, 495–500.

Freda, P.U., Post, K.D., Powell, J.S., et al., 1998a. Evaluation of disease status with sensitive measures of growth hormone secretion in 60 postoperative patients with acromegaly. J. Clin. Endocrinol. Metab. 83, 3808–3816.

Freda, P.U., Wardlaw, S.L., Post, K.D., 1998b. Long-term endocrinological follow-up evaluation in 115 patients who underwent transsphenoidal surgery for acromegaly. J. Neurosurg. 89, 353–358.

Friedman, T.C., Zuckerbraun, E., Lee, M.L., et al., 2007. Dynamic pituitary M R I has high sensitivity and specificity for the diagnosis of mild Cushing's syndrome and should be part of the initial workup. Horm. Metab. Res. 39, 451–456.

Furth, J., Ueda, G., Clifton, K., 1973. The pathophysiology of pituitaries and their tumors. Methodological advances. Methods Cancer Res. 10, 201–277.

Gil-Cardenas, A., Herrera, M.F., Diaz-Polanco, A., et al., 2007. Nelson's syndrome after bilateral adrenalectomy for Cushing's disease. Surgery 141, 147–151; discussion 151–142.

Gittoes, N.J., Sheppard, M.C., Johnson, A.P., et al., 1999. Outcome of surgery for acromegaly–the experience of a dedicated pituitary surgeon. Q. J. Med. 92, 741–745.

Giustina, A., Barkan, A., Casanueva, F.F., et al., 2000. Criteria for cure of acromegaly: a consensus statement. J. Clin. Endocrinol. Metab. 85, 526–529.

Greenman, Y., Melmed, S., 1995. Thyrotropin-secreting pituitary tumors. In: Melmed, S. (Ed.), The pituitary. Blackwell Science, Cambridge, M A, pp. 546–558.

Grisoli, F., Leclercq, T., Jaquet, P., 1985. Transsphenoidal surgery for acromegaly. Long-term results in 100 patients. Surg. Neurol. 23, 513–519.

Growth Hormone Research Society, Pituitary Society, 2004. Biochemical assessment and long-term monitoring in patients with acromegaly: statement from a joint consensus conference of the Growth Hormone Research Society and the Pituitary Society. J. Clin. Endocrinol. Metab. 89, 3099–3102.

Guilhaume, B., Bertagna, X., Thomsen, M., 1988. Transsphenoidal pituitary surgery for the treatment of Cushing's disease: Results in 64 patients and long term follow-up studies. J. Clin. Endocrinol. Metab. 66, 1056–1064.

Gutt, B., Hatzack, C., Morrison, K., et al., 2001. Conventional pituitary irradiation is effective in normalising plasma IGF-I in patients with acromegaly. Eur. J. Endocrinol. 144, 109–116.

Guy, J., Mancuso, A., Beck, R., et al., 1991. Radiation-induced optic neuropathy: a magnetic resonance imaging study. J. Neurosurg. 74, 426–432.

Hamilton, D.K., Vance, M.L., Boulos, P.T., et al., 2005. Surgical outcomes in hyporesponsive prolactinomas: analysis of patients with resistance or intolerance to dopamine agonists. Pituitary 8, 53–60.

Hammer, G.D., Tyrrell, J.B., Lamborn, K.R., et al., 2004. Transsphenoidal microsurgery for Cushing's disease: initial outcome and long-term results. J. Clin. Endocrinol. Metab. 89, 6348–6357.

Hardy, J., 1973. Transsphenoidal surgery of hypersecreting pituitary adenomas. In: Kohler, P.O., Ross, G.T. (Eds.), Diagnosis and treatment of pituitary tumors. Elsevier, New York, pp. 179–194.

Hasegawa, S., Hamada, J., Morioka, M., et al., 2000. Radiation-induced cerebrovasculopathy of the distal middle cerebral artery and distal posterior cerebral artery. Case report. Neurol. Medico-Chirurgica. 40, 220–223.

Horvath, A., Stratakis, C.A., 2008. Clinical and molecular genetics of acromegaly: MEN1, Carney complex, McCune-Albright syndrome, familial acromegaly and genetic defects in sporadic tumors. Rev. Endocr. Metab. Disord. 9, 1–11.

Horvath, J., Fross, R.D., Kleiner-Fisman, G., et al., 2004. Severe multivalvular heart disease: a new complication of the ergot derivative dopamine agonists. Mov. Disord. 19, 656–662.

Hubbard, J.L., Scheithauer, B.W., Abboud, C.F., et al., 1987. Prolactin-secreting adenomas: the preoperative response to bromocriptine treatment and surgical outcome. J. Neurosurg. 67, 816–821.

Jaffe, C.A., Barkan, A.L., 1992. Treatment of acromegaly with dopamine agonists. Endocrinol. Metab. Clin. North. Am. 21, 713–735.

Jagannathan, J., Kanter, A.S., Olson, C., et al., 2008. Applications of radiotherapy and radiosurgery in the management of pediatric Cushing's disease: a review of the literature and our experience. J. Neurooncol. 90, 117–124.

Jagannathan, J., Sheehan, J.P., Pouratian, N., et al., 2008a. Gamma knife radiosurgery for acromegaly: outcomes after failed transsphenoidal surgery. Neurosurgery 62, 1262–1269; discussion 1269–1270.

Jagannathan, J., Sheehan, J.P., Pouratian, N., et al., 2007b. Gamma Knife surgery for Cushing's disease. J. Neurosurg. 106, 980–987.

Jane, J.A. Jr., Laws, E.R. Jr., 2001. The surgical management of pituitary adenomas in a series of 3,093 patients. J. Am. Coll. Surg. 193, 651–659.

Jawiarczyk, A., Kaluzny, M., Bolanowski, M., et al., 2008. Additional metabolic effects of adding G H receptor antagonist to long-acting somatostatin analog in patients with active acromegaly. Neuroendocrinol. Lett. 29, 571–576.

Jezkova, J., Marek, J., Hana, V., et al., 2006. Gamma knife radiosurgery for acromegaly – long-term experience. Clin. Endocrinol. 64, 588–595.

Jimenez, C., Burman, P., Abs, R., et al., 2008. Follow-up of pituitary tumor volume in patients with acromegaly treated with pegvisomant in clinical trials. Eur. J. Endocrinol. 159, 517–523.

Johnston, D.G., Prescot, R., Kendall-Taylor, P., et al., 1983. Hyperprolactinemia: Long-term effects of bromocriptine. Am. J. Med. 75, 868–874.

Jordan, R.M., Kohler, P.O., 1987. Recent advances in diagnosis and treatment of pituitary tumors. Adv. Intern. Med. 32, 299–323.

Kanter, A.S., Diallo, A.O., Jane, J.A., et al., 2005. Single-center experience with pediatric Cushing's disease. J. Neurosurg. 103, 413–420.

Kasperlik-Zaluska, A.A., Bonicki, W., Jeske, W., et al., 2006. Nelson's syndrome – 46 years later: clinical experience with 37 patients. Zentralbl. Neurochirurg. 67, 14–20.

Kaye, T.B., Crapo, L., 1990. The Cushing syndrome: an update on diagnostic tests. Ann. Intern. Med. 112, 434–444.

Klibanski, A., Greenspan, S.L., 1986. Increase in bone mass after treatment of hyperprolactinemic amenorrhea. N. Engl. J. Med. 315, 542–546.

Klibanski, A., Zervas, N.T., 1991. Diagnosis and management of hormone-secreting pituitary adenomas. N. Engl. J. Med. 324, 822–831.

Kovacs, K., Horvath, E., 1986. Tumors of the pituitary gland. Armed Forces Institute of Pathology, Washington, D C.

Kovacs, K., Horvath, E., Syro, L.V., et al., 2007. Temozolomide therapy in a man with an aggressive prolactin-secreting pituitary neoplasm: Morphological findings. [erratum appears in Hum. Pathol. 38(3):526]. Hum. Pathol. 38, 185–189.

Kovacs, K., Stefaneanu, L., Horvath, E., et al., 1991. Effect of dopamine agonist medication on prolactin-producing pituitary adenomas. A morphological study including immunocytochemistry, electron microscopy, and in situ hybridization. Virchows Arch. Pathol. Anat. 418, 439–446.

Kreutzer, J., Vance, M.L., Lopes, M.B., et al., 2001. Surgical management of GH-secreting pituitary adenomas: an outcome study using modern remission criteria. J. Clin. Endocrinol. Metab. 86, 4072–4077.

Kristof, R.A., Stoffel-Wagner, B., Klingmuller, D., et al., 1999. Does octreotide treatment improve the surgical results of macroadenomas in acromegaly? A randomized study. Acta Neurochirurgica 141, 399–405.

Labat-Moleur, F., Trouillas, J., Seret-Begue, D., et al., 1991. Evaluation of 29 monoclonal and polyclonal antibodies used in the diagnosis of pituitary adenomas. A collaborative study from pathologists of the Club Francais de l'Hypophyse. Pathol. Res. Pract. 187, 534–538.

Lamberts, S.W., Reubi, J.C., Krenning, E.P., 1992. Somatostatin analogs in the treatment of acromegaly. Endocrinol. Metab. Clin. North. Am. 21, 737–752.

Lamberts, S.W., Van der Lely, A.J., De Herder, W.W., et al., 1996. Octreotide. N. Engl. J. Med. 334, 246–254.

Landolt, A.M., 1981. Surgical treatment of pituitary prolactinomas: postoperative prolactin and fertility in seventy patients. Fertil. Steril. 36, 620–625.

Landolt, A.M., Haller, D., Lomax, N., et al., 1998. Stereotactic radiosurgery for recurrent surgically treated acromegaly: comparison with fractionated radiotherapy. J. Neurosurg. 88, 1002–1008.

Landolt, A.M., Keller, P., Froesch, E., et al., 1982. Bromocriptine: does it jeopardise the result of later surgery for prolactinomas? Lancet 2, 657–658.

Laws, E.R. Jr., Piepgras, D.G., Randall, R.V., et al., 1979. Neurosurgical management of acromegaly. Results in 82 patients treated between 1972 and 1977. J. Neurosurg. 50, 454–461.

Laws, E.R. Jr., Trautmann, J.C., Hollenhorst, R.W. Jr., 1977. Transsphenoidal decompression of the optic nerve and chiasm. Visual results in 62 patients. J. Neurosurg. 46, 717–722.

Laws, E.R. Jr., Sheehan, J.P., Sheehan, J.M., et al., 2004. Stereotactic radiosurgery for pituitary adenomas: a review of the literature. J. Neurooncol. 69, 257–272.

Laws, E.R. Jr., Vance, M.L., Jane, J.A. Jr., 2006. TSH adenomas. Pituitary 9, 313–315.

Laws, E.R. Jr., 1990. Neurosurgical management of acromegaly. In: Cooper, P.R. (Ed.), Contemporary diagnosis and management of pituitary adenomas. American Association of Neurological Surgeons, Park Ridge, pp. 53–59.

Laws, E.R. Jr., 1997. Surgical management of pituitary apoplexy. In: Welch, K., Caplan, L., Reis, D. (Eds.), Primer on cerebrovascular diseases. Academic Press, New York, pp. 508–510.

Laws, E.R. Jr., Chennelle, A.G., Thapar, K., et al., 1996. Recurrence after transsphenoidal surgery for pituitary adenomas: clinical and basic science aspects. In: von Werder, K., Fahlbusch, R. (Eds.), Pituitary adenomas. Elsevier, Amsterdam, pp. 3–9.

Laws, E.R. Jr., Thapar, K., 1996. Recurrent pituitary adenomas. In: Landolt, A.M., Vance, M.L., Reilly, P.L. (Eds.), Pituitary adenomas. Churchill Livingstone, Edinburgh, pp. 385–394.

Lim, S., Shahinian, H., Maya, M.M., et al., 2006. Temozolomide: a novel treatment for pituitary carcinoma. Lancet. Oncol. 7, 518–520.

Liu, J.K., Fleseriu, M., Delashaw, J.B., et al., 2007. Treatment options for Cushing disease after unsuccessful transsphenoidal surgery. Neurosurg. Focus 23, E8.

Losa, M., Oeckler, R., Schopohl, J., et al., 1989. Evaluation of selective transsphenoidal adenomectomy by endocrinological testing and somatostatin-C measurement in acromegaly. J. Neurosurg. 70, 561–567.

Luciano, M., Oldfield, E.H., 1990. The diagnosis of Cushing's disease. In: Cooper, P.R. (Ed.), Contemporary diagnosis and management of pituitary adenomas. Association of Neurological Surgeons, Park Ridge, pp. 101–123.

Mampalam, T.J., Tyrrell, J.B., Wilson, C., 1988. Transsphenoidal microsurgery for Cushing's disease. A report of 216 cases. Ann. Intern. Med. 109, 487–493.

March, C., Kletzky, O., Danavan, V., 1981. Longitudinal evaluation of patients with untreated prolactin-secreting pituitary adenomas. Am. J. Obstet. Gynecol. 139, 835–844.

Massoud, F., Serri, O., Hardy, J., et al., 1996. Transsphenoidal adenomectomy for microprolactinomas: 10 to 20 years of follow-up. Surg. Neurol. 45, 341–346.

Mauermann, W.J., Sheehan, J.P., Chernavvsky, D.R., et al., 2007. Gamma Knife surgery for adrenocorticotropic hormone-producing pituitary adenomas after bilateral adrenalectomy. J. Neurosurg. 106, 988–993.

McCutcheon, I.E., McCutcheon, I.E., 2002. Stereotactic radiosurgery for patients with ACTH-producing pituitary adenomas after prior adrenalectomy. Int. J. Radiat. Oncol. Biol. Physics 54, 640–641.

Melmed, S., Casanueva, F.F., Cavagnini, F., et al., 2002. Guidelines for acromegaly management. J. Clin. Endocrinol. Metab. 87, 4054–4058.

Mixon, A., Frieman, T., Katz, D., et al., 1993. Thyrotropin secreting pituitary carcinoma. J. Clin. Endocrinol. Metab. 76, 529–533.

Mohr, G., Hardy, J., 1982. Hemorrhage, necrosis, and apoplexy in pituitary adenomas. Surg. Neurol. 18, 181–189.

Molitch, M.E., 1992a. Clinical manifestations of acromegaly. Endocrinol. Metab. Clin. North. Am. 21, 597–614.

Molitch, M.E., 1992b. Pathologic hyperprolactinemia. Endocrinol. Metab. Clin. North. Am. 21, 877–901.

Molitch, M.E., 1985. Pregnancy in the hyperprolactinemic woman. N. Engl. J. Med. 312, 1365–1370.

Molitch, M.E., Elton, R.L., Blackwell, R.E., et al., 1985. Bromocriptine as primary therapy for prolactin-secreting macroadenomas: results of a prospective multicenter study. J. Clin. Endocrinology Metab. 60, 698–705.

Morange, I., De Boisvilliers, F., Chanson, P., et al., 1994. Slow release lanreotide treatment in acromegalic patients previously normalized by octreotide. J. Clin. Endocrinol. Metab. 79, 145–151.

Muhr, C., Bergstrom, M., Lundberg, P., et al., 1991. PET imaging of pituitary adenomas. Exerpta. Med. Int. Congr. Ser. 961, 237–244.

Mustacchi, P., Shimkin, M.B., 1957. Occurrence of cancer in acromegaly and hypopituitarism. Cancer 10, 100–104.

Nabarro, J.D., 1987. Acromegaly. Clin. Endocrinol. 26, 481–512.

Nakane, T., Kuwayama, A., Watanabe, M., et al., 1987. Long term results of transsphenoidal adenomectomy in patients with Cushing's disease. Neurosurgery 21, 218–222.

Neff, L.M., Weil, M., Cole, A., et al., 2007. Temozolomide in the treatment of an invasive prolactinoma resistant to dopamine agonists. Pituitary 10, 81–86.

Neggers, S.J., van Aken, M.O., de Herder, W.W., et al., 2008. Quality of life in acromegalic patients during long-term somatostatin analog treatment with and without pegvisomant. J. Clin. Endocrinol. Metab. 93, 3853–3859.

Newell-Price, J., Trainer, P., Besser, M., et al., 1998. The diagnosis and differential diagnosis of Cushing's syndrome and pseudo-Cushing's states. Endocr. Rev. 19, 647–672.

Nicola, G.C., Tonnarelli, G., Griner, A.C., 1991. Surgery for recurrence of pituitary adenomas. In: Faglia, G., Beck-Peccoz, P., Ambrosi, B. (Eds.), Pituitary adenomas: New trends in basic and clinical research. Excerpta Medica, Amsterdam, pp. 329–338.

Nomikos, P., Buchfelder, M., Fahlbusch, R., et al., 2005. The outcome of surgery in 668 patients with acromegaly using current criteria of biochemical 'cure'. Eur. J. Endocrinol. 152, 379–387.

O'Brien, T., O'Riordan, S.D., Gharib, H., et al., 1996. Results of treatment of pituitary disease in multiple endocrine neoplasia, type 1. Neurosurgery 39, 273–279.

Oldfield, E.H., Doppman, J.L., Nieman, L.K., et al., 1991. Petrosal sinus sampling with and without corticotropin-releasing hormone for the differential diagnosis of Cushing's syndrome. N. Engl. J. Med. 325, 897–905.

Patil, C.G., Prevedello, D.M., Lad, S.P., et al., 2008. Late recurrences of Cushing's disease after initial successful transsphenoidal surgery. J. Clin. Endocrinol. Metab. 93, 358–362.

Patronas, N., Bulakbasi, N., Stratakis, C.A., et al., 2003. Spoiled gradient recalled acquisition in the steady state technique is superior to conventional postcontrast spin echo technique for magnetic resonance imaging detection of adrenocorticotropin-secreting pituitary tumors. J. Clin. Endocrinol. Metab. 88, 1565–1569.

Peck, F.C. Jr., McGovern, E.R., 1966. Radiation necrosis of the brain in acromegaly. J. Neurosurg. 25, 536–542.

Pellegrini, I., Gunz, G., Bertran, P., et al., 1989. Resistance to bromocriptine in prolactinomas. J. Clin. Endocrinol. Metab. 69, 500–509.

Pernicone, P., Scheithauer, B., Sebo, T.J., 1995. Pituitary carcinoma: a clinicopathologic study of fifteen cases. J. Neuropathol. Exp. Neurol. 54, 456.

Pernicone, P.J., Scheithauer, B.W., Sebo, T.J., et al., 1997. Pituitary carcinoma: A clinicopathologic study of 15 cases. Cancer 79, 804–812.

Perrin, G., Treluyer, C., Trouillas, J., 1991. Surgical outcome and pathological effects of bromocriptine pretreatment in prolactinomas. Pathol. Res. Pract. 187, 587–592.

Petruson, K., Jakobsson, K., Oetryseib, B., et al., 1997. Transsphenoidal adenomectomy in Cushing's disease via a lateral rhinotomy approach. Surg. Neurol. 48, 37–45.

Plotz, C.M., Knowlton, A.I., Ragan, C., 1952. The natural history of Cushing's syndrome. Am. J. Med. 13, 597–614.

Pollock, B.E., 2007. Radiosurgery for pituitary adenomas. Prog. Neurol. Surg. 20, 164–171.

Pollock, B.E., Jacob, J.T., Brown, P.D., et al., 2007. Radiosurgery of growth hormone-producing pituitary adenomas: Factors associated with biochemical remission. J. Neurosurg. 106, 833–838.

Pollock, B.E., Young, W.F. Jr., Pollock, B.E., et al., 2002. Stereotactic radiosurgery for patients with ACTH-producing pituitary adenomas after prior adrenalectomy. Int. J. Radiat. Oncol. Biol. Physics 54, 839–841.

Post, K., Habas, J.E., 1990. Comparison of long term results between prolactin secreting adenomas and A C T H secreting adenomas. Can. J. Neurol. Sci. 17, 74–77.

Prevedello, D.M., Pouratian, N., Sherman, J., et al., 2008. Management of Cushing's disease: outcome in patients with microadenoma detected on pituitary magnetic resonance imaging. J. Neurosurg. 109, 751–759.

Ram, Z., Nieman, L.K., Cutler, G.B. Jr., et al., 1994. Early repeat surgery for persistent Cushing's disease. J. Neurosurg. 80, 37–45.

Randall, R.V., Laws, E.R. Jr., Abboud, C.F., et al., 1983. Transsphenoidal microsurgical treatment of prolactin-producing pituitary adenomas. Results in 100 patients. Mayo Clin. Proc. 58, 108–121.

Randall, R.V., Scheithauer, B.W., Laws, E.R. Jr., 1985. Pituitary adenomas associated with hyperprolactinemia: A clinical and immunohistochemical study of 97 patients operated on transsphenoidally.

Mayo Clin. Proc. 53, 24–28.

Rauhut, F., Stuschke, M., Sack, H., et al., 2002. Dependence of the risk of encephalopathy on the radiotherapy volume after combined surgery and radiotherapy of invasive pituitary tumours. Acta Neurochirurgica 144, 37–45; discussion 45–36.

Roberts, B.K., Ouyang, D.L., Lad, S.P., et al., 2007. Efficacy and safety of CyberKnife radiosurgery for acromegaly. Pituitary 10, 19–25.

Ross, D.A., Wilson, C.B., 1988. Results of transsphenoidal microsurgery for growth hormone-secreting pituitary adenoma in a series of 214 patients. J. Neurosurg. 68, 854–867.

Scheithauer, B.W., Kovacs, K., Randall, R.V., et al., 1986. Pathology of excessive production of growth hormone. Clin. Endocrinol. Metab. 15, 655–681.

Scheithauer, B.W., Laws, E.R. Jr., Kovacs, K., et al., 1987. Pituitary adenomas of the multiple endocrine neoplasia type I syndrome. Semin. Diagn. Pathol. 4, 205–211.

Schlechte, J., 1995. Clinical impact of hyperprolactinemia. Baillière's. Clinical Endocrinol. Metab. 9, 359–366.

Schlechte, J., Dolan, K., Sherman, B., et al., 1989. The natural history of untreated hyperprolactinemia: a prospective analysis. J. Clin. Endocrinol. Metab. 68, 412–418.

Semple, P.L., De Villiers, J.C., Bowen, R.M., et al., 2006. Pituitary apoplexy: do histological features influence the clinical presentation and outcome? J. Neurosurg. 104, 931–937.

Semple, P.L., Jane, J.A. Jr., Laws, E.R. Jr., 2007. Clinical relevance of precipitating factors in pituitary apoplexy. Neurosurgery 61, 956–961; discussion 961–952.

Semple, P.L., Jane, J.A., Lopes, M.B., et al., 2008. Pituitary apoplexy: correlation between magnetic resonance imaging and histopathological results. J. Neurosurg. 108, 909–915.

Semple, P.L., Laws, E.R. Jr., 1999. Complications in a contemporary series of patients who underwent transsphenoidal surgery for Cushing's disease. J. Neurosurg. 91, 175–179.

Semple, P.L., Vance, M.L., Findling, J., et al., 2000. Transsphenoidal surgery for Cushing's disease: outcome in patients with a normal magnetic resonance imaging scan. Neurosurgery 46, 553–558; discussion 558–559.

Serri, O., Rasio, E., Beauregard, H., et al., 1983. Recurrence of hyperprolactinemia after selective transsphenoidal adenomectomy in women with prolactinoma. N. Engl. J. Med. 309, 280–283.

Sheehan, J.M., Vance, M.L., Sheehan, J.P., et al., 2000. Radiosurgery for Cushing's disease after failed transsphenoidal surgery. J. Neurosurg. 93, 738–742.

Sheehan, J.P., Niranjan, A., Sheehan, J.M., et al., 2005. Stereotactic radiosurgery for pituitary adenomas: an intermediate review of its safety, efficacy, and role in the neurosurgical treatment armamentarium. J. Neurosurg. 102, 678–691.

Shimon, I., Cohen, Z.R., Ram, Z., et al., 2001. Transsphenoidal surgery for acromegaly: endocrinological follow-up of 98 patients. Neurosurgery 48, 1239–1243; discussion 1244–1235.

Sisam, D., Sheehan, J., Sheeler, L., 1987. The natural history of untreated microprolactinoma. Fertil. Steril. 48, 67–71.

Smith, M., Laws, E.R. Jr., 1994. Magnetic resonance imaging measurements of pituitary stalk compression and deviation in patients with nonprolactin-secreting intrasellar and parasellar tumors: lack of correlation with serum prolactin levels. Neurosurgery 34, 834–839.

Sonino, N., Boscaro, M., 1999. Medical therapy for Cushing's disease. Endocrinol. Metab. Clin. North. Am. 28, 211–222.

Sonino, N., Boscaro, M., Paoletta, A., et al., 1991. Ketoconazole treatment in Cushing's syndrome: experience in 34 patients. Clin. Endocrinol. 35, 347–352.

Spark, R.F., Dickstein, G., 1979. Bromocriptine and endocrine disorders. Ann. Intern. Med. 90, 949–956.

St-Jean, E., Blain, F., Comtois, R., 1996. High prolactin levels may be missed by immunoradiometric assay in patients with macroprolactinomas. Clin. Endocrinol. 44, 305–309.

Stewart, P., Carey, M., Graham, C., et al., 1992. Growth hormone secreting pituitary carcinoma: a case report and literature review. Clin. Endocrinol. 37, 189–195.

Stewart, P.M., Kane, K.F., Stewart, S.E., et al., 1995. Depot longacting somatostatin analog (Sandostatin-LAR) is an effective treatment for acromegaly. J. Clin. Endocrinol. Metab. 80, 3267–3272.

Swearingen, B., Barker, F.G. 2nd., Katznelson, L., et al., 1998. Longterm mortality after transsphenoidal surgery and adjunctive therapy for acromegaly. J. Clin. Endocrinol. Metab. 83, 3419–3426.

Syro, L.V., Uribe, H., Penagos, L.C., et al., 2006. Antitumour effects of temozolomide in a man with a large, invasive prolactin-producing pituitary neoplasm. Clin. Endocrinol. 65, 552–553.

Tabarin, A., Laurent, F., Catargi, B., et al., 1998. Comparative evaluation of conventional and dynamic magnetic resonance imaging of the pituitary gland for the diagnosis of Cushing's disease. Clin.

Endocrinol. 49, 293–300.

Thapar, K., Kovacs, K., Muller, P.J., 1995. Clinical-pathological correlations of pituitary tumours. Baillière's Clin. Endocrinol. Metab. 9, 243–270.

Thapar, K., Kovacs, K.T., Stefaneanu, L., et al., 1997. Antiproliferative effect of the somatostatin analogue octreotide on growth hormone-producing pituitary tumors: results of a multicenter randomized trial. Mayo Clin. Proc. 72, 893–900.

Thapar, K., Laws, E.R. Jr., 1998. Current management of prolactin-secreting tumors. In: Salcman, M. (Ed.), Current techniques in neurosurgery. Current Medicine, Philadelphia, P A, pp. 175–190.

Thapar, K., Laws, E.R. Jr., 2000. Transsphenoidal surgery for recurrent pituitary tumors. In: Kaye, A.H., Black, P.M. (Eds.), Operative neurosurgery. Churchill Livingstone, New York, pp. 685–707.

Thompson, S.K., Hayman, A.V., Ludlam, W.H., et al., 2007. Improved quality of life after bilateral laparoscopic adrenalectomy for Cushing's disease: a 10-year experience. Ann. Surg. 245, 790–794.

Thomson, J.A., Davies, D.L., McLaren, E.H., et al., 1994. Ten year follow up of microprolactinoma treated by transsphenoidal surgery. Br. Med. J. 309, 1409–1410.

Thomson, J.A., Gray, C.E., Teasdale, G.M., et al., 2002. Relapse of hyperprolactinemia after transsphenoidal surgery for microprolactinoma: lessons from long-term follow-up. Neurosurgery 50, 36–39; discussion 39–40.

Thorner, M.O., 1999. The discovery of growth hormone-releasing hormone. J. Clin. Endocrinol. Metab. 84, 4671–4676.

Thorner, M.O., Vance, M.L., Horvath, E., 1992. The anterior pituitary. In: Wilson, J.D., Foster, D.W. (Eds.), Williams textbook of endocrinology, eighth ed. WB Saunders, Philadelphia, P A, pp. 221–310.

Tindall, G.T., Herring, C.J., Clark, R.V., et al., 1990. Cushing's disease: results of transsphenoidal microsurgery with emphasis on surgical failures. J. Neurosurg. 72, 363–369.

Tindall, G.T., Kovacs, K., Horvath, E., et al., 1982. Human prolactin-producing adenomas and bromocriptine: a histological, immunocytochemical, ultrastructural, and morphometric study. J. Clin. Endocrinol. Metab. 55, 1178–1183.

Tindall, G.T., Oyesiku, N., Watts, N., et al., 1993. Transsphenoidal adenomectomy for growth hormone secreting pituitary adenomas in acromegaly: outcome analysis and determinants of failure. J. Neurosurg. 78, 205–215.

Trepp, R., Stettler, C., Zwahlen, M., et al., 2005. Treatment outcomes and mortality of 94 patients with acromegaly. Acta Neurochirurgica 147, 243–251; discussion 250–241.

Tsang, R.W., Brierley, J.D., Panzarella, T., et al., 1996. Role of radiation therapy in clinical hormonally-active pituitary adenomas. Radiother. Oncol. 41, 45–53.

Tucker, H., Grubb, S., Wigand, J., et al., 1980. The treatment of acromegaly by transsphenoidal surgery. Arch. Intern. Med. 140, 795–802.

Turner, H.E., Vadivale, A., Keenan, J., et al., 1999. A comparison of lanreotide and octreotide L A R for treatment of acromegaly. Clin. Endocrinol. 51, 275–280.

Vance, M.L., Evans, W., Thorner, M., 1984. Drugs five years later: Bromocriptine. Ann. Intern. Med. 100, 78–91.

Vance, M.L., Harris, A.G., 1991. Long-term treatment of 189 acromegalic patients with the somatostatin analog octreotide. Results of the International Multicenter Acromegaly Study Group. Arch. Intern. Med. 151, 1573–1578.

Vance, M.L., Thorner, M.O., 1987. Prolactinomas. Endocrinol. Metab. Clin. North. Am. 16, 731–753.

Wasko, R., Ruchala, M., Sawicka, J., et al., 2000. Short-term presurgical treatment with somatostatin analogues, octreotide and lanreotide, in acromegaly. J. Endocrinol. Invest. 23, 12–18.

Webster, J., Piscitelli, G., Polli, A., et al., 1994. A comparison of cabergoline and bromocriptine in the treatment of hyperprolactinemic amenorrhea. Cabergoline Comparative Study Group. N. Engl. J. Med. 331, 904–909.

Weiss, M.H., Teal, J., Gott, P., 1983a. Natural history of microprolactinomas: six-year followup. Neurosurgery 12, 640–642.

Weiss, M.H., Wycoff, R.R., Yadley, R., et al., 1983b. Bromocriptine treatment of prolactin-secreting tumors: surgical implications. Neurosurgery 12, 640–642.

Wilson, C.B., 1984. A decade of pituitary microsurgery. The Herbert Olivecrona lecture. J. Neurosurg. 61, 814–833.

Winfield, A., Finkel, D.M., Schatz, N.J., et al., 1984. Bromocriptine treatment of prolactin-secreting pituitary adenomas may restore pituitary function. Ann. Intern. Med. 101, 783–785.

Wright, A.D., Hill, D.M., Lowy, C., et al., 1970. Mortality in acromegaly. Quarterly Journal of Medicine 39, 1–16.

Yap, L.B., Turner, H.E., Adams, C.B., et al., 2002. Undetectable postoperative cortisol does not always predict long-term remission in Cushing's disease: a single centre audit. Clin. Endocrinol. 56, 25–31.

Zervas, N.T., 1984. Surgical results for pituitary adenomas: Results of an international survey. In: Black, P.M., Zervas, N.T., Ridgeway, E.C., et al., (Eds.), Secretory tumors of the pituitary gland, Vol 1. Raven Press, New York, pp. 377–385.

颅底脊索瘤和软骨肉瘤

Griffith R.Harsh IV

第 37 章

1 简介

脊索瘤和软骨肉瘤是位于颅底和脊柱的骨性肿瘤。虽然由于两者来源于骨且发病部位接近而经常相提并论，但脊索瘤和软骨肉瘤之间有着不同的组织起源、病理类型、生物学行为、临床特点以及治疗效果。脊索瘤源于胚胎时期的脊索残留，该肿瘤更好发于颅底和骶骨，而脊柱其他部位少见。许多病例起初表现为低度恶性的特点，生长缓慢但具有侵袭性。然而，多数情况下肿瘤会出现加速生长并最终危及生命。软骨肉瘤可以起源于全身所有骨骼的软骨成分。在颅底好发于蝶骨和中下斜坡。大多数软骨肉瘤呈局部浸润性缓慢生长，因此可以在数十年内都不对神经功能或生命造成威胁。

颅底脊索瘤和软骨肉瘤给临床治疗带来了不小的挑战。这些挑战包括到达颅底相对不易，肿瘤与重要的神经、血管关系密切，肿瘤呈浸润性生长导致其易复发，以及可能出现转移或播散。尽管如此，手术切除结合大剂量放疗仍能治愈大多数低级别软骨肉瘤，并且对于脊索瘤和高级别软骨肉瘤患者，治疗能明显控制疾病进展。然而，由于脊索瘤和软骨肉瘤相对少见且病程较长，很难开展关于这两类肿瘤治疗的临床实验。本章节将对脊索瘤和软骨肉瘤的临床和病理特点、当前治疗措施及结果，以及未来可能的进展进行阐述。

2 流行病学

脊索瘤和软骨肉瘤合计约占全部颅脑肿瘤的0.2%，占原发颅底肿瘤的6%（Heffelfinger et al 1973；Volpe & Mazabraud 1983；O'Neill et al 1985）。

2.1 脊索瘤

脊索瘤是最常见的硬膜外斜坡肿瘤。其总体发生率低于每年0.1/100 000（McMaster et al 2001），约占全部颅内肿瘤的0.15%（Berkmen & Blatt 1968；McMaster et al 2001）。该肿瘤可见于任何年龄阶段，但以40~50岁为发病高峰（Unni 1996）。一组大宗病例报告显示平均就诊年龄为46岁（Unni 1996）。尽管只有不到5%的脊索瘤发生于儿童，但文献中关于儿童病例的报告却十分常见（Bartal & Heilbronn 1970；Bourdial et al 1970；Scuotto et al 1980；Wold & Laws 1983；Fink et al 1987；Handa et al 1987；Matsumoto et al 1989；Kaneko et al 1991；Inagaki et al 1992；Yadav et al 1992；Niida et al 1994；Borba et al 1996）。脊索瘤同样可见于年长患者。部分学者认为男性患者更常见（Dahlin & MacCarty 1952；Heffelfinger et al 1973；Ariel & Verdu 1975；Kendall 1977），而另一些人则认为该病不存在性别差异（Krayenbühl & Yasargil 1975；O'Neill et al 1985；Muzenrider 1992，O'Connell et al 1994；Forsyth et al 1993；Watkins et al 1993）。目前，仍不清楚脊索瘤的发生是否与环境因素如放射线暴露等可能的危险因素相关。该肿瘤呈独立发病，不属于

目前已知的任何一种系统性综合征。虽然有报道称一例家族性脊索瘤和染色体 7q33 有关（Yang et al 2005），但目前仍未发现与脊索瘤有关的特异性基因突变。

2.2 软骨肉瘤

软骨肉瘤非常罕见，它占全部颅内肿瘤的 0.02%（Borba & Al-Mefty 1998；Hassounah 1985；Cianfriglia et al 1978）。虽然软骨肉瘤可见于任何年龄，但仍以 20~50 岁好发（Kamrin et al 1964；Evans et al 1977；Hassounah et al 1985；Oguro et al 1989），平均发病年龄 40.7 岁（Gay et al 1995）。男性患者略多于女性（Koch et al 2000）。

虽然软骨肉瘤多为孤立性发病，但它们可作为系统性综合征的一部分出现，如 Paget 病，Ollier 病以及 Maffucci 综合征等（Rosenberg et al 1999；Korten et al 1998）。Ollier 病的表现包括多发软骨内囊肿，而 Maffucci 综合征包括多发内生型软骨瘤以及皮肤和内脏的血管瘤。该肿瘤可伴有染色体倍体异常（Mandahl et al 2002）。虽然通过细胞遗传学研究发现在多条染色体上都存在遗传物质的丢失或获得，但目前尚未发现特征性的畸变（Mandahl et al 2002）。

3 部位

3.1 脊索瘤

Luschka 和 Virchow 分别于 1856 年和 1857 年在尸检中发现了脊索瘤。Virchow 认为它是软骨来源的，故而命名为"空泡样外生软骨瘤"（Virchow 1857）。1858 年 Muller 推测这类肿瘤可能与脊索有关。1864 年 Klebs 报道了第一例有临床症状的病例。1894 年 Ribbert 在髓核中发现了这类肿瘤，并推测其源于脊索，然后将其命名为"脊索瘤"。

脊索瘤可见于任何存在脊索残留的部位，如斜坡、蝶鞍、鞍旁区、枕大孔、寰椎、脊柱、骶骨以及纵隔等。据统计有 35% 位于颅底，15% 在脊柱，而 50% 可见于骶尾骨（Heffelfinger etal 1973；Borba & Al-Mefty 1998）。颅底脊索瘤最常见部位是斜坡中线区。许多学者根据肿瘤的部位提出了不同的分类方法：分为斜坡、鞍旁、鞍区型（Krayenbühl & Yasargil 1975）；基枕型（尾端）和相对少见的基蝶型（头端）（Schisano & Tovi 1962；Raffel et al

1985）；以及对于手术入路选择最有帮助的上、中、下斜坡型（Sekhar et al 1992）。

脊索瘤在所有部位的扩张都会导致骨质破坏。其侵袭性生长可累及脑内以及脑外结构。源于头端脊索的肿瘤常向鞍背扩展，表现为鞍区、鞍上或海绵窦肿瘤，并对垂体、视神经、视交叉以及中脑造成压迫（Thodou et al 2000）。脊索瘤通过斜坡向腹侧生长可以表现为鼻咽部肿物，从而导致鼻腔阻塞以及吞咽困难（Campbell et al 1980）。起源于斜坡背侧的肿瘤可以压迫脑桥和延髓，如向背外侧发展则可累及蝶枕交界和颞骨岩部。尽管脊索瘤通常源自硬膜外，但在肿瘤进展的后期，其可以浸润并破坏颅底或椎管的硬膜。脊索瘤可以通过手术的硬膜切口后进入脑内，并在硬膜下生长。关于原发性颅内硬膜下脊索瘤也有零星的个案报道（Steenberghs et al 2002；Nishi-gaya et al 1998）。

脊索瘤的转移通常发生于病情进展的后期，临床上可见于 10%~20% 的患者（Laws & Thapar 1996）。骶骨和椎体的脊索瘤比颅底更容易发生转移（Chambers & Schwinn 1979；Markwalder et al 1979；Volpe & Mazabraud 1983）。无论组织学亚型还是临床特点均与转移的潜力无关。转移最常发生于皮肤、骨骼、肺和淋巴结。颅底脊索瘤的硬膜下转移非常罕见，且大多发生于手术后（Krol et al 1989）。甚至有时可在手术路径上发现肿瘤定植。虽然尸检显示高达 40% 的病例存在转移（Laws & Thapar 1996），但是对患者功能和生命威胁最大的还是肿瘤的局部复发和侵袭。

3.2 软骨肉瘤

虽然软骨肉瘤属于间叶组织肿瘤，但它的来源仍存在争议，这可能包括胚胎时期残余的软骨组织、间充质多能干细胞或成纤维细胞的化生（Neff et al 2002；Gay et al 1995）。软骨肉瘤可发生于全身任何骨组织中，但以中线骨骼最常见。大多数的颅骨软骨肉瘤发生于颅底骨之间的软骨结合部，即不同软骨融合形成软骨颅的部位（Hassounah et al 1985）。在胚胎学上，颅底骨由软骨基质形成（Ariel & Verdu 1975）。在骨化过程中，一些软骨未能发育成骨骼而残留下来。这些残留组织则可能形成软骨肉瘤。尽管软骨肉瘤可以来源于形成前、中、后颅窝的软骨，但大多数颅底软骨肉瘤好发于斜坡附近的区域。据统计，有 66% 起源于岩枕交界区，28% 起源于斜坡本身，6% 起源于蝶筛复合体（Rosenberg et al 1999）。孤立性的软骨肉瘤通常位于中线旁，但合并 Ollier 或 Maffucci 综合征时其可以发生于中线部位（Tachibana et al 2000）。

从起源上讲，软骨肉瘤同样属于硬膜外肿瘤。大多生长缓慢，破坏骨质并向周围软组织侵犯。多数软骨肉瘤属低度恶性肿瘤（Rosenberg et al 1999），因此其预后要好于脊索瘤（Crockard et al 2001a，b）。治疗后的主要问题在于局部复发（Stapleton et al 1993）。转移可发生于 7%~12% 的患者，且均于疾病晚期出现（Hassounah et al 1985；Koch et al 2000）。

4 病理

小的脊索瘤和软骨肉瘤位于骨板的中间部位。随着肿瘤的生长，它们侵蚀正常骨组织，并从此边界不清。其进一步生长可突破骨皮质，使表面的骨膜和硬膜受压移位。之后可表现出结节性的外观。虽然严格地讲，这类肿瘤是没有包膜的，但是受压变薄的骨膜和硬膜可作为假性包膜，在很大程度上限制了肿瘤生长。通过破坏颅底孔道，以及膨胀、推挤并横贯骨质结构，这些肿瘤对脑神经、脑组织和基底动脉系统造成压迫。

4.1 脊索瘤

脊索瘤呈灰褐色或蓝白色。肿瘤密度不均，可呈胶冻状或皮革状，质地可从平滑到沙砾样。可以有出血性坏死造成的软化灶，也可以有致密钙化形成坚硬区域。肿瘤的体积也千差万别，在骨内部时，肿瘤可以在骨髓间隙内浸润生长并使皮质骨膨胀，从而形成一个边界清楚的病变。大的肿瘤则可以突破皮质，侵犯邻近的软组织。

组织学上，脊索瘤呈分叶状，内含许多由大的类上皮细胞组成的细胞巢，并以纤维条索分隔。在黏液样基质中，肿瘤细胞可呈条索或片状排列或四处分散。细胞核为中等大小，并具有轻至中度的异形性。肿瘤细胞含有丰富的粉红色细胞质。大量的细胞内有清晰的空泡结构，这使其细胞质呈现空泡状（图 37.1 A，B）。这含有空泡的细胞通常体积巨大且内含黏液，类似于原始的脊索细胞。细胞内有丝分裂并不活跃，坏死灶很常见。此外，肿瘤细胞内含有对过碘酸希夫淀粉酶敏感糖原。

免疫组织化学上，脊索瘤对上皮标志物，如

角蛋白和膜上皮抗原，以及肿瘤标志物，包括癌胚抗原和甲胎蛋白均呈阳性反应。部分脊索瘤 S-100 染色阳性，该特点可以用来与其他肉瘤样圆形细胞或黏液性肿瘤进行区分（Heffelfinger et al 1973）。通过对原始脊索来源的标志物染色，如 brachyury 蛋白、SOX-9 和平足蛋白，可以将其与软骨肉瘤进行鉴别（Oakleyet al 2008）。

4.2 软骨肉瘤

软骨肉瘤是一类恶性程度不同的软骨性肿瘤（Ewing 1939）。肉眼观，肿瘤由灰色或灰白色结节构成。肿瘤质地不均，可从黏液状到坚硬的沙砾状。另外，可见大块黄白色如白垩状的钙化。软骨肉瘤可浸润正常骨髓并包裹松质骨，也可以突破皮质进而形成软组织肿物。

显微镜下观察，软骨肉瘤可以有四种形态：常规型、透明细胞型、未分化型和间叶型（Rosenberg et al 1999；Richardson 2001）。绝大多数颅底软骨肉瘤是常规型。未分化型和间叶型侵袭性更强（Unni 1996），但极少累及颅底骨。

常规型的软骨肉瘤由透明型、黏液型或两者混合型软骨构成。混合型软骨肉瘤中的两种基质含量各不相同。透明型软骨肉瘤最显著的特点是富含细胞的透明软骨。肿瘤性的软骨细胞位于透明基质的腔隙中（图 37.1 C），且形态和大小各异。细胞核内染色质清晰，核仁小，细胞核形态和大小也并同，可以从小而圆到中等大小的卵圆形。细胞质可能为透明样或呈嗜酸性，其中可同样含有与脊索瘤类似的空泡样结构（Rosenberg et al 1999）。此外，核分裂象少见并可能出现坏死灶。

在黏液型软骨肉瘤中，肿瘤细胞好像漂浮在黏液基质当中。肿瘤细胞可以为两极或星形，并特征性地呈蜂窝状网格排列，这些网格由相互连接的细胞条索构成。核分裂罕见。

免疫组织化学方面，常规型的软骨肉瘤同脊索瘤一样，表达波形蛋白和 S-100（Rosenberg et al 1999）。但软骨肉瘤不表达上皮标志物，如角蛋白和上皮膜抗原（Rosenberg et al 1999），也不像脊索瘤那样表达脊索标志物（Bouropoulou et al 1989；Brooks et al 1989；Oakley et al 2008）。

根据细胞数量、核分裂活动以及核异形性可以对肿瘤进行组织学分级（Ⅰ~Ⅲ级），且级别与肿瘤的侵袭性、生长速度、转移能力、对治疗的反应以及结局密切相关（Evans et al 1977；

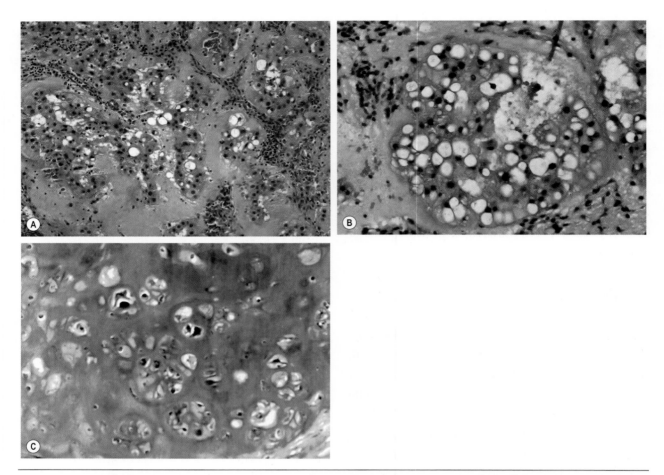

图 37.1 脊索瘤和软骨肉瘤的病理。（A）低倍镜下可见肿瘤组织呈分叶状，分布在黏液状背景物质中。（B）高倍镜下观察同一肿瘤标本，可见一个小叶由典型的空泡状细胞组成。（C）高倍镜下观察软骨肉瘤，可见在透明软骨基质中不典型的软骨细胞

Hassounah et al 1985；Coltrera et al 1986；Bourgouin et al 1992；Evans et al 1977；Finn et al 1984）。未分化型和间叶型中圆形细胞比例很高，其预后比常规型差。大多数软骨肉瘤是偏良性（I 级）或低度恶性（II 级）的。在一组包含 200 例颅底软骨肉瘤的病例研究中，50.5% 为 I 级，28.5% 内混有 I 级与 II 级成分，21% 为 II 级（Rosenberg et al 1999）。

I 级的软骨肉瘤非常接近于内生软骨瘤，但软骨肉瘤细胞数量更高，并有轻度的核异形性。其细胞核和核仁都小，但具有开放的染色质形态。核分裂少见。I 级的软骨肉瘤一般不发生转移。II 级的细胞数量比 I 级多，可见中度的细胞异形性，细胞核大，并且核异形性也更加常见。与 I 级肿瘤不同，有 10%~15% 的 II 级软骨肉瘤会发生转移。III 级的软骨肉瘤则更富细胞，细胞多形性更为显著，核质比高且核分裂多见。III 级的软骨肉瘤发生转移的可能性非常高。

5 临床表现

颅底脊索瘤和软骨肉瘤的临床表现多种多样，且常常与肿瘤的位置以及患者的年龄有关。由于肿瘤生长缓慢，成年患者可能在典型的临床表现以前就有长达数年的隐匿症状。大多数症状是由于神经组织受压迫或侵袭引起。几乎所有的颅底脊索瘤和软骨肉瘤患者都存在头痛、颈痛或脑神经麻痹症状（Raffel et al 1985；Forsyth et al 1993；Heffelfinger et al 1973；Gay et al 1995；Rosenberg et al 1999）。在一组包括颅底脊索瘤和软骨肉瘤的病例中，最常见的症状是头痛（60%）、复视（60%）、吞咽困难（40%）和面部麻木（33%）（Gay et al 1995）。头痛多是由颅内压增高引起的，而颈部疼痛多于活动后加重，则反映了肿瘤对颈枕交界区的破坏（Hassounah et al 1985）。

斜坡肿瘤能够造成单侧或双侧的任一组脑神经功能障碍。单侧眼外神经麻痹，一般为展神经

麻痹，是最常见的临床表现。中、后组脑神经功能障碍，包括听力丧失、吞咽困难、构音障碍及伸舌费力等常见于肿瘤扩展至基枕部时（Oguro et al 1989）。每当出现后组脑神经麻痹时，术前评估包括吞咽在内的延髓功能，都将有助于判断手术时是否需行气管切开。

感觉或运动功能障碍的脊髓长束征可能与脑干或上颈髓受压有关。当肿瘤位于鞍区，并在海绵窦或眶内脑神经受累的情况下，可能合并内分泌功能紊乱。每当肿瘤向鞍区扩展提示有垂体腺瘤或垂体功能低下的可能时，都需要对内分泌功能进行评估。

儿童患者的临床表现与成人类似。在一组儿童颅底脊索瘤病例中，复视（64%）、伸舌无力（60%）和头痛（45%）是最常见的临床表现（Matsumoto et al 1989）。在 5 岁以下的儿童中，长束征（88%）、后组脑神经损害（62%）以及脑积水导致的颅内压增高征象（50%）是最常见的临床表现（Borba et al 1996；Matsumoto et al 1989）。

术前对神经功能的详细评估与影像学发现互为补充，可以更准确地界定肿瘤的解剖特征，并有利于制订治疗策略，以及预估手术的难点。

6 影像表现

通过高分辨率以及多维度的影像对颅底肿瘤进行评估有助于术前的鉴别诊断以及手术计划的制订。轴位和冠状位 CT 对于判断骨质受累情况以及瘤内是否有钙化非常重要。在 CT 软组织窗上，小的肿瘤表现为骨质膨胀，而在骨窗上可显示骨质的侵蚀（图 37.2）。对于枕髁受累程度的精确评估有助于判断是否需要术后进行局部制动。在平扫 CT 中，无钙化的肿瘤与脑组织相比通常呈等密度或略低密度（Meyer et al 1986）。强化后软骨肉瘤经常表现为分叶状、"蜂巢状"或"爆米花样"改变。

MRI 在表现软组织特点和后颅窝结构方面要明显优于 CT，是不可或缺的检查手段（图 37.2）。对于病变信号特点以及解剖结构的评估有助于鉴别诊断。脊索瘤和软骨肉瘤通常在反转恢复序列中呈低信号，在部分饱和序列上是等信号，在 T_2 加权像上则为高信号（Larson et al 1987）。两种肿瘤都可见点状信号缺失，这提示钙化的存在。几乎所有肿瘤均有不同程度的强化（Meyers et al 1992）。由于肿瘤混杂有钙化、坏死以及黏液变性

等成分，所以强化并不均一。

颅底脊索瘤和软骨肉瘤通常都会压迫、推挤或包绕重要结构，如脑神经、Willis 环、海绵窦及脑干等（Doucet et al 1997）。所幸 MRI 可以清晰地显示肿瘤向蛛网膜下腔、海绵窦、鞍区和鼻旁窦的扩展。通过观察 MRI 上的血管流空影，可以评估肿瘤与颈内动脉、基底动脉的关系，尤其是否存在对血管的推挤或包绕（图 37.2）（Goel 1995）。如果没有明显流空，则可行血管造影检查予以明确（Gay et al 1995）。

即使目前影像技术很先进，仍不足以做出明确的术前诊断。脊索瘤和软骨肉瘤不仅在病理学上难以区分，在影像学上鉴别也同样不易（Oot et al 1988）。脊索瘤好发于中线区域并对称性生长，而软骨肉瘤起源于中线旁并向侧方生长。

当肿瘤侵犯鞍区时需要与垂体瘤、颅咽管瘤、转移瘤等进行鉴别。当肿瘤侵犯海绵窦和岩斜区时则需要考虑脑膜瘤、神经鞘瘤和淋巴瘤的可能。其他需要鉴别的骨性肿瘤包括软骨瘤、骨瘤、骨母细胞瘤、骨纤维异常增殖症、嗜酸性肉芽肿、骨巨细胞瘤以及浆细胞瘤 / 多发骨髓瘤等相鉴别。此外，还需要与鼻咽癌、黏液腺瘤以及延伸至颅内的泌涎腺瘤相鉴别（框 37.1）（Menezes et al 1994；Meyer et al 1984）。

垂体腺瘤起自于鞍内，通常会造成蝶鞍扩大。颅咽管瘤的钙化可与脊索瘤和软骨肉瘤类似，但是颅咽管瘤极少破坏骨质且常具有囊变。源自乳腺癌、肺癌和前列腺癌的转移瘤则可以表现为既有骨质破坏又有钙化存在。

框 37.1 斜坡肿物的鉴别诊断

- 脊索瘤
- 软骨肉瘤
- 软骨瘤
- 颅咽管瘤
- 嗜酸性肉芽肿
- 骨纤维异常增殖症
- 淋巴瘤
- 脑膜瘤
- 转移瘤
- 鼻咽癌
- 神经纤维瘤
- 骨瘤
- 骨母细胞瘤
- 垂体瘤
- 浆细胞瘤 / 多发骨髓瘤

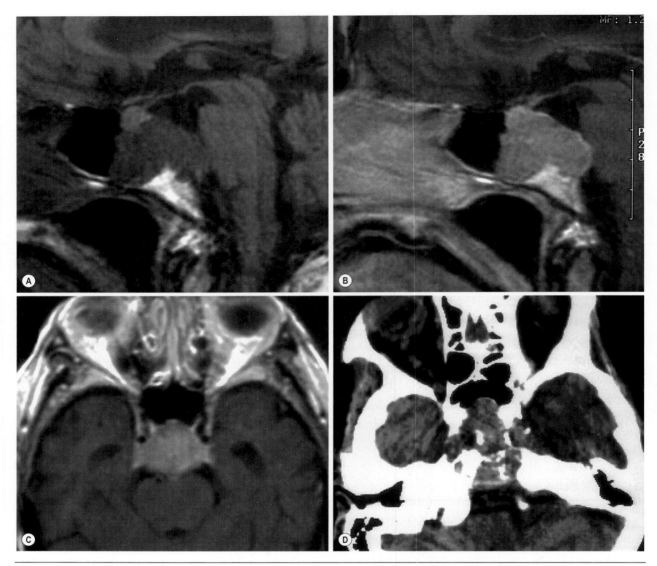

图 37.2　斜坡脊索瘤的影像。（A）正中矢状位平扫 T_1 像可见上斜坡处等信号的肿瘤。肿瘤向后推挤脑桥，向上挤压垂体，侵蚀部分斜坡骨质。（B）正中矢状位增强 T_1 像可见肿瘤均匀强化。（C）轴位增强 T_1 像可见肿瘤将颈内动脉海绵窦段挤向外侧，并破坏鞍背硬膜。（D）轴位平扫 CT 显示了脊索瘤内常见的斑片状钙化及骨质破坏

　　这一区域的脑膜瘤源自斜坡（0.6%~0.8%）（Castellano & Ruggiero 1953）、鞍区、海绵窦、岩尖和枕大孔（2%~3%）处的硬膜（Meyer et al 1984；Castellano & Ruggiero 1953），女性高发。斜坡脑膜瘤和脑神经鞘瘤可以表现为脑神经麻痹和脊髓病。枕大孔脑膜瘤也可造成局部疼痛。淋巴瘤则更容易累及周围软组织。

　　软骨瘤是由成熟的透明软骨组成的良性肿瘤。它通常发生于青春期并产生相关症状。骨瘤和骨母细胞瘤是破坏性极强的肿瘤，极少累及颅底骨。骨样骨瘤比骨母细胞瘤小，主要表现为疼痛，可以通过阿司匹林缓解。骨母细胞瘤通常表现为夜间疼痛。在骨纤维异常增殖症中，正常的骨基质被含有胶原和成纤维细胞的异常钙化组织所取代（Levy et al 1991）。骨纤维异常增殖症好发于大龄儿童及青春期。单骨性的病变更常见，累及多骨的可见于 Albright 综合征。

　　嗜酸性肉芽肿常见于儿童，通常表现为较柔软的肿物，在 X 线和 CT 上可见没有硬化边缘的骨质溶解（Brisman et al 1997）。它很少影响颅底骨，但一旦发生则可以造成脑脊液耳漏和脑神经麻痹（Brisman et al 1997）。骨巨细胞瘤可发生于颅底骨内部。浆细胞瘤和多发性骨髓瘤是生长在骨内的恶性浆细胞肿瘤。

7 自然史

未经治疗的脊索瘤患者预后很差。在不同报道中，患者的平均生存期为 6~28 个月（Kamrin et al 1964；Heffelfinger et al 1973）。患者的年龄、性别、肿瘤的病理表现、治疗方式以及肿瘤复发是预后的影响因素。老年患者预后比年轻人差（Forsyth et al 1993）。一项研究发现发病年龄与预后密切相关。在该报道中，40 岁以下的患者 5 年生存率为 100%，而 40 岁以上的患者 5 年生存率只有 22%（Mitchell et al 1993）。一些研究显示认为，女性患者结局比男性差（Halperin 1997）；也有报道认为女性患者的无进展生存期略短，但总体生存期与男性无差异（Thieblemont et al 1995）。核分裂活跃提示肿瘤生长迅速，预后差。放疗提高了肿瘤的局部控制率。手术和放疗都能够延长生存期。复发肿瘤治疗的有效期比初发治疗明显缩短。

软骨肉瘤，特别是低级别软骨肉瘤的自然史要好于脊索瘤，但大多数未经治疗治疗的患者仍然死于肿瘤进展（Gay et al 1995）。Evans 等（1977）回顾了 71 例不同部位的软骨肉瘤，发现基于核分裂率、细胞密度及核异型性的病理分级与生存率和复发率密切相关。Ⅰ、Ⅱ 和 Ⅲ 级肿瘤患者的 5 年生存率分别为 90%、81% 和 43%。

无论肿瘤类型如何，对于大多数肿瘤而言，手术结合放疗能够延长患者生存期及维持正常神经功能的时间。因此对于绝大多数患者，不管各自预后影响因素如何，都需要进行全面评估并采取积极的治疗。

8 治疗

颅底脊索瘤和软骨肉瘤的治疗选择包括：临床和影像学观察、观察后活检、活检后放疗、手术切除、手术后放疗以及化疗。只有在明确诊断的前提下，熟知不同治疗手段及其结果，以及考虑到每一位患者在流行病学和神经功能方面上的可能结局，才能选择最合适的治疗方案。

对于颅底脊索瘤和软骨肉瘤，大量文献报道了广泛的手术切除和大剂量放疗在控制肿瘤生长以及延长生存期等方面的作用（Al-Mefty & Borba 1997；Crockard et al 2001a，b；Forsyth et al 1993；Gay et al 1995）。由神经外科、耳鼻喉科、放疗科医师组成的多学科团队应该为患者制订一个综合的治疗方案，从而达到最大限度地控制肿瘤和延长生命，同时降低医源性并发症的风险。手术医师和放疗医师应当共同对治疗目的、生存获益及治疗风险进行评估。手术通常适用于为了保留或改善神经功能的情况。

应该根据每名患者的治疗目的而选择合理的手术入路。手术的目的可分为：整块完全切除肿瘤，分块完全切除，及以解除肿瘤对重要结构的压迫或更好地进行术后放疗为目的的次全切除。手术入路的选择还需考虑肿瘤的大小、起源部位、扩展方向、与重要神经血管的关系、肿瘤的浸润范围、患者术前的状况、术者对入路的熟悉程度以及既往治疗史。例如下斜坡脊索瘤，其可向后生长并嵌入脑干中，向侧方延伸可包绕颈静脉孔的后组脑神经，这时采取联合入路可能是最好的选择。术者应该尽量切除中心部分的肿瘤，从而降低脑干暴露于放射线的程度，但是最好将颈静脉孔区肿瘤交给术后放疗，从而减少手术造成延髓损害的风险。

在很少情况下，可以首先考虑行活检术，其适应证包括：①患者的年龄、一般状况、神经损害、肿瘤大小及部位等因素使得无法进行扩大的手术而仅计划采取放疗。②当诊断无法排除一些可能无需手术的肿瘤如转移瘤、垂体瘤、淋巴瘤等。在后一种情况下，通常可以在开始切除肿瘤前先进行活检。由于此类肿瘤主要位于硬膜外，标准的立体定向活检术可能并不适用，因此活检多需要经鼻、口或乳突完成。然而，当脊索瘤或软骨肉瘤的影像学表现十分典型时，则可以不必行活检术。

8.1 手术

手术通常是此类肿瘤的首选治疗手段，既可明确病理性质，缓解神经症状，又能在不新增神经功能损害或不影响面部美观的前提下尽可能地切除肿瘤。颅底外科的进步提高了这类富有挑战性疾病的治疗效果。手术策略取决于手术目的、肿瘤的位置及累及范围。对于一些肿瘤，尤其是巨大肿瘤，可能需要分不同阶段及不同入路才能达到对肿瘤充分的暴露。显微镜和内镜都有作用（Frank et al 2006）。对于再次手术的病例，必须充分考虑到前次手术的影响。之前的手术切面会造成组织瘢痕、扭曲而无法辨认肿瘤界面。因此，常常需要采用新的手术入路。

要想全切除颅底脊索瘤和软骨肉瘤是非常困难的。这些障碍包括重要的神经和血管结构，可能是结构完整性所必需的颅底及脊柱的骨质，以及对预防脑脊液漏和颅内感染非常重要的硬脑膜。颅底手术的基本策略是充分暴露肿瘤与重要结构的边界，同时通过去除骨质来尽可能减少对脑组织的牵拉。过去的 20 年中，伴随着多维断层 CT 和 MR 影像的进步，许多新的入路应运而生。近 10 年来，术中无框架导航系统的应用使得这些影像更加重要。由于这些肿瘤附着于颅底且活动度低，这就使得脑漂移所致的偏差（可见于脑实质肿瘤中）大大地降低。神经外科和耳鼻喉科医师共同协作，使得可以通过更为积极地切除骨质来增加显露，并且通过带

血运的软组织修补以降低术后脑脊液漏和感染的风险。

8.1.1　手术入路

一般而言，对于颅底中央区的脊索瘤和软骨肉瘤，可根据斜坡受累的部位，是否突破硬膜以及完全位于中线还是向外侧生长等因素来选择相应的手术入路（Harsh et al 1996）（表 37.1）。由于多数脊索瘤和软骨肉瘤都位于硬膜外，因此应首选硬膜外入路（Sen & Sekhar 1990）。这样可以直接处理受累骨质。将其去除后即可见病变侵犯的硬膜。例如经斜坡入路可用于压迫脑桥的脊索瘤，而通过迷路后入路可处理岩斜区软骨肉瘤。即使不要求到达硬膜及硬膜内肿瘤，也应该磨除肿瘤侵犯的骨质。

表 37.1　脊索瘤和软骨肉瘤的手术入路

部位	入路	可能损伤的结构	并发症
鞍区（中线）	T-S（E/M）	视路，ICA，垂体，CSF	失明，卒中，垂体功能低下，脑脊液漏
斜坡（中线）	T-S ext，扩大额下	视路，ICA，第Ⅵ、Ⅻ对脑神经，垂体，CSF，额叶	失明，卒中，垂体功能低下，脑脊液漏，额叶血肿，复视
鞍区 + 鞍上中线	T-S ext	视路，ICA，垂体，CSF	失明，卒中，垂体功能低下，脑脊液漏
鞍区 + 鞍内中线	T-S ext，T-E，T-O	视路，ICA，第Ⅵ、Ⅻ对脑神经，垂体，CSF	失明，卒中，复视，垂体功能低下，脑脊液漏
鞍区 + 斜坡下中线	T-S ± T-O	视路，ICA，第Ⅵ、Ⅻ对脑神经，垂体，CSF	失明，卒中，复视，垂体功能低下，脑脊液漏
鞍旁	F-T（经海绵窦）；T-N-Mx	视路，ICA，Ⅲ、Ⅳ、Ⅵ、Ⅻ对脑神经，垂体，CSF	失明，卒中，复视，垂体功能低下，脑脊液漏
外侧鼻窦 – 翼腭窝	经面；T-N-Mx	视路，ICA，对脑神经，垂体，CSF	失明，卒中，复视，垂体功能低下，脑脊液漏
岩（前）- 斜坡（中线）			
岩（后）+ 斜坡（中线）	岩前入路（颞下）	颞叶，ICA，第Ⅲ～Ⅳ对脑神经	颞叶血肿，卒中，脑神经麻痹
岩骨（后）	岩后入路（乙状窦前）	第Ⅵ～Ⅺ对脑神经，AICA，颞叶，脑干	颞叶血肿，卒中，脑神经麻痹，脑干损伤
岩斜（前 – 下 – 中线旁）			
岩斜（前 – 下 – 外侧）	枕下入路，T-O（硬膜外），远外侧 / 极外侧入路（硬膜下）	第Ⅶ～Ⅻ对脑神经，AICA，PICA，小脑，脑干	小脑血肿，卒中，脑神经麻痹，脑干损伤
		第Ⅵ、Ⅻ对脑神经，脑干，CSF，0–C1	复视，脑干损伤，脑脊液漏，行走不稳
		椎动脉，PICA，第Ⅸ～Ⅻ对脑神经，脑干	卒中，后组脑神经麻痹，脑干损伤

AICA，小脑前下动脉；C2，枢椎；C1，寰椎；CSF，脑脊液；F-T，额颞入路；ICA，颈内动脉；M，上颌；O，枕；PICA，小脑后下动脉；T-E，经筛入路；T-O，经口入路；T-S ext，扩大经蝶入路；T-S，经蝶入路

局限在鞍区的肿瘤可以通过简单的经蝶入路切除（Laws 1984；Fraioli et al 1995）。在显微镜或内镜下，即便肿瘤突破硬膜压迫脑干，将经口与经鼻入路结合也可以充分显露中线部位肿瘤，其范围上达鞍结节和鞍背，下至 C1 水平（图 37.3，图 37.4）。如果肿瘤在中线区域（在两侧颈内动脉床突上段、海绵窦段和岩骨段之间）自鞍内向上方或下方扩展，则可以采用扩大经蝶入路显露，即上方去除鞍结节和附近蝶骨平台的骨质，下方磨除中斜坡。通过这种扩大入路可以切除颅内大部分向后延伸且质地较软的肿瘤。该入路最初在显微镜下完成，现在则通常在神经内镜

下进行（图 37.5）。（Cavallo et al 2007；Couldwell et al 2004；Dehdashti et al 2008；Fatemi et al 2008；Hong Jiang et al 2008；Jho & Ha 2004；Laws et al 2005；Stippler et al 2009）内镜下开阔的视野、良好的照明、高倍的放大以及双鼻孔入路，使得术者可以进行一些特殊操作，比如游离颈内动脉和将垂体向上移位等（图 37.6）。

对于质硬肿瘤的鞍上扩展部分，通常需要开颅手术切除。特别是当肿瘤有大块钙化，向颈内动脉外侧生长或者包绕脑神经或颅内血管时更是如此。对这类肿瘤一般需要颅面联合入路，即通过额部开颅显露鞍上肿瘤，通过经鼻 - 经蝶筛入

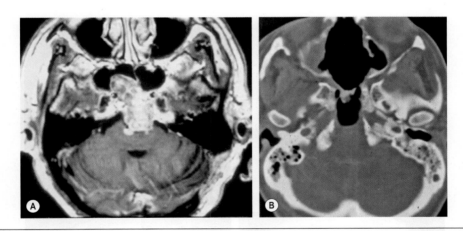

图 37.3　斜坡脊索瘤 - 扩大经蝶入路。（A）轴位增强 T₁ 像见肿瘤位于中上斜坡，经蝶入路可及。肿瘤侵蚀斜坡骨质并向后推挤脑干。（B）轴位平扫 CT 显示双侧颈内动脉岩骨段与海绵窦段之间的手术通道

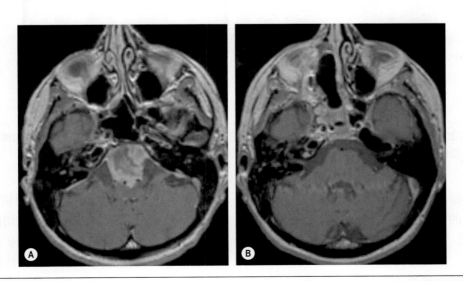

图 37.4　斜坡脊索瘤 - 经鼻经斜坡入路。（A）术前和（B）术后的轴位增强 MRI 显示切除中斜坡的脊索瘤，部分肿瘤嵌入桥延交界中，椎 - 基底动脉汇合部已为肿瘤包裹

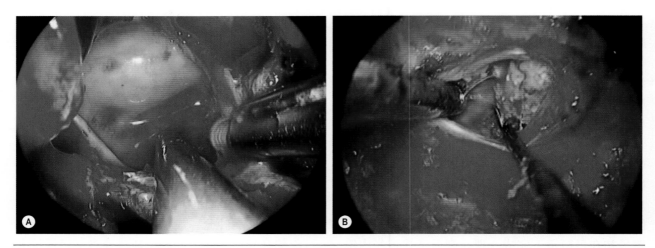

图 37.5　采用内镜经鼻蝶入路切除一例含有钙化的斜坡肿瘤的硬膜内部分。（A）应用高速磨钻在鞍底下方的斜坡上开窗。（B）剪开硬膜，将硬膜内钙化的肿瘤从脑干上分离并切除

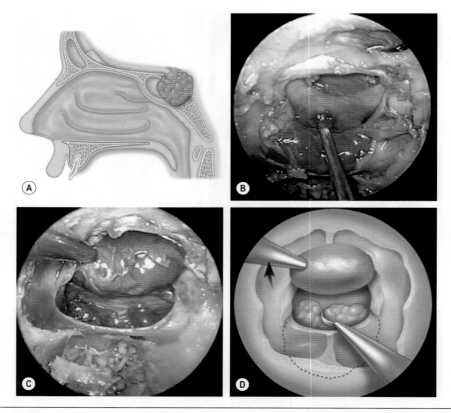

图 37.6　垂体向上移位的操作。当需要暴露垂体后方的肿瘤（A）时，通过切除鞍底骨质、鞍结节和蝶骨平台后部（尸头解剖，B），从而使垂体向上移位（尸头解剖，C），之后切除肿瘤（D）

路到达斜坡，操作通常在内镜下进行。也有学者认为通过单纯的扩大额底入路同样可以达到上述暴露范围（图 37.7）（Derome 1985；Sekhar et al 1992）。

　　要想显露鞍旁向侧方扩展的肿瘤或位于颈内动脉前方的中斜坡肿瘤，则可能需要在中线经鼻入路（内镜下）或经面入路（显微镜或内镜下）的基础上再进行不同程度的上颌骨切除（Kassam et al 2008）。对于位置偏后且有鞍旁扩展的肿瘤，特别是位于颈内动脉海绵窦段上、外侧，通常需要采用额颞开颅来处理受累的海绵窦（Van Loveren et al 1996；Dolenc 1997）。

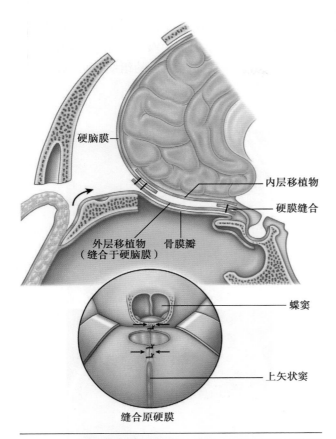

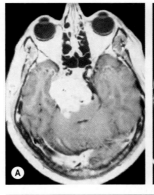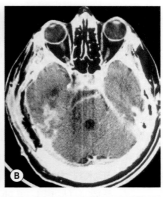

图 37.8 经岩入路。术前轴位增强 MR（A）和术后 CT（B）显示位于右侧岩尖和海绵窦后下部的软骨肉瘤推挤脑桥并包绕基底动脉。该患者听力正常。通过经岩骨迷路后入路切除肿瘤

图 37.7 额底入路及前颅底的修补。采用低位双额开颅（切开或不切开鼻眶骨），使得可以通过切除筛板、蝶骨平台、进入筛窦和蝶窦而到达斜坡肿瘤。术后前颅窝底的修补应该采取多层方式。首先尽量缝合原硬膜，其上覆盖筋膜移植物或人工硬膜，最后为有血运的骨膜瓣

（图中标注）硬脑膜、内层移植物、硬膜缝合、外层移植物（缝合于硬脑膜）、骨膜瓣、蝶窦、上矢状窦、缝合原硬膜

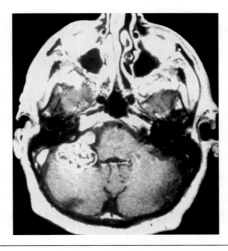

图 37.9 枕下乙状窦后入路。岩骨中段的软骨肉瘤可以通过此路进行切除

当肿瘤起源于中斜坡和岩尖，并累及小脑幕和邻近的后颅窝时，可采用颞下经岩前入路（Van Loveren et al 1996；Dolenc 1997）。如果发生于此区域的病变体积较大，且向内、下、后有明显扩展时，通常需要采用经岩后入路中的一种。这其中常见的为乙状窦前入路，但是依据肿瘤的位置、大小、质地以及患者术前听力状况的不同，磨除迷路的程度也各不相同（Lawton et al 1996）（图 37.8）。对于主体位于硬膜内的岩骨软骨肉瘤，其多起自内听道后方，此时枕下乙状窦后入路即可胜任（图 37.9）。这些侧方入路的优点在于能避免经过污染的鼻窦和口咽部。有时通过分两期进行手术可以降低脑脊液漏和感染的发生概率，即首先经侧方入路开颅切除硬膜内的肿瘤并行硬膜修补，然后择期行前方入路切除肿瘤硬膜外的部分。

当肿瘤位于中线或中线旁的下斜坡或颅颈交界区时，可以选择经口入路。这一入路对于累及斜坡尖和齿状突的中线硬膜外肿瘤是一种理想的选择（Crockard 1985）。对于硬膜内肿瘤或向侧方扩展明显的硬膜外肿瘤，需要采取角度更为倾斜的入路方式，多为后外侧或远外侧入路（Babu et al 1994）。这些入路有些共同之处，即都需要在单侧打开枕大孔，切除枕下骨质及 C1 椎板。后外侧入路采用乳突后至颈部中线的钩形切口，暴露同侧椎动脉入颅处及其沿 C1 椎板的走行。该入路适合切除主体在硬膜内且位于延颈交界前方的肿瘤。远外侧入路则采用从乳突后向下延伸至颈侧方的切口，通过分离枕下肌肉，暴露 C1 横突，使椎动脉从 C1 横突孔中游离（Sen & Sekhar 1991）。额外磨除寰椎及枕髁的后外 1/3 部分（直到舌下神经

管），可获得比基础的远外侧入路稍靠前方的角度以直接观察下斜坡及上颈段的肿瘤。当切除位于下斜坡骨质内的肿瘤时，这一入路有时会有帮助。对于颅颈交界区肿瘤，肿瘤的破坏加之手术切除受累骨质可能造成局部稳定性受到影响，必要时还需行枕颈融合。由于多数患者因接受术后放疗而推迟了融合手术，故而常常需要进行支具固定。

8.1.2　手术技术

脊索瘤大体上由两种成分组成，一种呈柔软胶冻状并位于扩张的骨质和硬膜内，另一种质地较韧，对硬膜及颅外软组织造成浸润。胶冻状部分容易被吸引器吸除或轻柔地分离后刮除。通常增厚的蛛网膜可以保护脑神经、脑干及血管结构。但是对于二次手术则并非如此，因为在前次手术中这层保护膜已经遭到破坏。这时肿瘤就会逐渐包裹脑神经并在脑干动脉和软膜之间扩展。因此，不恰当的过度切除可能造成脑干穿支血管的损伤，进而出现脑神经功能障碍及脑干梗死。质韧的部分需要更多地使用锐性分离。肿瘤与周围软组织的界限常不清晰。在可能的情况下，应将受累增厚的硬膜连同硬膜外软组织一并切除。

软骨肉瘤结构更为松散，因而比脊索瘤更容易达到全切除。然而，有些软骨肉瘤钙化非常严重且与颅底骨质融合，这种情况下只有进行分块切除或磨除。在处理这些钙化成分时，必须首先确认肿瘤组织，然后将肿瘤与邻近的神经和重要的血管区分离。如果钙化的肿瘤已经与脑神经和血管融合在一起，则可能无法进行安全的分离，这种情况下仅需行大部切除。（图37.10）。此部分肿瘤通常生长相对缓慢，结合辅助放疗对肿瘤长期控制率是很高的。

遵守几条基本原则有助于降低脊索瘤和软骨肉瘤术后并发症的发生概率。首先，尽管去除骨质可以增加暴露范围及减少对脑的牵拉，但骨质的显露不应该超过切除肿瘤所需的限度。通常显露的范围越大，发生脑神经、血管和硬膜破损的概率就越高。

其次，对于长入硬膜内的肿瘤，要么尽力避免口－鼻－咽腔的穿通，要么必须妥善修补好硬膜缺损。通常情况下，切除受累的骨质和硬膜会造成一个明显的缺损从而导致脑脊液漏。对于扩大经鼻蝶入路而言，脑脊液漏和感染是非常棘手的问题（Stippler et al 2009）。以往的资料显示经

口或经鼻切除具有明显硬膜内扩展的肿瘤后发生脑脊液漏的概率为10%~50%。使用多层闭合的方法，且至少有一层是带血运的组织，可以降低其发生概率。

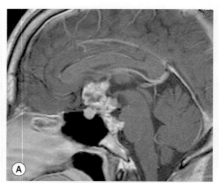
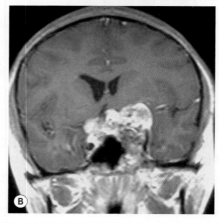

图37.10　位于斜坡、鞍区、鞍上、双侧海绵窦、下丘脑以及桥前池的软骨肉瘤。在尝试切除过程中需要找到椎动脉、基底动脉、颈内动脉及其穿支血管，以及多对脑神经。（A）矢状，（B）冠状位

硬膜缺口应尽可能地缝合，如果需要可以考虑使用自体筋膜或人工硬膜。如果移植物无法与硬膜缝合，则应使用人工硬膜从内面覆盖缺损处，且要将其边缘置于硬膜边沿的深面。接着再于其表面覆盖一层自体筋膜或人工硬膜，并通过一个坚硬的小柱（可为骨片、软骨或聚乙二醇链接片或钛片）将此两层以垫片密封的方式紧紧地贴在一起。这些硬质材料需要楔进骨窗边缘下以起到固定作用（Leng et al 2008）（图37.11）。之后可以继续覆盖组织粘合剂、脂肪或带蒂的有血运的软组织瓣，例如在扩大经蝶入路中可使用由鼻后动脉供血的鼻中隔黏膜瓣（Hadad et al 2006），额下开颅时可选取骨膜，而对于侧方入路可以采用颞肌筋膜和肌肉（图37.7，图37.11）。如果缺损

较大的且颅底修补不牢靠，则需要通过脑室穿刺或腰穿置管进行暂时的脑脊液外引流。

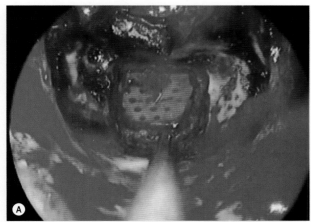

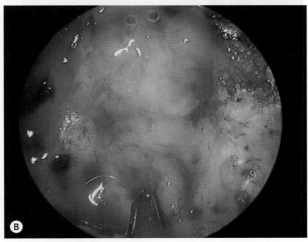

图 37.11 修补经斜坡入路的硬膜开口。采取多层封闭的方法：将内层移植物（筋膜或人工硬膜）通过中心悬吊（用 Weck 夹将结打紧，A）固定于骨连接片上，或以垫片的形式与骨连接片（可为软骨、钛网或可吸收聚乙二醇连接片）贴在一起。固定连接片，并以组织粘合剂封闭。（B）再将带蒂的鼻腔黏膜瓣（由鼻后动脉分支供血）覆盖于其上，并在上、后方以明胶海绵或置于蝶窦内的小号 Foley 球囊将黏膜瓣固定

第三，分离肿瘤必须一丝不苟。切除此类肿瘤通常需要围绕颈内动脉、椎动脉和脑神经进行操作。尽管侧方入路能够提供一个平行于脑干与肿瘤界面的角度进行观察，从而有利于显微分离，但是通常借助于内镜良好的照明、放大以及成角观察，并坚持使用显微操作技术，使得通过前方入路同样可以达到安全的手术切除。

无论对颈内动脉还是其供应视路、间脑、脑干或上颈髓的穿支血管造成的意外损伤都可能导致灾难性的后果。同样，需要尽最大努力去避免脑神经的损伤。操作中必须时刻留意关键的解剖标志（Kassam et al 2008）。神经导航技术可能具有一定的作用（Hwang & Ho 2007）。幸运的是，脊索瘤和软骨肉瘤具有假包膜结构，以及脊索瘤的硬膜内部分通常质地较软，因此可以轻松地将肿瘤与重要的神经、血管区分开。这些结构多为推挤移位而不是遭受破坏。但是在颅底的神经孔周围，由于被肿瘤侵犯的骨质包裹，使得这些神经非常容易受到损伤。在这些位置以及海绵窦中，有时强行切除肿瘤会大大地增加脑神经损伤的风险，而残留少量肿瘤并进行术后放疗则是更好的选择。为了达到全切除肿瘤的目的而故意牺牲脑神经是不可取的。

第四，必须牢记术前确定的手术目的。很多时候，手术就是为了切除足够的肿瘤，使瘤床的形态更有利于后续的放射治疗。由于放射线对脑干及视路结构的影响是限制放疗剂量的最常见原因，所以手术的主要诉求在于切除嵌入脑干内部以及位于脑神经或视交叉近端的肿瘤（图 37.12）。在某种程度上，缩减肿瘤体积对于减少放射剂量是有帮助的，但当肿瘤体积不大时，这种做法的获益有限（Hug et al 1999）。这种收益递减的情况，低级别软骨肉瘤生长相对缓慢的特点，以及脊索瘤和高级别软骨肉瘤侵袭性的本质，常常使得过分追求镜下全切除肿瘤的做法极不明智。

8.1.3　手术效果

大多数手术切除脊索瘤和软骨肉瘤的研究都显示手术可以延长生存期（Krayenbühl & Yasargil 1975；Volpe & Mazabraud 1983；Derome 1985；Hassounah et al 1985；O'Neill et al 1985；Arnold & Herrmann 1986；Brooks et al 1987；Sen et al 1989；Rabadan & Conesa 1992；Forsyth et al 1993；Crockard 1996）。在一项针对 51 例颅内脊索瘤患者的研究中，有 40 例接受手术切除（部分切除或全切），其 5 年生存率要高于另外仅接受活检的患者（Forsyth et al 1993）。

研究发现手术切除程度越彻底，效果可能越理想（Catton et al 1996；Cummings et al 1983）（表 37.2）。有报道称单纯行根治性肿瘤切除患者的无病生存期很长（Kveton et al 1986；Gay et al 1995）。鉴于这些结果，部分医师主张在大多数情况下需彻底切除肿瘤。一些针对肿瘤全切后进行放疗的

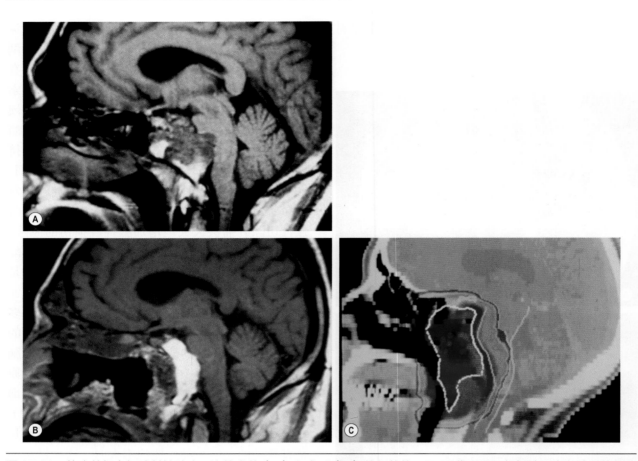

图 37.12　放疗前经鼻切除斜坡肿瘤。比较术前（A）和术后（B）的矢状位 MR T_1 像可见已经切除了嵌入脑干的部分肿瘤，并用脂肪（高信号）对手术通道进行了修补。通过填塞脂肪，增加了源于斜坡的肿瘤与脑干之间的距离，从而能够显著提高其大剂量放疗的安全性（C）

表 37.2　手术报道

病例数（n）	肿瘤类型	手术切除	放疗	并发症	结果	文献
38	脊索瘤					Watkins et al 1993
17	8 脊索瘤，9CS	GTR 53%	XRT 59%			Sen et al 1989
60	46 脊索瘤，14 CS	67%GTR 或 NTR	XRT 8%，P–P 10%，SRS 2%	30% 脑脊液漏；10% 脑膜炎，40%KPS 降低	GTR 5 年无复发生存率 为 84%；STR 为 64%	Gay et al 1995
51	51 脊索瘤（19 软骨样）	11 BX，40 STR	XRT 76%		5 年生存率为 51%	Forsyth et al 1993
25	脊索瘤	GTR 43%，NTR 48%，STR 9%	P–P 74%；XRT 9%	卒中，动眼神经麻痹，偏盲	4 例死亡，5 例复发，16 例未复发	Al–Mefty & Borba 1997
11	10 脊索瘤，1CS	带蒂鼻切开术，STR	P–P	腭撕裂，脑脊液漏 ± 脑膜炎，泪腺损伤		Ojemann et al 1995
36	脊索瘤	62%GTR 或 NTR	22%	无脑脊液漏，无脑膜炎，无新发神经功能症状	5 年死亡率为 14%，复发率为 19%	Menezes et al 1997

BX，活检；GTR，全切除；NTR，近全切除；P–P，质子光子放射治疗；SRS，立体定向放疗；STR，大部切除；XRT，传统放疗

研究显示在术后存活的患者中肿瘤控制率非常不错。在一项包含 60 例患者的研究中（46 例脊索瘤和 14 例软骨肉瘤），术后 3 年肿瘤未复发率达到 80%，5 年达到 76%（Gay et al 1995）。软骨肉瘤的预后好于脊索瘤（5 年无复发生存率分别为90% 和 65%）。然而，11 例患者在术后随访期间死亡：3 例在术后 3 个月内死于全身并发症；5 例死于肿瘤复发；1 例死于其他原因；另 2 例死于放疗的晚期并发症。对于非致死性的并发症，如脑脊液漏、脑膜炎、脑神经功能障碍等，其发生率同样不容忽视。回顾这些文献可以得出启示，即积极地全切肿瘤应该以延长患者的生存时间、避免神经功能损伤及生活质量下降为前提（Gay et al 1995；Al-Mefty & Borba 1997）。

手术切除软骨肉瘤的致残率和致死率与脊索瘤接近。有些人认为对完全切除低级别软骨肉瘤后不需要立即行辅助放疗。对于肿瘤全切后未接受辅助放疗的患者，有报道称其 5 年无复发生存率为 78.3%（Crockard et al 2001a，b；Tzortzidis et al 2006）。然而，手术结合放疗的效果更好，因此目前推荐对患者进行术后辅助放疗。

8.2 放疗

只有少数的软骨肉瘤和极少的脊索瘤可以做到显微镜下全切除而不需要辅助放疗。对于大多数脊索瘤和软骨肉瘤而言，即使进行了积极的切除，肿瘤发生局部进展也是必然的。针对容易复发的位置进行术后放疗适用于所有脊索瘤、未全切的低级别软骨肉瘤以及所有高级别软骨肉瘤。大量的研究报道显示，接受放疗可以延长这些肿瘤患者的生存期（Heffelfinger et al 1973；Forsyth et al 1993；Tai et al 1995；Thieblemont et al 1995；Borba et al 1996；Gay et al 1995；Watkins et al 1993；Catton et al 1996；Cum-mings et al 1983）。

对脊索瘤和软骨肉瘤的放疗效果在很大程度上依赖于所用剂量（Raffel et al 1985；Higinbotham et al 1967；Pearlman & Friedman 1970）使用 45~60Gy 的放射剂量时，患者的无进展生存期及总体生存期均不佳。有报道称接受传统放疗后脊索瘤复发率可达 50%~100%（Catton et al 1996；Cummings et al 1983）。但是一旦给予大剂量放疗（66~84Gy）则能够延缓或阻止肿瘤复发。

放疗的目标是以适形的方式对目标区域进行大剂量的照射，避免附近对射线敏感区域的过度暴露。例如避免视神经和视交叉受到 55~60 等效 ^{60}Co 剂量（cobalt-Gray-equivalent，CGE）照射（Habrand et al 1989）能够保护视力，避免垂体暴露在 50 CGE 的强度下则可能预防内分泌病（Pai et al 2001）。目前采用的放疗方法包括粒子束放疗、调强放疗、常规分割放疗、质子束放疗以及立体定向放疗。

质子束放疗之所以能够达到很高的适形性是因为质子穿过组织后的能量堆积可以产生 Bragg 峰值效应。质子束穿过组织时的能量分布特点为低入口剂量，在组织内部达到峰值（可调控），没有出口剂量（Hug 2001）。这种特点使得可以制订更合理的放疗计划，即使肿瘤接受高剂量照射而在邻近组织中强度迅速衰减。这种高度的适形性对于颅底脊索瘤和软骨肉瘤这样形状不规则的肿瘤非常重要（Nguyen & Chang 2008）。除了质子之外的粒子，如氦离子、氖离子、碳离子及中子等也被用于脊索瘤和软骨肉瘤的治疗（Berson et al 1988；Castro et al 1994；Saunders et al 1985；Schulz-Ertner et al 2004a，b）。

在过去的 30 年中，麻省总医院肿瘤放疗科共治疗了超过 600 例颅底脊索瘤和软骨肉瘤。其采用了质子刀与光子刀联合的方法，并给予患者高剂量的适形放疗，剂量在 66.6~79.3 CGE（平均 68.9 CGE）（Debus et al 1997；Terahara et al 1999）。对其中一部分随访超过 5 年的病例进行分析，显示在 125 例脊索瘤中，5 年的局部肿瘤控制率为 54%，而在 130 例低级别的软骨肉瘤中则高达 98%。与脊索瘤的长期控制有关的因素包括男性、肿瘤体积小以及最低有效剂量较高（Terahara et al 1999）。

与上述队列重叠的另一项研究对放疗的毒性进行了分析，发现在 367 例患者中有 17 例出现了脑干损伤（4.6%）（Debus et al 1997）。脑干的影像学改变未见明显改变的精确比例为 5 年 94%，10 年则为 88%。有 3 例患者（0.8%）死于放射性损伤。脑干接受的放射剂量超过 50 CGE 的上限越高，之前接受的手术次数越多，且如果患有糖尿病，则患者发生脑干放射性损伤的概率就越大。这些危险因素都提示其原因可能与血管损伤有关。症状性颞叶损伤的风险为 8.3%（Santoni et al 1998）。当视交叉的暴露剂量大于 65Gy 时，发生视力损伤的概率可达 20%。在 14 例患者中有 4 例出现内分泌功能障碍，包括部分或完全垂体功能低下（Slater et al 1988）。

Loma Lida 医学中心也开展了类似的治疗和研究（Hug et al 1999），共纳入了 58 例患者，其中 33 例脊索瘤和 25 例软骨肉瘤。所有患者在进行平均放疗剂量为 70.7 CGE 的放疗后接受随访，平均随访期为 33 个月。约 91% 的病例在放疗时可见影像学上的肿瘤残留。在 58 名患者中，有 10 例（17%）局部放疗失败。脊索瘤的 5 年局部控制率为 76%，软骨肉瘤则达到 92%。有 3 例脊索瘤患者死亡。脊索瘤的 5 年生存率为 79%，软骨肉瘤为 100%。有 3 例（5%）患者出现症状性毒副反应。肿瘤的大小以及与放疗时肿瘤与脑干的距离是影响结果的关键因素。体积小于 25ml 的病变没有复发，而大于 25ml 的有 44% 出现复发。由于肿瘤与脑干接近而降低放疗剂量可使肿瘤的局部控制率由 94% 降至 53%（Hug et al 1999）。

质子束放疗肿瘤组（The Proton Radiation Oncology Group，PROG）同样针对 75.6~82.9 CGE 的放疗剂量进行了研究（Liebsch & Munzenrider 2003）。在进行质子与光子联合放疗后，脊索瘤患者的 5 年和 10 年的局部无进展生存率分别为 64% 和 42%（Munzenrider & Liebsch 1999）。对软骨肉瘤进行 66~83 CGE 的照射后，其 5 年、10 年的无进展生存率分别为 97% 和 92%（图 37.13）。PROG 的研究人员同样发现放疗剂量为 69.9CGE 时，取得的效果最佳（Liebsch & Munzenrider 2003）。

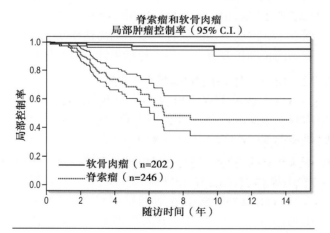

图 37.13　大剂量放疗后肿瘤控制曲线。大剂量的质子束放疗能够实现颅底软骨肉瘤的长期控制（5 年和 10 年的无进展生存率分别为 97% 和 92%），以及显著推迟大多数脊索瘤的复发 / 进展（Munzenrider & Liebsch 1999）。（Munzenrider, J.E. and N.J.Liebsch, Proton therapy for tumors of the skull base. Strahlenther Onkol, 1999.175 Suppl 2：pp.57–63.）

在麻省总医院的病例中，复发几乎都出现在局部（Fagundes et al 1995）。在全部的 204 例脊索瘤患者中有 63 例复发（30%）。复发的部位包括：局部 60 例（95%），仅在局部 49 例（78%），局部淋巴结转移 3 例（5%），沿手术路径复发 3 例（5%），远隔转移 13 例（7 例肺转移，6 例骨转移，2 例孤立性转移）。当出现局部复发后，脊索瘤患者 3 年和 5 年的生存率分别为 44% 和 5%（Fagundes et al 1995）。

调强放疗（intensity modulation radiotherapy，IMRT）能够通过调整放射线的剂量强度模式来达到更好的适形。利用三维 CT 扫描图像和计算机的剂量算法可以制订放疗方案。将不同照射方向的几个调强的辐射野结合，从而可以得到一个更适合的放射剂量，既能对肿瘤进行高强度照射，又使邻近正常组织暴露的剂量最小。在一项关于软骨肉瘤的研究中，接受术后分次立体定向放疗的患者 5 年的无进展生存率达到 100%（Debus et al 2000）。

立体定向放射外科是指将直线加速器（LINAC 或 Cyber 刀）发射的大剂量 X 线或多个钴源产生的伽马射线对准肿瘤进行照射。大量低强度射线从不同方向照射瘤体并在其内部交汇，从而不仅使瘤体接受高剂量的放射线，而且避免对周边组织的损伤（图 37.14）。立体定向放疗通常有 1~5 个疗程。其精准性使得可以对与重要结构十分接近的肿瘤（2~3mm 以内）进行照射（Muthukumar et al 1998）。由于放疗的风险与肿瘤的体积直接相关，所以立体定向放疗通常适用于体积在 10ml 以下的肿瘤。因此，对于体积较小、无法切除的软骨肉瘤以及复发的脊索瘤或软骨肉瘤，立体定向可能尤为适用（Wanebo et al 2006）。

在一组接受立体定向放疗的脊索瘤和软骨肉瘤的病例报道中，对患者平均随访 4 年，15 例患者中有 3 例死于放疗区域以外的肿瘤复发，1 例死于并发症。在 11 例存活的患者中有 10 例肿瘤在随访期间无变化甚至缩小。没有出现神经或内分泌毒副作用（Muthukumar et al 1998）。这组病例也显示了此类肿瘤对放疗的挑战性。既不同于良性的包膜完整的肿瘤如脑膜瘤和神经鞘瘤，也不像通常呈球形的转移瘤，脊索瘤和软骨肉瘤形态不规则且侵袭性生长。这类肿瘤在发现时体积多较大，即使经过手术切除后，仍可能有大块的残

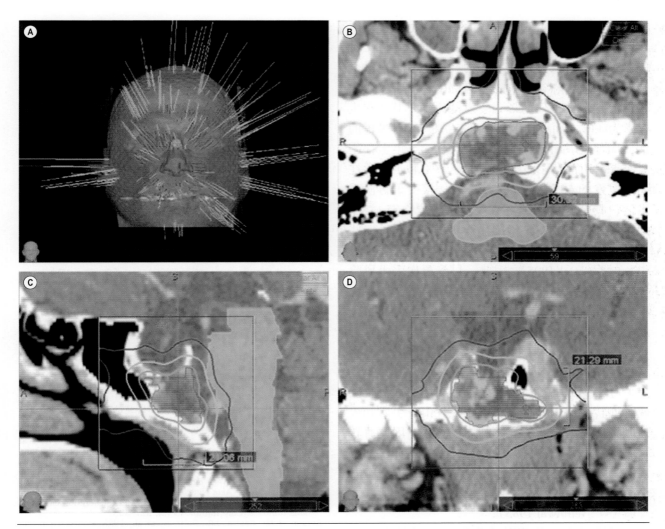

图 37.14　立体定向放疗。立体定向放疗能够对目标区域进行大剂量的照射而不使脑干过多地暴露，因此它可以作为分次放疗的补充甚至替代。这个治疗计划显示通过将 120 条不同方向的射线（A）会聚到肿瘤区域以对其进行高剂量的照射。分别显示轴位（B）、矢状位（C）和冠状位（D）平面。同时使视神经、视交叉、脑干及颞叶接受的射线在耐受范围内

留需要借助于放疗。通常肿瘤在镜下和肉眼下的扩展范围很难与影像学一一对应。因此，一旦确定目标，肿瘤本身不规则的形状以及对脑干、视路等重要结构的投鼠忌器常常需要制订多靶点的复杂治疗计划。对于这些局部复发的病例，放疗是否可以改变其自然病程仍有待于更大宗的长期随访资料的证实。

　　然而，所有上述这些放疗方法，都具有对邻近结构造成损伤，从而引起神经功能障碍的风险，例如迟发性视力减退（在一组质子束病例中有 2% 的概率）（Hug et al 1999），垂体功能低下（一项质子束研究报道发生率为 5 年72%，10 年可达 84%。而另一篇报道只有 7%）（Pai et al 2001；Hug et al 1999）以及听力丧失（在一组质子束病例中听力丧失达到 10%）

（Hug et al 1999）。降低照射剂量可能会避免这些并发症。应用一些放疗增敏剂如雷佐生可能提高放疗的风险收益比（Rhomberg et al 2006）。尽管新型的适形放疗手段比传统方法具有更好的疗效，更低的并发症风险，但是局部复发仍然是治疗中最常见的问题。很多患者，特别是脊索瘤患者会因肿瘤进展或治疗出现神经功能损害。

8.3　肿瘤复发

　　尽管经过根治性切除以及放疗，但几乎所有的脊索瘤和部分软骨肉瘤终会复发，并导致其中大部分患者死亡。如果复发肿瘤的患者先前没有接受过放疗，那么放疗则是治疗的最佳选择。有时可能需要在放疗之前进行再次手术，以减小肿

瘤体积并缓解其对脑干造成的压迫。尽管进行二次手术所面对的并发症风险更高（Gay et al 1995），但是对于适合进行首次手术的患者，通常也适合二次手术。在麻省总医院的病例中，对于接受质子束治疗后出现任何形式复发的患者，其 3 年生存率为 43%，而 5 年生存率只有 7%。分开考虑的话，局部复发者 3 年生存率为 44%，5 年生存率只有 5%，而远隔复发的分别为 25% 和 12%。在局部复发的 60 例患者中，有 49 例接受了再次手术后，其中有 26 例（53%）术后病情稳定，2 年的生存率为 63%，5 年的生存率为 6%，而那些只接受支持治疗的患者 2 年的总体生存率为 21%（Fagundes et al 1995）。因此，尽管再次手术风险更大，且难以获得与初次手术同样显著的效果，但对于大多数复发后仍有手术指征的患者而言仍然是有价值的。

8.4 化疗

对于无法手术，之前接受过放疗的局部复发或远处转移的患者可以考虑化疗。由于手术和放疗已经大大地提高了局部肿瘤控制率，因此对转移病变的治疗变得越来越重要。有 30%~40% 的脊索瘤患者会发生转移（Chambers & Schwinn 1979；Sundaresan et al 1979）。最常见的部位是肺、肝和骨骼（O'Neill et al 1985）。

回顾过去，化疗对此类肿瘤几乎没有作用（Castellano & Ruggiero 1953）。但是一批新的肿瘤特异性药物可能会提高效果，如酪氨酸激酶抑制剂甲磺酸伊马替尼，其可以通过调节脊索瘤中几种不同的酶类和生长因子的表达而发挥作用（Casali et al 2004）。

9 结论

颅底脊索瘤和软骨肉瘤是少见且具有挑战性的肿瘤。由于位于颅底不易到达的位置，与重要的神经血管关系密切，对普通剂量的放疗相对耐受，对化疗的敏感性不高，以及容易局部复发，因此需要深思熟虑地选择治疗方案并一丝不苟地实施治疗。尽管存在这些挑战，手术结合大剂量放疗仍然能够治愈几乎所有的低级别软骨肉瘤，并能对脊索瘤和高级别软骨肉瘤进行很好的控制。

关键点

- 尽管颅底脊索瘤和软骨肉瘤常因起源于骨内且部位类似而常常被归为一类，但它们无论从胚胎起源、病理特点、生物学行为，还是临床特点以及治疗效果都存在明显差别。

- 疾病初期，多数肿瘤呈低度恶性，呈缓慢但侵袭性生长。局部复发常见，且对于大部分脊索瘤和高级别软骨肉瘤，复发最终导致患者死亡。

- 对于两类肿瘤而言，手术结合术后放疗是最佳的治疗方法。颅底手术技术的进步提高了手术的效果。新型适形放疗与传统方法相比疗效更好且风险更小。目前尚无有效的化疗方案。

（王亮 译）

参考文献

Al-Mefty, O., Borba, L.A., 1997. Skull base chordomas: a management challenge. J. Neurosurg. 86 (2), 182–189.

Ariel, I.M., Verdu, C., 1975. Chordoma: an analysis of twenty cases treated over a twenty-year span. J. Surg. Oncol. 7 (1), 27–44.

Arnold, H., Herrmann, H.D., 1986. Skull base chordoma with cavernous sinus involvement. Partial or radical tumour-removal? Acta Neurochir. (Wien) 83 (1–2), 31–37.

Babu, R.P., Sekhar, L.N., Wright, D.C., 1994. Extreme lateral transcondylar approach: technical improvements and lessons learned. J. Neurosurg. 81 (1), 49–59.

Bartal, A.D., Heilbronn, Y.D., 1970. Transcervical removal of a clivus chordoma in a 2-year-old child. Reversal of quadriplegia and bulbar paralysis. Acta Neurochir. (Wien) 23 (2), 127–133.

Berkmen, Y.M., Blatt, E.S., 1968. Cranial and intracranial cartilaginous tumours. Clin. Radiol. 19 (3), 327–333.

Berson, A.M., Castro, J.R., Petti, P., et al., 1988. Charged particle irradiation of chordoma and chondrosarcoma of the base of skull and cervical spine: the Lawrence Berkeley Laboratory experience. Int. J. Radiat. Oncol. Biol. Phys. 15 (3), 559–565.

Borba, L., Al-Mefty, O., 1998. Skull-base chordomas. Contemp. Neurosurg. 20, 1–6.

Borba, L.A., Al-Mefty, O., Mrak, R.E., et al., 1996. Cranial chordomas in children and adolescents. J. Neurosurg. 84 (4), 584–591.

Bourdial, J., Vergnon, L., Laffolee, P., et al., 1970. [A case of chordoma of the clivus with cervical extension in a child]. Ann. Otolaryngol. Chir. Cervicofac. 87 (12), 820–822.

Bourgouin, P.M., Tampieri, D., Robitaille, Y., et al., 1992. Low-grade myxoid chondrosarcoma of the base of the skull: C T, M R, and histopathology. J. Comput. Assist. Tomogr. 16 (2), 268–273.

Bouropoulou, V., Bosse, A., Roessner, A., et al., 1989. Immunohistochemical investigation of chordomas: histogenetic and differential diagnostic aspects. Curr. Top Pathol. 80, 183–203.

Brisman, J.L., Feldstein, N.A., Tarbell, N.J., et al., 1997. Eosinophilic granuloma of the clivus: case report, follow-up of two previously reported cases, and review of the literature on cranial base eosinophilic granuloma. Neurosurgery 41 (1), 273–279.

Brooks, J.J., LiVolsi, V.A., Trojanowski, J.Q., 1987. Does chondroid chordoma exist? Acta Neuropathol. (Berl.) 72 (3), 229–235.

Brooks, J.J., Trojanowski, J.Q., LiVolsi, V.A., 1989. Chondroid chordoma: a low-grade chondrosarcoma and its differential diagnosis. Curr. Top Pathol. 80, 165–181.

Campbell, W.M., McDonald, T.J., Unni, K.K., et al., 1980. Nasal and paranasal presentations of chordomas. Laryngoscope 90 (4), 612–618.

Casali, P.G., Messina, A., Stacchiotti, S., et al., 2004. Imatinib mesylate in chordoma. Cancer 101 (9), 2086–2097.

Castellano, F., Ruggiero, G., 1953. Meningiomas of the posterior fossa. Acta Radiol. 104 (Suppl.), 1–177.

Castro, J.R., Linstadt, D.E., Bahary, J.P., et al., 1994. Experience in charged particle irradiation of tumors of the skull base: 1977–

1992. Int. J. Radiat. Oncol. Biol. Phys. 29 (4), 647–655.

Catton, C., O'Sullivan, B., Bell, R., et al., 1996. Chordoma: long-term follow-up after radical photon irradiation. Radiother. Oncol. 41 (1), 67–72.

Cavallo, L.M., Cappabianca, P., Messina, A., et al., 2007. The extended endoscopic endonasal approach to the clivus and craniovertebral junction: anatomical study. Childs Nerv. Syst. 23, 665–671.

Chambers, P.W., Schwinn, C.P., 1979. Chordoma. A clinicopathologic study of metastasis. Am. J. Clin. Pathol. 72 (5), 765–776.

Cianfriglia, F., Pompili, A., Occhipinti, E., 1978. Intracranial malignant cartilaginous tumours. Report of two cases and review of literature. Acta Neurochir. (Wien) 45 (1–2), 163–175.

Coltrera, M.D., Googe, P.B., Harrist, T.J., et al., 1986. Chondrosarcoma of the temporal bone. Diagnosis and treatment of 13 cases and review of the literature. Cancer 58 (12), 2689–2696.

Couldwell, W.T., Weiss, M.H., Rabb, C., et al., 2004. Variations on the standard transsphenoidal approach to the sellar region, with emphasis on the extended approaches and parasellar approaches: Surgical experience in 105 cases. Neurosurgery 55, 539–550.

Crockard, A., 1996. Chordomas and chondrosarcomas of the cranial base: results and follow-up of 60 patients. Neurosurgery 38 (2), 420.

Crockard, H.A., 1985. The transoral approach to the base of the brain and upper cervical cord. Ann. R. Coll. Surg. Engl. 67 (5), 321–325.

Crockard, H.A., Cheeseman, A., Steel, T., et al., 2001a. A multidisciplinary team approach to skull base chondrosarcomas. J. Neurosurg. 95 (2), 184–189.

Crockard, H.A., Steel, T., Plowman, N., et al., 2001b. A multidisciplinary team approach to skull base chordomas. J. Neurosurg. 95 (2), 175–183.

Cummings, B.J., Hodson, D.I., Bush, R.S., 1983. Chordoma: the results of megavoltage radiation therapy. Int. J. Radiat. Oncol. Biol. Phys. 9 (5), 633–642.

Dahlin, D., MacCarty, C., 1952. Chordoma, a study of fifty-nine cases. Cancer 5, 1170–1178.

Debus, J., Hug, E.B., Liebsch, N.J., et al., 1997. Brainstem tolerance to conformal radiotherapy of skull base tumors. Int. J. Radiat. Oncol. Biol. Phys. 39 (5), 967–975.

Debus, J., Schulz-Ertner, D., Schad, L., et al., 2000. Stereotactic fractionated radiotherapy for chordomas and chondrosarcomas of the skull base. Int. J. Radiat. Oncol. Biol. Phys. 47 (3), 591–596.

Dehdashti, A.R., Karabatsou, K., Ganna, A., et al., 2008. Expanded endoscopic endonasal approach for treatment of clival chordomas: early results in 12 patients. Neurosurgery 63, 299–309.

Derome, P.J., 1985. Surgical management of tumours invading the skull base. Can. J. Neurol. Sci. 12 (4), 345–347.

Dolenc, V.V., 1997. Transcranial epidural approach to pituitary tumors extending beyond the sella. Neurosurgery 41 (3), 542–552.

Doucet, V., Peretti-Viton, P., Figarella-Branger, D., et al., 1997. MRI of intracranial chordomas. Extent of tumour and contrast enhancement: criteria for differential diagnosis. Neuroradiology 39 (8), 571–576.

Evans, H., Ayala, A., Romsdahl, M., 1977. Prognostic factors in chondrosarcomas of bone. A clinico-pathologic analysis with emphasis on histologic grading. Cancer 40, 818–831.

Ewing, J.A., 1939. review of the classification of bone tumors. Surg. Gynecol. Obstet. 68, 971–976.

Fatemi, N., Dusick, J.R., Gorgulho, A.A., et al., 2008. Endonasal microscopic removal of clival chordomas. Surg. Neurol. 69, 331–338.

Fagundes, M.A., Hug, E.B., Liebsch, N.J., et al., 1995. Radiation therapy for chordomas of the base of skull and cervical spine: patterns of failure and outcome after relapse. Int. J. Radiat. Oncol. Biol. Phys. 33 (3), 579–584.

Fink, F.M., Ausserer, B., Schrocksnadel, W., et al., 1987. Clivus chordoma in a 9-year-old child: case report and review of the literature. Pediatr. Hematol. Oncol. 4 (2), 91–100.

Finn, D.G., Goepfert, H., Batsakis, J.G., 1984. Chondrosarcoma of the head and neck. Laryngoscope 94 (12 Pt 1), 1539–1544.

Forsyth, P.A., Cascino, T.L., Shaw, E.G., et al., 1993. Intracranial chordomas: a clinicopathological and prognostic study of 51 cases. J. Neurosurg. 78 (5), 741–747.

Fraioli, B., Esposito, V., Santoro, A., et al., 1995. Transmaxillosphenoidal approach to tumors invading the medial compartment of the cavernous sinus. J. Neurosurg. 82 (1), 63–69.

Frank, G., Sciarretta, V., Calbucci, F., et al., 2006. The endoscopic transnasal transsphenoidal approach for the treatment of cranial base chordomas and chondrosarcomas. Neurosurgery 59 (Suppl. 1), ONS50–ONS57.

Gay, E., Sekharn, L.N., Rubinstein, E., et al., 1995. Chordomas and chondrosarcomas of the cranial base: results and follow-up of 60 patients. Neurosurgery 36 (5), 887–897.

Goel, A., 1995. Chordoma and chondrosarcoma: relationship to the internal carotid artery. Acta Neurochir. (Wien) 133 (1–2), 30–35.

Habrand, I.L., Austin-Seymour, M., Birnbaum, S., et al., 1989. Neurovisual outcome following proton radiation therapy. Int. J. Radiat. Oncol. Biol. Phys. 16 (6), 1601–1606.

Hadad, G., Bassagasteguy, L., Carrau, R.L., et al., 2006. A novel reconstructive technique after endoscopic expanded endonasal approaches: vascular pedicle nasoseptal flap. Laryngoscope 116, 1882–1886.

Halperin, E.C., 1997. Why is female sex an independent predictor of shortened overall survival after proton/photon radiation therapy for skull base chordomas? Int. J. Radiat. Oncol. Biol. Phys. 38 (2), 225–230.

Handa, J., Suzuki, F., Nioka, H., et al., 1987. Clivus chordoma in childhood. Surg. Neurol. 28 (1), 58–62.

Harsh, G.R. IV, Sekhar, L.N., 1992. The subtemporal, transcavernous, anterior transpetrosal approach to the upper brain stem and clivus. J. Neurosurg. 77 (5), 709–717.

Harsh, G.R. IV, Joseph, M.P., Swearingen, B., et al., 1996. Anterior midline approaches to the central skull base. Clin. Neurosurg. 43, 15–43.

Hassounah, M., Al-Mefty, O., Akhtar, M., et al., 1985. Primary cranial and intracranial chondrosarcoma: a survey. Acta Neurochir. (Wien) 78, 123–132.

Heffelfinger, M.J., Dahlin, D.C., MacCarty, C.S., et al., 1973. Chordomas and cartilaginous tumors at the skull base. Cancer 32 (2), 410–420.

Higinbotham, N.L., Phillips, R.F., Farr, H.W., et al., 1967. Chordoma. Thirty-five-year study at Memorial Hospital. Cancer 20 (11), 1841–1850.

Hong Jiang, W., Ping Zhao, S., Hai Xie, Z., et al., 2008. Endoscopic resection of chordomas in different clival regions. Acta Otolaryngol. 129, 71–83.

Hug, E.B., Loredo, L.N., Slater, J.D., et al., 1999. Proton radiation therapy for chordomas and chondrosarcomas of the skull base. J. Neurosurg. 91 (3), 432–439.

Hug, E.B., 2001. Review of skull base chordomas: prognostic factors and long-term results of proton-beam radiotherapy. Neurosurg. Focus 10 (3), E11.

Hwang, P.Y., Ho, C.L., 2007. Neuronavigation using an image-guided endoscopic transnasalsphenoethmoidal approach to clival chordomas. Neurosurgery 61, 212–218.

Inagaki, H., Anno, Y., Hori, T., et al., 1992. [Clival chordoma in an infant; case report and review of the literature]. No Shinkei Geka 20 (7), 809–813.

Jho, H.D., Ha, H.G., 2004. Endoscopic endonasal skull base surgery: Part 3 –The clivus and posterior fossa. Minim. Invasive Neurosurg. 47, 16–23.

Kamrin, R., Potanos, J., Pool, J., 1964. An evaluation of the diagnosis and treatment of chordoma. J. Neurol. Neurosurg. Psychiatry 27, 157–165.

Kaneko, Y., Sato, Y., Iwaki, T., et al., 1991. Chordoma in early childhood: a clinicopathological study. Neurosurgery 29 (3), 442–446.

Kassam, A.B., Vescan, A.D., Carrau, R.L., et al., 2008. Expanded endonasal approach: vidian canal as a landmark to the petrous internal carotid artery. Technical Note. J. Neurosurg. 108, 177–183.

Kawase, T., Shiobara, R., Toya, S., 1994. Middle fossa transpetrosal-transtentorial approaches for petroclival meningiomas. Selective pyramid resection and radicality. Acta Neurochir. (Wien) 129 (3–4), 113–120.

Kendall, B.E., 1977. Cranial chordomas. Br. J. Radiol. 50 (598), 687–698.

Klebs, E., 1864. Ein Fall von Ecchondrosis spheno-occipitalise amylacea. Virchows Arch. Path. Anat. 31, 396–399.

Koch, B.B., Karnell, L.H., Hoffman, H.T., et al., 2000. National cancer database report on chondrosarcoma of the head and neck. Head Neck 22 (4), 408–425.

Korten, A.G., ter Berg, H.J., Spincemaille, G.H., et al., 1998. Intracranial chondrosarcoma: review of the literature and report of 15 cases. J. Neurol. Neurosurg. Psychiatry 65 (1), 88–92.

Krayenbühl, H., Yasargil, M., 1975. Cranial chordomas. Prog. Neurol. Surg. 6, 380–434.

Krol, G., Sze, G., Arbit, E., et al., 1989. Intradural metastases of chordoma. AJNR Am. J. Neuroradiol. 10 (1), 193–195.

Kveton, J., Brackmann, D., Glasscock, M., 1986. Chondrosarcoma of the skull base. Otolaryngol. Head Neck Surg. 94, 23–32.

Larson, T.C. III, Houser, O.W., Laws, E.R. Jr., 1987. Imaging of cranial chordomas. Mayo Clin. Proc. 62 (10), 886–893.

Laws, E.R. Jr., 1984. Transsphenoidal surgery for tumors of the clivus. Otolaryngol. Head Neck Surg. 92 (1), 100–101.

Laws, E., Thapar, K., 1996. Parasellar lesions other than pituitary adenomas. In: Powell, M., Lightman, S.L. (Eds.), Management of pituitary tumors: A handbook. Churchill Livingstone, New York, pp., 175–222.

Laws, E.R., Kanter, A.S., Jane, J.A. Jr., 2005. Extended transsphenoidal approach. J. Neurosurg. 102, 825–828.

Lawton, M.T., Daspit, C.P., Spetzler, R.F., 1996. Transpetrosal and combination approaches to skull base lesions. Clin. Neurosurg. 43, 91–112.

Liebsch, N.J., Munzenrider, J.E., 2003. Proton radiotherapy for cranial base chordomas. In: Harsh, G. (Ed.), Chordomas and chondrosarcomas of the skull base and spine. Thieme, New York, pp., 307–314.

Leng, L.Z., Brown, S., Anand, V.K., et al., 2008. 'Gasket-Seal' watertight closure in minimal-access endoscopic cranial base surgery. Neurosurgery 62, 342–343.

Levy, M.L., Chen, T.C., Weiss, M.H., 1991. Monostotic fibrous dysplasia of the clivus. Case report. J. Neurosurg. 75 (5), 800–803.

Luschka, H., 1856. Die Altersveranderungen der Zwischenwirbelknorpel. Virchows Arch. Path Anat. 9, 312–327.

Mandahl, N., Gustafson, P., Mertens, F., et al., 2002. Cytogenetic aberrations and their prognostic impact in chondrosarcoma. Genes Chromosomes Cancer 33 (2), 188–200.

Markwalder, T.M., Markwalder, R.V., Robert, J.L., et al., 1979. Metastatic chordoma. Surg. Neurol. 12 (6), 473–478.

Matsumoto, J., Towbin, R.B., Ball, W.S. Jr., 1989. Cranial chordomas in infancy and childhood. A report of two cases and review of the literature. Pediatr. Radiol. 20 (1–2), 28–32.

McMaster, M.L., Goldstein, A.M., Bromley, C.M., et al., 2001. Chordoma: incidence and survival patterns in the United States, 1973–1995. Cancer Causes Control 12, 1–11.

Menezes, A.H., Gantz, B.J., Traynelis, V.C., et al., 1997. Cranial base chordomas. Clin. Neurosurg. 44, 491–509.

Menezes, A.H., Traynelis, V.C., Gantz, B.J., 1994. Surgical approaches to the craniovertebral junction. Clin. Neurosurg. 41, 187–203.

Meyer, J.E., Oot, R.F., Lindfors, K.K., 1986. CT appearance of clival chordomas. J. Comput. Assist. Tomogr. 10 (1), 34–38.

Meyer, F.B., Ebersold, M.J., Reese, D.F., 1984. Benign tumors of the foramen magnum. J. Neurosurg. 61 (1), 136–142.

Meyers, S.P., Hirsch, W.L. Jr., Curtin, H.D., et al., 1992. Chordomas of the skull base: MR features. AJNR Am. J. Neuroradiol. 13 (6), 1627–1636.

Mitchell, A., Scheithauer, B.W., Unni, K.K., et al., 1993. Chordoma and chondroid neoplasms of the spheno-occiput. An immunohistochemical study of 41 cases with prognostic and nosologic implications. Cancer 72 (10), 2943–2949.

Muller, H., 1858. Ueber das vorkommen von resten der chorda dorsalis bei mecschen nach der geburt und uber ihr verhaltnis zu den gallertgeschwulsten am clivus. Ztschr. Rat. Med. 2, 202–229.

Muthukumar, N., Kondziolka, D., Lunsford, L.D., et al., 1998. Stereotactic radiosurgery for chordoma and chondrosarcoma: further experiences. Int. J. Radiat. Oncol. Biol. Phys. 41 (2), 387–392.

Muzenrider, J., 1992. Proton beam radiation and chordomas and chondrosarcomas. Third International Conference on Head and Neck Tumors, San Francisco, CA.

Munzenrider, J.E., Liebsch, N.J., 1999. Proton therapy for tumors of the skull base. Strahlenther Onkol 175 (Suppl.), 57–63.

Neff, B., Sataloff, R.T., Storey, L., et al., 2002. Chondrosarcoma of the skull base. Laryngoscope 112 (1), 134–139.

Nguyen, Q.N., Chang, E.L., 2008. Emerging role of proton beam radiation therapy for chordoma and chondrosarcoma of the skull base. Curr. Oncol. Rep. 10, 338–343.

Niida, H., Tanaka, R., Tamura, T., et al., 1994. Clival chordoma in early childhood without bone involvement. Childs Nerv. Syst. 10 (8), 533–535.

Nishigaya, K., et al., 1998. Intradural retroclival chordoma without bone involvement: no tumor regrowth 5 years after operation. Case report. J. Neurosurg. 88 (4), 764–768.

Oakley, G.J., Fuhrer, K., Seethala, R.R., 2008. Brachyury, SOX-9, and podoplanin, new markers in the skull base chordoma vs chondrosarcoma differential: a tissue microarray-based comparative analysis. Mod. Pathol. 21 (12), 1461–1469.

Oguro, K., Nakahara, N., Yamaguchi, Y., et al., 1989. Chondrosarcoma of the posterior fossa-case report. Neurol. Med. Chir. (Tokyo) 29 (11), 1030–1034.

Ojemann, R.G., Thornton, A.F., Harsh, G.R., 1995. Management of anterior cranial base and cavernous sinus neoplasms with conservative surgery alone or in combination with fractionated photon or stereotactic proton radiotherapy. Clin. Neurosurg. 42,

71–98.

O'Connell, J.X., Renard, L.G., Liebsch, N.J., et al., 1994. Base of skull chordoma. A correlative study of histologic and clinical features of 62 cases. Cancer 74 (8), 2261–2267.

O'Neill, P., Bell, B.A., Miller, J.D., et al., 1985. Fifty years of experience with chordomas in southeast Scotland. Neurosurgery 16 (2), 166–170.

Oot, R.F., Melville, G.E., New, P.F., et al., 1988. The role of MR and CT in evaluating clival chordomas and chondrosarcomas. AJR Am. J. Roentgenol. 151 (3), 567–575.

Pai, H.H., Thornton, A., Katznelson, L., et al., 2001. Hypothalamic/pituitary function following high-dose conformal radiotherapy to the base of skull: demonstration of a dose-effect relationship using dose-volume histogram analysis. Int. J. Radiat. Oncol. Biol. Phys. 49 (4), 1079–1092.

Pearlman, A.W., Friedman, M., 1970. Radical radiation therapy of chordoma. Am. J. Roentgenol. Radium. Ther. Nucl. Med. 108 (2), 332–341.

Rabadan, A., Conesa, H., 1992. Transmaxillary-transnasal approach to the anterior clivus: a microsurgical anatomical model. Neurosurgery 30 (4), 473–482.

Raffel, C., Wright, D.C., Gutin, P.H., et al., 1985. Cranial chordomas: clinical presentation and results of operative and radiation therapy in twenty-six patients. Neurosurgery 17 (5), 703–710.

Rhomberg, W., Eiter, H., Böhler, F., et al., 2006. Combined radiotherapy and razoxane in the treatment of chondrosarcomas and chordomas. Anticancer Res. 26 (3B), 2407–2411.

Ribbert, H., 1894. Ueber die Ecchondrosis physalifora sphenooccipitalis. Centralbl. Allg. Path Path Anat. 5, 457–461.

Richardson, M.S., 2001. Pathology of skull base tumors. Otolaryngol. Clin. North Am. 34 (6), 1025–1042, vii.

Rosenberg, A.E., Nielsen, G.P., Keel, S.B., et al., 1999. Chondrosarcoma of the base of the skull: a clinicopathologic study of 200 cases with emphasis on its distinction from chordoma. Am. J. Surg. Pathol. 23 (11), 1370–1378.

Santoni, R., Liebsch, N., Finkelstein, D.M., et al., 1998. Temporal lobe (TL) damage following surgery and high-dose photon and proton irradiation in 96 patients affected by chordomas and chondrosarcomas of the base of the skull. Int. J. Radiat. Oncol. Biol. Phys. 41 (1), 59–68.

Saunders, W.M., Chen, G.T., Austin-Seymour, M., et al., 1985. Precision, high dose radiotherapy. II. Helium ion treatment of tumors adjacent to critical central nervous system structures. Int. J. Radiat. Oncol. Biol. Phys. 11 (7), 1339–1347.

Schisano, G., Tovi, D., 1962. Clivus chordomas. Neurochirurgia (Stuttg.) 5, 99–120.

Schulz-Ertner, D., Nikoghosyan, A., Didinger, B., et al., 2004a. Carbon ion radiation therapy for chordomas and low grade chondrosarcomas – current status of the clinical trials at GSI. Radiother. Oncol. 73 (Suppl.), S53–S56.

Schulz-Ertner, D., Nikoghosyan, A., Thilmann, C., et al., 2004b. Results of carbon ion radiotherapy in 152 patients. Int. J. Radiat. Oncol. Biol. Phys. 58 (2), 631–640.

Scuotto, A., Albanese, V., Tomasello, F., 1980. Clival chordomas in children. Acta Neurol. (Napoli) 2 (2), 121–127.

Sekhar, L.N., Nanda, A., Sen, C.N., et al., 1992. The extended frontal approach to tumors of the anterior, middle, and posterior skull base. J. Neurosurg. 76 (2), 198–206.

Sen, C.N., Sekhar, L.N., 1991. Surgical management of anteriorly placed lesions at the craniocervical junction – an alternative approach. Acta Neurochir. (Wien) 108 (1–2), 70–77.

Sen, C.N., Sekhar, L.N., 1990. An extreme lateral approach to intradural lesions of the cervical spine and foramen magnum. Neurosurgery 27 (2), 197–204.

Sen, C.N., Sekhar, L.N., Schramm, V.L., et al., 1989. Chordoma and chondrosarcoma of the cranial base: an 8-year experience. Neurosurgery 25 (6), 931–941.

Slater, J.D., Austin-Seymour, M., Munzenrider, J., et al., 1988. Endocrine function following high dose proton therapy for tumors of the upper clivus. Int. J. Radiat. Oncol. Biol. Phys. 15 (3), 607–611.

Stapleton, S.R., Wilkins, P.R., Archer, D.J., et al., 1993. Chondrosarcoma of the skull base: a series of eight cases. Neurosurgery 32 (3), 348–356.

Steenberghs, J., Kiekens, C., Menten, J., et al., 2002. Intradural chordoma without bone involvement. Case report and review of the literature. J. Neurosurg. 97 (Suppl.), 94–97.

Stippler, M., Gardner, P.A., Snyderman, C.H., et al., 2009. Endoscopic endonasal approach for clival chordomas. Neurosurgery 64, 268–278.

Sundaresan, N., Galicich, J.H., Chu, F.C., et al., 1979. Spinal chordomas. J. Neurosurg. 50 (3), 312–319.

Tachibana, E., Saito, K., Takahashi, M., et al., 2000. Surgical treatment of a massive chondrosarcoma in the skull base associated with Maffucci's syndrome: a case report. Surg. Neurol. 54 (2), 165–170.

Tai, P.T., Craighead, P., Bagdon, F., 1995. Optimization of radiotherapy for patients with cranial chordoma. A review of dose-response ratios for photon techniques. Cancer 75 (3), 749–756.

Terahara, A., Niemierko, A., Goitein, M., et al., 1999. Analysis of the relationship between tumor dose inhomogeneity and local control in patients with skull base chordoma. Int. J. Radiat. Oncol. Biol. Phys. 45 (2), 351–358.

Thieblemont, C., Biron, P., Rocher, F., et al., 1995. Prognostic factors in chordoma: role of postoperative radiotherapy. Eur. J. Cancer 31A (13–14), 2255–2259.

Thodou, E., Kontogeorgos, G., Scheithauer, B.W., et al., 2000. Intrasellar chordomas mimicking pituitary adenoma. J. Neurosurg. 92 (6), 976–982.

Tzortzidis, F., Elahi, F., Wright, D.C., et al., 2006. Patient outcome at long-term follow-up after aggressive microsurgical resection of cranial base chondrosarcomas. Neurosurgery 58 (6), 1090–1098.

Unni, K., 1996. Dahlin's bone tumors: General aspects and data on 11,087 cases, 5th edn. Lippincott-Raven, Philadelphia, pp., 291–303.

Van Loveren, H.R., Mahmood, A., Liu, S.S., et al., 1996. Innovations in cranial approaches and exposures: anterolateral approaches. Clin. Neurosurg. 43, 44–52.

Virchow, R., 1857. Untersuchungen uber die entwickelung des schadelgrundes im gesunden und krankhaften zustande, und uber den einfluss derselben auf schadelform, gesichtsbildung und gehirnbau. Virchows, Berlin.

Volpe, R., Mazabraud, A., 1983. A clinicopathologic review of 25 cases of chordoma (a pleomorphic and metastasizing neoplasm). Am. J. Surg. Pathol. 7 (2), 161–170.

Wanebo, J.E., Bristol, R.E., Porter, R.R., et al., 2006. Management of cranial base chondrosarcomas. Neurosurgery 58 (2), 249–255.

Watkins, L., Khudados, E.S., Kaleoglu, M., et al., 1993. Skull base chordomas: a review of 38 patients, 1958–1988. Br. J. Neurosurg. 7 (3), 241–248.

Wold, L.E., Laws, E.R. Jr., 1983. Cranial chordomas in children and young adults. J. Neurosurg. 59 (6), 1043–1047.

Yadav, Y.R., Kak, V.K., Khosla, V.K., et al., 1992. Cranial chordoma in the first decade. Clin. Neurol. Neurosurg. 94 (3), 241–246.

Yang, X.R., Beerman, M., Bergen, A.W., et al., 2005. Corroboration of a familial chordoma locus on chromosome 7q and evidence of genetic heterogeneity using single nucleotide polymorphisms (SNPs). Int. J. Cancer 116 (3), 487–491.

第 38 章

颈静脉球瘤

Rashid M.Janjua，Harry R.Van Loveren

1 简介

球瘤是起源于副神经节细胞的肿瘤，该细胞是交感和副交感神经系统的组成部分。这种肿瘤也被称为副神经节瘤、非嗜铬性副神经节瘤、化学感受器瘤。副神经节组织在胚胎阶段（胚胎神经上皮）最为显著，出生后则与交感和副交感系统密切相关。即便如此，它仍能够向肿瘤转化。交感神经肿瘤起源于颈上神经节、主动脉旁体及肾上腺。副交感神经肿瘤则分布于在舌咽和迷走神经周围（Semaan & Megerian 2008）。

本章节对此类肿瘤的诊断和治疗进行概述，并提出手术切除肿瘤的八步法。

2 生理学

副神经节包含两种类型的细胞，即主细胞和支持细胞。它们呈细胞团样分布，并被发达的毛细管网所围绕。主细胞属于弥散神经内分泌系统（diffuse neuroendocrine system，DNES），其内含分泌颗粒，分布于主动脉体和肾上腺髓质。从生理上来讲，此类细胞为化学感受器，对血清中 pH、pCO_2 和 pO_2 的变化非常敏感（Semaan & Megerian 2008），从而参与延髓呼吸中枢的调节作用。

起源于舌咽神经鼓室段分支（Jacobson's nerve）的副神经节肿瘤，因其位于中耳部，故被称为"鼓室球瘤"。颈静脉球的血管外膜内也存在副神经节细胞，起源于此的肿瘤根据所处部位称为"颈静脉球瘤"。与迷走神经有关的此类肿瘤被称为"迷走神经球瘤"。当起源于颈动脉体时则称为"颈动脉体瘤"（Semaan & Megerian 2008）。当肿瘤起源位置不确切时，则被称为"颈鼓室副神经节瘤"（jugulotympanic paragangliomas，JTP）。

3 遗传学

约 80% 的副神经节瘤为散发病变，其余的则呈常染色体显性遗传。遗传类型的肿瘤常表现为多中心、双侧病变并较早出现临床症状（Grufferman et al 1980；Sobol & Dailey 1990）。多中心的肿瘤可见于 3%~10% 的散发病例和 25%~50% 的家族性病例。恶性肿瘤比较罕见，其发生率从颈动脉体瘤的 6.4% 至迷走神经球瘤的 17% 不等（Shamblin et al 1971；Sniezek et al 2001）。目前，并没有组织学或细胞化学方面的指标能够预测肿瘤恶性行为，恶性的判断取决于有无淋巴结或远处转移（Semaan & Megerian 2008）。

与交感副神经节瘤（包括肾上腺和肾上腺外的病变）不同，头颈部副交感神经系统的副神经节瘤具有家族性特点，且不与其他肿瘤同时出现。这些家族性肿瘤是由编码线粒体复合酶 Ⅱ（即琥珀酸辅酶 Q 氧化还原酶或琥珀酸脱氢酶）的 B、C 和 D 亚型（SDHB，SDHC，SDHD）的基因突变造成的。这种酶在三羧酸循环内线粒体的电子传递链中起到关键作用。最近有研究对所有头颈部副神经节瘤患者进行 SDHD 基因筛查，发现 11% 的非家族型患者中可能存在这种基因的缺失（Baysal 2008），因此这些患者终身都需要监测嗜铬细胞瘤和肾上腺以外的副神经节瘤（Fakhry et al 2008；Havekes et al 2009）。

肿瘤的恶性表现可能与 p53 和 p16INK4A 基因的突变有关。进一步研究显示恶性肿瘤具有 MIB-1 指数高及 p53、Bcl-2 和 CD34 基因高表达的特点（Rodriguez-Justo et al 2001）。但是目前没有一种或多种指标的检测具有高敏感性和特异性且为临床广泛接受。

4 临床表现

在早期阶段，肿瘤血管紧贴鼓膜可造成搏动性耳鸣，肿瘤也可累及中耳而导致传导性耳聋。此外，肿瘤可对周围结构造成压迫或侵袭颈静脉孔，从而导致后组脑神经损害。颈静脉孔区的副神经节瘤可在局部膨胀性生长，其可向上延伸至后颅窝或向下沿颈静脉扩展。这种膨胀性生长可逐渐导致颈静脉球的闭塞。肿瘤侵蚀并穿透下鼓室壁可表现为中耳内的肿块。肿块的颜色对于鉴别诊断具有十分重要的意义。白色肿块常为胆脂瘤，灰色为腺瘤或神经瘤，黑色则代表血管性肿瘤、高位的颈静脉球或异常的颈内动脉。通过鼓气耳镜向肿物施以正压可使其颜色变白（Brown征），这种情况应高度怀疑颈静脉球瘤，且不应再进行活检（Roland et al 1997）。肿瘤侵袭面神经隐窝和面神经后的气房可导致面神经被包裹而产生相关症状。

此类肿瘤常含有儿茶酚胺，但临床上显著的分泌仅见于 2% 的病例（Farr 1967）。当儿茶酚胺分泌时，患者可出现面色发红、心悸并伴有不稳定的高血压和心动过速。在我们单位，所有的患者都需要针对血浆儿茶酚胺、（去甲）变肾上腺素及尿香草扁桃酸（vanillylmandelic acid，VMA）进行筛查。一旦检测到水平升高，则行腹部 CT 以排除嗜铬细胞瘤。血液检测比尿液更为敏感，有报道称变肾上腺素整体的诊断敏感度为 98%，特异度为 92%（Eisenhofer et al 2008）。

头颅 CT 显示该肿瘤为侵蚀下鼓室的软组织肿块，并呈特征性的"胡椒盐"表现。肿瘤沿阻力最小的路径长入乳突气房，最终侵蚀并破坏气房的间隔。肿瘤边缘毛糙，这点与良性肿瘤，如神经鞘瘤截然不同。后者生长平顺，骨皮质完整，边界清楚并可使颈静脉孔扩张。MRI 对于评价肿瘤血供、沿神经孔的扩张及多中心生长方面很有优势。在 T_1 加权像上，球瘤可呈斑点状低信号。由于肿瘤富含血管的特性，在注射对比剂后可在早期出现明显的强化。全脑血管造影也可显示这些肿瘤的血管特性。

所有患者都需要在术前详细评估后组脑神经功能，这包括用直接喉镜评估声带功能，吞咽功能评价，并常规行电测听。可能一些患者的神经功能损伤表现并不明显，但通过详细完善的检查却可以发现。这些情况在术前和患者交代病情时十分重要。对于颅底肿瘤的治疗而言，在术前与患者反复沟通并让其对手术结果有合理的预期是至关重要的。在谈话过程中，患者及其家人将了解到术后可能出现的神经功能损伤及其导致的后果。严重者包括气管切开、经皮胃管置入和声音嘶哑等，所有这些并发症都可能是暂时或永久性的。这让患者在术前有充足的准备时间，从而使其在康复过程中更加配合，并且可缓和其心理压力。让患者预先了解术后可能出现的神经功能变化可以帮助他们更好地应对这一结果并促使其更加努力地康复。

5 治疗

5.1 栓塞

所有患者都应进行脑血管造影以评估血管解剖结构及肿瘤的血供。当颈动脉为肿瘤包裹并且手术可能将其牺牲时，造影过程中则需要进行交叉压迫试验及 Alcock 试验（在椎动脉注药时压迫颈动脉）。通过这种方法可以了解一旦需要闭塞一侧颈动脉，对侧颈动脉以及一侧或两侧椎动脉对同侧大脑半球供血的代偿情况。

Brooks 最先介绍了栓塞的方法，他将自体肌肉注射到手术暴露的颈动脉内，并寄希望其能随血流进入颈动脉 - 海绵窦瘘中，从而将瘘口闭塞（Brooks 1930）。Luessenhop 和 Spence（1960）将覆有甲基丙烯酸甲酯的钢粒注入手术暴露的颈内动脉，以闭塞脑动静脉畸形（arteriovenous malformation，AVM）的供血动脉，他们称这种方法为"人工栓塞"。从此以后，栓塞的技术和适应证就一直不断地发展。直到最近，不同尺寸的胶和聚乙烯醇颗粒开始使用（Tasar & Yetiser 2004）。作为最新的栓塞材料，Onyx 胶已成功地用于球瘤的治疗（Rimbot et al 2007）。由于颈静脉球瘤是由颈外动脉分支供血，因此术前栓塞一般相对安全。不过，咽升动脉的栓塞有很小的概率会导致面瘫。术前栓塞也可以降低术中出血风险或在放疗前缩小肿瘤体积。对于那些无法手术的患者来讲，栓塞也可以显著地缓解症状，提高患者的生活质量

（Kingsley & O'Connor 1982）。

通常情况下，栓塞可减少 80%~90% 的肿瘤血供。对于术前栓塞是否成功并没有评判的标准，但许多学者都以术中出血减少作为参考。然而，一些学者通过研究发现施行术前栓塞并无益于手术（Fisch 1982；Kumar et al 1982），另外一些学者则认为即使出血量减少，也无法减少对输血的需求（Leonetti et al 1997；Litle et al 1996）。尽管如此，Murphy 和 Brackmann（1989）分析了 35 例颈静脉球瘤患者术前栓塞的结果，发现栓塞患者（18 例）的术中出血量少（平均为 1 122ml）且手术时间短。相比之下未栓塞患者（17 例）手术时间更长，出血量更多（平均 2 769ml）。

在我们单位中，术前栓塞是常规进行的。除了上述原因外，我们认为术野出血减少可以使操作更为精确，更利于脑神经保护。我们并没有将其作为一个独立的治疗方式，这是因为栓塞仅能减少肿瘤的部分血供，而一些细小的供血动脉仍然存在。

5.2 手术治疗

在我们中心，Gardner（1977）所倡导的多学科团队合作是颈静脉球瘤治疗的首选方法。这种"分而治之"的策略使得三个专业（神经外科，神经耳科，头颈外科）的知识和技能都可以充分地施展在手术的每一个步骤中。这种做法增强了团队的执行能力，减少了外科医师的疲劳，有利于得到更好的效果。

只有沟通良好，一个周密的、团队导向的计划才可高效运行。一个有经验的麻醉团队应当在肿瘤切除过程中做好处理高血压危象的准备。随着神经麻醉技术的进步，使用迅速起效的降压药物，从而可以很快地控制术中由儿茶酚胺释放入血引起的继发性高血压，这些原因使得高血压危象的发生越来越少。

神经耳科文献中提到了对于球瘤的多种分类。Alford 和 Guilford（1962）对颅外肿瘤进行了分类，而 Jenkins 和 Fisch（1981）对此修订后增加了肿瘤颅内扩展的内容。Jackson 等（1982）进一步完善了分类方法，并将球瘤分为"鼓室球瘤"和"颈静脉球瘤"。然而，这些分类都未获得广泛接受和应用。

颈静脉球瘤之所以被神经外科医师关注，是因为它跨越颈静脉孔，并有一部分位于后颅窝。

术前是否存在脑神经的损伤将影响手术决断、手术策略及术中决策。

正如工业、商业或医学的许多流程一样，如果要完成一项既复杂又很少从事的多步骤程序，那么最好每一步都尽可能地按照可以接受的"默认设置"来完成。在这些默认设置的范围内，实际操作可以根据患者及肿瘤的具体情况稍加变动。为了颈静脉球瘤手术的成功进行而采用的默认操作流程，我们称之为"八步法"，它可以帮助外科医师消除在颈静脉孔区进行手术操作时的陌生感和恐惧感。

患者取仰卧位，这样可使头颈外科医师在操作时不受限制以及正确判断颈部血管和神经的位置。患者头部转向病灶对侧，直到矢状窦几乎与地面平行，这样可使通过乳突观察后颅窝的角度更好。同侧肩部垫高，以减少颈部扭转，特别需要注意对侧颈静脉（通常也是仅存的颈静脉）也可能出现扭曲。大多数的头颈外科和神经耳科医师喜欢将患者头部放置于马蹄形头枕上。神经外科医师则偏好用 Mayfield 头架（Integra，Plainsboro，NJ）固定，因为这有利于在后颅窝手术时使用牵开器系统及偶尔使用无框导航技术。用电动理发器去除术区头发后，放置神经监测电极以记录Ⅶ~Ⅻ脑神经功能变化。此外，为了监测声带功能，还可使用整合 EMG 导联的特殊气管插管（Medtronic Xomed®，Jacksonville，FL）。

消毒铺单后，在耳后做 C 形切口以便暴露整个乳突及枕下区。切口向下延伸至颈部，跨过胸锁乳突肌止于其前缘。

第一步：颈部的解剖分离

此步骤由头颈外科医师完成。按顺序依次辨明舌下神经、迷走神经、舌咽和副神经，并用血管结扎带标记。从茎突后方至腮腺深部入口处确认面神经的走行。游离颈内静脉（internal jugular vein，IJV）和颈内动脉（internal carotid artery，ICA）。

第二步：乳突切除术（图 38.1）

在行乳突切除术时需保留半规管。虽然有学者认为在部分切除半规管的情况下听力也可以得到保留（Horgan et al 2001；Taplin et al 2006），但大部切除后将导致耳聋。

如果肿瘤累及中耳，则需要更充分地暴露：

在控制近端血管后，术者牵拉皮瓣并横行切开外耳道，深达骨质。从乳突上嵴开始分离乳突上的肌肉，直至乳突尖，并在该处将附着的胸锁乳突肌剥离。如果需要暴露后颅窝，则肌肉分离需向后扩展。外耳道内的所有软组织，包括鼓膜及其环部、锤骨和砧骨在内均要去除。闭合横断的耳道需进行三层缝合：对断边进行连续缝合，将软组织进行下翻缝合，最后从皮瓣中将骨膜分出，并缝合于前两层之上。

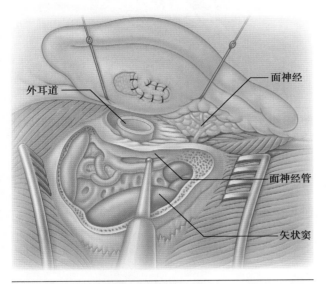

图 38.1　乳突切除后磨除面神经隐窝的气房。如肿瘤累及中耳，则可将其打开并去除听小骨

在茎乳孔处识别面神经。切除部分浅表的腮腺以暴露面神经的分支点。

确认面神经管和面神经隐窝。在暴露并切断鼓索神经后，即可到达中耳腔。该区域下方为颈静脉球，外侧为鼓膜环，内侧为下行的面神经。这样可以显露鼓室下部及面神经后气房，这也是肿瘤扩展的常见路径。

如果肿瘤扩展到中耳，应干脆利落地使砧镫关节脱位，这可以避免了对镫骨的损伤。镫骨撕脱可破坏圆窗的完整性进而导致外淋巴液渗漏，最后引起半规管功能障碍和眩晕。去除外耳道壁后便到达中耳腔。用磨钻将乳突前壁磨至像蛋壳一样薄。接着，将外耳道口皮肤及鼓室从耳道后壁游离。在磨除乳突和中耳之间的管壁后，可见中耳内及周围的肿瘤，并分块予以切除。

第三步：枕下 / 乙状窦后开颅术

去除覆盖在乙状窦上方的皮质骨，并行枕下乙状窦后开颅术。骨瓣去除的大小依据后颅窝内肿瘤的体积和具体位置而定。一般情况下，仅需去除

乙状窦后一指宽的颅骨，以便结扎肿瘤上方的乙状窦。向下扩大骨窗并打开同侧的枕骨大孔。

第四步：静脉结扎

将预先标记的颈静脉在离肿瘤稍远的位置用三针 0 号丝线进行缝扎。然后切断颈静脉，注意其颈部残端应留下两个线结。接着在 Labbe 静脉注入乙状窦处以远，切开少许乙状窦后的硬脑膜，切口能容一枚弯针进入即可。缝针带 0 号丝线由硬脑膜切口进入，后从乙状窦前硬膜穿出，环绕血管并结扎。同法再缝两针。剪断乙状窦，注意留两线结在窦的近端。此时，唯一汇入颈静脉球复合体的血液将来自于岩下窦上一处或多处（根据患者自身的解剖不同）。这些血液将汇入颈静脉球的后壁，而这一区域只有将肿瘤从颈静脉球上切除后才能见到。

第五步：颈静脉球的去顶术（图 38.2，图 38.3）

一旦切除了面神经后气房中的肿瘤，注意力就需要转向颈静脉球。剩余的乳突尖可以通过高速磨钻磨除，直到通过二腹肌沟 / 嵴显露颈静脉球后壁和颈静脉球 – 颈静脉移行处。此处的骨质去除应包括剩余的乳突下骨质和枕髁后外侧的枕骨，这对神经外科医师而言是相对陌生的。其实磨除此区骨质相对安全，因为面神经位于操作前方，并且舌咽神经、迷走神经和副神经位于肿瘤内侧并为其所保护。

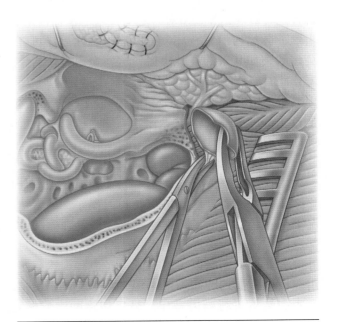

图 38.2　在肿瘤两端的静脉均被结扎后，用咬骨钳咬除乳突尖。这样可以显露头外侧直肌深面的颈静脉突

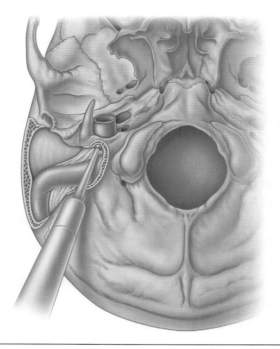

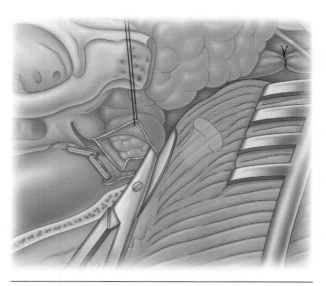

图 38.4　在乙状窦结扎处以远切开窦壁，显露肿瘤后分块予以切除

图 38.3　将肌肉从骨质上剥离后，使用磨钻将位于颈静脉孔后外侧的颈静脉突磨除

第六步：颅外肿瘤切除（图 38.4）

将延伸至颈部的肿瘤从脑神经上分离。自颈部向颅底方向沿着切断的颈静脉游离肿瘤，直至颈静脉球。将注意力转移至该处，从结扎点向下至颈静脉球纵向切开乙状窦外侧壁。然后从颈静脉和颈静脉球上将肿瘤分离并切除，此时注意保护深部的静脉壁。该结构覆盖于穿行颈静脉孔的脑神经（第Ⅸ、Ⅹ、Ⅺ对）之上并起到保护作用。当颈静脉球内最后一部分的肿瘤被切除后，可能会碰到突如其来的静脉出血，这些血来自于岩下窦，此时应使用止血材料和骨蜡轻柔地进行填塞，但要格外留意脑神经可能就在此深静脉壁的下方。来自颈部的肿瘤在沿颈静脉分离后，可以在颈静脉球处切断。

第七步：颅内肿瘤切除（图 38.5）

由于乙状窦前及乙状窦后的硬脑膜已经充分显露，故可以切开硬膜进行硬膜内操作。通常情况下，乙状窦前的显露就已足够。切除肿瘤颅内部分的方法与听神经瘤手术相似。首先用探针对肿瘤表面进行刺激以了解有无神经走行。然后使用双极电凝电灼肿瘤囊壁。切开囊壁后，使用超声吸引装置进行瘤内减压。最后切除肿瘤囊壁。如果需要保留神经功能，则应残留与脑神经粘连的少许肿瘤组织。

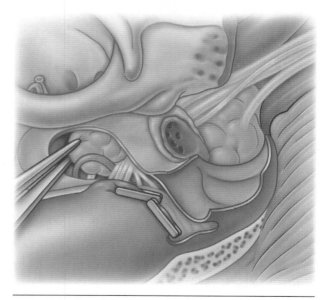

图 38.5　肿瘤的颅内部分处理起来比较容易。在此图中，颈静脉球的后壁已经切除

第八步：颈静脉孔探查（图 38.6）

除了选择合适的患者进行手术之外，外科医师及其团队面临的最大抉择是颈静脉孔区的探查。切除颈静脉球的后壁以及其深部（进入颈静脉孔的神经部）的残余肿瘤，为肿瘤的全切或者治愈提供了可能，但同时也给那些术前脑神经功能保留的患者带来了脑神经麻痹的风险。虽然有些患者在患病的数年内逐渐丧失了吞咽功能，但却发

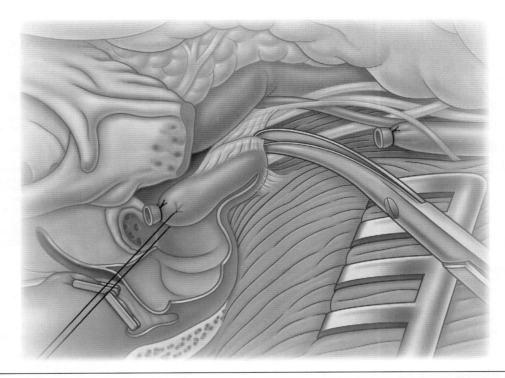

图 38.6 颈静脉球的后壁可以从第Ⅸ、Ⅹ、Ⅺ对脑神经上分开并切除。但对于神经功能（部分）完好的患者，此壁则不应破坏以保留神经功能

展出了一套代偿机制，即可以下意识地将咽后壁的食物移开。然而如果患者因手术突然出现功能丧失，则很难甚至无法进行代偿。对于术前第Ⅸ、Ⅹ、Ⅺ对脑神经功能保留的患者，我们不主张切除颈静脉孔内的肿瘤，而是根据患者的年龄大小、全身状况来决定是否进行随访观察或放射治疗。肿瘤切除后，应对硬膜进行密不透水的缝合，这可能需要使用自体组织或合成材料。乳突切除后的残腔则需要用脂肪填塞。反复冲洗术腔后，皮瓣复位并严密缝合。

5.3 辅助治疗

5.3.1 适形放疗

对于接受次全切除的球瘤患者，首次采用的辅助治疗是传统的外照射治疗（Li et al 2007）。Springate 和 Weichselbaum 对 19 项使用传统放疗的研究进行了荟萃分析。结果表明球瘤对放疗敏感，在 384 例患者中有 349 例患者的肿瘤得到局部控制，严重后遗症的发生率仅为 2%~3%。单独手术、手术联合常规放疗及单独放疗后的肿瘤控制率分别为 86%、90% 和 93%。外照射治疗需要

将照射范围扩展到颈部，这可导致放射性骨坏死、口腔干燥及继发肿瘤。该作者认为由于放疗对肿瘤的控制率高，而手术则有相对较高的脑神经损害概率及脑脊液漏发生率，故应将放疗作为球瘤的首选治疗。然而，此项荟萃分析仅基于多个小型研究，因此其缺乏足够的说服力来改变当前的治疗策略。

5.3.2 放射外科

立体定向放射外科作为有效的治疗手段已经悄然兴起。其不但可以弥补传统放疗的诸多不足，而且有效率较高，因此其应用也逐年增多。单独使用放射外科治疗颈静脉球瘤引起了广泛关注和争议。Elshaikh 等（2002）报道了一项针对复发颈静脉球瘤患者的回顾性研究。其中接受传统放疗和放射外科治疗患者的 5 年肿瘤控制率为 100%，而单独行手术治疗者为 62%。Foote 等（2002）对仅行放射治疗的患者进行了中位数为 37 个月的随访，结果显示 17 例肿瘤稳定，8 例肿瘤体积缩小，15 例患者症状缓解。最大规模的回顾性研究包括 104 例患者和 121 个副神经节瘤（Hinerman et al，2008），随访中位时间为 8.5 年。

患者接受的治疗各不相同，其中 6% 为放射外科治疗。104 例患者中仅有 6 例出现肿瘤复发，肿瘤控制率为 96%。虽然这些数据是不完整的，也不足以得出结论，但其提示将放射外科治疗作为颈静脉球瘤的规范治疗是合理的，而具体作为首选或辅助治疗则取决于患者年龄、身体状况，肿瘤大小、位置、生长史、脑神经功能以及手术团队的技术和经验。

（汤劼 译）

参考文献

Alford, B.R., Guilford, F.R., 1962. A comprehensive study of tumors of the glomus jugulare. Laryngoscope 72, 765–805.

Baysal, B.E., 2008. Clinical and molecular progress in hereditary paraganglioma. J. Med. Genet. 45, 689–694.

Brooks, B., 1930. The treatment of traumatic arteriovenous fistula. South Med. J. 23, 100–106.

Eisenhofer, G., Siegert, G., Kotzerke J., et al., 2008. Current progress and future challenges in the biochemical diagnosis and treatment of pheochromocytomas and paragangliomas. Horm. Metab. Res. 40, 329–337.

Elshaikh, M.A., Mahmoud-Ahmed, A.S., Kinney, S.E., et al., 2002. Recurrent head-and-neck chemodectomas: a comparison of surgical and radiotherapeutic results. Int. J. Radiat. Oncol. Biol. Phys. 52, 953–956.

Fakhry, N., Niccoli-Sire, P., Barlier-Seti A., et al., 2008. Cervical paragangliomas: is SDH genetic analysis systematically required? Eur. Arch. Otorhinolaryngol. 265, 557–563.

Farr, H.W., 1967. Carotid body tumors. A thirty year experience at Memorial Hospital. Am. J. Surg. 114, 614–619.

Fisch, U., 1982. Infratemporal fossa approach for glomus tumors of the temporal bone. Ann. Otol. Rhinol. Laryngol. 91, 474–479.

Foote, R.L., Pollock, B.E., Gorman, D.A., et al., 2002. Glomus jugulare tumor: tumor control and complications after stereotactic radiosurgery. Head Neck 24, 332–339.

Gardner, G., Cocke, E.W. Jr., Robertson, J.T., et al., 1977. Combined approach surgery for removal of glomus jugulare tumors. Laryngoscope 87, 665–688.

Grufferman, S., Gillman, M.W., Pasternak, L.R., et al., 1980. Familial carotid body tumors: case report and epidemiologic review. Cancer 46, 2116–2122.

Havekes, B., van der Klaauw, A.A., Weiss, M.M., et al., 2009. Pheochromocytomas and extra-adrenal paragangliomas detected by screening in patients with SDHD-associated head-and-neck paragangliomas. Endocr. Relat. Cancer 16 (2), 527–536.

Hinerman, R.W., Amdur, R.J., Morris, C.G., et al., 2008. Definitive radiotherapy in the management of paragangliomas arising in the head and neck: a 35-year experience. Head Neck 30, 1431–1438.

Horgan, M.A., Delashaw, J.B., Schwartz, M.S., et al., 2001. Transcrusal approach to the petroclival region with hearing preservation. Technical note and illustrative cases. J. Neurosurg. 94, 660–666.

Jackson, C.G., Glasscock, M.E. 3rd, Harris, P.F., 1982. Glomus tumors. Diagnosis, classification, and management of large lesions. Arch. Otolaryngol. 108, 401–410.

Jenkins, H.A., Fisch, U., 1981. Glomus tumors of the temporal region. Technique of surgical resection. Arch. Otolaryngol. 107, 209–214.

Kingsley, D., O'Connor, A.F., 1982. Embolization in otolaryngology. J. Laryngol. Otol. 96, 439–450.

Kumar, A.J., Kaufman, S.L., Patt J., et al., 1982. Preoperative embolization of hypervascular head and neck neoplasms using microfibrillar collagen. AJNR Am. J. Neuroradiol. 3, 163–168.

Leonetti, J.P., Donzelli, J.J., Littooy, F.N., et al., 1997. Perioperative strategies in the management of carotid body tumors. Otolaryngol. Head Neck Surg. 117, 111–115.

Li, G., Chang, S., Adler, J.R., et al., 2007. Irradiation of glomus jugulare tumors: a historical perspective. Neurosurgical Focus 23, E13.

Litle, V.R., Reilly, L.M., Ramos, T.K., 1996. Preoperative embolization of carotid body tumors: when is it appropriate? Ann. Vasc. Surg. 10, 464–468.

Luessenhop, A.J., Spence, W.T., 1960. Artificial embolization of cerebral arteries. Report of use in a case of arteriovenous malformation. J. Am. Med. Assoc. 172, 1153–1155.

Murphy, T.P., Brackmann, D.E., 1989. Effects of preoperative embolization on glomus jugulare tumors. Laryngoscope 99, 1244–1247.

Rimbot, A., Mounayer, C., Loureiro C., et al., 2007. [Preoperative mixed embolization of a paraganglioma using Onyx]. J. Neuroradiol. 34, 334–339.

Rodriguez-Justo, M., Aramburu-Gonzalez, J.A., Santonja, C., 2001. Glomangiosarcoma of abdominal wall. Virchows Arch. 438, 418–420.

Roland, P., Meyerhoff, W., Marple, B., 1997. Hearing loss. Thieme, New York.

Semaan, M.T., Megerian, C.A., 2008. Current assessment and management of glomus tumors. Curr. Opin. Otolaryngol. Head Neck Surg. 16 (5), 420–426.

Shamblin, W.R., ReMine, W.H., Sheps, S.G., 1971. Carotid body tumor (chemodectoma). Clinicopathologic analysis of ninety cases. Am. J. Surg. 122, 732–739.

Sniezek, J.C., Netterville, J.L., Sabri, A.N., 2001. Vagal paragangliomas. Otolaryngol. Clin. North. Am. 34, 925–939.

Sobol, S.M., Dailey, J.C., 1990. Familial multiple cervical paragangliomas: report of a kindred and review of the literature. Otolaryngol. Head Neck Surg. 102, 382–390.

Springate, S.C., Weichselbaum, R.R., 1990. Radiation or surgery for chemodectoma of the temporal bone: a review of local control and complications. Head Neck 12, 303–307.

Taplin, M.A., Anthony, R., Tymianski M., et al., 2006. Transmastoid partial labyrinthectomy for brainstem vascular lesions: clinical outcomes and assessment of postoperative cochleovestibular function. Skull Base 16, 133–143.

Tasar, M., Yetiser, S., 2004. Glomus tumors: therapeutic role of selective embolization. J. Craniofac. Surg. 15, 497–505.

1 发病率和患病率

　　副鼻窦癌（PNC）是一种相对罕见的肿瘤，在大多数西方国家中发病率为每年（0.3~1）/100 000 人（Robin et al 1979；Roush 1979；Muir et al 1987；Olsen 1987；Giles et al 1992）。在美国，因副鼻窦癌死亡的人数占所有癌症死亡总数的 1%。在西方国家中，副鼻窦癌占所有头颈部恶性肿瘤中的 3%（Roush 1979）。其患病风险男性为 1/1 000，女性为 1/3 000（Giles et al 1992）。

2 年龄分布

　　儿童鼻旁窦肿瘤非常罕见，发病率约为每年 0.1/100 000 人。40 岁后该肿瘤发病率显著提高，80 岁发病率为每年 5~6/100 000 人（图 39.1）（Robin et al 1979；Giles et al 1992）。发病高峰年龄为男性 55~65 岁，女性 60~80 岁，平均确诊年龄男性为 62 岁，女性 72 岁。85 岁后发病率显著下降，可能与该年龄组漏报有关。我们收集的来自澳大利亚皇家墨尔本医院（Royal Melbourne Hospital，RMH）的 82 例鼻旁窦肿瘤患者年龄为 39~75 岁，平均年龄 65 岁。

3 性别分布

　　男性患病率较高。35 岁以上患者男女比在 1.5：1 至 3：1 之间（Robin et al 1979；Giles et al 1992）。男性患病率高和肿瘤组织学相关，腺癌患者的男女比为 4：1，而鳞状细胞癌（squamous cell carcinomas，SCC）患者的男女比为 1.5：1。男性发病率高也和职位因素有关，将在后面内容中讨

论。RMH 报道的 82 例副鼻窦癌患者中 76 位为男性（93%），男女比接近 13：1。

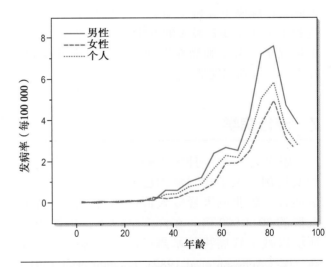

图 39.1　副鼻窦癌患者年龄和性别相关发病率（Robin et al 1979）

（摘自 Robin PE, Powell DJ & Stansbie JM.1979.Carcinoma of the nasal cavity and paranasal sinuses：incidence and presentation of different histological types.Clin Otolaryngol 4：431）

4 种族、国家和地理因素

　　世界范围内副鼻窦癌的发病率相差可达 3 倍。亚洲、非洲和南美洲的发病率相对较高。日本和哥伦比亚报道的发病率为每年（2~3.6）/100 000人（Muir et al 1987）。这些国家的年龄标准化发病率是美国白种人群的 4 倍。乌干达的发病率也高，这很可能与该地区 Burkitt 淋巴瘤发病率高有关（Roush 1979）。

5　家族史和遗传因素

目前没有发现副鼻窦癌有家族或遗传倾向。

6　好发部位

英国一项大型病例研究报道，副鼻窦癌的好发部位为上颌窦，约有 60% 的肿瘤起源于此。16% 位于筛窦，20% 发生于鼻腔，4% 在鼻前庭（Robin et al 1979）。这些数据和美国一所医院的研究结果相似（Roush 1979）。在 RMH 接受手术的 82 例副鼻窦癌患者中，63% 起源于筛窦，22% 起源于上颌窦，11% 起源于鼻腔，4% 起源于额窦。不同组织类型的肿瘤好发部位也不同（Robin et al 1979；Hyams et al 1988），鳞状细胞癌主要起源于上颌窦；腺癌主要位于筛窦和鼻腔上部；移行细胞和未分化癌在各鼻窦的发生率几乎均等。在许多情况下，由于肿瘤在发现时已经向远处浸润，并不容易辨别原发部位。

7　流行病学

副鼻窦癌是一种罕见病，但已发现有地方群发病例，为了找到病因已开展详细的流行病学调查。职业危害暴露人群的相对风险是普通人群的 30~1 000 倍。在许多情况下，更换工作环境以减少致癌物的暴露可降低副鼻窦癌的发病　率（Acheson et al 1982；Egedahl et al 1991）（框 39.1）。

镍冶炼是首先被发现的和副鼻窦癌相关的职业危害（Doll et al 1970）。加拿大、挪威、前苏联和威尔士的冶镍工人患副鼻窦癌的风险是正常人群的 100 多倍。这些副鼻窦癌的典型组织学表现为间变性癌或鳞状细胞癌。同时，这些人群患肺癌的风险也显著提高。加拿大的一个工厂在改善工作环境后，30 年内该地副鼻窦癌的发生率为 0（Egedahl et al 1991）。镍的致癌性已被多项动物和体外实验所证实（Roush 1979）。研究显示其他和鼻旁窦鳞状细胞癌相关的职业与镭的使用有关，如表盘绘画、芥气制造业、异丙醇制造业和碳水化合物暴露（Roush 1979）（框 39.1）。

许多研究发现休闲性鼻烟吸入是危险因素，但是来自非洲的研究排除了这种相关性（Roush

1979）。有研究显示吸烟可使患鳞状细胞癌的风险提高 3 倍（Fukuda & Shibata 1985；Hayes et al 1987），但是其他研究报道两者之间并无关联（Olsen 1987；Shimizu et al 1989）。鳞状细胞癌的医源性病因是放射性造影剂二氧化铊，该造影剂在影像学检查结束后残留在上颌窦内，经过数十年的潜伏期后形成肿瘤（Rankow et al 1974）。日本副鼻窦癌高发的主要原因是上颌窦鳞状细胞癌发生率的上升。尽管流行病学研究证明副鼻窦癌和慢性鼻窦炎、鼻息肉、吸烟和木工活轻度相关，可仍不能对发病率进行充分解释（Muir & Nectoux 1980；Fukuda et al 1987；Muir et al 1987；Shimizu et al 1989）。不过，副鼻窦癌的发病率较前已有所下降（Waterhouse et al 1976；Fukuda & Shibata 1985；Muir et al 1987）。

框 39.1　副鼻窦癌的环境相关因素
鳞状细胞癌
• 冶镍
• 芥气制造
• 异丙醇制造
• 表盘绘画
• 二氧化钍造影剂
• 鼻烟和香烟吸入
腺癌
• 木工活中接触硬木粉尘
• 鞋底制造
• 面粉生产
• 接触多环芳烃
• 吸入石棉

筛窦的腺癌比较罕见，其发生率和吸入硬木粉尘高度相关，特别是高速加工所产生的粉尘。这种职业相关性首次在英国白金汉郡家具业得到证实（Acheson et al 1970）。从事家具制造业的工人患筛窦腺癌的相对风险是普通人群的 1 000 倍，因此在这些工人中筛窦癌如肺癌一样常见。这项研究的作者通过详细了解工人职业史，指出在家具加工和磨光过程中接触硬木粉尘的工人有患筛窦癌的风险，而在法式抛光过程中接触油漆和涂料的工人并无此风险。此研究中木工活开始前并没有对木材使用杀虫剂和其他的化学处理。从首次接触危险因素到确诊肿瘤的平均潜伏期为 43 年，并且接触时间和患癌风险高度相关（Acheson et al 1982）。至肿瘤形成的最短粉尘接触时间为5年，这名患者在离开家具制造业后33年发现患癌症。来自德国、美国、丹麦、芬兰、瑞士、荷兰（Hayes et al 1986）、法国（Luce et al 1991）和澳大利亚（Ironside & Matthews 1975；Franklin 1982；Klintenberg et al 1984）等多个国家的报道证实筛窦腺癌和硬木粉尘接触史相关，这些国家建筑行业的木工和筛窦腺癌也有相关性。在澳大利亚和美国佐治亚州（Wills 1982），腺癌和木材切割、加工显著相关。在英国，由于家具业和建筑业使用的是软木材，在这些行业没有发现患腺癌的病例（Acheson et al 1968）。

在澳大利亚维多利亚州有大量的木材厂，统计资料显示腺癌占副鼻窦癌的35%（Giles et al 1992）。在Peter MacCallum癌症研究所最近的研究中，60例癌症患者有42%为腺癌（Porceddu et al 2004）。在RMH的82例副鼻窦癌患者中，腺癌患者有30例（36%），其中29例（97%）有长期硬木材接触史。有意思的是，38例鳞状细胞癌患者中19例（50%）也有长期硬木材接触史，这提示硬木材接触史和鳞癌的也存在轻度相关性（Danks et al 1994）。此外，9例腺样囊性癌患者全部都有硬木职业暴露史，而5例嗅神经母细胞瘤患者均没有类似职业史。其他病例报道和流行病学研究表明木匠的鼻旁窦鳞状细胞癌患病率增加2~4倍，但是其剂量效应关系尚不明确（Hayes et al 1986；Fukuda et al 1987；Mohtashamipur et al 1989）。

工人接触的木屑类型是副鼻窦癌患病风险中的重要因素。目前，患副鼻窦癌的工人在工作时可接触到的木材种类超过48种。这些木材来源于落叶树和常绿树，产于北半球和南半球。硬木种类是和副鼻窦癌最相关的木材。硬木来自阔叶树，而软木则来源于针叶树。通常，这两个词的前缀"硬"或"软"意味着木材的密度，但是也有例外，例如，众所周知的轻木实际来源于阔叶树因此属于硬木。由于大多数工作场所往往有多种不同的木材粉尘，要精确地找到副鼻窦癌的致病木材粉尘并不容易（Will 1982），但有证据显示副鼻窦癌可能与山毛榉、橡树、胡桃木和桉树等相关（Ironside & Matthews 1975；Franklin 1982；Mohtashamipur et al 1989）。

木屑含有许多植物来源的生物活性化学物质以及与木材有关的真菌所产生的真菌蛋白。生物化学物包括生物碱、皂苷、醛类、醌类、黄酮类、环庚三烯酚酮、油类、心脏毒性类固醇、芪类、树脂和蛋白质（Roush 1979）。虽然外来物质如杀虫剂和防腐剂可能会应用于木材，但在两次世界大战期间的大危机时代，英国的家具制造业没有使用这些化学品（Acheson et al 1968，1982），同样澳大利亚的木材业在制造加工时也没有使用，所以英国和澳大利亚的资料没有把它们列入副鼻窦癌的致病因素。对家具业的工人调查发现64%的木工鼻腔黏膜有癌前鳞状上皮化生，但是其他工人仅为18%（Hadfield & MacBech 1971）。这些病变和继发于木屑接触的黏液纤毛清除功能受损相关。由于鼻腔清除粉尘的功能受损，致癌物质和鼻腔黏膜的接触时间延长。

一些流行病学数据表明有木屑吸入史的工人其他类型的肿瘤发病率也升高，如胃、肠、肺癌和淋巴瘤，但是这些数据存在争议（Mohtashamipur et al 1989）。有报道显示其他工业产生的有机粉尘和筛窦腺癌相关。鞋底加工过程中产生的粉尘可使副鼻窦癌的患病风险提高35倍（Acheson et al 1970）。接触面粉、多环芳烃、石棉等物质与腺癌的关系还不太确定（Roush 1979）。

8 临床表现

副鼻窦癌好发年龄为60~80岁。常见临床症状为单侧鼻塞、鼻出血和流涕。患者既往常有慢性鼻炎病史，因此可由于症状相似导致副鼻窦癌的诊断延误。少数患者有面部疼痛、感觉异常、面颊部肿胀、眼球突出、复视或视觉障碍（Lund 1983），因肿瘤侵及颅内引起相应临床症状而就诊者罕见。嗅神经母细胞瘤含有功能性促肾上腺皮质激素生成细胞，故患者可有异位ACTH综合征（Kanno et al 2005）或者Cushing综合征（Yu et al 2004）表现。淋巴结转移或远处转移少见，只有10%~15%患者在就诊时有这种表现（Waldron et al 2003）。筛窦或鼻腔受累患者常有失嗅，通常为单侧（框39.2）。

美国的一项研究显示，从出现症状到确诊副鼻窦癌的时间为3~14个月（Sisson et al 1989）。该作者建议对所有鼻部不适症状超过6周的成年患者进行详细的检查，包括鼻内镜检查及对可疑区域进行活检。如果经过2周的药物治疗后症状仍没有缓解，推荐行鼻旁窦CT检查。采用上述诊疗策略后，平均诊断时间从8个月降至4个月，并且 33% 肿瘤在发现时处于早期（T₁ 或 T₂）。这项研究中副鼻窦癌的诊断时间明显短于其他研究，作者认为这得益于他们对可疑主诉进行了更详细的检查。因为鼻腔肿瘤早期症状明显，且诊断相对容易，故患者就诊及时，预后也较好（Hyams et al 1988）。

9　影像学表现

　　CT 和 MRI 是诊断副鼻窦癌的首选检查手段。典型的 CT 表现为软组织密度的肿物，伴有鼻窦窦壁骨质破坏，并可侵及邻近解剖结构。注射对比剂后肿瘤呈不均匀增强。应利用合适的窗宽窗位对骨和软组织进行多层扫描，从而可以在术前对肿瘤范围和骨质受累情况进行评估（图 39.2，图 39.3）。冠状位扫描对临床医师很有帮助，特别是用于评估眶顶、筛板、嗅沟和颅内受累情况（图 39.4）。在用 CT 评估鼻窦受累情况时，可能会因鼻窦中浓稠的黏液堵塞窦口而表现出与肿瘤相似的 CT 影像，从而误导临床医师。在评估蝶窦时这点非常重要，因为肿瘤对其的侵犯程度通常决定了手术是否能全切肿瘤。MRI 除了可区分肿瘤和浓厚的黏液外（Maroldi et al 1997）（图 39.5，图 39.6），还可显示肿瘤沿神经浸润的情况（Pandolfo et al 1989）。MRI 在显示眶尖和小的颅内病灶方面优于 CT。尽管黏液的 MRI 信号强度存在差异，但在 T₁ 或 T₂ 加权像上其往往和肿瘤不同。通常，浓厚的黏液在 T₂ 加权像为高信号（图 39.6）。肿瘤则表现为 T₁ 低信号，T₂ 高信号，并呈不均匀强化（Yu et al 2009；Derdeyn et al 1994），但是任一种病理类型的信号表现都不具有特异性（Kairemo et al 1998）。术后随访时用 MRI 评估最有价值（Lund et al 1996）。复发肿瘤的影像学表现和原发肿瘤无显著差别（Pickuth et al 1999）。推荐

在治疗后对患者进行数年的随访，因为早期发现肿瘤复发并及时处理，往往预后较好。

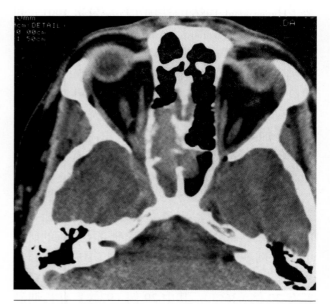

图 39.2　一例筛窦腺癌的轴位 CT 扫描，软组织窗。蝶窦内可见软组织密度影，但是不能确定是肿瘤还是滞留的黏液

　　研究显示 ¹⁸F-FDG 进行正电子发射计算机断层扫描（positron emission tomography，PET），可能提供有帮助的信息，特别是对复发病例帮助更大（Fatterpekar et al 2008）。然而，炎症和肉芽组织在 PET 检查也表现为高摄取，这和肿瘤较难鉴别。PET 图像可与 CT 融合，使诊断更加容易。

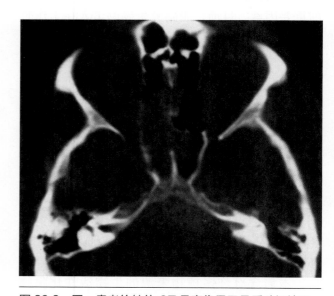

图 39.3　同一患者的轴位 CT 骨窗像显示骨质破坏情况

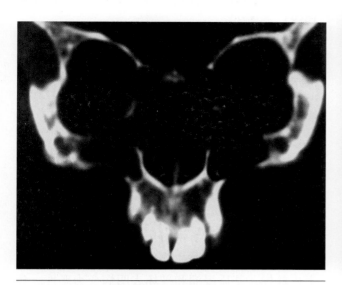

图 39.4　另一病例的冠状位 CT 骨窗像。可见肿瘤累及上颌窦和筛窦，眶壁骨质破坏，肿瘤向上生长累及嗅沟，但是该处却没有明显骨质破坏。但是显微镜下可见硬脑膜已经受累

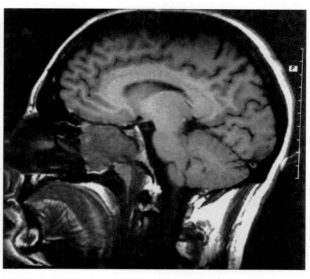

图 39.5　与图 39.2 和图 39.3 为同一患者的旁矢状位（右侧紧靠中线）MRI 扫描，显示前颅窝骨质完整，图中可见一条完整的黑线

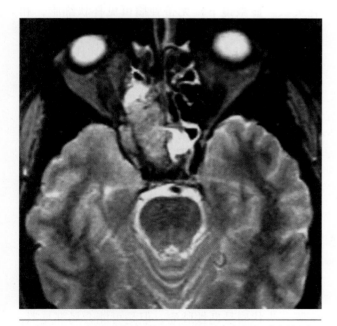

图 39.6　一例患者的轴位 MRI 显示肿瘤累及右侧蝶窦。左侧为黏液蓄积，其在 MRI 表现为高信号影

10　实验室诊断

通过内镜或手术探查鼻腔和鼻窦并对可疑区域进行活检是主要的确诊手段。在进行病变切除之前必须明确诊断。有学者建议可通过上颌窦窦内灌洗液的检查，对上颌窦疾病进行细胞学诊断。虽然恶性肿瘤可能通过这种方法确诊，但是日本一项病例报道称在 7 例恶性肿瘤中有 2 例细胞学检查为假阴性（Nishioka et al 1989）。术前需对患者进行系统检查以评估全身情况。术前行鼻棉拭子检查可指导抗生素预防性用药。除上述检查之外不需要其他特殊检查。

11　大体形态特征

副鼻窦癌起源于一个鼻窦，然后侵袭窦壁骨质累及邻近结构。通常肿瘤在进一步侵袭其他窦腔前先在骨膜外生长，特别是涉及眼眶时，一些外科医师会选择性地切除骨膜，避免行眶内容物摘除术（Perry et al 1988）。当肿瘤来源于或累及筛窦时，早期会侵袭嗅沟硬脑膜（Danks et al 1994）。由于硬脑膜的屏障作用，硬脑膜内受累少见。大多数肿瘤为灰色、粉色或红色，质脆，菜花样，触之易出血（Hyams et al 1988）。部分肿瘤外观似乳头状瘤，或在切除的乳头状瘤内发

现癌组织。乳头状瘤是良性肿瘤，但是有时因为肿瘤体积大甚至可压迫骨壁引起骨质破坏，质地硬韧。大部分肿瘤会累及硬腭、面部皮肤、筛窦、蝶窦、颅内、眼眶，向后可侵及翼腭窝。腺样囊性癌为恶性肿瘤，呈弥漫性浸润生长，边界不清，易沿神经扩散，因此复发率极高（Hyams et al 1988）。

12 组织病理学特征

副鼻窦癌有许多不同的病理类型（表 39.1）（Robin et al 1979），其中 50%~75% 是鳞状细胞癌。未分化癌、移行细胞癌和腺癌的发病率均为 5%~10%。涎腺癌（主要为腺样囊性癌）、淋巴瘤、黑色素瘤、肉瘤和嗅母细胞瘤较少见（Robin et al 1979），这些肿瘤在 AFIP（译者注：指美国武装部队病理研究所）病例报道中较常见，但不排除这是由于二级转诊造成的偏倚（Hyams et al 1988）。

表 39.1 一项病例研究中副鼻窦癌的组织学分布情况

肿瘤类型	发生率（%）
鳞状细胞癌	51
未分化癌	10
移行细胞癌	8
腺癌	6
涎腺癌	4
淋巴瘤	5
黑色素瘤	3
肉瘤	6
其他	2

不同地区不同组织学类型的肿瘤发病率不同。例如，澳大利亚维多利亚州因为硬木制造业发达，腺癌占副鼻窦癌的 35%（Giles et al 1992）。RMH 报道的手术切除的副鼻窦癌肿瘤组织学分布见表 39.2。表中结果不仅反映了腺癌在该地区的高发病率，也反映了患者接受颅面切除术而造成的转诊偏倚。脑膜瘤、血管外皮瘤、基底细胞癌与原发性鼻旁窦肿瘤一样罕见，但是这些肿瘤可从邻近区域直接扩展至鼻窦。研究显示，有许多种罕见类型的肿瘤可累及鼻旁窦（Hyams et al 1988）。

表 39.2 RMH 的 82 例行颅面切除手术的副鼻窦癌患者及肿瘤组织学分布

肿瘤类型	发生率	
	例数	（%）
鳞状细胞癌	38	46
腺癌	30	37
腺样囊性癌	9	11
嗅神经母细胞瘤	5	6

显微镜下，鼻旁窦鳞状细胞癌的组织学表现和身体其他部位的鳞癌一样，其角蛋白呈片状或上皮珠样。基质浸润和破坏表明病变为恶性。分化良好的鼻腔恶性肿瘤组织学表现和乳头状瘤相似，表现为细胞排列有序，外生型，没有基质浸润。这时需根据细胞形态异常进行诊断，如极性缺失、核异型性改变等。

腺癌常发生于鼻腔上部或筛窦，来源于表层的上皮或小唾液腺组织（Wax et al 1995），呈无蒂乳头状。显微镜下，无蒂肿瘤可见杯状细胞，和结肠癌结构类似。肿瘤可根据组织学表现分为低级或高级，组织学分级和预后相关（Hyams et al 1988）。腺癌的预后较鳞癌或未分化癌好。

间变性癌具有侵袭性肿瘤的所有特征，但是没有特异性的组织学表现。预后差，早期易转移。一些非常罕见且侵袭性明显的肿瘤类型也可出现，如鼻窦未分化癌（sinonasal undifferentiated carcinoma，SNUC），其来源于 Schneiderian 上皮（黏膜性骨膜）（Frierson et al 1986）。这种类型肿瘤可能和 EB 病毒感染有关（Gallo et al 1995）。

移行细胞癌显微镜下可见形态不规则的柱状上皮，细胞核紧密堆积，核内可见有丝分裂活跃。基底层形态不规则，向周围细胞基质浸润。移行细胞乳头状瘤是良性肿瘤，但是可能会局部复发，进展为癌。移行细胞癌的临床表现不固定，预后比其他副鼻窦癌略好（Robin et al 1979）。在鼻腔和鼻窦的分布相对均匀。

腺样囊性癌起源于黏膜内的小唾液腺，好发于上颌窦口。特征性组织学表现为囊样腔隙和管状上皮呈条索状结构，可能包含实性结构。腺样囊性癌早期生物学行为良好，晚期则表现为侵袭性生长、局部复发和转移，长期生存率和鳞癌相似（Hyams et al 1988；Waldron et al 2003）。

鼻腔神经胶质瘤或者被称为嗅神经母细胞瘤，是来源于嗅觉器官，特别是基底细胞的神经母细胞瘤的变体，易发生于鼻腔上部和筛窦。分别来源于嗅黏膜神经细胞（Mendelhoff Ⅰ型）和支持上皮细胞（Mendelhoff Ⅱ型），但是不同分型和患者预后不相关（Mills & Freison 1985）。组织学表现多样，最常见的是形态较一致的小细胞形成的细胞团，细胞核圆形，细胞质稀少，细胞间有大量的网状或纤维组织。可见 Homer-Wright 菊形团，可含大量纤维血管样基质。鉴别诊断包括淋巴瘤和胚胎横纹肌肉瘤。神经特异性烯醇化酶和 S-100（O'Connor et al 1989）免疫组织化学染色阳性，上皮和淋巴抗原染色阴性。电镜检查可见神经纤维细丝、神经微管和神经内分泌颗粒（Rosai 1981）。RT-PCR 检测 HASH-1 表达是可能的特异性标记物（Dulguerov et al 2001）。嗅神经母细胞瘤发生于各年龄段，20 岁和 60 岁是高发年龄段。建议对肿瘤进行分级和分期。分级和分期与预后相关，Ⅰ级预后较好，Ⅳ级最差（Hyams et al 1988）。

鼻旁窦的淋巴瘤往往恶性程度较高，在病理和临床表现上都呈侵袭性特征。可根据 B 细胞和 T 细胞标志物进行组织化学染色分类（Ratech et al 1989）。

13　肿瘤分期

副鼻窦癌是典型的局部恶性肿瘤，表现为持续破坏性的局部进展和对局部重要结构的侵犯。美容因素在很大程度上影响着治疗方案的选择，特别在未进行治疗的患者中占很大权重。远处转移至区域淋巴结或其他器官并不常见，但可发生于恶性程度较高的肿瘤。当副鼻窦癌分期较高，不能行根治性切除或切除难度较大时，患者常就诊于神经外科。肿瘤侵入眼眶、颞下窝、翼腭窝或颅内的程度与治疗效果相关。对于这些部位是否为独立的预后影响因素，还是像一般肿瘤那样仅仅反映病变的进展，目前还无法确定。

治疗效果很大程度上取决于就诊时肿瘤的分期。对大多数病例，T_1 或 T_2 期肿瘤的 5 年生存率是 T_4 期肿瘤的 3~5 倍。不幸的是，绝大多数患者就诊时已处于 T_3 或 T_4 期。对于上颌窦肿瘤，目前至少有 6 种的分期系统。不同的病例报道使用不同的分期系统影响了结果分析，也不易于比较不同治疗策略的疗效。所有这些分期系统都基于 TNM 分期，其中，T 分期最重要，因为副鼻窦癌发生淋巴结和远处转移比较少见，并且在晚期才发生。一项 205 例上颌窦癌患者的综述表明 Harrison 分期是 6 种分期系统里最有效的（Willatt et al 1987）。这种肿瘤分期系统能更好地体现治疗和生存期的相关性。另一项类似的综述（Har-El et al 1988）研究 70 例癌症患者，发现 Harrison 分期和日本癌症联合委员会分期是上颌窦癌分期系统中最有效、最实用的分期方法。Harrison 分期和日本、美国癌症联合委员会分期系统列于表 39.3。对于筛窦癌而言，虽然有学者提出了 3 期的系统，但目前并没有被广泛接受（Parsons et al 1988）。其中 1 期肿瘤局限于原发鼻窦；2 期肿瘤扩展至邻近区域，如鼻腔上部、眼眶或者蝶窦；3 期肿瘤侵袭破坏颅底、翼腭窝或有颅内浸润。根据我们行颅面切除术和放疗的经验，蝶窦和眶尖受累的患者预后最差，硬脑膜受累者则预后尚可（Danks et al 1994）。因此，我们不完全认同 Parsons 的分期。但是，有其他学者发现硬脑膜受累是重要的预后因素（Bilsky et al 1997）。

对于嗅神经母细胞瘤，Kadish 分期已得到广泛地应用（Kadish et al 1976）。其中，A 期肿瘤局限于鼻腔，B 期肿瘤累及鼻窦，C 期为肿瘤累及颅中窝。研究报道 Kadish 分期和 Hyams 分期均与预后相关（Miyamoto et al 2000）。

表 39.3 上颌窦癌分期

	美国癌症联合会分期	日本癌症联合会分期	Harrison 分期
T₁	肿瘤局限于鼻窦黏膜，没有累及骨质或骨破坏	肿瘤局限于上颌窦内，骨质不受累	肿瘤局限于上颌窦，不伴骨质受累
T₂	肿瘤局限于鼻窦上部不伴骨质破坏或者肿瘤位于鼻窦下部伴鼻窦内侧壁或下壁骨质破坏	肿瘤破坏窦壁骨质，骨膜完整，周围组织不受累，但是受到挤压。累及部分筛窦气房，外生型肿瘤可突入中鼻道	骨质受累，面部皮肤、眼眶、翼腭窝或筛窦正常
T₃	肿瘤向外累及脸颊皮肤、眼睛、前组筛窦或翼状肌	肿瘤向外穿透骨膜累及周围组织	肿瘤累及眼眶、筛窦或面部皮肤
T₄	肿瘤累及筛板、后组筛窦、蝶窦、鼻咽、翼板或颅底	肿瘤累及颅底，鼻咽，对侧上颌窦，和（或）面部溃疡形成，肿瘤广泛累及眼眶，眼球运动受限或视觉障碍或肿瘤累及颞窝或侵及翼状肌	肿瘤累及鼻咽、蝶窦、筛板或翼腭窝

14 治疗概论

副鼻窦癌的理想治疗应包括对主要症状进行积极检查从而尽早做出诊断。但不幸的是，大部分副鼻窦癌患者在就诊时已是晚期。本节将会重点描述对晚期副鼻窦癌的治疗，因为这时候通常涉及神经外科医师生。

传统的经鼻或鼻侧切开切除肿瘤的疗效欠佳，单独传统放疗疗效也很差，单纯手术治疗或放疗 5 年生存率均不超过 25%（Terz et al 1980）。嗅神经母细胞瘤的疗效与上述相似（Gruber et al 2002）。之后，治疗方案变为手术联合放疗（通常放疗剂量超过 50Gy）。有学者回顾性地分析了 1968—1983 年 10 个大型病例报道（Knegt et al 1985），发现联合应用放疗和手术的 5 年平均生存率仅为 35%，仅仅比单独应用放疗或手术略有提高。

其他学者（Ketcham et al 1073；Millar et al 1972；Terz et al 1980）通过颅面切除术对肿瘤进行广泛切除，并发现患者的长期预后有显著的提高。日本学者提出多模式治疗方法，即把化疗、放疗和手术结合起来，但是手术切除程度低于其他病例报道。化疗则采用动脉内给药，同时局部应用于瘤腔。其他治疗方法还包括：在放疗的同时静脉内给予顺铂和氟尿嘧啶（5-FU），利用计算机三维设计和半立体定位技术进行高剂量放疗。

这些治疗方法将在本章后面详细讨论。

遗憾的是，对已发表的不同病例报道进行比较非常困难，原因如下：大部分病例报道的例数少，且由于副鼻窦癌发病率低，病例收集时间跨度较长，许多病例报道的研究时间跨越 CT 应用前后。再者，许多病例报道为回顾性研究，通过比较不同治疗组得出结论，然而治疗组有不同的入组标准，因此比较起来比较困难。此外，各个研究中肿瘤的组织学、发病部位和分期，以及初发和复发的比例都存在很大的不同。还有许多研究随访时间很短。复发可能发生于治疗 5 年之后，一项样本量较大的研究显示已死亡患者中有 8% 是在治疗 5 年后出现肿瘤复发（Lund 1983）。这种延迟复发在腺样囊性癌患者中尤其明显，其 10 年治愈率可能低至 7%（Hyams et al 1988），腺癌也存在类似情况。所以，不能认为存活 5 年的患者已达到治愈。最后，许多研究并没有充分讨论致残率和死亡率。

尽管有详尽的文献综述，但我们只能推测不同治疗方式的相对优点。许多研究者建议对可实施的不同治疗方式进行前瞻性多中心临床试验，但可惜的是，目前仍没有此类研究。

15 手术治疗

手术的目的是对肿瘤进行根治性切除，包括肿瘤边缘的正常增组织。此边缘必然受到周围结构与 PNC 关系的限制。当肿瘤累及眼眶时需行眶内容切除术，然而这个观点仍存在争议，将在后面进一步讨论。当肿瘤累及筛窦时，颅面切除术能完全切除筛窦顶壁从而实现对肿瘤的彻底切除，相比之下其他术式则无法做到这一点。当肿瘤向后侵及翼腭窝或鼻咽部时，根治性切除肿瘤很困难。根据我们的经验，肿瘤广泛累及蝶窦或海绵窦时，很难做到根治性切除；尽管术前的影像常常提示存在全切的可能性，但只有根据术中情况和冰冻切片活检结果才能明确可以达到的切除程度。有些报道中包括海绵窦的根治性切除，但是并没有对此类病变进行详细描述（Perry et al 1988）。另一方面，从嗅沟向上生长的巨大颅内肿瘤可以行根治性手术切除；这些肿瘤可通过传统的神经外科技术连同颅底一并切除（Sundaresan & Shah 1988；Danks et al 1994）。但是有时候，多发硬脑膜内肿瘤沿颅前窝底扩散生长会妨碍治愈性的切除。RMH 报道的经颅面切除治疗的 82 例副鼻窦癌患者中，蝶窦受累是导致肿瘤复发的主要因素。相比之下，硬脑膜或者眼眶受累与复发的关系并不明显（Danks et al 1994）。

对于是否进行眶内容物切除术一直存在争议。除非其他部位肿瘤能被完全切除，否则不应该行眶内容物切除术。传统的观点认为如果眶骨壁受累则需行眶内容物切除术。然而，一项对 41 例患者进行的详细的回顾性分析显示保留眼睛后，眼部并不会发生局部复发（Perry et al 1988）。但是，这 41 例肿瘤患者中 10 例为嗅神经母细胞瘤。Ketcham 的报道中多数患者为晚期鳞癌，保留眼睛的患者生存率为 30%，切除眼睛的患者生存率则为 50%（Ketcham & van Buren 1985）。在一项 209 例随访超过 10 年的大型研究中，Lund 和他的同事（Lund et al 1998）仅在眶壁骨膜受累的情况下才行眶内容切除。他们的数据显示眼眶受累伴或不伴骨膜破坏的患者生存率没有差异。我们的治疗策略是在双眼广泛受累或者其他部位受累不能行根治性切除的情况下进行保眶手术。对于肿瘤侵透眶骨壁，并可行根治性和完全肿瘤切除术的病例，我们偏向于行眶内容物切除术。嗅神经母细胞瘤对放、化疗敏感，宜采用比较保守的治疗方式。

过去在进行涉及前颅窝底的颅面切除术时，常因为术后出现脑脊液漏和颅内感染而导致患者病死率和病残率居高不下。我们研究的 82 例行颅面切除术的副鼻窦癌患者，术后均不需要行脑脊液漏

修补术，但是 1 例患者出现感染（面部浅层蜂窝织炎）。还有 1 例患者术后出现张力性气颅，再次行手术治疗，并行气管切开术（Danks et al 1994）。要想获得满意的手术结果，就需要特别注意手术中一些重要的技术要点。术前行鼻腔棉拭子试验以指导围术期抗生素使用，包括术前 36 小时鼻内使用新霉素，术中和术后静脉内预防性使用氟氯西林、阿莫西林和甲硝唑，以及术中用氟氯西林和阿莫西林抗生素冲洗术腔。在这个病例研究 3 年后，我们用先锋霉素代替氟氯西林和阿莫西林。术中采取腰大池引流和神经外科麻醉技术确保大脑充分松弛。患者的头部置于三角枕上并适度伸展，以便利用重力来协助脑组织的牵拉，暴露前颅窝底。双额的冠状皮瓣要稍靠后，以便能获取大面积的颅骨膜。皮瓣基底位于眶上，两侧滑车上血管在分离后翻向下方。紧贴眼眶上缘铣下双额骨瓣。我们既没有采用经额窦的壳形开颅术（Cheesman et al 1986），开颅范围也不包括眶上缘（Sekhar et al 1992），通过使用这种方法我们没有碰到脑牵拉引起的并发症，因为通过腰穿引流脑脊液的帮助，仅需对脑组织进行轻度地牵拉。将硬脑膜从前颅窝上分离，此过程可使用具有放大功能眼镜和头灯以获得更好的观察。受累的硬脑膜需要切除，并用颞肌筋膜或阔筋膜修补。所有的硬脑膜破口都需要用 5-0 聚丙烯线仔细缝合，硬脑膜严密缝合是预防脑脊液漏的关键。接着由耳鼻喉科医师通过鼻侧入路行肿瘤整块切除，肿瘤经鼻侧入路切口取出。对手术切缘或者任何可疑的区域行冰冻切片检查，这对指导手术切除非常有帮助。

切除肿瘤后，将颅骨膜瓣和骨缺损边缘缝合起来使颅骨膜瓣牢固地固定于颅底，在缝合前、缝合后均用抗生素冲洗（图 39.7）。因为鼻黏膜上皮 3~4 周后会逐渐覆盖术区，鼻腔无需使用带血管蒂的颅骨膜瓣进行修补。当颅骨膜瓣缝合好后停止腰大池脑脊液引流。颅骨膜瓣技术（Johns et al 1981；Horowitz et al 1984；Danks et al 1994）是降低术后并发症发生率、获得满意疗效的关键。已发表的颅面切除术伴 / 不伴颅骨膜瓣技术的病例报道证实了这一观点。通过采用这项技术，脑脊液漏、颅内感染和手术并发症仅为采用其他颅底重建技术的 1/10 至 1/4（表 39.4）。

另一个团队报道对副鼻窦癌行颅面切除术时不从鼻腔行肿瘤切除（McCutcheon et al 1996），但是由于术野暴露不充分，局部并发症发生率更高，

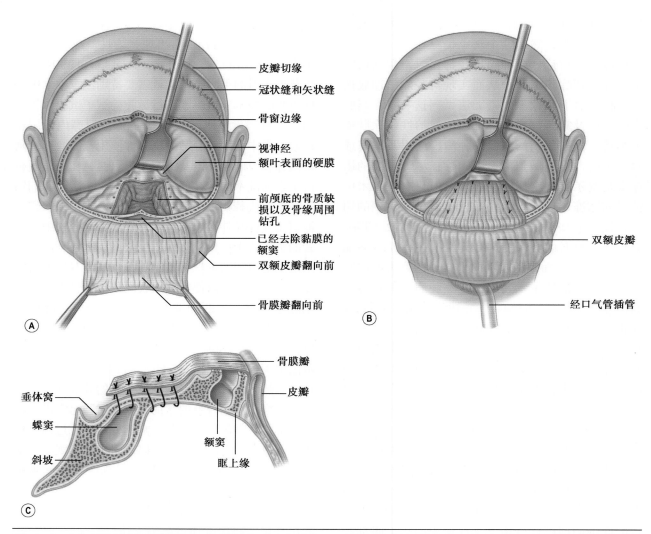

图 39.7　准备颅骨膜瓣以用于修补前颅窝底缺损。（A）显示整块切除肿瘤后前颅窝底的骨质缺损。沿骨质缺损边缘多处钻孔，用于缝合固定颅骨膜瓣。（B）显示颅骨膜瓣已缝合固定在骨质缺损周围。（C）颅骨膜瓣已经缝合固定在缺损骨质边缘，并覆盖大部分前颅窝底。骨瓣边缘用纤维蛋白胶封闭

如额叶的牵拉损伤和术后血肿。由于这种方法不能全切肿瘤，患者的生存率也较低。

表 39.4　颅面切除术中颅骨膜瓣使用情况			
	不使用颅骨膜瓣 [a]	使用颅骨膜瓣 [b]	目前 RMH 研究（82 例患者）
研究项目数量（n）	3	5	1
脑脊液漏（%）	16	2	0
颅内感染（%）	13	5	0
死亡率（%）	6	2	0

　　[a]Terz et al（1980）；Ketcham & Van Buren（1985）；Cheesman et al（1986）.

　　[b] Sundaresan & Shah（1988）；Blacklock et al（1989）；Snyderman et al（1990）；Danks et al（1994）；Sekhar et al（1992）.

对需要行眶内容物切除的病例，为了避免脑脊液漏，视神经的硬膜应严密缝合。缝合上下眼睑，眶内填充颞肌瓣，这个局部瓣比游离血管瓣更方便。但是当肿瘤浸润需要切除大量的面部皮肤时，需要使用游离皮瓣。

在我们的 82 例患者中，并没有出现严重的并发症，但有 1 例张力性颅腔积气需要手术再探查，5 例非致命性血管栓塞（3 例深静脉血栓和 2 例肺栓塞），还有 1 例术后面部蜂窝织炎。据报道，颅面切除术的并发症包括脑脊液漏和感染，例如脑膜炎、颅内脓肿或者骨瓣感染（Bebear et al 1992；Catalano et al 1994；Kraus et al 1994；McCaffrey et al 1994；McCutcheon et al 1996）。其他并发症可能由脑组织牵拉导致额叶水肿、出血或者癫痫。正确的

放置头位，最小限度地牵拉脑组织可以减少这些问题。术中和术后过度的腰大池引流可能引起颅内积气。眼睛可因暴露于空气、酒精消毒或者受压而损伤，我们在皮肤消毒前，给眼睛涂上药膏，然后缝合眼睑使眼睛保持闭合，并避免术中给眼眶施压。在眶尖处切除肿瘤可能损伤视神经。如果另一侧眶内容物也被去除，则可导致双侧失明。

大量的文献报道都体现了颅面手术相比于传统入路的优势。目前有 5 个研究评估了晚期鳞癌行颅面切除术和放疗的 5 年随访结果（Terz et al 1980；Ketcham & van Buren 1985；Sundare san & Shah 1988；Bridger et al 1991；Danks et al 1994），其 5 年生存率为 50%~70%。另外 5 个研究对同一肿瘤采用传统非颅面手术和放疗的 5 年生存率为 7%~25%（Lavertu et al 1989；Sissom et al 1989；

Tsujii et al 1989；Anniko et al 1990；Logue & Slevin 1991）。关于筛窦腺癌，2 个研究均采用颅面手术和放疗治疗，5 年生存率分别为 78% 和 83%（Bridger et al 1991；Danks et al 1994），而经鼻面手术和放疗的 5 年生存率为 25%~46%（Ellingwood & Million 1979；Parsons et al 1988；Sisson et al 1989）。在上述比较中，行颅面手术的研究中未治疗组复发率更高，因此经颅面入路手术可能比这些数字显示的更有优势。在最新的 RMH 病案研究中，有 63% 复发副鼻窦癌接受颅面切除手术（82 例副鼻窦癌中有 52 例为复发病例）。嗅神经母细胞瘤通过根治性手术切除和放疗可获得好结果，5 年控制率为 77%~100%（O'Connor et al 1989；Beitler et al 1991；Lund 2003），这显然比只采用一种治疗方法的疗效好（图 39.8）。

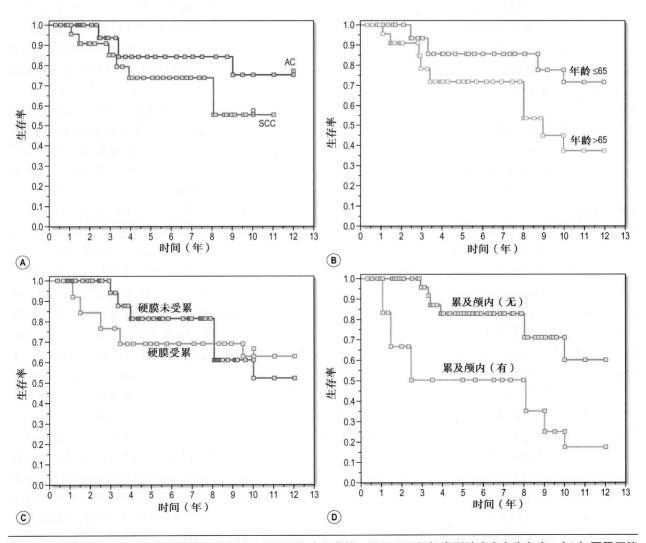

图 39.8　根据 RMH 的 82 例副鼻窦癌患者的研究得出的生存曲线，显示不同组织类型肿瘤患者生存率。（A）图显示腺癌（AC）和鳞状细胞癌（SCC）的生存率；（B）图中显示不同年龄患者生存率；（C）图显示硬脑膜受累与患者的生存率；（D）图显示颅内受累与患者生存率

近年来，随着手术设备的变革，内镜技术已常规应用于蝶鞍肿瘤的切除，甚至包括某些向前累及颅底的肿瘤。对于范围广泛的侵及额窦或前颅底的鼻旁窦肿瘤并不适合采用单纯内镜技术，而需要行开颅术；但仍有部分学者报道了内镜辅助下手术入路（Tripathy et al 2009；Folbe et al 2009）。Hatano 等报道了一种内镜辅助下手术，即经鼻内镜从下方提供照明，神经外科医师则经颅切除肿瘤（Hatano et al 2009），这是目前我们医院对主体位于筛窦和额窦，不伴眶或上颌窦浸润的肿瘤最常使用的手术技术。如果需要，可经鼻内镜联合经面切口扩大术野。美国德克萨斯州的 MD Anderson 癌症中心最近报道了一宗美国病例数最多的经鼻内镜切除副鼻窦癌的病例研究（Hanna et al 2009）。研究包括 120 例患者，其中 77.5% 行单纯鼻内镜治疗，22.5% 行颅 – 鼻内镜联合入路。单用鼻内镜治疗组患者肿瘤范围较局限。结果显示，总体的并发症率为 11%，其中 3% 为脑脊液漏。5 年生存率为 87%，两组间无差别。这项研究表明对特定的患者，由经验丰富的医师主刀，经鼻内镜入路可获得与传统颅面切除相似的效果。一些小型的病例报道称可采用此技术切除嗅神经母细胞瘤（Castelnuovo et al 2007；Yuen et al 2005；Unger et al 2005；Liu et al 2003）。

16 放疗

许多研究对单纯手术治疗和术后辅助放疗的疗效进行了比较（Gabriele et al 1986；Kenady 1986；Wustrow et al 1989；Anniko et al 1990；Lund et al 1998）。除了 Wustrow 等（1989），其他研究均发现辅助放疗能显著改善患者的预后。最近一项大型研究比较了颅面切除术前后应用放疗对生存率的影响，发现两组间无明显统计学差异（Lund et al 1998）。文献中大多数观点认为肿瘤根治切除术后行放疗能使患者获益。也有些研究认为大部分副鼻窦癌可通过大剂量放疗联合次全切除手术或手术取活检而治愈（Ellingwood & Million 1979；Bush & Bagshaw 1982；Parsons et al 1988；Tsujii et al 1989；Karim et al 1990；Haylock et al 1991）。目前还没有研究对不同放疗量的疗效进行比较，但是通过对不同研究之间的比较显示，和低剂量相比，60~80Gy 能提高疗效。在 3 项采用较高放疗剂量的研究中，5 年生存率平均为 56%，其他研究报道给予 45~55Gy 放疗剂量的患者，5 年生存率平均为 37%。一项研究中采用高剂量放疗，同时使用眼防护罩以减少眼睛不良反应，但这组患者眼眶局部复发率高，5 年生存率仅为 37%（Bush & Bagshaw 1982）。这项研究表明根治性放疗和经鼻手术联合放疗的预后相似，但是仍较根治性颅面手术尽可能全切肿瘤的预后略差。此外，多伦多的一项研究中，一组接受放疗，一组放疗联合手术治疗，后者预后更好（5 年生存率分别为 40% 和 51%）（Beale & Garrett 1983）。不幸的是，许多患者在根治性放疗后出现严重并发症，特别是干眼症，但最严重的并发症是对视器的损伤，据统计 25%~100% 的患者会出现同侧视神经或视网膜损伤（Midena et al 1987），7%~22% 的患者则出现失明。许多作者认为如果对眼眶进行根治性放疗，那么即使失明延迟 5 年出现，但终究是不可避免的。但仍有学者坚称为了控制肿瘤扩散，这种并发症是可以接受的。据统计发生双眼失明这种灾难性并发症的几率为 2~8%（Bush & Bagshaw 1982；Parsons et al 1988；Logue & Slevin 1991）。这些研究中放射性骨坏死的发生率相似，但是一项研究报道高达 17%（Bush & Bagshaw 1982）。10% 患者出现短暂中枢神经系统紊乱，但没有长期后遗症。副鼻窦癌经过放疗后常常伴有鼻窦副反应（Kamel et al 2004）。

使用固定保护罩在三维 CT 引导治疗系统下给肿瘤和周围重要结构传递精确的放疗剂量可减少并发症的发生（Tsujii et al 1989；Karim et al 1990）。这两项研究都发现采用此技术对疾病控制有适度改善。最新的放疗技术显现出了优势，适形放疗和调强放疗可减少局部易损结构的放疗量（垂体、视觉通路、脑组织等）（Mock et al 2004；Huang et al 2003），通常放疗剂量最少为 60Gy，但是，肿瘤局部控制情况没有明确的改善（Padovani et al 2003）。其他放疗技术，如术中高剂量率短距离放射治疗也是可行的（Nag et al 2004）。

少数中心对质子束治疗嗅神经母细胞瘤进行了评估。在美国麻省眼耳医院的一项研究中，10 例副鼻窦癌患者在行颅面切除术后接受质子束照射 ± 化疗，患者 5 年无病生存率为 90%（Nichols et al 2008）。日本另一研究小组也得出类似的结果（Nishimura et al 2007）。这些研究报道的严重不良反应率非常低。不过，这种放疗方式受到成本和实用性的限制。

许多文献报道术前常规采用放疗（Klintenberg et al 1984；Cheesman et al 1986），但是疗效并没有显著改善。不过，作者认为某些病例术前行放疗，可较好地保留眶内容物。一项研究比较了术前和术后放疗的效果，结果表明二者的疗效和并发症无显著差异（Sisson et al 1989）。术前放疗的确可通过观察肿瘤组织学的改变来评估疗效，例如在一篇文献报道了在19例接受术前放疗的腺癌患者中，6例患者在放疗后6周接受手术时肿瘤已消失（Klintenberg et al 1984），长期随访亦未见肿瘤复发。这项研究中多数肿瘤出现大面积的肿瘤坏死，印证了腺癌对放疗高度敏感。

有研究对86例鳞状细胞癌患者在术前进行联合放化疗，并通过术后病理证实其中34例达到杀灭肿瘤细胞的效果（Konno et al 1980）。嗅神经母细胞瘤比其他副鼻窦癌对放化疗更敏感（Morita et al 1993；Irish et al 1997）。对嗅神经母细胞瘤采用术前联合放化疗效果好（见下）。

总而言之，目前公认的是放疗对副鼻窦癌大有裨益。普遍的观点认为应在肿瘤根治性切除术后进行放疗。为了达到最佳治疗效果，应给予高放疗量（60~80 Gy）。CT引导计算机辅助三维治疗利于减少并发症，并可能改善预后。

17 化疗

化疗不是副鼻窦癌的首选治疗。但有研究显示含顺铂和氟尿嘧啶（5-FU）的化疗方案有效。日本首先倡导了这种治疗方式，采用动脉内和局部联合静脉内给药治疗。日本副鼻窦癌发病率相对较高，且经手术和放疗的患者5年生存率仅为35%（Knegt et al 1985），基于上述两个因素，治疗方案不断被改良。术前放疗，动脉内给予5-FU，静脉内给予溴脱氧尿苷联合手术治疗可使5年生存率达到55%~50%（Sato et al 1970；Konno et al 1980）。后来，动脉内给予5-FU被局部应用5-FU所取代，也能达到同样好的治疗效果（Sakai et al 1983；Knegt et al 1985；Inuyama et al 1989）。另一项日本研究显示，尽管行根治性上颌窦切除术的比例从50%降至18%，但通过术前动脉内给予顺铂和培洛霉素可使5年生存率从22%提高到55%（Inuyama et al 1989）。另一项研究发现接受动脉5-FU治疗的患者病情无改善，但5-FU治疗组的患者接受的放疗剂量量比对照组低，这就

严重干扰了研究结果（Tsujii et al 1989）。基于这项日本的研究，荷兰鹿特丹的研究中心开展了一项细致的前瞻性研究（Knegt et al 1985）。研究者通过切除上颌骨前部对副鼻窦癌进行充分的瘤内减压术，但并不切除眼眶骨膜或硬膜（无论受累与否）。然后填塞窦腔，每周清理3次，重新填塞前窦壁给予5-FU，并连续数周给药，治疗时间长短取决于窦腔的情况。术前给予4Gy放疗，术后1周内给予10Gy放疗量。鳞状细胞癌和未分化上颌窦癌患者的5年生存率为52%。20例筛窦腺癌的患者中，许多患者有硬脑膜和（或）眶周受累，但肿瘤没有穿透硬脑膜和眶周，5年无病生存率可达到100%。总死亡率为1%，1例患者术后肺栓塞死亡，其他患者无严重并发症。患者对治疗的耐受性较好，虽然治疗第一周行肿瘤清除术疼痛严重，但是随后疼痛减轻。Knegt和他的团队（Knegt et al 1985）的研究结论相对谨慎，他们建议侵袭性更小的治疗，这种治疗方式不改变患者的容貌，疗效与传统治疗方式即根治性手术联合高剂量放疗相当，甚至更好。美国3个关于化疗的研究将注意力集中于对复发鳞状细胞癌的挽救性治疗（Rooney et al 1985；Lo Russo et al 1988；Lee et al 1989），研究显示90%的患者对治疗敏感，按影像学的标准45%的肿瘤完全缓解，平均生存期超过21个月。这些研究都采用多疗程化疗，应用顺铂和5-FU，并且所有患者都行放疗，但未行手术治疗。一项研究分析了不同的化疗方案，发现应用顺铂和5-FU治疗5天的疗效显著优于其他方案（Rooney et al 1985）。另一报道称一例移行细胞癌经顺铂、甲氨蝶呤和博来霉素治疗后取得非常好的疗效（Sooriyachi et al 1984）。

研究发现47例晚期副鼻窦癌患者采用高选择性动脉内注射高剂量顺铂联合放疗，5年生存率达到69%（Homma et al 2009）。

嗅神经母细胞瘤对化疗敏感（O'Connor et al 1989）。有学者对1976年到2003年间梅奥诊所收治的12例高级别、Kadish C期肿瘤患者进行了回顾分析，发现术后接受辅助化疗的患者总生存期显著提高（35个月），没有接受辅助化疗的生存期为10.5个月（Porter et al 2008）。根据美国弗吉尼亚大学和其他大学的经验，新辅助治疗逐渐受到重视（Kim et al 2004；Turano et al 2010；Resto et al 2000）。弗吉尼亚大学对Kadish肿瘤分期C期的患者术前行化疗和放疗，再行颅面切除术（Loy et al 2006）。34 例患者中 2/3 的患者肿瘤体积减小，治疗组疾病相关死亡率较低，5 年生存率可达 81%（Polin et al 1998）。另一项研究报道，89% 的患者经过 2 个疗程的顺铂和依托泊苷（VP~16）治疗有效（Bhattacharyya et al 1997）。另一项更深入的研究发现，根据术中评估结果，顺铂和 5-FU 的诱导化疗对 87% 的患者有效，30% 完全有效（Lee et al 1999）。一项研究中还报道了非铂药物伊立替康联合多西他赛的化疗方案（Kiyota et al 2008）。虽然在报道中这些不同的治疗方案都有疗效，但是没有标准化，还需大型多中心临床试验。

总而言之，有证据表明采用顺铂和 5-FU 化疗能改善副鼻窦癌患者的预后。但是，目前尚不明确准确的治疗时机和适宜患者群。

18　其他辅助治疗

现代分子靶向治疗改变了许多肿瘤的治疗思路。随着对癌细胞分子通道认识的增加，从实验室到临床的各个阶段都有大量的新药物出现。通常，这些药物是单克隆抗体靶向药物或是小分子激酶抑制剂，它们最终的作用都是阻断细胞内关键致癌蛋白。鳞状细胞癌过表达大量的表皮生长因子受体（epidermal growth factor receptor，EGFR）。EGFR 是一种膜蛋白，促进细胞增殖、浸润、抑制细胞凋亡，因此对鳞癌症的治疗主要集中于 EGFR。例如，西妥昔单抗是 EGFR 的单克隆抗体，经 FDA 批准用于治疗结肠癌，联合放疗可提高晚期头颈部鳞癌患者的生存率（Bonner et al 2010；Mehra et al 2008）。虽然目前尚没有针对这些药物用于治疗副鼻窦癌的研究，但是随着其他解剖区域同种组织学类型肿瘤的靶向治疗药物的问世，副鼻窦癌患者能从中获益。

迄今为止，对副鼻窦癌的分子通路研究甚少。嗅神经母细胞瘤通常表达细胞凋亡通路分子 Bcl-2。Bcl-2 可能预测肿瘤对新辅助化疗的疗效，并提示更低的生存率（Kim et al 2008）。另外，嗅神经母细胞瘤，与儿科成神经细胞瘤类似，表达 Trk-A、Trk-B、GRP78 和 p75NRT 神经受体，但是这些细胞因子与预后不相关（Weinreb et al 2009）。蛋白酶抑制剂硼替佐米在体外实验可激活嗅神经成纤维细胞经 TRAIL 诱导细胞凋亡（Koschny et al 2009）。在临床研究中，将 PDGFR

抑制剂舒尼替尼用于晚期嗅神经母细胞瘤的姑息治疗（Preusser et al 2010）。未来几年对这些药物更深入的研究，有望为副鼻窦癌辅助治疗提供依据。

一项研究报道，免疫治疗联合放疗能使腺样囊性癌细胞分化成正常骨组织（Sato et al 1990）。免疫治疗包括动脉内注射淋巴因子激活杀伤细胞，以及静脉内给予重组白细胞介素 -2。也有研究采用不同治疗策略的基因治疗，尝试应用于不同的肿瘤类型（Culver et al 1992）。希望这些研究工作的实际应用能更好地治疗副鼻窦癌。

19　治疗失败

预防局部复发是临床医师治疗副鼻窦癌时面临的主要挑战。早期研究报道中，手术切除的局限性是常见部位的肿瘤复发，这些部位包括前颅窝底，特别是嗅沟、眼眶和翼腭窝。远处转移可见于肿瘤沿神经生长，例如三叉或翼管神经，特别是腺样囊性癌有嗜神经生长的特性（Pandolfo et al 1989）。就诊时局部淋巴结转移较少见（8%），5%~10% 的患者在长期随访中可发现局部淋巴结转移。通常，这种形式的复发可行根治性颈淋巴结清扫术和放疗（Konno et al 1980）。骨、肺、肝远处转移的发生率为 5%~10%，但是未分化癌 1 年远处转移的发生率高达 50%（Konno et al 1980；Lund 1983）。伴颈淋巴结转移和远处转移的嗅神经母细胞瘤易复发（Dias et al 2003）。局部放疗和全身化疗是治疗症状性转移灶的方法之一。副鼻窦癌颅内转移少见，我们初始治疗的 45 例副鼻窦癌患者中 2 例出现小脑转移（Murphy et al 1991），对这 2 例患者进行了局部切除和神经系统放疗。

20　肿瘤复发的处理

大多数复发肿瘤都能得到有效的治疗。许多关于晚期鼻旁窦肿瘤的研究中都涉及很大比例的复发肿瘤。应该仔细评估复发患者的病情，包括体格检查、CT、MRI、胸片和其他检查。由于术中重建所使用的组织在影像学上可有强化表现，与肿瘤复发类似，使术后影像的判读变得更加困难（Som et al 1986）。治疗可采用根治性或姑息性手术切除；当肿瘤累及前颅窝时多采用颅面切除术。大量行颅面切除术的报道，包括我们的研究，50% 以上行颅面切除术的患者为复发病例。尽管如此，大多数患者（50%~70%）可获得长期疾病控制，并可能治愈。如果前期已行颅面切除术，颅骨膜可能无法用于重建。此时，额帽状腱膜瓣（Snyderman et al 1990）或游离带血管网膜瓣（Yamaki et al 1991）或者其他材料（Sekhar et al 1992）都可用于重建。由于许多患者之前已经接受过放疗，进一步的治疗方案有限。前面已经阐述过，基于顺铂和 5-FU 的化疗方案对这部分患者有效。姑息性次全切除术适用于生长较缓慢的肿瘤，例如腺癌、腺样囊性癌和移行细胞癌，并且可达到肿瘤的长期控制。

21 治疗效果

不同研究中治疗效果差异较大，由于患者分组的差异很难对不同的研究进行比较。尽管如此，通过对许多研究进行综合分析，如前文所述的许多治疗方式也不断涌现。

有文献报道不论肿瘤分级程度，经传统非颅面手术和放疗治疗后 5 年生存率接近 35%（Knegt et al 1985）。但对 T_4 期患者进行同样的治疗后 5 年生存率仅为 7%~25%（Lavertu et al 1989；Sisson et al 1989；Tsujii et al 1989；Anniko et al 1900；Logue & Slevin 1991）。行颅面切除术的病例中，T_4 鳞状细胞癌患者术后 5 年存活率为 50%~70%（Terz et al 1980；Ketcham & van Buren 1985；Sundaresan & Shah 1988；Bridger et al 1991；Danks et al 1994）。最近一项关于颅面手术预后情况的国际合作研究显示，颅面手术后死亡率为 4.5%，并发症发生率为 33%（Ganly et al 2005）。

在目前 RMH 的研究中，38 例鳞状细胞癌患者 5 年生存率为 75%，30 例腺癌患者 5 年生存率可达 85%。早期的研究显示，传统治疗的 5 年生存率为 25%~46%，而行颅面手术的患者 5 年生存率可达 78%~83%（Bridger et al 1991；Danks et al 1994）。腺癌往往有延迟复发的倾向，在术后 5 年后复发的病例中占较大比例。

澳洲墨尔本 Peter MacCallum 癌症中心报道了他们在 1991—2000 年收治的 60 例副鼻窦癌（32 例鳞状细胞癌，25 例腺癌）患者的治疗经验（Porceddu et al 2004）。治疗失败的最常见原因是局部复发。5 年局部控制率为 49%，总生存率为

40%。作者提到肿瘤邻近神经和眼眶限制了肿瘤的切除。

采用包括化疗、术前放疗和非颅面手术的联合治疗方案，可使 5 年生存率接近 70%（Sato et al 1970；Konno et al 1980），同时也可降低面容破坏性手术的使用率。其中一组腺癌患者采用局部应用 5-FU 联合治疗，5 年无病生存率达到 100%。

针对嗅神经母细胞瘤，Dulguerov 对 1990 至 2000 年间的文献进行了 meta 分析（Dulguerov et al 2001）。Hyams 分级 III ~ IV 级和颈淋巴结转移与预后较差相关。手术联合放疗 5 年生存率为 65%，放疗联合化疗 5 年生存率为 51%。仅行手术或放疗 5 年生存率更差，这说明了联合治疗对嗅神经母细胞瘤的重要性。不过，化疗对嗅神经母细胞瘤的作用尚不明确。

尽管由于副鼻窦癌自身的性质及比邻重要结构使其治疗受限，但通过治疗，大多数患者至少可获得短期疾病控制，许多患者可得到长期控制。为了找到更有效的治疗方法，完善它们的应用，我们仍面临诸多挑战。

关键点

- 几乎所有鼻旁窦的腺癌以及近 1/2 的鳞状细胞癌都与长期接触硬木有关。

- 对所有主诉鼻窦区不适超过 6 周的成人患者进行详细的检查，包括对可疑部位进行活检，可减少副鼻窦癌的延误诊断。

- CT 和 MRI 是评估副鼻窦癌必不可少的检查。

- 如果副鼻窦癌累及鼻腔上部，特别是筛板和筛凹（例如，前颅窝底），则需行颅面切除术，而不应单纯行鼻内/窦内入路手术。

- 副鼻窦癌累及蝶窦或前颅窝底提示预后不良。

- 只有当副鼻窦癌破坏眶骨壁，并可彻底切除肿瘤时，才考虑行眶内容物切除术。

- 避免颅面切除术后脑脊液漏的关键在于硬脑膜必须进行非常仔细的修补以及水密性的缝合。前颅窝底覆盖的颅骨膜瓣起到物理支撑的作用，但不具水密性。

- 颅面切除术后放疗是有意义的辅助治疗，特别是高剂量放疗（例如，60~80Gy），但是最佳治疗时间（术前或术后）以及剂量尚不明确。

- 尽管目前已有许多研究报道化疗治疗副鼻窦癌有效，特别是包含顺铂和 5-FU 的化疗方案，但其他辅助治疗方案需要进一步研究。

- 随着对肿瘤分子生物学的认识逐渐加深，将来可能会有更好的治疗方案出现。

（夏寅 译）

参考文献

Acheson, E.D., Cowdell, R.H., Hadfield, E., et al., 1968. Nasal cancer in woodworkers in the furniture industry. BMJ 2, 587–596.

Acheson, E.D., Winter, P.D., Hadfield, E., et al., 1982. Is nasal adenocarcinoma in the Buckinghamshire furniture industry declining? Nature 299, 263–265.

Acheson, E.D., Cowdell, R.H., Jolles, B., 1970. Nasal cancer in the Northamptonshire boot and shoe industry. BMJ 1, 385–393.

Anniko, M., Franzen, L., Lofroth P.O., 1990. Long-term survival of patients with paranasal sinus carcinoma. Otorhinolaryngology 52, 187–193.

Beale, F.A., Garrett P.G., 1983. Cancer of the paranasal sinuses with particular reference to maxillary sinus cancer. J. Otolaryngol. 12, 377–382.

Bebear, J.P., Darrouzet, V., Stoll, D., 1992. Surgery of the anterior skull base: total ethmoidectomy for malignant ethmoidal tumors. Isr. J. Med. Sci. 28, 169–172.

Beitler, J.J., Fass, D.E., Brenner, H.A., et al., 1991. Esthesioneuroblastoma: is there a role for elective neck treatment? Head Neck 13, 321–326.

Bhattacharyya, N., Thornton, A.F., Joseph, M.P., et al., 1997. Successful treatment of esthesioneuroblastoma and neuroendocrine carcinoma with combined chemotherapy and proton radiation. Results of 9 cases. Arch. Otolaryngol. Head Neck Surg. 123, 34–40.

Bilsky, M.H., Kraus, D.H., Strong, E.W., et al., 1997. Extended anterior craniofacial resection for intracranial extension of malignant tumors. Am. J. Surg. 174, 565–568.

Blacklock, J.B., Weber, R.S., Lee, Y.Y., et al., 1989. Transcranial resection of tumors of the paranasal sinuses and nasal cavity. J. Neurosurg. 71, 10–15.

Bonner, J.A., Harari, P.M., Giralt, J., et al., 2010. Radiotherapy plus cetuximab for locoregionally advanced head and neck cancer: 5-year survival data from a phase 3 randomised trial, and relation between cetuximab-induced rash and survival. Lancet Oncol. 11, 21–28.

Bridger, G.P., Mendelsohn, M.S., Baldwin, M., et al., 1991. Paranasal sinus cancer. Aust. N. Z. J. Surg. 61, 290–294.

Bush, S.E., Bagshaw M.A., 1982. Carcinoma of the paranasal sinuses. Cancer 50, 154–158.

Castelnuovo, P., Bignami, M., Delu, G., et al., 2007. Endonasal endoscopic resection and radiotherapy in olfactory neuroblastoma: our experience. Head Neck 29, 845–850.

Catalano, P.J., Hecht, C.S., Biller, J.F., et al., 1994. Craniofacial resection: an analysis of 73 cases. Arch. Otolaryngol. Head Neck Surg. 120, 1203–1208.

Cheesman, A.D., Lund, V.J., Howard D.J., 1986. Craniofacial resection for tumors of the nasal cavity and paranasal sinuses. Head Neck Surg. 8, 429–435.

Culver, K.W., Ram, Z., Wallbridge, S., et al., 1992. In vivo gene transfer with retroviral vector-producer cells for treatment of experimental brain tumors. Science 256, 1550–1552.

Danks, R.A., Kaye, A.H., Millar, H., et al., 1994. Cranio-facial resection in the management of cancer of the paranasal sinuses. J. Clin. Neurosci. 1 (2), 111–117.

Derdeyn, C.P., Moran, C.J., Wippold, F.J. 2nd, et al., 1994. MRI of esthesioneuroblastoma. J. Comput. Assist. Tomogr. 18, 16–21.

Dias, F.L., Sa, G.M., Lima, R.A., et al., 2003. Patterns of failure and outcome in esthesioneuroblastoma. Arch. Otolaryngol. Head Neck Surg. 129, 1186–1192.

Doll, R., Morgan, L.G., Speizer F.E., 1970. Cancer of the lung and nasal sinuses in nickel workers. Br. J. Cancer 24, 623–632.

Dulguerov, P., Jacobsen, M.S., Allal, A.S., et al., 2001. Nasal and paranasal sinus carcinoma: are we making progress? A series of 220 patients and a systematic review. Cancer 92, 3012–3029.

Egedahl, R.D., Coppock, E., Homik, R., 1991. Mortality experience at a hydrometallurgical nickel refinery in Fort Saskatchewan, Alberta between 1954 and 1984. J. Soc. Occup. Med. 41, 29–33.

Ellingwood, K.E., Million R.R., 1979. Cancer of the nasal cavity and ethmoid/sphenoid sinus. Cancer 43, 1517–1526.

Franklin C.I.V., 1982. Adenocarcinoma of the paranasal sinuses in Tasmania. Australas. Radiol. 26, 49–52.

Fatterpekar, G.M., Delman B.N., Som, P.M., 2008. Imaging the paranasal sinuses: where we are and where we are going. Anat. Rec. (Hoboken) 291, 1564–1572.

Folbe, A., Herzallah, I., Duvvuri, U., et al., 2009. Endoscopic endonasal resection of esthesioneuroblastoma: a multicenter study. Am. J. Rhinol. Allergy. 23, 91–94.

Frierson, H.F. Jr., Mills, S.E., Fechner, R.E., et al., 1986. Sinonasal undifferentiated carcinoma. An aggressive neoplasm derived from schneiderian epithelium and distinct from olfactory neuroblastoma. Am. J. Surg. Pathol. 10, 771–779.

Fukuda, K., Shibata, A., 1985. Demographic correlation between occupation and maxillary sinus cancer mortality in Japan. Kurume Med. J. 32, 151–155.

Fukuda, K., Shibata, A., Harada, K., 1987. Squamous cell cancer of the maxillary sinus in Hokkaido, Japan: a case-control study. Br. J. Ind. Med. 44, 263–266.

Gabriele, P., Besozzi, M.C., Pisani, P., et al., 1986. Carcinoma of the paranasal sinuses. Results with radiotherapy alone or with a radiosurgical combination. Radiol. Med. (Torino) 72, 210–214.

Gallo, O., Di Lollo, S., Graziani, P., et al., 1995. Detection of Epstein-Barr virus genome in sinonasal undifferentiated carcinoma by use of in situ hybridization. Otolaryngol. Head Neck Surg. 112, 659–664.

Ganly, I., Patel, S.G., Singh, B., et al., 2005. Craniofacial resection for malignant paranasal sinus tumors: Report of an International Collaborative Study. Head Neck 27, 575–584.

Gruber, G., Laedrach, K., Baumert, B., et al., 2002. Esthesioneuroblastoma: irradiation alone and surgery alone are not enough. Int. J. Radiat. Oncol. Biol. Phys. 54, 486–491.

Hadfield, E.H., MacBeth R.G., 1971. Adenocarcinoma of ethmoids in furniture workers. Ann. Otol. Rhinol. Laryngol. 80, 699–703.

Hanna, E., Demonte, F., Ibrahim, S., et al., 2009. Endoscopic resection of sinonasal cancers with and without craniotomy: oncologic results. Arch. Otolaryngol. Head Neck Surg. 135, 1219–1224.

Har-El, G., Hadar, T., Krespi, Y.P., et al., 1988. An analysis of staging systems for carcinoma of the maxillary sinus. Ear Nose Throat J. 67, 511–520.

Hatano, A., Nakajima, M., Kato, T., et al., 2009. Craniofacial resection for malignant nasal and paranasal sinus tumors assisted with the endoscope. Auris. Nasus. Larynx. 36, 42–45.

Hayes, R.B., Gerin, M., Raatgever, J.W., et al., 1986. Woodrelated occupations, wood dust exposure, and sinonasal cancer. Am. J. Epidemiol. 124, 569–577.

Hayes, R.B., Kardaun, J.W., de Bruyn, A., 1987. Tobacco use and sinonasal cancer: a case-control study. Br. J. Cancer 56, 843–846.

Haylock, B.J., John, D.G., Paterson I.C., 1991. The treatment of squamous cell carcinoma of the paranasal sinuses. Clin. Oncol. (R. Coll. Radiol.) 3, 17–21.

Homma, A., Oridate, N., Suzuki, F., et al., 2009. Superselective high-dose cisplatin infusion with concomitant radiotherapy in patients with advanced cancer of the nasal cavity and paranasal sinuses: a single institution experience. Cancer 115, 4705–4714.

Horowitz, J.D., Persing, J.A., Nichter, L.S., et al., 1984. Galealpericranial flaps in head and neck reconstruction. Am. J. Surg. 148, 489–497.

Huang, D., Xia, P., Akazawa, P., et al., 2003. Comparison of treatment plans using intensity-modulated radiotherapy and three-dimensional conformal radiotherapy for paranasal sinus carcinoma. Int. J. Radiat. Oncol. Biol. Phys. 56, 158–168.

Hyams, V.J., Batsakis, J.G., Micheals, L., 1988. Tumors of the upper respiratory tract and ear, second ed. Armed Forces Institute of Pathology, Washington, DC.

Inuyama, Y., Kawaurs, M., Toji, M., et al., 1989. Intra-arterial chemotherapy of maxillary sinus carcinoma. Gan. To. Kagaku. Ryoho. 16, 2688–2691.

Irish, J., Dasgupta, R., Freeman, J., et al., 1997. Outcome and analysis of the surgical management of esthesioneuroblastoma. J. Otolaryngol. 26, 1–7.

Ironside, P., Matthews, J., 1975. Adenocarcinoma of the nose and paranasal sinuses in woodworkers in the State of Victoria, Australia. Cancer 36, 1115–1124.

Giles, G., Farrugia, H., Silver, B., et al., 1992. Cancer in Victoria, 1982–1987. Anti-Cancer Council of Victoria, Melbourne.

Johns, M.E., Winn, H.R., McLean, W.C., et al., 1981. Pericranial flap for the closure of defects of craniofacial resections. Laryngoscope 91, 952–959.

Kadish, S., Goodman, M., Wang, C.C., 1976. Olfactory neuroblastoma. A clinical analysis of 17 cases. Cancer 37, 1571–1576.

Kairemo, K.J., Jekunen, A.P., Kestila, M.S., et al., 1998. Imaging of olfactory neuroblastoma – an analysis of 17 cases. Auris. Nasus. Larynx. 25, 173–179.

Kamel, R., Al-Badawy, S., Khairy, A., et al., 2004. Nasal and paranasal sinus changes after radiotherapy for nasopharyngeal carcinoma. Acta Otolaryngol. 124, 532–535.

Kanno, K., Morokuma, Y., Tateno, T., et al., 2005. Olfactory neuroblastoma causing ectopic ACTH syndrome. Endocr. J. 52, 675–681.

Karim, A.B.M.F., Kralendonk, J.H., Njo, K.H., et al., 1990. Ethmoid and upper nasal cavity carcinoma: treatment, results and complications. Radiother. Oncol. 19, 109–120.

Kenady, D.E., 1986. Cancer of the paranasal sinuses. Surg. Clin. N. Am. 66, 119–131.

Ketcham, A.S., Van Buren, J., 1985. Tumors of the paranasal sinuses:

a therapeutic challenge. Am. J. Surg. 150, 406–413.

Ketcham, A.S., Chretien, P.B., Van Buren, J.M., et al., 1973. The ethmoid sinuses: a reevaluation of surgical resection. Am. J. Surg. 126, 469–476.

Kim, D.W., Jo, Y.H., Kim, J.H., et al., 2004. Neoadjuvant etoposide, ifosfamide, and cisplatin for the treatment of olfactory neuroblastoma. Cancer 101, 2257–2260.

Kim, J.W., Kong, I.G., Lee, C.H., et al., 2008. Expression of Bcl-2 in olfactory neuroblastoma and its association with chemotherapy and survival. Otolaryngol. Head Neck Surg. 139, 708–712.

Kiyota, N., Tahara, M., Fujii, S., et al., 2008. Nonplatinum-based chemotherapy with irinotecan plus docetaxel for advanced or metastatic olfactory neuroblastoma: a retrospective analysis of 12 cases. Cancer 112, 885–891.

Klintenberg, C., Olofsson, J., Hellquist, H., et al., 1984. Adenocarcinoma of the ethmoid sinuses. A review of 28 cases with special reference to wood dust exposure. Cancer 54, 482–488.

Knegt, P.P., de Jong, P., van Anfrl, J.G., et al., 1985. Carcinoma of the paranasal sinuses. Results of a prospective pilot study. Cancer 56, 57–62.

Konno, A., Togawa, K., Inoue, S., 1980. Analysis of the results of our combined therapy for maxillary cancer. Acta Otolaryngol. Suppl. 372, 1–16.

Koschny, R., Holland, H., Sykora, J., et al., 2009. Bortezomib sensitizes primary human esthesioneuroblastoma cells to TRAIL-induced apoptosis. J. Neurooncol. 97 (2), 171–185.

Kraus, D.H., Shah, J.P., Arbit, E., 1994. Complications of craniofacial resection for tumors involving the anterior skull base. Head Neck 16, 307–312.

Lavertu, P., Roberts, J.K., Kraus, D.H., et al., 1989. Squamous cell carcinoma of the paranasal sinuses: The Cleveland Clinic Experience 1977–1986. Laryngoscope 99, 1130–1136.

Lee, M.M., Vokes, E.E., Rosen, A., et al., 1999. Multimodality therapy in advanced paranasal sinus carcinoma: superior long-term results. Cancer J. Sci. Am. 5, 219–223.

Lee, Y.Y., Dimery, I.W., Van Tassell, P., et al., 1989. Superselective intra-arterial chemotherapy of advanced paranasal sinus tumors. Arch. Otolaryngol. Head Neck Surg. 115, 503–511.

Liu, J.K., O'Neill, B., Orlandi, R.R., et al., 2003. Endoscopic-assisted craniofacial resection of esthesioneuroblastoma: minimizing facial incisions – technical note and report of 3 cases. Min. Invasive Neurosurg. 46, 310–315.

Logue, J.P., Slevin N.J., 1991. Carcinoma of the nasal cavity and paranasal sinuses: an analysis of radical radiotherapy. Clin. Oncol. (R. Coll. Radiol.) 3, 84–89.

LoRusso, P., Tapazoglou, E., Kish, J.A., et al., 1988. Chemotherapy for paranasal sinus carcinoma. A 10-year experience at Wayne State University. Cancer 62 (1), 1–5.

Loy, A.H., Reibel, J.F., Read, P.W., et al., 2006. Esthesioneuroblastoma: continued follow-up of a single institution's experience. Arch. Otolaryngol. Head Neck Surg. 132, 134–138.

Luce, D., Leclerc, A., Mame, M.J., et al., 1991. Sinonasal cancer and occupation: a multicenter case-control study. Rev. Epidemiol. Sante Publique 39, 7.

Lund, V.J., 2003. Olfactory neuroblastoma: past, present, and future? Laryngoscope 113 (3), 502–507.

Lund, V.J., 1983. Malignant tumors of the nasal cavity and paranasal sinuses. Otolaryngology 45, 1.

Lund, V.J., Howard, D.J., Wei, W.I., et al., 1998. Craniofacial resection of tumors of the nasal cavity and paranasal sinuses – a 17-year experience. Head Neck 20, 97–105.

Lund, V.J., Lloyd G.A.S., Howard, D.J., et al., 1996. Enhanced magnetic resonance imaging and subtraction techniques in the postoperative evaluation of craniofacial resection for sinonasal malignancy. Laryngoscope 106, 553–558.

Maroldi, R., Farina, D., Battaglia, G., et al., 1997. MR of malignant nasosinusal neoplasms: frequently asked questions. Eur. J. Radiol. 24, 181–190.

McCaffrey, T.V., Olsen, K.D., Yohanan, J.M., et al., 1994. Factors affecting survival of patients with tumors of the anterior skull base. Laryngoscope 104, 940–945.

McCutcheon, I.E., Blacklock, J.B., Weber, R.S., et al., 1996. Anterior transcranial (craniofacial) resection of tumors of the paranasal sinuses: 1997 surgical technique and results. Neurosurgery 38, 471–480.

Mehra, R., Cohen, R.B., Burtness, B.A., 2008. The role of cetuximab for the treatment of squamous cell carcinoma of the head and neck. Clin. Adv. Hematol. Oncol. 6, 742–750.

Midena, E., Segato, T., Piermarocchi, S., et al., 1987. Retinopathy following radiation therapy of paranasal sinus and nasopharyngeal carcinoma. Retina 7, 142.

Millar, H.S., Petty, P.G., Hueston J.T., 1973. A combined intracranial and facial approach for excision and repair of cancer of the ethmoid sinuses. Aust. N. Z. J. Surg. 43, 179.

Mills, S., Freison, H., 1985. Olfactory neuroblastoma: a clinicopatho-

logic study of 21 cases. Am. J. Surg. Pathol. 9, 317–327.

Miyamoto, R.C., Gleich, L.L., Biddinger, P.W., et al., 2000. Esthesioneuroblastoma and sinonasal undifferentiated carcinoma: impact of histological grading and clinical staging on survival and prognosis. Laryngoscope 110, 1262–1265.

Mock, U., Georg, D., Bogner, J., et al., 2004. Treatment planning comparison of conventional, 3D conformal, and intensity-modulated photon (IMRT) and proton therapy for paranasal sinus carcinoma. Int. J. Radiat. Oncol. Biol. Phys. 58, 147–154.

Mohtashamipur, E., Norpoth, K., Luhmann, F., 1989. Cancer epidemiology of woodworking. J. Cancer Res. Clin. Oncol. 115, 503.

Morita, A., Ebersold, M.J., Olsen, K.D., et al., 1993. Esthesioneuroblastoma: prognosis and management. Neurosurgery 32, 706–715.

Muir, C.S., Nectoux, J., 1980. Descriptive epidemiology of malignant neoplasms of nose, nasal cavities, middle ear and accessory sinuses. Clin. Otolaryngol. 5, 195.

Muir, C., Waterhouse, J., Mack, T., et al., 1987. Cancer incidence in five continents, fifth ed. IARC, Lyon.

Murphy, M.A., Kaye, A.H., Hayes I.P., 1991. Intracranial metastasis from carcinoma of the paranasal sinus. Neurosurgery 28, 890.

Nag, S., Tippin, D., Grecula, J., et al., 2004. Intraoperative high-dose-rate brachytherapy for paranasal sinus tumors. Int. J. Radiat. Oncol. Biol. Phys. 58, 155–160.

Nichols, A.C., Chan, A.W., Curry, W.T., et al., 2008. Esthesioneuroblastoma: the Massachusetts eye and ear infirmary and Massachusetts general hospital experience with craniofacial resection, proton beam radiation, and chemotherapy. Skull Base 18, 327–337.

Nishimura, H., Ogino, T., Kawashima, M., et al., 2007. Proton-beam therapy for olfactory neuroblastoma. Int. J. Radiat. Oncol. Biol. Phys. 68, 758–762.

Nishioka, K., Masuda, Y., Yanagi, E., et al., 1989. Cytologic diagnosis of the maxillary sinus re-evaluated. Laryngoscope 99, 842.

O'Connor, T.A., McLean, P., Juillard, G.J., et al., 1989. Olfactory neuroblastoma. Cancer 63, 2426.

Olsen J.H., 1987. Epidemiology of sinonasal cancer in Denmark, 1943–1982. Acta Pathol. Microbiol. Immunol. Scand. 95, 171.

Padovani, L., Pommier, P., Clippe, S.S., et al., 2003. Three-dimensional conformal radiotherapy for paranasal sinus carcinoma: clinical results for 25 patients. Int. J. Radiat. Oncol. Biol. Phys. 56, 169–176.

Pandolfo, I., Gaeta, M., Blandino, A., et al., 1989. MR imaging of perineural metastasis along the vidian nerve. J. Comput. Assist. Tomogr. 13, 498.

Parsons, J.T., Mendenhall, W.M., Mancuso, A.A., et al., 1988. Malignant tumors of the nasal cavity and ethmoid and sphenoid sinuses. Int. J. Radiat. Oncol. Biol. Phys. 14, 11.

Perry, C., Levine, P.A., Williamson, B.R., et al., 1988. Preservation of the eye in paranasal sinus cancer surgery. Arch. Otolaryngol. Head Neck Surg. 114, 632.

Pickuth, D., Heywang-Kobrunner S.H., 1999. Imaging of recurrent esthesioneuroblastoma. Br. J. Radiol. 72, 1052–1057.

Polin, R.S., Sheehan, J.P., Chenelle, A.G., et al., 1998. The role of preoperative adjuvant treatment in the management of esthesioneuroblastoma: the University of Virginia experience. Neurosurgery 42, 1029–1037.

Porceddu, S., Martin, J., Shanker, G., et al., 2004. Paranasal sinus tumors: Peter MacCallum Cancer Institute experience. Head Neck 26, 322–330.

Porter, A.B., Bernold, D.M., Giannini, C., et al., 2008. Retrospective review of adjuvant chemotherapy for esthesioneuroblastoma. J. Neurooncol. 90, 201–204.

Preusser, M., Hutterer, M., Sohm, M., et al., 2010. Disease stabilization of progressive olfactory neuroblastoma (esthesioneuroblastoma) under treatment with sunitinib mesylate. J. Neurooncol. 97 (2), 305–308.

Rankow, R.M., Conley, J., Fodor, P., 1974. Carcinoma of the maxillary sinus following thorotrast instillation. J. Maxillofac. Surg. 2, 119.

Ratech, H., Burke, J.S., Blayney, D.W., et al., 1989. A clinicopathologic study of malignant lymphomas of the nose, paranasal sinuses, and hard palate, including cases of lethal midline granuloma. Cancer 64, 2525.

Resto, V.A., Eisele, D.W., Forastiere, A., et al., 2000. Esthesioneuroblastoma: the Johns Hopkins experience. Head Neck 22, 550–558.

Robin, P.E., Powell, D.J., Stansbie J.M., 1979. Carcinoma of the nasal cavity and paranasal sinuses: incidence and presentation of different histological types. Clin. Otolaryngol. 4, 431.

Rooney, M., Kish, J., Jacobs, J., et al., 1985. Improved complete response rate and survival in advanced head and neck cancer after three-course induction therapy with 120-hour 5-FLT infusion and cisplatinum. Cancer 55, 1123.

Rosai, J., 1981. Ackerman's surgical pathology, sixth ed. Mosby, St Louis.

Roush G.C., 1979. Epidemiology of cancer of the nose and paranasal sinuses: current concepts. Head Neck Surg. 2, 3.

Sakai, S., Ebihara, T., Ono, I., et al., 1983. A comparison of AJC and JJC proposals on TNM classification of maxillary sinus carcinoma. Arch. Otorhinolaryngol. 237, 139.

Sato, M., Yoshida, H., Kaji, R., et al., 1990. Induction of bone formation in an adenoid cystic carcinoma of the maxillary sinus by adoptive immunotherapy involving intra-arterial injection of lymphokine-activated killer cells and recombinant interleukin-2 in combination with radiotherapy. J. Biol. Response Modi. 9, 329–334.

Sato, Y., Morita, M., Takahashi, H., et al., 1970. Combined surgery, radiotherapy and regional chemotherapy in carcinoma of the paranasal sinuses. Cancer 25, 571.

Sekhar, L.N., Nanda, A., Sen, C.N., et al., 1992. The extended frontal approach to tumors of the anterior, middle and posterior skull base. J. Neurosurg. 76, 198.

Shimizu, H., Hozawa, J., Saito, H., et al., 1989. Chronic sinusitis and woodworking as risk factors for cancer of the maxillary sinus in northeast Japan. Laryngoscope 99, 58.

Sisson, G.S., Toriumi, D.M., Atiyah R.A., 1989. Paranasal sinus malignancy: a comprehensive update. Laryngoscope 99, 143.

Snyderman, C.H., Janecka, I.P., Seckhar, L.N., et al., 1990. Anterior skull base reconstruction: role of galeal and pericranial flaps. Laryngoscope 100, 607.

Som, P.M., Lawson, W., Biller, H.F., et al., 1986. Ethmoid sinus disease: CT evaluation in 400 cases. Radiology 159, 605.

Sooriyachi, G.S., Skuta, G.L., Busse J.M., 1984. Transitional cell carcinoma of the nasal passages: dramatic response to chemotherapy. Med. Pediatr. Oncol. 12, 50.

Sundaresan, N., Shah J.P., 1988. Craniofacial resection for anterior skull base tumors. Head Neck. Surg. 10, 219.

Terz, J.J., Young, H.F., Lawrence, W., 1980. Combined craniofacial resection for locally advanced carcinoma of the head and neck: carcinoma of the paranasal sinuses. Am. J. Surg. 140, 618.

Tripathy, P., Dewan, Y., 2009. Endoscopic-assisted microscopic decompression of adenoid cystic carcinoma of paranasal sinus extending to the sella: a case report and review of literature. Neurol. India 57, 197–199.

Tsujii, H., Kamada, T., Matsuoka, Y., et al., 1989. The value of treatment planning using CT and an immobilizing shell in radiotherapy for paranasal sinus carcinomas. Int. J. Radiat. Oncol. Biol. Phys. 16, 243.

Turano, S., Mastroianni, C., Manfredi, C., et al., 2010. Advanced adult esthesioneuroblastoma successfully treated with cisplatin and etoposide alternated with doxorubicin, ifosfamide and vincristine. J. Neurooncol. 98 (1), 131–135.

Unger, F., Haselsberger, K., Walch, C., et al., 2005. Combined endoscopic surgery and radiosurgery as treatment modality for olfactory neuroblastoma (esthesioneuroblastoma). Acta Neurochir. (Wien) 147, 595–601; discussion 601–602.

Waldron, J., Witterick, I., 2003. Paranasal sinus cancer: caveats and controversies. World J. Surg. 27, 849–855.

Waterhouse, J., Muir, C., Correa, P., et al., 1976. Cancer incidence in five continents, third ed. IARC, Lyon.

Wax, M.K., Yun, K.J., Wetmore, S.J., et al., 1995. Adenocarcinoma of the ethmoid sinus. Head Neck 17, 303–311.

Weinreb, I., Goldstein, D., Irish, J., et al., 2009. Expression patterns of Trk-A, Trk-B, GRP78, and p75NRT in olfactory neuroblastoma. Hum. Pathol. 40, 1330–1335.

Willatt, D.J., Morton, R.P., McCormick, M.S., et al., 1987. Staging of maxillary cancer. Which classification? Ann. Otol. Rhinol. Laryngol. 96, 137–141.

Wills, J.H., 1982. Nasal carcinoma in woodworkers: a review. J. Occup. Med. 24, 526.

Wustrow, J., Rudert, H., Diercks, M., et al., 1989. Squamous epithelial carcinoma and undifferentiated carcinoma of the inner nose and paranasal sinuses. Strahlenther. Onkol. 165, 468.

Yamaki, T., Uede, T., Tano-oka, A., et al., 1991. Vascularized omentum graft for the reconstruction of the skull base after removal of a nasoethmoidal tumor with intracranial extension: case report. Neurosurgery 28, 877.

Yu, J., Koch, C.A., Patsalides, A., et al., 2004. Ectopic Cushing's syndrome caused by an esthesioneuroblastoma. Endocr. Pract. 10, 119–124.

Yu, T., Xu, Y.K., Li, L., et al., 2009. Esthesioneuroblastoma methods of intracranial extension: CT and MR imaging findings. Neuroradiology 51, 841–850.

Yuen, A.P., Fan, Y.W., Fung, C.F., et al., 2005. Endoscopic-assisted cranionasal resection of olfactory neuroblastoma. Head Neck 27, 488–493.

鼻腔神经胶质瘤：治疗和结局

Jeremy L.Fogelson，Michael J.Link，Kerry D.Olsen，Eric J.Moore，Caterina Giannini，Robert L.Foote，Jan C.Buckner

第 40 章

1 简介

鼻腔神经胶质瘤，也称为嗅神经母细胞瘤，起源于上鼻腔，较为罕见。Burger 和 Luc 于1924 年首次在法文文献中报道了该肿瘤。Schall 和 Lineback 于 1951 年首次在英文文献中报道了该肿瘤。该肿瘤占鼻腔恶性肿瘤的 1%~5%（Stewart et al 1988）。随着颅底手术技巧及神经影像学技术的进步，我们对该肿瘤的认识逐步深入，治疗方案逐步增多。近些年，内镜技术，不论是独立使用或作为开颅手术的辅助技术，在临床应用越来越广泛（Devaiah et al 2003；Zefereo et al 2008）。鉴于肿瘤发病率较低，能有机会对该病治疗手段进行效果评价的临床医师较少。各项研究入组病例数目有限，并且历时较长，诊断和治疗方法变迁较大，所以对该病疗效的系统评价较难。

2 发病机制

尽管鼻腔神经胶质瘤是目前该肿瘤通用的名称，但是嗅神经母细胞瘤、嗅神经肿瘤、嗅神经鼻腔胶质瘤以及神经内分泌癌等名称亦被广泛地应用（Christiansen et al 1974）。

该肿瘤属于小圆细胞肿瘤，通常认为起源于神经嵴，主要是鼻腔内分布较广的嗅神经上皮细胞。显微镜下该肿瘤呈现神经元性和上皮细胞性谱性分化（Taraszewska et al 1998；Hirose et al 1995）。宽泛的组织学谱性分化使得肿瘤的组织起源颇受争议。免疫细胞化学研究提示，鼻腔神经胶质瘤属于原始神经肿瘤，但是无法证实其是否隶属于周围神经外皮肿瘤家族（Nelson et al 1995）。鼻腔神经胶质瘤发病的高危因素目前仍未知。曾有病例报道一位肾移植患者后期罹患鼻腔神经胶质瘤，但是免疫抑制在肿瘤发生中的作用仍不甚明了（Oliveras et al 1997）。目前为止，尚无家族性鼻腔神经胶质瘤报道。

3 诊断

曾有综述报道 49 例首诊于梅奥诊所并接受治疗的患者，确诊时年龄范围为 3~78 岁（平均年龄为 48 岁）。发病高峰年龄分别为 20~30 岁和 50~60岁（Morita et al 1993）。在一篇 MD Anderson 癌症中心的病例研究中，肿瘤发病高峰年龄为 40~60岁（Diaz et al 2005）。男性患者稍多于女性患者（男性患者 27 例，女性患者 22 例）（Morita et al 1993）。大多数患者表现为鼻塞、鼻衄而就诊于耳鼻喉科（表 40.1）。从发病到确诊时间最短数月，最长十余年。体检可发现突眼或鼻窦堵塞等症状，但无特殊病史或特异性症状。鼻腔检查常可发现分叶状肉质肿块，部分易碎、容易出血。

表 40.1 鼻腔神经胶质瘤临床表现（49 例患者）

症状	患者例数
鼻塞	29
鼻衄	22
鼻腔肿物	5

续表

症状	患者例数
嗅觉丧失	4
头痛	4
多泪	2
流涕	2
突眼	2
精神状态改变	2
颈部肿物	2
面部疼痛	1
面部肿物	1
复视	1

修改自 Morita A，Ebersold MJ，Olsen KD，et al.（1993）Esthesioneur oblastoma：Prognosis and management.Neurosurgery 32：706-715.

也有文献报道过一些少见的症状如曾经有患者出现抗利尿激素分泌紊乱（al Ahwal et al 1994）。另一篇文献报道过患该肿瘤患者的Cushing 综合征随着肿瘤的治疗和复发而减轻和加重（Arnesen et al 1994）。鼻腔神经胶质瘤可发生远处转移。其中 17%~48% 的病例会同时发生颈部淋巴结转移（Davis & Weisser 1992）。部分侵及颅内及软脑膜，预后较差（McElroy et al 1998；Louboutin et al 1994）。血行转移不常见，但也可发生于骨、骨髓、肺或皮肤转移后（Stewart et al 1988）。亦曾有心脏转移的病例报道（Chatterjee et al 1997）。

CT 和 MRI 扫描可见肿瘤主体多位于筛板下方。冠状位 CT 可显示筛窦和筛板的骨质破坏。MRI 扫描，特别于冠状位和矢状位能清楚地呈现肿瘤颅内及鼻腔侵犯情况（图 40.1）。增强扫描，多表现为均质强化。需与脑膜瘤、鳞状细胞癌、淋巴瘤、横纹肌肉瘤、黑色素瘤及鼻旁窦未分化癌（sinonasal undifferentiated carcinoma，SNUC）相鉴别。Ramsay 等（1996）曾报道，鉴于大多数肿瘤表达生长抑素受体，可应用[111]铟标记的奥曲肽协助诊断肿瘤复发或转移。[111]铟标记的博来霉素复合物亦可用于该肿瘤影像诊

断及治疗，并可用于疗效评估（Jekunen et al 1996）。但放射性核素显像的作用尚须大样本研究评估。

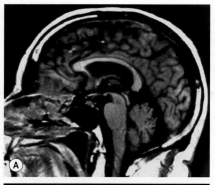
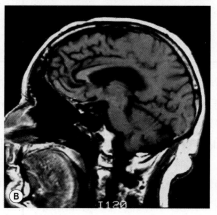

图 40.1　MRI 显示一例体积较大的鼻腔神经胶质瘤。（A）术前影像可见肿瘤突破筛板。（B）术后影像提示无肿瘤残留

门诊患者通常会行光导纤维内镜辅助下经鼻组织活检（Homer et al 1997）。鼻腔神经胶质瘤的光镜表现为分叶状细胞架构，成片的肿瘤细胞分布于神经纤维背景中，细胞核呈圆形或卵圆形，细胞质淡染，间或有假性或真性菊形团（图 40.2）（Obert et al 1960）。电镜下可见细胞质中分布有神经分泌颗粒，并可见神经轴突，其内可见微管和神经丝（图 40.3）（Taxy & Hidvegi 1977）。大部分鼻腔神经胶质瘤均对突触素、β Ⅲ-微管蛋白、S-100 蛋白质、嗜铬粒蛋白有免疫反应（Hirose et al 1995）。大多数鼻腔神经胶质瘤可见突变型 p53 高表达（Papadaki et al 1996；Hirose et al 1995）。Ki-67 标记指数波动较大，Hirose 等研究报道 Ki-67 标记指数波动于 0~43.8%，平均为 7.4%（Hirose et al 1995），而 Tatagiba 等（1995）研究报道为 3%~42%，平均为 16%。

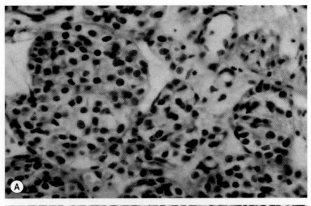

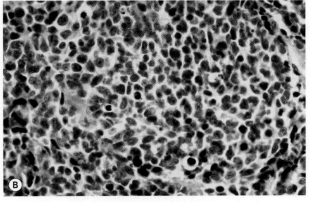

图 40.2　鼻腔神经胶质瘤典型显微镜表现。（A）Hyams Ⅱ级：形态基本一致的肿瘤细胞呈分叶状排列，细胞质少，偶可见 Homer-Wright 菊形团（B）Hyams Ⅳ级：可见染色质质密的非典型性细胞，未见菊形团

腔神经胶质瘤分期方法，Morita 等（1993）在此基础上进行了修订（表 40.2）。该分期方法以肿瘤鼻腔外的侵犯范围为依据。Morita 等（1993）研究中的大部分病例就诊时均属于 Kadish 分期 C 期，后来很多研究均采用该分期（Loy et al 2006；Bachar et al 2008；Diaz et al 2005）。近期发表的一篇综述报道了一组在加拿大多伦多诊治的鼻腔神经胶质瘤患者，发现肿瘤分期与总体生存率和无进展生存率均密切相关。但是肿瘤分级并不影响复发率（Bachar et al 2008）。与此相反，梅奥诊所的一项回顾分析发现肿瘤分级和分期均会影响预后（图 40.4）。但鉴于肿瘤发病率低，目前很难针对某种治疗方案进行疗效评估或高危因素分析。因此，仍需对肿瘤分级分期、年龄、性别及辅助治疗进行仔细分析评估，才能探索出最佳治疗方案。

表 40.2　鼻腔神经胶质瘤改良 Kadish 分期

分期	表现
A	肿瘤局限于鼻腔
B	肿瘤局限于鼻腔和鼻旁窦
C	肿瘤侵犯鼻腔和鼻旁窦及以外区域包括筛板、颅底、眼眶和颅内
D	肿瘤出现颈部淋巴结或远处转移

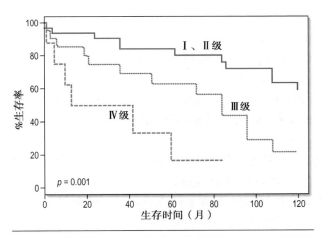

图 40.4　梅奥诊所的 78 例患者的不同 Hyams 分级及相应的生存率。统计显示高级别患者的生存率显著降低

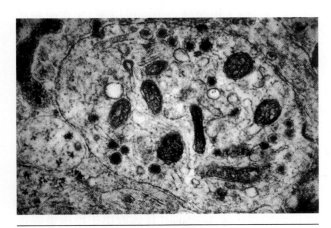

图 40.3　鼻腔神经胶质瘤的电镜表现。细胞质内可见有致密核心的小泡。另外，可见细胞突起

4　肿瘤分期和分级

Kadish 等（Kadish et al 1976）最先提出了鼻

5　治疗

鼻腔神经胶质瘤的标准治疗方法仍存在争议。颅底手术及神经影像技术的进步使得几乎全部病例

都能达到肿瘤全切除。Kadish A 期及部分 B 期肿瘤内镜下即可全切。对于 C 期及 D 期肿瘤，我们认为需要开颅手术联合经面或内镜经鼻手术，以达到手术切除边缘肿瘤阴性。尽管有些医疗机构报道仅用内镜即可达到同等效果（Devaiah & Andreoli 2009），但我们认为仅用内镜很难达到所有区域切缘肿瘤阴性（Levine 2009）。另外，我们发现单纯应用内镜进行颅底重建非常困难。最近有病例报道可用开颅结合内镜技术利用带蒂骨膜瓣进行颅底重建（Zanation et al 2009）。下面我们将回顾目前关于鼻腔神经胶质瘤的文献，并结合梅奥诊所的诊治经验，对该肿瘤的治疗方法进行详细总结。

6 放疗和化疗

单独放疗（Ahmad & Fayos 1980；Elkon et al 1979）、术前辅助放疗（Eden et al 1994；Loy et al 2006）和术后辅助放疗（Morita et al 1993；Chao et al 2001）均为鼻腔神经胶质瘤的主要治疗手段。化疗曾一度只作为术后辅助治疗手段或姑息治疗手段，目前化疗的作用亦被重新认识。有研究表明化疗作为一线治疗方案疗效显著（Bhattacharyya et al 1997），另有应用化疗作为新辅助治疗方案，亦有显著疗效（Loy et al 2006）。

Gueda 等（1994）对 7 例鼻腔神经胶质瘤患者进行治疗随访，其中 5 例仅行放疗，另 2 例患者行手术联合术后放疗，放疗剂量大于 60Gy。术后随访时间 6 个月至 12 年，其中 2 例患者于治疗后 1 个月内死亡（1 例死于远处转移，另 1 例死于脑膜癌变），所有患者均未发现局部肿瘤复发，亦无明显的并发症。Elkon 等（1979）对 97 例患者进行了回顾性研究，发现单模式治疗，包括单独放疗，与多模式治疗方案相比，对肿瘤的局部控制效果无显著差别。Koka 等（1998）总结了 40 例患者治疗情况，发现单模式治疗（手术或放疗）与多模式治疗方案（手术联合放疗）在生存率和局部肿瘤控制率上无显著差异。值得一提的是，他们还发现，接受选择性颈部第一站淋巴结放疗患者，颈部肿瘤转移率为 0，而未行放疗组，则高达 19%（Koka et al 1998）。Slevin 等（1996）对 9 例患者行手术切除联合术后剂量为 50Gy 的放疗，但效果不佳，其中 1 例患者出现局部复发，3 例患者死于远处转移，3 例患者放疗后出现眼部并发症，其中 2 例致盲。Chao 等（2001）报道了 25

例患者接受手术联合术后放疗，效果显著，并推荐把手术联合术后放疗作为标准治疗方案，甚至包括 Kadish A、KadishB 期，切缘肿瘤阴性患者。

Loy 等（Loy et al 2006）报道对 Kadish A、Kadish B 期肿瘤患者术前行放疗，平均剂量为 50Gy，Kadish C 期行环磷酰胺、长春新碱和（或）阿霉素化疗，联合术前放疗和手术切除。发现术前放疗，不论是否联合化疗均可促使肿瘤体积缩小，显著提高肿瘤切除范围，灭活肿瘤细胞，从而减少手术时局部肿瘤播散和远处转移发生率，并且中等剂量（50Gy）可以降低放疗相关性并发症的发生。考虑到术前放疗可能会对伤口愈合造成潜在影响，因此我们更多地使用传统的术后放疗。在我们的一组病例中，结果显示了较高的局部肿瘤控制率（14/16 例肿瘤）和较低的并发症发生率，尤其是在高分期（15/16 例 Kadish C 期患者）和高分级患者（6/16 例）中，这种结果令人满意（Foote et al 1993）。

放疗时，每次均应用热塑性面罩和特制的头颈固定器固定患者，使其保持静止，从而提高了治疗的可重复性及精准度。显像设备（kV 或 MV 的 X 射线设备和锥形束 CT）、移动角度达 6° 的机器人手术台、骨性、软组织解剖标志和金基准标识的应用，可保证亚毫米级精确定位。口腔假体可以使舌体、口底和下颌向下移位避开放疗光束并使口腔充满组织等效材料。术前诊断性 CT 和 MR 影像可以和放疗实时 CT 影像融合，或可以于 CT 实时扫描后，患者固定于治疗位时获取诊断性 CT 和 MR 影像并融合，以便勾勒肿瘤轮廓制订治疗计划。根据获取的图像来设计放疗计划，计算放疗剂量。我们发现调强放疗可以使肿瘤组织放射剂量得到最佳，而周围正常组织包括晶状体、视网膜、泪腺、视神经、视交叉、垂体、脑组织、脑干、乳突气房、中耳内耳、腮腺和口腔等接受的放射剂量最小化。综合分析术前影像资料、手术记录、病理报告，有助于计算确切放疗体积。放疗体积主要包括术前肿瘤体积加肿瘤边缘 3~20mm（具体取决于周围重要正常结构的位置）。邻近的咽后淋巴结亦应包括在放疗范围内。视网膜、视神经、视交叉、脑干处每次放射剂量应小于 200cGy（理想剂量为 180 cGy）。我们研究发现，针对术后阴性切缘肿瘤的最佳辅助放疗剂量是 55.8Gy，疗程为 6~6.5 周。对于无法切除的肿瘤，治疗包括术后阳性切缘放疗或单独放疗或联合辅助化疗治疗，方案为放疗剂量为 63~70Gy，疗程为 7~8 周，合并调强放疗与放射外科。我们要求不低于 95% 的治疗体积达到治疗剂量，尽量控制治疗体积内最大放射剂量不高于治疗剂量的 110%，最低放射剂量不低于治疗剂量的 93%，或不低于 98% 的治疗体积需接受不低于治疗剂量 92% 的放射剂量。治疗体积外达到治疗剂量的体积不超过 5%，并保证不超过 1% 或 1ml 的治疗体积外正常组织接受超过 110% 的治疗剂量。为了减少恶心和呕吐反应，脑干接受 30 Gy 放射剂量区域（V30）不能超过 33%。脑干最大放射剂量不能超过 52Gy。视网膜平均剂量应不超过 30Gy，V50 不超过 1%，V40 不超过 50%。视神经和视交叉最高放射剂量不超过 50Gy 或 V55 体积不超过 1%。泪腺平均放射剂量应不超过 10Gy，最大剂量应不超过 30Gy，脑组织最大放射剂量应不超过 56 Gy，或 V60 体积不超过 1%。腮腺平均放射剂量不超过 26Gy，或单侧腮腺 V30 体积不超过 50%，和（或）双侧腮腺接受低于 20Gy 的体积大于 20ml。对于乳突气房和中耳内耳结构（骨膜、听小骨、耳蜗、半规管和咽鼓管近端），平均放射剂量不超过 30Gy，最高放射剂量不超过 45Gy。对于口腔，最高放射剂量不超过 30Gy 且 V50 不超过 20%，V60 不超过 1%。对于无法切除的肿瘤，下颌骨最高放射剂量不超过 70Gy 或 V75 不超过 1%（1ml）。术后放疗时下颌骨放射剂量不超过 66Gy。

当腮腺或颈部淋巴结有病理性改变时，颈部手术侧应行 60Gy 放射治疗，分 30 次进行，每次 2.0Gy，而对侧如果未行手术，应行 54Gy 放射治疗，分 30 次进行，每次 1.8Gy。当对颈部淋巴管治疗时（Ⅱ~Ⅴ级），臂丛最大放射剂量应小于 66Gy，V60 不能超过 5%。咽缩肌平均放射剂量要求小于 45~64Gy，或 V50 不超过 33%，且 V60 不超过 15%。喉部平均放射剂量为 35Gy，V50 不超过 33%，V60 小于 10%。食管平均放射剂量为 30 Gy，V40 不超过 20%，V54 不超过 10%。颌下腺平均放射剂量应小于 39 Gy。

化疗是目前鼻腔神经胶质瘤治疗研究热点之一。Bhattacharyya 等（1997）报道了 9 例患者发病初始即接受顺铂和依托泊苷化疗，其中 8 例化疗敏感患者又接受了光子和立体定向分割质子放疗，主要靶点放射剂量大约 68Gy，而剩下 1 例化疗不敏感者则接受了手术治疗，并联合术后放疗。8 例化疗敏感患者平均随访 14 个月，随访期间无 1 例复发。值得一提的是，2 例患者随后接受了手术，虽然影像学上肿瘤无明显变化，但病理检查证实无肿

瘤组织，提示肿瘤对化疗敏感。尽管研究结果令人振奋，但该研究随访时间较短。有些研究者亦报道了接受术前放疗的患者，病理标本未发现肿瘤组织（Polonowski et al 1990；Levine et al 1986）。Polin 等（1998）回顾分析了一组就诊于弗吉尼亚大学 C 期患者的诊疗过程，患者除了接受术前放疗和颅面联合手术外，还进行了术前术后长春新碱联合环磷酰胺化疗。16 例接受术前化疗，其中 5 例反应较好，2 例反应一般，5 例无反应，1 例肿瘤恶化，剩下 3 例无随访数据。对新辅助化疗敏感的患者，肿瘤相关死亡率显著降低（Polin et al 1998）。

化疗历来是高级别鼻腔神经胶质瘤的常规治疗手段。Goldsweig 和 Sundaresan（1990）报道了 1 例并回顾分析了英文文献中的 25 例患者。文章中 20 例肿瘤复发或转移患者只行化疗，其中 19 例病情得到改善（Goldsweig & Sundaresan et al 1990）。梅奥诊所曾应用以铂类化疗药为基础的化疗方案治疗高级别肿瘤，证实 Hyams 病理分级决定肿瘤预后和辅助化疗效果。目前高级别肿瘤化疗有效病例报道仅有 1 篇，报道中 4 例患者中 2 例对化疗敏感，但短期内再度恶化（McElroy et al 1998）。Koka 等（1998）曾报道 40 例患者的治疗情况，其中 8 例接受综合化疗，肿瘤对化疗的反应程度并不影响术后生存率。当然，对局部进展或无法切除的肿瘤，如果放疗前接受化疗，则化疗敏感者生存率明显高于不敏感者。近期 Porter 等（2008）报道了 12 例 Kadish C 期和 Hyams Ⅲ~Ⅳ级肿瘤患者，其中 6 例行颅面手术联合术后辅助化疗，另 6 例则只行手术未行化疗。未行化疗者，肿瘤复发中位时间是 10.5 个月，而化疗患者为 35 个月。但该研究样本量较少，并且 6 例接受辅助化疗患者中 5 例同时亦接受了辅助放疗，而 6 例未接受辅助化疗患者中只有 2 例同时行辅助放疗，影响了结果的准确性，并且研究中辅助治疗并非随机分配，因此不能排除患者本身病情轻重程度的干扰因素。

但是毫无疑问，随着越来越多治疗经验的积累，术前化疗将在鼻腔神经胶质瘤的初始治疗中发挥更大的作用。肿瘤对化疗的敏感程度可能对高级别肿瘤后续治疗有更多的指导意义。

7 手术

在过去 40 年里手术切除肿瘤是治疗鼻腔神经胶质瘤的主要方法。颅面联合手术较之单独经

面或经颅手术在局部肿瘤控制率上有明显的优势，联合手术并发症的发生率也是可以接受的（Lund et al 1998；Shah et al 1997；Loy et al 2006）。Levine 等（1986）发现相较于单独经面或经颅手术，颅面部联合手术联合术前放疗可使患者生存率由 37.5% 提高至 82%。

1951—1990 年，于梅奥诊所就诊的 49 例鼻腔神经胶质瘤患者中 38 例行肿瘤全切，联合或不联合放疗，其生存率明显高于肿瘤部分切除或行活检手术联合放疗的患者。当然，患者肿瘤侵犯范围较大时肿瘤无法全切，会导致患者筛选偏倚，对结果产生干扰。仅接受全切手术的 22 例患者中有 12 例（55%）肿瘤局部复发，接受全切手术并联合放疗的 16 例患者中只有 3 例（19%）出现肿瘤局部复发（Morita et al 1993）。还有部分外科医师建议行颈部淋巴结预防性切除。Ferlito 等（2003）回顾了相关文献，提出改良 Kadish B 期及以上患者应行颈部淋巴结切除，但我中心未采用该操作。

我们认为对于复发肿瘤手术切除治疗也很有效。曾有研究发现 16 例鼻腔神经胶质瘤患者复发后接受基本挽救性治疗，其中 7 例肿瘤得到了局部控制（43%）。挽救性治疗可使复发患者 5 年生存率提高到 82%（Morita et al 1993）。有报道 10 例鼻腔神经胶质瘤伴颈部淋巴结转移患者，其中 7 例行颈部淋巴结切除术，4 例同时联合放疗，2 例患者只行放疗，还有 1 例患者未行任何治疗。最后发现颈部淋巴结切除术联合放疗治疗效果最佳（Morita et al 1993）。图 40.5 显示总体生存率，而图 40.4 和图 40.6 分别显示在梅奥诊所的研究中肿瘤分级及分期对生存率的影响。

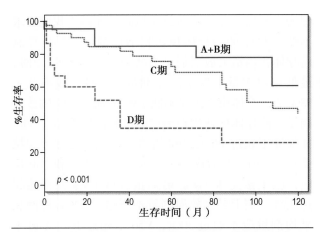

图 40.6　梅奥诊所 78 例鼻腔神经胶质瘤患者基于改良 Kadish 分期的生存率。Kadish 分期较高的患者生存率显著降低

8　手术技术

与其他颅底肿瘤不同，鼻腔神经胶质瘤位于筛板区域，通常无需过多解剖暴露，可以直接从下方行鼻外侧切开后经筛入路联合上方额部开颅进行切除。

在梅奥诊所，鼻腔神经胶质瘤手术是由神经外科医师和耳鼻喉科医师共同完成的。

手术时，患者取仰卧位，头架固定头部，注意不要向后方牵拉皮瓣组织，以免缝合冠状切口时张力过大。保持头部高于心脏位置，以免影响静脉回流。颈部处于伸展位，便于术中额叶的牵拉。前额、面部和大腿均应消毒铺巾备用，我们几乎所有病例均以大腿为筋膜供体。如果腿部阔筋膜无法获取，则请整形外科医师协助取腹部筋膜备用。无需缝合眼睑，可以直接用自粘性敷贴覆盖眼睑、前额和面颊等区域，矿物油成分眼膏保护角膜。这样术中操作时可以清楚地看到眼部和面部。不推荐术前腰椎穿刺置管，因为术中会直接经额下切开硬膜，自然会减少脑组织牵拉。腰椎穿刺置管预防脑脊液漏亦不推荐，因为术后腰椎穿刺置管引流会增加气颅的发生概率。

手术首先由神经外科医师开颅切除颅内肿瘤，再由耳鼻喉科医师经颌面入路切除颌面部肿瘤。起自鼻根的眉弓向上扩展切口目前已弃用，现在多用发迹内改良双额冠状切口（图 40.7A），这样切口位置相对远离肿瘤位置，可以降低术后放疗后皮肤坏死发生概率。带蒂骨膜作为修补前颅窝

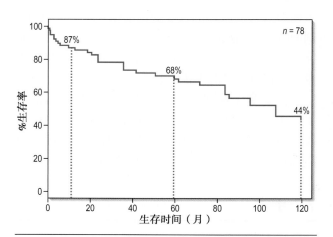

图 40.5　梅奥诊所 78 例鼻腔神经胶质瘤患者总体生存率。5 年生存率达 68%

底的主要材料，我们一般开始时把骨膜和皮瓣作为一体前翻，缝合前再把两者分离。分离时先从筋膜上分出数厘米宽的带蒂骨膜，并向后分离，这样就不用大范围向前牵拉皮瓣。

皮瓣翻向前方暴露鼻根、眶缘和颧弓的额突。颞肌从关键孔做骨膜下分离，注意保护面神经额支。拉钩牵开颞肌和皮瓣，注意用湿纱布保护骨膜。于鼻根上方 7cm，中线两侧及双侧关键孔前方各钻一孔，共 4 孔，剥离颅骨内面硬膜，用脚控铣刀铣下骨瓣，下缘应与颅底平齐，注意中线处最低。骨窗位置越低，术中额叶牵拉越小。打开额窦后壁，取额窦黏膜送检，明确是否有肿瘤侵犯。

从内侧眶顶仔细剥离硬膜，并进一步剥离中线处硬膜，暴露鸡冠，咬除鸡冠后可见嗅神经出硬膜进入筛板，最大限度地分离嗅神经，继续剥离硬膜至蝶骨平台水平，可见少量脑脊液沿筛板硬膜破损处流出，从而减低颅内压力，易于脑组织牵拉。当肿瘤侵犯硬膜，硬膜需剥离至鞍结节，并从筛板处离断肿瘤基底（图 40.7B）。由于鞍结节骨质较厚，很少受肿瘤侵蚀。

当硬膜下肿瘤体积较大时，需打开筛板处硬膜。肿瘤基底被离断后失去血供便容易与脑组织分离，同时需要切除嗅球和嗅束，嗅束边缘需做冰冻病理分析，明确切缘是否肿瘤阴性。即使肉眼下外观正常的嗅束显微镜下也常会发现肿瘤细胞，肿瘤邻近脑组织及软膜亦应行冰冻病理检查。受肿瘤侵蚀硬膜应予以切除，术中必须确保切缘肿瘤阴性（图 40.7C）。如果鞍结节处硬膜亦受肿瘤累及，鉴于硬膜修补困难，便无法做到切缘肿瘤阴性。

神经外科医师切除颅内肿瘤同时，另请整形科医师按照既往方法取鼻切口同侧大腿阔筋膜备用（Link et al 2008）。肿瘤切除后用 5-0 或 6-0 的聚丙烯（Prolene）缝线将大小合适的阔筋膜缝合于硬膜缺损处（图 40.7 D）。在显微镜下进行硬膜缝合。如果发现脑脊液漏，就用间断八字缝合修补漏口。如果肿瘤没有侵入硬膜下，通常不必取阔筋膜，直接缝合硬膜即可。硬膜缝合完毕后，再用滴水高速金刚砂磨头或骨刀将肿瘤侵犯筛板周围的骨质扩大切除。

开颅肿瘤切除术后，再标记鼻部切口（图 40.8A），利多卡因和肾上腺素浸润切口（Mertz et al 1983）。逐层切开皮肤和皮下组织，暴露颌面骨质。

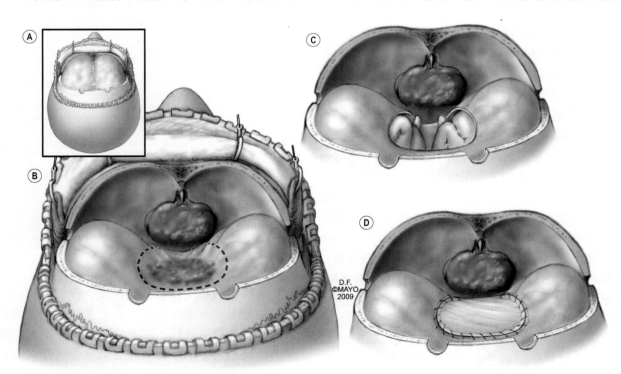

图 40.7 （A）按照改良发际内双额冠状切口切开头皮，皮瓣连同骨膜一起翻向前方，用拉钩轻柔牵开皮瓣，注意不要损伤骨膜。（B）双额开颅后，仔细分离与肿瘤粘连的硬膜和嗅束，打开硬膜，释放脑脊液，使脑组织松弛。（C）切除被肿瘤侵犯的硬膜及硬膜下脑组织，硬膜及嗅束必要时包括肿瘤边缘组织送冰冻切片检查。（D）另取阔筋膜修补缺损硬膜，需进行水密性缝合

分离筛骨纸样板处眶周组织，并牵开泪小管，仔细检查眶周组织及泪腺系统，明确是否有肿瘤侵蚀。如果肿瘤向下生长，进入鼻腔，需离断泪囊窝外泪小管。如果肿瘤只是局限于上鼻腔，则可以保留泪腺系统。继续分离眶周组织，暴露筛前动脉，夹闭该动脉后离断。筛前动脉是前颅窝底的解剖标志。

分离上颌骨表面软组织至眶下神经。骨凿配合椎板咬骨钳咬除上颌窦前壁。根据术前 MRI 判断上颌窦是否有肿瘤，如果上颌窦未见明显肿瘤，剥离黏膜并送检。

沿鼻翼延长鼻部切口，分离鼻锥部软组织至鼻骨。从鼻骨向中线方向分离上外侧软骨，不必从唇龈沟处分离上唇及上颌骨处软组织。但如果肿瘤侵蚀上颌骨，则需沿人中嵴切开上唇，根据侵犯情况分别行上颌骨部分、全部或扩展切除术。

剥离鼻骨前部骨膜至中线，根据对侧筛骨上颌骨复合体及鼻骨的侵犯程度，继续向对侧剥离，通过单侧鼻切口可充分游离对侧筛骨纸样板处眶内容物。

用骨膜剥离子游离上颌骨额突和鼻骨后方鼻组织，咬骨钳咬除上颌骨额突至泪骨，椎板咬骨钳进一步打开额窦下壁。电凝分开中线处鼻组织至鼻顶、鼻筛部，这样可以暴露整个上鼻腔。

根据肿瘤侵犯范围，对连接上颌窦及下前筛骨复合体的骨质进行不同程度切除。如果肿瘤侵犯鼻中隔，切除肿瘤前方或尾侧鼻中隔，向后至鼻后孔，保留部分与筛骨区和蝶骨平台相连鼻中隔组织。

从筛板颅骨缺损处把上方肿瘤推入鼻腔（图 40.8B），多次复检切缘冰冻病理，明确肿瘤边缘，判断是否需进一步切除周围组织。

对于侵犯眼眶的肿瘤，须请眼科医师继续切除眶壁或眶内容物，如眼外肌等，对于恶性程度较大肿瘤，则需行全眶切除。

彻底止血后，纤维蛋白胶涂抹于硬膜缝合处，外覆剩余阔筋膜加固，阔筋膜必须能够完全覆盖硬膜重建部分并固定牢靠以免移位。这是颅底重建的第一道屏障，这样即使硬膜有小的缺口，亦可以达到水密性。然后从筋膜上分离带蒂骨膜，骨膜如有缺损，需用 Prolene 线严密缝合，用直径 2 mm 的磨钻在残存蝶骨平台钻固定孔，把带蒂骨膜反转，锚定于蝶骨平台上（图 40.8C）。润滑敷料填塞鼻腔，填塞时需明确颅内情况，注意不要造成颅内占位效应。最后用纤维蛋白胶把筋膜固定于骨膜上。

回纳骨瓣，盖骨片封闭骨孔，逐层缝合头皮，

留置负压引流吸引装置，但由于术腔与鼻腔相通，该装置可能漏气，所以需绷带加压包扎伤口至少 3 天，以减少皮下积液发生概率。术后预防性应用抗生素，直至术后 1 周鼻腔敷料拔除，此时筋膜及骨膜大多已与硬膜紧密贴合。应用上述修补方法，我中心患者未出现脑脊液漏。

9　并发症

鼻腔神经胶质瘤手术并发症较少（表 40.3）（Loy et al 2006）。曾有研究报道 22 例患者均采用我们上述的方法进行手术操作，伤口并发症发生概率偏高（Morita et al 1993）。报道中仅有一例脑脊液漏患者（4.5%），考虑是术中游离筋膜未覆盖眶顶内侧破损硬膜处所致。因此，术中每一个细节都至关重要，否则出现类似情况需再次手术修补。Lund 等（1998）曾报道 209 例因不同病因接受颅面联合手术患者，只有 8 例出现脑脊液漏，其中 4 例行二次手术修补。

Table 40.3 Complications of treatment for esthesioneuroblastoma in 50 patients

Category	Patients n	(%)	Complications
CNS	10	20	1 Increased ICP, 3 pneumocephalus, 1 transient stroke syndrome, and 5 CSF leaks
Orbital	9	18	3 Epiphora, 2 radiation-induced cataracts, 1 radiation keratopathy, 2 transient fourth cranial nerve palsy, and 1 periorbital cellulitis
Systemic	8	16	1 Hyponatremia, 1 temporary respiratory arrest, 2 abdominal wound seroma, 2 DI, 1 pulmonary embolus, and 1 hypothyroidism
Chemotoxic	5	10	1 Acute myocardial infarction, 1 bilateral vocal cord palsy, 1 peripheral neuropathy, 1 herpes zoster, and 1 digit paresthesia
Infectious	3	6	2 Infected bone flaps and 1 epidural abscess

CNS, central nervous system; CSF, cerebrospinal fluid; DI, diabetes insipidus; ICP, intracranial pressure. (Reproduced from Table 2 in Loy AH, Reibel JF, Read PW, et al. (2006) Esthesioneuroblastoma: Continued Follow-up of a Single Institution's Experience. Arch Otolaryngol Head Neck Surg 132: 134–138. With permission from the American Medical Association. Copyright © American Medical Association, All rights reserved.)

注：中文版表 40.3 见附录第 946 页。

最棘手的并发症是皮肤坏死。我们认为这种情况多见于术前放疗患者。我们总结病例发现如果术前患者接受放疗，那么移植任何血运差的游离组织均不易存活。曾仅有 2 例患者因此未行任何较大的重建手术。我们认为术前接受放疗的患者更容易出现这个问题。

总而言之，患者能较好耐受手术治疗，术后反应较小，几乎等同于鼻窦手术，手术当晚即可恢复意识，可对答，术后第二天即可下地活动。

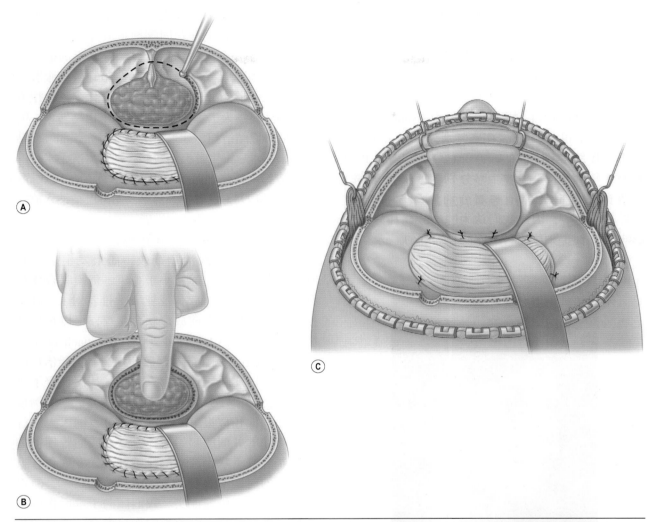

图 40.8 （A）切开肿瘤周围的颅底骨质。（B）耳鼻喉科医师经鼻切除肿瘤后，和神经外科医师合作把肿瘤标本由鼻腔取出。（C）硬膜缝合处涂抹纤维蛋白胶，裁取阔筋膜覆盖硬膜修补处，需完全覆盖硬膜缝合缘，并缝合固定。蝶骨平台钻孔，带蒂骨膜瓣翻转覆盖蝶骨平台，并固定于打孔处，修补颅底。颅内直视下填塞鼻腔敷料，纤维蛋白胶加固颅底骨膜缝合处，然后逐层缝合伤口

10 结果

鉴于既往研究入组患者少，时间跨度大，治疗方法变迁大，对各种鼻腔神经胶质瘤治疗方案进行疗效评价很难。Loy 等曾报道了一组从 1976—2004 年于弗吉尼亚大学就诊的患者，5 年和 10 年无瘤生存率分别为 86.5% 和 82.6%（Loy et al 2006）。Diaz 等（2005）曾报道 30 例患者平均 5 年和 10 年总生存率分别为 89% 和 81%，5 和 10 年无进展生存率分别为 69% 和 38%。Bachar 等（2008）曾报道 39 例患者 5 年无瘤生存率为 82.6%，5 年和 10 年总生存率分别为 87.9% 和 69.2%。

鼻腔神经胶质瘤最显著的特点是复发和转移发生晚。Edenx 等（1994）研究总结患者第一次复发中位时间是 21.5 个月，39% 患者复发发生于首次确诊 5 年以后。同样，Morita 等（1993）研究发现 19 例患者中有 8 例（42%）局部复发发生在确诊的 5 年以后。Shaari 等（1996）回顾文献，报道了 17 例患者在首诊后 1~228 个月内发生中枢神经系统转移，所以鼻腔神经胶质瘤患者需终生随访（图 40.9）。

很多研究者试图明确预后影响因素，以期指导治疗和预测治疗效果。有些研究者提出肿瘤分期是影响预后的重要因素（Eden et al 1994；Polin et al 1998；Bachar et al 2008）。Koka 等（1998）提出颈部淋巴结转移是影响预后唯一的高危因素。而 Eden 等（1994）则认为颈部淋巴结转移与预后无关。Dulguerov 和 Calcaterra（1992）发现发病时年龄大于 50 岁、女性、肿瘤复发转移者预后差。

Dulguerov 等（2001）对既往研究进行荟萃分析后发现发病时颈部转移和 Hyams 分级是影响预后的高危因素。Polin 等（1998）发现高龄提示无瘤生存期缩短。中枢神经系统和软脑膜转移多提示预后差，生存期多小于 2 年（Shaari et al 1996）。我们回顾梅奥诊所 74 例患者资料发现 Hyams Ⅰ、Ⅱ 级肿瘤 5 年和 10 年总生存率分别为 83% 和 60%，而Ⅲ、Ⅳ级分别为 48% 和 19%。Kadish A、B 期肿瘤 5 年和 10 年总生存率分别为 84% 和 60%，而改良 Kadish C、D 期肿瘤分别为 60% 和 36%，差异非常显著，因此我们认为肿瘤分期和分级是影响预后的重要因素（图 40.4，图 40.6）。

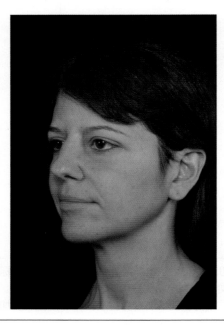

图 40.9　左侧鼻切开联合发际内双额冠切入路行颅面联合手术后美容效果满意

11　结论

鉴于鼻腔神经胶质瘤发病率低，组织分级、病理分期和生物学行为多样，目前最佳治疗方案尚无共识。我们建议所有肿瘤都应尽可能地全切，力争切缘阴性。手术操作推荐颅面联合手术，应用经鼻或内镜辅助经鼻技术。部分 Kadish A、Kadish B 期肿瘤可以单纯依靠内镜经鼻切除肿瘤。低级别早期肿瘤争取全切肿瘤，如果明确切缘无瘤，可以暂缓辅助性治疗。首次治疗 5 年内应每年定期复查磁共振，以后每隔 1 年复查 1 次。对于低级别早期肿瘤，切缘距离重要结构不足 5mm（如邻近颈内

动脉），建议术后放疗剂量为 55.8Gy。高级别肿瘤即使切缘阴性，也推荐同等剂量放疗。肿瘤切缘阳性或肿瘤残余无法切除者，术后放疗剂量增加到 63 Gy（显微镜下切缘阳性）或 70 Gy（肉眼肿瘤残余无法切除者），同时需联合术后化疗，化疗方案以铂类药物为主。如果发生颈部淋巴结转移，需行一期淋巴结清扫，如果初次手术时无颈部淋巴结转移，而术后发生淋巴结转移，则需再次手术行淋巴结清扫。颈部淋巴结转移患者，术后均需放疗。Koka 等（1998）发现把颈部第一站淋巴结纳入放疗范围能显著减少颈部肿瘤进展。

对于复发肿瘤，仍须积极治疗，多数效果显著，不亚于初次治疗疗效。如果发生远处转移，尽管存活时间通常小于 1 年，仍须联合化疗和放疗积极治疗。弗吉尼亚大学推荐对 Kadish C 期肿瘤应积极行术前放疗联合化疗，可以很好地控制肿瘤进展（Loy et al 2006）。Bhattacharyya 等（1997）报道 9 例鼻腔神经胶质瘤患者初始治疗即行化疗，短期随访效果令人满意，从而肯定了化疗作为初始治疗方案的积极作用，但是除本例报道外无其他相似报道。也许化疗可以纳入无法行手术切除的肿瘤的初始治疗方案。我们曾用辅助化疗联合或不联合放疗治疗该肿瘤，发现化疗患者复发的时间明显延长（Porter et al 2008），但仍需大样本病例研究证实。我们倾向于术后伤口愈合后再进行放疗，以免影响伤口愈合。遗憾的是迄今为止鼻腔神经胶质瘤治疗预后尚无随机对照试验，所以应审慎对待持续病例随访研究，从中获取最佳治疗方案，改善患者预后。

关键点

- 鼻腔神经胶质瘤发病率较低，可能起源于神经嵴，多发于鼻腔。肿瘤具有神经元和上皮细胞分化表现。
- 手术方式推荐采用颅面联合入路。各个医疗中心可能使用手术前后的不同放化疗方案。
- 肿瘤远处转移多首发于颈部淋巴结。确诊时 17%~48% 患者出现颈部淋巴结转移。19% 患者可出现迟发淋巴结转移。骨、骨髓、肺、皮肤亦是常见转移部位。出现软脑膜和中枢神经系统转移者通常预后较差。
- 5 年中位生存率为 70%~90%，且与肿瘤分期和级别成反比。
- 鼻腔神经胶质瘤易出现延迟局部复发和迟发区域性或远处转移，所以需长期密切随访。复发肿瘤应积极治疗，疗效可能并不亚于初发肿瘤。

（钱海燕　译）

参考文献

Ahmad, K., Fayos, J.V., 1980. Role of radiation therapy in the treatment of olfactory neuroblastoma. J. Radiat. Oncol. Biol. Phys. 6, 349–352.

al Ahwal, M., Jha, N., Nabholtz, J.M., et al., 1994. Olfactory neuroblastoma: report of a case associated with inappropriate antidiuretic hormone secretion. J. Otolaryngol. 23, 437–439.

Arnesen, M.A., Scheithauer, B.W., Freeman, S., 1994. Cushing's syndrome secondary to olfactory neuroblastoma. Ultrastruct. Pathol. 18, 61–68.

Bachar, G., Goldstein, D.P., Shah, M., et al., 2008. Esthesioneuroblastoma: The Princess Margaret Experience. Head Neck 30, 1607–1614.

Berger, L., Luc, R., 1924. L'Esthesioneuroeitheliome olfactif. Bulletin de l'Association Francaise pour l'etude du Cancer 13, 410–421.

Bhattacharyya, N., Thornton, A.F., Joseph, M.P., et al., 1997. Successful treatment of esthesioneuroblastoma and neuroendocrine carcinoma with combined chemotherapy and proton radiation. Arch. Otolaryngol. Head Neck Surg. 123, 34–40.

Chao, K.S.C., Kaplan, C., Simpson, J.R., et al., 2001. Esthesioneuroblastoma: The impact of treatment modality. Head Neck 23, 749–757.

Chatterjee, T., Muller, M.F., Meier, B., 1997. Cardiac metastasis of an esthesioneuroblastoma. Heart 77, 82–83.

Christiansen, T.A., Duvall, A.J., III, Rosenberg, Z., et al., 1974. Juvenile nasopharyngeal angiofibroma. Trans. Am. Acad. Ophthalmol. Otolaryngol. 78, ORL140–ORL147.

Davis, R.E., Weisser, M.C., 1992. Esthesioneuroblastoma and neck metastases. Head Neck 14, 477–482.

Devaiah, A.K., Andreoli, M.T., 2009. Treatment of esthesioneuroblastoma: A 16 year meta-analysis of 361 patients. Laryngoscope 119, 1412–1416.

Devaiah, A.K., Larsen, C., Tawfik, O., et al., 2003. Esthesioneuroblastoma: endoscopic nasal and anterior craniotomy resection. Laryngoscope 113, 2086–2090.

● Diaz, E.M., Johnigan, R.H., Pero, C., et al., 2005. Olfactory neuroblastoma: The 22-year experience at one comprehensive cancer center. Head Neck 27 (2), 138–149.

Dulguerov, P., Allal, A.S., Calcaterra, M., 2001. Esthesioneuroblastoma: A meta-analysis and review. Lancet. Oncol. 2, 683–690.

Dulguerov, P., Calcaterra, M., 1992. Esthesioneuroblastoma: The UCLA experience 1970–1990. Laryngoscope 102, 843–848.

Eden, B.V., Debo, R.F., Larner, J.M., et al., 1994. Esthesioneuroblastoma. Cancer 73, 2556–2562.

Elkon, D., Hightower, S.I., Lim, M.L., et al., 1979. Esthesioneuroblastoma. Cancer 44, 1087–1094.

Ferlito, A., Rinaldo, A., Rhys-Evans, P.H., 2003. Contemporary clinical commentary: esthesioneuroblastoma: an update on management of the neck. Laryngoscope 113, 1935–1938.

Foote, R.L., Morita, A., Ebersold, M.J., et al., 1993. Esthesioneuroblastoma: the role of adjuvant radiation therapy. Int. J. Radiat. Oncol. Biol. Phys. 27, 835–842.

Goldsweig, H.G., Sundaresan, N., 1990. Chemotherapy of recurrent esthesioneuroblastoma: Case report and review of the literature. Am. J. Clin. Oncol. 13, 139–143.

Gueda, F., Van Limbergen, E., Van den Bogaert, W., 1994. High dose level radiation therapy for local tumor control in esthesioneuroblastoma. Eur. J. Cancer Clin. Oncol. 30A, 1757–1760.

Hirose, T., Scheithauer, B.W., Lopes, B.S., et al., 1995. Olfactory neuroblastoma. An immunohistochemical, ultrastructural, and flow cytometric study. Cancer 76, 4–19.

Homer, J.J., Jones, N.S., Bradley, P.J., 1997. The role of endoscopy in the management of nasal neoplasia. Am. J. Rhinol. 11, 41–47.

Jekunen, A.P., Kairemo, K.J.A., Lehtonen, H.P., et al., 1996. Treatment of olfactory neuroblastoma. Am. J. Clin. Oncol. 19, 375–378.

Kadish, S., Goodman, M., Wang, C.C., 1976. Olfactory neuroblastoma: A clinical analysis of 17 cases. Cancer 37, 1571–1576.

Koka, V.N., Julieron, M., Bourhis, J., et al., 1998. Aesthesioneuroblastoma. J. Laryngol. Otol. 112, 628–633.

Levine, P.A., 2009. Would Dr. Ogura approve of endoscopic resection of esthesioneuroblastomas? an analysis of endoscopic resection data vs. that of craniofacial resection. Laryngoscope 119, 3–7.

Levine, P.A., McClean, W.C., Cantrell, R.W., 1986. Esthesioneuro-

blastoma: the University of Virginia experience: 1960–1985. Laryngoscope 96, 742–746.

Link, M.J., Converse, L.D., Lanier, W.L., 2008. A new technique for single-person fascia lata harvest. Neurosurgery 63, ONS 359–361.

Louboutin, J.P., Maugard-Louboutin, C., Fumoleau, P., 1994. Leptomeningeal infiltration in esthesioneuroblastoma: report of two cases with poor prognosis. Eur. Neurol. 34, 236–238.

● Loy, A.H., Reibel, J.F., Read, P.W., et al., 2006. Esthesioneuroblastoma: Continued follow-up of a single institution's experience. Arch. Otolaryngol. Head Neck Surg. 132, 134–138.

Lund, V.J., Howard, D.J., Wei, W.I., et al., 1998. Craniofacial resection for tumors of the nasal cavity and paranasal sinuses – A 17-year experience. Head Neck 20, 97–105.

McElroy, E.A., Buckner, J.C., Lewis, J.E., 1998. Chemotherapy for advanced esthesioneuroblastoma: The Mayo Clinic Experience. Neurosurgery 42, 1023–1028.

Mertz, J.S., Pearson, B.W., Kern, E.B., 1983. Lateral rhinotomy: indications, technique, and review of 226 patients. Arch. Otolaryngol. 109, 235–239.

● Morita, A., Ebersold, M.J., Olsen, K.D., et al., 1993. Esthesioneuroblastoma: Prognosis and management. Neurosurgery 32, 706–715.

Nelson, R.S., Perlman, E.J., Askin, F.B., 1995. Is esthesioneuroblastoma a peripheral neuroectodermal tumor? Hum. Pathol. 26, 639–641.

Obert, G.J., Devine, K.D., McDonald, J.R., 1960. Olfactory neuroblastomas. Cancer 13, 205–215.

Oliveras, A., Puig, J.M., Lloveras, J., 1997. Esthesioneuroblastoma developing in a kidney transplant recipient. Transpl. Int. 10, 85–86.

Papadaki, H., Kounelis, S., Kapadia, S.B., et al., 1996. Relationship of p53 gene alterations with tumor progression and recurrence in olfactory neuroblastoma. A. J. Surg. Pathol. 20, 715–721.

Polin, R.S., Sheehan, J.P., Chenelle, A.G., et al., 1998. The role of preoperative adjuvant treatment in the management of esthesioneuroblastoma: The University of Virginia experience. Neurosurgery 42, 1029–1037.

Polonowski, J.M., Brasnu, D., Roux, F.X., et al., 1990. Esthesioneuroblastoma: complete tumor response after induction chemotherapy. Ear. Nose Throat J. 69, 743–746.

● Porter, A.B., Bernold, D.M., Giannini, C., et al., 2008. Retrospective review of adjuvant chemotherapy for esthesioneuroblastoma. J. Neurooncol. 90, 201–204.

Ramsay, H.A., Kairemo, K.J., Jekunen, A.P., 1996. Somatostatin receptor imaging of olfactory neuroblastoma. J. Laryngol. Otol. 110, 1161–1163.

Schall, L.A., Lineback, M., 1951. Primary intranasal neuroblastoma. Ann. Otol. Rhinol. Laryngol. 60, 221–229.

Shaari, C.M., Catalano, P.J., Sen, C., et al., 1996. Central nervous system metastases from esthesioneuroblastoma. Otolaryngol. Head Neck Surg. 114, 808–812.

Shah, J.P., Kraus, D.H., Bilsky, M.H., et al., 1997. Craniofacial resection for malignant tumors involving the anterior skull base. Arch. Otolaryngol. Head Neck Surg. 123, 1312–1317.

Slevin, N.J., Irwin, C.J.R., Banerjee, S.S., et al., 1996. Olfactory neural tumours – the role of external beam radiotherapy. J. Laryngol. Otol. 110, 1012–1016.

Stewart, F.M., Frieson, H.F., Levine, P.A., et al., 1988. Esthesioneuroblastoma. In: Williams, C.J., Krikorian, J.G., Grenn, M.R., et al. (Eds.), Textbook of uncommon cancer. John Wiley, Chichester, pp. 631–652.

Taraszewska, A., Czorniuk-Sliwa, A., Dambska, M., 1998. Olfactory neuroblastoma (esthesioneuroblastoma) and esthesioneuroepithelioma: histologic and immunohistochemical study. Folia Neuropathologica 36, 81–86.

Tatagiba, M., Samii, M., Dankoweit-Timpe, E., et al., 1995. Esthesioneuroblastomas with intracranial extension. Proliferative potential and management. Arquivos de Neuro-Psiquiatria 53, 577–586.

Taxy, J.B., Hidvegi, D.F., 1977. Olfactory neuroblastoma: an ultrastructural study. Cancer 39, 131–138.

● Zafereo, M.E., Fakhri, S., Prayson, P.B., 2008. Esthesioneuroblastoma: 25-year experience at a single institution. Otolaryngol. Head Neck Surg. 138, 452–458.

Zanation, A.M., Snyderman, C.H., Carrau, R.L., 2009. Minimally invasive endoscopic pericranial flap: a new method for endonasal skull base reconstruction. Laryngoscope 119, 13–18.

第41章 原发性中枢神经系统淋巴瘤

Mark A.Rosenthal，Samar Issa

1 简介

"原发性中枢神经系统淋巴瘤"这个的名称包含许多病理和临床特点。在历史上，这个疾病有过各种各样的名称，包括网状肉瘤、小胶质细胞瘤病、血管周肉瘤、周细胞肉瘤、血管外膜肉瘤、原发大脑淋巴瘤等。根据当前的命名法，原发性中枢神经系统淋巴瘤可分为非霍奇金淋巴瘤（non-Hodgkin lymphoma，NHL）和霍奇金病，并且又根据患者情况分为免疫正常和免疫抑制两类。另外，许多罕见疾病也归于"原发性中枢神经系统淋巴瘤"之下。具体分类见框41.1。

1929 年 Bailey 首先正式描述了原发性中枢神经系统淋巴瘤，不过他认为在 19 世纪末有疑似病例的报道（Bailey 1929）。从首次报道以来，原发性中枢神经系统淋巴瘤就成为小型研究和个案报道的热点。该肿瘤一直被认为是罕见和致死性疾病，直到放疗的出现，患者的生存期和症状才有了很大的改善。

近 30 年来原发性中枢神经系统淋巴瘤的病例数量出现了空前增长，这并不能仅归咎于艾滋病的流行。与此同时，人们对于此肿瘤的生物学特点有了更加深入的认识，且随着化疗的应用，治疗效果也取得了巨大进展。

框 41.1 原发性中枢神经系统淋巴瘤的分类

非霍奇金淋巴瘤

原发性中枢神经系统淋巴瘤

- 免疫正常
- 免疫抑制
  - AIDS 相关
  - 器官移植相关
  - 先天性
  - 治疗性

霍奇金病

眼淋巴瘤

蕈样肉芽肿

淋巴瘤样肉芽肿

恶性血管内皮瘤病

2 原发性中枢神经系统淋巴瘤（PCNSL）

2.1 发病率和患病率

在以前淋巴瘤侵犯中枢神经系统（central nervous system，CNS）是很罕见的，在所有 CNS 肿瘤中不足3%，而该肿瘤有 50% 完全局限于 CNS 内。因此，原发性中枢神经系统淋巴瘤（primary central nervous system lymphoma，PCNSL），即局限于 CNS 的淋巴瘤，占所有 CNS 肿瘤的 0.85%~1.5%（Jellinger et al 1975；Zimmerman 1975；Houthoff et al 1978；Freeman et al 1986）。在大宗尸检报告中，原发性中枢神经系统淋巴瘤所占的比例非常低。在 1965—1975 年，对一组连续 6 000 例尸检的报告中，仅有 9 例 PCNSL（0.001 5%）。据报道 PCNSL 占所有淋巴瘤的 0.007%~0.7%，约占结外淋巴瘤的 0.01%（Freeman et al 1972；Henry et al 1974；Liang et al 1989；Aozasa et al 1990）。

由于原发性中枢神经系统淋巴瘤发病率的激增，该病重新受到重视。发病率增长的两个直接原因是获得性免疫缺陷综合征（AIDS）的流行及免疫抑制治疗的广泛应用。然而，PCNSL 最令人费解的一点是在免疫正常的患者中，发病率也出现了不明原因的增长，且增长方式与系统性 NHL 相似。Eby 等（1988）注意到了这种情况，并发现 1982—1984 年 PCNSL 的发病率比 1973—1975 年间增长了 3 倍。这种增长无性别及年龄差别。在麻省总医院，因 PCNSL 入院患者比其他脑肿瘤患者明显增多。在 1977 年前 PCNSL 占该院原发脑内肿瘤的 3.3%，至 1989 年这一比例上升至 6.3%。病例数从每年 2.1 例（1958—1982 年）上升至每年 5 例（1983—1989 年）。尽管 PCNSL 在免疫正常患者中发病率增加，但中位发病年龄、性别比例、肿瘤位置没有明显变化（Hochberg & Miller 1988）。

其他研究也发现在免疫正常的患者中 PCNSL 发病率增加。O'Sullivan 等（O'Sullivan et al 1991）报告了在苏格兰的东南部 PCNSL 发病率的快速增长，而在西苏格兰和约克郡也有类似的增长（Murphy et al 1989；Adams & Howatson 1990）。在纪念斯隆 – 凯特琳癌症中心，PCNSL 中占所有神经胶质瘤的比例从 1984 年前的 0.9% 上升至 1985 年以后的 15.4%（DeAngelis 1991a），Corn 等（1997）提出 PCNSL 的发生率（未婚男性除外）将从 1992 年的每千万人口 30 例增长至 2000 年的每千万人口 51.1 例。

尽管发病率的增长趋势明显，但存在很多混杂因素，包括人口年龄的变化、颅内肿瘤（Greig et al 1990）和 NHL（DeVita et al 1997）发病率的增长、组织病理学诊断准确性的提高、疾病分类的变化、影像诊断技术的提高以及医师诊断意识的提高。另外，免疫抑制治疗、器官移植、HIV 感染等因素也对发病率造成了潜在的影响，而研究者们也试图尽力排除这些影响因素。虽然这些因素很难去除，但是其并不足以解释 PCNSL 在免疫正常人群中发病率的增长（Baumgartner et al 1990；O'Sullivan et al 1991；Desmeules et al 1992）。

有趣的是，有证据表明 PCNSL 的增长进入了平台期或者已经开始下降（Kadan-Lottick 2002）。另外，由于抗反转录病毒药物的应用，AIDS 相关 PCNSL 的发生率已经有所下降（Haldorsen et al 2008）

2.2 年龄分布

原发性中枢神经系统淋巴瘤患者的中位发病年龄取决于如下因素。免疫正常的患者通常在 70~80 岁发病，中位发病年龄 60 岁。根据 Murray 对 693 例患者的回顾，中位诊断年龄为 64 岁，多数患者年龄在 40~75 岁（Murray et al 1986）。这组病例年龄从 2 个月到 90 岁。最近许多研究报告患者中位诊断年龄为 48~58 岁（Hochberg & Miller 1988；Socie et al 1990；Neuwelt et al 1991；DeAngelis et al 1992a；Rosenthal et al 1993；Tomlinson et al 1995；Glass et al 1996；Trans-Tasman Radiation Oncology Group 1996；Cher et al 1996；Brada et al 1998；Wagner et al 1998）。儿童 PCNSL 病例非常罕见，通常与遗传性或者获得性免疫抑制有关（Helle et al 1984；Epstein et al 1988；Kai et al 1998）。

相对于免疫正常的 PCNSL 患者，免疫抑制患者的中位发病年龄要低很多，肾移植患者的中位发病年龄大约在 37 岁（Schneck & Penn 1971；Morrison et al 1991），AIDS 患者大约在 39 岁（Snider et al 1983；So et al 1986；Beral et al 1991）。AIDS 患者中 PCNSL 在各个年龄组的发病率基本相同（Beral et al 1991）。因此，较低的中位发病年龄代表的是年龄相关 AIDS 的发生率，而并非 PCNSL 在 AIDS 患者中的真实表现。

2.3 性别分布

原发性中枢神经系统淋巴瘤的性别分布也取决于潜在的诱发疾病。因此，对于免疫正常人群的 PCNSL，多数大型的研究发现男性的发病率仅略高于女性。Murry 等回顾了 693 例患者，发现男女比例约为 1.5:1。近期的报告显示男女比例为 1:1~4:1（Hochberg & Miller 1988；Brada et al 1990；Socie et al 1990；Neuwelt et al 1991；DeAngelis et al 1992a；Rosenthal et al 1993；Tomlinson et al 1995；Glass et al 1996；Trans-Tasman Radiation Oncology Group 1996；Cher et al 1996；Brada et al 1998；Wagner et al 1998）。这种男性患者略多的情况与其他部位淋巴瘤中男性患者占优的情况基本一致。

由于 AIDS 的流行病学，故在 AIDS 相关的原发性中枢神经系统淋巴瘤患者中男性比例更高。大宗病例显示 AIDS 相关 PCNSL（AIDS-related PCNSL，AR-PCNSL）的男女比例约为 17：1。女性 AIDS 患者患 PCNSL 的风险低于男性患者，女性的患病风险约为男性的 0.66（Beral et al 1991）。其中原因目前还不清楚。

2.4 种族、国家和地理因素

免疫正常的人群中 PCNSL 发病率很低，没有明确的种族、国家和地理差异。虽然世界各地医疗中心都有 PCNSL 的报告，但大宗病例报告主要来自于西方国家包括美国、英国、法国、意大利。此外，还有澳大利亚和日本。相比之下，系统性 NHL 发病率在国家与国家之间却有明显的差异（DeVita et al 1997）。在免疫正常的人群中，无论是 PCNSL 还是系统性 NHL，其病发病率在白人、非洲裔美国人及亚洲人之间是没有明显差别的。

Beral 等回顾了 538 例 AIDS 相关的 PCNSL 病例，发现西班牙人和白人较非洲裔美国人和亚洲人更易患病。其相对危险度分别为西班牙人 1.08，白人 1.0，非洲裔美国人 0.61（P < 0.05）（Beral et al 1991）。

AR-PCNSL 发病率与社区内 HIV 病毒感染率有直接的关系。因此，在美国的一些大城市，如纽约、旧金山、洛杉矶等 AR-PCNSL 的发病率高和单中心组病例数很多也就不足为奇了（So et al 1986；Baumgartner et al 1990；Goldstein et al 1991）。只要有 HIV 病毒感染的地方都有可能出现获得性免疫缺陷综合征相关中枢神经系统淋巴瘤。尽管 AR-PCNSL 在上述地区有集中的病例报道，但是实际上其可以发生于任何存在 HIV 感染的地方。AIDS 患者发生 AR-PCNSL 或 AIDS 相关系统性淋巴瘤的危险度与居住地和出生地无关（Beral et al 1991）。

2.5 淋巴瘤的家族史，遗传因素和易感性

在免疫正常人群中没有家族性 PCNSL 的病例报告。但是有许多因素可以使患者更容易罹患淋巴瘤，特别是 PCNSL。这些易感因素如下：

（1）先天性免疫缺陷综合征
a. Wiskott-Aldrich 综合征
b. 共济失调性毛细血管扩张症
c. 严重联合免疫缺陷症
d. 性联淋巴细胞增多综合征
e. Chediak-Higashi 综合征

f. 瑞士型丙种球蛋白缺乏症
（2）获得性免疫缺陷综合征
a. HIV 相关综合征
b. 获得性体液 / 细胞免疫缺陷
（3）免疫抑制治疗
（4）自身免疫性疾病
a. 系统性红斑狼疮
b. 类风湿关节炎
c. Sjögren 综合征
d. 炎性肠病
e. 溶血性贫血
（5）传染性单核细胞增多症
（6）感染
a. HTLV-I
b. EB 病毒
（7）其他
a. 乳糜腹泻
b. 恶性肿瘤史
c. 化疗
d. 放疗

大量证据表明免疫缺陷的患者患系统性淋巴瘤和 PCNSL 的风险较高。另外，一些疾病下可能导致患者接受慢性低强度的抗原刺激，这也会诱发淋巴瘤。这些疾病与系统性淋巴瘤和 PCNSL 的发生都有直接关系（Riggs & Hagemeister 1988）。

尽管这些病情在 PCNSL 的发生中起到了一定作用，但是要想教条式地去解释清楚也并非易事。一些先天性免疫缺陷综合征可以明确地导致罹患 PCNSL 的风险增加。例如 Wiskott-Aldrich 综合征与 PCNSL 的发生有很密切的关系。在免疫缺陷肿瘤登记平台上的 78 例 Wiskott-Aldrich 综合征患者中（其中 59 例患淋巴瘤），约 17.9% 患有 PCNSL，占淋巴瘤患者的 24%（Model 1977；Hutter & Jones 1981；Filopovich et al 1987）。相对而言，在共济失调性毛细血管扩张症的患者中没有 PCNSL 的病例报道，但有 67 例发生了系统性淋巴瘤（Filopovich et al 1987）。

对于其他病情在 PCNSL 的发生中所起的作用目前也并不明确。据报道，PCNSL 可以见于 Sjögren 综合征（Talal & Bunim 1964）、免疫球蛋白 A 缺乏症（Gregory & Hughes 1973）、超免疫球蛋白 E 综合征（Bale et al 1977）、类风湿关节炎（Good et al 1978）、免疫性血小板减少性紫癜（Vogel et al 1968）、结节病（Trillet et al 1982）、Kleinfelter 综合征（Liang et al 1990a），以及接受过免疫抑制治疗的系统性红斑

狼疮（Lipsmeyer 1972；Woolf & Conway 1987）、血管炎（Jellinger et al 1979）以及肝移植后患者中（Kim et al 2009）。有些 PCNSL 还与进行性多灶性脑白质病（progressive multifocal leukoencephalopathy，PML）相关。这一罕见的联系可能发生在 AIDS、白血病（GiaRusso & Koeppen 1978）以及肾移植导致的免疫抑制患者中（Ho et al 1980）。在免疫正常人群中也至少有一例 PML 相关的 PCNSL 病例报告（Liberski et al 1982）。

有报道发现 PCNSL 可能在原发病治疗数年后发生。这些疾病包括霍奇金病（Yang et al 1986；Miller et al 1989；Davenport et al 1991）、系统性小淋巴细胞性淋巴瘤（Weissman et al 1990）、系统性慢性淋巴性白血病（O'Neill et al 1989；Ng et al 1991）、结肠癌、乳腺癌及甲状腺癌（DeAngelis 1991b）等。此外，PCNSL 还可与其他一些疾病相关，如低级别星形细胞瘤（Giromini et al 1981）、肝细胞性肝炎、脑膜瘤及鳞状细胞癌（Yamasaki et al 1992；Ildan et al 1995）。有报道 PCNSL 还可见于因低级别胶质瘤行全脑放疗后（Stein et al 1995）。

PCNSL 可能与恶性肿瘤史相关，原因有以下三点。首先，可能一些患者在本质上易患癌症。其次，淋巴瘤可能是原发肿瘤放化疗后的并发症。最后，一些肿瘤（如霍奇金病）可以导致患者的免疫机制受损，从而使患者更容易罹患其他的恶性肿瘤。

2.6 与 EB 病毒的关系

随着科研技术的提高，对 EB 病毒（Epstein-Barr virus，EBV）在 PCNSL 的发生中所起的作用也研究得越来越多。最初的研究使用限制性酶切和原位杂交技术，发现在免疫正常的患者中有 5%~38% 的 PCNSL 中含有 EB 病毒（Hochberg et al 1983；Murphy et al 1990；Rouah et al 1990；Bignon et al 1991；MacMahon et al 1991；Geddes et al 1992）。有报道在应用更敏感的多聚酶链式反应（polymerase chain reaction，PCR）技术后，发现 13 例 PCNSL 患者中有 7 例（54%）的肿瘤基因组中混入了 EB 病毒（DeAngelis et al 1992b）。与此相反，Camilleri-Broët 等人用原位杂交技术在对 71 例 PCNSL 患者进行检测，却没有发现 EB 病毒感染。在文献中至少有 1 例报道 PCNSL 可发生于选择性 EB 病毒免疫缺陷的患者（Pattengale et al 1979）。Corboy 等在

56% 的 PCNSL 病例中发现人类疱疹病毒 8 的 DNA，且其在 PCNSL 和 AR-PCNSL 中的检出率无显著差异。相比之下，在 PCNSL 标本中并未发现人类疱疹病毒 6（Corboy et al 1998）。

有学者针对 EB 病毒感染在 AR-PCNSL 的发病机制中的作用进行了研究。Camilleri-Broët 等通过 PCR 证实 51 例 AR-PCNSL 患者几乎均有 EB 病毒感染（Camilleri-Broët 1997）。在另一项研究中，通过原位杂交技术对 21 例 AR-PCNSL 进行分析，发现所有病例都表达 EB 病毒前期区域蛋白，45% 表达膜潜伏蛋白（MacMahon et al 1991）。前者表明有潜在的感染，后者则具有致癌作用（Wang et al 1985）。

有趣的是，在 9 例 AIDS 合并其他神经系统疾病的患者中，没有一例表达 EBV 前期区蛋白（MacMahon et al 1991）。很多小型研究也发现在 AR-PCNSL 中 EB 病毒的高检出率（Katz et al 1986；Rosenberg et al 1986；Bashir et al 1989；DeAngelis et al 1992b）。相比之下，仅有大约 40% 的 AR-NHL 存在 EB 病毒表达（Subar et al 1988；Meeker et al 1991；Levine 1992）。以上所有的研究都表明 AIDS 相关的 PCNSL 可能与 EB 病毒感染直接相关。

有研究对 AIDS 相关 NHL 患者进行多点活检，发现在每个活检部位都存在单克隆 EB 病毒基因组末端融合结构。这表明该处所有肿瘤细胞都感染了单一形式的 EB 病毒基因。然而，通过不同部位的比较发现基因组末端融合结构各不相同，这提示淋巴瘤的多克隆起源（Cleary et al 1988）。DNA 印记杂交技术显示 AR-PCNSL 通常是单克隆起源，而 AR-NHL 则实际上是多克隆起源（Meeker et al 1991）。

对于器官移植后相关的 PCNSL，EB 病毒在肿瘤形成中所起的作用仍不明确，但至少有一例移植后系统性淋巴瘤与 EB 病毒的衣壳抗原和核抗原的血清转化有关（Walker et al 1989）。既然 EB 病毒在 AR-PCNSL 的发生中的作用很明确，那就很难解释为何在其他免疫缺陷（如器官移植）相关 PCNSL 的发生机制是完全不同的。最近的资料显示，在免疫抑制的老年患者中，EB 病毒可能在 PCNSL 发病中起到重要的作用（Kleinschmidt-DeMasters et al 2008）。

2.7 好发部位

对于 PCNSL 的好发部位已经有详细的阐述。

在 Murray 的研究中，共有 434 例患者，这足以对其按照位置进行分类（表 41.1）。他发现多数患者为孤立的幕上肿瘤（52.1%），少数为多发肿瘤（35.5%）。病变最常见的位置：额叶、颞叶、顶叶、深部核团、枕叶、小脑、脑干（Murray et al 1986）。约有 8%PCNSL 合并软脑膜病变（LaChance et al 1991）。也有关于的硬脑膜 PCNSL 的罕见报道（Jazy et al 1980，Lehrer & McGarry 1968）。

表 41.1 434 例 PCNSL 的位置

位置	N	（%）
幕上		
额叶	60	14
颞叶	34	8
顶叶	32	7.5
深部核团	30	7
枕叶	11	2
松果体区	1	<1
未指明	63	15
幕下		
小脑	49	11
脑干	10	2
脊髓	2	<1
多发	142	33.5

2.8 症状特点

PCNSL 没有特异性的症状和体征。尽管如此，关于 PCNSL 的典型表现也有详细描述，并且与肿瘤典型发生部位有关（表 41.2）。Bataille 等（2000）回顾了 248 例患者的临床表现，发现 70% 的患者有局灶性神经功能障碍，43% 有神经精神症状，33% 有颅高压症状。由于病变好发于额叶，故可引起一系列症状如失忆、健忘及情感变化等。10%~15% 的患者可表现为癫痫发作（Hochberg & Miller 1988；Tomlinson et al 1995）。

表 41.2 症状表现

症状	比例（%）
人格改变	24
小脑体征	21
头痛	15
癫痫发作	13
运动障碍	11
视力改变	8

与之相似，PCNSL 相关的体征也与肿瘤典型部位有关。因此，最常见的体征包括运动和感觉障碍、视力下降、视野缺损、视盘水肿及思维混乱等。仔细检查往往会发现患者的认知功能也存在明显的障碍（Neuwelt et al 1986）。由于许多患者患有多发病灶，故可能出现一组症状和体征。对于 AR-PCNSL 和免疫抑制患者的 PCNSL，其症状和体征与免疫正常 PCNSL 患者并无差别。从出现症状到诊断的中位时间为 2~3 个月，但有些患者可能长达 2 年。一些报道还发现患者偶尔会出现呼吸或者胃肠不适等前驱症状（Hochberg & Miller 1988）。

尽管 PCNSL 临床表现比较普通，但其发病可能表现为不常见的症状或体征。根据文献报道 PCNSL 可表现为单纯的视觉性共济失调（Ando & Moritake 1990）、类固醇敏感性视神经病变（Purvin & van Dyk 1984）、糖尿病（Patrick et al 1989；Layden et al 2009）、慢性硬膜下血肿（Reyes et al 1990）、不明原因的发热（Salih et al 2009）、良性颅高压（Kori et al 1983）、发作性睡病（Onofri et al 1992）、震颤麻痹、三叉神经病（Kuntzer et al 1992）和痴呆（Carlson 1996）。我们也曾有一个患者因为偏执型精神病而在精神科住院治疗，结果头部 CT 怀疑 PCNSL 并后经活检证实。肿瘤引起的中枢神经性过度换气是很罕见的情况，而 PCNSL 则是其最常见的原因。这一现象的具体机制可能与解剖或体液有关。需要指出的是，通过治疗可以明显改善症状，即便是诊断时已经行辅助机械通气的患者（Pauzner et al 1989）。

PCNSL 需与很多疾病进行鉴别。这包括免疫正常和免疫抑制患者中所有单发或多发的脑内占位，具体包括其他原发性脑肿瘤、继发肿瘤和感染。PCNSL 的表现可以类似于多发硬化，特别是影像学不典型并对类固醇激素反应迟缓的患者。因此，出现类固醇激素迟发性依赖的情况要考虑 PCNSL 的可能（Ruff et al 1979；DeAngelis 1990）。

2.9 影像学诊断

磁共振成像（magnetic resonance，MR）是 PCNSL 影像检查的首选（图 41.1）。尽管影像学表现有特征性，但仍不能凭此确定诊断。病变通常在 T_1 加权像上呈低或等信号，在 T_2 加权像上呈等或高信号（Schwaighofer et al 1989；Zimmerman 1990；Roman-Goldstein et al 1992；Johnson et al 1997）。注射对比剂后病变明显增强（Zimmerman

1990）。肿瘤可以多发，通常边界清楚并伴有周围轻度水肿。病变体积通常较大，据统计大于75%的肿瘤直径超过2cm，但奇怪的是即使体积巨大，其占位效应却通常并不显著（Schwaighofer et al 1989）。MR T_2加权像上高信号表现可能与肿瘤的中心坏死有关（Johnson et al 1997）。与高级别胶质瘤的鉴别可能需借助于动态磁敏感对比增强MR灌注成像和MR波谱成像（Liao et al 2008；Toh et al 2008；Zacharia et al 2008）。

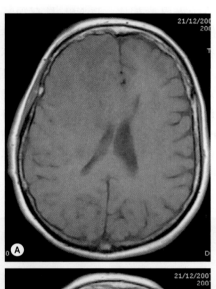

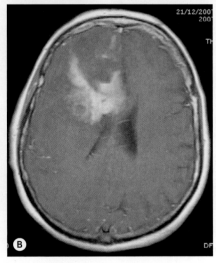

图41.1 一例PCNSL的（A）T_1平扫MRI和（B）T_1强化MRI图像

对于免疫正常患者的PCNSL，增强CT曾是以往的标准影像诊断方法。与MR类似，虽然对典型的CT表现已经有详尽的描述（Enzmann et al 1979；Spillane et al 1982；Thomas & MacPherson 1982；Mendenhall et al 1983；Jack et al 1988；

Zimmerman 1990），但也不能仅借此做出诊断。在一项研究中，由经验丰富的影像科医师对脑内孤立病变的CT图像进行判读，结果发现PCNSL的诊断正确率仅为16.7%（Heimans et al 1990）。

PCNSL在CT上也很有特点，可表现为大脑内高密度或等密度占位，伴随轻至中度水肿。30%~45%的CT扫描可发现多处病灶。CT扫描对于PCNSL诊断敏感性非常高，出现假阴性的概率小于5%。虽然病变部位也很典型，但是并不具有确诊价值，大多数的PCNSL起源于脑室周围区域，特别容易侵及胼胝体、丘脑、基底核区。相比之下，继发性脑内NHL则更易发生于硬膜下、蛛网膜下、硬膜外区域以及脊髓（Brant-Zawadzki & Enzmann 1978；Thomas & MacPherson 1982；Zimmerman 1990）。就病变位置和范围而言，影像学结果和病理结果高度吻合（Thomas & MacPherson 1982；Lee et al 1986；Jack et al 1988）。

免疫正常患者的PCNSL可能容易在影像上与其他疾病混淆。即便影像学表现典型，也可能被误诊为脑膜瘤（Thomson & Brownell 1981；Agbi et al 1983），尤其是当肿瘤发生于不常见的位置如颅顶部时。PCNSL在CT上也会与其他可表现为单发或多发强化的占位病变相混淆。但是其他病变如转移癌、胶质瘤、脑内感染通常表现为低密度、环形强化、钙化、出血及囊变等（Jenkins & Colquhoun 1998）。PCNSL也可以表现为弥漫性浸润性病变（Furusawa et al 1998）。

CT和MR扫描对疾病的演变过程也较敏感。PCNSL对治疗反应很快，因此一旦给予治疗，那么病变在CT和MRI上也会快速出现缓解（Schwaighofer et al 1989）。同理，CT和MR扫描可在早期，甚至在患者症状出现之前就能发现肿瘤复发。

脑血管造影在PCNSL的诊断中的作用不大。以前脑血管造影曾是常用的检查手段，但结果却无特异性。有些报道描述病变为无血管团块（Cassady & Wilner 1967；Enzmann et al 1979；Ashby et al 1988a），也有发现毛细血管循环增加（Enzmann et al 1979；Spillane et al 1982）或者不规则的血管（Leeds et al 1971），其他则未见明显异常血管征象（Tallroth et al 1981）。PCNSL的血管造影结果并没有诊断价值。创伤更小的检查手段如CT和MRI则可提供更多的诊断信息，而且没有血管造影相关的风险。

其他影像学技术还处于实验阶段。^{123}I-IMP 单光子发射断层显像（single-photon emission computerized tomography，SPECT）在脑肿瘤诊断的敏感性方面并不优于 CT 和 MRI。通常脑肿瘤在 SPECT 上显示为低密度灶，但是据报道有 3 例 PCNSL 在延迟显像中表现为高摄取（Ohkawa et al 1989；Kitanaka et al 1992）。这种具有一定特异性的表现可能有助于 PCNSL 的诊断。

正电子发射断层显像（positron emission tomography，PET）技术在 PCNSL 的诊断中的作用有待研究。针对 PET 对 PCNSL 诊断的敏感性和特异性，目前只有为数不多的数据显示出了较好的结果。

2.10 实验室诊断

对脑脊液（cerebrospinal fluid，CSF）进行详尽的化验可能对 PCNSL 有诊断意义（Matsuda et al 1981；Schmitt-Graff & Pfitzer 1983；Lai et al 1991）。由于许多患者存在颅内压升高情况，故腰椎穿刺可能无法进行（Murray et al 1986）。对于那些没有腰椎穿刺禁忌的患者，通过细胞离心法和流式细胞计数技术可以使从脑脊液中获得的细胞数量增加 60 倍以上（Hansen et al 1974；Bromberg et al 2007）。

PCNSL 患者脑脊液中存在的主要异常是一群单一形态的异常淋巴细胞，这与国际工作组分类中对中级和高级淋巴瘤的形态学描述一致（Rosenberg et al 1982）。免疫组织化学显示出肿这些细胞的单克隆性，从而有助于诊断。此外，脑脊液蛋白定量通常显著增高，糖含量降低，且大约 40% 患者的 CSF 中细胞数增多（Matsuda et al 1981；Lai et al 1991）。

Murray 等（Murray et al 1986）对 12 项研究进行了回顾，发现在接受腰椎穿刺的患者中有 10% 在初次就诊时其脑脊液细胞学检查就呈阳性。少数情况下，PCNSL 的初始诊断可仅通过脑脊液细胞学检查做出而不需行 CT 扫描（Schmitt-Graff & Pfitzer 1983；Lai et al 1991）。最近的数据显示，脑脊液检查的诊断率较前有所提高。此外，流式细胞计数可能也有助于 PCNSL 的诊断（Bromberg et al 2007）。

PCNSL 没有血清和脑脊液的特异性指标。对于系统性淋巴瘤患者，脑脊液 β_2- 微球蛋白可

能是隐匿性神经系统疾病的一个有用的标志物（Hansen et al 1992），但其在 PCNSL 中的作用仍然有待阐明。有学者发现 PCNSL 患者脑脊液中的铂可以出现耗竭，但这并不具有特异性。与侵及中枢神经系统的白血病不同，PCNSL 并不会导致脑脊液中 ^{7} 锰的消耗（El-Yazigi et al 1990）。最后，脑脊液蛋白生物标志物（脑脊液蛋白组学分析）可以提高诊断的准确性（Roy et al 2008）。

2.10.1 大体形态学特征

与系统淋巴瘤相比，PCNSL 具有独特的病理特征。但是在不同患者之间 PCNSL 的大体形态可能差别很大。最常见者为孤立、巨大且不规则的团块，与周围水肿的脑组织分界不清（图 41.2）。切面为黄白色颗粒状且质地软。肿瘤可能有局灶性坏死和出血，但囊变少见（O'Neill et al 1987）。多达 30% 的患者可为多发病变。在其他情况下肿瘤可能仅仅表现为脑组织局部膨胀，边界不清且内部结构消失（Adams & Howatson 1990）。

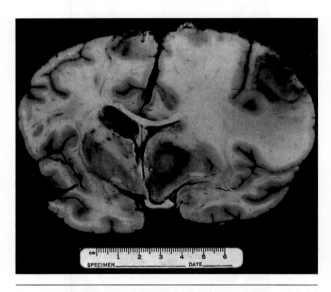

图 41.2 脑组织冠状切片显示多灶性 PCNSL，伴有明显的占位效应

2.10.2 组织病理学特征

显微镜检查发现肿瘤的浸润通常超出了大体标本的边缘。血管趋向性是一个重要的并与众不同的组织病理学特征（图 41.3）。肿瘤沿血管周围间隙侵袭性生长，引起血管袖套现象并对血管壁造成浸润。血管袖套现象在肿瘤边缘及远处最

为明显（Ashby et al 1988a；Murphy et al 1989）。在恶性度高的肿瘤中可见血管周围联系的缺失（O'Neill et al 1987）。同时可能伴有星形细胞反应及巨噬细胞出现（Ashby et al 1988a）。与胶质瘤和转移癌不同，在 PCNSL 内及周边脑组织中并不会出现明显的内皮细胞增生。此外，可见受累的血管基底膜增厚（Henry et al 1974）。肿瘤周边由浸润的 T 淋巴细胞组成，有时肿瘤内部也全是 T 细胞（Murphy et al 1989）。对于星形细胞反应已有报道，其表现可能类似于低级别胶质瘤（Kepes 1987；Adams & Howatson 1990）。另外，还有报道发现 PCNSL 可能合并脱髓鞘性脑白质病（Lach et al 1985），可表现为肿瘤附近严重的脱髓鞘病变。

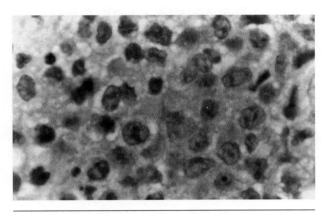

图 41.3　高倍显微镜下 PCNSL 的典型表现（大细胞型）

对肿瘤的病理描述和分类是根据国际工作组分类标准（Rosenberg et al 1982）（表 41.3）。最常见的组织亚型是弥漫性大细胞淋巴瘤和弥漫性成免疫细胞淋巴瘤。高级别淋巴瘤（包括 Burkitt 淋巴瘤）较为常见但在 PCNSL 中却没有滤泡亚型的报道。很多作者发现 PCNSL 的组织学表现多种多样（Taylor et al 1978；Murphy et al 1989）。表 41.4 显示了单中心免疫正常患者的 PCNSL 病理亚型（Hochberg & Miller 1988）。

表 41.3　NHL 的组织病理学分类（参照国际工作组分类）

级别	组织学亚型
低级别	
A	小淋巴细胞，符合慢性淋巴细胞白血病；类浆细胞

续表

级别	组织学亚型
B	滤泡样，主要为小核裂细胞；弥漫区域，硬化
C	滤泡样，混合型，小核裂细胞和大细胞；弥漫区域，硬化
中间级别	
D	滤泡样，主要为大细胞；弥漫区域，硬化
E	弥漫性小核裂细胞
F	弥漫性小细胞和大细胞；硬化；上皮成分
G	弥漫大细胞；核裂细胞，非核裂细胞，硬化
高级别	
H	大细胞，成免疫细胞，类浆细胞，透明细胞，多型性，上皮成分
I	成淋巴细胞；曲核细胞，非曲核细胞
J	非核裂小细胞；Burkitt 囊泡区

表 41.4　PCNSL 的组织病理亚型

组织学亚型	患者（n=61）	
	n	（%）
大细胞成免疫细胞型	24	39.3
弥漫大细胞型	15	24.7
小裂细胞型	11	18
大细胞型（非特异）	6	9.8
无核裂小细胞型	5	8.2

弥漫性大细胞型淋巴瘤的典型表现是含有大的淋巴样细胞，其细胞质丰富，核仁明显、核染色质密集（图 41.3）。无核分裂的小细胞 Burkitt 淋巴瘤则以统一的、中等大小的、圆形至卵圆形的细胞为特征。其细胞核包含大量的核仁和粗糙的染色质结构，常见有丝分裂。另外可见典型的"满天星"表现，但这并不具有特异性。相比之下，非 Burkitt 非核裂小细胞淋巴瘤的肿瘤细胞体积较小，形态多样，偶有巨大和异形细胞。其核仁量大而突出，核染色质结构更加多变（DeVita et al 1997）。

2.10.3　电镜表现

PCNSL 在电子显微镜（electron microscopic，EM）下表现和系统性 NHL 亚型没有区别。肿瘤细胞最主要的特征是包含很少的细胞器、大量游离核糖体、大核仁和少量细胞质，并缺少细胞连接（Hirano 1975；Ishida 1975；Houthoff et al 1978）。

2.10.4　免疫标志物

早在 20 世纪 70 年代就有学者对 PCNSL 肿瘤细胞表面的免疫球蛋白进行分析，并很快发现其对于病理学家非常有用（Taylor et al 1978）。通过对冰冻和石蜡切片进行单克隆 B 细胞和 T 细胞抗原染色，证实几乎所有 PCNSL 都起源于 B 细胞而 T 淋巴细胞起源非常罕见（Marsh et al 1983；Murphy et al 1989；Aozasa et al 1990；Grant & von Deimling 1990；Camilleri-Broët et al 1998；Dulai et al 2008）。大量研究明确显示 PCNSL 是 B 淋巴细胞肿瘤，具有典型的免疫球蛋白重排，这也表明其单克隆起源（Smith et al 1988；Albrecht et al 1992）。这些发现与在系统性 B 细胞淋巴瘤中所见一致。另外，相较于系统性淋巴瘤，PCNSL 的 B 细胞表型可能预后更差（Camilleri-Broët et al 2007）。

2.10.5　分子遗传学

之前对基因表达谱的研究表明大 B 细胞淋巴瘤可分为至少三个分子亚型：有活化的 B 细胞型（activated B-cell-like，ABC），生发中心 B 细胞型（germinal center B-cell-like type，GCB）和 3 型。这些亚型与临床预后直接相关（Camilleri-Broët et al 2000，2006）。

文献报道 PCNSL 中存在很多分子结构异常。有学者发现活化的 P-STAT-6 的表达与接受大剂量甲氨蝶呤化疗患者的预后存在关联（Rubenstein et al 2006）。若肿瘤体积较大的且有 P-STAT-6 的显著表达，则可能会产生对甲氨蝶呤抗药性，这也提示其与 IL-4 信号通路和肿瘤的侵袭性相关。虽然 P-STAT-6 作为活性标志物与预后有关，但目前并没有发现哪种分子标志物与良好的预后相关。有些学者推测，BCL-6 的表达可能也与预后有关，然而只有很少的研究显示二者呈正相关（Braatan et al 2003；Levy et al 2008），反而却有

一篇报道显示二者呈负相关（Chang et al 2003）。Cady 等（2008）观察到 PCNSL 中 6 号染色体（q22）和 BCL6 重排的现象很频繁，且与不良预后有关。此外，有人发现在 PCNSL 的肿瘤细胞和血管内皮中存在 B 细胞趋化因子 CXCL13 的表达（Smith et al 2003；Smith et al 2007）。黏附分子和基质金属蛋白酶也可能在 PCNSL 的发病中发挥一定的作用（Kinoshita et al 2008）。这些分子研究意义重大，又可能会对 PCNSL 的靶向治疗带来巨大进展。

2.11　预后

国际结外淋巴瘤研究小组了公布了一个预后量表（Ferreri et al 2003），包含 5 个与预后有关的危险因素：年龄大于 60 岁，生活能力 2~4 级，血清 LDH 升高，脑脊液蛋白含量升高以及肿瘤位于脑组织深部。存在 0 或 1 个，2 或 3 个，4 或 5 个危险因素的患者 2 年的生存率分别为 80%，48% 和 15%。

2.12　一般治疗

关于 PCNSL 的治疗主要包括以下几个方面：获得组织病理学诊断，确认病变局限于脑内，排除潜在诱发性疾病，进行针对性治疗。

为了确定病变累及范围和排除系统性 NHL，需要对患者进行评估及合理的"分期"。常用的检查方法为 CT 或 MRI 扫描，随后进行活检以明确 PCNSL 的诊断。当诊断明确后，需要进行眼球的玻璃体液和脑脊液检查以确定病变范围。因此，裂隙灯检查和脑脊液化验（除非禁忌）是必做项目。

对于是否需要排除系统性疾病，许多学者意见不一。Hochberg 和 Mille 对其单位的 66 例 PCNSL 患者进行研究，发现没有一例合并系统性疾病，因此他们认为进一步排查是没有必要的，而且会增加费用（Hochberg & Miller et al 1988）。也有许多脑内淋巴瘤合并系统性淋巴瘤的病例报道，且有人发现在播散性 NHL 中脑内肿瘤要早于全身性病变出现（Johnson et al 1984；Haerni-Simon et al 1987；Liang et al 1989；Ferreri et al 1996）。但是究竟这表示脑内肿瘤在远隔部位的复发还是系统性肿瘤的进展（即便是隐匿性的），目前尚不得而知。尽管如此，目前大多数中心仍然进行常规筛查以排除系统性疾病。

常规分期检查包括：全面的临床体格检查、全血计数和白细胞分类以及血小板计数、血清肌酐、尿素氮和电解质、肝功能、红细胞沉降率、乳酸脱氢酶等。另外，患者需进行单侧骨髓穿刺检查，胸部 X 线检查及胸、腹、盆腔的 CT 扫描。强烈推荐进行 HIV 感染筛查。

尽管一些文章报道了肿瘤可以自发消退这一罕见现象（Weingarten et al 1983；Sugita et al 1988；Weissman et al 1990），但是必须指出如果不进行治疗，PCNSL 将快速进展并最终导致患者死亡。

如果疑诊为 PCNSL，那么在活检证实之前不应使用糖皮质激素，除非患者即将出现脑疝。尽管在诊断前使用糖皮质激素能有效地缓解症状和控制脑内局灶性病变，但是由于 PCNSL 对激素非常敏感，这就使这样做会也对组织病理诊断造成困难。事实上，在使用激素以后肿瘤可能迅速在影像学上消失（Singh et al 1982；Vaquero et al 1984；Hochberg & Miller 1988；DeAngelis 1990；Pirotte et al 1997；Heckman 1998）。这种反应是由于肿瘤细胞的溶解而并非脑水肿的缓解（Baxter et al 1971；Gametchu 1987）。正是因为细胞的溶解，这使得活检可能无法明确诊断，从而贻误治疗（Singh et al 1982；Vaquero et al 1984；DeAngelis 1991a）。而一旦确定诊断，则可以应用激素治疗，通常为地塞米松 16~24mg/d。

2.13 外科治疗

毋庸置疑，PCNSL 的确定诊断只能来自于组织和细胞学检查。活检的方式则需要考虑手术的风险和能否成功获得精确诊断所需的标本。因此，手术的目标就是在并发症最小的情况下获得诊断所需病变组织。

以往 PCNSL 的诊断方式主要是开颅肿瘤切除术或减瘤术。然而，Murray 等（1986）对 1986 年以前的文献进行了回顾分析，其中共包含 85 例患者。他们发现行在肿瘤切除程度不同的组别之间，患者中位生存时间并没有区别。肿瘤部分切除的患者中位生存时间是 1 个月，只有 1 例患者存活超过 3 年。考虑到扩大切除在 PCNSL 的治疗中作用非常有限，越来越多的单位使用立体定向活检来获得诊断所需的病理组织。

颅内病变立体定向活检可以获得精确的组织诊断而避免了开颅手术的风险（Apuzzo et al 1987；O'Neill et al 1987；Namiki et al 1988；Feiden et al

1990；Sherman et al 1991）。Feiden 等（1990）发现立体定向活检是获取病变组织并明确 PCNSL 诊断的优异方法。在 34 例行立体定向活检的患者中，25 例获得了明确的 PCNSL 组织学诊断，剩余 9 例病变形态高度提示 PCNSL。在 Sherman 等（1991）的一项研究中，15 例患者中有 14 例通过 CT 引导下立体定向活检而明确诊断。在这 14 例患者中 12 例获得了足够的病变组织以根据国际工作组标准进行分类。

2.14 放射治疗

PCNSL 对放疗敏感，放疗有效率高达 80%。这就解释了为何接受放疗的 PCNSL 患者的中位生存时间长于不做治疗或仅行手术的患者。1974 年，Henry 和他的同事对 83 例 PCNSL 患者进行了回顾，发现未治疗的患者中位生存时间为 3.3 个月，仅行手术的患者为 4.6 个月，而在接受放疗的 21 例患者中，中位生存期却长达 15.2 个月（Henry et al 1974）。

后续的研究证实了这些结果。Berry 和 Simpson（1981）报告了 21 例行头部放疗的 PCNSL 患者，其中位生存时间达到 10 个月。重要的是，有 14 例患者得到了快速且持久的临床缓解。其他研究报道对于单行放疗的 PCNSL 患者，其中位生存时间为 14.5~40.8 个月（Leibel & Sheline 1987）。

尽管放疗的有效率很高以及能明显延长中位生存期，但是单行全脑放疗的患者中能长期存活的非常少见。文献中仅有少数关于全脑放疗患者长期存活的病例报告（Sagerman et al 1967；Littman & Wang 1975；Leibel & Sheline 1987）。对 PCNSL 患者单独行全脑放疗的 8 项研究综合分析，统计 1 年生存率为 66%，2 年生存率为 43%，5 年生存率仅有 7%（Leibel & Sheline 1987）。

控制疾病所需的放射剂量还不明确。Murray 等（1986）回顾分析了 198 例不同放射剂量相关的反应。对主要肿瘤的放射剂量如下：小于 40Gy（14.0%）、40~50Gy（23.1%）、大于 50Gy（14.3%），另外 38.6% 的病例剂量不明。54 例接受大于 50GY 或以上放疗剂量的患者的中位生存时间是 17 个月，而 144 例接受 50GY 剂量以下患者的中位生存时间为 15 个月，精确的 5 年生存率分别为 42.3% 和 12.8%，差异具有统计学意义（$P < 0.05$）。研究结果表明剂量与反应有显著的相关性，接受大于 50Gy 放疗剂量的患者生存期更长

（Murray et al 1986）。

另外的研究也有类似的结果，发现加大放疗剂量可使推迟治疗失败时间（Berry & Simpson 1981；Michalski et al 1990）。一项 RTOG 的研究试图优化放疗方案，对全脑进行 40Gy 的放疗并对肿瘤及其边缘 2cm 内追加 20Gy 的放疗。然而，结果令人失望，41 例患者的中位生存时间仅为 12.2 个月（Nelson et al 1992）。Laperriere 等（1998）对一组小型病例进行了加速放疗的研究，结果显示中位生存时间为 17 个月。这一结论同样令人失望，而且放疗还产生了明显的神经毒性。

关于最合适的放疗剂量目前仍然没有定论。旧时的研究通常以脊髓复发为由而对患者行全脑脊髓放疗（Sagerman et al 1967；Rampen et al 1980；Mendenhall et al 1983）。在这些研究中，脊髓肿瘤复发作为病情进展的首发表现，其概率在 4%~25%。

Murray 等（1986）总结了 1967—1985 年的病例，发现 6.5% 的患者出现了复发，并表现为脑脊液细胞学阳性和明显的脊髓病变。他还针对这组大样本中的 308 例患者进行了放射量的研究。其中行全脑放疗的为 124 例（40.3%），局部肿瘤放疗的为 16 例（5.2%），全脑脊髓放疗的为 16 例（5.2%）。152 例中未说明具体的放疗方法。结果发现照射量和患者的生存结果没有明确的关系。

脊髓肿瘤复发的患者一般也伴有脑内复发，而且后者比前者能造成更严重的后果。尽管有人主张通过全脊髓放疗以预防脊髓肿瘤的复发，但是可以确定的是现有的鞘内和静脉化疗药物对于预防隐匿性脊髓肿瘤再发已经足够了。其他对于脊髓放疗的质疑还包括对其他部位的放射性损害以及对脊柱和骨盆的骨髓储备的破坏，这些都降低了患者对化疗的耐受度。因此，预防性脊髓放疗的应用越来越少也就不足为奇了。

虽然很多学者主张大体积放疗，但一篇综述对 7 项相关研究进行了回顾，显示接受局限放疗的患者生存期反而更长。只针对肿瘤进行放疗的患者中位生存时间为 39.4 个月，而全脑放疗的患者为 25.3 个月。但正如研究所指出的，这一结果可能仅仅反映了患者选择的偏倚，那些患者之所以接受较小范围照射可能是因为其肿瘤也较局限（Leibel & Sheline 1987）。

由于放疗与化疗的联合应用，使得目前对放疗评判更加复杂。放疗的剂量、体积和时间参数在不同研究之间差异很大。一般而言，大多数中心的全脑放疗的剂量至少 45Gy，还包括针对肿瘤部位追加一次放疗，但不常规进行全脊髓放疗。尽管有着类似的用法推荐，但是对于 PCNSL 规范的放疗剂量和体积仍然缺乏科学依据。

放疗并发症

越来越多的研究报道了进行 45Gy 以上的全脑放疗可能带来放射性副作用，在放疗后的 1 年内有高达 50% 的患者（Correa et al 2004）或至少 75% 的 60 岁以上患者（Abrey et al 1998；Blay 1998）会出现严重神经毒性。正因为此，目前放疗已经不再是 60 岁以上患者的一线治疗方法。

颅脑放疗的并发症一般包括急性毒性反应如恶心、呕吐、头痛和局部皮肤反应。慢性并发症包括脑坏死、白内障以及认知障碍（Leibel & Sheline 1987；Johnson et al 1990）。PCNSL 放疗的并发症无特异性。在 PCNSL 中也并未见到因放疗相关的脑水肿造成症状或体征的急性加重。放射性坏死可能与肿瘤复发不易鉴别，因为二者的好发部位通常一致，比如胼胝体、基底核、丘脑和深部脑白质。因此，局灶性坏死可能需要通过活检来明确诊断（Merchut et al 1985）。

2.15 化疗

目前关于 PCNSL 的最佳治疗方案仍没有达成共识。部分原因可能是缺少随机对照的临床研究，加之病例数少且一致性差。与系统性弥漫大 B 细胞淋巴瘤不同，近几十年内 PCNSL 患者的中位生存时间并没有提高（Panageas et al 2005）。

早期文章报道了鞘内或静脉应用甲氨蝶呤治疗放疗后复发的病变（Herbst et al 1976；Ervin & Canellos 1980）或系统性淋巴瘤侵及颅内的患者（Pitman & Frei 1977；Skarin et al 1977）。患者可能获得长期的完全缓解。

以甲氨蝶呤为基础的化疗是治疗 PCNSL 最有效的方案（Blay et al 1998）。单独放疗曾经是 PCNSL 标准的治疗方案，直到 19 世纪 80 年代不断有研究发现在放疗联合大剂量甲氨蝶呤会显著延长生存期（Ferreri et al 1995；Reni et al 1997），但此方案中的放疗仍然会导致长期的认知功能损害（Abrey et al 1998；Ferreri et al 2003）。

随后，一些研究显示了单行大剂量甲氨蝶呤静脉化疗在 PCNSL 的治疗中的价值。Batchelor

等（2003）在 NABBT 研究中发现该方案有效率达74%，患者无进展生存期为 12.8 个月，而中位生存时间可达 55.4 个月。其研究并未使用放疗。

以甲氨蝶呤为基础的联合化疗方案具有相当高的有效率，大多数病例报告的完全缓解率为60%~100%，且有效率多在 80% 以上，但治疗相关的致死率和致残率较高（Sandor et al 1998）。

目前使用治疗方案为基于大剂量甲氨蝶呤的联合化疗以及全脑放疗。这种方案可以明显地延长患者生存期。研究结果显示患者的中位生存时间可达 40 个月，5 年生存率为 22%（Abrey et al 1998）。

也有研究使用低剂量全脑放疗联合甲氨蝶呤化疗，发现除了无进展生存期延长之外，放疗引起的长期毒性反应也有所减少（Shah et al 2007）。

有证据表明在系统性大 B 细胞淋巴瘤的老年和青年患者中，应用抗 CD20 单克隆抗体（即利妥昔单抗）联合 CHOP（环磷酰胺、阿霉素、长春新碱、泼尼松）方案能显著地延长无进展生存期和总体生存期（Coiffier et al 2002；Pfreundschuh et al 2006），且并未发现联合应用大剂量甲氨蝶呤和利妥昔单抗会导致毒性叠加（Rubenstein et al 2003）。由于 CD20 阳性的大 B 细胞型是 PCNSL 最常见的亚型，故应用利妥昔单抗是合乎逻辑的。尽管该药物穿透进入中枢神经系统的能力有限，但是仍有不少证据支持其应用。

在 PCNSL 疗程的第 1 个月中，肿瘤的血管结构会发生改变，并会导致正常的血 - 脑屏障缺失，其原因是肿瘤细胞的血管趋向性（图 41.4）以及通过细胞因子的作用使通透性增加（Rubenstein et al 2002）。在接受利妥昔单抗治疗的 PCNSL 患者中，可以通过患者的 CSF 重复地对该药物进行检测（Rubenstein et al 2003；Stern 2005）。其他使用利妥昔单抗的治疗方案在初步研究中也取得了令人振奋的结果（Shah et al 2007），但需要随机对照试验来进一步验证。

PCNSL 治疗中的一项内容是破坏患者的血 - 脑屏障（blood brain barrier, BBB）。其目的在于提高肿瘤对化疗药物和单克隆抗体的通透性，从而增强疗效。在 PCNSL 患者中，血 - 脑屏障的通透性仅为一般且并不均一（Neuwelt et al 1982；Rapoport 1988；Blasberg et al 1990）。另外，随着化疗起效，血 - 脑屏障可能恢复完整，从而使药物再无法到达肿瘤。Neuwelt 等（1991）通过在动脉内应用甘露醇破坏 PCNSL 患者的血 - 脑屏障，接着进行为期 1 年的化疗，方案中药物包括甲氨蝶呤、环磷酰胺、丙卡巴肼和泼尼松。整个方案中患者不接受头部放疗。对于接受该方案治疗的17 例患者，中位生存时间为 44.5 个月。与之相比，同期只进行头部外放疗的 11 例患者的中位生存时间为 17.8 个月（P= 0.039）。然而整个化疗过程不仅给患者造成了很大的生理上的压力，也引起了包括卒中在内的严重的急性毒副作用。此外，明显的占位效应是这一疗法的禁忌证。

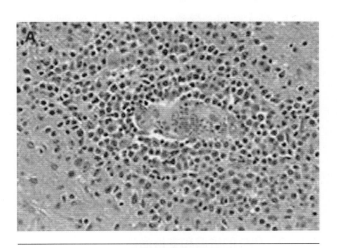

图 41.4　PCNSL 中肿瘤细胞的血管趋向现象

2.15.1　化疗的毒性反应

关于化疗药物的急慢性毒性反应已有详细的阐述（Chabner & Lango 1996）。毒性反应的类型和严重程度取决于所用的药物，而大多数副作用都是可以预见的。急性毒性反应包括骨髓抑制、黏膜炎、脱发、恶心和呕吐。这些毒性反应通常具有自限性，并且多数情况下并不严重。

鉴于化疗能够使 PCNSL 患者获得完全缓解并能改善总体生存期，其长期毒副作用也越来越受到关注。这些慢性副作用可能会严重影响患者的生活质量。化疗造成长期后遗症包括继发恶性肿瘤（由烷化剂所致），蒽环类药物诱导的心肌病，肺纤维化以及年轻患者的不孕不育（Chabner & Lango 1996）。

在 PCNSL 的治疗过程中，一个令人担心的问题是治疗对认知功能的影响。颅脑放疗多少都会造成认知功能下降，而放疗后鞘内注射甲氨蝶呤也会导致脑白质病的发病率升高，继而导致神经、心理方面的损害（Allen et al 1980；Sheline et al 1980；Crossen et al 1992；Wagner et al 1998）。 另有文献报道其他单药或联合化疗方案与放疗结合应用也会造成患者精神状态的轻度恶化（Turrisi 1980；Johnson et al 1990；Correa et al 2004；Correa et al 2008）。

PCNSL患者中血管栓塞的发生率可能会增加。一项对55例患者的回顾性研究显示10例患者（18%）发生了血管栓塞并发症，包括2例肺栓塞（Thorin & DeAngelis 1991）。一组对12例患者的研究报道了一例致命的肺栓塞（Rosenthal et al 1993）。毫无疑问，导致这些患者发生栓塞性疾病的原因是多方面的，尤其是典型的术后风险，恶性肿瘤引起的高凝状态以及一些化疗药物对血栓形成的影响（Lazzato & Schafer 1990）。

血栓栓塞病是一个让临床医师头痛的并发症，这是因为针对其进行抗凝治疗可能有导致颅内出血的风险，并且由于肿瘤的富血管和血管趋向特性，可能使PCNSL患者发生颅内出血的概率更高。尽管有理论上有出血风险，但是并没有在血栓的治疗中发生脑出血的报道（Thorin & DeAngelis 1991）。

2.15.2　化疗的进展和支持治疗

对于新发的PCNSL，许多新颖的治疗方法正在不断地涌现。特别是一些备受关注的药物，如利妥昔单抗和替莫唑胺已经显示出了明确的疗效（Omuro et al 2007；Pfreundschuh et al 2006）。 同样，有研究对大剂量的化疗联合自体造血干细胞移植进行了评估，并认为其可作为PCNSL的一线治疗方案（Brevet et al 2005；Illerhaus et al 2006）。其他方法还包括单独应用大剂量甲氨蝶呤，或在其诱导后使用BEAM或噻替派进行预处理的治疗方案。最大宗的研究纳入了30例患者（Illerhaus et al 2006）。具体诱导方法包括大剂量甲氨蝶呤、阿糖胞苷和噻替派，而预处理则由噻替派、BCNU和WBRT组成。结果显示治疗有效率为65%，经过63个月的随访患者3年的总体生存率为87%。治疗相关的死亡率则为3%。

尽管报道的数据显示，这些化疗方案有效率很高（64%~82%），但是总体生存率仍然较低，为55%~87%，而治疗相关死亡率可高达26%。

2.16　伴随症状的处理

PCNSL的一个显著的影像学特点是尽管肿瘤很大，但水肿和占位效应相对较轻。因此颅内压增高和脑积水等伴随症状不常见。即便存在也会因PCNSL对激素、化疗和放疗高度敏感而快速消退。

在少见的情况下，如果组织病理诊断不明且相关并发症急需处理，则应立即进行针对性治疗。这时放疗和化疗的选择取决于可用性、经验和个人偏好，而不是根据文献报道的优劣进行选择。也可使用皮质激素来缓解急性症状。

在非常罕见的情况下，若没有病理诊断且并发症急需处理，可考虑静脉应用激素，这会导致肿瘤快速溶解，从而可能不需要其他的紧急处理。但是在病情缓解后应尽快行活检以明确诊断。

2.17　治疗失败的形式

大多数PCNSL患者最终都会出现病情复发。以往研究报道的复发率在60%~80%（Loeffler et al 1985）。随着化疗的出现并成为基本治疗的一部分，近期的报告显示肿瘤的复发率下降为0%~50%，但是随访的时间却明显缩短（Gabbai et al 1989；Shibamoto et al 1990；Socie et al 1990；Neuwelt et al 1991；DeAngelis et al 1992a；Rosenthal et al 1993；Tomlinson et al 1995；Glass et al 1996；Trans-Tasman Radiation Oncology Group 1996；Cher et al 1996；Brada et al 1998；Wagner et al 1998）。

复发可能出现在四个典型的部位：脑内、脊髓、眼和全身。很多学者认为复发的形式在某种程度上取决于最初的治疗方法。因此，只接受全脑放疗的患者比行脊髓放疗和化疗的患者更容易出现脊髓和全身的复发。但是脊髓和全身复发率本就明显低于脑内，且考虑到病例数很少，所以该观点尚未得到证实。

对常规使用化疗前的大宗病例进行回顾后发现主要的复发部位在脑内。据统计，高达90%的复发局限于脑内。Nelson等（1992）综合了多组研究数据共254例复发患者，脊髓复发仅占4%，远隔部位复发率为7%。

有许多关于PCNSL在远隔部位复发的报道，这些部位包括纵隔、肺、肾脏、睾丸和心肌（Benjamin & Case 1980；Loeffler et al 1985）。事实上，这些所谓的"全身复发"可能是全身疾病的进展（因淋巴瘤本身就是全身性疾病），而并非 PCNSL 的远隔复发。以往的研究没有条件进行 CT 或 MRI 检查，以至于那些小的全身性肿瘤无法检出，这就导致所谓的 PCNSL 远隔复发可能一开始就是全身性 NHL 合并脑内病变。尽管存在语义上的问题，但是仍应该在患者初诊时进行全面的分期评估以明确 PCNSL 与全身复发的先后顺序。

能够显著影响 PCNSL 预后的因素仍不明确。Pollack 等（1989）在一组 PCNSL 患者中对预后因素进行了多变量分析。结果显示生存期延长与以下因素有关：年龄小于 60 岁，良好的生活能力，肿瘤局限于大脑半球内，进行至少 40Gy 的颅脑放疗和辅助化疗。然而，这些结论是从 10 年内仅仅 27 例患者中得出的。另一方面，Neuwelt 等（1991）对他们的数据分析后发现唯一重要的预后因素是生活能力。

Blay 等（1998）对 53 例免疫正常的 PCNSL 患者进行了研究，并通过多变量分析评估预后影响因素。结果表明以下特征可以延长患者的生存时间：脑脊液蛋白含量 <0.6g/L，良好的生活能力和大剂量甲氨蝶呤化疗。一项对 226 例患者的回顾性分析也发现年龄、生活能力、CSF 蛋白和大剂量甲氨蝶呤化疗是影响预后的因素（Wagner et al 1998）。Tomlinson 等（1995）对 89 例 PCNSL 患者进行了多变量分析，并列出了四项预后不良因素，即年龄大于 60 岁，一级亲属有癌症病史，局灶性神经功能损害和肿瘤侵及室管膜。有趣的是，该研究显示化疗并不能带来生存收益。

根据其他颅内肿瘤和系统性 NHL 的数据分析可以对 PCNSL 患者提出直观的假设。系统性 NHL 患者的预后不利因素包括高龄，生活能力差，LDH 升高，侵袭性的组织亚型，病变累及范围广，初始治疗无法达到完全缓解（Shipp et al 1992）。人们可能会理所当然地认为这些标准也同样适用于 PCNSL 患者，但是这种猜测目前尚未得到证实。

2.18 疾病复发的处理

对于复发或者无效的患者而言，目前尚无二线治疗方案的推荐（Reni et al 1999）。以前在颅脑放疗的作为 PCNSL 的主要治疗手段时，如果肿瘤出现复发或疗效不佳则可以将化疗作为二线治疗。然而，现在化疗已经成为多数患者的主要治疗方法，因此当肿瘤复发时二线治疗的选择不多。大剂量的全脑放疗有很好的缓解率，但是患者总体生存期不佳。Nguyen 等对 27 例复发患者进行全脑放疗，发现 20 例有效，但是生存期仅为 10.9 个月（Nguyen et al 2005）。其他研究也显示了挽救性放疗可以有效地控制复发性肿瘤（Hottinger et al 2007；Plotkin et al 2004）。

有些学者尝试应用大剂量甲氨蝶呤、CVP 和新型化疗药物如替莫唑胺和托泊替康进行再次化疗。其中最有效的方法是 Plotkin 等采用的大剂量甲氨蝶呤（$\geq 3g/m^2$）方案（Plotkin et al 2004），22 例患者中有 20 例效果显著，首次复发后总体生存期达到了 61.9 个月。Soussain 等（2008）应用挽救性化疗和自体干细胞移植治疗复发的 PCNSL，并得出了令人振奋的结果。其他学者也在小型研究或病例报告中应用了挽救性化疗，包括替莫唑胺和鞘内注射利妥昔单抗（Enting et al 2004；Reni et al 2007；Rubenstein et al 2008）。

2.19 治疗效果

在常规使用化疗之前，PCNSL 患者鲜有长期存活的情况。1986 年，Murray 等报告了 693 例患者中的 56 例（8%）生存期超过 8 年，但只有 21 例（3%）超过 5 年。生存期最长为 16.5 年，患者是一个初诊年龄为 2 个月的婴儿。

自从应用化疗以来，PCNSL 患者的生存期得到了显著延长。最近的化疗研究显示，患者的无病生存率为 40%~100%，观察时间为 4 个月至 5 年（表 41.5）。多数的研究均报告中位生存时间超过 2 年。其中一项报告通过长期随访发现中位生存期可达 42 个月，5 年生存率为 22.3%（Abrey et al 1998）。尽管这些研究取得了不错的结果，但是在长期生存的患者中有近 50% 的患者在诊断后 5~12.5 年出现复发（Murray et al 1986）。因此，鉴于 PCNSL 患者常可出现晚期复发，在判断患者痊愈或评估某种治愈性方案时，都应十分慎重。

3 AIDS 相关 PCNSL（AR-PCNSL）

20 世纪 80 年代早期，人们发现侵袭性 NHL 病例增多与 AIDS 高危人群有关（Ziegler et al 1982；Ziegler et al 1984；Ross et al 1985）。此后不久 AIDS 和 NHL 的关系就得到了证实。1985 年，

表 41.5　PCNSL 的复发率，无进展生存期和不同治疗方法的总体生存期

研究	患者（n）	治疗方案	有效率（CR+PR）（%）	中位 PFS（月）	中位 OS（月）
单用放疗					
Nelson et al 1992	41	40Gy WBRT+20Gy 局部强化	NA[a]	NA	12.1
Shibamoto et al 2005	132	40Gy WBRT	NA	NA	18
放疗 + 化疗					
Abrey et al 2000	52	MPV（甲氨蝶呤 3.5g/m^2）+ 阿糖胞苷（3g/m^2）±45Gy WBRT	94	NA	60
Ferreri et al 2001	13	MPV（甲氨蝶呤 3g/m^2）+36~45Gy WBRT+ 局部强化	92	NA	≥ 25
DeAngelis et al 2002	102	MPV（甲氨蝶呤 2.5g/m^2）+ 鞘内注射甲氨蝶呤 +36~45Gy WBRT	94	24	36.9
Poortmans et al 2003	52	MPV（甲氨蝶呤 3g/m^2）/ 替尼泊苷 / 卡莫司汀 + 鞘内注射甲氨蝶呤 + 鞘内注射阿糖胞苷 +30Gy WBR +10Gy 局部强化	81	NA	46
Omuro et al 2005	17	MPV（甲氨蝶呤 1g/m^2）/ 噻替派 / 丙卡巴肼 + 鞘内注射甲氨蝶呤 +41.4Gy WBRT+14.4Gy 局部强化	88	18	32
多药化疗					
Abrey et al 2000[b]	22	MPV（甲氨蝶呤 3.5g/m^2）+ 阿糖胞苷（3g/m^2）+ 鞘内注射甲氨蝶呤	NA	NA	33
Pels et al 2003	65	MPV（甲氨蝶呤 5g/m^2）+ 阿糖胞苷（3g/m^2）+ 异磷酰胺 / 长春新碱 / 环磷酰胺 + 鞘内注射甲氨蝶呤 + 鞘内注射阿糖胞苷	71	21	50
Hoang–Xuan et al 2003[b]	50	MPV（甲氨蝶呤 1g/m^2）+ 罗莫司汀 / 丙卡巴肼 + 鞘内注射甲氨蝶呤 + 鞘内注射阿糖胞苷	71	21	50
单用 MTX					
Batchelor et al 2003	25	甲氨蝶呤（8g/m^2）	74	12. 8	≥ 22.8
Herrlinger et al 2005	37	甲氨蝶呤（8g/m^2）	35	10	25

摘自 DeAngelis 2006

PFS，无进展生存期；OS，总体生存期；MPV，甲氨蝶呤，丙卡巴肼，长春新碱；NA，未提供；WBRT，全脑放疗

[a] 排除放疗期间疾病进展的患者，共有 26 例患者进行了 CT 评估：62% 的患者获得完全缓解（CR），19% 近乎完全缓解，19% 部分缓解（PR）；[b] 超过 60 岁的患者

疾病控制中心（Centers for Disease Control，CDC）将播散性高级别淋巴瘤和 PCNSL 归入 AIDS 的内容。目前新诊断的 AIDS 患者约有 3% 罹患 NHL，这也是 AIDS 患者中第二常见的恶性肿瘤，仅次于卡波西肉瘤。AIDS 患者发生 NHL 的相对危险比正常人高 60 倍，而在 20 岁以下的患者中，这种风险将增加 360 倍（Beral et al 1991；DeWeese et al 1991；Rabkin et al 1991）。

AIDS 相关 NHL（AR–NHL）具有典型的但非特征性的临床病理表现。这些表现在许多方面不同于一般的 NHL，包括播散性或淋巴结外病变的发生率以及高级别 NHL 明显增多。AR–NHL 患

者伴有中枢神经系统受累更为常见，有报告称比例高达50%。此外，AIDS患者中PCNSL发病率也显著升高（Snider et al 1983；Ziegler et al 1984；Gill et al 1985；Monfardini et al 1990；Beral et al 1991；Hamilton-Dutoit et al 1991）。

AIDS相关PCNSL（AR-PCNSL）迅速成为一个严峻的临床问题。1985年Levy等回顾了1 286例AIDS病例，发现患者群体中0.6%在诊断时就存在PCNSL，而又有1.9%的患者最终罹患PCNSL（Levy et al 1985）。Baumgartner等（1990）估计到1986年为止AR-PCNSL已经比免疫正常人群中的PCNSL更为常见，而到1991年AR-PCNSL的发病率将有可能超过低级别的星形细胞瘤，并几乎与脑膜瘤一样普遍。实际上，患脑内NHL的AIDS病人数量可能更多。一些患者在确诊AIDS后才发现脑内病变，因此没有报告给流行病数据采集中心，如疾病控制中心。另外，多达84%的AR-PCNSL是在尸检时诊断的（MacMahonc et al 1991）。

在1989年7月之前，上报至CDC的97 258例AIDS患者中有2 824例诊断为AR-NHL，其中PCNSL 548例（19.4%）（Beral et al 1991）。AIDS患者罹患PCNSL的相对风险比正常人高1 000倍以上。其他中心也报告了类似的发现，在HIV感染的患者中PCNSL占所有NHL的18%~42%（Ziegler et al 1982；Monfardini et al 1988；Formenti et al 1989；Ioachim et al 1991）。

Gail等预测1992年全美国将有8%~27%的淋巴瘤病例为HIV感染所致（Gail et al 1991）。原因有两个：首先，HIV感染的患者的绝对数量在持续增长；其次，由于抗反转录病毒药物的应用和对机会性感染的良好控制使得患者生存期延长，进而导致淋巴瘤的患病机会大大地增加。

一些研究表明，NHL的发病风险随着时间发展而增高。Pluda等（1990）针对接受齐多夫定抗病毒治疗的AIDS患者评估了其罹患NHL的风险。经过24个月的治疗，患淋巴瘤的概率为12%，而到3年时的概率则为29%。与之相比，一项对接受齐多夫定治疗的1 030例患者的研究发现NHL的患病概率要小得多（在2年时为3.2%）（Moore et al 1991）。尽管罹患NHL的绝对风险难以确定，但毫无疑问的是HIV感染患者的生存期越长，其越有可能患淋巴瘤。据此可以推测AR-PCNSL的发病率也会升高。

新的治疗方法例如蛋白酶抑制剂的应用已经明显改变了HIV相关疾病的发展过程。这些药物降低了AIDS相关疾病的致残率和致死率。特别是机会性感染和AIDS相关恶性肿瘤的发生率明显下降（Palella et al 1998）。但是这些方法对AR-PCNSL的发病率的影响尚不明确。

3.1　临床表现

AR-PCNSL的临床表现与免疫功能正常人群的PCNSL相似（Gill et al 1985；So et al 1986；Formenti et al 1989；Baumgartner et al 1990；Goldstein et al 1991）。最明显的不同是前者发病年龄轻和预后差。其他可以区分二者的特点是AR-PCNSL患者的B症状发生率更高且生活能力更差（Diamond et al 1990；Remick et al 1990）。从HIV感染到罹患淋巴瘤的潜伏期大约为50个月，这与AIDS相关的机会性感染时间类似（Beral et al 1991）。获得HIV感染的方式似乎并不影响AR-PCNSL的发病风险（Beral et al 1991）。

AIDS患者常常同时或单独出现脑内病变，这给诊断带来了很大的困难。中枢神经系统病变是AIDS的常见表现，约40%的AIDS患者会在病程某些阶段出现严重的神经症状。高达10%的AIDS患者的首发症状即是神经系统损害（Snider et al 1983；Moskowitz et al 1984；Levy et al 1985）。另外，尸检发现55%~95%的AIDS患者都存在中枢神经系统病变（Snider et al 1983；Moskowitz et al 1984；Levy et al 1985）。

3.2　影像学特征

AR-PCNSL的CT表现可能与免疫功能正常者的PCNSL明显不同。通常肿瘤体积较大、中间呈低密度、伴有环形或目标强化及瘤周水肿，但占位效应较轻。Lee等（1986）发现肿瘤在影像学上的环形强化和中心低密度其实在病理上反映了肿瘤中心的坏死及活跃于外周的肿瘤细胞。有30%~40%的AR-PCNSL在CT或MRI影像学上呈现出多中心、多病灶的特点（Lee et al 1986；Sze et al 1987；Poon et al 1989）。一项研究表明，肿瘤在增强CT上呈局灶性强化且伴室管膜下播散，在平扫CT上呈高密度，这些特点是区别AR-PCNSL与弓形体病最可靠的依据（Dina 1991）。尽管在CT上表现典型，但凭借CT检查尚不能做出AR-PCNSL的诊断。

通过CT对AR-PCNSL进行影像学检查会有

很小的概率得出假阴性的结果。许多研究均报道了 CT 扫描正常的患者却在 MRI 检查及尸检中发现了病变（So et al 1986；Levy et al 1985；Sze et al 1987）。其中一项研究发现有 7% 的 AR-PCNSL 患者 CT 表现为阴性，而在不久后的尸检中才明确诊断（Ciricillo & Rosenblum 1990）。AR-PCNSL 的 MRI 表现也不具有特异性。其典型表现是肿瘤边界不清，在 T_1 加权像上呈低信号，T_2 加权像呈高信号（Sze et al 1987）。通过与尸检结果对比发现，MRI 在对颅内病变中的定位诊断上比 CT 更加敏感。尽管如此，但 MRI 检查仍可能会出现极少数的假阴性结果。

如果患者同时存在颅内占位病变，那么通过 CT 或 MRI 诊断 AR-PCNSL 则变得更加困难。例如颅内弓形体病，其在 CT 和 MRI 上也表现为多发、双边环状或结节样强化灶，伴有轻度至中度水肿及占位效应。且与 AR-PCNSL 一样，该病也好发于皮髓质交界处和基底核区（Lee et al 1986；Poon et al 1989；Kupfer et al 1990）。虽然 AR-PCNSL 在 CT 及 MRI 上表现是非特异性的，但是一般孤立性病变多考虑为 AR-PCNSL，而多发病灶则更像是弓形体病的典型表现。一项对 MRI 上 17 例孤立病变的研究表明，其中 12 例（71%）最终诊断为 PCNSL，而在多发病变中该比例仅为 34%（Ciricillo & Rosenblum 1990）。

然而，令人不解的是，颅内多发病灶可能会包含两种不同疾病（Levy et al 1985），因此大多数学者对其影像学诊断持谨慎态度，并推荐根据临床需要行活检术来明确诊断。AR-PCNSL 的 CT 及 MRI 影像学表现不仅与免疫功能正常者的 PCNSL 有所不同，而且与脑弓形虫体或某些情况下与其他颅内病变没有本质区别。尽管如此，新的研究表明 MR 灌注成像及 ^{201} 铊 SPECT 扫描可能有助于二者间的鉴别诊断（Ernst et al 1998；Kessler et al 1998）。有趣的是，最近数据显示在 1991—1996 年间脑弓形体病的发病率有显著下降趋势，而 AR-PCNSL 却增长了 3 倍（Ammassari et al 1998）。

当 AIDS 相关的系统性淋巴瘤累及中枢神经系统时，其主要会侵犯脑膜而并非脑实质。在这种情况下，CT 及 MRI 检查通常作用不大。极少数情况下，系统性淋巴瘤也会侵及脑实质，这时其 CT 及 MRI 影像学表现则与 AR-PCNSL 相同（Sze et al 1987）。据报道，病变也可能出现在其他部位如硬膜外并可导致脊髓压迫。

3.3 实验室检查

脑脊液的实验室检查对 AR-PCNSL 的诊断意义十分有限。许多研究报道了脑脊液中非特异性的表现，如蛋白含量升高，细胞数增加，糖含量降低。但即使具有细胞技术及免疫组织化学技术，我们也很难发现一些具有诊断价值的细胞学异常。

3.4 病理

HIV 病毒感染本身可以被看作是一种淋巴瘤癌前病变。它可以引起 B 淋巴细胞活化，从而导致血清免疫球蛋白及循环免疫复合物水平升高（Schnittman et al 1986）。B 淋巴细胞增殖是由 HIV 病毒的致有丝分裂特性所致，可能伴有一些细胞因子的释放，如白细胞介素 6 和白细胞介素 10。此外，也有可能是一种抗原特异性反应（Benjamin et al 1991；Pluda et al 1991；Bower 1992；Roithmann & Andrieu 1992）。其他参与 AR-NHL 发病的因素还包括 p53 突变（Gaidanoet al 1991）及 13q34 出现继发的非随机性染色体异常（Berger et al 1989）。但没有证据表明 HIV 病毒本身直接参与了 B 淋巴细胞的恶性转化。不论是通过 Southern 印记还是 PCR 技术，都没有在 AR-NHL 中发现 HIV 的分子成分（Levine 1992）。

AR-PCNSL 可能累及脑组织任何部位，但临床最常见的是大脑半球、小脑和脑干。AR-PCNSL 常常会侵袭脑膜，而非 AR-PCNSL 则与此相反（Gillet al 1985；So et al 1986）。大体病理上，非 AR-PCNSL 与 AR-PCNSL 通常难以区别。但相比较而言，AR-PCNSL 常表现为多中心及体积大的病变，有报道其直径可达 3cm 以上（Gill et al 1985；MacMahon et al 1991）。

AR-PCNSL 最常见的病理类型为免疫母细胞型和弥漫性大 B 细胞淋巴瘤，少部分为 Burkitt 淋巴瘤（Gill et al 1985；So et al 1986；Baumgartner et al 1990；Goldstein et al 1991；MacMahon et al 1991；Raphael et al 1991；Levine 1992）。肿瘤可呈多形性，包括小裂细胞至大的免疫母细胞等多种成分（So et al 1986）。因此，对于某一具体的肿瘤有时很难根据国际工作组分类进行准确的界定。

AR-PCNSL 病理亚型与 AR-NHL 不同，后者有 80%~90% 都是高级别肿瘤，且其中大约 30% 是 Burkitt 淋巴瘤（Kaplan et al 1989；Hamilton-Dutoit et al 1991；Roithmann & Andrieu 1992）。在非 AIDS 系统性 NHL 中高级别肿瘤的发生率仅为 10%~15%（Rosenberg et al 1982）。相比之下，在 AR-NHL 中，肿瘤很少为中间级别，低级别肿瘤更是罕见（Levine 1992）。

免疫组织化学结果显示 AR-PCNSL 起源于 B 淋巴细胞（So et al 1986；Roithmann & Andrieu 1992）。当然在 AIDS 患者中也有 T 淋巴细胞性 NHL 的病例报道，但与非 AIDS 人群相比，其发病率并无升高趋势。类似地，偶有报道可见蕈样肉芽肿、淋巴母细胞淋巴瘤、HTLV-1 相关性 T 细胞白血病和 T 细胞淋巴瘤，但这些疾病在 AIDS 患者中的发病率亦无明显增加（Levine 1992）。此外，也没有证据表明这些不常见的肿瘤类型在 AR-PCNSL 中的比例发生改变。

Burkitt 淋巴瘤占 AR-NHL 的 1/3（Ziegler et al 1984；Bower 1992；Roithmann & Andrieu 1992），占 AR-PCNSL 的 20%~50%（So et al 1986；Baumgartner et al 1990）。它与其他 AR-NHL 亚型的不同主要体现在两个方面：第一，它可出现在疾病发展的任何一个阶段，包括辅助性淋巴细胞（CD4 细胞）水平正常时。一项研究发现，该病确诊时 CD4 细胞数量的中位数为 266（范围 22~1 198），而其他 AR-NHL 类型，如弥漫性大 B 细胞淋巴瘤，该数值则为 112（范围 0~1 125）（Roithmann et al 1991）。第二，相比于 NHL 的其他类型，Burkitt 淋巴瘤更常见于 AIDS 综合征的首发表现（Boyle et al 1990；Roithmann et al 1991）。

几乎所有 AIDS 相关的 Burkitt 淋巴瘤都存在典型的 t（8；14）染色体易位，也有少数病例为 t（2；8）和 t（8；22）染色体易位（Whang-Peng et al 1984；Roithmann & Andrieu 1992）。进一步对染色体易位断点的分析显示，大多数 AR-NHL 的染色体易位断点出现在 8 号染色体上 myc 基因的第一外显子，以及 14 号染色体上免疫球蛋白 H 基因连接区之间的转换序列。这些分子水平的改变表明 AIDS 相关的 Burkitt 淋巴瘤是典型的散发型表现，并不是非洲地区特有的类型（Subar et al 1988；Shiramizu et al 1991）。

3.5 治疗计划

AR-PCNSL 的治疗方式主要取决于患者

AIDS 的进展情况。使用高活性抗反转录病毒疗法（highly active anti-retroviral therapy，HAART）可取得良好的治疗效果（Aboulafia et al 2007）。但是必须指出，对于已经开始 HAART 的患者，AR-PCNSL 的治疗只是姑息性的而并不能治愈疾病。因此，仔细评估患者的生活能力及其他 AIDS 相关疾病的可能结局是十分重要的。治疗目的应该是缓解症状。经过治疗一些患者可能存活更长时间。

尽管目前没有明确的指南来区分何种患者应该积极治疗而何种则不适合，但必须强调延长患者生存期不应以牺牲患者生活质量为代价。很显然，对于 PCNSL 患者而言，如果 CD4 细胞计数正常且生活能力良好，那么其治疗方案应不同于一个处于终末期及合并机会性感染的 PCNSL 患者。

3.6 放疗

诸多研究都提到了使用放疗来治疗 AR-PCNSL（表 41.6）。颅脑放疗通常会在临床上和影像上产生一定的效果，但其有效时间很短，据报道放疗后患者的中位生存期仅为 3~5 个月（Rosenblum et al 1988；Formenti et al 1989；Baumgartner et al 1990；DeWeese et al 1991；Goldstein et al 1991；Donahue et al 1995）。近来研究仍然推荐将 WBRT 作为 AR-PCNSL 的标准治疗方案（Newell et al 2004）。

由于缺乏放疗剂量对应疗效的研究，因而不同中心所使用的剂量各有不同，而且对于最佳剂量仍有待于进一步探讨。部分学者曾尝试评估不同放疗剂量对 AR-PCNSL 患者的疗效，但研究结果并不一致。一些研究发现大剂量的放射治疗可以明显延长患者的生存期（Formenti et al 1989）。其他研究则表明，患者生存主要取决于其发病时的生活能力，而生活能力良好者可以考虑接受更高剂量的放射治疗（Goldstein et al 1991）。

考虑到放疗对于 AR-PCNSL 仅是姑息性治疗，故其疗程应尽可能地缩短。因此，部分学者建议全身状况较差的患者应接受 2 周内总剂量为 30Gy 的放疗（Cooper 1989），甚至是更短的方案，即 1 周内总剂量为 20~25Gy 的放疗方案（Goldstein et al 1991）。针对那些生活能力良好且无机会性感染的患者，可以给予更长时间或更多分割的放疗方案。

通过比较免疫功能正常的 PCNSL 和 AR-

PCNSL 患者，可以发现 AIDS 患者放疗效果差，症状缓解不理想以及生存期明显缩短（Formentiet al 1989；DeWeese et al 1991）。正因为此，其至有学者对在这些预后不良的患者中使用这种耗时长且效果差的治疗方法提出了质疑（DeWeese et al 1991）。

表 41.6　AR-PCNSL 的放疗

研究者	年份	病例数（n）	剂量（rads）	中位生存期（月）
Donahue 等	1995	32	3 000	2.1
Goldstein 等	1991	17	3 500	2.4
DeWeese 等	1991	7	3 000	2.2
Baumgartner 等	1990	55	4 000	3.9
Formenti 等	1989	10	4 200	5.5
Rosenblum 等	1988	7	4 057	3.1

引自 DeWeese 等（1991）

3.7　化疗

化疗已很少用于治疗 AR-PCNSL。虽然全身静脉化疗或鞘内化疗可与放疗产生协同效应，但目前并没有证据证实化疗对 AR-PCNSL 有效。在严重的艾滋病相关性免疫缺陷面前，化疗所带来的额外免疫缺陷负担限制了其使用。化疗或许可以用来治疗那些全身状况良好，辅助性 T 细胞水平相对正常，没有合并机会感染的患者。

3.8　预后

化疗已经很少用于治疗 AR-PCNSL。尽管全身或鞘内化疗可以对颅脑放疗起到辅助作用，但其有效性仍不明确。对于 AIDS 所致的严重免疫缺陷，化疗可能使情况雪上加霜，并因此限制了其应用。目前化疗可能仅适用于生活能力良好，辅助 T 细胞水平正常且无机会性感染的患者。

3.9　生存情况

尽管对 AR-PCNSL 治疗的意愿很强烈，但是患者的预后却非常差。一项对 247 例 AR-PCNSL 患者的回顾显示中位生存期为不足 3 个月，而报道的最长生存时间为 28 个月（Remick et al 1990）。

患者要么死于失控的淋巴瘤进展，要么死于其他 AIDS 相关疾病，如机会性感染。然而，研究发现 HAART 的应用已经显著改善了此类患者的预后（Haldorsen et al 2008；Newell 2004）。

4　其他类型 PCNSL

4.1　移植相关的 PCNSL

首次发现免疫抑制与 NHL 的关系是在肾移植患者中（Schneck & Penn 1971；Penn & Starzl 1972；Hoover & Fraumeni 1973；Barnett & Schwartz 1974）。全身性 NHL 是除非黑素瘤皮肤癌和宫颈原位癌之外，最常见的移植相关恶性肿瘤，其可见于任何一种器官移植术后的患者（Hanto et al 1981；Penn 1987；Nalesnik et al 1988）。在肾移植患者中，NHL 的发病率比相同年龄和性别的普通人群高 28~50 倍（Hoover & Fraumeni 1973；Kinlen et al 1979；Riggs & Hagemeister 1988），而在心脏移植患者中，其术后发生全身性 NHL 的概率在 3.5%~4.6%（Weintraub & Warnke 1982；Gratten et al 1990）。移植后 NHL 发病率取决于器官类型和由预防排斥引起的免疫抑制的程度（Aisenberg 1991）。许多研究关注了这些淋巴瘤的特点，尤其是 PCNSL，发现其几乎都是高级别和中间级别肿瘤，霍奇金淋巴瘤非常罕见。

以往观点认为 PCNSL 约占所有移植相关性淋巴瘤的 25%。此外，另有 10% 的全身性淋巴瘤累及中枢神经系统并通常表现为软脑膜病变（Riggs & Hagemeister 1988）。有研究报道 PCNSL 的比例更高，即将近 50% 的移植相关性淋巴瘤发生于脑内（Schneck & Penn 1971；Hoover & Fraumeni 1973）。与正常人群相比，器官移植患者罹患 PCNSL 的风险明显增加。有学者估计其风险可升高 350 倍（Penn 1981）。患者从移植手术后到诊断为 PCNSL 的中位时间为 5.5~46 个月（Schneck & Penn 1971；Hoover & Fraumeni 1973；Hochberg & Miller 1988）。一项研究发现，器官移植术后出现 PCNSL 的时间明显短于全身性淋巴瘤，其中位时间分别为是 16.5 个月和 30.4 个月（Schneck & Penn 1971）。

随着环孢素纳入标准的移植后免疫抑制治疗方案中，移植相关性淋巴瘤发生了一系列的显著变化。第一，结外病变发生率降低，且与以往的免疫抑制方案相比，脑组织受累的情况明显减少。Penn 通过研究发现在接受环孢素免疫抑制治疗的器官移植患者中，只有 3% 的移植相关性淋巴瘤局限于脑内。部分学者猜测移植相关性淋巴瘤的发病率与环孢素的剂量是相关的。因此，其发病率的降低可能与所用环孢素的标准剂量更低和血浆监测水平的提高有关（Gratten et al 1990）。

环孢素带来的第二个变化是与传统免疫抑制剂相比，前者引发淋巴瘤的时间更短。有研究报道至淋巴瘤发病的中位时间只有 12 个月，远短于使用其他免疫抑制剂的 44 个月（Penn 1987）。

尽管移植相关淋巴瘤的组织类型多样，但是所报道的大多数都是 B 细胞来源（Hanto et al 1981；Weintraub & Warnke 1982；Nalesnik et al 1988）。目前淋巴瘤发生机制尚未阐明，但公认的理论是多数恶性的单克隆淋巴瘤均由 B 细胞最初的多克隆扩增而来（Penn 1981；Cleary et al 1988；Riggs & Hagemeister 1988；Aisenberg 1991）。另一方面，部分学者认为移植相关性淋巴瘤可分为多形性弥漫性 B 细胞增生症和多形性弥漫性 B 细胞淋巴瘤（Frizzera et al 1981；Hanto et al 1981, 1982）。

关于移植后淋巴瘤，特别是 PCNSL 的发病因素存在许多猜测。虽然目前淋巴瘤的致病机制尚不清楚，但是有证据显示其可能与免疫监视能力下降和慢性抗原刺激的综合作用相关。其他一些因素包括长时间使用硫唑嘌呤和终末器官衰竭，至少是在心脏移植患者中（Anderson et al 1978；Weintraub & Warnke 1982；Riggs & Hagemeister 1988）。移植相关性全身性淋巴瘤的发病率似乎不受供体或受体的性别，抗胸腺细胞球蛋白的应用，排斥危象的次数，供体 - 宿主的组织相容性，是否进行肾移植以及终末器官衰竭等因素的影响（Riggs & Hagemeister 1988）。对于这些结果能否用于判别移植后 PCNSL 的危险因素，目前尚不得而知。

移植相关性 PCNSL 的治疗

目前，针对移植相关性 PCNSL 尚无最佳治疗方法。以往此病给人的印象是预后极差，几乎所有患者都在数月内死于肿瘤进展（Schneck & Penn 1971）。和移植相关的全身性淋巴瘤一样，移植相关 PCNSL 的治疗方法包括放疗、化疗，减少免疫抑制的使用以及抗病毒治疗等（Hanto et al

1982；Starzl et al 1984；Nalesnik et al 1988；Locker & Nalesnik 1989）。照理来讲，其治疗方案应该至少与免疫正常者 PCNSL 的治疗方案一致，并应额外减少免疫抑制治疗。总体来说，移植相关性 PCNSL 的临床治疗效果尚不清楚，且目前亦无最佳治疗方案。

4.2 继发性中枢神经系统淋巴瘤

中枢神经系统淋巴瘤可能继发于全身性淋巴瘤，大型病例研究显示有 7%~29% 全身性淋巴瘤患者都存在脑部受累的临床或病理证据（Haerni-Simon et al 1987；Liang et al 1989；Haddy et al 1991）。几乎所有病例都与全身性疾病的复发或进展相关；单独的中枢神经系统复发不仅非常少见，且通常不久之后就会出现全身性复发（Johnson et al 1984；Haerni-Simon et al 1987；Liang et al 1989）。

通过回顾性多因素分析发现，许多因素都与淋巴瘤在中枢神经系统的复发相关。这些因素包括不良病理类型（Burkitt 淋巴瘤和淋巴母细胞 NHL），LDH 水平升高，Ⅳ 期淋巴瘤，B 症状（发热、消瘦、盗汗）。一些特殊部位受累也可能与脑内病变的发生相关，如睾丸、骨髓、骨、眼眶、外周血和鼻窦（（Johnson et al 1984；Perez-Soler et al 1986；Haerni-Simon et al 1987；Liang et al 1989, 1990b）。

继发性中枢神经系统淋巴瘤几乎均侵及脑膜或脊膜，而脑实质一般不受累。因此，其症状和体征充分反映了这一特点。患者常出现头痛，脑膜炎，脑神经麻痹，精神状态改变，感觉和运动障碍及神经根麻痹等（Haerni-Simon et al 1987；Liang et al 1989；Zimmerman 1990）。

除了疾病好发部位不同，继发性中枢神经系统淋巴瘤的影像学表现与 PCNSL 基本一致。MR 平扫及增强扫描可以清晰地显示脑膜病变，可以用于评估疑诊为继发性脑或脊髓的淋巴瘤患者，尤其在 CT 无法诊断时。相比于 MRI，其他一些检查方式如脊髓造影对发现脑膜病变的敏感性较低（Zimmerman 1990）。

大多数继发性脑内 NHL 为高度恶性淋巴瘤或弥漫性大 B 细胞淋巴瘤（根据国际工作组分类标准）。在低级别淋巴瘤中，有不到 2% 的病例出现脑内受累。由于继发性中枢神经系统淋巴瘤容易累及脑膜组织，故高达 50% 患者的脑脊液细胞学检查有阳性发现（Young et al 1979；Haerni-Simon et al 1987；Liang et al 1989）。

继发性脑内 NHL 的治疗需要同时考虑脑部病灶和全身性疾病两个部分。由于目前研究还没有发现最佳治疗方案，故一般都是根据患者的具体情况给予个体化治疗。对于那些全身状况良好的患者，可以采取更加积极的治疗方案，至少应该包括全身联合化疗及针对脑部病灶的治疗。照理来讲，可以参照 PCNSL 的治疗方案对脑内淋巴瘤进行治疗，但考虑到肿瘤容易侵袭脑膜组织，故鞘内化疗可能是最佳的选择。

对于继发性脑内 NHL 的高风险患者，预防性治疗措施的作用与急性淋巴细胞性白血病（也容易侵及脑内）相比并不明确。高级别全身性 NHL 的规范化治疗包括一些中枢神经系统预防措施，如对高危患者鞘内注射甲氨蝶呤。Bernstein 等（2009）研究了侵袭性 NHL 患者的发病率、自然病史及中枢神经系统复发的危险因素。1993 年，一项随机试验研究（SWOG 8516）对恶性 NHL 患者中 CNS 预防性治疗的有效性进行了评估。在经过了 20 年的随访后，结果显示 CNS 复发的累积发病率为 2.8%，而非 CNS 复发者为 55.0%。

所有出现 CNS 复发的患者均在 1 年内死亡；16/25 例患者是在化疗过程中或治疗后 1 个月出现 CNS 复发；11/25 例患者仅有中枢神经系统复发灶；10/25 例患者同时存在全身和中枢神经系统复发灶。存在 CNS 复发患者的 2 年生存率为 0%，中位生存期为 2.2 个月；无 CNS 复发患者的 2 年生存率为 30%，中位生存期为 9 个月，二者间差异显著（$P < 0.000 1$）。结外病灶数量及国际预后指数（international prognostic index，IPI）均有助于预测淋巴瘤的 CNS 复发概率。假定 CNS 预防性治疗可以使复发率从 6% 降低至 2%，那么 1 000 例患者中将会有 40 例患者获益。因此，对于高风险患者，如果在就诊时 IPI 评分为中高级，则应行脑脊液检测。若发现中枢神经系统已经受累，则应该针对 CNS 进行治疗而不是单纯的预防性措施。对已有骨髓受累的淋巴瘤患者，CNS 预防治疗并无显著效果，但考虑到类似研究较少，故此结论尚待商榷。继发性 CNS 淋巴瘤患者的总体生存期要明显短于 PCNSL 患者。只有不到 15% 的患者自诊断为继发性脑内 NHL 后存活超过 1 年（Young et al 1979；Haerni-Simon et al 1987；Liang

et al 1989）。这些学者也注意到许多继发性 CNS 淋巴瘤患者都是死于全身性疾病的进展，而不是 CNS 病变。可能后者的出现本身就代表全身性淋巴瘤的广泛侵袭，因此这也是该类患者预后不良的原因，而并非由继发的脑内 NHL 所致（Haddy et al 1991）。

4.3 霍奇金病

颅内霍奇金病（Hodgkin disease，HD）是一种非常罕见的淋巴瘤类型。与 NHL 相比，近些年其发病率并没有明显的增加。由于其罕见性，文献中只有一些小样本的临床研究和个案报告。

几乎所有颅内 HD 都与全身性肿瘤复发相关。大样本的病例研究证实了颅内霍奇金病的罕见性。克里斯蒂医院对 1 339 例 HD 患者进行了回顾性研究，发现其中只有 2 例颅内霍奇金病（Todd 1967）。现有证据表明，颅内 HD 占全身性霍奇金病的 0.2%~0.5%（Todd 1967；Cuttner et al 1979；Sapozink & Kaplan 1983；Blake et al 1986；Hair et al 1991）。在全身性 HD 患者中，颅内病变一般是通过血源转移或直接脑膜浸润发展而来。

关于原发性颅内霍奇金病只有一些零星的报道（Schricker & Smith 1955；Ashby et al 1988b；Clark et al 1992；Camilleri-Broët et al 1998）。目前，国内外文献总共报道了不到 20 例单发的颅内霍奇金病。其中许多病例都是在新型分期提出以及免疫组织化学技术应用之前发现的，因此可能全身性 HD 未能诊断或其实是另外的病理类型如 NHL。

由于临床资料的缺乏，颅内霍奇金病的流行病学特点、好发部位、病理亚型及治疗方案仍不明确。所报道的病理亚型多种多样，几乎涵盖了所有的类型，但结节性硬化型霍奇金病最为常见（Sapozink & Kaplan 1983；Ashby et al 1988；Clark et al 1992）。临床表现与肿瘤局部占位有关，通常包括脑神经麻痹、头痛、运动功能障碍。关于原发性颅内 HD，目前尚没有典型的 B 症状，如发热、盗汗或体重减轻的报道。

原发性颅内霍奇金病的诊断不能依靠 CT 及 MRI 影像学检查。虽然 CT 扫描结果通常可显示孤立性病变，但这种表现容易与其他颅内病变如脑胶质瘤、转移瘤和脑膜瘤相混淆。虽然细胞学检测存在局限性，但颅内霍奇金病的诊断应常规包括脑脊液检查。此外，有学者在颅内 HD 患者的脑脊液中发现了具有诊断意义的 Reed-Sternberg

细胞（Billingham et al 1975；Cuttner et al 1979）。

颅内 HD 大多是通过开颅手术或立体定向活检意外发现的。肿块呈质地均一、边界清晰的特点对其临床诊断有提示作用。同时，获取新鲜的肿瘤组织和甲醛固定标本，以便进行免疫组织化学分析。一旦诊断为颅内 HD，在治疗策略上最重要的一步就是要先排除全身性霍奇金病。常规分期方法跟之前所述的颅内 NHL 的程序基本一致。

在 HIV 血清反应阳性患者中至少有一例颅内 HD 的报道（Hair et al 1991）。目前尚不能认为 HD 属于 AIDS 相关疾病的范畴，不过关于 HIV 相关性 HD 病例的报道越来越多，尤其是在静脉注射毒品人群。因此，对于此类高危患者应考虑进行 HIV 血清学检查（Roithmann et al 1990；Ames et al 1991；Ree et al 1991）。

对于颅内 HD 合并全身性病变的患者，其治疗方法应兼顾颅内和全身两部分。具体方案必须根据患者临床情况进行个性化选择。结合经验，治疗方案需包括颅内放疗和全身化疗。

Gerstner 等（2008）发表了一项迄今为止样本量最大的研究报道。他们一共收集了 16 例脑膜或脑实质的 CNS–HD 患者，其中 1 例通过脑脊液学检查确诊，15 例为组织病理学证实。有 8 例患者以中枢神经系统 HD 就诊，其中 2 例为孤立的病变。另外 8 例在全身疾病复发时出现了 CNS–HD。自首次诊断 HD（全身性和中枢神经系统）时起，患者中位生存期为 60.9 个月；而从首次诊断 CNS–HD 起，则为 43.8 个月。尽管大多数患者已经死亡，但治疗后能获得完全缓解的患者可能会生存更长时间，尤其是那些 CNS 受累或复发仅出现在颅内的患者。研究中采用治疗方案也各不相同，包括放疗和化疗。

鉴于颅内原发性 HD 十分罕见，故目前尚无标准的最佳治疗方案。曾经使用的治疗方法包括手术、放疗、化疗的单独或联合使用（Ashby et al 1988b；Clark et al 1992）。对于表现为单发病灶的原发性颅内 HD，最常见的治疗手段是手术切除联合术后放疗。根据对术中情况的描述，此类肿瘤通常包膜完整，可被完全切除。推荐在术后进行剂量为 40~45Gy 的全脑放疗，这样可能会给患者的生存带来额外的益处。此外，目前尚无使用全身性或鞘内化疗联合手术或放疗的报道。

基于现有文献很难对颅内 HD 患者的远期结局做出结论。有报道发现在这些罕见的原发性颅内 HD 病例中，一些患者可以获得完全缓解和长期生存（Ashby et al 1988b；Clark et al 1992）。类似地，对于同时具有颅内及全身 HD 的患者，给予积极的联合治疗也可能使患者获得完全缓解并延长生存期。

4.4 眼内淋巴瘤

眼内淋巴瘤是一种罕见的疾病，好发年龄为 60~70 岁（Grimm et al 2008）。典型的症状为单眼或双眼无痛性视力下降，病变常累及玻璃体、视网膜、视网膜下间隙。眼部检查可发现包括视网膜和视网膜下间隙浸润，玻璃体细胞和视网膜分离，且绝大多数患者为双眼受累（Margolis et al 1980；Rockwood et al 1984；Strauchen et al 1989；Maiuri 1990）。

玻璃体针吸或活检（Strauchen et al 1989）后进行细胞学或组织病理学检测基本可确诊，其敏感度为 80%~95%。眼部超声通常也能发现异常，但不具特异性（Ursea et al 1997）。所报道的多数是 B 淋巴细胞起源的大细胞 NHL（Kaplan et al 1980）。通过 PCR 技术可发现免疫球蛋白的基因重排（Shen et al 1998）。高达 60%~80% 的眼内淋巴瘤患者可同时并发 PCNSL，而只有不到 25% 的患者合并全身性淋巴瘤（Vogel et al 1968；Margolis et al 1980；Rockwood et al 1984）。一般来说，眼部症状先于脑部症状出现（Maiuri 1990）。

与 PCNSL 相比，眼淋巴瘤可能对类固醇药物无明显反应（Margolis et al 1980）。它的治疗通常包括双目放疗、预防性头颅放疗并辅以静脉应用单药或联合化疗（Strauchen et al 1989；Soussain et al 1996）。根据文献报道在静脉和结膜下给予阿糖胞苷（Ara-C）或甲氨蝶呤后，可以在玻璃体内检测到达到治疗浓度的药物（Rootman et al 1983；Baumann et al 1986；Strauchen et al 1989；Fishburne et al 1997）。该方法一般可使患者获得完全或部分缓解，然而大多数患者最终都会复发并死亡。超过 50% 的复发会出现于中枢神经系统，而全身性复发非常罕见（Baumann et al 1986）。

4.5 蕈样肉芽肿

蕈样肉芽肿（编者按：过去误称为蕈样霉菌病，后发现与霉菌无关）是一种皮肤 T 细胞淋巴瘤，它可能会播散到中枢神经系统以及其他内脏

（Zonenshayn et al 1998）。这种罕见的并发症常与疾病进展有关，一般通过立体定向活检或在脑脊液中发现典型肿瘤细胞可以确诊。头部放疗和化疗可能暂时缓解症状并延长生存期，但目前尚无长期生存的报道（Zackheim et al 1983；Hallahan et al 1986；Lindae et al 1990）。

4.6 淋巴瘤样肉芽肿病

目前，普遍认为淋巴瘤样肉芽肿病（lymphomatoid granulomatosis，LG）是一种血管中心性和血管破坏性的淋巴组织异常增生，常常发展成淋巴瘤。研究人员已经证实 LG 来源于 T 淋巴细胞，并在一些情况下与 EB 病毒相关（Donner et al 1990；Mittal et al 1990）。虽然该病常累及皮肤和肺，但仍有高达 20% 的患者同时出现中枢神经系统受累（Hogan et al 1981），也有少数报道该病可仅局限于中枢神经系统内（Kokinen et al 1977；Schmidt et al 1984；Kleinschmidt-DeMasters et al 1992）。在 HIV 感染人群中也有 LG 累及 CNS 的病例报道（Anders et al 1989；Ioachim 1989）。

中枢神经系统的受累部位具有随机性，因而产生的临床症状和体征也不相同。局灶神经功能损害可能由颅内孤立性病变所致，而多发性病变则通常会导致一组神经症候群。也曾有罕见报道称 LG 可呈弥漫浸润性病变并导致痴呆（Kleinschmidt-DeMasters et al 1992）。

以前曾认为 LG 是相对良性的肿瘤，其治疗方案主要包括低剂量环磷酰胺和泼尼松。然而，现在越来越多学者认为 LG 可能出现恶性进展，为此他们提倡进行更为积极的干预，如多药联合化疗和放射治疗（Lipford et al 1988；Jenkins & Zaloznik 1989；Nair et al 1989）。

4.7 恶性血管内皮瘤病（血管内淋巴瘤病）

恶性血管内皮瘤是一种少见的血管内淋巴瘤，好发于中枢神经系统。自从 1959 年该病首次报道以来（Pfleger & Tappeiner 1959），其肿瘤细胞的起源一直备受争议。依据最新免疫细胞化学、组织学和分子水平检测结果，证实了其源自于淋巴细胞（Otrakji et al 1988；Clark et al 1991；Fredericks et al 1991）。

通过对文献中 60 余例病例报道进行总结，发现该病也存在一些特点。大多数患者均为老年

人，并表现为渐进性认知能力下降，这是由小血管闭塞导致的。局灶性神经功能损害可以合并脑功能整体的恶化，也可以单独出现。恶性血管内皮瘤病的诊断主要依据 MRI 扫描及临床表现，然而大多数情况下该病只有在尸检时才被发现（Fredericks et al 1991；Smadja et al 1991；Williams et al 1998）。

如果未经治疗，病情会在几周或几个月内迅速进展，患者中位生存期仅为 9.5 个月（Smadja et al 1991）。由于意识到该病在本质上是一种淋巴瘤，所以放疗及多药联合化疗的应用越来越多，并取得了一些效果（Fredericks et al 1991；Smadja et al 1991）。

关键点

- 除外 HIV 感染的原因，PCNSL 是一种老年性疾病。

- PCNSL 有典型的影像学表现。

- PCNSL 通常是源自 B 淋巴细胞的高级别非霍奇金淋巴瘤。

- 激素的使用可能会掩盖疾病并延误诊断。

- PCNSL 对于放疗和化疗高度敏感。

- 最佳治疗方案尚不明确。

- 复发很常见。

- AIDS 相关 PCNSL 的中位生存期与 AIDS 无关者相比明显缩短。

（初君盛 崔勇 译）

参考文献

Aboulafia, D.M., Puswella, A.L., 2007. Highly active antiretroviral therapy as the sole treatment for AIDS-related primary central nervous system lymphoma: a case report with implications for treatment. AIDS Patient Care STDS 12, 900–907.

Abrey, L.E., DeAngelis, L.M., Yahalom, J., 1998. Long-term survival in primary central nervous system lymphoma. J. Clin. Oncol. 16, 859–963.

Abrey, L.E., Yahalom, J., DeAngelis L.M., 2000. Treatment for primary CNS lymphoma: the next step. J. Clin. Oncol. 18, 3144–3150.

Adams, J., Howatson, A.G., 1990. Primary central nervous system lymphomas: review of 70 cases. J. Clin. Pathol. 43, 544–547.

Agbi, C.B., Bannister, C.M., Turnbull, I.W., 1983. Primary cranial vault lymphoma mimicking a meningioma. Neurochirurgia 26, 130–132.

Aisenberg, A.C., 1991. Malignant lymphoma. Biology, natural history and treatment. Lea & Febiger, Philadelphia.

Albrecht, S., Bruner, J.B., SeGall, G.K., 1992. Immunoglobulin heavy chain rearrangements in primary brain lymphomas. Proc. Am. Assoc. Cancer Res. 33 (Abstract), 1493.

Allen, J.C., Rosen, G., Mehta, B.M., et al., 1980. Leukoencephalopathy following high-dose IV methotrexate chemotherapy with leucovorin rescue. Cancer TreatRep. 64, 1261–1273.

Ames, E.D., Conjalka, M.S., Goldberg, A.F., et al., 1991. Hodgkin disease and AIDS: Twenty-three new cases and a review of the literature. Hematol. Oncol. Clin. North Am. 5, 343–356.

Ammassari, A., Scoppettuolo, G., Murri, R., et al., 1998. Changing patterns in focal brain lesion-causing disorders in AIDS. J. Acquir. Immune. Defic. Syndr. Hum. Retrovirol. 18, 365–371.

Anders, K.H., Latta, H., Chang, B.S., 1989. Lymphomatoid granulomatosis and malignant lymphoma of the central nervous system in the acquired immunodeficiency syndrome. Hum. Pathol. 20, 326–334.

Anderson, J.L., Fowles, R.E., Bieber, C.P., et al., 1978. Idiopathic cardiomyopathy, age, and suppressor-cell dysfunction as risk determinants of lymphoma after cardiac transplantation. Lancet ii, 1174–1177.

Ando, S., Moritake, K., 1990. Pure optic ataxia associated with a right parieto-occipital tumor. J. Neurol. Neurosurg. Psychiatry 53, 805–806.

Aozasa, K., Ohsawa, M., Yamabe, H., et al., 1990. Malignant lymphoma of the central nervous system in Japan: Histologic and immunohistologic studies. Int. J. Cancer 45, 632–636.

Apuzzo, M.L., Chandrasoma, P.T., Cohen, D., et al., 1987. Computed imaging stereotaxy: experience and perspective related to 500 procedures applied to brain masses. J. Neurosurg. 20, 930–937.

Ashby, M.A., Bowen, D., Bleehen, N.M., et al., 1988a. Primary lymphoma of the central nervous system: experience at Addenbrooke's Hospital, Cambridge. Clin. Radiol. 39, 173–181.

Ashby, M.A., Barber, P.C., Holmes, A.E., et al., 1988b. Primary intracranial Hodgkin disease. A case report and discussion. Am. J. Surg. Pathol. 12, 29–299.

Bailey, P., 1929. Intracranial sarcomatous tumors of leptomeningeal origin. Arch. Surg. 18, 1359–1402.

Bale, I.F., Wilson, J.F., Hill, H.R., 1977. Fatal histiocytic lymphoma of the brain associated with hyperimmunoglobulinemia-E and recurrent infections. Cancer 39, 2386–2390.

Barnett, L.B., Schwartz, E., 1974. Cerebral reticulum cell sarcoma after multiple renal transplants. J. Neurol. Neurosurg. Psychiatry 37, 966–970.

Bashir, R.M., Harris, N.L., Hochberg, F.H., et al., 1989. Detection of Epstein-Barr virus in CNS lymphoma by in-situ hybridisation. Neurology 39, 813–817.

Bataille, B., Delwail, V., Menet, E., et al., 2000. Primary intracerebral malignant lymphoma: a report of 248 patients. J. Neurosurg. 92, 261–266.

Batchelor, T., Carson, K., O'Neill, A., et al., 2003. Treatment of primary CNS lymphoma with methotrexate and deferred radiotherapy: A report of NABTT 96–07. J. Clin. Oncol. 21, 1044–1049.

Baumann, M.A., Ritch, P.S., Hande, K.R., et al., 1986. Treatment of intraocular lymphoma with high dose Ara C. Cancer 57, 1273–1275.

Baumgartner, J.E., Rachlin, J.R., Beckstead, I.H., et al., 1990. Primary central nervous system lymphomas: natural history and response to radiation therapy in 55 patients with acquired immunodeficiency syndrome. J. Neurosurg. 73, 206–211.

Baxter, J.D., Harris, A.W., Tomltins, G.M., et al., 1971. Glucocorticoid receptors in lymphoma cells in culture: relationship of glucocorticoid killing activity. Science 171, 189–191.

Benjamin, D., Knobloch, T.J., Abrams, J., et al., 1991. Human B cell IL-10: B cell lines derived from patients with AIDS and Burkitt's lymphoma constitutively secrete large quantities of IL-10. Blood 78, A384a.

Benjamin, I., Case, M.E., 1980. Primary reticulum-cell sarcoma (microglioma) of the brain with massive cardiac metastasis. J. Neurosurg. 53, 714–716.

Beral, V., Peterman, T., Berkelman, R., et al., 1991. AIDS-associated non-Hodgkin lymphoma. Lancet 337, 805–809.

Berger, R., La Coniat, M., Devve, J., et al., 1989. Secondary non-random chromosomal abnormalities of band 13q34 in Burkitt's lymphoma-leukaemia. Genes Chrom. Cancer 1, 115–118.

Bernstein, H., Unger, J.M., LeBlanc, M., 2009. Natural History of CNS Relapse in Patients With Aggressive Non-Hodgkin Lymphoma: A 20-Year Follow-Up Analysis of SWOG 8516—The Southwest Oncology Group. J. Clin. Oncol. 27, 114–119.

Berry, M.P., Simpson, W.J., 1981. Radiation therapy in the management of primary malignant lymphoma of the brain. Int. J. Radiat. Oncol. Biol. Physics 7, 55–59.

Bignon, Y.J., Clavelou, P., Ramos, F., et al., 1991. Detection of Epstein-Barr virus sequences in primary brain lymphoma without immunodeficiency. Neurology 41, 1152–1153.

Billingham, M.E., Rawlinson, D.G., Berry, P.F., et al., 1975. The cytodiagnosis of malignant lymphomas and Hodgkin Disease in cerebrospinal, pleural and ascitic fluids. Acta Cytol. 19, 547–556.

Blake, P.R., Carr, D.H., Goolden, A.W.G., 1986. Intracranial Hodgkin disease. Br. J. Radiol. 59, 41–46.

Blasberg, R.G., Groothuis, D., Molnar, P., 1990. A review of hyperosmotic blood-brain barrier disruption in seven experimental tumor models. In: Johansson, B.B., Widner, C.O. (Eds.), Pathophysiology of the blood-brain-barrier. Elsevier, New York, pp. 197–220.

Blay, J.Y., Conroy, T., Cheveau, C., et al., 1998. High dose methotrexate for the treatment of primary central nervous system lymphomas: analysis of survival and late neurologic toxicity in a retrospective series. J. Clin. Oncol. 16, 864–871.

Bower, M., 1992. The biology of HIV-associated lymphomas. Br. J. Cancer 66, 421–423.

Boyle, M.J., Swanson, C.E., Turner, J.J., et al., 1990. Definition of two distinct types of AIDS-associated non-Hodgkin lymphoma. Br. J. Haematol. 76, 506–512.

Braatan, K.M., Betensky, R.A., De Leval, A., et al., 2003. BCL-6 expression predicts improved survival in patients with primary central nervous system lymphoma. Clin. Cancer Res. 9, 1063–1069.

Brada, M., Dearnaley, D., Horwich, A., et al., 1990. Management of primary central nervous system lymphoma with initial chemotherapy: preliminary results and comparison with patients treated with radiotherapy alone. Int. J. Radiat. Oncol. Biol. Physics 18, 787–792.

Brada, M., Hjiyiannakis, D., Hines, F., et al., 1998. Short intensive primary chemotherapy and radiotherapy in sporadic primary CNS lymphoma (PCNSL). Int. J. Radiat. Oncology Biol. Physics 40, 1157–1162.

Brant-Zawadzki, M., Enzmann, D.R., 1978. Computed tomographic brain scanning in patients with lymphoma. Radiology 129, 67–71.

Brevet, M., Garidi, R., Gruson, B., et al., 2005. First-line autologous stem cell transplantation in primary CNS lymphoma. Eur. J. Haematol. 75, 288–292.

Bromberg, J.E., Breems, D.A., Kraan, J., et al., 2007. CSF flow cytometry greatly improves diagnostic accuracy in CNS hematologic malignancies. Neurology 68, 1674–1679.

Cady, F.M., O'Neill, B.P., Law, M.E., et al., 2008. Del (6) (q22) and Bcl6 re-arrangements in primary CNS lymphoma are indicators of an aggressive clinical course. J. Clin. Oncol. 26, 4814–4819.

Camilleri-Broët, S., Davi, F., Feuillard, J., et al., 1997. AIDS-related primary brain lymphomas: histopathologic and immunohistochemical study of 51 cases, the French Study group for HIV-Associated Tumors. Hum. Pathol. 28, 367–374.

Camilleri-Broët, S., Martin, A., Moreau, A., et al., 1998. Primary central nervous system lymphoma in 72 immunocompetent patients: pathologic findings and clinical correlations. Groupe Ouest Est d'etude des Leucenies et Autres Maladies du Sang. Am. J. Clin. Pathol. 110, 607–612.

Camilleri-Broët, S., Camparo, P., Mokhtari, K., et al., 2000. Overexpression of BCL-2, BCL-X, and BAX in primary central nervous system lymphomas that occur in immunosuppressed patients. Mod. Pathol. 13, 158–165.

Camilleri-Broët, S., Crinière, E., Broët, P., et al., 2006. A uniform activated B-cell-like immunophenotype might explain the poor prognosis of primary central nervous system lymphomas: analysis of 83 cases. Blood 107, 190–196.

Camilleri-Broët, S., Criniere, E., Broet, P., et al., 2007. A uniform activated B-cell like immunophenotype might explain the poor prognosis of primary central nervous system lymphomas: analysis of 83 cases. Blood 107, 190–196.

Cantore, G.P., Raco, A., Artico, M., et al., 1989. Primary chiasmatic lymphoma. Clin. Neurol. Neurosurg. 91, 71–74.

Carlson, B.A., 1996. Rapidly progressive dementia caused by nonenhancing primary lymphoma of the central nervous system. Am. J. Neuroradiol. 17, 1695–1697.

Cassady, J.R., Wilner, H., 1967. The angiographic appearance of intracranial sarcomas. Radiology 88, 258–263.

Centers for Disease Control, 1985. Revision of the case definition of acquired immunodeficiency syndrome for national reporting United States. MMWR 34, 373–375.

Chabner, B.A., Lango, D.L. (Eds.), 1996. Cancer chemotherapy and biotherapy. Principles and practice. Lippincott-Raven, Philadelphia, PA.

Chang, C.C., Kampalath, B., Schultz, C., et al., 2003. Expression of p53, c-Myc, or Bcl-6 suggests a poor prognosis in primary central nervous system diffuse large B-cell lymphoma among immunocompetent individuals. Arch. Pathol. Lab. Med. 127, 208–212.

Cher, L., Glass, J., Harsh, G.R., et al., 1996. Therapy of primary central nervous system lymphoma with methotrexate-based chemotherapy and deferred radiotherapy: preliminary results. Neurology 46, 1757–1759.

Ciricillo, S.F., Rosenblum, M.L., 1990. Use of CT and MR imaging to distinguish intracranial lesions and to define the need for biopsy in AIDS patients. J. Neurosurg. 73, 720–724.

Clark, W.C., Dohan, F.C., Moss, T., et al., 1991. Immunocytochemical evidence of lymphocytic derivation of neoplastic cells in malignant angioendotheliomatosis. J. Neurosurg. 74, 757–762.

Clark, W.C., Callihan, T., Schwartzberg, L., et al., 1992. Primary intracranial Hodgkin lymphoma without dural attachment. Case report. J. Neurosurg. 76, 692–695.

Cleary, M.L., Nalesnik, M.A., Shearer, W.T., et al., 1988. Clonal analysis of transplant-associated lymphoproliferations based on the structure of the genomic termini of the Epstein-Barr Virus. Blood 72, 349–352.

Coiffier, B., Lepage, E., Briere, J., et al., 2002. CHOP chemotherapy plus rituximab compared with CHOP alone in elderly patients with diffuse large-B-cell lymphoma. N. Engl. J. Med. 346, 235–242.

Cooper, J.S., 1989. Radiation therapy and the treatment of patients with AIDS. In: Radiation oncology: rationale, techniques, results. CV Mosby, Baltimore, MD, pp. 762–776.

Corboy, J.R., Garl, P.J., Kleinschmidt-DeMasters, B.K., 1998. Human herpesvirus 8 DNA in CNS lymphomas from patients with and without AIDS. Neurology 50, 335–340.

Corn, B.W., Marcus, S.M., Topham, A., et al., 1997. Will primary central nervous system lymphoma be the most frequent brain tumor diagnosed in the year 2000? Cancer 79, 2409–2413.

Correa, D.D., DeAngelis, L.M., Shi, W., et al., 2004. Cognitive functions in survivors of primary central nervous system lymphoma. Neurology 62, 548–555.

Correa, D.D., Rocco-Donovan, M., DeAngelis, et al., 2008. Prospective cognitive follow-up in primary CNS lymphoma patients treated with chemotherapy and reduced dose radiotherapy. J. Neurooncol. 91, 315–321.

Crossen, J.R., Goldman, D.L., Dahlborg, S.A., et al., 1992. Neuropsychological assessment outcomes of nonacquired immunodeficiency syndrome patients with primary central nervous system lymphoma before and after blood-brain barrier disruption chemotherapy. Neurosurgery 30, 23–29.

Cuttner, J., Meyer, R., Huang, Y.P., 1979. Intracerebral involvement in Hodgkin Disease. A report of 6 cases and review of the literature. Cancer 43, 1497–1506.

Davenport, R.D., O'Donnell, L.R., Schnitzer, B., et al., 1991. Non-Hodgkin lymphoma of the brain after Hodgkin disease. Cancer 67, 440–443.

DeAngelis, L.M., 1990. Primary central nervous system lymphoma imitates multiple sclerosis. J. Neurooncol. 9, 177–181.

DeAngelis, L.M., 1991a. Primary central nervous system lymphoma: A new clinical challenge. Neurology 41, 619–621.

DeAngelis, L.M., 1991b. Primary central nervous system lymphoma as a secondary malignancy. Cancer 67, 1431–1435.

DeAngelis, L.M., Yahalom, J., Thaler, H.T., et al., 1992a. Combined modality therapy for primary CNS lymphoma. J. Clin. Oncol. 10, 635–643.

DeAngelis, L.M., Wong, E., Rosenblum, M., et al., 1992b. Epstein-Barr virus in Acquired Immune Deficiency Syndrome (AIDS) and non-AIDS primary central nervous system lymphoma. Cancer 70, 1607–1611.

DeAngelis, L.M., Seiferheld, W., Schold, S.C., et al., 2002. Combination chemotherapy and radiotherapy for primary central nervous system lymphoma: Radiation Therapy Oncology Group Study 93-10. J. Clin. Oncol. 15, 4643–4648.

DeAngelis, L.M., 2006. American Society of Hematology Education program book. Proc. Am. Soc. Haem.

Desmeules, M., Mikkelsen, T., Mao, Y., 1992. Increasing incidence of primary malignant brain tumors: influence of diagnostic methods. J. Nat. Cancer Inst. 84, 442–445.

DeVita, V.T., Jaffe, E.S., Mauch, P., et al., 1997. Lymphocytic lymphomas. In: DeVita, V.T., Hellman, S., Rosenberg, S.A. (Eds.), Cancer principles and practices of oncology. Lippincott, Philadelphia, PA.

DeWeese, T.L., Hazuka, M.B., Hommel, D.J., et al., 1991. AIDS-related non-Hodgkin lymphoma: the outcome and efficacy of radiation therapy. Int. J. Radiat. Oncol. Biol. Physics 20, 803–808.

Diamond, C., Remick, S., Migliozzi, J., et al., 1990. Primary central nervous system lymphoma (PCNSL) in patients with and without acquired immunodeficiency syndrome (AIDS). Proc. Am. Soc. Clin. Oncol. 9 (Abstract), 367.

Dina, T.S., 1991. Primary central nervous system lymphoma versus toxoplasmosis in AIDS. Radiology 179, 823–828.

Donahue, B., Sullivan, J.W., Cooper, J.S., 1995. Additional experience of empiric radiotherapy for presumed human immunodeficiency virus-associated primary central nervous system lymphomas. Cancer 76, 328–332.

Donner, L.R., Dobin, S., Harrington, D., et al., 1990. Angiocentric immunoproliferative lesion (lymphomatoid granulomatosis). A cytogenetic, immunophenotypic, and genotypic study. Cancer 65, 249–254.

Dulai, M.S., Park, C.Y., Howell, W.D., et al., 2008. CNS T-cell lymphoma: an under-recognised entity? Acta Neuropathol. 115, 345–356.

Eby, N.L., Grufferman, S., Flannelly, C.M., et al., 1988. Increasing incidence of primary brain lymphoma in the US. Cancer 62, 2461–2465.

El-Yazigi, A., Kanaan, I., Martin, C.R., et al., 1990. Cerebrospinal fluid content of manganese, platinum, and strontium in patients with cerebral tumors, leukemia and other noncerebral neoplasms. Oncology 47, 385–388.

Enting, R.H., Demopoulos, A., DeAngelis, L.M., et al., 2004. Salvage therapy for primary CNS lymphoma with a combination of rituximab and temozolomide. Neurology 63, 901–903.

Enzmann, D.R., Krikorian, J., Norman, D., et al., 1979. Computed tomography in primary reticulum cell sarcoma of the brain. Radiology 130, 165–170.

Epstein, L.G., DiCarlo, F.J., Joshi, V.V., et al., 1988. Primary lymphoma of the central nervous system in children with Acquired Immunodeficiency Syndrome. Pediatrics 82, 355–363.

Ernst, T.M., Chang, L., Witt, D., et al., 1998. Cerebral toxoplasmosis and lymphoma in AIDS: perfusion MR imaging experience in 13 patients. Radiology 208, 663–669.

Ervin, T., Canellos, G.P., 1980. Successful treatment of recurrent primary central nervous system lymphoma with high-dose methotrexate. Cancer 45, 1556–1557.

Feiden, W., Bise, K., Steude, U., 1990. Diagnosis of primary cerebral lymphoma with particular reference to CT-guided stereotactic biopsy. Virchows Arch. Pathol. Anat. Histopathol. 417, 21–28.

Ferreri, A.J., Blay, J.-Y., Reni, M., et al., 2003. Prognostic scoring system for primary CNS lymphomas: The International Extranodal Lymphoma Study Group experience. Jo. Clin. Oncol. 21, 266–272.

Ferreri, A.J., Reni, M., Zoldan, M.C., et al., 1996. Importance of complete staging in non-Hodgkin lymphoma presenting as a cerebral lesion. Cancer 77, 827–833.

Ferreri, A.J., Reni, M., Bolognesi, A., et al., 1995. Combined therapy for primary central nervous system lymphoma in immunocompetent patients. Eur. J. Cancer 31, 2008–2012.

Ferreri, A.J., Reni, M., Dell'Oro, S., et al., 2001. Combined treatment with high-dose methotrexate, vincristine and procarbazine, without intrathecal chemotherapy, followed by consolidation radiotherapy for primary central nervous system lymphoma in immunocompetent patients. Oncology 60, 134–140.

Filopovich, A.H., Heinitz, K.I., Robison, L.L., et al., 1987. The Immunodeficiency Cancer Registry. A research source. Am. J. Pediatr. Hematol. Oncol. 9, 183–184.

Fishburne, B.C., Wilson, D.J., Rosenbaum, J.T., et al., 1997. Intravitreal methotrexate as an adjunctive treatment of intraocular lymphoma. Arch. Ophthalmol. 115, 1152–1156.

Formenti, S.C., Gill, P.S., Lean, E., et al., 1989. Primary central nervous system lymphoma in AIDS. Results of radiation therapy. Cancer 63, 1101–1107.

Fredericks, R.K., Walker, F.O., Elster, A., et al., 1991. Angiotropic intravascular large-cell lymphoma (malignant angioendotheliomatosis): report of a case and review of the literature. Surg. Neurol. 35, 218–223.

Freeman, C., Berg, J.W., Cutier, S., 1972. Occurrence and prognosis of extranodal lymphomas. Cancer 29, 252–260.

Freeman, C.R., Shustik, C., Brisson, M., et al., 1986. Primary malignant lymphoma of the central nervous system. Cancer 58, 1104–1111.

Frizzera, G., Hanto, D.W., Gajl-Peczalska, K.J., et al., 1981. Polymorphic diffuse B-cell hyperplasias and lymphomas in renal transplant recipients. Cancer Res. 41, 4262, A279.

Furusawa, T., Okamoto, K., Ito, J., et al., 1998. Primary central nervous system lymphoma presenting as diffuse cerebral infiltration. Radiat. Med. 16, 137–140.

Gabbai, A.A., Hochberg, F.H., Linggood, R.M., et al., 1989. High-dose methotrexate for non-AIDS primary central nervous system lymphoma. J. Neurosurg. 70, 190–194.

Gaidano, G., Ballerini, P., Gong, J.Z., et al., 1991. P53 mutations in human lymphoid malignancies: association with Burkitt lymphoma and chronic lymphocytic leukemia. Proc. Nat. Acad. Sci. 88, 5413–5417.

Gail, M.H., Pluda, J.M., Rabkin, C.S., et al., 1991. Projections of the incidence of non-Hodgkin lymphoma related to Acquired Immunodeficiency Syndrome. J. Nat. Cancer Inst. 83, 695–701.

Gametchu, B., 1987. Glucocorticoid receptor-like antigen in lymphoma cell membranes: correlation to cell lysis. Science 236, 456–461.

Geddes, J.F., Bhattacharjee, M.B., Savage, K., et al., 1992. Primary central nervous system lymphoma: a study of 47 cases probed for Epstein-Barr virus genome. J. Clin. Pathol. 45, 587–590.

GiaRusso, M.H., Koeppen, A.H., 1978. Atypical progressive multifocal leukoencephalopathy and primary cerebral malignant lymphoma. J. Neurol. Sci. 35, 391–398.

Gill, P.S., Levine, A.M., Meyer, P.R., et al., 1985. Primary central nervous system lymphoma in homosexual men. Clinical, immunologic, and pathologic features. Am. J. Med. 78, 742–748.

Giromini, D., Peiffer, I., Tzonos, T., 1981. Occurrence of a primary Burkitt type lymphoma of the central nervous system in an astrocytoma patient. Acta Neuropathol. 54, 165–167.

Glass, J., Shustik, Hochberg, F.H., et al., 1996. Therapy of primary central system lymphoma with preirradiation methotrexate, cyclophosphamide, doxorubicin, vincristine and dexamethasone. J. Neurooncology 30, 257–265.

Goldstein, J.D., Dickson, D.W., Moser, F.G., et al., 1991. Primary central nervous system lymphoma in Acquired Immune Deficiency Syndrome. A clinical and pathological study with results of treatment with radiation. Cancer 67, 2756–2765.

Good, A.E., Russo, R.H., Schnitzer, B., et al., 1978. Intracranial histiocytic lymphoma with rheumatoid arthritis. J. Rheumatol. 5, 75–78.

Grant, J.W., von Deimling, A., 1990. Primary T-cell lymphoma of the central nervous system. Arch. Pathol. Lab. Med. 114, 24–27.

Gratten, M.T., Moreno-Cabral, C.E., Starnes, V.A., et al., 1990. Eight-year results of cyclosporine-treated patients with cardiac transplants. J. Thoracic. Cardiovasc. Surg. 99, 500–509.

Gregory, M.C., Hughes, J.T., 1973. Intracranial reticulum cell sarcoma associated with Immunoglobulin A deficiency. J. Neurol. Neurosurg. Psychiatry 36, 769–776.

Greig, N.H., Ries, L.G., Yancik, R., et al., 1990. Increasing annual incidence of primary malignant brain tumors in the elderly. J. Nat. Cancer Inst. 82, 1621–1624.

Grimm, S.A., McCannel, C.A., Omuro, A.M., et al., 2008. Primary CNS lymphoma with intraocular involvement: International PCNSL Collaborative Group Report. Neurology 21, 1355–1360.

Haddy, T.B., Adde, M.A., Magrath, I.T., 1991. CNS involvement in small noncleaved-cell lymphoma: is CNS disease per se a poor prognostic sign. J. Clin. Oncol. 9, 1973–1982.

Gerstner, E.R., Abrey, L.E., Schiff, D., et al., 2008. CNS Hodgkin lymphoma. Blood 112, 1658–1661.

Haerni-Simon, G., Suchaud, J.P., Eghbali, H., et al., 1987. Secondary involvement of the central nervous system in malignant non-Hodgkin lymphoma. Oncology 44, 98–101.

Hair, L.S., Rogers, J.D., Chadburn, A., et al., 1991. Intracerebral Hodgkin disease in a Human Immunodeficiency Virus-seropositive patient. Cancer 67, 2931–2934.

Haldorsen, I.S., Krakenes, J., Goplan, A.K., et al., 2008. AIDS-related primary central nervous system lymphoma: a Norwegian national survey 1989–2003. BMC Cancer 8, 225.

Hallahan, D., Greim, M., Greim, S., et al., 1986. Mycosis fungoides involving the central nervous system. J. Clin. Oncol. 4, 1638–1644.

Hamilton-Dutoit, S.J., Pallesen, G., Franzmann, M.B., et al., 1991. AIDS-related lymphoma. Histopathology, immunophenotype and association with Epstein-Barr virus as demonstrated by in situ nucleic acid hybridisation. Am. J. Pathol. 138, 149–163.

Hansen, H.H., Bender, R.A., Shelton, B.I., 1974. Use of the cytocentrifuge and CSF. Acta Cytol. 18, 251–262.

Hansen, P.B., Kjeldsen, L., Dalhoff, K., et al., 1992. Cerebrospinal fluid beta-2-microglobulin in adult patients with acute leukemia or lymphoma: a useful marker in early diagnosis and monitoring of CNS involvement. Acta Neurol. Scand 85, 224–227.

Hanto, D.W., Frizzera, G., Purtilo, D.T., et al., 1981. Clinical spectrum of lymphoproliferative disorders in renal transplant recipients and evidence for the role of Epstein-Barr Virus. Cancer Res. 41, 4253, A261.

Hanto, D.W., Frizzera, G., Gajl-Peczalska, K.J., et al., 1982. Epstein-Barr virus induced B-cell lymphoma after renal transplantation. N. Engl. J. Med. 306, 913–918.

Heckman, J.G., Bockhorn, J., Stolte, M., et al., 1998. An instructive false diagnosis: steroid-induced complete remission of a CNS tumor- probably lymphoma. Neurosurg. Rev. 21, 48–51.

Heimans, I.J., De Visser, M., Polman, C.H., et al., 1990. Accuracy and interobserver variation in the interpretation of computed tomography in solitary brain lesions. Arch. Neurol. 47, 520–523.

Helle, T.L., Britt, R.H., Colby, T.V., 1984. Primary malignant lymphomas of the central nervous system. Clinicopathological study of experience at Stanford. J. Neurosurg. 60, 94–103.

Henry, J.M., Heffner, R.R., Dillard, S.H., et al., 1974. Primary malignant lymphomas of the central nervous system. Cancer 34, 1293–1302.

Herbst, K.D., Corder, M.P., Justice, G.R., 1976. Successful therapy with methotrexate of a multicentric lymphoma of the central nervous system. Cancer 38, 1476–1478.

Herrlinger, U., Küker, W., Uhl, M., et al., 2005. NOA-03 trial of high-dose methotrexate in primary central nervous system lymphoma: final report. Ann. Neurol. 57, 843–847.

Hirano, A., 1975. A comparison of the fine structure of malignant lymphoma and other neoplasms in the brain. Acta Neuropathol. Suppl. 6, 141–145.

Ho, K., Garancis, J., Paegle, R.D., et al., 1980. Progressive multifocal leukoencephalopathy and malignant lymphoma in a patient with immunosuppressive therapy. Acta Neuropathol. 52, 81–83.

Hoang-Xuan, K., Taillandier, L., Chinot, O., et al., 2003. Chemotherapy alone as initial treatment for primary CNS lymphoma in patients older than 60 years: a multicenter phase II study (26952) of the European Organization for Research and Treatment of Cancer Brain Tumor Group. J. Clin. Oncol. 15, 2726–2731.

Hochberg, F.H., Miller, D.C., 1988. Primary central nervous system lymphoma. J. Neurosurg. 68, 835–853.

Hochberg, F.H., Miller, G., Schooley, R.T., et al., 1983. Central-nervous-system lymphoma related to Epstein-Barr virus. N. Engl. J. Med. 309, 745–748.

Hogan, P.J., Greenberg, M.K., McCarty, G.E., 1981. Neurological complications of lymphomatoid granulomatosis. Neurology 31, 619–620.

Hoover, R., Fraumeni, J.F., 1973. Risk of cancer in renal-transplant recipients. Lancet 14, 55–57.

Hottinger, A.F., DeAngelis, L.M., Yahalom, J., et al., 2007. Salvage whole brain radiotherapy for recurrent or refractory primary CNS lymphoma. Neurology 69, 1178–1182.

Houthoff, H.J., Poppema, S., Ebels, E.J., Elema, I.D., 1978. Intracranial malignant lymphomas. A morphologic and immunocytologic study of twenty cases. Acta Neuropathol. 44, 203–210.

Hutter, J.I., Jones, J.F., 1981. Results of thymic epithelial transplant in a child with Wiskott-Aldrich syndrome and central nervous system lymphoma. Clin. Immunol. Immunopathol. 18, 121–125.

Ildan, F., Bagdatoglou, H., Boyar, B., et al., 1995. Combined occurrence of primary central nervous system lymphoma and meningioma. Neurosurg. Rev. 18, 45–48.

Illerhaus, G., Marks, R., Ihorst, G., et al., 2006. High-dose chemotherapy with autologous stem-cell transplantation and hyperfractionated radiotherapy as first-line treatment of primary CNS lymphoma. J. Clin. Oncol. 24, 3865–3870.

Ioachim, H.L., 1989. Lymphomatoid granulomatosis versus lymphoma of the brain and central nervous system in the acquired immunodeficiency syndrome. Hum. Pathol. 20, 1222–1224.

Ioachim, H.L., Dorsett, B., Cronin, W., et al., 1991. Acquired immunodeficiency syndrome associated lymphomas: Clinical, pathological, immunologic and viral characteristics of 111 cases. Hum. Pathol. 22, 659–673.

Ishida, Y., 1975. Fine structure of primary reticulum cell sarcoma of the brain. Acta Neuropathol. Suppl. 6, 147–153.

Jack, C.R., O'Neill, B.P., Banks, P.M., et al., 1988. Central nervous system lymphoma: histologic types and CT appearance. Radiology 167, 211–215.

Jarvik, J.G., Hesselink, J.R., Kennedy, C., et al., 1988. Acquired immunodeficiency syndrome. Magnetic resonance patterns of brain involvement with pathologic correlation. Arch. Neurol. 45, 731–736.

Jazy, F.K., Shehata, W.M., Tew, J.M., et al., 1980. Primary intracranial lymphoma of the dura. Arch. Neurol. 37, 528–529.

Jellinger, K., Radaskiewicz, T.H., Slowik, F., 1975. Primary malignant lymphomas of the central nervous system in man. Acta Neuropathol. Suppl. 6, 95–102.

Jellinger, K., Kothbauer, P., Weiss, R., et al., 1979. Primary malignant lymphoma of the CNS and polyneuropathy in a patient with necrotising vasculitis treated with immunosuppression. J. Neurol. 220, 259–268.

Jenkins, C.N., Colquhoun, I.R., 1998. Characterisation of primary intracranial lymphoma by computed tomography: an analysis of 36 cases and a review of the literature with particular reference to calcification haemorrhage and cyst formation. Clin. Radiol. 53, 528–534.

Jenkins, T.R., Zaloznik, A.J., 1989. Lymphomatoid granulomatosis. A case for aggressive therapy. Cancer 64, 1362–1365.

Johnson, B.A., Fram, E.K., Johnson, P.C., et al., 1997. The variable MR appearance of primary lymphoma of the central nervous system: comparison with histopathologic features. Am. J. Neuroradiol. 18, 563–572.

Johnson, B.E., Patronas, N., Hayes, W., et al., 1990. Neurologic, computed cranial tomographic, and magnetic resonance imaging abnormalities in patients with small-cell lung cancer. Further follow-up of 6- to 13-year survivors. J. Clin. Oncol. 8, 48–56.

Johnson, G.J., Oken, M.M., Anderson, J.R., et al., 1984. Central nervous system relapse in unfavourable-histology non-Hodgkin lymphoma: is prophylaxis indicated? Lancet 22, 685–687.

Kadan-Lottick, N.S., Skluzarek, M.C., Gurney, J.G., 2002. Decreasing incidence rates of primary central nervous system lymphoma. Cancer 95, 193–202.

Kai, Y., Kuratsu, J., Ushio, Y., 1998. Primary malignant lymphoma of the brain in childhood. Neurol. Medico-Chirurgica 38, 232–237.

Kaplan, I.I., Meredith, T.A., Aaberg, M., et al., 1980. Reclassification of intraocular reticulum cell sarcoma (histiocytic lymphoma); immunologic characterization of vitreous cells. Arch. Ophthalmol. 89, 707–710.

Kaplan, L.D., Abrams, D.I., Feigel, E., et al., 1989. AIDS-associated non-Hodgkin lymphoma in San Francisco. J. Am. Med. Assoc.

261, 719–727.

Katz, B.Z., Andiman, W.A., Eastman, R., et al., 1986. Infection with two genotypes of Epstein-Barr virus in an infant with AIDS and lymphoma of the central nervous system. J. Infect. Dis. 153, 601–604.

Kepes, J.I., 1987. Astrocytomas: Old and newly recognized variants, their spectrum and morphology and antigen expression. Can. J. Neurol. Sci. 14, 109–121.

Kessler, L.S., Ruiz, A., Donovan Post, M.J., et al., 1998. Thallium-201 brain SPECT of lymphoma in AIDS patients: pitfalls and technique optimization. Am. J. Neuroradiol. 19, 1105–1109.

Kim, M.S., Lee, J.I., Kim, W.S., et al., 2009. Primary central nervous system lymphoma after liver transplantation treated by radiosurgery combined with fractionated radiotherapy. J. Clin. Neurosci. 16, 583–585.

Kinlen, U., Sheil, A.G.R., Peto, J., et al., 1979. Collaborative United Kingdom–Australasian study of cancer in patients treated with immunosuppressive drugs. BMJ 2, 1461–1466.

Kitanaka, C., Eguchi, T., Kokubo, T., 1992. Secondary malignant lymphoma of the central nervous system with delayed high uptake on ^{123}I-IMP single-photon emission computerized tomography. J. Neurosurg. 76, 871–873.

Kleinschmidt-DeMasters, B.K., Damek, D.M., Lillehei, K.O., et al., 2008. Epstein Barr virus associated primary CNS lymphomas in elderly patients on immunosuppressive medications. J. Neuropathol. Exp. Neurol. 67, 1103–1111.

Kleinschmidt-DeMasters, B.K., Filley, C.M., Bitter, M.A., 1992. Central nervous system angiocentric, angiodestructive T-cell lymphoma (lymphomatoid granulomatosis). Surg. Neurol. 37, 130–137.

Kinoshita, M., Izumoto, S., Hashimoto, N., et al., 2008. Immunohistochemical analysis of adhesion molecules and matrix metalloproteinases in malignant CNS lymphomas and CNS intravascular lymphomas. Brain Tumour Pathol. 25, 73–78.

Kokinen, E., Billman, J.K., Abell, M.R., 1977. Lymphomatoid granulomatosis clinically confined to the CNS. Arch. Neurol. 34, 782–784.

Kori, S.H., Devereaux, M., Roessmann, U., 1983. Unusual presentations of CNS lymphoma. Neurol. 33 (Suppl. 2), A127.

Kuntzer, T., Bogousslavsky, I., Rilliet, B., et al., 1992. Herald facial numbness. Eur. J. Neurol. 32, 297–301.

Kupfer, M.C., Zee, C., Colletti, P.M., et al., 1990. MRI evaluation of AIDS-related encephalopathy: Toxoplasmosis vs lymphoma. Magn. Res. Imag. 8, 51–57.

Kuwabara, Y., Ichiya, Y., Otsuka, M., et al., 1988. High [18F] FDG uptake in primary cerebral lymphoma: A PET study. J. Comput. Assist. Tomogr. 12, 47–48.

Lach, B., Atack, E., Hylton, D., 1985. Clinical and pathological analysis of primary lymphomas of the brain: association of tumors with demyelinative leukoencephalopathy. J. Neuropathol. Exp. Neurol. 44, 309.

LaChance, D.H., O'Neill, B.P., Macdonald, D.R., et al., 1991. Primary leptomeningeal lymphoma: report of 9 cases, diagnosis with immunocytochemical analysis, and review of the literature. Neurology 41, 95–100.

Lai, A.P., Wierzbicki, A.S., Notman, P.M., 1991. Immunocytological diagnosis of primary cerebral non-Hodgkin lymphoma. J. Clin. Pathol. 44, 251–253.

Laperriere, N.J., Wong, C.S., Milosevic, M.F., et al., 1998. Accelerated radiation therapy for primary lymphoma of the brain. Radiother. Oncol. 47, 191–195.

Layden, B.T., Dubner, S., Toft, D.J., et al., 2009. Primary CNS lymphoma with bilateral symmetric hypothalamic lesions presenting with panhypopituitarism and diabetes insipidus. Pituitary Jan. 3 [Epub ahead of print].

Lazzato, G., Schafer, A.I., 1990. The prethrombotic state in cancer. Sem. Oncol. 17, 147–149.

Lee, Y., Bruner, J.M., van Tassel, P., et al., 1986. Primary central nervous system lymphoma: CT and pathologic correlation. Am. J. Radiol. 147, 747–752.

Leeds, N.E., Rosenblatt, R., Zimmetman, H.M., 1971. Focal angiographic changes of primary central nervous system lymphoma with pathologic correlation. Radiology 99, 595–599.

Lehrer, H., McGarry, P., 1968. Meningeal lymphosarcoma as a primary intracranial lesion. South Med. J. 61, 115–159.

Leibel, S.A., Sheline, G.E., 1987. Radiation therapy for neoplasms of the brain. J. Neurosurg. 66, 1–22.

Levine, A.M., 1992. Acquired Immunodeficiency Syndrome-related lymphoma. Blood 80, 8–20.

Levy, R.M., Bredesen, D.E., Rosenblum, M.L., 1985. Neurological manifestations of the acquired immunodeficiency syndrome (AIDS): experience at UCSF and review of the literature. J. Neurosurg. 62, 475–495.

Levy, O., Deangelis, L.M., Filippa, D.A., et al., 2008. Bcl-6 predicts improved prognosis in primary central nervous system lymphoma. Cancer 112, 151–156.

Liang, R.H.S., Woo, E.K.W., Yu, Y., et al., 1989. Central nervous system involvement in non-Hodgkin lymphoma. Eur. J. Clin. Oncol. 25, 703–710.

Liang, R., Woo, E., Ho, F., et al., 1990a. Klinefelter's syndrome and primary central nervous system lymphoma. Med. Pediatr. Oncol. 18, 236–239.

Liang, R., Chiu, E., Lake, S.L., 1990b. Secondary central nervous system involvement by non-Hodgkin lymphoma: the risk factors. Hematol. Oncol. 8, 141–145.

Liao, W., Liu, Y., Wang, X., et al., 2008. Differentiation of primary central nervous system lymphoma and high-grade glioma with dynamic susceptibility contrast-enhanced perfusion magnetic resonance imaging. Acta Radiol. 19, 1–9.

Liberski, P.P., Alwasiak, I., Wegrzyn, Z., 1982. Atypical progressive multifocal leucoencephalopathy and primary cerebral lymphoma. Neuropatol. Polska. 20, 413–419.

Liedtke, W., Trubner, K., Schwechheimer, K., 1995. On the role of human herpes virus 6 in viral latency in nervous tissue and in primary central nervous system lymphoma. J. Neurol. Sci. 134, 184–188.

Lindae, M.L., Lay, J., Abel, E.A., et al., 1990. Mycosis fungoides with CNS involvement: neuropsychiatric manifestations and complications of treatment with intrathecal methotrexate and whole-brain irradiation. J. Dermatol. Surg. Oncol. 16, 550–553.

Lipford, E.H., Margolick, J.B., Longo, D.L., et al., 1988. Angiocentric immunoproliferative lesions: a clinicopathologic spectrum of postthymic T-cell proliferations. Blood 72, 1674–1681.

Lipsmeyer, E.A., 1972. Development of primary central nervous system lymphoma in a patient with systemic lupus erythematosus treated with immunosuppression. Arthr. Rheumat. 15, 183–186.

Littman, P., Wang, C.C., 1975. Reticulum sarcoma of the brain. A review of the literature and a study of 19 cases. Cancer 35, 1412–1420.

Locker, J., Nalesnik, M., 1989. Molecular genetic analysis of lymphoid tumors arising after organ transplantation. Am. J. Pathol. 135, 977–987.

Loeffler, I.S., Ervin, T.J., Mauch, P., et al., 1985. Primary lymphomas of the central nervous system: patterns of failure and factors that influence survival. J. Clin. Oncol. 3, 490–494.

MacMahon, F.M.F., Glass, J.D., Hayward, S.D., et al., 1991. Epstein-Barr virus in AIDS-related primary central nervous system lymphoma. Lancet 338, 969–973.

Maiuri, F., 1990. Visual involvement in primary non-Hodgkin lymphomas. Clin. Neurol. Neurosurg. 92, 119–124.

Margolis, L., Fraser, R., Lichter, A., et al., 1980. The role of radiation therapy in the management of ocular reticulum cell sarcoma. Cancer 45, 688–692.

Marsh, W.L., Stevenson, D.R., Long, H.J., 1983. Primary leptomeningeal presentation of T-cell lymphoma. Report of a patient and review of the literature. Cancer 51, 1125–1131.

Matsuda, M., McMurria, H., VanHale, P., et al., 1981. CSF findings in primary lymphoma of the CNS. Arch. Neurol. 38, 397.

Meeker, T.C., Shiramiza, B., Kaplan, L., et al., 1991. Evidence for molecular sub-types of HIV-associated lymphoma: division into peripheral monoclonal, polyclonal and central nervous system lymphoma. AIDS 5, 669–674.

Mendenhall, N.P., Thar, T.L., Agee, O.F., et al., 1983. Primary lymphoma of the central nervous system. Computerized tomography scan characteristics and treatment results for 12 cases. Cancer 52, 1993–2000.

Merchut, M.P., Haberland, C., Naheedy, M.H., et al., 1985. Long survival of primary cerebral lymphoma with progressive radiation necrosis. Neurology 35, 552–556.

Michalski, J.M., Garcia, D.M., Kase, E., et al., 1990. Primary central nervous system lymphoma: analysis of prognostic variables and patterns of treatment failure. Radiology 176, 855–860.

Miller, D.C., Knee, R., Schoenfeld, S., et al., 1989. Non-Hodgkin lymphoma of the central nervous system after treatment of Hodgkin disease. Am. J. Clin. Pathol. 91, 481–485.

Mittal, K., Neri, A., Feiner, H., et al., 1990. Lymphomatoid granulomatosis in the acquired immunodeficiency syndrome. Evidence of Epstein-Barr virus infection and B-cell clonal selection without myc rearrangement. Cancer 65, 1345–1349.

Model, L.M., 1977. Primary reticulum cell sarcoma of the brain in Wiskort-Aldrich syndrome. Arch. Neurol. 34, 633–635.

Mohile, N.A., DeAnngelis, L.M., Abrey, L.E., 2008. Utility of brain FDG-PET in primary CNS lymphoma. Clin. Adv. Haematol. Oncol. 6, 818–820.

Monfardini, S., Tirelli, U., Vaccher, F., et al., 1988. Malignant lymphomas in patients with or at risk for AIDS in Italy. J. Nat. Cancer Inst. 80, 855–860.

Monfardini, S., Vaccher, F., Foa, R., et al., 1990. AIDS-associated non-Hodgkin lymphoma in Italy: intravenous drug users versus homosexual men. Ann. Oncol. 1, 203–211.

Moore, R.D., Kessler, H., Richman, D.D., et al., 1991. Non-Hodgkin lymphoma in patients with advanced HIV infection treated with Zidovudine. J. Am. Med. Assoc. 265, 2208–2211.

Morrison, V., Gruber, S., Peterson, B., 1991. Therapy and outcome of post-transplant lymphomas. Proc. Am. Assoc. Cancer Res. 32, abstract 1137.

Moskowitz, L.B., Hensley, G.T., Chan, J.C., et al., 1984. The neuropathology of Acquired Immune Deficiency Syndrome. Arch. Pathol. Lab. Med. 108, 867–872.

Murphy, J.K., O'Brien, C.J., Ironside, J.W., 1989. Morphologic and immunophenotypic characterisation of primary brain lymphomas using paraffin-embedded tissue. Histopathology 15, 449–460.

Murphy, J.K., Young, L.S., Bevan, I.S., et al., 1990. Demonstration of Epstein-Barr virus in primary brain lymphoma by in situ DNA hybridisation in paraffin wax embedded tissue. J. Clin. Pathol. 43, 220–223.

Murray, K., Kun, L., Cox, J., 1986. Primary malignant lymphoma of the central nervous system. Results of treatment of 11 cases and review of the literature. J. Neurosurg. 65, 600–607.

Nair, S.D., Joseph, M.G., Catton, G.F., et al., 1989. Radiation therapy in lymphomatoid granulomatosis. Cancer 64, 821–824.

Nalesnik, M.A., Jaffe, R., Starzl, T.F., et al., 1988. The pathology of posttransplant lymphoproliferative disorders occurring in the setting of Cyclosporin A-prednisolone immunosuppression. Am. J. Pathol. 133, 173–192.

Namiki, T.S., Nichols, P., Young, T., et al., 1988. Stereotaxic biopsy diagnosis of central nervous system lymphoma. Am. J. Clin. Pathol. 90, 40–45.

Nelson, D.F., Martz, K.L., Bonner, H., et al., 1992. Non-Hodgkin lymphoma of the brain: Can high dose, large volume radiation therapy improve survival? Report on a prospective trial by the Radiation Oncology Group (RTOG): RTOG 8315. Int. J. Radiat. Oncol. Biol. Phys. 23, 9–17.

Neuwelt, E.A., Barnett, P.A., Bigner, D.D., et al., 1982. Effects of adrenal cortical steroids and osmotic blood-brain opening on methotrexate delivery to gliomas in the rodent: the factor of the blood-brain barrier. Proc. Nat. Acad. Sci. (USA) 79, 4420–4423.

Neuwelt, E.A., Howieson, J., Frenkel, F.P., et al., 1986. Therapeutic efficacy of multiagent chemotherapy with drug delivery enhancement by blood-brain barrier modification in glioblastoma. Neurosurgery 19, 573–582.

Neuwelt, F.A., Goldman, D.L., Dahlborg, S.A., et al., 1991. Primary CNS lymphoma treated with osmotic blood-brain barrier disruption: prolonged survival and preservation of cognitive function. J. Clin. Oncol. 9, 1580–1590.

Newell, M.E., Hoy, J.F., Cooper, S.G., et al., 2004. Human immuno-deficiency virus related primary cerebral lymphoma: factors influencing survival in 111 patients. Cancer 100, 2627–2636.

Ng, K., Nash, J., Woodcock, B.E., 1991. High grade lymphoma of the cerebellum: a rare complication of chronic lymphatic leukaemia. Clin. Lab. Haematol. 13, 93–97.

Nguyen, P.L., Chakravarti, A., Finkelstein, D.M., et al., 2005. Results of whole-brain radiation as salvage of methotrexate failure for immunocompetent patients with primary CNS lymphoma. J. Clin. Oncol. 23, 1507–1513.

Ohkawa, S., Yamadori, A., Mori, E., et al., 1989. A case of primary malignant lymphoma of the brain with high uptake of ^{123}I-IMP. Neuroradiology 31, 270–272.

Omuro, A.M., DeAngelis, L.M., Yahalom, J., Abrey, L.E., 2005. Chemoradiotherapy for primary CNS lymphoma: an intent-to-treat analysis with complete follow-up. Neurology 64, 69–74.

Omuro, A.M., Taillandier, L., Chinot, O., et al., 2007. Temozolomide and methotrexate for primary central nervous system lymphoma in the elderly. J. Neurooncol. 85, 207–211.

O'Neill, B.P., Kelly, P.J., Earle, J.D., et al., 1987. Computer-assisted stereotaxic biopsy for the diagnosis of primary central nervous system lymphoma. Neurology 37, 1160–1164.

O'Neill, B.P., Haberman, T.M., Banks, P.M., et al., 1989. Primary central nervous system lymphoma as a variant of Richter's syndrome in two patients with chronic lymphocytic leukemia. Cancer 64, 1296–1300.

Onofri, M., Curatola, L., Ferracci, F., et al., 1992. Narcolepsy associated with primary temporal lobe B-cell lymphoma in a HLA D-negative subject. J. Neurol. Neurosurg. Psychiatry 55, 852–853.

O'Sullivan, M.G., Whittle, I.R., Gregor, A., et al., 1991. Increasing incidence of CNS primary lymphoma in south-east Scotland. Lancet 338, 895–896.

Otrakji, C.L., Voigt, W., Amador, A., et al., 1988. Malignant angioendotheliosis - a true lymphoma: a case of intravascular malignant lymphomatosis studied by Southern BWT hybridisation analysis. Hum. Pathol. 19, 475–478.

Palella, F.J., Delaney, K.M., Moorman, A.C., et al., 1998. Declining morbidity and mortality among patients with advanced human immunodeficiency virus infection. N. Engl. J. Med. 338, 853–860.

Panageas, K.S., Elkin, E.B., DeAngelis, L.M., et al., 2005. Trends in survival from primary central nervous system lymphoma, 1975–1999: a population based analysis. Cancer 104, 2466–2472.

Patrick, A.W., Campbell, I.W., Ashworth, B., et al., 1989. Primary cerebral lymphoma presenting with cranial diabetes insipidus. Postgrad. Med. J. 65, 771–772.

Pattengale, P.K., Taylor, C.R., Panke, T., et al., 1979. Selective immunodeficiency and malignant lymphoma of the central nervous system. Possible relationship to the Epstein-Barr virus. Acta Neuropathol. 48, 165–169.

Pauzner, R., Mouallem, M., Sadeb, M., et al., 1989. High incidence of primary cerebral lymphoma in tumor-induced central neurogenic hyperventilation. Arch. Neurol. 46, 510–512.

Pels, H., Schmidt-Wolf, I.G., Glasmacher, A., et al., 2003. Primary central nervous system lymphoma: results of a pilot and phase II study of systemic and intraventricular chemotherapy with deferred radiotherapy. J. Clin. Oncol. 21, 4489–4495.

Penn, I., 1981. Depressed immunity and the development of cancer. Clin. Exp. Immunol. 46, 459–474.

Penn, I., 1987. Cancers following cyclosporine therapy. Transplantation 43, 32–35.

Penn, I., Starzl, T.F., 1972. Malignant tumors arising de novo in immunosuppressed organ transplant patients. Transplantation 14, 407–417.

Perez-Soler, R., Smith, T.L., Cabanillas, F., 1986. Central nervous system prophylaxis with combined intravenous and intrathecal methotrexate in diffuse lymphoma of aggressive histologic type. Cancer 57, 971–977.

Pfleger, L., Tappeiner, J., 1959. Zur Kenntnis der systemisierten Endotheliomatose der cutanen Blutgefasse (reticuloendotheliose?) Hautarzt. 10, 359–363.

Pfreundschuh, M., Trümper, L., Osterborg, A., et al., 2006. CHOP-like chemotherapy plus rituximab versus CHOP-like chemotherapy alone in young patients with good-prognosis diffuse large-B-cell lymphoma: a randomised controlled trial by the MabThera International Trial (MInT) Group. Lancet Oncol. 7, 379–391.

Plotkin, S.R., Betensky, R.A., Hochberg, F.H., et al., 2004. Treatment of relapsed central nervous system lymphoma with high-dose methotrexate. Clin. Cancer Res. 10, 5643–5646.

Pirotte, B., Levivier, M., Goldman, S., et al., 1997. Glucocorticoid-induced long-term remission in primary cerebral lymphoma: case report and review of the literature. J. Neurooncology 31, 63–69.

Pitman, S.W., Frei, E., 1977. Weekly methotrexate-calcium leucovorin rescue: effect of alkalinization on nephrotoxicity; pharmacokinetics in the CNS; and use in CNS non-Hodgkin lymphoma. Cancer Treat Rep. 61, 695–701.

Pluda, J.M., Yarchoan, R., Jaffe, E.S., et al., 1990. Development of non-Hodgkin lymphoma in a cohort of patients with severe Human Immunodeficiency Virus (HIV) infection on long-term antiretroviral therapy. Ann. Int. Med. 113, 276–282.

Pluda, K.M., Venzon, D., Tosato, G., et al., 1991. Factors which predict for the development of non-Hodgkin lymphoma (NHL) in patients with HIV infection receiving antiviral therapy. Blood 78 (no. 10) abstract, 1129.

Pollack, I.F., Lunsford, L.D., Flickinger, J.C., et al., 1989. Prognostic factors in the diagnosis and treatment of primary central nervous system lymphoma. Cancer 63, 939–947.

Poon, T., Matoso, I., Tchertkoff, V., et al., 1989. CT features of primary cerebral lymphoma in AIDS and non-AIDS patients. J. Comp. Assist. Tomogr. 13, 6–9.

Poortmans, P.M., Kluin-Nelemans, H.C., Haaxma-Reiche, H., et al., 2003. High-dose methotrexate-based chemotherapy followed by consolidating radiotherapy in non-AIDS-related primary central nervous system lymphoma: European Organization for Research and Treatment of Cancer Lymphoma Group Phase II Trial 20962. J. Clin. Oncol. 15, 4483–4488.

Purvin, V., Van Dyk, H.J., 1984. Primary reticulum cell sarcoma of the brain presenting as steroid-responsive optic neuropathy. J. Clin. Neurol. Ophthalmol. 4, 15–23.

Rabkin, C.S., Biggar, R.J., Horm, J.W., 1991. Increasing incidence of cancers associated with the Human Immunodeficiency virus epidemic. Int. J. Cancer 47, 692–696.

Rampen, F.H.J., van Andel, J.G., Sizoo, W., et al., 1980. Radiation therapy in primary non-Hodgkin lymphomas of the CNS. Eur. J. Cancer 16, 177–184.

Ramsay, R.G., Geremia, G.K., 1988. CNS complications of AIDS: CT and MR findings. Am. J. Radiol. 151, 449–454.

Raphael, J., Gentilhomme, O., Tulliez, M., et al., 1991. Histopathologic features of high grade non-Hodgkin lymphomas in acquired immunodeficiency syndrome. Arch. Pathol. Lab. Med. 115, 15–20.

Rapoport, S.I., 1988. Osmotic opening of the blood-brain barrier.

Ann. Neurol. 24, 677–684.

Ree, H.J., Strauchen, J.A., Khan, A.A., et al., 1991. Human Immuno-deficiency Virus-associated Hodgkin disease. Cancer 67, 1614–1621.

Remick, S.C., Diamond, C., Migliozzi, J.A., et al., 1990. Primary central nervous system lymphoma in patients with and without the acquired immune deficiency syndrome. A retrospective analysis and review of the literature. Medicine. 69, 345–360.

Reni, M., Ferreri, A.J.M., Villa, E., 1999. Second line treatment for primary central nervous system lymphoma. Br. J. Cancer 79, 530–534.

Reni, M., Ferreri, A.J., Garancini, M.P., et al., 1997. Therapeutic management of primary central nervous system lymphoma in immunocompetent patients: results of a critical review of the literature. Ann. Oncol. 8, 227–234.

Reni, M., Zaja, F., Mason, W., et al., 2007. Temozolomide as salvage treatment in primary brain lymphomas. Br. J. Cancer 96, 864–867.

Reyes, M.G., Homsi, M.F., Mangkornkanong, M., et al., 1990. Malignant lymphoma presenting as a chronic subdural hematoma. Surg. Neurol. 33, 35–36.

Reznik, M., 1975. Pathology of primary reticulum cell sarcoma of the human central nervous system. Acta Neuropathol. Suppl. 6, 91–94.

Riggs, S., Hagemeister, F.B., 1988. Immunodeficiency states: A predisposition to lymphoma. In: Fuller, L.M., Sullivan, M.P., Hagemeister, F.B., et al. (Eds) Hodgkin disease and non-Hodgkin lymphomas in adults and children. Raven Press, New York, pp. 451–478.

Rockwood, E.J., Zakov, Z.N., Bay, J.W., 1984. Combined malignant lymphoma of the eye and CNS (reticulum-cell sarcoma). Report of three cases. J. Neurosurg. 61, 369–374.

Roithmann, S., Andrieu, J.M., 1992. Clinical and biological characteristics of malignant lymphomas in HIV-infected patients. Eur. J. Cancer 28, 1501–1508.

Roithmann, S., Tourani, J.M., Andrieu, J.M., 1990. Hodgkin Disease in HIV-infected intravenous drug abusers. N. Engl. J. Med. 323, 275–276.

Roithmann, S., Toledano, M., Tourani, J.M., et al., 1991. HIV-associated non-Hodgkin lymphomas: Clinical characteristics and outcome. The experience of the French Registry of HIV-associated tumors. Ann. Oncol. 2, 289–295.

Roman-Goldstein, S.M., Golgman, D.L., Howieson, J., et al., 1992. MR of primary CNS lymphoma in immunologically normal patients. AJNR Am. J. Neuroradiol. 13, 1207–1213.

Rootman, J., Gudauskas, G., Kumi, C., 1983. Subconjunctival versus intravenous cytosine arabinoside: effect of route of administration and ocular toxicity. Invest. Ophthalmol. Vis. Sci. 24, 1607–1611.

Rosenberg, N.L., Hochberg, F.H., Miller, G., et al., 1986. Primary central nervous system lymphoma related to Epstein-Barr virus in a patient with acquired immune deficiency syndrome. Ann. Neurol. 20, 98–102.

Rosenberg, S.A., Berard, C.W., Byron, W., et al., 1982. National Cancer Institute sponsored study of classifications of non-Hodgkin lymphomas. Summary and description of a working formulation for clinical usage. Cancer 49, 2112–2135.

Rosenblum, M.L., Levy, M.R., Bredesen, D.E., et al., 1988. Primary central nervous system lymphomas in patients with AIDS. Ann. Neurol. 23 (Suppl.), 13–16.

Rosenfeld, S.S., Hoffman, J.M., Coleman, R.E., et al., 1992. Studies of primary central nervous system lymphoma with fluorine-18-fluorodeoxyglucose positron emission tomography. J. Nucl. Med. 33, 532–536.

Rosenthal, M.A., Sheridan, W.P., Green, M.D., et al., 1993. Primary cerebral lymphoma: an argument for the use of adjunctive systemic chemotherapy. Aust. N. Z. J. Surg. 63, 30–32.

Ross, R., Dworsky, R., Paganini-Hill, A., et al., 1985. Non-Hodgkin lymphomas in never married men in Los Angeles. Br. J. Cancer 52, 785–787.

Rouah, E., Rogers, B.B., Wilson, D.R., et al., 1990. Demonstration of Epstein-Barr virus in primary central nervous system lymphomas by the polymerase chain reaction and in situ hybridisation. Hum. Pathol. 21, 545–550.

Roy, S., Josephson, S.A., Fridlyand, J., et al., 2008. Protein biomarker identification in the CSF of patients with CNS lymphoma. J. Clin. Oncol. 26, 96–105.

Rubenstein, J.L., Combs, D., Rosenberg, J., et al., 2003. Rituximab therapy for CNS lymphomas: targeting the leptomeningeal compartment. Blood 101, 466–468.

Rubenstein, J., Ferreri, A.J., Pittaluga, 2008. Primary lymphoma of the central nervous system: epidemiology, pathology and current approaches to diagnosis, prognosis and treatment. Leuk. Lymphoma 49, 43–51.

Rubenstein, J., Fischbein, N., Aldape, K., et al., 2002. Hemorrhage and VEGF expression in a case of primary CNS lymphoma. J.

Neurooncol. 58, 53–56.

Rubenstein, J.L., Fridlyand, J., Shen, A., et al., 2006. Gene expression and angiotropism in primary CNS lymphoma. Blood 107 (9), 3716–3723.

Ruff, R.L., Petito, C.K., Rawlinson, D.G., 1979. Primary cerebral lymphoma mimicking multiple sclerosis. Arch. Neurol. 36, 598.

Sagerman, R.H., Cassady, J.R., Chang, C.H., 1967. Radiation therapy for intracranial lymphoma. Radiology 88, 552–554.

Salih, S.B., Saeed, A.B., Alzahrani, M., et al., 2009. Primary CNS lymphoma presenting as fever of unknown origin. J. Neurooncol. 93, 401–404.

Sandor, V., Stark-Vancs, V., Pearson, D., et al., 1998. Phase II trial of chemotherapy alone for primary CNS and intraocular lymphoma. J. Clin. Oncol. 16, 3000–3006.

Sapozink, M.D., Kaplan, H.S., 1983. Intracranial Hodgkin disease. A report of 12 cases and review of the literature. Cancer 1301–1307.

Sawataishi, J., Mineura, K., Sasajima, T., et al., 1992. Effects of radiotherapy determined by 11 C-methyl-L-methionine positron emission tomography in patients with primary cerebral malignant lymphoma. Neuroradiology 34, 517–519.

Schmidt, B.J., Meagher-Villemure, K., Del Carpio, J., 1984. Lymphomatoid granulomatosis with isolated involvement of the brain. Ann. Neurol. 15, 478–481.

Schmitt-Graff, A., Pfitzer, P., 1983. Cytology of the cerebrospinal fluid in primary malignant lymphomas of the central nervous system. Acta Cytologica 27, 267–272.

Schneck, S.A., Penn, I., 1971. De-novo brain tumours in renal-transplant recipients. Lancet i, 983–986.

Schnittman, S.M., Lane, H.C., Higgins, S.E., et al., 1986. Direct polyclonal activation of human B lymphocytes by the acquired immune deficiency syndrome virus. Science 233, 1084–1086.

Schricker, J.L., Smith, D.E., 1955. Primary intracerebral Hodgkin disease. Cancer 8, 629–633.

Schwaighofer, B.W., Hesselink, J.R., Press, G.A., et al., 1989. Primary intracranial CNS lymphoma: MR manifestations. AJNR Am. J. Neuroradiol. 10, 725–729.

Shah, G.D., Yahalom, J., Correa, D.D., et al., 2007. Combined immunohistochemistry with reduced whole brain radiotherapy for newly diagnosed primary CNS lymphoma. J. Clin. Oncol. 25, 4730–4735.

Sheline, G.E., Wara, W.M., Smith, V., 1980. Therapeutic irradiation and brain injury. Int. J. Radiat. Oncol. Biol. Phys. 6, 1215–1228.

Shen, D.F., Zhuang, Z., LeHoang, P., et al., 1998. Utility of microdissection and polymerase chain reaction for the detection of immunoglobulin gene rearrangement and translocation in primary intraocular lymphoma. Ophthalmology 105, 1664–1669.

Sherman, M.E., Erozan, Y.S., Mann, R.B., et al., 1991. Stereotactic brain biopsy in the diagnosis of malignant lymphoma. Am. J. Clin. Pathol. 95, 878–883.

Shibamoto, Y., Tsutsui, K., Dodo, Y., et al., 1990. Improved survival rate in primary intracranial lymphoma treated by high-dose radiation and systemic vincristine-doxorubicin-cyclophosphamide-prednisolone chemotherapy. Cancer 65, 1907–1912.

Shipp, M., Harrington, D., Anderson, J., et al., 1992. Development of a predictive model for aggressive lymphoma: The International NHL Prognostic Factors Project. Proc. Am. Soc. Clin. Oncol. Abstract 1084.

Shiramizu, B., Barriga, F., Neequaye, J., et al., 1991. Patterns of chromosomal breakpoint locations in Burkitt's lymphoma: relevance to geography and Epstein-Barr virus association. Blood 7, 1516–1526.

Singh, A., Strobos, R.J., Singh, B.M., et al., 1982. Steroid-induced remissions in CNS lymphoma. Neurology 32, 1267–1271.

Skarin, A.T., Zuckerman, K.S., Pitman, S.W., et al., 1977. High-dose methotrexate with folinic acid rescue in the treatment of advanced non-Hodgkin lymphoma including CNS involvement. Blood 50, 1039–1047.

Smadja, D., Mas, J., Fallet-Bianco, C., et al., 1991. Intravascular lymphomatosis (neoplastic angioendotheliosis) of the central nervous system: case report and literature review. J. Neurooncol. 11, 171–180.

Smith, W.J., Garson, J.A., Bourne, S.P., et al., 1988. Immunoglobulin gene rearrangement and antigenic profile confirm B cell origin of primary cerebral lymphoma and indicate a mature phenotype. J. Clin. Pathol. 41, 128–132.

Smith, J.R., Braziel, R.M., Paoletti, S., et al., 2003. Expression of B-cell attracting chemokine1 (CXCL13) by malignant lymphocytes and vascular endothelium in primary central nervous system lymphoma. Blood 101, 815–821.

Smith, J.R., Falkenhagen, K.M., Coupland, S.E., et al., 2007. Malignant B cells from patients with primary central nervous system lymphoma express stromal cell-derived factor-1. Am. J. Clin.

Pathol. 127, 633–641.

Snider, W.D., Simpson, D.M., Aronyk, K.F., et al., 1983. Primary lymphoma of the nervous system associated with Acquired Immune-deficiency Syndrome. N. Eng. J. Med. 308, 45.

So, Y.T., Beckstead, J.H., Davis, R.L., 1986. Primary central nervous system lymphoma in Acquired Immune Deficiency Syndrome: A clinical and pathological study. Ann. Neurol. 20, 566–572.

Socie, G., Piprot-Chauffat, C., Schlienger, M., et al., 1990. Primary lymphoma of the central nervous system. An unresolved therapeutic problem. Cancer 65, 322–326.

Soussain, C., Hoang-Xuan, K., Taillandier, L., et al., 2008. Intensive chemotherapy followed by hematopoietic stem-cell rescue for refractory and recurrent primary CNS and intraocular lymphoma: Societe Francaise de Greffe de Moelle Osseuse-Therapie Cellulaire. J. Clin. Oncol. 26, 2512–2518.

Soussain, C., Merle-Beral, H., Reux, I., et al., 1996. A single center study of 11 patients with intraocular lymphoma treated with conventional chemotherapy followed by high dose chemotherapy and autologous bone marrow transplantation in 5 cases. Leuk. Lymphoma 23, 339–345.

Spillane, J.A., Kendall, B.F., Moseley, I.F., 1982. Primary central nervous system lymphoma: clinical radiological correlation. J. Neurol. Neurosurg. Psychiatry 45, 199–208.

Starzl, T.F., Nalesnik, M.A., Porter, K.A., et al., 1984. Reversibility of lymphomas and lymphoproliferative lesions developing under cyclosporin-steroid therapy. Lancet 1, 583–587.

Stern, J.I., Raizer, J.J., 2005. Primary central nervous system lymphoma. Expert Rev. Neurother. 5, S63–S70.

Strauchen, J.A., Dalton, J., Friedman, A.H., 1989. Chemotherapy in the management of intraocular lymphoma. Cancer 63, 1918–1921.

Stein, M.E., Haim, N., Ben-Shachar, M., et al., 1995. Radiation induced primary lymphoma: a case report. Tumori. 81, 204–207.

Subar, M., Neri, A., Inghirami, G., et al., 1988. Frequent c-myc oncogene activation and infrequent presence of Epstein-Barr Virus genome in AIDS-associated lymphoma. Blood 72, 667–671.

Sugita, Y., Shigemori, M., Yuge, T., et al., 1988. Spontaneous regression of primary malignant intracranial lymphoma. Surg. Neurol. 30, 148–152.

Sze, G., Brant-Zawadzki, M.N., Norman, D., et al., 1987. The neuroradiology of AIDS. Semin. Roentgenol. 1, 42–53.

Talal, M., Bunim, J.J., 1964. The development of malignant lymphoma in the course of Sjogren's syndrome. Am. J. Med. 36, 529–540.

Tallroth, K., Katevuo, K., Holsti, L., et al., 1981. Angiography and computed tomography in the diagnosis of primary lymphoma of the brain. Clin. Radiol. 32, 383–388.

Taylor, C.R., Russell, R., Lukes, R.J., et al., 1978. An immunohistological study of immunoglobulin content of primary central nervous system lymphomas. Cancer 41, 2197–2205.

Thomas, M., Macpherson, P., 1982. Computed tomography of intracranial lymphoma. Clin. Radiol. 33, 331–336.

Thomson, J.L., Brownell, B., 1981. Computed tomographic appearances in microgliomatosis. Clin. Radiol. 32, 367–374.

Thorin, L., DeAngelis, L.M., 1991. Thromboembolism in primary central nervous system lymphoma (PCNSL). Proc. Am. Soc. Clin. Oncol. 10, abstract 343.

Todd, D.H., 1967. Intracranial lesions in Hodgkin disease. Proc. R. Soc. Med. 60, 734–736.

Toh, C.H., Castillo, M., Wong, A.M., et al., 2008. Primary cerebral lymphoma and glioblastoma multiforme: differences in diffusion characteristics evaluated with diffusion tensor imaging. AJNR Am. J. Neuroradiol. 29, 471–475.

Tomlinson, F.H., Kurtin, P.J., Suman, V.J., et al., 1995. Primary intracerebral malignant lymphoma: a clinicopathologic study of 89 patients. J. Neurosurg. 82, 558–566.

Trans-Tasman Radiation Oncology Group, 1996. Preliminary results of combined chemotherapy and radiotherapy for non-AIDS primary central nervous system lymphoma. Med. J. Aust. 165, 424–427.

Trillet, M., Pialet, J., Chazot, G., et al., 1982. Lymphome non Hodgkin 'primitif' de l'encephale. Sarcoidose. Cancer thyroidien. Deficit immunitaire cellulaire. Rev. Neurol. (Paris) 138, 241–248.

Turrisi, A.T., 1980. Brain irradiation and systemic chemotherapy for small-cell lung cancer: dangerous liaisons? J. Clin. Oncol. 8, 196–199.

Ursea, R., Heinemann, M.H., Silverman, R.H., et al., 1997. Ophthalmic, ultrasonographic findings in primary central nervous system lymphoma with ocular involvement. Retina 17, 118–123.

Vaquero, J., Martinez, R., Rossi, E., et al., 1984. Primary cerebral lymphoma: the 'ghost tumor'. Case report. J. Neurosurg. 60, 174–176.

Vogel, M.H., Font, R.L., Zimmerman, L.E., et al., 1968. Reticulum cell sarcoma of the retina and uvea. Report of six cases and review of the literature. Am. J. Ophthalmol. 66, 205–215.

Wagner, J.P., Le Mevel, A., Dramais-Marcel, D., et al., 1998. High-dose methotrexate for the treatment of primary cerebral lymphomas: analysis of survival and late neurologic toxicity in a retrospective series. J. Clin. Oncol. 16, 864–871.

Walker, R.J., Tiller, D.J., Horvath, J.S., et al., 1989. Malignant lymphoma in a renal transplant patient on cyclosporin A therapy. Aust. N. Z. J. Med. 19, 154–155.

Wang, D., Liebowitz, D., Kieff, E., 1985. An EBV membrane protein expressed in immortalized lymphocytes transforms established rodent cells. Cell 43, 831–840.

Weingarten, K.L., Zimmerman, R.D., Leeds, N.E., 1983. Spontaneous regression of intracerebral lymphoma. Radiology 149, 721–724.

Weintraub, J., Warnke, R.A., 1982. Lymphoma in cardiac allotransplant recipients. Transplantation 33, 347–351.

Weissman, D.E., Kueck, B.D., Merkow, A.B., 1990. A case of large cell CNS lymphoma associated with a systemic small cell lymphocytic lymphoma. J. Neurooncol. 9, 171–175.

Whang-Peng, J., Lee, E.C., Sieverts, H., et al., 1984. Burkitt's lymphoma in AIDS: cytogenetic study. Blood 63, 818–822.

Williams, R.L., Meltzer, C.C., Smirniotopoulos, J.G., et al., 1998. Cerebral MR imaging in intravascular lymphomatosis. AJNR Am. J. Neuroradiol. 19, 427–431.

Woolf, A.S., Conway, G., 1987. Systemic lupus erythematosus and primary cerebral lymphoma. Postgrad. Med. J. 63, 569–571.

Yamasaki, T., Kikuchi, H., Oda, Y., et al., 1992. Primary intracerebral malignant lymphoma associated with different histological types of carcinoma: report of two cases. Surg. Neurol. 37, 464–471.

Yang, P.J., Burt, T.B., Srricof, D.D., et al., 1986. Intracranial non-Hodgkin lymphoma occurring after treatment of Hodgkin disease. Radiology 161, 541–543.

Young, R.C., Howser, D.M., Anderson, T., et al., 1979. Central nervous system complications of non-Hodgkin lymphoma. The potential role for prophylactic therapy. Am. J. Med. 66, 435–443.

Zacharia, T.T., Law, M., Nadich, T.P., et al., 2008. Central nervous system lymphoma characterized by diffusion-weighted imaging and MR spectroscopy. J. Neuroimaging 18, 411–417.

Zackheim, H., Lebo, C., Wasserstein, P., et al., 1983. Mycosis fungoides of the mastoid, middle ear and central nervous system: Literature review of MF of the CNS. Arch. Dermatol. 119, 311–318.

Ziegler, J.L., Miner, R.C., Rosenbaum, F., et al., 1982. Outbreak of Burkitt's-like lymphoma in homosexual men. Lancet 2, 631–633.

Ziegler, J.L., Beckstead, J.A., Volberding, P.A., et al., 1984. Non-Hodgkin lymphoma in 90 homosexual men. Relation to generalized lymphadenopathy and the acquired immunodeficiency syndrome. N. Eng. J. Med. 311, 565–570.

Zimmerman, H.M., 1975. Malignant lymphomas of the nervous system. Acta Neuropathol. Suppl. 6, 69–74.

Zimmerman, R.A., 1990. Central nervous system lymphoma. Radiol. Clin. North Am. 28, 697–721.

Zonenshayn, M., Sharma, S., Hymes, K., et al., 1998. Mycosis fungoides metastasizing to the brain parenchyma: case report. Neurosurgery 42, 933–937.

第 42 章　颅咽管瘤

Nicholas F.Maartens，Andrew H.Kaye

1　简介

颅咽管瘤是蝶鞍区相对少见的、良性的及部分呈囊性的上皮性肿瘤，推测其源于 Rathke 囊上皮中的胚胎鳞状细胞（Janzer et al 2000）。肿瘤常于局部缓慢生长，可伴有软膜浸润，往往侵及重要的神经血管结构。临床病理包括两种不同的类型：造釉细胞型和乳头型。尽管在组织学上为良性病变，其解剖位置、物理特性、生物学行为、治疗困难以及与之相关的致死率和致残率使其成为蝶鞍区最具破坏性的病变之一（Thapar et al 2003）。Harvey Cushing 曾将颅咽管瘤描述为"最难对付的颅内肿瘤"。

由于肿瘤可累及下丘脑 – 垂体轴、视觉通路、下丘脑以及额叶，故其典型的临床表现为内分泌、视力和认知障碍。尽管治疗水平的进步提高了长期生存率和无复发生存率，但是许多学者对以全切为目的的手术策略提出了反对意见，故目前关于其最佳治疗手段仍存在很大争议（Thapar et al 2003）。

2　历史

1838 年，Martin Heindrich Rathke（1793—1860）首先描述了前肠前部的内胚层向外凸起（Rathke1838）。1857 年，Friedrich von Zenker（1825—1898）首次发现了沿垂体远侧部和结节部分布的大量细胞，形似鳞状上皮（Raimondi &

Rougerie 1994）。在不久之后的 1860 年，Hubert von Luschka（1820—1875）注意到鳞状上皮的"残留"与垂体有密切关系（Luschka 1860）。在 1900 年 和 1901 年，Joseph Babinski（1857—1932） 和 Alfred Frohlich（1871—1953）分别报道了一种前所未见的鞍上区上皮肿瘤，且并不伴有肢端肥大症（Babinski 1900；Frohlich 1901；Mott & Barret 1899）。在 1902 年，Saxer 报道了同样的发现。1899 年，Mott 和 Barrett 首先提出这些病变可能源于垂体管或 Rathke 囊。直到 1904 年才由 Jakob Erdheim（1874—1937）对其组织学来源进行了准确的解释并对这些病变其进行了详细的描述，所以那时颅咽管瘤又被称为 Erdheim 肿瘤（Erdheim 1904）。他认为该肿瘤可能源于一个未完全退化的垂体 – 咽管的胚胎鳞状上皮残留。尽管该观点没有被完全证实，但至今仍被大部分人所认可（图 42.1）（Samii & Tatagiba 2001）。

1909 年，Halstead（1852—1922）在芝加哥的圣卢克医院成功完成第一例经蝶颅咽管瘤切除术（Choux et al 1991；Lewis 1910）。Harvey Cushing（1869—1939）于 1912 年报道了其第一例颅咽管瘤手术，患者是名儿童，其在手术后存活了 50 多年。在随后的 20 多年时间里，他又对 92 例颅咽管瘤患者进行了手术。1932 年，这时 Cushing 已经几乎放弃了经蝶手术，并且他对 92 例患者中有 14 例选择经蝶手术十分懊悔。他解释说这些病例中有很多在术前被误诊为垂体腺瘤（Raimondi 1987；Laws 1980）。这些肿瘤逐渐被称为"颅咽囊肿瘤"（McKenzie & Sosmak 1924）或"颅咽袋肿瘤"（McLean 1930），直到 Charles Frazier 创造了"颅咽管瘤"一词，并被 Cushing 推广普及（Cushing 1932）。尽管这个术语的准确性受到了质疑，有些学者指出 Rathke 囊是由原始口凹而并非咽的内陷形成，但该名称仍然得到了广泛使用（Russell & Rubinstein 1989）。

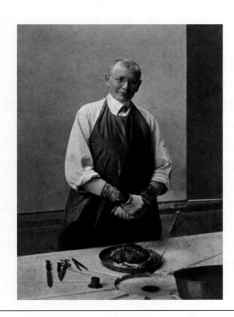

图 42.1　Jakob Erdheim（1874—1937）

在激素的发现和使用之前，颅咽管瘤手术的致死率和致残率都非常高。随着 20 世纪 50 年代激素的出现，Matson 和 Crigler（1969）第一次安全彻底地切除了病变。1963 年，经鼻蝶入路再次被 Hardy 和 Lalonde 所普及。此后许多临床研究中均使用了经鼻入路，而近来在内镜的辅助下，一些扩大入路的相关报道也越来越多（Laws 1980；Abe & Lüdecke 1999；Fahlbusch et al 1999；Honegger et al 1992；König et al 1986；Landolt & Zachmann 1991；Laws 1994；Maira et al 1995；Fatemi et al 2008；de Divitiis et al 2007a）。

3　发生学

有关颅咽管瘤的起源仍存在争议。一些研究表明它们源于 Rathke 囊的上皮细胞。目前共有两种理论，且都认为这些肿瘤来自于外胚层的少量残余组织。

第一个假说认为颅咽管瘤的出现与腺垂体的胚胎发生有关（Samii & Tatagiba 2001）。在胚胎发育的第 4 周，原始口腔或口凹的顶部向腹侧陷入并衬以起源于外胚层的上皮细胞。这个位于口咽膜前方的陷凹即为 Rathke 囊。与此同时，漏斗的神经上皮从间脑的底部向下生长（图 42.2）。

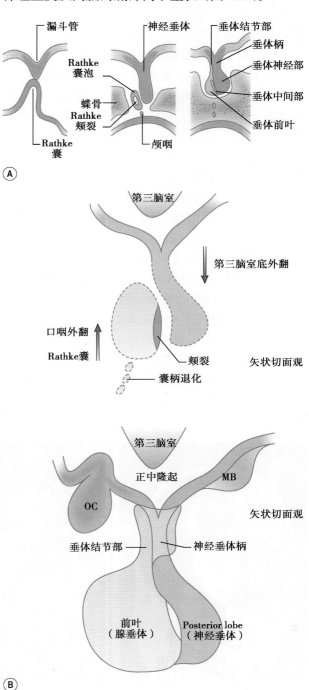

图 42.2　Rathke 囊和垂体发育的示意图。OC = 视交叉，MB = 乳头体

在胚胎发育的第 2 个月，Rathke 囊与漏斗发生接触。前者的颈部逐渐变细并最终从口腔上皮分离。剩下 Rathke 囊泡朝向漏斗移动并最终附着于其前方。囊泡的前壁发育成一个腺管样的假复层柱状上皮，这通常代表腺垂体的原基，并由其产生垂体远侧部、结节部和中间部。囊腔则逐渐缩小成为一条窄缝，并最终发生退化。Rathke 囊迁移的路径形成了颅咽管。Erdheim（1904）提出颅咽管瘤可能起源于沿颅咽管的以及远侧部和结节部内的外胚层上皮残留（参见 Samii & Tatagiba 2001）。

如果部分 Rathke 囊未能发育成腺垂体，那么通常情况下它们可能会分化为牙齿原基（导致造釉细胞型颅咽管瘤）或口腔黏膜（导致乳头型颅咽管瘤）。偶发的带有颅咽管瘤和 Rathke 囊肿特征的混合型肿瘤支持了这一理论（Janzer et al 2000）。反对此假说的依据是据推测这些垂体细胞残余可能就是胚胎发育中的外胚层残余，但其只存在于 3% 的新生儿中（Goldberg & Eshbaugh 1960），这些残留成分不但没有任何肿瘤转化的迹象，反而随着年龄的增长出现得更加频繁（Luse & Kernohan 1955）。尽管目前认为 Rathke 囊肿和颅咽管瘤都是来自 Rathke 囊的胚胎残余，但是研究发现二者具有不同的组织学特征（Samii & Tatagiba 2001）。

关于颅咽管瘤发病的第二个假说认为腺垂体和漏斗前部的残余鳞状上皮出现了化生。因为随着年龄的增长鳞状细胞残余出现得更加频繁，而这在儿童中很罕见，所以这提示颅咽管瘤起源于腺垂体的成熟组织而非胚胎残余（Samii & Tatagiba 2001；Hunter 1955）。此外，颅咽管瘤有两个好发年龄，这一情况也支持了双起源理论，即"幼年"颅咽管瘤（造釉细胞型）源于胚胎残余成分，而"成人"颅咽管瘤（乳头鳞状）则源于腺垂体细胞的局灶性化生（Adamson et al 1990）。Russell 和 Rubinstein（1989）指出在病理标本中两种肿瘤类型都很常见，这反映了颅咽管瘤可能是包括从幼年型到混合型，再到成人型的一类肿瘤。

4　外科解剖

颅咽管瘤在很多特征方面表现得很宽泛（Thapar & Laws 1995）。它们大小不等，可以从微小病变到体积巨大、累及广泛的病变（图 42.3）。

几乎所有肿瘤都有不同程度的囊性和固体成分（Fahlbusch et al 1999）。镜下检查发现约 50% 成人型及几乎所有儿童型颅咽管瘤都存在钙化（图 42.4）（Sung et al 1981）。

颅咽管瘤可以边界清楚，也可以表现为明显的侵袭性，并可能引起周围脑组织强烈的神经胶质反应。这种反应在朝向下丘脑的小乳头状突起周围尤其明显。一些医师认为这种胶质附着必然导致下丘脑损伤并妨碍彻底安全切除肿瘤（Kempe 1968），而另一些人则认为这种"胶质外壳"通常提供了一个安全界面，从而有利于在不损伤神经组织的情况下进行肿瘤切除（Sweet 1980）。

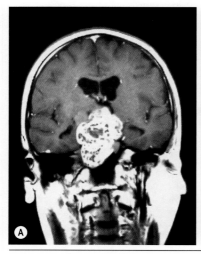
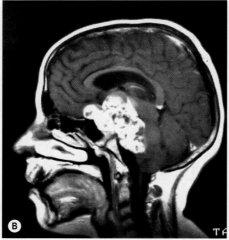
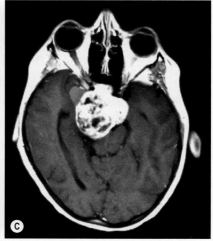

图 42.3　（A）冠状位（B）矢状位（C）轴位 T₁ 强化 MRI 显示颅咽管瘤呈典型的高信号，体积较大，且扩展至前、后颅窝及第三脑室并对右侧颞叶造成压迫（经同意后引自 Samii，M.and Tatagiba，M.，Craniopharyngioma，in Brain tumors：an encyclopedic approach A.H.Kaye and E.R.Laws（Jr.），Editors.Churchill Livingstone，2001.p.945-964. 经 Elsevier 出版社同意）

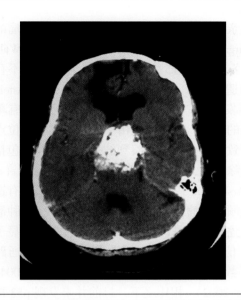

图42.4　颅咽管瘤的轴位 CT 扫描显示肿瘤广泛的钙化

除了可附着于下丘脑以外，颅咽管瘤也通常与颅底大动脉发生粘连，包括起源于前交通动脉的小穿支血管、后交通动脉、脉络膜前动脉的分支和丘脑穿支血管（Symon & Sprich 1985；Samii & Bini 1991）。肿瘤与血管粘连是导致其不能完全切除的一个主要原因（Fahlbusch et al 1999）。在尝试根治性切除肿瘤时可能会损伤滋养血管，从而使得动脉外膜变得更加薄弱，这可能导致颈内动脉的梭形扩张以及可能出现致命性的迟发出血（Sutton et al 1991）。除以上因素外，肿瘤位于第三脑室、肿瘤大小和脑积水都可以影响手术的切除范围（Fahlbusch et al 1999；Chakrabarti et al 2005）。

肿瘤前部的血供来自于前交通动脉和大脑前动脉近端的穿支血管。肿瘤的外侧部接受后交通动脉分支的供血。鞍内部分的血供则由海绵窦内脑膜垂体动脉负责。除非缺少来自于下丘脑下部和第三脑室底的血供，否则颅咽管瘤不会接受大脑后动脉和基底动脉的供血，这对手术有重要意义（Pertuiset 1975）。

囊性成分可见于 54%~94% 的所有颅咽管瘤，以及 99% 的儿童颅咽管瘤中（Gottfried & Couldwell 2008）。在组织学上，颅咽管瘤可以含有柱状、立方、呼吸道以及鳞状上皮。它们的囊性成分也多种多样，囊液可为清亮、黏性或"脓性"并含有胆固醇结晶、鳞片、钙化和角质化碎屑（图42.5）。

只有 5%~15% 的肿瘤真正位于鞍内（Fahlbusch et al 1999；Harwood-Nash 1994）。平均来说，25% 表现为鞍上肿块，30% 向前延伸累及大脑额叶，

25% 向侧方生长至中颅窝，20% 向后方和下方生长并侵及脑干和桥小脑角。按照肿瘤在垂直方向上的扩展程度可分为五个等级。

鞍内的颅咽管瘤在扩张时会压迫垂体，并在对视交叉造成压迫之前即可引起内分泌症状。肿瘤经常向上推挤鞍膈，并可能在突破鞍膈后朝任意方向扩展。在与视交叉的关系方面，肿瘤可沿着额叶下空间向前延伸（视交叉前型），这些肿瘤常为囊性，在确诊前可长得很大。当肿瘤在视交叉后方生长（视交叉后型）时，它使垂体柄向前移位，并向前向上推挤视交叉，使视神经呈现前置的假象（即假性前置）。视交叉后的囊性颅咽管瘤可以沿着岩斜区在后颅窝生长并形成体积巨大的占位。肿瘤也可以上抬视交叉（视交叉下型），并向后推挤垂体柄。视交叉后型和视交叉下型颅咽管瘤常为实性肿瘤，其通常长入第三脑室，对下丘脑造成压迫并阻塞室间孔。肿瘤进一步向上扩展可引起脑室底部变薄，从而使肿瘤突入脑室。肿瘤也可以向侧方扩张而导致对颞叶的压迫。

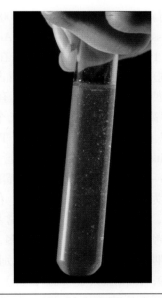

图42.5　试管中可见囊性颅咽管瘤典型的液体内容物。囊液可呈"机油"样，也可为图中所示那样富含闪亮胆固醇颗粒的液体

颅咽管瘤也可以直接起源于由第三脑室底部，但并不常见（Sipos & Vajda 1997）。这实质上是视交叉后型肿瘤，但它可以向前延展至视交叉前间隙，向上至第三脑室内，向后至脚间池和桥前池，向侧方至基底核和颞叶（Samii & Tatagiba 2001）。

在显微解剖层面上，肿瘤可以位于蛛网膜外、

蛛网膜下、软膜外或软膜下。这种多变的病理表现和生物学行为再一次说明颅咽管瘤的手术需要个体化，并需要交由经验丰富的医师进行（Laws 1994；Epstein 1994；Ciric & Cozzens 1980）。

通过术前矢状位 MRI 上的前交通动脉的位置通常可以推测出肿瘤与视交叉的位置关系。这点非常重要，也是确定最优、最安全的手术入路的关键。约 1/3 肿瘤位于视交叉下，20% 位于视交叉前，10%~15% 位于鞍内（Pang 1993）。通过侧脑室的大小通常可以判断颅咽管瘤或其残留与第三脑室的解剖关系，并选择适当的手术入路以避免损伤下丘脑（Steno et al 2004；Honegger & Tatagiba 2008）。

5 发病率与患病率

由于颅咽管瘤发病率相对较低，因此除了全世界范围内只有为数不多的医疗中心以外，许多医师仍然缺乏此类肿瘤的手术经验。颅咽管瘤占所有颅内肿瘤的 1.2%~4.6%，每年每百万人中有 0.5~2.5 例新增病例（Janzer et al 2000；Choux et al 1991；Russell & Rubinstein 1989；Adamson et al 1990；Zulch 1986；Bunin et al 1998）。在 Cushing 报道的 2000 例颅内肿瘤中，颅咽管瘤占 4.6%。其可于任何年龄段发病，但年龄分布具有双峰特征，第一个发病高峰为 5~14 岁，而第二个发病高峰为 50~74 岁（Samii & Tatagiba 2001；Ture & Krisht 1999；Karavitaki & Wass 2008）。颅咽管瘤占儿童颅内肿瘤的 5%~10%，占鞍内和鞍上肿瘤的 56%。因此，有人认为颅咽管瘤是儿童肿瘤，但这种观点是不正确的，因其在成人发病更为常见。尽管有研究表明，颅咽管瘤的男性患者居多，但最新的研究表明颅咽管瘤的发病率并没有性别差异（Ture & Krisht 1999；Karavitaki & Wass 2008）。颅咽管瘤在日本（每百万人中有 5.25 例）、非洲（18%）和远东地区（16%）的儿童中发病率最高（Choux et al 1991；Zulch 1986）。颅咽管瘤是儿童中最常见的非上皮性颅内肿瘤，占儿童颅内肿瘤的 5%~10%（Janzer et al 2000）。有零星的病例报道指出颅咽管瘤可见于新生儿和宫内胎儿（Bunin et al 1998）。

6 家族史和遗传学

家族性发病比较罕见，只有少数关于兄弟姐妹间、表亲间或父母与子女间共同患有颅咽管瘤的报道（Vargas et al 1981；Combelles et al 1984；Wald et al 1982）。这些也都是偶发病例，其发病也不存在明确的遗传关系（Rienstein et al 2003）。Rienstein 及其同事发现了一类造釉细胞型颅咽管瘤具有单克隆起源的特征，并推测是由于染色体在特定位点的缺陷所致。目前已经观察到的一些基因异常包括易位、删除以及 DNA 拷贝数的增加（Rienstein et al 2003；Górski et al 1992；Karnes et al 1992）。所有造釉细胞型颅咽管瘤都表达 β-连环蛋白。一些肿瘤存在 β-连环蛋白基因突变，其可通过 3 号外显子激活 Wnt 信号通路，从而促进有丝分裂，该通路也可见于数个肿瘤的发生过程中（Kato et al 2004；Sekine et al 2002）。相比之下，目前并未发现 p53 抑癌基因以及 gsp 或 gip 癌基因的突变与颅咽管瘤发病有关（Karavitaki & Wass 2008）。遗传学研究也出现了一些相互矛盾的结果（Gottfried & Couldwell 2008）。一项研究显示在 20 例造釉细胞型颅咽管瘤以及 9 例乳头型颅咽管瘤中都没有发现染色体异常的情况（Rickert & Paulus 2003）。另一项研究则发现 9 例肿瘤中有 6 例存在基因改变，而其中 3 例具有 6 种或更多的染色体异常，这些异常主要为染色体增多（Rienstein et al 2003）。

7 疾病表现

颅咽管瘤的表现主要取决于其起源部位、大小和生长方向，但其一般以多种症状的不同组合形式出现，包括内分泌功能紊乱、视觉障碍、认知障碍和颅内压升高。由于肿瘤常累及垂体柄（虽然在统计学上不完全正确），"经典"的颅咽管瘤表现为鞍上占位病变伴有钙化，临床上可出现视力下降、垂体功能减退和尿崩症。然而，这些临床表现常常比较轻微并且滞后，只有约 15% 的患者在术前发生尿崩症。虽然这些症状在确诊前的持续时间为 1 周至 30 年（Karavitaki et al 2006），但发病和就诊的间隔通常为 12~24 个月（Samii & Samii 1995）。早期诊断使得患者能得到及时治疗，从而获得更好的临床结果。因此，对于临床特征的早期识别是患者诊疗中的一个必要的组成部分。

7.1 颅内压增高（increased intracranial pressure，ICP）

颅咽管瘤是惰性肿瘤，与其他脑部恶性肿瘤

相比，其生长速度相对较慢。再加上肿瘤位于轴外，这些特点使其只有增长到一定体积才产生临床症状（Ture & Krisht 1999；Carmel 1995）。许多颅咽管瘤体积非常庞大，以至于阻碍了室间孔处的脑脊液循环而导致梗阻性脑积水（图42.6）。

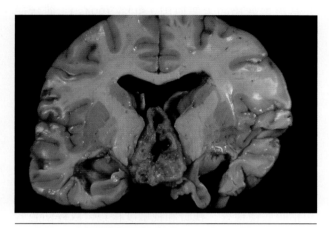

图42.6 病理的冠状标本显示一例体积巨大的颅咽管瘤扩展到第三脑室，并阻碍室间孔而导致脑积水

脑积水是颅咽管瘤的一种常见并发症，可见于1/3的患者，且无年龄差异（Samii & Tatagiba 2001；Fahlbusch et al 1999）。头痛和呕吐是颅内压增高的典型表现。因此，这两种症状在儿童颅咽管瘤患者中也最为常见，其中80%的儿童表现为头痛，60%的儿童表现为恶心（伴或不伴呕吐）（Banna 1973；Banna et al 1973；Carmel et al 1982）。颅内压增高的症状也见于成人，但发生率较低。30%的成年患者表现为头痛，20%的患者表现为恶心（伴或不伴呕吐）。体检发现40%的儿童和10%的成年人存在视神经乳头水肿（Carmel 1995）。极少的情况下，颅咽管瘤可以发生破裂导致颅内或鼻咽部出血或无菌性脑膜炎（Samii & Tatagiba 2001）。

7.2 视力损害

视力改变是颅咽管瘤另一种常见的临床表现，尤其在成人中多见。多达80%的成年患者可出现视力障碍，而在儿童中只占40%（Fahlbusch et al 1999；Karavitaki et al 2005）。视力障碍可以表现为视力减退、单侧或双侧失明、视野缺损（典型的双颞侧偏盲）、复视、视力模糊或跷跷板式眼震（Gottfried & Couldwell 2008）。这些症状发生的原因可能是肿瘤对视路的直接压迫，也可能是梗阻性脑积水、慢性颅内压升高、视神经乳头水肿引起的

视神经萎缩。然而，一般认为颅咽管瘤对成人和儿童造成视力损害的程度是相同的。虽然报道中儿童的视力障碍发生率较低，但这很大程度上归因于儿童比成人能更好地耐受视力丧失（Carmel 1995；Carmel et al 1982；Laws 1987）。这种耐受性可能是由于儿童对正常视觉的组成还不够了解，因此也就无法对异常视力进行辨别。患儿在校成绩的些许改变可能是唯一的临床表现。此外，对颅咽管瘤的患儿进行正规体格检查时发现高达70%的患者存在视野缺损，这也支持了上述理论（Banna et al 1973；Banna 1973；Carmel et al 1982）。如果颅咽管瘤患者并没有视力方面的问题，则极有可能是肿瘤局限于鞍内，且未对视路造成压迫的缘故（Carmel 1995）。

7.3 内分泌功能障碍

下丘脑是人体的激素调控中心，其通过产生多种化学物质来调节各种垂体激素的分泌。任何下丘脑病变或下丘脑和垂体之间通路的中断将导致垂体激素分泌紊乱（Samii & Tatagiba 2001）。几乎大多数颅咽管瘤都起源于鞍内或鞍上区域。随着肿瘤的生长，其不可避免地会对下丘脑－垂体轴造成压迫，从而导致内分泌功能障碍（Sklar 1994b；Lehrnbecher et al 1998）。

内分泌功能障碍可见于多达90%的儿童患者和70%的成人患者（Banna 1973；Carmel et al 1982；Banna 1973）。此外，埃朗根的研究显示激素缺乏症在颅咽管瘤患者中常见。75%~80%的患者可出现性功能减退，80%~100%的患者存在生长激素缺乏，30%~60%的患者有中度肾上腺皮质功能不全，20%~40%的患者有甲状腺功能减退，10%~20%的患者出现尿崩症（Karavitaki et al 2005；Honegger et al 1999）。内分泌症状在儿童患者中更为常见（Janzer et al 2000），93%的患儿可出现身材矮小和发育迟缓（Ture & Krisht 1999；Sklar 1994）。在成人患者中，与性激素失调有关的症状最为常见。据报道，88%的成年男性患者可出现性欲减退，82%的成年女性患者出现闭经（Samii & Tatagiba 2001；Carmel 1995；Honegger et al 1999；Carmel 1990）。青少年则通常表现为青春期延迟或发育停滞。尿崩症的实际发生率低于预期值，为9%~17%（Sklar 1994 a）。其可见于17%的儿童患者和20%的青少年患者（Sklar 1994b；Yaşargil et al 1990）。极少情况下，成人患者也可以出现因"垂体柄效应"所引发的溢乳症状，这是对

催乳素生成的抑制减弱所致（Thapar et al 2003）。有时下丘脑受压可以使其失去对促性腺激素释放激素（gonadotrophin releasing hormone，GnRH）的抑制，从而导致性早熟。然而这种情况并不常见，因为同时发生的垂体功能减退抵消了 GnRH 升高带来的影响（Carmel 1995）。颇为矛盾的是，尽管内分泌功能障碍是一项主要的临床表现，但却常常因为要行进一步检查而被忽视（Samii & Tatagiba 2001；Ture & Krisht 1999；Sklar 1994a）。

7.4　认识障碍

颅咽管瘤患者出现神经心理后遗症的情况并不少见（Banna 1973；Banna et al 1973；Carmel et al 1982）。与视力问题相似，认知障碍在成人患者中更为常见（Carmel 1995；Thapar et al 2003）。当然这也并不奇怪，因为对于儿童精神障碍的诊断比较困难（Carmel 1995）。只有不到 10% 的儿童患者存在此类问题，而在成人患者则有约 25% 可出现精神障碍。除了有助于临床诊断，认知障碍还可作为治疗结果的预测因素，即长期的精神损害和抑郁与较差的预后相关（Banna 1973；Carmel 1995；Bartlett 1971）。如前所述，颅咽管瘤可以在确诊时就已经长得很大，加上它们通常源于鞍区，因此大的颅咽管瘤很容易破坏下丘脑与大脑的许多部分如丘脑、额叶及颞叶之间的联系（Palm et al 1992；Anderson et al 1997；Samii & Tatagiba 2001），从而导致一系列心理和社会心理问题。神经心理症状的表现很广泛，从心理障碍、冷漠、意志力丧失、抑郁、精神运动缓慢及嗜睡到尿失禁和癫痫都可以出现（Carmel 1995；Samii & Tatagiba 2001；Ture & Krisht 1999）。有报道称肿瘤侵及颞叶和海马可引起复杂的精神运动性癫痫和健忘。这临床表现背后的机制很复杂，可能是多个因素共同引起的。一般认为脑积水和甲状腺功能减退可能是其中的两个影响因素（Carmel 1995）。食欲过盛和肥胖是儿童患者中比较突出的表现，可涉及 25% 的患儿（Samii & Tatagiba 2001）。

8　诊断

8.1　内分泌、视力和神经心理评估

下丘脑 - 垂体轴可调节生长激素、促甲状腺激素、促肾上腺皮质激素、促性腺激素、抗利尿激素、泌乳素、一些多肽类和神经递质的分泌。即使与下丘脑、垂体柄或垂体有关的很小的病变都可以破坏这个神经 - 激素组织的微妙的平衡，从而导致内分泌紊乱以及口渴异常和渗透压调节障碍（Samii & Tatagiba 2001；Sklar 1994b；Lehrnbecher et al 1998；Honegger et al 1999）。尽管内分泌紊乱在颅咽管瘤患者中非常常见，但这并非是患者就诊的主要原因（Sklar 1994a）。通过详细的内分泌评估可以在大多数患者中发现内分泌功能障碍（Samii & Tatagiba 2001）。

为了做好充分准备以应对手术应激和术后下丘脑 - 垂体障碍的治疗，实验室检查是必不可少的。从治疗的角度而言，有两个主要的内分泌问题需要特别重视，即肾上腺素皮质功能减退和尿崩症。对于电解质紊乱和渗透压的评估和纠正也应在术前进行。

术前和术后需要进行正规的神经眼科评估，包括眼底镜检查、视野和视敏度检查，以评估患者的治疗效果。光学相干断层扫描也可以用于对视力损害的治疗评价和预测（Danesh-Meyer et al 2008）。

颅咽管瘤具有复杂的临床病理特点，其治疗需要多学科协作和个体化治疗策略（Gottfried & Couldwell 2008）。因此，神经外科、神经影像、神经眼科、内分泌、神经心理、神经麻醉和神经肿瘤（放疗科）作为一个完整的部分参与患者的检查和治疗中。

情感行为异常、认知和记忆损害可以通过神经认知测试来评估，该测试可以对认知障碍进行判别和量化，并且为术后治疗计划的制订提供必要的信息。此外，应特别关注身体成分、生长和体重曲线（Honegger & Tatagiba 2008）。术前体重增加预示着术后可能出现下丘脑功能障碍（Honegger & Tatagiba 2008；De Vile et al 1996；Müller et al 2003）。老年患者若出现严重的术前下丘脑功能障碍，则可能意味着需要考虑更保守的疗法（Honegger & Tatagiba 2008）。此外，这种情况也是一个可靠的不良预后因素。

9　影像学

用于颅咽管瘤诊断的影像技术包括颅骨 X 线、计算机断层扫描（computed tomography，CT）、磁共振成像（magnetic resonance imaging，MRI）和偶尔使用的脑血管造影（Karavitaki & Wass 2008）。在历史上，头颅 X 线平片可以清楚地显示颅咽管瘤

的钙化，这在鞍上病变中一直是一个重要的、具
有诊断价值的表现。约85%的颅咽管瘤儿童患者
和40%的成人患者的侧位头颅X线平片中可见钙
化（Samii & Tatagiba 2001）。此外，超过60%的成
人患者和90%的儿童患者在侧位头颅X线片中会
见到一些病理改变，例如钙化、蝶鞍扩大、前床突
和鞍背的侵蚀等（Matson & Crigler 1969；Fahlbusch
et al 1999；Samii & Tatagiba 2001；Banna et al 1973；
Banna 1976；Love & Marshall 1950；Svolos 1969）。

　　增强的高分辨率CT在颅咽管瘤的影像评估
中非常有价值，其可用于手术规划和后续的随访。
增强CT可以显示肿瘤的实性和囊性成分（图42.7
和图42.8）。

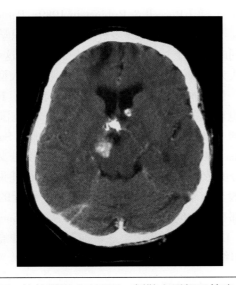

图42.7　轴位增强CT显示一例鞍上型颅咽管瘤，其同
时含有囊性、实性和钙化成分

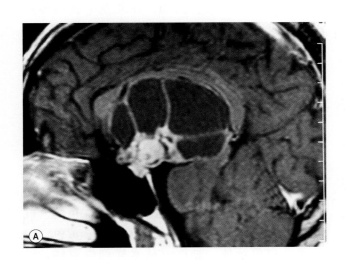

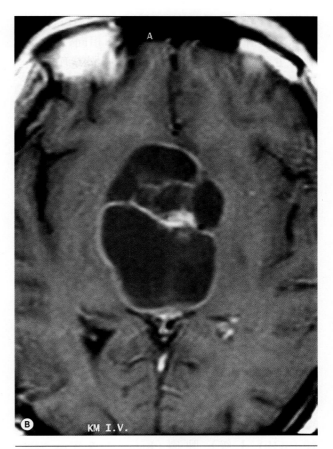

图42.8　（A，B）矢状位和轴位T$_1$增强MRI显示一个巨
大的复杂的囊性颅咽管瘤，肿瘤已经完全挤占了第三脑室
（经同意后引自 Samii，M.and Tatagiba，M.，Craniopharyngioma，
in Brain tumors：an encyclopedic approach A.H.Kaye and E.R.Laws
（Jr.），Editors.Churchill Livingstone，2001.p.945-964. 经 Elsevier
出版社同意）

　　囊内容物通常与脑脊液等密度。增强影像可
以更好地显示囊肿边缘和实体成分。薄扫的CT骨
窗相也可非常清楚地显示钙化区域。此外，CT还
能够判断有无脑积水。随着CT技术的进步、螺旋
多阵列准直器以及高级软件程序的发展，CT已经
可以进行高清晰度的冠状位及矢状位重建，而这
在以前只能见于MRI中。

　　尽管对于钙化评估不如CT，但MRI分辨率
却优于CT，因此MRI仍是颅咽管瘤的首选影像
学检查，特别是在对矢状位和冠状位的重建方
面。MRI的另一优势是无放射性，因为患者经常
需要进行多个或连续的扫描，而射线有引起远期
白内障的风险，尤其是对儿童患者。MRI可精确
地显示肿瘤的范围和位置，包括它与重要的周围
神经与血管结构的关系。典型的实性颅咽管瘤在
T$_1$加权序列上呈现等信号或低信号，而在T$_2$加

权图像上呈高信号。在注射钆对比剂后肿瘤明显增强。囊肿在 MRI 上的表现各不相同，这与囊肿的主要成分如蛋白质、血液或胆固醇有关。一般来说，囊性成分通常在 T_1 加权像上为低信号，在 T_2 加权像上为高信号，在增强的 T_1 像上可清晰地显示囊肿的环形边缘。在影像学上并不能辨别肿瘤的组织学亚型，除非根据钙化的存在进行推断。

颅咽管瘤的大小和质地差异很大，这对制订手术策略和判断预后有重大意义。14%~20% 的肿瘤直径大于 4cm，58%~76% 在 2~4cm，4%~28% 的肿瘤小于 2cm。46%~64% 的颅咽管瘤完全或主要为囊性，18%~39% 的肿瘤主要为实性，而 8%~36% 的肿瘤含有囊实性混合成分（Karavitaki & Wass 2008）。

10 组织病理学

10.1 分类

颅咽管瘤通常生长缓慢，在组织学上为良性（WHO Ⅰ级）肿瘤（Karavitaki & Wass 2008；Kleihues et al 1993）。然而也有罕见的恶性转化病例，且很可能是由放疗引起的（Kristopaitis et al 2000；Nelson et al 1988）。相对于邻近部位复发，目前还未发现真正发生远处转移的病例（Ito et al 2001）。有报道称肿瘤可在手术路径上复发（Rangoowanski & Piepgras 1991；Barloon et al 1988；Malik et al 1992），也可通过脑脊液播散（Gupta et al 1999）（图 42.9）。

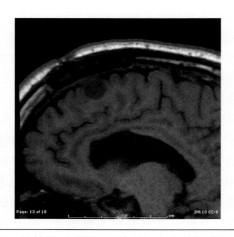

图 42.9　矢状位 T_1 增强 MRI 显示在之前经胼胝体入路切除颅咽管瘤的路径上存在转移性肿瘤。胼胝体前部的缺如清晰可见

尽管颅咽管瘤在组织学上被划分为良性肿瘤，但其多变的、潜在的侵袭性生物学行为常常与其组织学本性不符（Honegger & Tatagiba 2008）。

为了解释这些矛盾，有学者提出了肿瘤的双重起源学说，并根据组织学表现以及在儿童和成人之中的相对发病率，将肿瘤划分为两个截然不同的类型（Adamson et al 1990；Kahn et al 1973）。造釉细胞型或称"儿童"型颅咽管瘤是因为肿瘤在组织学与下颌的造釉细胞瘤相似而得名。此型肿瘤起源于胚胎残余，可发生于几乎所有的儿童患者和 2/3 的成人患者。鳞状乳头型颅咽管瘤来源于化生的腺垂体细胞，几乎只发生于成人（Adamson et al 1990；Weiner et al 1994）。尽管这种分型方法在为一些学者所接受（Janzer et al 2000），但是一些人也对此提出了质疑（Russell & Rubinstein 1989；Petito et al 1976）。颅咽管瘤的表现多种多样，在组织学上常常可同时具有上述两种亚型的特征。鉴于这一点，可以认为颅咽管瘤是从单纯的儿童型到成人型之间的单一谱系肿瘤（Petito et al 1976）。同样，Rathke 囊病也可以被看作是一个单谱疾病，其范围从最简单的 Rathke 囊肿到最复杂的颅咽管瘤（Samii & Tatagiba 2001）。肿瘤在临床上的不同表现是支持两型划分的依据（Adamson et al 1990），鳞状乳头型肿瘤一般具有更好的临床结果。然而，最近的许多研究都在对此问题提出了不同的看法（Weiner et al 1994；Duff et al 2000）。总之目前对于这些肿瘤的分类和组织起源仍存在争议。

10.2 大体病理

与其本质相符，颅咽管瘤在大体外观上也是多种多样的。几乎所有肿瘤都由不同的实体、囊性和钙化成分组合而成，在儿童中囊性更多见，在成人中则实体成分更多（Samii & Tatagiba 2001）。肿瘤的表面光滑但呈不规则分叶状，可与周围的神经和血管结构粘连。囊的厚度可以从薄、膜状或透明到厚、刚性和不透明。肿瘤实体部分的断面为颗粒状，而囊性部分则为多孔状。囊肿可见于大多数儿童肿瘤和多达 50% 的成年肿瘤。甚至发生致密钙化的部分也可能包含囊肿（Carmel 1995）。侵袭性肿瘤多为囊性（Cobb & Wright 1959）。肿瘤上皮和中央基质的退化导致角质沉积和囊肿形成。囊液常被描述为深色的、机油样液体，但也可为清澈的、闪光的、黄色、绿色或乳白色液体，黏度可从水样到烂泥样，囊液中含有丰富的胆固醇晶体以及易碎的脱落碎屑（图42.5）（Thapar et al 2003）。在囊肿形成中非常重要的角蛋白团块发生钙化，这个过程存在于几乎所有的儿童以及半数成人颅咽管瘤中（Samii & Tatagiba 2001）。造釉细胞型的肿瘤中钙化的发生较为频繁，而乳头型极少出现钙化。真正的板层骨形成是一种继发的、退化的表现，不应看作为肿瘤失活。与此相反，肿瘤切除后出现钙化则是肿瘤复发的征象（Samii & Tatagiba 2001）。

这些肿瘤生长缓慢，界限清晰，但喜欢贴附于周围的结构并浸润神经组织。这表现为严重的星形胶质细胞增生，包括Rosenthal纤维的广泛形成（Kasai et al 1997）。其在下丘脑以及第三脑室底部更为密集，这对于手术来说具有重要的意义。一些观点认为此胶质增生带使得手术损伤和下丘脑梗死的风险增加（Kempe 1968），从而不能彻底的切除肿瘤。另一些观点则认为它提供了一个"胶质外壳"，使得分离肿瘤更为安全（Sweet 1988）。在鳞状乳头型肿瘤中，肿瘤与神经组织的粘连程度是最低的（Pertuiset 1975；Hoffman et al 1977）。在造釉型肿瘤中神经组织遭受"侵袭"的现象更为常见，但这与肿瘤术后高复发率并无关系（Weiner et al 1994）。

10.3　组织病理学特点

在光学显微镜下，颅咽管瘤常见的表现是外面的高柱状上皮、数量不等的多角形细胞以及条索样或条带样中央上皮网络，这些结构由富含血管的中胚层结缔组织基质所支撑（Russell & Rubinstein 1989；Zulch 1986；Kasai et al 1997）。此外，还可能见到退行性改变，如角蛋白沉积和上皮细胞肿胀（Erdheim 1904；Carmel 1995）。肿瘤的囊性部分是由中央基质退化形成的，其可以相互接合并由简单

的复层鳞状上皮和胶原基底膜构成。

目前公认的两个颅咽管瘤组织学亚型为鳞状乳头型和造釉细胞型，但也有学者提出了过渡型或混合类型（Petito et al 1976；Crotty et al 1995；Eldevik et al 1996）。经典的造釉细胞型表现为钙化的囊性肿瘤（Samii & Tatagiba 2001），其特点为稀疏的细胞基质，容易发生钙化的紧密的"湿"角蛋白结节，内层的海绵网状组织，以及显著退化后易呈现黄色肉芽肿样的形态（Janzer et al 2000）。因此，如果肿瘤没有许多可供鉴别的特征，则其可能会与鞍区的黄色肉芽肿相混淆。造釉细胞型颅咽管瘤还与造釉细胞瘤或牙原性囊肿极为相像（Paulus et al 1999）。鳞状乳头型肿瘤几乎只见于成人（Adamson et al 1990；Weiner et al 1994），其细胞成分与口咽黏膜极为相似（Petito et al 1976）。鳞状乳头型肿瘤主要为实性非钙化肿瘤，其相互连接的纤维血管基质中可见鳞状细胞巢及少量慢性炎性细胞。肿瘤的实体部分不含有柱状上皮，并能够形成假乳头结构（Adamson et al 1990；Crotty et al 1995；Giangaspero et al 1984；Sartoretti-Schefer et al 1997）。伸入下丘脑的乳头状突起可表现为上皮岛，但研究发现这并不代表肿瘤为恶性。

在电子显微镜下，对于不同的颅咽管瘤，其细胞表现也各不相同，但仍有一些相对的共性，即都含有细胞桥粒、张力原纤维和微绒毛（Samii & Tatagiba 2001）。初期的钙化是由膜结合的小泡和张力原纤维产生的羟磷灰石沉积而成（Sato et al 1986）。Szeifert和其同事（1991）发现了小囊和某些上皮细胞具有分泌活性。在侵袭性肿瘤中可观察到间变性细胞（Liszczak et al 1978）。即使曾在组织学上发现过，恶变仍然是极其罕见的（图42.9和图42.10）。

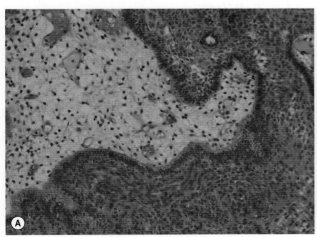

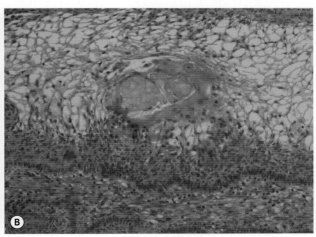

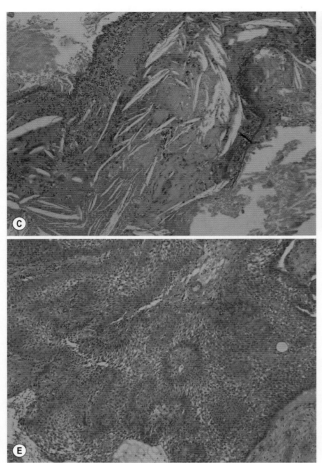

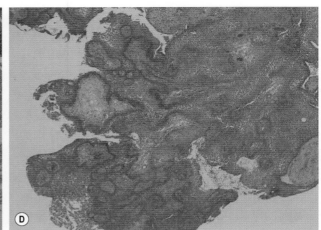

图 42.10 颅咽管瘤的苏木精－伊红染色。造釉细胞型（A-C）显示不规则形状的上皮岛，外周是"基底样细胞"组成的栅栏层，中心为角质化区域，而中间区域则是由一些松散的细胞聚合而成的星形网状结构。可见胆固醇物质积聚（C）。乳头型（D，E）由鳞状上皮岛组成，中央的角质化不明显，且囊肿少见（由 Michael Gonzales 提供）

10.4 分子标志物和免疫组织化学检查

目前已经开展了针对颅咽管瘤分子标志物的研究，但尚未进入临床应用（Gottfried & Couldwell 2008）。体外培养的研究发现一小部分颅咽管瘤可以高度表达胰岛素样生长因子 1（insulin-like growth factor 1，IGF-1），这些肿瘤的生长可被 IGF-1 受体抑制剂所阻滞（Ulfarsson et al 2005）。另有报道，p- 糖蛋白、生长抑素受体和雌激素受体在颅咽管瘤中也有表达，但相关意义尚不清楚（Thapar et al 1994）。然而，可以理解的是由于失去分化能力，上述受体表达阴性的患者发生复发的概率较高（Izumoto et al 2005）。此外，颅咽管瘤患者中也可见到垂体激素（Szefert & Pasztor 1993）、β-hCG（Tachibana et al 1994）和嗜铬粒蛋白 A（Yamada et al 1995）的表达，并伴有脑脊液 β-hCG 水平升高。

MIB-1 单克隆抗体已应用于研究颅咽管瘤的增殖行为。Nishi 等（Nishi et al 1999）发现 MIB-1 标记指数（labeling index，LI）低的病例，复发的可能性也较低，并提出 MIB-1 LI 大于 7% 可以作为预测肿瘤复发的有效指标。但是，可能由于肿瘤不同部分的增殖能力各不相同（Janzer et al 2000），MIB-1 LI 和肿瘤生物学行为之间明确关系尚未被其他学者证实（Dickey et al 1999）。此外，有研究发现 Ki-67 指数升高与肿瘤的高复发率相关（Izumoto et al 2005）。

11 手术治疗

颅咽管瘤是一种发生于中线部位且容易局部复发的良性肿瘤。理想情况下，完全切除病灶或许是最好的治疗选择（Samii & Tatagiba 2001；Fahlbusch et al 1999；Yaşargil et al 1990；Di Rocco et al 2006；Van Effenterre & Boch 2002）。但围绕着疾病自然史和治疗的讨论从未停止，故目前其最佳治疗方法仍存在很大争议（Thapar et al 2003）。

随着显微神经外科和神经内镜技术的发展，

手术全切率已经从 69% 提高到 90%，致死率和致残率也控制到可以接受的程度（Honegger et al 1992；Chakrabarti et al 2005；Gottfried & Couldwell 2008），但是部分学者对此并不完全认同或低估了手术对患儿神经内分泌功能和认知能力的损害。然而，全切肿瘤对于儿童患者尤其重要，特别是小于 3 岁的患儿，因为放疗对这些幼儿可造成额外的损伤（Regine et al 1993）。如果幼儿阶段就诊断出颅咽管瘤，那么复发的可能往往较大（Honegger et al 1992）。一些单中心研究显示成人和儿童的肿瘤全切率并无差异（Fablbusch et al 1999），但也有些研究发现儿童患者全切率更高（Honegger et al 1992；Weiner et al 1994）。因为小的残留病灶可能无法在术后 CT 或 MRI 上显示，所以对于肿瘤全切的评估会有一定的困难。积极的切除可能有时候无法实现，或者会给患者带来无法接受的损失，比如下丘脑损伤而造成的灾难性后果。反过来说，如果手术牺牲了垂体柄，但换得了肿瘤全切且下丘脑保护良好，那么即使出现垂体功能低下、尿崩等相关问题，经过激素替代疗法也可使患者维持不错的生活质量，这种结果则是可以接受的（Honegger et al 1992）。无论肿瘤全切或部分切除，视神经减压和恢复脑脊液循环通路是手术治疗的主要目的（Gottfried & Couldwell 2008）。术中可以根据门脉血管的条纹状结构来辨别垂体柄。注意避免对垂体柄的过度操作以及对下丘脑可能的牵拉。如必要的话，最好在尽可能远离下丘脑处切断垂体柄，这样做往往可以避免尿崩症的发生（Samii & Tatagiba 2001；Jane et al 2002）。

关于手术方式存在两种流派，一种提倡积极切除，以获得较高的无复发生存率，另一派则主张次全切除联合辅助放疗（Laws 1994；Duff et al 2000；Baskin & Wilson 1986）。手术经验对于策略选择和技术能力非常重要（Epstein 1994）。影响肿瘤全切的不良因素包括：肿瘤直径大于 4cm、复发病灶、鞍膈上型、下丘脑受累、合并脑积水、界限不清以及与血管粘连严重（Honegger & Tatagiba 2008；Yasargil et al 1990；Weiner et al 1994；Duff et al 2000）。需要特别注意的是，对于囊性肿瘤患者可以考虑采用立体定向穿刺引流，并进行化疗或核素灌洗。

颅咽管瘤显微手术入路的选择主要根据临床表现、影像学检查，以及对病理解剖和胚胎起源的理解（Laws 1994）。总体来说，在对颅脑肿瘤进行显微外科手术时需要考虑以下四点要求：到达病变的路径最短，对周围结构的损伤最小，病灶显露最充分以及入路最灵活（Samii & Tatagiba 2001）。表 42.1 介绍了一些临床研究中使用的不同入路及其肿瘤切除情况（Maartens & Kaye 2009）。

11.1 手术入路

见图 42.11。

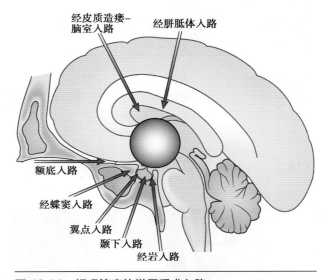

经皮质造瘘-脑室入路　经胼胝体入路

额底入路

经蝶窦入路

翼点入路

颞下入路

经岩入路

图 42.11 颅咽管瘤的常用手术入路

11.1.1 开颅入路

额颞入路

这种入路通常被称为翼点入路，由 Yaşargil 所提倡，且可能是最简单、使用最广泛的入路（Yaşargil et al 1990）。它提供了到达鞍上池内肿瘤的最短入路。由于可以在视交叉下方到达肿瘤，因此此入路最适合于将视交叉向前推挤的肿瘤。它其实是一种外侧入路，与额下入路结合后可以到达肿瘤的前方和后方（图 42.12）。

在此入路的基础上可产生多种演变，使得可以从视交叉前、视神经 - 颈内动脉三角、颈内动脉侧方、颈内动脉分叉的上方到达肿瘤，还可以经终板而处理脑室内病变。对于向鞍上和脑室内扩展的肿瘤，可以采用扩大的眶颧入路，以增加显露并能从更加笔直的角度到达下丘脑和鞍上

表 42.1　一些重要的手术病例报道

作者	年份	病例数（n）	成年患者比例（%）	入路	全切率（%）	早期死亡率（%）	随访比例（%）	复发率（%）
Baskin & Wilson	1986	74	62	额下 – 经蝶	9.5	3	48	14
Yaṣṣargil et al	1990	144	51	翼点	90	9	NA	7
Symon et al	1991	50	80	经颞	60	4	30	10
Maira et al	1995	57	88	经蝶 – 翼点	75	0	78	0
Fahlbusch et al	1999	168	80	翼点 – 经蝶 – 双额	49 原发	0.7 原 发，10 复发	65	11
Van Effenterre & Boch	2002	122	76	翼点	59	2.5	84	13
Chakrabarti et al	2005	86	NA	经蝶	84	0	>60	7
Di Rocco et al	2006	54	0	翼点	78	3.7	104	7
Shi et al	2006	284	80	翼点 – 双额	84	4.2	25	14
Zuccaro	2005	153	15 天至 21 岁		69	NA	192	0
Gardner et al	2008	16	100	内镜经鼻	50	0	34	31
Shi et al	2008	309	83.8	翼点（68.3%）	89.3	3.9	25	13.7

区域。

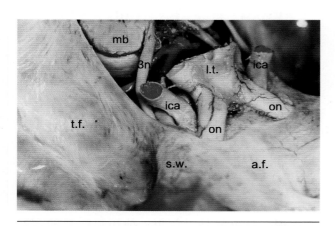

图 42.12　额颞入路的解剖图片。三脑室水平以上的脑组织及中脑已经被去除。注意观察角度比翼点靠近内侧，而比双额入路靠近外侧。3n：第三对脑神经；a.f. 前颅底；ica 颈内动脉；l.t. 终板；mb 中脑；on 视神经；s.w. 蝶骨翼；t.f. 颞窝（经同意后使用 Samii，M.and Tatagiba，M.，Craniopharyngioma，in Brain tumors：an encyclopedic approach A.H.Kaye and E.R.Laws（Jr.），Editors.Churchill Livingstone，2001.p.945–964. 经 Elsevier 公司同意使用）

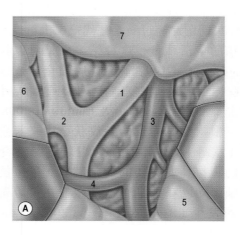

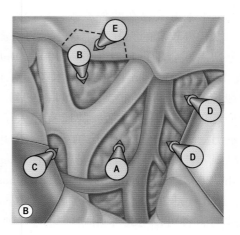

　　翼点入路的一个局限是很难通过终板显露三脑室内与入路同侧的病灶，从而影响下丘脑部位肿瘤的切除而导致残留（图 42.13）。

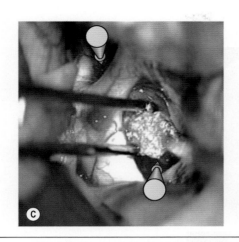

图 42.13 通过右侧翼点入路显示解剖结构和手术路径的示意图。(A)1. 视神经, 2. 视交叉, 3. 右侧颈内动脉, 4. 右侧大脑前动脉 A1 段, 5. 牵开的颞叶, 6. 牵开的额叶, 7. 鞍结节。(B) 不同的手术路径。A. 在右侧视神经、视交叉和颈内动脉之间, B. 视交叉前, C. 视交叉后方, D. 右侧颈内动脉外侧, E. 经鞍结节

(摘自 Honegger, J., Tatagiba, M., 2008.Craniopharyngioma surgery.Pituitary 11, 361–373, 经 Springer 公司同意)

额下中线入路

这一入路涉及额窦开放以及在额叶下方游离嗅束, 因此可能出现相关的并发症, 如脑脊液漏、感染和嗅觉丧失。中线入路有利于对重要结构的早期定位和识别, 例如颈动脉、视神经、视交叉和垂体柄。随着肿瘤生长, 下丘脑和视交叉常受压上移, 手术可以获得很大的操作空间, 特别是在肿瘤内部减压后。此外, 视交叉后部的大型肿瘤如果向前扩展可导致终板变薄, 因此可通过终板造瘘进入第三脑室 (Samii & Tatagiba 2001)。

因为颅咽管瘤在胚胎学上和间脑的关系, 故肿瘤并没有来自基底动脉或大脑后动脉的供血。肿瘤还通过 Liliquist 膜与后循环血管和中脑明显分离。为了避免额底开颅的麻烦, 也可以采用改良的额下入路, 这其实是一种纵裂入路, 但此入路可能需要离断前交通动脉 (Shibuya et al 1996)。

当肿瘤向下生长进入垂体窝或蝶窦内时, 额下入路则无法显露这部分病灶。部分学者提出在 70° 内镜下刮除肿瘤或磨除鞍结节的方法 (Alvarez-Grijo et al 1998), 但我们认为最好采用分期处理的策略, 即使用经鼻蝶入路切除肿瘤并进行颅底重建以防止脑脊液漏 (图 42.14)。

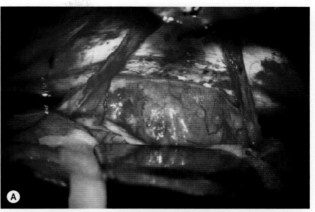

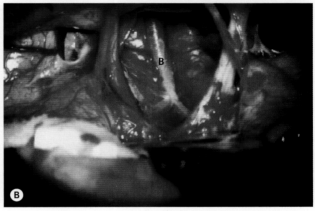

图 42.14 (A) 经额下入路切除视交叉前颅咽管瘤的术中照片。(B) 通过终板入路切除第三室内肿瘤。可见基底动脉 (B) 及后方的脑干

(图片经同意后使用 Samii, M.and Tatagiba, M., Craniopharyngioma, in Brain tumors: an encyclopedic approach A.H.Kaye and E.R.Laws (Jr.), Editors.Churchill Livingstone, 2001.p.945–964. 经 Elsevier 公司授权同意使用)

经胼胝体入路

对大部分位于脑室内的颅咽管瘤可采取经胼胝体入路 (Fukushima et al 1990)。但这一入路的难点在于对视交叉的识别, 而且无法保留垂体柄。其主要用于肿瘤巨大或需要采取不同入路分期切除的病例 (图 42.15)。

对于一些病变, 以前认为适合经胼胝体入路切除, 而现在则可通过扩大经蝶入路完成。对于主要位于基底部的颅咽管瘤, 尤其是那些存在视交叉后置并且肿瘤突入第三脑室的病例, 更适合采用额下经终板入路 (Samii &Tatagiba 2001)。经胼胝体入路的详细手术图谱可以参考 Apuzzon 的著作 (Apuzzon et al 1998)。术中注意避免损伤穹隆、前联合、脉络丛、脉络膜动脉和大脑内静脉

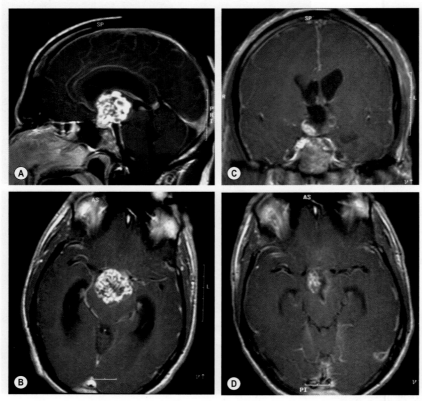

图42.15 （A-D）突入第三脑室的巨大实性颅咽管瘤（A，B）。采取分期手术的方法切除肿瘤。病变大部分通过胼胝体入路切除（C，D），随后经蝶入路切除鞍内残留部分

（Samii & Tatagiba 2001）。

经皮层入路

经皮层–侧脑室入路适用于脑室扩大且肿瘤突入至额叶背面的肿瘤（Yaşargil et al 1990）。此入路对同侧病灶处理困难，且增加了术后并发症，如第三脑室底的损伤、癫痫发作和脑室穿通畸形，因此其使用受到限制（Samii & Tatagiba 2001）。

颞下入路

这一入路适用于位于视交叉后或主要位于一侧的肿瘤。需要切开小脑幕来处理病变的后部。特别要注意，在小脑幕缘处对滑车神经的保护。如果病灶延伸至后颅窝则需要联合经岩骨入路（Hakuba et al 1985）。通常该部分肿瘤质地较软且没有来自基底动脉的供血，故可以安全地切除（Samii & Tatagiba 2001）。

11.1.2 经蝶入路

直到最近，人们仍然认为多数颅咽管瘤均需要通过某种形式的开颅手术切除（Samii & Tatagiba 2001；Fahlbush et al 1999；Pang 1993；

Samii & Samii 1995；Laws 1987）。但是进行经蝶手术的病例也越来越多，即使其并不比开颅手术更好，但至少提供了另外一种选择（Fahlbusch et al 1999；Laws 1994）。在选择最佳的手术入路时，需要考虑以下几个因素：

- 蝶鞍是否扩大以及病灶起源位置？
- 病灶主要为囊性还是实性？
- 是否有很大的钙化成分？
- 是否能够确定视交叉的位置？
- 有无垂体功能低下的表现？
- 肿瘤大小？
- 肿瘤侧方的扩展程度如何？
- 之前是否接受过手术治疗或放疗？
- 第三脑室和下丘脑与肿瘤的关系如何？

起源于鞍膈上的颅咽管瘤，蝶鞍的大小和容积通常正常。约1/3的颅咽管瘤起源于鞍膈下方（Honegger & Tatagiba 2008）。这些肿瘤在生长时可造成蝶鞍扩大，这种影像学特征可见于30%~60%的患者，从侧面也反映出肿瘤的鞍内起源（Laws 1980；Konig et al 1986；Hardy 2007；Hardy & Lalonde 1976）。肿瘤在解剖上的起源部位对于选择

最佳治疗方法非常重要，而且这是影响手术入路选择的最为关键的因素。随着肿瘤生长扩大，鞍膈也在其上方伸展，这种情况甚至可以见于肿瘤的鞍上扩展非常显著时。这种生长方式的有利之处在于即便肿瘤背侧的包膜可能最终与鞍膈融合，但是肿瘤并不会突破鞍膈生长。因此，残留的鞍膈可以形成屏障有效防止肿瘤对软膜的侵犯。这也使得肿瘤不会与鞍上的颅内结构发生紧密粘连，特别是视交叉、基底动脉和下丘脑。另外，也避免了肿瘤和视路的血管共生。因此，从位置上讲鞍内起源的颅咽管瘤几乎都是"蛛网膜外"或"软膜外"肿瘤（Thapar et al 2003）。鞍膈内颅咽管瘤的病理解剖特点使得肿瘤可以通过经蝶手术完全切除，但是术者可能需要切除鞍膈并面对术后脑脊液漏和脑膜炎的风险（Laws 1980；Laws 1994）。

需要注意的是，上述原则并不适用于在处理肿瘤鞍内部分的外侧包膜时，因为其可能与海绵窦内壁粘连紧密，而且海绵窦内侧壁可能缺如，这些情况均使得肿瘤难以切除。强行分离易造成海绵窦出血，颈内动脉海绵窦段的损伤，假性动脉瘤形成或海绵窦内的脑神经损伤。

扩大的蝶鞍对经蝶手术十分有利，其可以给予外科医师充足的操作空间。但是如今这已经不是经蝶入路的必需条件（Honegger et al 1992）。直到近来以及在扩大经蝶入路开展以前，对蝶鞍大小正常的患者采用经蝶手术一直被认为具有很高的挑战性，甚至是不明智的。Honegger 和 Tatagiba（Honegger & Tatagiba 2008）回顾了 20 年来比较重要的手术病例报道，发现经蝶入路的使用率为 10%~79%，这种差异较大的原因主要与术者的经验、所受训练和偏好有关，特别是对于扩大经蝶入路的选择（Kaptain et al 2001）。关于经蝶入路已有过详细介绍（Maartens & Kaye 2009），本书不再重复。

11.1.3 扩大经蝶入路

经蝶入路最初用于切除起源于鞍内的病灶，伴或不伴有鞍上扩展，但当时的手术技术只能做到囊内切除。肿瘤无法全切的情况并不少见，主要与下列因素有关：病灶侵犯邻近组织、肿瘤呈纤维样（Hashinmoto et al 1986）以及和重要结构粘连，例如下丘脑、视神经和视交叉。通过增加颅内压使鞍上肿瘤进入术野的方法并非普遍有效（Kaye & Rosewarne 1990）。

在外科医师努力追求全切肿瘤的过程中，扩大经蝶入路的手术经验也在不断丰富（Kaptain et al 2001）。随着现代显微神经外科器械的发展，包括显微气动钻、无框架立体定向系统、显微多普勒超声、手术显微镜、精准超声吸引器和神经内镜，这一入路也得到了进一步的拓展（Couldwell et al 2004）。

在过去的二十年中，许多学者提出了其他新颖的方法以增加对前颅底的显露。为此在经蝶入路的基础上"扩展"可以显露鞍旁和斜坡的病灶（Jane et al 2002；Kaptain et al 2001；Hashimoto et al 1986；Couldwell & Weiss 1998；Hashimoto & Kikuchi 1990；Kouri et al 2000；Mason et al 1997，Kouri et al 2000，Mason et al 1997）。经验丰富的外科医师可以通过经蝶入路切除鞍膈上方、主体为实性的甚至钙化明显的颅咽管瘤，这也使经蝶手术成为开颅手术以外的另一种选择。

尽管对手术者的经验和技术要求很高，但扩大经蝶入路的优势也有很多，其中主要一点是无需脑组织牵拉就可以直视中线部位的肿瘤。尽管经蝶入路是通过一个狭窄的通道，但是其对于视交叉、视神经和颈内动脉区域的显露反而比翼点或额部开颅手术所显露的术野范围更广。经蝶入路的另一个优势在于，分离是沿着肿瘤的长轴进行的，并没有盲区，同时由于可以直接观察肿瘤和脑组织之间的界面，故更容易进行显微操作。此外，该入路也避免了跨过视神经长轴进行分离。扩大的蝶鞍也并非其必需条件，且这一入路并不像开颅手术那样受视神经位置的限制。另外，迅速地进行瘤内减压后也有利于囊壁的分离。文献回顾见表 42.2。

起源于鞍内的颅咽管瘤通常压迫垂体，并与之紧密粘连，甚至侵入其中，因此常导致患者垂体功能低下。即使此类患者在术前无垂体功能障碍，也可能会在鞍内病灶全切后出现垂体功能低下。鉴于此原因，经蝶入路特别适合作为垂体功能紊乱患者的首选入路。对于术前垂体功能正常者（通常为鞍上型颅咽管瘤），开颅手术更容易保护垂体功能（Oskouian et al 2006）。

经蝶 - 鞍 - 鞍膈入路

经蝶 - 鞍膈入路适用于鞍内并突入鞍上的颅咽管瘤。当使用经蝶入路来切除鞍区肿瘤并保留肿瘤包膜的完整性时，应尽可能地于囊内切除病灶，从而避免鞍膈破损或进入海绵窦带来的并发症。采取经蝶 - 鞍 - 鞍膈入路时，在将鞍内的肿瘤部分切除后，需切开肿瘤囊壁和鞍膈进入蛛网

表 42.2 经蝶手术入路切除颅咽管瘤的效果

研究	N	全切		手术死亡		垂体功能低下		尿崩症		视力恢复		复发率（%）	平均随访时间
		n	%	n	%	n	%	n	%	n	%		
Laws 1980	14	13/14	93	1/14	7	N/A		2/13	15	45	80	0	3 年
Landolt & Zachman 1991	14	N/A		1/14	7	11/14	79	5/10	50	N/A		8	12 年
Honegger et al 1992	19	15/19	79	0		~9		8/15	57	7/8	88	0	3 年
Maira et al 1995	35	23/35	66	0		1/35	3	4/35	11	14/14	100	0	6 年
Ganslandt et al 1999	50	38/50	76	0		16/35	46	19/26	73				
Abe et al 1999	11	3/11	27	0		3/11	27	7/11	64	0			37.4 月
Chakrabarti et al 2005	68	61/68	90	0		4/61	6.6	54/62	87			4.9	最少 5 年

膜下腔以切除鞍上部分肿瘤。鞍膈和肿瘤通常不易分离，因此为了全切肿瘤，需要将鞍膈切除，但这也会造成一个很大的脑脊液瘘口。该入路适用于颅咽管瘤（Laws 1980，Fahlbusch et al 1999，Maira et al 1995）和垂体瘤（Hashimoto et al 1986）的切除手术。

经蝶 - 鞍结节入路

颅咽管瘤常常位于鞍上并与垂体疾病关系密切。1987 年，Weiss 介绍了一种针对单纯鞍上肿瘤的创新入路。通过磨除鞍结节和蝶骨平台，这一改良的或扩大经蝶入路更有利于前方的显露。在仔细结扎并切断海绵间窦后，广泛地剪开硬膜，从而暴露视交叉池，并可以从鞍膈上方的视角观察基底池中的结构（Kouri et al 2000，Mason et al 1997，Weiss 1987）。在辨明垂体并将之妥善保护后，即可进行蛛网膜外的分离操作。接着遵循显微操作原则，锐性剪开蛛网膜并继续深入分离。当发现肿瘤包膜时，用双极电凝将其电灼。肿瘤包膜的供血也可以被电凝后并切断。然后，进行瘤内减压，这样可使肿瘤囊壁更加游离。最后，围绕肿瘤包膜进行分离并切断包膜外的血供（Dumont et al 2006）。

这种有意地破坏蛛网膜下腔的做法是与传统经蝶手术原则背道而驰的，并且增加了发生术后脑脊液鼻漏和脑膜炎的风险。在不以包膜外切除为目的的经蝶手术中，二者的发生概率分别为

2%~6.5% 和 0.4%~2%（Kaptain et al 2001）。

11.1.4 其他指征

经蝶入路还有更多应用，甚至包括鞍上型颅咽管瘤。

囊性鞍上型颅咽管瘤

经蝶入路对大型囊性颅咽管瘤进行穿刺引流是一种非常实用、有效并可能未被充分利用的微侵袭手术方式。其特别适用于缓解肿瘤对视交叉的压迫症状。另外，其在对于需要多次手术治疗的病例也有价值，在由于室间孔堵塞而造成的脑积水的情况下，这种方法可以通过释放囊液缓解高颅压，或者作为一期手术引流囊液并使肿瘤从下丘脑上回缩，而二期手术则开颅切除实性部分和囊壁（Fahlbusch et al 1999）。此外，这一入路使得对囊液的抽吸和引流可以在直视下完成。

Honegger 等（Honegger et al 1992）报道了一组 32 例经蝶手术切除的颅咽管瘤，其中 18 例蝶鞍大小正常。他认为无论垂体窝大小如何，颅咽管瘤的囊性成分均可以被切除。另外，如果术中发现肿瘤囊肿巨大且无明显的脑脊液漏，也可以采取在囊腔中放置一根较短的硅胶引流管，将囊液缓慢引流至鼻后间隙。

通过对鞍上囊腔的引流，病灶囊壁通常可以游离并缩回至术野中，从而能够通过经蝶入路全切肿瘤。使用这种方法治疗的病例数量已有不少

（Chakrabarti et al 2005）。反过来说，对于鞍上部分为实性的颅咽管瘤则很难通过这种方法使其下降至术野中，因而也就无法通过传统经蝶手术切除。严重钙化的病灶则更不适合。

联合入路

对于复杂颅咽管瘤的，其最佳的手术策略通常是采取两种手术入路（图42.11），或同时进行，或分期使用（Fahlbusch et al 1999，Di Rocco et al 2006，Yaşargil 1984）。这种情况可见于约10%的病例中。对于同时累及鞍膈上下的肿瘤，常需要联合开颅和经蝶手术进行切除。复杂的大型颅咽管瘤可伴有不同方向的扩展，处理这些肿瘤也需要不同的手术入路和治疗策略（图42.3）。扩大经蝶入路和内镜技术的引入可能会减少联合入路的使用，从而使患者受益。

11.2 内镜技术

内镜技术既可以作为显微手术入路的辅助，又可单独进行，其在很大程度上拓展了经蝶入路的使用范围，目前也已被大众逐渐接受（Jho & Carrau 1997，Jho & Alfieri 2001，Cappabianca et al 2002）。

内镜的主要优势在于可以辨别蝶窦侧壁的相关结构，从而能最大限度地显露病变。其另一个优点是虽然以牺牲景深为代价，但使用带角度的内镜有利于在直视下切除鞍上和向侧方扩展的病灶。过去几年中，已有很多文章报道了使用内镜技术切除颅咽管瘤可以达到和显微手术一样的效果（de Divitiis et al 2007a，b；Gardner et al 2008；Cavallo et al 2008；Frank et al 2006）。

12 放射治疗

放疗在颅咽管瘤的治疗中有重要作用。考虑到放疗对神经认知功能长期的影响，5岁以下，至少是3岁以下的儿童不适合放疗，而对于这部分儿童，手术是主要的甚至是唯一的治疗手段。但是20世纪的70、80年代人们认识到对积极的手术切除可以造成非常严重的后果，这也使得人们将目光重新投到放疗上，并随着高精尖的放疗设备的发展，放疗的地位又得到了加强。

12.1 外放射治疗

关于颅咽管瘤的分次放疗已有很多报道（Karavitaki et al 2005；Regine et al 1993；Hetelekidis et al 1993；Rajan et al 1993；Manaka et al 1985；Varlotto et al 2002）。单独放疗可以将患者的10年复发率控制在0%~23%（Fahlbusch et al 1999；Karavitaki et al 2005；De Vile et al 1996；Duff et al 2000；Hetelekidis et al 1993；Rajan et al 1993。不同研究中的无复发生存率也各不相同，而对于肿瘤次全切除的患者，无复发生存率得到了明显提高，10年平均为80%。Varlotto等（Varlotto et al 2002）报道了24例放疗的颅咽管瘤患者，10年和20年的肿瘤控制率分别为89%和54%。

一般而言，放疗的推荐剂量为50~65Gy，经分割后每天剂量为180~200cGy，这样既可以达到很大的总体放疗剂量，又能使脑组织受到的照射在其耐受范围之内。为提高安全性还可额外采用适形放疗技术。已经报道的并发症包括放射性坏死、视神经炎、痴呆、放射性血管病、下丘脑垂体功能障碍、放射线诱导的肿瘤和年轻患者的智商下降。对囊性颅咽管瘤进行放疗可以在肿瘤发生退化前造成囊腔的一过性增大，这种情况常需急诊手术干预（Constine et al 1989）。

12.2 内放射治疗（近距离治疗）

Leksell和Linden于1952年首次报道了在脑内经立体定向植入可以发出 β 射线的放射性核素。随后又有许多不同的可产生 β 射线和 λ 射线的核素得到了应用，如 ^{90} 钇、^{32} 磷、^{186} 铼和 ^{198} 金，其中 ^{90} 钇目前最为常用。但是，还没有一种核素具有理想的生物学和物理学的特性，即能达到纯 β 射线、短半衰期和局限于囊壁内的组织穿透能性（Blackburn et al 1999）。理论上讲，内照射对囊壁的放疗剂量要高于外照射，其可以损伤囊壁内面的分泌性上皮细胞，从而使囊液停止产生减少而最终使囊腔发生退化。囊壁的靶剂量为200~250Gy（Van den Berge et al 1992，Lunsford et al 1994）。

Karavitaki和Wass（2008）对4项研究结果进行了Meta分析，发现对颅咽管瘤患者进行200~267Gy的放疗后的3.1~11.9年中，71%~88%的病例囊腔完全或部分缩小，3-19%病例无明显变化，5%~10%出现囊腔扩大。据报道，有6.5%~20%的病例可出现新的囊腔或肿瘤实性部分增大（Karavitaki & Wass 2008，Van den Berge et al 1992，

Pollock et al 1995，Voges et al 1997，Hasegawa et al 2004）。令人意外的是，近距离放疗组的总体复发率和生存率均无法与外照射相提并论（Voges et al 1997）。此外，内照射的难点在于无法通过 MRI 测量肿瘤囊壁的厚度，从而无法估计对附近视觉通路的照射剂量，因此会对 30% 以上的患者造成视力损伤或失明（Van den Berge et al 1992）。

12.3 立体定向放射外科

立体定向放射外科（stereotactic radiosurgery，SRS）可以将多束会聚的电离射线在靶组织内相互交叉而产生高强度的照射。由于在目标区域外放射剂量的快速衰减，故可以将周围神经组织和血管的损伤降到最低（Backlund et al 1989）。这种治疗是通过伽马刀和直线加速器进行的（Suh & Gupta 2006）。当病灶接近或超过 3cm 时或紧邻视神经（只能耐受 8~10Gy 的放射剂量），SRS 的使用会受到限制（Leber et al 1998）。因此该疗法适合残留或手术后复发的较小病灶（Chiou et al 2001）。但是经验显示 SRS 并非"灵丹妙药"，其效果并不如传统的分次外照射（Honegger & Tatagiba 2008）。对共含有 164 例患者的 4 项研究进行回顾发现，当放疗剂量为 8~20 Gy，肿瘤周边平均剂量为 10Gy 时，58%~79% 的病例可出现肿瘤缩小（Chiou et al 2001，Mokry 1999，Chung et al 2002，Kobayashi et al 2005）。一项最大的研究共包括 98 例连续的患者，均采用了最大剂量为 21.8Gy，边缘剂量 11.5Gy 的放疗，且平均的等中心数为 4.5 个。最后总反应率如下：完全缓解为 19.4%，部分缓解为 67.4%，肿瘤控制率为 79.6%，肿瘤进展率为 20.4%。5 年和 10 年生存率分别为 94.1% 和 91%，无进展生存率分别为 60.8% 和 53.8%。共有 6 例（6.1%）出现了视力和内分泌同时加重的并发症（Kobayashi et al 2005）。

12.4 立体定向放射治疗

这是一种在立体定向引导下进行的的分次放射治疗。其优势在于可应用于体积超过 3cm 或邻近重要神经结构的病灶（Kalapurakal et al 2000）。一项针对 14 例复儿童发颅咽管瘤的研究发现，对首次发或二次复发的患儿进行放疗，其 5 年、10 年和 15 年的无复发生存率分别为 100%、83% 和 83%，而仅行手术的结果则为 67%、0% 和 0%。

13 化学治疗

博来霉素囊内治疗

博来霉素是一种治疗上皮细胞肿瘤的化疗药物（Sammi & Tatagiba 2001）。鉴于颅咽管瘤可能来源于上皮组织，1974 年有学者首次报道了博来霉素在体外培养的颅咽管瘤中的应用（Kubo et al 1974）。它主要用于以囊性病灶为主的颅咽管瘤，尤其是囊腔复发，或需要避免或推迟放疗的儿童患者。通过立体定向手术在囊内置入引流管，末端至皮下于 Ommya 储液囊，药物则可通过后者注入。虽然经验有限，但取得了较好的效果。1989 年 Broggi 等报道了经过博来霉素囊内治疗后 18 例患者中有 13 例囊腔缩小。经过 3~12 年的随访发现，64%~86% 的肿瘤至少缩小了 50% 以上（Takahashi et al 2005，Hader et al 2000）。Mottolese 及其同事（2001）对 24 例颅咽管瘤进行了同样的治疗，发现 9 例肿瘤完全消失，15 例的囊腔缩小 50%~70%，且在平均 5 年的随访中未发现病灶复发。1996 年，Cavalheiro 发现经过博来霉素治疗后肿瘤的钙化部分也有缩小。然而，最近研究报道，尽管博来霉素反应率很高，但治疗后的无复发生存率却很低（Hukin et al 2007，Frankden et al 1995）。此外，博来霉素治疗可能出现严重的并发症，包括药物毒性、因药物灌注导致的下丘脑损伤、脑缺血发作、瘤周水肿、脑神经麻痹，以及失明和药物漏入蛛网膜下腔后导致的死亡（Samii & Tatagiba 2001，Honegger & Tatagiba 2008，Mottolese et al 2001）。

干扰素 α 在脑脊液中的毒性很低，可以代替博来霉素进行囊内治疗。Heideman 等（1997）对 9 例囊性颅咽管瘤患者使用干扰素治疗，在平均不到 2 年的随访中，7 例肿瘤消失，2 例体积缩小。

14 鉴别诊断

对于无论有无鞍上池扩展的鞍区肿瘤，都需要在影像学上与垂体瘤鉴别。若病变为囊性，则要与 Rathke 囊肿鉴别。

造釉细胞型颅咽管瘤的组织学表现有时与鞍区黄色肉芽肿相似。肿瘤内部的退变可使其呈现黄色肉芽肿的多种特点，如含铁血黄色沉积、胆固醇裂隙、巨噬细胞（黄色瘤细胞）、慢性炎症以及坏死组织碎片。但是，黄色肉芽肿一般在年轻患者中少见，多源于鞍内，体积较小，易于手术切除且常合并内分泌功能障碍（Paulus et al 1999）。因为颅咽管瘤和表皮样囊肿在角蛋白沉积方面有些类似，所以有时二者在组织学方面难以区别（Russell & Rubinstein 1989）。Rathke 囊肿内面的上皮细胞可以发生鳞状改变，因此有时颅咽管瘤与 Rathke 囊肿也不易区分（Crotty et al 1995）。此外，大量的纤毛、黏蛋白合成以及角蛋白 8 和角蛋白 20 的表达则是 Rathke 囊肿的特点。

15 复发

尽管颅咽管瘤在组织学上为良性肿瘤，但其较高的复发率仍然给治疗带来了巨大的挑战。其解剖位置，质地，软膜侵犯，与下丘脑及颅底血管紧密粘连以及囊腔形成等特点使得全切病灶较为困难而且容易复发。肉眼观察到的肿瘤全切往往会造成误导。几乎所有的研究均发现术者在显微镜下对完全切除的判断是不可靠的（Hoffman et al 1992），甚至术中低场强 MRI 在判断切除程度上也存在误差（Nimsky et al 2003）。目前，评估切除程度的金标准仍然为术后增强扫 MRI，但也有可能无法显示小的肿瘤残余。

颅咽管瘤复发率为 0%~28%，平均为 10%（Fahlbusch et al 1999；Maira et al 1995；Symon & Sprich 1985；Chakrabarti et al 2005；Yaşargil et al 1990；Di Rocco et al 2006；Van Effenterre & Boch 2002；Baskin & Wilson 1986；Shi et al 2006）。有文献报道肿瘤全切除后复发率高达 33%，而次全切除者中有 63%~90% 的病例出现了病灶增大（Gottfried & Couldwell 2008）。通过辅助放疗可使复发率降至 30%（Samii & Tatagiba 2001）。Kalapurakal 报道了对于接受局限手术联合放疗的患者，其 10 年和 20 年无进展生存率优于仅单纯手术者，且垂体功能减退发生率也明显降低（Kalapurakal 2005，Kalapurakal et al 2000）。这项研究表明，对于全切后复发的颅咽管瘤患儿，三维适形放疗或分次立体定向放疗可以很好地控制病灶，且并发症发生率不高。因此，该作者推荐对于年龄较小的儿童患者，如果复发的肿瘤较小

而且稳定，则建议严密观察，等到大脑发育完成或青春期后再开始放疗，而且对于复发肿瘤采取再次手术可能面临较低的治愈率和较高的并发症风险（Kalapurakal et al 2000）。Erlangen（1999）研究发现，患者 5 年和 10 年的无复发生存率分别为 86.9% 和 81.3%（Honegger et al 1999）。对于无法全切的病例，近全切除的 10 年无复发生存率为 48.8%，而次全切除者则为 15.6%（Honegger & Tatagiba 2008）。Yasargil 报道了 144 例病例，肉眼下肿瘤全切除率达 90%，复发率为 7%（Yasargil et al 1990）。目前已公认的是，尽管复发难以预料，但手术切除的程度仍是判断术后复发的最有意义的预测指标（Weiner et al 1994）。

尽管肿瘤复发的机制尚不清楚，但目前有多种不同的理论。造釉细胞型颅咽管瘤主要见于儿童，镜下可见肿瘤形成指状凸起对周围下丘脑的软脑膜造成"侵袭"。这种"侵袭"其实是被神经组织包绕的肿瘤细胞小岛，而并非真正意义上的侵犯。这些指状突起顶端的残留，尤其是在下丘脑部位，被认为是儿童颅咽管瘤高复发率的原因（Adamson et al 1990）。鳞状乳头型颅咽管瘤通常只见于成人，其复发率低于造釉细胞性颅咽管瘤，但并非所有研究都得出了类似的结论（Karavitaki et al 2005，Weiner et al 1994，Duff et al 2000）。

有报道提示，颅咽管瘤可沿手术路径发生"种植"（Rangoowanski & Piepgras 1991，Barloon et al 1988），也有个案报道称肿瘤在妊娠期间出现了迅速进展（Maniker & Krieger 1996）。

人们已经认识到手术治疗复发颅咽管瘤的死亡率和致残率很高（Matson & Crigler 1969，Yasargil et al 1990，Katz 1975）。Laws 等（1992）报道了一组复发垂体瘤和颅咽管瘤病例，共进行了 158 例经蝶二次手术治疗，其致死率和致残率分别为 2.5% 和 29%，而这一数据在首次手术中仅为 0.5% 和 2.2%（Thapar & Laws 1995，Laws 1992）。Sweet（1988）发现当初次手术时较为保守时，二次手术若想彻底将肿瘤切除，则死亡率高达 1/8。Yasargil（1990）也注意到了这种情况。在他报道的病例中（包括成人或儿童），首次手术死亡率为 9%（11/125），而二次手术死亡率则是其 3 倍以上，高达 32.5%（13/40）。对于复发颅咽管瘤，如果第一次手术是经颅进行的，那么再次手术通常会出现明显的神经功能障碍或神经

内分泌功能障碍。在这种情况下最好换用其他入路，例如针对开颅手术后肿瘤复发，可考虑经蝶入路手术以改善症状（图 42.15）。一般再次手术会相对保守，可吸除囊液或对肿瘤行次全切除，目的是为了缓解视交叉受压、保护视力及预防脑积水。

对于经手术治疗后的复发病灶，再次手术时全切除病变的机会很小（Kalapurakal et al 2000）。Fahlbusch 总结了其个人经验，发现再次手术能够全切肿瘤的概率为 53.4%，而首次经蝶手术的全切除率则为 85.7%（Laws 1980, Fahlbusch et al 1999, Landolt & Zachmann 1991）。因此，对于复发病例，提倡综合治疗，即包括手术、内分泌和放疗的多学科干预，并且当再次手术无法保证安全时，可以考虑采取其他治疗方法。

16　预后

颅咽管瘤通常可对患者造成严重的长期功能损害（Karavitaki & Wass 2008, Pereira et al 2005），尤其是儿童和青少年患者。这种损害与原发病变、肿瘤复发以及治疗产生的后遗症有关。其可包括以下症状的一种或几种：视力障碍、垂体功能低下、认知功能减退、尿崩症、癫痫、下丘脑综合征，且严重程度可能不同。由于目前人们对预后和生活质量的日益重视，故如果需要的话，可考虑放弃对肿瘤的全切（Carentieri et al 2001, Cavazzuti et al 1983, Dekkers et al 2006, Honegger et al 1998, Riva et al 1998）。对于一些术前就有明显功能障碍的患者，以牺牲下丘脑功能和渴感减退性尿崩为代价而追求全切的做法是不可取的（Yasargil 1990, Hoffman et al 1977）。在对颅咽管瘤患者进行治疗时，其策略应当为"处理"而并非"治愈"，因为从保守治疗到肿瘤全切除可以有很多治疗选择。尽管如此，首次手术时仍应力争全切肿瘤，因为这是最好的机会并且很有可能使患者获得长期缓解（Yaşargil et al 1990）。最近，扩大经蝶入路切除颅咽管瘤已成为一种趋势，有报道称其能够更好地改善患者的生活质量和认知功能（图 42.16）（Fahlbusch et al 1999, Maira et al 1995, Symon & Sprich 1985, Yasargil et al 1990）。

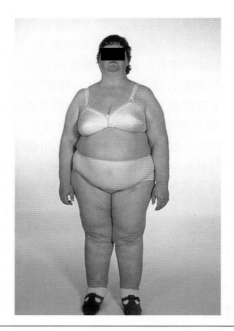

图 42.16　图示垂体功能低下引起的体型改变，合并下丘脑食欲过盛综合征

Pereira 报道对一组连续 54 例手术治疗的颅咽管瘤患者进行长期随访，发现治愈率为 82%，复发率为 18%，视力障碍改善或稳定者为 74%，长期存在垂体功能低下者为 89%。此外，心血管、神经性和社会心理问题的发生率分别为 22%、49% 和 47%（Pereira et al 2005）。一篇 Meta 分析发现，手术全切肿瘤的患者 5 年和 10 年生存率分别为 58%~100% 和 24%~100%，次全切除者分别为 37%~71% 和 31%~52%，次全切除联合术后放疗者则为 69%~95% 和 62%~84%（Heideman et al 1997）。

与次全切除患者比较，手术全切者术后发生垂体功能低下的概率明显更高（Sklar 1994b, Thomsett et al 1980）。另外有证据显示，次全切除联合放疗对下丘脑－垂体内分泌轴的损伤小于手术全切患者。治疗后出现多种内分泌功能障碍的概率为 84%~97%（Gottfried & Couldwell 2008, Poretti et al 2004, Stripp et al 2004）。

颅咽管瘤术后引起的下丘脑综合征及情感障碍，以及随之产生的肥胖和社会心理问题，都可对患者造成严重影响，而且用抑制食欲药物也很难控制。最近有报道腹腔镜下的缩胃手术作为一种新的治疗方式，可以获得不错的效果（Müller et al 2007）。

另外，由于颅咽管瘤的治疗可能会引起对多

个脏器的长期损害或因此而死亡，尤其对于女性患者而言，因此有必要进行长期随访。其目的包括：首先，筛查肿瘤复发并评估激素替代治疗的效果，特别是儿童患者的生长激素和绝经前女性患者的雌激素替代治疗。其次，严格控制血糖、血脂、血压、体重，以及其他一切与心脏病相关的危险因素。

17 结论

尽管在影像诊断、神经外科手术技术、内分泌替代治疗、放射治疗、化学治疗方面都取得了很大进步，以及诊疗经验的不断丰富和对疾病的不断认识，但是对临床医师而言，颅咽管瘤的治疗仍然是巨大的挑战。关于此病的起因、肿瘤生物学行为和治疗仍然存在很多争议。为了既使肿瘤缓解又减少并发症的产生，应该提倡个体化、均衡、合理、多学科联合治疗的方法。

不要造成伤害

Hippocrates（公元前 460—357 年）

（宫剑 刘巍 译）

参考文献

Abe, T., Lüdecke, D.K., 1999. Transnasal surgery for infradiaphragmatic craniopharyngiomas in pediatric patients. Neurosurgery 44 (5), 957–966.

Adamson, T.E., Wiestler, O.D., Kleihues, P., et al., 1990. Correlation of clinical and pathological features in surgically treated craniopharyngioma. J. Neurosurg. 73, 12–17.

Alvarez-Garijo, J.A., Cavadas, P., Vila, M., et al., 1998. Craniopharyngioma in children. Surgical treatment by a transbasal anterior approach. Childs Nerv. Syst. 14, 709.

Anderson, C.A., Wilkening, G.N., Filley, C.M., et al., 1997. Neurobehavioral outcome in pediatric craniopharyngioma. Pediatr. Neurosurg. 26, 255–260.

Apuzzo, M. (Ed.), 1998. Surgery of the third ventricle, second ed. Williams & Wilkins, Baltimore, MD.

Babinski, J., 1900. Tumeur du corps pituitaire sans acromegalie et avec arret de development des organes genitaux. Rev. Neurol. 9, 531–533.

Backlund, E.O., Axelsson, B., Bergstrand, C.G., et al., 1989. Treatment of craniopharyngiomas – the stereotactic approach in a ten to twenty-three years' perspective. I. Surgical, radiological and ophthalmological aspects. Acta Neurochir. (Wien) 99 (1–2), 11–19.

Banna, M., Hoare, R.D., Stanley, P., et al., 1973. Craniopharyngioma in children. J. Pediatr. 83 (5), 781–785.

Banna, M., 1973. Craniopharyngioma in adults. Surg. Neurol. 1, 202–204.

Banna, M., 1976. Craniopharyngioma: based on 160 cases. Br. J. Radiol. 49, 206–223.

Barloon, T.J., Yuh, W.T., Sato, Y., et al., 1988. Frontal lobe implantation of craniopharyngioma by repeated needle aspirations. Am. J. Neuroradiol. 9 (2), 406–407.

Bartlett, J.R., 1971. Craniopharyngiomas: a analysis of some aspects of symptomatology, radiology and histology. Brain 94, 725–732.

Baskin, D.S., Wilson, C.B., 1986. Surgical management of craniopharyngiomas. A review of 74 cases. J. Neurosurg. 65, 22–27.

Blackburn, T.P., Doughty, D., Plowman, P.N., 1999. Stereotactic intracavity therapy of recurrent cystic craniopharyngioma by instillation of 90 yttrium. Br. J. Neurosurg. 13 (4), 359–365.

Broggi, G., Giorgi, C., Franzini, A., et al., 1989. Preliminary results of intracavity treatment of craniopharyngiomas with bleomycin. J. Neurosurg. Sci. 33, 145–148.

Bunin, G.R., Surawicz, T.S., Witman, P.A., et al., 1998. The descriptive epidemiology of craniopharyngioma. J. Neurosurg. 89, 547–551.

Cappabianca, P., Cavallo, L.M., Colao, A.M., et al., 2002. Surgical complications associated with the endoscopic endonasal transsphenoidal approach for pituitary adenomas. J. Neurosurg. 97 (2), 293–298.

Carmel, P.W., Antunes, J.L., Chang, C.H., 1982. Craniopharyngiomas in children. Neurosurg. 11 (3), 382–389.

Carmel, P.W., 1990. Brain tumors of disordered embryogenesis. In: Youmans, J.R. (Ed.), Neurological surgery. WB Saunders, Philadelphia, PA, pp. 3223–3249.

Carmel, P.W., 1995. Craniopharyngiomas. In: Wilkins, R.H., Rengachary, S.S. (Eds.), Neurosurgery. McGraw-Hill, New York, pp. 1389–1400.

Carpentieri, S.C., Waber, D.P., Scott, R.M., et al., 2001. Memory deficits among children with craniopharyngiomas. Neurosurgery 49 (5), 1053–1057.

Cavalheiro, S., Sparapani, F.V., Franco, J.O., et al., 1996. Use of bleomycin in intratumoral chemotherapy for cystic craniopharyngioma. Case report. J. Neurosurg. 84 (1), 124–126.

Cavallo, L.M., Prevedello, D., Esposito, F., et al., 2008. The role of the endoscope in the transsphenoidal management of cystic lesions of the sellar region. Neurosurg. Rev. 31 (1), 55–64.

Cavazzuti, V., Fischer, E.G., Welch, K., et al., 1983. Neurological and psychosociological sequelae following different treatments of craniopharyngioma in children. J. Neurosurg. 59 (3), 409–417.

Chakrabarti, I., Amar, A.P., Couldwell, W., et al., 2005. Long-term neurological, visual and endocrine outcomes following transnasal resection of craniopharyngioma. J. Neurosurg. 102 (4), 650–657.

Chiou, S.M., Lunsford, L.D., Niranjan, A., et al., 2001. Stereotactic radiosurgery of residual or recurrent craniopharyngioma, after surgery, with or without radiation therapy. Neuro. Oncol. 3, 159–166.

Choux, M., Lena, G., Genitori, L., 1991. Le Craniopharyngiome de l'enfant. Neurochirurgie 37 (Suppl. 1), 15–20.

Chung, W.Y., Pan, D.H., Shiau, C.Y., et al., 2002. Gamma knife radiosurgery for craniopharyngiomas. J. Neurosurg. 93 (Suppl.), 47–56.

Ciric, I.S., Cozzens, J.W., 1980. Craniopharyngioma: Transsphenoidal method of approach. For the virtuoso only? Clin. Neurosurg. 27, 169–187.

Cobb, J.P., Wright, J.C., 1959. Studies on a craniopharyngioma in tissue culture. I. Growth characteristics and alterations produced following exposure to two radiomimetic agents. J. Neuropathol. Exp. Neurol. 18, 563–568.

Combelles, G., Ythier, H., Wemeau, J.L., et al., 1984. Craniopharyngiome dans une meme fratrie. Neurochirurgie 30, 347–349.

Constine, L.S., Randall, S.H., Rubin, P., et al., 1989. Craniopharyngiomas: fluctuation in cyst size following surgery and radiation therapy. Neurosurgery 24 (1), 53–59.

Couldwell, W.T., Weiss, M.H., Rabb, C., et al., 2004. Variations on the standard transsphenoidal approach to the sellar region, with emphasis on the extended approaches and parasellar approaches: surgical experience in 105 cases. Neurosurgery 55 (3), 539–550.

Couldwell, W.T., Weiss, M.H., 1998. Transnasal transsphenoidal approach. In: Apuzzo, M. (Ed.), Surgery of the third ventricle. Williams & Wilkins, Baltimore, MD, pp. 553–574.

Crotty, T.B., Scheithauer, B.W., Young, W.F., et al., 1995. Papillary craniopharyngioma: a clinicopathological study of 48 cases. J. Neurosurg. 83 (2), 206–214.

Cushing, H., 1932. The craniopharyngiomas. In: Cushing, T.H. (Ed.), Intracranial tumors. Notes upon a series of two thousand verified cases with surgical-mortality percentages pertaining. Charles C Thomas: Springfield, IL, pp. 93–98.

Danesh-Meyer, H.V., Papchenko, T., Savino, P.J., et al., 2008. In vivo retinal nerve fiber layer thickness measured by optical coherence tomography predicts visual recovery after surgery for parachiasmal tumors. Invest. Ophthalmol. Vis. Sci. 49 (5), 1879–1885.

de Divitiis, E., Cappabianca, P., Cavallo, L.M., et al., 2007a. Extended endoscopic transsphenoidal approach for extrasellar craniopharyngiomas. Neurosurgery 61 (Suppl. 2), 219–227.

de Divitiis, E., Cavallo, L.M., Cappabianca, P., et al., 2007b. Extended endoscopic transsphenoidal approach for the removal of suprasellar tumors: Part 2. Neurosurgery 60 (1), 46–59.

De Vile, C.J., Grant, D.B., Kendall, B.E., et al., 1996. Management of childhood craniopharyngioma: can the morbidity of radical surgery be predicted? J. Neurosurg. 85 (1), 73–81.

Dekkers, O.M., Biermasz, N.R., Smit, J.W., et al., 2006. Quality of life in treated adult craniopharyngioma patients. Eur. J. Endocrinol. 154, 483–489.

Dickey, T., Raghaven, R., Rushing, E., 1999. Mib-1 (Ki67) immunoreactivity as a predictor of the risk of recurrence in craniopharyngioma. J. Neuropath. Exp. Neurol. 58 (5), 567.

Di Rocco, C., Caldarelli, M., Tamburrini, G., et al., 2006. Surgical management of craniopharyngiomas – experience with a pediatric series. J. Pediatr. Endocrinol. Metab. 19 (Suppl. 1), 355–366.

Duff, J.M., Meyer, F.B., Ilstrup, D.M., et al., 2000. Long-term outcomes for surgically resected craniopharyngiomas. Neurosurgery 46, 291–305.

Dumont, A.S., Kanter, A., Jane, J.A. Jr., et al., 2006. Extended transsphenoidal approach. In: Laws E.R. Jr., Sheehan, J.P. (Eds.), Pituitary surgery. A modern approach. Front Horm Res. Karger, Basel, pp. 29–45.

Eldevik, O.P., Blaivas, M., Gabrielson, T.O., et al., 1996. Craniopharyngioma: radiologic and histologic findings and recurrence. Am. J. Neuroradiol. 17 (8), 1427–1439.

Epstein, F.J. (Ed.)., 1994. Craniopharyngioma: The answer. Pediatric Neurosurgery 21, (Suppl 1).

Erdheim, J., 1904. Uber Hypophysengangeschwwulste und Hirncholesteatome. Sitzungsbericht der Kaiserlichen Akademie der Wissenchaften. Mathematisch-naturwissenchaftliche Classe (Wien) 113 (Section 3), 537–726.

Fahlbusch, R., Honegger, J., Werner, P., et al., 1999. Surgical treatment of craniopharyngiomas: Experience with 168 patients. J. Neurosurg. 90 (2), 237–250.

Fatemi, N., Dusick, J.R., de Paiva Neto, M.A., et al., 2008. The endonasal microscopic approach for pituitary adenomas and other parasellar tumors: a 10-year experience. Neurosurgery 63 (Suppl. 2), 244–256.

Frank, F., Fabrizi, A.P., Frank, G., et al., 1995. Stereotactic management of craniopharyngiomas. Sterotact. Funct. Neurosurg. 65, 176–183.

Frank, G., Pasquini, E., Doglietto, F., et al., 2006. The endoscopic extended transsphenoidal approach for craniopharyngiomas. Neurosurgery 59 (Suppl. 1), ONS75–ONS83.

Frohlich, A., 1901. Ein Fall von Tumor der Hypophysis cerebri ohne Akromegalie. Wien Klin. Rundschau. 15, 883–906.

Fukushima, T., Hirakawa, K., Kimura, M., et al., 1990. Intraventricular craniopharyngioma: its characteristics in magnetic resonance imaging and successful total removal. Surg. Neurol. 33, 22–27.

Ganslandt, O., Fahlbusch, R., Nimsky, C., et al., 1999. Functional neuronavigation with magnetoencephalography: outcome in 50 patients with lesions around the motor cortex. Neurosurg. Focus. 91 (1), 73–79.

Gardner, P.A., Kassam, A., Snyderman, C.H., et al., 2008. Outcomes following endoscopic, expanded endonasal resection of suprasellar craniopharyngiomas: a case series. J. Neurosurg. 109 (1), 6–16.

Giangaspero, F., Burger, P.C., Osborne, D.R., et al., 1984. Suprasellar papillary squamous epithelioma ('papillary craniopharyngioma'). Am. J. Surg. Pathol. 8 (1), 57–64.

Goldberg, G.M., Eshbaugh, D.E., 1960. Squamous cell nests of the pituitary gland as related to the origin of craniopharyngiomas. A study of their presence in the newborn and infants up to age four. Arch. Pathol. 70, 293–299.

Górski, G.K., McMorrow, L.E., Donaldson, M.H., et al., 1992. Multiple chromosomal abnormalities in a case of craniopharyngioma. Cancer Genet. Cytogenet. 60, 212–213.

Gottfried, O.N., Couldwell, W.T., 2008. Craniopharyngiomas. In: Bernstein, M., Berger, M. (Eds.), Neuro-oncology. The Essentials. Thieme, New York.

Gupta, K., Kuhn, M.J., Shevlin, D.W., et al., 1999. Metastatic craniopharyngioma. Am. J. Neuroradiol. 20, 1059–1060.

Hader, W.J., Steinbok, P., Hukin, J., et al., 2000. Intratumoral therapy with bleomycin for cystic craniopharyngiomas in children. Pediatr. Neurosurg. 33, 211–218.

Hakuba, A., Nishimura, S., Inoue, Y., 1985. Transpetrosal-transtentorial approach and its application in the treatment of retrochiasmatic craniopharyngiomas. Surg. Neurol. 24, 405–415.

Hardy, J., Lalonde, J.L., 1976, Transsphenoidal surgery of intracranial neoplasm. In: Green, J.R., Thompson, R.A. (Eds.), Neoplasia in the central nervous system. Advances in neurology. Raven Press, New York, pp. 261–274.

Hardy, J., Lalonde, J.L., 1963. Exorese par voie trans-sphenoidale d'un craniopharyngiome geant. Union Med. Can. 92, 1124–1129.

Hardy, J., 2007. Transsphenoidal hypophysectomy – 1971. J. Neurosurgery 107, 458–471.

Harwood-Nash, D.C., 1994. Neuroimaging of childhood craniopharyngioma. Pediatric Neurosurgery 21 (Suppl. 1), 2–10.

Hasegawa, T., Kondziolka, D., Hadjipanayis, C.G., et al., 2004. Management of cystic craniopharyngiomas with phosphorous-32 intracavitary irradiation. Neurosurgery 54 (4), 813–822.

Hashimoto, N., Handa, H., Yamagami, T., 1986. Transsphenoidal extracapsular approach to pituitary tumors. J. Neurosurg. 64 (1), 16–20.

Hashimoto, N., Kikuchi, H., 1990. Transsphenoidal approach to intrasellar tumors involving the cavernous sinus. J. Neurosurg. 73 (4), 513–517.

Heideman, R.L., Packer, R.J., Albright, L.A., et al., 1997. Tumors of the central nervous system. In: Pizzo, P.A., Poplack, D.G. (Eds.), Principles and practice of pediatric oncology. Lippincott-Raven, Philadelphia, PA, pp. 633–697.

Hetelekidis, S., Barnes, P.D., Tao, M.L., et al., 1993. 20-year experience in childhood craniopharyngioma. Int. J. Radiat. Oncol. Biol. Phys. 27 (2), 189–195.

Hoffman, H.J., De Silva, M., Humphreys, R.P., et al., 1992. Aggressive surgical management of craniopharyngiomas in children. J. Neurosurg. 76, 47–52.

Hoffman, H.J., Hendrick, E.B., Humphreys, R.P., et al., 1977. Management of craniopharyngioma in children. J. Neurosurg. 47 (2), 218–227.

Honegger, J., Barocka, A., Sadri, B., et al., 1998. Neuropsychological results of craniopharyngioma surgery in adults: a prospective study. Surg. Neurol. 50 (1), 19–28.

Honegger, J., Buchfelder, M., Fahlbusch, R., 1992. Transsphenoidal microsurgery for craniopharyngiomas. Surg. Neurol. 37 (3), 189–196.

Honegger, J., Buchfelder, M., Fahlbusch, R., 1999. Surgical treatment of craniopharyngiomas: endocrinological results. J. Neurosurg. 90 (2), 251–257.

Honegger, J., Tatagiba, M., 2008. Craniopharyngioma surgery. Pituitary 11, 361–373.

Hukin, J., Steinbok, P., Lafay-Cousin, L., et al., 2007. Intracystic bleomycin therapy for craniopharyngiomas in children. Cancer 109, 2124–2131.

Hunter, I.J., 1955. Squamous metaplasia of cells of the anterior pituitary gland. J. Pathol. Bacteriol. 69, 141–145.

Ito, M., Jamshidi, J., Yamanaka, K., 2001. Does craniopharyngioma metastasise? Case report and review of the literature. Neurosurg. 48, 933–936.

Izumoto, S., Suzuki, T., Kinoshita, M., et al., 2005. Immunohistochemical detection of female sex hormone receptors in craniopharyngiomas: correlation with clinical and histologic features. Surg. Neurol. 63, 520–525.

Jane, J.A. Jr., Thapar, K., Kaptain, G.J., et al., 2002. Pituitary surgery: transsphenoidal approach. Neurosurgery 51 (2), 435–444.

Janzer, R.C., Burger, P.C., Giangaspero, F., et al., 2000. Craniopharyngioma. In: Kleihues, P., Cavenee, W.K. (Eds.), Pathology and genetics of tumors of the nervous system. Vol. 1 of World Health Organization Classification of Tumors. IARC Press, Lyon, pp. 244–246.

Jho, H.D., Alfieri, A., 2001. Endoscopic endonasal pituitary surgery: evolution of surgical technique and equipment in 150 operations. Minim. Invasive Neurosurg. 44 (1), 1–12.

Jho, H.D., Carrau, R.L., 1997. Endoscopic endonasal transsphenoidal surgery: experience with 50 patients. J. Neurosurg. 87, 44–51.

Kahn, E.A., Gosch, H.H., Seeger, J.F., et al., 1973. Forty-five years experience with the craniopharyngiomas. Surg. Neurol. 1 (1), 5–12.

Kalapurakal, J.A., Goldman, S., Hsieh, Y.C., et al., 2000. Clinical outcome in children with recurrent craniopharyngioma after primary surgery. Cancer J. 6 (6), 388–393.

Kalapurakal, J.A., 2005. Radiation therapy in the management of pediatric craniopharyngiomas – a review. Childs Nerv. Syst. 21 (8–9), 808–816.

Kaptain, G.J., Vincent, D.A., Sheehan, J.P., et al., 2001. Transsphenoidal approaches for the extracapsular resection of midline suprasellar and anterior cranial base lesions. Neurosurgery 49, 94–101.

Karavitaki, N., Brufani, C., Warner, J.T., et al., 2005. Craniopharyngiomas in children and adults: systematic analysis of 121 cases with long-term follow-up. Clin. Endocrinol. (Oxf.) 62 (4), 397–409.

Karavitaki, N., Cudlip, S., Adams, C.B., et al., 2006. Craniopharyngiomas. Endocr. Rev. 27, 371–397.

Karavitaki, N., Wass, J., 2008. Craniopharyngiomas. Endocrinol. Metab. Clin. North Am. 37, 173–193.

Karnes, P.S., Tran, T.N., Cui, M.Y., et al., 1992. Cytogenetic analysis of 39 pediatric central nervous system tumors. Cancer Genet. Cytogenet. 59 (1), 9–12.

Kasai, H., Hirano, A., Llena, J.F., et al., 1997. A histopathological study of craniopharyngioma with special reference to its stroma and surrounding tissue. Brain Tumor Pathol. 14 (1), 41–45.

Kato, K., Nakatani, Y., Kanno, H., et al., 2004. Possible linkage between specific histological structures and aberrant reactivation of the Wnt pathway in adamantinomatous craniopharyngioma. J. Pathol. 203, 814–821.

Katz, E., 1975. Late results of radical excision of craniopharyngiomas in children. J. Neurosurg. 42, 86–90.

Kaye, A.H., Rosewarne, F., 1990. Forced subarachnoid air for transsphenoidal surgery. J. Neurosurg. 73 (2), 311–312.

Kempe, L.G., 1968. Operative neurosurgery, Vol. 1. Cranial, cerebral and intracranial vascular disease. Springer-Verlag, New York, pp. 90–93.

Kleihues, P., Burger, P.C., Scheithauer, B.W. (Eds.), 1993. Histological typing of tumors of the central nervous system. World Health Organization international histological classification of tumors. Springer-Verlag, Heidelberg.

Kobayashi, T., Kida, Y., Mori, Y., et al., 2005. Long-term results of gamma knife surgery for the treatment of craniopharyngiomas in 98 consecutive cases. J. Neurosurg. 103 (Suppl.), 482–488.

König, A., Lüdecke, D.K., Herrmann, H.D., 1986. Transnasal surgery in the treatment of craniopharyngiomas. Acta Neurochir. 83, 1–7.

Kouri, J.G., Chen, M.Y., Watson, J.C., et al., 2000. Resection of suprasellar tumors by using a modified transsphenoidal approach: Report of four cases. J. Neurosurg. 92, 1028–1035.

Kristopaitis, T., Thomas, C., Petruzzelli, G.J., et al., 2000. Malignant craniopharyngioma. Arch. Pathol. Lab. Med. 124, 1356–1360.

Kubo, O., Takakura, K., Miki, Y., et al., 1974. Intracystic therapy of bleomycin for craniopharyngioma – effect of bleomycin for cultured craniopharyngioma cells and intracystic concentration of bleomycin. No Shinkei Geka 2, 683–688.

Landolt, A.M., Zachmann, M., 1991. Results of transsphenoidal extirpation of craniopharyngiomas and Rathke's cysts. Neurosurgery 28, 410–415.

Laws, E.R. Jr., 1980. Transsphenoidal microsurgery in the management of craniopharyngioma. J. Neurosurg. 52, 661–666.

Laws, E.R. Jr., 1987. Craniopharyngiomas: diagnosis and treatment. In: Sekhar, L.N., Schramm, V.L. (Eds.), Tumors of the cranial base: diagnosis and treatment. Futura, Mount Kisco, NY, pp. 347–371.

Laws, E.R. Jr., 1992. Pituitary tumors. In: Little, J.R., Awad, I.A. (Eds.), Reoperative neurosurgery. Williams and Wilkins, Baltimore, MD, pp. 106–112.

Laws, E.R. Jr., 1994. Transsphenoidal removal of craniopharyngioma. Pediatr. Neurosurg. 21 (Suppl. 1), 57–63.

Leber, K.A., Berglöff, J., Pendl, G., 1998. Dose response tolerance of the visual pathways and cranial nerves of the cavernous sinus to stereotactic radiosurgery. J. Neurosurg. 88, 43–50.

Lehrnbecher, T., Müller-Scholden, J., Danhauser-Leistner, I., et al., 1998. Perioperative fluid and electrolyte management in children undergoing surgery for craniopharyngioma. A 10-year experience and a single institution. Childs Nerv. Syst. 14, 276–279.

Lewis, D.D., 1910. A contribution to the subject of tumors of the hypophysis. JAMA 55, 1002–1008.

Liszczak, T., Richardson, E.P., Phillips, J.P., et al., 1978. Morphological, biochemical, ultrastructural, tissue culture and clinical observations of typical and aggressive craniopharyngiomas. Acta Neuropathol. 43 (3), 191–203.

Love, J.G., Marshall, T.M., 1950. Craniopharyngiomas (pituitary adamantinomas). Surg. Gynecol. Obstet. 90, 591–601.

Lunsford, L.D., Pollock, B.E., Kondziolka, D.S., et al., 1994. Stereotactic options in the management of craniopharyngioma. Pediatr. Neurosurg. 21 (Suppl. 1), 90–97.

Luschka, H., 1860. Der Hirnanhang und die Steissdruse des Menschen. Springer, Berlin.

Luse, S.A., Kernohan, J.W., 1955. Squamous-cell nests of the pituitary gland. Cancer 8 (3), 623–628.

Maartens, N.F., Kaye, A.H., 2009. Transsphenoidal surgery for craniopharyngiomas. In: Laws, E.R. Jr. (Ed.), Transsphenoidal surgery. Elsevier, London.

Maira, G., Anile, C., Rossi, G.F., 1995. Surgical treatment of craniopharyngiomas: An evaluation of the transsphenoidal and pterional approaches. Neurosurgery 36, 715–724.

Malik, J.M., Cosgrove, G.R., VandenBerg, S.R., 1992. Remote recurrence of craniopharyngioma in the epidural space. J. Neurosurg. 77, 804–807.

Manaka, S., Teramoto, A., Takakura, K., 1985. The efficacy of radiotherapy for craniopharyngioma. J. Neurosurg. 62 (5), 648–656.

Maniker, A.H., Krieger, A.J., 1996. Rapid recurrence of craniopharyngioma during pregnancy with recovery of vision. A case report. Surg. Neurol. 45 (4), 324–327.

Mason, R.B., Nieman, L.K., Doppman, J.L., et al., 1997. Selective excision of adenomas originating in or extending into the pituitary stalk with preservation of pituitary function. J. Neurosurg. 87 (3), 343–351.

Matson, D.D., Crigler, J.F. Jr., 1969. Management of craniopharyngiomas in childhood. J. Neurosurg. 30, 377–390.

McKenzie, K.G., Sosmak, M.C., 1924. The roentgenological diagnosis of craniopharyngeal pouch tumors. Am. J. Roentgenol. XI, 171–176.

McLean, D., 1930. Die craniopharyngealtaschen tumoren (embryologie, histologie, diagnose und therapie). Z. Gesell. Neurol. Psychiatrie. CXXVI, 639–682.

Mokry, M., 1999. Craniopharyngiomas: a six years experience with gamma knife radiosurgery. Sterotact. Funct. Neurosurg. 71 (S1), 140–149.

Mott, F.W., Barret, J.O., 1899. Three cases of tumor of the third ventricle. Arch. Neurol. 1, 417–440.

Mottolese, C., Stan, H., Hermier, M., et al., 2001. Intracystic chemotherapy with bleomycin in the treatment of craniopharyngiomas. Childs Nerv. Syst. 17 (12), 724–730.

Müller, H.L., Faldum, A., Etavard-Gorris, N., et al., 2003. Functional capacity, obesity and hypothalamic involvement: cross sectional study on 212 patients with childhood craniopharyngioma. Klin. Padiatr. 215, 310–314.

Müller, H.L., Gebhardt, U., Wessel, V., et al., 2007. First experiences with laparoscopic adjustable gastric banding (LAGB) in the treatment of patients with childhood craniopharyngioma and morbid obesity. Klin. Padiatr. 219 (6), 323–325.

Nelson, G.A., Bastian, F.O., Schlitt, M., et al., 1988. Malignant transformation of craniopharyngioma. Neurosurgery 22, 427–429.

Nimsky, C., Ganslandt, O., Hofmann, B., et al., 2003. Limited benefit of intraoperative low-field magnetic resonance imaging in craniopharyngioma surgery. Neurosurgery 53, 72–81.

Nishi, T., Kuratsu, J., Takeshima, H., et al., 1999. Prognostic significance of the MIB-1 labeling index for patient with craniopharyngioma. Int. J. Mol. Med. 3 (2), 157–161.

Oskouian, R.J., Samii, A., Laws, E.R. Jr., 2006. The craniopharyngioma. In: Laws, E.R. Jr., Sheehan, J.P. (Eds.), Pituitary surgery. A modern approach. Front Horm Res. Karger, Basel, pp. 105–126.

Palm, L., Nordin, V., Elmqvist, D., et al., 1992. Sleep and wakefulness after treatment for craniopharyngioma in childhood; influence on the quality and maturation of sleep. Neuropediatrics 23, 39–45.

Pang, D., 1993. Surgical management of craniopharyngioma. In: Sekhar, L.N., Janecka, I.P. (Eds.), Surgery of cranial base tumors. Raven Press, New York, pp. 787–808.

Paulus, W., Honegger, J., Keyvani, K., et al., 1999. Xanthogranuloma of the sellar region: a clinicopathological entity different from adamantinomatous craniopharyngioma. Acta Neuropathol. 97 (4), 377–382.

Pereira, A.M., Schmid, E.M., Schutte, P.J., et al., 2005. High prevalence of long-term cardiovascular, neurological and psychosocial morbidity after treatment for craniopharyngioma. Clin. Endocrinol. (Oxf.) 62 (2), 197–204.

Pertuiset, B., 1975. Craniopharyngiomas. In: Vinken, P.J., Bruyn, G.W. (Eds.), Handbook of clinical neurology. North Holland, Amsterdam, pp. 531–572.

Petito, C.K., DeGirolami, U., Earle, K.M., 1976. Craniopharyngiomas. A clinical and pathological review. Cancer 37 (4), 1944–1952.

Pollock, B.E., Lunsford, L., Kondziolka, D., et al., 1995. Phosphorous-32 intracavity irradiation of cystic craniopharyngiomas: current techniques and long-term results. Int. J. Radiat. Oncol. Biol. Phys. 33 (2), 437–446.

Poretti, A., Grotzer, M.A., Ribi, K., et al., 2004. Outcome of craniopharyngioma in children: long-term complications and quality of life. Dev. Med. Child Neurol. 46 (4), 220–229.

Raimondi, A.J., Rougerie, J., 1994. A critical review of personal experiences with craniopharyngioma: clinical history, surgical technique and operative results. Pediatr. Neurosurg. 21, 134–150.

Raimondi, A.J., 1987. Parasellar tumors. In: Raimondi, A.J. (Ed.), Pediatric neurosurgery. Theoretical principles, art of surgical techniques. Springer, Berlin, pp. 276–291.

Rajan, B., Ashley, S., Gorman, C., et al., 1993. Craniopharyngioma – long-term results following limited surgery and radiotherapy. Radiother. Oncol. 26 (1), 1–10.

Rangoowanski, A.T., Piepgras, D.G., 1991. Postoperative ectopic craniopharyngioma. Case report. J. Neurosurg. 74 (4), 653–655.

Rathke, M., 1838. Ueber die Entstehung der Glandula pituitaria. Archiv für Anatomie, Physiologie und wissenschaftliche Medicin, Berlin, pp. 482–485.

Regine, W.F., Mohiuddin, M., Kramer, S., 1993. Long-term results of pediatric and adult craniopharyngiomas treated with combined surgery and radiation. Radiother. Oncol. 27 (1), 13–21.

Rickert, C.H., Paulus, W., 2003. Lack of chromosomal imbalances in adamantinomatous and papillary craniopharyngiomas. J. Neurol. Neurosurg. Psychiatry 74, 260–261.

Rienstein, S., Adams, E.F., Pilzer, D., et al., 2003. Comparative genomic hybridization analysis of craniopharyngioma. J. Neurosurg. 98, 162–164.

Riva, D., Pantaleoni, C., Devoti, M., et al., 1998. Late neuropsychological and behavioral outcome of children surgically treated for craniopharyngioma. Childs Nerv. Syst. 14 (4–5), 179–184.

Russell, D.S., Rubinstein, L.J., 1989. Pathology of Tumors of the Nervous System. Williams & Wilkins, Baltimore, MD, pp. 695–704.

Samii, M., Bini, W., 1991. Surgical treatment of craniopharyngiomas. Zentralbl. Neurochir. 52 (1), 17–23.

Samii, M., Samii, A., 1995. Surgical management of craniopharyngiomas. In: Schmidek, H.H., Sweet, W.H. (Eds.), Operative neurosurgical techniques. WB Saunders, Philadelphia, PA, pp. 357–370.

Samii, M., Tatagiba, M., 2001. Craniopharyngioma. In: Kaye, A.H., Laws, E.R. Jr. (Eds.), Brain tumors: an encyclopedic approach. Churchill Livingstone, London, pp. 945–964.

Sartoretti-Schefer, S., Wichmann, W., Aguzzi, A., et al., 1997. MRI differentiation of adamantinous and squamous-papillary craniopharyngiomas. Am. J. Neuroradiol. 18 (1), 77–87.

Sato, K., Kubota, T., Yamamoto, S., et al., 1986. An ultrastructural study of mineralization in craniopharyngiomas. J. Neuropathol. Exp. Neurol. 45 (4), 463–470.

Saxer, F., 1902. Ependymepithel, Gliome und epithelische Geschwuelste des Zentralenervensystems. Ziegler's Beitraege. 32, 276.

Sekine, S., Shibata, T., Kokubu, A., et al., 2002. Craniopharyngiomas of adamantinomatous type harbor beta-catenin gene mutations. Am. J. Pathol. 161, 1997–2001.

Shapiro, K., Till, K., Grant, D.N., 1979. Craniopharyngioma in childhood. A rational approach to treatment. J. Neurosurg. 50 (5), 617–623.

Shi, X.E., Wu, B., Zhou, Z.Q., et al., 2006. Microsurgical treatment of craniopharyngiomas: report of 284 cases. Chin. Med. J. 119, 1653–1663.

Shi, X.E., Wu, B., Fan, T., et al., 2008. Craniopharyngioma: surgical experience of 309 cases in China. Clin. Neurol. Neurosurg. 110 (2), 151–159.

Shibuya, M., Takayasu, M., Suzuki, Y., et al., 1996. Bifrontal basal interhemispheric approach to craniopharyngioma resection with or without division of the anterior communicating artery. J. Neurosurg. 84 (6), 951–956.

Sipos, L., Vajda, J., 1997. Craniopharyngioma of the third ventricle. Acta. Neurochir. (Wien) 139, 92–93.

Sklar, C.A., 1994a. Craniopharyngioma: endocrine abnormalities at presentation. Pediatr. Neurosurg. 21 (Suppl. 1), 18–20.

Sklar, C.A., 1994b. Craniopharyngioma: endocrine sequelae of treatment. Pediatr. Neurosurg. 21 (Suppl. 1), 120–123.

Steno, J., Malácek, M., Bízik, I., 2004. Tumor-third ventricular relationships in supradiaphragmatic craniopharyngiomas: correlation of morphological, magnetic resonance imaging, and operative findings. Neurosurgery 54 (5), 1051–1060.

Stripp, D.C., Maity, A., Janss, A.J., et al., 2004. Surgery with or without radiation therapy in the management of craniopharyngiomas in children and young adults. Int. J. Radiat. Oncol. Biol. Phys. 58 (3), 714–720.

Suh, J.H., Gupta, N., 2006. Role of radiation therapy and radiosurgery in the management of craniopharyngiomas. Neurosurg. Clin. N. Am. 17 (2), 143–148.

Sung, D., Chang, C., Harisiadis, L., et al., 1981. Treatment results of craniopharyngiomas. Cancer 47, 847–852.

Sutton, L.N., Gusnard, D., Bruce, D.A., et al., 1991. Fusiform dilatations of the carotid artery following radical surgery of childhood craniopharyngiomas. J. Neurosurg. 74 (5), 695–700.

Svolos, D.G., 1969. Craniopharyngiomas. A study based on 108 verified cases. Acta Chir. Scand. Suppl. 403, 1–44.

Sweet, W., 1980. Recurrent craniopharyngiomas: therapeutic alternatives. Clin. Neurosurg. 27, 206–209.

Sweet, W., 1988. Craniopharyngiomas (with a note on Rathke's cleft cysts). In: Schmidek, H. (Ed.) Operative neurosurgical techniques. Grune & Stratton, Orlando, CA, p. 349.

Symon, L., Pell, M.F., Habib, A.H., 1991. Radical excision of craniopharyngioma by the temporal route: a review of 50 patients. Br. J. Neurosurg. 5 (6), 539–549.

Symon, L., Sprich, W., 1985. Radical excision of craniopharyngioma. Results in 20 cases. J. Neurosurg. 62 (2), 174–181.

Szeifert, G.T., Julow, J., Szabolcs, M., et al., 1991. Secretory component of cystic craniopharyngiomas: a mucino-histochemical and electron-microscopic study. Surg. Neurol. 36 (4), 286–293.

Szeifert, G.T., Pasztor, E., 1993. Could craniopharyngiomas produce pituitary hormones? Neurol. Res. 15 (1), 68–69.

Tachibana, O., Yamashima, T., Yamashita, J., et al., 1994. Immunohistochemical expression of human chorionic gonadotropin and P-glycoprotein in human pituitary glands and craniopharyngiomas. J. Neurosurg. 80 (1), 79–84.

Takahashi, H., Yamaguchi, F., Teramoto, A., 2005. Long-term outcome and reconsideration of intracystic chemotherapy with bleomycin for craniopharyngioma in children. Childs Nerv. Syst. 21, 701–704.

Thapar, K., Kohata, T., Laws, E.R., et al., 2003. Other parasellar lesions. Craniopharyngioma. In: Powell, M.P., Lightman, L.S., Laws, E.R. Jr. (Eds.), Management of pituitary tumors: the clinician's practical guide. Humana Press, New Jersey, pp. 238–254.

Thapar, K., Laws, E.R. Jr., 1995. Unusual lesions in the sella turcica: Intrasellar craniopharyngioma, benign cysts, and meningioma. In: Kaye, A.H., Laws, E.R. Jr. (Eds.), Brain tumors. An encyclopedic approach. Churchill Livingstone, London, pp. 723–740.

Thapar, K., Stefaneanu, L., Kovacs, K., et al., 1994. Estrogen receptor gene expression in craniopharyngiomas: an in situ hybridization study. Neurosurgery 35 (6), 1012–1017.

Thomsett, M.J., Conte, F.A., Kaplan, S.L., et al., 1980. Endocrine and neurologic outcome in childhood craniopharyngioma: Review of effect of treatment in 42 patients. J. Pediatr. 97 (5), 728–735.

Ture, U., Krisht, A.F., 1999. Craniopharyngiomas, In: Krisht, A.F., Tindall, G.T. (Eds.), Pituitary disorders: comprehensive management. Lippincott Williams & Wilkins, London.

Ulfarsson, E., Karstrom, A., Yin, S., et al., 2005. Expression and growth dependency of the insulin-like growth factor 1 receptor in craniopharyngioma cells: a novel therapeutic approach. Clin. Cancer Res. 11 (13), 4674–4680.

Van den Berge, J.H., Blaauw, G., Breeman, W.A., et al., 1992. Intracavity brachytherapy of cystic craniopharyngiomas. J. Neurosurg. 77 (4), 545–550.

Van Effentere, R., Boch, A.L., 2002. Craniopharyngioma in adults and children: a study of 122 surgical cases. J. Neurosurg. 97 (1), 3–11.

Vargas, J.R., Pino, J.A., Murad, T.M., 1981. Craniopharyngiomas in two siblings. JAMA 16, 1807–1808.

Varlotto, J.M., Flickinger, J.C., Kondziolka, D., et al., 2002. External beam irradiation of craniopharyngiomas: long-term analysis of tumor control and morbidity. Int. J. Radiat. Oncol. Biol. Phys. 54 (2), 492–499.

Voges, J., Sturm, V., Lehrke, R., et al., 1997. Cystic craniopharyngioma: long-term results after intracavity irradiation with stereotactically applied colloidal beta-emitting radioactive sources. Neurosurgery 40 (2), 263–270.

Wald, S.L., Liwnicz, B.H., Truman, T.A., et al., 1982. Familial primary nervous system neoplasms in three generations. Neurosurgery 11, 12–15.

Weiner, H.L., Wisoff, J.H., Rosenberg, M.E., et al., 1994. Craniopharyngiomas: a clinicopathological analysis of factors predictive of recurrence and functional outcome. Neurosurgery 35, 1001–1011, discussion 1010–1011.

Weiss, M., 1987. The transnasal transsphenoidal approach. In: Apuzzo, M. (Ed.), Surgery of the third ventricle. Williams & Wilkins, Baltimore, MD, pp. 476–494.

Yamada, H., Haratake, J., Narasaki, T., et al., 1995. Embryonal craniopharyngioma. Case report of the morphogenesis of a craniopharyngioma. Cancer 75 (12), 2971–2977.

Yaşargil, M.G., Curcic, M., Kis, M., et al., 1990. Total removal of craniopharyngiomas: approaches and long term results in 144 patients. J. Neurosurg. 73 (1), 3–11.

Yaşargil, M., 1984. Microneurosurgery, vol. 2. George Thieme Verlag, Stuttgart.

Zuccaro, G., 2005. Radical resection of craniopharyngioma. Childs Nerv. Syst. 21 (8–9), 679–690.

Zulch, K.J., 1986. Brain tumors. Their biology and pathology, third ed. Springer, Berlin, pp. 426–433.

皮样囊肿、表皮样囊肿和神经管原肠囊肿　**第43章**
Bhadrakant Kavar, Andrew H.Kaye

1　皮样囊肿和表皮样囊肿

皮样囊肿和表皮样囊肿并不常见，关于其细胞起源仍无定论，这引起了专家、学者的广泛关注。长久以来，虽然皮样囊肿和表皮样囊肿通常被归于一类，但是皮样囊肿却容易与畸胎瘤、胆脂瘤相混淆。

皮样囊肿和表皮样囊肿的囊壁均由有复层鳞状上皮组成。皮样囊肿含有脂肪和皮肤附件如汗腺和皮脂腺，偶尔可见毛发、指甲和牙齿。这也是它容易和畸胎瘤混淆的主要原因。

Veratti（1745）首次报道了一例脑肿瘤中含有大量毛发（Critchley & Ferguson 1928），随后其被证实为畸胎瘤。1828年，Le Prestre描述了一例位于右侧中颅窝的肿瘤，病变状如珍珠，导致脑桥、延髓和脊髓受压变形。1年后，Cruveilhier（1829）首次完整地记录了一例自颅底向上扩展至第三脑室的病变。他形容病变呈现为"银色的金属光泽"或像"上等的珍珠"一样，并称其为"珍珠瘤"。最初他用这个名字来描述表皮样囊肿，然而由于皮样囊肿和表皮样囊肿在大体外观上非常相似，所以两者均称为"珍珠瘤"（Pennybacker & Tytus 1956）。

1.1　发病率和患病率

这类病变真正的发生率并不清楚，因为文献经常将畸胎瘤、畸胎样肿瘤和皮样囊肿归于一类。这类病变在颅内比较少见，皮样囊肿和表皮样囊肿的发病率占所有颅内肿瘤的0.2%~1.8%（Mahoney 1936；Ulrich 1964）。

在日本，表皮样囊肿占所有颅内肿瘤的1.8%（Ulrich 1964）至2.2%（Tekeuchi et al 1975）。相比之下，皮样囊肿更为少见，只占颅内肿瘤的0.3%（Fleming & Botterell 1959；Guidetti & Gagliardi 1977；Cobb & Youmans 1982；Berger & Wilson 1985；Carmel 1996）。

1.2　年龄

从出生至80岁均可发病（Mahoney 1936），但好发年龄在30~50岁（Ulrich 1964；Guidetti & Gagliardi 1977）。皮样囊肿发病年龄较早，因为肿瘤内产生较多的油性物质会在早期形成较大的占位病变，或引起免疫性/化学性反应。因此皮样囊肿典型的发病年龄在儿童期和青春期（Sweet 1940；Fleming & Botterell 1959）。表皮样囊肿因为生长缓慢，故发病年龄会晚一些，在20~50岁。

1.3　性别

通常认为患病率没有性别差异。但是List（1941）发现患表皮样囊肿的男性患者略多一些（表43.1）。

表43.1　皮样囊肿和表皮样囊肿的区别

特性	皮样囊肿	表皮样囊肿
发生率	占脑肿瘤的0.3%	占脑肿瘤的0.5%~1.8%
性别	男女比例相同	男性大于女性
好发年龄	儿童期	20~50岁
来源	外胚层	外胚层
位置	最常发生在中线	最常发生在侧方（如桥小脑角）

续表

特性	皮样囊肿	表皮样囊肿
伴发的畸形	在多达 50% 的病例中都合并其他的先天畸形	相对独立
CT	极低密度	低密度
MRI	极高 T_1、等 T_1/ 高 T_2	比脑脊液更高 T_1 和 T_2
增强	中度，较厚、结节状	较薄的囊壁强化
MR 类型	通常是异质的	通常是同质的
囊肿壁	也包括皮肤附属物（毛囊，皮质汗腺）	复层鳞状上皮
内容物	类似表皮样囊肿，还有毛发和皮脂	角蛋白，细胞碎片和胆固醇
脑膜炎	反复发作细菌性脑膜炎	短暂发作的无菌性脑膜炎
恶性	较表皮样囊肿更罕见	有文献记录
增长	脱屑和腺体分泌	脱屑

1.4 人口统计特征

皮样囊肿和表皮样囊肿具有广泛的种族分布，没有地区或种族倾向性。

1.5 家族史和遗传

没有证据表明此类疾病有家族性遗传倾向和基因缺陷。有一例关于家族性发病的报道（Plewes & Jacobson 1971），共有 4 名成员患有皮样囊肿。在这些患者中，皮样囊肿的发生与胚胎期额鼻突、眉间、鼻梁、鼻尖及深部鼻中隔区域有关，这表明中线的闭合缺陷可能是家族性丛集发病的主要临床过程和原因。

1.6 胚胎学和病理生理学

普遍观点认为该类病变是由上皮组织的异位形成的，通常为先天性，而医源性致病的情况非常少见。

皮样囊肿和表皮样囊肿发生于胚胎早期神经管形成时，即第 3 周和第 5 周之间。在这一时期，可分化为皮肤组织的细胞局限于神经管内，从而形成硬膜下皮样囊肿或表皮样囊肿。List 在德国报道了一例硬膜外脊髓病变，进一步支持这一理论。该病变含有两个独立的囊，包括内层的神经上皮性病变和外层的囊，这种典型表现见于含有表皮成分的皮样囊肿（List 1941）。

先天性皮样囊肿好发生于中线部位，它是由有皮肤分化能力的细胞移位后沿着神经轴和椎管的"后闭合线"形成的（List 1941）。皮样囊肿多伴有皮肤窦道。表皮样囊肿常位于大脑和脑干外侧，其原因可能与耳泡（Baumann & Bucy 1956）和视泡（Fleming & Botterell 1959）的形成和闭合有关。因此，可以推测其在胚胎发育的后期、次级脑泡形成时出现。如果内容物在胚胎发育的后期出现，病变则会出现在更表浅的位置，如颅骨或颅骨骨膜。

有文献指出腰骶部位的医源性肿瘤可由多次腰椎穿刺引发（Choremis et al 1956），少数由单次腰椎穿刺所致（Tabaddor & Lamorgese 1975；Park et al 2003；Jeong et al 2006）。另有报道，在缝合时皮肤皱褶处上皮细胞脱落引起该病（Choremis et al 1956；Manno et al 1962；Tabaddor & Lamorgese 1975）。多次经皮穿刺硬膜下吸引亦可引起大脑凸面的表皮样囊肿（Gutin et al 1980）。此外，还有人报道了一名患者因切除皮内黑素细胞痣而行局部浸润麻醉，结果导致枕部巨大的表皮样囊肿（Prat Acin & Galeano 2008）。

1.7 部位

1.7.1 皮样囊肿

皮样囊肿的胚胎起源可以解释为什么它们大多发生在头皮、颅骨、小脑以及脊柱等人体中线位置。累及小脑蚓部和马尾神经的病变常常合并有皮肤窦道。这些窦道的通畅性不同，使患者很容易罹患细菌性脑膜炎，这也是该病的一种临床表现（Pennybacker & Tytus 1956）。

颅脑的皮样囊肿易于发生在人体中线位置（Fleming & Botterell 1959），其中 1/3 的病变出现在第四脑室（Sweet 1940；Guidetti & Gafliardi 1977）。有时也可见于第三脑室和脑底部，偶尔呈哑铃状。松果体区则很少累及。50% 以上的皮样囊肿患者合并有先天性畸形，这也提示病变源于中线的闭合缺陷。

在出生后第 1 年内，脊髓皮样囊肿占脊髓原发肿瘤的 17%（Tekeuchi et al 1978），而在接下来的 15 年间，所占比例会降至 13%（Matson 1969）。在任何年龄段中，椎管内皮样囊肿都比表皮样囊肿更常见（List 1941），但颅内病变则是椎管内病变的 6 倍（Lunardi et al 1989）。

1.7.2　表皮样囊肿

大多数表皮样囊肿为硬膜下病变，而25%的表皮样囊肿可见于颅骨板障或脊柱。硬膜外病变能引起受累部位骨质的膨胀和破坏。硬膜下病变则不会引起邻近骨质的破坏。板障病变更易累及额骨和顶骨，且多数体积不大（Dias et al 1989）。

硬膜下表皮样囊肿更易发生在侧方。它们沿着基底池弥散生长并与邻近的组织结构紧密粘连。37%的病变位于桥小脑角，31%位于鞍区，11%位于菱形窝，5%位于椎管（Mahoney 1936），此外，也可见于第四脑室、侧脑室、大脑、小脑、脑干等部位（Sweet 1940；Ulrich 1964；Guidetti & Gagliardi1977；Berger & Wilson 1985；Lunardi et al 1992）。

脑干的表皮样囊肿非常罕见，迄今为止有至少20例报道（Caldarelli et al 2001；Recinos et al 2006；Takahashi et al 2007）。这些患者出现后组脑神经、脑干或小脑功能下降，而Kobata却发现患者也可以出现神经功能亢进，其中28例患者有三叉神经痛，2例患者有面肌痉挛（Kobata et al 2002）。

Pennybaker（1944）报道表皮样囊肿可表现为岩尖内侧的破坏，从而导致听力障碍和面瘫。三叉神经周围的硬膜外表皮样囊肿也可侵蚀岩尖（Baumann & Bucy 1956），（Jefferson & Smalley 1938）。

Montgomer和Finlayson（1934）曾报道了一个位于中颅窝两层硬膜间的哑铃形病变，其不仅侵及海绵窦，还通过一个狭颈延伸至桥小脑角。少许报告指出病变也会出现在大脑半球内（Peyton & baker 1942）。其中一些大脑囊肿甚至长入侧脑室，从而使患者容易发生脑积水（Russell & Rubinstein 1989）。

Muller和Wohlfart（1947）以及Braga和Magalhaes（1987）指出松果体区的单纯表皮样囊肿非常罕见。但是Desai等（Desai et al 2006）报道了一组病例，在11年中有24例此类患者接受手术治疗，结果令人满意。

相比皮样囊肿，脊髓的表皮样囊肿并不常见。它们更多发生在胸椎区域，也可以同时出现中线闭合缺陷。皮样囊肿和表皮样囊肿都可以合并脊柱裂（Bailey 1920；Lunardi et al 1989）、皮毛窦（List 1941）、脊髓脊膜膨出（Martinez-Lage et al 1985）、脑膜膨出（Yen et al 2008）、脊髓纵裂（Manno et al

1962）以及半椎体畸形（Pear 1970）。

1.8　临床表现

临床表现多种多样，并取决于病变位置。虽然颅内病变是关注的焦点，但颅骨和头皮的病变也应引起重视。

1.8.1　颅外病变

颅外皮样囊肿

颅外皮样囊肿常见于幼年时期，并表现为肿块。有时为豌豆样的病变，位于颅骨凹陷内，一般沿着面突融合线，或位于颅骨的矢状面。颅骨的皮样囊肿，特别是前囟部位的（图43.1），很容易和脑膨出混淆。这些皮样囊肿不含脑组织，也没有骨缺损。病变通常为质软、无痛的实性肿块，但是如果有角蛋白变性时也可呈囊性（图43.2）。

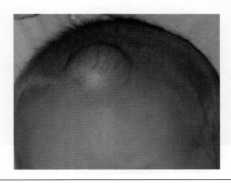

图43.1　一名9个月大的婴儿，其额部皮样囊肿容易被误诊为脑膨出

闭合不全疾病可同时伴有皮肤窦道和含有真皮组织的囊肿，这种情况可见于枕部和鼻部。作者曾经为一个6个月大的婴儿切除了皮样囊肿，该病变位于上矢状窦处的头顶部，长约3cm。这种类型的皮样囊肿可能位于硬膜下，也可能在硬膜外。鼻部病变可经由盲孔并通过鸡冠部位的缺损进入颅内（McComb 1996）。当皮样囊肿发生在眼眶，就会造成眼球移位，从而影响视力并导致眼球突出。

板障病变对颅骨内板的侵蚀常比颅骨外板严重（图43.3），而硬脑膜却很少受到破坏。颅顶部的皮样囊肿通常是无痛的外生型肿块，质地柔软并有波动感（图43.4）。皮样囊肿也会出现在额骨，且如果侵蚀了额窦则易被误诊为黏液囊肿或慢性骨炎。

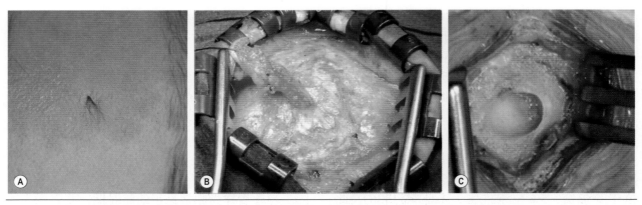

图 43.2 （A）板障皮样囊肿的一丛毛发。（B）手术暴露皮样囊肿。（C）手术暴露界限清晰的皮样囊肿凹陷

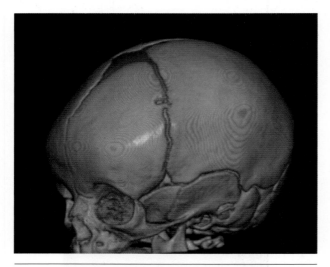

图 43.3 头部 CT 三维重建显示额部冠状缝处皮样囊肿

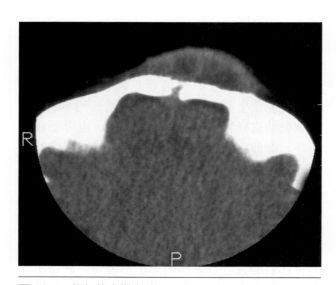

图 43.4 额部的皮样囊肿。一名 12 个月大的婴儿，发现鼻梁上方质软无痛肿块 4 周。没有神经功能损害（轴位脑 CT 平扫）

颅外表皮样囊肿

位于头皮内的颅外表皮样囊肿并不常见。其多发生在额骨和顶骨的板障内。临床表现为偶然发现的柔软无痛的肿块。有报道指出，先天性表皮样囊肿可出现在前囟位置（Martiez Large et al 1985），但在此区域不如皮样囊肿那样常见。

1.8.2 颅内病变

颅内皮样囊肿和表皮样囊肿的表现是多种多样的。随着病变的缓慢生长可出现不同的症状和体征。表皮样囊肿因不断脱屑而逐渐增大，而皮样囊肿的生长则是脱屑和分泌的共同作用。病变的进行性增大使其在长入脑池和颅底孔隙时与正常结构之间存在清楚的界面。病变继而包裹血管和神经而不对其造成破坏。

这种生长的模式导致临床症状出现较晚，且病变体积偏大。其症状平均持续时间为 6.8 年（皮样囊肿）和 8.2 年（表皮样囊肿）（Yasargil et al 1989）。

颅内皮样囊肿

临床表现由进行性的占位效应所致，或源于对病变的化学成分的免疫反应。由于皮样囊肿会产生油状物质，进而诱发化学性脑膜炎，所以其症状比表皮样囊肿出现得早。汗腺和皮脂分泌物可以使病变加速生长。

最常见的表现是头痛和癫痫发作。其他症状和体征则直接和发病位置有关。

鞍区和鞍上病变（图 43.5）可使对视交叉造成压迫而引起视力障碍和视野缺损。病变偶尔也会引起垂体功能障碍，导致尿崩症（Tan 1972）。

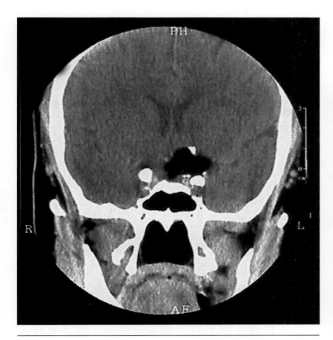

图 43.5　一例鞍上皮样囊肿。患者为中年女性，表现为视力下降和视野缺损（冠状位 CT 平扫显示低密度病变）

1/3 的病变位于第四脑室（图 43.6）（Sweet 1940；Guidetti & Gagliardi 1977），可产生颅内压增高所致的头痛和共济失调。后颅窝皮样囊肿常合并有皮肤窦道（Schijman et al 1986），从而使患者容易罹患细菌性脑膜炎（Matson & Ingraham 1951）。

岩骨内侧皮样囊肿会引起面瘫、面肌痉挛和三叉神经痛。但是要和胆脂瘤和慢性中耳炎鉴别。

由于皮样囊肿内的化学物质可以诱发无菌性脑膜炎（Ulrich 1964；Berger & Wilson 1985），有时会非常严重（Greenfield 1932）。无菌性脑膜炎通常自发出现，或与手术相关的医源性获得。这些患者可表现出感染性脑膜炎的症状和体征——头痛、畏光和颈强直。可伴有脑脊液异常，但微生物检查为阴性。出现脑积水的患者多是由无菌性脑膜炎所致，而非占位病变的原因。

脑室内的皮样囊肿虽然罕见但是也有文献记录。这些患者很可能出现痴呆或精神问题。这些症状可能由脱髓鞘病变（Bailey 1920）引起或者是反复的无菌性脑膜炎和脑积水共同作用的结果。

Liu 等（Liu et al 2008）发现皮样囊肿破裂会引起头痛、癫痫或脑积水。在该作者单位 12 年内

的中枢神经系统肿瘤的手术患者中，0.18% 的患者出现蛛网膜下腔或脑室内脂肪粒。

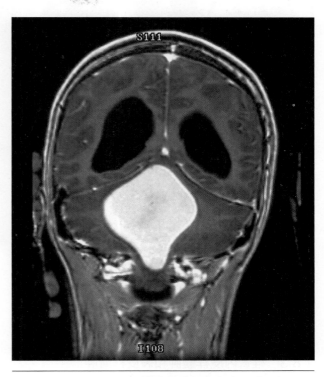

图 43.6　一例第四脑室皮样囊肿。患者为年轻女性，表现颅内压升高症状、站立不稳和后颅窝病变常见的体征及上视不能。MRI T$_1$ 像显示第四脑室内高信号病变

患者偶尔会出现反复发作的细菌性脑膜炎。在这种情况下，则有必要进行全面的检查来寻找皮毛窦和皮肤凹陷，这些病变提示和颅内皮样囊肿相通。

皮样囊肿出现瘤内出血的现象非常罕见。文献报道的仅有 3 例（Chen et al 2005）。

颅内表皮样囊肿

和皮样囊肿一样，颅内表皮样囊肿也会引发头痛和癫痫。然而，这些病变主要是位于外侧，因此有些临床症状是不同的。

当鞍部病变累及海绵窦时，很可能引起癫痫和脑神经功能障碍。最常见的是面部感觉异常而非眼肌麻痹。

桥小脑角病变通常导致共济失调、眼球震颤和后组脑神经功能障碍。三叉神经受影响后最常出现面部疼痛，累及面神经则出现面肌痉挛，前庭蜗神经受累常导致听力下降，而舌咽神经和迷走神经受累可导致吞咽功能障碍（图 43.7）。

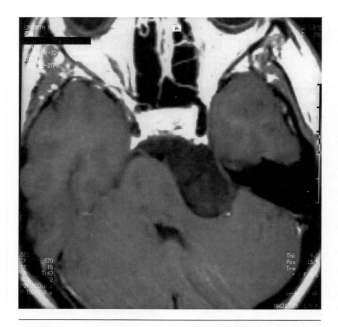

图43.7 一例桥小脑角区表皮样囊肿。患者为年轻女性，表现为不典型的面部疼痛和面部感觉障碍，不伴有其他神经功能损害。MRI轴位T_1像显示左侧桥小脑角低信号病变

1.8.3 椎管内皮样囊肿和表皮样囊肿

和颅内病变相似，多数患者都有长期病史，最常见的表现是背痛和不同程度的腿痛。圆锥是椎管内皮样囊肿最常见部位，因此患者常有混合性脊髓神经根病，并且容易出现括约肌功能障碍。椎管内皮样囊肿破裂很罕见，可导致脂肪粒进入颅内的脑脊液中（Goyal et al 2004）。

当病变位于马尾时则可能表现为神经根痛和下运动神经元受累的体征，如力弱和反射减退。这些患者少有括约肌功能障碍。

大多数囊肿不伴有皮肤病变，如一丛毛发、窦道和凹陷等。但在马尾区域，皮样囊肿多合并有皮肤窦道，使患者容易罹患感染性脑膜炎。1/3的患者可伴有脊柱裂和脊髓纵裂。

需要注意，表皮囊肿不是肿瘤。其由于含有角蛋白和油脂性液体，表皮囊肿可以长得很大。囊肿可以附着于皮肤，但在皮下可以被推动。这里病变不具有恶性变倾向。患者常因病变体积大而出现不适症状就诊，也可以表现为疼痛、头皮感染。治疗方法为手术切除病变及其凹陷。

1.9 影像学特征

颅骨平片对于显示颅骨板障病变非常有帮助，表现为局部骨板膨胀伴骨质溶解和致密的扇形边缘。1922年，Cushing首次描述了表皮样囊肿的影像学特点，平片显示与皮质中断的、边界清晰的骨质溶解区域和凸起的高密度边缘。病变的位置亦可有助于诊断。皮样囊肿主要位于中线，而表皮样囊肿主要位于外侧。除上述特点外，颅骨平片没有其他特殊的局部特征。

病变累及岩骨时可出现岩尖侵蚀征象。同时也可伴有骨质溶解，以及呈扇形凸起的高密度边缘，并可能累及乳突气房。

1.9.1 CT

由于囊肿所含脂质衰减值较低，故在CT上皮样囊肿和表皮样囊肿的表现均类似于蛛网膜囊肿。CT值为 – 22至+32HU，反映了脂类的低密度和角蛋白的高密度（Johnston & Crockard 1995）。

皮样囊肿由于内容物成分混杂，使其具有不同的特征及较大范围的衰减（Osborne 1985）（图43.8），也使其比表皮样囊肿更容易诊断。高达20%的皮样囊肿可发生钙化，亦可在影像上发现窦道。

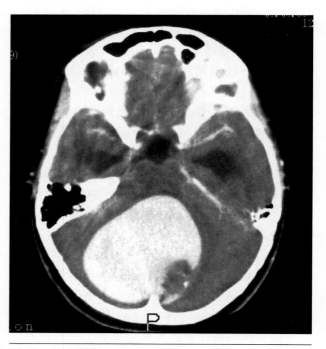

图43.8 一例四脑室皮样囊肿。轴位增强CT显示不均匀的高密度病变，合并有脑积水

这两类病变通常并不增强（图43.9A）。但若出现则可能提示恶性改变（Dubois et al 1981）或感染（图43.9B）。虽然这些病变和脑室系统或基底池的关系密切，但是明显的脑积水并不常见，

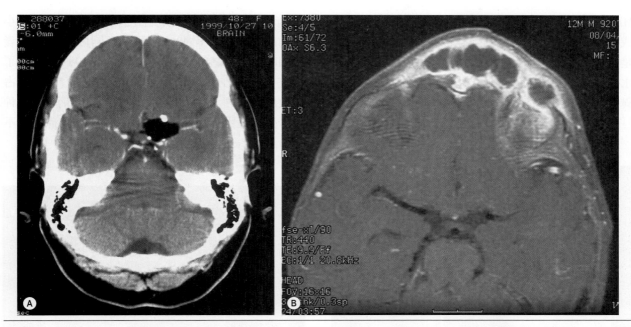

图 43.9 （A）一例鞍上皮样囊肿。在轴位增强 CT 上病变没有强化。患者有视力下降、视野缺失。（B）一例感染性皮样囊肿的 MRI 增强影像。患者为 12 个月大的婴儿，发现额部占位病变增大两周。初步探查证实为感染性皮样囊肿，患儿此前曾因感染接受治疗。MRI 示囊壁明显强化，不除外恶性可能（但组织学检查予以否定）

而仅能观察到脑室受压变形。

在 CT 影像上主要需要与蛛网膜囊肿进行鉴别。

自从 MRI 出现以后就不再使用脑池造影术。MR 可用来与蛛网膜囊肿鉴别，而在平片或 CT 上，可以根据病变的贝壳样表面做出诊断。

1.9.2 MRI

皮样囊肿

皮样囊肿在 T1 加权像上表现为显著的高信号，这是因为其内容物含有脂类成分，其中主要为甘油三酯和不饱和脂肪酸（Horowitz et al 1990）。病变可能因钙化而出现部分低信号区域（图 43.10）。在

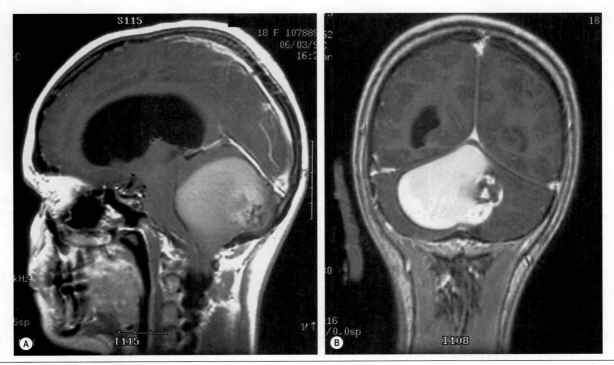

图 43.10 一例四脑室皮样囊肿：（A）矢状位和（B）冠状位 T₁ 像，显示皮样囊肿呈高信号并具有异质性，一些区域的低信号提示钙化

MRI T2 加权像上，病变由于含有脂类成分而呈等或高信号，类似于表皮样囊肿。皮样囊肿的特点是质地不均（表 43.1）。在 DWI 上，皮样囊肿由于水质子弥散减少而呈高信号，这可以用来对皮样囊肿患者进行诊断和随访（Orakcioglu et al 2008）（图 43.11）。

是脑积水并不常见（轻度脑积水占 9%）。在桥小脑角的肿瘤中，有 43% 可延伸至同侧的 Meckel 囊（Kallmes et al 1997）。Vion–Dury 等（1987）证实了表皮样囊肿在 MRI 影像学上信号多变，尽管有占位效应却无瘤周水肿，边界清晰，可见钙化。这种信号变化是由于角蛋白、胆固醇和水的弛豫时间不同所致（Vion–Dury et al 1987）。

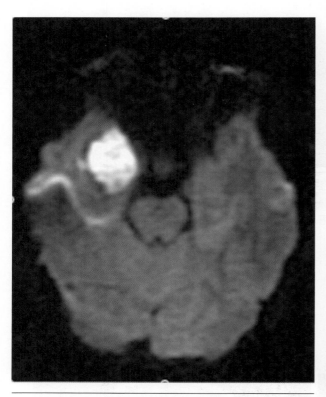

图 43.11　MR 弥散成像显示右侧鞍旁皮样囊肿

皮样囊肿破裂虽然少见，但 MRI T₁ 加权像可以显在病变周围蛛网膜下腔中的点状高信号，偶尔可在见于远端的蛛网膜下腔。

表皮样囊肿

MRI 可以帮助医师对表皮样囊肿更好地进行评估，并能协助其进一步完善术前计划。Kallmes 等（Kallmes et al 1997）总结了 23 例颅内表皮样囊肿的 MRI 影像学表现，他们发现与脑脊液信号相比，74% 的病变在 MRI T_1 像的信号略高（图 43.12A），而在质子加权成像上则有 95% 的病变呈高信号，65% 的病变在 T_2 像与 CSF 信号相当，而 35% 的病变在 T_2 像为高信号（图 43.12B）。因此，研究者发现在 MRI T_1 像、质子加权成像和 T_2 像上，颅内表皮样囊肿通常信号不均且比脑脊液信号更高。他们认为，尽管脑室系统受病变的占位效应影响，但

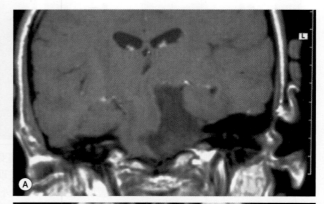
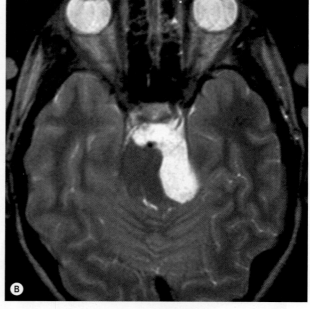

图 43.12　一例桥小脑角表皮样囊肿。（A）在 MRI 冠状位 T_1 呈略高信号（与 CSF 相比）；（B）在 MRI 轴位 T_2 呈明显高信号

Ikushima 等（1997）评估了 6 例颅内表皮样囊肿患者，发现相比传统的 T_1、T_2 和质子密度像，液体衰减反转恢复序列（fluid attenuated inversion recovery，FLAIR）和稳态构成干扰（constructive interference in steady state，CESS）序列可以更好地显示蛛网膜下腔的表皮样囊肿。通过这种方

法可以使与其他神经轴先天性囊肿的鉴别更为容易。

有时表皮样囊肿与蛛网膜囊肿难以鉴别。Laing 等（1999）报道 3 例患者，病变在 CT 和常规 MRI 影像上表现类似于蛛网膜囊肿。他们尝试用弥散成像用来进行鉴别，结果显示在弥散成像上表皮样囊肿弥散明显受限，而蛛网膜囊肿内的脑脊液则不受影响。

1.10　实验室研究

特殊情况下，脑脊液化验是唯一有价值的实验室检查。在皮样囊肿和表皮样囊肿自发性或医源性（术后）破裂后，所致的化学性脑膜炎可以导致脑脊液中的细胞变化。可表现为非特异性的淋巴细胞增多，脑脊液糖含量降低，蛋白含量升高（Ellner & Bennett 1976），也可发现胆固醇结晶。伴有单核细胞增多的无菌性脑膜炎被称为 Mollaret's 脑膜炎，这是对囊肿的化学性成分产生的反应。

当怀疑化脓性脑膜炎时，脑脊液化验非常重要，尤其是合并有皮肤窦道存在时。脑脊液变化可反映急性感染、糖含量降低和蛋白质升高。革兰氏染色和脑脊液培养可能为阳性。

1.11　病理

1.11.1　皮样囊肿

大体观察

皮样囊肿的囊壁轮廓分明，呈圆形或椭圆形、厚度不均且有皮肤附件的乳头状凸起。病变可为多叶状并伴有片状钙化（Russell & Rubinstein 1989）。其内容物为油脂样的刺激性物质（Burger et al 1991），主要为黄白色的黄油状物，偶尔可混有毛发。这些物质来源于囊肿壁的复层扁平上皮细胞和毛囊所产生的脱屑，以及皮脂腺分泌和少见的汗腺分泌物。皮样囊肿偶尔可含有头发，少数情况下可见牙齿。当囊肿自发性或医源性破裂时，其化学成分刺激可引起强烈的免疫反应（Broager 1941）。

对于后颅窝中线部位、小脑蚓部或第四脑室的皮样囊肿，其可能伴有能通过枕骨直达皮肤的窦道，因而可在枕部出现小的皮毛窦，这和骶部或椎管内病变类似。这些患者有发生细菌性感染的风险，但是皮肤的表现却有助于诊断。

镜下观察

囊肿壁由复层扁平上皮细胞和胶原层组成。厚的地方类似于皮肤，有毛囊、汗腺和皮脂腺（图 43.13）。如果囊肿内容物溢出至蛛网膜下腔，则可导致肉芽肿性反应，具体表现为对胆固醇的异物巨细胞反应。经常可见皮毛窦，其根部为狭窄的管道并衬有鳞状上皮。

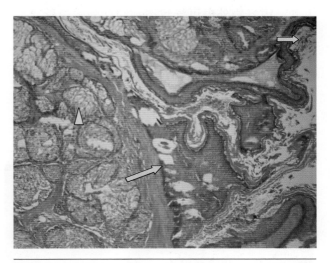

图 43.13　一例皮样囊肿。复层扁平上皮细胞和颗粒层（长箭头）及管腔内的片状的角蛋白（短箭头）。皮样囊肿中的油脂来自于毛囊皮脂附件（三角箭头）的分泌（H&E ×80）
（由 Dr M Gonzales 提供）

1.11.2　表皮样囊肿

大体观察

表皮样囊肿大小不一，边界清晰，囊壁光滑，呈不规则形或分叶状。由于囊壁透明，可以清晰地看到胆固醇结晶所致的内容物呈亮晶晶的乳白色，因此有人称之为"珍珠母"光泽，"珍珠瘤"的名字也是来源于此（Cruveil hier 1829）。肿瘤和脑组织边界清楚，囊壁无血管，但易与血管、神经、脑膜和脉络丛发生粘连。囊壁可有局灶性钙化（Peyton & Baker 1942）。

内容物可以是坚硬且又脆又薄的组织，或是状如油脂的非结晶物质。它们由囊壁的复层扁平上皮细胞的降解产物组成，因此和皮样囊肿的内容物并不一样。囊肿充满柔软的白色物质，富含胆固醇结晶、蜡质和囊壁逐步脱屑形成的同心层。内容物也可以变得更加厚实、黏稠和暗淡（Russell & Rubinstein 1989）。

由于囊壁菲薄，粘连紧密，以及其可在血管和神经中穿行并进入脑池和隐窝，这使得完全切除表皮样囊肿较为困难。肿瘤通常生长缓慢，这就意味着有时囊肿体积很大，但临床症状却很轻微。

镜下观察

囊壁内层为单纯的复层扁平上皮，外层为胶原层并起到支撑作用（图 43.14A）。类似于皮样囊肿，内容物外溢可导致肉芽肿性脑膜炎及异物巨细胞反应。周围脑组织可出现胶质增生。多数学者认为胆固醇结晶很常见，但 Love 和 Kernohan（1936）则予以否认。有人报道在病变中存在子囊，但没有理论能解释这一现象。

1.12　恶性病变

皮样囊肿和表皮样囊肿是良性病变，Alvord（1977）指出其生长呈线性，正如皮肤一样，而不是像恶性肿瘤那样呈指数生长。即使手术未能全切肿瘤，其复发的速度也很缓慢。

囊内的间变性转变很罕见。Davidson 和 Small（1960）发现文献报道中只有 5 例患者出现这种情况，其中一例患者为额叶表皮样囊肿伴有癌肿侵犯视神经。少数学者报道了在罕见情况下表皮样囊肿可以发生恶性转变，成为鳞状细胞癌（Haig 1956；Davidson & Small 1960；Wong et al 1976；Lewis et al 1983；Acciarri et al 1993；Link et al 2002）或非典型汗腺腺瘤（Keogh & Timperley 1975）。

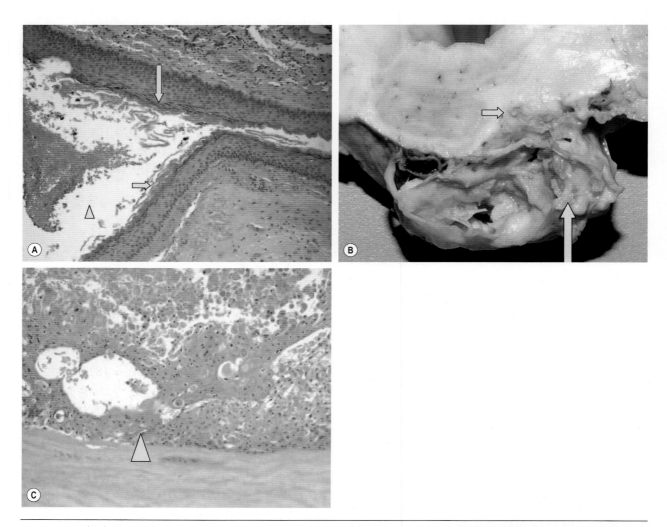

图 43.14 （A）表皮样囊肿。单纯的复层扁平上皮。黑色颗粒层（长箭头）是表皮样囊肿的诊断要点，其可在囊腔内（三角箭头）产生片状的角蛋白（短箭头）（H&E ×80）。（B）一例复发表皮样囊肿的大体标本，显示乳头状增生（长箭头）和脑干受累（短箭头）和（C）组织学证实为鳞状细胞癌（三角箭头）（H&E ×100）。（由 Dr M Gonzales 提供）

继上述报道以后，又有超过12例的报道发现囊肿转变为恶性并侵犯脑组织的情况（Garcia et al 1981；Lewis et al 1983）。转化为癌性脑膜炎者更为罕见，但也曾有过报道（Landers & Danielski 1960；Kompf & Menges 1977）。

Goldman和Gandy（1987）报道了一个不寻常的病例。一例患者因右侧侧脑室内表皮样囊肿行手术切除，33年后在原肿瘤基底处发现了鳞状细胞癌。在我们单位也有一例患者死于表皮样囊肿复发及鳞状细胞癌（图43.14B，C）。此前曾有少数桥小脑角区原发性癌的病例报道，并推测其可能起源于表皮样囊肿，但无法进一步证实（Russell & Rubinstein 1989）。Wong 等（Wong et al 1976）也报道了一名4岁男孩，Nosaka 等（Nosaka et al 1979）和Garcia 等（Garcia et al 1981）也有类似的发现。

皮样囊肿的恶性转变罕有报道（Davidson & Small 1960；Kobayashi et al 1993）。

这些囊肿不会经颅或经血行传播，但囊肿破裂后可经脑脊液播散（Manno et al 1962；Maravilla 1977）。

1.13　鉴别诊断

尽管其临床特征与那些生长缓慢的肿瘤类似，但是皮样囊肿和表皮样囊肿的影像学表现却很容易辨识。在临床和影像学上主要的鉴别诊断是蛛网膜囊肿、胆固醇性肉芽肿、颅咽管瘤和畸胎瘤。

胆固醇性肉芽肿与颅骨气房有关，虽然影像学上有相似的表现，但病理学上则为炎性肿物。颅咽管瘤和表皮样囊肿有时在组织学和影像学上难以区分。畸胎瘤起源于生殖细胞，瘤内无皮肤组织，这是与皮样囊肿的区别。

1.14　治疗

1.14.1　药物治疗

治疗的目的是减轻患者的症状，手术切除病变而不给患者带来额外的并发症。皮样囊肿和表皮样囊肿均生长缓慢，这样可以在手术前有充分的时间完善检查、进行评估及偶尔营养支持。

若病变位于桥小脑角或后颅窝，且患者有明显的或隐匿的后组脑神经功能障碍，那么此类患者可能会出现许多严重问题。这些患者常存在亚临床或明显的误吸，进而可引发反复的吸入性肺炎。后组脑神经功能障碍同样可导致营养障碍和继发性营养不良，手术干预前必须纠正这些状况。罕见的情况下，患者由于严重的后组脑神经功能障碍而出现营养不良和呼吸功能障碍时，可能需要行暂时的气管切开术和胃造瘘术（Johnston & Crockard 1995）。

对于幕上病变的患者，在围术期常规给予抗癫痫药物很可能有用。

偶尔可见到自发性或术后的无细菌性脑膜炎。激素冲击治疗在治疗过程中具有重要作用，其可以缓解症状和减轻炎性反应。对于合并皮肤窦道的患者，要警惕化脓性脑膜炎的存在，完善相关的检查，如果确诊则需给予敏感的抗生素治疗。

1.14.2　手术治疗

手术的目的是完全切除病变，但治疗策略需根据病变的大小、部位和临床表现进行调整。由于病变生长缓慢，且其大小和上皮细胞更新的速度成正比（Alvord 1977），因此对于小的偶然发现的病变，可以安全地进行定期复查。

对头皮病变，手术可以全切。肿瘤复发不常见。需注意当病变向外延伸侵蚀颅骨时需切除颅骨受累部分，其颅内部分也一并切除。

对板障病变，应当通过刮除或切除受累骨缘或用高速磨钻切除病变周围的颅骨，使病变得以完整切除。若硬膜受累则也需一并切除并行硬膜修补术。同理，对于颅骨缺损需行颅骨修补术。对于感染病变而言，直到感染问题解决之前都不宜进行颅骨修补。

对硬膜下病变，由于其容易与邻近的神经和血管粘连，故通常很难完全切除（Berger & Wilson 1985）。Tytus 报道硬膜下病变的全切除率为50%（Pennybacker & Tytus 1956）。清除囊肿内容物相对容易，然后尽量切除没有与血管或神经粘连的囊壁。残余囊壁则会以表皮或真皮细胞更新的速度继续生长。因此，该类病变很少在术后出现症状性复发。

在手术治疗这些病变的最初时期，死亡率曾高达70%（Bailey 1920；Sweet 1940；Guidetti & Gagliardi 1977）。这是因为治疗策略是对任何病变都要争取完全切除。在最大安全程度内切除囊壁的理念被外科医师接受后，手术的致死率和致残率显著下降。尽管囊壁与邻近结构粘连紧密，但在大多数患者中，最大限度地切除囊壁是能够做到的（Yasargil et al 1989）。对于脑干病变，鉴于根治性手术的高风险性以及病变的良性病程，选择合适的手术入路非常重要（Caldarelli et al 2001）。

手术入路的选择取决于病变位置。对于大多数前颅底的病变可以使用翼点入路。对于中颅底的病变可使用翼点入路并向颞下扩展。枕下入路最适合于后颅窝中心部位病变，而通过乙状窦后入路可以切除桥小脑角病变。椎板切除术适用于椎管内病变。此外，内镜手术也在不断改进和完善中。

术后无菌性脑膜炎较为常见，这是因术中病变内容物泄露进入脑脊液循环所致。最早期的脑膜炎反应可被围术期使用的激素所掩盖。但是当激素减量时，脑膜炎则会突然加重。有学者建议术后激素使用应维持较长时间，并在 3~4 周内逐渐减量（Berger & Wilson 1985）。有人报道在 7 例患者中，应用立体定向放射治疗可使病变得到长时间控制（Kida et al 2006）。对于皮样囊肿和表皮样囊肿，术后放疗和化疗的意义尚不明确，但偶尔会用于治疗复发的或有恶性转变的肿瘤（Bretz et al 2003）。

1.15 结果

颅内皮样囊肿和表皮样囊肿的手术死亡率从 20 世纪 30 年代的 70%（Bailey 1920；Sweet 1940；Guidetti & Gagliardi 1977）降至 70 年代的 10%（Guidetti & Gagliardi 1977）。自 70 年代以后，随着影像学的进步、手术技术的提高及设备的改进，手术死亡率和致残率持续下降。在 Yasargil 等（1989）治疗的患者中，术后症状改善的比例为 86%，神经功能障碍为 9%，死亡率为 5%。在该组病例中，Yasargil 发现无菌性脑膜炎的发生率为 19%，并有 19% 的患者出现脑积水（Yasargil et al 1989）。

1.16 并发症

与疾病治疗相关的主要并发症是无菌性脑膜炎、细菌性脑膜炎、脑积水以及和病变位置有关的神经功能障碍。较为严重的神经功能障碍是后组脑神经损伤，以及继发的吞咽障碍、吸入性肺炎和死亡。后颅窝病变也使得脑干血管受损伤的风险增高。

1.17 复发

1.17.1 局部复发

皮样囊肿和表皮样囊肿可在多年以后复发，但是重新出现症状者少见。复发与手术未切除的囊壁相关。残余囊壁会以正常细胞更新的速度生长（Alvord 1977），因此很少会引起症状。复发的肿瘤仍为良性，恶性转变少见。有人认为在就诊年龄的两倍零九个月（即年龄 ×2 +9 月）后，如果肿瘤仍未复发，即可认为外科治愈（Collin's law）。

皮样囊肿和表皮样囊肿均有恶性转变的报道。

1.17.2 播散

只有当囊肿破裂内容物进入脑脊液时才会出现播散。Maravilla（1977）发现这种播散方式可以导致多个继发性卫星病灶。

1.18 辅助治疗

因为皮样囊肿和表皮样囊肿均为良性病变，故无须辅助治疗。异维 A 酸可使皮脂腺萎缩，所以用于治疗痤疮，该药也可能对皮样囊肿内的皮脂成分有效（Johnston & Crockard 1995）。

2 神经管原肠囊肿

上皮囊肿的囊壁由单层上皮细胞构成。根据其细胞来源不同，上皮囊肿有两种不同类型——内胚层型或神经上皮型。在历史上神经上皮囊肿曾被称为室管膜囊肿（Rilliet & Berney 1981；Ho & Chason 1987）、脉络丛囊肿（Inoue et al 1985；Fukushima et a；1988）和神经上皮囊肿（Shuangshoti er al 1988）。内胚层囊肿也曾被称为胶样囊肿（Parkinson & Childe 1952；Shuangshoti et al 1965）、肠源性囊肿（Chavda et al 1985；Walls et al 1986；Kak et al 1990）、神经管原肠囊肿（Zalatnai 1987）、呼吸上皮囊肿（Schelper et al 1986；Del Bigio et al 1992）和内胚层起源的上皮囊肿（Mackenzie & Glibert 1991）。虽然这些组织来源特征是基于术中和光学显微镜下所见，但是免疫组织化学和电子显微镜在这些囊肿的诊断中也起着重要作用（Elmadbouh et al 1999）。

2.1　发生率

神经管原肠囊肿属于少见病变，占所有中枢神经系统肿瘤的 0.01%（Itakura et al 1986；Chhang et al 1992），在椎管内的发生率是颅内的 3 倍以上（Osborn et al 2004）。迄今为止，大约有 80 例颅内神经管原肠囊肿的报道（Bejjani et al 1998；Christov et al 2004；Osborn et al 2004；Preece et al 2006）。

2.2　年龄

神经管原肠囊肿发病年龄介于出生至 50 岁之间，好发年龄则为 40~50 岁。Agnoli 等（1984）通过回顾文献发现，在 0~10 岁神经管原肠囊肿发病率为 21%，10~20 岁为 21%，20 岁以上为 58%。

2.3　性别

男性发病率略高，男女比例为 2∶1（Agnoli et al 1984；Preece et al 2006）。

2.4　部位

神经管原肠囊肿主要发生于胸段脊髓，并可导致脊髓压迫或栓系。虽然在颈胸段脊髓最常见，但神经管原肠囊肿可出现在从桥小脑角到尾骨的任何位置。Agnoli 等（1984）报道，大多数神经管原肠囊肿发生于颈 3 至胸 12 脊髓节段之间。

多数病变位于椎管内的前部，并可通过椎体的缺损处与纵隔囊肿或腹部囊肿相交通（Harriman 1958）。French（1990）报道在 10 岁以下的患者中，通过病变通过椎体缺损相通的发生率高达 80%，而 10 岁以上的患者只有 25%。囊肿偶可见于脊髓的背侧或脊髓内。

当患者存在肠道、膀胱或肾脏畸形时，要怀疑合并神经管原肠囊肿的可能。发生在后颅窝或颅颈交界部的病变很罕见，但也曾有过报道（Markwalder & Zimmerman 1979；Hirai et al 1981；Anderes 1984；Yoshida et al 1986；Koksel et al 1990；Scaravilli et al 1992）。我们曾收治过一例桥小脑角神经管原肠囊肿，病变向下延伸直至枕大孔的前方中线处（图 43.15）。Kachur 等（2004）和 Takumi 等（2008）各报道一例以癫痫为症状的幕上神经管原肠囊肿，对于此类疾病出现癫痫实为罕见。但现在有关幕上神经管原肠囊肿的报道越来越多（Preece et al 2006）。

2.5　临床表现

在年轻的患者中，对于产前或产后发现胸、纵隔或肠道囊肿的患者，或有肠道、膀胱或肾脏畸形的患者，应高度怀疑有神经管原肠囊肿的可能。对年龄较大患者则多由于病变的占位效应出现症状。

幕下囊肿表现为共济失调或后组脑神经功能障碍，主要累及三叉神经、面听神经。脑积水症状出现较晚。幕上病变可出现头痛、癫痫发作或占位效应引起的症状。

疼痛是所有脊髓病变最主要的症状，常常合并有感觉障碍。运动障碍在病程中通常出现较晚，且具有多变性和波动性，因此最初诊断往往是多

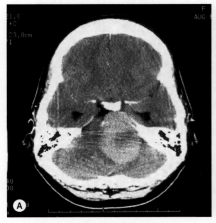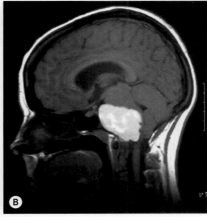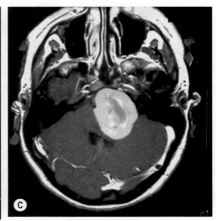

图 43.15　一例桥小脑角神经管原肠囊肿。患者为年轻女性，有相关症状和单侧小脑体征。（A）脑 CT 增强扫描显示桥小脑角区一个体积较大且非强化的高密度病变，合并有脑积水。（B）MRI 矢状位 T_1 像和（C）T_1 增强像证实了 CT 发现，其信号比脑脊液高，病变无强化。第四脑室明显受压变形，但没有脑积水

发性硬化引起的脱髓鞘（Agnoli et al 1984）。

位于颈段脊髓的病变会表现为脊髓病的特征，如双手活动不灵、精细运动障碍及轻度步态不稳。临床查体表现为肌张力增高、反射亢进和痉挛步态。胸段病变不会出现上肢的症状，仅表现为步态不稳和痉挛。括约肌功能障碍常在晚期出现。腰骶部病变通常导致神经根病，表现为下肢的肌张力下降。少数情况下，病变可以合并皮毛肤窦，患者可出现与皮样囊肿和表皮样囊肿一样的感染性脑膜炎。

2.6　胚胎学

1934 年 Puusepp 报道了第一例神经管原肠囊肿（起初被认为是畸胎瘤，但后来证实是神经管原肠囊肿），也称为肠源性囊肿、内胚层囊肿、胃 – 神经管原肠囊肿、胃细胞瘤、肠瘤和原肠囊肿（Harris et al 1991；Brooks et al 1993；Eynon-Lewis et al 1998；Kim et al 1999；Osborn et al 2004），这也反映了当时对其胚胎学起源并不清楚。病变与神经管原肠的关联及其胚胎学理论最早由 Feller 和 Sternberg 提出（1929），后被 Cohen 和 Sledge 再次证实（Cohen & Sledge 1960）。

神经管原肠囊肿本质上源于内胚层，并发生于妊娠第 3 周内胚层和发育的脊索融合时。Kovalevsky 神经肠管自卵黄囊，通过 Hensen 结（原结）与羊膜腔相通，因此其残余部分应该位于尾部的下方。Bremer（1952）认为既然病变能在临床上出现，那么这种沟通应该发生于更早的阶段，此时卵黄囊萎缩时受侧方的力量的作用，其内容物被推向尾部并进入发育中的脊索内。因此，理论上病变可以位于椎管横轴内的任何位置，包括脊髓，然而大多数都位于脊髓的腹侧。Bremer 的理论（1952）可以解释临床上相关的脊柱缺损和骨刺。Bentley 和 Smith（1960）对这一理论进行了扩展，用来说明神经管原肠囊肿和纵隔病变及前部的脊膜膨出之间的联系。然而无法用该理论解释幕上病变的形成。幕上中线病变可能来自于内胚层憩室，即 Seessel 囊袋的内容物，其可见于口咽膜后方（Bejjani et al 1998；Christov et al 2004）。对于幕上中线外的病变，目前尚未发现更准确的起源。

2.7　影像学

脊柱平片可以发现中线部位的融合缺陷，累及椎体并伴有或不伴有隐性脊柱裂。胸部平片可以发现纵隔肿物，腹部超声可以显示腹部囊肿或肾脏畸形。

MRI 已经取代 CT 脊髓造影，并可以清楚地显示髓外硬膜内病变，其在 T_1 像为等或低信号，T_2 像上为高信号（图 43.16A）。注射对比剂后囊壁通常并不强化，但这例年轻患者却出现了囊壁强化（图 43.16AB）。病变通常位于椎管内的前部，故即便囊肿累及大部分脊髓，也可能偶尔出现漏诊。脊髓向后方移位可能被忽视，且 MRI 影像可能误以为正常。在这种情况下，由于传统的脊髓造影和造影后 CT 扫描能清楚地显示病变位于髓外硬膜内，故具有一定的诊断作用。

后颅窝的囊肿在 CT 上表现为低密度病变，偶尔为等密度，不伴钙化且无增强。病变多位于桥小脑角或颅颈交界部，少数位于第四脑室。这类似于其他先天性囊肿，如蛛网膜囊肿或表皮样囊肿。囊肿的 MR 信号强度不一，这取决于囊肿内面上皮细胞的分泌物和降解产物（Elmadbouth et al 1999）。其在 MRI 长或短序列上均可以表现为低、等或高信号（图 43.15 B，C）（Kak et al 1990；Mackenzie & Gilbert 1991；Del Bigio et al 1992）。如果病变和脑脊液信号一致，那么与其他囊肿的鉴别就非常困难。有人指出可以通过 DWI 鉴别神经管原肠囊肿和蛛网膜囊肿（Laing et al 1999）。在 FLAIR 像上囊肿表现为比脑脊液更高的信号。幕上病变体积通常大于幕下病变（Preece et al 2006）。

2.8　病理学

胸段病变通常合并有脊椎中线部位缺损、脊柱裂、半椎体畸形或脊髓纵裂。这些病变又可以和其他先天性畸形同时出现，如 Chiari 畸形、神经管原肠囊肿与纵隔囊肿贯通或食管和椎管之间的憩室等（Rhaney & Barclay 1959）。

囊肿具有透明或不透明的纤维囊，囊壁厚薄不均。囊肿含有黏稠的液体，这也是囊肿外表不同的原因。

在组织学上，囊壁内面为上皮层，可以是单层立方或柱状上皮，偶尔为假复层上皮（图 43.17A）。上皮组织的 PAS 呈强阳性，其底部为一层结缔组织（Russell & Rubinstein 1989）。上皮中还有数量不等的能产生黏液杯状细胞。

神经管原肠囊肿有两类组织学类型。第一类，

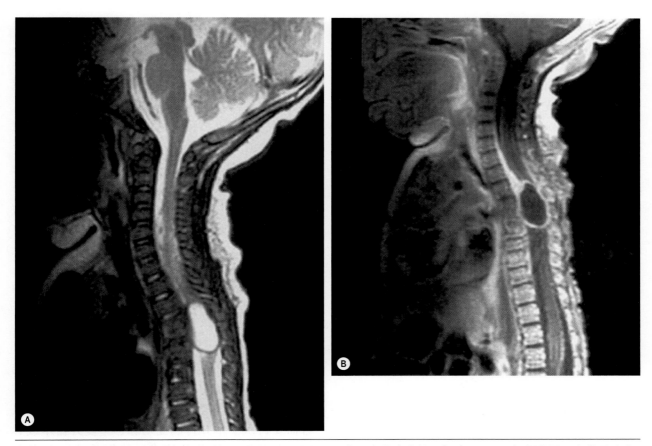

图 43.16 椎管内神经管原肠囊肿。患者为两个月大的婴儿，表现为截瘫症状。（A）MRI T$_2$加权像显示高信号病变，合并有脊髓压迫征象。同时可见椎体畸形。（B）MRI T$_1$增强像显示囊肿边缘强化。组织病理学证实为含有神经组织和胃黏膜的神经管原肠囊肿

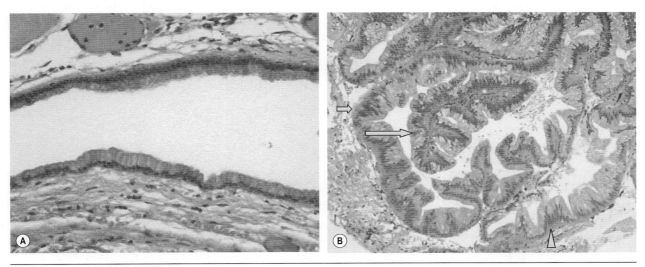

图 43.17 （A）神经管原肠囊肿。复层纤毛柱状上皮内有大量的杯状细胞和细胞质黏蛋白（H&E ×80）。（B）腺瘤样增生并呈乳头状突（长箭头）至腔内，但没有侵蚀囊壁（短箭头）。细胞核成层排列，基底膜完整（三角箭头）（H&E ×100）。（由 Dr M Gonzales 提供）

在高倍电子显微镜下，可见假复层纤毛柱状上皮（Hirano et al 1971）的特征性的"9+2"结构（组织学上，纤毛由 11 个微管组成，其中 9 个排列在周边，2 个在中心，没有颗粒涂层）。在这类的囊壁中，可见片状的立方上皮，但黏液分泌细胞少见（Preeece et al 2006）。第二类则由单层柱状上

皮和无纤毛细胞构成，其内均有微绒毛和特征性的表层颗粒状多糖蛋白涂层。这些细胞具有分泌功能，细胞核明显，在某些情况下还可见到紧密连接的存在（Elmadbouh et al 1999）。整体表现类似于呼吸道上皮，并与内胚层起源一致（Zalatnai 1987；Ho & Garcia 1992）。免疫组织化学技术可以提示囊肿的来源，但并不一定能提供确定的诊断（Inoue et al 1988；Shuangshoti et al 1988；Coca et al 1993；Inagaki et al 1993）。神经管原肠囊肿上皮的组织特异性标志物、细胞角蛋白、上皮膜抗原，尤其是癌胚抗原（carcinoembryonic antigen，CEA）呈阳性，但神经上皮性标志物则为阴性表达。这个特点可以用来区分其与蛛网膜囊肿和室管膜囊肿，后两者的 GFAP 和 S-100 蛋白均呈阳性。

2.9　鉴别诊断

神经管原肠囊肿与其他神经外胚层来源的囊肿具有相似的特征，因此需要和蛛网膜囊肿、室管膜囊肿鉴别。Elmadbouh 等（1999）提供了一个非常实用的表格来区分这些容易混淆的病变（表 43.2）。

2.10　治疗

药物治疗基本无效。

唯一有效的治疗手段是通过合适的入路进行手术减压。充分地显露是非常必要的，这样方能尽可能多地切除囊壁。黏液性物质是无刺激性的，所以不会出现无菌性炎症。有时很难做到完全切除囊肿壁，因此对囊肿进行充分地开窗并使之与蛛网膜下腔相通，这样可以提供充分的减压（Agnoli et al 1984）。部分囊肿壁可能与神经组织紧密粘连，所以很难全部切除。如果椎管内囊肿和其内脏囊肿之间的存在交通，则需慎重并考虑通过胸部或腹部手术来切除这些病变。

囊肿复发可再行开窗术，或行囊肿 – 胸膜腔或腹腔分流术。

该类疾病的致死率和致残率很低，除非是患者存在复杂的先天性畸形或合并症。Agnoli 等（1984）对 31 例患者进行了回顾，发现死亡率为 9%，而 91% 的患者得到治愈或症状改善。

2.11　辅助治疗

该病本质上为良性病变。所以无须辅助治疗。

2.12　复发

如果仅行开窗术而没有做到完全切除，那么病变可能会复发。囊肿通向蛛网膜下腔的"窗口"可能闭合，因此囊肿可能再次出现。这些患者需要再次手术并行病变切除、重复开窗术或囊肿 – 胸膜腔或腹腔分流术。我们治疗了一名多次复发的患者，其病变从 C1 蔓延至后颅窝。神经管原肠囊肿的恶性变非常罕见，共有两例报道（Sahara et al 2001；Wang et al 2009）。现在认识到该病变有一类亚型，其复发可伴腺瘤样增生（图 43.17B），并可以进展为恶性。对于恶性转变的患者可以考虑放疗。对于多次复发的病变，放疗的作用尚不明确。

表 43.2　内胚层囊肿和神经外胚层囊肿的位置和组织学特性

	位置	光学显微镜	电子显微镜	免疫组化
内胚层 　神经管原肠 / 肠源性 　胶样	脊椎，后颅窝 脑室内	黏液细胞，双层立方上皮	纤毛细胞和无纤毛细胞，紧密连接，微绒毛，无纤毛细胞上的多糖蛋白质涂层	细胞角蛋白，上皮膜抗原和癌胚抗原
神经外胚层 　脉络膜 　室管膜 　蛛网膜	最常发生在脉络膜裂周围 最常发生在侧脑室三角区 后颅窝，最常发生在脑小桥角	单层立方上皮，无黏液细胞	单细胞类型，无角蛋白、黏蛋白、多糖蛋白质复合物涂层或者紧密连接	S-100，GFAP

引自 Elmadbouh et al（1999）

参考文献

Acciarri, N., Padovani, R., Foschini, M.P., et al., 1993. Intracranial squamous cell carcinoma arising in an epidermoid cyst. Br. J. Neurosurg. 7 (5), 565–569.

Agnoli, A.L., Laun, A., Schönmayr, R., 1984. Enterogenous intraspinal cysts. J. Neurosurg. 61 (5), 834–840.

Alvord, E.C. Jr., 1977. Growth rates of epidermoid tumors. Ann. Neurol. 2 (5), 367–370.

Anderes, J.P., 1984. Neurenteric cyst of the spinal cord and brain stem. MD Thesis, Lausanne.

Bailey, P., 1920. Cruveilhier's 'tumeurs perless'. Surg. Gynecol. Obstet. 31, 390–401.

Baumann, C.H., Bucy, P.C., 1956. Paratrigeminal epidermoid tumors. J. Neurosurg. 13 (5), 455–468.

Bejjani, G.K., Wright, D.C., Schessel, D., et al., 1998. Endodermal cysts of the posterior fossa. Report of three cases and review of the literature. J. Neurosurg. 89 (2), 326–335.

Bentley, J.F., Smith, J.R., 1960. Developmental posterior enteric remnants and spinal malformations: the split notochord syndrome. Arch. Dis. Child. 35, 76–86.

Berger, M.S., Wilson, C.B., 1985. Epidermoid cysts of the posterior fossa. J. Neurosurg. 62 (2), 214–219.

Braga, F.M., Magalhaes, F.W., 1987. Epidermoid tumor of the pineal region. Surg. Neurol. 27 (4), 370–372.

Bremer, J.L., 1952. Dorsal intestinal fistula; accessory neurenteric canal; diastematomyelia. AMA Arch. Pathol. 54 (2), 132–138.

Bretz, A., Van den Berge, D., Storme, G., 2003. Intraspinal epidermoid cyst successfully treated with radiotherapy: case report. Neurosurgery 53 (6), 1429–1432.

Broager, B., 1941. Two cases of intracranial dermoid, with a survey of previously reported cases. Acta. Chir. Scand. 85, 51–75.

Brooks, B.S., Duvall, E.R., el Gammal, T., et al., 1993. Neuroimaging features of neurenteric cysts: analysis of nine cases and review of the literature. AJNR Am. J. Neuroradiol. 14 (3), 735–746.

Burger, P., Scheithauer, B., et al., 1991. Surgical pathology of the nervous system and its coverings. Churchill Livingstone, New York, pp 49–52, 104–109, 616–619.

Caldarelli, M., Colosimo, C., Di Rocco, C., 2001. Intra-axial dermoid/epidermoid tumors of the brainstem in children. Surg. Neurol. 56 (2), 97–105.

Carmel, P., 1996. Brain tumours of disordered embryogenesis in adults. In: Youmans, J. (Ed.), Neurological surgery. WB Saunders, Philadelphia, PA, pp 2775–2781.

Chavda, S.V., Davies, A.M., Cassar-Pullicino, V.N., 1985. Enterogenous cysts of the central nervous system: a report of eight cases. Clin. Radiol. 36 (3), 245–251.

Chen, J.C., Chen, Y., Lin, S.M., et al., 2005. Sylvian fissure dermoid cyst with intratumoral hemorrhage: case report. Clin. Neurol. Neurosurg. 108 (1), 63–66.

Chhang, W.H., Kak, V.K., Radotra, B.D., et al., 1992. Enterogenous cyst in the thoracic spinal canal in association with a syringomeningomyelocele. Childs Nerv. Syst. 8 (2), 105–107.

Choremis, C., Economos, D., Gargoulas, A., et al., 1956. Intraspinal epidermoid tumours (cholesteatomas) in patients treated for tuberculous meningitis. Lancet 271 (6940), 437–439.

Christov, C., Chrétien, F., Brugieres, P., et al., 2004. Giant supratentorial enterogenous cyst: report of a case, literature review, and discussion of pathogenesis. Neurosurgery 54 (3), 759–763.

Cobb, C., Youmans, J., 1982. Brain tumors of disordered embryogenesis in adults. In: Youmans, J. (Ed.), Neurological surgery. WB Saunders, Philadelphia, PA, pp 2899–2935.

Coca, S., Martínez, A., Vaquero, J., et al., 1993. Immunohistochemical study of intracranial cysts. Histol. Histopathol. 8 (4), 651–654.

Cohen, J., Sledge, C.B., 1960. Diastematomyelia. An embryological interpretation with report of a case. Am. J. Dis. Child. 100, 257–263.

Critchley, M., Ferguson, F., 1928. Cerebrospinal epidermoids (Cholesteatomata). Brain 51, 334–384.

Cruveilhier, J., 1829. Anatomie pathologique de corps humaine. Baillière, Paris.

Cushing, H., 1922. A large epidermoid cholesteatoma of the parietotemporal region deforming the left hemisphere without cerebral symptoms. Surg. Gynecol. Obstet. 34, 557–566.

Davidson, S., Small, J., 1960. Malignant change in an intracranial dermoid. J. Neurol. Neurosurg. Psychiatry 23, 176–178.

Del Bigio, M.R., Jay, V., Drake, J.M., 1992. Prepontine cyst lined by respiratory epithelium with squamous metaplasia: immunohistochemical and ultrastructural study. Acta Neuropathol. 83 (5), 564–568.

Desai, K.I., Nadkarni, T.D., Fattepurkar, S.C., et al., 2006. Pineal epidermoid cysts: a study of 24 cases. Surg. Neurol. 65 (2), 124–129.

Dias, P.S., May, P.L., Jakubowski, J., 1989. Giant epidermoid cyst of the skull. Br. J. Neurosurg. 3 (1), 51–58.

Dubois, P.J., Sage, M., Luther, J.S., et al., 1981. Case report. Malignant change in an intracranial epidermoid cyst. J. Comput. Assist. Tomogr. 5 (3), 433–435.

Ellner, J.J., Bennett, J.E., 1976. Chronic meningitis. Medicine (Baltimore) 55 (5), 341–369.

Elmadbouh, H., Halpin, S.F., Neal, J., et al., 1999. Posterior fossa epithelial cyst: case report and review of the literature. AJNR Am. J. Neuroradiol. 20 (4), 681–685.

Eynon-Lewis, N.J., Kitchen, N., Scaravilli, F., et al., 1998. Neurenteric cyst of the cerebellopontine angle: case report. Neurosurgery 42 (3), 655–658.

Feller, A., Sternberg, C., 1929. Zur Kenntnis de Fehlbildeegen der Wirbelsaule. I. Die Wirbelkorperspalte und ihre formale Genesi.

Virchows. Arch. Path. Anat. 272, 613–640.

Fleming, J.F., Botterell, E.H., 1959. Cranial dermoid and epidermoid tumors. Surg. Gynecol. Obstet. 109, 403–411.

French, B., 1990. A complete reference guide to the diagnosis and management of neurosurgical problems. In: Youmans, J. (Ed.), Neurological surgery. WB Saunders, Philadelphia, PA, pp 1081–1236.

Fukushima, T., Hirakawa, T., Tanaka, A., Tomonaga, M., 1988. Choroidal epithelial cyst of the prepontine region: case report and ultrastructural study. Neurosurgery 22 (1 Pt 1), 128–133.

Garcia, C.A., McGarry, P.A., Rodriguez, F., 1981. Primary intracranial squamous cell carcinoma of the right cerebellopontine angle. J. Neurosurg. 54 (6), 824–828.

Goldman, S.A., Gandy, S.E., 1987. Squamous cell carcinoma as a late complication of intracerebroventricular epidermoid cyst. Case report. J. Neurosurg. 66 (4), 618–620.

Goyal, A., Singh, D., Singh, A.K., et al., 2004. Spontaneous rupture of spinal dermoid cyst with disseminated lipid droplets in central canal and ventricles. J. Neurosurg. Sci. 48 (2), 63–65.

Greenfield, J., 1932. Cytology and cellular pathology of the nervous system. Hoeber, New York.

Guidetti, B., Gagliardi, F.M., 1977. Epidermoid and dermoid cysts. Clinical evaluation and late surgical results. J. Neurosurg. 47 (1), 12–18.

Gutin, P.H., Boehm, J., Bank, W.O., et al., 1980. Cerebral convexity epidermoid tumor subsequent to multiple percutaneous subdural aspirations. Case report. J. Neurosurg. 52 (4), 574–577.

Haig, P.V., 1956. Primary epidermoids of the skull including a case with malignant change. Am. J. Roentgenol. Radium Ther. Nucl. Med. 76 (6), 1076–1080.

Harriman, D.G., 1958. An intraspinal enterogenous cyst. J. Pathol. Bacteriol. 75 (2), 413–419.

Harris, C.P., Dias, M.S., Brockmeyer, D.L., et al., 1991. Neurenteric cysts of the posterior fossa: recognition, management, and embryogenesis. Neurosurgery 29 (6), 893–898.

Hirai, O., Kawamura, J., Fukumitsu, T., 1981. Prepontine epithelium-lined cyst. Case report. J. Neurosurg. 55 (2), 312–317.

Hirano, A., Ghatak, N.R., Wisoff, H.S., et al., 1971. An epithelial cyst of the spinal cord. An electron microscopic study. Acta Neuropathol. 18 (3), 214–223.

Ho, K.L., Chason, J.L., 1987. A glioependymal cyst of the cerebellopontine angle. Immunohistochemical and ultrastructural studies. Acta Neuropathol. 74 (4), 382–388.

Ho, K.L., Garcia, J.H., 1992. Colloid cysts of the third ventricle: ultrastructural features are compatible with endodermal derivation. Acta Neuropathol. 83 (6), 605–612.

Horowitz, B.L., Chari, M.V., James, R., et al., 1990. MR of intracranial epidermoid tumors: correlation of in vivo imaging with in vitro 13C spectroscopy. AJNR Am. J. Neuroradiol. 11 (2), 299–302.

Ikushima, I., Korogi, Y., Hirai, T., et al., 1997. MR of epidermoids with a variety of pulse sequences. AJNR Am. J. Neuroradiol. 18 (7), 1359–1363.

Inagaki, H., Hori, T., Ohama, E., 1993. Immunohistochemical studies on choroidal epithelial cyst and neuroepithelial cyst: in comparison with normal choroid plexus and ependyma. Noshuyo. Byori. 10 (1), 57–62.

Inoue, T., Kuromatsu, C., Iwata, Y., Matsushima, T., 1985. Symptomatic choroidal epithelial cyst in the fourth ventricle. Surg. Neurol. 24 (1), 57–62.

Inoue, T., Matsushima, T., Fukui, M., et al., 1988. Immunohistochemical study of intracranial cysts. Neurosurgery 23 (5), 576–581.

Itakura, T., Kusumoto, S., Uematsu, Y., et al., 1986. Enterogenous cyst of the cervical spinal cord in a child – case report. Neurol. Med. Chir. (Tokyo) 26 (1), 49–53.

Jefferson, G., Smalley, A., 1938. Progressive facial palsy produced by intratemporal dermoids. J. Laryngol. 53, 417–443.

Jeong, I.H., Lee, J.K., Moon, K.S., et al., 2006. Iatrogenic intraspinal epidermoid tumor: case report. Pediatr. Neurosurg. 42 (6), 395–398.

Johnston, F., Crockard, H., 1995. Dermoid, epidermoid and neurenteric cyst. In: Kaye, A.L., Laws, E.R. Jr. (Eds.), Brain tumours. Churchill Livingstone, London, pp 895–905.

Kachur, E., Ang, L.C., Megyesi, J.F., 2004. Intraparenchymal supratentorial neurenteric cyst. Can. J. Neurol. Sci. 31 (3), 412–416.

Kak, V.K., Gupta, R.K., Sharma, B.S., et al., 1990. Craniospinal enterogenous cyst: MR findings. J. Comput. Assist. Tomogr. 14 (3), 470–472.

Kallmes, D.F., Provenzale, J.M., Cloft, H.J., et al., 1997. Typical and atypical M R imaging features of intracranial epidermoid tumors. AJR Am. J. Roentgenol. 169 (3), 883–887.

Keogh, A.J., Timperley, W.R., 1975. Atypical hidradenoma arising in a dermoid cyst of the spinal canal. J. Pathol. 117 (4), 207–209.

Kida, Y., Yoshimoto, M., Hasegawa, T., et al., 2006. [Radiosurgery of epidermoid tumors with gamma knife: possibility of radiosurgical nerve decompression]. No Shinkei. Geka. 34 (4), 375–381.

Kim, C.Y., Wang, K.C., Choe, G., et al., 1999. Neurenteric cyst: its various presentations. Childs Nerv. Syst. 15 (6–7), 333–341.

Kobata, H., Kondo, A., Iwasaki, K., 2002. Cerebellopontine angle epidermoids presenting with cranial nerve hyperactive dysfunction: pathogenesis and long-term surgical results in 30 patients. Neurosurgery 50 (2), 276–286.

Koksel, T., Revesz, T., Crockard, H.A., 1990. Craniospinal neurenteric cyst. Br. J. Neurosurg. 4 (5), 425–428.

Kömpf, D., Menges, H.W., 1977. [Malignant degeneration in a parapontine epidermoid]. Acta Neurochir. (Wien) 39 (1–2), 81–90.

Kobayashi, T., Kuchiwaki, H., Inao, S., et al., 1993. A squamous cell carcinoma originated from intracranial dermoid cyst. Neurochirurgia (Stuttg) 36 (1), 26–29.

Lach, B., Scheithauer, B.W., 1992. Colloid cyst of the third ventricle: a comparative ultrastructural study of neuraxis cysts and choroid plexus epithelium. Ultrastruct. Pathol. 16 (3), 331–349.

Laing, A.D., Mitchell, P.J., Wallace, D., 1999. Diffusion-weighted magnetic resonance imaging of intracranial epidermoid tumours. Australas. Radiol. 43 (1), 16–19.

Landers, J.W., Danielski, J.J., 1960. Malignant intracranial epidermoid cyst. Report of a case with leptomeningeal spread. Arch. Pathol. 70, 419–423.

Lewis, A.J., Cooper, P.W., Kassel, E.E., et al., 1983. Squamous cell carcinoma arising in a suprasellar epidermoid cyst. Case report. J. Neurosurg. 59 (3), 538–541.

Link, M.J., Cohen, P.L., Breneman, J.C., et al., 2002. Malignant squamous degeneration of a cerebellopontine angle epidermoid tumor. Case report. J. Neurosurg. 97 (5), 1237–1243.

List, C., 1941. Intraspinal epidermoids, dermoids and dermal sinuses. Surg. Gynecol. Obstet. 73, 525–538.

Liu, J.K., Gottfried, O.N., Salzman, K.L., et al., 2008. Ruptured intracranial dermoid cysts: clinical, radiographic, and surgical features. Neurosurgery 62 (2), 377–384.

Love, J., Kernohan, J., 1936. Dermoid and epidermoid tumours – cholesteatomas of the central nervous system. JAMA 107, 1876.

Lunardi, P., Missori, P., Gagliardi, F.M., et al., 1989. Long-term results of the surgical treatment of spinal dermoid and epidermoid tumors. Neurosurgery 25 (6), 860–864.

Lunardi, P., Missori, P., Gagliardi, F.M., et al., 1992. Dermoid and epidermoid cysts of the midline in the posterior cranial fossa. Neurosurg. Rev. 15 (3), 171–175.

Mackenzie, I.R., Gilbert, J.J., 1991. Cysts of the neuraxis of endodermal origin. J. Neurol. Neurosurg. Psychiatry 54 (7), 572–575.

Mahoney, W., 1936. Die Epidermoide des Zentralnervensystems. Z. Gesa. Neurol. Psychiatrie. 155, 416.

Manno, N.J., Uihlein, A., Kernohan, J.W., 1962. Intraspinal epidermoids. J. Neurosurg. 19, 754–765.

Maravilla, K.R., 1977. Intraventricular fat-fluid level secondary to rupture of an intracranial dermoid cyst. AJR Am. J. Roentgenol. 128 (3), 500–501.

Markwalder, T.M., Zimmerman, A., 1979. Intracerebral ciliated epithelial cyst. Surg. Neurol. 11 (3), 195–198.

Martinez-Lage, J.F., Quiñonez, M.A., Poza, M., et al., 1985. Congenital epidermoid cysts over the anterior fontanelle. Childs Nerv. Syst. 1 (6), 319–323.

Matson, D., 1969. Neurosurgery of infancy and childhood. Thomas, Springfield, IL.

Matson, D.D., Ingraham, F.D., 1951. Intracranial complications of congenital dermal sinuses. Pediatrics 8 (4), 463–474.

McComb, J., 1996. Encephaloceles. Neurological surgery. In: Youmans, J. (Ed.), Neurological surgery. WB Saunders, Philadelphia, PA, pp 2, 839–841.

Montgomery, G., Finlayson, D., 1934. Cholesteatoma of the middle ear and posterior cranial fossa. Brain 57, 177.

Muller, R., Wohlfart, G., 1947. Intracranial teratomas and teratoid tumours. Acta Psychiatr. Neurol. Scand 22, 69.

Nosaka, Y., Nagao, S., Tabuchi, K., et al., 1979. Primary intracranial epidermoid carcinoma. Case report. J. Neurosurg. 50 (6), 830–833.

Orakcioglu, B., Halatsch, M.E., Fortunati, M., et al., 2008. Intracranial dermoid cysts: variations of radiological and clinical features. Acta Neurochir. (Wien) 150 (12), 1227–1234.

Osborn, A., Blaser, S., Salzman, K., et al (Eds.), 2004. Neurenteric cyst. In: Diagnostic. imaging: Brain. Amirsys, Salt Lake City, UT, pp I–7, 40–41.

Osborne, D., 1985. Epidermoid and dermoid tumours. In: Wilkens, R.H., Rengachary, S.S. (Eds.), Neurosurgery, 1st edn. McGraw Hill, New York, pp 662–667.

Park, J.C., Chung, C.K., Kim, H.J., 2003. Iatrogenic spinal epidermoid tumor. A complication of spinal puncture in an adult. Clin. Neurol. Neurosurg. 105 (4), 281–285.

Parkinson, D., Childe, A.E., 1952. Colloid cyst of the fourth ventricle; report of a case of two colloid cysts of the fourth ventricle. J. Neurosurg. 9 (4), 404–409.

Pear, B.L., 1970. Epidermoid and dermoid sequestration cysts. Am. J. Roentgenol. Radium. Ther. Nucl. Med. 110 (1), 148–155.

Pennybacker, J., Tytus, J.S., 1956. Pearly tumours in relation to the central nervous system. J. Neurol. Neurosurg. Psychiatr. 19 (4), 241–259.

Pennybaker, J., 1944. Cholesteatoma of the petrous bone. Br. J. Neurosurg. 32, 75.

Peyton, W., Baker, A., 1942. Epidermoid, dermoid and teratomatous tumours of the central nervous system. Arch. Neurol. Psychiatry 47, 890.

Plewes, J.L., Jacobson, I., 1971. Familial frontonasal dermoid cysts. Report of four cases. J. Neurosurg. 34 (5), 683–686.

Prat Acin, R., Galeano, I., 2008. Giant occipital intradiploic epidermoid cyst associated with iatrogenic puncture. Acta Neurochir (Wien). 150 (4), 413–414.

Preece, M.T., Osborn, A.G., Chin, S.S., et al., 2006. Intracranial neurenteric cysts: imaging and pathology spectrum. AJNR Am. J. Neuroradiol. 27 (6), 1211–1216.

Recinos, P.F., Roonprapunt, C., Jallo, G.I., 2006. Intrinsic brainstem epidermoid cyst. Case report and review of the literature. J. Neurosurg. 104 (4 Suppl.), 285–289.

Rhaney, K., Barclay, G.P., 1959. Enterogenous cysts and congenital diverticula of the alimentary canal with abnormalities of the vertebral column and spinal cord. J. Pathol. Bacteriol. 77 (2), 457–471.

Rilliet, B., Berney, J., 1981. Benign ependymal cyst of the pons. Childs Brain 8 (1), 1–8.

Russell, D., Rubinstein, L., 1989. Pathology of tumours of the nervous system. Edward. Arnold, London.

Sahara, Y., Nagasaka, T., Takayasu, M., et al., 2001. Recurrence of a neurenteric cyst with malignant transformation in the foramen magnum after total resection. Case report. J. Neurosurg. 95 (2), 341–345.

Scaravilli, F., Lidov, H., Spalton, D.J., 1992. Neuroenteric cyst of the optic nerve: case report with immunohistochemical study. J. Neurol. Neurosurg. Psychiatry 5 (12), 1197–1199.

Schelper, R.L., Kagan-Hallet, K.S., Huntington, H.W., 1986. Brainstem subarachnoid respiratory epithelial cysts: report of two cases and review of the literature. Hum. Pathol. 17 (4), 417–422.

Schijman, E., Monges, J., Cragnaz, R., 1986. Congenital dermal sinuses, dermoid and epidermoid cysts of the posterior fossa. Childs Nerv. Syst. 2 (2), 83–89.

Shuangshoti, S., Pitakdamrongwong, N., Poneprasert, B., et al., 1988. Symptomatic neuroepithelial cysts in the posterior cranial fossa. Immunohistochemical and electron-microscopic studies. Surg. Neurol. 30 (4), 298–304.

Shuangshoti, S., Roberts, M.P., Netsky, M.G., 1965. Neuroepithelial (Colloid) Cysts: Pathogenesis and Relation to Choroid Plexus and Ependyma. Arch. Pathol. 80, 214–224.

Sweet, W., 1940. A review of dermoid, teratoid and teratomatous intracranial tumors. Dis. Nerv. Syst. 1, 228–238.

Tabaddor, K., Lamorgese, J.R., 1975. Lumbar epidermoid cyst following single spinal puncture. Case report. J. Bone Joint Surg. Am. 57 (8), 1168–1169.

Takahashi, M., Paz Paredes, A., Scavarda, D., et al., 2007. Brainstem epidermoid cyst in a child. Case report. Neurol. Med. Chir. (Tokyo) 47 (3), 140–144.

Takumi, I., Mori, O., Mizutani, N., et al., 2008. Expansile neurenteric cyst arising in the frontal lobe associated with status epilepticus: report of a case and discussion of epileptogenesis. Brain Tumor Pathol. 25 (2), 97–101.

Tan, T.I., 1972. Epidermoids and dermoids of the central nervous system. (With two exceptional cases not represented in the literature). Acta Neurochir. (Wien) 26 (1), 13–24.

Tekeuchi, J., Mori, K., Moritake, K., et al., 1975. Teratomas in the suprasellar region: report of five cases. Surg. Neurol. 3 (5), 247–255.

Tekeuchi, J., Ohta, T., Kajikawa, H., 1978. Congenital tumours of the spinal cord. In: Vinken, P.J., Bruyn, G.W. (Eds.), Handbook of clinical neurology. North Holland, Amsterdam, pp 355–392.

Ulrich, J., 1964. Intracranial epidermoids. A study on their distribution and spread. J. Neurosurg. 21, 1051–1058.

Veratti, G., 1745. De Bononiensi Scientiarum et Artium institute atque academia commentarri. 2, 1.

Vion-Dury, J., Vincentelli, F., Jiddane, M., et al., 1987. MR imaging of epidermoid cysts. Neuroradiology. 29 (4), 333–338.

Walls, T.J., Purohit, D.P., Aji, W.S., et al., 1986. Multiple intracranial enterogenous cysts. J. Neurol. Neurosurg. Psychiatry 49 (4), 438–441.

Wang, W., Piao, Y.S., Gui, Q.P., et al., 2009. Cerebellopontine angle neurenteric cyst with focal malignant features. Neuropathology 29 (1), 91–95.

Wong, S.W., Ducker, T.B., Powers, J.M., 1976. Fulminating parapontine epidermoid carcinoma in a four-year-old boy. Cancer 37 (3), 1525–1531.

Yaşargil, M.G., Abernathey, C.D., Sarioglu, A.C., 1989. Microneurosurgical treatment of intracranial dermoid and epidermoid tumors. Neurosurgery 24 (4), 561–567.

Yen, C.P., Kung, S.S., Kwan, A.L., et al., 2008. Epidermoid cysts associated with thoracic meningocele. Acta Neurochir. (Wien) 150 (3), 305–309.

Yoshida, T., Nakatani, S., Shimizu, K., et al., 1986. Huge epithelium-lined cyst: report of two cases. J. Neurol. Neurosurg. Psychiatr. 49 (12), 1458–1460.

Zalatnai, A., 1987. Neurenteric cyst of medulla oblongata – a curiosity. Neuropediatrics 18 (1), 40–41.

第44章

胶样囊肿

John Laidlaw，Andrew H.Kaye

1 简介

虽然胶样囊肿的发病率相对较低，但其仍然是第三脑室内最常见的肿瘤。胶样囊肿之所以为神经外科重视是因为其作为良性肿瘤，可以通过外科切除治愈。一旦未及时治疗，则可能导致神经功能突然恶化，甚至死亡。但是，对于无症状的胶样囊肿是否需要手术治疗，仍然存在许多争论。另外，对于需要治疗的胶样囊肿，何种手术方式最佳也同样存在许多争议。

Wallmann 在 1858 年报道了第一例胶样囊肿（Wallmann 1858；Little & MacCarty 1974）。"胶样"这个词来自于对囊肿内容物的描述（像胶冻一样），早在 19 世纪末就被用来命名这一类肿瘤（Kondziolka & Bilbao 1989）。虽然也曾使用过"旁突体囊肿"和"神经上皮囊肿"等称谓，但是因为有极少数的文献报道该类肿瘤出现于第三脑室以外的部位，并且关于胶样囊肿的确切来源依然不明，所以最初使用的"胶样囊肿"依然是目前最合适的命名。

2 肿瘤的发病率和患病率

第三脑室的胶样囊肿并不常见，占全部脑肿瘤的 0.3%~2%（Ferry & Kemp 1968；Kahn et al 1969；Batnitzky et al 1974；Little & MacCarty 1974；Antunes et al 1980；Chan & Thompson 1983；Hall & Lunsford 1987；Pollock 2000）。回顾文献发现在所有产生症状的脑肿瘤中，胶样囊肿的比例 <1%。然而，随着 CT 和 MRI 的快速普及，一些并没有相关症状的患者（例如头痛、轻微外伤、痴呆等）通过检查发现胶样囊肿，从而使无症状胶样囊肿的诊断率显著增加（Antunes et al 1980；Ganti et al 1981；Hall & Lunsford 1987；Mohadjer et al 1987；Pollock 2000）。

3 年龄分布

目前认为胶样囊肿为先天病变，可以在任何年龄发病。虽然据报道胶样囊肿的最低发病年龄为 2 个月（Gemperlein 1960；Batnitzky et al 1974），但是实际上胶样囊肿发生于婴幼儿或青少年的报道却非常罕见（Yenermen et al 1958；Buchsbaum & Colton 1967；Batnitzky et al 1974；Aronica et al 1998）。

症状性胶样囊肿的高发年龄为 20~50 岁（Mohadjer et al 1987）。然而，无创影像技术的广泛应用使得该肿瘤的诊断率增加，特别在老年人群中（Antunes et al 1980；Ganti et al 1981；Rivas & Lobato 1985；Hall & Lunsford 1987；Mohadjer et al 1987；Pollock 2000）。在 20 世纪后 25 年内，共有 372 例胶样囊肿患者在 Mayo 诊所接受治疗，其中平均发病年龄为 41 岁（Pollock 2000）。在一项回顾性研究中，Pollock（2000）对 155 例新近诊断的胶样囊肿病例进行分析，并比较了有症状胶样囊肿（56%）和无症状胶样囊肿（44%）的特点，发现年龄小于 50 岁的患者非常容易出现临床症状。自 1970 年以来文献共报道了 21 例胶样囊肿导致的猝死，Büttner（1997）通过回顾这些文献发现这些病例的平均年龄仅为 27 岁，其中 1/3 的病例年龄小于 18 岁。

4 性别分布

第三脑室胶样囊肿的发病率没有性别差异（Yenermen et al 1958；Hall & Lunsford 1987）。但是需要注意，在大多数胶样囊肿的病例报道中，男性病例数略多于女性（Little & MacCarty 1974；Ganti et al 1981；Hall & Lunsford 1987；Ostertag 1990；Symon & Pell 1990；Yasargil et al 1990）。

5 种族、国家以及地域差异

尽管目前没有报道发现胶样囊肿发病率存在种族或地域差异，但是必须清楚这些问题仍悬而未决。由于文献报道的胶样囊肿发病率和当地的影像设备普及程度密切相关，因此多数报道病例均来自医疗技术先进的国家。

6 家族史和遗传因素

目前没有发现胶样囊肿和任何特殊的临床综合征相关。长期以来，胶样囊肿被认为是一个没有遗传倾向而后天形成的疾病。然而，胶样囊肿的家族性发病确有罕见报道，这提示遗传因素在胶样囊肿的发病中也可能起到一定的作用（Ibrahim 1986；Akins 1996；Vandertop et al 1995；Aggarwal 1999；Nader-Sepahi 2000；Ahmed 2002；Socin 2002；Stoodley 2002；Joshi et al 2005；Partington 2004）。Vandertop 等（1995）以及 Socin 等（2002）提出了常染色体隐性遗传模式的假说，但是在后来另一个关于胶样囊肿家系发病的报道中，Partington（2004）认为该疾病更可能为常染色体显性遗传。迄今为止，没有发现与该疾病有关的染色体或基因的特征。

需要强调的是，绝大多数胶样囊肿都和家族遗传无关。因此，除非同时发现有两个或多个家庭成员患有胶样囊肿，否则在现阶段没有必要对胶样囊肿患者的无症状亲属进行影像筛查。

7 胚胎起源理论

因为目前对于胶样囊肿的胚胎学起源理论只是推测，故在此仅简短介绍主要学说。

7.1 旁突体/脑室顶部结构起源

1909 年，Sjovall 提出胶样囊肿是来自旁突体的胚胎残余（Sjovall 1909；Little & MacCarty 1974），但在当时，这种神经外胚层结构仅见于低等脊椎动物中。1916 年，Bailey 描述了人类胚胎的旁突体。在此后的 50 余年，旁突体囊肿这个词得到了广泛使用（Bailey 1916；Parkinson & Childe 1952；Shuangshoti & Netsky 1966；Ciric & Zivin 1975；Kondziolka & Bilbao 1989）。

Kappers（1955）也描述了旁突体短暂存在于人类胚胎中（顶臀长度介于 17~100mm；在妊娠第 7~14 周），并通常在 145mm 的阶段完全退化（Kappers 1955；Palacios et al 1976）。旁突体是位于间脑顶部的中线结构，向上邻近端脑下界，并由矮柱状上皮组成。其与周围上皮组织的不同点在于没有纤毛和生毛体。

胶样囊肿位于第三脑室后部、第四脑室或位于透明隔间隙的情况比较罕见（Parkinson & Childe 1952；Shuangshoti & Netsky 1966；Ciric & Zivin 1975；Kondziolka & Bilbao 1989）。这些报道也对旁突体理论提出了疑问，从而进一步引发了胶样囊肿组织学起源的争论。

Shuangshoti 等（1965，1966）提出了一种观点，认为旁突体本身相当于脑室外脉络丛，胶样囊肿起源于脉络丛、室管膜或旁突体，而所有这些都由神经上皮发展而来。对胶样囊肿上皮的电镜检查可见正常和异常的纤毛。Coxe 和 Luse（1964）认为这一现象说明胶样囊肿可能来源于室管膜组织。

Kappers（1955）推测胶样囊肿很可能起源于间脑顶部的室管膜隐窝，后者离断后形成封闭的脑室。Ciric 和 Zivin（1975）通过对间脑顶部神经上皮的研究肯定了这种推测。这些理论能够解释为何胶样囊肿不仅见于第三脑室前部，还可发生于其他邻近脑室系统的部位。

7.2 呼吸系统/肠源性起源

有学者对胶样囊肿的上皮、拉克囊肿内的假复层上皮以及鞍上神经管囊肿上皮进行了比较（Leech & Olafson 1977；Graziani et al 1995）。Leech 和 Olafson（1977）提出胶样囊肿可能起源于呼吸道上皮。Loizou 等对 21 例胶样囊肿进行病理检查，在其中发现 1 例为呼吸系统上皮（1986），另外 1 例则表现为前肠类型上皮的形态（Loizou et al 1986）。Mackenzie 和 Gilbert（1991）报道了 5 例胶样囊肿和 2 例脊柱肠源性囊肿具有相似的组织学和免疫组织化学特点，该发现也支持胶样囊肿内胚层起源学说。

最近，Ho 和 Garcia（1992）报道了 4 例胶样囊肿的超微结构特征，显示其内含有纤毛细胞，具有微绒毛的无纤毛细胞、杯状细胞、基底细胞以及某些细胞类型之间的连接复合体。他们认为这些特征和正常呼吸道上皮非常类似，也和椎管内支气管源性囊肿的内壁相近，而这些特点表明，胶样囊肿可能源于内胚层的呼吸结构（Ho & Garcia 1992）。有人报道在 6 例儿童患者的胶样囊肿标本中也发现了类似的超微结构（Macaulay 1997）。

另一项研究对 13 例胶样囊肿进行了超微结构分析，发现胶样囊肿上皮和来自于 Rathke 囊肿、肠源性囊肿以及正常垂体腺体滤泡的上皮具有类似的超微结构。这也支持胶样囊肿肠源性起源的推断（Lach & Scheithauer 1992）。

7.3 以免疫组织化学标志物为基础的学说

在胶样囊肿上皮中通常可见黏液素分泌细胞（Mosberg & Blackwood 1954；Kondziolka & Bilbao 1989）。关于脉络丛室管膜中有无黏液素分泌细胞仍然存在争议，Shuangshoti & Netsky（1966）认为其存在，而 Kondziolka & Bilbao（1989）却持相反的观点。

Kondziolka 和 Bilbao（1989）对 12 例胶样囊肿标本进行研究，其中 11 例的上皮中可见 PAS 阳性物质，但在脉络丛中则没有相同的发现。他们还报道了胶样囊肿上皮和脉络丛上皮不同（Kasper et al 1986），其对中间丝抗体、波形蛋白、神经丝以及 Bodian 银制剂都没有反应（Kondziolka & Bilbao 1989）。两篇报道分别发现胶样囊肿上皮膜抗原呈阳性（Perentes & Rubinstein 1987；Kondziolka & Bilbao 1989），而在脉络丛上皮该抗原则为阴性（Kondziolka & Bilbao 1989）。与未成熟神经胶质组织不同，波形蛋白在胶样囊肿上皮中呈阴性表达。GFAP 在成熟神经胶质组织呈阳性，但在胶样囊肿中表达也为阴性。Kondziolka 和 Bilbao（1989）认为，这些免疫组织化学发现表明胶样囊肿起源于脉络组织形成过程中的原始神经外胚层，而并非来自于脉络丛或室管膜。

Kuchelmeister 和 Bergmann（1992）对 11 例胶

样囊肿标本进行了免疫组织化学研究，明确了胶样囊肿上皮、脉络丛上皮和室管膜上皮三者的区别。然而，他们得出的结论却是胶样囊肿很可能不起源于神经上皮。

8 好发部位

文献报道 99% 以上的胶样囊肿都位于第三脑室，且几乎均在第三脑室前部。典型的胶样囊肿附着于第三脑室顶部，前方紧邻室间孔。但是附着于第三脑室侧壁以及第三脑室底部的胶样囊肿也并不少见。极少数胶样囊肿还可以位于第三脑室后部（Shuangshoti & Netsky 1966；Kondziolka & Bilbao 1989）。另外，也有胶样囊肿位于透明隔（Ciric & Zivin 1975）、中间帆（Hingwala 2008）以及第四脑室（Parkinson & Childe 1952；Kchir et al 1992）的个案报道。有人报道了 1 例右侧额顶叶内的囊性病变具有与胶样囊肿一致的病理特征（Campbell & Varma 1991）。还有人报道 1 例鞍内的囊性病变同样具有胶样囊肿的影像和病理特征（Sener & Jinkins 1991）。

9 临床表现特点

如上所述，很多胶样囊肿的患者并没有症状，多是由于其他原因行 CT 和 MR 时发现的。

关于胶样囊肿的典型临床表现早有记载，主要为发作性头痛且与头位变化有关（Bull & Sutton 1949；Kelly 1951；Yenermen et al 1958；Palacios et al 1976）。一般认为，头痛的原因是带蒂的肿瘤位于第三脑室内的中线处，当头部位置的变动时，肿瘤也会改变位置，从而间断地阻塞室间孔或导水管。但是，无论是这种临床表现还是这些活动度大的囊肿，其实并不常见（Bull & Sutton 1949；Kelly 1951；Yenermen et al 1958；Little & MacCarty 1974；Palacios et al 1976）。Kelly（1951）认为既然这种典型的临床表现比较罕见，就不能作为胶样囊肿的特征性表现，而且他发现出现该症状的患者更可能患有其他类型肿瘤。在他个人的病例中，除了头痛外，最常见的症状为突发下肢无力，这常使患者摔倒，但不伴有意识障碍（Kelly 1951）。尽管最近有文章对第三脑室梗阻和突发跌倒之间的关系进行了探讨，但是这种报道相对较少。

颅内压增高所致的进行性头痛是一个常见

的临床表现。Little & MacCarty（1974）发现虽然这些患者的头痛病史一般较长，这提示病变为良性，但是由急性颅内压增高导致急症的情况也并不少见。Dandy（1933）发现胶样囊肿虽然可以表现为头痛和视盘水肿，但是并没有神经系统定位症状。

一项回顾性分析显示，在CT出现前的三组数据，共计121例有症状胶样囊肿患者中，严重头痛的发生率为88%，超过25%的患者出现病情恶化，导致昏迷或猝死（Young 1997；Pollock 2000）。

一般来说，具有头痛症状的患者也常常合并其他颅高压症状，例如呕吐、意识障碍以及视盘水肿。有发作性头痛的患者常常出现一过性的复视和视物模糊（Batnitzky et al 1974）。需要注意的是，这些症状其实都是急性脑积水引起的，这和其他原因导致的急性脑积水一样，所产生的临床表现并无区别。有人报道一个13岁患者，仅表现为轻微头痛1个月余，却因急性脑积水而突然死亡（Aronica et al 1998）。

胶样囊肿也可以表现为进展性或波动性痴呆，而不伴头痛或者视盘水肿。这一现象首先由Riddoch（1936）发现，此后被其他学者（Grossiord 1941；Kelly 1951；Yenermen et al 1958；Ojemann 1971；Little & MacCarty 1974）相继证实。进展性痴呆常伴有走路不稳以及尿失禁，这和正常压力脑积水的症状类似（Adams et al 1965；Ojemann 1971；Little & MacCarty 1974）。实际上，在早期关于正常压力脑积水的病例报道中，有3例在第三脑室前部发现占位病变（Adams et al 1965）。所以，对于有正常压力性脑积水相关症状的患者，应该考虑第三脑室占位的可能，因为这类患者有症状突然恶化的风险，特别是在腰椎穿刺之后（Little & MacCarty 1974）。最近一篇俄罗斯文献报道了胶样囊肿可表现为Korsakoff综合征（Konovalov et al 1998）。

对第三脑室内肿瘤患者进行神经-心理评估发现，发生记忆、执行力和双手的灵活性下降的概率很高（Friedman 2003）。值得重视的是，有相当一部分胶样囊肿患者存在记忆力减退以及学习能力下降，却不自知（Moorthy 2006）。因此，有学者建议在选择治疗方案前对患者进行正规的神经心理学评估。神经外科医师也越来越清楚地认识到这些神经认知问题，有时手术切除囊肿也可

造成相同的损害，但是这些损伤并非一成不变，而且对于某些患者手术的确可能改善神经功能症状（Friedman 2003；Moorthy 2006）。

第三脑室胶样囊肿产生的最严重的危害是猝死。许多报道都对其进行了描述（Grossiord 1941；Cairns & Mosberg 1951；Kelly 1951；Little & MacCarty 1974；Ryder et al 1986；Williams & Tannenberg 1997；Büttner 1997）。Ryder等（1986）对文献报道的52例胶样囊肿引起猝死进行分析，发现肿瘤大小、CT上脑室扩张程度及病程长短都无法用来预测症状突然恶化或猝死。这一回顾分析发现尽管猝死的原因大多是急性脑积水，但并不是每个病例均是如此。他们推测第三脑室附近的心血管中枢的反射效应也是患者猝死的原因之一（Ryder et al 1986）。

有症状的胶样囊肿发生神经症状恶化的风险较高（Young 1997；Pollock 2000；De Witt Hamer 2002）。无症状胶样囊肿引发猝死则尚未见诸报端。由于缺乏能够准确地评估病情进展的指标，所以目前对于囊肿较大的年轻患者主张手术治疗。

10　影像诊断

Walter Dandy（1922，1933）首先指出无法单独凭借临床表现诊断胶样囊肿，所以他发明了脑室造影术以明确诊断。Bull和Sutton（1949）详细描述了胶样囊肿的脑室造影表现。直到1974年，Little和McCarty依然认为脑室造影术是第三脑室病变最可靠的诊断方法。气脑造影术也可以用于诊断第三脑室病变，但因为其准确性较脑室造影差（Taveras & Wood 1964；Batnitzky et al 1974；Little & MacCarty 1974），且因颅内压增高而导致患者症状恶化的风险很高（Bull & Sutton 1949；Batnitzky et al 1974），临床很少应用。

颅骨X线平片对于诊断胶样囊肿没有特殊价值，但是有时会发现一些慢性颅内压升高的非特异征象。Batnitzky等（1974）对25例胶样囊肿患者行X线平片检查，发现其中17例具有类似的征象。Little和MacCarty（1974）报道了38例胶样囊肿，其中7例也是如此。仅有一例因胶样囊肿钙化使得病变在X线平片上显影（Palacios et al 1976），但是需注意第三脑室的钙化也可见于其他病变（Taveras & Wood 1964；Batnitzky et al 1974）。X线平片还可以显示钙化松果体向后下方移位，

但是这没有特异性且并不常见（Davidoff & Dyck 1935；Bull & Sutton 1949；Yenermen et al 1958；Little & MacCarty 1974）。

放射性核素扫描除了有可能发现脑积水以外，对于诊断胶样囊肿没有帮助，检查结果多数正常（Batnitzky et al 1974；Little & MacCarty 1974）。脑血管造影虽然也不能明确诊断，但可以提供诊断的间接征象（Batnitzky et al 1974；Little & MacCarty 1974）。

血管造影可以在静脉前期显示丘纹静脉呈弓形向外隆起，并在动脉后期见脉周动脉明显延伸，这间接提示脑积水的存在。如果胶样囊肿存在，那么一般大脑内静脉会向前隆起，其后 2/3 则受压变平（Batnitzky et al 1974；Little & MacCarty 1974）。自从引入高分辨率 CT 以来，血管造影对第三脑室病变最有价值的作用是排除动脉瘤。

自从有了 CT 和 MRI 技术，前述的大部分影像学方法已经不再使用。胶样囊肿的典型 CT 表现为圆形或椭圆形病变，直径 5~25mm，位于第三脑室前部，紧贴室间孔后方（Lee et al 1979；Ganti et al 1981）。病变通常质地均一，但偶尔可见中心透亮影（Ganti et al 1981）。胶样囊肿通常在 CT 平扫上为高密度（图 44.1，图 44.2）。对 144 例胶样囊肿的 CT 影像资料进行分析发现，其中 100 例在 CT 上表现为高密度（69.4%），34 例呈等密度（23.6%），10 例为低密度（6.9%）（Sackett et al 1975；Guner et al 1976；Osborn & Wing 1977；Ganti et al 1981；Zilkha 1981；Powell & Torrens 1983；Rivas & Lobato 1985；Donauer et al 1986；Hall & Lunsford 1987；Mohadjer et al 1987；Abernathey et al 1989；Kondziolka & Bilbao 1989；Musolino et al 1989）。当注射对比增强剂时，囊壁有时会出现强化；Hall 和 Lunsford（1987）报道了 17 例中有 2 例出现囊壁强化，Ganti 等（1981）报道了 14 例，其中有 8 例也是如此。另外，还有 1 例报道发现病变可呈环形强化（Bullard et al 1982）。胶样囊肿在 CT 平扫上呈高密度的原因可能是囊肿内的蛋白质成分或铁血黄素（Ganti et al 1981）。此外，也与囊肿内部钙化程度有关（Sackett et al 1975；Ganti et al 1981；Kondziolka & Lunsford 1991）。Donaldson 和 Simon（1980）使用原子发射光谱法测定高密度胶样囊肿的成分，发现钙、钠、镁是导致高密度的主要元素。病理结果发现囊壁的细微钙化并不少见，这也可能是 CT 呈高密度的原因之一。但是在影像上却很少能见到真正的钙化（Taveras & Wood

1964；Batnitzky et al 1974；Ganti et al 1981；Yuceer et al 1996）。在 Hall 和 Lunsford（1987）的 17 例 CT 扫描中，只有两例可见钙化。

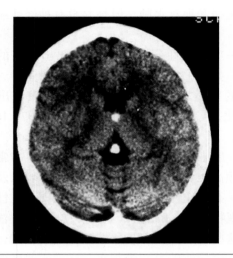

图 44.1 胶样囊肿在轴位 CT 上表现为高密度

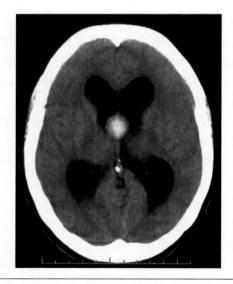

图 44.2 轴位 CT 显示一例呈高密度的胶样囊肿导致梗阻性脑积水

多平面重建的 MR 扫描可以清楚地显示囊肿的解剖位置，其位于第三脑室前部并紧邻室间孔后方。MRI 也可以区分胶样囊肿和基底动脉顶部动脉瘤，而在 CT 上则可能鉴别困难。早期报道胶样囊肿在 T_1、T_2 上都呈高信号，这个并不正确（Kjos et al 1985；Hall & Lunsford 1987；Symon & Pell 1990；Mamourian et al 1998）。Kondziolka 和 Lunsford（1991）

报道了 8 例胶样囊肿 MRI 影像，当弛豫时间较短时，2 例病变呈低信号，3 例为等信号，3 例为高信号；当弛豫时间较长时，2 例为低信号，2 例等信号，4 例高信号（图 44.3~图 44.6）。

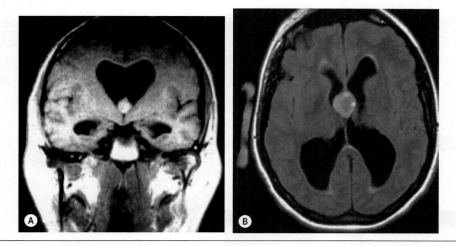

图 44.3　在 MR T_1 加权像上呈高信号的胶样囊肿。（A）冠状位和（B）轴位（TR 500）

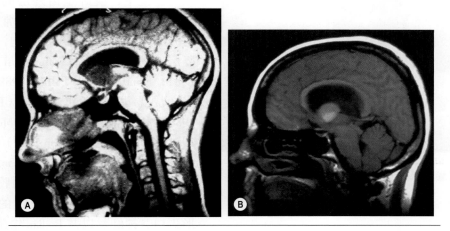

图 44.4　矢状位 T_1 加权像示胶样囊肿为（A）低信号和（B）高信号（TR 500）

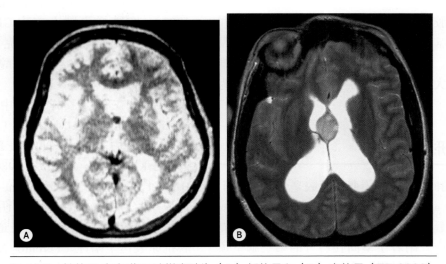

图 44.5　轴位 T_2 加权像示胶样囊肿为（A）低信号和（B）高信号（TR 2000）

胶样囊肿的 CT 密度值和囊肿成分的黏滞性有关。对于低密度和等密度的囊肿，其内容物黏滞度低，更偏向于液体（Powell & Torrens 1983；Rivas & Lobato 1985；Kondziolka&Lunsford 1991；Urso et al 1998）。Kondziolka 和 Lunsford（1991）发现 MRI 扫描不能用来评估囊肿内容物的黏滞度，而 CT 扫描在此方面更有优势。然而，Pollock 对症状囊肿和无症状囊肿的 MRI 影像进行了比较，发现 T$_2$ 像高信号代表囊内液体成分多（黏滞度低），且 T$_2$ 像高信号更常见于无症状的患者中。他由此推测这些囊肿生长迅速，从而更容易导致症状产生（Pollock 2000）。

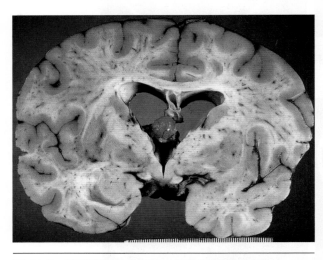

图 44.6　胶样囊肿标本照片；尸检冠状位脑切面

11　实验室诊断

对疑有胶样囊肿的患者，血液的生化分析和常规检查、脑脊液化验以及其他实验室检查都没有诊断价值。对于任何第三脑室占位病变，腰椎穿刺都有很大风险，尤其在有梗阻性脑积水时为绝对禁忌。

12　大体形态特征

胶样囊肿大小不一，直径为数毫米至 9cm 不等（Ganti et al 1981）。囊肿本身光滑，呈圆形或者椭圆形，囊壁半透明，囊肿成分常呈绿色。囊肿以不同的方式附着于室间孔后方的第三脑室顶部。附着方式有时是靠一个细小的蒂，有时呈宽

基底（McKissock 1951）。纤细的血管穿行其中，并分布于囊肿壁表面。一般来说，可以通过侧脑室的室间孔观察到囊肿，这也是常见的手术入路。侧脑室的脉络丛向室间孔走行时覆盖在囊肿表面。有时囊壁会与脉络丛或侧脑室壁粘连。这种粘连为纤维性粘连，没有血供。直径 >1cm 的胶样囊肿通常会堵塞室间孔，并从室间孔突入侧脑室。囊肿则可能与室间孔周围结构形成新的纤维粘连，特别是穹隆、脉络丛、丘纹静脉以及隔静脉。

囊肿成分多种多样，有时为白色、黏的液体，更常见的是深色、半凝胶状，有时甚至是颗粒样、半固体和干酪样（Ganti et al 1981；Yasargil et al 1990；Symon & Pell 1990）。

13　组织病理特征

在镜下，囊肿壁由外层的纤维层和内层的上皮层组成。上皮内细胞通常呈立方或矮柱状（图 44.7），并且常见纤毛细胞，甚至可能出现假复层上皮的外观（Ferrand et al 1971；Ganti et al 1981；Kondziolka & Bilbao 1989）。在大多数标本，常规组织染色可见纤毛（Kondziolka & Bilbao 1989）和黏液素分泌细胞（Mosberg & Blackwood 1954；Kondziolka & Bilbao 1989）。在三色染色下囊壁呈胶原状（Kondziolka & Bilbao 1989）。Kondziolka 和 Bilbao（1989）报道了 12 例胶样囊肿标本，其中 11 例的上皮中发现了 PAS 的阳性表达，但波形蛋白、神经丝以及 Bodian 银染色均为阴性。有趣的是，波形蛋白在上皮层中全部为阴性，而在基质层中则全部呈阳性（Kondziolka & Bilbao 1989）。在胶样囊肿上皮中 GFAP 呈阴性表达，但是一般对 S-100 蛋白多克隆抗体呈阳性反应，但神经元特异性烯醇化酶表达阴性（Kondziolka & Bilbao 1989）。细胞角蛋白单克隆抗体在许多胶样囊肿中呈阳性反应，而 Mallory 角蛋白多边形抗体（反应谱较广）在多数囊壁中也有类似的表现（Mietinnen et al 1986；Kondziolka & Bilbao 1989）。此外，囊肿对 HNK-1 单克隆抗体（anti-Leu-7）和白细胞共同抗原单克隆抗体的反应均为阴性（Kondziolka & Bilbao 1989）。有两个研究报道胶样囊肿的上皮膜抗原表达呈阳性（Perentes & Rubinstein 1987；Kondziolka & Bilbao 1989）。

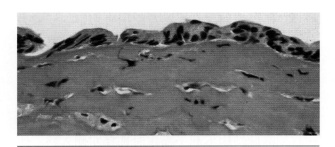

图44.7　第三脑室胶样囊肿的内层由柱状细胞和立方细胞组成，外层的纤维结缔组织起到支撑作用（H&E ×400）

14　恶性病变和发生率

胶样囊肿是先天性的良性病变，其并不具备侵袭性。囊肿穿刺抽吸术后的随访显示病变一般生长非常缓慢（Bosch et al 1978；Rivas & Lobato 1985；Donauer et al 1986；Hall & Lunsford 1987；Mohadjer et al 1987；Musolino et al 1989；Kondziolka & Lunsford 1991），但是Pollock（2000）提出对于年龄小的患者和黏液成分少的囊肿，病变增长速度可能更快些。目前为止，没有胶样囊肿恶性变的相关报道，也没有脑脊液播散的报道。

15　一般治疗方案

对于急性脑积水伴有意识障碍的患者必须立即行脑室外引流。应该注意的是，由于梗阻部位通常位于室间孔，所以有必要行双侧脑室外引流。

患者如果意识清楚，但出现头痛或认知功能下降，则需要恢复其脑脊液循环通路或行分流术。虽然双侧分流可以解决脑积水的问题，但是如果分流管发生功能障碍，患者依然可能出现症状突然恶化的情况。另外，不但脑积水可以导致急性症状恶化，理论认为胶样囊肿患者病情突然加重的原因不仅是急性脑积水，下丘脑心血管调节中枢受压或静脉阻塞也是重要的因素（Ryder et al 1986）。由于仅行分流手术的患者依然存在症状恶化或猝死的风险，因此需要通过手术对胶样囊肿进行减压。

对于无症状胶样囊肿是否需要治疗，目前很难回答。Pollock比较了有症状胶样囊肿和无症状胶样囊肿，发现前者有三个特点：脑室大、年龄小（<50岁），MRI T_2像上信号高。Pollock总结为如果无症状胶样囊肿的影像特表现也不明显，则可以随访观察（Pollock 2000）。当然，如果选择观

察，则需要和无症状患者充分沟通，这种方案更适合于老年患者和有其他有严重基础疾病的患者，更倾向于观察。但是，一定告知这些患者有很小的有猝死风险。另外，要告知其密切注意可能出现的症状，且一旦出现应立即就诊。虽然无法准确地预测何种无症状患者会出现症状恶化，但是我们认为对于小的无症状胶样囊肿（<8mm），且患者可靠并能够充分地理解病情，则可以选择严密观察及每年一次影像复查。然而，如果出现囊肿增大、脑室扩张以及出现任何可疑的症状，都需要立即进行评估，并强烈建议手术切除囊肿。需要指出的是，许多神经外科医师对于保守治疗仍心存疑虑，认为对于无症状患者行手术治疗是谨慎的选择，特别是对于年轻和身体健康的患者（Little & MacCarty 1974；Ryder et al 1986；Hall & Lunsford 1987；Horn 2007）。

关于手术直接显露并切除肿瘤是否优于囊肿穿刺，这依然是一个很重要的议题。下面将详细讨论每种外科治疗方法的优缺点。

外科切除囊肿的目的是去除第三脑室病变的占位效应，重建正常脑脊液循环途径。然而需要注意的是，有时虽然囊肿已经全切，但脑积水依然存在（Little & MacCarty 1974；Ganti et al 1981）。其原因可能为手术中囊肿内容物或血块堵塞了脑脊液循环通路。另外，气脑造影和脑室造影检查发现胶样囊肿还可能伴有或导致继发性中脑导水管梗阻（Brun & Egund 1973；Ganti et al 1981）。

16　外科治疗

如前所述，胶样囊肿的手术目的是解决脑积水问题，去除病情突然恶化或猝死的风险，这些危险常由急性脑积水或囊肿本身的占位效应所致。

16.1　脑脊液分流

在前文中已经讲述了对意识障碍患者可以行紧急的双侧脑室外引流术。需要强调的是，要行双侧脑室外引流以避免形成大脑镰下疝。至于是在床旁行紧急锥颅穿刺，还是在手术室进行颅骨钻孔，这在很大程度上由外科医师的偏好和治疗条件决定。然而，需要指出的是这属于急症手术，通常需要根据实际病情选择手术方式。如果考虑后续对囊肿本身治疗，那么脑室外引流的手术切口应该与后期手术切口一致。

然而，如果患者意识障碍不重（通常GCS评

分 14 分或 15 分，且没有局灶性神经功能损害），则应暂缓行脑室外引流并严密监测病情变化。这样一方面脑室增大使得进入脑室更加容易或方便脑室镜的操作，另一方面也可以减低手术感染的风险并使患者免受另一次手术创伤。不建议在囊肿切除后常规行脑室分流手术，而只有术后仍有脑积水症状和影像学表现时才选择行脑室分流手术。在这些情况下，特别是在囊肿切除时已经打通了透明隔，一般可以仅行单侧分流。正因为如此我们建议行囊肿切除手术时常规做透明隔造瘘。

以前对年纪大、一般状况较差及麻醉风险较高的患者，可以仅行双侧脑室分流。然而，随着微创技术的进步，双侧分流手术就很少推荐使用了。实际上，对于一个操作熟练的显微手术，其相关麻醉风险并不高于分流手术。

16.2　显微外科手术切除胶样囊肿

开颅手术不但可以切除囊肿壁及内容物，还可以更直接地进行止血，以及同时行透明隔造瘘。Walter Dandy 在 1921 年完成首例第三脑室内部胶样囊肿切除；于 1933 年发表了一部关于第三脑室内良性肿瘤的专著，书中包括由其手术的 5 例胶样囊肿，其中 1 例患者死亡（Dandy 1922；1933）。胶样囊肿的手术入路较多，最常使用的是经额皮层造瘘到达侧脑室额角。Greenwood 于 1949 年介绍了经胼胝体入路切除 2 例胶样囊肿，他认为该入路优于经皮层入路。早期这些手术的致残率和致死率都比较高（Gardner & Turner 1937；Greenwood 1949；McKissock 1951；Yenermen et al 1958），但是在手术显微镜以及现代显微神经外科技术广泛应用以来，手术的致死率和致残率都明显下降（Little & MacCarty 1974；Antunes et al 1980；Symon & Pell 1990；Yasargil et al 1990；Yasargil & Abdulrauf 2008）。因为目前经皮层入路和经胼胝体入路都在使用，所以本书一并介绍。在两种入路中，经胼胝体入路的应用越来越广泛（Horn 2007；Yasargil & Abdulrauf 2008）。

16.2.1　经胼胝体入路

经胼胝体入路（图 44.8）是我们喜欢使用的入路。以前通常使用一个小的弧形切口，但是小的冠状直切口可以简化操作，并且皮肤愈合更加

美观，所以我们现在更推荐使用直切口。一般为右额开颅，骨窗中心位于冠状缝前方并显露上矢状窦（Yasargil et al 1990；Horn 2007；Yasargil & Abdulrauf 2008）。然而，我们发现做一个真正的双额骨窗，使其最大直径位于矢状面，不但可以让术者选择在粗大桥静脉前方或后方入路，还能够在右侧静脉结构不利于操作时选择左侧入路。使用无框的立体定向技术不仅可以优化到达室间孔的手术入路，还可以结合 MR 静脉成像在入路上避开重要的桥静脉（Yasargil & Abdulrauf 2008）。

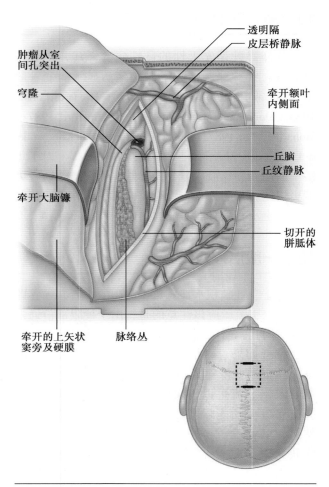

图 44.8　经胼胝体入路。注意牵拉要轻柔，许多情况下不需要使用脑板牵拉

硬膜瓣基底位于上矢状窦，硬膜悬吊后并牵开可使矢状窦向左移位，以做到真正的中线入路。回流入上矢状窦的粗大静脉需要注意保护。在显微镜下轻柔地将右侧额叶从大脑镰牵开，进一步扩大双侧额叶之间的空间，直至显露胼胝体。对额叶的牵拉应该轻柔，如果可能应避免使用固定

牵开器（Yasargil et al 1990；Yasargil & Abdulrauf 2008）。如果患者有脑积水，则在进入纵裂前应该做脑室穿刺释放脑脊液。对于没有脑积水的患者，则需要抬高头部，充分释放纵裂池脑脊液，让脑组织充分塌陷，从而尽量减少牵拉。在手术前行腰椎穿刺置管释放脑脊液也能达到同样的效果。胼周动脉必须早期识别并妥善保护。

切开胼胝体，长度约为1cm，即可进入侧脑室（通常是右侧脑室）。通过切开透明隔，可以进入对侧脑室，并可以从对侧室间孔观察胶样囊肿。虽然切除囊肿并不需要进行透明隔切开，但是仍强烈推荐，这样如果术后出现脑积水，可以仅行单侧的脑室腹腔分流手术。

在进入侧脑室后，如果没有马上发现室间孔，则可以通过脉络丛的有无来判断其位置。如果能看到脉络丛，则其前方即为室间孔。如果没有看到脉络丛，则正位于侧脑室额角，可以向后方寻找室间孔。室间孔位于丘纹静脉、隔静脉以及脉络丛汇聚处。穹隆呈弓形，构成室间孔的上方及前方边界。Symon和Pell（1990）指出脑板的放置不应过深，比如进入侧脑室内，因为尾状核头和丘脑之间有一浅沟，该处的室管膜下层即为内囊膝部，对于该部位的牵拉或损伤有可能导致运动功能障碍。

通过室间孔往往可以看到胶样囊肿，因为胶样囊肿的占位效应，室间孔通常会扩大。首先对囊肿进行穿刺，抽吸其中的内容物。待囊肿塌陷后，通过显微操作将囊肿壁从室间孔上分离。这时通常需要轻微牵拉，以显露囊肿在第三脑室顶部的附着处，随后将其电凝后切断。

有报道通过切开穹隆可以更好地显露第三脑室内囊肿，而并没有导致患者出现明显的记忆力障碍（Dott 1938；Cairns & Mosberg 1951；Little & MacCarty 1974）。但也有报道单侧穹隆损伤可致记忆力下降（Cameron & Archibald 1981；Carmel 1985；Hodges & Carpenter 1991）。McMackin等（1995）对6例胶样囊肿术后患者进行分析，MRI提示全部患者都有穹隆损伤（所有病例的右侧穹隆都遭到完全破坏；左侧穹隆完好1例，部分完整1例，完全破坏4例）。该报道认为双侧穹隆损伤才可以导致记忆力障碍，而保留左侧穹隆就能获得良好的预后。我们并不认同该观点，因为患者全部都出现了中度到重度的非语言性记忆障碍，且目前发现语言性记忆功能和左侧穹隆完整性有

关（McMackin et al 1995）。因此，两侧穹隆都应该避免损伤。同样，丘纹静脉或其他汇聚到室间孔的静脉损伤可能导致嗜睡、偏瘫、缄默症和基底核出血性梗死（Hirsch et al 1979；Symon & Pell 1990）。Symon和Pell（1990）报道了26例胶样囊肿的手术患者中，均使用经穹隆入路，无手术死亡病例，其中仅1例因持久记忆障碍导致结局不佳（该患者最后陷入昏迷）。

当室间孔较小时，可以考虑经脉络裂入路以增加对第三脑室的显露，通过打开穹隆和丘脑间的脉络裂，可以进入中间帆并由顶部进入第三脑室（Lavyne & Patterson 1983；Wen 1998；Yasargil & Abdulrauf 2008）。经脉络裂入路的变化包括脉络裂下入路（分开脉络丛下外侧和丘脑之间的脉络膜，但该入路损伤丘纹静脉的风险较大）和脉络裂上入路（打开位于脉络丛上内侧和穹隆之间的室管膜，损伤丘纹静脉的风险相对小些）（Wen 1998；Yasargil & Abdulrauf 2008）。经脉络裂入路向后方扩展的程度受到隔前静脉和大脑内静脉结合部的限制（Türe 1997；Yasargil & Abdulrauf 2008），而且对于标准的经室间孔入路，这种扩大显露带来了巨大的风险（包括基底核梗死、缄默、偏瘫）。所以，虽然这些手术技巧在一些病例中很有帮助，而且神经外科医师应该对这些入路熟练掌握，但是不建议常规使用（Apuzzo & Litofsky 1993；Yasargil & Abdulrauf 2008）。即使是很大的胶样囊肿，通过穿刺抽吸使囊肿塌陷，其也可以通过很小的室间孔娩出，因此很少需要使用其他额外的入路（Symon & Pell 1990）。

经胼胝体入路的优点是当无脑积水时，其较经皮层入路对显露病变更有优势，并且可以显露双侧室间孔（Yasargil et al 1990）。此外，和经皮层入路不同，经胼胝体入路可以联合经穹隆间入路处理第三脑室后部的病变。Apuzzo等（1987，1993）对此进行了描述，该入路需要分开穹隆中缝，进而在两侧穹隆体之间从顶部进入第三脑室。具体是在打开透明隔后，在透明隔与穹隆背侧相连的部位辨明穹隆中缝，并从室间孔向后方将其切开1~2cm（不应超过2cm，以避免损伤海马联合）（Apuzzo et al 1987，1993；Amar 2004；Yasargil & Abdulrauf 2008）。穹隆间入路的一个更局限的变种是减少穹隆中缝切开的程度，前方以前联合的后方为界，后方以室间孔的后方为界

（Siwanuwatn 2005）。必须牢记的是，经穹隆间入路的潜在并发症包括记忆力下降和偏瘫（Apuzzo & Litofsky 1993）。如上所述，对于大多数胶样囊肿，使用经室间孔入路就可以完成切除（Hall & Lunsford 1987；Yasargil et al 1990；Yasargil & Abdulrauf 2008），只有在确实需要时才选择其他入路。

在使用胼胝体入路切除第三脑室内的非复杂肿瘤时，并未见导致严重的神经心理障碍的报道（Jeeves et al 1979；Winston et al 1979；Hall & Lunsford 1987；Friedman 2003），但是如果对患者进行详细的神经心理学评估，则可能发现一些这方面的问题（European Association Neurosurgical Societies，EANS 1990）。经胼胝体入路手术后癫痫的发生率可能低于经皮层入路（Jeeves et al 1979；Hall & Lunsford 1987），但并没有统计数据支持（EANS 1990；Horn 2007）。经胼胝体入路有引起静脉性梗死的风险，一般是由汇入上矢状窦的桥静脉损伤以及长时间牵拉脑组织导致（Shucart & Stein 1978；Hall & Lunsford 1987；Horn 2007）。牵拉皮层还可能导致对侧下肢力弱，且有损伤胼周动脉的风险。然而，如果显微技术熟练，这些并发症的发生概率较低。Yasargil等（1990）报道了18例胶样囊肿病例，其中17例预后良好，1例效果一般，无手术相关的并发症，但是有1例在手术后2周死于肺栓塞。最近，Barrow研究所对使用经胼胝体入路手术的27例胶样囊肿病例进行了详细分析，发现手术并发症的发生率为44%，包括术后新发生癫痫2例，静脉性梗死导致神经功能严重损害1例，感染5例，囊肿残留1例（不需要再次手术），二次手术3例（2例因为脑室引流管断裂，1例因为硬脑膜外血肿），5例需要行脑室腹腔分流（Horn 2007）。手术后常规行脑室外引流是2例二次手术的主要原因，并可能与感染率增加有关（Horn 2007）。

16.2.2　经皮层入路

该入路使用右额开颅，额中回皮层造瘘，到达侧脑室额角（图44.9）。McKissock（1951）建议楔形切除少部分脑组织以显露侧脑室额角；然而，目前大多数神经外科医师还是使用小的直线形皮层切口进入侧脑室（Symon & Pell 1990；Charalampaki et al 2006）。该入路到达侧脑室额角

的路径和侧脑室额角穿刺一致。实际上，有一个实用的方法是先将一根脑室引流管置入侧脑室，然后围绕引流管使用显微吸引器分离周围组织以完成脑室入路。

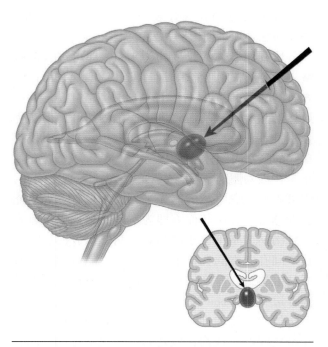

图 44.9　经皮层入路（显微手术或内镜手术入路类似）

立体定向技术可以使进入侧脑室的入路更为精准和直接，也可以使造瘘通道通直接朝向过室间孔，因此非常值得推荐。实际上对于经皮层入路来说，如果有立体定向设备而不用，则是非常不可取的。Kondziolka 和 Lunsford（1996）报道了20例胶样囊肿患者，手术采用立体定向引导下经皮层入路且皮层造瘘口较小（10~20mm），并获得了良好的手术效果。其中6例（30%）术前没有脑积水。虽然有一例患者因为尾状核头轻度挫伤造成术后短暂的偏瘫，但是所有患者最后都完全恢复了正常，仅有1例患者发生过一次癫痫发作。

在到达室间孔后，切除胶样囊肿的方式就与经皮层入路一样了。立体定向技术在手术路径的规划和精确引导方面具有明显优势。

如果需要，通过皮层造瘘进入第三脑室后，也可以很容易地采用上述的经脉络裂入路。但是，与经胼胝体入路相比，则无法再使用穹隆间入路。

和前面经胼胝体入路中描述的原因一样，在

经皮层入路过程中，同样需要常规做透明隔造瘘，并且不容许用脑板牵拉脑室壁。

没有报道发现细小的皮层造瘘（非复杂手术）会导致明显的神经心理功能障碍。经皮层入路的主要缺点是术后癫痫，其发生率约为5%（McKissock 1951；Little & MacCarty 1974；Hall & Lunsford 1987）。该入路在技术方面的主要缺点是在没有脑积水的情况下操作相对困难，而脑室扩大有助于提高入路的成功率。另外一个缺点是只能通过单侧室间孔切除肿瘤。

目前，经皮层入路最常用于在内镜辅助下切除胶样囊肿（Charalampaki et al 2006）。使用内镜配合显微手术技术可以通过狭小的通道获得良好的照明和视野，使用有角度的内镜则可以看到手术视野内的各个角落。随着内镜设备的进步，目前很多胶样囊肿切除手术可以单独使用内镜完成，当切除困难或出现手术并发症时可改用内镜辅助的显微技术操作（Schroeder & Gaab 2002；Longatti et al 2006；Bergsneider 2007；Horn 2007；Greenlee 2008）。

16.3　内镜手术

内镜手术切除胶样囊肿所使用的经皮层入路和显微手术路径一致。内镜手术的主要优势是可仅通过一个颅骨钻孔进行手术，皮层切口很小，并可以提供更好的照明和视野。立体定向定位技术可以规划出到达室间孔的最佳路径，目前在绝大多数情况下已经常规使用，特别是无脑积水的患者（Apuzzo et al 1987；Caemart & Calliauw 1990；Hellwig et al 2003）。在内镜下，可以直接穿刺囊肿并抽吸囊液，并使用双极电凝或激光烧灼部分囊壁。在越来越多的病例中，通过内镜通道使用持钳及电凝及其他内镜技术，可以完全切除囊肿包膜（Abdou & Cohen 1998；Schroeder & Gaab 2002；Longatti et al 2006；Bergsneider 2007；Horn 2007；Greenlee 2008）。Greenlee（2008）报道了35例胶样囊肿内镜手术，全切29例。Horn（2007）报道了19例胶样囊肿内镜手术，全切10例。虽然该手术可以在局部麻醉下进行（Powell & Torrens 1983；Auer et al 1988；Caemart & Calliauw 1990；Ostertag 1990），但是多数医师还是常规建议全身麻醉。

内镜手术的主要缺点是切除囊肿时，对整个囊壁的牵拉通常较重（使得出血风险增加，特别

是来源于第三脑室顶部的脉络丛的出血）。另外，和经皮层入路的显微手术一样，不能显露对侧室间孔区域。这些缺点导致内镜手术的全切率下降。Horn（2007）比较了内镜手术和经胼胝体入路显微手术的全切率，前者为53%，后者为94%。内镜手术的主要优点是创伤小，不需要牵拉脑组织，没有损伤桥静脉和胼周动脉的风险，癫痫的风险也相对较小。Horn（2007）报道，内镜手术的并发症发生率为75%（21/28），经胼胝体入路的显微手术为56%（15/27）。然而，显微手术组需要行脑室腹腔分流的情况高于内镜手术（19% vs 7%），此外，两者的总体并发症的发生率没有明显区别（Horn 2007）。两组中各有3例（11%）发生术后的神经功能障碍，显微手术组中有1例静脉性梗死，2例新发癫痫。内镜手术组中有2例出现严重记忆障碍，1例因内囊损伤导致偏瘫（Horn 2007）。

如果在内镜手术中不能完全切除囊壁，则可以在直视下穿刺囊肿，切除部分囊壁，吸除内容物，并电灼残余囊壁。目前有两组关于内镜手术治疗胶样囊肿的研究，每组均有15例患者，在每一组中仅有12例囊肿内容物能完全吸除（Ostertag 1990；Decq et al 1998）。每组都有3例因为内容物黏稠度高以致仅能吸除部分囊肿内容物，但是这些患者术后症状都有明显改善。研究中唯一的手术并发症是脑膜炎，两组各有1例（Ostertag 1990）。尽管随访期相对较短（<5 years），但是囊肿无一例复发。7例患者无论在术前还是术后均未行分流手术（Ostertag 1990）。

内镜下也可以进行透明隔造瘘，并值得推荐，原因与显微手术一样。

必须指出内镜手术和显微手术并不是竞争对手，而是相辅相成的工具。在显微手术时，通过使用内镜可以获得更高的视野。虽然在多数经皮层或经胼胝体的显微手术中不需要使用内镜辅助，但是带角度的内镜非常有用，特别是某些情况下可以发现显微镜下无法看到的残余囊壁（通常附着于三脑室顶部）。同样，当内镜手术无法进行或出现并发症时，也需要转为使用更熟练的显微手术操作。

16.4　立体定向囊肿抽吸

Gutierrez-Lara 等在 1975 年首次报道了对胶样囊肿进行徒手穿刺抽吸而不切除的治疗方法。

继而 Bosch 等（1978）报道了 4 例使用立体定向技术抽吸胶样囊肿的病例。因为立体定向（CT 引导）穿刺抽吸胶样囊肿具有使用简便、风险较小及技术成熟等优点，所以在 20 世纪 80 年代这种方法得到了广泛使用（Bosch et al 1978；Rivas & Lobato 1985；Donauer et al 1986；Hall & Lunsford 1987；Mohadjer et al 1987；Musolino et al 1989；Kondziolka & Lunsford 1991）。立体定向穿刺成功与否取决于囊肿内容物的黏稠程度，而后者与 CT 上囊肿的密度有关（Kondziolka&Lunsford 1991；Pollock 2000）。Kondziolka 和 Lunsford（1991）报道了 22 例胶样囊肿病例，均采用立体定向穿刺抽吸作为首次治疗方法。其中 11 例结果令人满意，而这其中的 3 例术后影像显示囊肿消失，7 例有少许残留，1 例残留大于 30% 但是脑脊液循环恢复畅通。11 例患者（50%）需要行二次手术（内镜下囊肿抽吸、分流或开颅显微手术）。不论手术是否成功，立体定向手术确实没有相关死亡或致残的报道（Kondziolka & Lunsford 1991）。后来该作者于 1994 年报道了一组更大的病例（共 25 例），发现单独行内镜下囊肿抽吸的成功率为 52%，25 例患者中的 12 例需要再次手术（Kondziolka & Lunsford 1994）。同样，Hall 和 Lunsford（1987）报道了 7 例 CT 引导下立体定向穿刺手术病例，其中 6 例手术后脑室造影检查提示脑脊液循环通畅，1 例因穿刺失败而转行显微手术。他们同样没有发现和手术相关的并发症。Kondziolka & Lunsford（1991）认为大型囊肿并不是立体定向抽吸的手术禁忌，体积越大穿刺成功率越高，很小的囊肿反而难以穿刺。

大多数报道显示立体定向穿刺的致残率很低，Mathiesen 等（1993）报道了对 16 例胶样囊肿患者进行的 26 次抽吸手术，发现有 3 例在术后出现短暂记忆力下降和思维混乱，1 例出现术后中枢性疼痛综合征。然而，更为重要的是，该报道对立体定向手术的长期疗效提出了疑问，因为在其中 11 次手术后的 6~15 年，囊肿出现了复发（Mathiesen et al 1993）。也有人指出虽然立体定向手术的创伤略小于内镜手术，但是内镜手术可以直视下操作，从而可以避免损伤血管（Ostertag 1990）。因此，立体定向抽吸仅限于不适合内镜手术和开颅手术的患者，而且必须对这类手术后的患者进行长期随访。

17　辅助治疗

因为胶样囊肿为良性病变且导致症状的原因为占位效应，所以其手术（穿刺抽吸，切除或分流）仍是目前唯一有效的治疗方式。放疗和其他治疗方法对胶样囊肿无效。

18　长期预后

经内镜或显微手术将囊中全切后可视为治愈，但是有少数患者可能需要做分流手术。少量囊肿包膜的残留可能会导致囊肿复发，但是这种情况并不常见。目前仍缺少对于胶样囊肿的长期随访资料。

关键点

- 胶样囊肿是第三脑室内良性病变。
- 大多数胶样囊肿为成年发病并表现为脑积水，或在 CT 或 MRI 检查中偶然发现。
- 虽然猝死的风险可能很小，但相关报道却很多，故对于有症状胶样囊肿都需要治疗。对于无症状胶样囊肿，特别是年龄小的患者，仍然建议积极治疗。对于未行治疗的患者，必须密切监测其影像学和临床进展。
- 目前推荐的治疗方式包括显微手术切除（经胼胝体入路或者经皮层入路）或镜下切除 / 抽吸。
- 立体定向手术风险小，但病变长期复发率高。

（桂松柏　译）

参考文献

Abdou, M.S., Cohen, A.R., 1998. Endoscopic treatment of colloid cysts of the third ventricle. Technical note and review of the literature. J. Neurosurg. 89 (6), 1062–1068.

Abernathey, C.D., Davis, D.H., Kelly, P.J., 1989. Treatment of colloid cysts of the third ventricle by stereotaxic microsurgical laser craniotomy. J. Neurosurg. 70, 195–200.

Adams, R.D., Fisher, C.M., Hakim, S., et al., 1965. Symptomatic occult hydrocephalus with 'normal' cerebrospinal-fluid pressure: a treatable syndrome. N. Engl. J. Med. 273, 117–126.

Aggarwal, A., Corbett, A., Graham, J., 1999. Familial colloid cyst of the third ventricle. J. Clin. Neurosci. 6 (6), 520–522.

Ahmed, S.K., Stanworth, P.A., 2002. Colloid cyst of the third ventricle in identical twins. Br. J. Neurosurg. 16 (3), 303–307.

Akins, P.T., Roberts, R., Coxe, W.S., et al., 1996. Familial colloid cyst of the third ventricle: case report and review of associated conditions. Neurosurgery 38, 392–395.

Amar, A.P., Ghosh, S., Apuzzo, M.L., 2004. Ventricular tumors. In: Winn, H.R. (Ed.), Youmans neurological surgery. WB.Saunders, Philadelphia, PA, pp 1237–1263.

Antunes, J.L., Louis, K.M., Ganti, S.R., 1980. Colloid cysts of the third ventricle. Neurosurgery 7, 450–455.

Apuzzo, M.L., Chi-Shing Zee, Breeze, R.E., 1987. Anterior and mid-third ventricular lesions: a surgical overview. In: Apuzzo, M.L. (Ed.), Surgery of the third ventricle. Williams & Wilkins, Baltimore, MD, pp 520–522.

Apuzzo, M.L., Litofsky, N.S., 1993. Surgery in and around the anterior third ventricle. In: Apuzzo, M.L. (Ed.), Brain surgery. Churchill Livingstone, New York, pp 541–579.

Aronica, P.A., Ahdab-Barmada, M., Rozin, L., et al., 1998. Sudden death in an adolescent boy due to colloid cyst of the third ventricle. Am. J. Forens. Med. Pathol. 19 (2), 119–122.

Auer, L., Holzer, P., Ascher, P.W., et al., 1988. Endoscopic neurosurgery. Acta Neurochir. (Wien) 90, 1–14.

Bailey, P., 1916. Morphology of the roof plate of the fore-brain and the lateral choroid plexuses in the human embryo. J. Compar. Neurol. 26, 79–120.

Batnitzky, S., Sarwar, M., Leeds, N.E., et al., 1974. Colloid cysts of third ventricle. Radiology 112, 327–341.

Bergsneider, M., 2007. Complete microsurgical resection of colloid cysts with a dual-port endoscopic technique. Neurosurgery 60 (Suppl.), 33–43.

Bosch, D.A., Rahn, T., Backlund, E.O., 1978. Treatment of colloid cysts of the third ventricle by stereotaxic aspiration. Surg. Neurol. 9, 15–18.

Brun, A., Egund, N., 1973. The pathogenesis of cerebral symptoms in colloid cysts of the third ventricle: a clinical and pathoanatomical study. Acta Neurol. Scand. 49, 525–535.

Buchsbaum, H.W., Colton, R.P., 1967. Anterior third ventricular cysts in infancy. Case report. J. Neurosurg. 26, 264–266.

Bull, J.W.D., Sutton, D., 1949. The diagnosis of paraphysial cysts. Brain 72, 487–518.

Bullard, D.E., Osbourne, D., Cook, W.A., 1982. Colloid cyst of the third ventricle presenting as a ring-enhancing lesion on computed tomography. Neurosurgery 11, 790–791.

Büttner, A., Winkler, P.A., Eisenmenger, W., et al., 1997. Colloid cysts of the third ventricle with fatal outcome: A report of two cases and review of the literature. Int. J. Legal. Med. 110, 260–266.

Caemart, J., Calliauw, L., 1990. A note on the use of a modern endoscope. In: Symon, L., Calliauw, L., Cohadon, F., et al. (Eds.), Advances and technical standards in neurosurgery, vol 17. Surgical techniques in the management of colloid cysts of the third ventricle. Springer-Verlag, Wien, pp 149–153.

Cairns, H., Mosberg, W.H. Jr., 1951. Colloid cysts of the third ventricle. Surg. Gynecol. Obstet. 92, 545–570.

Cameron, A.S., Archibald, Y.M., 1981. Verbal memory deficit after left fornix removal: A case report. Int. J. Neurosci. 12, 201.

Campbell, D.A., Varma, T.R., 1991. An extraventricular colloid cyst: Case report. Br. J. Neurosurg. 5, 519–522.

Carmel, P.W., 1985. Tumors of the third ventricle. Acta Neurochir. 75, 136–146.

Chan, R.C., Thompson, G.B., 1983. Third ventricular colloid cysts presenting with acute neurological deterioration. Surg. Neurol. 19, 258–362.

Charalampaki, P., Filippi, R., Welschehold, S., et al., 2006. Endoscope-assisted removal of colloid cysts of the third ventricle. Neurosurg. Rev. 29 (1), 72–79.

Ciric, I., Zivin, I., 1975. Neuroepithelial (colloid) cysts of the septum pellucidum. J. Neurosurg. 43, 69–73.

Coxe, W.S., Luse, S.A., 1964. Colloid cyst of the third ventricle. An electron microscope study. J. Neuropathol. Exp. Neurol. 23, 431–445.

Dandy, W.E., 1922. Diagnosis, localization and removal of tumors of the third ventricle. Bull. Johns Hopkins 33, 188–189.

Dandy, W.E., 1933. Benign tumors of the third ventricle of the brain: Diagnosis and treatment. Charles C. Thomas, Springfield, IL.

Davidoff, L.M., Dyck, C.M., 1935. Congenital tumors of the third ventricle, their diagnosis by encephalography and ventriculography. Bull. Neurol. Inst. New York 4, 221–263.

Decq, P., Le Guerinel, C., Brugieres, P., et al., 1998. Endoscopic management of colloid cysts. Neurosurgery 42, 1288–1294.

De Witt Hamer, P.C., Verstegen, M.J., De Haan, R.J., et al., 2002. High risk of acute deterioration in patients harboring symptomatic colloid cysts of the third ventricle. J. Neurosurg. 96, 1041–1045.

Donaldson, J.O., Simon, R.H., 1980. Radiodense ions within a third ventricular colloid cyst. Arch. Neurol. 37, 246.

Donauer, E., Moringlane, J.R., Ostertag, C.B., 1986. Colloid cysts of the third ventricle. Open operative approach or stereotactic aspiration. Acta Neurochir. (Wien) 83, 24–30.

Dott, N.M., 1938. Surgical aspects of the hypothalamus. In: Clark, W.E., Beattie, J., Riddoch, G., et al. (Eds.), The hypothalamus: morphological, functional, clinical and surgical aspects. Oliver & Boyd, Edinburgh, pp 131–185.

European Association Neurosurgical Societies (EANS), 1990. A short critique of the variety of approaches to handle colloid cysts. In: Symon, L., Calliauw, L., Cohadon, F., et al. (Eds.), Advances and technical standards in neurosurgery, vol 17. Surgical techniques in the management of colloid cysts of the third ventricle. Springer-Verlag, Wien, pp 153–155.

Ferrand, B., Pecker, J., Javalet, A., et al., 1971. Le kyste colloide du troisième ventricule. Etude anatomo-pathologique et pathogenique. Ann. Anat. Pathol. 16, 429–450.

Ferry, D.J., Kemp, L.G., 1968. Colloid cyst of the third ventricle. Military Med. 773, 734–737.

Friedman, M.A., Meyers, C.A., Sawaya, R., 2003. Neuropsychological effects of third ventricle tumor surgery. Neurosurgery 52, 791–798.

Ganti, S.R., Antunes, J.L., Louis, K.M., et al., 1981. Computed tomography in the diagnosis of colloid cysts of the third ventricle. Radiology 138, 385–391.

Gardner, W.J., Turner, M., 1937. Neuroepithelial cysts of the third ventricle. Arch. Neurol. Psychiatry 38, 1055–1061.

Gemperlein, J., 1960. Paraphyseal cysts of the third ventricle. Report of two cases in infants. J. Neuropathol. Exp. Neurol. 19, 133–134

Graziani, N., Dufour, H., Figarella-Branger, D., et al., 1995. Do the suprasellar neuroenteric cysts, the Rathke cleft and the colloid cyst constitute the same entity? Acta Neurochir. 133 (3–4), 174–180.

Greenwood, J. Jr., 1949. Paraphysial cysts of the third ventricle with report of 8 cases. J. Neurosurg. 6, 153–159.

Greenlee, J.D., Teo, C., Ghahreman, A., et al., 2008. Purely endoscopic resection of colloid cysts. Neurosurgery 62 (Suppl. 1), 51–56.

Grossiord, A., 1941. Le kyste colloide du troisième ventricule. These de Paris, No 216.

Guner, M., Shaw, M.D.M., Turner, J.W., et al., 1976. Computed tomography in the diagnosis of colloid cysts. Surg. Neurol. 6, 345–348.

Gutierrez-Lara, F., Patino, R., Hakim, S., 1975. Treatment of tumors of the third ventricle. A new and simple technique. Surg. Neurol. 3, 323–325.

Hall, W.A., Lunsford, L.D., 1987. Changing concepts in the treatment of colloid cysts. An 11-year experience in the CT era. J. Neurosurg. 66, 186–191.

Hellwig, D., Bauer, B., Schulte, M., et al., 2003. Neuroendoscopic treatment for colloid cysts of the third ventricle: The experience of a decade. Neurosurgery 52, 525–533.

Hingwala, D.R., Sanghvi, D.A., Shenoy, A.S., et al., 2008. Colloid cyst of the velum interpositum: a common lesion at an uncommon site. Surg. Neurol. 72 (2), 182–184.

Hirsch, J.F., Zavouri, A., Renier, D., et al., 1979. A new surgical approach to the third ventricle with interruption of the striathalamic vein. Acta Neurochir. (Wien) 47, 137–147.

Ho, K.L., Garcia, J.H., 1992. Colloid cyst of the third ventricle: ultrastructural features are compatible with endodermal derivation. Acta Neuropathol. (Berlin) 83, 605–612.

Hodges, J.R., Carpenter, K., 1991. Anterograde amnesia with fornix damage following removal of IIIrd ventricle colloid cyst. J. Neurol. Neurosurg. Psychiatry 54, 633–638.

Horn, E.M., Feiz-Erfan, I., Bristol, R.E., et al., 2007. Treatment options for third ventricular colloid cysts: Comparison of open microsurgical versus endoscopic resection. Neurosurgery 60, 613–620.

Ibrahim, A.W., Farag, H., Naguib, M., et al., 1986. Neuroepithelial (colloid) cyst of the third ventricle in identical twins. J. Neurosurg. 65, 401–403.

Jeeves, M.A., Simpson, D.A., Geffen, G., 1979. Functional consequences of the transcallosal removal of intraventricular tumors. J. Neurol. Neurosurg. Psychiatry 42, 134–142.

Joshi, S.M., Gnanalingham, K.K., Mohaghegh, P., et al., 2005. A case of familial third ventricular colloid cyst. Emerg. Med. J. 22, 909–910.

Kahn, E.A., Crosby, E.C., De Jonge, B.R., 1969. Tumors of the diencephalon. In: Khan, E.A., Crosby, E.C., Schneider, R.C., et al. (Eds.), Correlative neurosurgery, second ed. Charles C. Thomas, Springfield, IL, pp 131–137.

Kappers, J.A., 1955. The development of the paraphysis cerebri in man with comments on its relationship to the intercolumnar tubercle and its significance for the origin of cystic tumors in the third ventricle. J. Comp. Neurol. 102, 425–510.

Kasper, M., Goertchen, R., Stosiek, P., et al., 1986. Coexistence of cytokeratin vimentin and neurofilament protein in human choroid plexus. An immunohistochemical study of intermediate filaments in neuroepithelial tissues. Virchows. Arch. A. 410, 173–177.

Kchir, N., Haouett, S., Chatti, S., et al., 1992. Colloid cyst of the fourth ventricle. Apropos of a case. Arch. Anat. Cytol. Pathol. 40 (1–2), 36–38 (English abstract).

Kelly, R., 1951. Colloid cysts of the third ventricle. Analysis of twenty-nine cases. Brain 74, 23–65.

Kjos, B.O., Brant-Zawadzki, M., Kuchareczyk, W., et al., 1985. Cystic intracranial lesions: magnetic resonance imaging. Radiology 155, 363–369.

Kondziolka, D., Bilbao, J.M., 1989. An immunohistochemical study of neuroepithelial (colloid) cysts. Journal of Neurosurgery 71, 91–97.

Kondziolka, D., Lunsford, L.D., 1991. Stereotactic management of colloid cysts: factors predicting success. J. Neurosurg. 75, 45–51.

Kondziolka, D., Lunsford, L.D., 1994. Stereotactic techniques for colloid cysts: roles of aspiration, endoscopy, and microsurgery. Acta Neurochir. – Supplementum 61, 76–78.

Kondziolka, D., Lunsford, L.D., 1996. Microsurgical resection of colloid cysts using a stereotactic transventricular approach. Surg. Neurol. 46, 485–490.

Konovalov, A.N., Dobrokhotova, T.A., Voronina, I.A., et al., 1998. Sluchai korsakovskogo sindroma pri kolloidnoi kiste III zheludochka. [Case of Korsakoff syndrome and colloid cyst of the 3rd ventricle.]. Zhurnal. Nevrologii. I.Psikhiatrii. Imeni. S. S. Karsakova 98 (1), 49–51.

Kuchelmeister, K., Bergmann, M., 1992. Colloid cysts of the third ventricle: an immunohistochemical study. Histopathology 21, 35–42.

Lach, B., Scheithauer, B.W., 1992. Colloid cysts of the third ventricle: a comparative ultrastructural study of neuraxis cysts and choroid plexus epithelium. Ultrastruct Pathol. 16, 331–349.

Lavyne, M.H., Patterson, R.H. Jr., 1983. Subchoroidal trans-velum interpositum approach to mid-third ventricular tumors. Neurosurgery 12, 86–94.

Lee, Y.Y., Lin, S.R., Homer, F.A., 1979. Third ventricle meningioma mimicking a colloid cyst in a child. AJR Am. J. Roentgen. 132, 669–671.

Leech, R.W., Olafson, R.A., 1977. Epithelial cysts of the neuraxis. Presentation of three cases and a review of the origins and classifications. Arch. Pathol. Lab. Med. 101, 196–202.

Little, J.R., MacCarty, C.S., 1974. Colloid cysts of the third ventricle. J. Neurosurg. 40, 230–235.

Loizou, L.A., Tsementzis, S., Hamilton, J.G., 1986. Colloid cysts of the third ventricle. Int. Congress Neuropath. 10, 438 (abstract).

Longatti, P., Godano, U., Gangemi, M., et al., 2006. Cooperative study by the Italian neuroendoscopy group on the treatment of 61 colloid cysts. Childs Nerv. Syst. 22, 1263–1267.

Macaulay, R.J., Felix, I., Jay, V., et al., 1997. Histological and ultrastructural analysis of six colloid cysts in children. Acta. Neuropathol. (Berl.) 93, 271–276.

Mackenzie, I.R., Gilbert, J.J., 1991. Cysts of the neuraxis of endodermal origin. J. Neurol. Neurosurg. Psychiatry 54, 572–575.

Mamourian, A.C., Cromwell, L.D., Harbaugh, R.E., 1998. Colloid cyst of the third ventricle: sometimes more conspicuous on CT than MR. Am. J. Neuroradiol. 19 (5), 875–879.

Mathiesen, T., Grane, P., Lindquist, C., et al., 1993. High recurrence rate following aspiration of colloid cysts in the third ventricle. J. Neurosurg. 78, 748–752.

McMackin, D., Cockburn, J., Anslow, P., et al., 1995. Correlation of fornix damage with memory impairment in six cases of colloid cyst removal. Acta Neurochir. 135, 12–18.

McKissock, W., 1951. The surgical treatment of colloid cysts of the third ventricle. A report based upon 21 personal cases. Brain 74, 1–9.

Mietinnen, M., Clark, R., Virtanen, I., 1986. Intermediate filament proteins in choroid plexus and ependyma and their tumors. Am. J. Pathol. 123, 231–240.

Mohadjer, M., Teshmar, E., Mundinger, F., 1987. CT-stereotaxic drainage of colloid cysts in the foramen of Monro and the third ventricle. J. Neurosurg. 67, 220–223.

Moorthy, R.K., Vinolia, H., Tharyan, P., et al., 2006. Assessment of memory and new learning ability following stereotaxy-guided transcortical resection of anterior third ventricular colloid cysts. Stereotact Funct. Neurosurg. 84 (5–6), 205–211.

Mosberg, W.H., Blackwood, W., 1954. Mucus-secreting cells in colloid cysts of the third ventricle. J. Neuropathol. Exp. Neurol. 13, 417–422.

Musolino, A., Fosse, S., Munari, C., et al., 1989. Diagnosis and treatment of colloid cysts of the third ventricle by stereotactic drainage. Report on eleven cases. Surg. Neurol. 32, 294–299.

Nader-Sepahi, A., Hamlyn, P.J., 2000. Familial colloid cysts of the third ventricle: case report. Neurosurgery 46, 751–753.

Ojemann, R.G., 1971. Normal pressure hydrocephalus. Clin. Neurosurg. 18, 337–370.

Osborn, A.G., Wing, S.D., 1977. Thin-section computed tomography in the evaluation of third ventricular colloid cysts. Radiology 124, 257–258.

Ostertag, C.H.B., 1990. The stereotaxic endoscopic approach. In: Symon, L., Calliauw, L., Cohadon, F., et al. (Eds.), Advances and technical standards in neurosurgery, vol 17. Surgical techniques in the management of colloid cysts of the third ventricle. Springer-Verlag, Wien, pp 122–133.

Palacios, E., Azar-Ka, B., Shannon, M., et al., 1976. Neuroepithelial (colloid) cysts. Pathogenesis and unusual features. AJR Am. J.

Roentgenol. 126, 56–62.

Parkinson, D., Childe, A.E., 1952. Colloid cysts of the fourth ventricle. Report of a case of two colloid cysts of the fourth ventricle. J. Neurosurg. 9, 404–409.

Partington, M.W., Bookalil, A.J., 2004. Familial colloid cysts of the third ventricle. Clin. Genet. 66, 473–475.

Perentes, E., Rubinstein, L.J., 1987. Recent applications of immunoperoxidase histochemistry in human neuro-oncology. An update. Arch. Pathol. Lab. Med. 111, 796–812.

Pollock, B.E., Schreiner, S.A., Huston, J. III, 2000. A theory on the natural history of colloid cysts of the third ventricle. Neurosurgery 46, 1077–1083.

Powell, M.P., Torrens, M.J., 1983. Isodense colloid cysts of the third ventricle. A diagnostic and therapeutic problem resolved by ventriculoscopy. Neurosurgery 13, 234–237.

Riddoch, G., 1936. Progressive dementia, without headache or changes in the optic discs, due to tumors of the third ventricle. Brain 59, 225–233.

Rivas, J.J., Lobato, R.D., 1985. CT-assisted stereotaxic aspiration of colloid cysts of the third ventricle. J. Neurosurg. 62, 238–242.

Ryder, J.W., Kleinschmidt, D.E., Masters, B.K., et al., 1986. Sudden deterioration and death in patients with benign tumors of the third ventricle area. J. Neurosurg. 64, 216–223.

Sackett, J.F., Messina, A.V., Petito, C.K., 1975. Computed tomography and magnification vertebral angiotomography in the diagnosis of colloid cysts of the third ventricle. Radiology 116, 95–100.

Schroeder, H.W.S., Gaab, M.R., 2002. Endoscopic resection of colloid cysts. Neurosurgery 51, 1441–1445.

Sener, R.N., Jinkins, J.R., 1991. CT of intrasellar colloid cyst. J. Computer Assist. Tomogr. 15, 671–672.

Shuangshoti, S., Netsky, M.G., 1966. Neuroepithelial (colloid) cysts of the nervous system. Further observations on pathogenesis, location, incidence, and histochemistry. Neurology 16, 887–903.

Shuangshoti, S., Roberts, M.P., Netsky, M.G., 1965. Neuroepithelial (colloid) cysts: pathogenesis and relation to choroid plexus and ependyma. Arch. Pathol. (Chicago) 80, 214–224.

Shucart, W.A., Stein, B.M., 1978. Transcallosal approach to the anterior ventricular system. Neurosurgery 3, 339–343.

Siwanuwatn, R., Deshmukh, P., Feiz-Erfan, I., et al., 2005. Microsurgical anatomy of the transcallosal anterior interforniceal approach to the third ventricle. Neurosurgery 56 (Suppl.), 390–396.

Sjovall, E., 1909. Uber eine ependumcyste embryonalen charakters (paraphyse) im dritten Kirnventrikel mit todlichem Ausgang: Zugleich ein beobacktung wahrer lipochromer Veranderungen mit auftreten con 'halbrnondkorperchen'. Beitr. Path Anat. 47, 248–269.

Socin, H.V., Born, J., Wallemacq, C., et al., 2002. Familial colloid cyst of the third ventricle: neuroendocrinological follow-up and review of the literature. Clin. Neurol. Neurosurg. 104 (4), 367–370.

Stoodley, M.A., Nguyen, T.P., Robbins, P., 2002. Familial fatal and near-fatal third ventricle colloid cysts. Aust. N.Z. Surg. 69 (10), 733–736.

Symon, L., Pell, M., 1990. The transcortical approach. In: Symon, L., Calliauw, L., Cohadon, F., et al. (Eds.), Advances and technical standards in neurosurgery, vol 17. Surgical techniques in the management of colloid cysts of the third ventricle. Springer-Verlag, Wien, pp 122–133.

Taveras, J.M., Wood, E.H., 1964. Diagnostic neuroradiology. Williams & Wilkins, Baltimore, MD, pp 1376–1378.

Türe, U., Yasargil, M.G., Al-Mefty, O., 1997. The transcallosal-transforaminal approach to the third ventricle with regard to the venous variations in this region. J. Neurosurg. 87, 706–715.

Urso, J.A., Ross, G.J., Parker, R.K., et al., 1998. Colloid cyst of the third ventricle: Radiologic-pathologic correlation. J. Comp. Assist. Tomogr. 22, 524–527.

Vandertop, W.P., Gosselaar, P.H., Nesselrooij, B., 1995. Three sisters with colloid cyst of third ventricle. Lancet 346, 643–644.

Wallmann, H., 1858. Eine Colloidcyste im dritten Hirnventrikl und ein Lipom im Plexus chorioides. Virchows Arch. II, 385–388.

Wen, H.T., Rhoton, A.L. Jr., de Oliveira, E., 1998. Transchoroidal approach to the third ventricle: An anatomic study of the choroidal fissure and its clinical application. Neurosurgery 42, 1205–1219.

Williams, D.J., Tannenberg, A.E., 1997. Unusual presentation of colloid cyst of the third ventricle. Med. Sci. Law 37 (3), 254–256.

Winston, K.R., Cavazzuti, V., Atkins, T., 1979. Absence of neurological and behavioral abnormalities after anterior transcallosal operation for third ventricular lesions. Neurosurgery 4, 386–393.

Yasargil, M.G., Abdulrauf, S.I., 2008. Surgery of intraventricular tumours. Neurosurgery 62 (Suppl.), 1029–1041.

Yasargil, M.G., Sarioglu, A.C., Adamson, T.E., et al., 1990. The interhemispheric-transcallosal approach. In: Symon, L., Calliauw, L., Cohadon, F., et al. (Eds.), Advances and technical standards in neurosurgery, vol 17. Surgical techniques in the management of

910

colloid cysts of the third ventricle. Springer-Verlag, Wien, pp 122–133.

Yenermen, M.H., Bowerman, C.I., Haymaker, W., 1958. Colloid cyst of the third ventricle: a clinical study of 54 cases in the light of previous publications. Acta Neuroveg. 17, 211–277.

Young, W.B., Silberstein, S.D., 1997. Paroxysmal headache caused by colloid cyst of the third ventricle: Case report and review of the literature. Headache 37, 15–20.

Yuceer, N., Baskaya, M., Gokalp, H.Z., 1996. Huge colloid cyst of the third ventricle associated with calcification in the cyst wall. Neurosurg. Rev. 19 (2), 131–132.

Zilkha, A., 1981. Computed tomography of colloid cysts of the third ventricle. Clin. Radiol. 32, 397–401.

脑转移瘤

第45章 **脑转移瘤**
Raymond Sawaya，Rajesh K.Bindal，
Frederick F.Lang，Dima Suki

1 简介

脑转移瘤是中枢神经系统以外的肿瘤延及脑内形成的肿瘤，是全身各个系统恶性肿瘤的常见并发症，也是癌症患者致残、致死的重要原因。脑转移瘤是最常见的颅内肿瘤，且发生率可能一直在升高。本章节内容包括脑（实质）转移瘤的流行病学、病理、临床特点、诊断及治疗方法。

2 流行病学

脑转移瘤的流行病学数据有三个来源：流行病学研究、临床研究以及尸检。最好的证据类型是大样本患者群体的流行病学数据。但许多研究都存在肿瘤病理不确定以及病例漏报等不足。在一个全国范围的颅内肿瘤调查中（Walker et al 1985），1973—1974 年所有的转移瘤只有 20% 经组织病理学确诊。神经外科研究报道的脑肿瘤患者中存在重大选择偏倚和混淆因素。例如，由于普遍认为脑转移瘤的治疗无效，因此在这些研究中的转移瘤患者数量远低于实际患病人数。

尸检研究（表 45.1）通常用来评估源于某种特定原发病的脑转移瘤发生率。然而，这些研究通常是在某些指定的中心进行，且依赖于偶然进行的尸检而非随机选择的患者。由于上述原因，所报道的脑转移瘤的流行病学数据存在很大差异。尽管很难获得精确的数据，但现有的证据却有助于判断流行病学趋势和区分不同的风险组。

2.1 流行病学趋势

在早期的流行病学研究中，源于美国、冰岛及芬兰中部的大样本数据显示脑转移瘤的发生率为（2.8~11.1）/100 000 人（Fogelholm et al 1984；Guomundsson 1970；Percy et al 1972；Walker et al 1985）。目前，估计仅在美国每年就有超过 100 000 患者患脑转移瘤（Landis et al 1998；Patchell 2003）（表 45.2）。现在认为脑转移瘤是最常见的颅内肿瘤，发生率远远超过原发性脑肿瘤（Posner 1995；Walker et al 1985；Wingo et al 1995）。相对于较早的流行病学调查研究（在上述基于人群的调查中，转移瘤与原发肿瘤的比例为 30%~90%）和早期神经外科病例报道（转移瘤与原发性肿瘤的比例要低得多，范围为 3%~25%）（Arseni & Constantinescu 1975；Christensen 1949；Cushing 1932；Elkington 1935；Livingston et al 1948；Meagher & Eisenhardt 1931；Paillas & Pellet 1975；Petit-Dutaillis et al 1956；Richards & McKissock 1963；Simionescu 1960；Stortebecker 1954；Zulch 1957），这种趋势也正在持续升高（Johnson & Young 1996；Posner & Chernik 1978；Gloeckler Ries et al 2003；Levin et al 2001）。

1/5~1/4 的癌症患者尸检中可发现脑转移瘤（Cairncross & Posner 1983；Posner & Chernik 1978；

Takakura et al 1982）。按照这个比例，基于 1998 年美国癌症协会估计的 564 800 名癌症死亡患者的数据（Landis et al 1998），则每年将有 112 960~141 960 名癌症患者死于脑转移瘤，此数据高出了之前的预期。其真实原因可能在于肺癌和黑色素瘤发病率的不断上升、原发癌症治疗方法的进步和患者人口的老龄化。表面上的增加可能是由于越来越多的神经外科研究中报道了更多的脑转移瘤、神经影像技术的发展以及在对原发肿瘤进行常规分期时评估中枢神经系统。

续表

研究者	原发肿瘤	尸检（例数）	脑转移（%）
Takakura et al（1982）	胃肠道肿瘤	773	6
Saitoh et al（1982）	肾癌	1 828	10
Takakura et al（1982）	肾癌	199	17
所有类型的肾癌		2 027	11

ª 为文献回顾。

表 45.1　癌症死亡患者尸检发现脑转移瘤的概率

研究者	原发肿瘤	尸检（例数）	脑转移（%）
Galluzzi & Payne（1956）	肺癌	647	26
Newman & Hansen（1974）	肺癌	247	23
Takakura et al（1982）	肺癌	747	36
Sorensen et al（1988）	腺癌	87	44
Burgess et al（1979）	小细胞肺癌	177	40
Hirsch et al（1982）	小细胞肺癌	87	50
Cox & Komaki（1986）	鳞状癌	123	13
	肺腺癌	129	54
	小细胞肺癌	82	45
	大细胞肺癌	54	52
所有类型的肺癌		2 380	32
Takakura et al（1982）	乳腺癌	526	21
Tsukada et al（1983）	乳腺癌	1 044	18
Lee（1983）ª	乳腺癌	3 846	22
所有类型的乳腺癌		5 416	21
Takakura et al（1982）	黑色素瘤	49	49
Amer et al（1978）	黑色素瘤	53	68
de la Monte et al（1983）	黑色素瘤	56	64
Lee（1980）ª	黑色素瘤	553	46
所有类型的黑色素瘤		711	48

表 45.2　美国每年发生肿瘤脑转移的病例数

原发位置	死亡例数ª	脑转移比例 %	发生脑转移例数
肺	160 100	32ᵇ	51 232
乳腺	43 900	21ᵇ	9 219
皮肤	7 300	48ᵇ	3 504
结肠	47 700	6ᵇ	2 862
肾脏	11 600	11ᵇ	1 276
肝和胰腺	41 900	5	2 095
前列腺	39 200	6	2 352
白血病	21 600	8	1 728
肉瘤	5 700	15	855
女性生殖器官	27 100	2	542
淋巴	26 300	5	1 315
甲状腺	1 200	17	204
其他	131 200	19	24 928
总计	564 800	19	107 312

ª 数据来自于 Landis SH，Murray T，Bolden S，et al.Cancer statistics，1998.CA Cancer J Clin 1998；48（1）：6-29.

ᵇ 数值来自于 Table 45.1；remaining frequencies estimated from data in（Takakura et al 1982）.

2.2 高危人群

2.2.1 原发肿瘤的类型

尽管几乎所有的恶性肿瘤都可以发生脑转移，但不同类型肿瘤脑转移的发生率大不相同（Jemal et al 2003；Jemal et al 2004；Landis et al 1999；Patchell 2003）。肺癌、乳腺癌、黑色素瘤、肾癌和结肠癌出现脑转移的比率最高（表 45.2，图 45.1）。其中原发性肺癌的脑转移率最高，占所有脑转移瘤的 30%~60%（Baker 1942；Baker et al 1951；Chang et al 1992；Lang & Slater 1964；Le Chevalier et al 1985；MacGee 1971；Markesbery et al 1978；Sundaresan & Galicich 1985；Takakura et al 1982；Zimm et al 1981）。在所有肺癌的患者中，18%~65% 会发生脑转移（Abrams et al 1950；Burt et al 1992；Nugent et al 1979；Takakura et al 1982），原发肿瘤的病理类型在决定脑转移的发生率方面至关重要。40% 以上的小细胞肺癌和腺癌患者在尸检时发现了脑转移，其发生率是其他肺癌如鳞癌的两倍多（Cox & Komaki 1986；Sen et al 1998；Takakura et al 1982）。

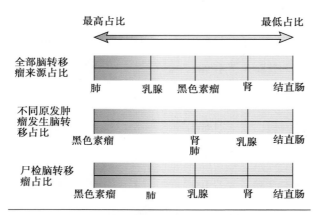

图 45.1 最常见的几种原发肿瘤发生脑转移的比例

乳腺癌在易发生脑转移的肿瘤中排第二位，原发乳腺癌的女性出现脑转移的概率是 10%~30%（Baker 1942；Baker et al 1951；Lang & Slater 1964；Markesbery et al 1978；Takakura et al 1982；Tsukada et al 1983；Vieth & Odom 1965；Zimm et al 1981）。在所有乳腺癌患者中 20~30% 会发生脑转移（Abrams et al 1950；Aronson et al 1964；Chason et al 1963；Cifuentes & Pickren 1979；Posner 1995；Tsukada et al 1983）。然而，Barnholtz-Sloan 等进

行的一项大样本研究表明，只有 5.1%（95%CI = 4.9~5.3）的乳腺癌患者出现了单发脑转移病灶（Barnholtz-Sloan et al 2004）。

在易发生脑转移肿瘤中，黑色素瘤排第三位；5%~21% 的脑转移患者其原发肿瘤是黑色素瘤（Chason et al 1963；Lang & Slater 1964；Le Chevalier et al 1985；Markesbery et al 1978；Posner 1980b；Sundaresan & Galicich 1985；Zimm et al 1981）。有意思的是，恶性黑色素瘤在所有的肿瘤中仅占 4%（Landis et al 1998），却是所有系统恶性肿瘤中最具有脑转移倾向的肿瘤（Amer et al 1978；Chason et al 1963；Pickren et al 1983）。临床报道恶性黑色素瘤发生脑转移的概率为 6%~43%（Amer et al 1979；Atkinson 1978；McNeer & das Gupta 1965），而尸检发现的概率为 12%~90%（Amer et al 1978；Chason et al 1963；Madajewicz et al 1984；Pickren et al 1983）。近期一项大样本的人群调查（Barnholtz-Sloan et al 2004），分析了单一原发肿瘤发生脑转移的概率，其中黑色素瘤的比例为 6.9%（95%CI = 6.3~7.4）。

肾癌和结肠癌出现脑转移的概率类似。在 Barnholtz-Sloan 的研究中（Barnholtz-Sloan et al 2004），单一肾癌脑转移的概率为 6.5%（95%CI 5.9~7.1）。其他类型肿瘤如肉瘤和生殖系统肿瘤脑转移的概率较低（Anderson et al 1992；Bloch et al 1987；Castaldo et al 1983；Dauplat et al 1987；Lewis 1988；Martínez-Mannãs et al 1998；Stein et al 1986；Steinfeld & Zelefsky 1987；Taylor et al 1984）。在 10%~15% 的病例中，患者因脑转移瘤而出现相关症状，却无肿瘤史且不转移来源不明（Soffietti et al 2002）。尽管出现这种情况的概率不同（Khansur et al 1997），但在大多数情况下，原发肿瘤最有可能的是肺癌（Khansur et al 1997；van den Bent 2001）。

2.2.2 患者年龄

图 45.2 显示了随着年龄的增长出现脑转移的概率，其发生率与原发肿瘤的情况类似。脑转移瘤的发病高峰期是 50~70 岁（Takakura et al 1982），之后发病率逐渐下降（Graus et al 1983；Takakura et al 1982）。脑转移瘤的好发年龄在不同的肿瘤类型中也不尽相同（Aronson et al 1964；de la Monte et al 1988；Sorensen et al 1988；Takakura et al 1982）。儿童发生肿瘤脑转移的概率为 6%~13%，较成人低

（Graus et al 1983；Posner & Chernik 1978；Posner 1980b，1992，1995；Tasdemir-oglu & Patchell 1997；Vannucci & Baten 1974）。儿童脑转移最常见的原因是白血病，其次是淋巴瘤（Takakura et al 1982）；在小于15岁的儿童中，导致实性脑转移瘤的最常见原因是骨肉瘤和横纹肌肉瘤，而对于15~21岁的患者，则为生殖细胞肿瘤（Graus et al 1983）。

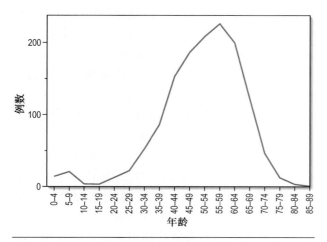

图45.2 随着年龄的不同脑转移瘤的发病率变化（Reproduced with permission from Takakura K，Sano K，Hojo S，et al.Metastatic Tumors of the Central Nervous System.New York：Igaku-Shoin，Japan；1982）.

2.2.3 患者性别

尽管男性与女性的脑转移瘤发病率大体相同，但仍有一些类型的原发肿瘤在不同性别中发生脑转移的概率存在差别。男性脑转移瘤最常见的原发肿瘤是肺癌，而在女性中则为乳腺癌（Takakura et al 1982；Walker et al 1985）。这种差异是由于这两种肿瘤在男女之间发病率的不同造成的。除黑色素瘤与肺癌之外，某种特定肿瘤在两性之间发生脑转移的概率一致。男性黑色素瘤患者发生脑转移的概率较女性高，可能是由于男性的黑色素瘤易发于头部、颈部和躯干等暴露于外界经常接受日光照射的部位，而这些部位的黑色素瘤更易发生脑转移（Amer et al 1978；Robinson et al 1987）。女性肺癌患者发生脑转移的概率比男性高得多（Barnholtz-Sloan et al 2004），可能是由于女性肺癌的发生率正在逐渐增加（Weir et al 2003）。

3 病理

尽管来源不同，脑转移瘤的大体病理仍有很多相似点（Russell & Rubinstein 1971）。肿瘤通常是球状，与脑组织界限清楚。切面多为红灰色、颗粒状、质软（图45.3）。肿瘤周围多有广泛的水肿区，而水肿的程度通常与肿瘤的大小无关。体积大的肿瘤中央常有坏死，进而形成软化甚至液化、脓状的核心。肿瘤倾向于沿脑组织表面呈扁平状生长甚至沿白质纤维束以长条状生长。转移瘤通常位于大脑灰质和白质的交界处，推测肿瘤栓子在此处的脑血管中停滞不前。在镜下脑转移瘤的组织学表现类似于其他系统性转移瘤。有意思的是，尽管多数转移瘤在大体病理上与周围脑组织边界清楚，但在镜下它们却或多或少具有浸润特性（Henson & Urich 1982；Stortebecker 1954）。此情况可见于多种肿瘤类型，如小细胞型（Takakura et al 1982）和表皮型肺癌（Paillas & Pellet 1975；Sundaresan & Galicich 1985），黑色素瘤以及结肠癌（Sundaresan & Galicich 1985）。这种浸润不像恶性胶质瘤那样广泛，但它仍可能在手术切除后导致肿瘤复发。对于为何有些转移瘤出现浸润性而另一些没有，以及为何原发恶性脑瘤的浸润性远远超过转移性肿瘤还有待进一步研究。

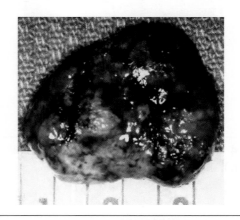

图45.3 一例肺癌致脑转移瘤的大体标本

3.1 血－脑屏障

脑转移瘤中血－脑屏障被破坏。众所周知，肿瘤形成的血管往往有缺陷，即便系统性肿瘤也是如此。在大脑中，肿瘤生成的血管通透性增加导致血－脑屏障被破坏。脑转移瘤的毛细血管内皮细胞具有系统性肿瘤的特性，包括缝隙连接和基底膜贯通，这些特征在肿瘤的中心最为常见（Long 1979）。这种血－脑屏障的缺乏可能导致毛细血管对血清蛋白质和其他大分子化合物的通透性增加。实验证据表明，当肿瘤超过 1mm 大小时，肿瘤血管开始生成且通透性开始增加（Hasegawa et al 1983）。基于此原理可以进行 CT 和 MRI 的对比增强成像。由于造影剂的优先吸收，肿瘤在影像上出现强化，这种现象可能由于血－脑屏障缺陷所致。

通常认为，脑转移瘤周围常见的广泛水肿是肿瘤导致血－脑屏障改变所引起。血－脑屏障的改变导致液体和蛋白质从血管进入脑组织，形成所谓的血管源性水肿。这种水肿主要局限于大脑白质的细胞外间隙。然而，病变本身的大小通常与瘤周水肿的程度无关（图 45.4）。转移瘤对血－脑屏障的破坏在化疗中也有重要应用，这部分将在相应的小节中讨论。

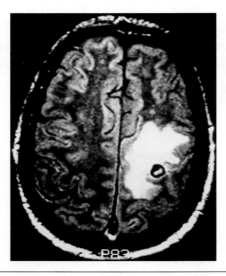

图 45.4 MR T$_2$ 像显示左顶部肾癌脑转移灶（暗环，直径 1cm），周围有广泛水肿（白色区域）

3.2 位置和数目

从脑转移瘤发生的部位看，大脑半球占

80%~85%，小脑占 10%~15%，脑干占 3%~5%（Delattre et al 1988；Haar & Patterson 1972；Takakura et al 1982）。转移瘤的分布－和脑不同区域的空间大小及血供有一定的相关性，但并不绝对。脑转移瘤倾向于发生在大脑中动脉末端的颞顶枕交界处（Delattre et al 1988；Kindt 1964）。小脑的重量约为大脑的 1/9（Ask-Upmark 1956），但是转移癌发生在小脑及脑干的概率却高于这一比例，原因尚不清楚。转移瘤的分布也可能与原发肿瘤的组织学类型有关，但是这种情况也缺乏具体说明。有研究认为后颅凹的转移瘤多源于盆腔和胃肠肿瘤（Cascino et al 1983b；Delattre et al 1988；Takakura et al 1982），原因是肿瘤可能通过 Batson 静脉丛进行转移（Batson 1942）。

转移瘤是单发或多发的概率因原发肿瘤类型而不同。黑色素瘤最有可能导致多发的转移灶，其次是肺部和乳腺的肿瘤。结肠肿瘤有 50% 的概率会一开始就在脑内产生多发转移（Cascino et al 1983b），而肾癌脑转移则往往为单发病灶（Decker et al 1984；Gay et al 1987）。表 45.3 展示了不同研究中的多发脑转移患者所占的比例。总体来说，尸检结果显示在死于癌症的患者中，有 60%~85% 伴随有脑内多发转移（Amer et al 1978；Chason et al 1963；Galluzzi & Payne 1956；Takakura et al 1982）。然而，多发转移灶在已诊断为癌症的存活患者中可能更不常见。实际上，CT 研究就表明有 37%~50% 的患者是单发转移病灶（Delattre et al 1988；Takakura et al 1982）。但是对增强 CT 和增强 MR 图像进行比较的研究发现，患者的 CT 中呈单发病灶，而其 MRI 上却可能出现多发转移灶（Davis et al 1991；Sze et al 1990）。因此，可以在 MR 上表现出多发转移病灶的患者比例可能要高于 CT 所检出的结果。

表 45.3 多发转移肿瘤的研究

研究（尸检除非另指）	肿瘤来源	多发病灶的患者数	患者总数
Ask-Upmark（1956）	混合性肿瘤	65	696
Chason et al（1963）	混合性肿瘤	86	137

续表

研究（尸检除非另指）	肿瘤来源	多发病灶的患者数	患者总数
Graf et al（1988）	混合性肿瘤	58	230
Delattre et al（1988）[a]	肺癌	54	140
Galluzzi & Payne（1956）	肺癌	64	166
Tsukada et al（1983）	乳腺癌	58	193
Patel et al（1978）	黑色素瘤	75	106
Madajewicz et al（1984）	黑色素瘤	73	64
Cascino et al（1983b）[a]	结肠癌	50	40
Decker et al（1984）[a]	肾癌	21	34

[a] 非尸检研究

3.3 从初始诊断至脑内转移的时间

不同类型的原发肿瘤在病程中向脑内转移的时间不同。在发现癌症后，肺癌可以最短的时间转移到脑内。从初始诊断肺癌到发现脑内转移的中位时间为 6~9 个月（Hardy et al 1990；Magilligan et al 1986；Mandell et al 1986）。这些患者中，在明确肺癌的诊断时有时也会发现脑内转移，也有可能脑转移引起的症状就是患者最初始的临床表现（Trillet et al 1991）。事实上，有研究显示，在没有脑转移瘤相关症状的肺癌患者中，6% 的患者 CT 检查可见脑内转移。乳腺癌患者从初始诊断到发现脑内转移的中位时间为 2~3 年（DiStefano et al 1979；Kamby & Soerensen 1988）。黑色素瘤从初始诊断到脑内转移的中位时间也为 2~3 年（Allan & Cornbleet 1990；Stevens et al 1992），结肠癌约为 2 年，肾癌则约为 1 年（Badalament et al 1990；Decker et al 1984；Gay et al 1987；Marshall et al 1990）。值得注意的是，这些时间都是中位时间，具体到个体患者可能有较大的差异。

4 脑转移瘤的生物学特征

近年来在肿瘤转移方面的研究取得了巨大的进步（Fidler 1997；Liotta & Stetler-Stevenson 1989；Nicolson et al 1996）。肿瘤细胞具有异质性，在免疫源性、生长率、侵袭性以及转移性上有所不同。有人认为，发生转移的细胞是最有侵袭性的细胞群。

转移的过程涉及肿瘤和宿主器官间相互作用而引发的一系列的级联反应（Fidler 1989，1991，1997；Nicolson 1988；Nicolson et al 1996）。为了使转移发生，肿瘤细胞必须进入血液循环，到达远端血管床，外移并侵入器官间质和实质，并增殖形成转移灶，进而产生新的血管（即血管生成）。尽管有些肿瘤细胞通过淋巴管进入循环，但普遍认为肿瘤细胞多以血运传播为主。之前曾一度认为淋巴结是肿瘤细胞的机械屏障，但现在知道肿瘤细胞可以经过淋巴结，继而进入静脉回流。肿瘤细胞可以通过单个或丛集的方式进入血液循环。据估计，一个生长迅速且直径达 1cm 的肿瘤一天就可以将数百万计的瘤细胞释放入血（Fidler 1991）。因此，真正形成肿瘤转移灶其实是小概率事件。

因为脑内无淋巴系统，所以肿瘤必须经由血运转移至脑内。血运途径包括颈内、椎动脉系统和 Batson 静脉丛。目前认为动脉系统仍是肿瘤细胞转移至脑最重要的途径。因为所有的动脉血都必须经过肺循环才进入脑内，而肿瘤细胞又会在肺毛细血管中被过滤掉，所以有人推断通过动脉进入脑内的肿瘤细胞可能来自于肺内的原发或继发灶。多数脑内转移的患者都有合并肺内恶性肿瘤，而肺癌又是癌症中脑内转移最快的，这些结论均支持了上述说法。基于这种假说，在没有发现肺内原发肿瘤的情况下，脑转移灶可能来源于微小的肺肿瘤或来源于 Batson's 静脉丛。因为肿瘤通过 Batson 静脉丛转移可导致脊柱更容易受累，但一些研究者否定了这种转移途径，他们指出脊柱受累增加其实并不常见（Delattre et al 1988）。然而，一些大型尸检研究表明，某些原发肿瘤，尤其是腹腔、盆腔肿瘤的确会更多地累及脊柱（Weiss et al 1986）。因此，Batson 静脉丛和肿瘤转移是否有关仍有争论。

5　诊断

5.1　临床表现

超过 2/3 的脑转移瘤会在病程中不同时间出现临床症状（Cairncross et al 1980；Hirsch et al 1982）。尽管依靠 MRI 等现代影像技术可以更好地发现无症状的脑转移瘤，但对于大多数患者来说，脑转移瘤仍然是首先通过神经系统症状和体征等临床表现发现的。脑转移瘤的症状和体征与其他的颅内占位性病变十分相似。症状多由两种因素引起，即颅内压升高以及神经元的局灶性刺激和破坏。

颅内压升高是由于肿物占位效应导致瘤周水肿、梗阻性脑积水或更多的因素共同作用的结果。除了小儿以外，颅腔的容积是固定的。因此，任何肿瘤生长或水肿造成的颅内容积增加都必须以某种形式进行代偿。但是当占位效应超过代偿的能力时，颅内压就会增高。小脑的病变常常会对中脑导水管或第四脑室造成压迫，从而形成梗阻性脑积水并引起颅内压增高。视盘水肿可见于 25% 的症状性患者（Lassman & DeAngelis 2003）。颅内压增高的症状包括头痛、恶心、呕吐、思维混乱和嗜睡。颅内压升高还可能导致脑组织疝入周围空间，从而对疝出和周围的脑组织均造成损害。

病变周围脑组织的局灶性刺激和损害可能来自于对神经元的直接压迫、瘤周水肿或出血。这些情况往往可产生具有定位价值的局灶性症状和体征，包括偏瘫、视野缺损、失语、局限性癫痫和共济失调。

表 45.4 展示了关于转移癌的症状和体征的六个有代表性的研究。最为常见的症状是头痛，局部力弱及精神行为异常。转移瘤产生的症状往往是渐进性的，而急性进展则往往提示肿瘤内部出血（Klos & O' Neill 2004；Posner 1980a）。虽然只有一小部分支气管来源的转移瘤会导致出血，但由于其绝对数量大，所以它们是最常见的出血性脑转移瘤（Salcman 1992）。而绒毛膜癌和黑色素瘤则是最易出血的转移瘤（Leeds et al 1992；Nutt & Patchell 1992；Salcman 1992）。在黑色素瘤造成的脑转移灶中有多达 80% 在影像学上有出血表现，而这些出血却大多不产生临床症状（Salcman 1992）。尸检发现，生殖细胞来源的脑转移瘤中有 60% 发生出血，而黑色素瘤来源的为 30%，肺癌来源的为 5%，乳腺癌来源的则为 1%（Graus et al 1985）。

5.2　影像学表现

对于怀疑脑转移瘤的患者最佳影像检查手段为增强 MR。许多研究证实在确定有无转移、转移瘤部位和数量等方面，增强 MR 比其他检查拥有

表 45.4　脑转移瘤患者的症状（%）

症状	纳入研究的患者数量					
	Paillas & Pellet（1975）（n = 178）	Hildebrand（1973）（n = 50）	Posner（1974）（n = 162）	Gamache et al（1982）（n = 94）	Takakura et al（1982）（n = 204）	Nisce et al（1971）（n = 560）
头痛	44	26	53	43	57	33
局部力弱	18	30	40	34	39	75
精神行为异常	22	30	31	34	22	41
癫痫	19	6	15	21	19	18
共济失调	未描述	未描述	20	未描述	5	未描述
失语	1	4	10	未描述	10	14
视野损害	1	6	未描述	13	21	15
感觉异常	10	2	未描述	未描述	未描述	28

更高的灵敏度和特异度（Davis et al 1991；Healy et al 1987；Russell et al 1987；Sze et al 1990）。T_1加权像和T_2加权像在诊断中起到不同的作用。多发病变、显著的血管源性水肿和占位效应是脑转移瘤的特征性表现（Modic & Beale 1990）。转移瘤多为球形且一般居于外周。转移瘤在T_1像上常表现为高信号。较大的肿瘤表现为周围环形增强，中心则因坏死而无增强。肿瘤周围水肿在T_1像上为低信号区域。在T_2像上，肿瘤表现为低信号，而水肿则为高信号。在T_2像上比T_1像能更好地评估有无水肿及其程度（图45.4）。

用于MRI的增强造影剂是钆喷酸葡胺（gadolinium diethylenetriamine penta-acetic acid，Gd-DTPA）。造影剂的使用使磁共振成像更为敏感；在平扫中未显示的病灶往往会在增强后显影（图45.5）。关于造影剂对转移瘤的最佳显示剂量仍有所争论（Ginsberg & Lang 1998）。有些研究认为，应在某些患者中使用3倍剂量的造影剂，尤其是那些使用单份造影剂无法确定病灶或只发现单发病灶的患者（Sze et al 1998）。另外，也有人提出使用新的方法，例如磁转换（magnetization transfer，MT）后增强显影（Knauth et al 1996；Mathews et al 1994）。尽管存在这些争论，目前大多数单位仍然继续使用单剂量造影剂。

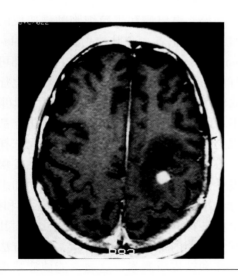

图45.5 一名患者的MR增强成像，转移瘤明显增强，伴有周围低信号的水肿区（暗区）

5.3 鉴别诊断

在已患有原发肿瘤的患者中，如果出现相应

的影像学表现和临床神经症状就基本可以确诊为脑转移瘤。在合并幕上单发病灶的癌症患者中，有89~93%患有脑转移瘤（Patchell et al 1990；Voorhies et al 1980）。如果是多发占位病灶，则转移瘤可能性更大。即便如此，医生也必须注意其他疾病诸如原发脑肿瘤和脑脓肿也可以有类似的表现。转移瘤一定要与脑脓肿进行鉴别，尤其是在针对原发肿瘤行化疗而造成免疫功能下降的患者。

很多患者有与脑转移瘤相符的神经症状、影像学表现，但之前并没有肿瘤病史。影像学上发现颅内多发占位就要高度怀疑是转移瘤，而对单发且无肿瘤病史的患者，患转移瘤的概率则大大地降低。一项研究表明，对于单发且无肿瘤病史的患者，只有约15%经病理确诊为脑转移瘤（Voorhies et al 1980）。因此，在这类患者中是否需要积极寻找原发灶或者其他部位转移仍存在一定的争议，因为无论是否为转移性病变，脑内的病灶都需要尽快治疗。尽管如此，还是应该完善一些相的关检查。认真询问病史并进行全面体检（包括乳腺和直肠检查）是非常重要的。由于大部分的脑转移瘤都和肺部肿瘤有关，所以有必要行高质量的胸部影像学检查。当然，活检是最佳的诊断方法。

以脑转移瘤为首诊表现的患者中有53%~68%存在肺内原发病灶（Debevec 1990；Dhopesh & Yagnik 1985；Merchut 1989）。在这些患者中，原发肿瘤为乳腺癌者较为少见，造成这种情况的原因可能是乳腺癌相对容易发现，且乳腺癌转移至脑内需要较长的时间。

6 治疗和临床决策制定

关于脑转移瘤治疗的争论已经持续了几十年（Black 1979；Cairncross & Posner 1983）。在为数不多的共识中，其中之一是患者预后不佳。所有治疗措施的目的都是为了延长生存期和改善生存质量。这些年来，脑转移瘤的治疗方法有了很大进步，目前有多种治疗手段和技术可选。其中最为重要的包括激素治疗、放疗、手术以及立体定向放疗（stereotactic radiosurgery，SRS）。对某些患者来说，化疗和间质内近距离放疗都可能有效。这些治疗方法往往联合使用。选择哪种最优治疗方式取决于多种患者个体的因素。这些重要的治疗方法将在本节后面讨论。

有时患者也会出现神经科急症，例如脑转移瘤卒中或者颅内压增高引起脑疝。此时应迅速对病变进行处理，而对原发肿瘤的深入检查并不会影响治疗决策。对因颅内压增高引起脑疝的患者应给予大剂量激素，静点甘露醇，并手术切除肿瘤。

然而大多数情况下，治疗的决定应基于详尽的分析和与患者深入的讨论。图45.6展示了治疗决策的临床管理树状图。不过，还是要强调对于个体患者要进行个性化治疗，这一点极为重要。

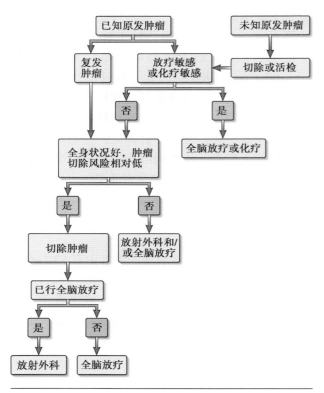

图45.6　以树形图总结在治疗决策中的步骤

6.1　无肿瘤史的患者

首次疑诊为脑转移瘤的患者（根据MRI），并不一定都有原发肿瘤病史。大约1/3的脑转移瘤的患者既往并没有癌症病史（Dhopesh & Yagnik 1985）。获取病理标本对制订治疗方案非常重要。因为多数无肿瘤史患者患有颅内原发肿瘤而非转移瘤，所以病理诊断就十分必要。此外，脑内病变常常产生临床症状，因此要通过治疗缓解这些症状。尽管在没有病理确诊的情况下也可以进行SRS，但是通常要获取病变组织以明确病理诊断。

如果只有单个病变且手术可及，则应进行手术切除。这样不但可以明确诊断，还同时切除了产生症状的占位病变。如果手术不易到达肿瘤位置，则应该进行立体定向活检。

如果为多发病灶，那么治疗方案的选择则更具主观性。对这些患者，应进行全面的系统性检查，因为他们患有原发肿瘤的可能性较高。胸、腹和盆腔CT对结肠、肝、肾病灶的显示较有价值。其他有助诊断的检查包括痰液细胞学检查、大便检查、肾盂静脉造影以及血液的肿瘤标记物检查如癌胚抗原（Eden et al 1990；Flaschka & Desoye 1987）和胎儿抗原2（Rasmussen et al 1991）。如果颅内多发病灶中的一个体积很大并伴有明显的瘤周水肿，而患者具有临床症状，且病变手术可及，则应该进行外科手术切除。这样可以减轻症状并明确诊断。否则应对其中一个病灶进行活检。如果切除的病变证实为肿瘤，那么即使没有发现原发的肿瘤灶，就应该按照已知的或新诊断的肿瘤进一步评估。

6.2　已知或刚确诊肿瘤的患者

大多数脑转移瘤的患者都有原发肿瘤病史或有刚发现的肿瘤。对于这些患者，首先要做的就是评估肿瘤对放化疗敏感性。如果肿瘤对放疗或化疗敏感则可以选择最适合的治疗方式，比如小细胞肺癌、淋巴瘤和生殖细胞肿瘤造成的脑转移。对于这些患者，全脑放射治疗（whole-brain radiation therapy，WBRT）和（或）化疗都可以获得较好的短期效果。如果确认肿瘤对放化疗不敏感或放化疗后肿瘤复发，则应该进行手术切除。

不幸的是，大多数脑转移瘤对放化疗都不敏感，因此要根据患者的原发肿瘤的情况选择恰当的治疗方式。大多数脑转移瘤患者的原发疾病都已经发生进展、扩散并且失去控制。比如患者可能同时合并肺、肝、骨转移且仍不断生长和播散。这些全身转移的患者预期寿命很短，故而其治疗目的在于短期内缓解患者的症状。具体方法包括全脑放疗和糖皮质激素，这通常能使症状得到有效的缓解。

关于"可控或局限的病变"的判定多少带点主观性。对那些病情比较平稳的患者，即便有远处器官转移如肺转移，也应该归为这一类。对放化疗敏感肿瘤患者的也归为此类。一般来讲，如果患者的预期寿命大于3~4个月，则需要采取更积极的治疗方法。因为对于这些患者而言，仅使用全脑放疗和糖皮质激素可能无法长时间地缓解患者的症状，这就需要采用更积极的方法。

如果患者没有系统性肿瘤，或肿瘤已得到局限或控制，那么脑转移瘤的治疗会更加复杂，取决于病变的数量、大小、位置以及患者的一般状况。治疗包括手术或者立体定向放射治疗，合并或者不合并全脑放疗。两项前瞻性随机试验（Patchell et al 1990；Vecht et al 1993）对比了手术治疗+WBRT与仅行WBRT，证明手术能延长患者的生存期，并改善患者的生活质量。虽然研究结果倾向于支持手术治疗，但是第三个类似的研究却显示手术与全脑放射治疗并不能改善单发脑转移瘤患者的预后（Mintz et al 1996）。尽管如此，目前普遍认为对于单发的脑转移瘤，手术切除仍是最佳的治疗方式。但近些年来对于较小的脑转移瘤，立体定向放射治疗被视为手术外另一个选择并具有同等重要地位。

立体定向放射治疗主要针对单发的、小的且无法手术的肿瘤患者。手术切除适用于肿瘤最大直径 ≥ 3cm 的患者。但对于肿瘤最大直径 <3cm 患者，采取手术还是立体定向治疗仍有争论，双方都有支持者。

肿瘤数量、大小和位置决定了治疗方案。如前所述，增强MRI是评估的最佳方法。如果可能，所有拟行手术的患者都必须行增强MR检查，否则应行双倍剂量的增强CT。单发脑转移瘤一般考虑手术治疗，而多发脑转移瘤的治疗则应慎重考虑。对于有两个或三个脑转移瘤的患者，如果能一次或多次开颅切除肿瘤，还是应考虑手术治疗（Anderson et al 1992；Bindal et al 1993）。但如果其中一个或更多的肿瘤无法通过手术切除，那么在切除适合手术的瘤灶后，剩下的肿瘤可以采用SRS。对于那些脑转移瘤太多以至于无法手术的患者，通常可采用WBRT，但在某些特殊情况下也可考虑手术。如果一至两个瘤灶体积巨大，引起明显水肿及临床症状，而其余的肿瘤都很小，那么可以考虑手术切除大的瘤灶，并在术后行全脑放射治疗来控制全部或大部分微小肿瘤。如果病变危及生命并且手术可及，则应该手术切除。如果患者不属于上述情况，则应单独行WBRT。术后WBRT是常见的辅助治疗手段。

6.3　转移瘤复发

转移瘤复发是指接受手术、SRS或WBRT后患者再次出现瘤灶。其范畴包括患者在治疗后的新发病灶，术后原来的病灶重新出现，或经过WBRT但病变继续生长。因为对于接受WBRT的患者，其原发疾病通常还在进展，并且单靠WBRT并不能解决脑转移瘤问题，所以这些患者如果发现转移瘤复发，通常不会采取进一步的治疗。因此，真正需要治疗的患者是那些接受过手术或SRS的患者。肿瘤可以在原先手术切除的位置复发，也可能出现在远处的新位置。随着手术患者生存期的延长，转移瘤复发的概率也显著增高。复发转移瘤的治疗要比新发转移瘤更复杂。

和新发的转移瘤患者一样，首先要对患者的原发肿瘤情况进行评估。对于WBRT后的晚期肿瘤患者，或许可以再行WBRT（Kurup et al 1980；Shehata et al 1974），但是指征与预后都不明确。对原发肿瘤未查出，或得到局限或控制的患者，可以采取更激进的治疗手段。如果患者之前接受过辅助的WBRT，那么需要警惕放射性坏死可能被误诊为肿瘤复发。因为放射性坏死与肿瘤复发在CT和MRI影像上很相似，所以鉴别很困难。同一区域的放射性坏死还会导致各种与肿瘤复发相同的症状和体征。使用正电子发射成像（positron emission tomography，PET）（Breneman & Sawaya 1991）或动态MRI（Hazle et al 1997）有助于对两者加以区分。当然，区分患者是肿瘤复发还是放射性坏死的最佳方式是活检。如果其他方法都无效的话，对放射性坏死的治疗应该包括手术、糖皮质激素或抗凝治疗。

如果肿瘤在原来病灶的位置复发，我们称其为"原位复发"。如果肿瘤复发的位置在其他位置，我们称其为"远隔复发"。患者可能既有原位复发又有远隔复发。对原位复发的患者，如无其他部位脑转移，应该对复发肿瘤进行详细的影像学检查。如果肿瘤呈浸润性，表现为在术腔的边缘复发，那么就需要彻底切除瘤灶和周围脑组织以减少肿瘤再次复发的概率。如果瘤灶接近重要的结构，如内囊、运动皮层或者是重要血管，那么全切病变可能难以实现。所以对于这些患者可以考虑SRS。如果肿瘤原位复发，边缘清晰且呈结节样，可以手术且处理方式和新发脑转移瘤一样。对远隔复发的患者评估也和新发病变类似。而对同时出现多个部位复发的患者，评估方法与那些新发多处病灶的患者一致，但需考虑脑转移瘤复发的因素。到目前为止，有两项研究探讨复发脑转移瘤的手术效果问题（Bindal et al 1995；Sundaresan et al 1988）。第一个研究没有发现预后相关的因素（Sundaresan et al 1988），但是第二项研究（Bindal et al 1995）显示若患者合并系统性疾病（P=0.008）、Karnofsky 生活表现评分（Karnofsky Performance Scale，KPS）≤ 70 分（P=0.008）、肿瘤复发时间 <4 个月（P=0.008）、年龄 ≥ 40 岁（P=0.051）、原发病为乳腺癌或黑色素细胞瘤（P=0.028），则患者生存期会明显缩短。

　　SRS 广泛用于治疗复发性脑转移瘤，并取得了不错的效果。近距离放疗包括直接在瘤腔植入放射性核素 I^{125}，其在小部分患者中的应用也初步显示出良好的效果。但很不幸的是，大多数脑转移瘤复发患者之前已接受过 WBRT，再次放射治疗的效果通常不如第一次，并且即便再次放疗延长了患者的生存时间，但是也增加了放疗性脑损伤的概率。

7 具体治疗方法

7.1 糖皮质激素

　　激素是脑转移瘤的重要辅助治疗手段（Selker 1983）。Kofman 最先报道了激素在脑转移瘤患者中的作用。尽管单用糖皮质激素不能显著延长脑转移瘤患者的生存期，但是其在减轻患者症状方面却具有重要作用。因此，只要患者出现症状就应该给予糖皮质激素治疗。体检发现的无症状瘤灶则通常不需要激素治疗。糖皮质激素通常指人工合成的地塞米松或甲强龙。一些研究表明，糖皮质激素对某些特定肿瘤有直接的溶瘤作用（Koehler 1995），但此观点仍存在争议。尽管糖皮质激素能在短期内快速地缓解患者的症状，但是长时间使用的副作用也不容忽视。库欣综合征、外周肌肉病、高血压和高血糖是长期大量使用糖皮质激素后最常见的并发症。尽管如此，激素在短期内对临床症状的缓解远远超过了其潜在的副作用。

7.2 放疗

　　Chao 等（1954）首次报道了 WBRT 在脑转移瘤中的应用。自此大量的研究纷纷出现并分析了这种方法对脑转移瘤的疗效。WBRT 很快获得青睐，作为一种非常简单并且无创的治疗方法，其可以缓解患者的症状并延长患者的生存期。WBRT 在脑转移瘤治疗中应用最广泛，也是对晚期脑转移患者的治疗方法。甚至如果肿瘤得到控制或局限的患者对放疗敏感，或患者脑内有大量的转移灶，WBRT 均可作为主要的治疗手段。许多癌症中心对所有多发脑转移患者都采用单独 WBRT。为了减少肿瘤复发的概率，甚至患者在手术或 SRS 后都要辅以 WBRT。

　　表 45.5 列举了大量回顾性研究，结果表明单用 WBRT 的患者预期寿命是 3~6 个月（Patchell et al 1990）。患者的生存期取决于很多因素，如原发肿瘤情况、患者一般情况以及肿瘤对放疗的敏感性（Borgelt et al 1980；Gelber et al 1981；Kurtz et al 1981）。许多脑转移瘤患者的原发肿瘤已经进展并广泛播散。因此，对于这些患者而言，放疗的目标仅仅是缓解症状。这些患者很快死亡，但通常并非放疗失败所致。对于较大的脑转移瘤，放疗无法达到足够的剂量，故而对罹患较大脑转移瘤患者其应用价值有限。若脑转移瘤巨大，则通常患者的 KPS 评分较低，这也是此类患者预后不佳的原因。肿瘤对放疗的敏感性是重要的预后因素。对淋巴瘤引起的脑转移，单用放射治疗就能够完全缓解。如果在全身肿瘤得到控制的情况下，仅对小细胞肺癌所致脑转移的患者进行放疗，他们的生存期就可以达到 9~11 个月（Giannone et al 1987）。但不幸的是，大多数源于非小细胞肺癌、肾癌、结肠癌的脑转移瘤患者对放疗不敏感。黑色素瘤、肾、结肠肿瘤则更加如此。表 45.5 表明对于脑转移瘤患者，来源于上述肿瘤者的预后比肺腺癌或乳腺癌更差。

　　患者对 WBRT 的反应率在不同的研究中存在较大差异，大体上为 50%~70%。因为症状改善的衡量带有主观成分，这就使不同的研究结果之间的比较变得困难。但有证据表明相较于其他原发肿瘤，黑色素瘤引起的脑转移瘤对放疗的反应更差。这与黑色素瘤本身就对放疗不敏感相一致。

　　放疗增敏剂有可能提高脑转移瘤患者对 WBRT 的敏感性。早期的研究曾表明增敏剂并不会提高患者对放疗的反应率（Aiken et al 1984；Buckner 1992；DeAngelis et al 1989a；Komarnicky et al 1991）。但是最近的三期临床试验（Mehta et al

表45.5 脑转移瘤放射治疗的效果

研究者	患者数（n）	肿瘤组织	中位生存期	1年生存率（%）
Nisce et al（1971）	560[a]	混合	6个月	16
Hendrickson（1975）	993	混合	18周	NS
Hendrickson（1977）	1001	混合	15周	15
Borgelt et al（1980）	1812	混合	15~18周	NS
Komarnicky et al（1991）	779	混合	3.9个月	15
Broadbent et al（2004）	459[a]	混合	4.1个月	15
Andrews et al（2004）	167	混合	6.5个月	NS
Fleckenstein et al（2004）	268	混合	3.8个月	19
Yuile&Tran（2002）	378[a]	混合	3个月	12
Lutterbach et al（2002）	916	混合	3.5个月	NS
Montana et al（1972）	62[a]	肺	3个月	10
Guerrieri et al（2004）	21	NSCLC	4.4个月	20
Giannone et al（1987）	43	SCLC	5~11个月	NS
	21	乳腺	3~7个月	NS
	14	其他	4~5个月	NS
DiStefano et al（1979）	87	乳腺	4个月	NS
Mahmoud–Ahmed et al（2002）	116	乳腺	4.2个月	17
Choi et al（1985）	194[a]	黑色素瘤	3个月	9–22
Retsas & Gershuny（1988）	100	黑色素瘤	2.5个月	8
Buchsbaum et al（2002）	74	黑色素瘤	6.1个月	NS
Sampson et al（1998）	180	黑色素瘤	3.9个月	NS
Wronski et al（1997b）	119	肾	4.4个月	16. 8
Cannady et al（2004）	46	肾	3个月	NS
Cascino et al（1983b）	32	结肠	9周	NS

[a] 包括手术治疗患者

NS，未说明；NSCLC，非小细胞肺癌；SCLC，小细胞肺癌

2003；Meyers et al 2004）表明一种氧化剂——莫特沙芬钆（motexafin gadolinium，MGd）能提高肿瘤对放疗的敏感性。在该实验中，尽管MGd可以延长一些患者的至疾病进展时间，并能改善肺癌脑转移瘤患者的认知功能，但是它无法延长患者的总生存期。

随后，Suh等（2006）在一项三期临床研究中对515个多发脑转移瘤患者进行WBRT，并用非细胞毒性放疗增敏剂乙丙昔罗作为辅助治疗。尽管在是否使用乙丙昔罗两组之间总体生存期没有明显区别，但乳腺癌脑转移瘤患者在使用增敏剂后对放疗的反应率提升了13%（P=0.01），并且生存期延长。

7.2.1 剂量分割

文献报道了多种剂量分割模式。评判最佳剂量分割的标准包括：最初反应率高；住院时间短；作用时间长；并发症少。只有同时满足上述条件，才能获得理想的效果。以生存期来评价WBRT的效果是不准确的，因为50%~75%的患者死于原发肿瘤而非脑转移瘤。肿瘤放射治疗组（Radiation Therapy Oncology Group，RTOG）已经针对各种放疗方案的有效性做了很多研究。这些研究表明

采用总剂量30Gy并在两周内分10次进行的放疗，其所得到的反应率与疗程更长或剂量更大的方案相比并无差异（Borgelt et al 1980；Gelber et al 1981；Kurtz et al 1981）。用超快速分割方法，即10~12Gy分1~2次给予，虽然也能达到上述的初始反应率，但其持续的时间较短（Borgelt et al 1981）。最近RTOG完成了一项随机设计的三期临床试验，对比了加速超分割与标准计量分割（10天30Gy）的结果（Murray et al 1997）。将未行手术的脑转移瘤患者分成两组，一组在10天内分20次给予32Gy（每天两次1.6Gy），然后再分14次给予22.4Gy（两次相加共54.4Gy），另一组则行标准放疗方案。结果实验方案与标准治疗方案相比并不能延长患者的生存期。鉴于此结果，大多数癌症中心还是继续使用总剂量30Gy、分10次完成的标准治疗方案。

7.2.2 预防性全脑放射治疗

之前提到，肺腺癌和小细胞肺癌容易发生脑转移，并且在疾病早期出现。毫无疑问，在肺癌患者被确诊发生脑转移之前肿瘤细胞就已经于脑内定植，因此目前有推测认为许多患者在原发癌症诊断时就已经存在早期的脑转移了。直径小于1~3mm的微小转移灶无法通过CT或MRI发现。此外，放射治疗对小转移灶效果更好。这些证据表明预防性放疗（prophylactic cranial irradiation，PCI）是可行的，即尚未发现脑转移瘤时对新确诊的肺癌患者马上进行全脑放射治疗。PCI最常用于小细胞肺癌，目前也用于肺腺癌。从理论上讲，如果未发现的微小肿瘤能被杀灭的话，患者就可以避免由于脑转移瘤进展所带来的痛苦。这样既能改善患者的生存质量，又能延长生存期，但事实上效果并不确切。

许多研究表明对肺癌患者进行PCI可以降低脑转移瘤的发生率（Cox & Komaki 1986；Jacobs et al 1987；Kristjansen & Pedersen 1989；Lishner et al 1990；Rosenstein et al 1992；Rusch et al 1989；Russell et al 1991）。研究者还发现在肺癌控制期进行PCI相比于晚期肺癌患者能显著延长生存期。然而，PCI引起的严重的神经毒性也不断见诸报道（Fleck et al 1990；Johnson et al 1990；Laukkanen et al 1988）。化疗的同时进行PCI可能增加神经毒性反应（Turrisi 1990），而在系统性化疗后再行PCI又降低了其有效性（Lee et al 1987）。

预防性全脑放射治疗协作组进行了一项荟萃分析，在纳入的7项试验中，共987名完全缓解的小细胞肺癌患者被随机分到PCI组和非PCI组（Auperin et al 1999）。这项研究的终点是生存期。治疗组患者的死亡风险是对照组的0.84倍（$P=0.01$），3年生存率提高了5.4%（对照组15.3%而治疗组为20.7%）。同时PCI将复发或死亡的相对危险度（relative risk，RR）降低至0.75（$P<0.001$），脑转移瘤的累积发生率的RR降至0.46（$P<0.001$）。通过对四个总剂量（8Gy、24~25Gy、30Gy和36~40Gy）的分析显示，放射剂量越大越能降低脑转移瘤的发生概率（线性趋势$P=0.02$），但是患者的生存期在不同剂量组之间无差异。PCI的缺点是会导致患者的认知功能障碍。在这篇荟萃分析纳入的两项最大的试验中，通过神经心理学方法来评估患者接受治疗前、中、后的神经认知情况，结果显示患者常常在初始诊断时就已存在神经认知障碍，但是在PCI后并没有出现恶化（Arriagada et al 1995；Gregor et al 1997）。这项荟萃分析表明，对完全缓解的小细胞肺癌患者，可以将PCI作为标准的治疗手段。

为了尽可能地减少神经系统毒性，PCI不应与化疗同时进行（Carney 1999）。最佳的PCI疗程和剂量应该既能最大限度地降低肿瘤脑转移概率，又能最小限度地产生神经系统毒性。虽然这些目前仍不明确，但有人指出总剂量30~36Gy、每次2~3Gy相比于更低剂量或更保守的分割模式带来的预后更好（Suwinski et al 1998）。

最近一项多中心三期随机临床试验（EORTC 09993-22993）结果显示如果小细胞肺癌广泛扩散且患者对化疗有反应，那么PCI能明显地减少颅内转移的发生概率并使患者1年生存率提高1倍（Slotman et al 2007）。在试验中，对286名小细胞肺癌患者进行4~6个周期化疗并确认起效，之后将患者随机分为PCI组（n=143）和观察组（n=143）。放疗组中1年内的脑转移瘤累积风险为14.6%（95%CI，8.3~20.9），而观察组为40.4%（95%CI，32.1~48.6；$P<0.001$）。此外，放疗组患者的1年生存率为27.1%，观察组的为13.3%。患者基本可以耐受放射治疗，副作用也没有对患者健康状况的自我评估造成显著影响。这项研究的结果强烈表明，PCI不仅适用于小细胞肺癌得到控制的患者，还可以用于那些肿瘤已广泛扩散的患者。

7.2.3 并发症

尽管 WBRT 是无创的，但它并非完全没有并发症。根据并发症出现的时间分为急性和慢性两类。这些并发症与放疗的总剂量、分割的方式和放疗的总时间有关。

放疗后很快出现的副作用为急性并发症，包括干性脱屑、脱发、头痛、呕吐、精神差、中耳炎和引起颅内压升高的脑水肿。放疗后 1~4 个月后可出现以进行性疲惫为表现的"嗜睡综合征"。这些症状持续时间通常比较短，但是皮炎、脱发和中耳炎在放疗后可以持续数月。

由于仅接受 WBRT 的患者生存期多不足 1 年，所以对于此类患者可以不考虑长期并发症。而接受手术的脑转移瘤患者通常生存期超过 1 年。放疗的远期并发症可能比近期并发症更严重，包括放射性坏死、脑萎缩、脑白质病变和神经功能恶化合并痴呆（DeAngelis et al 1989b；DeAngelis et al 1989c；Lee et al 1986；Sundaresan et al 1981；Sundaresan & Galicich 1985）。

一项报道显示生存期超过 1 年的患者中有 11% 会发生放射相关性痴呆（DeAngelis et al 1989b），另一项研究显示生存期超过 2 年的患者发生率达 50%（Sundaresan & Galicich 1985）。然而，Patchell 和 Regine（2003）认为 WBRT 导致的长期神经心理副作用的发生率可能被高估了，DeAngelis 等（1989b）对 47 个脑转移瘤患者进行 WBRT，尽管其中 5 名患者（11%）在 1 年后出现了痴呆，但这 5 名患者或是接受的日常照射剂量高于正常标准（3~6Gy），或是给予了放疗增敏剂，这样就有可能增加了对正常脑组织的损伤几率（DeAngelis et al 1989b）。而在 15 名接受规范放疗剂量（每次 <3Gy）的患者中，没有一人在放疗 1 年后发生痴呆。最近 Langer 和 Mehta（2005）研究发现，脑转移瘤复发所导致的神经功能下降已经超过了 WBRT 带来的相关损害。

某些因素如单次放射剂量增加、总剂量增加、二次放疗和同步放化疗都会增加放疗相关的远期并发症。鉴于 WBRT 可能导致神经认知功能下降，为了减少患者的长期并发症及获得更好的预后，可以考虑采取每次剂量 1.8~2Gy、总剂量为 40~45 Gy 的方案。

7.3 手术治疗

进入 20 世纪后，手术切除病灶就被用于治疗脑转移瘤。由于当时定位技术粗略和手术技术粗糙，手术效果通常令人失望。一些早期的神经外科医生，如 Grant 医生认为由于手术的死亡率和致残率很高，而且术后生存时间短，所以当时并不推荐外科手术治疗脑转移瘤。随着影像、定位技术的改进和手术水平的提高，术后并发症发生率明显下降，生存期也明显延长。目前认为，手术对于适合的脑转移瘤患者是一种重要的治疗手段。关于手术的回顾性研究数据（包括 4 个前瞻性随机研究数据）见表 45.6。不同的研究报道术后中位生存期是 10~20 个月（Bindal et al 1996；Bindal et al 1993；Ferrara et al 1990；Patchell et al 1990；Patchell et al 1998；Pieper et al 1997；Sundaresan & Galicich 1985）。

手术治疗脑转移瘤的道理很简单。完全切除肿瘤可立即降低颅内压，消除肿瘤对脑组织的压迫，从而很大程度上缓解症状。如果实性的脑转移瘤能被完全切除，则患者存在治愈的可能性。固然这种情况比较少见，因为不管是系统性恶性肿瘤还是脑肿瘤，都可能存在微小的转移。尽管如此，只要患者的系统性疾病不是太严重，手术切除脑转移瘤就能够显著延长患者的生存期。手术需获取肿瘤组织以明确诊断。这是非常重要的一点，因为一些患者虽然临床上诊断为转移瘤，但病理结果却是非转移性疾病。

手术治疗的适应证此前已经讨论过。很显然，若难以到达病变位置，则无法行手术治疗。具体何种病变无法手术切除，这种界定有些模糊。比如位于脑干部位的转移瘤就属于这个范围，但仍有些手术成功切除该部位的转移瘤的报道（Tobler et al 1986）。如果病变位于脑组织深部，既往认为手术难以切除，但随着术中超声和立体导航技术的发展，这些部位的肿瘤也变得手术可及（Kelly et al 1988；Rubin & Chandler 1990）（图 45.7）。其他无法切除的部位包括内囊、丘脑和基底核。然而，每一个病变都需要个体化的考虑，很少有放之四海而皆准的规范。最后，患者能接受何种程度的术后并发症是决定病变能否切除的最重要的因素。病变部位对于潜在的术后并发症是很重要的。很显然，如果病变位于功能区或者语言区则需要特别注意。如果病变位于视觉皮层，术后可能出现暂时的或永久性视觉障碍。对于这些部位的病变，术前及术中仔细的定位非常关键，一些技术如皮层定位描记能够有助于减少对这些功能区的损伤（Landy & Egnor 1991）。

表 45.6　脑转移瘤手术治疗结果

研究者	肿瘤类型	患者数（n）	术后死亡（n）	中位生存期（月）	1 年生存率（%）
Lang & Slater（1964）	混合	208	22	4	20
Vieth & Odom（1965）	混合	155	15	<6	14
Haar & Patterson（1972）	混合	167	11	<6	22
White et al（1981）	混合	122	6	7	30
Sundaresan & Galicich（1985）	混合	125	6	12	50
Ferrara et al（1990）	混合	100	6	13	>50
Patchell et al（1990）	混合	23[a]	NS	40 周	NS
Vecht et al（1993）	混合	63[a]	NS	12	NS
Bindal et al（1993）	混合	30[b]	3	6	23
		26[c]	4	14	55
Bindal et al（1995）	混合	48[d]	0	12[e]	NS
Bindal et al（1996）	混合	62	0	16.4	58
Mintz et al（1996）	混合	41[a]	NS	5.6	12.2
Patchell et al（1998）	混合	95[a]	NS	48 周	NS
O' Neill et al（2003）	混合	74	NS	NS	62
Burt et al（1992）	肺癌	185	3	14	55
Wronski et al（1995）	肺癌	231	3	11	46
Koutras et al（2003）	NSCLC	32	NS	17	53
Oredsson et al（1990）	黑色素瘤	40	18	8	NS
Stevens et al（1992）	黑色素瘤	45	NS	9	NS
Wronski & Arbit（2000）	黑色素瘤	91	NS	6.7	36.3
Wronski et al（1996）	肾癌	50	10	12.6	51
Badalament et al（1990）	肾癌	22	9	21	NS
Wronski et al（1997a）	乳腺癌	70	NS	16.2	53
Pieper et al（1997）	乳腺癌	63	5	16	62
Wronski & Arbit（1999）	结肠癌	73	4	8.3	31.5

a 回顾性随机研究。b 患者有多发转移瘤，手术后仍遗留有一些病灶（见文中）。c 患者有多发转移瘤，所有病症均手术切除。d 复发脑转移瘤的手术。e 自二次手术时起

NS，未描述；NSCLC，非小细胞型肺癌

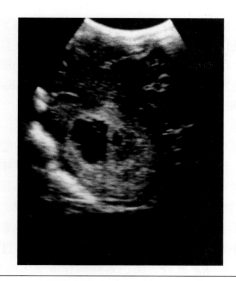

图 45.7 术中超声显示一例肺癌脑转移瘤位于脑表面下 3cm

在 1993 年以前没有对多发转移瘤手术效果评价的文章,致使很多学者认为多发病变是手术治疗

的禁忌证。Bindal 等（1993）回顾性地分析评价了针对多发脑转移瘤的手术疗效,认为手术在多发脑转移瘤的治疗中扮演了非常重要的角色。该项研究分析了 56 个多发脑转移瘤患者,这些患者被分为两组:术后残留 1 个或多个病灶组（A 组,n=30）和病灶全部被切除组（B 组,n=26）。C 组为单发病灶手术组（C 组,n=26）,并与 B 组匹配。各组中原发的肿瘤类型,伴随的系统性疾病,从诊断原发肿瘤到颅内转移的时间等因素无明显差异。A 组术后中位生存期是 6 个月,B 组是 14 个月,C 组也是 14 个月。此外,对于肿瘤复发率以及术后神经功能改善率,B 组和 C 组也没有显著区别。这项研究显示,如果颅内多发病变能一次性全切除,那么其预后与单发脑转移瘤的手术相当（图 45.8）。对于难以全部切除的多发颅内病变,手术在某些情况下仍然适合。如果患者有 1~2 个引起明显症状且危及生命的病灶,手术切除比单行放疗能够更迅速及更明显地缓解症状,并可能延长生存期。

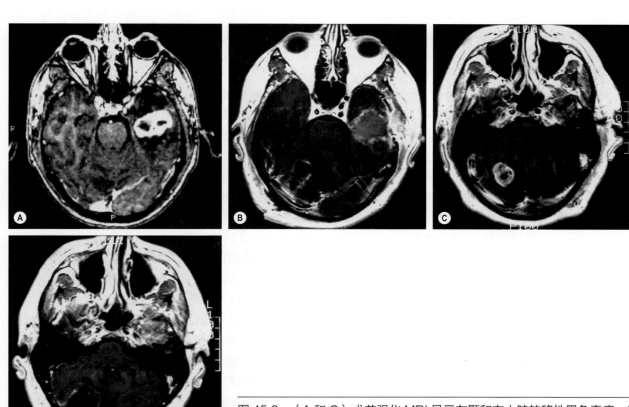

图 45.8 （A 和 C）术前强化 MRI 显示左颞和右小脑转移性黑色素瘤。经过连续两次开颅手术,肿瘤得到切除。（B 和 D）术后强化 MRI 提示两个肿瘤完全切除

7.3.1 预后因素

在有手术指征的患者中存在一些特定预后因素，可以用其帮助评估手术的疗效。应该强调的是，即便患者存在预后不良的因素，其术后生存期也通常比保守治疗长。因此，有手术指征的患者不能因为这些因素而放弃手术治疗。这些预后因素包括原发肿瘤的情况，神经功能障碍的程度，从初次诊断原发肿瘤到发现颅内转移的时间，颅内病变部位以及原发肿瘤类型等（Burt et al 1992；Galicich et al 1980；Sundaresan & Galicich 1985；White et al 1981；Winston et al 1980；Yardeni et al 1984）。此外，性别和年龄与术后生存期也有相关性。男性、高龄患者生存时间相对缩短（Patchell et al 1990；White et al 1981；Winston et al 1980）。在这些因素中，影响生存期最重要的因素是原发肿瘤的情况和神经功能障碍的严重程度。

原发肿瘤的情况非常重要，因为大多数因脑转移瘤行手术的患者最终死于原发肿瘤，而非颅内肿瘤复发。鉴于此原因，术前未发现原发肿瘤的患者与有明确原发病的患者相比，前者术后生存期较长。当然，这其实是因为这些患者的原发肿瘤较小，只有经过一段时间才能被临床发现。对于原发病得到控制或没有原发肿瘤的患者，如果能有效地控制脑转移瘤，则有可能长期生存。

神经功能障碍程度也是影响术后生存期的重要因素。一些研究根据患者术前神经功能障碍程度进行分组，结果显示神经功能障碍加重与术后生存期缩短明显相关（Gaspar et al 1997）。对于严重的神经功能障碍的患者，手术最重要的目的就是缓解症状。通常情况下，手术切除病变能显著改善症状，极大地提高术后生活质量。

从原发肿瘤到颅内转移的时间也是一个很重要的预后指标。时间越短，说明肿瘤生物学侵袭性越强。这类肿瘤更倾向于全身转移，至少更倾向于脑转移。不论影响因素如何，相对于时间间隔较长的患者而言，这类患者的预后比较差。虽然这个因素不如前两个因素意义大，但是这个指标在一些特定的肿瘤类型中是最有价值的。在患有不同原发肿瘤的患者中，通过比较潜伏期和生存期发现，肿瘤的生物学特性可以影响预后。比如黑色素瘤，虽然从原发肿瘤到脑转移的时间间隔最长，但是一旦出现脑转移瘤则患者预期的中位生存时间是最短的。

脑转移瘤的部位同样是一个潜在的预后因素。

一些大型的临床研究常会根据幕上病变和幕下病变分别进行生存率分析。幕下病变组的患者往往比幕上组生存时间短，但原因不明。转移瘤在小脑的患者更易发生软脑膜癌，因此预后不佳（DeAngelis et al 1989c；Kitaoka et al 1990；Suki et al 2008）。

另一个预后因素是原发肿瘤的类型。如表45.6所示，黑色素瘤患者比其他类型的肿瘤预后都差。黑色素瘤更易于出现脑转移，这意味着这类患者更倾向于在手术时就已经存在微小且难以察觉的病变。这些病变可能以后会被发现，表现为在手术部位远隔区域的肿瘤复发。黑色素瘤对放疗不敏感，这使得微小的病变难以通过术后WBRT根除。此外，黑色素瘤病程多变无法预测，因此即便系统性肿瘤已经局限，患者也有可能在手术后迅速出现全身广泛的播散。有少许研究报道，若脑转移瘤来源于肾癌，则术后预后相对较好。原发肿瘤的组织学特性对生存期的影响还不明确，当然这也是因为很少有研究能纳入足够的患者，并针对该预后因素进行统计学分析。在后CT时代，Lang和Sawaya（1998）根据原发肿瘤类型对46例脑转移瘤患者做了总结。他们发现原发于黑色素瘤和结肠癌的脑转移患者生存期最短，而源于肺癌、乳腺癌和肾癌的患者存活时间最长。

7.3.2 肿瘤复发

若脑转移瘤的手术失败，可出现两种不同的情况。肿瘤可能在原位复发，新病灶在远隔部位出现或者两者同时存在。所有手术患者中，有30%~40%会出现肿瘤复发。其中原位复发占5%~15%，远隔复发占10%~20%，而两者同时存在则占5%~10%（Bindal et al 1993；Bindal et al 1995；Patchell et al 1990；Sundaresan & Galicich 1985）。原位复发的原因往往是手术未能完全切除肿瘤。虽然绝大多数手术的目的都是全切除病变，但有时由于肿瘤的侵袭性或邻近重要结构，如功能区或重要血管，手术不得不残留一部分肿瘤。术后马上行增强CT或者MR能发现残余的肿瘤；然而，即便术后影像学检查提示肿瘤已完全切除，但仍可能有微小的肿瘤组织残留。术后的放化疗不一定能根除这些残留的肿瘤细胞，而这些存活的细胞增殖导致肿瘤原位复发。远隔复发的原因是脑内出现了新的肿瘤定植，这些病灶可以来自于原发肿瘤，也可能源于手术过程中进入血液循环的肿瘤细胞，或由之前就已存在的微小病变发展而来。

Bindal 及其同事（1995）对 48 例脑转移瘤复发的患者进行了回顾性分析，这些患者于 1984 年 1 月至 1993 年 4 月间在德克萨斯大学 MD Anderson 癌症中心接受了手术治疗。研究者发现 75% 患者在术后出现了神经功能改善，而且没有一例手术死亡和致残。再手术患者的中位生存期是 11.5 月，2 年和 5 年生存率分别是 26% 和 17%。这些结果与此前对脑转移瘤复发后再手术的研究结论一致（Sundaresan et al 1988），并且显示对于某些合适的复发脑转移瘤患者，再次手术可以延长生存期并改善生活质量。

7.3.3 术后 WBRT

作为辅助治疗手段，术后 WBRT 的具体地位尚不明确。理论上，术后 WBRT 可以杀死手术部位或脑内其他部位的肿瘤细胞。这样就可以减少复发率，延长存活时间，避免再次手术的痛苦。虽然很多学者建议术后 WBRT，但只有 5 篇回顾性研究就此问题进行了分析（DeAngelis et al 1989c；Dosoretz et al 1980；Hagen et al 1990；Skibber et al 1996；Smalley et al 1987）。其中 4 篇研究显示术后辅助 WBRT 的确可以降低复发率（DeAngelis et al 1989c；Hagen et al 1990；Skibber et al 1996；Smalley et al 1987）。但是只有两项研究显示术后 WBRT 也同样可以显著延长生存期（Skibber et al 1996；Smalley et al 1987），不过这两项研究入组的患者都没有明显的原发肿瘤。Smalley 等对从 1972 年至 1982 年进行手术的患者进行研究，不能确定所有患者均进行了 CT 检查。在没有 CT 评估的情况下，许多疑有单发脑转移瘤的患者实际上可能存在多处病变。对此类患者行术后 WBRT 大有裨益。其他三项研究并没有得出生存期延长的结论。

术后 WBRT 确实有可能降低肿瘤复发的概率，却不一定能延长生存期，因为原发病变才是影响术后生存期最重要的因素。有趣的是，只有一个研究没有显示 WBRT 的任何益处，比如减少复发概率或延长存活时间，其入组的患者在术前并未发现原发肿瘤。对于术后常规进行 WBRT，最大的争议在于放疗导致痴呆的风险很高和其他长期的的神经毒性损伤，这些问题已经在放疗并发症部分讨论。对于脑转移瘤的手术治疗而言，其中一个重要的好处是其能够显著提高患者的生存期，但如果手术同步行 WBRT 导致患者出现神经功能障碍，那手术的价值也会明显减少。

Patchell 等（1998）进行了一项前瞻性随机研究，分析了单发脑转移瘤手术后行 WBRT 的疗效。术后患者随机分为观察组和 WBRT 组，后者进行 5.5 周总量为 50.4Gy 的放疗。同时根据疾病的严重程度和原发肿瘤类型对患者进行分级。相较于观察组，术后 WBRT 组肿瘤复发率显著降低（18% 比 70%），出现局部复发的更少。尽管如此，术后 WBRT 组的 KPS 评分下降程度却与观察组相同，可能是因为 WBRT 的毒副作用抵消了其收益。另外，患者的总生存期并没有因辅助 WBRT 而延长。一个让人费解的结果是在死于系统性肿瘤的患者中，没有接受 WBRT 的患者生存期更长，这可能提示 WBRT 了改变了患者的免疫应答或降低了 KPS，进而损害了患者生存能力。作者认为术后 WBRT 作为有效的辅助治疗手段，可以改善神经功能预后和控制肿瘤复发。但是其并不能延长总生存期，使用比标准放疗更高的剂量（50Gy 而不是 30Gy）以及有潜在的放疗毒性，这也为单发脑转移瘤的最佳治疗方案留下一些悬而未决的问题。基于对局部或远隔复发可以进行手术或 SRS 的推测，MD Anderson 癌症中心逐渐倾向于避免在单发脑转移瘤术后行 WBRT。只有在患者有颅内多发病灶且难以通过上述方法治疗时，才考虑进行 WBRT。

7.3.4 并发症

在术前讨论时必须考虑到手术可能出现的并发症。手术死亡通常指在术后 30 天内患者死亡。死亡原因常常如下：①颅高压或脑水肿导致的脑疝；②手术部位或其他转移灶出血；③难以控制的原发肿瘤；④血栓栓塞性疾病如肺栓塞。由于原发肿瘤所致的死亡与脑内病变没有关系，所以术后死亡率也不都与神经外科手术有关。一般来说，其他非致命性并发症包括血肿、伤口感染、假性脑膜膨出和手术导致的神经功能损害等。虽然这些并发症也可导致潜在的的严重结果，但一般都是一过性的而不会长期存在。在所有脑转移瘤的手术患者中，这些并发症的发生率为 8%~9%（Bindal et al 1993），大概 10% 患者出现临床血栓栓塞性并发症，如深静脉血栓形成或肺栓塞等（Constantini et al 1991；Sawaya et al 1992）。

在 20 世纪中期，研究报道术后并发症发生率很高，由于当时神经影像学技术不发达以及处理脑疝的方法有限，因此当时手术死亡率和致残率较高。死亡率普遍高达 15%~50%（Horwitz & Rizzoli 1982）。随着技术的不断发展，诸如皮质醇激素和现代麻醉技术的应用、CT 和 MRI 的出现、术中显微镜的使用，以及术中超声、定位系统以及皮层脑电监测的发展等，手术死亡率和致残率持续下降（Cabantog & Bernstein 1994）。在 20 世纪 70 年代中期以后，几乎所有的研究均显示手术死亡率小于 10%。最近的研究报道手术死亡率为 3%，甚至更低。手术死亡率与脑转移瘤的切除程度有关。有学者对肿瘤全切除与部分切除进行比较，结果显示肿瘤全切的患者死亡率更低。对于肿瘤部分切除的患者，30 天死亡率较全切组增加了一倍（Haar & Patterson 1972）。因此，手术的目的在于尽可能地全切病变。由于太多主观因素干扰，手术致残率更难以定量分析。手术致残率定义为术后新出现的神经功能障碍。很多学者认为术后致残率小于 5%（Bindal et al 1993；Brega et al 1990；Patchell et al 1990；Sundaresan & Galicich 1985）。MD Anderson 报道的 194 例脑转移瘤患者术后致残率为 6%（Sawaya 1999）。区别一过性和永久性的并发症非常重要，一过性的并发症对预后的影响不重要，而永久性的致残则与之相反。

软脑膜病（leptomeningeal disease，LMD）是一个相对罕见但是比较严重的并发症。近来 MD Andenrson 的一项研究对后颅窝脑转移瘤患者进行了分析，其中 260 例行常规手术切除，119 例行 SRS（Suki et al 2008）。尽管肿瘤整块切除与 SRS 相比，LMD 的发生率没有明显区别，但是肿瘤分块切除（137 例）的患者发生 LMD 的风险要比整体切除肿瘤（123 例，$P = 0.006$）或 SRS 高（$P = 0.006$）。MD Andenrson 又针对幕上转移瘤进行了类似的研究，并得出了相似的结论，分块切除肿瘤发生 LMD 的概率远远高于整块切除肿瘤（$P = 0.009$）或立体定向放疗（$P < 0.001$）（Suki et al 2009）。这些研究首次揭露了肿瘤的切除方式与肿瘤播散有关，因此建议开展前瞻性对照研究，以进一步评估手术切除在脑转移瘤治疗中的作用。

7.4 立体定向放射治疗

1951 年，Leksell 在瑞典首次开展了 SRS 技术。当时最主要是用于毁损特定部位来治疗功能性疾病。从那以后 SRS 的应用越来越广泛，特别是用来治疗脑动静脉畸形，听神经瘤和库欣病，

也包括治疗原发性和转移性脑肿瘤。Leksell 所用的立体定向放射系统后来被称为伽马刀。此后，其他应用改良的直线加速器（linear accelerator，LINAC）的放射系统也相继出现。

SRS 是指应用电离辐射的小剂量准直射线来毁损颅内病变。所有的立体定向系统均具有如下功能：①在三维空间准确定位并锁定颅内病变；②能够产生集中的准直射线，且边缘照射剂量急剧下降；③放射束准确定位目标，以减少对周围脑组织的照射。放疗剂量通常一次性给予，因为低分割比多分割照射对病变的杀灭作用更佳。大量的射线会聚于病灶处，对肿瘤产生了高剂量的照射，并且照射剂量从目标向外急剧衰退，其比例取决于病变的大小。比如对于小病灶而言，其周围的正常脑组织所接受的照射剂量比大病灶低。

SRS 治疗脑转移瘤的主要优势在于能够对那些不适合手术的病灶进行治疗。其次，作为无创的治疗手段，其危险性小且住院时间短。SRS 特别适用于脑转移瘤的治疗，主要原因如下：①脑转移瘤常为球形且在 CT 或 MRI 上肿瘤边缘明显强化；②病灶初次发现时一般较小（直径小于 3cm）；③正常脑组织被肿瘤挤压，所以受到照射损伤的机会减少；④脑转移瘤通常边界清楚，侵袭性很小（Alexander & Loeffler 1992；Alexander et al 1995）。对复发脑转移瘤以及当病灶部位手术难以到达时，常常选择立体定向放射治疗（图 45.9）。

SRS 的局限性在于无法用组织学结果来证实影像学诊断。目前数据显示，对于全身系统性肿瘤患者，尽管其脑内病灶在影像上与转移瘤一致，但仍有 4.3%~11% 的患者并不是真正转移（Patchell et al 1990；Voorhies et al 1980）。另外一个局限性是起效时间滞后。手术可以一次性切除病变，而 SRS 则需要较长时间才能缓解症状。另外，脑转移瘤常常导致严重的脑水肿，SRS 与手术相比可能需要使用更大剂量及更长时间的激素，因此增加了发生激素的副作用及依赖性的概率。

脑转移瘤 SRS 的研究结果见表 45.7。由于许多研究中随访时间较短，故没有统计中位生存期。结果显示，SRS 比全脑放疗在延长生存期方面更为有效。对于直径小于 3cm 的病变，手术切除与 SRS 孰优孰劣，目前尚存在争议。为了客观地看待这个问题，有三个回顾性研究和两个前瞻性研究比较了对单个脑转移瘤手术治疗和 SRS 的效果，我们将在下面进行简要回顾。

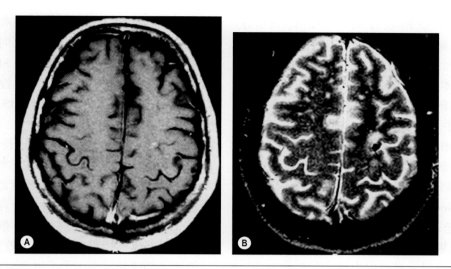

图 45.9 （A）增强 MRI 显示与图 45-5 相比，经过 SRS 治疗后肿瘤几乎完全消失。（B）T$_2$ 像显示与图 45.4 相比水肿带消失

表 45.7　立体定向放射治疗脑转移瘤的研究结果

研究者	放射源	治疗病例数 （n）／肿瘤类型	局部控制率 （%）	中位随访时间 （月）	中位生存期 （月）
Bindal et al（1996）	LINAC	31/ 混合	61	6.5	7.5
Auchter et al（1996）	LINAC	122/ 混合	86	28.4（123 周）	13（56 周）
Cho et al（1998）	LINAC	48/ 混合	89	8	9.8
Gerosa et al（2002）	GK	1307/ 混合	93	14[a]	13.5
Vesagas et al（2002）	GK	174/ 混合	85	8.4	8.4
Andrews et al（2004）	GK/LINAC	269/ 混合[b]	82	NS	6.5（平均生存时间）
Shehata et al（2004）	GK	468/ 混合	97	7	8.2
Aoyama et al（2006）	NS	247/ 混合	89（非 WBRT）； 73（w/WBRT）	7.8	8（非 WBRT）； 7.5（w/WBRT）
Muacevic et al（2008）	GK	31/ 混合	97	NS	10.3
Jawahar et al（2004）	GK	91/ 肺癌	72	18	7
Sheehan et al（2002）	GK	627/NSCLC	96	NS	10（腺癌）； 7（非腺癌）
Combs et al（2004）	LINAC	103/ 乳腺癌	9 个月	NS	15
Muacevic et al（2004b）	GK	197/ 乳腺癌	94	8.3	10
Noel et al（2002）	LINAC	61/ 黑色素瘤	84	12.6[a]	8
Herfarth et al（2003）	LINAC	122/ 黑色素瘤	81（1 年）	9.4[a]	10.6
Selek et al（2004）	LINAC	153/ 黑色素瘤	49	6	25.2%[d]
Muacevic et a（2004a）	GK	376/RCC	94	NS	11.1
Noel et al（2004）	LINAC	65/RCC	93	14	11
Sheehan et al（2003）	GK	146/RCC	96	NS	15

[a] 平均随访时间。[b] 患者随机分为 WBRT+SRS 和单独 WBRT 组。[c] 患者随机分为单独 SRS 或手术 +WBRT。[d] 患者 1 年的生存率

GK，伽马刀；LINAC，改良直线加速器；NS，未描述；NSCLC，非小细胞肺癌；RCC，肾癌；SRS，立体定向放疗；WBRT，全脑放疗

在一个多中心回顾性研究中，Auchter 等（1996）对单发脑转移瘤患者行 SRS+WBRT 的效果进行了分析。入组病例 533 例，其中 122 例患者也具有手术指征，判定标准参考 Patchell 等（1990）在早期的前瞻性研究中设立的手术适应证。具体包括手术可切除的单一病变，此前未接受过手术治疗和放疗，年龄大于 18 岁，KPS 评分大于 70 分，肿瘤对放疗不敏感，不需要进行急诊手术等。将这 122 个病例的结果与 Patchell 等（1990）和 Noordijk 等（1994）对手术和 WBRT 的研究结果进行比较（注：Noordijk 等所报道的病例数和结果与 Vecht 等的报道一致）。对于 SRS+WBRT，结果显示精确的中位生存期为 56 周，而其他针对手术 +WBRT 的研究为 40 周（Patchell et al 1990）和 43 周（Noordijk et al 1994）。SRS+WBRT 治疗的患者出现局部复发的概率比手术 +WBRT 治疗要低（14% 相对于 20%）。此外，并未有 SRS 治疗导致死亡或严重的急性毒副作用的报道（Auchter et al 1996）。因此，研究者得出结论，SRS 联合随后的 WBRT 几乎可以达到与传统手术 +WBRT 一样的效果。

在 MD Anderson 癌症中心进行的另一项回顾性研究中，Bindal 等对相同情况的患者进行 SRS 或手术的结果进行比较。在 1991 年 8 月到 1994 年 3 月，共有 31 名新诊断的脑转移瘤患者接受 SRS 治疗，并与以往在相同情况下接受手术的 62 例患者进行比较。这两组患者在年龄、性别、原发肿瘤类型及严重程度、治疗前 KPS 评分以及脑转移瘤数量上完全一致。手术组的中位生存期是 16.4 个月，而 SRS 组为 7.5 个月，且通过单变量（$P = 0.004\,1$）和多变量分析（$P = 0.000\,9$）均显示二组间存在显著的统计学差异。手术组的局部复发率为 13%，而 SRS 组为 39%。与此类似，并发症在手术组中发生率（5%）远低于 SRS 组（23%）。基于上述结果，Bindal 等（1996）得出了与 Auchter 等（1996）的不同的结论，即对于临床情况相似的这些患者，手术在生存期、局部复发和并发症方面均优于 SRS。因此，研究者更推荐应用手术而不是 SRS 治疗单发的脑转移瘤。

在第三个类似的研究中，Cho 等（1998）报道了 225 名单发脑转移瘤患者，并分为单独 WBRT、SRS+WBRT 及手术 +WBRT 三组。所有的患者均有相似的预后因素，比如年龄、性别、转移瘤位置及 KPS 评分。但是在 SRS+WBRT 组中的颅外病变比手术组中要多。SRS 组和手术组具有相同的中位生存期，且两组患者的生存时间均比 WBRT 组患者长。研究者认为，考虑到 SRS 创伤小，可用于无法手术的病变以及比手术性价比更高，所以在单发脑转移瘤的治疗上，SRS 是手术外一个合理有效的选择。

近来 Muacevic 等（2008）进行了一项随机的前瞻性研究，比较了手术 +WBRT 和单独 SRS 对单发脑转移瘤（最大径 ≤ 3cm）的疗效。由于病例积累不足，最终手术组只有 33 名患者，而 SRS 组也仅有 31 名。两组之间在患者生存期、神经相关死亡率及局部复发情况方面无显著差异。然而，SRS 组的远隔部位复发率比手术组高。手术 +WBRT 组的患者与 SRS 组相比迟早会出现 1 或 2 级的并发症。研究者得出结论，在控制肿瘤局部复发方面，单行 SRS 和手术 +WBRT 一样有效。但是当无法行辅助 WBRT 时，可能需要行 SRS 挽救治疗来控制远隔复发。

MD Anderson 中心又完成了另一项前瞻性研究，其分为随机部分和非随机部分，比较了手术和 SRS 对单发脑转移瘤的疗效（Lang et al 2008）。在随机研究中，30 名患者接受手术，而 29 名接受 SRS 治疗。在非随机研究中，89 名患者选择手术而 66 名进行 SRS，并且患者的随访与随机序列中一致。比较肿瘤的复发率（而非总体生存期）可以通过多变量分析实现，但需兼顾到随机和非随机组（根据混杂因素调整：年龄、性别、WBRT、原发肿瘤类型和程度、肿瘤体积和部位）。与 Muacevic 等（2008）的结论相反，分析显示 SRS 患者的局部复发率远远高于手术患者，而在远隔复发方面两组并无差异。

虽然在脑转移瘤的治疗方面 SRS 和手术的优缺点仍然存在争议，但在 MD Anderson 癌症中心我们根据病变部位、大小和临床表现来选择合适的治疗方案。对直径大于 3cm 的病变基本上都行手术切除，而对于直径小于 1~2cm 且部位深在的病变，则建议 SRS 治疗。患者的临床症状也会影响治疗选择。无症状的患者可以考虑 SRS，而手术通常适用于有临床表现的患者。当然根据患者的基础状况或原发肿瘤的情况，治疗方案可能需要进行调整。

7.4.1　立体定向放疗合并全脑放疗

把 WBRT 作为 SRS 的辅助治疗仍存在争议。

采用 SRS 治疗脑转移瘤的一个重要原因是为了避免由于 WBRT 导致的神经认知障碍。一些单中心的回顾性研究显示,对于新诊断的脑转移瘤患者,单独 SRS 治疗的肿瘤的控制率比 SRS+WBRT 低 (Chidel et al 2000;Sneed et al 1999;Sneed et al 2002)。与此相反,Hasegawa 等 (2003) 对 121 位患者进行的回顾性研究显示,SRS 对局部肿瘤控制率为 87%。因此该作者认为,对于有 1~2 个脑转移灶且原发肿瘤得到控制的患者,单用 SRS 足以取得满意的疗效,而 WBRT 是没有必要的。其他的回顾性研究也得出了相似的结论 (Chidel et al 2000;Joseph et al 1996;Pirzkall et al 1998;Sneed et al 1999)。此外,在一个多中心回顾性研究中,268 名接受单独 SRS 的患者与 301 名 SRS+WBRT 患者相比,两组的生存率无显著区别 (Sneed et al 2002)。

在一个前瞻性对照试验中 (RTOG 95-08),脑转移瘤小于 3 个且难以切除的患者被随机分为单纯 WBRT 组 (n=164) 和 WBRT+SRS 组 (n=167) (Andrews et al 2004),并根据脑转移瘤的数量和颅外肿瘤的状况进行分类。结果两组的总体生存时间无显著差异。单因素分析显示,单发病灶患者在接受额外的 SRS 治疗后,其生存期 (6.5 个月) 长于单独 WBRT 组 (4.9 个月,P= 0.039)。6 个月后随访结果可见 SRS 组 KPS 评分高于单独 WBRT 组。多因素分析也显示,对于 RPA 1 级 (P < 0.000 1) 或肿瘤相对预后较好 (P= 0.012 1) 的患者,其在接受 SRS 治疗后生存状况有明显改善。

在 Aoyama 等 (2006) 最近进行的一个三期临床试验中,132 个患者随机分为 SRS 组 (n=67) 或 SRS+WBRT 组 (n=65),所有患者脑转移瘤个数为 1~4 个且最大径小于 3cm。结果显示,虽然 WBRT+SRS 治疗并不能延长生存时间,但能明显减少复发的肿瘤个数。未行 WBRT 的患者也没有因此出现明显的神经功能或认知障碍。该作者还认为,只要能够经常对患者的脑转移瘤情况进行检查,则没必要进行辅助性 WBRT。

然而,随后 Patchell 等 (2006a, b) 注意到这项研究也可以得出相反的结论。他认为尽管 Aoyama 表明放弃 WBRT 的主要原因是为了避免其长期的神经毒性作用,但是他们却发现不管是否行 WBRT,两组患者的神经功能或认知功能、放疗相关副作用以及生存时间无明显差别。因此,这个研究恰好说明 WBRT 可以作为脑转移瘤

的前期治疗,因为其可以显著减少复发转移瘤的数量而并不增加毒副作用。此外,Patchell 等还认为 Aoyama 的统计学方法无法显示 WBRT+SRS 在生存获益上是否优于单独 SRS 治疗,或者二者一样。

因此,虽然一些前瞻性和回顾性研究显示 WBRT 可以提高肿瘤的控制率,但是其并没有明显改善生存期。故而有待进一步进行随机的前瞻性研究,比较 SRS 与 SRS+WBRT 对患者生存和肿瘤控制方面的作用。

7.4.2 预后因素

转移瘤的组织学特点、肿瘤大小以及侵袭性是决定 SRS 能否控制肿瘤的重要因素。早期研究证明,SRS 对肿瘤的疗效主要取决于肿瘤对放疗的敏感性,例如黑色素瘤对放疗反应差,而生殖细胞肿瘤则显示出非常好的效果 (Alexander & Loeffler 1992)。最近一些大样本的研究表明对于传统放疗不敏感的肿瘤,包括黑色素瘤,SRS 也能取得一定疗效 (Alexander et al 1995;Alexander & Loeffler 1996)。但是,这种结论是针对小转移灶进行 SRS 而得出的。通常认为 SRS 最适合用于直径 ≤ 3cm 的小病变 (体积 ≤ 10~12cm^3) (Kondziolka & Lunsford 1993;Sturm et al 1991),因为在这样的小目标上所聚集的射线强度足以克服病变对放射的抵抗。病变大小也很重要,对大的转移瘤无法安全地施行 SRS 治疗。这是因为病变周围将有更大范围的正常的脑组织受到具有潜在毒性的照射。肿瘤的侵袭性是另一个重要的因素,由于在照射范围外的肿瘤细胞受到的放射剂量明显减少,因此容易存活。这些肿瘤细胞可能继续生长成为照射靶点附近的新病灶 (Alexander & Loeffler 1992)。放疗技术的进步将有可能减少这种瘤周复发率。

7.4.3 肿瘤复发

SRS 的研究普遍报道肿瘤 1 年的局部控制率为 85%~98%,超过了手术取得的 80% 的控制率。事实上,这些数据是不具有可比性的,因为肿瘤的控制与患者随访的时间有很大的关系。很多 SRS 的研究随访时间有限。大部分研究报道患者的主要死因是原发肿瘤或远隔复发,而非局部治疗无效。需要注意的是,对于 SRS 而言,"局部控制"是指肿瘤彻底根除、体积缩小或相对稳定。对于

手术，"局部控制"则是指肿瘤不仅要彻底消失，还不能在患者生命中的任何时间出现任何形式的局部复发。对于 SRS 而言，局部控制失败的定义是在任何时间出现的肿瘤继续生长（图 45.10）。肿瘤通常在治疗后几个月内不断缩小，而死亡的肿瘤细胞也在病灶内被慢慢清除。因此，如果 SRS 研究的随访时间足够长，那么真实的局部控制率应该在 62%~65%。

7.4.4　并发症

大多数研究在评价 SRS 治疗脑转移瘤的结果时都关注其疗效，而很少提及治疗相关的并发症。Nedzi 等（1991）的研究指出了与严重并发症有关的危险因素。共有 40 个颅内原发肿瘤和 24 个脑转移瘤接受了 SRS 治疗，结果表明术后并发症与如下因素的增加有关：①放疗剂量不均一性；②最大放疗剂量；③等中心数量；④对正常组织的最大剂量；⑤肿瘤体积。有意思的是，没有一个脑转移瘤患者出现严重的并发症。这可能是因为转移瘤一般比较

小，每个病变只有一个等中心而照射比较均匀。

SRS 的并发症来自于单次放疗剂量过高。设计的初衷是将大量的射线会聚于病灶，而周围正常脑组织受到的照射有限且可以耐受。但是，与肿瘤最接近的脑组织可能会接受过量的放射。这就可以引发一些慢性并发症，并需要长期的激素治疗。此外，还有可能造成放疗性坏死，有时候甚至需要手术切除（Kondziolka & Lunsford 1993；Sturm et al 1991；Vecil et al 2005）。放射性坏死的发生率约为 3%。因为在 CT 或 MRI 上其很容易误诊为肿瘤复发，所以放射性坏死的发生率可能会被低估。放射性坏死容易发生在较大病变（直径 >3cm）和既往接受过 WBRT 的患者（>40Gy）中（Adler et al 1992）。其他并发症还包括恶心、呕吐，一般见于延髓最后区受到的放射剂量 >275 cGy 的患者，对这些患者需要给予预防性止吐治疗（Alexander et al 1989）。

针对 SRS 治疗脑转移瘤的相关并发症，Williams 等（2009）开展了迄今为止最大的一项

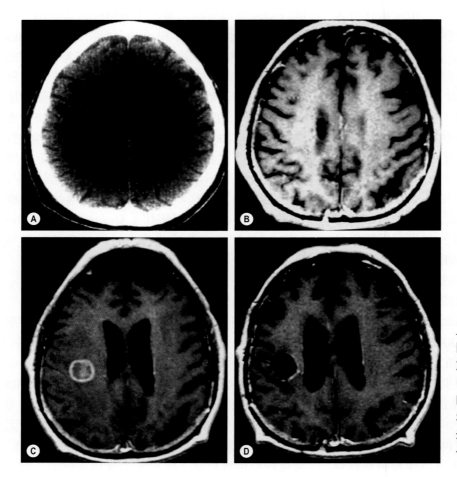

图 45.10　（A）头 CT 显示全脑放疗后右侧皮层下肺癌脑转移灶。（B）SRS 治疗后 3 个月行增强 MRI 显示病变明显缩小。（C）SRS 治疗后 5 个月复查 MRI 提示肿瘤复发。（D）手术切除后 5 个月，增强 MRI 未见肿瘤复发

研究。该研究入组了 273 例患者，并对其一个或两个转移灶进行 SRS 治疗，共计 316 个病灶。在很多类似的研究中，入组的对象包括之前接受过其他治疗如 WBRT（先于 SRS 或同时进行）的患者，这种混淆因素就对 SRS 并发症的分析产生了影响，而这项研究却不包括之前接受 WBRT 或手术的患者。该作者报道的并发症发生率（40% 出现的新并发症）比文献中普遍报道的要高，而且其中 14% 为严重的并发症（RTOG ≥ 3）。多因素分析显示，原发肿瘤持续进展（$P < 0.001$）、病变位于功能区（$P < 0.001$）和 SRS 剂量过低（<15Gy）（$P = 0.04$）是总体并发症的危险因素。此外，神经系统并发症与病变位于功能区（$P < 0.001$）和原发肿瘤进展（$P = 0.03$）密切相关。因此，对于功能区病变，SRS 治疗后并发症的发生率明显升高，这应该引起临床医生和患者的高度重视。

7.5 化学药物治疗

理论上，化疗对脑转移瘤具有明显的优势。手术或 SRS 只能作用于局部，而化疗则能对全脑进行治疗。与此同时，原发肿瘤也能一并治疗。然而，事与愿违，化疗对脑转移瘤患者的作用非常有限。导致化疗效果不佳的原因主要如下：①血 - 脑屏障的存在；②与原发肿瘤一致的抗药性；③脑转移瘤常见于化疗无效的病例；④化疗药物乏善可陈（Bernardo et al 2002；Buckner 1991；Greig 1984；Siegers 1990）。

很多容易发生脑转移的肿瘤对化疗并不敏感，而化疗效果也不尽相同（Cascino et al 1983a；Dvorak et al 2004；Lange et al 1990；Ushio et al 1991）。在已知所有易发生脑转移的肿瘤中，仅有小细胞肺癌、乳腺癌和生殖细胞肿瘤对于化疗相对敏感。研究结果也确实证实了化疗对这些类型的脑转移瘤有较好的效果。化疗是生殖细胞肿瘤脑转移的标准治疗方案。单独化疗或联合手术和 WBRT 都证实有效（Spears et al 1992）。对于小细胞肺癌和乳腺癌脑转移，化疗的有效性并没有那么肯定。有报道称其效果与对原发肿瘤的化疗效果相当（Boogerd et al 1992；Lange et al 1990；Rosner et al 1983；Seute et al 2006；Twelves et al 1990）。这也提示血 - 脑屏障并不是影响化疗效果的主要因素。有学者建议应当把化疗列为治疗小细胞肺癌脑转移的标准治疗（Twelves & Souhami 1991）。

对于化疗是否优于 WBRT 或化疗辅助 WBRT 的效果如何，目前尚无定论。不过，在一项三期临床试验中（Postmus et al 2000），单用替尼泊苷或联合 WBRT 治疗小细胞肺癌，结果显示在 WBRT 组中肿瘤对治疗的反应较好且患者的无进展生存时间延长（虽然总体生存时间不佳且两组间无明显区别）。此外，虽然单用替莫唑胺治疗脑内各种转移癌效果不佳（Abrey & Christodoulou 2001；Adonizio et al 2002；Agarwala et al 2004），但是其联合 WBRT 却可以增强治疗效果（Antonadou et al 2002；Hofmann et al 2006；Verger et al 2005）。

在这些研究中，虽然联合治疗方案使脑转移瘤对治疗的反应率有所增加，但由于原发疾病进展的影响，对患者的生存期的改善却微乎其微。因此，除非有强有力的证据显示某种化疗药物效果显著，否则化疗在治疗中的地位仍不明确。此外，除了小细胞肺癌和生殖细胞肿瘤，化疗对其他来源转移瘤的有效性仍有待进一步研究。

8 结论

脑转移瘤是目前最常见的颅内肿瘤。很多患者因原发肿瘤病情较重，只能接受姑息治疗。然而，随着对原发肿瘤治疗的进步，将有更多的患者在原发病得到控制的情况下罹患脑转移瘤，因此对脑转移瘤的有效治疗变得越来越重要。对于许多脑转移瘤患者，手术或 SRS 是最佳的治疗方案，但结果还是差强人意，甚至一些认为预后较好的患者也在 18~24 个月内死亡。遗憾的是，迄今为止仅有为数不多的新方法见诸报端。所以，在更好的治疗方案出现之前，对于原发肿瘤已控制的脑转移瘤患者，只有谨慎地使用现有的治疗手段才最有可能缓解患者的症状并延长其生存期。

关键点

- 据估计，仅在美国每年就有超过 100 000 患者罹患脑转移瘤。
- 肺、乳腺、黑色素瘤、肾和结肠肿瘤是脑转移瘤的常见来源。
- 由于血 - 脑屏障的破坏，脑转移瘤在影像上强化明显，同时病变周围表现为广泛的脑水肿。
- 单发或多发转移的发生率与原发肿瘤的类型有关。黑色素瘤最易出现多处脑转移，其次是肺癌和乳腺癌。结肠癌脑转移患者有 50% 的概率表现为多发病变，然而肾癌脑转移多表现为单一病灶。
- MRI 对多发脑转移瘤的诊断阳性率优于 CT。

- 多达 2/3 的脑转移瘤患者会在病程中某个时间出现临床症状。临床症状主要来自于为两个方面：颅高压、神经元激惹或破坏。

- 增强 MRI 是评价可疑脑转移瘤最好的影像学工具。肿瘤在 T_1 像表现为局部高信号，而肿瘤周围水肿则呈低信号。在 T_2 像上肿瘤一般表现为低信号，而肿瘤周围水肿则为高信号，更有利于评估水肿的范围。

- 对于有明确肿瘤史且发现幕上单发病灶的患者，其中有 89%~93% 存在脑转移瘤。

- 除非发现原发肿瘤或者全身其他部位的转移，并经过病理确诊，或对脑内病变进行活检证实，否则不能轻易诊断脑转移瘤。

- 通常，如果预计患者生存期超过 3~4 个月，则应该对其评估以进行积极的治疗，因为对于这类患者，仅行单纯 WBRT 和皮质醇激素治疗不大可能在患者生存期内有效地缓解症状，另外也需要采取更积极的治疗方案以延长生存期。

- 复发脑转移瘤的术后生存期与以下因素成负相关：原发肿瘤未控制（$P=0.008$）、KPS 评分 $\leqslant 70$ 分（$P=0.008$）、肿瘤复发时间 $\leqslant 4$ 个月（$P=0.008$）、患者年龄 $\geqslant 40$ 岁（$P=0.051$）、原发肿瘤为乳腺癌或黑色素瘤（$P=0.008$）。

- 虽然单用糖皮质激素治疗并不能提高生存期，但是可以明显改善脑转移瘤患者的症状。

- 全脑放疗（WBRT）是脑转移瘤治疗中应用最广泛的方法。对于系统性肿瘤发生进展的患者，其多数都患有脑转移瘤，WBRT 也是一种治疗选择。

- 全脑放疗的副作用主要包括放射性坏死、脑萎缩、白质脑病、痴呆，尤其见于生存时间超过 1 年的患者。然而，脑转移瘤复发对患者神经功能的影响可能大于 WBRT 所带来的潜在的神经功能认知障碍。对于经手术治疗且预后良好的患者，若考虑行 WBRT，则建议采用较小放疗剂量及更长的疗程。

- 对于脑内多发转移灶（3 个以下），如果手术能全部切除，其效果与单发病变手术效果类似。

- 影响脑转移瘤生存期的最重要因素是系统性疾病的状况和神经功能损伤的程度。

- 一项随机的前瞻性研究表明单发转移在手术后辅助 WBRT 可显著减少复发率，但是不能延长生存期。在 MD Anderson 肿瘤中心，WBRT 用于治疗因转移灶太多而无法手术或行 SRS 的患者。

- 到目前为止，手术或 SRS 治疗脑内单发转移瘤的报道均来自于回顾性研究，且并不能提供确切的证据指出哪种治疗方法更佳。最近两个随机的前瞻性试验也对两种治疗方法进行比较，但是碍于病例积累不足，并未显示出何种方法更有利于延长生存时间。然而，如果不进行辅助性 WBRT，接受 SRS 治疗的患者复发率高于手术患者。因此，在 MD Anderson 肿瘤中心，选择哪种治疗方案主要取决于病变大小、部位和临床表现。

（叶迅　陈晓霖　译）

参考文献

- Abrams, H.L., Spiro, R., Goldstein, N., 1950. Metastases in carcinoma: analysis of 1000 autopsied cases. Cancer 3 (1), 74–385.

Abrey, L.E., Christodoulou, C., 2001. Temozolomide for treating brain metastases. Semin. Oncol. 28 (Suppl), 34–42.

Adler, J.R., Cox, R.S., Kaplan, I., et al., 1992. Stereotactic radiosurgical treatment of brain metastases. J. Neurosurg. 76 (3), 444–449.

Adonizio, C.S., Babb, J.S., Maiale, C., et al., 2002. Temozolomide in non-small-cell lung cancer: preliminary results of a phase II trial in previously treated patients. Clin. Lung Cancer 3 (4), 254–258.

- Agarwala, S.S., Kirkwood, J.M., Gore, M., et al., 2004. Temozolomide for the treatment of brain metastases associated with metastatic melanoma: a phase II study. J. Clin. Oncol. 22 (11), 2101–2107.

Aiken, R., Leavengood, J.M., Kim, J.H., et al., 1984. Metronidazole in the treatment of metastatic brain tumors. Results of a controlled clinical trial. J. Neurooncol. 2 (2), 105–111.

Alexander, E. 3rd, Siddon, R.L., Loeffler, J.S., 1989. The acute onset of nausea and vomiting following stereotactic radiosurgery: correlation with total dose to area postrema. Surg. Neurol. 32 (1), 40–44.

Alexander, E. 3rd, Loeffler, J.S., 1992. Radiosurgery using a modified linear accelerator. Neurosurg. Clin. N. Am. 3 (1), 167–190.

- Alexander, E. 3rd, Moriarty, T.M., Davis, R.B., et al., 1995. Stereotactic radiosurgery for the definitive, noninvasive treatment of brain metastases. J. Natl. Cancer Inst. 87 (1), 34–40.

Alexander, E. 3rd, Loeffler, J.S., 1996. Treatment of intracranial metastases: Surgery vs. radiosurgery. In: Al-Mefty, O., Origitano, T.C., Harkey, H.L. (Eds.), Controversies in Neurosurgery. Thieme, New York, pp. 49–54.

Allan, S., Cornbleet, M., 1990. Brain metastases in melanoma. In: Rumke, P. (Ed.), Therapy of advanced melanoma. Karger, Basel, pp. 36–52.

Amer, M.H., Al-Sarraf, M., Baker, L.H., et al., 1978. Malignant melanoma and central nervous system metastases: incidence, diagnosis, treatment and survival. Cancer 42 (2), 660–668.

Amer, M.H., Al-Sarraf, M., Vaitkevicius, V.K., 1979. Clinical presentation, natural history and prognostic factors in advanced malignant melanoma. Surg. Gynecol. Obstet. 149 (5), 687–692.

Anderson, R.S., el-Mahdi, A.M., Kuban, D.A., et al., 1992. Brain metastases from transitional cell carcinoma of urinary bladder. Urology 39 (1), 17–20.

- Andrews, D.W., Scott, C.B., Sperduto, P.W., et al., 2004. Whole brain radiation therapy with or without stereotactic radiosurgery boost for patients with one to three brain metastases: phase III results of the RTOG 9508 randomized trial. Lancet 363 (9422), 1665–1672.

Antonadou, D., Paraskevaidis, M., Sarris, G., et al., 2002. Phase II randomized trial of temozolomide and concurrent radiotherapy in patients with brain metastases. J. Clin. Oncol. 20 (17), 3644–3650.

- Aoyama, H., Shirato, H., Tago, M., et al., 2006. Stereotactic radiosurgery plus whole-brain radiation therapy vs stereotactic radiosurgery alone for treatment of brain metastases: a randomized controlled trial. JAMA 295 (21), 2483–2491.

Aronson, S.M., Garcia, J.H., Aronson, B.E., 1964. Metastatic neoplasms of the brain: their frequency in relation to age. Cancer 17, 558–563.

Arriagada, R., Le Chevalier, T., Borie, F., et al., 1995. Prophylactic cranial irradiation for patients with small-cell lung cancer in complete remission. J. Natl. Cancer Inst. 87 (3), 183–190.

Arseni, C., Constantinescu, A.I., 1975. Considerations on the metastatic tumours of the brain with reference to statistics of 1217 cases. Schweiz. Arch. Neurol. Psychiatry 117, 179–195.

Ask-Upmark, E., 1956. Metastatic tumors of the brain and their localization. Acta Med. Scand. 154 (1), 1–9.

Atkinson, L., 1978. Melanoma of the central nervous system. Aust. N Z J. Surg. 48 (1), 14–16.

Auchter, R.M., Lamond, J.P., Alexander, E., et al., 1996. A multi-institutional outcome and prognostic factor analysis of radiosurgery for resectable single brain metastasis. Int. J. Radiat. Oncol. Biol. Phys. 35 (1), 27–35.

Auperin, A., Arriagada, R., Pignon, J.P., et al., 1999. Prophylactic cranial irradiation for patients with small-cell lung cancer in complete remission. Prophylactic Cranial Irradiation Overview Collaborative Group. N. Engl. J. Med. 341 (7), 476–484.

Badalament, R.A., Gluck, R.W., Wong, G.Y., et al., 1990. Surgical treatment of brain metastases from renal cell carcinoma. Urology 36 (2), 112–117.

Baker, A.B., 1942. Metastatic tumors of the nervous system. Arch. Pathol. Lab. Med. 34, 495–537.

Baker, G.S., Kernohan, J.W., Kiefer, E.J., 1951. Metastatic tumors of the brain. Surg. Clin. North Am. 31 (4), 1143–1145.

• Barnholtz-Sloan, J.S., Sloan, A.E., Davis, F.G., et al., 2004. Incidence proportions of brain metastases in patients diagnosed (1973 to 2001) in the Metropolitan Detroit Cancer Surveillance System. J. Clin. Oncol. 22 (14), 2865–2872.

Batson, O., 1942. The role of the vertebral veins in metastatic processes. Ann. Intern. Med. 16, 38–45.

Bernardo, G., Cuzzoni, Q., Strada, M.R., et al., 2002. First-line chemotherapy with vinorelbine, gemcitabine, and carboplatin in the treatment of brain metastases from non-small-cell lung cancer: a phase II study. Cancer Invest. 20 (3), 293–302.

• Bindal, A.K., Bindal, R.K., Hess, K.R., et al., 1996. Surgery versus radiosurgery in the treatment of brain metastasis. J. Neurosurg. 84 (5), 748–754.

• Bindal, R.K., Sawaya, R., Leavens, M.E., et al., 1993. Surgical treatment of multiple brain metastases. J. Neurosurg. 79 (2), 210–216.

• Bindal, R.K., Sawaya, R., Leavens, M.E., et al., 1995. Reoperation for recurrent metastatic brain tumors. J. Neurosurg. 83 (4), 600–604.

Black, P., 1979. Brain metastasis: current status and recommended guidelines for management. Neurosurgery 5 (5), 617–631.

Bloch, J.L., Nieh, P.T., Walzak, M.P., 1987. Brain metastases from transitional cell carcinoma. J. Urol. 137 (1), 97–99.

Boogerd, W., Dalesio, O., Bais, E.M., et al., 1992. Response of brain metastases from breast cancer to systemic chemotherapy. Cancer 69 (4), 972–980.

Borgelt, B., Gelber, R., Kramer, S., et al., 1980. The palliation of brain metastases: final results of the first two studies by the Radiation Therapy Oncology Group. Int. J. Radiat. Oncol. Biol. Phys. 6 (1), 1–9.

Borgelt, B., Gelber, R., Larson, M., et al., 1981. Ultra-rapid high dose irradiation schedules for the palliation of brain metastases: final results of the first two studies by the Radiation Therapy Oncology Group. Int. J. Radiat. Oncol. Biol. Phys. 7 (12), 1633–1638.

Brega, K., Robinson, W.A., Winston, K., et al., 1990. Surgical treatment of brain metastases in malignant melanoma. Cancer 66 (10), 2105–2110.

Breneman, J.C., Sawaya, R., 1991. Cerebral radiation necrosis. In: Barrow, D. (Ed.), Perspectives in neurological surgery. Quality Medical, St Louis, MO, pp. 127–140.

Broadbent, A.M., Hruby, G., Tin, M.M., et al., 2004. Survival following whole brain radiation treatment for cerebral metastases: an audit of 474 patients. Radiother. Oncol. 71 (3), 259–265.

Buchsbaum, J.C., Suh, J.H., Lee, S.Y., et al., 2002. Survival by radiation therapy oncology group recursive partitioning analysis class and treatment modality in patients with brain metastases from malignant melanoma: a retrospective study. Cancer 94 (8), 2265–2272.

• Buckner, J., 1992. Surgery, radiation therapy, and chemotherapy for metastatic tumors to the brain. Curr. Opin. Oncol. 4 (3), 518–524.

Buckner, J.C., 1991. The role of chemotherapy in the treatment of patients with brain metastases from solid tumors. Cancer Metastasis. Rev. 10 (4), 335–341.

Burgess, R.E., Burgess, V.F., Dibella, N.J., 1979. Brain metastases in small cell carcinoma of the lung. JAMA 242 (19), 2084–2086.

Burt, M., Wronski, M., Arbit, E., et al., 1992. Resection of brain metastases from non-small-cell lung carcinoma. Results of therapy. Memorial Sloan-Kettering Cancer Center Thoracic Surgical Staff. J. Thorac. Cardiovasc. Surg. 103 (3), 399–410.

Cabantog, A.M., Bernstein, M., 1994. Complications of first craniotomy for intra-axial brain tumour. Can. J. Neurol. Sci. 21 (3), 213–218.

Cairncross, J.G., Kim, J.H., Posner, J.B., 1980. Radiation therapy for brain metastases. Ann. Neurol. 7 (6), 529–541.

Cairncross, J.G., Posner, J.B., 1983. The management of brain metastases. In: Walker, M.D. (Ed.), Oncology of the Nervous System. Martinus Nijhof, Boston, MA, pp. 341–377.

Cannady, S.B., Cavanaugh, K.A., Lee, S.Y., et al., 2004. Results of whole brain radiotherapy and recursive partitioning analysis in patients with brain metastases from renal cell carcinoma: a retrospective study. Int. J. Radiat. Oncol. Biol. Phys. 58 (1), 253–258.

Carney, D.N., 1999. Prophylactic cranial irradiation and small-cell lung cancer. N. Engl. J. Med. 341 (7), 524–526.

Cascino, T.L., Byrne, T.N., Deck, M.D., et al., 1983a. Intra-arterial BCNU in the treatment of metastatic brain tumors. J. Neurooncol. 1 (3), 211–218.

Cascino, T.L., Leavengood, J.M., Kemeny, N., et al., 1983b. Brain metastases from colon cancer. J. Neurooncol. 1 (3), 203–209.

Castaldo, J.E., Bernat, J.L., Meier, F.A., et al., 1983. Intracranial metastases due to prostatic carcinoma. Cancer 52 (9), 1739–1747.

Chang, D.B., Yang, P.C., Luh, K.T., et al., 1992. Late survival of non-small cell lung cancer patients with brain metastases. Influence of treatment. Chest 101 (5), 1293–1297.

Chao, J., Phillips, R., Nickson, J., 1954. Roentgen-ray therapy of cerebral metastases. Cancer 7 (4), 682–689.

Chason, J., Walker, F., Landers, J., 1963. Metastatic carcinoma in the central nervous system and dorsal root ganglia. Cancer 16, 781–787.

Chidel, M.A., Suh, J.H., Reddy, C.A., et al., 2000. Application of recursive partitioning analysis and evaluation of the use of whole brain radiation among patients treated with stereotactic radiosurgery for newly diagnosed brain metastases. Int. J. Radiat. Oncol. Biol. Phys. 47 (4), 993–999.

Cho, K.H., Hall, W.A., Lee, A.K., et al., 1998. Stereotactic radiosurgery for patients with single brain metastasis. J. Radiosurg. 1 (2), 79–85.

Choi, K.N., Withers, H.R., Rotman, M., 1985. Intracranial metastases from melanoma. Clinical features and treatment by accelerated fractionation. Cancer 56 (1), 1–9.

Christensen, E., 1949. Intracranial carcinomatous metastases in a neurosurgical clinic. Acta Psychiatr. Neurol. 24, 353–361.

Cifuentes, N., Pickren, J.W., 1979. Metastases from carcinoma of mammary gland: an autopsy study. J. Surg. Oncol. 11 (3), 193–205.

Combs, S.E., Schulz-Ertner, D., Thilmann, C., et al., 2004. Treatment of cerebral metastases from breast cancer with stereotactic radiosurgery. Strahlenther. Onkol. 180 (9), 590–596.

Constantini, S., Kornowski, R., Pomeranz, S., et al., 1991. Thromboembolic phenomena in neurosurgical patients operated upon for primary and metastatic brain tumors. Acta Neurochir. (Wien) 109 (3–4), 93–97.

Cox, J.D., Komaki, R., 1986. Prophylactic cranial irradiation for squamous cell carcinoma, large cell carcinoma, and adenocarcinoma of the lung: indications and techniques. In: Mountain, C.F., Carr, D.T. (Eds.), Lung cancer: current status and prospects for the future, vol. 28. Year Book Medical, Chicago, IL, pp. 233–237.

Cushing, H., 1932. Notes upon a series of two thousand verified cases with surgical-mortality percentages pertaining thereto. Charles C Thomas, Springfield, IL.

Dauplat, J., Nieberg, R.K., Hacker, N.F., 1987. Central nervous system metastases in epithelial ovarian carcinoma. Cancer 60 (10), 2559–2562.

Davis, P.C., Hudgins, P.A., Peterman, S.B., et al., 1991. Diagnosis of cerebral metastases: double-dose delayed CT vs contrast-enhanced MR imaging. AJNR Am. J. Neuroradiol. 12 (2), 293–300.

de la Monte, S.M., Moore, G.W., Hutchins, G.M., 1983. Patterned distribution of metastases from malignant melanoma in humans. Cancer Res. 43 (7), 3427–3433.

de la Monte, S.M., Hutchins, G.M., Moore, G.W., 1988. Influence of age on the metastatic behavior of breast carcinoma. Hum. Pathol. 19 (5), 529–534.

DeAngelis, L.M., Currie, V.E., Kim, J.H., et al., 1989a. The combined use of radiation therapy and lonidamine in the treatment of brain metastases. J. Neurooncol. 7 (3), 241–247.

• DeAngelis, L.M., Delattre, J.Y., Posner, J.B., 1989b. Radiation-induced dementia in patients cured of brain metastases. Neurology 39 (6), 789–796.

DeAngelis, L.M., Mandell, L.R., Thaler, H.T., et al., 1989c. The role of postoperative radiotherapy after resection of single brain metastases. Neurosurgery 24 (6), 798–805.

Debevec, M., 1990. Management of patients with brain metastases of unknown origin. Neoplasma 37 (5), 601–606.

Decker, D.A., Decker, V.L., Herskovic, A., et al., 1984. Brain metastases in patients with renal cell carcinoma: prognosis and treatment. J. Clin. Oncol. 2 (3), 169–173.

Delattre, J.Y., Krol, G., Thaler, H.T., et al., 1988. Distribution of brain metastases. Arch. Neurol. 45 (7), 741–744.

Dhopesh, V.P., Yagnik, P.M., 1985. Brain metastasis: analysis of patients without known cancer. South Med. J. 78 (2), 171–172.

DiStefano, A., Yong Yap, Y., Hortobagyi, G.N., et al., 1979. The natural history of breast cancer patients with brain metastases. Cancer 44 (5), 1913–1918.

Dosoretz, D.E., Blitzer, P.H., Russell, A.H., et al., 1980. Management of solitary metastasis to the brain: the role of elective brain irradiation following complete surgical resection. Int. J. Radiat. Oncol.

Biol. Phys. 6 (12), 1727–1730.

Dvorak, J., Melichar, B., Zizka, J., et al., 2004. Complete response of multiple melanoma brain metastases after treatment with temozolomide. Onkologie. 27 (2), 171–174.

Eden, E.A., Muggia, J.M., Hiesiger, E.M., et al., 1990. Plasma carcinoembryonic antigen as an indicator of cerebral metastases. J. Neurooncol. 8 (3), 281–287.

Elkington, J.S., 1935. Metastatic tumors of the brain. Proc. R. Soc. Med. 28 (8), 1080–1096.

Ferrara, M., Bizzozzero, L., Talamonti, G., et al., 1990. Surgical treatment of 100 single brain metastases. Analysis of the results. J. Neurosurg. Sci. 34 (3–4), 303–308.

Fidler, I.J., 1989. Origin and biology of cancer metastasis. Cytometry 10 (6), 673–680.

Fidler, I.J., 1991. Cancer metastasis. Br. Med. Bull. 47 (1), 157–177.

● Fidler, I.J., 1997. Molecular biology of cancer: invasion and metastasis. In: DeVita, V.T. Jr., Hellman, S., Rosenberg, S.A. (Eds.), Cancer: principles and practice of oncology. JB Lippincott, Philadelphia, pp. 135–152.

Flaschka, G., Desoye, G., 1987. CEA plasma levels in patients with intracranial tumours. Neurochirurgia 30 (1), 5–7.

Fleck, J.F., Einhorn, L.H., Lauer, R.C., et al., 1990. Is prophylactic cranial irradiation indicated in small-cell lung cancer? J. Clin. Oncol. 8 (2), 209–214.

Fleckenstein, K., Hof, H., Lohr, F., et al., 2004. Prognostic factors for brain metastases after whole brain radiotherapy. Data from a single institution. Strahlenther. Onkol. 180 (5), 268–273.

Fogelholm, R., Uutela, T., Murros, K., 1984. Epidemiology of central nervous system neoplasms: a regional survey in central Finland. Acta Neurol. Scand. 69 (3), 129–136.

Galicich, J.H., Sundaresan, N., Arbit, E., et al., 1980. Surgical treatment of single brain metastasis: factors associated with survival. Cancer 45 (2), 381–386.

Galluzzi, S., Payne, P., 1956. Brain metastases from primary bronchial carcinoma: a statistical study of 741 necropsies. Cancer 10 (3), 408–414.

Gamache, F.W., Posner, J.B., Patterson, R.H., 1982. Metastatic brain tumors. In: Youmans, J. (Ed.), Neurological surgery, vol. 5. WB Saunders, Philadelphia, PA, pp. 2872–2898.

● Gaspar, L., Scott, C., Rotman, M., et al., 1997. Recursive partitioning analysis (RPA) of prognostic factors in three Radiation Therapy Oncology Group (RTOG) brain metastases trials. Int. J. Radiat. Oncol. Biol. Phys. 37 (4), 745–751.

Gay, P.C., Litchy, W.J., Cascino, T.L., 1987. Brain metastasis in hypernephroma. J. Neurooncol. 5 (1), 51–56.

Gelber, R.D., Larson, M., Borgelt, B.B., et al., 1981. Equivalence of radiation schedules for the palliative treatment of brain metastases in patients with favorable prognosis. Cancer 48 (8), 1749–1753.

Gerosa, M., Nicolato, A., Foroni, R., et al., 2002. Gamma knife radiosurgery for brain metastases: a primary therapeutic option. J. Neurosurg. 97 (Suppl.), 515–524.

Giannone, L., Johnson, D.H., Hande, K.R., et al., 1987. Favorable prognosis of brain metastases in small cell lung cancer. Ann. Intern. Med. 106 (3), 386–389.

Ginsberg, L.E., Lang, F.F., 1998. Neuroradiologic screening for brain metastases–can quadruple dose gadolinium be far behind? AJNR. Am. J. Neuroradiol. 19 (5), 829–830.

Gloeckler Ries, L.A., Reichman, M.E., Lewis, D.R., et al., 2003. Cancer survival and incidence from the Surveillance, Epidemiology, and End Results (SEER) program. Oncologist 8 (6), 541–552.

Graf, A.H., Buchberger, W., Langmayr, H., et al., 1988. Site preference of metastatic tumours of the brain. Virchows. Arch. 412 (5), 493–498.

Grant, F.C., 1926. Concerning intracranial malignant metastases: Their frequency and the value of surgery in their treatment. Ann. Surg. 84 (5), 635–646.

Graus, F., Walker, R.W., Allen, J.C., 1983. Brain metastases in children. J. Pediatr. 103 (4), 558–561.

Graus, F., Rogers, L., Posner, J., 1985. Cerebrovascular complications in patients with cancer. Medicine 64 (1), 16–35.

Gregor, A., Cull, A., Stephens, R.J., et al., 1997. Prophylactic cranial irradiation is indicated following complete response to induction therapy in small cell lung cancer: results of a multicentre randomised trial. United Kingdom Coordinating Committee for Cancer Research (UKCCCR) and the European Organization for Research and Treatment of Cancer (EORTC). Eur. J. Cancer 33 (11), 1752–1758.

Greig, N.H., 1984. Chemotherapy of brain metastases: current status. Cancer Treat Rev. 11 (2), 157–186.

Guerrieri, M., Wong, K., Ryan, G., et al., 2004. A randomised phase III study of palliative radiation with concomitant carboplatin for brain metastases from non-small cell carcinoma of the lung. Lung Cancer 46 (1), 107–111.

Guomundsson, K.R., 1970. A survey of tumors of the central nervous system in Iceland during the 10-year period 1954–1963. Acta Neurol. Scand. 46 (4), 538–552.

Haar, F., Patterson, R.H. Jr., 1972. Surgery for metastatic intracranial neoplasm. Cancer 30 (5), 1241–1245.

Hagen, N.A., Cirrincione, C., Thaler, H.T., et al., 1990. The role of radiation therapy following resection of single brain metastasis from melanoma. Neurology 40 (1), 158–160.

Hardy, J., Smith, I., Cherryman, G., et al., 1990. The value of computed tomographic (CT) scan surveillance in the detection and management of brain metastases in patients with small cell lung cancer. Br. J. Cancer 62 (4), 684–686.

Hasegawa, H., Ushio, Y., Hayakawa, T., et al., 1983. Changes of the blood–brain barrier in experimental metastatic brain tumors. J. Neurosurg. 59 (2), 304–310.

Hasegawa, T., Kondziolka, D., Flickinger, J.C., et al., 2003. Brain metastases treated with radiosurgery alone: an alternative to whole brain radiotherapy? Neurosurgery 52 (6), 1318–1326.

Hazle, J.D., Jackson, E.F., Schomer, D.F., et al., 1997. Dynamic imaging of intracranial lesions using fast spin-echo imaging: differentiation of brain tumors and treatment effects. J. Magn. Reson. Imaging 7 (6), 1084–1093.

Healy, M.E., Hesselink, J.R., Press, G.A., et al., 1987. Increased detection of intracranial metastases with intravenous Gd-DTPA. Radiology 165 (3), 619–624.

Hendrickson, F.R., 1975. Radiation therapy of metastatic tumors. Semin. Oncol. 2 (1), 43–46.

Hendrickson, F.R., 1977. The optimum schedule for palliative radiotherapy for metastatic brain cancer. Int. J. Radiat. Oncol. Biol. Phys. 2, 165–168.

Henson, R.A., Urich, H., 1982. Cancer and the nervous system. Blackwell, London.

Herfarth, K.K., Izwekowa, O., Thilmann, C., et al., 2003. Linac-based radiosurgery of cerebral melanoma metastases. Analysis of 122 metastases treated in 64 patients. Strahlenther. Onkol. 179 (6), 366–371.

Hildebrand, J., 1973. Early diagnosis of brain metastases in an unselected population of cancerous patients. Eur. J. Cancer 9 (9), 621–626.

Hirsch, F.R., Paulson, O.B., Hansen, H.H., et al., 1982. Intracranial metastases in small cell carcinoma of the lung: correlation of clinical and autopsy findings. Cancer 50 (11), 2433–2437.

Hofmann, M., Kiecker, F., Wurm, R., et al., 2006. Temozolomide with or without radiotherapy in melanoma with unresectable brain metastases. J. Neurooncol. 76 (1), 59–64.

Horwitz, N.H., Rizzoli, H.V., 1982. Postoperative complications of intracranial neurological surgery. Williams & Wilkins, Baltimore, MD.

Jacobs, L., Kinkel, W.R., Vincent, R.G., 1977. 'Silent' brain metastasis from lung carcinoma determined by computerized tomography. Arch. Neurol. 34 (11), 690–693.

Jacobs, R.H., Awan, A., Bitran, J.D., et al., 1987. Prophylactic cranial irradiation in adenocarcinoma of the lung. A possible role. Cancer 59 (12), 2016–2019.

Jawahar, A., Matthew, R.E., Minagar, A., et al., 2004. Gamma knife surgery in the management of brain metastases from lung carcinoma: a retrospective analysis of survival, local tumor control, and freedom from new brain metastasis. J. Neurosurg. 100 (5), 842–847.

Jemal, A., Murray, T., Samuels, A., et al., 2003. Cancer statistics, 2003. CA Cancer J. Clin. 53 (1), 5–26.

Jemal, A., Tiwari, R.C., Murray, T., et al., 2004. Cancer statistics, 2004. CA Cancer J. Clin. 54 (1), 8–29.

Johnson, B.E., Patronas, N., Hayes, W., et al., 1990. Neurologic, computed cranial tomographic, and magnetic resonance imaging abnormalities in patients with small-cell lung cancer: further follow-up of 6- to 13-year survivors. J. Clin. Oncol. 8 (1), 48–56.

● Johnson, J.D., Young, B., 1996. Demographics of brain metastasis. Neurosurg. Clin. N. Am. 7 (3), 337–344.

Joseph, J., Adler, J.R., Cox, R.S., et al., 1996. Linear accelerator-based stereotaxic radiosurgery for brain metastases: the influence of number of lesions on survival. J. Clin. Oncol. 14 (4), 1085–1092.

Kamby, C., Soerensen, P.S., 1988. Characteristics of patients with short and long survivals after detection of intracranial metastases from breast cancer. J. Neurooncol. 6 (1), 37–45.

Kaye, A.H., 1992. Malignant brain tumors. In: Little, J.R., Awad, I.A. (Eds.), Reoperative neurosurgery. Williams & Wilkins, Baltimore, MD, pp. 49–76.

Kelly, P.J., Kall, B.A., Goerss, S.J., 1988. Results of computed tomography-based computer-assisted stereotactic resection of metastatic intracranial tumors. Neurosurgery 22 (1 Pt 1), 7–17.

Khansur, T., Routh, A., Hickman, B., 1997. Brain metastases from unknown primary site. J. Miss. State Med. Assoc. 38 (7),

238–242.

Kindt, G., 1964. The pattern of location of cerebral metastatic tumors. J. Neurosurg. 21, 54–57.

Kitaoka, K., Abe, H., Aida, T., et al., 1990. Follow-up study on metastatic cerebellar tumor surgery–characteristic problems of surgical treatment. Neurol. Med. Chir. (Tokyo) 30 (8), 591–598.

Klos, K.J., O'Neill, B.P., 2004. Brain metastases. Neurologist 10 (1), 31–46.

Knauth, M., Forsting, M., Hartmann, M., et al., 1996. MR enhancement of brain lesions: increased contrast dose compared with magnetization transfer. AJNR. Am. J. Neuroradiol. 17 (10), 1853–1859.

Koehler, P.J., 1995. Use of corticosteroids in neuro-oncology. Anti-Cancer Drugs 6 (1), 19–33.

Kofman, S., Garvin, J., Nagamani, D., et al., 1957. Treatment of cerebral metastases from breast carcinoma with prednisolone. JAMA 163 (16), 1473–1476.

Komarnicky, L.T., Phillips, T.L., Martz, K., et al., 1991. A randomized phase III protocol for the evaluation of misonidazole combined with radiation in the treatment of patients with brain metastases (RTOG-7916). Int. J. Radiat. Oncol. Biol. Phys. 20 (1), 53–58.

Kondziolka, D., Lunsford, L.D., 1993. Brain metastases. In: Apuzzo, M.L. (Ed.), Brain surgery: complication avoidance and management, Vol 1. Churchill Livingstone, New York, pp. 615–641.

Koutras, A.K., Marangos, M., Kourelis, T., et al., 2003. Surgical management of cerebral metastases from non-small cell lung cancer. Tumori. 89 (3), 292–297.

Kristjansen, P.E., Pedersen, A.G., 1989. CNS therapy in small-cell lung cancer. In: Hansen, H.H. (Ed.), Basic and clinical concepts of lung cancer. Kluwer Academic, Boston, MA, pp. 275–298.

Kurtz, J.M., Gelber, R., Brady, L.W., et al., 1981. The palliation of brain metastases in a favorable patient population: a randomized clinical trial by the Radiation Therapy Oncology Group. Int. J. Radiat. Oncol. Biol. Phys. 7 (7), 891–895.

Kurup, P., Reddy, S., Hendrickson, F.R., 1980. Results of re-irradiation for cerebral metastases. Cancer 46 (12), 2587–2589.

Landis, S.H., Murray, T., Bolden, S., et al., 1998. Cancer statistics, 1998. CA Cancer J. Clin. 48 (1), 6–29.

Landis, S.H., Murray, T., Bolden, S., et al., 1999. Cancer statistics, 1999. CA Cancer J. Clin. 49 (1), 9–31.

Landy, H.J., Egnor, M., 1991. Intraoperative ultrasonography and cortical mapping for removal of deep cerebral tumors. South Med. J. 84 (11), 1323–1326.

Lang, E.F., Slater, J., 1964. Metastatic brain tumors: results of surgical and nonsurgical treatment. Surg. Clin. North Am. 44, 865–872.

Lang, F.F., Sawaya, R., 1998. Surgical treatment of metastatic brain tumors. Semin. Surg. Oncol. 14 (1), 53–63.

Lang, F.F., Suki, D., Maor, M., et al., 2008. Conventional surgery versus stereotactic radiosurgery in the treatment of single brain metastases: a prospective study with both randomized and non-randomized arms. American Association of Neurological Surgeons Meeting, Article 48938.

Lange, O.F., Scheef, W., Haase, K.D., 1990. Palliative radio-chemotherapy with ifosfamide and BCNU for breast cancer patients with cerebral metastases. A 5-year experience. Cancer Chemother. Pharmacol. 26 (Suppl): S78–S80.

Langer, C.J., Mehta, M.P., 2005. Current management of brain metastases, with a focus on systemic options. J. Clin. Oncol. 23 (25), 6207–6219.

Lassman, A.B., DeAngelis, L.M., 2003. Brain metastases. Neurol. Clin. 21 (1), 1–23, vii.

Laukkanen, E., Klonoff, H., Allan, B., et al., 1988. The role of prophylactic brain irradiation in limited stage small cell lung cancer: clinical, neuropsychologic, and CT sequelae. Int. J. Radiat. Oncol. Biol. Phys. 14 (6), 1109–1117.

Le Chevalier, T., Smith, F.P., Caille, P., et al., 1985. Sites of primary malignancies in patients presenting with cerebral metastases. A review of 120 cases. Cancer 56 (4), 880–882.

Lee, J.S., Umsawasdi, T., Barkley, H.T. Jr., et al., 1987. Timing of elective brain irradiation: a critical factor for brain metastasis free survival in small cell lung cancer. Int. J. Radiat. Oncol. Biol. Phys. 13 (5), 697–704.

Lee, Y.T., 1980. Malignant melanoma: pattern of metastasis. CA Cancer J. Clin. 30 (3), 137–142.

Lee, Y.T., 1983. Breast carcinoma: pattern of metastasis at autopsy. J. Surg. Oncol. 23 (3), 175–180.

Lee, Y.Y., Nauert, C., Glass, J.P., 1986. Treatment-related white matter changes in cancer patients. Cancer 57 (8), 1473–1482.

Leeds, N.E., Sawaya, R., Van Tassel, P., et al., 1992. Intracranial hemorrhage in the oncologic patient. Neuroimaging Clin. N. Am. 2, 119–2136.

Leksell, L., 1951. The stereotaxic method and radiosurgery of the brain. Acta Chir. Scand. 102 (4), 316–319.

Levin, V.A., Leibel, S.A., Gutin, P.H., 2001. Neoplasms of the central nervous system. In: De Vita, V.T. Jr., Hellman, S., Rosenberg, S.A. (Eds.), Cancer: principles and practice of oncology. Lippincott Williams & Wilkins, Philadelphia, PA, pp. 2100–2160.

Lewis, A.J., 1988. Sarcoma metastatic to the brain. Cancer 61 (3), 593–601.

Liotta, L., Stetler-Stevenson, W., 1989. Principles of molecular cell biology of cancer: cancer metastasis. In: DeVita, V.T. Jr., Hellman, S., Rosenberg, S.A. (Eds.), Cancer: principles and practice of oncology. JB Lippincott, Philadelphia, PA, pp. 98–115.

Lishner, M., Feld, R., Payne, D.G., et al., 1990. Late neurological complications after prophylactic cranial irradiation in patients with small-cell lung cancer: the Toronto experience. J. Clin. Oncol. 8 (2), 215–221.

Livingston, K.E., Horrax, G., Sachs, E. Jr., 1948. Metastatic brain tumors. Surg. Clin. North Am. 28, 805–810.

Long, D.M., 1979. Capillary ultrastructure in human metastatic brain tumors. J. Neurosurg. 51 (1), 53–58.

Lutterbach, J., Bartelt, S., Ostertag, C., 2002. Long-term survival in patients with brain metastases. J. Cancer Res. Clin. Oncol. 128 (8), 417–425.

MacGee, E.E., 1971. Surgical treatment of cerebral metastases from lung cancer. The effect on quality and duration of survival. J. Neurosurg. 35 (4), 416–420.

Madajewicz, S., Karakousis, C., West, C.R., et al., 1984. Malignant melanoma brain metastases. Review of Roswell Park Memorial Institute experience. Cancer 53 (11), 2550–2552.

Magilligan, D.J. Jr., Duvernoy, C., Malik, G., et al., 1986. Surgical approach to lung cancer with solitary cerebral metastasis: twenty-five years' experience. Ann. Thorac. Surg. 42 (4), 360–364.

Mahmoud-Ahmed, A.S., Suh, J.H., Lee, S.Y., et al., 2002. Results of whole brain radiotherapy in patients with brain metastases from breast cancer: a retrospective study. Int. J. Radiat. Oncol. Biol. Phys. 54 (3), 810–817.

Mandell, L., Hilaris, B., Sullivan, M., et al., 1986. The treatment of single brain metastasis from non-oat cell lung carcinoma. Surgery and radiation versus radiation therapy alone. Cancer 58 (3), 641–649.

Markesbery, W.R., Brooks, W.H., Gupta, G.D., et al., 1978. Treatment for patients with cerebral metastases. Arch. Neurol. 35 (11), 754–756.

Marshall, M.E., Pearson, T., Simpson, W., et al., 1990. Low incidence of asymptomatic brain metastases in patients with renal cell carcinoma. Urology 36 (4), 300–302.

Martínez-Mañas, R.M., Brell, M., Rumià, J., et al., 1998. Brain metastases in endometrial carcinoma. Gynecol. Oncol. 70 (2), 282–284.

Mathews, V.P., King, J.C., Elster, A.D., et al., 1994. Cerebral infarction: effects of dose and magnetization transfer saturation at gadolinium-enhanced MR imaging. Radiology 190 (2), 547–552.

McNeer, G., das Gupta, T., 1965. Problem of recurrence in the management of melanoma. CA Cancer J. Clin. 15 (6), 270–274.

Meagher, R., Eisenhardt, L., 1931. Intracranial carcinomatous metastases. With note on relation of carcinoma and tubercle. Ann. Surg. 93 (1), 132–140.

● Mehta, M.P., Rodrigus, P., Terhaard, C.H., et al., 2003. Survival and neurologic outcomes in a randomized trial of motexafin gadolinium and whole-brain radiation therapy in brain metastases. J. Clin. Oncol. 21 (13), 2529–2536.

Merchut, M.P., 1989. Brain metastases from undiagnosed systemic neoplasms. Arch. Intern. Med. 149 (5), 1076–1080.

Meyers, C.A., Smith, J.A., Bezjak, A., et al., 2004. Neurocognitive function and progression in patients with brain metastases treated with whole-brain radiation and motexafin gadolinium: results of a randomized phase III trial. J. Clin. Oncol. 22 (1), 157–165.

Mintz, A.H., Kestle, J., Rathbone, M.P., et al., 1996. A randomized trial to assess the efficacy of surgery in addition to radiotherapy in patients with a single cerebral metastasis. Cancer 78 (7), 1470–1476.

Modic, M., Beale, S., 1990. Magnetic resonance imaging of supratentorial neoplasms. In: Wilkins, R.H., Rengachary, S.S. (Eds.), Neurosurgery update I: diagnosis, operative technique, and neuro-oncology. McGraw-Hill, New York, pp. 12–29.

Montana, G.S., Meacham, W.F., Caldwell, W.L., 1972. Brain irradiation for metastatic disease of lung origin. Cancer 29 (6), 1477–1480.

Muacevic, A., Kreth, F.W., Mack, A., et al., 2004a. Stereotactic radiosurgery without radiation therapy providing high local tumor control of multiple brain metastases from renal cell carcinoma. Minim. Invasive. Neurosurg. 47 (4), 203–208.

Muacevic, A., Kreth, F.W., Tonn, J.C., et al., 2004b. Stereotactic radiosurgery for multiple brain metastases from breast carcinoma. Cancer 100 (8), 1705–1711.

● Muacevic, A., Wowra, B., Siefert, A., et al., 2008. Microsurgery plus whole brain irradiation versus Gamma Knife surgery alone for treatment of single metastases to the brain: a randomized controlled multicentre phase III trial. J. Neurooncol. 87 (3), 299–307.

Murray, K.J., Scott, C., Greenberg, H.M., et al., 1997. A randomized phase III study of accelerated hyperfractionation versus standard in patients with unresected brain metastases: a report of the Radiation Therapy Oncology Group (RTOG) 9104. Int. J. Radiat. Oncol. Biol. Phys. 39 (3), 571–574.

Nedzi, L.A., Kooy, H., Alexander, E. 3rd, et al., 1991. Variables associated with the development of complications from radiosurgery of intracranial tumors. Int. J. Radiat. Oncol. Biol. Phys. 21 (3), 591–599.

Newman, S.J., Hansen, H.H., 1974. Proceedings: Frequency, diagnosis, and treatment of brain metastases in 247 consecutive patients with bronchogenic carcinoma. Cancer 33 (2), 492–496.

● Nicolson, G.L., 1988. Cancer metastasis: tumor cell and host organ properties important in metastasis to specific secondary sites. Biochim. Biophys. Acta 948 (2), 175–224.

Nicolson, G.L., Menter, D.G., Herrmann, J.L., et al., 1996. Brain metastasis: role of trophic, autocrine, and paracrine factors in tumor invasion and colonization of the central nervous system. Curr. Top. Microbiol. Immunol. 213 (Pt 2), 89–115.

Nisce, L.Z., Hilaris, B.S., Chu, F.C., 1971. A review of experience with irradiation of brain metastasis. AJR. Am. J. Roentgenol. 111 (2), 329–333.

Noel, G., Simon, J.M., Valery, C.A., et al., 2002. Linac radiosurgery for brain metastasis of melanoma. Stereotact. Funct. Neurosurg. 79 (3–4), 245–255.

Noel, G., Valery, C.A., Boisserie, G., et al., 2004. LINAC radiosurgery for brain metastasis of renal cell carcinoma. Urol. Oncol. 22 (1), 25–31.

Noordijk, E.M., Vecht, C.J., Haaxma-Reiche, H., et al., 1994. The choice of treatment of single brain metastasis should be based on extracranial tumor activity and age. Int. J. Radiat. Oncol. Biol. Phys. 29 (4), 711–717.

Nugent, J.L., Bunn, P.A. Jr., Matthews, M.J., et al., 1979. CNS metastases in small cell bronchogenic carcinoma: increasing frequency and changing pattern with lengthening survival. Cancer 44 (5), 1885–1893.

Nutt, S.H., Patchell, R.A., 1992. Intracranial hemorrhage associated with primary and secondary tumors. Neurosurg. Clin. N. Am. 3 (3), 591–599.

O'Neill, B.P., Iturria, N.J., Link, M.J., et al., 2003. A comparison of surgical resection and stereotactic radiosurgery in the treatment of solitary brain metastasis. Int. J. Radiat. Oncol. Biol. Phys. 55 (5), 1169–1176.

Oredsson, S., Ingvar, C., Stromblad, L.G., et al., 1990. Palliative surgery for brain metastases of malignant melanoma. Eur. J. Surg. Oncol. 16 (5), 451–456.

Paillas, J.E., Pellet, W., 1975. Brain metastases. In: Vinken, P.J., Bruyn, G.W. (Eds.), Handbook of clinical neurology, vol. 18. North-Holland, Amsterdam, pp. 201–232.

Patchell, R.A., 2003. The management of brain metastases. Cancer Treat. Rev. 29 (6), 533–540.

Patchell, R.A., Regine, W.F., 2003. The rationale for adjuvant whole brain radiation therapy with radiosurgery in the treatment of single brain metastasis. Technol. Cancer Res. Treat. 2 (2), 111–115.

Patchell, R.A., Regine, W.F., Loeffler, J.S., et al., 2006a. Radiosurgery plus whole-brain radiation therapy for brain metastases. JAMA 296 (17), 2089–2091.

Patchell, R.A., Regine, W.F., Renschler, M., et al., 2006b. Comments about the prospective randomized trial by Aoyama et al. Surg. Neurol. 66 (5), 459–460.

● Patchell, R.A., Tibbs, P.A., Regine, W.F., et al., 1998. Postoperative radiotherapy in the treatment of single metastases to the brain: a randomized trial. JAMA 280 (17), 1485–1489.

● Patchell, R.A., Tibbs, P.A., Walsh, J.W., et al., 1990. A randomized trial of surgery in the treatment of single metastases to the brain. N. Engl. J. Med. 322 (8), 494–500.

Patel, J.K., Didolkar, M.S., Pickern, J.W., 1978. Metastatic pattern of malignant melanoma: a study of 216 autopsy cases. Am. J. Surg. 135 (6), 807–810.

Percy, A.K., Elveback, L.R., Okazaki, H., et al., 1972. Neoplasms of the central nervous system. Epidemiologic considerations. Neurology 22 (1), 40–48.

Petit-Dutaillis, D., Messimy, R., Berdt, H., 1956. Considerations sur les metastases intracraniennes, d'apres 107 cas histologiquement verifies. Rev. Neurol. (Paris) 95, 89–115.

Pickren, J.W., Lopez, G., Tsukada, Y., et al., 1983. Brain metastases: an autopsy study. Cancer Treat. Sympos. 2, 295–313.

Pieper, D.R., Hess, K.R., Sawaya, R.E., 1997. Role of surgery in the treatment of brain metastases in patients with breast cancer. Ann. Surg. Oncol. 4 (6), 481–490.

Pirzkall, A., Debus, J., Lohr, F., et al., 1998. Radiosurgery alone or in combination with whole-brain radiotherapy for brain metastases. J. Clin. Oncol. 16 (11), 3563–3569.

Posner, J.B., 1974. Diagnosis and treatment of metastases to the brain. Clin. Bull. 4 (2), 47–57.

Posner, J.B., Chernik, N.L., 1978. Intracranial metastases from systemic cancer. Adv. Neurol. 19, 579–592.

Posner, J.B., 1980a. Clinical manifestations of brain metastases. In: Weiss, L., Gilbert, H.A., Posner, J.B. (Eds.), Brain metastasis. GK Hall, Boston, MA, pp. 189–207.

Posner, J.B., 1980b. Brain metastases: a clinician's view. In: Weiss, L., Gilbert, H.A., Posner, J.B. (Eds.), Brain metastasis, vol. 2. GK Hall, Boston, MA, pp. 2–29.

Posner, J.B., 1992. Management of brain metastases. Rev. Neurol. (Paris) 148 (6–7), 477–487.

Posner, J.B., 1995. Neurologic complications of cancer. FA Davis, Philadelphia, PA.

Postmus, P.E., Haaxma-Reiche, H., Smit, E.F., et al., 2000. Treatment of brain metastases of small-cell lung cancer: comparing teniposide and teniposide with whole-brain radiotherapy – a phase III study of the European Organization for the Research and Treatment of Cancer Lung Cancer Cooperative Group. J. Clin. Oncol. 18 (19), 3400–3408.

Rasmussen, H.B., Teisner, B., Schroder, H.D., et al., 1991. Fetal antigen 2 in primary and secondary brain tumors. Tumour. Biol. 12 (6), 330–338.

Retsas, S., Gershuny, A.R., 1988. Central nervous system involvement in malignant melanoma. Cancer 61 (9), 1926–1934.

Richards, P., McKissock, W., 1963. Intracranial metastases. BMJ 1 (5322), 15–18.

Robinson, W., Jobe, K., Stevens, R., 1987. Central nervous system metastases in malignant melanoma. In: Nathanson, L. (Ed.), Basic and clinical aspects of malignant melanoma. Nijhoff, Boston, MA, pp. 155–163.

Rosenstein, M., Armstrong, J., Kris, M., et al., 1992. A reappraisal of the role of prophylactic cranial irradiation in limited small cell lung cancer. Int. J. Radiat. Oncol. Biol. Phys. 24 (1), 43–48.

Rosner, D., Nemoto, T., Pickren, J., et al., 1983. Management of brain metastases from breast cancer by combination chemotherapy. J. Neurooncol. 1 (2), 131–137.

Rubin, J.M., Chandler, W.F., 1990. Ultrasound in neurosurgery. Raven Press, New York.

Rusch, V.W., Griffin, B.R., Livingston, R.B., 1989. The role of prophylactic cranial irradiation in regionally advanced non-small cell lung cancer. A Southwest Oncology Group Study. J. Thorac. Cardiovasc. Surg. 98 (4), 535–539.

Russell, A.H., Pajak, T.E., Selim, H.M., et al., 1991. Prophylactic cranial irradiation for lung cancer patients at high risk for development of cerebral metastasis: results of a prospective randomized trial conducted by the Radiation Therapy Oncology Group. Int. J. Radiat. Oncol. Biol. Phys. 21 (3), 637–643.

Russell, D.S., Rubinstein L.J., 1971. Pathology of tumours of the nervous system. Williams and Wilkins, Baltimore, MD.

Russell, E.J., Geremia, G.K., Johnson, C.E., et al., 1987. Multiple cerebral metastases: detectability with Gd-DTPA-enhanced MR imaging. Radiology 165 (3), 609–617.

Saitoh, H., Shimbo, T., Tasaka, T., et al., 1982. Brain metastasis of renal adenocarcinoma. Tokai. J. Exp. Clin. Med. 7 (3), 337–343.

Salcman, M., 1992. Intracranial hemorrhage caused by brain tumor. In: Kaufman, H.H. (Ed.), Intracerebral hematomas. Raven Press, New York, pp. 95–106.

Sampson, J.H., Carter, J.H. Jr., Friedman, A.H., et al., 1998. Demographics, prognosis, and therapy in 702 patients with brain metastases from malignant melanoma. J. Neurosurg. 88 (1), 11–20.

Sawaya, R., Zuccarello, M., Elkalliny, M., et al., 1992. Postoperative venous thromboembolism and brain tumors: Part I. Clinical profile. J. Neurooncol. 14 (2), 119–125.

Sawaya, R., 1999. Surgical treatment of brain metastases. Clin. Neurosurg. 45, 41–47.

● Selek, U., Chang, E.L., Hassenbusch, S.J. 3rd, et al., 2004. Stereotactic radiosurgical treatment in 103 patients for 153 cerebral melanoma metastases. Int. J. Radiat. Oncol. Biol. Phys. 59 (4), 1097–1106.

Selker, R., 1983. Corticosteroids: their effect on primary and metastatic brain tumors. In: Walker, M.D. (Ed.), Oncology of the nervous system. Nijhoff, Boston, MA, pp. 167–191.

Sen, M., Demiral, A.S., Cetingoz, R., et al., 1998. Prognostic factors in lung cancer with brain metastasis. Radiother. Oncol. 46 (1), 33–38.

Seute, T., Leffers, P., Wilmink, J.T., et al., 2006. Response of asymptomatic brain metastases from small-cell lung cancer to systemic first-line chemotherapy. J. Clin. Oncol. 24 (13), 2079–2083.

Sheehan, J.P., Sun, M.H., Kondziolka, D., et al., 2002. Radiosurgery for non-small cell lung carcinoma metastatic to the brain: long-term outcomes and prognostic factors influencing patient survival time and local tumor control. J. Neurosurg. 97 (6), 1276–1281.

Sheehan, J.P., Sun, M.H., Kondziolka, D., et al., 2003. Radiosurgery in patients with renal cell carcinoma metastasis to the brain: long-term outcomes and prognostic factors influencing survival and local tumor control. J. Neurosurg. 98 (2), 342–349.

Shehata, M.K., Young, B., Reid, B., et al., 2004. Stereotactic radiosurgery of 468 brain metastases < or = 2 cm: implications for SRS dose and whole brain radiation therapy. Int. J. Radiat. Oncol. Biol. Phys. 59 (1), 87–93.

Shehata, W.M., Hendrickson, F.R., Hindo, W.A., 1974. Rapid fractionation technique and re-treatment of cerebral metastases by irradiation. Cancer 34 (2), 257–261.

Siegers, H.P., 1990. Chemotherapy for brain metastases: recent developments and clinical considerations. Cancer Treat. Rev. 17 (1), 63–76.

Simionescu, M.D., 1960. Metastatic tumors of the brain: a follow-up study of 195 patients with neurosurgical considerations. J. Neurosurg. 17, 361–373.

Skibber, J.M., Soong, S.J., Austin, L., et al., 1996. Cranial irradiation after surgical excision of brain metastases in melanoma patients. Ann. Surg. Oncol. 3 (2), 118–123.

Slotman, B., Faivre-Finn, C., Kramer, G., et al., 2007. Prophylactic cranial irradiation in extensive small-cell lung cancer. N. Engl. J. Med. 357 (7), 664–672.

• Smalley, S.R., Schray, M.F., Laws, E.R. Jr., et al., 1987. Adjuvant radiation therapy after surgical resection of solitary brain metastasis: association with pattern of failure and survival. Int. J. Radiat. Oncol. Biol. Phys. 13 (11), 1611–1616.

Sneed, P.K., Lamborn, K.R., Forstner, J.M., et al., 1999. Radiosurgery for brain metastases: is whole brain radiotherapy necessary? Int. J. Radiat. Oncol. Biol. Phys. 43 (3), 549–558.

Sneed, P.K., Suh, J.H., Goetsch, S.J., et al., 2002. A multi-institutional review of radiosurgery alone vs. radiosurgery with whole brain radiotherapy as the initial management of brain metastases. Int. J. Radiat. Oncol. Biol. Phys. 53 (3), 519–526.

Soffietti, R., Ruda, R., Mutani, R., 2002. Management of brain metastases. J. Neurol. 249 (10), 1357–1369.

Sorensen, J.B., Hansen, H.H., Hansen, M., et al., 1988. Brain metastases in adenocarcinoma of the lung: frequency, risk groups, and prognosis. J. Clin. Oncol. 6 (9), 1474–1480.

Spears, W.T., Morphis, J.G. 2nd, Lester, S.G., et al., 1992. Brain metastases and testicular tumors: long-term survival. Int. J. Radiat. Oncol. Biol. Phys. 22 (1), 17–22.

Stein, M., Steiner, M., Klein, B., et al., 1986. Involvement of the central nervous system by ovarian carcinoma. Cancer 58 (9), 2066–2069.

Steinfeld, A.D., Zelefsky, M., 1987. Brain metastases from carcinoma of bladder. Urology 29 (4), 375–376.

Stevens, G., Firth, I., Coates, A., 1992. Cerebral metastases from malignant melanoma. Radiother. Oncol. 23 (3), 185–191.

Stortebecker, T.P., 1954. Metastatic tumors of the brain from a neurosurgical point of view. A follow-up study of 158 cases. J. Neurosurg. 11 (1), 84–111.

Sturm, V., Kimmig, B., Engenhardt, R., et al., 1991. Radiosurgical treatment of cerebral metastases. Method, indications and results. Stereotact. Funct. Neurosurg. 57 (1–2), 7–10.

• Suh, J.H., Stea, B., Nabid, A., et al., 2006. Phase III study of Efaproxiral as an adjunct to whole-brain radiation therapy for brain metastases. J. Clin. Oncol. 24 (1), 106–114.

• Suki, D., Abouassi, H., Patel, A.J., et al., 2008. Comparative risk of leptomeningeal disease after resection or stereotactic radiosurgery for solid tumor metastasis to the posterior fossa. J. Neurosurg. 108 (2), 248–257.

Suki, D., Hatiboglu, M.A., Patel, A.J., et al., 2009. Comparative risk of leptomeningeal dissemination of cancer after surgery or stereotactic radiosurgery for a single supratentorial solid tumor metastasis. Neurosurgery 64 (4), 664–674.

Sundaresan, N., Galicich, J.H., 1985. Surgical treatment of brain metastases. Clinical and computerized tomography evaluation of the results of treatment. Cancer 55 (6), 1382–1388.

Sundaresan, N., Galicich, J.H., Deck, M.D., et al., 1981. Radiation necrosis after treatment of solitary intracranial metastases. Neurosurgery 8 (3), 329–333.

Sundaresan, N., Sachdev, V.P., DiGiacinto, G.V., et al., 1988. Reoperation for brain metastases. J. Clin. Oncol. 6 (10), 1625–1629.

Suwinski, R., Lee, S.P., Withers, H.R., 1998. Dose-response relationship for prophylactic cranial irradiation in small cell lung cancer. Int. J. Radiat. Oncol. Biol. Phys. 40 (4), 797–806.

Sze, G., Milano, E., Johnson, C., et al., 1990. Detection of brain metastases: comparison of contrast-enhanced MR with unenhanced MR and enhanced CT. AJNR. Am. J. Neuroradiol. 11 (4), 785–791.

Sze, G., Johnson, C., Kawamura, Y., et al., 1998. Comparison of single- and triple-dose contrast material in the MR screening of brain metastases. AJNR. Am. J. Neuroradiol. 19 (5), 821–828.

Takakura, K., Sano, K., Hojo, S., et al., 1982. Metastatic tumors of the central nervous system. Igaku-Shoin, New York.

Tasdemiroglu, E., Patchell, R.A., 1997. Cerebral metastases in childhood malignancies. Acta Neurochir. (Wien) 139 (3), 182–187.

Taylor, H.G., Lefkowitz, M., Skoog, S.J., et al., 1984. Intracranial metastases in prostate cancer. Cancer 53 (12), 2728–2730.

Tobler, W.D., Sawaya, R., Tew, J.M. Jr., 1986. Successful laser assisted excision of a metastatic midbrain tumor. Neurosurgery 18 (6), 795–797.

Trillet, V., Catajar, J.F., Croisile, B., et al., 1991. Cerebral metastases as first symptom of bronchogenic carcinoma. A prospective study of 37 cases. Cancer 67 (11), 2935–2940.

Tsukada, Y., Fouad, A., Pickren, J.W., et al., 1983. Central nervous system metastasis from breast carcinoma. Autopsy study. Cancer 52 (12), 2349–2354.

Turrisi, A.T., 1990. Brain irradiation and systemic chemotherapy for small-cell lung cancer: dangerous liaisons? J. Clin. Oncol. 8 (2), 196–199.

Twelves, C.J., Souhami, R.L., 1991. Should cerebral metastases be treated by chemotherapy alone? Ann. Oncol. 2 (1), 15–17.

Twelves, C.J., Souhami, R.L., Harper, P.G., et al., 1990. The response of cerebral metastases in small cell lung cancer to systemic chemotherapy. Br. J. Cancer 61 (1), 147–150.

Ushio, Y., Arita, N., Hayakawa, T., et al., 1991. Chemotherapy of brain metastases from lung carcinoma: a controlled randomized study. Neurosurgery 28 (2), 201–205.

van den Bent, M.J., 2001. The diagnosis and management of brain metastases. Curr. Opin. Neurol. 14 (6), 717–723.

Vannucci, R.C., Baten, M., 1974. Cerebral metastatic disease in childhood. Neurology 24 (10), 981–985.

• Vecht, C.J., Haaxma-Reiche, H., Noordijk, E.M., et al., 1993. Treatment of single brain metastasis: radiotherapy alone or combined with neurosurgery? Ann. Neurol. 33 (6), 583–590.

• Vecil, G.G., Suki, D., Maldaun, M.V., et al., 2005. Resection of brain metastases previously treated with stereotactic radiosurgery. J. Neurosurg. 102 (2), 209–215.

Verger, E., Gil, M., Yaya, R., et al., 2005. Temozolomide and concomitant whole brain radiotherapy in patients with brain metastases: a phase II randomized trial. Int. J. Radiat. Oncol. Biol. Phys. 61 (1), 185–191.

Vesagas, T.S., Aguilar, J.A., Mercado, E.R., et al., 2002. Gamma knife radiosurgery and brain metastases: local control, survival, and quality of life. J. Neurosurg. 97 (Suppl.), 507–510.

Vieth, R.G., Odom, G.L., 1965. Intracranial metastases and their neurosurgical treatment. J. Neurosurg. 23 (4), 375–383.

Voorhies, R.M., Sundaresan, N., Thaler, H.T., 1980. The single supratentorial lesion. An evaluation of preoperative diagnostic tests. J. Neurosurg. 53 (3), 364–368.

Walker, A.E., Robins, M., Weinfeld, F.D., 1985. Epidemiology of brain tumors: the national survey of intracranial neoplasms. Neurology 35 (2), 219–226.

Weir, H.K., Thun, M.J., Hankey, B.F., et al., 2003. Annual report to the nation on the status of cancer, 1975–2000, featuring the uses of surveillance data for cancer prevention and control. J. Natl. Cancer Inst. 95 (17), 1276–1299.

Weiss, L., Grundmann, E., Torhorst, J., et al., 1986. Haematogenous metastatic patterns in colonic carcinoma: an analysis of 1541 necropsies. J. Pathol. 150 (3), 195–203.

White, K.T., Fleming, T.R., Laws, E.R. Jr., 1981. Single metastasis to the brain. Surgical treatment in 122 consecutive patients. Mayo. Clin. Proc. 56 (7), 424–428.

• Williams, B.J., Suki, D., Fox, B.D., et al., 2009. Stereotactic radiosurgery for metastatic brain tumors: a critical and comprehensive review of complications. Neurosurgery 111 (3), 439–448.

Wingo, P.A., Tong, T., Bolden, S., 1995. Cancer statistics, 1995. CA Cancer J. Clin. 45 (1), 8–30.

Winston, K.R., Walsh, J.W., Fischer, E.G., 1980. Results of operative treatment of intracranial metastatic tumors. Cancer 45 (10), 2639–2645.

Wronski, M., Arbit, E., 1999. Resection of brain metastases from colorectal carcinoma in 73 patients. Cancer 85 (8), 1677–1685.

Wronski, M., Arbit, E., 2000. Surgical treatment of brain metastases from melanoma: a retrospective study of 91 patients. J. Neurosurg. 93 (1), 9–18.

Wronski, M., Arbit, E., Burt, M., et al., 1995. Survival after surgical treatment of brain metastases from lung cancer: a follow-up study of 231 patients treated between 1976 and 1991. J. Neurosurg. 83 (4), 605–616.

Wronski, M., Arbit, E., McCormick, B., et al., 1997a. Surgical treatment of 70 patients with brain metastases from breast carcinoma. Cancer 80 (9), 1746–1754.

Wronski, M., Arbit, E., Russo, P., et al., 1996. Surgical resection of brain metastases from renal cell carcinoma in 50 patients. Urology 47 (2), 187–193.

Wronski, M., Maor, M.H., Davis, B.J., et al., 1997b. External radiation of brain metastases from renal carcinoma: a retrospective study of 119 patients from the MD Anderson Cancer Center. Int. J. Radiat. Oncol. Biol. Phys. 37 (4), 753–759.

Yardeni, D., Reichenthal, E., Zucker, G., et al., 1984. Neurosurgical management of single brain metastasis. Surg. Neurol. 21 (4), 377–384.

Yuile, P.G., Tran, M.H., 2002. Survival with brain metastases following radiation therapy. Australas. Radiol. 46 (4), 390–395.

Zimm, S., Wampler, G.L., Stablein, D., et al., 1981. Intracerebral metastases in solid-tumor patients: natural history and results of treatment. Cancer 48 (2), 384–394.

Zulch, K.J., 1957. Brain tumors. Their biology and pathology. Springer, New York.

按照版权合同要求保留原文的部分图表，其中文释义如下：

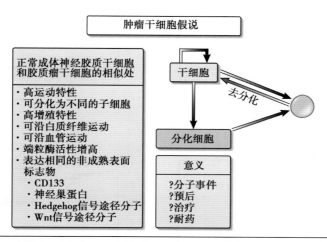

图 5.4　肿瘤干细胞假说认为肿瘤起源于具有自我更新能力的多能干细胞，而不是来源于已分化细胞。根据该假说，针对肿瘤干细胞，而不是分化的肿瘤细胞开展治疗可能更有效。然而，该假说尚有待进一步实验结果去支持，因为转化的肿瘤细胞也有自我复制能力，并由于肿瘤去分化现象而在细胞表面表达神经胶质细胞干性标志物。该领域尚需要开展大量的研究

表 5.1　NF-1 和 NF-2 疾病的诊断标准

神经纤维瘤 1 型	神经纤维瘤 2 型
6 个或更多的牛奶咖啡斑 青春期前 >5mm 青春期后 >15mm	CT 或 MRI 可见的双侧前庭神经鞘瘤
2 个或更多的任何类型的神经纤维瘤 或一个丛状神经纤维瘤	NF-2 家族史（第一直系亲属）和以下：
斑块在腋窝或腹股沟区域	（a）30 岁以下单侧前庭神经鞘瘤 或
视路胶质瘤	（b）以下两项：脑膜瘤，胶质瘤，神经鞘瘤，青少年晶状体后囊混浊，青少年皮质性白内障
2 个或更多的 Lisch 结节（虹膜错构瘤 / 异构体）	具有以下临床特征需要考虑 NF-2 疾病的：
一个明显的骨性病变，如蝶窦发育不良或有或无假关节存在的长骨皮质变薄	30 岁以下单侧前庭神经鞘瘤患者以及并发下列一种疾病：脑膜瘤，胶质瘤，神经鞘瘤，青少年晶状体后囊混浊，青少年皮质性白内障
1 个基于以上条件存在 NF-1 病变的直系亲属（父母，兄弟姐妹，子女）	30 岁以下多发脑膜瘤并发单侧前庭神经鞘瘤或以下一种：脑膜瘤，胶质瘤，神经鞘瘤，青少年晶状体后囊混浊，青少年皮质性白内障

引自 Stumpf et al（1998）

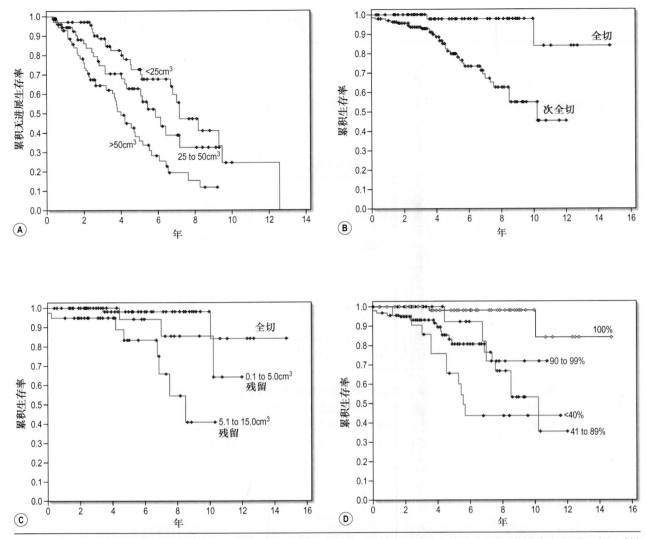

图 20.4　低级别星形细胞瘤肿瘤负荷与患者预后的关系。（A）术前肿瘤体积大的患者的无进展生存期明显短。（基于术前肿瘤体积对数转换后的 Cox 危险比率模型，$P < 0.001$,HR=2.711,95%CI=1.590 ~ 4.623。（B）FLAIR异常范围全部切除的患者（75 个患者 2 个事件）明显比 FLAIR 残余的患者总生存期长（141 个患者，32 事件）（HR=0.094，95%CI=0.023 ~ 0.39，P=0.001）。（C）FLAIR 像小部分残留的患者总生存期短语无残余的患者（Cox 危险比率模型仅包括 FLAIR 残余异常小于 15cm³ 的患者 P=0.001，HR=1.166，95%CI=1.068 ~ 1.274）。（D）大范围切除的患者总生存期明显延长（Cox 风险比率模型 ,$P < 0.001$,HR=0.972,95%CI=0.960 ~ 0.983（摘自 Smith JS, Chang EF, Lamborn KR, et al: Role of extent of resection in the long-term outcome of low-grade hemispheric gliomas. *J Clin Oncol* 26:1338, 2008.）

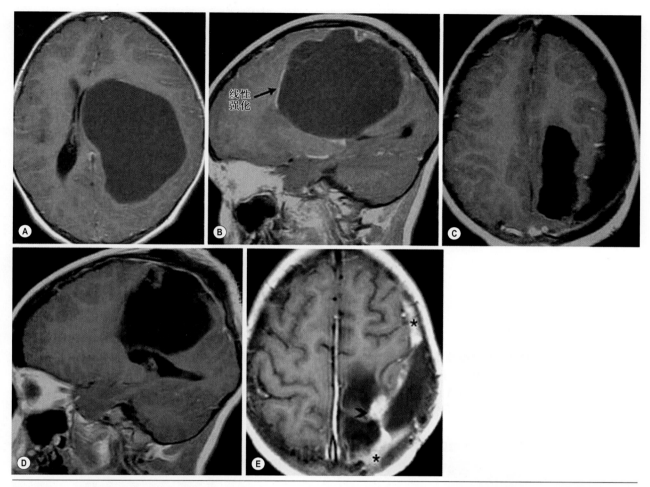

图 26.10　一例乳头状胶质神经元肿瘤的轴位（A，C，E）和矢状位（B，D）增强 MRI。（A，B）术前 MRI 显示肿瘤呈囊性，边缘轻度强化，囊液为低信号。（C，D）术后早期 MRI 显示肿瘤全切。（E）肿瘤于残腔内（箭头）和残腔外（星标）复发（经同意后引自 Javahery et al. 2009）

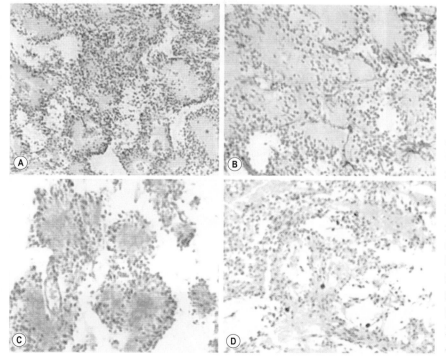

图 26.11　一例乳头状胶质神经元肿瘤的镜下表现。（A–C）为原发肿瘤的切片，而（D）则为复发肿瘤。（A）HE 染色显示乳头状结构，并含有中央血管（箭头）或神经纤维网。（B）GFAP染色显示星形细胞的突起。（C）突触素染色可以用于标记神经纤维网和神经元成分。（D）Ki-67染色显示增殖指数为 5%。原始放大倍数 ×40（经同意后引自 Javahery et al.2009）

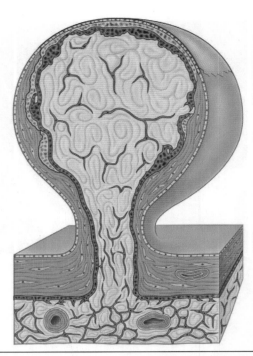

图 31.1　蛛网膜颗粒的示意图。其层次和间隙与脑表面的脑膜相延续（引自 Kida S，Yamashima T，Kubota T，Ito H，Yamamoto S.A light and electron microscopic and immunohistochemical study of human arachnoid villi.J Neurosurg.1988 Sep；69（3）：429-435.）

表 40.3　鼻腔神经胶质瘤治疗中常见并发症（50 例患者）

分类	患者分布		并发症
	例数	（%）	
中枢神经系统	10	20	1 例颅高压，3 例气颅，1 例一过性卒中，5 例脑脊液漏
眶部	9	18	3 例溢泪，2 例放疗相关白内障，1 例放疗相关角膜病，2 例一过性滑车神经麻痹，1 例眶周蜂窝织炎
全身	8	16	1 例低钠血症，1 例短暂性呼吸暂停，2 例腹部伤口皮下积液，2 例尿崩症，1 例肺栓塞，1 例甲状腺功能低下
化疗毒性	5	10	1 例急性心肌梗死，2 例双侧声带麻痹，1 例周围神经病，1 例麻疹水痘，1 例带状疱疹，1 例数字感觉异常
感染	3	6	2 例骨瓣感染，1 例硬膜外积脓

摘自 Table 2 in Loy AH，Reibel JF，Read PW，et al.（2006）Esthesioneuroblastoma：Continued Follow-up of a Single Institution a Single Inst Arch Otolaryngol Head Neck Surg 132：134 134rg 经美国医学会许可 .Copyright 4rg 132：134rg 132：134：134ution a Sights reserved.